王永炎院士
病络学说的因机证治

常富业◎主编

科学技术文献出版社
SCIENTIFIC AND TECHNICAL DOCUMENTATION PRESS
·北京·

图书在版编目（CIP）数据

王永炎院士病络学说的因机证治 / 常富业主编. —北京：科学技术文献出版社，2024.8
ISBN 978-7-5189-9920-0

Ⅰ.①王… Ⅱ.①常… Ⅲ.①中医临床—研究 Ⅳ.① R24

中国版本图书馆 CIP 数据核字（2022）第 249610 号

王永炎院士病络学说的因机证治

策划编辑：薛士滨　　责任编辑：刘英杰　张雪峰　　责任校对：张吲哚　　责任出版：张志平

出　版　者　科学技术文献出版社
地　　　址　北京市复兴路15号　邮编　100038
编　务　部　（010）58882938，58882087（传真）
发　行　部　（010）58882868，58882870（传真）
邮　购　部　（010）58882873
官方网址　www.stdp.com.cn
发　行　者　科学技术文献出版社发行　全国各地新华书店经销
印　刷　者　北京虎彩文化传播有限公司
版　　　次　2024年8月第1版　2024年8月第1次印刷
开　　　本　889×1194　1/16
字　　　数　1548千
印　　　张　56.5　彩插2面
书　　　号　ISBN 978-7-5189-9920-0
定　　　价　198.00元

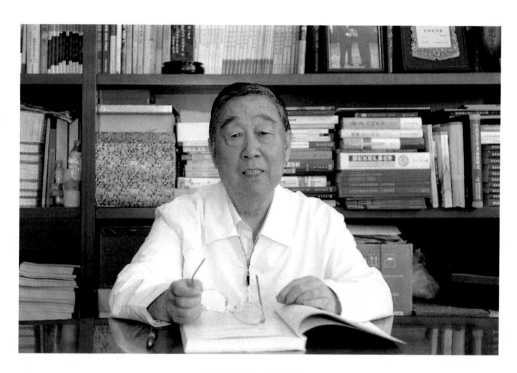

王永炎院士近照

王永炎院士诗八首

致 远

晚云余霞心气定，清游自带竹林风。
静读不虚兰室净，自然澹养纯素情。
国医国药知国是，天合仁和儒道行。
吾老吾已自知老，致远后薪谱新章。

——应沪上曙光医院蒋健先生邀为《郁证发微六十论》书序，草拟"致远"诗一首于序中。

王永炎署　壬寅　立春

纯 素

垂暮之年宜反思，不知之知[1]识常变。
不修之修勤悟道，净心明性顺自然。
守静守常求本真，守黑[2]谷底望山巅。
期盼出世未如愿，苦命劳臣尽天年。

[1] 形上学为"不知而知"即无负逻辑负方法的回答，以无朴识、无生有的知识。
[2] 老子"知其白守其黑为天下式"司生性命之根，隐忍蓄力幽玄向彰明转化之动力。

——纯素吾人生之系统反思后草拟。

王永炎署　壬寅　仲夏

竹之悟

喜宿竹林院，细闻竹之声。
竹有节中空，秀叶亮高风。
节升心中悟，师承传真情。
守常需恬淡，守神怡安宁。

  中医学人治学执教感性、理性、悟性相融，重在悟性。通常在渐悟的基础上寻出"顿悟"。有感于宋明理学气、理、心、性之论。于王弼、嵇康、阮籍七贤竹林院，用心用静铸之诚敬，默然于竹而"顿悟"，竹有节中空，枝繁叶茂，清风细声，无声中有声，淡雅之音，恬适之声。顿悟之正事良知，引领人生，业已30余年平妥祥和生活。垂暮之年沉思既往活得明白；精思必专将问题移交后学；向思能旨将经验重建造福桑林；系统反思而不知之知不修而修。气正浩然，净心宁神于时间中作出尽心平凡事功留给时间性的纪念！

王永炎署 壬寅 立夏

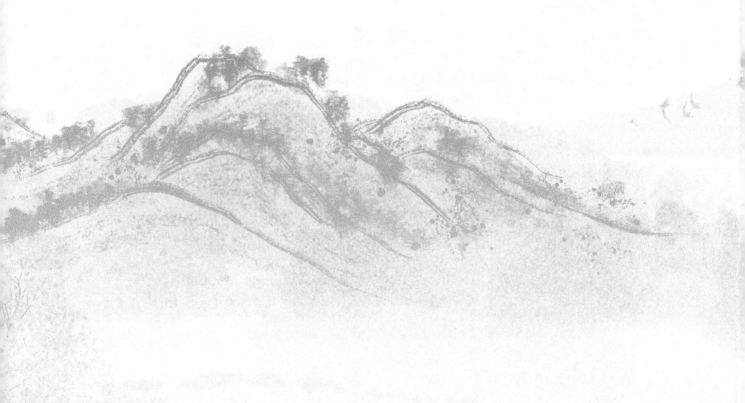

垂暮思志

一场大病唤醒了余生的信念，
恍惚幽玄指明了人生终点的方向。
珍惜可贵的死而不亡的时间中，
仁德纯素陶冶心灵晴空。
身残志坚让生命向至善尽美，
诚敬自然燃自身能量而传薪。
尽心明志寻求国学原理，
向思能旨着力学术研究。
惟仁惟学净心正纲明医明道，
守静笃淡物役知天命葆常青。

王永炎署　辛丑岁季春

进　学

复学孔孟崇仁爱，治学执教蓄浩然。
细读老庄朴纯素，躬行岐黄智慧添。
国医国药惟国是，东学西学相互参。
笃志临床勤磨砺，道传薪火人世间。

有感于"中西医并重"国策，历经艰辛奋斗，成果来之不易，中医人倍受鼓舞。又《王永炎院士病络学说因机证治》一书文稿杀青，感谢常富业主编及编委学长，草拟"进学"诗一首互相勉励。

王永炎　壬寅　立秋

感悟赋

国学启蒙，时值变局。西学东渐，兴事难遇。
往昔苦痛，学人铭记。并学中西，刻苦研习。
积四十年，穷寒筑浚。色斯其举，翔而后至。
无迎无忌，知足如义。窘未尝忧，瓮牖荐睡。
临危接篱，大笔半臂。乐见善人，乐闻善事。
大道之行，利如浮云。储善立美，兰蕙如佩。
儒道之美，后辈承绪。天人合德，见贤思齐。
道通为一，原象明理。知行明心，事功唯义。
正者政也，中和同异。终极理想，同舟共济。
师承重情，至爱不离。吾辈国医，老骥伏枥。
科技文明，始源论启。传承教育，历经风雨。
期盼春天，矢志不移。守正创新，欲事则立。

王永炎署　己亥　仲秋

回　响

余病瘥复已九年，进学哲美渡余年。
追忆往复艰辛路，系统反思润心田。
沉思向思求明白，惟仁无朴事功荃。
惟"大"乃容识仁爱，礼归于仁处世间。

读中国《格致学》，包括自然科学与社会科学，是华夏科技文明的历史范畴，是人类认知系统的精粹，也是中医药学、国学原理重要组成部分，它体现了致知格物、格物致知以明明德、致良知、求真理，指引明医之路，道传薪火。

王永炎署　壬寅　季夏

珍惜余年

病瘥无事且从容，进读哲史改弦行。
世事反思当自谦，垂老执教惟践仁。
道通为一敬代静，不亡余年须珍重。
任我克难自觉行，大德良知廓大公。

王永炎署　己亥　立冬

《王永炎院士病络学说的因机证治》
编委会

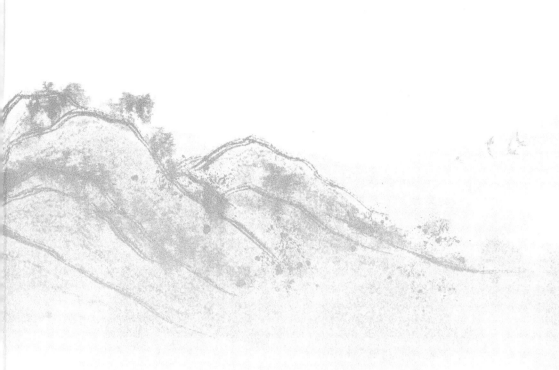

自序

　　垂暮之年，作为中医师曾历经乡镇、草原、工矿，诊治病患万千，造福桑梓，为民服务，也曾派抵欧美、东渡日韩，切磋交流维护健康生命之学术。终极不忘华夏民族国学，唯国医国药时事之根，兼容开放，吸纳古今中外科技文明，立足基础追随前沿。领授师辈破策问难之说，悟道引航之功，亲炙诊疗经验，求索创新之举。吾与同辈学长治学执教，奋力于学科、学术、学位建设，克制非主流中医学的种种障碍，虽有艰辛惆怅苦涩，但当今迎来了"中西医并重"之国策，恰似从薄明晨曦走向旭日初升和煦的春光，我们尚是幸运的一代人。然而实践经验重建，勇于质疑力争新说奉予嘉惠医林，确是一件难为要事。尊师教导不敢轻言学术思想，认真维护学术守正创新。终生竞业而成就新见解、新概念，能否"立得住"需要学派的支撑，非几代学人经二三百年，期许奉献于医界的创新学说。

　　对于"病络学说"的学习研究，始于20世纪70年代后期。届时，审评以虫类药搜剔息风治厥心痛引起学者们重视，其后"通心络"中成新药研发上市功效显著。21世纪"络瘀滞生内风"之论渐次为中医学界接受。回顾侍诊于王绵之先生诊治中年患脑瘤。三脑室旁桥小脑似核桃大，因外科手术不宜摘除，患者眩晕震掉多次，昏厥重危之际求治中医。先生望舌质紫气舌苔白腻，脉沉细弦滑，判定痰瘀致毒损伤络脉久郁为瘤体，又因便秘以出入废而神机化灭，急投桃仁承气汤加丹参、京三棱、莪术、郁金、胆南星煎汤每日三服。服后大便秽臭，昏眩渐缓，连服旬余未发晕厥，共济运动渐次复原。后以天麻钩藤饮加丹参、白芷、苍术等品，随症遣方，一年半全瘤体经4度FMRI影像检查瘤体逐渐减小而病愈。经此例证，以痰瘀毒邪阻遏颅内络脉至深之处组方遣药，以汤剂为主治疗获痊愈，感触深刻，从治学悟道启迪至要。1974年恩师董建华被聘为北京协和医院西医学习中医班主讲，送我进入神经内科进修，协作开展中风病临床研究，历三年时间就毒损脉络、立解毒通腑之法是新见解之端始。先生嘱我细读刘完素《素问玄机原病式》玄府气液理论，深化中医脑病病机之研究。前贤刘完素直隶河间人氏，史称金元四大名医之一，深谙《素问》玄机。论玄机幽隐而远，后学非精思明道，净心体悟力求玄转明幽转常之负性哲理向思能旨，旨在彰显病机之要、指导临证诊务、司苍生性命康健祥和之常态。先师董先生训导教结合，为我选定中风病为主兼及脑病中医药防治为研究方向，届时西医诊断尤其影像学之进步为长项，论其治法方药为短板，嘱我认真学好，于北京中医药大学拟建中医内科脑病分支。感谢先生为我拟定的研究方向，至今北京中医药大学成立了中医脑病研究院，又获批组建国家"病络学说"医学研究中心，先拟脑、心、肾三个二级学科牵头策划。全国中风病、脑病科研团队历40年培育临床专业博士研究生百余名，指导博士后进站科研工作数十名，正积极朝向守正创新学派迈步。从20世纪八十年代始，以心主神明十二官相使《素问·灵兰秘典论》为主体复习与扩增中医文献的学习研究。脑为元神之府，为气血之"天池"，为络脉最丰富的器官。脑汇聚气神之精髓，具藏真与心灵连接生理心理互鉴之所。"所"有血之经脉、大络、横络、细络、孙络充实奉养，又有气之精髓、细胞、神经、突触网络传递系统化信息的密布于脑的玄府。运用现代诠释认知广义玄府是渗灌气液、运转神机，人体最微小的腔隙结构，是机体最基本的能量、信息联系整合的单元。气神是人生命活动的主体本体，具有物质、能量、信息特性。就能量讲是气、津液和神机出入显示的集合；就信息讲是气、津液和神机出入的过程流，所以玄府腔隙结构是气神津液出入升降、物质与功能互动互鉴的枢纽。概言之玄府是脏腑器官组织上最为细小的腔道，构筑了结构、功能、能量、信息的整合。脑内密布玄府细络，以实现气血灌注充养髓海，以保障脑复杂频繁的生理功能的需要。倘若玄府细络发生病变，必然导致气液运行障碍而致病。综合归纳络脉常则通、变则病，变则必有病络生。病络是导致多种疾病的核心病理机制，多脏腑病变皆然，尤以脑心肾病为突显。总之，玄府与细络一为行血之用，一为运化津液之用，一为管腔以约血，一为腔隙以流通气液，当是微循环的结构载体，可以展示诠释学实用的品格、创新的品格、与时俱进的特征。

源于对病络学说的新见解，提出中风病无分出血性与梗死性均存在"毒损脑络"，治用清开灵注射液，辅辨证用汤剂以解毒化瘀，治疗始发态急性期获得显著疗效，已推广国内百家以上三级甲等医院，渐次形成了脑病协同创新的团队。回首中国医学科学院修瑞娟教授、北京友谊医院祝寿和先生、天津市第一中心医院王今达先生关于微循环研究及治疗急危重症开发的山莨菪碱等药物的推广应用，尤是对脑心肾发病机制的研究成果。在当今"中西医并重"国策的指引下确实是值得认真学习、深化研究的重要文献。从目前高概念大数据技术的新纪元来看，必须重视多学科多维度多模式协同创新的人才培育，强化研究方向的稳定性，拓展新兴研究方向是学科建设的大事。

中医药学的优势在临床，重始源原创思维，重经验积淀重建。中医药学具有科学人文双重属性，重疗效证据，促进循证医学的科学化、规范化向真实世界迈步；重伦理深化叙事医学，以仁爱、仁义、仁心、仁术感同身受患者疾苦，共建医患道德共同体；当下东西方文明互鉴高概念时代的到来，执中和合、无朴纯素、儒道互补，以中国哲学间、间性论哲学原理指导国医国药研究，善于吸纳古今中外科技成就，推动中医学基础理论深化研究；回归原象思性的创生性，强化中医中药特色，以华夏民族大成智慧为动力，促进面向未来面向社会面向世界，构筑中国医药学新体系。

　　自我进入中医脑病中风、类中、震掉、痴呆，历三十余年的临床基础研究，先后有雷燕、李鲲、常富业三位博士研究生进站，对"病络学说"共同探索，著文提出新概念，与学长、同学征询意见，收益颇丰。常富业博士聪敏智慧而精进沉潜，善于携明知识、诠暗知识之机要，幽玄转彰明之理，破策著文。有感常博士组织协同团队草创《王永炎院士病络学说的因机证治》一书杀青，吾辈甚慰之。面向医界期待多予赐教，感怀异议之助力，拜异者为师。对于络脉、病络及各临床学科与络相关疾病的病因机制研究有所参考，当是迎接高概念系统化、数字化、信息化新时期的新机遇。中医药学是华夏文明的瑰宝，不仅是过去的，更是成为承接过去、今天与未来的历史流程，是一种存在，是一种运动。国学讲"大德曰生"，惟仁惟学而生生不息，为人类生命健康多做有益的工作。愿与团队共勉之，乐观厥成为序。

王永炎　颍客学人

壬寅　仲夏

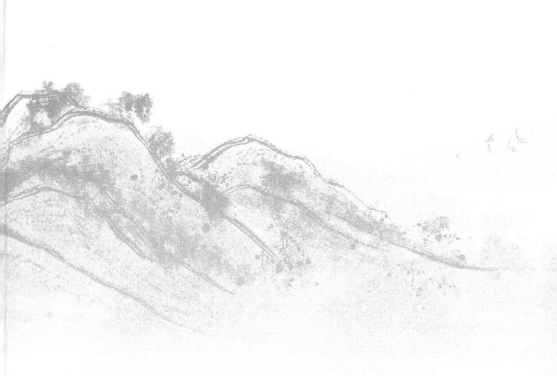

前言

　　络脉是从经脉分出的多级网络部分，是中医学对人体结构与功能探索的一个独特认识，已经形成了一套较为完善的理论体系，成为中医学优秀文化符号之一，其合理性、科学性与前瞻性正逐渐被重视和认识趋同。

　　病络学说是基于络脉理论而认识疾病的一个发病观点，散在记载于中医古文献中，长久以来未引起重视。杨宝琴教授、王永炎院士在致力于重大疑难疾病的研究与总结时，认识到"病络"是中医学中一个重要的发病机制概念，其丰富的理论内涵，已经不自觉地被应用于临床实践中，并逐渐为临床实践所证实。

　　10余年前，吴以岭院士编撰的《络病学》，加深了对"病络"机制的理解。随着对"病络"认识的深化，"病络""病络概念""病络机制"正逐渐融入临床思维中，基于"病络"的病因、病证、治法的思考与临床用药经验不断积累，在丰富中医学理论体系的同时，于临床实践中的指导意义正日益显现。临床上一些疾病，尤其是一些重大疑难性疾病，构建"病络"发病观，树立"病络"机制新思维，临证采取"病络"论治，比如中风病之脑络痹阻而采取活血通络治疗，慢性肾病之浊毒阻滞肾络而采取泄浊解毒、通络益肾疗法等，大大提高了临床疗效。有鉴于此，一种撰写《王永炎院士病络学说的因机证治》之呼声越来越高。为此，在王永炎院士、杨宝琴教授的建议与指导关怀下，集国内"病络"学说专家、教授共同撰写了《王永炎院士病络学说的因机证治》一书。撰写专家主要来自应急总医院、中国中医科学院广安门医院、中国中医科学院西苑医院、中国中医科学院望京医院、北京中医药大学东直门医院、山东中医药大学、山东中医药大学第二临床医学院、河南中医药大学第一附属医院等单位，这些专家长期工作在临床、教学第一线，身兼数职，一职多能，在抗击新型冠状病毒感染、繁忙的工作之余，怀着对传统医学的传承与发展"病络"学说的情怀，亲自撰写，将宝贵的临证经验与"病络"学说理论阐述呈现于大家面前。

本书撰写以中医"病络"学说的理论探讨和基于"病络"机制的临床应用为主要内容，突出病因、病机、证候、治法、方药这一撰写主线，锐意创新，务求实用，努力吸取近年来围绕病络机制研究的最新成果。

作为创新性的一部专业书籍，按照王永炎院士确立的跨学科、高概念、大数据、人文融合、务求创新的撰写原则，在遵守国家标准专业规范概念与术语的基础上，在内容上并无苛求严格的撰写格式，而是注重每个专家的个性发挥和前瞻性的理论探讨。在撰写过程中，注重言简意赅，用语规范，科学表达。在内容安排上，共分为上下二篇，上篇为总论部分，主要是围绕"病络"概念及"病络"机制进行理论探讨。下篇为各论部分，主要是基于"病络"机制展开的临床重大疑难疾病的辨证施治探讨，从发病机制、诊断、鉴别诊断及辨证施治等方面，力求用"络脉"和"病络"之语言，将存在的"病络"机制写深写透，将"病络"理念充分贯穿全书的始终。

王永炎院士在审阅本书稿时强调：就中医病证体系而言，以病证和合论探索病络学说及其因机证治，是守正创新之门径。目前全息证候与复方配伍两个复杂系统联结对完善、更新辨证论治的框架体系至关重要。并寄语岐黄后学阐发"恪守国学原理当是我主人随"的主题，"揆度奇恒，道通于一"之中西汇通，运用全息、生物、人文及系统论、还原论等多学科、跨学科、大数据、注融合等手段和方法，不断促进新学说的研究和发展。

本书中提出了不少新见解、新观点、新概念，虽能自圆其说，也惟望于实践中历经质疑、质疑中日臻成熟、合理乃至发扬光大。

本书可供广大中医、西医和中西医结合工作者参考，同时也是教学、科研人员及在校学生学习的参考书。

由于我们学识有限，一些观点尚有待进一步认识趋同，书中疏漏和不当之处也在所难免，希望广大读者不吝指正。同时也希望广大医学同道和志士同人加入"病络"学说的研究工作中，为促进"病络"学说的发展与完善共同努力。

常富业

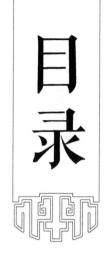

目 录

上 篇 病络学说 总论

下　篇　病络学说　各论

病络学说　总论

上篇

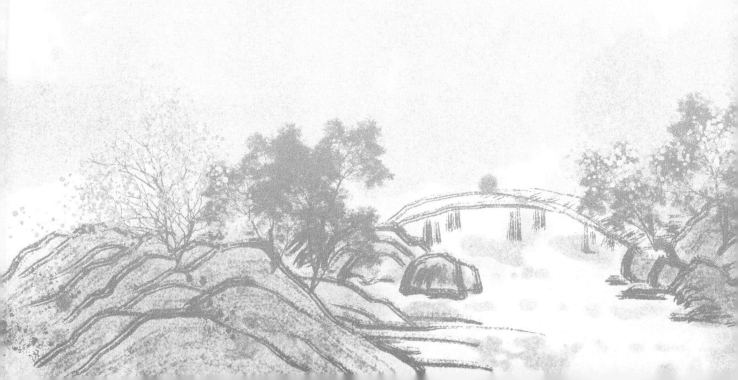

第一章　病络学说概论

病络学说是研究中医病络机制及其临床运用的一门临床学科，是中医学理论体系的重要组成部分，是研究病络机制发生特点、病机演变、临床表现、辨证论治的基础与应用理论。

病络是中医学的病机范畴，是指邪气侵袭络脉、病情发展波及络脉或正虚，以及络脉本身的病变，导致络脉的形质改变、功能异常，造成相应脏腑组织器官损伤，引起种种疾病或病证的一种基本病机。

病络机制广泛存在于多种外感与内伤杂病中，是疾病发生发展、病情进展至络脉阶段引起的病位深浅、病情轻重、病势急缓、病理因素权重及交互影响的动态综合表现，是疾病发展到一定程度上的络脉改变的综合投影，反映了各种病理因素于络脉的不同改变，是许多疾病发生发展的一种病理过程和病理状态。

强化病络概念认识，树立病络机制发病新思维，建立病络机制相关的"因、机、证、治"理论体系，对完善中医疾病发生发展学、提高相关疾病的治疗效果，具有重要的理论意义与实践价值。

第一节　病络学概念

在人类已观测的 930 亿光年的宇宙中，有着难以计数的星系团、星系等，彼此星系团或星系之间，并非孤立、毫无关联的，而是通过某些尚未肯定的方式，如黑洞的超级漩涡之力、中子星的超级吸引力、暗物质的神秘玄力，以及众星皆有的万有引力等，实现着必然的联系。已经公认的是，宇宙之大，大而则一，大而之大，其实则一。这就是我们常说的整体观念。

整体观念和天人相应是中医学的基本观念。按照天人相应的观点，天地是大宇宙，人体是小宇宙，人的机体其实也是一个类如宇宙一样的有机体。构成机体的众多组织器官也并非毫无关联，而是通过一些逐渐认知并肯定的方式，实现着必然的联系。其中重要的联系方式之一就是经络。尤其络脉，是形成广泛联系的最为重要的方式。正是有了这些联系方式和途径，机体的有机完整性、功能协调性才得到了最基本的保证，才能最大限度地维持阴平阳秘的状态。包括络脉在内的这些联系方式一旦发生失常或中断，即所谓病入络脉，病及于络，机体的正常状态便不能保持，各种疾病也就形成了。因而，病络机制这种机体的联系发生病变的机制一旦形成，便会肇及病象，万疾丛生。

《金匮要略浅注·卷七·惊悸吐衄下血胸满瘀血病脉证》："以由病络而涉于经，宜从治络血之法。"但对病络的内涵缺乏深入的论述。直至叶天士"久病入络"理论的提出，"病络""入络"才逐渐引起医家的重视。但仍未能形成系统理论或开展系统的研究，仅有散在的研究或观点。当代著名医家王永炎院士、杨宝琴教授通过对疑难疾病的研究和临床重症的深度实践，认识到病络是疾病的一个关键环节，也就是说病络不仅是生理功能失常和基本结构的异常变化，同时也是疾病病理过程和病机环节的关键，是病证产生的根源。在上述"病络学说"的启示下，近年来，对病络机制的研究逐渐增多，已涉及内外妇儿多科，病络学说日益引起关注。

目前已经认识到，络脉至少有气络与血络之层次区分，血络主内，内寓血液和营阴，气络主外，职司卫外和运行气机。在外的气络之层次，流通着经气和卫气，不息的运行与流通意味着气机不息的防御功能，形成气络层次的卫外屏障，一旦外邪侵袭，正气与邪气相争，不至于邪气由卫表进入气络层次，或止于气络，不再入里，这个过程，一般称为病络初级阶段，或表证，或病络之气络层次阶段。如果邪气亢盛，继续纵深侵入，正邪交争剧烈，邪至血络阶段，内灼营阴，内壅血液，内遏气机，内蕴成毒，或血壅成瘀，化为毒水或毒血，形成病邪交加、病机层叠、病情沉疴的复杂病机局面，标志着病情进入复杂的病络阶段，涉及气络壅滞、血络壅结、营阴耗灼、邪气转化、众邪交互影响，病情进深发展。需要说明的是，络脉所包含的气络与血络之层次，实际上也是阻挡邪气侵入的两个屏障，前者是无形的屏障，虽然无形，却蕴藏着巨大的抵御外邪的能力；后者有形，俨然构成了抵御外邪入侵的围墙。气络与血络，无形与有形之间，具象兼备，相辅相成，相伴而行，共同构筑起抵御邪气的钢铁长城。此如《医门法律》云："小络，方为卫气所主。故外邪从卫而入，不遽入于营，亦以络脉缠绊之也。至络中邪盛，则入于营矣。"

病非尽从外来，内生杂病者众。对于内伤杂病，无论是气络受损，抑或血络受累，沿着时间维度，在诸多病理因素的渐生与累积之间，酿变出诸多的病情变化。先是气络功能不全、气机运行乏力，或是气机壅遏之后气机暴亢、亢阳生变、阳亢风生、化火蕴热、灼津生痰，或湿聚成浊、浊蕴成秽，继之成毒肆虐。诚如《医门法律》语："络盛则入于经，以营行经脉之中故也。然风寒六淫外邪，无形易入，络脉不能禁止，而盛则入于经矣。若营气自内所生诸病，为血、为气、为痰饮、为积聚，种种有形，势不能出于络外。故经盛入络，络盛返经，留连不已……"如此，基于病络而发生的级联病机牵涉众多的病理因素，在空间的维度上，或发生于心络，出现胸闷、心悸、心痛等心系证候；或发生于肺络，出现咳、喘、痰、满等肺系证候；或发生于脾胃之络，出现胃脘不适、腹痛、泛酸、烧心、恶心、呕吐等脾胃系证候；或发生于肾络，出现水肿、腰痛、小便异常等肾系证候；或发生于脑络，出现头晕、头痛、口舌不利、健忘、失眠、多梦、痴呆、抑郁等脑系证候。在病程的演进上，上述病络之由生，新罹病患者，气病为主，或兼血病，病位主在气络，多偏于功能的变化或丧失，少有形质异常；病久罹患者，血病为主，或气血同病，或虚实夹杂，病象纷呈，病位主在血络或气血同病，病性在功能变化的同时，多伴有形质的改变。

在空间的维度上，邪入络脉，病络显现，病及一络，多络共病。由经传络或由络传经，均可因一处络病、多处络损、病络多处，进而气遏血壅、血气不利、津血共病，或瘀血化水，或津瘀水停，或邪蕴成毒，或诸邪杂生。由经传络者，昭示病情趋里加重；由络传经者，或病势表浅，或一病又生他病。无论是病经传络，抑或病络传经，原病络依然，新病络、新病素又生。最终经经络络、络络经经，多病位、多病势共存，多病邪、多病象共生。此如《素问》言："邪之客于形也，必先舍于皮毛，留而不去，入舍于孙络；留而不去，入舍于络脉；留而不去，入舍于经脉；内连五脏，散于肠胃，阴阳俱感，五脏乃伤。"说明外感病初起，邪从皮毛而入，传于络脉，再进一步传于经脉。经脉之邪久留不去，又可着于深层之络。病情进一步发展，深层之络，又将病邪内传于脏腑而引起脏腑疾病。初病在经在气，久病入络入血，显然，初病入络之络当是以气络为主，或说重在气分而兼及血分。正因为以气分的病变为主，因而在临床上，外感疾病具有起病急骤、症状出现快、传变迅速、病情易变的特点，其与久病入络的基本内涵重在血络，显然是侧重不同的，临床上应注意识别。初病入络导致络病，其实质是外感六淫之邪损伤络脉的过程。其病理因素的关键主要是"六淫""气"和"气络"，由这些要素应证组合为临床证候。因而在干预时，应把握于斯，确定祛邪、理气和宣发气络的治疗理念，以尽快祛除病邪，恢复络脉功能。

需要注意的是，病络出现后识别病络、确定病络机制的存在是临证关键的一步。如何确定病络病机、识别疾病入络、确定疾病的络脉阶段或络脉病程、准确辨识病络证候，是进行正确干预治疗的重要环节。基于目前的认识，病络的显现总要表现为气络与血络的功能改变或形质受损。对于病及气络，气机运行障碍，可引起气机壅遏，气络绌急，气难宣发布散，气行郁滞；或病伤血络、血络形质病变，或络壁疏松、络壁斑结、络腔狭窄、络道窄屈，或血行瘀阻、瘀血内结、瘀凝成块，或血络破溢。同时，气络血络的功能失常，气血流通、气液渗灌、神机运转均可发生不同程度的障碍，序贯发生内生五邪，诸邪丛生，内蕴生变，邪而生邪，邪复伤正，正损邪益，病患无穷。此所谓"一络生百变"，显示出病络的病机多端，从而出现复杂的临床证候。但无论证候多么复杂，总离不开"病络"二字，总要表达为络脉的功能失常或形质受损的系列证候。

有必要强调的是，病络是疾病过程的一个重要阶段，部分疾病可贯穿全部病程中。病程的不同阶段中，病络机制的表达是有所不同的。急病之病络、慢病之病络、外感疾病之病络与内伤杂病之病络，其发病、病络损伤的内涵是有不同的，均有相应的发病形式与发病特点，也有相应的证候表达，从而表现出病络的时空多样性。深入分析病络的时空特点，理解其动态演变过程，对全面地认识疾病、确定病位、分析病势、把握病理要素、判断预后，具有重要的意义。一般认为，就病络而言，病因可有外感六淫、内生五邪等外内病邪的不同，病变则涉及脏腑、阴阳、气血、津液和神志等功能与形质的变化。所包含的基本病理变化，可按基本证候因素如郁、滞、瘀、虚、毒、痰、水、湿、风、火、寒等实性因素和阴虚、阳虚、气虚、血虚等虚性因素，于病程的不同阶段、发病的不同个体和发病趋势，进行应证组合，衍生出多种病络模式，以全面把握病络机制和疾病的关键病机。

总之，无论发病之新久，病程之久暂，病络机制总能发生、总是存在，总会在不自觉间，于病程演进、病情进深的过程中，映现出病络机制的表达，从而使病络机制成为发病之关键环节。病情的进退也总是随着病络机制表达的轻重而呈现出双向的变化，或疾病向愈，正气恢复；或病势递进，病情沉疴。在临床诊疗布阵与用药权变之时，当审时度势，掌控病络阶段的多种表现，厘清微细变化，遣方用药于毫厘间，提升干预效果。

第二节　病络学的学术地位

病络学说作为研究病络发病机制的一个重要学术新观点，在中医学术体系中具有重要的学术地位。

重新诠释和深化认识络脉，进一步明确了中医学关于络脉的新认识、新观点、新方法。就络脉的概念、内涵进行了更加科学的诠释，首次对络脉分为气络与血络进行了系统化的阐述，就气络与血络的功能定位与结构定位进行了探讨，明确了气络与血络之间的功能特点及其作用的互补性，并就其各自的病理变化进行了较为深入的介绍。

病络学说框架下，详细介绍了病络的概念，就病络作为新的发病机制进行了初步的诠释，增加了中医学认识疾病的重要手段，丰富了中医发病学的内容，拓宽了中医学病机认识的新思维。基于病络病机，就病络的因、机、证、治进行了全面的论述，结合临床常见病与疑难病，就可能出现的病络机制及其证候进行了大胆的探讨，提出了临床干预的新策略、新观点与新方法，丰富了临床治疗学。

提出病络机制与系统诠释病络学说具有重要的理论意义与实践价值。长期以来，中医学的发病机制理论处于笼统模糊的状态，似乎缺少一个中间环节。以脏腑为中心、以气血津液为主要理论要素的中医发病学，对其发病内涵的认识始终未能取得突破。比如外邪作用于人体，其为害的途径是什么？其传里的途径是什么？在病络学说的理论框架下，将络脉作为一个邪气为害侵袭的途径，上述问题就会轻松化解。正是病络机制的存在，邪气得以由此步步深入，自表入里，或自一脏传入他脏。伴随着病络机制，气血也随之发生相应的病变过程，引起各种病证发生。可以说，络脉是发病的一个重要途径，病络机制是机体发病的一个十分重要的中间环节。生理情况下，络脉是运送气血到脏腑的途径；病理情况下，络脉自然也就成了邪气入侵到脏腑的途径，且对于络脉分为气络与血络的层次定位，有助于更好地把握病邪侵入的深浅与病位表达的深浅，有助于精准识别病情阶段与厘清病位，增强了病情识别的主动性。

病络学说的诠释，有利于重新认识疾病的病位深浅和病情的轻重。病肇基于络脉，在一定的病程单元里，病邪尚未深入到脏腑，可以说病情相对轻浅，如此进行干预，向愈的机会相对较大。若在此阶段未能进行诊治，错失治疗良机，病邪伺机深入到脏腑，出现病情深重的局面，于临证的干预策略将会出现被动的局面，向愈的机会将会大大减少。当然，病络机制，首先提供了一种清晰的疾病发病新思维，在病络阶段，也并非病情一概轻浅，在病络之气络阶段，症状表达可能会较重，但从病位上讲，与病络之血络阶段比较仍处于相对轻浅的阶段。相反，病络之血络阶段，症状的表达一定会更重，也可能较为隐袭，但与气络之阶段比较，病情上总属于加重的趋势，此时干预的力度必然要加大，否则，效果难期。

目前的认识是，病络学说以病在气络与病在血络发生的病机变化为主。在卫气营血病机框架下，以往的认识总是把卫气营血解释为四个病情阶段或功能层次下的四种病情变化，但总有"虽也然，其实非然"之虑。而植入病络学说框架后，重新认识卫气营血发病机制，将会使人耳目一新。病在气络，有卫分层次损伤与气分层次病变之别；病在血络，有病损营阴与病伤血络之异。卫之后，方言气，为病尚在气络；营之后，方言血，罹患已属血络，病情将趋于沉疴。

病络学说是基于对络脉概念的诠释而提出来的。随着对络脉认识的深化，络脉分为气络与血络的理论逐渐成为共识。基于对气络与血络的最新认识，气络的主要功能是运行气机，血络的主要功能是流通气血。病入络脉，启动病络机制，首先是气络功能障碍，气机运行受阻，引起气郁、气滞、气乱，气运不舒，气行失序，久之气变为热、为火、为毒；病入血络，血液流通发生障碍，血液不能正常运行，引起血运迟缓或血滞为瘀，瘀久蕴毒，甚至瘀血化水，毒、瘀、水壅滞于内，形成临床重症。可见，病络机制清晰表达了病情的深浅层次与病邪由生的病变过程，具有很强的临证指导价值。

中医学犹如参天大树，植根于中国传统文化的沃土中。然而，大树虽然树干挺拔，根系发达，但枝叶并未全盛，甚至有些参差不齐。其中，在中医学理论体系中，中医病机学便是缺乏有效营养生长或枝干未能全面伸展的典型例子。病络学说作为专门研究病络发病机制、分析疾病的一个崭新学说，旨在分析、解决中医临床问题和指导临床实践，是中医病机学理论的重要组成部分，在临床的地位举足轻重。如《类经》曰："夫病机为入道之门，为跬步之法。"同时，病机也是中医继承、发展、创新的突破口。从发展中医病机学、创新中医病机理论出发，"病络"理论的提出和发展，将为中医学其他理论的发展建立一个范式。

病机辨识是中医临床的重要部分，认识病机是初学者进步的门径，辨识病机还可指导临床处方遣药，如《本草蒙筌》曰："方药之应乎病机，病机之合乎方药。"因而，不断充实病机学，丰富其理论内涵，必将为病机辨识提供更加清晰的理论把手，有利于入门者轻松进入，逐渐破解中医临证靠"觉"靠"悟""年高方能悟中医"的迷雾，缩短中医执业者的成熟过程，让年轻的中医更快地成熟起来。

需要说明的是，病络学说作为中医病机理论的重要组成部分，其深入研究应该借鉴复杂系统的研究方法。系统复杂性研究具有相当的普遍性，跨越了许多看似相距很远的学科。从跨学科的角度有可能发现它们共同的本质，解决原有学科理论框架内难以解决的问题，这种不确定性似乎就是科学的本质。同时，对于病络学说的探讨和把握还需走出实证论、还原论的误区。哥德尔定理表明："真实的未必能够被证明"，至少需要在一定的科学发展背景下。某种程度上说，病络理论就属于中医学领域的一个复杂系统问题之一，必须应用复杂系统的方法来解决。引用朱清时院士对中医学的评价："尽管目前中医学还停留在古朴的、经验的状态上，但这些经验是人类几千年文明反复实践证明了的，是真理，是科学，但这种科学是复杂性系统内的科学。这是实证主义和还原论所难以解决的问题。"因而，对于络脉的生理与病理、病络机制理论的研究和理解，应当发扬融合思维，注意"观察者效应"，摒弃线性、低维的思维模式，用系统性科学的研究方法，关注关系实在与客观实在的有机统一，通过理论与实践的有效嫁接，在提升疗效的实践中，逐渐认同和理解病络学说的科学性和前瞻性。

第二章　病络学说的形成与发展

　　病络学说的形成与发展是与经络学说的发展历史息息相关的。在不同的历史时期，经络学说的内涵都注入了一些新的发展元素，最终形成了较为完整的经络学术体系。与经络学说的发展速度相比，病络学说乍一看显得发展较为缓慢，但回过头来仔细一看，发端于《黄帝内经》的病络学说，总是在历史发展的不同时期，随着对疾病认识的深化，用以诠释疾病的病因、病机、证候乃至治疗等诸多方面，都不知不觉地打上了"病络"的烙印。当代著名医家王永炎院士、杨宝琴教授将这种烙印清晰展现，并且逐渐体系固化。

第一节　《黄帝内经》初步形成了病络学说的理论体系，奠定了病络学说的理论基础

一、《黄帝内经》形成了经脉学说的理论体系

　　关于"络"，《说文解字》释为"絮也"，絮为绵的一种，"绵连微也"，表达的是细微联系之义，"络"字的半边"各"，在《说文解字》中指"异辞"，意思是分歧各异，络脉命名是取"络"的"缠绕""联络如网状"之义。络又从"糸"、发"各"声，"糸"指丝绳，"各"指十字交叉，"糸"与"各"按照十字交叉的方式联结成罗网，故"络"有如丝如线、丝丝相系义。在《广雅》中将"络"解释为"缠"，意指纵横交错、如网相连之意。《班固·西都赋》将"络"注释为"绕"，意为包络、环绕、缠绕之意，说明络脉是包绕脏腑组织器官的网络。"脉"为会意字，左边为"月"，意指肉，右边为"永"，《说文解字》解释为"水长也"。借助于如网相连的内涵，络和脉二字被引进了医学领域。中医学取"络脉"一词形象地表达了体内气血流通的特点，细密如网，纵横交织，环流不休。

　　（一）经脉概念的提出、经脉与络脉的分类与分布

　　在医学典籍中，《黄帝内经》首次提出了经脉和络脉的概念，《灵枢·经脉》云："经脉十二者，伏行于分肉之间，深而不见……诸脉之浮而常见者，皆络脉也。"表明络脉循行较表浅，多在表可见。《灵枢·脉度》又进一步指出了经脉和络脉的关系及区别，"经脉为里，支而横者为络，络之别者为孙"，可见络脉是经脉系统的重要组成部分。"经脉为里，支而横者为络"（《灵枢·脉度》），提示经脉是主干部分，多纵向性或垂直性分布，犹如一个挺拔的树干，分支而横向走行的，犹如树枝一样分布的，为络脉。这是从分布走向上对经脉和络脉进行了基本的区分。同时，络脉根据其分支级数的不同而有不同的名称，主干部分称为经脉，分支部分称为络脉，而孙络是络脉的下级分支。络脉通过支横别出，逐级细化，形成遍布全身的络脉。

在络脉的分类方面,《黄帝内经》从经脉系统对络脉进行了明确的分类,有十五别络、孙络、浮络等,这些络脉主要分布在浅表。除此之外,《黄帝内经》中还提到位置比较深的络脉,《灵枢·百病始生》中将这些位置较深的络脉分为"阳络"和"阴络",并指出"阳络伤则血外溢,阴络伤则血内溢"。

需要说明的是,《黄帝内经》中记载的经络具有"经络""经脉""脉"等不同内涵。经脉纵行于体内,垂直分布,犹如树干,络属脏腑,首尾相贯,如环无端,是"行血气而营阴阳"的通道;络脉则是从经脉支横别出、逐层细分、遍布全身、输布渗灌气血的网络系统。随着对经脉认识的深化及经与络概念的不断诠释,经脉及经络的概念越来越清晰,单就经脉、经与络来说,应注意区别其不同的内涵。也就是说,"经脉"与"络脉"是既有区别又有关联的。《灵枢·小针解》中说:"皮肉筋脉各有所处者,言经络各有所主也。"此处的"经络"是指经脉和络脉的意思。《灵枢·经脉》中已经明确指出了经脉与络脉的区别:"何以知经脉之与络脉异也?"这是可以通过观察区分的:"经脉者,常不可见也,其虚实也,以气口知之。脉之见者,皆络脉也。"又言:"经脉十二者,伏行分肉之间,深而不见;其常见者,足太阴过于外踝之上,无所隐故也。诸脉之浮而常见者,皆络脉也。"《灵枢·脉度》中还论述了"经脉"的分级关系:"经脉为里,支而横者为络,络之别者为孙。"可见,十二经是泛指处于机体较深部位的、气血通行量较大的干性通道,络脉和孙脉则是指处于机体浅表部位或纵深部位的较小的通道。

新近有认为,经络系统是由气脉系统与血脉系统两大系统组成。气脉系统是气运行的主要通道,包括气脉和气络,无形之气的运行、经络的感传作用主要是通过气脉系统来完成的;血脉系统是血循行的主要通道,包括血脉和血络,形质之血液、营气等的循行是通过血脉系统来完成的。

总之,《黄帝内经》之"经脉"并称时往往指运行气血的经脉系统,单指"经"时说的是运行经气的通道,仅称"脉"时则主要表达运行血液的脉管或血脉之概念。目前倾向性的认识是,《黄帝内经》之"经脉"包括以运行经气为主的经气环流系统和以运行血液为主的经血循环系统,前者可简称为经气系统,后者可简称为经血系统,由于经血系统强调的是心主血脉的全身循环作用,所谓"心者,脉之合也"(《灵枢·经脉》),"经气归于肺"(《素问·经脉别论》),故又有人将经血系统称为心脉血液循环系统。

(二)络脉的生理功能

在络脉的生理功能方面,《素问·举痛论》言:"经脉流行不止,环周不休。"《灵枢·痈疽》说:"中焦出气如露,上注溪谷而渗孙脉……血和则孙脉先满溢,乃注于络脉,皆盈乃注于经脉",提示了经脉和络脉是运行气血的道路,络脉的功能是流通和渗灌气血,为气血营养脏腑组织的桥梁和枢纽,初步奠定了络脉的生理基础。

1.渗透灌注作用 《灵枢·本藏》曰:"经脉者,所以行血气而营阴阳,濡筋骨,利关节者也。"经脉的这种作用,主要是通过络脉来实现的,特别是孙络,具有一种渗透灌注作用,将经脉中运行的气血渗注到全身脏腑组织中去,以发挥"气主煦之,血主濡之"(《难经·二十二难》)的功能。《灵枢·小针解》曰:"节之交三百六十五会者,络脉之渗灌诸节者也。"此即指络脉的渗透灌注作用。

2.沟通表里经脉作用 《灵枢·经脉》曰:"手太阴之别,名曰列缺,起于腕上分间……别走阳明也。"指络脉中的十五别络,从本经别出后,走向相表里的经脉,具有沟通表里经脉的作用。

3.贯通营卫作用 《灵枢·邪气藏府病形》载:"阴之与阳也,异名同类,上下相会,经络之相贯,如环无端。"营卫由于其性质不同,一行于脉外,一行于脉内,但营卫之气并不是互不相涉,各自为政,二者通过络脉相贯通,以实现"阴阳相贯,如环无端"(《灵枢·营卫生会》)的生理常态。

《素问·气穴论》指出:"孙络三百六十五穴会,亦以应一岁,以溢奇邪,以通荣卫。"指出孙络在生理上有贯通营(荣通"营")卫的作用。

4.津血互渗作用 《灵枢·血络论》曰:"新饮而液渗于络。"《灵枢·痈疽》亦云:"肠胃受谷……中焦出气如露,上注溪谷而渗孙脉,津液和调,变化而赤为血,血和则孙脉先满溢,乃注于络脉,皆盈乃注于经脉。"提示络脉是气血和津液的交汇之处,津血同源而异流,在运行交汇过程中二者可以通过孙络互渗互化,血液在经脉中运行,从络脉与玄府渗出脉外,与脉外的津液化合以濡润皮肤而为津液,皮肤肌腠之中的津液亦可由玄府与孙络渗入经脉之中,与经脉中运行的血液化合,在心脏的作用下,化赤为血。简单说,无论是津液赤化为血,还是血液渗灌清化为津,其交汇与变化之场所正是络脉与玄府。

二、阐述了病及络脉的因机证治,初步形成了病络学说的理论雏形

(一)病及络脉,启动病络机制的病因

1.外邪袭络 在病络机制发生的病因方面,《黄帝内经》详细论述了外邪袭络的发病过程。如《灵枢·百病始生》云:"是故虚邪之中人也,始于皮肤,皮肤缓则腠理开,开则邪从毛发入……留而不去,则传舍于络脉,在络之时,痛于肌肉……留而不去,传舍于经,在经之时,洒淅喜惊……留而不去,传舍于伏冲之脉……留而不去,传舍于肠胃……留而不去,传舍于肠胃之外、募原之间,留著于脉,稽留而不去,息而成积,或著孙脉,或著络脉……"明确指出六淫之邪自外侵袭人体,由表入里,由阳络传至经脉,再传至脏腑,最终深入脏腑之阴络的过程。病络在气,气伤为主,病及血络,血瘀成壅。邪滞日久,由络传经,复经传络,邪伏深重,伏留日久,壅结深重,变生临床积聚之证。阳络循行于皮肤或在外可视的黏膜部位,将经脉中运行的气血敷布于六经皮部,成为卫外抗邪的第一道屏障,发病时自然首当其冲。

2.内伤七情 不仅外邪侵袭络脉,由表入里,启动病络机制,引发系列变化,内伤七情因素也是导致病络机制发生的基本原因。如《素问·举痛论》说:"怒则气上,喜则气缓,悲则气消,恐则气下……惊则气乱……思则气结。"提示七情内伤可导致气络功能失常,络脉之气机郁滞,亦称之为络气郁滞,或气机逆乱,即络气逆乱,继而病从气络介入到血络,在气络障碍的基础上,序贯发生血络之功能障碍,由气及血,由络气郁滞导致血络瘀阻,由单一病理因素之气演变成复合病理因素气和血,气血流通渗灌功能障碍,脏腑之间的信息联络中断或延迟,从而打破脏腑之间协调平衡状态,病情的变化趋势是病在络脉演进到病络及脏。上述病机演变和病情变化随病程阶段和所涉及络脉与脏腑的不同而症状表现各异。如情志抑郁致肝络气滞,则胁痛胀满,大怒伤肝致肝络气逆,出现头胀头痛、面红目赤;若肝气横逆、脾络不通,则胃脘胀满、攻痛连胁,恼怒时加重;久思伤脾致脾络气结,引起脘腹胀满、不思饮食;悲忧伤肺,气络首当其冲,气络郁滞,出现胸闷、气急、咳嗽,抑或肺络瘀阻,出现唇颊发绀、胸闷憋喘等。

3.饮食起居、跌仆、金刃伤络 《灵枢·百病始生》说:"卒然多食饮,则肠满,起居不节,用力过度,则络脉伤。阳络伤则血外溢,血外溢则衄血,阴络伤则血内溢,血内溢则后血。"指出饮食不节、脾胃受伤或用力过度可致气络负荷加重,气络运行迟滞,血络过度充血,血液壅遏成瘀,导致络脉损伤。金刃虫兽、跌打损伤亦可损伤络脉而致各种出血或脉外瘀血。如《素问·缪刺论》说:"人有所堕坠,恶血留内,腹中满胀,不得前后,先饮利药,此上伤厥阴之脉,下伤少阴之络,刺足内踝之下,然骨之前血脉出血,刺足跗上动脉,不已,刺三毛上各一痏,见血立已。"遭受剧烈外力或跌仆亦可造成内脏络脉受损,络破出血,出血量大时则危及生命。

（二）常见的病络现象

一般外感六淫，内伤饮食、劳倦、七情等因素，以及慢病、久病、直接外伤都会导致络脉形质异常或功能受损，有时会出现络脉色泽、形态发生改变，成为临床诊断的依据。

1. 血络　列专篇进行了论述。认为是经脉受邪，或邪入脏腑，日久留滞络脉，导致血络壅滞而胀。这种血络壅滞若发生于机体浅表部位的浮络，于体表可见颜色青紫现象，显现于皮下，容易被肉眼所见，既是诊断的指征之一，也是刺络放血的操作对象。如《灵枢·血络论》："黄帝曰：愿闻其奇邪而不在经者。岐伯曰：血络是也。"《灵枢·寿夭刚柔》："久痹不去身者，视其血络，尽出其血。"《灵枢·邪客》："肾有邪，其气留于两腘。凡此八虚者，皆机关之室，真气之所过，血络之所游。"《灵枢·水胀》："先泻其胀之血络，后调其经，刺去其血络也。"《灵枢·禁服》说："调其虚实，虚实乃止，泻其血络，血尽不殆矣。"

2. 结络　结如"绳结"之谓，是络血结聚而粗突异常的意思，为瘀血留滞的征象，标志着络脉的形质发生异常，也必然伴有络脉功能的改变。如《灵枢·经脉》云："故诸刺络脉者，必刺其结上甚血者，虽无结，急取之，以泻其邪而出其血，留之发为痹也。"《灵枢·阴阳二十五人》曰："切循其经络之凝涩，结而不通者，此于身皆为痛痹……其结络者，脉结血不和，决之乃行。"提示"结络"因寒凝导致，即寒气凝滞在络脉，治疗上应温经通络。如《灵枢·官能》中有"结络坚紧，火所治之"之说。络脉结而坚紧、血寒，这里的"络脉结"乃是受寒导致，其象为"脉之陷下"之下陷聚结而非"结如粟米"之凸起，乃气络受寒导致络脉痉挛收缩。

3. 盛络　"盛"为充盈过盛，气血过度流通渗灌之象。《灵枢·根结》曰："此所谓十二经者，盛络皆当取之。"《灵枢·脉度》亦曰："络之别者为孙，盛而血者疾诛之。"由此可见，盛络的特点是"血络盛而无结"的一种病理状态，是邪气亢盛的一种病理现象。

4. 横络　此"横络"是络脉发生异常而引起的一种病络状态，与"支而横者为络"是指络脉相对于经脉而言不同。《灵枢·刺节真邪》曰："一经上实下虚而不通者，此必有横络盛加于大经，令之不通，视而泻之，此所谓解结也。"说明横络的出现，常提示相应经脉不通，因此，横络不仅具有诊断意义，同时也是放血治疗的直接操作对象。

5. 虚络　是气血不足的典型表现。如《素问·调经论》曰："神不足者，视其虚络，按而致之，刺而利之，无出其血，无泄其气。"虚络也是肉眼可见、触摸可得的，是指络脉发生了下陷，呈现气血严重不足的状态。

（三）病络机制

《黄帝内经》虽然没有明确提出"病络"一词，但论述了系列络脉病理变化，如"经络之凝涩"（《灵枢·阴阳二十五人》）、"气涩血浊"等，昭示着邪入络道、病及络脉、络脉功能失常或形质改变，引发多种病络机制，成为疾病发生发展的基本病机，为中医病机学发展奠定了理论基础。还记载了气络与血络的细微变化，如"气滑血清""血清气浊""血浊气涩"等，并认识到气络与血络不和，往往导致"血与气并""血与气相失""血气离居"等病情严重状态。《素问·调经论》云："风雨之伤人也，先客于皮肤，传入于孙脉，孙脉满，则传入于络脉，络脉满，则输于大经脉。"《素问·皮部论》又说："皮者脉之部也，邪客于皮则腠理开，开则邪入客于络脉。"意思是说，邪气外袭，自皮毛、皮肤、络脉依次侵入，指明了络脉不仅是气血运行流通的道路，也是邪气传入的途径。基于这种认识，可以说病络学说已经萌芽，初步奠定了病络机制的理论基础。换句话说，凡是营卫气血运行、会聚、出入的道路和门户，也是邪气侵入、流窜、舍止、外出的道路和门户。邪气侵袭时，气血流通越多的地方，更容易招致病邪，而络脉作为气血流通最为聚集、最丰富的地方，自然也就成了邪气侵袭的途径和靶点。邪气侵袭的结果，不仅损气伤血，更容易损害络脉，形成病邪入络、病害及络、病损伤络，从而引发系列病络机制。病络发生于何处，病情就进展至何处。病络发生于脏腑，病情就进展至脏腑。《灵枢·终始》说的"久病者，邪气入深"，最早指出了久病可入深的发展趋势。这种久病入深是病位由浅入深的病情变化，正是邪气由络脉自表入里、病情深重的表现。而一旦病情趋重，病络及脏，气血大伤，病邪疯狂肆虐，正邪交争剧烈，往往在短时间内病情迅速发展，症状的表达也趋于最高峰。而后病络机制续生病络机制，一处络病，多处络及，络络相传，多脏受累，病情进入沉疴状态。

1. 络脉瘀阻 《素问·举痛论》曰："寒气入经而稽迟，泣而不行，客于脉外则血少，客于脉中则气不通，故卒然而痛。"说明了寒入络脉，收引拘急而致络脉瘀阻。

2. 络脉绌急 是指感受外邪、情志过极、过劳等各种原因引起的络脉收引、挛缩、痉挛、拘急状态。如《素问·举痛论》说："寒气客于脉外则脉寒，脉寒则缩蜷，缩蜷则脉绌急，则外引小络，故卒然而痛。"指出外界气候寒冷，寒邪侵袭人体，可导致络脉的收引挛缩之痉挛状态，造成气血运行不畅，猝然不通而痛。

3. 络脉空虚 亦即络中气血不足，包括气络空虚和血络空虚，气络空虚使气机运行稽迟，或虚气留滞，气机郁滞；血络空虚使血少行迟，或虚血流瘀而停留于局部变为瘀结。《素问·调经论》曰："神不足者，视其虚络，按而致之，刺而利之，无出其血，无泄其气。"

4. 络脉损伤 指络体受到直接损伤。《灵枢·百病始生》曰："阳络伤则血外溢，血外溢则衄血；阴络伤则血内溢，血内溢则后血。"《素问·缪刺论》亦语："人有所堕坠，恶血留内。"指出跌损劳伤等原因损伤络脉可导致出血证。血溢络外及离经为瘀，是络脉损伤的基本病理变化。络损机制虽复杂，但络腔细窄易滞易瘀，其证候特点总以"瘀"为主。

（四）基于病络机制的诊断和治疗

在诊断与证候方面，《灵枢·九针十二原》及《素问·三部九候论》分别提出了望络、扪络等特殊的诊络方法和刺络出血等治络方法，初步形成了切入络脉、基于病络机制的相关证候学的诊治雏形，奠定了经脉学说临床应用的基础，也为病络学说的临床应用奠定了基础。

《灵枢》中多处提到诊血脉的相关内容，例如《灵枢·论疾诊尺》中记载："诊血脉者，多赤多热，多青多痛，多黑为久痹，多赤、多黑、多青皆见者，寒热。""鱼上白肉有青血脉者，胃中有寒。"《灵枢·经脉》中记载："凡诊络脉，脉色青则寒且痛，赤则有热。胃中寒，手鱼之络多青矣；胃中有热，鱼际络赤；其暴黑者，留久痹也；其有赤有黑有青者，寒热气也；其青短者，少气也。"上述无论是诊血脉，还是诊络脉，其意义相同，都是诊察位置表浅的络脉。通过络脉颜色的变化，来判断疾病的寒热虚实。于临床具有重要的指导价值。

关于病络治疗方法，《素问·调经论》认为："病在脉，调之血；病在血，调之络；病在气，调之卫。"明确指出了不同病位可用调理气血和络脉的方法进行治疗。"病在脉，调之血"是强调了病在血脉，病邪已经侵入经脉血分层次，必须用调理血分的药物；"病在血，调之络"则强调了病邪侵入血络层次，必须要用入络药物调理络脉方能直达病所，获取疗效；"病在气，调之卫"则强调了病在气络层次，必须用调理卫气、宣通卫络的方法，方能祛邪复康。《黄帝内经》所确定的治疗方法，具有重要的意义，明确了气病要用气药，血病要用血药，气络在于调卫，血络在于治络。这为叶天士确立治络之法奠定了基础。因而，源头上说，《黄帝内经》才是通络治络方法的发端。不过，《黄帝内经》对于具体的治络方法，并无药物进行干预的相关记载，主要介绍了刺血疗法。

刺血疗法，又称"刺络刺血疗法""刺络疗法""放血疗法"等，是《黄帝内经》时代最主要治疗方法之一，《黄帝内经》中有46篇（其中《素问》20篇，《灵枢》26篇）涉及"病变及络"及刺血疗法，其内容不仅包括刺血疗法的临床应用，而且对刺血疗法的工具、刺血的机制和治则、刺血操作手法、刺血疗法的适应证和禁忌证，以及刺血后的反应、出血量等方面均有较为详细的论述。调理原则是"血实宜决之"（《素问·阴阳应象大论》）、"菀陈则除之者，去恶血也"（《素问·针解》）。

第二节　《伤寒杂病论》全面发展了病络学说，奠定了病络学说的因机证治基础

在《黄帝内经》《难经》经脉认识的基础上，《伤寒杂病论》全面发展了病络学说，充实了病络学说因机证治的内容，创立了六经辨证和脏腑辨证的方法，完善了中医辨证施治体系。该书所记载的方剂，也被后世称为经方，历久弥效，有效指导着临床治疗。

一、六经辨证

所谓六经辨证，是将外感病发生发展过程中所表现的不同证候，以阴阳为总纲，借用六条经络的名称，分别从邪正交争关系、病变部位、病势进退缓急等方面阐述外感病各阶段的病变特点，并作为指导临床治疗的一种辨证方法。具体来说，是在《素问·热论》的基础上，将外感热病划分为三阳病（太阳病、阳明病、少阳病）、三阴病（太阴病、少阴病、厥阴病）共两类六个阶段类型，详细地论述了六个类型的病因、病机、症状、传变及转归，理、法、方、药具备，阴阳、寒热、表里、虚实分明，实是中医学辨证论治的典范。

张仲景所著《伤寒杂病论》，包括《金匮要略》与《伤寒论》两书。《伤寒论》主要为外感病的辨证论治部分，以三阴三阳为纲，基于《黄帝内经》脏腑经络理论而另辟新论，这是由于伤寒病具有特殊的发病和传变规律，仲景才在脏腑经络辨证认识的基础上，结合临床实际，创立了既源于《黄帝内经》又独立于《黄帝内经》之外的三阴三阳辨证体系，以指导伤寒病的治疗。在《伤寒论》三阴三阳病中，很多条文反映了所属经络循行部位的病变，邪气在侵袭机体过程中，邪入络脉，由络传经，由经入络，病证丛生。如太阳经从巅入络脑，还出别下项，挟脊抵腰中，故太阳经受邪则见头项痛、身痛、腰痛等证，这是典型的太阳经气不利、络脉受损、气血不和的表现。三阴病多属里证，其经络所反映的证候虽不像三阳经那样显著，但其所表现的某些证候，如太阴病的腹满、少阴病的咽痛、厥阴病的头痛，都与经络的循行部位不无关系，也是络脉病变由经传络或由络入经的反映。由于脏腑与经脉之间是本与标、根与干的关系，三阴三阳病自然也会出现相应脏腑的病变。如太阳表证不解，邪气循经入里，会出现膀胱蓄水、蓄血之证，其实也是邪气由经入络，引起阴络郁滞、气化不利的表现。

六经辨证中的六经具有丰富的科学内涵，以手足三阳、三阴经络及其所属脏腑的生理病理为基础，其中三阳病以六腑及其所属经络的病变为基础，三阴病以五脏及其所属经络的病变为基础。六经辨证概括了外感病发生发展过程中的变化规律，在临床辨证施治中具有重要的指导作用。也就是说，六经辨证涵盖了脏腑、经络、气血、阴阳，其以脏腑为中心、经络为其道，气化周行于肌肤，能够概括人体的一切生理变化和病理改变，是包含了脏腑、经络、气血、阴阳的六经集合。由于经络的互相衔接和脏腑的互相络属，把人体内而脏腑，外而四肢百骸、肌肉皮毛联系成一个不可分割的整体，构成一个周而复始、如环无端的循环传输系统。在病理条件下，体表受邪可以通过经络而传入内脏，内脏病变可以通过经络而反映到体表。这种基于经络的表传里、里出表的过程，其

实就是病络的动态移变过程，也是传注病邪的过程。具体传注方式为三阳经多由太阳开始，或传入少阳，或传入阳明；在正虚邪盛抵抗力不足时，也可以传入三阴；三阴多由太阴开始，然后传入少阴、厥阴，但太阳与少阴为表里，关系比较密切，如在卫阳不固的情况下，也可以由太阳直中少阴。除此之外，又有表里经相传等，如太阳传少阴，阳明传太阴，少阳传厥阴。在正复邪衰的情况下，可以由三阴转出三阳，如少阴转出太阳而为太阳腑证，太阴转出阳明而为阳明腑实证，厥阴转出少阳而为少阳证等。前者由表达里，病情逐步发展。后者是由里出表，病情逐步向愈。归纳其传注方式，不外乎循经、越经、逆经、直中和表里经互相传注。传注的过程中，病邪在经络之中肆虐，邪正相争，出现系列临床表现。如少阳介之于三阳之末、三阴之首，所谓半表半里。表邪传入少阳，邪正交争，出于阳则热，入于阴则寒，这是邪正消长、阴阳动态的机转，也是邪气入络、邪正交争于气络与血络的典型表现。邪正交争于气络，气络郁滞则热，邪正交争于血络，血络壅滞，气不得宣泄，故寒。同时，以脏腑为中心的六经病证，会通过经络外现于表，不同的六经病证会产生不同症状，这些症状直接表达为病入络脉，如手足三阳交接于头面，故太阳经病之头项强痛，正是太阳经气不利、络脉不和的结果，而少阳经病之耳聋目眩，也是少阳经气不利、络脉气血不和的直接表现。

总之，六经辨证的主要内容，其实就是络经相传、经络相传的六类证候。入络方可传经，传经又可入络，或络络相易，或经经相袭，又或多络并染，更有多经多络逆经而病、越经相犯。无论何种入络传经状态，均是邪气入络，是病络的直接反映。病络机制的实质就是络传机制（入经）和经传机制（入络），涵盖了经经相传、络络相传、络经相传和经络相传的不同机制。因而，六经辨证与病络的因机证类识别和厘定是不谋而合的，名不同而实则一。充分理解六经辨证的内涵与意义，有助于更好地把握病络的因机证治之精髓。

二、脏腑辨证

脏腑辨证是以脏腑、经络的生理特点和病机变化为主要内容，以探讨疾病的发生发展规律的一种辨证方法，其内容主要见于《伤寒杂病论》中的《金匮要略》，该书系统论述了杂病的辨证论治，首篇名为"脏腑经络先后病脉证第一"，相当于全书杂病部分的总论，确立了杂病的治疗是以脏腑经络为中心的辨证方法。如《金匮要略·脏腑经络先后病脉证第一》指出："五脏病各有所得者愈，五脏病各有所恶，各随其所不喜者为病。"

严格意义上说，仲景之脏腑辨证并非单纯以脏腑功能失调为中心的辨证，而是以脏腑和经络的病变为主要内容的脏腑经络辨证，于《金匮要略》全书中，无不体现了脏腑与经络的整体观思想，而这种整体观思想又是承袭了《黄帝内经》，如《灵枢·海论》曰："夫十二经脉者，内属于腑脏，外络于肢节。"说明生理状态下，人体的经络是全身气血往来的循环通路，其内贯脏腑、外达肌表、网络全身。言脏腑总离不开经络，说经络也总是离不开脏腑，将脏腑、经络、肢节乃至全身联系成统一的整体。《金匮要略》中将脏腑经络并排，体现的正是脏腑与经络在发病中的地位和作用具有的同等重要性。经络与脏腑，在生理上相互为用，病理上相互影响。因此，经络病变常是脏腑病证的外在反映，如《金匮要略百合狐惑阴阳毒病脉证治第三》中的百合病："百合病者，百脉一宗，悉致其病也。意欲食复不能食，常默默，欲卧不能卧，欲行不能行……"病虽在百脉经络，但从其临床表现及治疗方药方面可以看出，实为主百脉的脏腑心肺之病，因为心主血脉，肺朝百脉，人体之脉同出一源，为心肺所统，故百脉失调是心肺疾病的外在表现，心肺有病，也势必影响经脉，反映到人体的各个部位，二者是有机的辨证统一关系。《金匮要略》基于脏腑与经络的这种密切关系，在系统论述脏腑辨证时，讲的是脏腑病证，谈的却是病络机制。只有将脏腑辨证与病络机制有机地结合才能完整清晰地展现疾病的本质。如狐惑病"蚀于下部则咽干，苦参汤洗之"，湿热下注致前阴溃烂，而足厥阴肝经绕阴器，上循于咽，蕴积前阴之湿热又可循经上冲，气络郁遏，血络瘀滞，阻遏津液上承，所以出现咽干。再如《金匮要略·胸痹心痛短气病脉证治第九》中胸痹病之瓜蒌薤白半夏汤证之"心痛彻背"，因背为胸之府，心之俞在背，通过经络联系，痰涎壅塞胸中，气络郁滞，血络不畅，受痹阻的心阳不能布达于背部，气血瘀阻，不通则痛，故见胸部疼痛，牵引背部。还有乌头赤石脂丸证之"心痛彻背，背痛彻心"，也是心络瘀阻、经气不利，形成心背络脉痹阻或绌急，从而互相牵引的症状。类似的例子不胜枚举，虽然都是脏腑发生病理变化，通过影响经络而出现的临床表现，但也侧面反映了病络机制在脏腑辨证中的地位和作用。

三、病络证治

张仲景创立的六经辨证与脏腑辨证方法各成体系，六经辨证被认为是辨识外感热病的辨证方法，脏腑辨证被认为是主要用于辨识杂病的辨证方法。无论是六经辨证，还是脏腑辨证，都强调了经络在疾病发生发展过程中的地位和作用。《灵枢·海论》曰："夫十二经脉者，内属脏腑，外络于肢节。"明确指出了脏腑与经络息息相关，离开脏腑，则无以言经脉；而离开经脉，则无以言整体。所以，无论在生理状态还是在疾病过程中，都不能人为地将脏腑与经络分割开来。正因为脏腑与经络这种关系的特殊性，张仲景才在论述六经辨证和脏腑辨证所辨识的证候之发生发展中，自始至终贯穿着病络机制的观点和学说，不知不觉地阐述了病络机制，涉及病络学说的因机证治诸多方面，对后世的影响巨大，初步奠定了病络学说的理论体系。尤其是基于病络机制，补充病络临床证候，为辨证、遣方用药提供更多证候学依据。如《金匮要略·中风历节病脉证并治》对于邪阻络脉、气血运行欠畅、络脉痹阻所致肌肤麻木不仁的病证有如下描述："血痹阴阳俱微，寸口关上微，尺中小紧，外证身体不仁，如风痹状。"又如《金匮要略·疟病脉证并治》对于瘀血痰饮日久胶着、气机郁结、聚而不散、固于络脉、日久形成包块之癥瘕病，叙述道："病疟以月一日发，当以十五日愈，设不差，当月尽解；如期不差，当云何？师曰：此结为癥瘕，名为疟母。"在疾病的诊断方面，张仲景从脏腑经络整体观出发，以病于络脉与病在脏腑判定疾病深浅轻重。即病在络在经者，病位浅表、病情轻；在腑在脏者，病位在里、病情重。如《金匮要略·中风历节病脉证并治第五》云："邪在于络，肌肤不仁；邪在于经，即重不胜；邪入于腑，即不识人；邪入于藏，舌即难言，口吐涎。"又如在疾病的预防与早期治疗也同样以病邪入络与病邪深入脏腑进行预防与预后研判，经络为表，病情轻，脏腑为里，病情就较重。"若人能养慎，不令邪风干忤经络，适中经络，未流传脏腑，即医治之。"并开病络治疗用药之先河，首倡"虫蚁搜剔""辛温通络""行气活血"通络之法，创立行气活血通络之"旋覆花汤"，被誉为专门针对病络机制而设立的治络通络之祖方，至今有效地指导着临床，为后世医家所推崇。

第三节　明清医家将病络机制的阐发又有新高度，叶天士发展了病络学说

明代张介宾《类经·四卷·藏象类》云："血脉在中，气络在外，所当实其阴络而泄其阳络"，指出气络部位及其治疗方法，首次明确了气络的存在，此为后世深化络脉研究、诠释络脉的概念内涵、形成今天的倾向性认识，即络脉有气络与血络之分，提供了理论依据。遗憾的是，当时由于历

史条件的限制，未能进一步指出气络是什么。清代喻嘉言著《医门法律·络脉论》于书中列专篇论述络脉，涉及络脉的生理功能与病理机制，将络脉的分支分布分层细化，指出："十二经生十二络，十二络生一百八十系络，系络分支为一百八十缠络，缠络分支连系三万四千孙络，孙络之间有缠绊。"并首次提出络脉缠绊，指出："故外邪从卫而入，不遽入于营，亦以络脉缠绊之也。至络中邪盛，则入于营矣。故曰：络盛则入于经，以营行经脉之中故也。然风寒六淫外邪，无形易入，络脉不能禁止，而盛则入于经矣。若营气自内所生诸病，为血、为气、为痰饮、为积聚，种种有形，势不能出于络外。故经盛入络，络盛返经，留连不已，是以有取之于砭射，以决出其络中之邪。"指出络脉网络中存在类似缠绊的结构，具有特殊的调节保护作用。由于缠绊的分隔，使营卫之气在脉内脉外各有所主、各行其道，既能渗灌流通自如，又能独善其行，互不影响，但同时又发挥着相互化生的作用。即使机体感受外邪亦不能立即由卫传营，相反，内生邪毒也不能轻易由营出卫，形成了一种特殊的屏障与调节作用。基于这种认识，引来不少现代研究的猜想，是否络脉缠绊类似于微循环的"迂回通路"、毛细淋巴管盲端的"单向活瓣"，以及信号转导网络中的"受体"结构等，有待于进一步研究。毫无疑问，喻嘉言提出了络脉缠绊的结构，在当时的科学发展背景下，是难能可贵的，对于络脉的认识，尤其是邪气入络、出络机制，无疑又前进了一步。结构与功能总是相统一的，对络脉结构认识的发展，也就意味着对于络脉的功能乃至病及络脉、邪入络脉而启动的病络机制又有了新的认识。这为之后的同朝医家叶天士开辟络脉研究的大发展奠定了基础。

清代叶天士是温病之大家，然而他的另一个贡献是用丰富的临床实践，深刻诠释了病络学说，丰富了病络学说的因机证治，尤其是提出的久病入络理论，更成为业界最为闪光的记忆。首先叶氏将《黄帝内经》《难经》中有关"络"的认识加以深化，并总结《伤寒杂病论》脉证并治的经验，将"络""病络"等引入到内伤杂病的因机证治中，大大丰富了病络学说的理论内涵与临床实践经验；创立了卫气营血辨证，将病络机制应用到温病领域并赋予了其崭新的内涵，形成了病络机制的新认识；提出了"久病入络""久痛入络"著名论断，以此大大扩展了疾病发生的"病络"新思维，强化了临床干预的"治络""通络"新观念；强调"初为气结在经，久则血伤入络"，以崭新的视角揭示了疾病由浅入深、由气及血的演变规律，认为病络机制分为虚实两端，无论虚实，总以络脉阻滞为特点；其主要病络机制为络气郁滞、络脉血瘀和络脉痰阻；记载了病络机制引发的常见病络病证，如癥积、痹证、中风、痛证等；创立了辛味通络诸法进行干预治疗，提出了"大凡络虚，通补最宜"的病络治疗原则，从而形成了较为系统的病络学说，丰富了病络学说的理论内容。

总之，叶天士关于络脉的新认识，在于以一种全新的理念认识疾病的发生与发展，尤其是对于久治不愈的疾病，沿着络脉的角度，去寻找邪生、邪留、邪滞乃至邪变之所，以更加敏锐的洞察力和想象力，把握疾病难愈的关键之所在，寻找干预的关键节点，及时采取治络手段，创新通络治法，以收满意疗效。同时积淀络脉新认识：络脉不仅是机体气血津液运行渗灌的基本结构，也是疾病由起、病理过程和病机环节的关键，是病证产生的根源。

嗣后，清代医家陈念祖于《金匮要略浅注·卷七·惊悸吐衄下血胸满瘀血病脉证第十六》云："以由病络而涉于经，宜从治络血之法。"首次提出了"病络"这一名词。认为疾病由病络到传于经脉之经，应当采取治络治血的方法，尽快恢复络脉的通利功能，扭转病情传经之势。

及至近现代，中西医汇通学家张锡纯著《医学衷中参西录》记载："因气血虚者，其经络多瘀滞"，强调了经脉气血灌注不足，容易造成络脉气血空虚、因虚而瘀滞的病络机制。《关幼波临床经验选》则结合实际病例，记载了"气虚则血涩而痰凝"，强调了气虚、血涩、痰凝三证候要素形成的复合病邪所致的深层次病络机制，标志着临床病络意识已经于经验医家的诊疗思维中逐渐形成，并日益固化和常态化。

第四节 当代医家杨宝琴教授、王永炎院士首次诠释病络概念，明确提出病络学说，确立了在中医病机理论体系中的重要地位，促进了中医病机学的发展

一、病络学说的缘起与研究热潮

杨宝琴教授、王永炎院士长期致力于复杂疑难性疾病的研究，一贯倡导读经典、做临床是学好中医的基本方法。长期的临床实践，结合研读清代陈念祖提出的"病络"这一名词，认为该"病络"不是一个普通的概念，其理论内涵应当包括病机学的内容。虽然络脉络病早为医家知晓，通达络道乃是医家常用之法。然而络病学说作为中医学基础临床的重要研究领域，或者说是中医学一级学科的重大研究方向，则始于 20 世纪 90 年代。首先有学者梳理文献，进而有用虫类药物组方搜剔风痰之邪、通络止痛，开发新药治疗心脑病证，获得推广应用；重要的是在基础理论上提出气络、病络之新说，在临床基础研究上有对毒损脑络、疫毒浸淫肺络的研讨。内科中脑病、心病、肾病、肝病、肺病，以络病学说为指导辨证治疗，提高了诊疗水平，同时丰富了络病的证治内容。然而进深分析会发现，上述"络病"的实质，恰与清代陈念祖所言的"病络"有着高度的一致性。为了深化"络病"学术研究、厘定病络之内涵，深入研究病络机制以指导临床具有重要意义。

此后，围绕络脉的研究逐渐展开，从文献梳理到学说辟新，从模式生物研究到临床实践，从基础到诊疗，涉及多层面、多视角而取得一定的进展。随着对络脉研究的日益深入，络脉学说所涉及的生理与病理的新认识、新进展已成为中医理论体系的重要内容之一。采用从络施治或基于病入络脉的治疗，正逐渐在临床上显示出优势。新近关于络脉和络病的专著业已面世，可以说络脉学说、络病学说及其相关认识日益受重视。也由此兴起了病络学说的研究热潮，关于络脉、病络、络病的研究，正日益成为当下研究的热点。至此，标志着病络学说的理论已经日趋完善，从而揭开了络脉认识及病络研究纵深发展的序幕。

二、病络概念的初步诠释

对于病络的概念，杨宝琴教授、王永炎院士认为，病络是络脉病变的病理过程、病机环节，是病证产生的根源。络脉有常有变，常则通，变则病，病则必有"病络"产生，病络生则"络病"成，此时产生一种状态，可以是疾病状态，也可是亚健康状态，干预这种状态涉及防治疾病和保健康复，尤其是老年保健。病络表现为络脉虚或络脉瘀均有前因后果，论因可由火郁、内风、浊毒、痰浊等外内病邪而致；论果涉及脏腑阴阳、气血津液。病络表达的是具体的非正常的状态，譬如"毒损脑络"是病机所导致的证候，由按蚊为媒介的外毒感染或由痰瘀胶结毒自内生，无论外毒、内毒均可损伤脑络，络脉血循受阻，由瘀生水，胶质细胞、神经细胞肿胀进而坏死。论病当有乙脑、发痉与中风的不同，而证候的共性特征是毒瘀遏阻脑络，日久必虚，常以毒、瘀、虚为基本证候因素，可兼挟其他证候因素，通常血瘀之前当有气郁，而血瘀之后当是瘀血。概言之，病络概念的外延是络脉某种具体的非正常的状态，而内涵是以证候表达为核心的联系病因病机的多维界面的动态时空因素，直接提供干预的依据。

三、络病与病络

络病与病络虽然文字相似，但内涵不同。络病实际上是指原发于络脉或以络脉为主要病变、病损的一组疾病，而病络则是指病机学概念范围内的一种或一组发病机制的总称。清代名医叶天士汇集总结了病络学说，其所言的"络病"，其实是病络之义，其精华在"病及"络脉引起的诸证候治法方药的发挥上，诸如益气活络、养血通络、理气活络、化瘀通络，还有宣透、息风、化痰、解毒、通络等法的临床推广应用。当今用五虎丹以虫类药搜剔风邪、化瘀通络功效为主，开发中成新药通心络胶囊；又加入益气之品，使通络之力更宏，开发中成新药脑心通，其功能主治皆秉承基于"病络"机制的"络病"之说。纵观通络、活络最要紧处在于通阳，阳气畅达可通过宣透化痰、活血理气诸法实现，通阳的目的自然是恢复络脉出入自由、充盈满溢的状态。病络可由跌打损伤络脉而致，亦可由内生五气五邪、风火湿燥寒侵袭络脉、浸淫络脉而成。至于脏腑疾病所引发的病络机制，近10年来对肺、心、肾、肝、胆、脑病多有研究。譬如2003年广东、华北地区流行SARS，为疫毒淫肺伤络，涉及肺体、肺用，肺如囊为体，肺司呼吸为用。X线与CT征象显示多叶多灶病变，病理观察肺泡形成透明膜，血瘀津液外渗，大量渗出，胸腔积有血水，通气换气障碍，喘憋发绀症见。2019年末流行的新型冠状病毒感染，属于典型的疫毒侵袭络脉，导致机体多发组织器官损伤，尤其是肺、肾、心、脑等，重型病例短时间内出现疫毒损脏、疫毒闭肺、疫毒攻心、络脉绌急等，引发多脏衰竭而病情沉疴。若络脉瘀遏改善、络脉功能渐复则病势向顺，若络瘀耗损阳气则险象横生，预后不良。针对血瘀络阻窍闭，急当化瘀通络，然而畅达阳气、化湿利水并入通阳之法则至为重要。因此，"络病"多指病机环节或称病理过程。单以络病病名者并不多见，临床每见皮痹、脉痹当是络病，皮痹一是肢端红痛症，再一是雷诺病，即见指端苍白、发凉发僵、麻木疼痛。可见习称之络病实际上是指涉及多临床学科、多组织器官的一大组病的病理过程，进而分析证候的共性特征、治法方药的多样性与个体化。因此杨宝琴教授、王永炎院士强调有必要提出"病络"一词，即以络脉病变的病机环节作为重点研究对象，以弘扬传统病络理论，丰富病机学内容。

四、病络的临床意义

强化对病络的认识、对病络的深度思考，体现了对病络机制认识的理解和深化，为探索中医与西医，传统与现代研究的契合点、切入点与突破口，寻求一种途径。回顾络脉生理与病理认识的历史，结合当今关于络脉分为气络与血络之倾向性的共识，应当在中医学理论的框架下，着眼于血液循环，拓宽视角，以气为血帅，气络与血络相伴而行作为循环的动力，融入神经系统与循环系统的相关性，结合神经内分泌免疫系统，综合多学科指标体系切入研究，紧扣有形之血与无形之气的相关机制研究，具有现实意义。诠释病络学说，开展病络学说的系统研究，应当在继承的基础上，结合临床问题，落脚到提高疗效上来。所谓疗效就是硬道理。

病络作为一种病机概念，其理论内涵、理论与实践意义可从以下几点来把握。

（一）病络作为一种病理状态，标志着疾病的轻重变化

"凡病，唯络病最轻，经病稍重，腑病又重，脏病最重。此审病轻重之大法。"（《中风论·论奇经八脉》）"经络病可以引年，脏腑病难于延岁也。"（《金匮玉函要略述义》）就中风病来说，"口眼歪斜，络病也，其邪浅而易治；手足不遂，身体重痛，经病也，邪差深矣……"（《金匮翼·中风统论》）上述指的大抵是疾病初期，邪气侵袭表浅之阳络而病的情形。而随着病程的延长

或毒疠酷烈之邪侵袭络脉，则不论病程长短，均标志着病邪深入，病情危重。诚如《临证指南医案·卷三·肿胀》所言："已属络病，难除病根（气逆入络）。"

（二）病络作为一种病势，成为认识疾病变化、确定治疗方案的一个重要工具

络脉有气络、血络之分，作为病络则也有病势趋血、趋气之异。趋于气络层次者，多偏于功能的变化或丧失，少有形质异常，在治疗时当以治气为主，兼顾治血，而趋于血络层次者，则在功能变化的同时，多伴有形质的改变，在治疗时当以治血为主，兼顾治气。目前，临床上似乎形成一种定势，提起络脉，动辄想到久病，在遣药上，必然要用虫类通络或活血化瘀药。实际上，纵识络脉，未免失之偏颇，当审其病机而论。

（三）病络作为一种病机，具体体现为各种病理因素于以络脉为幕布的病理投影的移变

病络的发生，在时间上表现为一种动态过程，随着时间序列的递进，各种病邪产生的增多，应证要素组合的形式也就必然增多，临床上出现的证候也相应增多。疾病之初，邪气往往是单一的，此时临床上可以表现为病或不病的状态。随着正邪的斗争和阴阳的消长，正气终究会正不胜邪而使病邪深入。在病邪深入的过程中，肇基之邪未祛，他邪又生，邪邪相因，病病相由，由一邪而生多邪，甚至一病而生多病，多邪夹杂共同伤人而使病情沉疴。在某种程度上，他邪产生和留滞害人的过程，总以络脉为主体，主要反映了络脉损伤的程度和速度。这是因为络脉作为流通气血、沟通上下内外的重要网络，不仅支持各脏腑组织器官的营养，也维系着其新陈代谢、排污泄浊。邪气无论生于何处或因何而生，既生之邪往往迅速被正气祛除，此祛除之道，当以络脉为主要途径。邪气之所以伤人，往往昭示着非正气大虚，乃络脉损伤，邪气去路不通。络脉作为邪气退却的道路，损伤速而重，必然意味着所产生和留滞的病邪多，病情也就重。络脉的损伤，造成邪气因（原发）病而生，所产生的各种邪气并非尽纷呈于外，而是有主次之分。产生邪气多或与体质的易感性相符者，便在损人伤体的同时表现出临床证候。相反，产生邪气少或与体质的易感性相悖者，便在损人伤体的同时，难以表现出临床证候。需要强调的是，这种新旧之邪的夹杂性，在时间序列演变上，总以络脉为经线，病初伤于气络，凡能伤于气的病理因素必然会因此而生，因此而夹杂同犯；之后，由气入血，气血同病，气血二维因素夹杂；待病情又进，主以血病，重点伤于血络，使凡能伤于血络的各种病理因素胶结表达，最终形成各种病理因素交织于一体的复杂病局。在此过程中，络脉始终为邪气深入的便捷途径和病情递进的晴雨表。

（四）病络作为一种病理过程，包含着复杂的动态病位变化，具体体现为各种病理因素的空间特性的演变

疾病的过程，在很大程度上是沿络脉深入传里布散的过程。在这一过程中，络脉正常的生理功能和形质结构遭到破坏，气络郁滞、血络瘀阻、络脉细急、络息成积、络虚不荣等病络机制显现，邪邪相因，因因相起，证证相第，各种病理因素纷呈，多因素交织于一体，邪气损正，阴阳消长，此盛彼弱，变化多端，始终形成且表现为流动的或动态的证候演变。

总之，病络机制是中医学重要的病机之一。深入分析病络机制，理解其动态演变过程，对全面地认识疾病、确定病位、判断预后具有重要的意义。就病络而言，病因可有外感六淫、内生五邪等外内病邪的不同；病变则涉及脏腑阴阳、气血津液和神志等功能与形质的变化。所包含的基本病理变化，可按基本证候因素如郁、滞、瘀、毒、痰、水、湿、风、火、寒等实性因素和阴虚、阳虚、气虚、血虚等虚性因素进行应证组合，衍生出多种病络模式，以把握病络复杂的临床证候。所谓病络，是指络脉因各种原因导致的一种络脉非正常的病理状态和病理过程，介导着各种病理因素与络脉的交互影响，体现为多种病理因素应证组合的时空变化，标志着病位的浅深移变和疾病发展的趋势，是临床干预的依据之一。

第三章 络 脉

第一节 络脉的概念

络脉是经脉支横别出分支部分的统称。《灵枢·脉度》说："经脉为里，支而横者为络，络之别者为孙。"络，是针对经而言，有网之意，从经脉支横别出之后愈分愈多，越分越细，网络全身，无处不到。《灵枢·脉度》又指出："当数者为经，不当数者为络。"说明络脉数量之多，无法计数。《灵枢·小针解》曰："节之交会曰三百六十五会者，络之渗灌诸节者也。"意思是说，络脉之络不断交织汇合，相交成节，诸节相连成网，成为气血渗灌的场所或通道。总起来说，络脉之络有延续、贯通、承接、交互之意。依靠络脉将人体连接成一个有机的整体，是人体整体观念的直接载体，并将脏腑之外所有的结构功能化、整体化、系统化。

整体观是中医学的基本观念之一。中医学认为，人体是一个有机的整体，构成机体的各脏腑、组织、器官彼此相互联系、密不可分。维系这种联系的直接载体便是机体的经络。经络之经，犹如树木之干或道路之干道，实现或维系着"干性"联系；经络之络，犹如树木之枝或道路之巷道，实现或维系着"支性"联系或"旁性"联系。毫无疑问，络脉的这种联系属性，纵横交错，密密麻麻，构成了一个繁杂的网络系统。从空间属性上说，这种网络系统于机体中占有巨大的空间，所谓上至百会，下至涌泉，机体各处，网络密布。从功能属性上说，机体作为一个有机的整体，构成机体的各脏腑组织器官之间，通过气血的不息流通实现着机体的血肉联系，这种血肉联系的纽带，便是络脉。也就是说，络脉是气血运行的直接载体和重要通道，没有络脉提供的这种通道作用，气血的运行将不能实现，所谓"处无所，行无道"。因而，络脉是机体重要的组成部分，担负着重要的生理功能。认识络脉，深化对络脉的理解，有助于更好地认识机体的相关生理属性和病理特点，更好地诠释疾病的发病规律，寻找出更加完善、更加有效的疾病防治方案。

一、络脉的分类

络脉是经脉的重要组成部分，是经脉结构上的延续，是经脉的细小分支，俗称经脉如树干，络脉如树枝。按经脉的分支级数进行分支分类，则经脉有一级分支别络、大络，二级分支系络，三级分支缠络，最小的分支是孙络。别络则有十五条，故称为十五络或十五别络。

（一）按分支级别

1.一级分类：别络和大络 均是从经脉支横别出的络脉，也是经脉的一级分支部分，一般经脉是干线，而别络和大络被称为次干线，别络是从经脉的络穴分出的一级分支，多从肘膝关节以下经脉上的络穴别出后，从本经别走相表里之经，即均走向相表里的经脉，并与其络相通。如此则阴经的别络络于阳经，阳经的别络络于阴经，所谓"阴经络阳，阳经络阴"，如此维系了表里两经的密切关系。经络有十四支，即十二经脉与督脉、任脉各有一支，称为十四经络。王冰注释《素问·气穴论》说："十四络者，谓十二经络，兼任脉、督脉之络也。"

大络，顾名思义是大的络脉，是仅次于经脉的络脉，也可以看作是经脉主干的次级干线络脉，是从经脉体内部分支横别出后的一级分支，主要与在里的脏腑组织相联系（亦有浅出体表者）。五脏六腑在体内均有大络别出，《黄帝内经》对脾、胃之大络有所描述，《灵枢·经脉》云："脾之大络，名曰大包，出渊腋下三寸，布胸胁。"《素问·平人气象论》云："胃之大络，名曰虚里，贯膈络肺，出于左乳下。"胃的大络是胃腑所出气血以营养脏腑组织的通道，如《灵枢·玉版》说："胃之所出气血者，经隧也。经隧者，五脏六腑之大络也。"既然是大络，因而通行的气血较多，对于发挥气血的濡养作用有十分重要的意义。

大络和别络二者均是经脉气血营养体内外组织器官的重要通道，互为补充，缺一不可。由于都是经脉的一级分支，是最大的分支，故统称为大络。

一级分类中除大络和别络外，尚有横络一词，如金代窦汉卿《针经指南》云："络一十有五，有横络三百余，有丝络一万八千，有孙络不知其纪。络脉有大络、横络、丝络、孙络。"此横络其实就是支横别处之络之意，包含了上述别络和大络，是否看作是经脉的一级分支或二级分支，尚有待确证。

2. 二级、三级分类：系络与缠络　经脉的一级分支别络、大络之后，是经脉的二、三级分支之络，一般认为是系络与缠络，如清代喻嘉言《医门法律·络脉论》云："十二经生十二络，十二络生一百八十系络，系络分支为一百八十缠络，缠络分支连系三万四千孙络，孙络之间有缠绊。"由此看出，络脉有大络、系络、缠络、孙络，其中孙络是最细小的络脉，分布全身，难以计数，且孙络之间有缠绊，相互联系。各级络脉从经脉分支发出后，与十二经脉"阴阳相贯，如环无端"，成为气血运行之干性通道，而由经脉支横别出的各级络脉系在末端孙络与孙络之间丝丝缠绊、二维互联、三维互贯、相互联络、纵横贯通，构成遍布周身、维持机体正常功能活动的巨型网络系统，运行气血、渗灌血气、运转神机和推陈出新、御邪除异。如《素问·气穴论》称其"溢奇邪""通荣卫"；在皮肤表面可见的孙络为"浮络""血络"，有规律地分布于经筋、皮部，起着沟通经脉表里、运行气血津液的作用，《素问·调经论》云"刺微，取分肉间，无中其经，无伤其络，卫气得复，邪气乃索"。

一般认为，孙络是最细小的络脉，属络脉的最后分支，是络脉的最小单位，分布全身，难以计数。从整个经脉来讲，经脉之经作为经脉系统的干线，其主要作用在于通，而作为经脉之最末端的孙络或称之为效应末端，其主要作用在于渗灌，通过流通渗灌，令气血津液实现互化互通，所谓气生血、血化气、气生津、津化血等，并通达全身，赋予机体活生生的动力和神机。

（二）按阴阳表里

络脉纵横交错连成网状，所谓上下前后相连，左右相系，内外之别，按分布在内在外者分为阴络与阳络。其中走向与分布在外者称为阳络，于内向里分布者称为阴络，其空间位置表现为出外至体表如浮络为阳络，走中如经脉、向里至体内、主要有脏腑之大络为阴络的分布规律。明代张介宾《类经》云："以络脉为言，则又有大络、孙络，在内、在外之别，深而在内者，是为阴络……浅而在外者，是为阳络。"《素问·经络论》云："络之阴阳，亦应其经乎？岐伯曰：阴络之色应其经，阳络之色变无常，随四时而行也。"阳络和阴络并非分布走向位置的简单划分，而是有着不同的生理机制，以适应机体复杂的生理功能，是人体血气供应和维持机体内在统一性、天人一体整体性的不可替代的桥梁和枢纽，是"阳在外，阴之使，阴在内，阳之守"（《素问·阴阳应象大论》）的结构载体和功能的直接反映，是具象和合的综合象征。需要注意的是，阳络在外，体现了机体阳气是基于阳络自内而外，阴络在内，体现了机体阴津是基于阴络自外而内，如此则阴阳二气能够交感。而只有阳自内而外、阴自外而内的阴阳相对关系，生命过程中的阴阳才自然走向交感，实现阴平阳秘。这种阴阳能够走向交感的基本位置与运动趋势关系是阳络在外，以支持阳自内而外的功能，阴络在内，以支持阴自外而内的功能，即外阳内阴的相对结构、内阳外阴的相对功能，也称之为人体阴阳的本体结构。

1. 阳络　简单来说就是在外之络、可视之络，是指由经脉支横别出后循行分布于体表部位的络脉，即阳络是分布于体表或在外可视的络脉。同时，阳络参与皮部的组成，是阳络的重要组成部分，如《素问·皮部论》曰："十二经脉之络者，皆皮之部也。"十二经脉在体表的循行范围将人体皮肤划分为十二皮部，为十二经脉之气血分注于体表的区域，同一经脉的皮部布满了由该经脉支横别出、浮于体表的络脉。如阳明皮部为害蜚，该区域布满阳明经分支细化的络脉，并参与皮部的组成。

2. 阴络　简单来说就是向内之络，非可视之络，是指由经脉支横别出后循行分布于体内脏腑组织的络脉。叶天士在《临证指南医案·便血》指出："阴络即脏腑隶下之络。"阴络络属五脏六腑，渗灌气血，运转神机，支持养营代谢，是脏腑发挥生理作用的结构与功能基础。显而易见，分布于心脏的称为心络，分布于肝脏的称为肝络，分布于脾脏的称为脾络，分布于肺脏的称为肺络，分布于肾脏的称为肾络，以此类推，又有膀胱络、大肠络、小肠络、胃络、胆络等。凭借这些络脉，将脏腑之间有机联系起来，同时气血津液以此营养脏腑，支持脏腑功能活动。

除阳络与阴络外，尚有浮络。

浮络，指位于表浅部位的络脉。浮络分布广泛，没有具体定位，起着沟通经脉、联系肌表的作用。由于浮于体表浅层，视之可察，触之可及，因而为历代医家所重视，以此协助诊断，并用于临床治疗中。需要说明的是，浮络浮于体表，内盈血液，浅显可见，故也被称为"血络"。不过，在病理状态下，血络又往往指皮肤浅表层有瘀血阻滞之络脉，并以此判断瘀血之有无。故张志聪在《黄帝内经灵枢集注·血络论》中说："血络者，外之络脉、孙络，见于皮肤之间，血气有所留积，则失其外内出入之机矣。"

综合上述络脉的分类，在空间位置与毗邻关系上，可以显示出这样的络脉空间结构影像，即浮络、阳络－经（经脉之主干）－阴络－脏腑－阴络－经（经脉之主干）－阳络、浮络。脏腑居于身体内部，被庞大的络脉网层层包围，深藏不露。这些分布广泛的络脉，俨然成了一层层的防护网，时刻抵御着外邪的侵袭。而外邪一旦侵袭，首当其冲的应当是浮络、阳络。因此，保护浮络与阳络，重视维护浮络与阳络，于机体防病祛病具有重要意义。

二、气络

天地大宇宙，人体小宇宙。如《庄子·知北游第二十二》载："通天下一气耳。"

混沌之气是无序的，混沌之后生宇宙，宇宙之气必然脱离了混沌无序之气的散漫状态，变成了有序之气的有序轨迹的状态，这种有序轨迹的运行之气经过漫长的无穷变化，终于又演化成大小不一的天体和形形色色的生命。一句话，这种气的无序到有序，标志着宇宙和自然界的演化及生命由低级到高级进化的进程，气的有序性级别越高，自然界生物的进化等级就越高，人作为生命的一分子，作为高级动物的个体，应当是有序之气的最高形式。

《管子·内业》云："凡物之精，此则为生。下生五谷，上为列星。"说明无序的混沌之气变成有序的运行之气后，演化出形形色色的天地万物。《老子·四十二章》曰："道生一，一生二，二生三，三生万物。万物负阴而抱阳，冲气以为和。"说明了万物处于气的阴阳变化中，阴阳交感，冲气和合。

在中医学中，"气"的概念被引进医学领域，广泛地用于人体的生理与病理中。气不仅是机体的有机组成部分，是用于营养机体的精微物质，也是机体复杂功能活动的高度概括。气除了主导血液运行的重要功能，还有一个重要功能就是作为物质之间转换的桥梁和调控转换的关键。《灵枢·决气》谓："精、气、津、液、血、脉，余意以为一气耳。"认为精、气、血等人体物质归属为同一之气，只是因状态和所处位置不一样，因而有不同的命名。《灵枢·营卫生会》谓："血之与气，异名同类。"气血之间可以互相转换。《素问·阴阳应象大论》谓："气归精，精归化……精化为气。"《先醒斋医学广笔记》谓："天地之间，动静之为者，无非气也；人身之内，转运升降者，亦气也。"

气的概念，具有具象合一、形用一体、人文融合的复杂内涵。学习中医，研究中医，不研究气，不深刻理解气的内涵，将无法精通中医理论，无法理解中医理论的奥妙之所在。

气在中医学中，有不同的名称，如元气、宗气、营气、卫气、水谷之气、经气、精气、经络之气、脏腑之气、脑气等。无论什么气，总是在不息的运行中，维系着全身各脏腑组织器官的活动，维系着生命的过程。气既然总是在运行之中，总要遵循一定的运行规律，总要有一定的运行道路或形成一定的运行轨迹，这种轨迹即使是视觉之下看不见的，是显而易见的事实。从气的运行道路出发，结合古今先贤基于气的广泛认识，完全且有必要认为，气的运行道路、气运行过程中所形成的气机流或气的运行轨迹，于机体必然是一种特殊的存在，将这种特殊的存在与古今关于经络的认识相结合，将其称为"气络"。何谓气络？我们认为，气络是经络的一部分，是与血络相伴而行，以运行气机为主要功能的，或是气运轨迹的表达形式，具有具象合一、形用统一、形神合一特点的复杂网络系统。

（一）气络认识的历史局限性

"气络"一词最早见于明代张景岳《类经·四卷·藏象类》中，曰："血脉在中，气络在外，所当实其阴经而泻其阳络"，明确指明了气络名称、部位和治疗大法。嗣后由于时代的限制，历代典籍并未再提及气络，但气络的相关认识却并不鲜见。如清代著名医家叶天士所著的《临证指南医案》一书中虽然没有提到气络一词，但书中有不少篇章对络脉相关病证及其干预方法进行了阐述和分析，其内涵应当包含了气络的内容。在分析瘕和痛产生的病机时指出："络血不注冲脉，则经阻，气攻入络，聚而为瘕乃痛。"又认为"营络气聚结瘕"，此营络是否就是营气之络或气之络，值得深思。《临证指南医案》还说："其初在经在气，其久入络入血"，经与络本质相同，都是运行气血、沟通上下内外的通道，而区别在于经为主干，络为分支。可见此句的"初病在经在气"当是"初病在经在气络"，而"其久入络入血"当为"其久入血络"之意。

时至当下，著名医家王永炎院士根据《素问·营卫生会》"营行脉中，卫行脉外"理论，结合现代研究，认为"脉"包含经脉和络脉，是营的载体，而"脉外"则是卫气的空间位点，形态结构则是"气络"。因此，由于卫与营并行，血与气并行，津血同源，故络脉运行气血应包括气络、血络、津络，共同成为气血津液运行的载体。之后，关于气络的研究开始逐渐受到重视。有人从结构还原论的观点，提出了气络与NEI网络（神经-内分泌-免疫网络）假说，认为古人所说的气络与神经-内分泌-免疫具有高度相关性和内在一致性，神经递质、神经肽、激素、细胞因子等信息分子及其受体不仅是NEI网络通用的生物学语言，同时也应是气络在分子水平上的生物学基础。另一种观点则与此不同，认为气络非现代医学的微循环系统，亦非神经网络、细胞因子调节网络等，其空间位点在脉外，并认为气络就是卫气，气络充满了气与津，气络就是输送气和津的网络，在病理情况下，气络内发生病变而停滞的是痰。

总结上述古今认识，逐渐形成了较为一致的观点，即经络当包括气络与血络，气络是气运行的直接通道和载体，这种通道可能是无形的，表现为看不见摸不着的气机流或具象合一的轨迹态；也可能是有形的，表现为受控靶器官的功能变化和形质变化之综合效应。

（二）气络的分布

气络作为经络的一部分，经络的分布与循行路线当包括气络。换言之，气络的分布与经络的分布循行路线当是相同的。需要说明的是，浮络也有气络、血络之分，浮络之气络当是卫气的循行载体，具有抵御外邪入侵的作用，而脏腑的络脉也有气络与血络之分，脏腑之血络专门负责血液的循行供应与代谢营养，脏腑之气络则专门负责脏腑之气机的升降出入、流通运行，在此不再赘述。

（三）气络的生理功能

气络作为经络的一部分，与经络的生理功能基本类同，其不同的特点有以下几点。

一是气化作用。所谓气化，泛指气的生化、变化、运化、转化。通过气络之气的生化，实现着水谷之气生成气血津液；通过变化作用，实现气血津液神的互相交化；通过运化作用，实现脏腑之气的功能活动，推陈出新，新陈代谢；通过转化，实现气血津液神之间的转化，血气转为精神，阴阳转化、寒热转化等。正是得益于气络之气的气化活动，生命有机体的复杂活动方能实现，方能化腐朽为神奇、化气血为神气等。

二是气运作用。所谓气运作用，泛指气的运行作用。气的运行，一方面是指气本身的运行；另一方面，是指气推动血液、津液等的运行。所谓气行则血行，气滞则血瘀，就是气运作用推动血液运行的基本体现。就各脏腑组织器官来说，这个气运作用，也是各脏腑组织器官的动力之所在。生命在于运动，运动之力来源于气络之气，气络之气的运动功能是机体能活着、能动的、各脏腑功能活动的原动力和持续动力。比如心脏之所以主血脉，在于心络的气络之气的原动力，人之生，先成精，精化气之后，这种原动力便产生了，且伴随机体的一生。

三是气约作用。所谓气约作用，就是气络对血络及其他相关脏腑组织器官的括约作用，通过这种括约作用，有效地调节着机体的血液供应和功能活动。对血络来说，这种气约作用，就是指对血络的括约塑形作用。血络弛张有度，紧弛适宜，调节有致，以不断满足机体血液输送流通供应与废物代谢的需要。当机体剧烈活动时，气络的这种括约作用加大，对血络的压力约束作用也加大，以维系适宜的压力与较快的血液流通速度，保障单位时间内的血液供应营养与废物代谢作用。另外尚有气摄作用，是指气对血液的统摄作用，实际上也是气约作用于血液的具体体现。

四是渗灌作用。所谓渗灌作用，是指渗灌血气的调节作用，这种渗灌作用是对血络运行的气血和津络运行的津液进行调节的直接表现。运行于血络的气血与运行于津络的津液，其终极目的是为各脏腑组织器官服务的，各靶器官功能活动所需要气血津液的多寡，完全受制于气络的自主控制，活动强时，气血津液运行必然要增多，活动弱时，气血津液运行就要相应减少。同时，气为血之帅，血为气之母，气血津液互化互生的关系也要受制于气络的调节，以最大限度地实现气血和平、气津和平、气血和合、津血互补。

五是神运作用。所谓神运作用，是指气的神机运行作用，是神志活动的直接载体。这种作用具体表现为对全身各脏腑组织器官的调控作用，使全身各脏腑组织器官的活动彼此协调，相互适应。这种广泛的调控作用，实际上就是广义的神的活动。不过，这种调控作用对于脑又表现为有意识的精神思维活动，这种精神活动是狭义的神的表现。不管是广义的神志活动，还是狭义的精神思维活动，都是气机运行不息的表现。也就是说，气络的功能活动，是神的活动的直接载体。气络本原于脑髓，气络不仅是卫气的载体，还是元气运转流变的通道。气聚形立而神生，人的思维、心理、感知、理解与神相关，气从精神层面的理性凝聚生成物质层面的气络，传达机体的健康与疾病的各种信息，因此，气络畅达，气机正常的运行与脑健康是密切相关的。《灵枢·天年》记有"使道隧以长，基墙高以方，通调营卫……百岁乃得终"，并明示"失神者死，得神者生也"。

六是防御作用。所谓防御作用，指气络本身是一个屏障，就像地球大气层形成的天然防御网一样，看似无物、无遮蔽，其实有着强大的防御功能。气络本身形成的屏障保护网，能防御外邪侵入，于机体形成一个强大的防护。

（四）气络的西医生物学基础

随着气络研究的开展，关于气络的西医生物学物质基础研究也相继开展，有人认为气络的西医生物学基础包括微动脉、微静脉、肺泡、毛细血管等微小结构。广义的气络为气血在组织里的交换场所，狭义的气络为气血在肺泡内的交换。还有的提出了"气络–NEI网络（神经–内分泌–免疫网络）"概念，旨在从生物还原论的角度去解释气络的内涵。

从中医学关于气或气络的丰富认识看，上述观点仅仅是从某个角度或某个方面就气或气络的功能进行了生物学基础的还原，尚不能诠释其全部。这正如关于经络的实质研究一样，近半个世纪以来，关于经络的实质研究始终未能间断，但有关经络的生物学基础的研究至少目前尚未有公认的结论。因而，包含人文、哲学等多种色彩的，富有融合、形用、具象相统一的，具有高概念特征的气络的生物学基础还原，也许在当前的技术条件下，难以揭开其神秘的面纱。

（五）气络的理论意义和实践价值

长期以来，在中医学的理论范畴内，作为最重要理论要素的"气"，虽然论述颇多，但大多是笼统的、模糊的、不清晰的、意向的，也有抽象的、推测的，谈论功能的多，但也是粗线条的，谈及非功能的少，甚至缺如。往往夸大气的形象思维功能或抽象思维作用，而忽视气的具象思维内涵。要深刻理解气的内涵，必然对气的具象思维下的特点和内涵重新认识或界定，既不要一味夸大气的无限功能性，又不要讳莫高深地避而不谈气的"具象"。提出气络学说，深化研究气络理论，必然对气的运行特点、功能作用乃至病理变化提升到新的认识高度，从而丰富中医学理论知识，推动中医药不断进步，更好地服务人类。

三、血络

血络是经络的一部分，是经脉的直接延伸、多级分支而成的、以运行血液为主要功能的复杂网络系统。其运行的血液是有形质的、流动的、看得见的，流动的血液必然要有一个约束的管道系统，因而，血络又是一个复杂的管道系统，是支持血液运行的直接的、客观的结构载体。在中医学理论体系内，血络有广义与狭义之分，狭义的血络是指皮肤浅表视而可见的络脉。躯壳之内，血络广布，可见的血络毕竟是少数，而绝大多数是看不见的。

"血络"一词见于《素问·缪刺论》《灵枢·癫狂》《灵枢·热病》《灵枢·禁服》《灵枢·水胀》

《灵枢·血络论》等篇中，并且有专门的《灵枢·血络论》。

血络在《黄帝内经》中主要有以下两种含义：一是指细小的血管，如《灵枢·热病》云："癃，取之阴蹻及三毛上及血络出血"。这种细小的血管除包括肉眼可见的有多个分支交错成网的微小血管外，尚包括肉眼不可见的毛细血管。二是指经络系统中充血的络脉、孙络，如《灵枢·热岁动》云："心疝暴痛，取足太阴、厥阴，尽刺去其血络。"中医学所说的血络与西医学的微小血管，具有内涵的高度一致性，这在临床实践中，已为业界共识。

虽然血络与血脉在内涵上相统一，但从文献的记载来看，却又并非完全一致。而这种非一致性，首先肇基于《黄帝内经》。脉在《黄帝内经》中主要有以下几种含义：一是血脉，即血液运行的通道，实际上就是西医学所说的血管。如《灵枢·决气》云："壅遏营气，令无所避，是谓脉。"二是经脉，指经络系统中的十二正经和奇经八脉。三是脉搏，即诊法中的脉象。可见脉的含义并非单指血脉。

血脉一词出现在经脉之前，如《吕氏春秋·达郁》云："血脉欲其通也。"在经络理论形成的早期，也就是《黄帝内经》之前，血脉与经脉是不分的，但随着经络理论的发展和成熟，经脉的含义已非单指血脉，经脉与血脉已是两个概念。经脉与血脉有关，但不等同于血脉。换言之，经脉包括血脉，进一步说，经络包括了血脉。明代张介宾《类经》谓："血脉在中，气络在外。"此血脉当指血络，以血络与气络并列，彰显络脉内涵包括了血络与气络，而血络与血脉于内涵上也具有高度的一致性。由此看来，《黄帝内经》所言的血脉，与今天所说的血络虽然不能完全相同，但至少在很大程度上包含了血络的含义。

在《黄帝内经》时代，古人关于血脉的认识，主要是在对体表显露的血管及解剖人体时肉眼对动静脉的观察后得到的。如《灵枢·论疾诊尺》云："鱼上白肉有青血脉者，胃中有寒。"《灵枢·经水》亦云："若夫八尺之士，皮肉在此，外可度量切循而得之，其死可解剖而视之。其藏之坚脆，府之大小，谷之多少，脉之长短，血之清浊，气之多少，十二经之多血少气，与其少血多气，与其皆多血气，与其皆少血气，皆有大数。其治以针艾，各调其经气，固其常有合乎。"这里关于脉和血之清浊的记述，实际上是指清晰可见的动脉与静脉。古人将这些肉眼观察到的较粗的分支而数量上相对较少的血管称为"脉"或"血脉"。而这种血管的进一步延伸，就是今天所说的血络。血络是血脉的细小分支与延续，可见于古代的不少文献中，它将脉连接起来使血液形成循环回路，并交错成网，实现运输血液、渗灌血气与濡养脏腑筋骨肌肉的功能活动。如《素问·气穴论》云："三百六十五脉，并注于络"，《类经》亦云："心主血脉，血足则面容光彩，脉络满盈"，明确了血液由血脉流入到络中。

需要强调的是，古代往往将脉与络互称，原因是脉与络连在一起，二者不易分开。如《黄帝内经》把络有时称为"脉"，如《素问·气穴论》云："其小痹淫溢，循脉往来，微针所及，与法相同"，张志聪注曰："脉，谓孙络脉也"（《黄帝内经素问集注》）；也往往把"血络"称为"小络之血脉"，如《灵枢·官针》言："络刺者，刺小络之血脉也"，明确把血络看作是血脉的延续来认识，如《灵枢·卫气失常》云："血气之输，输之诸络"，指出血液由心脏泵出后由脉注输于血络。而《灵枢·痈疽》又云："津液和调，变化而赤为血，血和则孙脉先满溢，乃注于络脉，络脉皆盈，乃注于经脉。"说明血液又由血络入经脉注于脏腑，形成以脏腑为中心的血液环形通路，而这种环形通路的直接连接方式，就是血络。因而，通过血络的连接，才得以使血液在脉中环周不休，流行不止。

为了使经络研究更加清晰化、明朗化、统一化，目前的趋势是将经络直接分为气络与血络，记载于古文献中的许多包含血络内涵的血脉之称呼，按照血络的认识进行理解，做到古今衔接、统一清晰，形成系统而清晰的络脉学说体系。

血络作为经络的一部分，是由经络延续形成的、分布于全身各脏腑组织器官的血液运行的复杂网络系统，就各脏腑来说，每个脏腑都有属于自己的血络，比如心脏之血络、肺脏之血络、脾脏之血络等。凭借着隶属于脏腑组织器官的血络，将血液运行于全身，以支持各脏腑组织器官的功能活动，并实现推陈出新，新陈代谢。

血络作为血液运行的直接载体，运行于其中的血液本身不能自主地运行，就需要一种推动其运行的力量。古今文献表明，这种力量正是心脏主血脉与血络的作用。如《素问·五脏生成》说："诸血者，皆属于心""心之合脉也，其荣色也""络脉（指血络），心之所主也"。(《黄帝内经太素》)主脉也好，主血也罢，皆是指血络或脉管的充盈和通利，是血络的正常功能活动，有赖于心脏的正常搏动。也就是说，在心主血络的情况下，依靠心脏提供的推动之力，将运行于血络内的血液运行输送到全身，以营养全身各脏腑组织器官。心脏的这种主血络作用依赖于心气的推动。心气的强弱是血液在血络中流行是否畅达的保证。心气旺盛，搏动有力，则血在血络中流行畅达，血络充盈良好，靶器官功能活动正常；若心气虚弱，心脏搏动无力，则血在血络中流行不畅，血络血液不足、充盈不佳，靶器官功能活动下降。

血络是血液运行的通道，具有重要的血运作用和渗灌作用。运行血液不是直接的目的，渗灌作用才是基本目的之一。这种渗灌作用，就是将血络内的血液不断向组织内渗透与灌注，渗透得多，灌注得多，靶器官的血液供应就充足，从而维持着正常的功能活动。

与此同时，血络内还进行着复杂的生化、运化、转化作用，通过这些作用，实现着气血互化、津血互化、血气神转化。《素问·调经论》说："神有余，则泻其小络之血出血……神气乃平"，张介宾注曰："心主血脉而藏神，神本无形，故神有余者，但泻其小络之血……神自平矣"(《类经》)。通过治疗与心、脉相连的血络，来调节心所藏之神，实际上就是强调了气、血、神之间互化互生的关系。

也就是说，气为血之帅，血为气之母。血络的上述作用并非孤立的，而是依靠气络与血络之间的相互配合完成的。气络与血络不仅同属于一个经络体系，而且功能上是互补的，血络对于气络具有一种支持与"母养"作用，而气络对血络具有一种括约与维系作用，借助于这种括约维系作用，实现着血络输送与渗灌气血的有效调控，实现着生化、运化、转化作用的有效调节。当需要较强的功能活动时，输送与渗灌的血液量就要加大，生化、运化与转化作用就加快，血络充盈良好，对靶器官组织渗灌正常，从而表现为面色红润光泽、靶器官组织功能活动正常。相反，在病理状态下，心气虚弱，血络发生病变，心脏搏动无力，血液流行不畅，血络充盈不佳，渗透灌注作用减弱，生化、运化与转化不足，从而表现为面色不华、各靶器官组织功能活动下降或出现一系列临床证候。

第二节　络脉的生理功能

络脉作为机体重要的组成部分，具有重要的生理功能，其生理作用的效应基础是络脉、玄府及气、血、津液和神志，通过络脉、玄府及气、血、津液和神志，构建出复杂的生理作用，支持着神奇的生命活动。结合古今认识，综合络脉的生理功能，大致有以下几点。

一、运行气机作用

络脉的首要生理功能与气有关，要深入了解气运行气机的功能，就必须对气的概念进行一些必要的理解。

（一）气一元论是中医学立论之基

气是中国古代哲学系统中一个最重要的、最基本的范畴，是中华民族文化独有的、普遍的范畴。气一元论，又称元气论，认为气是天地万物统一的基础，是世界的本原。按照气-阴阳-五行的逻辑系统，揭示了世界万物包括生命的本质，阐明了自然界物质运动平衡的规律。此即《河洛原理》所谓："太极一气产阴阳，阴阳化合生五行，五行既萌，遂含万物。"中国古代哲学的气一元论应用于中医学领域，成为中医学认识世界和生命运动的世界观和方法论。与医学科学相结合，形成了中医学的气一元论。故《庄子·知北游》曰："人之生，气之聚也。聚则为生，散则为死……故万物一也。"气一元论思想被引入医学领域后，认为气是构成人体和维持人体生命活动的活力很强、运动不息、极其细微的物质，具有物质与功能的二重性，是生命物质与生理功能的统一。

气的哲学含义正在由博返约。气是中国古代哲学标示物质存在的基本范畴，是运动着的、至精至微的物质实体，是构成宇宙万物的最基本元素，是世界的本原，是标示着占有空间、能运动着的客观实在。这种客观实在，从云气、水气到量子、基本粒子、场，无不涵盖其中。可谓"至大无外""至小无内"。随着社会的发展、科学的进步和西学东进，气范畴的发展正在淡化古代色彩和传统认识，而趋近于近现代科学的说明与规定，从虚无缥缈中走向客观实在，视气为光、电、质点、原子、量子、场等。因此，淡化其抽象性而走向具体，限局其普遍性而走向个别，是一种发展趋势，昭示着气涵盖质量与能量的二重性。

气作为物质的运动，构成了机体的功能活动，是物质与功能、信息与能量的统一。气的运动状态由混沌到有序，构成了生机勃勃的生命活动。气的根本属性是运动。地球乃至宇宙的形成，标志气的运动正由混沌走向有序。从系统论的观点来讲，人是由气组成的高度有序化的巨系统，人之气的规律和谐运动，才构成了阴平阳秘的复杂而有序的生命活动。气分阴阳，阴阳相错，而变由生。阴阳相错，或称阴阳交错、阴阳交感，是气运动变化的根本原因。也就是说，阴阳的对立统一运动是气运动变化的根源。故曰："阴阳者，天地之道也，万物之纲纪，变化之父母，生杀之本始。"（《素问·阴阳应象大论》）气的阴阳对立统一运动，《黄帝内经》以"升降出入"四字概括，曰："出入废，则神机化灭；升降息，则气立孤危。故非出入，则无以生、长、壮、老、已；非升降，则无以生、长、化、收、藏。是以升降出入，无器不有。"（《素问·六微旨大论》）因此，医者谈气，容易想到"功能"之属性，忽视了物质属性、信息属性和能量属性。譬如 Na^+，在自然界是一种实实在在的物质，而在活的机体内，则表现为物质和功能、信息与能量的有机统一。因此，气的运动功能是机体各种功能活动的总称，表现为气的升降出入的运动，是物质与功能、信息与能量的高度整合。

（二）络脉-玄府结构为气升降出入之道路门户，是物质与功能、信息与能量整合的基本结构

1. 气表现为物质的运动必然有相应的结构支持　气自混沌无序走向有序，演化出各种生命体之后，便具有物质结构的二重属性，承认气的物质属性和运动属性，就必然有一定的物质结构基础，就必然探讨其运动道路或轨迹。古往今来，就气运行道路的认识，有着大量的论述。可以说，对气

运动道路的认识，由于历史的局限性，本来就是模糊的或疏忽的。《黄帝内经》就气的运动做过形象而粗放的描述。如"气之升降，天地之更用也……升已而降，降者谓天；降已而升，升者谓地。天气下降，气流于地；地气上升，气腾于天。故高下相召，升降相因，而变作矣。"（《素问·六微旨大论》）尔后虽然不少医家对气的运动做过论述，诸如沿三焦、经络等，但也仅是宏观性的描述，对具体运动道路的认识仍模糊着。随着对气的升降出入运动规律属性的认识，作为气运动的结构支持的探讨，逐渐引起医学家的重视，使探讨有序之气的运动道路正由粗放趋向细致。在对络脉深化认识的基础上，趋向性认识是：络脉是气机运行与流通的基本机构，但并非最小的结构。刘河间在总结了肉眼可及的汗孔作为发泄气、汗的孔窍之后，推测机体内各处一定有类似汗毛孔这样的一种结构，以支持气机的发泄和流通。为此提出了沿用玄府之旧名称，赋予其崭新的内涵——广义玄府论，认为正是遍布机体的玄府，才为气的运动提供了一个最基本的运动平台或运行通道。气运行于玄府之中，凭借玄府升降出入，形成了气的生生不息的气机流，显示出生命系统的各种功能活动。这种认识有其非常积极的意义。

2. 络脉之孙络是气运行的基本道路，玄府是气运行的最小结构载体　中医学所说的气，并非无水之鱼、无林之木，而是必须有一定的结构支持方能运行不息。以往认识气的运动及其运动途径或运行道路，往往归结于宏观层次的三焦、腠理或经络等。如《推拿抉微·五脏各有所司》云："人之皮肤，具有隙孔，俗称毛孔，非若铜铁之坚实平板，不透空气者也。吾人如以显微镜检察人之周身，则见吾人一呼气，而毛孔亦一开而呼气；吾人一吸气，而毛孔亦一闭而吸气……至其所谓司腠理，是其未识腠理为肥肉内瘦肉外之白膜，与内部三焦之油膜相连系而为少阳所司也。盖少阳系自肾系生板油，网油膜油，以上生胸间之膈膜，肝之膜油。心之包络，与周身之腠理，无不相连属者也。虽少阳有手足之分，而其为上下内外之油膜则一。"说明三焦和腠理皆为体内之油膜，三焦为脏系之油膜，腠理为五体系之油膜，皆为宏观层次上的概念。《读医随笔·升降出入论》也指出："人身肌肉筋骨，各有横直腠理，为气所出入升降之道。升降者，里气与里气相回旋之道也；出入者，里气与外气相交接之道也。里气者，身气也；外气者，空气也。鼻息一呼，而周身八万四千毛孔，皆为之一张；一吸，而周身八万四千毛孔，皆为之一禽。出入如此，升降亦然，无一瞬或停者也。"以上两段原文皆指出体内气机的运动或发泄皆以三焦、腠理为基本运行道路。而对微观层次的认识，始终未引起重视。况且对三焦、腠理的认识，自古以来就在争论中，尤其是三焦，到底为何物，至今未有定论。因此，气机的运行道路，未揭开其神秘的面纱。似乎体内之气，仅凭主观想象去把握其运行或运行的道路。随着对络脉认识的深化，已经明确，络脉的末级分支即孙络是气机运行的基本道路，而孙络上的玄府是气机通行宣泄的最小结构。

孙络–玄府结构（简称为"络玄"结构）的提出，为认识气的运行增加了不少感性认识。可以这样说，偌大的机体，气寓其中、行其内，从宏观道路上说，是三焦或腠理等，若从微观结构上说，是络玄结构，正是由络玄这样的至微至小的道隙结构彼此相连、广布成网、自成系统，才成为气运、气化的道路和场所。如此，气不再是混沌散漫而无约束，而是在络玄结构所提供的载体中，有规律地运行着。单就玄府来说，玄府的结构特点之一是孔门性质而有开阖之用；二是腔隙性质而行通利之功。孔门属性决定了一处之气有余，必然为之开放，而具有泄气之能，与汗孔能发泄阳气类同。腔隙属性，决定了其支持气的运行不已，通利持续。例如，一般认为，元气发于肾间（命门），通过三焦，沿经络系统和腠理间隙循行全身，内而五脏六腑，外而肌肤腠理，无处不到，以作用于机体各部分。仔细推敲这样的循行途径，元气到达脏腑后，其在脏腑内部是如何循行的，查阅医学典籍，没有满意的记载。再如，宗气的分布与循行，多认为是宗气积聚胸中，灌注心肺之脉。其向上出于肺，循喉咙而走息道，经肺的作用而布散于胸中上气海。令人深思的是，宗气积聚胸中，无疑是积聚于肺脏为主。如此，积聚循行于肺脏的具体什么部位？利用络玄结构理论，回答这样的问题是显而易见的。盖元气经由络脉到达脏腑后，直接循行于相应脏腑的玄府，通过分布广泛的玄府而作用于相应脏腑之具体靶器官，使脏腑成为各有其功能、各司其职的器官。宗气亦是如此，宗气生成于肺后，直接分布循行于肺内的孙络系统，经玄府的有机开阖，灌注心肺之脉，之后向他处敷布。

3. 气行于络脉－玄府系统而形成了广泛的气机流，使络脉－玄府成为结构与功能、能量与信息的集合　络脉之孙络作为络脉最末端的分支，而玄府作为遍布机体的最玄微结构，气运行其中，为全面认识气的各种功能活动提供了可能。气，是构成人体和维持人体生命活动最基本的物质，对于人体具有十分重要的作用。故曰："气者，人之根本也"。（《难经·八难》）"人之生死，全赖乎气。气聚则生，气壮则康，气衰则弱，气散则死"。（《医权初编》）气行孙络处，开阖玄府时，气之升降出入、运行不息，为机体的生命活动提供了无穷的动力，使络脉与玄府表现为能量属性。同时，气行于络脉、出入于玄府，升降出入，将一处的信息传递他处，而又使络玄载体表现为信息特性。气的生理功能主要有推动作用、温煦作用、防御作用、固摄作用、营养作用和气化作用。以气的温煦作用为例，气的温煦作用主要表现为"通体之温""少火生气"作用等。气循行分布于相应靶器官的孙络与玄府后，通过玄府的开阖通利作用，传递和调节局部的体温和维持相应的功能活动。当一处的"体温"稍有降低时，相应的玄府开阖通利状态趋于减缓，以避免阳气发泄而维持相应的"温度"，同时他处的玄府开阖状态上升，以利于他处的阳气传入而发挥温煦作用。气的防御作用是指气护卫肌肤、抗御外邪的作用，也就是"正气存内，邪不可干"（《素问·刺法论》）之作用。这种作用具体表现为护卫肌表、抵御外邪和正邪交争、驱邪外出作用。当外邪侵入肌表后，卫气行于孙络，开阖于玄府，相应的玄府不断开阖通利，以使更多的卫气行入，驱邪外出。按照刘河间的认识，一身之处尽有玄府，皮毛也有玄府，人体皮毛多达数万乃至数百万之毛孔，常人为何不病，就是因为卫气不断通过孙络运行于皮毛之中，而密布的玄府开阖有时，起到守卫作用。如同大敌当前，邪气欲侵之时，相应的孙络不断加大气机的流通，又所谓气行孙络处，开阖玄府时，玄府之孔门开阖状态下降，也就是阖大于开，使邪气进入无从侵入之状态。总之，孙络的气机运行，玄府的开阖通利，不仅为气的运行提供了一个通道，同时也提供了一个控制阀、开阖枢，以有效地调节着机体的功能活动。

络脉与玄府作为气升降出入的道路与门户，有非常重要的功能，尤其是玄府，作为机体最微小的结构载体，在支持、调节气升降出入的同时，也为津液、血脉的运行提供了一个动力保障系统。正如《读医随笔·升降出入论》云："升降出入，无器不有……凡窍横者，皆有出入去来之气；窍竖者，皆有阴阳升降之气往复于中。"此所言之窍，大概即指玄府，所言阴阳，当包括气、血、津液等。

总之，气作为构成人体最基本的运动的物质，必然有赖以运行的最基本的道路；气的特性是"至大无外"，就人体来讲，至大之特性与整个人体相应，所谓"人之一生，一气而已"（《古斋漫录》）；"至小无内"，所谓"人生所赖，惟气而已"（《医门法律·明胸中大气之法》）。正因为至微至小，必然就有至微至小的机构载体作为其运行的道路，所谓"气小而道小，气至小而道至微"。为此，我们提出了孙络－玄府结构，并认为这种结构存在于机体各处乃至万物（所有生物）。

（三）运行气机

人的生命过程表现为气机的运行，所谓无中生有而来，有中生无而去，在这有和无之间，完成了一个生命的过程，完成了一段属于一个个体的气机的运行。此无中生有之"无"，并非真正的无，而是指气，所谓"人之生，先成精"，此精乃是气的精华，是气的最高表现形式；此有中生无之"无"，也并非真正的无，而是指看不见摸不着的气，转化成另一种气的运行形式。可见，人的生命在于气机的运动，而气的运行总要有一个载体，这个载体便是密布全身的经络，尤其是络脉，为气的运行提供了广阔的途径和空间，为支持气的运行提供了完美的条件。络脉的运行气机作用，是指络脉具有支持气机运行的作用，作用的直接载体主要是经络之经和气络。气运行于经络之经中，其直接起始于脏腑，又通过络脉的多级分支形成一个广布的网络，连通后又归属于脏腑，形成一个气机流通的环形通路，周而复始，循环不已。

经络的运行气机作用，所运之气包括元气、宗气、卫气、营气、水谷之气等。无论何种之气，何种称谓，皆是随着不同的功能作用而表达的方式不同而已。"气一耳，以其行于脉外，则曰卫气，行于脉中，则曰营气，聚于胸中，则曰宗气。名虽有三，气本无二。气与血并根柢于先天，而长养于后天。"（《医碥》）

在经络运行气机的作用中，需要强调脏腑之气的作用，脏腑之气既是脏腑功能活动的体现，又是脏腑功能活动的基本动力。脏腑之气的运行也需要络脉的支持，比如肺气的运行就是在肺络完成的。首先肺主气，司呼吸，将外界的清气吸入到肺后，通过肺络的渗透灌注作用，进入本身的络脉系统，之后朝向百脉而又将吸入的外界清气灌注到全身各脏腑组织器官的络脉之中，实现清气的周身宣发与输布，外至皮毛，实现了防御外邪、温养肌肤的作用。心气的运行也是依靠心络来完成的。由于心主血脉血络，一方面，为全身的经络气血提供着心气的泵搏之力；另一方面，自身的血络在这种近水楼台的泵搏作用下，快速地实现着自身的气机运行和气血的渗灌，以支持自身的功能活动和主神的复杂活动。肝主疏泄，赋予了肝脏条达、升发和藏血的功能，独具体阴而用阳的功能特点，藏血之体肝络必丰，条达之肝气络必柔，肝脏气络、血络有机配合，左升右降回回旋旋，渗透灌注推陈出新，时时刻刻在气血渗灌过程中诠释新陈代谢的疏泄效应，通过这种疏泄代谢作用，血液进一步净化，也更好地营养全身各脏腑组织器官，同时促进胆络的气机流通、疏泄与泌排胆汁、支持脾胃的运化升清作用。脾气的运化升清作用，通过脾络气机的不断运行，侧应于肝，借助肝气的疏泄，邻应于心肺，依靠心主血脉而产生的泵动作用及肺的吐故纳新作用，脾气不断地于络脉完成水谷之气的生升与敷布作用和浊气、糟粕的排泄作用。肾主纳气，通过肾络之气的运行，一方面实现主水气化；另一方面实现气机沉潜，通过主水气化与纳气沉降作用，不断养精蓄锐，推动人体的生殖生长与发育，维持水火阴阳平衡。

需要强调的是，脏腑之络脉不仅完成本脏的气机运行，脏腑之间也通过络脉彼此关联，实现气血之间的广泛联系，从而最大限度地协调脏腑之间的功能活动，比如脾升胃降，肺主呼吸，肾主纳气，肝主疏泄、宣畅气机，心主血脉、泵动血液等。

二、运行血液作用

络脉的运行血液作用，是指络脉具有支持血液运行的作用，作用的直接载体是血络，血液运行于络脉之中，依靠心主血络的作用，通过广泛的分支络属之络脉，将血液输送到全身各脏腑组织器官中，之后经玄府渗灌血气、推陈出新、新陈代谢，继之又朝百脉于肺，折回心脏，形成一个环形血液运输系统，循环往复，运行不已。不同的脏腑和不同脏腑的络脉具有不同的运行血液的特点和血液运行方式，其目的是与相应脏腑组织器官的功能活动相适应。比如肺主气、司呼吸、朝百脉，因而肺脏的络脉密布、血液供应丰富，一方面，与肺主气的功能相适应，所谓肺主一分气，便行一分血，只有一分气与一分血相适应，才能更好地朝百脉，完成气血交融，吐故纳新，浊血变清血，以满足机体的机能活动；另一方面，借助肺主气、司呼吸形成的胸廓内吸之动力，促进全身的血液回流入肺脏、肺络，实现清浊之气的交换后，浊血变清血，汇入心脏。"心主身之血脉"（《素问·痿论》），当然也包括血络，心络自身气机的运行，激发出一种泵动之力，推动血液在全身脏腑组织器官中运行。肝脏的络脉一方面疏泄气机、调畅气机；另一方面藏血，通过肝络的血液运行和盈亏变化，有效地实现着气血调节。脾是血液的流经器官，脾络为全身血液的运行提供通道支持作用，同时脾独具的统摄血液作用，维持着血液的有效运行而不恣意妄行。肾也是血液的流经器官，为全身血液的运行提供庞大的络道作用，同时，通过肾络的有效渗滤作用，将代谢废物滤除。需要强调的是，全身血液的运行是在脏腑组织器官和全身经络的密切配合下完成的，任何一个环节的血运失常，必然影响全身血液的正常运行，但在运行主体担当上，心脏的主血络血脉、肺脏的朝百脉司呼吸，宗气的"以贯心脉而行呼吸"（《灵枢·邪客》）至关重要。

三、气化作用

气化作用，这是络脉重要的生理功能，依靠此作用，体现出生命的可贵与神奇。气化是指气的运动变化，具体包含着生化、运化与转化作用。

生化作用，是指络脉运行的气机具有生化气血津液与神的作用，气从何而来，当然是从血气生化而来，从津血生化而来，从呼吸之清气中来，从秉承父母的先天之精化生而来等。在络脉尤其是孙络这样的结构和功能单元里，时时刻刻在进行着复杂的生化活动，气生血、气生津、气生神、津血互化、血生气、血养气、血养神等。

运化作用，络脉之气的气化作用的本身也是各脏腑组织功能活动的直接体现，不同脏腑组织器官的络脉之气，是相应脏腑组织器官的功能表达，因而这种运化作用又具体体现为相应脏腑组织器官的功能活动。比如脾的气化作用，直接表现为脾主运化的功能活动，升清降浊，将水谷之气、津液和调，气津和合，变化而赤，生化成血液。如《灵枢·痈疽第八十一》记载："肠胃受谷……中焦出气如露，上注溪谷而渗孙脉，津液和调，变化而赤为血。血和则孙脉先满溢，乃注入络脉，皆盈，乃注于经脉。"《灵枢·血络论第三十九》记载："新饮而液渗于络，而未合和于血也，故血出而汁别焉。"说明饮食之物经过中焦脾胃运化生成水谷精微渗入孙络，津液与之调和后化为营血，并通过孙络玄府渗灌全身。津血同源而异流，在运行过程中二者通过孙络互渗互化。津走脉外，血行脉中，津液通过玄府流经孙络渗于脉中，成为血液的组成部分，而血液流经孙络通过玄府渗出脉外化为津液。正如《灵枢·邪客》所云："营气者，泌其津液，注之于脉，化以为血。"明代王纶《明医杂著》云："津液者，血之余，行乎脉外，流通一身，如天之清露。"这一功能体现了孙络气血流动呈现双向性的特点。因此，脾之孙络是营血化生合成的重要场所。《黄帝内经》还指出营血生成之后需要依赖络脉进行输送。例如《灵枢·痈疽第八十一》云："血和则孙脉先满溢，乃注于络脉皆盈，乃注于经脉。"营血在孙脉生成之后，注入较大的络脉，最后进入经脉。提示血液由经入络，在络脉渗透灌注变化之后再由络入经，形成了气血环流效应，循环往复。

转化作用，是指络脉本身运行的气血津液乃至神之间具有相互化生、相互转化的作用，气能转化成血，也就是气能生血、血能转化成气，也就是血气之间转化、气津互化、津血互化等。这种转化作用，实际上是应对不同脏腑组织器官的功能活动的需要。比如《灵枢·五癃津液别》说："天暑衣厚则腠理开，故汗出……天寒则腠理闭，气湿不行，水下留于膀胱，则为尿与气。"便是气血津液适应环境而显示出彼此转化的状态，当天热时，气血津液更多地转化为汗液，同时发泄更多的气机而达到降温的效果，天寒时气血津液转化为汗液减少，而转化为尿液增多，以此达到天人相应的效果，保持体内阴平阳秘。

四、运转神机作用

在玄府的配合下，这是络脉重要的生理功能。所谓运转神机作用，是指络脉具有将气血津液转化为神志的作用，并且通过不断的气血运行与气液流通，将神的信息不断输送到各处，作用于靶向组织器官，产生有目的的功能活动。这里说的神，既有广义的神，也有狭义的神。无论广义之神，还是狭义之神，都要通过络脉进行气机信息传递，有效地实现着神机转运。需要指出，气络是神机运转的直接载体，机体的任何神志活动，都是气机运行变化的结果。

（一）络脉与玄府为神机运转之道路和门户

此言神机，即神志、神明或精神之义，统称为神。神的含义有三：其一，泛指自然界的普遍规律，包括人体生命活动规律；其二，指人体生命活动的总称；其三，指人的精神、意识、思维、情志、感觉、动作等生理活动，为人类生命活动的最高级形式，即中医学中狭义的神。神自生命诞生之时，就产生了。所谓"生之来谓之精，两精相搏谓之神"。（《灵枢·本神》）神既产生，随着个体的发生、发育、成长、消亡而发生、发展、消亡。神必须时刻依赖于后天水谷之精气的充养，方能精充、气足、血盛、神旺。因而"神者，水谷之精气也"（《灵枢·平人绝谷》），"血气者，人之神"（《素问·八正神明论》）。

精、气、血、津液等不仅是人体脏腑功能活动的物质基础，也是神机运转的物质基础，所谓"精、气、津、液、血、脉，无非气之所化也"（《类经·脏象类》），同时又是神的表现形式。从这个意义上讲，神的升降出入必然伴随着气、血、津液的流通渗灌，尤其是气（津）液流通过程中，神借气液以行、借气液以养，气液对神机的运转至为重要。故《读医随笔·气血精神论》谓："津液相成，神乃自生，神借津以养也。是又因气之盈亏，而神为之累矣。"《黄帝素问宣明论方·积聚总论》亦云："谓人形精神，与营卫血气津液，出入流通。"孙络与玄府维系着神机的升降出入，孙络是神机升降出入的场所，玄府是升降出入的门户。神有广义与狭义之分。无论是广义之神，还是狭义之神，都不能离开人体而独立存在。有形才能有神，形健则神旺，形衰则神疲。《素问·上古天真论》有"形神合一"及"形与神俱"的理论，这个"形"，从广义上讲，就是形体，从狭义上讲，即是"孙络"与"玄府"，即神寓于孙络与玄府内，神存在于孙络玄府内。神之所以存在于孙络与玄府，是因为孙络与玄府内有运动的气机。气与神的关系是密不可分的。气是生命活动的动力，气能生神，神能宰气、御气。故《图书编·神气为脏腑之主》曰："气载乎神""熟知气充乎体，赖神以宰之"。孙络与玄府是气机升降出入的场所，伴随着运动的"气机流"，才产生了生命活动的神。从某种意义上讲，运动不息的气机流便是神。气升降出入于孙络、玄府，与神升降出入于孙络、玄府是辩证的统一。神与气共行于孙络与玄府，使孙络与玄府成为机体最重要的要素或成分。人失之孙络与玄府，也就失去了气和神，因而，可以说，人得孙络与玄府通利则昌，失孙络与玄府通利则亡。

（二）孙络-玄府内气液流通和血气渗灌是神机运转的表现形式

神本是看不见、摸不着的东西，神是无形的。但神又不是超物质的东西，神的产生是有物质基础的，精气是神产生的物质基础。所谓形具而神生，形者神之体，神者形之用；形存则神存，形谢则神灭。形神总是相统一的，而统一的纽带就是气、血、津液。神必须借助于气、血、津液的运行，方能表现出来。气机的运动、血的运行和津液的流通，使机体显示出生命的活动。如此，相应的机体或形体便有了神。否则，气运停止、血运不能和津流中断，神也就随之消亡。故神机的运转表现为气、血、津液的运动或流通。

孙络作为气液流通的基本道路，玄府作为气机运行、气液流通渗灌的最微小门户，伴随着气机的运动、津液的流通和血气的渗灌，生命之神机也就活灵活现，或表现为一般动作如肢体活动，或表现为意识思维，如六欲七情等。无论是广义的神，抑或狭义的神，升降出入是神机运转赖以实现的基本保证。只有孙络内气血的不息流通、玄府之气液的升降出入和血气的不断渗灌，才能使神机息息运转，维持、协调和控制着机体的生命活动。因而《素问·六微旨大论第六十八》云："出入废，则神机化灭，升降息，则气立孤危。故非出入，则无以生长壮老已；非升降，则无以生长化收藏。是以升降出入，无器不有。"

　　在运转神机过程中，应当强调脑之孙络与玄府的作用。因"脑为元神之府"（《本草纲目》），人神之所居，"人身之大主"（《医易一理》），诸阳之会，凡十二经脉三百六十五络之气血皆汇集于头。故脑内孙络密布，脑内玄府甚丰，气液流通最旺，血气渗灌最多。在不息的气液流通、血气渗灌过程中，脑之神机不断升降出入，上下纵横多维传递，激发意识思维感情，传达感觉动作指令，构成了丰富多彩的"神机化"。

五、渗灌津血作用

　　渗灌津血作用是指络脉具有将气血津液渗透灌注到靶向脏腑组织器官的作用。如果说经脉是血液流通的道路，那么，络脉的作用在运行气血津液这一点上，更多地表现为渗透灌注。络脉的渗透灌注作用是由孙络内气血流动的缓行性特点决定的。孙络气血流动的缓行性是由其特殊的结构特点决定的。吴鞠通认为："络道比经道更细。"（《温病条辨·中焦篇》）络脉自主干别出后，逐层细分，分支多、分布广，至末端孙络，络体迂曲细窄，气血流动自然和缓。气血的缓行对于实现孙络渗透灌注的功能具有重要作用。《灵枢·痈疽》曰："中焦出气如露，上注溪谷，而渗孙脉，津液和调，变化而赤为血。血和则孙脉先满溢，乃注入络脉，皆盈，乃注于经脉。"《灵枢·小针解》有言："节之交三百六十五会者，络脉之渗灌诸节者也。"

　　渗透灌注作用是气血津液发挥作用的重要环节，是气血津液与靶向脏腑组织器官有效接触、有效和合、有效交融，发生生命效应的基本环节和纽带。在这个渗灌环节中，气血津液实现最大限度的交融变化，衍生出各种神奇的功能信息和生命符号，形化出机体美丽的外表，物化出与功能相适应的各脏腑组织器官的形态，神化出复杂的抽象信息乃至最高级的神志活动。

　　清代成文圃《医述》云："人身有经，有络，有孙络，气血由脾胃而渗入孙络，由孙络而进入各经大络，而入十二经。"《素问·四时刺逆从论》云："经满气溢，入孙络受血，皮肤充实。"《灵枢·痈疽》亦云："孙脉先满溢，乃注于络脉，皆盈，乃注于经脉。"

　　基于这样的认识，王永炎院士认为，络脉的气血津液之流动具有双向性和蓄溢流注的特点。它不同于十四经脉的如环无端，单向流动。这种流动既能使经脉中的气血流溢蓄积于经脉之中，根据脏腑组织器官的需要，通过经脉散溢敷布于脏腑肌腠之中，又能反向流动、反向渗灌、反向流注，表现为渗灌流通的双向性，以最大限度地与机体的功能活动相适应。因此，络脉是气血津液流注贯通的桥梁与枢纽，于活生生的机体上，构成了一个互联互通流通的立体网络系统。这个流通的网络又有蓄溢流动的作用，蓄积剩余以备功用，灌注不足以助功用。进一步说，孙络的这一特点对经络末端营养代谢、物质交换等生理功能的正常运行起着十分重要的作用。津血同源，津在脉外，血在脉内，津血互化互换的过程通过孙络双向交换得以完成。血行脉中，从络脉渗出脉外，与脉外的津液化合以濡润肌肤而为津液，皮肤肌腠之中的津液，亦可由孙络渗入经脉之中。卫行脉外，营行脉中，二者之间的交汇气化过程同样依赖于孙络的这一生理特性。《黄帝内经素问集注·调经论》有云："盖大络之气血，外出于皮肤，而与孙络相遇，是以脉外之卫、脉内之荣，相交通于孙络皮肤之间。"

孙络是渗灌作用的基本器官，经络中的气血通过末端无数的孙络弥散地敷布于脏腑肌肤、四肢百骸，和调于五脏，洒陈于六腑，发挥温煦濡养作用。金代窦汉卿《针经指南》言："络一十有五，有横络三百余，有丝络一万八千，有孙络不知其计。"且按清代喻嘉言《医门法律》所言，络脉逐层细分至末端，孙络数量单位已达亿级，如此庞大的网络系统弥散分布，得以输布气血，营养周身。

在络脉的渗灌作用中，玄府的作用值得重视，没有玄府的配合，孙络的渗灌功能将无法实现。孙络欲完成渗透灌注功能，必须借助于玄府开阖有致以调节流通气液功能的支持，才能实现高效的气液流通和津血渗灌。

研究表明，玄府担负着最基础的调节运行气机和流通津液功能，总称调节流通气液功能。气属阳，津液属阴，气津和合，阴平阳秘。这种"气津一流"的关系，正是阴阳作用的生动体现。津液正常的运行和功能作用离不开气，因气能生津、行津、摄津。相反，气也离不开津液的作用，所谓"气生于水"（《血证论·阴阳水火气血论》）、"水可化气"（《程杏轩医案续录》）和"津可载气"。气和津液这种密切关系，正是借玄府来实现的。玄府之孔门结构，有开有合，开阖自如，功善调节，开阖有度，职司调节气津流通，津液因气而运，气以津运而载。倘若气运不能，必然气滞而津停为"水"，导致濡润营养滑利不能；水瘀又必然阻遏于气，导致气机郁结，功能失常。

认识玄府调节流通气液之功能，具有非常重要的意义。目前展开的络脉系统研究，正日益深入。研究表明，络脉与运行血液的微循环系统具有高度的内涵一致性，"营行脉中，卫行脉外"（《素问·营卫生会》），营包括营血和营气，络脉乃营血与营气的载体，营气与营血共处于一络脉中，互相促进，气为血之帅，血为气之母。营气以生血、行血、摄血；营血以生气、载气，营气与营血，一阴一阳，互相维系。"一身气血，不能相离，气中有血，血中有气，气血相依，循环不已"（《不居集》），气血共处于一个统一体中，形成一个气血共寓、如环无端、流注不已的循环回路。该循环回路从大到小，纵横交错，网络如织，广泛分布于脏腑组织之间，形成了一个遍布全身的网络系统，以满足机体活动的需要。与此相应，众多的至微之玄府，在孔门、腔隙"空间"结构上彼此连接，气液流行其中，自当构成一个津液微循环系统或水液微循环系统。两个循环系统互相为用，互补性强，借络脉上的玄府之孔不断渗灌血气，互化津血，以共同实现"行血气，营阴阳""内灌脏腑，外濡腠理"等诸多功能。此即谓玄府在"血脉、荣卫的升降出入"中，起到一种渗灌津血、贯通营卫的作用。换言之，络脉的渗灌气血作用，是借助于玄府的独特结构和调节开阖通利的功能实现的，孙络与玄府共同完成的渗灌津血功能已经越来越引起同行的关注。

六、防御作用

防御作用又叫屏障作用，是指络脉及其运行于其中的气血津液蕴含着各种抵御外邪或内生邪气侵袭的能力，能最大限度地抵抗邪气的侵袭，有效维护着气血和平和阴平阳秘的健康状态。这种防御作用突出表现在卫气的防御上。由于卫气运行于脉外，以气络为营，循行全身各处，随时防御着各种邪气的侵袭，于机体表浅处构成了一个个防御屏障，因而自古以来就把这种作用称为防御作用或屏障作用。络脉的防御作用是孙络的天然结构与生理功能的直接体现。孙络作为络脉系统的分支，除具有络脉沟通表里内外、运行气血等一般功能外，受其生理结构特点的影响显示出某些特殊的功能，尤其防御作用是营卫功能的直接表现。具体说，络脉通过孙络贯通营卫，营行脉中，卫行脉外，两者通过末端之孙络相贯通，以实现如环无端、阴阳相贯的生理作用。《中国医药汇海》中记载："卫行脉外者，其气交感于脉中矣；营行脉内者，其气交感于脉外矣。"《素问·气穴论》云："孙络三百六十五穴会，亦以应一岁，以溢奇邪，以通荣卫。"清代张志聪亦云："盖大络之血气，外出于皮肤而与孙络相遇，是以脉外之卫、脉内之荣，相交通于孙络皮肤之间。孙络外通于皮肤，内连于经脉以通荣卫者也。"孙络贯通营卫，营卫之气在孙络交会生化，发挥物质能量交换的正常生理功能，而当邪气侵犯、孙络贯通营卫功能失司、交会生化失常时，则产生一系列病理变化，或产生出积极的防御作用、正邪交争作用，或产生一系列病理变化，出现相应的临床症状。

需要说明的是，络脉的上述六大作用并非彼此孤立的，而是互补互存的。这正如河水一样，有了上游的流水，才有了下游的水流，有了经气的运行，才有了络脉的流通渗灌，有了气血津液的流通渗灌，才支持着各种气化作用与神机运转作用。通过气血津液的流通，才构成了机体的防御功能。同时，上述络脉的六大作用也是经络之气络与血络有机配合方能完成的，没有了气络的气机运行，血络的血液流通将行而无力、行而无约，甚至是血行迟缓、血液瘀滞或血液妄行等。没有血络的血液流通，气络之气将气行乏源、气行无援、气行无养，甚至是气虚留滞、郁结生疾。所谓气为血之帅，血为气之母，气络血络有机配合，方能实现气能生血、行血、摄血，血能养气、生气、载气。一句话，无论从结构上，还是从功能上，气络与血络都是相互依存、相互为用的，上述六大作用之间也是相互配合、相辅相成的。彼此作用之间的密切配合，又能衍生出其他作用，比如摄血作用、温煦作用等。

络脉的上述六大生理功能又可概括为聚、流、化、运。聚者指络脉为气血汇聚之所，是各脏腑组织器官功能活动的强大能量与物质储备库。流者指流通气液、贯通营卫、环流经气、渗灌气血，是气机升降出入的基本体现。化者指气化而变，包括血气化、津气化、津血化和神机化等。血气化是指气血交化，血液润养气机，气机温养血液；津气化是指津气交化，津液滋养气机，气机煦养津液；神机化是指精气化神，是气化生命的最高形式。也就是说，络宇之内，气化不已，精气化神，互化津血，变化无穷。进一步说，变化而赤者为血，渗化而清者为津，精气酿化者而为神，以满足不同组织器官的需要和支撑复杂的生命活动。运者指运转神机，运化神明，也就是精气化神的具体体现。《素问·六微旨大论第六十八》曰："夫物之生从于化，物之极由乎变，变化之相薄，成败之所由也……出入废，则神机化灭，升降息，则气立孤危。故非出入，则无以生长壮老已；非升降，则无以生长化收藏。是以升降出入，无器不有。"提示了机体气机生化转变与气机升降出入的运动变化形式。

第四章 脏腑之络脉

《灵枢·脉度》中提出"经脉为里,支而横者为络,络之别者为孙",指出络脉从经脉支横别出,纵横交错,遍布全身,庞大复杂,形成一个彼此相连的"络脉系统"。络脉与气血阴阳有着密切的联系。根据其空间结构可分为阴络、阳络,如《血证论》提出:"阴络者,谓躯壳之内,脏腑、油膜之络脉;阳络者,谓躯壳之外,肌肉、皮肤之络脉。"叶天士在《临证指南医案·便血》中指出"阴络即脏腑隶下之络",故按照其部位不同,又可分为五脏之络脉,包括心络、肺络、肝络、脾络、肾络,六腑之络脉,包括胆络、胃络、大肠络、小肠络、膀胱络、三焦络,以及奇恒之腑络脉,包括脑络、髓络、骨络、女子胞之络脉等。王永炎院士、杨宝琴教授根据"营行脉中,卫行脉外"的理论,认为由于卫与营并行,气与血并行,故络脉从运行气血的功能上分类应包括气络和血络。气络与血络相伴而行,共同成为气血运行的载体。气络、血络由干别支,从大到小,细密如网,主司运行经气、运行血液、运转神机、渗灌津血等功能,对机体起调节作用。

第一节 心 络

一、心与心络

心位于胸中,两肺之间,为"五脏六腑之大主",《医学入门》将其描述为:"心者,一身之主,君主之官。有血肉之心,形如未开莲花,居肺下肝上是也;有神明之心,神者,气血所化生之本也。"心在五行中属火,为阳中之阳,心脉以通畅为本,心神以清明为要,具有主血脉、主藏神的生理功能。

《医原》中说"夫人周身经络,皆根于心";《素问·六节藏象论》中有"心者,其充在血脉";《素问·五脏生成》中说"诸血者,皆属于心"。故心、脉、血共同构成了心系,其生理功能正常运行,都有赖于心脏的正常搏动。络脉与所属经脉关系密切,故络脉的生理功能也必然与所属脏腑经脉息息相关。心络作为络脉的重要组成部分,因其络属于心,故在生理特性及功能上具有所属脏腑的独特之处,根据其运行气血的作用可分为气络与血络。

二、气络与心

心居上焦,为"五脏六腑之大主",五行属火,亦为阳脏,为阳中之太阳,有温暖之意。同时,由于气络所在部位与卫气相同,故气络的生理功能同卫气相似,可温养脏腑、肌肉、皮毛,维持体温的相对恒定。《灵枢·本藏》中说:"卫气和,则分肉解利,皮肤调柔,腠理致密矣""卫气者,所以温分肉，充皮肤，肥腠理，司开阖者也"。故心之气络一方面可温养本脏，即具有温养"心"的功能，使心气充足；另一方面通过心之气络的温煦作用，十二经之气血皆可向外至体表以温煦濡养全身皮肤，保持正常的体温，抵御外邪入侵，保障在内之脏腑可以正常发挥其生理功能，使人体处于健康平衡状态。心主血脉，是指心具有推动血液在脉道中运行不息，以濡养全身脏腑、官窍的作用。气为阳主"动"，心气是推动血液运行的动力，可将营养物质输送于全身。经脉系统运行气血的功能主要是通过心络随着心的舒缩鼓动来完成的。心与脉直接相连，形成一个密闭循环的运行系统。"营行脉中，卫行脉外。"心络之血络有形、中空有腔，气络无形无腔，心脏舒张时，血液经有形之血络聚于心，心脏收缩时，血液又经血络布散至全身，此一收一张，完成脉内外的营养物质交换，并将其散布至全身。因此，心气的强弱，不仅是血液在血络中流行畅达的保证，还影响着血液对血络的充盈、对组织的渗灌。心气旺盛，则搏动有力，才能保证血在血络中流行畅达、血络充盈良好、对组织渗灌正常，从而表现为面色红润有光泽、器官功能活动正常。若心气不足、搏动无力，则血在血络中流行不畅、血络充盈不佳、对组织渗灌减弱，从而表现为面色无华、器官功能活动下降。正如《黄帝内经素问注证发微》中所指："神不足者，其络必虚。"心之气络支横别出，分布广泛，有弥散敷布经气的作用，这与现代医学中心脏收缩泵血、心脏传导系统功能及神经系统、内分泌激素与血管舒缩的调节功能类似。心络循行为闭合的网状系统，其末端在四肢广泛地联系在一起，经气在其中层层渗灌，与机体进行充分的营养交换，经气作为沟通和维持脏腑联系与平衡的重要介质，也是通过广泛分布于脏腑之间的气络相互流通、双向流动，实现脏腑之间信息的传递和功能的协调，维持人体内环境的稳定。

三、血络与心

《素问·痿论》中说："心主身之血脉。"心络系统是营卫气血、津液贯通的最基本单位，营卫气化以津血为基础。《灵枢·卫气失常》中指出"血气之输，输之诸络"，意为血液从心脏泵出后由脉输注于血络。《灵枢·痈疽》又云："津液和调，变化而赤为血，血和则孙脉先满溢，乃注于络脉，络脉皆盈，乃注于经脉。"指出血液又通过血络流入经脉后注于脏腑。因而，通过血络的连接，才得以使血液在脉中循环不休、流动不止。血液在周身循环的同时，也通过血络的渗灌，濡养着脏腑、筋骨、肌肉。如《素问·四时刺逆从论》云："夏者，经满气溢，入孙络受血，皮肤充实。"《灵枢·小针解》亦云："节之交三百六十五会者，络脉之渗灌诸节者也。"《灵枢·本藏》曰："经脉者，所以行血气而营阴阳、濡筋骨、利关节者也。"指出心络从经脉中支横别出，逐层细分，把经脉通道中纵向运行的气血横向弥散渗灌到全身各个组织脏腑中去，通过血络的渗灌，实现局部组织的濡养、皮肤的充实。这样，从心泵出的血液，借道于脉，通过血络的渗灌，才能发挥其对全身的濡养作用。在心、脉、血组成的相对独立的封闭系统中，心主脉的生理功能说明心在血液输送过程中发挥着主导作用，而血液对脏腑、筋骨、肌肉濡养过程中所具有的重要影响则是通过心之血络来具体体现，同时心之血络也是心主血功能实现的最终环节与场所。

《素问·灵兰秘典论》中说："心者，君主之官，神明出焉。"心主神明，是指心具有主司精神思维活动的作用，是整个人体生命活动的外在体现，包括各种精神意识思维情感活动。《灵枢·平人绝谷》中说"血脉和利，精神乃居""心主血脉"。通过心之血络，神识活动所需的物质基础得到保证，神识活动方能正常进行。正如《医学入门》中所说："心者……有神明之心，心者，气血所化生，生之本也。"

四、心络病证特点

心主脉在生理上强调"通"；心主血则强调"润"。心之气络若伤，则功能失调，神机紊乱，影响血络之舒缩，使心络绌急，发为心痛；气虚或气滞则化生、温煦、推动不足，致使心络不通而发为心痛。血络无论大小，腔内必须有血，保持充盈满溢、出入自由的正常生理状态才能充分实现组织器官的物质交换和新陈代谢。血络充盈满溢和出入自由的功能结构特点，决定了心之血络易出现"多虚多瘀"的病理状态，从而导致病络出现。另外《素问·经络论》说："经有常色而络无常变也。"《诸病源候论》云："若伤心之支别脉络而痛者，则乍间乍盛，休作有时也。"说明了心病发作具有突发性、反复性的特点。《素问·脏气法时论》亦云："心病者，胸中痛，胁支满，胁下痛，膺背肩胛间痛，两臂内痛。"论述了心病发作时疼痛部位的多变不确定性。从血络形质看，更具有多变特点，类同于风善行数变之性，因而有学者提出"络风"的概念，构建了心脉病证"络风内动"新说。

在由心、脉、血组成的心系中，只有心脏功能正常时，才能保证心气充沛、脉道通利、血液充盈，络脉的生理功能才能得以正常进行。相反，如有邪气入络，使络中气血运行不畅、津血不能互化，进而出现络脉病变，也必然会使心脏功能出现异常。心主血脉的功能无法正常发挥，势必继续加重血脉的瘀滞，造成恶性循环。

五、心络与其他脏腑关系

心为五脏六腑之大主，位于上焦，通过经络与其他脏腑相联系。张景岳说："心系有五，上系连肺，肺下系心，心下系脾肝肾，故心通五脏之气而为之主也。"《医原》亦有："夫人周身经络，皆根于心。"说明心位于五脏的中心，并连接着周身的经络，是一身君主之官。络脉是经脉支横别出的分支，《灵枢·经脉》说"心手少阴之脉，起于心中，出属心系""其直者，复从心系，却上肺"。心络是由心经别出的分支，心经从心中出发，出属心系，故心络也随之散于心系，这里的心系指心脏与其他脏器相联系的组织，主要指与心连接的大血管及其功能性联系。心络经心系汇集气血，综合百脉之气血后将其汇总于肺，肺经向下转输于心，再通过心脏的有力搏动，经由心络弥散遍布于全身，濡养周身之脏腑、四肢百骸。故曰"心络上承于肺，散于心系。"手少阴之络分布于舌，上行至目系，入络于脑；少阴之别阴跷、阳跷亦通过目系络脉连于脑。而心与肾则通过足少阴之脉直接相连，如《灵枢·经脉》曰："手少阴之别，名曰通里，去腕一寸，别而上行，循经入于心中，系舌本，属目系。"《灵枢·脉度》曰："跷脉者，少阴之别，起于然骨之后……入顽，属目内眦，合于太阳，阳跷而上行，气并相还，则为濡目，气不荣则目不合。"《灵枢·经脉》曰："肾足少阴之脉，起于小指之下……入肺中，循喉咙，挟舌本；其支者，从肺中络心，注胸中。"可见脑、心、肾通过经络系统的互通互联，紧密联系在一起。《灵枢·大惑论》曰："目者，五脏六腑之精也，营卫魂魄之所常营也，神气之所生也。"脑为元神（神、魂、魄、意、志）之府，诸阳之会，统帅人体精神、意识、思维及脏腑功能活动。而心为君主之官，为"生之本，神之变"。心通过目系之络脉与脑相联系，共同调控人体神志及肢体功能活动。心火下交于肾以资助肾阳、温煦肾阴，使肾水不寒；肾水上济于心火以资助心阴、抑制心阳，使心火不亢。心火与肾水上下交通，方可心肾相交、水火既济。故心通过络脉联系周身脏腑，以共同维持人体的阴阳平衡。

第二节 肺 络

一、肺与肺络

　　肺位于胸腔之内，左右各一，是脏腑中位置最高者。肺系与喉、鼻相连，故称喉为肺之门户，鼻为肺之外窍，在体合皮，其华在毛，与大肠相表里。因其位置高，覆盖五脏六腑，故称其为"华盖"，亦为娇脏，同时具有喜润恶燥的生理特性。肺具有主气司呼吸、主宣发肃降、主行水、朝百脉助心行血、主治节等生理功能。

　　络脉是从经脉支横别出、逐层细分、纵横交错、遍布全身、广泛分布于脏腑组织间的网络结构。肺络即为从肺之经脉支横别出的部分，根据其所发挥的作用可分为气络和血络。经气通过气络弥散到肌肤脏腑、四肢百骸，激发生命活力，维持人体物质和能量代谢，发挥温煦充养、防御护卫、信息传导、调节控制等作用，实现脏腑组织间的信息传递与功能协调，维持机体内外环境的稳态。血络具有运行血液、渗灌濡养、营养代谢等作用，其末端之孙络发生营卫交会生化，是脏腑组织进行津液精气血相互转化的物质交换与能量代谢场所。肺之络脉从属于肺，故其作用与所络属脏腑经脉有着密切的联系，具有一定特殊性。生理状态下，肺之气络和肺之血络与气道协同作用，共同完成主气司呼吸、主宣肃、主行水、朝百脉助心行血、主治节等生理功能。

二、气络与肺

　　肺为"华盖"，位于五脏六腑之上，对外抵御六邪，对内保护脏腑，故《素问·痿论》又称其"肺者脏之长也"。"营行脉中，卫行脉外"，肺之气络与卫气所在位置相同。《灵枢·本藏》说："卫气者，所以温分肉、充皮肤、肥腠理、司开阖者也。"说明肺之气络具有温煦充养、防御护卫、调节控制的作用，与体温调控、抵御外邪、汗孔开阖、气管舒缩等功能的调节密切相关。天气通于肺，肺开窍于鼻，在体合皮，其华在毛。口鼻、皮毛与外界相通，是外邪侵入人体的重要通道。同时肺体娇嫩，为清虚之脏，易为邪气侵袭。正所谓"正气存内，邪不可干"。只要肺气充盛，肺之气络的防御护卫功能正常，六淫外邪自然很难侵袭人体而引发疾病。卫气依靠肺气的宣发作用输布于全身，向内至脏腑，向外达皮毛，起到护卫人体、抗御外邪的作用。肺所主之皮毛包括皮肤黏膜、毛发、汗腺等体表组织，共同形成了人体的天然防御屏障，其完整性尤为重要。肺藏魄，《灵枢·本神》中说"肺藏气，气舍魄"，指人的本能动作和某些感觉与肺有关。《五经正义·疏》中说："附形之灵谓魄……谓初生之时，耳目心识，手足运动，啼哭为声，此则魄之灵也。"《灵枢·脉度》中说："肺气通于鼻，肺和则鼻能知香臭矣。"故人之正常嗅觉、听觉、视觉等均可谓是肺气的外化表现，也是肺之气络调节控制、信息传导作用的具体体现。

　　肺之气络广泛参与肺的生理功能活动。肺主气的功能包括主肺的呼吸之气和一身之气。气道是肺主气司呼吸功能的结构基础，与肺之气络的调控功能密切相关。肺吸入的清气与脾胃运化的水谷精气汇聚于胸中成为宗气。通过肺之气络的调节作用，肺的呼吸均匀、节律一致，进而保证全身气机的升降正常、出入通畅。肺的宣发肃降作用表现为向上、向下两方面。《灵枢·决气》说："上焦开发，宣五谷，熏肤、充身、泽毛，若雾露之溉，是为气。"即指肺的宣发功能，其可将浊气排出，向上向外输布水谷精微，以养周身皮肤、司腠理开阖、排泄汗液。其肃降功能使清气得以吸入，生成宗气，下行归根，以资元气，同时有助于气机的下降，保持脏腑之间的功能协调，向下向内输布水谷精微，以养脏腑。肺为水之上源，可推动和调节全身水液的输布和排泄，其主行水、通调水道的作用亦是依靠肺之宣发肃降作用来完成的。《灵枢·本藏》中说"肺合大肠"，即肺与大肠相表里，故大肠的传导功能亦有赖于肺的宣发肃降功能。肺主治节则是对肺的主要生理功能的总体概括，正如《素问·灵兰秘典论》将肺称为"相傅之官"。上述各项功能活动均需要肺络的参与和调节控制。

三、血络与肺

肺之血络与气络相伴而行，互相依存，以完成助心行血、渗灌濡养的作用。《类经》中说："静脉流通，必由于气，气主于肺，故为百脉之朝会。"《灵枢·邪客》说："宗气积于胸中，出于喉咙，以贯心脉。"故肺朝百脉，肺之血络亦可助心行血，促进与调节血液的循行。肺与百脉相连通，全身的血液均通过百脉流注、汇聚于肺，在肺中通过呼吸作用将血中的浊气排出体外，同时将清气交换入血。肺为多气多血之脏，其间络脉密布，肺之血络是气血津液汇聚之所，是肺脏所需营养物质的载体，也是肺与其他脏腑经脉联系的纽带。通过血络的逐级深入分化，一方面富含清气之血可濡养肺体自身；另一方面通过肺部血液的流动，经血络把富含清气的血液输送渗灌到相应组织器官中，使五脏六腑、皮毛筋骨、四肢百骸均得以濡养。正如《素问·经脉别论》所言："食气入胃，浊气归心，淫精于脉，脉气流经，经气归于肺，肺朝百脉，输精于皮毛。"《医学真传·气血》中说："人之一身，皆气血之所循行，气非血不和，血非气不运。""气为血之帅，血为气之母"，故肺之血络与气络互相协调，完成对血液循行的调控和对肺本脏及其相关组织的渗灌濡养作用。

四、肺络病证特点

肺为"华盖"，外合皮毛，开窍于鼻，外感六淫之邪来犯，肺首当其冲。又因其本体娇嫩，不耐寒热，故易受寒邪、热邪、风邪等的侵扰。肺之气络受损，气机升降逆乱，宣发肃降作用失调，可出现咳嗽、喘息、胸闷、气短等症。肺主行水，为水之上源。《素问·经脉别论》中说："饮入于胃，游溢精气，上输于脾，脾气散精，上归于肺，通调水道，下输膀胱，水精四布，五经并行。"肺的宣发肃降作用失司可使水液运行障碍，或酿湿生痰，壅塞气道，又因"肺为贮痰之器"，故可出现咳痰量多或咳痰黄黏、无汗、水肿等症。"邪之所凑，其气必虚。"肺之正气受损，肺之气络空虚，使温煦调控作用减弱，可出现恶寒易感、气短乏力、动则汗出、咳声无力等。气行则血行，肺之气络无论是气机逆乱或是气络空虚，均可进一步伤及血络。若肺之血络受损，一方面血行不利，血络瘀滞，可出现口唇爪甲发绀、胸胁疼痛、面色晦暗等症；另一方面血络空虚，津血不足，向内无以濡养本脏，向外不能滋润皮毛，因肺喜润恶燥之性，可出现痰黏难咳或干咳少痰，甚则咯血及皮毛枯槁无泽等症。

五、肺络与其他脏腑关系

与肺相关的经络循行路径较多，如十二条经脉中有经脉八条、别络两条。这些分布于肺的经脉，加强了肺与心、心包、肝、脾、肾、胃、大肠等脏腑之间的联系。《灵枢·经脉》中描述手太阴肺经的循行为"肺手太阴之脉……下络大肠……上膈属肺"，其别络"别入渊腋少阴之前，入走肺"（《灵枢·经别》），手少阴心经"复从心系，却上肺"（《灵枢·经脉》），手厥阴心包经"起于胸中，出属心包络"（《灵枢·经脉》），足厥阴肝经"复从肝别贯膈，上注肺"（《灵枢·经脉》），足太阴脾经"上下入腹络胸，结心肺"（《针灸甲乙经·卷之二》），足少阴肾经"从肾上贯肝、膈，入肺中"(《灵枢·经脉》)，足阳明胃经"胃之大络，名曰虚里，贯鬲络肺"(《素问·平人气象论》)，手阳明大肠经"下入缺盆，络肺"(《灵枢·经脉》)，手阳明大肠经别络"入柱骨，下走大肠，属于肺"(《灵枢·经别》)。这些经络不仅是肺络与肺生理功能得以实现的通路，当有病变发生时，亦成为病邪传变的途径。

脏腑之间除了通过经脉循行相互联系，还存在生克制化关系。《素问·玉机真藏论》中说："五藏相通，移皆有次；五藏有病，则各传其所胜。"如肾为肺之子脏，故肺病日久可累及于肾，引起肾气受损、摄纳无权、气化失司，出现气喘、呼吸困难、呼多吸少、少尿、水肿等症状。又因脾为肺之母脏，肺病日久可出现脾气不足，表现为少气懒言、神疲乏力、声低息微等，而水湿困脾可形成痰饮，故曰"脾为生痰之源，肺为贮痰之器"。其中气机的升降、气血的流通及相互作用的过程均有肺络的参与。

第三节　肝　络

一、肝与肝络

肝位于腹腔，横膈之下，右胁之内。具有主疏泄、主藏血、主藏魂的生理功能。肝在体合筋，其华在爪，开窍于目。因其五行属木，喜调达而恶抑郁，有刚强急躁之性，故又被称为"刚脏"或"将军之官"。木性曲直，故肝主升发。因其为藏血之脏，血属阴，而肝以疏泄为用，动为阳，称其为"体阴而用阳"。故肝是气血、阴阳的统一体，也是气血调节的枢纽，正如《读医随笔》所云："肝者贯阴阳，统气血……握升降之枢。"

肝络是肝脏之络，从肝经支横别出，逐级细化而来，形成复杂的网状系统。肝络的循行路径在《灵枢·经脉》中的描述为："足厥阴之别，名曰蠡沟。去内踝五寸，别走少阳；其别者，经胫上睾，结于茎。"可见肝络从蠡沟别出之后又有分支，层层细化，纵横如网。在肝络的作用下，肝可正常发挥其疏通畅达气血、舒畅精神情志、助脾运化水谷、调节水液代谢、调节冲任（精室）及藏血等功能，维持人体健康稳定的状态。根据运行气血的作用不同，肝络可分为气络和血络。

二、气络与肝

肝主疏泄，是指肝具有疏通畅达周身气血津液的作用。肝的疏泄作用得以正常行使，须依靠肝之气络的调节控制，故亦可说肝络主疏泄。肝之气络作为肝络，支横别出，纵横交错，实现了肝与全身脏腑的联系，形成了有机整体。全身之气机的升降出入均有赖于肝气的调节，故《知医必辨》中有"凡十二经之气化，必籍肝胆之气化以鼓舞之，始能通畅而不病"之说。在肝之气络的调控下，肝的疏泄功能正常，则周身气机调畅，气血运行通利，津血输布适度，有利于脏腑功能的协调有序。就本脏而言，肝属木，为刚脏，亦为将军之官，言其有急躁之性，肝疏泄适度，以应其喜条达而恶抑郁之性。否则疏泄太过可出现肝气上逆之证，表现为性情急躁、烦躁易怒等；若疏泄不及又可出现肝气郁结之证，表现为情绪抑郁、闷闷不乐、悲痛欲哭等情志的异常。肝主疏泄，可调畅气机，气能行津。《黄帝内经素问集注》中说"如癃非癃，而小便频数不利者，厥阴之气不化也"，可见肝之气络亦可调节水液的代谢。脾胃运化水谷的作用也有赖于肝之疏泄。一方面，脾胃之间存在气机升降关系，脾气以升为健，胃气以降为和，肝的疏泄功能正常则气机通畅，可以促进脾胃运化水谷精微；另一方面，食物的消化吸收依靠胆汁的分泌和排泄，肝的疏泄功能正常，胆汁才能正常分泌排泄，协助脾胃对水谷精微进行运化。若气机不畅，则可引起肝脾不调、肝胃不和之证。男女的生殖功能也与肝的疏泄功能联系密切。肝疏泄正常，则男子精泄通畅，女子行经规律；若肝疏泄失调，则会出现男子排精异常、女子月经紊乱等表现。故有"女子以肝为先天"之说。西医学研究中下丘脑－垂体－肾上腺轴、脑－肠轴等均与肝主疏泄功能有关。肝之气络在作用上体现了肝"用阳"之性。

三、血络与肝

肝为藏血之脏，血属阴，故又称肝体为阴。肝之血络主司其藏血之职，使肝可以完成贮藏血液、调节血量、防止出血的生理功能。水谷精微化生的血液藏于肝中，通过肝之血络濡养自身，涵养肝木，可使肝气生化有源，同时肝木得阴血所养，肝阳才不至于疏泄太过而出现亢逆失度，影响气机运行。肝血是维持女性正常月经来潮的物质基础，肝之血络充盈，则月经来有定时，生殖功能正常。"肝藏血，血舍魂。"只有肝血充足，所舍之魂方可安定，使情绪稳定、夜能安寐，否则魂不守舍，可出现诸多神志异常之证。同时，肝血亦可通过血络渗灌于肢体官窍，使筋骨灵活、爪甲红润、目睛清明。如《素问·五脏生成》所云"故人卧，血归于肝，肝受血而能视，足受血而能步，掌受血而能握，指受血而能摄。"肝之血络亦可随机体的需要调节血液的分配。当机体活动剧烈时，血液需要量增加，肝将所藏之血液通过血络向外输布，使脏腑组织得到充分的渗灌濡养，保证机体的功能充分发挥；静息时，机体对血液需求降低，肝又可通过血络收回部分血液以待日后之用。肝之血络这种收放自如的活动亦要在肝之气络的正常疏泄作用下进行，以防血不循经而出血；同时肝之血络充盈又可以保证肝阳不会过于亢盛而出现迫血外出。

有学者提出肝血窦是肝之络脉的重要组成部分，同肝络密切相关。从现代医学研究角度看，肝脏血流供应非常丰富，门静脉和肝动脉为其提供双重血液供应。门静脉血中富含来自消化道吸收的营养物质，在肝血窦中经交换被肝细胞摄取，其中的有毒物质和体内内生的有毒物质经肝脏解毒后随胆汁、尿液排出体外。肝窦作为相邻肝板间的腔隙，是肝脏微血管的基本单位，数量庞大，错综复杂，构成肝内的微血管循环网络，其内皮具有特殊结构，中间有孔，可在一定程度发生适应性改变，有利于调控肝血窦中血液与肝细胞间的物质交换，这些特点与肝之血络的结构有广泛的相通性。

四、肝络病证特点

肝主疏泄，以调畅一身之气机；肝主藏血，以贮存控制周身之血液。"气为血之帅，血为气之母"，作为气血汇聚之处，肝络受损易出现气机的逆乱和血液运行的障碍。肝之气络受损，则肝络失和，气机不畅，表现为胸胁胀满不舒、善太息、烦躁易怒或情绪抑郁、口干口苦等。肝气郁滞日久损伤阴血，出现肝络虚损之证，表现为头晕眼花、视物不清、爪甲不荣、关节活动不利，女子可有月经量少，甚至闭经。阴血不足，不足以牵制肝阳，可出现胁肋隐痛、五心烦热、潮热盗汗等症。气机不畅，血行艰涩，则瘀血内停，出现胁肋部刺痛、痛有定处等症。或肝络藏血功能受损，可表现为出血等症。《灵枢·百病始生》中说："温气不行，凝血蕴里而不散，津液涩渗，着而不去，而积皆成矣。"肝络气血不畅日久，湿、热、毒、瘀蕴结于肝络，络息成积，可形成结节、积聚、癥瘕等。

五、肝络与其他脏腑关系

肝与胆通过经脉相连，互为表里之脏腑，在作用上相互影响。肝主疏泄，分泌胆汁，胆位于肝叶之下，贮藏、排泄胆汁。肝的疏泄功能通过肝络来完成，肝络疏泄正常，胆才能顺利贮藏、排泄胆汁，协助完成脾胃运化水谷精微的功能。肝与胆在精神情志调节方面亦相互配合，正如《类经·藏象类》中所说："胆附于肝，相为表里，肝气虽强，非胆不断，肝胆相济，勇敢乃成。"

肝之疏泄作用影响着脾胃的运动。肝气畅达，则脾胃升降有序，有助于水谷精微的运化。肝之为病，首先传脾。《本草纲目》中说："风木太过，来制脾土，气不运化，积滞生痰。"肝络之为病使脾失其健运，脾胃中州为湿热之邪所困，进而酿湿生痰。《医宗必读》中说："脾土虚弱，清者难升，浊者难降，留中滞膈，凝聚为痰。"而后湿热毒邪蕴结于肝胆，肝络不舒，无法泄除，脾胃不健，不能降浊，则邪入于肝之络脉，络脉被阻，肝之疏泄功能进一步被遏制，瘀因此而生。肝脾疏泄运化气机失调，肝络血运不畅，使肝内气血津液输布失常，病变由气及血，进一步耗伤，使气血渐虚，加剧血瘀形成，形成痰瘀互结之势，并与湿热毒邪交结，留恋于肝脏络脉之中。肝脏络脉因此郁滞瘀阻进一步加剧，形成恶性循环。

第四节　脾　络

一、脾与脾络

脾在腹腔之内，膈之下偏左，位于中焦。其五行属土，方位居于中央，如《素问·玉机真藏论》有云："脾脉者，土也，孤脏以灌四旁者也。"脾主运化水湿，易被湿困，故言其"喜燥而恶湿"。其生理功能为主运化、主统血、主升清、主藏意。脾在体合肌肉、主四肢，其华在唇，开窍于口。

与其他脏腑之络脉不同，足太阴脾脏之络有二，一为本脏之络，一为脾之大络，其循行部位不同。《灵枢·经脉》中载："足太阴之别，名曰公孙，去本节之后一寸，别走阳明；其别者，入络肠胃。"说明足太阴之络是从四肢分出，通过经脉循行联络足阳明胃经，散布于相应区域，以沟通脾胃两经的经气。《灵枢·经脉》又有"脾之大络，名曰大包，出渊腋下三寸，布胸胁"一说，说明脾之大络的循行部位是胸胁部。前有任脉之络沟通正面胸腹部经脉，后有督脉沟通背部经脉，脾之大络从腋下分出，布于胸胁，从而使前后贯通，阴阳相交。故曰"脾之大络，又总统阴阳"，使人体上下左右，内外前后，形成一个有机的整体。张志聪认为："夫脾之有大络者，脾主为胃行其津液，灌溉于五脏四旁，从大络而布于周身。"而后关于脾之大络的循行认识不一。有人认为脾之大络起自本经络所隶属的脾脏，在胸部内行后浅出体表。另有人认为足太阴之络分布于四肢，属于"经"的分支，而"脾之大络"分布于躯干，通于脏。还有人认为："大包为脾之大络，其经气行经，由周荣斜抵胁肋，交贯肝胆心包各经，又与心肾脾胃四经接近。十二经中唯独此经与他经连接最广，故以脾经为总统十二经之络。"以上可以看出，脾之大络大包分布更广，补充了脾之络脉的不足，二者相辅相成，更好地体现络脉内联脏腑、外络四肢的特点，共同协助脾完成其运化、统血、升清、藏意之生理功能。无论脾脏之络抑或脾之大络，根据其运行气血的不同，均可分为气络和血络。

二、气络与脾

脾主运化，包括运化水谷和运化水液，其能正常发挥作用需依赖于脾之气络的推动和控制。《素问·经脉别论》有云："饮入于胃，游溢精气，上输于脾，脾气散精，上归于肺，通调水道，下输膀胱，水精四布，五经并行。"饮食从口进入体内，在脾的气化作用下，入胃得以受纳腐熟，再入小肠进一步消化，化为精微、津液，而后在脾之气络的推动转输作用下灌溉四旁和布散全身。饮食所化精微向上入心肺，化气生血，营养全身；津液经肺的宣发肃降向外润泽皮毛，向内灌溉脏腑。精微向下抵肾，补充肾中之元气，以促进正常生长发育，维持正常生殖功能；而多余的水液则在肺肾的作用下化为汗液和尿液排出体外。这一过程周而复始，循环不息，维持着人体的生命运动。故脾又称为"后天之本""气血生化之源"。《临证指南医案》中说"脾宜升则健"。脾之气络助脾运化，将水谷精微上升至心肺头面官窍的作用又被称为升清。

脾主统血的功能，是指脾具有统摄血液在脉中运行而不至于溢出脉外的功能。清代沈明宗所著《金匮要略编注·下血》中说："五脏六腑之血，全赖脾气统摄。"这一功能源于脾主运化之功。水谷精微在脾的运化作用下化赤为血，如《素问·五脏别论》所载："血者水谷之精也，源源而来，而实生化于脾。"《难经·二十四难》中提出"脾裹血，温五脏"之说，意为缠绕、包裹，说明脾可将血液控制于一定范围内，使其不能外溢。《薛氏医案》中明确提出："心主血，肝藏血，脾能统摄于血。"气为血之帅，气行则血行。脾气健运，则脾之气络对气血的固摄作用正常，使血在脉道中流利通畅；若脾气不足，脾之气络固摄无力，则血不循经、溢出脉外，表现为衄血、咯血、吐血、尿血、便血、崩漏、发斑等各种出血证。研究认为脾对血液的这种统摄作用与现代医学的毛细血管通透性、血小板的数量与质量、凝血机制即微循环功能密切相关。

三、血络与脾

脾与血的关系密切，其所运化水谷而形成的精微物质是血液形成的主要来源，故又将脾称为"气血生化之源"。《灵枢·决气》中说的"中焦受气取汁，变化为赤，是谓血"即是说明。血络是从血脉支横别出的细小分支，网络周身，它使血脉相连接，形成血液循环的回路，将由水谷精微化生而来的气血津精转输和布散到全身各处。正如《灵枢·卫气失常》所云："血气之输，输于诸络。"《灵枢·痈疽》曰："中焦出气如雾，上注溪谷而渗孙脉……血和则孙脉先满溢，乃注于络脉，皆盈，乃注于经脉。"因此有学者认为血络与现代医学中的微循环概念类似。而《灵枢·本神》曰"脾藏营"，《难经》又曰"血为营"。《素问·五脏别论》云："血者，水谷之精也，源源而来，而实生化于脾，总统与心，藏受于肝，宣布于肺，施泄于肾，而灌溉一身。"根据"营行脉中，卫行脉外"的理论，富含水谷精微的血液在脾之血络之中运行，在气络的统摄下内达脏腑，外达肌肉四肢，以完成渗灌濡养周身的作用。脾这种传输和散布水谷精微所化生气血的过程主要是在全身的血络即微循环中完成的，亦可说微循环是脾主运化水谷精微功能的实际物质承担者。脾开窍于口，其华在唇，从口唇的色泽可判断脾的运化功能状态，也可以从侧面提示脾与微循环的密切关系。《灵枢·本神》中有云："脾藏营，营舍意"。故脾之血络充盈，所载水谷精微可为思维活动提供充足的物质基础，则令人记忆正常。反之则会出现《三因极一病证方论》中所说"意舍不清，心神不宁，使人健忘"的表现。

四、脾络病证特点

脾主运化，分为运化水谷与水湿。若脾失健运，则水谷不能化生精微，使气血生化乏源，脾之络脉不能行其濡养脏腑肢体组织的作用，出现食少纳呆、大便溏稀等饮食不化之证，或疲乏无力、面色萎黄、肌肉不充等气血不足之象，或津液不足，机体失于濡润。脾"喜燥而恶湿"，本身又运化水湿，故一旦脾失健运，则津液转输障碍，易酿湿生痰，可出现痰饮、水肿、小便不利等症状。故《素问·至真要大论》中说："诸湿肿满，皆属于脾。"而脾主升清，形成之痰湿随络脉的气机运动可到达身体各处，故有"百病皆由痰作祟"之说。正如《类证治裁·痰饮》中所指出："痰随气升降，遍身皆到，在肺为咳，在胃为呕，在心则悸，在头则眩，在背则冷，在胸则痞，在胁则胀，在肠则泻，在经络则肿，在四肢则为痹，变化百端。"《金匮要略编注·下血》说："五脏六腑之血，全赖脾气统摄。"痰湿已成，可反向困脾，使脾气不升、脾阳不振、脾之络脉失约、失其统摄之职，则血液失去约束，血不循经、行于脉外，出现便血、尿血、衄血等出血证。

研究认为脾之大络既发于脏，又出于体表，可沟通阴阳、调节全身气血，故外邪亦可通过其通路进行传变。如《素问·缪刺论》中所说："夫邪之客于形也，必先舍于皮毛，留而不去，入舍于孙脉，留而不去，入舍于络脉，留而不去，入舍于经脉，内连五脏。"在表在外的络脉，首先感受外邪，功能失司则无法正常运行络中气血和输布津液，而络脉本身络体细小、纵横交错、缠绕如网，易被阻遏而出现气机郁阻、血行不畅、津液内停等一系列病理变化，向外无法濡养肢体官窍，向内不能协调脏腑，从而进一步影响脏腑正常的生理功能。

五、脾络与其他脏腑关系

脾为后天之本，肾为先天之本，二者的关系主要体现在气的生成和水液的代谢方面，具体作用需要脾络的沟通方能实现。脾运化水谷精微，生成后天之精，通过脾络不断输送给肾，以充养先天之精，被称为后天养先天，使先天之精得以生化不息，保证了生长发育和生殖功能的正常。通过脾络运化水液，使肾主水的功能升降有度，实现肾分清泌浊的生理功能正常进行，以防水停下焦，出现水湿泛滥之证。脾为气血生化之源，脾络将水谷精气上输于肺，与肺吸入的清气共同形成宗气。同样，脾络将津液上输于肺，通过肺的宣发肃降作用使之散布于周身。若津液输布异常，则可出现痰饮，故曰"脾为生痰之源，肺为储痰之器"。

脾与胃在经络关系上属于表里之脏腑，二者以膜相连，居于中焦，脾为太阴湿土，胃为阳明燥土，主要在对水谷的受纳、吸收、输布作用方面联系密切。《重广补注黄帝内经素问·气穴论》中有"脾之大络起自于脾"，《医学入门》中认为"脾之大络，其系自膈下正中微著左胁于胃上，与胃包络相附"。故脾胃的功能联系亦为脾之络脉的特点。脾络功能正常，脾胃纳运相得、密切合作，方可使水谷得以化作精微，输布全身，完成对脏腑、四肢、百骸的供养。脾胃居于中焦，是气机升降的枢纽。脾络功能正常，则脾胃所化生的精微物质得以向上达于心肺，向下抵至小肠，糟粕浊秽通过大肠排出体外。正如《临证指南医案·卷二》中所说："纳食主胃，运化主脾，脾宜升则健，胃宜降则和。"二者一为阴脏，需以阳气为用，方能运化得当；一为阳腑，赖阴液滋养，才可受纳腐熟。如《临证指南医案·卷二》中所云："太阴湿土，得阳始运，阳明燥土，得阴自安。"即所谓脾喜燥恶湿，胃喜润恶燥。脾之络脉细小，不为湿困气阻，方能保证脾胃功能健运，从而使胃的受纳腐熟作用有序进行。

第五节 肾 络

一、肾与肾络

肾位于腰部，在脊柱两侧各一，故称"腰为肾之府"。肾属水，为阴中之阴，在体合骨生髓，其华在发，与膀胱相表里。肾主封藏，主蛰守位，所藏为先天之精，主司生长发育和生殖，故被称为"先天之本"。肾中先天之精可化为肾气，分为阴阳，亦主一身之阴阳，故肾又被称为"水火之宅""脏腑阴阳之本"。肾具有藏精、主水、纳气、藏志的生理功能。

络脉是从经脉支横别出、逐级细分、纵横交错、遍布全身的三维立体网状系统。《灵枢·经脉》云："足少阴之别，名曰大钟，当踝后绕跟，别走太阳；其别者，并经上走于心包，下外贯腰脊。"肾络从肾经分出，分布于肾系组织，按功能可分为气络和血络，二者相并而行，发挥着运行经气、运行气血、运转神机、渗灌气血的作用，共同完成肾藏精、主水、纳气、藏志的生理功能。新近有研究提出肾动脉逐层细分所形成的肾毛细血管网状结构与"孙络–微血管"理论相似。《针经指南》中说"络有一十五，有横络三百余，有丝络一万八千，有孙络不知其纪。"从解剖结构看，肾单位是肾结构和功能的基本单位，由肾小体和肾小管组成，肾小体包括肾小球和肾小囊。肾小球毛细血管网和缠绕于肾小管及集合管周围的毛细血管网，与络脉逐层细分、纵横交错、数量庞大的特点相似。肾脏微血管结构内涵与肾络系统具有高度相似性，是肾脏结构与组织功能的重要组成部分。

二、气络与肾

肾之气络属肾，可温煦本脏、运行经气，是肾发挥正常生理功能的重要调控机制和动力。肾藏精，是指肾具有贮藏、封藏精气的作用。《素问·六节藏象论》中说"肾者主蛰，封藏之本，精之处也。"肾精是生命之源，分为先天之精和后天之精。先天之精藏于肾中，秉受父母的生殖之精，与生俱来，是生命的本源。如《灵枢·经脉》中所说："人始生，先成精，精成而脑髓生，骨为干，脉为营，筋为刚，肉为墙，皮肤坚而毛发生。"后天之精来源于脾胃所化生的水谷之精，以充养先天之精。肾精在肾之气络的推动作用下，为生长发育和维持生殖功能提供了动力和物质基础。《素问·上古天真论》有载："女子七岁，肾气盛，齿更发长；二七而天癸至，任脉通，太冲脉盛，月事以时下，故有子；三七，肾气平均，故真牙生而长极；四七，筋骨坚，发长极，身体盛壮；五七，阳明脉衰，面始焦，发始堕；六七，三阳脉衰于上，面皆焦，发始白；七七，任脉虚，太冲脉衰少，天癸竭，地道不通，故形坏而无子也。丈夫八岁，肾气实，发长齿更；二八，肾气盛，天癸至，精气溢泻，阴阳和，故能有子；三八，肾气平均，筋骨劲强，故真牙生而长极；四八，解骨隆盛，肌肉满壮；五八，肾气衰，发堕齿槁；六八，阳气衰竭于上，面焦，发鬓斑白；七八，肝气衰，筋不能动，天癸竭，精少，肾藏衰，形体皆极；八八，则齿发去。"肾气由弱到盛再到衰的过程决定了人生长发育的生命进程和生殖功能的成熟与衰退。

肾主水是指肾具有主司和调节水液代谢的作用。肾络具体执行了肾对水液的调控作用。水液代谢输布过程复杂，需要多脏腑共同完成，肾气在这一过程中具有促进和调节作用。肾精所化肾气又分阴阳，肾阳具有温煦推动的作用，是人体阳气的根本，肾阴具有滋润濡养的作用，是人体阴液的根本，故肾又被称为"五脏阴阳之本"。肾阴肾阳通过肾之气络的调控对全身脏腑阴阳进行资助和促进，使水液代谢过程得以有序进行。各脏腑组织所产生的浊液经过肾气的分清泌浊功能，其中的清者重新参与水液代谢，浊者则下输膀胱化为尿液排出体外。

肾主纳气是指肾具有摄纳肺所吸入的自然界清气、保持吸气深度、防止呼吸表浅的作用。正如《类证治裁》中所说："肺为气之主，肾为气之根，肺主出气，肾主纳气，阴阳相交，呼吸乃和。"这也是肾主封藏功能的一种体现，需要肾之气络的调控。肾气足，则呼吸均匀和调；肾气虚，则呼吸表浅，或呼多吸少，动则气喘。

三、血络与肾

肾之血络是肾络运行营血的部分，在濡养肾系脏腑及循行组织、完成营养代谢中起到重要作用。血液从肾络渗出脉外成为津液，津液则经肾络渗入脉内与血液化合。富有营养物质的血液通过肾之血络弥散渗灌到肾脏组织，发挥濡润营养的作用，同时肾络之外的津液将组织代谢的废物回渗到络中，完成物质交换的功能。"气为血之帅，血为气之母"，维持肾脏生理功能的物质基础来源于充盈的肾之血络及气血津液的流畅输布。肾之血络充盈，则肾气得以充养，肾的生理功能方能得以充分发挥。肾之血络充盈，则身体发育的物质基础方能充足。肾主骨生髓，肾藏精，精生髓，髓养骨。肾精足，则髓化生有源，骨骼得以充养，坚固有力，身体强健。"齿为骨之余""发为血之余"。肾藏之精，化气生血，行于血络之中，为毛发、牙齿的生长提供营养。故可从此外候辨别肾之盛衰。同时血能载气，如《血证论·阴阳水火气血论》中说："载气者，血也。"因为有了肾之血络的承载功能，肾气有所依托，可达于周身，完成对脏腑阴阳资助的功能，否则气浮散无根，则易于脱失。

从现代解剖学可以发现，肾脏血管逐级分层所形成的毛细血管网络系统与《黄帝内经》中关于络脉"支横别出、网络分支、纵横交错、细窄迂曲、末端连通"的结构特点相似，故很多学者均认为肾脏毛细血管网络系统可归属于肾络系统。因其管腔内运行物质为血液，故可将其归属于肾之血络。从该结构特点上来看，肾之血络亦参与了对水液的代谢。当血液流经肾小球时，血液中的各种血细胞和大分子蛋白质不能通过，而水、少量蛋白质、葡萄糖、氯化物、无机磷酸盐、尿素、尿酸、肌酐等物质通过肾小球的过滤作用，进入到肾小囊中，形成超滤液，即为原尿。原尿流经肾小管中时，其中含有的葡萄糖和氨基酸被全部重吸收，水和电解质大部分被重吸收，尿素只有一小部分被重吸收，肌酐则完全不被重吸收。重吸收的物质回到肾小管周围毛细血管的血液里，可以经血络循环，继续发挥濡养脏腑机体的作用。而剩下的水和无机盐、尿素、尿酸、肌酐等废物就共同形成了尿液，最后通过输尿管进入膀胱而排出体外。

四、肾络病证特点

络脉从经脉支横别出，逐层细分，纵横交错，如网如曲。络脉既是气血津液乃至神机运行之所，也是病邪传变的途径。王永炎院士认为，络脉的正常生理状态应当是充盈满溢，出入自由。肾络只有保持充盈、通畅，气血津液的流通渗灌出入方能有序进行，使肾主藏精、主水等生理功能得以充分发挥。而络脉的络体细小迂曲，气血流动缓慢，故易被风邪、湿热、痰浊、瘀血等致病因素阻塞，如《医门法律·络脉论》所说"外邪从卫而入，不遽入于营，亦以络脉缠绊之也"，从而造成肾气被伤，肾络瘀滞，气血运行失常。《寿世保元》云："气弱则稽滞也。"《灵枢·卫气失常》中说："血气之输，输于络脉。"肾脏气血亏虚，肾络失养，推动无力，血行不利，湿浊难解，血凝湿阻渐结聚于络脉，肾络瘀阻始成，与肾脏亏虚相互影响，逐步加重病情。肾主封藏，肾络空虚，封藏无力，肾精无以维持正常生长发育和生殖功能，小儿可出现生长发育迟缓，表现为小儿五迟（立迟、行迟、发迟、齿迟、语迟）、五软（头软、项软、口软、手足软、肌肉软），成人可表现为耳鸣耳聋、齿摇发脱。肾阴肾阳为"五脏阴阳之本"，肾气不足，无以化生阴阳，脏腑功能不能维持，则可出现男子阳痿早泄，女子月经失调、宫寒不孕等。气为血之帅，气行则血行，气止则血止。外邪、内伤均可使肾络受损。《圣济总录》有云："肾主水，肾气虚衰，气化失常，开阖不利，能为水肿。"肾主水失司，水液无法正常代谢输布，留于体内，形成痰湿水饮，可表现为水肿之象。肾络受损，无力摄纳肺吸入之清气，则可表现为呼吸轻浅、动则气喘；无力摄纳精微物质，可出现蛋白尿；肾络瘀阻，血不循经，则可出现尿血。

五、肾络与其他脏腑关系

肾藏精，主一身之阴阳，为水火之宅，脏腑阴阳之本。肾精是生命活动的最基本物质，化为肾气，分为阴阳。肾阴是人体阴液的根本，滋润濡养一身之阴液，被称为元阴、真阴；肾阳是人体阳气的根本，温煦和推动一身的阳气，被称为元阳、真阳。而肾络则是实现肾与各个脏腑之间的联系，发挥作用的具体途径。肾为先天之本，脾为后天之本。肾中元气盛，则脾气健，后天水谷方可在脾的运化下生成精微以充养肾精，使之生化不息。正如清代章楠在《医门棒喝》中所说："脾胃之能生化者，实由肾中元阳之鼓舞，而元阳以固密为贵，其所以能固密者，又赖脾胃生化阴精以涵育耳。"李东垣在《脾胃论》中亦云："元气之充足，皆有脾胃之气无所伤，而后能滋养元气。"肾藏精，肝藏血，"精血同源""肝肾同源"。肝中所藏之血有赖于肾精的资助，肝阴、肝阳需依靠肾阴肾阳来协调平衡。肝肾之阴充足，可防止肝阳过亢；肾阳资助肝阳，则可防止肝脉寒滞，影响生殖功能，出现阳痿精冷、宫寒不孕等。心为火脏，肾为水脏。肾水可上济滋养心阴，以制约心阳，使心阳不亢。肺阴亦需要肾阴的不断补充。若肾阴不足，不能上润肺阴，肺肾阴虚，可出现潮热盗汗、五心烦热、腰酸耳鸣、干咳少痰之症。

肾为水脏，是与膀胱互为表里的脏腑。肾络联属肾脏，沟通足少阴肾经与足太阳膀胱经。肾司开阖，肾气通过肾络促进膀胱气化津液，并可控制尿液的排泄。肾气充足，肾络通畅，则固摄有权，尿液可以顺利形成并下注于膀胱而不漏泄。膀胱受肾气的调控，开阖有度，则贮存尿液与排泄的功能正常；若肾络失司，则气化无权，水液代谢异常，膀胱贮存和排泄尿液的功能失调，可出现水肿、小便不利、癃闭、尿频、小便失禁等症。

第六节　六腑之络脉

六腑是胆、胃、大肠、小肠、膀胱、三焦的统称。其生理功能与饮食水谷的消化吸收代谢密切相关。《灵枢·脉度》曰："经脉为里，支而横者为络，络之别者为孙。"六腑络是从相络属的腑之经脉支横别出、层层细化的分支，广泛分布于六腑周围，形成三维立体网状系统，是络脉系统的重要组成部分。六腑络的功能主要体现在以下几方面：第一，六腑络可将精微物质输送于相应之腑，以维持六腑的正常生理功能；第二，六腑络参与精微物质向外输送的过程，完成对饮食水谷的消化代谢；第三，六腑络可加强脏腑之间的联系；第四，因其有相应络属之腑，故六腑络与相对应的六腑生理功能相关。根据所络属之腑不同，六腑络可分为胆络、胃络、大肠络、小肠络、膀胱络、三焦络。

一、胆络

1.胆与胆络 胆位于腹腔内右胁下，在肝之下，通过经络联系与肝成为表里之脏腑。胆中空，内藏胆汁，《灵枢·本输》中称其为"中精之腑"。胆具有贮藏和排泄胆汁、主决断的生理功能。胆中的胆汁经排泄后参与饮食水谷的消化，属于六腑之一，但胆本身并不与水谷直接接触，具有似腑非腑的特点，故又属于奇恒之腑。

胆络从胆之经脉分出，逐层细分，分布于胆系周围。络脉中循行的气血将精微物质输送于胆，维持胆的生理功能，使其可以贮藏胆汁、有度排泄胆汁、协助脾胃完成对饮食的传输消化，同时保持精神决断适度。

2.气络、血络与胆 《东医宝鉴》中载："肝之余气，溢入于胆，聚而成精。"胆汁是肝之余气化生，通过胆络，贮存于胆中。饮食物进入消化道后，在胆之气络的调控下，胆汁得以顺利排入肠中，参与水谷的消化吸收，使之成为精微。胆之血络将精微物质渗灌于胆，濡养本腑。生化有源，则胆络气血充盛、司职有力，可令胆腑贮存得当、排泄有度。《素问·五脏别论》中说："六腑者，传化物而不藏，故实而不能满也。"胆络通畅流利，方可使六腑排泄顺利，不致壅遏不通。

胆主决断，是指胆在思维活动中做出判断和决定的能力。《素问·灵兰秘典论》中说："胆者，中正之官，决断出焉。"在胆之气络的调控下，胆腑对各种精神刺激产生的不良影响具有一定预防和消除作用，可防止气血受损，使气机通畅、血行流利，维护脏腑功能的协调。

3.胆络病证特点 胆属木，通于春气，喜调达，故胆络病证多与气机运行不畅有关《脾胃论·脾胃虚实传变论》说："胆者，少阳春生之气，春气升则万化安，故胆气春升，则余脏从之。"胆的升发条达之性可通过胆络调节脏腑气机。若胆络失于条达，胆汁上逆，可出现口苦、呕吐苦水等。胆络气机停滞，则胆汁生成受阻、胆汁排泄不畅，进一步影响脾胃的升降，水谷精微的消化吸收不利，出现腹胀、纳差、恶心、厌油、腹泻等。胆络失司，胆汁不循常道，外溢肌肤，则可出现黄疸。因其升发之性，胆络病证亦可表现在上焦，如吴鞠通在《吴塘医案》中说："少阳胆络头痛，与清胆络之热，不犯中下二焦。"《证治准绳》亦对脏腑气机不畅、火热之邪上扰或壅塞头之清明而发头痛者有所论述："脏腑经脉之气逆上，乱于头之清道，致其不得运行，壅遏经隧而痛也。"气行则血行，气停则血停。叶天士提出"络主血，久病血瘀"，络脉细小，气血流速缓慢，故易形成瘀滞，出现血证。胆络不舒，血络瘀滞，不通则痛，则可出现胁肋疼痛等。《临证指南医案·吐血》中亦有云"咳逆自左而上，血亦随之，先以少阳胆络治"，提出了吐血可能是由于胆络的损伤，治疗可以从胆络入手。胆主决断，可维持调节正常的情志活动。若胆气升发太过，则可见烦躁易怒；若胆气不足，可见惊恐不安、遇事不决等。

4.胆络与其他脏腑 胆属木，通于春气，助万物茂盛，为"中精之腑"，可润煦上下，又为"中正之官"，故脏腑功能皆需胆腑的协调。如《素问·六节藏象论》说"凡十一脏，皆取于胆也"，周学海在《读医随笔》也有"凡脏腑十二经之气化，必借肝胆之气鼓舞之，始能调畅而不为病"之论述。胆络联系沟通了胆腑与肝脏，二者互为表里，在位置上紧密相连，在作用上相辅相成，在协调全身气机与调节情志活动方面关系密切。吴瑭在《医医病书》中说："胆为少阳，主升阳气之先，转输一身之阳气，体本阳也。"而肝有藏血之功，体本为阴。二者阴阳相应，共同维持气机疏泄的正常运转。肝主疏泄，胆主决断，肝胆相照，相互配合，方可使人精神意识、思维活动正常进行。故《类经·藏象类》中说："胆附于肝，相为表里，肝气虽强，非胆不断，肝胆相济，勇敢乃成。"

肝胆通过络脉联系，互为表里，在生理功能上互助互用，在病理上亦相互传变影响。肝经郁热，下传于胆腑，使气血受损、气血涩滞，可出现肝胆经络循行部位的症状，如头晕、头痛等。同时若肝阴不足、真水亏虚，或兼痰饮、气滞、外风、误治等因素，亦可引起肝胆郁热，出现气机阻滞之证。

二、胃络

1. **胃与胃络** 胃位于膈下，居腹腔上部，向上通过贲门与食管相连，向下通过幽门与小肠上下贯通，形成饮食水谷进出的通道。胃可分为三部分：胃上部和贲门被称为上脘，胃体部被称为中脘，胃下部及幽门被称为下脘。胃居中焦，与脾"以膜相连"，通过经络联系互为表里。脾胃五行皆属土，胃为阳明燥土，脾为太阴湿土，故胃喜润恶燥。胃具有主受纳、腐熟水谷、主通降的作用，故又被称为"太仓""水谷之海"。

胃络脉从经脉系统支横别出、逐层细分、纵横交错，形成立体网状系统，广泛分布于脾胃系统相关脏腑组织，一方面可联络脏腑；另一方面可沟通气血。根据运行气血作用的不同，胃络可分为气络和血络，二者相伴而行，共同实现对胃腑的濡养，对饮食水谷承载、消化功能的调控。胃络气机通畅，与脾升降协调，可保障消化功能的顺利进行。从解剖学上看，胃部血管丰富，分布广泛，错综复杂，符合中医学"胃为多气多血之府"的特点。

2. **气络、血络与胃** 胃主受纳水谷是指胃具有接受容纳饮食水谷的作用。胃主腐熟水谷是指胃对水谷具有初级消化作用，使之成为食糜，为进一步的消化吸收奠定基础。胃的受纳与腐熟水谷功能为气血津液的化生提供了物质基础，是维持人体正常生命活动的重要保障。饮食水谷入口，经过食管进入胃中，胃之气络充盛，则胃腑受纳有常，不负"太仓"之称。胃之气络充盛，则胃腑腐熟之力强健，水谷得以初步消化变为食糜。胃与脾配合得当，协调纳运，水谷顺利转化为精微物质，进而化生气血津液，以供养全身脏腑组织、四肢百骸。胃主通降的功能体现在对饮食水谷消化的全过程，亦是胃之气络的调控结果。胃气强健，则饮食入胃有所纳之处，腐熟食糜得以顺利下传小肠，消化后的残渣下移至大肠形成粪便，最终有节制地排出体外。

《灵枢·玉版》有云："人之所受气者，谷也；谷之所注者，胃也；胃者，水谷气血之海也。"《灵枢·决气》中说："中焦受气，取汁变化而赤，是谓血。"胃为"水谷之海"，是气血生化之源。胃之血络分布广泛，深入胃腑内部及其周围，可协助胃腑化生血液，宣散精微。从现代解剖学上看，胃部血管丰富，胃黏膜下血管丛众多、排列错综复杂，这些特点与胃络多气多血、运化气血、网状分布结构相似，亦可将其认为是胃之血络的一部分。《灵枢·卫气失常》中指出："血气之输，输于诸络。"胃之血络将水谷化生之富含精微的血液通过络脉循行，一方面输于胃腑，濡养本腑，以维持胃的生理功能正常；另一方面输于五脏六腑，为机体的生理功能提供物质基础。而传输功能的正常维持亦需要胃气的充盛来维持。正如《素问·五藏别论》有云："胃者，水谷之海，六腑之大源也。五味入口，藏于胃以养五藏气，气口亦太阴也。是以五脏六腑之气味，皆出于胃，变见于气口。"《素问·玉机真藏论》亦有云："五脏者，皆禀气于胃；胃者，五脏之本也。"可见胃气的盛衰对五脏的影响，故有"有胃气则生，无胃气则死"之说。

3. **胃络病证特点** 络脉从经脉系统分出，逐层细分，络体细窄，络中气血运行缓慢，故当致病因素侵入络脉、伤及络脉，可启动病络机制，引起气血流通与津血渗灌失常，有易滞易淤、易积成形的特点。胃为多气多血之腑，胃腑中的气血津液均需依靠胃络来渗灌流通。外感六淫、饮食不节、情志失调等因素均可以损伤胃络。胃络受损，则饮食水谷不能被顺利受纳腐熟，水谷不归正化，水反为湿，谷反为滞，内生邪气丛生，出现气滞、痰湿、湿热、瘀血、毒滞等病理产物。"正气存内，邪不可干；邪之所凑，其气必虚。"胃中络脉空虚，正不胜邪，各种病理产物侵入胃络，进一步影响胃络中气血的运行和输布，导致胃络不畅或渗灌失常，瘀滞胃络。正如李东垣所云：

"内伤脾胃，百病由生。"外感寒邪或湿热，或饮食无度、过食生冷或肥甘厚腻，胃腑被伤，无力腐熟水谷，使食积胃脘，阻滞胃络气机，出现胃脘痛、厌食、嗳腐吞酸、恶心、呕吐等；痰湿困于中焦，使气机不利，可出现身重如裹、倦怠乏力；情绪过激，肝气不舒，横逆犯胃，胃络失和，出现胃脘胀痛连及胁肋、胸闷嗳气、善太息等；气郁化火，或久病伤阴、灼伤胃络，或气虚不能统摄血液、血不循经、溢出脉外，出现吐血、便血等；饮食或久病失养，纳运失司，气血生化乏源，阳气不足，则可出现纳差、乏力、精神不振、肢冷畏寒等。

4. 胃络与其他脏腑　胃与脾同居中焦，通过经络系统的联系形成表里关系，在作用上相互影响。胃主受纳，脾主运化，二者主司对饮食水谷的消化吸收，为机体提供源源不断的气血津液等物质基础，故又被称为"后天之本"。如《素问·厥论》中说："脾主为胃行其津液者也。"《素问·经脉别论》亦云："饮入于胃，游溢精气，上输于脾，脾气散精，上归于肺，通调水道。"脾主升清，胃主通降，二者又是气机升降的枢纽。只有脾胃运化功能正常，水谷精微方可化源充足，保证机体脏腑官窍得以滋养，生理功能正常进行，也不容易为邪气侵袭而致病。正如《金匮要略》所云："四季脾旺不受邪。"

在气机升降方面，胃络与肝亦关系密切。肝属木、喜条达、主升发，胃主通降。胃络通畅，胃腑得以濡润，与肝木的条达之间保持平衡与协调，全身的气血方得以正常运行。叶天士认为："肝为起病之源，胃为传病之所。"肝的疏泄功能是调畅脏腑气机的重要保证，脾升胃降的功能亦依赖于此。肝气条达，则经络之气运行通畅无阻，络气畅达，则津血运行流利。若情志不舒，肝气郁结，则可引起胃络气机紊乱、血运不畅。同时若络脉受损，肝胃络虚，不荣则痛，则可出现胁痛等。如《临证指南医案》中所载"肝胃络虚，心嘈如饥，左胁痛，便燥少血"，说明胃络空虚、胃热嘈杂、肝气疏泄不利，可出现胁痛等。

胃腑中的气血营卫在胃络中相互流转贯通，而"肾乃精血之海"，精血的生成运行与肾密切相关。肾精的活力资助，是气血化生的先天基础；肾阳的温煦推动，是气血运行的动力之源。《脾胃论·脾胃虚实传变论》中提到："元气之充足，皆脾胃之气所无伤，而后能滋养元气；若胃气之本弱，饮食自倍，则脾胃之气既伤，而元气亦不能充，此诸病之所由生也。"肾精不足则化气生血无源，使胃络空虚，胃络失于濡养；肾阳失于温煦推动，则胃络气血渗灌无力，血行不畅，停留成瘀。正如《医林改错》所载："元气既虚，必不能达于血管，血管无气，必停留而瘀。"《临证指南医案·虚劳》中亦有："今年长夏久热，损伤真阴，身中泄越已甚，吸短精浊、消渴、眩晕，见证却是肝肾脉由阴损及阳明胃络，纳谷减、肢无力，阴伤及阳，最难充复。"

三、大肠络

1. 大肠与大肠络　大肠居于腹中，包括结肠和直肠，上有阑门接于小肠，下有肛门通于体外。大肠与肺相表里，主司传导糟粕。因其还可吸收食物残渣中的多余水液，故又称"大肠主津"。

大肠络从手阳明大肠经支横别出，形成细密的网状系统，分布于大肠周围，沟通大肠与其他脏腑，运行气血津液，濡养脏腑组织，对小肠泌别清浊后的残渣进一步吸收水分后形成粪便，将其传导排出体外。大肠络的循行路线在《灵枢·经脉》中有载："大肠手阳明之脉，起于大指次指之端，循指上廉，出合谷两骨之间，上入两筋之中，循臂上廉，入肘外廉，上臑外前廉，上肩，出髃骨之前廉，上出于柱骨之会上、下入缺盆，络肺，下膈，属大肠；其支者，从缺盆上颈贯颊，入下齿中，还出挟口，交人中，左之右，右之左，上挟鼻孔。"现代医学中，大肠中的血管、毛细血管、淋巴管、末梢神经等组织的功能与结构，与大肠之络脉具有高度的内涵一致性，均可认为是大肠络的组成，参与完成人体气血津液的交换。

2.气络、血络与大肠　大肠传导糟粕和主津液的生理功能主要依靠大肠之气络的调节具体实现。《素问·灵兰秘典论》中说："大肠者，传导之官，变化出焉。"其中"传导"是指饮食物经过小肠的泌别清浊后进入到大肠中，在大肠络的传导作用下排出体外。"变化"则是指在这个过程中，大肠将多余的水分进行再次吸收，将食物残渣变成粪便。同时，大肠还具有分泌功能，可以润滑粪便，保护黏膜，使排便过程顺利进行。现代医学研究显示，大肠具有进一步吸收食物残渣中的水分、电解质和其他物质（如氨、胆汁酸等）的作用，负责形成、贮存和排泄粪便。每人每天对液体的总体分泌吸收量为 8 ~ 10 L，其中有 1 ~ 2 L 进入结肠，但最终从粪便中排出体外的水量只有150 mL，说明大部分的水液是在大肠被重吸收。

大肠之气络主要实现了大肠本腑的生理功能，大肠之血络则具有对所循行部位进行濡养和物质交换的功能。大肠血络充盈，运行通畅流利，则灌溉、濡养肠腑充分，保证了大肠传导变化功能的正常运转。肠络结构的弥散性与肠道黏膜血管的立体交叉结构极其相似，同时肠道黏膜血管是完成营养供应、物质代谢与能量转换的基本形态功能单位，故肠络与肠道黏膜血管在功能上亦相似。

3.大肠络的病证特点　病入络脉，启动病络机制，显示出络脉具有易滞易瘀、易入难出、易积成形的病机特点。《素问·五脏别论》曰："六腑以通为用，以降为顺。"大肠主司传导，属阳明多气多血之经，易受外邪侵袭。大肠络易受气滞、痰凝、血瘀等因素影响，阻滞气血流通，不通则痛，或络脉受损，气血虚损，不荣而痛，表现为腹痛；肠络受邪，气机不畅，津液输布失常，湿邪蕴结肠络，大肠传导失司，则便秘或泄泻频作、里急后重；痰浊瘀毒阻塞脉道，日久化热，灼伤血络，血不循经，出现黏液脓血便。现代研究表明，部分早期机械性肠梗阻和动力性肠梗阻与大肠络气亏虚可能有一定关系。

4.大肠络与其他脏腑　大肠络通过经脉循行与五脏多有联系，如《灵枢·经脉》曰："肺手太阴之脉，起于中焦，下络大肠，还循胃口，上膈属肺""大肠手阳明之脉，起于大指次指之端……上出于柱骨之会上，下入缺盆络肺，下膈属大肠""足太阴脾经起于足大趾内侧隐白穴……经膝股内侧前缘至冲门穴，进入腹部，属脾络胃"。《医门法律》说："有胃之大络，系胃下直贯膈肓，于上复有脾之大络，系脾外横贯胁腹。"另外，足少阴肾经、足厥阴肝经、手太阳小肠经亦走腹，与结肠络脉相关。任脉的别络从鸠尾分出以后散布于腹部。故五脏病皆可影响肠络，肠络亦可反映五脏状态。

大肠主司传导糟粕，而其传导之力来源于肺气的宣发肃降功能。如唐宗海在《医经精义·脏腑之言》中所说："大肠之所以能传导者，以其为肺之腑。肺气下达，故能传导。"大肠主津，与肺主水、通调水道的功能密切相关。若通调失司则致肺气受病，肠液枯燥；大肠受病则致肺失肃降。如唐容川在《血证论》中所说："肺移热于大肠则便结，肺津不润则便结，肺气不降则便结。"

《医宗必读》中云："肾为胃关，开窍于二阴，未有久痢而肾不损者。"脾肾阳虚，损及络脉，水谷精微不能布散于肠腑，津液和气血运行不畅而成瘀滞，同时肠络失于温煦，升清降浊失常，则出现泄泻、下利清谷。

四、小肠络

1.小肠与小肠络　小肠上口通过幽门与胃相连，下口通过阑门接于大肠，整体迂曲堆叠于腹腔之内。如《灵枢·肠胃第三十一》中的描述："小肠后附脊，左环回周叠积，其注于回肠者，外附于脐上，回运环十六曲，大二寸半，径八分分之少半，长三丈二尺。"小肠与心通过经络循行构成表里关系，主司受盛化物、泌别清浊。

小肠络从经络系统中支横别出，形成立体的网状系统，发挥"行血气而营阴阳"的功能。气血精津在络中运行，温煦、渗灌和濡养相应脏腑组织，调控脏腑功能。《灵枢·经脉》中曰："小肠手太阳之脉，起于小指之端，循手外侧上腕，出踝中，直上循臂骨下廉，出肘内侧两筋之间，上循臑外后廉。出肩解，绕肩胛，交肩上，入缺盆，络心，循咽，下膈，抵胃，属小肠；其支者，以缺盆循颈上颊，至目锐眦，却入耳中；其支者，别颊，上䪼，抵鼻，至目内眦，斜络于颧。"小肠络作为小肠经的分支，是实现小肠受盛化物和泌别清浊的生理功能的具体途径，并可影响经络循行部位。

2. 气络、血络与小肠　小肠络归属小肠，在作用上亦相似。《素问·灵兰秘典论》曰："小肠者，受盛之官，化物出焉。"小肠承受经胃初步腐熟而形成的食糜，并将其存于小肠内一定时间，以进一步消化吸收。这个过程被称为受盛化物。小肠之气络充盛，则食糜受盛有度，化物过程充分、顺利。《灵枢·本藏》云："六腑者，以化水谷而行津液。"张介宾亦说："小肠居胃之下，受盛胃中水谷而分清浊，水液由此渗入前，糟粕由此而归于后，脾气化而上升，小肠化而下降，故曰化物出焉。"小肠将饮食水谷经过"化物"分成精微和糟粕两部分。精微和大部分水分通过小肠的吸收、脾的运化转输于心肺、散布于周身，完成对自身和其他脏腑组织的渗灌、濡养，以维持正常的生理功能。糟粕中的食物残渣下降至大肠，形成粪便后排出体外，多余的水分经肾气化生成尿液，排出体外。

血络充盛、血流通利，则脏腑组织渗灌濡养、物质交换充分。小肠之血络将富含精微物质的血液散布于小肠周围，营养本腑，保证小肠的功能健旺，维持受盛化物、泌别清浊的顺利进行，同时小肠血络循行部分亦得以充分滋养，完成各自的生理功能。

3. 小肠络病证特点　络脉逐层细分，络道细窄，气血易虚易滞，故病及络脉常可出现气郁血阻或痰结等络瘀表现。小肠络的功能异常影响小肠气化功能，出现气机升降失司、化物失常、清浊不分、津液输布障碍诸证。小肠为六腑之一，以通为用，以降为顺。饮食不节、情志抑郁或外邪入里，小肠气络受损，气机紊乱。小肠失于通降，无法受盛化物、分清泌浊，可出现腹胀、腹痛、肠鸣、泄泻、便秘等；若小肠之气降之太过，水谷在肠内停留时间过短，得不到充分吸收，可出现泄泻、大便完谷不化等。水谷精微等营养物质的化生吸收不足，可致气血两虚，出现面色萎黄、头晕目眩、消瘦乏力，同时进一步加剧小肠功能减退。李东垣在《脾胃论》中说："小肠主液……若饮食不节，胃气不及……小肠无所禀受，故津液涸竭焉。"一方面，小肠泌别清浊功能障碍，可出现津液的生成不足，轻者可出现大便干结，重者出现口干咽燥、目干鼻干、舌上少津、皮肤干燥、毛发焦枯等症；另一方面，小肠对津液的调节功能减弱，可导致水液停留。饮留小肠，可见水走肠间、沥沥有声、腹满、便秘等症；湿阻小肠，可见腹痛、腹胀、肠鸣、泄泻等。小肠积热或湿热灼伤血络，或寒凝气滞血瘀，均可使血不归经，出现便血。

4. 小肠络与其他脏腑　小肠通过经脉循行络属关系与心互为表里，二者在生理功能和疾病传变上亦通过小肠之络脉有所联系。《医经精义便谈·上卷》中指出："小肠中所盛者，只是食物，乃阳质也，饮主化气，食主化血，食物在小肠皆化为液以出于连纲，遂上奉心而生血，所以小肠为心之腑，乃心所取材处。"小肠通过受盛化物、泌别清浊的功能，将水谷精微吸收输布，上奉于心，为化赤为血提供原料；心火下移于小肠，为小肠功能得以正常进行提供动力。若心火太过，热结于小肠，则可出现便血。如《诸病源候论·血病诸候》中所说："心主于血，与小肠合，若心家有热，热于小肠，故小便血也。"若小肠有热，亦可影响心主神明的功能；小肠主液的功能失调，则可出现停饮上犯于心。如《王氏医存·卷八》中所说："脏中，小肠热皆上行，故不能眠也。"《诸病源候论·卷之十六》所说："心痛而多唾者，停饮乘心之络故也，停饮者，水液之所为也……小肠，心之腑也，其水气下行于小肠，为溲便，则心络无有停饮也……若冷热相乘，致脏腑不调，津液水饮停积，上迫于心，令心气不宣畅，故痛而多唾也。"

五、膀胱络

1.膀胱与膀胱络　膀胱位于小腹之中，向上通于肾，向下连尿道，开口于前阴，与外界相通。《素问·灵兰秘典论》中说："膀胱者，州都之官，津液藏焉，气化则能出矣。"膀胱具有贮存水液、排泄尿液的功能，又被称为"津液之府""州都之官"。膀胱通过足太阳膀胱经与足少阴肾经相互络属，与肾构成表里脏腑关系。

《灵枢·经脉》谓其经为"膀胱足太阳之脉，起于目内眦，上额交巅……其直者，从巅入络脑，还出别下项，循肩髆内，挟脊抵腰中，入循膂，络肾属膀胱……其支者……循京骨至小趾外侧。"太阳，又称巨阳，言该经阳气巨大。《素问·热论》中说："巨阳者，诸阳之属也……故为诸阳主气也。"王冰亦有注曰："巨，太也。太阳之气，经络气血荣卫于身，故诸阳气皆所宗属。"意为全身阳气皆宗属于此经。膀胱络从膀胱之经脉支横别处，逐级细分，形成细密的立体网状系统，分布于膀胱周围，调控膀胱贮存水液、排泄尿液的功能，同时络中气血对膀胱进行渗灌濡养，以维持正常的生理功能。

2.气络、血络与膀胱　《灵枢·营卫生会》中说："水谷俱下，而成下焦，济泌别汁，循下焦而渗入膀胱。"津液经过肺、脾、肾等脏腑的作用，将代谢后的浊液下输于膀胱。在肾的气化和固摄作用之下，膀胱气络充盛、固摄有力，膀胱方可正常贮存尿液，不致遗漏；气络功能协调、气化有序，使膀胱开阖有度，当尿液贮存到一定程度时得以正常排出体外，不致癃闭。

营行脉中，卫行脉外。膀胱之血络细密如网，遍布膀胱周围，发挥濡养脏腑之功。巢元方在《诸病源候论·卷十五·膀胱病候》中有云："膀胱象水，主于冬。足太阳其经也，肾之腑也。五谷五味之津液悉归于膀胱，气化分入血脉，以成骨髓也；而津液之余者，入胞则为小便。"从中可以看出，膀胱所藏津液来源于饮食物，在膀胱气化作用之下，津液中的清者入血脉，发挥营养全身的作用；浊者则化为尿液，贮存于膀胱，在膀胱开阖正常的情况下，适时排出体外。故郭文娟等认为膀胱之津液入于血脉。这与《黄帝内经》中所说"升降出入，无器不有"的思想不谋而合。

3.膀胱络病证特点　脏腑功能失调，病理产物损伤膀胱络脉，可致膀胱气化失司，固摄无权。若气化不及，可出现小便不畅甚至癃闭；若固摄失常，可出现小便频数、遗尿甚至失禁。肺、脾、肾的失调，亦可引起膀胱气化失司、津液输布障碍，出现水肿、吐泻、头晕等《伤寒论》五苓散诸证。另外，膀胱通过尿道与外界相通，故外邪可直接从外侵入，引起诸证，如湿热蕴结膀胱，则可致气化不利，出现尿频、尿急、尿痛；若热伤血络，则出现血尿等。

4.膀胱络与其他脏腑　膀胱与肾通过经脉络属互为表里，五行同属水，在贮存水液和排泄尿液方面关系密切。如《太平圣惠方·卷七十二》中所说："膀胱与肾为表里，俱主于水，行于胕者，为小便。"膀胱的气化功能取决于肾气的盛衰。肾主水，司开阖。肾气充足，则固摄有权，尿液得以正常生成，下注于膀胱，膀胱开阖有度，合时未有遗漏，开时通畅流利。病理上，二者亦可互相影响。若肾气虚衰、肾阳不足、气化无权，则膀胱气化无力，出现小便不利、癃闭或小便频多、失禁等。

六、三焦络

1.三焦与三焦络　三焦名首见于《黄帝内经》，包括上焦、中焦、下焦，属六腑之一。三焦在中医学界比较特殊，关于其形态、位置争议较多，目前仍未取得共识。《难经·二十五难》中说："心主与三焦为表里，俱有名而无形。"而宋代陈无择认为："三焦者，有脂膜如掌大，正与膀胱相对。"《难经疏证》中说："凡骨肉脏腑空隙之会，总谓之焦。"《类经·脏象类》中说："三焦者，确有一腑，盖脏腑之外，躯壳之内，包罗诸脏，一腔之大腑也。"一般认为三焦是分布于胸腹腔的一个大腑，与五脏没有直接络属关系，故被称为"孤腑"。三焦通过经络循行与心包相互络属，构成表里关系，是元气、水液的运行通路。

《素问·五藏别论》中说："六腑者传化物而不藏，故实而不能满也。"三焦为六腑之一，理应有名有形，故三焦也应有对应的络脉系统。三焦络面积大，分布广。张锡纯在《医学衷中参西录·三焦考》中说："三焦发源于命门，而无所不通，心下膈膜及连络心肺之膜为上焦，包脾连胃之膜为中焦，包肾络肠之膜为下焦。"可见，三焦络作为体内网络三焦的络脉结构，将五脏六腑全都连络交织在了一起。同时，三焦是元气之别使，又为"决渎之官，水道出焉"。故三焦络的作用一方面可协助三焦通行元气、输布水液，另一方面还具有加强脏腑间沟通联系的作用。

2. 气络、血络与三焦　清代唐容川在《血证论·鼻衄》中提到"脏腑、油膜之脉络"，近代张锡纯在《医学衷中参西录·三焦考》中将三焦理解为内在的油膜。新近有人认为三焦络是体内膜上的细小脉络，包括各种毛细血管、淋巴和神经等。既为络脉，为经脉系统支横别处的分支，在"营行脉中，卫行脉外"的理论指导下，三焦络亦可根据其作用不同，分为气络与血络。

三焦通行元气，如《难经·三十八难》中所说三焦"有元气之别焉，主持诸气"，总司全身的气机和气化，是气升降出入的通路。人体之气通过三焦布散达于脏腑、充于周身。在气络的调控下，三焦通利，则元气运行通畅，五脏六腑方可协调，使阴阳平衡，气血平和。正如《中藏经》所言："三焦者，人之三元之气也，号曰中清之府，总领五脏六腑、营卫、经络、内外、左右、上下之气也。三焦通，则内外左右上下皆通也，其于周身灌体，和内调外，营左养右，导上宣下，莫大于此也。"三焦亦为水液升降出入的通路，主司疏通水道、运行水液。如《素问·灵兰秘典论》中说："三焦者，决渎之官，水道出焉。"三焦气络充盛，则水道通利，水液代谢、输布、排泄才能得以协调平衡。三焦络脉的联系，加强了五脏六腑气血津精的交换。《难经·三十一难》曰："上焦者，在心下，下膈，在胃上口""中焦者，在胃中脘，不上不下""下焦者，当膀胱上口"。五脏六腑之中唯三焦最大，所过之处几乎涵盖全身，包含了所有脏腑。《难经本旨》曰："所谓三焦者，于膈膜脂膏之内，五脏六腑之隙，水谷流行之关，其气融洽于其间，熏蒸膈膜，发达皮肤、分肉，运行四旁。"三焦之血络通过与所属各个脏腑之络脉进行充分的气血津液的交换，完成全身的新陈代谢。

3. 三焦络病证特点　络脉由经脉支横别出，络体细小，易虚易瘀。先天禀赋不足、饮食不节、情志失调、劳欲过度等均可伤及三焦之络脉，不能正常渗灌组织，则三焦气化障碍、气机郁滞，不能通行元气、输布水液，出现脏腑气机逆乱、水液代谢异常的表现。正如《素问·六微旨大论》中所说："出入废，则神机化灭，升降息，则气立孤危。故非出入，则无以生长壮老已；非升降，则无以生长化收藏。是以升降出入，无器不有。"周身之气可经由三焦运行至受邪之处，使水液停聚生痰，气机不畅，气血营卫失调，瘀血阻滞，百病由生。上焦络脉受损，则心包络气机不畅、络脉瘀阻，出现胸闷心痛等；肺失宣肃，则出现痰多咳喘。中焦络脉受损，脾虚不运，水谷不化，水湿停滞，出现纳差、腹胀、呕吐等。下焦络受损，则肾气化失司，出现小便不利、水肿等。

4. 三焦络与其他脏腑　三焦作为胸腹腔内的大腑，分为上、中、下三焦：胸腔属于上焦，包括心、肺及胃上口；上腹属于中焦，包括脾、胃及小肠；下腹属于下焦，包括肝、胆、肾、膀胱和大肠。三焦与脏腑之间的联系正是通过三焦络来实现，并在作用功能上相互影响。《灵枢·营卫生会》中说："上焦出于胃上口，并咽以上，贯膈而布胸中，走腋，循阴之分而行。"《灵枢·决气》中说："上焦开发，宣五谷味，熏肤充身泽毛，若雾露之溉，是谓气。"心肺宣发卫气，布散由脾胃运化而成的水谷精微，这个作用被描述为"上焦如雾"或"上焦主纳"。《难经·三十一难》中说："中焦者，在胃中脘，不上不下，主熟腐水谷。"《灵枢·营卫生会》指出："中焦亦并胃中……泌糟粕，蒸津液，化其精微，上注于肺脉及化而为血，以奉生身。"中焦脾胃受纳腐熟饮食水谷、化生气血、下排糟粕的作用被形象描述为"中焦如沤"或"中焦主化"。《灵枢·营卫生会》中说："下焦者，别回肠，注入膀胱，而渗入焉，故水谷者，常并居于胃中，成糟粕而俱下于大肠而成下焦。"在肝主疏泄、肾主水的共同作用下，小肠泌别清浊，将浊者从膀胱和大肠通过前后二阴排出体外，这种作用称为"下焦如渎"或"下焦主出"。

第七节　络脉与奇恒之腑

奇恒之腑，包括脑、髓、骨、脉、胆、女子胞。《素问·五脏别论》中说："余闻方士，或以脑髓为脏，或以肠胃为脏，或以为腑，敢问更相反，皆自谓是，不知其道，愿闻其说。岐伯对曰：脑、髓、骨、脉、胆、女子胞，此六者，地气之所生也，皆藏于阴而象于地，故藏而不泻，名曰奇恒之腑。"说明奇恒之腑在作用上似脏，可以贮藏精气，但结构上却似腑，为中空器官，但不与水谷直接接触。因其似脏非脏、似腑非腑的特点，故称之为奇恒之腑。奇恒之腑的络脉从经络系统分出，逐级细分，加强相关脏腑、组织之间的联系，运行经气、运行血液、运转神机、渗灌津血，完成所属奇恒之腑相应的生理功能。络脉根据所络属的奇恒之腑可分为脑络、髓络、骨络、胆络、女子胞之络。络脉按照运行气血的功能不同又可分为气络和血络。因脉与血络有重叠概念，故不在此讨论。胆络已在六腑络中论述过，在此亦不再重复。故本节仅讨论脑络、髓络、骨络、女子胞之络脉。

一、脑络

1.脑与脑络　脑位于颅内，是生命的枢机。《素问·五脏生成》中有"诸髓者，皆属于脑"之说，故脑为髓海，具有贮藏精髓的功能。同时，脑为元神之府，主宰人体生命活动，具有主司感觉运动的生理功能，与精神思维等活动密切相关。

脑居人体之巅，可以说在人体当中，脑是络脉最为丰富之所。《灵枢·邪气藏府病形》中说："十二经脉，三百六十五络，其血气皆上于面而走空窍。"《千金要方》中有："头者，身之元首，人神之所法，气口精明，三百六十五络皆上归于头。"《素问·八正神明论》中亦有："血气者，人之神。"说明蕴五脏精华之血，含六腑清阳之气，皆由经络上注于头，汇集于脑。脑络作为经络系统支横别出的分支，纵横交错，传输气血，运转神机。气血通过脑络的渗灌作用使脑髓得以充实，脑神得以营养，神机得以维系。脑络渗灌精血以充实脑髓，是神机运动的物质基础；脑络敷布阳气以温煦脑神，为神机运动的原动力。故脑络功能正常，则脑髓得充、脑神得养、神机正常。根据运行气血的作用不同，脑络亦可分为气络与血络。

2.气络、血络与脑　气属阳，主动，具有推动、温煦、统摄、防卫等作用。脑气络敷布阳气以温煦脑神，是脑实现基本生理功能的源动力。《灵枢·经脉》中有云："人始生，先成精，精成而脑髓生。"肾精化生精髓，沿督脉上达于脑室，藏于脑。故《灵枢·海论》中有"脑为髓海"，《素问·五脏生成》中有"诸髓者，诸属于脑"之说。脑为人体之大主，明代李时珍提出"脑为元神之府"，说明脑神主感觉运动，与精神思维活动密切相关。作为人体最高主宰，脑髓与全身脏腑、经络联系密切。《灵枢·邪气脏腑病形》中说："十二经脉，三百六十五络。其血气皆上于面而走空窍，其精阳气上走于目而为睛，其别气走于耳而为听，其宗气上出于鼻而为臭，其浊气出于胃，走唇舌而为味。"《灵枢·大惑论》中有："五脏六腑之精气，皆上注于目而为之精。精之窠为眼，骨之精为瞳子，筋之精为黑眼，血之精为络，其巢气之精为白眼，肌肉之精为约束，裹撷筋骨血气之精而与脉并为系，上属于脑，后出于项中。"清代王清任在《医林改错》中提到："两耳通于脑，所听之声归于脑；两目系如线长于脑，所见之物归于脑；鼻通于脑，所闻香臭归于脑。"清代医家邵同珍《医易一理》中说："脑气筋入五官脏腑，以司视听言动""人身能知觉运动，及能记忆古今，应对万物者，无非脑之权也"。清代冯兆张在《冯氏锦囊秘录》中说："脑为元神之府，主持五神，以调节脏腑阴阳，四肢百骸之用。"王惠源在《医学原始》中指出："脑颅居百体之首，为五官四司所赖，以摄百肢，为运动知觉之德。"脑气络通过其络属调节作用将脑与全身经脉、络脉系统连接在一起，从而发挥脑髓神经的调控作用。

王永炎院士认为脑内承载气流动、运行的所有通道构成的网络系统即为脑气络，在这个通道中，脑气、神机得以传导，形成脑功能赖以实现的结构基础，与大脑神经网络类似，神经递质、神经电信号等可认为是其所传导之气。在功能上，脑气络与大脑神经网络均为实现脑功能的直接结构基础；在性质上，二者在脑内均为由数量极其巨大的细微管道构成的庞大网络系统，均传导神经信息与精微物质，从而实现脑功能。此外，脑气络与血络并行，促进血流循环，而神经网络亦总与微血管相邻，神经网络的激活亦可调节血流，促使激活部位微循环灌注增加、血氧浓度升高。新近亦有认为气络与神经–内分泌–免疫网络（NEI网络）高度相似，主要包括自主神经、肽能神经及内分泌免疫网络等的功能。

对于脑血络，目前学者大致认为其与脑内的微循环系统较为接近。"营行脉中"，营血在血络中运行，逐层细分，使脑体得以濡润、营养。《灵枢·营卫生会》中说："血者，神气也。"《素问·八正神明论》中亦有："血气者，人之神"之说，脑血络渗灌气血以充实脑髓，成为神机运动的物质基础。只有在正常生理情况下，血络络体畅通，则血液流动顺畅、输布渗灌充分，方能保证脑体功能正常；而病理状态下，各种致病因素引起血络功能障碍、输布失常，则脑体失养，发为脑病。

脑气络与脑血络共同组成了脑络，在络脉的网络系统中，信息与物质的运行具有双向流动的特性，络脉中的气血既能向外布散于脏腑组织，将气血灌注到相应的脏腑组织，实现营养作用；又可将脏腑组织产生的代谢废物吸收入血，向内注入络脉与经脉，通过络脉的"反注作用"来进行排泄。故络脉流通具有物质交换和新陈代谢的功能，是机体运毒、排毒的功能结构载体。新近有认为"胶质淋巴系统"与"络"的功能近似：在结构上，胶质淋巴系统与脑络同样具有网状管道结构，胶质淋巴系统的微血管–血管周围间隙–星形胶质细胞的结构类似"气络"和"血络"相伴而行的特点；在功能上，胶质淋巴系统不仅可以把脑脊液中的营养物质（如葡萄糖、脂质和电解质）和神经活性物质（脉络丛上皮细胞和脑室周围的神经核团产生的生长因子、神经递质和调质）及注射到脑脊液中的药物（如抗肿瘤药）运送到脑实质中去，还可以清除脑内代谢产物、可溶性蛋白和异物，这种作用与络脉内信息与物质的双向流动特性相类似。

3. 脑络病证特征　络脉从经络系统支横别出，逐层细分，形成纵横交错的网络系统，贯通脏腑四肢百骸。气络与血络通过调节、渗灌等作用营养周身脏腑、维持正常生理功能。故络脉充实盈满、出入自如，才能维持人体生命活动正常。脑络脉丰富，逐层细分，络体窄小，故易受各种内外因素影响，使络脉气机不畅，出现瘀滞及虚损。王冰注《素问·刺禁论》中说"脑为髓之海"，清代冯兆张在《锦囊秘录》亦有"脑为元神之府，主持五神，以调节脏腑阴阳"之说，说明脑是维持五脏六腑功能活动的最高级中枢，主导生命运动。若脑络空虚或络道瘀滞，则髓海失养、神机失用，出现神志的异常，如头晕、头痛、耳鸣、健忘、反应迟钝等；肢体失于统摄，则运动感觉失用，出现半身不遂、口舌或口眼歪斜、语言不利等；众神失于统率，脏腑功能失调，产生诸证。如《灵枢·口问》中说："上气不足，脑为之不满，耳为之苦鸣，头为之倾，目为之眩。"《灵枢·海论》中说:"髓海不足,则脑转耳鸣,胫酸眩冒,目无所见,懈怠安卧。"《灵枢·决气》云:"脑髓消,胫酸,耳数鸣。"

4. 脑络与其他脏腑关系 通过络脉系统,全身脏腑组织成为一个有机整体。脑居颅内,处人体之巅,是络脉最丰富之处,周身经络气血均汇聚于此。如《灵枢·邪气藏府病形》中说:"十二经脉,三百六十五络,其血气皆上于面而走空窍。"《千金要方》中说:"头者,身之元首,人神之所法,气口精明,三百六十五络皆上归于头。"《灵枢·逆顺肥瘦》亦说:"手之三阳,从手走头……足之三阳,从头走足。"故《医宗金鉴》有云:"脑为元神之府,以统全身。"五脏的生理功能均需在脑主神明的功能作用下进行。脑与心、肾的关系密切。手少阴之络分布于舌,上行至目系,入络于脑;少阴之别阴跷、阳跷亦通过目系络脉连于脑。脑为元神之府,诸阳之会,统率人体精神、意识、思维及脏腑功能活动。心为君主之官,为"生之本,神之变"。心通过目系之络脉与脑相联系,二者共同调控人体神志及肢体功能活动。肾藏精、精生髓、髓充脑。《黄帝内经》曰:"脑为髓之海。"故只有肾中精气充足,方能髓海充盈。脾胃为后天之本,气血生化之源,为脑提供物质基础。脾胃气机升降与脑功能密切相关,若脾胃气机失调,亦可导致清窍不利、脑失所养,继生脑病。研究显示,大脑与胃肠道存在庞大关系网络,形成一种复杂的双向反馈机制,这种紧密联系的关系轴被称为肠-脑轴。脑卒中后的应激状态可导致胃肠道功能紊乱,而肠道菌群能够通过肠-脑轴对脑卒中产生一定的影响,印证了胃肠道与脑的密切关系。

二、髓络

1. 髓与髓络 髓是位于骨腔之内的膏状物质,属奇恒之腑之一,按其部位不同,可分为位于颅腔之内的脑髓、位于脊椎之内的脊髓、位于骨骼之中的骨髓。髓由精化生,具有养骨充脑、主灵性技巧、化生血液的作用。

络脉是广泛分布于人体脏腑组织间的网络系统,具有输送渗灌气血津液、贯通营卫、沟通表里经脉等作用。髓络作为络脉系统的一部分,一方面负责髓的气血渗灌营养;另一方面也是髓生理功能得以实现的具体途径,根据其中运行气血的不同,分为气络与血络。

2. 气络、血络与髓 气属阳,主动,故气络的作用多与调节脏腑功能相关,为正常生理活动提供动力;血属阴,主静,故血络的作用多与渗灌营血、濡养脏腑有关,为正常生理活动提供物质基础。脑,又称为髓海,《素问·五脏生成》论"诸髓者皆居于脑",孙思邈《备急千金要方》云"脑者,头之髓也",清代喻嘉言在《寓意草》中谓"头为一身之元首……其所主之脏,则以头之外壳包藏脑髓"。《人镜经》中说:"其脊中生髓,上至于脑,下至尾骶。"明代李梴在《医学入门》中说:"脑者髓之海,诸髓皆属于脑,故上至脑,下至骨髓,皆精髓升降之道路也。"王清任在《医林改错》中亦指出:"灵机记性在脑者,因饮食生气血、长肌肉,精汁之清者,化而为髓,由脊骨上行入脑,名曰脑髓。"故髓络的气机通畅、络中流利,方可保证髓得以源源不断汇聚于脑,形成髓海,为脑功能的实现提供物质基础。《人镜经》又云:"其脊中生髓,上至于脑,下至尾骶,其两旁附肋骨,每节两向皆有细络一道,内连腹中,与心肺系,五脏通",指出脊髓通过细络与脏腑相连。现代医学研究发现,来自肢体各处的感觉冲动需通过脊髓的上行纤维束,传达到脑进行高级综合分析,而脑的活动指令则通过脊髓的下行纤维束传达到相应器官组织。故脑得髓养,脑髓充盈,髓络通畅,则脑主元神之功方能旺盛,得以主宰人体生命活动,人体的感觉、运动、精神思维等活动才可正常。正如《灵枢·海论》中所说"脑为髓之海……髓海有余,则轻劲多力,自过其度",说明脑髓充足,元神清明,人则体力强盛、精神充足、活动自如。髓化生于先天之精,有赖于后天之精的充养,藏于骨中。髓中气血通过髓络充养骨骼,才能保证骨骼的正常生长发育和坚强有力。精生髓,髓化血，故精髓与血液的生成密切相关。髓络通过渗灌血气、互渗津血以保证髓腑化精转气及化气生血的功能正常。在现代医学中，造血主要发生在骨髓中，造血干细胞生存在骨髓微环境中。骨髓造血微环境是造血干细胞赖以生存及进行自我更新的内环境，它包括微血管系统、基质干细胞、细胞外基质和多种细胞因子，这种结构特征说明骨髓造血微环境与髓络关系密切。

3. 髓络病证特征　络脉的正常生理状态应是"充盈满溢，出入自由"，络脉细密如网、结构复杂、无处不在，络脉络体细小，络内运行气血缓慢，故一旦受到致病因素影响则易滞、易瘀、易虚。肾精不足，脑髓失充，髓海空虚，神明、骨骼失养，可见眩晕、耳鸣、言语不利、记忆力减退、痴呆、懈怠喜卧、骨软无力、步履艰难、齿枯发焦等症；络脉受损，气络空虚，无以推动血行，络脉瘀滞，骨髓失养，髓不生血，可见乏力、面色苍白、精神萎靡、倦怠嗜睡等症；内外热毒，易耗气伤阴，伤络动血，可见发热、出血等症。

4. 髓络与其他脏腑关系　"髓"属奇恒之腑，藏于骨腔内，生于先天之精气，又受后天之精气的滋养，故肾、脾胃与生髓化血密切相关。髓络之气血亦来源于此。《素问·上古天真论》中说："肾者主水，受五脏六腑之精而藏之。"肾为先天之本，可藏精生髓，故肾精充盛，则骨髓得生，气血得化。否则气血生化乏源，血流缓慢，络脉不荣，形成络脉瘀阻。脾胃为后天之本，气血生化之源，所运化的水谷精微是气血化生的基础，可充养肾精，同时脾主统血，使血液行有常道，否则生化乏源、统摄无权则血溢脉外，引起出血。肝藏血，肾藏精，脑髓由肝肾精血所生，若肝肾不足，则脑髓空虚，脑神失养。

督脉与脊髓在循行及解剖部位上具有一致性。《难经·二十八难》中说"督脉者，起于下极之俞，并于脊里，上至风府，入属于脑，上巅循额，至鼻柱，阳脉之海也"，明代李梴在《医学入门》中提出"上至脑，下至尾骶，皆精髓升降之道路也"，清代沈金鳌在《杂病源流犀烛》中也提到"督脉为精气升降之道路"。可以看出督脉循行部位与脊髓的部位一致。脊柱乃督脉所过。督脉行脊里入于脑髓，络肾，又别走太阳，是脊神经分布区域；肾脉贯穿脊柱，属肾，主骨生髓。因此髓与督脉和肾经关系密切。气行则血行，经气所达，脉络所养。若督脉经气不利可影响脑髓的功能，肾经气血不足或逆乱可引起骨厥或足痿。

三、骨络

1. 骨与骨络　骨，即骨骼。骨骼通过筋膜肌肉相连接，形成脊柱支撑人体主干；形成颅骨、胸廓等保护内脏；组成四肢，由筋约束和包裹，形成关节，与肌肉协调，进行运动。骨内藏髓，被称为"髓之府"。

《黄帝内经》曰："经脉者，所以行血气而营阴阳，濡筋骨而利关节者也。"络脉从经脉分出，具有贯通营卫、灌渗气血、濡养组织的功能，是沟通脏腑肢节官窍的桥梁。骨络，即为充养骨骼的脉络，网络交错分布于骨骼组织周围，为气血充盛之处。气血通过经脉的转输，最终由骨络的渗灌作用实现对骨骼的温煦、充灌、营养。因而，骨络的结构功能正常是维系骨骼系统正常功能状态的基本条件。根据其运行气血的不同可分为气络和血络。

2. 气络、血络与骨　"营行脉中，卫行脉外。"络脉之气络与血络相伴而行，共同实现对骨的濡养，调控完成骨的生理功能。有研究认为骨络由腠理、肌肤之间的络脉延伸形成，经骨中孔道输布于骨间，故骨络具有以下特点：①位置深在。骨络分布于骨内、骨间，穿行于骨髓、骨质、骨膜，位置深在而隐蔽。因其深在皮肉筋膜保护之内，不易受外邪侵犯，但一旦受损，亦难恢复。②缺乏交通。骨络分布相对固定，相互之间的络属不像肌间的经络那么丰富，骨络受损后骨骼易变性、坏死，修复过程缓慢，甚至难以恢复。③气血涩少。骨络位置深在，穿行于骨孔，行程迂曲，所穿行的组织坚硬，故容易碍气阻血。④布输不均。一般靠近胸腹、筋肉丰厚、邻近主要经脉的骨骼处，其骨络丰富，络脉的交通多，气血旺盛；反之，远离胸腹部、筋肉菲薄、远离主要经脉的骨骼处，其骨络欠丰，络脉的交通少，气血匮乏；在同一骨骼中，骨干之处的骨络较杵臼之处更丰富。若气血充盛，则筋骨得养，发育正常，伤后易复；若气血虚弱，则筋骨失养，发育迟缓，伤后难复。骨络丰，络脉畅，则气血盈；骨络少，络脉阻，则气血虚。

最近有人认为络脉分气血，气络与神经-内分泌-免疫网络相关，血络则与中小血管、微血管，特别是微循环系统高度相关。研究显示，骨代谢一方面受到维生素D的活性代谢产物、甲状旁腺激素、降钙素及雌激素的调节；另一方面骨组织、软骨组织及淋巴细胞等组织、细胞所表达的多种细胞因子（如骨形态发生蛋白、护骨因子及分化因子、转化生长因子-β、骨桥蛋白、成纤维细胞生长因子、血小板衍生生长因子等）亦可对骨代谢起重要的调节作用。这些相关的激素、细胞因子即构成了骨之气络的自稳调节网络系统。下丘脑通过神经、免疫系统、神经内分泌系统调控骨代谢。交感神经系统对骨代谢也起着调控作用，肾上腺素能受体通过与其配体结合，激活多条信号通路，发挥其对骨髓间充质干细胞、成骨细胞和破骨细胞的调控，进而调节骨代谢。骨之血络滋养骨膜的动脉系统，保证干骺端及骨骺的血液供应，血液通过骨内的血管床维持骨的活性，故骨组织的微循环和血液流变学功能失衡，可导致骨细胞发生代谢紊乱，影响正常功能。

3.骨络病证特征　气血的温煦、渗灌、营养是骨骼保持正常形态和功能的关键，具体作用通过骨络实现。骨络位置深，缺乏交通，气血涩少，分布不均，加之络体细小，气血环流缓慢，一旦邪客络脉则易滞易瘀。骨络气血不足，骨络空虚，不足以渗灌濡养骨骼，致骨骼失养，可表现为小儿骨骼发育迟缓、骨软无力或畸形，成人全身或腰背酸痛、足跟痛、腰膝酸软、双下肢乏力、筋脉挛急及不耐久立、久行等。因虚致瘀或内外之邪客于骨络致骨络瘀滞，营养精微不能达于骨骼，可表现为骨中刺痛、昼轻夜重等。

4.骨络与其他脏腑关系　骨的生理病理与肾、脾、肝密切相关，骨络是完成这些作用的最终场所。《医经精义》中说："肾藏精，精生髓，髓生骨，故骨者肾之所合也；髓者，精之所生也，精足则髓足，髓在骨内，髓足则骨强。"肾为先天之本，肾中精气充足，则骨髓得生，骨骼得养而强壮有力；若肾中精气不足，化髓乏源，则骨骼失养。脾为后天之本，主运化水谷，为气血生化之源，并主四肢与肌肉。脾胃功能健旺，气血化生充足，则先天之精得养，使髓满络充，骨骼健壮；若脾胃虚弱，水谷精微化生不足，先天之精失于充养，髓不得生，则筋骨失养。肝藏血，主筋，肾藏精，主骨。精血同源，精血充足则骨络筋髓得养，精血不足则髓枯筋痿、骨络不荣、骨松不固。又肝主疏泄、调畅气机，可维持络中气血正常运行；若肝失疏泄，则气血运行失常，出现络中瘀滞。

四、女子胞之络脉

1.女子胞与胞络　女子胞，又称胞宫、子处、子宫，位于小腹、膀胱之后，呈梨形，是女性的生殖器官。《景岳全书·妇人规》中引朱丹溪所言："阴阳交媾，胎孕乃凝，所藏之处，名曰子宫；一系在下，上有两歧，中分为二，形如合钵，一达于左，一达于右。"从中可以看出，女子胞是指子宫体、宫颈管、双侧输卵管等组成的结构和功能整体。因其结构中空似腑，功能藏精似脏，故属于奇恒之腑，具有主持月经、孕育胎儿的生理功能。

胞络是分布于女子胞上的络脉。《素问·奇病论》中说："胞络者，系于肾。"女性所具有的经、孕、产、乳等特有的生理现象均与女子胞的功能有关。而女子胞为奇恒之腑，与脏腑之间没有直接的表里络属关系，故其所需的气血只能通过十二正经与冲、任、督、带四脉的相互连通输送，以保证其正常行使主持月经及孕育胎儿的功能。胞络即为女子胞与经络之间联系的重要纽带。根据其中运行气血功能的不同又可分为气络与血络。

2.气络、血络与女子胞　络脉从经脉系统支横别出，逐层细分，网络周身，把在经脉中纵向线性流注的气血横向面性弥散到全身，从而渗灌濡养机体，维持机体正常的功能活动。运行经气之气络和运行血液之血络相伴而行，共同发挥温煦、濡养等功能。胞络广泛分布于女子胞，相互贯通，形成网状通路，脏腑气血尤其是肾中精气通过胞络渗透弥散，使女子胞得到濡养，保持其功能健旺。肾中精气充盛，产生天癸，在胞络推动下行至女子胞，在青春期促进生殖器官发育成熟。脏腑气血充盛，精血通过胞络贮藏于女子胞，在女子性发育成熟后维持子宫内膜的周期性增殖，形成月经，准备受孕、安养胎儿。隋代巢元方在《诸病源候论》中说："胞络伤损，子脏虚冷，气下冲则令阴挺出，谓之下脱。"可见，胞络还具有提系胞宫并维持其正常功能的作用。

络病学说研究认为，神经-内分泌-免疫网络与气络相关，微循环系统则与血络相似。新近研究认为胞络包括子宫的各级血管及子宫的神经、韧带和免疫、内分泌系统。在月经周期中，子宫内膜出现增生期与分泌期周期性改变，随着内膜的增厚，内膜中的螺旋小动脉增生延长，以备受精卵着床发育，如未妊娠，则内膜的分泌功能减退，螺旋小动脉痉挛、破裂，内膜组织剥脱，月经来潮，这种子宫内膜的周期性变化正是胞络功能的具体体现。微血管密度、血管内皮生长因子（vascular endothelial growth factor，VEGF）、PI3K/AKT信号通路、血管生成素（angiopoietin，Ang）等评价子宫内膜血流情况的指标，与子宫内膜容受性有关，影响女性孕育胎儿。

3.胞络病证特征　胞络通畅是脏腑气血可正常渗灌濡养女子胞的前提，胞络充盈是女子胞能够完成生理功能的物质基础，故胞络异常则会出现女子胞病变。胞络气滞不通，可出现痛经、月经先后不定期等。邪气入络阻碍胞络气血运行，致络脉瘀阻，可出现痛经；若血瘀胞络致血不循经，可出现月经过多、经期延长、崩漏、产后恶露不绝等；各种原因引起的胞络收引、痉挛，可出现痛经、经行头痛、产后痉病等；胞络若完全性阻塞或闭塞，可表现为闭经、不孕等；邪气稽留胞络，胞络瘀阻，痰瘀互结，凝聚成形，可出现癥瘕积聚等；各种因素导致的络体损伤，致血溢脉外或阻断不通，可出现月经过多、崩漏、堕胎、小产等；胞络中气血不足，胞络空虚，女子胞失养，可出现痛经、月经后期、月经过少、闭经、带下过少、胎萎不长等；热伏胞络，迫血妄行，可出现月经先期、崩漏、胎漏、胎动不安、产后发热、产后恶露不绝等。

4.胞络与其他脏腑关系

女子胞通过胞络实现主持月经、孕育胎儿的过程需要诸多脏腑经络参与其中。主要与冲、任、督、带四脉有关，需要心、肝、脾、肾的共同参与。胞络系统是由胞络和冲脉、任脉、督脉等组成的共同维持和协调胞宫生理功能的一个复杂的网络系统。冲脉、任脉、督脉"一源三歧"，皆起于胞中：冲脉为"十二经之海"，又称"血海"，可调节女子生殖功能；任脉主胞胎，为"阴脉之海"；督脉为"阳脉之海"，起于胞中又络肾，与生殖功能相关；带脉约束诸经，固护胎儿，主司妇女带下。冲、任、督、带四脉在肾气及天癸作用下与十二经脉相连，通过胞络将脏腑气血汇聚于胞宫，构成女性周期调节系统，维持胞宫正常生理功能。脏腑之神、气、精、血通过胞络的调控、推动作用温煦、渗灌充养女子胞，完成产生月经、孕育胎儿的过程。心藏神，主行血，可资助、促进月经发生与孕育胎儿；肝藏血，主疏泄，调畅气机，充盈冲脉，通畅任脉；脾统血，为气血化生之源、后天之本，使经血藏泄有度；肾为先天之本，藏精，主生殖，形成天癸，促进生殖器官发育成熟。

第五章 病络机制

病络，又称为病络机制，是邪气侵袭络脉、病变波及络脉、引起络脉发生病变的病机状态，广泛存在于外感与内伤杂病过程中，是络脉的非正常状态的综合表现，是络脉的病理过程、病机环节，是病证产生的根源。依临床所见，结合杨宝琴教授、王永炎院士的经验，常见的病络机制或临床病络证候有：卫气郁滞（气络郁滞）、气络壅遏（正邪交争剧烈阶段）、络脉瘀阻、络脉瘀塞、络脉缠结、络脉绌急、络息成积、络脉损伤、痰阻络脉、热毒壅络、毒损络脉、络脉异生（如肿瘤性疾病）、络虚不荣（络气亏虚、络血不足、络阳虚弱、络阴亏虚）等。由于疾病的复杂性，就具体的疾病来说，上述病络机制往往不是单一存在的，而是多种病络机制交互影响，同时与其他病机夹杂存在。临证要分清主次，权变缓急，厘清细微，识别关键环节，方能切中症结，化危为安。

络脉有常有变，常则通，变则病，病则必有"病络"产生，"病络"生则疾病成，甚或加重。此时产生的病络状态，既可以是疾病状态，也可以是亚健康状态。干预这种状态，涉及防治疾病和保健康复。认识这种状态，有利于把握疾病的发生与发展，确定病位，分析病情变化，更好地识别证候要素，为临床辨证施治提供依据。

疾病的病因是复杂的，既有外感六淫之异，又有内伤七情之别。无论何种病因或交互因素的影响，在侵袭机体的过程中，都会寻找更为便捷、更为方便、更容易到达脏腑的捷径。无疑，络脉是邪气侵袭最为理想的途径。邪气经由络脉，必然会损伤络脉的形质，破坏络脉正常的功能，同时伤气耗血、损津伤液，宛若台风肆虐，留下一行行印迹。这一过程，就是病络的形象表达。

疾病的发生发展过程是复杂的，既有疾风骤雨式的突变，又有和风细雨的温和侵蚀。无论以什么样的方式表达，疾病都会在气血流通最为丰富的地方发生发展。所谓"布阵兵行处，战火燃起时"。由于络脉是流通气血津液、沟通上下内外、联络脏腑组织器官的基本途径，因而络脉也就必然成了"兵家必争之地""正邪必争之宅""病变必生之处"，成了疾病发生发展的基本环节。

疾病的病位与脏腑定位是复杂的，既有表里内外之别，又有在脏在腑之异，更有多病位、多脏腑损伤之在，还有新旧病位叠加之殇。然而，疾病无论肇基于何处，由生于何脏何腑，一旦在某处洒下了疾病的种子，开花结果之后，总会以某种方式向外传播，向他处传变，这是"疾病种子"的本性，是病情发展的必然趋势。在疾病传变的过程中，总会选择一个便捷的途径，一个能更好更快地通向他处的途径，无疑，络脉是最为理想的途径。因而，疾病发生之后，其传变与发展，也总是离不开络脉。经由络脉的病邪传播、疾病传变过程，便是病络机制的形成过程。

疾病的证候是复杂的，复杂到超乎我们的想象，只源于繁杂的证候要素，又有其中的交互影响，交互影响的过程更是雪上加霜，但是沿着络脉的运行轨迹，寻找病络，辨识病络，便是确定辨证施治的正确方向。

疾病的干预是复杂的，既有不治已病治未病的经典上工，又有兵来将挡、水来土掩的基本之策，如何在疾病的正邪交争过程中寻找一丝丝破绽，于疾病复杂过程中厘清一些关键环节符号，无疑，病络机制的存在与识别，为疾病干预增加了一些重要的方法和手段。

　　病络机制有急病速成与隐袭慢生之分，急病产生的病络机制，多是外邪直入络脉，阳络为病；或是内生邪气之病因积累，邪蕴成毒，侵袭阴络。在病络层次上，先是气络首当其冲，导致气络郁滞，嗣后波及血络，气血流通与渗灌障碍，引起血络瘀结，有时径直循经入里，直至病害脏腑。隐袭慢生而成的病络机制，多是年迈体弱，慢病久病之体，脏腑功能失常，气血津液耗伤，诸邪丛生，经年累月，病因积累，正衰积损，众邪蕴结，滞于络脉，结于络脉；或邪蕴成毒，毒犯络脉，引起络脉气络郁滞，气络壅遏，郁气化火，火壅成毒；或血络壅滞，气遏血壅，气遏为火，血壅为瘀，火瘀交结，成毒成肿。序贯发生系列变化，或气聚而成鼓，邪聚而成形，或滞而成结，实而成阻，虚而成绌急等。更有先天异禀，气血乖戾，蕴生多邪，邪气蕴积，伤气络，损血络，络脉异生，息而成积，变生癌肿恶疾。同时，气血流通与渗灌障碍，血瘀化水，津滞为痰，痰、瘀、水交阻，气遏水壅，痰阻络脉，瘀阻络脉，水淫玄府，水泛孙络，水壅络瘀等，病情复杂而危重。随着病情的发展，终至神机运转失常，或有疼痛麻木，或生痿废不遂，或嗜睡昏睡、昏迷惊厥，或癫痫躁狂等。

　　外邪侵袭导致病络机制，多是阳络首当其冲；内生邪气导致的病络机制多是阴络最先发生。外邪先伤阳络，由阳络至经，迅即入脏入腑，最后到达阴络，形成了阳络、脏腑、阴络的病机路径和病理状态；内生邪气先伤阴络，阴络为病，必及于脏，波及脏腑之后，继续肆虐，循经弥漫，传至阳络，最终形成以脏腑为中心的阳络、阴络同病的病情沉疴状态。

第一节　病络机制发生的病因

　　无风不起浪，有病必有因，病络机制也不例外。病络机制发生的病因，既有内在因素，也有外在因素。早在《黄帝内经》时期，就认识到自然界六种异常的天气变化，会出现异常的"六淫"致病，内伤七情、饮食起居等因素的异常会损伤脏腑气血而致病。同时认为风雨寒暑等六淫邪气多属于外生之阳邪，多先伤及阳络而启动病络机制，内伤七情、饮食起居等因素多属于内生之阴邪，多先伤及阴络而启动病络机制，这就是中医病因学上著名的病因阴阳分类法。东汉张仲景、宋代陈无择提出了著名的三因分类法，对病因的分类日渐系统而完善，对后世影响较大，至今仍指导着临床。

　　张仲景把经络受邪入脏腑归为内所因，病变局限于浅表的归为外所因，房事、金刃、虫兽所伤归为其他病因。尤其是脏腑经络受邪之病络机制，外邪入络传经之病络机制，系统论述了多种病因作用下的病络病机和病证，开辟了识病络病机、辨病络证候、切入病络环节的用药先河。陈无择提出的三因学说，把六淫外感归为外所因，七情内伤归为内所因，饮食劳倦、虫兽、金刃归为不内外因，首次把病因与发病途径结合起来，形成了后来的趋同认识，即外因多从外侵袭，多先伤及阳络而致病，内因多自内而生，多先伤及阴络而起病。至于痰浊、瘀血作为病理产物形成的病因，既是病络机制的产物，又可再次启动病络机制，序贯发生疾病和加重病情。

一、外邪袭络

（一）六淫外袭

六淫是指风、寒、暑、湿、燥、火六种外感病邪。在正常天人相应的情况下，风、寒、暑、湿、燥、火作为自然界正常的六种天气变化之气，又称为六气，本不致病，即六气与机体的正气之间是和合统一的，对于人体是无害的，人体正常的生理活动与六气的变化是完全能适应的。只有当六气与正气之间任何一方发生异常的变化时，才会导致疾病的发生。若气候异常乖戾，六气发生太过与不及，或者非其时而行其气，比如春天当温而反寒，冬季当凉而反热，或者气候变化过于急骤，如暴寒暴暖等，超过了机体正气与之适应的限度，就会导致疾病的发生。相反，如果正气异常虚弱，即使是正常的六气，此时的六气也会变成"六淫"而成为致病的邪气。"邪之所凑，其气必虚"（《素问·评热病论》），强调的是正气虚弱的状态成为六淫发病的内在因素；"正气存内，邪不可干"（《素问·刺法论》），强调的则是正气不虚的状态下，邪气无从下手而不能侵袭人体。

外感六淫侵袭人体，有一个共同的特点，就是先侵袭肌表，自阳络–经脉–阴络的顺序由表入里。《灵枢·百病始生》记载："是故虚邪之中人也，始于皮肤，皮肤缓则腠理开，开则邪从毛发入，入则抵深，深则毛发立，毛发立则淅然，故皮肤痛。留而不去，则传舍于络脉，在络之时，痛于肌肉，其痛之时，息，大经乃去。留而不去，则传舍于经，在经之时，洒淅喜惊。留而不去，传舍于俞，在俞之时，六经不通四肢，则肢节痛，腰脊乃强。留而不去，传舍于伏冲之脉，在伏冲之时，体重身痛。留而不去，传舍于肠胃，在肠胃之时，贲响，腹胀，多寒则肠鸣飧泄，食不化，多热则溏出糜。留而不去，传舍于肠胃之外，募原之间，留着于脉，稽留而不去，息而成积。或着孙脉，或着络脉，或着经脉，或着俞脉，或着于伏冲之脉，或着于膂筋，或着于肠胃之募原，上连于缓筋，邪气淫泆，不可胜论。"明确了外邪自表入里，自阳络、经脉、脏腑、阴络之途径步步深入、加重病情的全过程。皮肤肌表为阳络的循行部位，构成了卫气抵御外邪的一道屏障。因而外邪侵袭，阳络之卫气首当其冲，卫气超常宣发，形成郁滞之态以抵御外邪。若正气不虚，卫气充实，则邪在卫表阶段不再传里，于临床上仅仅出现阳络郁滞的卫表证候。若正不胜邪，邪气将由阳络顺次内传。如清代喻嘉言《医门法律·络脉论》中说："然风寒六淫外邪，无形易入，络脉不能禁止，而盛则入于经矣。"由于络脉细曲窄窄，本是御邪之宅，且卫气最多，最容易抵御邪气，因而外邪一旦突破第一道防线，由阳络传经，邪入经脉，犹如踏上了一道高速线，往往会直入脏腑，迅速加重病情。无论邪在阳络，还是邪入于经，甚至邪入脏腑，病邪每传里一步，都有相应的临床表现，成为临床识别病情的依据。六淫外邪作用于机体后，引起脏腑阴阳、气血津液功能失调而产生的病理变化、临床表现，多有卫气郁滞或阳络瘀阻的表证，而且多属实证。单纯暑邪伤人，一般无表证可见，但常兼湿邪，称为暑湿，暑湿袭表，则有表证，只有外邪直中时，才径见里证而无表证。

外感六淫与内生五邪不同，外感六淫属外感病的致病因素，称之为外邪，而内生五邪是指脏腑阴阳、气血津液功能失调所产生的内风、内寒、内湿、内燥、内热（火）五种病理变化，属于病机学范畴。内生五邪的临床表现，一般没有表证，多表现为脏腑阴阳、气血津液功能失调，多属虚证、实证或虚实夹杂证，一般邪滞阴络、邪损阴络为多。外感六淫与内生五邪，一为致病因素，一为病理结果，虽有区别，但又有联系。六淫伤人，由表入里，由阳络传经入里，损害脏腑，则易产生内生五邪。内生五邪伤人，最易滞结阴络、损害脏腑功能、耗伤阴阳正气，复又易感六淫之邪，形成阳络郁滞的状态。如此，外有阳络郁滞，内有阴络滞结，中有脏腑失调，夹杂气血津液失调，形成烽烟四起、虚实夹杂的复杂临床证候。

1.风邪袭络　风为春季的主气，但四时皆有。风具有轻扬开泄、善动不居的自然特性，又有风性轻扬、善行数变、风胜则动、为百病之长的致病特点。由于风为阳邪，轻扬开泄，具有升发、向上、向外的特性，最易侵犯机体上部、腰背和皮部、肌表等阳位。尤其是皮部，为机体之藩篱、阳络循行敷布处，玄府密布，其内气血津液流通甚丰，形成了机体最为安全的屏障。如《灵枢·经脉》指出："卫气先行皮肤，先充络脉，络脉先盛，故卫气已平，营气乃满。"若风邪侵袭，皮部阳络最先受之，导致玄府郁闭，以抵挡风邪的继续侵入。玄府郁闭之后，序贯引起皮部阳络的卫气郁滞，以夯实屏障，抵御来犯之邪气。然而，风邪侵袭成功，依靠其善动开泄的特性，导致玄府开阖功能障碍，玄府一开，邪气鱼贯而袭，损阳络，伤卫气，卫气"温分肉，充皮肤，肥腠理，司开阖"的功能障碍，形成了正气与邪气相争、气液加速流通渗灌、玄府开泄之状态，此状态表现为阳络的卫气郁滞和血络瘀阻为主，其病理内涵就是正邪相争于阳络、玄府开泄有余、气血流通与津液渗灌加速，形成一种气血壅遏之局面。风为阳邪，其性开泄，玄府开而有余，造成气液外泄，因而临床上多见汗出症状；正邪交争，卫气无法行使温分肉功能，故有恶风的症状；布阵肌表处，正气壅遏时，大量的卫气壅遏于肌表部位，因而出现发热症状；肌表阳络郁滞，气血流通不利，影响神机运转功能，因而出现头昏、头痛等症状。上述证候于《伤寒论·辨太阳病脉证并治》中有详细记载："太阳病，发热，汗出，恶风，脉缓者，名为中风。"因而中风证为风邪伤人的典型证候。然而，来者不善，善者不来，风邪一旦伤人，往往会阳络传经，甚至直入脏腑，所谓"邪在于络，肌肤不仁；邪在于经，即重不胜；邪入于腑，即不识人；邪入于脏，舌即难言，口吐涎"（《金匮要略·中风历节病脉证并治》），成为中经络、中脏腑证候。由于风邪具有善行数变的特性，故有时风邪伤人，阳络传经，复又由经入络，于经于络之中来回窜动，造成了气络郁滞、血络瘀阻，于临床上表现为病位不固定，甚至行无定处，如风痹之四肢关节游走性疼痛、风疹、荨麻疹等，均属于风胜伤络的表现。风性主动，是指风邪致病具有动摇不定的特征，是由于风邪伤络，由络及经，又及经复络，来回窜动，临床上多表现为眩晕、震颤、四肢抽搐、角弓反张、直视上吊等症状。如外感热病中的"热极生风"、内生杂病中的"肝阳化风"或"血虚生风"等证型，均是风邪窜动于经络、经络同病、经气不和、络脉不利的表现。

2.寒邪袭络　寒为冬季的主气，具有寒冷、凝结的自然特性，又有寒冷伤阳、凝滞、收引的致病特点。由于寒为阴邪，最易伤阳，阳气受损，温煦不能，故机体或局部可出现明显的寒冷症状。如果寒邪袭表，肌表被束，"寒则皮肤急而腠理闭"（《灵枢·岁露》），卫阳郁遏，玄府郁闭，自当出现恶寒、发热、无汗等，称之为"伤寒"。如《伤寒论·辨太阳病脉证并治》说："太阳病，或已发热，或未发热，必恶寒，体痛呕逆，脉阴阳俱紧者，名为伤寒。"倘若寒邪不循常道，直中入里，直接抵脏腑、滞阴络、损伤脏腑阳气者，称为"中寒"，亦称为"内寒证""里寒证"，皆属于实寒证。中寒因损伤脏腑部位不同而有不同的症状，如伤及脾胃，脾阳受损，胃络郁滞，胃气壅遏，则受纳运化升降失职，可出现脘腹冷痛、吐泻清稀等症；若寒邪直中肺脾二经，抵肺脾二脏，滞阴络寒凝，则宣降运化失职，表现为咳嗽喘粗、痰液清稀或见水肿；若寒邪直中少阴之脏，心肾阳气大伤，可见恶寒蜷卧、手足逆冷、下利清谷、精神萎靡、脉象微细等。寒性凝滞，最易凝结阻滞气血，导致气络气机不畅、血络气血受阻、不通则痛，成为寒邪致病、伤经病络的典型特征。此痛的性质具有得温痛减、遇寒痛增的特点。由于寒邪侵犯部位的不同，临床症状各异。若寒邪侵袭肌表，阳络受阻，凝滞经脉，则见头身肢节剧痛；若寒邪直中于里，脏气郁滞，阴络凝滞，则胸、脘、腹冷痛或绞痛。诚如《素问·举痛论》说："寒气客于脉外则脉寒，脉寒则缩蜷，缩蜷则脉绌急，绌急则外引小络，故卒然而痛。"寒邪的另一个特点是寒性收引，如《素问·举痛论》说："寒则气收。"所谓收引，即收缩牵引之意，意谓寒邪具有收引拘急之特性。寒邪侵袭机体，可使气机收敛而不畅，玄府郁闭，气络窘迫，经脉挛急；如寒邪客于关节，则筋脉收缩拘急，出现拘挛疼痛、屈伸不利、冷楚不仁；寒袭肌表，则玄府郁闭，毛窍收缩，卫阳闭阻，出现恶寒、发热而无汗。寒本为水气，内应于肾，内通少阴，最善侵袭少阴而行直中之害。若寒邪侵袭，直中少阴，脏气大伤，气络郁闭，阴络瘀阻，或气化不行而出现尿少、水肿，或阳气猝闭而出现心痛、心悸、肢厥等症。

3. 湿邪袭络　湿为长夏季节的主气，但四季皆有。湿具有重浊、黏滞、趋下的自然特性，又具有禀质阴邪、阻遏气机、重浊、黏滞、趋下的致病特点。由于湿性类水，水属于阴，故湿为阴邪，最易阻遏气机、损伤阳气，因而侵袭机体时，最易趋里、趋下侵袭。自表而入者，最先伤及气络、阻遏阳气，之后损伤血络，致络脉瘀阻；继之循经入里，伤脏腑，损阴络，成为留滞于脏腑经络的常态之候。湿阻胸膈者，气机不畅则胸闷；湿困脾胃时，纳运升降失常则食欲不振、纳谷不香、脘痞腹胀、便溏不爽、小便短涩等。湿性重浊，"重"者，沉重、重着之意，"浊"者，秽浊垢腻之涵。因而湿邪致病，最易损伤气络、扰乱气机升降出入之特性，升降乏力则沉则重，出入不能则酸则困，头身困重，肢体沉重，头昏沉重如裹如束，为湿邪阻滞的常见症状。倘若湿阻经络关节，滞于络脉窄狭之处，气络郁滞，血络痹阻，则见肌肤不仁、关节沉重疼痛等。湿性趋下，又有秽浊之性，最易阻遏清阳，因而临床上易于出现排泄物和分泌物秽浊不清的症状。若湿浊犯上则面垢眵多，湿滞大肠则腹胀溏泻，甚至下利脓血黏液。若湿气下注，阻遏膀胱或胞宫，络气壅遏，气化不利，则小便浑浊、妇女赤白带下过多等。若湿性浸淫肌肤，气络郁滞，血络壅遏，湿滞化热，热毒壅络，每每可见疮疡、湿疹、脓水秽浊等。"伤于湿者，下先受之"（《素问·太阴阳明论》），湿性趋下，易侵阴位，然而湿性浸淫，上下内外，无处不到，一身之躯，无湿不侵，又湿性黏滞，所谓一朝被湿侵，常年病着身。这种黏滞之性，其一是症状的黏滞性，即湿病症状黏滞而不爽，如大便溏泻、小便涩滞不畅，以及分泌物黏浊和舌苔白腻等；其二是病程的缠绵性，之所以缠绵，在于湿性黏滞，留滞络脉，胶着难解，留滞关节，缠绵难愈，起病隐袭，病程较长，传变较慢，难以速愈等。

需要注意的是，风为百病之长，寒与湿皆为阴邪，风寒湿三邪气常常夹杂为病，寒湿之邪气凭借着风的先导之势长驱直入，侵阳络，走经脉，入脏腑，滞阴络，阻遏气络，痹阻血络，玄府郁闭，气津滞而为痰，气血阻遏为瘀，气瘀交阻为水，不通则痛。风气胜者痛而游走，寒气胜者痛而惧寒，湿气胜者痛而沉重。病情进一步发展，络瘀蕴毒成肿，络结邪滞变形，变生难治之证。如《素问·痹论》指出："风寒湿三气杂至，合而为痹，其风气胜者为行痹，寒气胜者为痛痹，湿气胜者为着痹也。"便生动论述了风寒湿三种邪气留滞经络关节各自的症状特点。

4. 燥邪伤络　燥为秋季的主气，具有干燥、收敛清肃的特性，又具有燥胜则干、易于伤肺、易于伤津的特点。初秋有夏热之余，病多温燥，深秋有近冬之凉，病多凉燥。燥邪干涩枯槁，最易干涩伤津，侵袭机体后，玄府郁闭、气络郁滞、气液不通、失于濡润，形成阴津亏损的病变，表现为各种干涩的症状和体征，如皮肤干燥皲裂、鼻咽干燥、口干唇燥、毛发干枯不荣、小便短少、大便干燥等。燥邪易于伤肺，因为肺与天气相通，且外合皮毛，开窍于鼻，为五脏六腑之华盖，性喜清润而恶燥，上述特点导致肺脏最易感受燥邪侵袭。燥邪伤肺，气道玄府郁闭，气络郁滞，上焦难以如雾宣发气津，气络干涩，肺津受损，宣降失职，从而出现干咳少痰或痰黏难咳、痰中带血，甚至胸痛喘息等。

5. 暑（火）热伤络　火为夏季主气，具有炎热的自然特性，又具有燔灼、炎上、耗气伤津、生风、动血的致病特点。由于火为阳邪，最易燔灼，侵袭机体，伤气灼络，气液流通加速，阳气发泄有余，甚至气络壅遏，络道亢变，阳气亢盛无制，表现为高热、恶热、脉象洪数等热盛之象。火性炎上，是指火邪最善升腾向上，最易侵袭机体的上部，如心火上炎，火壅血瘀，气络郁滞，郁气再火，火盛血瘀蕴毒成肿，表现为舌尖红赤疼痛、口舌糜烂生疮；肝火上炎，循经燔灼，经气不利，血络热壅，则见头痛如裂、目赤肿痛；胃火炽盛，循经燔灼，气络郁滞，血络瘀阻，气郁火灼血瘀交织，火郁更甚，血瘀复加，化脓成肿，则见齿龈肿痛，甚至长期流脓、齿衄等。火邪伤津耗气，是因为火热之邪蒸腾于内，气络郁遏，血络燔灼，最易迫津外泄、消烁津液，气机随泄，形成伤津耗气之象，临床上每每见到壮热、汗出、口渴喜饮的同时，又可见到少气懒言、肢体乏力等气虚之证。火邪最易生风动血，责之于火邪燔灼肝经，直接耗津灼血，引起络脉绌急、筋脉失养，形成热极生风之证。倘若风火相煽，两阳之邪相并，经络气血流通有余，邪热之势更加弛张，临床上多表现为高热、神昏谵语、四肢抽搐、颈项强直、角弓反张、目睛上视等。动血的机制在于血本属阴，遇寒则凝，得温则行。火热之邪灼气络、燔血络，使气血流通加速、迫血妄行，从而惹致各种出血，如吐血、衄血、便血、尿血，以及皮肤发斑、妇女月经过多、崩漏等。火热之邪易致疮疡脓肿，缘于火热之邪壅滞血络局部，气络亦郁，气络郁滞化火，新火旧火相并，火邪更甚，腐肉败血，发为疮疡脓肿，临床上可见疮疡局部红肿热痛等。所谓"痈疽原是火毒生""气络血络火壅成"。

另外，火热之邪最易扰心神、乱神明，起于火热之邪燔经气、灼气络、炙血络，导致络脉的神机运转障碍，精明出入传导失常，火壅于里，出而难入，故狂躁妄动、心烦失眠，甚至神昏谵语等。

综上所述，火热之邪的致病特点为，凭借着病络机制而火炎上、火燔灼、火生风、火动血、火扰神等。暑邪在致病性质上除独有的季节性外，与火邪类似，在此不再赘述。

（二）外感温邪侵袭络脉

外感温邪是外感温热病邪的简称，它不同于六淫中一般的风寒、风热之邪，而是具有其独特致病性质的、能导致温病的一类病邪。其总的致病特点是，除具有类似六淫中的风寒、风热、火热之邪致病的一般特点且更过之而无不及外，独具以下特点：发病快，起病急骤，致病迅速；无传染性；致病能力强，病情重；较易传变；容易直接损伤脏腑。

中医学对于外感温邪的认识由来已久，有一个逐渐认识的过程。早在《黄帝内经》时期，将导致温病的病因归为"寒邪"，把"伤寒"作为各种热病的总称，如《素问·热论》说"今夫热病者，皆伤寒之类也"，《难经·五十八难》说"伤寒有五，有中风，有伤寒，有湿温，有热病，有温病"。嗣后，历代医家对温病均有不同的认识，但未能形成系统的理论体系。直到明清时期，对于温病邪气的认识才有了巨大的发展，以明代的吴又可、清代的温病四大家为代表，尤其是清代的叶天士，提出了著名的气血津液辨证学说，方形成了温病认识较为完整的理论体系，开辟了温病防治的新时代。

回顾温邪认识的不同历史阶段，沿着一些标志性的认识，不难发现，温邪从一般的外邪之范畴脱离出来，责之于外感温邪的特殊致病特点。张仲景认为外感风寒之邪首先侵犯肌表，会出现临床上的外感风寒表证，叶天士则认识到了外感温邪不同于一般的风寒之邪，而是"温邪上受，首先犯肺"，侵犯的途径和深度不同，自然其邪气的性质和属性种类不同。一般风寒之邪侵犯途径之肇始点在肌表，侧重点是肌表，而温邪的首要侵犯途径始于肺络，如《临证指南医案·温邪》所说："吸入温邪，鼻通肺络，逆传心包。"肌表的深度和肺络的深度显而易见是不同的。不仅首要侵犯的深度不同，而侵袭之后传变途径和传变的趋势甚至是速度也是不同的。一般的外邪往往是层次递进，传变较缓；而温邪的传变在层层递进的基础上，往往会逆传入里，直达脏腑阴络。纵使温邪传里之后一时未有直达脏腑阴络，那么在经历了一段时间的病程之后，日久也会层层跃进，所谓"肺主气属卫，心主血属营"，"卫之后方言气，营之后方言血。"（《温热经纬·叶香岩外感温热》）上述传变路径，后世有不同的解读，但倾向性的认识是，卫气营血不仅代表着外感温邪由浅入深传变的四个不同阶段，也代表着《黄帝内经》中关于卫气营血四种物质在温邪致病过程中的损伤程度，同时也昭示着基于经脉学说中的经络途径传变入里的深浅四个层次。温邪在卫分阶段，邪气尚未入络，病络机制尚未形成，但已拉开了病络机制的序幕，这个阶段的主要机制在于卫外功能失调或兼有肺失宣降的症状，表现为发热、微恶风寒、舌边尖红、脉浮数等。之后，病入络脉，病络机制启动，气络损伤，络气郁滞，化火之后迅速燔灼经脉，所谓燔经灼络，直抵脏腑，正邪交争，正胜邪炽，阳热亢盛，络道亢变，表现为典型的里实热证候。此时的典型症状是发热、不恶寒反恶热、口渴、汗出、心烦、尿赤、舌红苔黄、脉数有力等。由于气络阶段温邪肆虐，火热极盛，气液流通加速，灼津耗液，营阴大伤，络脉损伤严重，神机运转失常，形成火热扰动心神机制，迅速出现营分证候，表现为身热夜甚、口不甚渴或不渴、心烦不寐，甚或神昏谵语、斑疹隐隐、舌质红绛无苔、脉细数。此阶段被称为营分证候，新近又有新的倾向认识，认为在营分阶段，是典型的温邪侵袭津络所致。所谓津络，是以流通津液为主要功能的络脉系统之一，是与气络、血络并行存在的。温邪侵入津络，自然气火有余，消津灼液，属于气络层次上的递进和深入，病情上属于迅速加重。由于邪气侵入津络，属于阴分层次，因而表现为身热夜甚，津络与血络相并，与血络渗灌密切，因而在邪侵津络阶段，最易燔灼津络血络，直燃心营，扰动心神，因而出现神志异常的症状。病情进一步发展，温邪深入血络，即由津络层次侵入血络层次，导致血络热壅血瘀、动血动风、灼血耗阴等级联损害，形成经典血分证候，是为温热病发展过程中最为深重的阶段，同时累及心、肝、肾等脏腑，并继续深入，累及阴络。由于血络层次之气血最为饱满，津液渗灌力大，气血流通最快，津液渗灌量多，正邪交争最为弛张，因而出现身热夜甚，表明邪正交争于血络阴分；躁扰不宁，甚或昏狂，属于典型的神机运转乖戾的表现；斑疹显露，颜色紫黑，昭示温毒灼伤血络严重；吐血、衄血、便血、尿血等各种血证，提示热盛动血、血络自有的括约功能遭受严重的损伤；或见抽搐、颈项强直、角弓反张、目睛上视、牙关紧闭、四肢厥冷，标示着温毒燔灼肝经、燎血生风等。综上温邪侵入的过程，肇基于卫气之表，发展于气络之内，侵入于津络之深，鼎盛于血络之极，每个阶段，都有可能随时传经，甚或直中脏腑，逆传他经他脏，形成病势急骤、发展迅速、多层次病变、多靶器官受损的临床危重证候。

（三）疫毒之气侵袭络脉

疫毒之气，简称疫毒，又名戾气、疫疠之气等，是一类具有强烈传染性的致病邪气。疫毒通过空气和接触传染。疫毒之气与六淫不同，不是由气候变化形成的致病因素，而是一种人们不能直接观察到的微小生物（病原微生物），即毒邪，多经口鼻等途径，由外入内，迅速侵袭，急骤发病。或有一定的邪气潜伏期，一旦发病，病势凶猛，迅速加重。由疫毒之气传染而致的具有流行性、传染性的急性热病，称为瘟疫、疫疠、温疫或疫等。温病与瘟疫不同，温病为多种外感急性热病的总称，无传染性和流行性。

疫毒之气的致病性质和致病特点具有与其他病邪显著的不同。首先是起病急骤，病情危笃：起病急速，极易燔灼经络，走络窜经，热毒炽盛，燎燃四起，来势汹汹，病情险恶，变化多端，传变极快，易于伤津耗液、生风动血、乱志扰神等，往往起病之初，即显示络脉的多层次病变，甚至是卫表初入，气络已伤，气络症状尚未全现，津络血络症状已至峰巅。更有此起彼伏的多层次病机，多层次症状，多部位靶点，多脏腑器官的损伤。初识疫疠，最易迷惑，乍看颇似火热之邪，具有一定的热盛之象，旋即高热迭起，高热持续。仔细审因求原，疫毒多兼夹湿毒、毒雾、瘴气等秽浊之气为害，致病作用更为剧烈，求因甚难，求治甚难。其次，传染性极强，易于流行。疫疠之气具有强烈的传染性和流行性，可通过口鼻、皮肤等多种途径于人群中传播和传染。若不加防护，传染和传播的速度极快，必须引起足够的重视。再者，疫毒之气具有一定的特适性与偏中性。特适性指疫毒之气致病具有病位与脏腑损害的特异性。疫毒之气的种类繁多，每种疫毒之气具有侵犯脏腑、侵犯部位的特殊偏嗜，从而会损伤不同的脏腑，出现不同脏腑损伤的症状。临床有"一气致一病""百气生百疫"之说。偏中性是指疫毒之气的种属感受性，有偏中于人的，有偏中于动物的，偏中于人的，则不传染动物，偏中于动物的，则不传染给人。另外，易变性或移变性，是指疫毒之气在经过一段时间的传播和传染后，其致病能力会发生一定的变化，要么变强，要么变弱，但其致病特点并没有发生根本性的变化。

关于疫毒之气，王永炎院士有过前瞻性的论述，认为古今先贤论疫，皆称"时令不正，疫疠妄行"。2003 年的传染性非典型肺炎，即严重急性呼吸综合征，2019 年末的新型冠状病毒感染（COVID-19），都与岁运不调、环境恶化、水火不济有关。尤其是 2019 年的 COVID-19，己亥暖冬之后阴雨暴寒，丙丁火耗伤则壬癸水泛滥，外寒湿重成饮生痰，稍有侵袭，便径直入里、射伤肺络，肺之清肃宣降失常，肺泡发生阻闭，玄府失于枢阖，气液流通障碍，水津难布，毒水与黏液渗出，壅积于胸腔，壅积日甚，遏心碍肝，伤脾及肾，升降出入开阖失常，毒、寒、湿、燥、瘀、虚并存，病名属性应为寒湿疫。其时空分期分证，传变演化复杂，寒热错综，湿燥夹杂，虚实并存，络经俱损，多脏受累。见之于临床，既有伏燥久蕴口干、咽干、唇干，偶有干咳不利不以为病者、无症状之染疫者，还有具有变化多端的未能引起临床重视的症状者。

总之，疫毒之气除具有传染性的特点外，以具有致病力强、致病速度快、多层次起病、多层次致病、多层次传经入络、多靶点脏腑损害、多致病因素夹杂、多发病机制交织、多病理机转叠加的特点，成为医学界越来越关注的重要课题。

二、内伤七情

七情，又称为七气，即喜怒忧思悲恐惊七种情志。七情之外，加之寒热二气，合称为九气。正常情况下，气贵冲和，气行有度，运行不息，升降有常，出入有节，渗灌有制，神机运转有度，周流一身，循环无端，气络血络和合，玄府开阖有序，此为健康无病。亦即七情的有序有度表达，昭示着气机正常运行，气血和平，阴平阳秘。七情分属于五脏，生于五脏，是脏腑功能正常的反映。故曰："人有五脏化五气，以生喜怒悲忧恐。"

七情作为神志活动，发乎于脑，内藏于五脏，肇动于玄府开阖，继应于孙络，载于气血，传导于经，应激外显于全身。七情一旦失度，过激过极呈现，相应脏腑的玄府开阖枢机失常，孙络应变障碍，经气不利，气机失调，或气不周流而郁滞，或升降失常而逆乱。在气机运行失常过程中，玄府开阖失常，气机发泄障碍，气血流通失序，气液流通与渗灌失常，必然导致络道异变，络气郁滞，经气不利，是为病初之表现。病情进一步发展，郁久化火，火起热壅玄府，燎燔灼经，火盛灼津耗液，脏腑气乱失序，是为病情益加的表现；又因津滞液阻为痰，火、热、痰交阻，众邪蕴积成毒，火毒、热毒、痰毒等复合之邪复滞络脉，最终级联而现毒邪犯络、毒滞络脉之证，并随七情的不同变化和归因所属脏腑及变生邪气的不同而有不同的邪滞络脉、邪损脏腑、经气不利、气络郁滞、血络瘀阻、脏气失养等的表现。如《素问·阴阳应象大论》曰："喜伤心""怒伤肝""忧伤肺""思伤脾""恐伤肾"。《素问·举痛论》也说："怒则气上，喜则气缓，悲则气消，恐则气下……惊则气乱……思则气结。"

心主喜，过喜则伤心，心伤则心气涣散，不能很好地鼓舞心脉，呈现喜则气缓、神不守舍、乏力、懈怠、注意力不集中等症状，故《灵枢·本神》言："喜乐者，神惮散而不藏。"继之涣散必无序，失序生气郁，络气郁滞日久可化火，火扰则血络壅滞，血络失畅，气血运行不利加重，终致火起神扰或痰火上扰之证，可见心悸、心烦、语无伦次、哭笑无常或精神错乱、狂躁不安等症。

肝主怒，过怒则伤肝，肝伤则肝之玄府开阖不及，肝气郁滞，肝郁日久，肝之气络饱满、气络壅遏、不得宣泄，形成气络亢变，随之变生肝火、引爆肝阳，肝气循经上逆，血随气升，可见头晕头痛、面赤耳鸣，甚至呕血或昏厥等症。此时玄府由开阖不及陡变开阖过度，玄府大开，燔灼肝经、燎络熏脏，痰生毒成，蕴生痰火，形成痰火上扰、蒙蔽心窍之证。倘若肝气横逆，肝络脾络俱及，肝气脾气郁滞继起，出现所谓肝气犯脾的症状，如胸胁胀满、腹胀便溏或泄泻等。若肝之气络郁滞，疏泄不及，累及胃络，胃之气络郁滞，血络不畅，则胃之受纳腐熟能力减弱，势必出现呃逆、呕吐、胃脘不适等症。

脾主思，过思则伤脾，脾伤则气络结滞，脾气郁结，中焦气滞，运化不及，则水谷不化，出现胃纳呆滞、脘腹痞满、腹胀便溏，甚至肌肉消瘦等。思发于脾而成于心，思虑太过，心脾之气机同郁同滞，所谓一思伤心脾、心脾俱伤，由气络及血络、累及心血，心血暗耗，血脉难充，血络不能满盈，玄府血气渗灌疲惫，神机运转乏力，从而表现心神失养之症，如心悸、怔忡、失眠、健忘、多梦等。

肾主惊主恐，过惊过恐则伤肾，恐则气下，即精气下陷之谓。下陷之气，意味着气机发泄、宣通不足，气络势必萎靡不振，络脉缩陷瘪屈，难以伸展正气，肾的固涩收缩功能乏力，可见二便失禁、遗精滑泄或骨痿等。由于恐则气下，气的升降受累，精气不能循经上奉，相关脏气乏养，尤其是心肺失于濡养，脾气运化迟滞，可见胸满腹胀、心神不安、夜不能寐等症。

肺主悲和忧，过悲过忧则伤肺，悲则气消，肺气损耗，气络宣发乏力，肃降不能，肺之玄府开阖疲惫、渗灌不及、血络瘀阻，贯心脉而司呼吸功能受累，每每可见意志消沉、气短胸闷、精神萎靡和懒惰喜卧等。

七情虽然归五脏所主，但并非一情一脏的线性对应，而是在多脏腑的有机配合下方能完成的。只有五脏六腑的功能活动有机统一，协调配合，七情方能有序表达。一旦脏腑之间的协调平衡被打破，气的升降出入被打乱，伴随着脏腑失常的功能表现、异常的七情活动也就呈现出来。因此，在七情证候的诠释中，必须要用整体观念来理解，既要有一情伤一脏的线性思维方式，又要有一情伤多脏的非线性思维方式，既要有情伤乃气伤的单一惯性思维方式，又要有"情伤乃气血俱伤、络道异变"的立体理性思维方式。此所谓"络道异变"，乃病络机制的基本体现，是涵盖了络脉之结构和功能异常表达的集合，包括"络道亢变"和"络道拮变"，其中尤以络道亢变为临床上最为常见的络道异变形式，而络道亢变的主要征象就是气血运行速度加快、玄府气液流通加速、血气津液渗灌超常、神机运转过亢等。相反，络道拮变的主要征象就是气血运行速度减慢、玄府气液流通速度减缓、血气津液渗灌不及、神机运转乏力等。

总之，七情过激过极导致脏腑气机紊乱引起功能失常是七情证候的基本病机，脏腑气机紊乱的实质在于脏腑的经气不利、气络郁滞和血络不和。后续又生的种种变化，都是由气及络、由络及经、由经及脏、由脏复及络的直接反映。无疑，病络机制在七情内伤致病的过程中起着十分重要的作用。深刻理解和把握七情内伤过程中的病络机制，着眼于七情过激过极表达于络脉上的细微变化，权衡更深层次上的病理机转，厘清"一情而乱"的复杂致病因素，有助于精准辨证施治。

三、痰湿阻络

痰湿是机体水液代谢障碍所形成的病理产物，这种病理产物产生之后，导致脏腑功能失调而引起复杂的病理变化，是临床上多见的继发性病因之一。一般来说，痰湿的形成是脏腑功能失调的结果。其形成机制较为复杂，从脏腑层面来说，肾为痰湿生成之本，脾为痰湿生成之源，肺为痰湿贮存之器。从气津层面来说，痰湿乃气机运行障碍，津液停聚而成。从阴阳层面来说，痰得阳气煎熬而成，炼液为痰，其质黏稠。从邪气致病来说，既有火热之邪灼津而成的痰热、热痰之邪气，又有寒邪阻滞气津，聚湿而成的寒痰、痰湿之邪气。从经络与玄府层面上来说，由于孙络与玄府为气血渗灌和气液流通的直接场所，任何原因导致的气血渗灌和气液流通障碍，均可导致过渗为湿，湿聚为水，水聚为饮，饮凝为痰。孙络与玄府是痰湿形成的肇基点位，痰湿的形成必然责之于气血渗灌与气液的流通障碍，痰湿总是伴随着气的运行障碍而产生，因而痰湿与气滞是孪生邪气，言痰湿总是离不开气滞，痰湿因气滞而生，痰湿一旦产生，又愈加阻遏气机，形成痰阻气滞之证。由于络脉是气机运行的直接载体，因而痰湿一旦形成，必率先阻遏于络脉，尤其是气络，形成临床上最为多见的痰阻气络之证，其证候的具体临床表现随其痰阻所在脏腑组织的不同而不同。痰阻气络于肺者，必有胸闷咳痰之症；痰阻气络于心者，可有胸闷、胸痛、心悸、神昏、失眠、癫狂之症；痰阻气络于脑者，可有头昏、头晕、头眩、健忘、肢体麻木或屈伸不利之症等；痰阻气络于胃腑者，可有脘腹不适、胸痞呕恶、呕吐清水痰涎之症；痰阻气络于脾者，可有腹胀、身体困重、肢体倦怠之症，痰阻气络于咽喉者，可有喉中梗阻如有异物而吐之不出、咽之不下等症；痰阻气络于筋骨经脉者，往往结滞顽固而有瘰疬、痰核、阴疽、流注、瘫痪等。

痰湿随气周流，无处不到，最易阻遏经脉，影响气血运行。若痰湿阻于血络，形成痰阻血瘀气滞、络脉气痰瘀交阻之证，则临床证候颇为复杂，既有痰之显，又有瘀之象，尚有气之变。其具体的临床症状随其个体差异及邪气阻滞部位的不同而有不同的表现。痰瘀痹阻血络于心者，可表现为胸闷、胸痛、病程较长、反复发作、心悸、气短、面暗唇紫等；气、痰、瘀交阻于肺者，可形成肺胀而现咳、痰、喘、满之症。

总之，"百病多有痰作祟""一痰生百般""怪病多有痰"。诚如《古今医鉴·痰饮》所说："痰属湿热，乃津液所化，或因风寒湿热之感，或七情饮食所伤，以致气逆液浊，变为痰饮。或吐咯上出，或凝滞胸膈，或留聚肠胃，或客于经络四肢，随气升降，遍身上下无处不到。其为病也，为喘为咳，为恶心呕吐，为痞膈壅塞关格异病，为泻利，为眩晕，为嘈杂，为怔忡惊悸，为癫狂，为寒热，为痛，为胸膈辘辘有声，或脊背一点常如冰冷，或四肢麻痹不仁，皆痰所致，百病中多有兼痰者。"痰湿一俟形成，总是在窘屈窄碍之地滞附生罹，无疑，络脉是痰邪作祟的理想之宅。痰邪及于络脉，阻滞络脉，启动病络机制，在不同的部位表现出不同的症状，变化多端，其临床表现可归纳为咳、喘、悸、眩、呕、满、肿、痛八大症状，并随其病程、邪气兼夹、病机演变、脏腑病位的不同而夹杂或合并其他证候。

四、瘀血阻络

凡离开经脉的血液，未能及时排出或消散而停留于某处；或血液运行受阻，壅积于经脉或器官之内，呈凝滞状态，失却生理功能，均属瘀血。瘀血是一种继发性的致病因素，由瘀血而引起的证候称为血瘀证。瘀血的形成主要涉及两个方面，一是由于气虚而致血行迟滞致瘀，气虚不能统摄血液而溢于脉外致瘀，气机运行受阻而致气滞血瘀，感受寒邪而致血液凝涩致瘀，热入营血、血液黏滞而瘀，热灼血络溢于脉外而瘀，出血之后未能及时排出体外而瘀，此即"离经之血为瘀血"；二是各种外伤出血未能及时消散或排出体外而成瘀血等。

瘀血必病络，瘀血是病及络脉的代名词。这是因为瘀血作为有形之邪气，一经产生，便直接阻遏气血的正常运行。由于血液的正常运行本是在经脉中完成的，产生于经脉内的瘀血会直接停留在经脉内的窘屈窄碍之地，也就是络脉内，负隅伤正。因而瘀血阻滞血络是瘀血为病最为常见的形式。即使是离经之血，停留于体内，所谓脉外之处，仍然是络脉，亦即气络的循行之地，因而瘀血阻于气络也是瘀血为病常见的形式。

何以辨别是瘀阻气络还是瘀阻血络，其实早在《素问·阴阳应象大论》就对瘀血肿痛的病机给予了精辟的阐述，指出："气伤痛，形伤肿，故先痛后肿者，气伤形也；先肿后痛者，形伤气也。"提示机体受到损伤，伤及气血，伤气则气滞，伤血则血瘀，气滞能使血瘀，血瘀又生气滞。气络血络不通，瘀积不散则为肿为痛。气本无形，最易运行畅通，若瘀阻气络，不通则痛，因而疼痛是瘀阻气络的典型表现；形为实质组织，形伤肿即指瘀血造成肿胀而言，血有形，形伤肿，瘀血留滞血络体内，局部必然出现肿胀，因而肿胀是瘀血阻于血络的表现。上述是对于外伤性瘀血阻络的鉴别方法，而对于非外伤性瘀血所致的气络和血络之鉴别方法，仍以疼痛的性质和程度为主，若疼痛不甚剧烈，且有闷痛、疼痛时轻时重或反复发作者，多属瘀阻气络为主，若部位固定、刺痛不移、持续性且持续时间长，多属瘀阻血络。临床上往往气络血络俱阻，难以截然分开。

无论瘀血阻滞气络，还是瘀血阻滞血络，总是会直接损伤络脉，影响络脉正常的生理功能，引起络脉运行气血障碍，气液流通受阻，血气渗灌失常，从而引发一系列症状。首先就是疼痛，这是瘀血阻遏气络、阻滞血络、引起气血受阻的最为直接的表现，一般多为刺痛、固定不移，且多有昼轻夜重的特点，病程较长；其次是肿块，这是瘀血作为有形之邪病及络脉、阻遏络脉后，引起络道异变、络脉异生的直接征象，表现为固定不移，在体表色青紫或青黄，在体内为癥积。再次是出血，是由于瘀血阻络、络脉的形质受损、括约功能障碍、统摄血液失常而导致的，多表现为出血血色紫黯或夹有瘀块。另外，诸如面色发绀、舌质紫黯等，也是瘀血滞于体内、妨碍气血正常流通而呈现的瘀血的经典颜色，是瘀血的经典征象。

瘀血虽有上述特征性的表现，但其临床证候和具体表现随其瘀阻部位、脏腑的不同而有不同的症状。瘀阻于心络者，可见心悸、胸闷、胸痛、心痛，口唇指甲青紫；瘀阻于肺络者，可见胸痛、咯血、喘满等；瘀阻于胃络者，可见呕血、大便色黑如漆等；瘀阻于肝络者，可见胁痛痞块；瘀阻于脑络者，可见头晕、头痛、记忆减退、口舌不利、肢体不遂等；瘀阻于胞宫络脉者，可见少腹疼痛、月经不调、痛经、闭经、经色暗紫成块或崩漏；瘀阻肢体肌肤局部，可见局部肿痛青紫。

总之，瘀血生于络脉，成于络脉，阻于络脉，损于络脉，害于络脉，肇始于络脉，变生于络脉，是病络机制最重要的致病因素，尤其是一些疑难复杂病证、经久难愈性病证，往往昭示着瘀损络脉，所谓"初病在经，久病入络""初病在气，久病入血""气滞必血瘀"等观点，便是瘀血启动病络机制的最好诠释。深刻理解瘀血的病络机制，有助于全面分析病机细微变化，增强干预的针对性，提高疗效。

五、病久入络

（一）久病入络

久病入络或病久入络，是清代医家叶天士基于临床丰富的实践经验，在《临证指南医案》中有"经主气，络主血"的科学论断后，提出的一个著名病机学说，是疾病发展到一定阶段，病及络脉，引发病络机制，导致络脉功能失常或形质改变的一种必然趋势。

毫无疑问，大多数疾病在发病的早期阶段，或者在一定的病程内，无论是邪气的侵袭，还是脏腑的功能失调，都率先表现为气机运行的失常，或者说是气分阶段、气病层次阶段的病变。从生理上说，气为血之帅，血为气之母，疾病的发生之初，气机的运行失常随之产生，此时并不一定伴随血分层次的病变，因为气机虽然因病而运行失常，但通过全身机体正气的自我调节，阴阳的自我平衡，大多是可以恢复至阴平阳秘状态的，即疾病向愈。当正气不能实现自我纠偏恢复时，邪气必然由气分层次进入血分层次。络脉是血液流通环流最基本的场所，又是天然的细小狭曲之地，因而疾病进入血分层次后，必然表达为络脉层次，彰显于病及络脉的系列变化，从而产生入络、病络的病理机转。

以外感疾病来说，邪气侵袭，必首先侵袭肌表，正邪交争于气络层次，引发激烈的正邪交争，出现典型的气分高热征象。嗣后，邪气弛张，正气难支，由气络层次深入血络层次，伤害"气之母"，以损"气之根"，此阶段仍然进行着炽热化的邪正交争，不仅气络壅遏，血络亦壅滞，以应对邪之侵、邪之损，形成典型的病络机制。若此时用药到位，抓住邪已入络，机转已现损络、伤络，切中要害之然，疾病会渐渐向愈的。否则，隔靴搔痒，虽用药干预亦难奏效。

"初为气结在经，久则血伤入络"，气无形，血有形，久病入络，意味着疾病早期阶段多属气机失调的功能性疾病或功能性损伤，病久之后，启动病络机制，由气分阶段进入血分层次，则属于疾病已进入器质性病变或器质性损伤阶段。

久病的过程，实际上也是邪气积累的过程。久病导致脏腑功能失调状态持续，"带病上岗"的各脏腑组织器官在全力纠偏恢复的过程中，终因"体力"难支，渐生的邪气难以被及时清除，久而久之，邪气日益增多、日益嚣张，同时邪气也日益损正。一方面是邪气不断积累，另一方面是正气日益受损，正邪进入彼此消长的状态，这一状态平衡一旦被打破，必然出现邪气的肆虐和异变，转化为致病能力更强的致病邪气，并由较浅的病位层次递进侵袭，越位肇事，由经传络，由气络到血络，由经之干道深潜到广泛密布的络脉之所，序贯启动病络机制，形成邪气沉伏、病位深隐、正邪胶着的顽疴之局。

久病的过程，也是正衰积损的过程。所谓"一日病气弱，百日病成衰"，随着病程的递进，正气也在不断地损耗中谱写着正邪交争的序曲。然而，激昂的序曲不能进入无限时，终究揭开神秘的帷幕，露出疾病本质的狰狞面目。"经主气，络主血"，经气既已筋疲力尽，络脉之气血流通必将奏出奋进的乐章，进入一鼓作气时分。这是机体本性使然，是机体正气驱邪使然，是阴阳平衡的自我消长使然。络脉既已冲锋陷阵，标示着病邪的层次递进，正邪交争的主战场已经进入络脉阶段。鉴于此，可以说病久入络是正气抵抗病邪至一定阶段后，由经气的集中抗邪转化为络脉分散抗邪的必然结果，是由"城市保卫战"，转为"农村包围战"的必然结果。由于络脉气血流通最为丰富，邪气入络，正气战胜邪气，疾病向愈"翻盘"的可能性会变大。从这个意义上说，久病入络，也是一种机体的自我保护。医者只有认识到这一点，准确识别入络之机，及时用药帮扶正气，定能于病络阶段斩草除根、完胜病邪，使机体罹患尽快康复。

总之，久病入络预示着邪气的进深、病情的递进、病机的复杂化趋势，也预示着病邪由发病之初的阳络阶段传至脏络和阴络。既已入络，干预必须用治络法，用药必须用络药，方能直抵病所，以期疗效。

（二）久痛入络

《临证指南医案·诸痛》说："痛则不通"，指明了疼痛的基本机制在于"不通"，而不通的内涵无非在于气血不通、津液不通，进一步说，无非在于运行气血津液的载体和载物不通，即经脉的不通。至于经脉气血不通的原因，历代医家有过不少的论述。《素问·举痛论》说："痛者寒气多也，有寒故痛也。"提示机体作为恒温之身，最畏寒邪侵袭，寒邪入侵，凝滞气机血脉，因而不通则痛。叶天士的《临证指南医案·胁痛》在强调寒邪易致疼痛的同时，"痛……乃寒入络脉"，还强调了热邪致痛，指出："风湿化热，蒸于经络，周身痹痛。"不仅如此，《临证指南医案》中还记载了"久痛在络，气血皆窒""胃痛久而屡发，必有凝痰聚瘀""经几年宿病，病必在络，痛非虚证……痰因气滞，气阻血瘀"，认识到疼痛的成因既有因虚而痛，也有因实而痛，尤其强调了气滞、痰瘀在久痛入络中的发病作用。由上述认识可以看出，痛多因实证，但叶氏凭借一生丰富的临床经验，还首次提出了"络虚致痛"的崭新病机，指出"汗出，失血背痛，此为络虚"。至此，标志着疼痛的发病机制理论已经形成。

回顾疼痛发病机制的认识,自"气伤痛,形伤肿"(《素问·阴阳应象大论》)的疼痛学说提出后,历代医家关于疼痛的发病机制认识,至今已经聚焦形成共识,即痛因分内外、痛机别虚实,无论内外虚实,皆因气血津液不通使然。基于此,不仅久痛入络,实际上,初痛亦可入络。而久痛入络的意义在于:对于不明原因的疼痛、久病不愈的疼痛,临床上辨证求因无迹可寻,辨证施治无症可察的疼痛,应当扩展疼痛成因思维,执此正邪两端,开拓疼痛由生的新观念;邪气侵袭,正气驱邪抗争,邪气总有归隐之趋,最易负隅伤正;疼痛日久不愈,正气势必大虚,所谓至虚之处便是邪留邪生之地,邪气一旦产生,便启动伤气损正、邪生邪留、邪阻邪滞机制,循环往复,宿病久病、宿痛久痛不愈。如此,情景两相生,久痛入络成。

久痛入络学说是病络机制的重要内容之一,是与久病入络学说相辅相成的,两个学说有异曲同工之义。该学说的概念内涵在于强调任何一种疾病导致的疼痛,随着病程的演进,致病邪气总会在不断积累中向络脉推进,由经传络,由脏入络,由阳络趋于阴络,导致络脉气血阻滞、津液流通渗灌障碍、神机转运乖戾,最终形成络脉形质损伤、功能破坏的顽症之态。病络就要用治络之药,久痛必当用治络之法。只有遵循疾病的发生发展规律,树立病久入络、痛久入络的新思维,方能有的放矢、切中要害,以收邪祛、病愈、痛止之功。

(三)急病入络

在"久病入络"病络机制之学术观点的影响下,"急病入络"的观点一度受到关注。所谓急病入络,是指某些急病在发病之初就启动了病络机制,引起络脉功能的损伤和(或)形质损害。毫无疑问,急病入络的前提是病邪非一般的致病邪气;或正气异常虚弱;络脉本身先天发育异常,导致基本的流通气血功能和防御屏障功能缺失或不全;或一病未愈,复染新病,病邪迅速入络为害。按照上述四个条件,急病入络的机制应当不难理解,即使不是自圆其说,基于多年的临床经验,也应当能在日积月累、众多病例复杂病情的回顾与总结中找到急病入络的影子。

首先是疫毒之气导致的疾病,由于该类病邪具有独特、超强的致病能力,一旦侵袭机体,往往迅速突破机体的防御屏障,不循常道,直抵经络脏腑,藏身于隐蔽之所,为害于气血丰富的络脉之处。络脉虽然是运行气血、流通气液的通道,但同时也是卫气循行最多的地方、机体的防御功能最强的地方。急病发病之初,邪气能直抵络脉深处,即意味着来者不善,善者不来。疫毒之气迅速入络损络,不仅直接损害气血的流通,更主要地是破坏了气液流通和血气渗灌功能,从而迅速导致脏腑功能失常,引起严重的临床征象。第一,疫毒之气侵入肺络后,能在较短的时间内破坏肺的贯心脉、司呼吸功能,引起肺络郁滞、血络瘀损、玄府郁闭、开阖障碍、气液流通与血气渗灌障碍,津滞为水,瘀血化水,清气难入,浊气难出,气滞、水壅、血瘀、浊毒互相交织为害,肺的功能濒于边缘状态,呈现呼吸困难、胸中喘憋严重、发绀明显,甚或步入病危之途。第二,妇女产后,由气血虚弱、当风睡卧或因劳汗出、风邪乘虚侵入经脉、气络郁滞、血络痹阻,形成邪入络脉血分的痹证,是为血痹。如《金匮要略·血痹虚劳病脉证并治》载:"血痹病从何得之?答曰:夫尊荣人,骨弱肌肤盛,重因疲劳汗出,卧不时动摇,加被微风,遂得之。"《诸病源候论·卷一》亦指出:"血痹者,由体虚邪入于阴经故也。血为阴,邪入于血而痹,故为血痹也。"第三,某些血证,由于先天禀赋不足,络脉发育异常,导致稍有伤风感邪便直入络脉,一方面导致各种出血;另一方面出现邪袭肌表、卫络郁滞、气络壅遏、血络损伤或脏络受损乃至脏腑功能的异常。第四,临床上不少大病慢病久治不愈,如水饮凌心者,常常是带病生存,所谓一病未愈,又复感邪气,出现喘证,此时的喘证是新病,原有的宿疾导致了正气大虚,复感邪气之后往往迅速入络于肺,甚或直达脏腑阴络,短时间即出现热壅血瘀、毒邪灼伤肺络的急危重症。

六、饮食伤络

饮食所伤作为一种重要的致病因素，既有直接性损伤，也有间接性损伤。直接性损伤主要表现为暴食生冷或暴食过热炙烫之品。

暴食生冷之后，相当于迅速感受了寒邪，而寒邪具有凝结、收引、阻滞的特点。寒邪伤人，可使气血凝结、经脉阻滞。如《素问·离合真邪论》曰"寒则血凝泣"，《素问·举痛论》言"寒气入经而稽迟，泣（涩）而不行，客于脉外则血少，客于脉中则气不通，故卒然而痛"，说明寒邪袭于经脉，不仅使血脉流行不畅，而且阻滞气机运行，不通则痛。又如《素问·痹论》中曰："痛者寒气多也，有寒故痛也。"寒邪还具有收引的特点，寒邪侵袭机体后，因寒性收引，常会出现腠理收缩，玄府紧闭，络脉收缩而拘紧、挛急、疼痛。如《素问·举痛论》曰："寒则气收""寒气客于脉外则脉寒，脉寒则缩蜷，缩蜷则脉绌急，绌急则外引小络。故卒然而痛"。说明寒邪侵袭人体，则筋脉收缩拘急，以致拘挛作痛、屈伸不利。《医灯续焰》亦记载："脉紧而痛者属寒，寒性收敛紧实也。"

暴食过炙热烫之品，则可直接灼伤络脉，热盛肉腐形成血肿、溃疡出血等，或热壅气遏，热壅血瘀。若反复喜食热烫之品，反复过热灼伤络脉，热壅毒滞蕴结日久，引起络道亢变、众邪异气杂感、络息成积、络脉异生，或致食道、胃部肿瘤之类。

饮食因素导致的间接性损伤，在于过食辛辣肥甘或醇酒厚味，酿成湿热痰浊，日久阻遏气血、壅滞络脉，形成湿热内阻、痰瘀阻滞之证。

七、久坐久卧伤络

久坐久卧，气机运行迟缓，气血运行迟滞，久滞为瘀，导致络脉瘀阻，或累及经脉，形成经脉血络瘀阻之证；或络瘀积热成毒，可成疖肿甚或褥疮。

八、金刃、虫兽、药物伤络

金刃常可导致络脉直接损伤出血，如《灵枢·百病始生》中记载："卒然多食饮则肠满，起居不节、用力过度则络脉伤，阳络伤则血外溢，血外溢则衄血；阴络伤则血内溢，血内溢则后血。肠胃之络伤，则血溢于肠外。"上述血证随其损伤部位不同而有不同的表现。最为多见的就是浅表部位的阳络损伤而形成的血证，如肌衄、鼻衄等。交通意外、猛烈撞击往往会导致内脏阴络出血，出血量大，甚至形成气随血脱之危象。虫兽所伤一般迅速伤及表浅阳络，引起气络阻遏或血络瘀滞而出现皮肤肿胀、肢体麻木、瘙痒、疼痛、痿废不用、截瘫等症状，严重者，虫兽之毒壅滞络脉，循经入脑，毒邪损脑，可现神昏抽搐危症。

第二节　病络机制特点

病络机制作为中医学的一类重要病机，广泛存在于疾病的发生与发展中，无论是外邪侵袭、病及络脉，还是内伤杂病、累及络脉，都会引起络脉功能失常和（或）形质受损的病理过程。而这一病络过程从临床上来说，往往具有以下特点。

易滞易瘀：所谓易滞，是指病及气络后，容易引起气络郁滞的病理过程。此气络郁滞，既有邪气侵袭、阻遏络脉气机引起的气络郁滞，也有久病正虚、气机运行无力、虚气留滞引起的气络郁滞。对于前者，《灵枢·痈疽》指出："营卫稽留于经脉之中，则血涩而不行，不行则卫气从之而不通。"所谓易瘀，是指病及络脉血络后，容易引起血络瘀阻的病理过程。此血络瘀阻，也就是传统意义上的血脉瘀阻，具体包括两层含义，一是指络脉本身的病变，不能发挥对血液流通的载体支持作用，如络脉先天发育异常、后天疾病原因导致的管壁病变，影响血液的流畅通行；二是血液的病变，比如瘀血内阻于络脉，或血液黏稠质地的变化，或邪气滞结于络道，凡此均可影响血液的正常流通，造成络脉瘀阻。应当说，易滞易瘀是病络机制最为常见的病理机转，是导致络脉功能失常，进而影响脏腑组织器官病变的最为基本的病机活动。

易入难出：是指病及络脉后，各种邪气侵袭于络脉或由生于络脉后，具有邪气于络脉易入难出的特点。邪气侵袭机体，从络脉侵袭最为容易。因为络脉遍布表里内外全身各处，外联肌肤皮毛，内达脏腑深处。一旦突破络脉的气络屏障，邪气便能长驱直入，传经入脏，直达阴络隅角。所谓难出，在于隐身潜伏于络脉的病邪很难被及时祛除掉，一方面在于邪气能进入络脉，决定了这不是一般的病邪；另一方面在于络脉纵横交错，广布如织，络体纤细曲窄，最适合潜藏病邪。

易积成形：所谓易积成形，是指邪气侵入络脉后，日久积滞累积，终会演变成有形的邪气堆积或其他有形病证，酿成疑难杂症怪病。络脉是容纳并运行气血津液的场所，同样也是邪气侵袭、容纳邪气、滞留邪气的地方。在庞大的广布如织的络脉里，邪气滞留得多了，累积得多了，气滞血瘀久了，必然造成正气积滞、邪气蕴积。运行之气是无形的，相反，郁滞的气便是有形的，就像弥漫空中的水气一样是无形的，而一旦停下来，便成为有形的水滴。同理，积滞的正气、瘀滞的血液、内生的痰浊、蕴积的各种入侵络脉之邪气，日久都会变成有形的邪气而堆积于络脉，于是便息而成积，演变成各种复杂病证。诚如《灵枢·百病始生》曰："是故虚邪之中人也，始于皮肤，皮肤缓则腠理开，开则邪从毛发入，入则抵深，深则毛发立，毛发立则淅然，故皮肤痛；留而不去，则传舍于络脉，在络之时，痛于肌肉，其痛之时息，大经乃代；留而不去，传舍于经，在经之时，洒淅喜惊；留而不去，传舍于伏冲之脉，在伏冲之时，体重身痛；留而不去，传舍于肠胃，在肠胃之时，贲响腹胀，多寒则肠鸣飧泄，食不化，多热则溏出糜；留而不去，传舍于肠胃之外，募原之间，留著于脉，稽留而不去，息而成积。或著孙络，或著络脉，或著经脉，或著输脉，或著于伏冲之脉，或著于膂筋，或著于肠胃之募原，上连于缓筋，邪气淫泆，不可胜论。"

第三节　病络机制常见类型

一、卫气郁滞

卫为水谷之悍气，源于水谷，由中焦所化，故曰卫出中焦。如《素问·痹论》曰："卫者，水谷之悍气也。"卫气化于中焦之后，由上焦肺气宣发以布散周身。如《灵枢·营卫生会》指出："人受气于谷，谷入于胃，以传与肺，五脏六腑，皆以受气，其清者为营，浊者为卫。"卫气的运行方式，大致有三：一者，循经脉而行。如《灵枢·营卫生会》言："营在脉中，卫在脉外，营周不息，五十而复大会。"卫气在肺的宣发布散作用下与营气相随，周行全身。二者，并脉而行。《内经博议》语："盖卫气者，即太阳之盛气……半入经隧之中以和营，而半溢经隧之外以为卫。"提示营中有卫，卫中有营，分之为二，合之为一。三者，卫气散行。如《素问·痹论》曰："卫者……其气慓疾滑利，不能入于脉也，故循皮肤之中，分肉之间，熏于肓膜，散于胸腹。"指明了卫气慓疾滑利，不循经脉而行于皮肤、分肉、肓膜等处，发挥其温养机体、调控腠理、抗御邪气、促进津血运行等生理功能。如《灵枢·本藏》："卫气者，所以温分肉，充皮肤，肥腠理，司开阖者也……卫气和则分肉解利，皮肤调柔，腠理致密矣。"《研经言·原营卫》亦云："故营行脉中，附丽于血；卫行脉外，附丽于津。"上述卫气运行方式之任何一个环节的变化，都可能造成卫气循行障碍而形成卫气郁滞之证。

卫气郁滞，是病及气络的初始阶段，一般见于发病的早期，在疾病的发展过程中，也常常在病及络脉的其他阶段夹杂出现。造成卫气运行方式发生变化的主要因素不外乎外因和内因两大类，外因主要是外邪的侵袭，或久坐少动等因素，内因主要责之于正气虚弱、虚气留滞，或内生邪气，阻遏卫气。属于外邪侵袭者，邪气侵犯肌表之卫气循行场所，引起邪正交争，大量卫气宣发至邪侵之处，形成卫气壅遏、卫气郁滞之状态。由于卫气郁滞，不能发挥温分肉、充皮肤、肥腠理等功能，因而出现恶寒、肌表紧楚、肢体酸痛、发热、有汗或无汗、头痛、项背不适感、鼻塞、流涕、喷嚏等症状，具体的症状随邪气侵袭的不同而各有特点。内生邪气阻遏卫气者，一般以痰湿阻滞为主，由于痰湿之邪随气周流无处不到，最易阻遏卫气，引起卫气痰阻或痰滞卫气之证，具体表现随其邪滞具体部位而异，卫气与痰交阻于咽喉者，可有鼾眠现象，即睡眠时喉中痰鸣、眠中作声，常见于肥胖者。如《诸病源候论》曰："其有肥人眠作声者，但肥人气血沉厚，迫隘喉间，涩而不利，亦作声。"正气虚弱多见于年老体衰者，因随着年龄的增长，脏腑功能下降，肺虚则布散减弱。如《素问·阴阳应象大论》曰："年四十而阴气自半也，起居衰矣。"《灵枢·营卫生会》言："老者之气血衰，其肌肉枯，气道涩，五脏之气相搏，其营气衰少，而卫气内伐。"因而，中老年人因脏腑虚损，卫气虚衰，虚气留滞，煦养肌肤功能减退，每每出现偶有胸闷、少气之感，体表畏寒，肢体怕冷，肌肤不温等症状。

二、气络郁滞

气络郁滞，也被称为络气郁滞，是病及气络的典型病理变化，多见于病络的早期阶段，虽然病位尚浅，但由于气机的运行作用，一旦病及气络，引起气络郁滞，往往会由于体质的易感性和邪气的从化性，迅速丛生多种病理因素，介导多种病理变化。

所谓气络郁滞，是由于各种原因导致络脉之气络发生功能障碍、气机运行不畅而引起的病理变化，并由此产生一系列临床证候。气络是与血络相伴而行的网络系统，分布上下内外全身各处，尤其是脏腑之气络，通过升降出入的气机变化，其气之活动成为各脏腑活动的有机组成部分。任何原因导致的气络运行失常，或气运不足、气机郁滞，或气行乖戾、亢变为火、气火郁滞，都能引起病及络脉、络脉损伤，甚至由气络传及血络，引起脏腑组织器官的功能失常或形质受损，导致临床病证的发生。

一般来说，气络郁滞发生的原因主要有外感六淫、内伤七情，或饮食、劳倦等因素。外感六淫所致者，在于外邪侵袭肌表、病及气络，引起邪正交争、气络郁滞，此时卫气宣发受阻，因而多有恶寒；气络郁滞、气机壅遏而火变，因而出现发热之症。若感受的是阳热之邪侵及气络，在气机郁滞的同时，往往迅速引起络道亢变、气血流通加速，邪气从化，并气为火，可直接循经上扰或窜动，形成气络郁滞、气化有余、气火亢盛的状态，往往出现高热、寒战、大汗、口渴多饮、心烦、便秘等。若感受的是阴寒之邪气侵及气络，往往引起络道拮变，阴寒之邪凝滞收引，气血流通减弱、涩滞、凝结，往往出现疼痛、麻木、冷楚、畏寒等症状。

内伤七情所致者，往往因为情志过极、损伤脏气直接影响气机的升降出入，脏络之气络郁滞、气机运行不足、脏腑的功能低下，日久表现为疾病状态。饮食、劳倦等因素所致者，往往正气损耗，伤及脏气，虚气留滞，气机运行迟缓，脏腑功能减退，渐至罹病状态。具体症状随其脏腑的不同而表现各异。如心之气络郁滞者，由于心气郁滞，不能很好地率血运行，因而出现胸闷、心悸；心气郁滞，心气不能充分与脑气衔接而藏元神，因而可现健忘、失眠；心气郁滞，百脉运行不力，势必影响肺气功能而现胸闷或喘憋之症。肝之气络郁滞者，往往表现为典型的肝气郁滞之证。胆之气络郁滞者，可表现为胆胀之证，如右上腹疼痛、闷胀不适、呕吐或恶心、食欲不振、口苦、发热等。肺之气络郁滞者，可以出现宣发布散无力、贯心脉功能减退之象，如胸闷憋气、咳嗽咳痰，甚至气喘、口唇发暗甚或青紫、心悸等。脾之气络郁滞者，属于典型的脾气郁滞、运化无力之候，如腹胀、便溏、食欲不振等。胃之气络郁滞者，可以因受纳腐熟功能减退、胃气和降乏力而现胃脘不适、胃脘疼痛、泛酸、恶心、呕吐、嗳气等。肾之气络郁滞者，可出现气化无力之症，如腰腿、水肿、小便不利或小便清长等。膀胱之气络郁滞者，则可出现小腹胀痛、小便无力或尿有余沥不尽等。

三、络脉瘀阻

所谓络脉瘀阻，是指病及络脉之血络层次，以引起气血运行障碍、气液流通障碍、渗灌血气障碍、神机运转障碍为主要病机变化的综合病机状态，是病及络脉的高级阶段或严重阶段，是病及气络的进一步发展，涉及的损伤靶点是气络、血络、气、血、津液等。此时，气络郁滞变化依然存在，同时又增加了络脉的损伤与气血津液乃至神机运行的失常，总以血液运行障碍为主。有观点认为，络脉瘀阻阶段是由功能性病变发展为器质性损伤的重要病机阶段，足见此阶段的损伤程度要远比气络阶段重。

络脉瘀阻的病机内涵大致包括两个方面，一是络脉本身的病变，导致络脉不能通畅滑利，不能满足气血的顺利通行；二是络脉内血液形质与功能的变化，不能满足正常的气血流通。一方面，络脉先天发育的异常，后天络脉的病损、畸形、瘤变与异变，导致络脉之血络管壁突兀、管腔狭窄与络脉之间的缠结畸变等，都可以导致络脉瘀阻不畅；另一方面，邪气导致的络脉之血络管壁的形质损害、结滞突兀、融合畸变及血液的形质变化，包括瘀血内阻、痰浊阻滞、邪毒内结等，都会引起络脉气血流通障碍等系列病理变化，从而引起临床上复杂的病证。

由于络脉分布的广泛性，瘀血内阻的临床病证随其瘀阻部位及其脏腑组织器官的不同及病程的久暂，而呈现临床表现的多样性与复杂性。毫无疑问，络脉分布最密，依赖络脉流通的气血供应最为丰富的脏器，其络脉瘀阻所表现出来的证候最为复杂，病情也最为严重。由于脑为元神之府，凡五脏精华之血、六腑清阳之气，均依赖经络上奉于脑，因而一旦脑络瘀阻，元神之府就会迅速失去气血的供奉而表现出临床急危重症；心主血脉，肺朝百脉，心肺二脏之络脉一旦瘀阻，全身的血脉供应就会受累甚至中断，也能顷刻显现临床急危重症，甚至步入凶险之途。

一般而言，脑络瘀阻常见头痛、头晕、头昏、嗜睡、昏睡、意识模糊甚至昏迷、口舌歪斜、肢体不利或麻木、语言不利、饮水呛咳、半身不遂等表现；心络瘀阻常见胸闷胸痛、心悸怔忡；肺络郁滞常见胸闷、胸痛、咳逆倚息不得卧；肾络瘀阻则见腰痛、腹胀、溲赤浑浊；胃络瘀阻则常见腹部刺痛、纳食减少；肢体瘀阻则见肢体肿胀、疼痛、关节疼痛。

络脉瘀阻，气血运行不畅，甚或不通，"通则不痛，痛则不通"(《医学心悟·痹》)。疼痛是络脉瘀阻最为突出的临床表现。无论是新病入络，还是久病入络，均以疼痛为主。瘀阻轻者，闷痛多见；瘀阻甚者，刺痛为多；瘀阻渐生者，多有闷痛转为刺痛甚至绞痛；瘀阻骤成者，刺痛突显，少现闷痛。

络脉瘀血内阻，必然妨碍正常的气血运行，导致血不循常道而现血证。血证随瘀阻部位的不同而异。不仅变生血证，瘀阻络脉，影响血气的渗灌，往往导致津液停聚脉外而生水肿。如清代唐容川的《血证论》语："瘀血化水，亦发水肿。"另外，长期的络脉瘀阻影响卫气宣发荣养肌肤的功能，久而久之可现肌肤甲错；瘀血碍新，气血流通与供养作用减弱，日久可见虚劳；瘀阻胞宫络脉，还可出现闭经、痛经等证。

四、络脉瘀塞

络脉瘀塞是病及络脉的严重阶段，是由于络脉本身的病变、络脉之血络狭窄和闭塞，或络脉内流通的血液瘀塞、导致络脉之血络气血流通部分或完全中断，脏腑组织器官失去气血的营养，引起严重的临床证候。

络脉瘀塞多由病及气络演变而来，是气络郁滞的进一步发展，标志着病变由气络气分进入血络血分，是疾病由功能性失常进展至合并器质性损害的严重阶段，标志着络脉功能严重失常，络脉之形质严重损害，所分布靶向的脏腑组织器官也因为气血供应的中断或迅速减少而出现严重的损害，并序贯发生一系列严重的临床症状。络脉瘀塞一旦发生，往往起病急、病情重、病势凶险、病况危重，需要及时、紧急救治。

络脉瘀塞发生的原因多有外感六淫、内伤七情、饮食不节、劳倦过度及内生邪气等方面。在外感六淫致病中，尤以寒邪最为重要，由于寒为阴邪，易于凝滞收引，寒邪侵袭络脉，往往迅速引起络道拮变，甚至络脉瘀塞。内伤七情致病中，尤以情志过激过极为主，情志刺激，肝阳暴张，君相火旺，络道亢变，气血乖戾，逆乱失序，瘀象骤显，迅疾瘀塞络脉，危象形成于顷刻间。

络脉瘀塞的临床表现随其瘀阻部位的不同及相应脏腑组织器官缺血程度的轻重而有不同的临床症状。由于心主血脉、藏神，对络脉性缺血最为敏感，心络瘀塞往往立即出现胸闷、心痛、心悸的症状。如《灵枢·厥病》言："手足青至节，心痛甚，旦发夕死。"脑为髓海、诸阳之会、清阳之府，内藏元神，脑络瘀塞往往随其瘀塞久暂及轻重而出现头晕、头痛、失眠、健忘、反应迟钝甚至嗜睡、意识不清、口舌不利、言语不清、肢体麻木或半身不遂、痴呆、癫痫、躁狂等症状。肺络瘀塞可见胸闷、气短、呼吸困难甚至胸痛、咳嗽等症。肾络瘀塞者可见尿少、水肿或伴有腰痛等。

《素问·五脏生成》云："诸脉者皆属于目"，说明眼与经络的关系密切。《证治准绳·七窍门》中言："（目）内有大络六……中络八……外有旁支细络，莫知其数，皆悬贯于脑，下连脏腑，通畅血气往来，以滋于目。"目络瘀塞可见头痛、目睛疼痛、视力障碍、失明等。下肢络脉瘀塞可见肢体肿胀、疼痛、麻木等，多见于消渴病病程迁延不愈者。肠络瘀塞者，可见进行性加剧的腹痛、恶心呕吐、呕吐物为咖啡样物或伴有血便等。

五、络脉绌急

络脉绌急是指感受外邪、情志过极、过劳、饮食不节等原因引起的络脉收引、挛缩、痉挛、拘急状态，导致气血运行障碍，脏腑组织器官因气血供养不足、功能失常而出现的临床证候。如《素问·举痛论》说："寒气客于脉外则脉寒，脉寒则缩蜷，缩蜷则脉绌急，绌急则外引小络，故卒然而痛。"指出外界气候寒冷，寒邪侵袭人体，可导致络脉的收引、挛缩、痉挛状态，造成气血运行不畅，猝然不通而痛。这里所指的寒邪，包括外寒和素体阳虚、阴寒内生两个方面；"缩蜷"即收缩不伸之意，"绌"，屈曲紧急之意，"急"即拘急，"绌急"意为屈曲拘急，"缩蜷""绌急"均有痉挛的意思。说明寒邪袭人，心脉绌急，气血不通而心失所养，发为胸痹心痛。盖"寒性收引"，寒邪客于心脉时导致心脉收引而绌急，绌急而气血不通，气血"不通则痛"，是为胸痹心痛的发病机制。又因心脉绌急，气血运行不畅，使心脉失养，"不荣则痛"，亦发为胸痹心痛。临床所见，这类患者常表现为周期性定时发作，较固定地发生在半夜、凌晨的某一个时辰，而白天较少发作。正如《素问·脏气法时论》所说："心病者，日中慧，夜半甚，平旦静。"这是因为"日中"为一天中阳中之阳，有助于心气、心阳来复，故"日中慧"；而"夜半"乃阴气当令，若为素体阳虚之人，夜半不得天时之助，至阴加临，阳微阴盛更为明显，故"夜半甚"，阴寒盘踞胸中，使心脉绌急，心痛猝然发作。不仅寒邪侵袭可引起络脉绌急，热邪同样可以罹患，如《诸病源候论》说："久心痛者，是心之别络为风邪冷热所乘痛也，故成疾不死，发作有时，经久不瘥。"

情志内伤亦可导致心脉绌急。如《灵枢·口问》云："忧思则心系急，心系急则气道约，约则不利。""心系"指心脏的维系结构，尤指广布心脏的经络系统，当然也包括西医学所说的出入心脏的大小血管。忧思郁怒，情志过激、过极，气机运行疏泄不及或太过，络脉随之拮变或亢变，拮变则络道约束减弱，气血流通趋缓并随之减少，因之绌急而为病；亢变则络道约束过度，气血流通加速，亢变为火，循经上炎并灼经燔络，因之绌急而为病。实际上，情志过度所导致的络脉拮变或亢变，都是气机失序、气络与血络失和的表现。正常情况下，气络与血络是和合统一、协调一致的。任何的情志刺激，都会在第一时间影响气机、气络的功能，气络响应在先，血络响应在后。一旦情志刺激过度，都会率先影响气络的超常响应，并随之引起气络与血络的不相适应而变生"绌急"事件。因而《杂病源流犀烛·心病源流》强调："心痛之不同如此，总之七情之由作心痛。"

过劳或饮食不节等原因也可引起络脉绌急而惹致疾病。由于过度劳累，或饮食不节，尤其是贪杯饮酒后，过劳、过饱则耗气，部分气络成相对亏虚之拮变状态，气络与血络一时不和，容易诱致络脉绌急。

由于心主血脉、肺朝百脉、脑为诸阳之会，气血供应最为丰富，因而络脉绌急最容易发生于心、肺、脑之部位，引起脏器的气血供应猝然减少或不通，从而引起相应的症状。比如脑络绌急可引起头痛、头晕、语言不利、视歧、昏瞀、半身麻木或不遂等；肺络绌急可出现呼吸气促、哮喘、胸闷等；心络绌急主要出现肢端青紫、发冷、肿胀感等。

需要注意的是，络脉绌急可以单独出现，也可以在其他病及络脉、邪阻络脉的基础上发生，尤其是原有络脉瘀阻、邪滞络脉者，更容易发生，且常常互为因果。

六、络息成积

络息成积是邪气稽留络脉，相应部位的络脉郁滞、瘀阻或瘀塞，瘀血、痰浊与邪毒等邪气凝聚结滞而形成的病变。是病及络脉，邪气侵袭络脉，日久病邪堆积而引起络脉形质改变与功能失常的综合反映。如《灵枢·百病始生》曰："是故虚邪之中人也……留而不去，则传舍于络脉……留而不去，传舍于经……留着于脉，稽留而不去，息而成积。或着孙脉，或着络脉，或着输脉，或着于伏冲之脉，或着于膂筋，或着于胃肠之募原，上连于缓筋，邪气淫泆，不可胜论。"强调了外邪侵入络脉，由络传经，由经入脏，步步为营，损害络脉，络道拮变，邪气滞留，息而为害，久而成积。不仅络脉之内可发生息而成积，络脉之外同样可以因络伤血溢、邪气与血气凝聚相结而成积。如《灵枢·百病始生》说："肠胃之络伤，则血溢于肠外，肠外有寒，汁沫与血相搏，则并合凝聚不得散而积成矣。"明确指出了癥积乃由凝血不散与津液涩渗而形成。

《黄帝内经》提出的"络息成积"之病机观点，具有重要的理论内涵。首先，络"息"的靶点或损害之靶标，在于络脉流通的气、血、津液，络之息应当包括了气之息、血之息、津液之息，此"息"意味着气机郁滞、血之瘀阻、津液留滞，从而使络脉失去了正常的运行气血与流通津液功能；

其次，络"息"的肇事者在于邪气，此邪气既有外感邪气，也有内生邪气，邪气之"息"并非为害之停息，而是留滞、附着之意，亦即滞留于体内、伺机为害。再次，络"息"的场所，在于络脉，无论病及络脉后成积于络内或络外，总以络脉为肇基点。

同时，由于络脉分布的广泛性，络息成积可以发生于机体脏腑各处，但主要发生于胸腹部，尤其指腹内脏腑。如《素问·脉要精微论》说："有心腹积也。"《灵枢·上膈》言："虫寒则积聚守于下管，积聚已留。"此时已形成了被后世医家普遍认可的积聚概念，指内脏有形的病理产物。随着对积聚认识的深入，《黄帝内经》中记载的"瘕""瘤""息肉"及"积水""积饮""血瘕"等，实质上与积聚的发病具有共同的内涵，均属于积聚范畴。

瘕，多指下焦的积聚，多为依附水血而结生的病理肿块，好发于女性任脉为病的积聚。如《素问·骨空论》："任脉为病，男子内结七疝，女子带下瘕聚。"《素问·玉机真藏论》："脾传之肾，病名曰疝瘕，少腹冤热而痛，出白，一名曰蛊，当此之时，可按可药。"论述了中焦病传于下焦，邪热结聚与水血相合的病情。

瘤，与积聚的内涵十分接近。在《灵枢·九针论》："四者，时也。时者，四时八风之客于经络之中，为瘤病者也"，指出外邪停留于经络之中，息而成积，日久成瘤，并由经络入经、入脏，乃至其他脏腑组织，形成多种多样的瘤积之证。如《灵枢·刺节真邪》云："虚邪之入于身也深，寒与热相搏，久留而内着，寒胜其热，则骨疼肉枯，热胜其寒，则烂肉腐肌为脓，内伤骨，内伤骨为骨蚀。有所疾前筋，筋屈不得伸，邪气居其间而不反，发为筋瘤。有所结，气归之，卫气留之，不得反，津液久留，合而为肠瘤，久者数岁乃成，以手按之柔。已有所结，气归之，津液留之，邪气中之，凝结日以易甚，连以聚居，为昔瘤，以手按之坚。有所结，深中骨，气因于骨，骨与气并，日以益大，则为骨疽。有所结，中于肉，宗气归之，邪留而不去，有热则化而为脓，无热则为肉疽。凡此数气者，其发无常处，而有常名也。"其中瘤积日久称为昔（息）瘤，而提出的筋瘤、肠瘤、骨疽（瘤）、肉疽（瘤）等，强调了络息成积可发生于机体各处，乃至于筋、肉、骨等组织亦可累及。

息肉，是发病广泛的疾病，有多种发病原因，《黄帝内经》中论述了肠管外息肉的发病原因与客寒有关，具有缓慢的发病过程，由于寒气内侵，卫气凝滞，气机失去荣养之用，络脉瘀阻，邪气蕴结时，蕴阻日久，气血瘀阻处，腐生恶气、异生息肉。如《灵枢·水胀》指出："肠覃何如？岐伯曰：寒气客于肠外，与卫气相薄，气不得荣，因有所系，癖而内着，恶气乃起，息肉乃生。"《灵枢·邪气脏腑病形》则描述了鼻息肉："肺脉急甚，为癫疾；微急为肺寒热，怠惰，咳唾血，引腰背胸，若鼻息肉不通。"这些均与肉疽（瘤）内涵相似，是肉的积聚。至于《黄帝内经》记载的"息积""积饮""水瘕""血瘕""石瘕""虫瘕"等息而成积之病证，也是由于邪入络脉、伤及络脉，引起气络郁滞、血络瘀阻，序贯引起气血郁滞、水津停滞、阻积日久渐生腐气、恶气而引起的种种积聚之证。

自《黄帝内经》明确提出积证后，以后历代不少医家对积证的病名、分类、病因病机、临床表现、治疗方法与药物做了深入细致的探讨。《难经·五十六难》论述了五脏之积的病变类型："肝之积，名曰肥气……心之积，名曰伏梁……脾之积，名曰痞气……肺之积，名曰息贲……肾之积，名曰奔豚……"，首次对积证按照五脏进行归属与分类，被后世称为五积。《中藏经·积聚癥瘕杂虫论第十八》则记载了六聚："聚有六……有大肠、小肠、胆、胃、膀胱、三焦之六名也。"五积与六聚的提出，明确了积证以脏病、病及络脉且在血络为主，聚证以腑病、病及络脉且在气络为要的发病观，深化了后世对于积聚之认识。

又有癥瘕一病，癥瘕作为病名，最早出现在《金匮要略·疟病脉证并治》，云："病疟，以月一日发，当以十五日愈；设不差，当月尽解；如其不差，当如何？师曰：此结为癥瘕，名曰疟母。急治之，宜鳖甲煎丸。"隋代巢元方的《诸病源候论》对于癥瘕的不同病位、病因及症状有"七癥"之说。唐代孙思邈的《备急千金要方》又有肉癥、癥积、癥结、癥癖等说法。宋代《妇人大全良方》中亦有记载妇人沛瘕、黄瘕、青瘕、燥瘕、血瘕等病名。关于癥瘕的发病，《黄帝内经》最早提出了寒邪致病学说。而后《金匮要略》指出了疟邪可导致癥瘕的形成。《中藏经·积聚癥瘕杂虫论》则指出："积聚、癥瘕、杂虫者，皆五脏六腑真气失而邪气并，遂乃生焉。"《三因极一病证方论·妇人女子众病论证治法》则指出："多因经脉失于将理，产褥不善调护，内伤七情，外感六淫，阴阳劳逸，饮食生冷，遂致营卫不输，新陈干忤，随经败浊，淋露凝滞，为癥为瘕。"强调了癥瘕的形成责之于脏腑虚弱、情志内伤、外感六淫、劳逸饮食、经产不慎、饮食不节等，均可以影响经络脏腑而致病。邪入经络，经滞络息，多种病理机制夹杂，诸因素包括血瘀、寒凝、气滞、痰浊、毒热等，滞于络脉、传变于脏腑乃至五体等组织，从而令胞络受阻，息而久积，渐成癥瘕。

除上述癥瘕与积聚外，癌症发病也属于络息成积的病机范畴。宋代杨士瀛《仁斋直指附遗方论·发癌方论》中描述的"癌者上高下深、岩穴之状、颗颗累垂……毒根深藏，穿孔透里……"，便形象地指出了癌症的发病与肿块形状之特点，并非一般的积聚与肿瘤。其发病虽然与络息成积有关，但又不限于络息成积，而是在息而成积的基础上发生了络伤、络损，引起了络道亢变与拮变，最后引起络脉异生、蕴积之气异化所致。由于络道拮变，气血流通障碍，初侵邪气得以蕴积，随之络道亢变，气血流通加速，蕴积之邪气也迅速从化，酿生邪热毒邪，从而加重了络损络伤，络道亢变复归拮变，拮变日久，络脉异生，蕴积之邪毒怪生异气，复伤络脉气血，加重息积，渐成癌疾。

七、络脉损伤

络脉损伤：络脉损伤是指内外各种致病因素导致的络脉结构性损伤、形质破坏引起气血不循常道的病证。络脉的结构性损伤主要见于物理性的络体损伤、破损或伤断致气血流泄、妄溢或阻断不通，其原因主要是用力过度、金刃虫兽、跌仆堕坠等，如脑部损伤可致神昏痴呆，腰髓损伤可致截瘫痿废，四肢损伤可致肢体萎缩废用等。血络之损伤则血溢脉外，或流于体内而见局部青紫肿痛。如《灵枢·百病始生》云："阳络伤则血外溢，血外溢则衄血；阴络伤则血内溢，血内溢则后血。"《素问·缪刺论》亦云："人有所堕坠，恶血留内。"指出跌损劳伤等损伤络脉可导致出血证。

络脉损伤的非物理性损伤因素，主要见于饮食失调、劳倦过度、情志过极、药物性损伤等。上述非物理因素导致的络脉损伤，是病及络脉发展到一定阶段引起络道拮变与络道亢变的必然结果。由于络道拮变，气血流通不足，络壁正常的结构势必遭到破坏，临床上多出现气不摄血的各种出血证候，此时往往伴有头晕、心悸、气短懒言、面色不华、少气乏力、自汗畏风、食欲不振等；或络道亢变，气血流通速度加快，气机运行超常而亢变为火热，燔经灼络，循肝经上扰，气血逆乱，气血并走于上，络破血溢引发出血病证，此时往往伴有头晕、头痛、头胀、目眩、面红目赤、口舌歪斜或神昏等。如《素问·调经论》曰："血之与气，并走于上，则为大厥，厥则暴死，气复反则生，不反则死。"若络道亢变，气火有余，循肺经上扰，还可引起咯血、胸闷等病证；循胃经上扰则可引起呕血、牙龈出血、胃脘疼痛或胀满不适等病证。若饮食不节，"饮食自倍，肠胃乃伤"（《素问·痹论》），病及络脉，可见呕血或便血等症，如《灵枢·百病始生》云："卒然多食饮则肠满，起居不节，用力过度，则络脉伤，阳络伤则血外溢，血外溢则衄血，阴络伤则血内溢，血内溢则后血。"若湿热蕴结膀胱，下走尿道，上漫肾系络脉，络脉损伤，还可引起腰痛、尿血、小腹疼痛等症。若湿热壅滞魄门，气机阻遏，气血壅阻，络脉受损，还可引起便血、痔疮等症。也有先天禀赋薄弱或接触其他理化因素，致气之疲、血之异，气之疲则对络脉的固摄无力，血之异则络壁松懈，从而造成络道损伤，引发络气散逸、津血流失。若感染瘟热疫毒之邪，迅即入卫伤营、伤血动血，造成络脉亢变、血涌成壅、络破血溢，引发多种多部位血证。

无论何种原因导致的经伤络损，经气不能在络脉正常流通，络脉内气血不能正常运行，最基本的气血营养作用减退或中断，除可引起临床上种种出血证候外，血溢络外及离经为瘀，也是络脉损伤的基本病理变化之一。总之，络脉损伤机制虽复杂，但络体细窄易瘀、络壁薄弱易破、络道异变失序、引起气血运行失常、脏腑组织器官供养障碍、血证与瘀证共存，并序贯丛生诸邪、级联产生邪滞等，是络脉损伤证候的基本特点。

八、络脉痰阻

络脉痰阻是痰湿浊邪停留络脉、滞于络脉，导致络脉气血运行障碍、气血津液渗灌受阻、神机运转失常的病证，是邪气侵袭络脉所引发的一种重要的病络机制。络脉痰阻所引起的病证可以分为两类，即痰阻气络（气络痰阻）与痰阻血络（血络痰阻）。

痰邪产生的原因，涉及外感与内伤两方面，无论是外感原因，还是内伤原因，都会引起肺、脾、肾三脏功能失调，水津代谢障碍，水谷与水气不归正化，停聚而为痰。正如《景岳全书》所言："夫人之多痰，悉由中虚而然，盖痰即水也，其本在肾，其标在脾……五脏之病，虽俱能生痰……故痰不化无不在脾，痰之本无不在肾""无处不到而化为痰者，凡五脏之伤，皆能致之"。尤其是脾脏的功能失调、脾气不足，脾虚则升降失常，水谷精微运化失常，聚而为痰。《景岳全书·痰饮》言："盖痰涎之化，本由水谷。使果脾健胃强，如少壮者流，则随食随化，皆成血气，焉得留为痰？惟其不能尽化，而十留其一二，则一二为痰矣；十留三四，则三四为痰矣；甚至留其七八，则但见血气日削，而痰证日多矣。"

从络脉层面上说，络脉是气血运行与津液渗灌的重要通道与途径。任何原因导致的络脉功能障碍，都会引起气血流通障碍与津血渗灌异常。络脉的功能障碍，主要表现为络道拮变与络道亢变。络脉拮变一方面引起气血运行减退，脏腑气化功能减弱，势必影响脏腑的水津敷布代谢功能，从而产生痰浊；另一方面津血渗灌不足，直接滞生痰浊。络脉亢变一方面引起气血流通加速，气行亢变为火，燔络灼津为痰；另一方面津血渗灌太过，津生太多势必津壅成滞而变生痰浊。

（一）痰阻气络

痰阻气络，又称气络痰阻，是痰浊之邪阻滞气络所表现的临床证候。"痰为百病之母"，《丹溪心法》载："痰之为物，随气升降，无处不到。"痰浊一旦生成，是谓新痰，随气周流，无处不到，及于络脉，最先伤及气络，阻滞气络，形成痰阻气络之证，或称为痰阻气滞、痰气交阻之证。痰阻气滞证候随其停留阻滞部位的不同而有不同的临床表现。故《杂病源流犀烛》云："人身非痰不能滋润也。而其为物则流动不测，故其为害，上致巅顶，下至涌泉，随气升降，周身内外皆到，五脏六腑俱有。""（痰）停滞于胸膈之间，使人心烦多怒，眩运，眼涩痒痛……在于肺胃之间，随气周流百脉，渗入毛窍，面若虫行，遍身习习……在喉则错喉唾呛。"（《泰定养生主论》）

心为君主之官，神明出焉，脑为元神之府，心与脑共司人之神明。如张锡纯所谓"人之元神藏于脑，人之识神发于心"。脑内气血丰富，络脉密布。脑之气络升腾清阳之气，运转智慧神机；血络流通气血，渗灌津血，供养元神精髓。痰阻气络，阻遏气络，蒙蔽气络，导致神机运转功能低下，清窍不灵，心神错乱，轻者头晕目眩，重者谵妄、癫狂或痴呆；痰阻气络可郁久化火，内扰心神形成痰火扰心之证，而现心悸、失眠、烦躁易怒等。痰阻五官之气络，则官窍失灵，如目窍失明、耳窍失聪、鼻窍失敏等；痰阻咽喉之气络，可现咽喉中异物，吐之不出，咽之不下；痰阻肺之气络，则胸闷咳喘；痰阻心脉气络，则胸闷心悸；痰阻肝之气络，则胸胁胀满、善太息；痰阻胃之气络，则现胃部痞满，或脘腹疼痛，或有呕恶、发热。如《类证活人书》云："中脘有痰，亦令人憎寒发热。"痰阻肾之气络，则腰痛腹胀、浮肿尿少等。《儒门事亲》指出："诸痰在于膈上，使头目不能清利，涕唾稠粘，或咳唾喘满，或时发潮热……诸痰在口，上焦毒熏于头者，诸阳之会首也。故令病患头重目涩，涕唾稠黏，或咳嗽喘满，时发寒热。"

痰阻气络证早期有时不易察觉，甚至往往合并其他邪气，从而造成识别困难。《济世全书》亦云："凡奇怪之症，人所不识者，皆当作痰症而治之也。"一旦症状明显，往往历年累月，已成宿痰老痰，甚至邪气从化，夹杂他邪为害。久痰不去，早已失去新痰窜移之性，而是宿留不动，流注不移，胶结顽固，变成顽痰，息积结块，成肿成瘤，变生奇症异疾、沉疴怪病。如《医学入门》云："暴病多火，怪病多痰。"《丹溪心法·痰》亦曰："人身上中下有块者，皆痰也"，又说"百病中多有兼痰者，世所不知也。凡人身中有结核，不痛不红，不作脓者，皆痰注也"。

（二）痰阻血络证

痰阻血络，又称血络痰阻，是痰浊之邪气阻滞血络，导致络脉管壁结构异常、形质受损，气血渗灌流通障碍所表现的临床证候，以往也称痰阻血脉证。痰阻血络的概念内涵，至少包括三个方面，其一是痰浊滞于络脉管壁，造成络脉管壁结构的增厚、变硬、变形、损坏等多种病理变化；其二是痰邪阻滞络脉内运行的气机、血液，导致气血运行失常、失序；其三，痰邪阻滞或阻闭孙络-玄府结构，导致津血渗灌障碍，神机转运失常。因而痰阻血络证，从发病机制上说，并非简单的气血不通，而是包括了上述种种病理变化的综合表现。由于络脉管壁的破坏受损，很难"形诸于外"，因而从临床上来讲，痰阻血络证的主要表现，以痰阻气机、痰阻血瘀为主。尤其是痰阻血瘀证，实际上就是痰瘀阻于血脉，痰瘀互阻，络脉不通。

痰瘀互阻，络脉不通，并非一时形成，往往经过痰阻气络阶段，或者说是痰阻气络证的进一步发展。因此，其临床表现除兼有痰阻气络的症状外，往往有独自的临床特征。一般来说，痰瘀互阻、络脉不通的特征是起病较为隐袭，病程较长；疼痛历久不愈，时轻时重；痰瘀结甚，邪盛伤正，往往出现身体倦怠乏力；痰瘀留滞，息而成积，积而结块，结而成瘤，往往出现于各种肿瘤、息肉或其他增生性病变中；舌质暗淡或有瘀点瘀斑，舌苔厚腻，脉弦涩。

另外，痰瘀互阻，属于两邪胶结、多邪并损，因而对络脉的损伤较重。痰瘀互阻不能及时解除，往往引起络道异变或络脉拮变、络脉亢变，气血运行紊乱，杂邪丛生，从而增添复杂的临床证候，应注意识别和预判。

九、毒滞络脉

毒滞络脉，也被称为毒损络脉、毒犯络脉，是毒邪入侵络脉、留滞络脉，导致络脉功能失常、形质损害，并序贯损伤脏腑与气血津液乃至神志的一种病络机制，并由此引起一系列临床证候。

现代毒物学认为，凡有少量物质进入机体后，能与机体组织发生某些作用，破坏正常生理功能，引起机体暂时或永久的病理状态，就称该物质为毒物。也就是说，毒是有害于机体的致病因素，这种致病因素无论来源于外界或体内，统称为毒。可见毒邪有内外之分，外毒，顾名思义来源于体外，除化学性毒物外，以外感六淫和温热火毒疫疠之邪为主。六淫之邪侵袭人体，著者邪盛为毒，微者病因积累，日久反复外感，邪积为毒。如《金匮要略心典》云："毒，邪气蕴结不解之谓。"内生之毒多为病因积累，诸邪丛生，正衰积损，脏腑功能失调，正气驱邪不足，邪积日久，蕴结成毒。毒邪一旦产生，即成为一种新的病邪而显示毒邪的致病特征，同时又带有原病邪的某些特点。常见的内生之毒邪有：①热毒，亦称火毒，由火热之邪或以火热之邪为主结聚而成，兼有火热和毒邪的致病特性，以热毒滞络、络脉亢变从而热极生风出现抽搐、痉挛，热毒滞络、络破血溢从而热迫血妄出现血证，热毒滞络攻心出现心神障碍，热毒滞络犯脑出现高热、惊厥，热毒滞络伤肺出现高热、咳嗽、气促、咳痰或痰中带血，热毒滞络伤肝出现黄疸，火毒壅滞血络出现痈肿等为临床特征。②痰毒，由痰浊久积而成，兼有痰和毒的两种致病特性，以痰蒙神窍出现神志改变、毒邪攻心引起心神障碍，阻滞经络出现肢体麻木、关节肿痛，以及持续昏蒙、舌苔黄垢而腻为主要特征。③瘀毒，由瘀血日久蕴结而成，兼有瘀和毒的两种致病特性，随其瘀毒留滞和损伤部位不同而表现各异，如脑络瘀毒阻滞多现神志改变，肢体络脉瘀毒阻滞多现关节肿痛变形、疼痛、肢体麻木、病久不愈，消渴病日久不愈发生的肢体瘀毒阻滞多现肢体麻木、肿痛或疮疡、溃疡，肾脏络脉瘀毒阻滞而现腰酸、面暗、水肿、尿浊等，舌质暗淡且现瘀点、瘀斑也是瘀毒阻滞的临床特征之一。④寒毒，多见于阳虚体质、无火热之邪或火热之邪不甚的情况下，由气滞、血瘀、痰凝日久蕴积从化而成，兼有寒和毒的两种致病特性，以寒伤阳气、毒滞络脉为主要特征。因寒凝血瘀，故寒毒每与瘀并见而症状相似。⑤糖毒，多见于消渴病日久不愈，精气不归正化，糖积酿变成毒，并随气阴两虚或阴阳两虚之体而显示邪气酿变之从化性，阴虚阳亢者糖毒多兼有热毒特点，阳虚阴盛者糖毒则兼有寒毒特点，损伤正气，滞结络脉，涩滞气血，迟滞神机，呈现典型的糖毒滞络、伤络证候。

　　无论邪盛为毒或邪积为毒，其致病作用都比原病邪有过之而无不及。温热之毒邪和疫疠之毒邪都存在于自然界中，致病皆属于温病范畴，以口鼻或其他形式的接触途径侵入人体，"温邪上受，首先犯肺"（《温热经纬·叶香岩外感温热》），出现短暂的卫气郁滞症状，迅即入经袭络，气络郁滞，气机壅遏，邪正交争剧烈，引起典型的顺传阳明气分高热证候，抑或是逆传心包营分证候，伤津耗气，深入肝肾，直抵肝肾之络脉，气血津液大伤，生风动血耗血，真阴耗损，甚至出现亡阴脱液之证。如《临证指南医案·温热》指出："吸及温邪，鼻通肺络，逆传心包络中。"温热疫疠毒邪性本温热，不需经过转化，故由表热转为里热之传变，为时短暂而迅速，此即叶天士"温邪则热变最速"之谓。

　　毒邪侵袭机体，以其固有的暴烈之性，迅速侵及络脉，并沿络脉蔓延四起、传变周身，导致毒滞络脉的系列病理变化：第一，气耗排毒障碍。机体的排毒系统功能是与经络气化分不开的，毒邪肆虐，势必损伤气络，耗伤正气，故《素问·阴阳应象大论》有"壮火食气"之说。正气耗损，气化功能减弱，必然影响机体排毒系统正常的排毒功能，造成毒由以聚，毒因以滞。第二，损伤络脉管壁，壅滞络脉血流，排毒管道失畅。毒邪损伤全身，络脉当不例外。排毒管道包括五官九窍、腠理毛孔、经络血脉。尤其是血络受损，排毒管道失畅，内生之毒必然为之停留。第三，毒邪动血妄行，毒邪随之四溢。毒邪最易动血，尤其是温热火毒疫疠之邪侵袭人体，容易引起血液妄行，不循常道。正常情况下，血液是机体排毒系统发挥排毒功能的重要载体，血液妄行，毒邪必随之妄溢，浸淫留滞而成毒损络脉、毒伤脏腑之重症。第四，毒邪窜扰，燔经灼络，留滞经络，机体排毒系统失调。机体的排毒系统是复杂的，脏腑组织器官必须依靠经络的沟通联络作用，才能协调一致，发挥正常的排毒功能。毒邪肆虐燔经灼络，经气必受扰，导致信息传输失职、联络功能失常、排毒功能障碍，从而造成毒滞络脉。

　　毒邪留滞络脉，可以造成络脉损伤，包括络脉之功能障碍和形质受损。一方面，导致络脉拮变，气血流通减弱，津血渗灌不足，神机运转减退，其临床证候多属阴证、里证、寒证、虚证；另一方面，还可以出现络脉亢变，气血流通速度加快，津血超常渗灌，神机运转亢盛，所介导的临床证候多属阳证、热证、实证。毒邪长期滞络，络脉异变，络脉异生，气血流通乖戾，邪气息而成积，往往会发生癥积肿瘤之症。

需要强调的是，部分毒邪尤其是外感温邪疫疠之毒具有一定的传染性和流行性，其致病能力强、发病急骤、毒滞络脉损伤的程度较重、病情多紧急，应注意识别预判。而伤寒六淫蕴结之毒与内生邪气积酿成毒一般无传染性。正如《世补斋医书》云："欲明温热者，必与伤寒辨，而尤必先与瘟疫辨，与瘟疫辨者无他，盖即辨其传染与不传染耳。"

十、络脉亏虚

络脉亏虚，简称络虚，亦即络中气血不足，包括气络亏虚和血络亏虚。正常生理情况下，络脉具有流通气血、渗灌血气、互化津血、贯通营卫、运转神机等功能。气血津液是络脉发挥功能的物质基础，机体气血充沛、津液充足、络脉流通输布渗灌正常则五脏六腑、四肢百骸皆得其养。否则，气血津液不足，难以充盈络脉，则络脉亏虚，络中气血津液不足，难以充养脏腑、四肢百骸而出现临床系列病理变化。

从临床来说，络脉亏虚大致包括以下两方面的变化。①络脉阴阳气血亏虚：即络脉内气血津液充盈不足所导致的脏腑、四肢百骸失养不荣证，简称络虚不荣。根据阴阳气血的不同，临床上又可以分为络气虚证、络血虚证、络阳虚证、络阴虚证。②络脉虚滞证：基于络脉气血亏虚、气血运行迟滞而导致的络脉虚而留滞证。如张锡纯《医学衷中参西录》云："因气血虚者，其经络多瘀滞。"强调了络脉空虚使气血运行稽迟或停留于局部而为瘀，这正是络中血虚与其他血虚证的病变区别所在。《素问·调经论》曰："神不足者，视其虚络，按而致之，刺而利之，无出其血，无泄其气。"

络脉亏虚的病理变化，不仅反映了机体正气的强弱、阴阳气血的盛衰，如《金匮要略》所言："浮者血虚，络脉空虚，贼邪不泻，或左或右，邪气反缓，正气引邪……"同时也是正气虚损，正不胜邪的一种病理状态，是发病的基本环节。如《圣济总录·心痛》："若经气虚，风冷伤动。则逆乘于心之络脉，痛归于心而腹胀。"络脉作为气血运行之道路，对周身之气血的盛衰反应最为敏感，若络脉空虚状态日久不愈，就络脉本身来说，往往会出现络脉细急、络脉结构异变，或硬变而拮屈，或瘤变而突兀，导致功能破坏、形质受损。

（一）络气亏虚

络气亏虚，又称气络亏虚或络气亏虚证，其概念内涵就是运行于气络中的气机不足。气络之气来源于经络之经气，而经气主要是由秉承于父母的肾中精气、脾胃化生而来的水谷精微之气和肺吸入的清气，在肺、脾胃、肾等相关脏腑的综合作用下生成的。经气运行于周身，随其功能、运行和分布部位的不同而又分为元气、宗气、营气、卫气等，这些气机运行输布到相关脏腑，支持、维系着脏腑的功能活动，对相应脏腑产生着特有效应，就有了肺气、心气、脾气、肾气、肝气等各脏腑之气。各脏腑之气继续运行输布到相应的络脉之中，一方面营养脏腑；另一方面参与脏腑的功能活动，成为脏腑之气的有机组成部分。

引起络脉亏虚的原因，既有先天因素，又有后天因素，比如先天禀赋薄弱，或后天饮食不节、劳逸过度、大病久病正气亏虚，或病因积累、正衰积损等，都会导致经亏络虚、气络乏急，惹致络气亏虚之证。络气亏虚证随其络脉所在、所属与分布部位的不同而有相应的证候表现。心之络气亏虚，则以心悸、胸闷、乏力、短气、活动后加剧等表现为主。肺之络气亏虚，则以胸闷、短气、咳嗽、痰少或无力咳痰、自汗甚至喘息等表现为主。脾胃之络气亏虚，则以腹胀、纳呆、呕恶、便秘或泄泻等表现为主。肾之络气亏虚，则以腰痛、腰膝酸软、小便不利、尿少、浮肿等表现为主。脑之络气亏虚，则以头晕、健忘、反应迟钝、精神不振、耳鸣目花、动作迟缓等表现为主。

（二）络血不足

络血不足，属于络脉内流通的血液偏少，不能满足对脏腑组织器官的营养灌注需要而形成的一种病理状态。引起络血亏虚的原因，一是生成不足，如先天禀赋薄弱，精血生化乏力；或脏腑功能减退，如脾失健运，胃气虚弱，不能运化水谷精气，难以化生成血液；或来源不足，血液生化乏源，如《医门法律》之"盖饮食多自能生血，饮食少则血不能生……"二是失血过多过快，新生之血来不及补充。如《直指方》云："凡吐衄崩漏，产后亡阴，肝家不能收摄荣气，使诸血失道妄行，此眩晕生于血虚也。"三是大病久病不愈，慢性消耗，或劳神太过，耗伤精血。如《素问经注节解》曰："盖心生血而为一身之宰，善动多虑，其血易亏……"《医理元枢》曰："肝为血海，或忿怒过度，或疏泄太甚，则血海空虚……"

由于气与血的密切关系，络血不足的基本病理主要有络血亏虚、络虚留瘀、新血不生等多种类型。如《血证论》云："瘀血不去，新血且无生机，况是干血不去，则新血断无生理"，指出干血不去，瘀血内阻，可导致络血亏虚。络血亏虚日久，往往会级联发生多种病理变化，如络脉血虚发热、络气络血俱虚和络脉阴血俱虚等。

机体的功能活动每时每刻都要依赖于血液的营养支持作用，一旦络脉血液亏虚，对脏腑组织器官尤其是重要脏腑的灌注不足，势必造成功能活动低下，甚至功能紊乱、乖戾，从而引发疾病。

络血不足的临床表现随其络脉所在、所属与分布部位的不同而有相应的证候表现。如心络血虚可出现心慌心悸、胸闷、乏力；脑络血虚可出现头晕眼花、耳鸣、健忘、失眠；肝络血虚可出现头晕眼花、视物昏花、目涩目胀、耳鸣耳聋、爪甲无华、月经量少等；胞宫之络血不足可出现小腹隐痛、月经量少、月经延期等。由于全身络脉彼此相连，贯通如一，一络血虚，往往多络血亏，因而络血不足的临床证候也往往具有全身性、整体性特点。总的临床特点是面色淡白或萎黄、头晕眼花、心慌心悸、失眠、手足麻木、月经量少色淡、舌质淡、脉细、弦细或沉细。正如《重订通俗伤寒论·气血虚实》所述："心主血而藏神，虚则心烦不寐、精神衰弱，甚则五液干枯、夜热盗汗；脾统血而运液，虚则唇口燥裂、津不到咽，甚则舌肉干枯、肌肤甲错；肝藏血而主筋，虚则血不养筋、筋惕肉瞤，甚则一身痉挛、手足瘛疭；至于两颧嫩红、唇淡面白，尤其血虚之显然者也。"

（三）络阴不足

络脉作为机体的一部分，担负着流通气血的重要职责。正常情况下，络脉气行血和，气血和平，气津匀致，阴平阳秘。当这种和合关系被打破，如久病耗损阴液或病及络脉、阳热之邪灼阴伤津时，可导致络阴不足的一种病理状态。络阴不足既是局部病位之相关脏腑络脉阴液不足的一种状态，也是全身阴津状况的一种综合反映，是机体整体阴阳失调的重要表现之一。

络阴不足一般见于疾病日久不愈或疾病发展到一定阶段之后，邪气损正，阳邪伤阴耗津；或络血不足，津血渗灌乏源而致阴虚；或络气不足，渗灌乏力，形成气阴两亏之证。络阴不足，一方面络道干涩，影响气血流通和津血渗灌；另一方面导致络脉异变，或亢变而加剧气血流通，出现病理性的阴虚火旺证候，或拮变而阴虚血涩、气血流通不足，呈现络阴不足、阴亏血滞甚至阴亏及阳、使病情步入加重之象。

一般来说，络阴不足的基本病理机转有络阴不足、基于络阴不足而现的阴虚火旺等证候。络阴不足的具体临床症状随其发病原因、损伤脏腑络脉的不同而有相应的表现。如心之络阴不足以心悸、胸闷、心烦、失眠、盗汗为主，肺之络阴不足以干咳、痰少、潮热盗汗、五心烦热、咯血等为主，脾之络阴不足以不思饮食、食后腹胀、腹泻或便秘、口干咽燥、舌红少苔或光剥苔为主，肝之络阴不足以胸胁隐隐作痛、头晕目眩、虚烦少寐或见手足蠕动、耳鸣目涩、视力减退、面部烘热或五心烦热、潮热盗汗、口咽干燥、舌红少津、脉弦细数,肾之络阴不足则以头晕耳鸣、腰膝酸软、五心烦热、失眠、潮热盗汗、口干咽燥或见足跟痛、遗精、舌质红少苔或无苔、脉细数或沉细尺弱等为主。

(四)络阳不足

当病及络脉,邪气损正,耗伤气血到一定程度,往往会出现气虚及阳、阴虚及阳,从而呈现络气大虚、络脉阳气不足的证候。络脉阳气不足既是全身阳气不足的表现,也是脏腑阳气虚弱于络脉局部的病理表达。络脉的阳气不足,意味着络脉整体的阴阳状态失去平衡,从而呈现一派阳虚寒盛之象。由于阳虚寒盛,寒凝则气络凝滞、血络瘀阻,因而络阳不足往往伴有络脉瘀阻的表现;同时,络脉阳气不足的临床证候往往呈现脏腑部位的差异性特点。

如肾络阳虚不足,往往表现为面色㿠白、形寒肢冷、精神不振、腰膝酸冷、阳痿阴缩、遗精尿频、小便清长、余沥不净、夜尿频多、女子带下清稀、宫寒不孕或尿少心悸、肢肿气短、喘咳痰饮、舌淡苔白润、脉虚弱无力;脾之络阳不足,则兼有腹痛、便溏、四肢不温或下利清谷等;心之络阳不足,则兼有心悸、胸闷、胸部冷痛、刺痛等;肺之络阳不足,则有背部寒冷、咳嗽、咳痰清稀等。肢体的络脉阳虚,往往表现为肢体冷痛、肿胀、麻木、僵硬或肢端青紫等。

第六章　病络辨证

第一节　病络辨证概述

辨证是运用中医阴阳、脏腑、经络、气血等理论，通过望、闻、问、切四诊方法对收集的症状、体征进行综合分析，从而做出病名、病因、病位、证候诊断，为临床治疗提供依据。常见的辨证方法有：以辨识内伤杂病为主的脏腑辨证、辨识外感热病的六经辨证、辨识温病的卫气营血辨证和三焦辨证，以及八纲辨证、气血津液辨证等。

病络辨证作为中医辨证理论的重要组成部分，主要辨识病络证候。对邪入络脉、病及络脉所由生的病络证候如何识别、如何准确把握并正确地进行干预，是临床治疗的关键。由于络脉联系的广泛性，邪既入络，业已伤脏，同时累及气血津液，多种病变机制显现，所谓"拔出萝卜带出泥"，单纯的病络证候很难独立显现，这就为病络证候的准确识别造成了困难。

一般来讲，辨识病络证候需注意以下几点。

循经辨络法：相当于顺藤摸瓜法。对于外感温热类的疾病，可仿照六经辨证法，根据邪气侵犯六经的不同阶段，判断是否由经及络。一般来讲，当症状的分布趋于弥散、多发和症状加重之时，多昭示着邪气入络、病及络脉，并以此确定相应的病络证候。

脏腑联属辨络法：络脉虽然分布广泛，但总是联属于相应的脏腑，因而当起病急骤、病情深重或病久不愈时，可以按照相应脏腑损伤的症状不同，确定为相应脏腑的病络证候。

证素辨络法：证素，即证候要素，比如瘀血、痰浊等。证素辨络法，即以证候要素的表达情况辨识病络证候的一种方法。以瘀血为例，瘀血的产生，一般是由于络阻或络损而产生的一种病理因素，络阻或络损与瘀血在辨证权重上，可以看作是等位的、等价的。从这一意义上说，通过瘀血表达的有无和多寡来辨识病络证候，所谓见瘀识络，不失为一种有效的辨证方法。

审因识络法：即通过发病原因来辨识病络证候的一种方法。某些病因与络脉的损伤具有高度的相关性，如风邪善行数变，最易损伤气络；寒性凝滞，最易壅遏气络、凝滞气血；热邪最易壅滞血络；痰浊最易阻遏气机、阻滞气络等。

病程识络法：此法是根据叶天士的"久病入络"理论而确立的一种病络识别方法。对于某些久治不愈的疾病，要从病络上去把握疾病，构建病络发病的新思维，即使在络损、络阻不明显，甚至缺乏特有表征的情况下，从病络论治，往往也可取得一定的疗效。

察言观色识络法：此法主要从表浅络脉及阳络颜色、形态的变化方面确定病络证候。此法早在《黄帝内经》中就有记载，具有直观、形象的特点。

需要注意的是，上述几种方法并非孤立的，而是相互联系且具有很大的互补性。灵活运用上述方法，构建临床病络新思维，抓住病络的本质，于纷繁的临床证候中，识别出具有重要临床意义的病络证候，进而正确施治，提高疗效。

一、病络辨证的历史轨迹

病络辨证是中医学术体系的重要组成部分，其具体内容散见于历代相关文献记载中。一般认为，病络辨证始于《黄帝内经》，发展于张仲景，至清代叶天士提出"久病入络""久痛入络"学说及其理、法、方、药，形成了较为清晰的理论雏形，标志着已经形成独特的辨证理论。近代杨宝琴教授、王永炎院士在总结重大、复杂疑难疾病的诊治经验后，结合先贤关于"病络"的论述，明确提出了"病络"的因、机、证、治学说，丰富了病络辨证的理论内涵。

《黄帝内经》最早记载了病络的临床表现，如血络、结络、横络、盛络、虚络等，认为"凡诊络脉，脉色青则寒且痛，赤则有热"（《灵枢·经脉》），"心热者色赤而络脉溢"（《素问·痿论》），络脉位于浅表部位这一特点，决定了它显而易察，通过望络脉的颜色可诊断疾病，强调了通过望络以识络、进行病络辨证的方法。另外，脉诊在病络证候诊断方面也别有特色，《素问·三部九候论》提出"其脉代而钩者，病在络脉""血脉者，在俞横居，视之独澄，切之独坚"（《灵枢·九针十二原》），开以脉诊辨识病络之先河，被认为是病络辨证中望诊与切诊的最早记载。

《伤寒杂病论》散在记载了病络证候，如"邪在于络，肌肤不仁，邪在于经，即重不胜"，说明了邪客络脉、由络入经，症状也会发生相应的变化。"五劳虚极羸瘦，腹满不能饮食……经络荣卫气伤，内有干血，肌肤甲错，两目黯黑"（《金匮要略·血痹虚劳病脉证并治》），记载了虚劳久病、病久入络、久瘀入络的典型临床证候。并强调了脉诊识别病络证候，如《金匮要略·中风历节病脉证并治》云："寸口脉……浮者血虚，络脉空虚"，提示了络血不足可以表现为脉浮的现象。由于认识到病络证候的存在，张仲景还创制了专门针对病络机制进行干预的旋覆花汤、大黄䗪虫丸、鳖甲煎丸等名方，至今仍有效地指导着临床使用。虽然《伤寒杂病论》并未列专篇进行病络证候的论述，但纵观书中所述的脏腑辨证和六经辨证的具体内容，无不将病络证候的因、机、证、治穿插其中，从而使得病因之起病、病机之传变、证候之分布、干预之方法、药物之配伍更加完备，更加细致入微。

在《黄帝内经》和《伤寒杂病论》经典思想的引领下，之后历代医家通过临床实践，不断地将病络辨证理念贯穿临床，从因、机、证、治多方面就"病络"进行了不同程度的诠释。在这些众多的诠释中，最为著名的当属清代医家叶天士于《临证指南医案》中记载的18种病络机制，分别为入络、传络、中络、动络、袭络、乘络、犯络、流络、聚络、阻络、灼络、蒸络、伤络、络虚、络血不宁、脉络逆并、脉络渐驰、络脉混处。每一种病络损伤又做了详细的分类：动络分为震络、扰络、络血妄动、络脉空动四种临床表现；入络有邪风入络、木火入络、寒气入络、温邪入络、暑邪入络、瘀热入络、饮气逆攻入络、悬饮充入胃络、疟邪入络、气攻入络、血伤入络、血结入络、败血入络的诸多临床表现；袭络分为内风袭络、热邪袭络、阳邪袭络的表现；乘络包括肝风乘胃络、阳动乘络、木火乘腑络、阳气乘络、厥阳乘络、虚冷乘络；犯络分为肝风上犯阳络、肝阳直犯胃络；聚络分为浊阴聚络、浊气聚络；阻络分为痰火阻络、厥气阻络、瘀血阻络；灼络分为阳亢灼络、痹热灼络；蒸络分为虚热蒸络、郁热蒸络、痹热蒸络；伤络，因络虚而热乘孔隙，或瘀滞结血，或相火燔炎，或用药苦辛燥热，均致络损、络伤、络破，而现血溢血渗之症。并论述了"络中气血，寒热虚实，稍有留邪，皆能致痛"的络实络阻则痛的病机观点，还强调了"络虚则痛"（《临证指南医案·胃脘痛》）的病机论断，并据此创新病络治疗方法和药物，开辟了对病络治疗的新认识，丰富了病络学说的理论体系。

现代以杨宝琴教授、王永炎院士为代表，在总结复杂疑难性疾病的诊治经验后发现，病络是络脉的病理过程、病机环节、病证产生的根源。络脉有常有变，常则通，变则病，病则必有病络产生，病络生则疾病成。此时产生一种状态，可以是疾病状态，也可以是亚健康状态。所谓病络，其概念的外延是络脉某种具体的非正常的状态，而内涵是以病络证候表达为核心的联系病因病机的多维界面的动态时空因素，是可直接提供干预的依据。据此提出了"病络学说"，并率先运用于中风病的诊疗中，创新性地提出了"毒损脑络"证候，大大提高了中风病的治疗效果。受此启发，将病络机制与从络治疗开始应用于多科疾病，尤其是多种疑难疾病的治疗中，均取得了较好的治疗效果。随着病络、络病逐渐成为研究的热点，围绕"病络"与"络病"的《络病学》已面世，使人们不断认识到病络过程中出现的络气郁滞、络脉瘀阻、络脉瘀塞、络脉绌急、络息成积、热毒滞络、络脉损伤、络虚不荣等病络系列证候，并提出了系列诊疗方法，大大丰富了病络证候辨证理论体系的内容，标志着病络学说的理论体系日臻完善。

二、病络辨证与传统辨证的关系

络脉作为机体内重要的气血运行通道，担负着重要的生理作用，因而也容易发生病变，病及络脉，产生复杂的病络证候。

如何准确识别和把握，基于病络机制所产生的证候是医者需要探讨的重要课题。就目前的辨证方法而言，八纲辨证、气血津液辨证、脏腑辨证、六经辨证、卫气营血辨证、三焦辨证等传统辨证手段已经成为临床识别证候的重要工具，为最大限度地精准辨证、厘清病情提供了可能。然而，上述传统辨证方法并不能完全代表和概括病络辨证方法，病络证候有一定的内在规律。临证时，必须要把握传统辨证方法与病络辨证方法之间的区别和联系，弄清刀枪剑戟各有其用、不同的辨证手段各有其长。

八纲辨证是用于分析各种疾病共性的辨证方法，是临床各种辨证方法的纲领。八纲按患病部位、疾病性质、邪正盛衰等情况，分别概括为表证、里证、寒证、热证、虚证、实证，并进一步归纳为阴证、阳证两大类。因而八纲辨证在诊断疾病过程中能起到执简驭繁、提纲挈领的作用，为辨证的总纲。病络辨证则是在八纲辨证的基础上，运用病络的观点和方法，就病络机制存在的可能性及其出现的病络证候进行识别，属于八纲辨证认识上的深化。

气血津液辨证则是从气血津液的角度，分析判断疾病中有无气血津液亏损或运行障碍方面的证候存在的辨证方法。病络辨证则是从络脉的角度，运用病络思维，以分析气血津液病变过程中有无入络传络、有无病络证候存在的辨证方法。

脏腑辨证是基于脏腑的生理病理特点，分析判断疾病所在脏腑部位及脏腑病理特点，为临床治疗提供依据。病络辨证则是在脏腑辨证的基础上，运用病络思维，以分析脏腑病变过程中有无入络传络、有无病络证候存在的辨证方法。

六经辨证以手足三阳、三阴经络及其所属脏腑的生理病理为基础，将外感病的整个演变过程中的各种证候分成三阳和三阴两大类、六个病程阶段，即太阳病、阳明病、少阳病、太阴病、少阴病、厥阴病进行识别。病络辨证则是在六经辨证的基础上，运用病络思维，以分析外感疾病过程中有无由经入络传络、有无病络证候存在的辨证方法。

卫气营血辨证是运用于外感温热病的一种辨证方法，将温热病的发生发展过程及病位浅深、病情轻重、相关脏腑等情况概括为四类不同证候，用以把握温病发生发展过程中的变化规律。病络辨证运用于温热病方面，切入于气络、血络等层次，以更好地理解与厘定卫气营血阶段的病变机制，有利于精准治疗。

三焦辨证亦是运用于外感温热病的一种辨证方法，是将温热病上、中、下三焦所属脏腑的病理变化及证候分为初、中、末三个不同阶段进行概括，用于指导治疗。病络辨证则是在三焦辨证的基础上，进一步审察温热病过程中病络机制及其证候有无的情况，为指导临床治疗用药提供更加准确可靠的依据。

病络辨证有时不易把握，正因如此，"久病入络""怪病从络"等临床思维的建立，便是病络证候不易识别的最好说明。

第二节　病络机制主要临床特点

一、恶寒发热

（一）恶寒

"恶寒"名词的出现最早可追溯到《黄帝内经》。如《素问·骨空论》曰："风从外入，令人振寒，汗出头痛，身重，恶寒"，这里的恶寒是指外感病中怕冷的具体表现。恶寒多现于外感病的初起阶段，是表证的特征，是气络郁滞、卫气不得宣发的典型表现。

生理情况下，"营在脉中，卫在脉外"（《灵枢·营卫生会》），"卫者，水谷之悍气也"（《素问·痹论》），"卫气者，所以温分肉，充皮肤，肥腠理，司开阖者也"（《灵枢·本藏》）。说明卫气主要运行于全身之气络，分布于脉外的皮肤、肌肉之间，具有护卫肌表，防御外邪侵入，温养脏腑、肌肉、皮毛等组织器官，调节腠理的开阖与汗液的排泄等作用。换言之，肺合皮毛，卫气出于上焦，通过经络运行全身，发挥温煦皮肤肌腠的作用，因而产生恶寒症状的机制在于卫气的循行功能正常与否。"卫气行于阴二十五度，行于阳二十五度"（《灵枢·营卫生会》），运行于全身的阴经和阳经，五十度而复大会于手太阴。卫气循行异常则人体容易失于温煦、腠理玄府开阖失度、阴阳调节失常，从而产生怕冷的症状。因而恶寒发生的基本机制在于气络功能障碍、气络郁滞、卫气循行不畅或运行阻滞，造成卫气不得宣发。

气络郁滞、卫气阻滞的主要原因是邪气侵袭。邪气包括外感六淫、内生五邪、饮食积滞、瘀血、痰饮及瘴气、疫疠、温毒等，均可阻滞气络，损伤卫气，造成卫气功能障碍、温煦失职而现恶寒的症状。不同的病邪因侵犯脏腑经络部位的差异，以及络脉之气络归属、分布部位的不同，恶寒的伴随表现也相应不同。当外感六淫侵袭时，六淫之气自肌表皮毛侵袭太阳经，导致太阳经气不利、气络郁滞，影响卫气循行于太阳，卫气阻滞而失去温煦功能，可出现恶寒、发热、头身重、脉浮等症状；邪气侵入少阳经，影响卫气循行于少阳，则出现恶寒与发热交替出现等症状；湿热之邪侵入下焦，导致足太阳经气不利、络气不和、气络郁滞，亦可出现恶寒、小便赤涩疼痛等。

需要说明的是，恶寒并非仅仅是表证，任何邪气、任何疾病，只要影响卫气的循行，导致邪气侵及气络、气络郁滞、卫气不能正常地发挥温煦作用，就可以出现恶寒的症状。因而对于恶寒的辨识，要建立气络郁滞之理念，认识到恶寒症状背后的关键是卫气，结合恶寒所伴随的症状，以进一步确定与恶寒之发生相关的脏腑和经络部位，更好地精准辨证，精准用药。

（二）发热

发热，是患者体温升高，或体温正常但患者全身或局部有发热的感觉。引起发热的机制，从阴阳层面上说，在于阴阳失调；从气血层面上说，在于气血不和；从正邪层面上说，在于正邪交争。而引起上述机制的深层原因，在于病及络脉，气络壅遏，络脉亢变，气血流通加速。就外邪侵袭引起的发热来说，由于病邪侵袭肌表，卫气势必奋起抗邪，正邪交争于卫表气络层次。一方面邪气郁滞卫气、阻遏卫气、影响卫气的宣发以行温煦之功，因而出现恶寒的症状，如《素问·骨空论》曰："风从外入，令人振寒，汗出头痛，身重，恶寒。"另一方面机体可调动更多的、未受邪之地的正气向病变部位输送，与此相适应，运行于络脉的气血不断地通过加速流通以支持输送与宣发正气抗邪的需要，于是便形成了"气速则壅""气壅则盛""气有余便是火"的发热症状。

不仅外邪侵袭可以引起发热，即使是内生邪气，只要病及络脉，导致络脉亢进、气络壅遏、卫气郁滞，都可以出现发热的症状。一般来说，属于外感发热者，往往伴有恶寒之症状，属于内生邪气所致发热者，往往伴有相应的致病邪气侵犯脏腑而引起脏腑功能失调的症状。如肝胆湿热证出现的发热，往往在病程的某个阶段，出现湿热熏蒸肝胆的表现，如口苦、身目发黄，以及湿阻脾胃的症状，如脘腹痞满、纳差、呕恶、厌油等。邪热壅肺，热壅血瘀，伤及肺部气络与血络，必致络脉亢变、营卫失和而发热，同时伴有咳嗽、咳则胸痛、口干咽燥，甚则咳吐脓痰或脓血。湿热流注下焦，蕴蒸膀胱尿窍，阻遏下焦气机，气络不利，除可见发热或伴恶寒症状外，往往有小便淋沥涩痛、腰酸腰膝、小腹疼痛等膀胱气化失司的症状。病情进一步发展，湿热下注导致膀胱由气络郁滞发展至湿热壅滞血络，亦即由气络伤及血络，尚可见尿血的症状。

发热之病初，一般是邪入肌表气络，由卫表气络开始，病深由气络层次递进到血络层次。邪气深入到血络层次后，引起血络瘀滞，作为卫气载体的血液运行不畅，进一步影响气络的功能，气机运行不畅，气络亦郁滞，逐渐形成邪入血络，血络瘀滞，气络亦郁滞，气血壅滞于络脉，邪气、血气、卫气三气胶结于络脉，邪气欲进，正气欲驱，正邪交争，络脉亢进，气血流通亢盛，终至气盛为热、血盛为肿的病理状态。

不仅邪气入侵络脉引起发热，正气亏虚、波及络脉亦可引起发热。由于正气虚弱，络脉空虚，络虚不荣，在疾病的过程中，正气日渐虚弱，可致络脉亢变，出现代偿性的气血流通加快，卫气浮越而现发热。此类发热，亦即内伤发热，与邪实之发热不同，前者往往伴随正气虚弱、气血阴阳不足的表现。若正气虚弱不能及时纠正，气血阴阳不足进一步发展，络脉不荣的状态持续日久，络脉代偿性亢变的结果会发展至络脉拮变。以气虚发热为例，由于正气虚弱，络气亏虚日久，络脉拮变，络脉功能减退，卫生失约，浮越而发热。血虚发热，责之于络血不足，难以载气而气络不固，导致卫气浮游而发热。阴虚发热责之于络脉阴虚，津血渗灌不足，阴血难以载气，亦致阴虚发热。

二、出汗

出汗是一种常见的生理现象，适当地出汗对于维持机体的阴阳平衡至关重要。当超常出汗时，便成为一种病理现象。一般认为，汗液是阳气蒸化津液从汗孔排出而成，如《素问·阴阳别论》言："阳加于阴谓之汗"，《素问·举痛论》亦说："炅则腠理开，荣卫通，汗大泄，故气泄矣。"不论外感或内伤，只要出现人体阴阳的盛衰或卫气开阖失职，均可引起汗出异常，导致汗证。从络脉层面上说，络脉不仅是气血运行的基本通道，也是津血渗灌、气液流通的基本载体，尤其是孙络-玄府结构，被认为是气血津液渗灌的基本单元。任何原因、任何邪气、任何疾病过程中，孙络-玄府结构与功能障碍，络脉功能亢变，气液过度渗泄，玄府开阖失常，均可引起汗证的发生。

汗证有自汗、盗汗、脱汗、战汗之分，亦有局部的额汗、手足汗、半身汗之别，但以自汗、盗汗为临床常见病证。无论属于哪种汗证，总属于阴阳不和、营卫失调，而营卫失调的实质在于卫气宣发与营津渗泄失调。"营在脉中，卫在脉外"（《灵枢·营卫生会》），"血脉在中，气络在外"（《类经·四卷·藏象类》），因而营卫失调的直接载体当为气络与血络的功能失调。气络宣泄亢进，血络渗泄加强，亦即气络与血络的功能亢变，是为汗证的基本病机。络脉贯通上下内外，总离不开脏腑，因而络脉亢变、气络与血络失调引起的汗证与脏腑失调也密切相关，如《素问·经脉别论》云："故饮食饱甚，汗出于胃，惊而夺精，汗出于心，持重远行，汗出于肾，疾走恐惧，汗出于肝，摇体劳苦，汗出于脾。"

临床上，对于汗证的辨证，一般分虚实。虚者在于卫气虚弱，气络失约，营阴难守。除表现为多种形式的出汗症状外，往往伴有乏力、畏风、少气懒言、舌质淡、脉细弱等。自汗，临床上多属虚证，表现为不因运动、气候炎热、厚衣等原因而日间汗出、活动更甚，为阳气虚弱、气络功能低下、卫表不固、腠理疏松、玄府闭合无力、津液外泄所致。盗汗，表现为睡时汗出、醒时汗止，属于阴虚，为阴虚内热、络脉病理性亢变、气络过度宣泄、血络渗泄超常所致。

实者为邪壅经络、络脉亢变、气络失约、血络过度渗泄所致。对于汗证的病因，《丹溪心法》认为"自汗属气虚、血虚、湿、阳虚、痰"，而"盗汗属血虚、阴虚"。

太阳中风证引起的出汗，因风性开泄、腠理过度开张、络脉呈亢变之态、气络过度宣泄、血络过度渗灌、玄府开阖失度而表现为汗出恶风。对于大汗，大汗有实热、亡阴、亡阳、战汗之分。实热证引起的大汗，表现为身大热、汗大出、口大渴、脉洪大，是里热炽盛、燔经灼络、络脉亢变、气络过度宣泄与血络过度渗灌所致。亡阴证之大汗，表现为汗出热而咸、四肢温暖、脉细数无力，为阴液大量消亡、营阴难以御气、气络功能低下、卫气涣散、气络失约、营阴不能内守所致。亡阳证之大汗，表现为汗出凉而淡、四肢厥冷、脉微欲绝，为阳气将绝、元气欲脱、气络极度低下、阴津无所固守、大量外泄所致，故又称绝汗。战汗，表现为先恶寒战栗，继之全身大汗出，多见于急性热病正邪相争剧烈之时，是疾病的转折点。由于正邪相争剧烈，络脉亢变，气血流通加快，气络因邪损而失约，血络因邪伤过度渗泄，因而表现战汗之象。若汗出热退，脉静身凉，为邪去正复；若汗出身热，烦躁不安，脉来急促，为邪盛正衰之危候。

局部出汗主要有头汗，伴烦渴饮冷、苔黄脉数，为上焦热盛、邪热壅滞上部经络、络脉亢变、逼津外泄所致；伴头身困重、脘闷纳呆、舌苔黄腻，为中焦湿热郁蒸，络道遂之亢变、迫津上越所致。半身汗，表现为身体一半无汗，或左或右，或上或下，无汗部位为病侧，多为痰湿、风湿或瘀血阻滞，经络不利，络道拮变，气血运行不利，血络渗灌低下，气络宣泄不及，玄府开阖障碍所致。至于手足心出汗过多，多为脾胃湿热或阴经郁热熏蒸、局部络道亢变所致。

三、疼痛

疼痛被认为是病络证候最为标志性的症状，是病及络脉、络脉气血流通障碍的典型表现。早在《素问·阴阳应象大论》就指出："气伤痛，形伤肿"，提示了气伤是疼痛形成的具体机制。而络脉作为运行气血的基本载体，任何原因、任何疾病导致的络脉功能失常、病及络脉、络脉之气络运行障碍，都可以引起疼痛。

历代关于疼痛的认识，主要分为"不通则痛""不荣则痛"。"不通则痛"的内涵，一者在于病及气络，气机不通；二者在于病及血络，血行瘀阻，血流不通。血液作为气的载体，血液不通也必然伴随着气的不通。因而，疼痛发生的最终机制在于气络不畅，抑或不通，不通则痛。"不荣则痛"是由于络脉空虚、气络虚滞而产生的不通则痛。《临证指南医案·诸痛》华玉堂注："络中气血，虚实寒热，稍有留邪，皆能致痛"，指出了邪气侵袭络脉或正虚及络脉本身的病变，均可导致络脉的形质改变或功能异常而引起疼痛。

需要注意的是，"不通则痛"导致的疼痛，从气络不通的层面上说，其疼痛发生一般为急起，随气络不通的状态、程度和持续时间而表现出多种性质，诸如闷痛、胀痛，呈阵发性、持续性、间歇性等。从血络层面上说，其疼痛发生可急起，亦可渐生，其疼痛特点一般为剧烈、持续，疼痛性质随其瘀血轻重可为闷痛，亦可出现刺痛、绞痛等。

对于疼痛的辨证，多根据疼痛的性质、持续时间及发病过程，分为虚实两端。

实证多指外感邪气或气滞、寒湿、痰（火）热等邪气亢盛，停留于浅表或深部络脉中，阻遏气血运行。《灵枢·脉度》指出："经脉为里，支而横者为络，络之别者为孙。"络脉从经脉支横别出，纵横交错，遍布全身。正因络脉支横别出，遍布全身，故在体表之络脉易感受外来风寒、湿热之邪，深部之络脉易受到内生五邪侵袭，加之络脉腔道细窄，易导致邪气留滞络脉、气络郁滞、血络瘀阻，进而病变部位可出现疼痛。外邪阻塞气络引起的疼痛多病程较短，病势急剧，痛势剧烈。"风湿雨露从上而受，流入经络，与气血交混"（《临证指南医案·痹》）所致"痹痛"，指外感风湿邪气入络导致的麻木刺痛。"肝阳直犯胃络"致"心下痛"（《临证指南医案·胃脘痛》），"肝风内震入络"致"左胁骨痛"（《临证指南医案·胁痛》），指出脏腑气机失调亦可郁滞络脉，气络郁滞而不通，多表现为胀痛、走窜性疼痛。

虚证多指络虚，经络气血不足，不能发挥濡养作用，不荣则痛。不荣则痛的实质在于络脉空虚，气络虚弱，温煦、推动无力，产生虚气留滞，虚血留瘀，气血因虚滞而痛。《临证指南医案·诸痛》言"络虚则痛"，《临证指南医案·肩臂背痛》言"汗出失血，背痛，此为络虚"，指出络虚为疼痛的关键。此类疼痛多表现为疼痛日久难愈，喜揉喜按，痛势绵绵不能缓解。"然初病气伤，久泄不止，营络亦伤，古谓络虚则痛也"，意谓久泄耗气，络虚失养，气络血络皆虚，不荣则痛，其识别要点在于络虚疼痛的特点表现为隐隐作痛、喜温喜按。

四、痹证

痹证有广义、狭义之分，亦是典型的邪气入络、病及络脉、络脉气血流通障碍所引起的病证。《景岳全书》中说："盖痹者，闭也，以血气为邪所闭不得通行而病也。"此为广义之痹，指外邪侵袭或伏邪逆攻导致脏腑气机失调、气血运行不利所引起的病证，如胸痹、五脏痹、五体痹、喉痹、血痹等。"喉痹，卒喑"（《灵枢·经脉》），指喉部气血痹阻不能发声的病证。血痹，指外邪袭络导致的肌肤不仁的病证，属于典型的邪入络脉，络脉不通。如《素问·五脏生成》说："卧出而风吹之，血凝于肤者为痹。"《金匮要略·血痹虚劳病脉证并治》进一步指出："血痹……夫尊荣人，骨弱肌肤盛，重困疲劳汗出，卧不时动摇，加被微风，遂得之""外证身体不仁，如风痹状"。《黄帝内经》提出的五脏痹，有心痹、肺痹、肝痹、脾痹、肾痹，皆是在五体痹的基础上邪气由表入里、由络传经、复入络脉、内损脏腑所致。诚如《素问·痹论》所言五脏痹："病久而不去者，内舍于其合也。"

狭义之痹多称痹病、痹证、肢节痹病，是指感受风寒湿热后，邪气痹阻经络，气血运行不畅而导致的病证。具体来说，为素体不健、经虚络弱、卫气不足、脏腑功能低下，加之起居不慎、寒温不适，或劳倦内伤、生活失调、腠理失密、卫外不固、风寒湿热诸邪由外乘虚入络、气血运行不畅所致，以肢体、关节、肌肉、筋骨等处的疼痛、酸楚、重着、麻木、活动障碍，甚至关节肿胀灼热为主要症状。如《素问·痹论》所说："风寒湿三气杂至，合而为痹。"由于风邪善行数变，故风邪偏盛所致者，痹痛因呈游走性而被称为行痹；寒邪凝滞收引，最善伤阳气，凝滞气络，因而寒邪偏盛的痹痛往往剧烈而被称为痛痹；湿性黏滞，最易阻遏气络、痹阻血络，因而湿性偏盛的痹痛兼有麻木、重着且痛有定处而被称为着痹；感受风湿热三气或风寒湿痹阻日久化热的痹痛往往可见关节红肿热痛、得冷稍缓、痛不可触。上述痹证日久不愈，邪气由络入经、内舍于脏腑而成脏腑痹证。如《素问·痹论》说："脉痹不已，复感于邪，内舍于心，是为心痹""心痹者，脉不通，烦则心下鼓，暴上气而喘，嗌干善噫，厥气上则恐"。

叶天士"久病入络""久痛入络"学说认为邪气侵袭或脏腑失调日久，由经及络，络脉受损之为痹。王永炎院士认为邪气侵袭络脉之痹病，既可以是"久病入络"，亦可为新病即起、猝然中络。由于络脉之气血具有"双向流动""满溢灌注"之特点，络脉血气既可顺经脉方向流动而布散于脏腑组织、皮毛肌腠，又可逆经脉方向流动而注入经脉，从而形成了邪气传经入络之特殊结构。同时，络脉除经络共有的通行血气、沟通表里、卫外抗邪等作用外，还具有渗灌血气、互渗津血、贯通营卫、保证经气环流等功能。因而络脉的这种生理结构及功能特点，导致其易先感受外邪，感风寒湿热之邪后既能近距离传邪，又能远距离传经及脏而复入脏腑之络，所致行痹、痛痹、着痹等病证，往往反复发作、缠绵难愈，既可见单纯的肢节痹病之证，又可兼脏腑痹证之候。由于邪气反复侵袭络脉、留滞络脉，久之络脉拮变，气血流通障碍，甚至络息成积、关节肿大变形等，导致尪痹难治之证。

总之，痹证是病及络脉、络脉损伤、气血不通的典型病证，涉及病初的气络之病，病进的血络之损，病久的正气虚弱、气虚血亏、络虚不荣之害。既有络阻的不通则痛，复有络虚的不荣则痛。只要构建病络思维，明辨气血不通之机，就能准确地识别痹证并正确治疗。

五、麻木

麻木属于中医学"不仁"的范畴，是指身体某一处或几处组织、器官出现的感觉异常或缺失。中医对于麻木的认识首见于《针灸甲乙经》，后世医家不断对其丰富。如《素问玄机原病式·燥类》云："麻者，亦由涩也，由水液衰少而燥涩，气行壅滞，而不得滑泽通利，气强攻冲而为麻也。"认为麻是由于津液亏虚、脉道艰涩导致的。《兰室秘藏·妇人门》有云："麻木，如绳缚之久，释之觉麻作而不敢动，良久则自已，以此验之，非为风邪，乃气不行。"认为麻木非独风邪侵袭，而是气虚不能推动血行所致。《丹溪心法·厥五十七》中将"麻木"病机分别阐释，明辨"手足麻者，属气虚；手足木者，有湿痰死血；十指麻木，是胃中有湿痰死血"。认为麻者乃感觉异常，针刺蚁行之感，病情轻浅，多气虚为病；木者为感觉减退，为病情久重，两者可以相互转化，也可同时出现。《素问·痹论》指出："其不痛不仁者，病久入深，荣卫之行涩，经络时疏，故不痛，皮肤不营，故为不仁。"提示麻木形成的机制在于荣卫气血不畅，经络气血不利。由于营在脉中，卫在脉外，荣卫气血涩滞，实质上是指气络、血络不利，气血流通不畅。

对于麻木的辨证，一般分为虚实。实证麻木多指风寒湿邪、痰瘀、气滞等。寒性凝滞，易阻滞气血津液，使经络痹阻。湿性重着，侵入机体，易留滞于脏腑经络，阻滞气机，使络脉不通，干扰、困遏阳气流通，以致阳气不能布达于肌肤，出现肢体麻木，多伴有恶寒、遇寒加重、得温则减、面色发白、手足不温、舌苔白、脉弦紧等症状。痰浊、瘀血是疾病过程中形成的病理产物，痰瘀一旦形成，往往留于经络肌肤之间，阻遏气血运行，导致荣卫涩滞、经气运行不利、络脉瘀阻不畅而麻木。症状多见麻木日久不愈、反复发作、神疲乏力、头重如裹，或头痛如刺、四肢困重、舌胖大暗紫、苔白腻、脉沉涩等。

麻木之虚证，责之于络脉亏虚，络虚不荣。总以气血不足、营卫亏虚、脾胃虚弱、肝肾不足为主。明代汪机在《医学原理》中指出："有气虚不能导血荣养筋脉而作麻木者；有因血虚无以荣养筋肉以致经隧凝涩而作麻木者。"提示脾胃虚弱，运化无力，气血生化不足，虚气留滞，血少成瘀，不能濡养肌肤筋脉，往往形成麻木之证，临床可见面色㿠白、头晕乏力、气短懒言、舌淡脉弱等症状。《临证指南医案》指出"入肝必麻木"，肝肾亏损，精血不足，势必肝血亏虚、血不养筋、筋脉拘急、屈伸不利而致麻木。肝肾亏损，病进不愈，日久肝阳上亢、肝风入络、经络拘急而致麻木，往往伴有头晕目眩、情绪急躁、脉弦等症状。

六、痿废

痿废指肢体筋脉弛缓、软弱无力、日久不能随意运动而致肌肉萎缩的一种病证。狭义上的痿病多指骨痿，以软弱无力、不能动作、肢体枯萎消瘦为特点。广义上说痿病不仅限于四肢不用之证，还包括如肺痿、阳痿等在内的其他病证。

对痿废基本病机的认识，从《素问·痿论》的"肺热叶焦""阳明虚则宗筋纵""入房太甚宗筋弛纵"到《灵枢经·经筋》的"热则筋纵"、《石室秘录·长治法》的"诸痿之证尽属阳明胃火"，以及《素问·生气通天论》的"湿热不攘，大筋软短"、《证治汇补·腰膝门》的"血瘀痿者……流于腰膝"，无不说明了筋脉失养为痿废病机的关键。而导致筋脉失养的病因包括外感六淫、饮食失调、劳倦过度、禀赋不足、久病损伤及瘀血、痰饮、气滞等病理产物蓄积等。上述病因无论外感抑或内伤，无论新邪抑或久顽之邪，在痿病的病情演变过程中随着正气式微，病因积累，邪气日久蕴结为毒，毒损络脉为导致筋脉失养的关键。任何原因导致的病入络脉、邪气损络，都必然会引起两方面的变化：一方面络脉输送气血津液的功能障碍；另一方面络脉之运毒排毒功能失常，这两方面的功能障碍是并存的。

热极为毒或温毒直袭，毒损络脉。临床如"肺热叶焦"，热邪或毒邪首先犯肺，损伤肺络，伤及肺体，治节布散失常，上源化绝而生痿废。临床可表现为病初发热或热退后突然肢体软弱无力、皮肤枯燥、心烦口渴、口咽干燥、干咳少痰、小便短赤、大便秘结、舌红苔黄、脉细数。

湿热浸淫氤氲为毒，毒损络脉。外感或内生湿热，壅滞经脉，久恋久蕴必氤氲为毒，毒滞血脉经络，产生毒损，络脉之形质受损，气络和血络功能被破坏，致血气不运、筋脉失养，发生痿废。临床上多表现为四肢痿软、身体困重或微肿麻木，尤多见于下肢，或足胫热蒸，或发热、胸脘痞闷、小便赤涩、舌红体大、苔黄厚腻、脉细数而濡。

脾胃亏虚，气血生化不足，络气亏虚，运毒排毒无力，毒邪留滞络脉。多见于痿病慢性起病者。由于病程较长，一方面气血化源不足，络脉气血减少，运毒排毒无力，导致毒邪留滞积聚；另一方面脾虚生痰，日久蕴结为毒加重痿病。临床可表现为肢体痿软无力日重、食少纳呆、腹胀便溏、面浮不华、气短、神疲乏力、舌淡、舌体胖大、苔薄白、脉沉细或沉弱。

肝肾亏损，精血不足，络脉干瘪，运毒排毒不能，毒损络脉。多见于少儿痿病或久痿不愈者。由于肝肾亏虚、精血不足，久之阴虚不复、阳虚难煦、阴阳不和，引起全身功能减退，诸邪丛生，蕴结成毒，毒损络脉，最终导致络脉形质破坏、络脉管道干瘪、气运与血运不能、筋脉失养。临床可表现为起病缓慢、下肢痿软无力、腰脊酸软、不能久立，或伴眩晕、耳鸣、遗精早泄，或月经不调，甚至步履全废、腿胫大肉渐脱、舌红少苔、脉沉细数。

西医之多发性神经炎、急性脊髓炎、进行性肌萎缩、重症肌无力、周期性瘫痪、肌营养不良症、多发性硬化症、运动神经元病和其他中枢神经系统感染并发软瘫的后遗症等，均属中医"痿病"的范畴。

七、瘫痪

瘫痪又名"瘫痪风"，指肢体肌肉松弛、无力的症状。"瘫痪总是血枯之病，盖为痰凝经络，遂气血不行以荣养其筋也。瘫者，为手足木强难举动也。"指出瘫痪病机的关键在于痰浊闭阻经络，或气虚无力运血，血行不畅，无以温煦濡养，致使肢体筋脉拘急挛缩或弛缓不收。依照病变的部位分类，面部的肌肉筋脉无力为面瘫，偏侧肢体无力为偏瘫，下肢无力为截瘫。

面瘫，在中医古籍中属"中风中络"范畴，表现为口眼歪斜、目闭不全、鼓腮漏气、无法抬眉等。《医学纲目》云："凡半身不遂者，必口眼㖞斜，亦有无半身不遂而㖞斜者。"《医宗金鉴·杂病心法要诀》云："盖口眼㖞斜，肌肤不仁，邪在络也。"指出病机关键在于外邪中络。当机体劳倦过度、气血虚弱时，可导致风邪袭络，或与痰热、湿毒聚集，相互搏结，痹阻络脉，引发诸证。

偏瘫又叫"瘫风""偏枯""拘挛"等，多指中风后出现的偏侧肢体拘挛、无力的症状。《普济方》认为"瘫风"主要是手足痉挛，而"瘫风"主要表现为肢体软瘫。由于脑为元神之府，凡五脏精华之血、六腑清阳之气，均通过血脉经络上奉于脑，脑内经络密布，气络血络最丰，血、气、精、神寓于其中。一旦病及血脉经络，气络与血络发生功能障碍，气络郁滞，血络瘀阻，血、气、精、神和合失常，具用难为，形神难一，元神难御，必然惹致肢体不用，半身不遂。中风病发病之体，由于风、火、痰、瘀早已存在，随着病邪的不断积累，风、火、痰、瘀日益增多，邪气不断酝酿，终可酿化成毒，毒损脑络，脑络损伤，脑的功能被破坏，元神统御不能，出现偏瘫。

截瘫表现为脊髓损伤平面以下的运动、感觉及反射出现严重功能障碍，常遗留截瘫及二便功能障碍。中医学将本病归属于"体惰""痿证""痹证"等范畴。《灵枢·寒热病》云："身有所伤，血出多，及中风寒，若有所堕坠，四支懈惰不收，名曰体惰……"描述了截瘫病因不外乎外伤、中风寒或从高处坠落等导致的四肢无力不能活动。由于经络血脉离断，经气运行断绝，经络相离，气络断绝，血络中断，纵或血行残余，亦难以充分宣通，又或气血亏虚，经脉受阻，气络血络不畅，气血津液输布失司，四肢百骸不得濡养，引发截瘫。

八、癥积

癥，泛指积聚病的有形可征者。古籍和中医典籍常有癥病的多种病名。如"癥结"是指病根坚结之处。《史记·扁鹊仓公列传》说："以此视病，尽见五藏癥结。"《金匮要略·妇人妊娠病》云："妇人宿有癥病，经断未及三月，而得漏下不止，胎动在脐上者为癥痼害。"《诸病源候论》中的"癥疝"是指的腹中气乍满，心下尽痛，气积如臂。《金匮要略·疟病》云："病疟……此结为癥瘕，名曰疟母，急治之，宜鳖甲煎丸。"癥瘕统称其证为腹中积块，以疼痛为主要表现，所谓"痛有定处者为癥，痛无定处者为瘕"。《诸病源候论》认为气滞血瘀，痞块固定不动者为癥，虽有结块但可推移者为瘕。

《圣济总录》认为癥瘕与"积聚"相类。而以癥瘕发生于下焦为多，因而又有"癥瘕积聚""癥积""瘕聚"之说。《金匮要略·五脏风寒积聚病脉证并治》说："积者，脏病也，终不移；聚者，腑病也，发作有时，展转痛移，为可治。"《景岳全书·积聚》亦将两者的特征概括为："积者，积垒之谓，由渐而成者也；聚者，聚散之谓，作止不常者也。"

癥积属于中医学中的一类病证概念，《诸病源候论》言："块盘牢不移动者，是癥也"，孙一奎于《赤水玄珠·积聚门》言："殊不知有形质之物，积滞不行，则为之积，五脏六腑俱有之。"指出癥与积均为有形实邪积聚，往往癥积并称，可形成或散布于五脏六腑。如《难经·五十六难·论五脏积病》提出五积学说："心之积曰伏梁""肝之积为肥气""肺之积为息贲""脾之积为痞气""肾之积为奔豚"，并就五积的临床表现做了形象的记载，如"脾之积，名曰痞气，在胃脘，腹大如盘，久不愈。令人四肢不收，发黄疸，饮食不为肌肤"。明确了罹患脾积，称为痞气，表现为腹大如盘、黄疸、饮食不为肌肤而日渐消瘦。而"肝之积，名曰肥气，在左胁下，如覆杯，有头足"。

总结上述癥积的概念内涵，不难看出，其"积"的含义大致包括以下几个方面：其一是时间上的历久性，表示癥积的形成并非一时而为之，乃日积月累，历久而成；其二是空间上的积而成形，癥者，征也，有形可癥；其三是病因积累，邪气累积而为之；其四是正衰积损，所谓积劳成疾、积岁成疾而为之。

关于癥积的病因，既有外感之因，如《灵枢·百病始生》所说："积之始生，得寒乃生。"亦有内伤之由，如情志抑郁、饮食损伤等。而感受邪毒及他病转归也是引起癥积的重要原因。正气亏虚则是癥积发病的内在因素，癥积的形成及演变，均与正气的强弱密切相关。正如《医家必读·积聚》所说："积之成也，正气不足，而后邪气踞之。"《景岳全书·积聚》亦说："凡脾肾不足及虚弱失调之人，多有积聚之病。"癥积是在正虚感邪、正邪斗争而正不胜邪的情况下，邪气踞之，逐渐发展而成。《济生方·积聚论治》说："忧、思、喜、怒之气，人之所不能无者，过则伤乎五脏……留结而为五积。"《诸病源候论·积聚病诸候》："诸脏受邪，初未能为积聚，留滞不去，乃成积聚。"

癥积的发病机制颇为复杂，目前认为，癥积是在多种内外因素的作用下脏腑功能失调，逐渐出现气滞、血瘀、痰结、毒滞等多种病理变化，日渐邪气累积，滞于络脉，留息络脉，络息成积，渐成癥积。病初邪气留滞，病及气络，络气结滞；病进病及血络，血络瘀结；病深则络脉异生，大量畸形络脉形成，病邪肆虐爆发，络络相传，络经相传，经经相传，经络相传，形成癥积重症，并现多种变证。

叶天士云："初为气结在经，久则血伤入络"，强调癥积病程缠绵，邪气长期积聚，留滞于血络，难以消除。气络和血络遍布全身、外布肌肤、内联脏腑，邪气易随络脉气血运行，散布全身。现代医学发现皮肤、肌肉、筋骨、五脏六腑、奇恒之腑均可发生癥积，所以全身的经脉和络脉都可以作为形物载体而发生癥积。其内容包含广泛，在古代属于伏梁、痞气、息贲、奔豚、痈疽、瘿瘤、瘰疬、疟母、疝气、肠覃、筋溜、乳岩等疾病范畴，现代包括腹部结块、肥胖、痤疮、荨麻疹、湿疹、多囊卵巢综合征、子宫肌瘤、良性与恶性肿瘤、动脉粥样硬化症中的斑块、心力衰竭中的心肌肥厚、脑血管疾病中的梗死病灶、动静脉栓塞、慢性阻塞性肺疾病引起的气道重组、糖尿病肾病引起的微血管并发症等。

糖尿病肾病中肾小球细胞外基质过度积聚，为痰浊聚集于肾络。肾病日久，化生精微物质的能力下降，精亏血少，肾络不荣，影响其运行气血、渗灌濡养等功能，使得气血虚滞不畅而致瘀血内生、津凝化痰、化热积毒、痹阻络脉、痰瘀互结，胶结日久则形成肾络微癥积。

慢性阻塞性肺疾病中痰浊瘀血阻滞肺络，日久肺血管壁增厚，管腔狭窄而成癥积。疾病日久，肺气虚衰，治节失常，宣发肃降失调，心肺血运不畅，痰浊瘀血内生，阻滞肺之脉络，日久渐成癥积，癥积反过来又会痹阻肺络，如此往复，加重病情。

九、青筋

青筋为人体体表部位异常显露的青色筋脉，属于体表阳络病变，也可为体内脏腑病变日久不愈、病及阴络、络络相传、阴络波及阳络所致，多由瘀血、虫积等引起。《症因脉治·卷四》言："肚大青筋，此虫积腹痛之症也。"青筋不外乎风寒湿热外邪侵袭或瘀血、痰浊等病理产物蓄积，积聚于络脉，日久酿毒，致络脉瘀塞胀大膨出体表。按病变部位分为多种，主要以腹部及下肢青筋暴露为主。

腹部青筋暴露属"臌胀"范畴，现代医学属于肝硬化腹部静脉曲张。《张氏医通·臌胀》载："蓄血成胀，腹上青紫筋见，或手足有红缕赤痕，小水不利，大便黑。"其病机多属湿邪为犯，易与其他邪气兼夹为患，如湿热、寒湿、风湿、暑湿等。湿邪内停可导致一系列病理变化，湿聚为水，泛溢肌肤为肿；停则气机阻滞，三焦不得通利，上可见胸闷、呕恶、腹胀；日久血行不畅、血脉瘀阻而见脉络显露、腹部癥块、舌暗、脉涩甚至出血等。

下肢静脉青筋暴露相当于中医学"筋瘤""臁疮"等范畴，现代医学属下肢静脉曲张，《外科正宗》描述其为"筋瘤者，坚而色紫，垒垒青筋，盘曲甚者结若蚯蚓"。《灵枢·刺节真邪》曰"筋屈不得伸，邪气居其间而不得反，发为筋瘤"，阐明了筋瘤的病因病机。气虚血瘀证为气虚无力推动血液运行，以致气血阻于脉道，脉络滞塞不通，故弯曲成团，表现为久站久行或劳累时加重，伴气短乏力、脘腹坠胀、舌淡苔薄白、脉细缓无力。湿热下注证多因湿热、热毒之邪侵袭机体，阻于脉络，郁而化热，致热盛肉腐、络壅血瘀，表现为小腿青筋怒张，局部发痒、红肿、疼痛或有溃破，伴口渴、便秘、小便黄赤、苔黄腻、脉滑数。寒凝瘀阻证为风寒湿邪侵袭，凝结筋脉，表现为筋脉成块成瘤、瘤色紫黯，恶寒喜暖，下肢轻度肿胀酸痛，伴形寒肢冷、口淡不渴，小便清长，舌淡暗、苔白腻，脉弦细。

十、出血

凡由多种原因引起火热熏灼或气虚不摄，致使血液不循常道，或上溢于口鼻诸窍，或下泄于前后二阴，或渗出于肌肤而形成的疾病，统称为血证。也就是说，非生理性的出血性疾病，称为血证。

出血一证追溯源流多属于"血病""失血"范畴。"血证"最早见于《医学正传》，指一切以出血为主要症状的疾病，在后世历代医著中多指以出血为主要症状的一类病证，按出血部位分为衄血、吐血、呕血、咯血、尿血、便血、妇科出血及外伤出血等。

关于血证的发病机制，《灵枢·百病始生》认为："阳络伤则血外溢，血外溢则衄血。"《金匮要略·脏腑经络先后病脉证并治》认为："热极伤络。"当各种原因导致络脉损伤致络破血溢，或热扰血络、血液妄行，以及络气亏虚、气络失约、气络不能统御血络时，就会引起血液溢出脉外而形成血证。正如《三因极一病证方论·失血叙论》所说："夫血犹水也，水由地中行，百川皆理，则无壅决之虞。血之周流于人身荣、经、府、俞，外不为四气所伤，内不为七情所郁，自然顺适。万一微爽节宣，必至壅闭，致血不得循经流往，荣养百脉，或泣或散，或下而亡反，或逆而上溢，乃有吐、衄、便、利、汗、痰诸证生焉。"

上述各种原因所致出血，其共同的病机可以归结为络损、络亢和络虚。络损指的是任何内伤或外伤原因导致的络脉损伤，引起了络破血溢；络亢在于邪热熏灼，络脉亢变，气血流通过速，迫血妄行；络虚在于气络亏虚，气虚不能统摄血络而致血溢脉外。正如《景岳全书·血证》说："血本阴精，不宜动也，而动则为病。血主营气，不宜损也，而损则为病。盖动者多由于火，火盛则迫血妄行；损者多由于气，气伤则血无以存。"需要强调的是，在邪热扰致络脉亢变之中，又有实火及虚火之分，外感风热燥火、湿热内蕴、肝郁化火等，均属实火；阴虚火旺之火，则属虚火。而气络亏虚之中，又有仅见气虚、气损及阳、阳气亦虚之别。

血热妄行、络脉亢变、迫血妄行所致的出血，多见皮肤出现青紫斑点或斑块，或伴有鼻衄、齿衄、便血、尿血，或有发热、口渴、便秘、舌红、苔黄、脉弦数等。

热邪犯肺、肺络亢变、迫血妄行所致的出血，多见鼻燥衄血、口干咽燥或兼有身热、咳嗽痰少、舌质红、苔薄，脉数。

胃热炽盛、燔经灼络、胃络亢变、迫血妄行所致的出血，多见鼻衄，或兼齿衄、血色鲜红，或吐血、血色红或紫黯，齿龈红肿疼痛，鼻干，头痛，口渴欲饮，口干臭秽，烦躁，便秘，舌红苔黄，脉数等症。

肝火上炎、循经肆虐、肝络亢变或犯胃灼肺、累及多脏络脉、迫血妄行所致的出血、多见鼻衄、咯血或齿衄、头痛、目眩、耳鸣、烦躁易怒、两目红赤、口苦、舌红、脉弦数。

湿热蕴蒸、络脉亢变、迫血妄行所致的出血，多见便血、血色鲜红，或先血后便、大便不畅，口苦，舌苔黄腻，脉濡数等。

阴虚火旺、虚火灼络、络脉亢变、迫血妄行所致的出血，多见齿衄、肌衄，或咯血、尿血，血色淡红，起病较缓，常因受热及烦劳而诱发，伴有齿摇不坚，或头晕耳鸣、神疲、腰膝酸软，或皮肤出现青紫斑点、斑块，时发时止，常伴鼻衄、齿衄或月经过多、鲜红，心烦，口渴，手足心热，或有潮热，盗汗，舌质红、苔少，脉细数等。

　　脾胃虚寒、气络亏虚、气虚及阳、络虚不荣、气络失约、血络失于统摄所致的出血，多见便血紫黯、甚则黑色，腹痛隐隐，喜热饮，面色不华，神倦懒言，便溏，舌质淡，脉细等。

　　气血亏虚、气络失约、血络失于统御所致的出血，多见鼻衄或兼齿衄、肌衄，伴神疲乏力、面色㿠白、头晕、耳鸣、心悸、夜寐不宁、舌质淡、脉细无力等。

　　西医学许多疾病可以引起出血的症状。对于出血机制的认识主要有凝血功能异常、血小板无力症、血小板减少。凝血功能障碍是指各种原因导致凝血因子缺乏或功能异常所致的出血性疾病。血小板减少是各种原因引起的原发性和继发性血小板减少，原发性血小板减少如血小板减少性紫癜、白血病、骨髓增生异常综合征等，继发性血小板减少如肝硬化、红斑狼疮、药物引起等。上述疾病均从不同程度上印证了络损、络虚与络亢的发病机制，构建了一种出血性疾病的病络辨证思维，将络、气、血三者有机联系起来，有助于全面地了解病情、准确地辨证施治。

十一、水肿

　　水肿，是指在致病因素作用下，水液运化与输布失常，致水液潴留，泛溢肌肤，停聚胸腹，出现头面、眼睑、四肢乃至全身浮肿、胸腹腔积水的一类病证。水肿轻者，可见面目虚浮，手足发胀，但压无凹陷，称为潜在性水肿；若仅足踝肿，按之凹陷易复，为Ⅰ度浮肿；较重者浮肿过膝，按之凹陷没指，不易随复，为Ⅱ度浮肿；更重者全身浮肿，腹大腹满，卧则喘促，为Ⅲ度浮肿。

　　水肿属于水液代谢失常的病证。关于水液的正常代谢，早在《素问·经脉别论》就有明确的记载："饮入于胃，游溢精气，上输于脾，脾气散精，上归于肺，通调水道，下输膀胱，水津四布，五经并行。"指明了水液的正常输布代谢必须通过肺脾肾等脏腑的气化与经络的水津布散作用。同时络脉的最小分支——孙络是津血渗灌与互化的场所，孙络上密布玄府，玄府正常地开阖具有调节津血渗灌与气液流通的作用。因此，在内因外因作用下，机体阴阳失衡、脏腑功能失调、水津不能正常地"四布"、津血不能正常地通过经络玄府渗透灌注，必然导致水液生成、输布和排泄障碍，留滞于中，泛溢于外，便形成了水肿。进一步说，当气化功能失常时，津血互化功能障碍，过多的血液渗出络外则为水肿，因而《血证论》有"瘀血化水，亦发水肿"的说法。

　　《金匮要略》将水肿称为水气，并按病因、脉证分为风水、皮水、正水、石水、黄汗五类，又据五脏证候分为心水、肺水、肝水、脾水、肾水。指明了水肿的发生：从脏腑层面上说，在于脏腑功能障碍；从气血层面上说，乃气化功能失常、血液运行不利所致。随着对水肿发生机制研究的深入，目前趋同的认识是，水肿的发生在于气络功能障碍，对血络的渗透灌注之调节和统御作用减弱，造成络脉末端的孙络玄府呈过渗状态，使得血液中的水分大量外渗而发为水肿。概括起来说，水肿发生的基本机制在于气络障碍而气化布散不能，郁滞为水；血络障碍而气血运行不利，瘀血化水。

　　水肿多与小便不利同时存在，因而临床识别水肿不难。水肿的发生与多个脏腑有关，病因也是多方面的。病由感受外邪而来，一般眼睑颜面先肿，继则四肢全身，多为风水，其病在肺。如《素问·水热穴论》指出："勇而劳甚，则肾汗出，肾汗出逢于风，内不得入于脏腑，外不得越于皮肤，客于玄府，行于皮里，传为胕肿，本之于肾，名曰风水。"强调劳作汗出，感受风邪，风邪袭络，络脉玄府渗灌不利，津液输布失常而发水肿。

水肿以腰以下为甚，反复消长，劳后或午后加重，甚则全身浮肿，则为脾肾阳虚或心肾气虚、阳虚，水湿内停而发水肿。由于上述脏腑之阳虚，络气亏虚，络阳不足，气化不及，水津缓行于络脉，惹致水津过渗而为水肿。水肿若伴心悸、唇紫、脉虚数或结或代，在于心阳不足，心络阳气虚弱，难以鼓动气血，气血瘀滞于自身络脉或他处络脉，形成瘀血、水滞共现的证候，也就是水邪凌心、瘀血内阻之证；若伴喘促、汗出、痰多呈泡沫样、脉虚浮而数，在于肺络郁滞，水津过渗于肺，形成一方面水邪凌肺；另一方面肾不纳气、阳虚水泛之证。若伴呕吐不食、脘腹胀满，是胃络郁滞，水津过渗于胃、形成水滞于胃，脾气不运之候。

十二、斑块

斑块在中医学的描述多见于"偏枯""中风""眩晕""头痛""痴呆""胸痹心痛""痰饮"等记载中。《医学正传》曰："津液稠黏，为痰为饮，积久渗入脉中，血为之浊"；《诸病源候论·诸痰候》曰："诸痰者，此由血脉壅塞，饮水积聚而不消散，故成痰也"。指出其病因多为感受外邪、七情所伤、饮食不节，致痰浊、瘀血为患，痰瘀互结，结于血络，日久不解，凝之结块，即动脉粥样硬化斑块。王永炎院士援引《仁斋直指方》首先提出"虚气留滞"病机，指出由于元气亏虚导致气血相失，进而气血津液运行失常，最终出现气滞、痰凝、血瘀、经络阻滞的病理过程。对斑块发生发展过程，以虚为本、以滞为标、因虚而滞的时空动态性和虚与滞之间的内在因果关系进行了高度概括。

斑块的病位分布在全身的血管中，主要有颅内动脉、眼动脉、颈动脉、下肢动脉、冠状动脉等，尤以血管分支处多见，病变日久可以继发络脉瘀塞或器官梗死，甚至斑块破裂形成栓塞瘀闭、出血等证。中医认为斑块的病位在脉络，尤其是血络分支弯曲处，其发生发展是一个动态演变的过程。初则络脉受损，气络功能减弱，继之邪气结滞，此结滞之邪气包括了痰浊、瘀血等内生邪气，也包括了侵入络脉的外邪。病情进一步发展，结滞之邪气日渐积累，积结成块，造成络脉管壁增厚、突兀，管腔狭窄，妨碍气血流通，引起络脉瘀阻或绌急等证候。络气郁滞或虚滞是血管病变的始动病机并贯穿病变全过程，脉络瘀阻易引起脉络绌急，日久络脉亢变可使血不循经、溢出脉外而致出血。而脉络绌急也可进一步加重脉络瘀阻，脉络瘀阻或绌急发展加重可导致脉络完全性阻塞而使血流中断，脏腑组织由于血气供应中断而发生严重损伤，形成脉络瘀塞、络息成积等。

十三、斑疹

斑为肌肤表面出现的片状瘀斑，平铺于皮肤，抚之不碍手，压之不褪色，消失后不脱皮。疹则是肌肤表面出现的红色小丘疹，琐碎小粒状，如粟米，高出于皮肤之上，抚之碍手，压之褪色，消失后脱皮。斑疹多见于外感温热病中，为温热疫毒之邪气侵入络脉，造成气营俱伤、营血俱损的重要表现。一般来说，温热疫毒侵入络脉，导致气络郁滞，现于肌肤则为斑；若温热疫毒深入营血，络脉亢变，导致血络瘀滞、热壅血瘀、毒壅血滞，现于肌肤则为疹。

清代叶天士对于斑疹的论述较为详尽，《温热论》曰："点大而在皮肤之上者为斑，或云头隐隐，或琐碎小粒者为疹"，描述了斑和疹在形态上的不同，其病因病机也不尽相同。斑疹的发病机制为"热闭营中，故多成斑疹。斑从肌肉而出属胃，疹从血络而出属经""火不郁不成斑疹""点小即是从血络而出之疹，故热在心包；点大从肌肉而出为斑，故热在胃"。由此可见，斑多由热郁阳明、迫及营血而发于肌肤，此病机重点在于阳明气分、阳明气络已经形成迫及营血之势；疹多因热邪郁滞、内闭营分，从血络透发于肌肤，此病机重点在于内闭营血已经达于血分血络，形成毒深发散之势。

叶天士云："按方书谓斑色红者属胃热，紫者热极，黑者胃烂，然亦必看外证所合，方可断之。"通过斑疹外在表现特点可以将其分为如下几型。血热型：表现为发病急促、病程短、色紫或斑疹红润明亮密集成片状，伴发热、面红目赤、口渴、心烦、小便黄、大便干、舌红苔黄、脉弦数等症。此为温热邪毒郁于营血或热毒炽盛、迫血妄行、发于肌肤所致。阴虚型：表现为发病缓慢、病程长、斑散发、时轻时重、色浅，伴口干渴、心悸，甚则盗汗、手足心热、舌红绛少苔、脉细数。此为阳明热盛、耗损阴血或热盛日久、阴液亏虚、虚火伤络而成。气血亏损型：可见病程缠绵、时起时伏、色浅乏润，伴气短声低、神疲乏力、面色㿠白、食少纳呆、大便溏泄、舌淡苔白、脉虚。此型多由劳倦内伤、脾胃虚损、气不摄血、血不归经、溢于皮肤发为斑疹。风湿伤络型：斑疹多发于四肢，症轻则斑如针点，症重则斑呈片状，斑色红而润，间伴腹痛、腰痛等症，舌红苔黄腻，脉弦滑。此系风邪伤络或湿困中焦所致。

斑有阴阳之别，病情上有顺逆之异。一般从斑疹的色泽、形态、疏密进行辨别。阳斑色泽多呈红、紫、黑色，表示病情由轻到重，以红为轻，以黑为重，一般红活荣润者为顺证，昭示着邪壅络脉逐渐趋缓，气血功能逐渐恢复，是正气渐复、邪热外达之象；色鲜红如胭脂者为血热炽盛，络亢血壅，病情较重；紫赤如鸡冠花者为络亢热极，毒壅深重，病情重笃。从分布上看，如斑疹分布均匀而稀疏，为热毒较轻浅；若分布稠密而多，融合成片，为热毒深重。阴斑斑色淡红，若隐若现，隐而不显，分布稀疏，胸背微现数点，可伴有四肢厥冷、口不甚渴、面赤而足冷、下利清谷等虚寒表现，往往由失治误治、过用寒凉、攻下太过等引起。

第三节　病络辨证

一、辨病因

病络机制所引起的病络证候，既有外因与内因之异，又有次生病因和多种病因交互之别。如何从复杂的病络证候中尽快地识别病因、准确地求得正解，是临证精准辨证、准确施治的关键。

病络学说以病络机制所引发的病络证候为研究对象，病络证候是指各种因素导致络脉功能失常和（或）形质损害，并序贯引发脏腑器官功能失常和或形质受损的各种证候的总称。其病理核心在于正常的络脉痹阻，气血运行不畅。病络证候总以络脉为依托而发生。由于络脉形态细小、如网如曲、纵横交错、气机不息无形、血流急缓不定、空间分布广泛，具有流通、渗濡、灌注、运转等多种生理特点，所以在络脉履职的各种功能活动中，无论是阴络、阳络、气络、血络，都极易受邪或功能疲惫而发生络脉功能抑或形质的损害。分析络脉在分布上有阴阳浅深之不同，走向的特点为经纵络横、逐级分支，具体空间分布与走向形式为络脉–经干–络脉、络脉–血络主干–血络分支–络脉和络脉–脏腑–络脉，所以无论外感六淫，还是内生五邪等都可伤及络脉，或在疾病过程中及疾病的不同阶段，病及络脉，表现为络脉亢变抑或拮变，络脉滞塞不通，进而惹致气、血、津、液、神等多种病理变化，成为病络机制介导的病络证候的共有特点。

一般来说，外感六淫邪气多伤阳络，而后入脏腑；内生邪气随其贻害肇基部位的不同，既可伤及阳络，亦可伤及阴络，总以伤及阴络为主。

（一）外感六淫和温热疫毒邪气

1. **风邪袭络**　外感邪气以风为主，因风为"百病之长""六淫之首"，临床多见挟寒、湿、热之邪而为病。风邪易夹杂他邪，自皮毛、口鼻而侵袭机体，依次入络脉、经脉，引起经络拘急、气血不利而出现恶寒、项背强痛、头痛、鼻塞、流涕、咳嗽、苔薄白、脉浮。风为阳邪，易袭阳位，易上扰头面，出现头痛，由于络脉有气络与血络之分，疾病之初，多病及气络，气分病变，疼痛骤起，部位不定；疾病稍进，累及血络，疼痛加重，部位固定。同时由于络脉之浮浅者，最容易感受外邪，因而外感头痛容易反复感邪，屡屡发作。风性善行而数变，易行走于周身经络，内连脏腑，外达皮毛，出现周身酸痛、肢体皮肤麻木，或肌肉关节疼痛，多呈游走性，发无定处，且以阳经阳络明显。风性轻阳开泄，极易侵袭肺脏，宣降失常，发于体表，出现鼻塞、咳嗽、汗出等症状。风行之伤，留着必痹，郁于面部经络，络气不畅，往往出现颜面麻木不仁、口眼歪斜；或郁于肌腠阳络，可出现皮肤瘾疹等。

2. **寒邪凝络**　风为六淫之首，常挟他邪为害。挟寒者，是谓风寒之邪，所谓风与寒相合，伤气又伤血，伤气在气络，伤血在血络，气血皆伤，络脉气血必痹。由于寒为阴邪，最易伤及阳络，清阳受阻，气络郁滞，序贯寒凝血滞，导致络脉不畅则失养，遂拘急而病。《素问·举痛论》指出："寒气客于脉外，则脉寒，脉寒则缩蜷，缩蜷则脉细急，则外引小络，故卒然而痛。得炅则痛立止，因重中于寒，则痛久矣。"指出寒邪侵袭，最先侵袭表浅细小阳络，而出现恶寒发热、头项强痛、身痛腰痛、舌淡苔白、脉浮紧等症，是谓太阳伤寒证；寒邪袭表，凝滞收引玄府，导致腠理闭塞、内应肺失宣降，因而出现恶寒、无汗、鼻塞、清涕。寒性凝滞收引，客于络脉，缩蜷细急，可出现肌肉关节拘急不利、疼痛剧烈；若寒邪直中脏腑，伤及脏腑阴络，使阴络拘急、气血不通，可见相应脏腑部位的剧烈疼痛，如寒邪犯胃之胃脘痛、寒凝心系之胸痹心痛、寒客肾络之腰痛等。

3. **湿邪困络**　风邪多夹湿邪伤人。若挟湿邪，阻遏经络循行，导致气络血络涩滞难行、体内水液代谢障碍、脏腑功能失调，可出现头晕头痛、身体困重、肢体倦怠、关节酸痛、湿疹、瘙痒、脘痞、苔浊、脉濡缓。风伤于巅，湿困清阳，清阳蒙蔽，络脉失充而成头痛，头晕如裹，不仅络脉之气机受阻，络脉之血亦滞而成瘀，加重头痛。湿性重着黏滞，聚于肌肤，经络不行，发于体表，可见局部湿疹、瘙痒，病情反复难愈。湿邪困于脾胃，气络不展，血络不畅，运化无力，可见脘痞、倦怠嗜睡、乏力、大便稀溏。湿性趋下，易袭阴位，下焦气血不行，可见阴囊潮湿、带下量多、小便浑浊。湿邪易夹杂其他邪气共同为患，如风湿、寒湿、湿热、湿毒、痰湿等，各有不同的证候表现。又如风寒湿三气杂至，困遏气络，痹阻血络，气血不畅，甚或不通，常见肢体关节疼痛酸楚而重着，且反复发作。

4. **燥邪入络**　燥邪有温燥与凉燥之分，无论温燥还是凉燥，其共同的特点在于燥邪伤络均可导致玄府郁闭、气门闭合、气络运行趋缓、气津渗灌减弱，从而引起燥证。燥证的出现，昭示着燥邪侵袭人体，引起体内津液不足、精血枯竭或津液不能正常输布，致脏腑、组织、器官、毛窍失于濡养而出现口燥咽干、鼻干唇裂、干咳无痰、两目干涩、皮肤干燥脱屑、毛发干枯，甚至肌肉瘦削、尿少便干、舌体干燥、脉浮紧或浮数。燥邪外感多从口鼻而入，损伤肺络，使之宣降失常，出现口鼻干燥、干咳少痰等。燥邪易伤津耗气，气血津液不能正常输布，皮肤孔窍失养，出现皮肤干燥、两目干涩等。久病伤津或脏腑虚弱、气血生化不足、津血互化低下，也能导致津血不足、产生内燥，此即所谓内生燥证，亦即津伤日久化燥，可见小便短少、大便干结、口渴欲饮等。内燥和外燥可以相互影响，内燥之体易感外燥之邪，外燥之证易转内燥之候。

5. **热邪扰络**　风邪亦容易挟热邪而病。风性属阳，热邪亦属阳，二阳相搏，两邪相合，最善窜于经络、煽经扰络，导致络脉亢变、气血流通速变、津血渗灌超常，从而扰乱气血有序运行，出现发热、口渴、面红、头痛、便秘、尿黄、舌红苔黄、脉数。热邪犯表，卫气壅遏，出现发热。热性炎上，气络壅遏可见面红、目赤、耳痛、龈肿等；热甚燔经灼络，内扰心神则现烦躁不安；热邪入络、循经上扰清空则现头痛；热极燔经，内应肝气亢变则现生风肢搐颤摇之证；热盛伤络，壅滞血络，络破血溢，可现动血出血之血证；热盛则络脉亢变，津血渗灌加速，逼迫津液外泄，可现汗出、口渴、尿少、便秘之热盛伤津之证。总之，热邪侵袭，伤气络，遏络气，伤血络，壅络血，往往气血同病，形成临床热盛之重症。更有甚者，热盛、热极、热蕴而成毒，每现热毒之重证，如热毒犯脑、热毒壅肺、热毒扰心等。热毒壅滞于肌表，可现局部疮疡疔疖；热毒壅滞于脏腑之阴络，亦可现脏器痈脓之证。

6. 暑邪伤络　暑邪是常见外感邪气之一。《灵枢·五变》言："余闻百疾之始也，必生于风雨寒暑，循毫毛而入腠理，或复还，或留止，或为风肿汗出，或为消瘅，或为寒热，或为留痹，或为积聚。奇邪淫溢，不可胜数。"指出暑邪致病，先循毫毛而入，循经络气血而为病，出现发热、汗出、口渴、疲乏、尿黄、舌绛干燥、苔黄腻、脉细数。暑为阳热之邪，其性炎热，伤人最易入络，络脉极易亢变，气血流通加速，因而可见发热、汗出、烦渴、喘息气粗等一系列阳热络亢之症状。暑热之邪亢盛所导致的络脉亢变，使津血渗灌加速，迫津大量外泄，阴津耗灼，每每大量出汗，汗出过多则可耗伤气络，形成气阴两虚，可现神疲乏力、气短心悸。暑热之邪伤于心络，则可致神志昏乱；暑热之邪盛极络破，所谓迫血妄行。血溢脉外而出血。暑热盛则易伤肺络，如《素问·气交变大论》云："岁火太过，炎暑流行，金肺受邪。"肺为娇脏，不耐寒热，暑邪伤及肺络则现少气、咳喘、黄痰，甚则胸中痛、胁支满胁痛。暑易挟湿，暑热季节常多雨潮湿，加之人们易贪凉饮冷，故暑邪为病，常易挟湿邪。暑湿之邪最易困阻脾气，壅滞脾络，可现湿阻、痞满、纳呆、呕恶、泄泻、腹痛之证。

7. 温热疫毒之邪袭络　温邪即外感温热之毒邪，不同于一般的六淫之热邪，而是致病能力更强的、具有温热邪气属性的一类邪气。温邪侵犯人体，多从口鼻而入，即叶天士所谓"温邪上受，首先犯肺"（《温热经纬·叶香岩外感温热》），此"犯肺"多指肺系，由于肺主皮毛，温邪犯肺，意谓温邪最先经皮毛肌表而侵袭，此时由于正气的抗争作用，临床上多无症状，或有短暂的恶寒不适，旋即邪气入络、病及络脉、伤气络、乱气络、阻气络，造成气络郁遏，正邪交争剧烈，出现典型的气分高热症状，此即为"顺传阳明"之说，反映了阳明经多气多血、气络血络丰富。之后稍有失治，邪气愈加弛张，魔高进深，由络入经，经经络络，迅速传变，形成"逆传心包"，出现热毒闭窍之神昏谵语，燔经灼络、络亢生风之痉厥抽搐，络亢毒壅、津血外渗之毒水犯肺、血水壅肺或毒水凌心，络迫血溢之吐衄发斑，肾络毒滞浊瘀之小便量少甚或不通之重症。

叶天士在《温热论》中将外感温邪所致的温热病的传变分为卫、气、营、血四个阶段，指出"肺主气属卫，心主血属营""卫之后方言气，营之后方言血"，并言"温热时疠，上行气分，而渐及于血分"，提示了外感温热之邪初病在卫分层次，相当于皮毛、肌表、玄府之层次，之后侵入气分，属于气络层次，病情进一步发展，入营入血，相当于血络之层次。叶天士针对外感温热之邪所创的卫气营血证候的病机层次反映了外感温热之邪所致病变由浅入深、由表到里、由轻浅到危重的病变过程，真实地反映了病络机制的深浅轻重病变层次。卫分与气分证候多为正邪相争的功能性病变，以脏腑功能障碍为主，属于无形之病；而营分与血分证候则代表温热之邪伤及脏腑阴络，波及脏腑核心的严重阶段，属于有形之损。无形之病只要治疗及时，疾病于短时间内可完全康复，若属于有形之损，稍有延误失治，疾病往往趋于沉疴之徒，虽治而有后遗症或不治。

疫毒之邪，系指具有强烈传染性和流行性的致病邪气，亦称为"疠气""疫气""乖戾之气"，所致疾病被称为"瘟疫""时疫"。其侵犯人体，多从口鼻而入，直袭肺系深层，在短暂袭击肌表，出现恶寒、周身酸楚疼痛之后，迅疾侵入肺络和其他脏腑络脉，往往是肺胃同病，引起疫毒闭肺，表现为疫毒闭塞肺之气络，引起肺之气络壅遏，出现高热、烦渴、咳嗽、气促甚至喘憋、乏力等。经过短暂的气络郁闭之后，迅即气络与血络俱伤，咳嗽与痰血并现。伤及胃络者，可出现脘腹疼痛、恶心呕吐；伤及肠络者，可出现腹痛、腹胀、腹泻臭秽或便血等；伤及肾络者，则现腰痛、尿少或尿血、尿浊；伤及脑络者，则脑气郁滞可现头痛、项强、神昏或谵语等。需要注意的是，疫毒袭络非同小可，往往是多络受损、多经传变，引起多脏损害，既有功能失常，又有形质损害。

（二）内伤性致病因素

1. 七情因素

七情即喜、怒、忧、思、悲、恐、惊七种情志变化。七情所伤，是指情志波动超过人体本身的正常生理耐受程度和调节范围，影响人体的生理，使人体的气机紊乱、脏腑阴阳气血失调，从而导致疾病的发生。此时，七情便成了致病因素。故《素问·玉机真藏论》说："忧、恐、悲、喜、怒，令不得以其次，故令人有大病矣。"七情致病不同于六淫，六淫之邪主要从口鼻或皮毛侵入机体，而七情则是直接影响脏腑而发病，故又称其为内伤七情，这是导致内伤杂病的主要致病因素之一。尤其是目前社会竞争的加剧，生活节奏的加快，七情所伤已经成为最重要的致病因素之一。

情志活动以五脏精气为物质基础，而外界的各种精神刺激只有作用于有关的内脏，才能表达出不同的情志活动，因而人的情志活动与脏腑有着密切关系。如《素问·阴阳应象大论》云："人有五脏化五气，以生喜怒悲忧恐。"心藏神，在志为喜；肝藏魂，在志为怒；脾藏意，在志为思；肺藏魄，在志为悲；肾藏志，在志为恐。故七情可以分属五脏，以喜、怒、思、悲、恐为代表，又称之为"五志"。

七情与络脉气血有着十分密切的关系，气血是七情表达的物质基础，只有络脉有充足的气血流通，方能表达出健康的七情。因此，脏腑功能正常，络脉气血充盈、流通充足，所谓血气方刚，则七情活动正常。若脏腑或络脉发生病变，影响络脉正常的气血流通，则情志必然会发生异常。如《灵枢·本神》说："肝气虚则恐，实则怒；心气虚则悲，实则笑不休。"《素问·调经论》亦说："血有余则怒，血不足则恐。"《伤寒论》则有"其人善忘者，必有蓄血"的记载。

七情致病有以下特点。其一，直接伤及络脉，影响络脉气机的运行，并进而影响脏腑气机，导致络气失常，表现为"怒则气上，喜则气缓，悲则气消，恐则气下，惊则气乱，思则气结"（《素问·举痛论》）。从络气失常的病理性质看，一方面是络气郁滞，表现为运行不及，导致络脉拮变、气血流通速度趋缓，如悲则气消、恐则气下等；另一方面络脉亢变，表现为气化运行超常、气血流通速度失度或乖戾，如怒则气上、惊则气乱等。其二是直接伤及脏腑，影响脏腑的功能活动。如《灵枢·百病始生》云："喜怒不节则伤脏。"《素问·阴阳应象大论》说："怒伤肝""喜伤心""思伤脾""悲伤肺""恐伤肾"。其三，七情所伤，首伤其心，且累及肝。七情伤及脏腑络脉，首当其冲的是心。因为心藏神，为五脏六腑之大主。情志所伤，只有在伤及心的同时，方能损伤其他脏腑。如《灵枢·口问》说："心者，五脏六腑之主也……故悲哀愁忧则心动，心动则五脏六腑皆摇。"另外，肝脏具有疏泄气机和调畅情志的作用，一旦情志损伤，必昭示着肝气之紊乱，或郁滞而疏泄不及，或过亢而升发太过。其四，七情所伤，急则伤气为主，慢则损血为要。急伤络脉亢变，慢伤络脉拮变。七情所伤有急缓之分，对于急剧的情志所伤，往往在短时间内引起气血的剧烈动荡，表现为快速的络脉亢变，气血流通迅速加快，以适应情绪应激变化的需要。相反，对于缓慢的、长期的情志刺激所伤，由于气血耗伤，络脉拮变，络脉内气血流通趋缓，尤其是暗耗阴血，形成一种络脉阴血不足、脏腑功能减退的状态。

怒之伤：大怒伤肝，使肝气横逆而暴张，络脉亢变，气血流通加速，络气弛张，络血涌动，络气亢逆有余，为火循经上炎或血涌气逆、肝阳上亢，引发气血逆乱。如《素问·生气通天论》说：

"大怒则形气绝，而血菀于上，使人薄厥。"别说是大怒伤肝，就是一般的动怒因素亦可引起肝气郁结、气络郁滞而导致肝伤。常见的肝之气络郁滞表现有心情抑郁、胸胁苦满、两胁胀痛、善太息。肝气亢逆的表现是眩晕、头痛、心烦易怒；肝火上炎的表现有面红目赤、口苦咽干；络脉亢变、气血逆乱可现突发性昏厥，甚则突然昏迷、口舌歪斜、肢体活动不利等。

忧思之伤："思则气结"，忧思过度，中焦络脉脾胃气机郁结，络气郁滞，络血运行徐缓，从而导致脾胃的纳化呆滞、运化无力。正如《素问·举痛论》说："思则心有所存，神有所归，正气留而不行，故气结矣。"《灵枢·本神》也说："愁忧者，气闭塞而不行。"一般忧思伤脾，脾气郁结的表现有心胸苦闷、喜太息、精神不振、脘腹胀满、纳呆、抑郁寡欢、大便溏滞不爽等。

过喜之伤：过喜气缓，心气涣散，气络功能下降，心络气血流通缓慢，出现相对性气血不足、藏神功能下降的系列表现，如喜笑无度、精神不振、注意力不集中、失眠、心悸甚至狂躁失常等。如《灵枢·本神》说："喜乐者，神惮散而不藏。"

过悲之伤：过悲伤肺，上焦气机郁滞，络脉气血不畅，气络郁滞，血络瘀阻，营卫气血不和，内生郁热，热则耗气，因而悲则气消。如《素问·举痛论》说："悲则心系急，肺布叶举，而上焦不通，营卫不散，热气在中，故气消矣。"悲则伤肺的表现有面色惨淡、胸闷气短、精神不振、纳食不香、意志消沉等。

惊恐之伤：过度惊恐，气络不固，血行紊乱，出入升降不及，气血流通过度下陷，最终形成恐则伤肾、肾气不固的系列证候，如心悸易惊、神怯胆小、精神萎靡、二便失禁、腰酸遗精、骨酸痿厥等。如《素问·举痛论》说："恐则精却，却则上焦闭，闭则气还，还则下焦胀，故气下行矣……惊则心无所依，神无所归，虑无所定，故气乱矣。"

2. 饮食因素

"民以食为天"，饮食是摄取营养、维持人体生命活动不可缺少的物质，但饮食失宜则又是导致疾病发生的重要内伤性原因之一，因为饮食所伤而致病主要有三方面，即饮食不节、饮食偏嗜、饮食不洁。

饮食不节，包括饥饱失常、饮食规律失常等。饮食过饥、过饱或进食失其规律，均可损伤脾胃，致使饮食物不能及时腐熟和运化，阻滞于内，形成宿食积滞之证，出现脘腹胀痛、恶闻食气、嗳腐泛酸、呕吐或泻下臭秽等。病情进一步发展，日久影响气血生化，导致气衰血少、络脉亏虚，引起络虚不荣证的发生。故《素问·痹论》说："饮食自倍，肠胃乃伤。"《灵枢·五味》亦云："谷不入半日则气衰，一日则气少矣。"

饮食偏嗜，包括饮食内容有所偏颇，或惯食过冷过热饮食物，不仅直接损伤脾胃，而且有碍营养物质的均衡和阴阳的平衡，久而久之，可致脾胃虚弱、气血不足、络脉失荣；或气血失调、阴阳偏盛、气络与血络失和、络脉气血运行失调而为病。若过食肥甘厚味，则可损伤脾胃、生湿生痰，痰湿蕴积化热，反过来复伤脾胃，同时遏滞络气、结滞络血，络脉气血壅滞，于局部发为痈疽疔疮，目络壅滞发为目疾内障，肾络瘀阻发为腰痛水肿，四肢络脉瘀阻发为肢痛肢肿，沿经络壅遏气血，络脉拮变，脑络瘀阻，酿成中风偏枯；或络脉亢变，气血逆乱，风、火、气、血涌动，惹致脑内络破血溢之证。诚如《素问·通评虚实论》云："消瘅、仆击、偏枯痿厥、气满发逆，甘肥贵人，则膏粱之疾也。"

饮食不洁可直接损伤肠胃，影响脾胃，导致胃肠消化腐熟与传导失职，脾胃升清运化失常，出现脘腹胀满、腹痛泄泻、恶心呕吐，或肠鸣有声，或里急后重、下痢脓血等。

3. 劳逸因素

过劳与过逸均可损伤机体，导致疾病发生。关于过度劳伤，古有"五劳""六极""七伤"与"五损""五夺"之说，尤其是《素问·宣明五气》载"五劳所伤，久视伤血，久卧伤气，久坐伤肉，久立伤骨，久行伤筋"及《素问·举痛论》言"劳则气耗"，阐释了劳逸所伤的发病机制。劳逸过度，气血俱伤，络脉失荣；久伤不复，至虚成劳；虚劳之体，气弱行迟，血少行缓，易滞易瘀，渐成络虚瘀阻、虚实夹杂之证，使病情步入沉疴之途。

（三）继发性致病因素

1. 痰

痰饮，是由于机体水液代谢障碍而形成的一种病理产物，湿聚为水，积水成饮，饮聚成痰，痰的产生是由肺脾肾等脏腑的功能障碍或三焦水道失于通调，导致体内代谢紊乱，影响津液的正常敷布、排泄，以致水湿停聚而成。痰一旦产生，可以直接阻滞经络气血的运行，既可以阻滞气络，亦可以阻滞血络。痰阻气络，形成痰气交阻之证。痰气交阻于肺，可致肺气不利而现咳嗽、喘满、胸闷、咳痰；痰气交阻于心，可致痰迷心窍而现胸闷心悸、神昏癫狂；痰气交阻于肌肉，可现痰核、瘰疬、阴疽流注；痰气交阻于咽喉，可现咽中梗阻、如有异物、吞之不下、吐之不出；痰气交阻于胃，可致胃失和降而现恶心呕吐、胃脘不适等症；痰气交阻于脑，可致清窍蒙蔽，脑气不展而现头晕目眩、头痛昏蒙、恶心呕吐等症。痰阻血络，血遂瘀之，形成痰瘀阻络之证，其临床表现随其瘀阻部位的不同而异。

2. 瘀血

瘀血又称为蓄血，凡血液运行阻滞不畅，滞留于经脉之内；或血液溢出于经脉之外，或蓄积于组织间隙，或瘀积于器官之内而不能消散者，皆可形成瘀血。瘀血一旦形成，则又能成为致病因素，进一步遏气机、阻血运，影响脏腑的功能活动，产生出新的瘀血，形成一种恶性循环，贻害无穷。瘀血对于机体损伤、络脉瘀阻有着非常重要的影响。由于络脉瘀阻，络气亦因之郁滞，形成络脉气血不畅或不通之证而现疼痛、肿块、出血、发绀、肌肤甲错等症状。具体临床症状随瘀阻部位不同而产生不同的临床表现。如心络瘀阻，可见胸闷心痛、口唇青紫；肺络瘀阻，可见胸痛咯血；胃肠络脉瘀阻，可见呕血、便血、腹痛等；肝络瘀阻，可见胁痛痞块；胞宫络脉瘀阻，可见少腹疼痛、月经不调、痛经、经闭、经色紫黑成块等。

二、辨病程

络脉乃经脉支横别出的部分，具有广泛分布于肌表脏腑各处的特点。从生理到病理与经脉均有密切的联系。其本身是经脉的分支，经主气，络主血，络血来源于从属的经脉和脏腑，具有储藏气血、濡养周围组织官窍的作用，必要时络血还可流还于经脉，起到补充的作用。络血运行的动力来源于经气和脏腑，"络脉不自动，随经脉而动。"叶天士提出的"经主气，络主血"，络脉循行，不同于经络循环往复、周留运转，络脉循行以单通道双向运行为主，既可储存气血、濡养官窍，又可在需要时反向流注，供给脏腑。经中主要行营气，络中主要行血液；同时经中的血行要靠气的推动，络中的血流要靠血的盈满；病之新久，有在经在络、在气在血之分。新病在表，久病入络，经中之气易病，络中之血易病；反过来，气病多在经，血病多在络。经与络的气血为病相互影响。所谓辨病程，就是通过对临床资料的分析，确定病程之久暂，从而判断有无病络机制的存在及其病程阶段与病理特点。

一般而言，疾病初起，病位表浅，多见于气分而在经，多感受六淫邪气或外伤致病，病程短。六淫疫疬之邪，由外而内，首先伤络入经。风邪入络可见汗出恶风、肢体痉挛、游走疼痛、头晕头痛、口眼歪斜、面瘫、项背强痛等；寒邪客络，可见恶寒肢冷、咳嗽、痰液清稀、脘腹拘急冷痛、尿清便溏；暑邪入络，症见咳嗽、气喘，甚或暑热迫络、血液妄行而致吐血、衄血；热盛闭络，可见壮热烦渴，咽干咽痛，便秘，舌边尖红、苔薄白而干或薄黄，脉浮数；湿邪阻络见头身困重、四肢沉重乏力、纳差、口黏腻、下肢水肿、阴部潮湿、腹胀便溏、舌淡胖有齿痕，脉濡。卒受外伤致使络脉破损、瘀血，症见青紫、疼痛或出血。病久邪气入深，多伤及血分而入络传里，伤脏伤腑。疾病日久，脏腑久病，阳气虚弱，气虚不运，络血运行无力而致络血瘀阻，所谓"络虚必留瘀"，表现为病邪入络之虚、滞、瘀的基本病理变化。气虚血瘀，络脉痹阻，出现倦怠乏力、局部刺痛等症。疾病日久，伤津耗气，营血暗耗，经亏不充络血，从而导致络虚不荣，出现口干欲饮、皮肤干燥等症。临床辨别有久病入络、久痛入络等说法，内伤疑难杂病是随着病程的延长由气到血、由功能性病变到器质性病变的慢性病理演变过程。久治不愈之病多有病络机制存在。以病程久暂判断病络是否存在，应充分考虑疾病的自然病程，久、暂对自然病程而言是相对概念，更重要的是用病络机制观点分析病情是否有入络、伤络、络损、络变之存在，久病入络是规律，新病未必没有病络机制。

三、辨表里

病邪侵袭机体体表，邪正交织于体表之阳络，病位浅，病程短，病情较轻，多表现为外邪在表之证。《灵枢·经脉》云："经脉十二者，伏行分肉之间，深而不见。其常见者，足太阴过于外踝之上，无所隐故也。诸脉之浮而常见者，皆络脉也""诸络脉皆不能经大节之间，必行绝道而出入，复合于皮中，其会皆见于外"。此皆表示络脉比经脉表浅。外邪侵袭人体，常先侵袭皮毛，络脉浮于体表，则常先被外邪侵袭。而络脉所具有的灌渗气血津液、贯通营卫和保障经气周流的功能，使外邪侵袭络脉后，随功能障碍而传入至经脉，此即为表证入里，由络入经。

张仲景在《金匮要略·中风历节病脉证并治第五》里明确提到："邪在于络，肌肤不仁；邪在于经，即重不胜；邪入于腑，即不识人；邪入于脏，舌即难言，口吐涎。"络浅而经深，故邪在于络而病于肌肤，邪入于经而病连筋骨，一般为病之初期阶段、病程短的疾病。外邪袭表之证，表现为恶寒发热、周身酸痛；邪袭面络，表现为口㖞眼斜；邪袭脑络，上扰清窍，表现为头晕头痛；邪袭肌表之络，表现为皮肤瘙痒、风疹团块等。

疾病迁延日久不愈，则邪气深入到阴络，病位深，病程长，病情较重，病邪循经入脏腑之络，引起脏腑病变，如心络病、肝络病、脾络病、肾络病、肺络病、脑络病等，其表现形式繁杂多样。邪伏脑络，络脉瘀阻，出现头痛隐隐，反复发作；邪伏心络，出现胸闷、胸痛；邪伏络脉，血管闭塞，肢体末端失于濡养，出现肢体发凉、麻木、疼痛甚则坏死；邪伏肢体关节，气血痹阻不通，筋脉关节失于濡养，瘀血痰浊滋生，痹阻络脉，出现肌肉、关节之酸痛、麻木、重着、屈伸不利，甚或关节肿大、灼热、变形等症。

表里并不是绝对独立的，既可相兼为病，也可以相互转化，表证不解日久可循经传内入里，如感冒日久，邪盛正衰，循经进深，入里化热，伤津耗气。里证病变亦可通过经络系统外现于体表，湿热毒邪蕴结日久，浮于体表，出现疔疮肿毒。

四、辨阴阳

根据络脉在体内的网络分布层次，决定了病络深浅不同的病位层次。阳络循行于人身之表，其所运行的是以卫气为主的精微物质，其功能是温煦肌肤，防御外邪。一般病之初期阶段，病在人体浅表之阳络，病位浅，病程短，病情较轻。阴络循行于较深层的组织器官之间，其所运行的是以营血为主的精微物质，其功能是滋养、濡润各组织器官。疾病久羁不愈，病邪深及阴络，为病常在阴络，病位深，病程长，病情较重。

《素问·经络论》言："阴络之色应其经，阳络之色变无常，随四时而行也。"指出阳络之病变，多与四时气候变化有关，如寒冷过甚，寒邪滞留阳络，凝涩气血的运行，则阳络呈现青黑之色，可见口唇青紫、恶寒发热、周身酸痛、鼻塞流涕等症状；暑热过甚，暑热之邪侵入阳络，加速气血的运行，且使皮肤松缓润泽而浅表络脉舒张，则阳络呈现黄赤色，可见面红目赤、身热不退、皮肤红疹等症状。风邪袭于阳络，症见皮肤瘙痒、风疹团块、银屑疥癣等；风寒湿痹阻肌表络脉，郁而化热，痰热搏结，火毒壅滞，痰瘀阻络，不通则痛，症见关节微肿热痛、得凉则舒，手不能抬举，足不能步履，伴低热或中等热。若热盛伤及气络，壅滞血络，又可见环形红斑及皮下结节。

阴络的病变多与经脉、脏腑相一致。阴络居里为脏腑隶下之络，病久入深，病邪循经入脏腑之络，使络脉发生郁滞、瘀阻、绌急、瘀塞、成积、损伤、不荣等病变，并损伤脏腑，引起相应脏腑病变。如心络绌急可表现为猝然胸闷疼痛，心络瘀阻可表现为胸闷、胸痛反复发作、遇劳加重，心络不荣可表现为心慌气短、脉律不整。脑络绌急可表现为一过性肢体麻木、语言障碍，脑络瘀阻可表现为头晕、头痛、健忘甚至癫狂、痴呆，脑络瘀塞可表现为血溢之中风暴仆，脑络亏虚可表现为神志呆钝、思维障碍等。瘀阻肺络可见咳逆喘促，肺络虚损可见喘促、动则尤甚。肝络郁滞可见胁肋胀痛、腹胀、呃逆等。肾络瘀阻可见消瘦、乏力气短、蛋白尿。脾络郁滞可见食少便溏、四肢无力等。

虽然阳络和阴络因位置功能的不同而呈现出病理上的不同变化，但也存在相互的联系，阳络病变日久可循经内入阴络，阴络病变亦可通过经络系统外现于体表。

五、辨寒热虚实

（一）病络辨寒热，即络寒与络热

病络机制作为疾病发生与发展过程的基本病机，其致病内涵，至少包含了两层含义，其一是病邪侵袭络脉；其二是疾病发生发展过程中病及络脉。无论是邪侵络脉还是病及络脉，在病机演变及其证候更迭中，随致病邪气的性质及其正气盛衰与阴阳消长的变化，表现出寒热虚实的变化。就络脉本身来说，这种寒热虚实的变化，突出表现为络寒、络热、络虚与络实。

络寒，顾名思义就是寒邪侵袭络脉或病久不愈，寒从中生，络脉阴寒内盛，从而介导出一系列络寒之象，表现为络寒证候。由于寒邪遏制阳气或阳虚阴寒内盛，络脉拮变，气血流通趋缓，导致机体功能活动减退，形体失于温煦，表现为一系列具有冷、凉特点的证候，呈现出络寒证的特点，随其病所之异与络脉所在脏腑及归属脏腑的不同而有不同的临床表现。常见证候表现有恶寒，畏冷，冷痛，喜暖，口淡不渴，肢冷倦卧，痰、涎、涕清稀，小便清长，大便稀溏，面色白，舌淡苔白而润，脉紧或迟等。尤其是疼痛，是络寒的特征表现。络脉实寒者往往起病急骤，寒邪外袭入络伤阳，阳气失其温煦推动气化之功，络脉失于温煦则绌急挛缩，可见猝然而痛，痛势持久不减，络脉色青或黑、扭曲变形或呈团块壅滞于局部。

络脉虚寒者常因内伤久病或素禀体虚阳气不足而致，常见隐隐作痛，畏寒喜暖，面色㿠白，脉形清浅不充盈，肢冷蜷卧，口淡不渴，小便清长，大便稀溏，舌淡，脉迟或紧等证，伴络脉络色淡紫或苍白，脉形轻浅不充盈。

导致络寒的原因，主要是感受外邪或过服生冷寒凉所致，一般起病急骤，体质壮实者，多为络脉实寒证；因内伤久病、阳气耗伤而阴寒偏胜者，多为络脉虚寒证，即络阳虚证或络阳不足证。寒邪袭于肤表，多为阳络表寒证；寒邪客于脏腑或阳气亏虚所致者，多为阴络里寒证。

络热，乃热邪侵袭络脉或病久不愈，阴虚阳实，络脉阳热内盛，从而介导出的一系列络热之象，表现为络热证候。由于热邪壅遏阳气或阳热偏盛，络脉亢变，气血流通加速，导致机体功能活动亢进，脏腑组织器官病理性代谢加速，表现为一系列具有温、热特点的证候，呈现出络热证的特点，随其病所之异与络脉所在脏腑及归属脏腑的不同而有不同的临床表现，常见络热证候的一般表现有发热，恶热喜冷，口渴欲饮，面赤，烦躁不宁，痰、涕黄稠，小便短黄，大便干结，舌红苔黄，脉数等。络热证一般分为络脉实热证与络脉虚热证。

络脉实热证可见发热喜凉，口渴欲饮，烦躁不宁，脉形充盈、扩张、伸展或沿血脉循行扩散，搏动较强，尿黄便结，舌红苔黄，脉滑数等症，体表脉络表现为色赤、充盈、扩张、伸展或沿血脉循行扩散，若脉络青紫则是热毒滞络的表现，或见血凝络阻之斑疹出血。

络脉虚热证可见口渴不欲饮、五心烦热、夜晚盗汗、舌红少苔、脉细数等症，伴脉络色红、络体细小等。

导致络热的原因，主要是感受火热类邪气或过服辛辣温热之品、体内阳热之气过盛所致，病势急而形体壮者，多为络脉实热证；因内伤久病、阴液耗损而阳热偏胜者，多为络脉虚热证，即阴虚络热证。风热之邪袭于肤表阳络，多为肌表络热证或阳络表热证，简称络热表证；热邪盛于脏腑或阴液亏虚所致者，多为内里络热证或阴络里热证，简称络热里证。

络寒证与络热证在临床上错杂并见，常有上热下寒、上寒下热、表寒里热、表热里寒等，辨证时应详察诸症，当以寒热之喜恶、口渴之有无、面色之赤白、四肢之冷热、大便之溏结、小便之短长、络形络色的区别，以及舌色淡红、苔色黄白、脉象之迟数为辨别要点。

（二）病络辨虚实，即络虚与络实

虚实是辨别邪正盛衰的两个纲领。《素问·通评虚实论》说："邪气盛则实，精气夺则虚。"病邪入络或病变过程中病及络脉，随着正邪相争、阴阳消长与邪气的从化，在本是阴平阳秘的动态平衡中，呈现出一种非平衡的致病状态，或络脉之邪气偏盛，或络脉之阴阳气血不足。前者自然就是络实状态，亦即络实证；后者自然就是络虚之状态，亦即络虚证。

络实证是感受外邪，或阴阳气血失调，或病理产物蓄积所形成的、以络脉的气血流通失常所导致的各种临床证候的概括。表现为络脉气血流通与渗灌有余、强烈、阻滞与停聚等特点。实则邪气实，外感或内伤之邪在体内交争于络脉，导致络脉功能障碍，总的特点是不畅或不通，不通则痛，且病势剧烈。比如痰热蒙蔽心窍而阻抑心络可见胸闷心烦、精神疲惫、时有狂躁、多言善惊，重者神昏谵语、舌红、脉数；瘀阻心络可见心悸怔忡、心胸憋闷或刺痛、舌质紫黯或见瘀斑瘀点、脉细涩或结代等；水饮内停于玄府，凌心射肺，络脉瘀阻可见咳喘、心悸等。络实证的表现十分复杂，不胜枚举，且很难用简洁的语言进行概括。临床新起暴病多为实证，病情急剧者多为实证，体质壮实者多为实证。至于络实证形成的机制，一是外感六淫、疫气、虫毒等邪气，侵及络脉层次，于络脉阶段，正气奋起抗邪，正邪剧争；二是基于脏腑组织器官的功能失调、气化障碍，形成痰饮、瘀血等病理产物，停积与留滞络脉所引起的病络证候。

络虚证是指对人体正气虚弱、络脉内阴阳气血不足所致络虚不荣证候的概括。"虚"言正气虚，各种致病因素导致营血亏损、气阴两虚、络脉失于渗灌濡养，常见手足心热，心烦心悸，面色萎黄或颧红，潮热盗汗，脉络细小、暗滞凹陷，舌红干少苔，脉细数等症；卫气不足、温煦无权常见面色㿠白、神疲乏力、气短懒言、动则汗出、畏寒肢冷、络脉搏动减弱、舌淡胖嫩、脉虚或沉迟等。实际上，络虚不荣的临床表现与传统的各种虚证类似，表现不一，很难概括。临床久病、势缓者多为虚证，耗损过多者多为虚证，体质素弱者多为虚证，络脉拮变、气血流通不足者多为虚证。络虚不荣的病因病机，虽可因先天禀赋不足导致，但主要是由后天失调和长期疾病耗损引起的。

就病络证候的虚实辨证，主要从病程、体质、声音、疼痛、胀满、舌象、脉象等方面进行鉴别。而单从络脉本身进行辨别的话，主要从络形、络色及舌脉表现来辨别。一般而言，凡见络脉充盈、扩张、延长、高出皮肤、按之略硬、其色紫或赤者多为实证；凡见络脉塌陷、短小、色淡苍白或呈青色、按之濡软者多为虚证。

六、辨脏腑

（一）心系病络辨证

《素问·五脏生成》云："心之合脉也"，此"合脉"意谓心与全身的血脉相接合，指出了心的主要生理功能是主理血脉、维持血液的正常流通运行。进一步说，络脉内流通的气血，有赖于心主血脉的作用。心主血脉的功能正常，络脉的结构与功能完整，则气血的流通渗灌方能正常发挥且有始有终。心病则难以主理血脉，络脉无气血以运、无气血以用，络脉内的气血无力以运行。若络脉发生病变抑或不通，则心主血脉难以发挥作用。

《灵枢·本神》说："心藏脉，脉舍神"，意谓心不仅"合脉"，而且心内"藏脉"，此所藏之脉，与现代医学所言的冠状动脉具有高度的内涵一致性。指出了心所藏之脉不仅要维持气血的流通以满足心脏自身的气血营养，同时还是神的载体，内舍神明，内藏神志。"血脉和利，精神乃居"（《灵枢·平人绝谷》），体现了心脏、血脉、络脉、气血与神的密切关系。

从络脉的角度看，"心藏脉"之脉包含了心之络脉，即心络。心之气络负责推动气血的运行，为气血的流通提供直接的动力，是心主血脉的主体；心之血络是"脉舍神"的主体，是藏神的直接载体。

《素问·缪刺论》记载："邪客于足少阴之络，令人卒心痛"，可见病及心络，心络受损是导致心络病证的直接原因。王永炎院士认为，心系疾病发生与发展过程中，病络机制起着十分关键的作用，强调认识心系疾病需从络脉入手，以病络机制为切入点，其核心病机为络脉瘀阻。络脉具有"易郁易滞"的特点，易为邪气所伏留结聚。外邪疫毒作用于机体后，初期使心之气络郁滞、血气不行，继而与伏邪交阻，蓄结于脏腑、经筋、气络、血络之中，变生痰、瘀，或众邪蕴积、邪积邪盛而为毒。心络气滞、血瘀、津阻、痰凝等互结为害，毒损络脉，败坏形质，甚则循络循经侵袭相关内在脏腑，形成多脏同病、多脏共病，恶性循环，缠绵难愈。或由久病体虚，邪气损正，气血阴阳不足，渐及心络，导致心络气血阴阳不足、络脉不荣、络虚不畅，引发临床证候。心系病络证候可归纳为络实不通和络虚不荣两大类证候。络实不通类主要包括心之气络郁滞证（简称为心气郁滞证）、心之血络瘀阻证（简称为心络瘀阻证）、心络闭塞导致的心络瘀塞证、心络痰阻证（痰阻心络证）、心络毒滞证、心络绌急证、络息成积证、水凌心络证等。络虚不荣类包括心络气虚、心络阴虚证、心络血虚证、心络阳虚证等。临床可见心悸、怔忡、心痛、胸闷、背痛、心烦、失眠、健忘、神昏、神志错乱、脉结代或促，以及舌体病变如舌痛、舌疮等症状。

1.心络郁滞　是由于邪气侵袭心络，气络受阻，心气郁滞，鼓舞心脉障碍而引起的证候。其基本表现是：胸部胀闷不舒，情志抑郁，善太息，急躁易怒，情绪波动加重，随嗳气、太息后减轻，或胸部窜痛、胀痛，心悸不宁，舌淡红、有瘀点瘀斑、苔白腻或黄腻，脉沉弦涩或结代。

证候分析：本证型为病及心络，心络损伤初期，病情轻浅易治。多因情志不遂、痰湿阻遏气机或外邪内侵心络、心之气络郁滞，致血行受阻、心之血络轻度障碍、心脏本体组织有所失养，出现以气滞为主、兼有血瘀为主要表现的证候。此时多为疾病初起，病程较短，气滞血瘀阻塞血管较轻，所以无明显瘀血症状。由于心之气络郁滞，心气鼓动血脉受阻，因而可现胸部胀闷不舒；多因情志因素而致，肝气郁滞为先，因而可现情志抑郁，善太息，急躁易怒，情绪波动加重，随嗳气、太息后减轻，胸部窜痛、胀痛等症状。心之气络不畅，因而可有心悸不宁的表现。气络郁滞，血络受碍，血行轻度瘀阻，因而可现舌淡红、有瘀点或瘀斑，脉沉弦涩或脉结代等轻度瘀血的表现。需要注意的是，心气郁滞有虚实之分，若因正气虚弱、虚气留滞，所谓心气因虚而滞、心络因虚而难以鼓动心脉者，往往可见倦怠乏力、自汗出、少气懒言、心悸、动则加重、面色淡白等表现，应注意辨别。

2.心络瘀阻　是指心络管壁增厚、腔道狭窄、壁面凹凸不平等因素，造成心络血液运行不畅、瘀血内生、气血流通渗灌减少，导致心脏本体失养的一类证候。其基本表现是：心悸，心胸憋闷疼痛、痛引肩背内臂、时发时止，或心胸刺痛，伴有舌质紫黯、有瘀斑瘀点，脉沉涩、细涩或结代。属于痰浊阻滞心络者，心胸疼痛以闷痛为主，多伴有体胖痰多、身重困倦、舌苔白腻，脉弦滑或沉紧。属于寒凝心脉者，兼见遇寒痛剧、得温痛减、形寒肢冷、舌淡苔白、脉沉迟或沉紧。

证候分析：心藏脉，脉贵乎通，络以通为用。心络瘀阻，气血运行不畅或流通减少，是心系最为多见的临床事件。心络之所以瘀阻，首要原因在于络脉本身的病变。人至中年，正气渐愆，器官渐衰，心络亦无例外。心络自然性的衰退导致心络结构发生退行性病变，引起心络管壁增厚、腔道狭窄、壁面凹凸不平甚至畸形变等。其次是多种内外因素或久病体虚之后，导致脏腑功能失调，痰、瘀等邪气渐生，留滞心络，损伤心络。再次，是在心络之气络郁滞病变的基础上进一步发展而来，此如《临证指南医案》所言"初为气结在经，久则血伤入络"，《医林改错》曰"久病入络为瘀"，提示由气及血、病久入血的疾病发展过程。

在上述多种因素的作用下，心络管壁、腔道等形质结构的改变，心络之气络功能的郁滞状态，以及多种邪气之结滞程度，最终促成了心络瘀阻证候的发生。显然，血瘀在心络瘀阻的形成中起到了关键作用，而气滞、痰阻、寒凝及正气的虚弱则起到了重要的基础作用和诱发作用。由于心络瘀阻、气血不通、心动失常，因而出现心悸、胸闷作痛、痛引肩背内臂、时作时止等症状。痛如针刺、舌暗紫或有斑点、脉细涩或结代为瘀阻心络的典型表现。心胸闷痛、体胖痰多、身体困重、舌苔白腻、脉弦滑或沉紧为痰阻心脉的表现。遇寒痛剧、得温痛减、形寒肢冷、舌淡苔白、脉沉迟或沉紧则为寒凝心脉之象。

3.心络亏虚　是指心络的气血阴阳不足，心络功能减退，引起气血流通渗灌不足的一类证候。其基本表现是心悸怔忡，并随气血阴阳亏损的不同而有不同的临床表现。

（1）心络气虚：是由于心络正气不足、气络亏虚、鼓动无力，表现以心悸为主症的虚弱证候。其基本表现是：心悸气短，精神疲惫，活动后加重，面色淡白或有自汗，舌淡，脉细。

证候分析：心悸为气络不足、鼓动无力之象；气短、精神疲惫、自汗、活动后加重、面色淡白为气络亏虚、络脉流通气血不足，导致全身功能活动衰退、卫外不固之象。舌淡、脉细为络脉气血不充、器官组织失养之象。

（2）心络血虚：是由于心络血虚、气血流通灌注不足、不能充分濡养心脏本体而表现的证候。其基本表现是：心悸，头晕目眩，失眠多梦，健忘，精神不振，面色淡白或萎黄，唇甲色淡无华，舌色淡，脉细弱。

证候分析：心藏脉，脉舍神，心络血虚，心脑失养，难舍神志，心神不宁，故现心悸、头晕、目眩、健忘、多梦、精神不振等。面、唇、舌、甲等淡白，脉细为心络血虚、窍官失养。

（3）心络阴虚：是由于心络阴亏、心络阴阳失和、虚热内生、心神不宁而表现的证候。其基本表现是：心烦心悸，失眠多梦，或见五心潮热，盗汗，两颧发红，口燥咽干，耳鸣目涩，大便干结，舌红少津，脉细数。

证候分析：心络阴亏，阴津不足，必然造成络脉阴阳失和、虚热渐生、扰动心神，致使心神失宁，因而出现心烦心悸、失眠多梦等症状。络脉阴虚生热，序贯引起气血流通加快，导致络脉功能相对亢变，因而现五心潮热、盗汗、两颧发红等症状。口燥咽干、耳鸣目涩、大便干结为阴津不足、脏腑窍官失养所致。舌红少津、脉细数为阴虚火旺之象。

（4）心络阳虚：是由于心络阳虚气衰、鼓动无力、络脉拘变、气血流通不足、阴阳失和、虚寒内生而表现的证候。其基本表现是：心悸怔忡，背寒气短，乏力自汗，形寒畏冷，面色㿠白，或口唇青紫，舌淡胖或紫黯、苔白滑，脉沉弱或结代。

证候分析：心络阳虚气衰，鼓动无力，因而出现心悸怔忡、心动失常。形寒畏冷、背寒为心络阳虚、温煦失职、经冷络寒所致。气短、乏力、自汗为心络阳虚气弱、功能活动衰减、卫外不固所致；面色㿠白，舌淡胖或紫黯、苔白滑，脉弱或结代为心络阳虚、运血无力、血行不畅。

（5）心络阳脱证：是由于心络阳气衰竭、阳气暴脱而表现的急危重证候。其基本表现是：在心络阳虚的基础上，突然出现冷汗淋漓，四肢厥冷，呼吸微弱，面色苍白，心痛剧烈，口唇青紫，脉微欲绝，甚至神志模糊、昏迷不醒等症状。

证候分析：心络阳虚进一步发展，逐渐因阳气式微、阳气对血行的推动作用近乎崩溃，终会出现阳气暴脱、正气散佚、血行迟缓甚至气血分离，从而出现冷汗淋漓、四肢厥冷、呼吸微弱、面色苍白、脉微欲绝等心阳暴脱的症状。心痛剧烈、口唇青紫为心络瘀阻之象。神志模糊、昏迷不醒为心络阳脱、气散神亡之兆。

4.心络绌急　是由情志因素、寒冷刺激等多种原因引起心络拘急挛缩、绌急不舒，导致心络气血不畅甚或不通的证候。其基本表现是：突然发作性胸痛、胸闷，因情绪变化或寒冷因素诱发或加重，伴有焦虑、抑郁等情绪。可伴有心悸，背寒肢冷，得温痛减，舌淡苔白，脉沉迟或沉紧。因情志因素而诱发者，可伴有情志不舒、胸胁胀满、叹息等症状。

证候分析：络脉流通气血，贵乎以通为用。若外感六淫、情志内伤、饮食失调、劳倦过度或禀赋薄弱、久病正虚等，引起气虚、气滞、痰结、血瘀等，均可导致心络不畅、络腔变细变窄、易滞易结，此时若又值寒冷刺激或情志因素所伤，极易引发心络绌急、拘挛。《素问·举痛论》云："寒气客于脉外则脉寒，脉寒则缩蜷，缩蜷则脉绌急，绌急则外引小络，故卒然而痛。"指出了寒邪诱发络脉绌急、拘挛，引起疼痛的临床表现。

心络绌急既是心络功能性的变化，表现为心脏气络功能性的不良；也包括心络结构性的病变、形质上的损伤或破坏，表现为络脉管壁的粗糙、凸起、结滞及管腔的狭窄等。前者的变化，重在于心气的郁滞，而后者的变化重点在于心络的血瘀。往往气滞与血瘀同在，因而遇情志因素或受寒等原因，会引起或加重气滞与血瘀，成为诱发绌急的重要危险因素。

5.络息成积　心络之络息成积是指邪气留滞心络，耗伤正气，气急血疲，气涩血缓，气滞血瘀，渐致气滞、血瘀乃至痰结，众邪相互搏结蕴积，日渐积而成形的病证。其基本表现是：胸闷憋气，心悸怔忡，呼吸困难，喘促气急，动则更甚，严重者喘息明显，不得平卧，口唇青紫，汗出肢冷，烦躁不安，颈部青筋怒张、虚里搏动微弱欲绝或搏动增强、搏动移位，下肢水肿，或有咳嗽、咳吐粉红色泡沫样痰，舌质暗红、暗淡或有瘀斑、苔腻，脉沉涩、细促或结代。

证候分析：心络之络息成积的关键在于邪入心络，病及心络，心络受损日久，气络血络涩滞，邪气留积，积于心络、心体等，致心络运血无力，心气虚乏，心脏舒缩无力，不能充分发挥其泵血、主血脉作用，诸邪蓄积日久，积而成形，表现为心脏增大、心体肥厚、心腔扩大或有胸部其他积聚成形异常。心络气血流通障碍，血涩血迟，变生为瘀，因而瘀血阻络成为临床的主要表现之一。津血渗灌障碍，津液过渗于络外，发为水肿，表现为下肢水肿，甚或喘息不得平卧。由于心络积滞、气血受阻、宗气不畅，因而出现胸闷憋气、呼吸困难、喘促气急、口唇青紫等一系列气血不畅或不通的表现。心悸怔忡为气络受阻、心神失养的表现。积而成形，导致心体形质改变，因而可现虚里移位和搏动异常现象。从西医学研究来说，心络损伤后心肌收缩能力减弱，心脏的血液输出量减少，不足以满足机体的需求，其病理为心络损伤与神经内分泌系统过度激活相对应，络息成积反映了心肌重构。心肌重构的结果，表现为心脏扩大变形，临床上表现为心功能不全，因而冠状动脉供血不足与心功能不全成为络息成积的主要临床表现。

6.心络瘀塞　心络瘀塞是指心络近乎完全性闭塞，气血阻闭不通，心脏失于荣养的证候。其基本表现是：突然性胸闷胸痛，胸痛剧烈，持续时间长达数十分钟、几小时甚至数天，疼痛性质呈难以忍受的压榨感、窒息感或烧灼样，伴有大汗、恐惧不安、濒死感，疼痛可放射到后背、左上肢尺侧乃至小指，或有上腹痛、呼吸微弱、脉若屋漏。

证候分析：心络是供应心脏气血的基本通道，一旦因邪气阻闭而气血流通中断，心脏必然因迅速失去气血供应而脉断、神失、厥脱甚至死亡。气血不通，不通则痛，故突发的胸痛是心络瘀塞的主要症状。诚如《灵枢·厥病》指出："真心痛，手足青至节，心痛甚，旦发夕死，夕发旦死。"气血不通，心气不得续养而呈暴脱之势，故有大汗。心主血脉，血藏神，血闭神无以藏，故有恐惧不安、濒死感。气血阻闭，心气失养，宗气难以为继，故呼吸微弱、脉若屋漏。

心络瘀塞的基本原因在于瘀血内阻，此外，痰浊、气滞、寒凝乃至毒损络脉，在心络瘀塞的发生发展中起着十分重要的作用。络闭、络塞虽突然出现，但其形成却是一个漫长的过程，所谓病络随时都在发生，邪气入络与络气驱邪时刻都在进行中，只有当正气虚弱不足以支持络气驱邪、邪气渐渐留滞于络脉时，才成为络闭络塞发生的凤根。

需要说明的是，心络瘀塞包含了心之气络瘀塞和血络瘀塞，前者在于心气的突然郁闭，其症状表现以心悸、胸闷、呼吸微弱和脉象的改变为主；后者在于心之血络的流通阻断，以心脏突然失去血液的供养和神无所藏为基本表现，如疼痛、恐惧、濒死感等。由于闭塞发生较快，气血关系密切，气络瘀塞与血络瘀塞的临床表现重叠混杂，临证时不必过于执此一端。

7.络瘀毒损　是指心络瘀阻日久，气血不畅，易于引起众邪滞留，日久蕴结成毒，瘀毒交阻，导致瘀伤毒损的证候。其基本表现是：长期胸闷不适，时发时止，时轻时重，轻者胸闷如窒、呼吸不畅，重者卒然胸痛、以膻中部位及左胸疼痛为主，疼痛性质多样，或呈压榨性、缩窄性，或胸痛剧烈、不能缓解，或夜间痛作，或黎明痛重，伴面色苍白，大汗淋漓，四肢不温，大便不调，时干时溏，口苦口干，口中黏腻，精神不振，神疲乏力，精神恍惚，舌紫黯而有瘀斑、苔白腻或黄腻，脉沉涩或弦涩略数或结代。

证候分析：病及心络必生瘀，心络瘀久必招损。王永炎院士、杨宝琴教授认为病络的形成多是由于络脉发生虚滞、瘀阻和毒损，而其中瘀毒阻络、损络则是重要的病理基础。络脉有常有变，常则通，变则病，变则必有"病络"生，"病络"生则"络病"成。外邪内侵络脉或正虚邪滞络脉发生的病络可进一步引起络脉的功能甚则形质发生异常，如损伤心络，形成气滞血瘀、络脉失养、津凝痰结、邪蕴成毒、瘀毒成损等多种病理改变单独或兼夹出现。小瘀不伤神，大瘀必成损。络脉是最重要的邪气侵入靶标和途径。瘀血和毒邪形成而表现出瘀伤和毒损后，可以损伤多种靶标而具有多种靶向途径，其中络脉是最重要的靶向途径之一。由于瘀伤和毒损络脉，犹如战场上损伤了汲水之道，引起机体的气血流通和渗灌不能而序贯损伤脏腑组织器官，导致各种疾病的发生或使原病情突然加重。各种病理产物日久蕴结再生新瘀，再酿毒肆，进一步阻塞络脉，不通则痛，因而出现胸痛剧烈不能缓解的症状。此时，毒可以是结聚日久的斑块、血栓、气栓、癌栓等，其结果为阻塞络道，导致猝然胸痛；损害器官、贻害神志而出现精神不振、神疲乏力、精神恍惚；损伤脏腑、累及脾胃肝胆而出现口苦口干、口中黏腻、大便不调等。

（二）肺系病络辨证

肺系病络相关性疾病与证候是指肺系发生的器质性病变或功能性病变，病因主要有外感邪气或内伤因素导致肺络损伤。肺络是络脉分布于肺脏或肺系的络脉，肺络的气血运行具有气血行缓、面性弥散、末端相通、血气交化、津血互换、双向流动、功能调节的特点，揭示了肺络病久入深、易入难出、易滞易瘀的病机特征。《黄帝内经集注》对其记载为"肺之经脉，循鱼际尺泽腋之间，即其间见之络脉，乃肺之络"。其分为气络、血络，肺络中运行经气、联系四肢百骸者为气络；运行血液、濡养脏腑本身为血络。其气络、血络承载了肺主气、司呼吸、通调水道等作用的通路。气络行气，参与了一身之气的生成与运行，包括宗气、元气、营气、卫气等，气络通畅是气机流转的基础；肺通调水道，经血络布散津液到脏腑、官窍、皮毛肌腠，又将汗液、尿液及其他代谢废物输送体外；肺朝百脉，依赖肺之气络、血络的相互协调配合，血液经肺之血络在肺流转，气络将自然界清气布散其中，并辅助心气行血。肺之气络为病，则其宣肃通降、温煦充养、卫气固表功能发生障碍，轻则表现为肺气功能失调而现咳、痰、喘之症，或肺虚络滞、短气不足以息、呼吸困难，重则危及他脏，发为胸痹、肺胀、痰厥等。肺之血络为病，则血络渗灌濡养、供血供气、血气交化、津血互换、营养代谢功能障碍，发为络虚和络瘀。肺络血虚，则不能濡养肺体，发生呼吸功能障碍；肺络血瘀，则气血津液运行输布异常，血瘀脉络，致津液不能渗灌出入于络脉，停留于组织之间，发为水肿，日久络破则发为出血、吐血。众邪蕴积肺络，易致络脉异变、络脉异生，邪气久羁滞结，日久息而成积，积而成形，乃至变生癌肿。肺络为肺脏生理功能的载体，肺系疾病的诊断治疗应注重从肺络入手，络气通畅、络脉畅达则肺中气机流转有度，若络气亏虚、痰瘀等病理产物积聚、化生肺毒或息而成积，则易变生诸病，此为多种疑难肺系疾病缠绵难愈的原因。

1. 邪袭肺络证　是指外感邪气侵袭肺络所引发的临床证候。其基本表现是：恶风或恶寒发热、鼻塞，流涕，喷嚏，头身疼痛，口唇或鼻咽干燥，鼻咽疼痛，胸闷，咳嗽，咳痰，或气促、喘息，或胸痛咯血，舌质或红或淡、苔白或黄，脉浮紧或浮数。

证候分析：天人相应，外邪最易袭人。外邪侵袭，邪气经口鼻肌表而入，束遏气络，气络不畅，肺气失宣，表现为肺脏功能失调，此时病位较浅、病情较轻、疾病易于好转，常现恶寒、发热、咳喘、水肿等外感表证的症状。外邪多指风寒、风热、风燥等邪气，经玄府通路侵袭肺络，肺为华盖，外邪侵袭，肺络受损，宣降功能失调，其症状表现随不同的外感邪气而异。风寒袭肺，寒性收引，气络凝滞，肺气壅塞上逆，发为咳嗽；通调水道失常，水液凝聚，发为咳痰、痰白清稀，甚至出现水肿；气络不畅，肌表失于温煦，可见恶寒；肺气失宣，鼻窍不通，可见鼻塞流清涕；寒凝涩滞，肺络不畅，气血运行受阻，可见头身疼痛；舌淡苔薄白、脉浮紧属于风寒的特征性表征。风热袭肺，热性炎上，灼伤肺络，灼津成痰，阻塞肺络，可见咳嗽、黄痰难咳、喘息气急；气络不畅，鼻窍不通，可见鼻塞流浊涕；风热伤津，津不上呈，可见鼻咽干燥、口干口渴、舌红苔黄、脉浮数。风燥袭肺，气壅络急，伤津耗气，津液少布，表现为干咳无痰或少痰、黏稠难咳、口唇干燥、鼻目干涩、舌红苔白或黄、脉数或大等。胸痛咯血，提示是风燥伤、络破血溢所致。

本型的病机重点在于肺络之阳络损伤为主。

2. 肺络壅滞　是指肺的气络受损，肺气不畅，邪气壅滞络道，影响肺气正常宣降，出现咳、痰、喘、满等咳逆上气表现的证候。外因多有外邪袭络的前驱表现，在邪伏肺络的基础上迁延不愈，加之肺气虚损、卫外不固、外邪易反复侵袭气络，造成络道损伤。内因为久病内伤，迁延失治，痰浊潴留，阻塞气络。气络不畅，络道壅滞，肺失宣降，可见咳逆上气、气短、气促；通调水道失司，气络不畅，不能化津，脾虚不运，津液生成输布障碍，生痰生湿，聚于肺络，可加重肺络壅滞，恶性循环，愈发严重，可见咳嗽咳痰、痰白清稀、持久难愈，甚至长期水肿。其痰湿之邪也可复感于寒，从寒化饮，出现咳逆喘息、痰白量多的表现。也可感受风热之邪或日久邪气从化、郁而化热，出现痰热表现，如胸闷、气喘、咳嗽、咳痰、痰稠色黄、鼻塞流黄浊涕、身热、口干咽痛、舌尖红苔薄黄、脉浮数或弦数。

本型的病机重点在于肺络之阳络与阴络同病或阴络损伤为主。

3. 瘀阻肺络证　是指瘀血阻闭肺络所引起的临床证候。其基本表现是：胸闷，气短喘粗，咳逆倚息不得卧，咳嗽，咳痰，面色黧黑，口唇发绀，心下痞坚，面浮晦滞，下肢水肿，舌质紫黯、苔白或灰白而腻，脉细涩或弦。本证可急可缓，缓起为多。急性起病者，多突然出现胸痛胸闷、喘憋气促、口唇发绀，甚至猝死。

证候分析：肺系疾病，病初邪在气络，日久损伤血络。正如《素问·痹论》载："病久入深，荣卫之行涩，经络时疏，故不通。"叶天士则明确指出："初为气结在经，久则血伤入络""病久、痛久则入血络"。气为血之帅，血为气之母，气行则血行，气滞则血滞。由此可见瘀阻肺络形成过程多基于气络病变或合并气病的因素，尤其是气虚的因素。由于先天禀赋不足、后天失养或反复外邪侵袭而使机体肺气虚弱，卫气受损，卫外不固，久虚成损，气虚运血无力，宣肃失调，肺朝百脉失职，血气交化障碍，津液与血液运行渗灌不利，壅滞于肺络，导致肺络瘀阻。瘀阻肺络至少出现以下三种病理变化：其一是肺主气功能失职，气络功能障碍，宣降功能失常，可现久咳无力，气短喘促，动则喘甚，吸气尤甚，长期咳嗽、咳痰等。如唐容川在《血证论·瘀血》指出："瘀血乘肺，咳逆喘促。"其二是肺朝百脉功能失职，肺络瘀阻，碍及肺脉、肺脉血瘀，碍及心脉、心络瘀阻，从而影响宗气贯心脉、司呼吸的功能，序贯引起心主血脉功能不全，可以在引起咳、痰、喘、满症状的同时，出现心悸、胸闷、喘憋、水肿、咳吐泡沫样痰等症状。其三是肺的通调水道功能失职，水之上源布散作用受阻，水津停聚而为痰为饮，往往出现饮停胸胁、支撑胸肺、水饮凌心等病证。除上述表现外，面色黧黑、口唇发绀、心下痞坚、面浮晦滞等瘀血内阻症状，也属于瘀阻肺络的典型表现。

上述三种病理变化并非孤立的，而是相互影响的。肺络瘀阻，气络障碍，血络运行受阻，气血流通失常，血气交化与津血渗灌受阻，气、血、水、痰、饮乃至毒邪共生共害。初者以肺系病变为主，病进则水饮凌心、水寒射肺、邪阻肺气、水浊伤肾等次第共现，病久则邪气损正、正虚邪实、虚实夹杂，乃至肺络瘀痹、心脉痹阻、正气式微、阴盛阳竭，甚或阳气暴脱，应注意及时救急。

4. 毒损肺络　是指毒邪侵袭、壅滞肺络，形成以肺络毒滞、毒损为特点的临床证候，以咳嗽气急，呼吸困难，气促喘憋，咳黄稠黏痰或铁锈色痰，或痰中带血或咯血，胸痛、胸闷，发热，有时突然寒战高热，烦躁，大便干结，小便赤少，舌红而绛、苔黄，脉数等为基本表现。具体表现随致病毒邪的不同类型及毒损毒害的轻重而有不同的具体表现，病程中可因毒损、毒害较重而出现高热、喘憋加重、昏迷等临床危象。

证候分析：毒损肺络之毒包含外感之毒、内伤之毒等多层含义。外感之毒有温毒、疫毒及六淫过盛转化为毒或风寒、风热、风燥等邪气侵袭日久，蓄而为毒。内生之毒指人体脏腑功能失调，气血运行输布失常，正常代谢产物不能及时排除，病理产物不能及时清理，越聚越多，蓄积体内而为之。临床所见，任何邪气亢盛、败坏形体均可转化为毒。

络脉既是运行气血的通路，也是运毒排毒的通道。如络脉受阻，毒邪蕴久不出，损伤肺脏，伤耗正气，邪气蕴结日久，易从热化、湿化、痰化、瘀化成热毒、湿毒、痰毒、瘀毒等。湿毒阻肺，黏滞气络，可见咳嗽气急、痰黏不出；痰毒阻肺，则肺气不畅、肺络不通，可见胸闷、憋气、痰咳不出等症。湿热痰浊亦可日久酿化成毒，壅滞闭肺，炼液成痰，肺络受损，络伤出血，可见痰中带血、吐血、衄血、大便秘结、小便短赤、神昏谵语等症。

肺为华盖，体娇禀弱，不耐寒热，最畏毒邪。毒邪袭肺，气络应之，先伤肺气，再伤血络。气络受伤，肺主气司呼吸必殃，宣降失司，气络不畅，故现咳嗽或喘憋症状。气络郁滞，阳气壅遏故发热。肺主通调水道，毒滞肺络，气络郁滞，则水液不调，易生湿生痰，痰湿阻于气络，故胸闷、胸痛、咳痰或痰咳不出。毒滞肺络，血络受伤，络破血溢，故现咳嗽、痰中带血或咯血。络破血溢，血液阻塞气道，往往现胸闷、气促甚至喘憋，此时务必防止进一步出血。病变过程中气络与血络俱伤，气病与血病俱存，毒、血、水、饮、痰、瘀、气同现，以毒损为肇基，血水交阻，痰瘀互结，众邪杂现，交互为害，往往形成复杂的临床证候。

毒损肺络有慢毒渐损与急毒速伤之别，又有大毒大伤和疫毒速败之异。一般而言，热毒、温热疫毒损伤肺络发病急骤，而湿毒、痰毒、瘀毒为害较缓。尤其是温热疫毒，一旦侵袭肺络，迅速传经入脏，向他经、他络传变，损经伤络，耗气伤血，甚至败坏脏腑，形成疫毒伤络之重症。

5. **肺之络息成积**　是指病及肺络，邪滞肺络，导致气血瘀积、邪气留滞蕴积而成的肺部肿块。其基本表现是：咳嗽，气喘，干咳无痰或咳而痰少，气急乏力，口咽干燥不适，咳唾引痛，甚至咯血，发热，形体消瘦，渐至呼吸气促，动则喘息，胸闷憋气，纳呆腹胀，胸痛背痛，下肢水肿，尿少等。

证候分析：《难经·五十六难》将肺部发生的肿块，即肺之积，称为息贲，其状"在右胁下，覆大如杯，久不已，令人洒渐寒热，喘咳"。肺之络息成积责之于肺络虚损，气血停滞。如《血证论·瘀血》说："瘀血在经络脏腑间，则结为癥瘕。"肺之气络、血络具有渗灌气血、交通营卫的功能，是邪气入侵和传变的通路。其病变过程为外邪袭肺或内生诸邪上犯于肺，气络郁闭，致宣降失常，不能推动气血津液的正常输布，血停为瘀，津凝成痰，痰瘀互结，酿生为毒，败坏肺络，耗伤正气，胶结难解，众邪留滞蕴积，形成癥瘕，结成积聚。气络郁阻，宣降失常，表现为干咳少痰、气急乏力，渐至呼吸气促、动则喘息、胸闷憋气；肺体虚损，络破血溢，表现为咯血；津液输布失常，生湿生痰，郁久化热，耗伤阴液，表现为形体消瘦、口唇干燥、发热、水肿、尿少；血络瘀阻，不通则痛，发为咳唾引痛、胸痛背痛；久病肺虚，渐及脾胃，故纳呆腹胀、日久形体消瘦。

6. **肺络虚损证**　是指肺络气血阴阳亏虚，气血流通渗灌不足，肺功能减退所表现的证候。临床上可分为肺络气虚证、肺络阳虚证、肺络阴虚证。

肺络气虚证：咳喘无力，气短懒动，动则益甚，咳痰清稀，少气懒言，神疲乏力，语声低怯，或自汗畏风，易于感冒，面色淡白，舌淡苔白，脉弱。

肺络阴虚证：干咳少痰，或痰少而黏，不易咳出，或痰中带血，口燥咽干，形体消瘦，潮热盗汗，五心烦热，午后颧红，失眠多梦，盗汗，大便干结，皮肤干燥，舌红少津，脉细数。

肺络阳虚证：长期咳喘，胸闷气短，咳痰清稀或咳出白色泡沫样稀痰，形寒肢冷，背寒腹痛，大便干结而排出无力，或大便稀溏，小便清长，舌质淡、苔薄白，脉沉细或沉弱。

证候分析：肺络气虚的病机重点在于肺之气络亏虚、气运乏力、气血流通不足，导致肺功能减弱，其主气、司呼吸、卫外功能减退，从而表现出一派虚弱性证候。咳喘无力为肺气虚弱，宣降无力，气逆于上。咳痰清稀为肺不布津，聚而为痰。少气懒言，神疲乏力，语声低怯，气短懒动、动则尤甚，或面色淡白、舌淡苔白、脉弱为肺络气虚，引起全身功能低下。自汗畏风、易于感冒为气虚络亏、卫表不固所致。

肺络阳虚证的病机重点在于久咳不已、肺气耗伤、气损及阳、肺气虚冷、肺络阳虚、气血运行涩滞不畅、肺之宣降功能减退，故长期咳喘、胸闷气短。肺气虚冷，布散功能减退，水津布化不足，故咳痰清稀或咳出白色泡沫样痰。络阳不足，温煦不及，故形寒肢冷、背寒腹痛。肺之络阳不足，阳气流通减缓，表里关系失和，大肠传导减缓，故大便干结、排出无力。阳虚日久肺病及脾，故大便溏泻、小便清长。舌质淡、苔薄白，脉沉细或沉弱亦为阳虚之象。

肺络阴虚证的病机重点在于肺络阴亏、气液流通与渗灌不足，导致肺津减少难以濡润肺体、肺失于清肃，同时阴阳失和、虚热内生所表现的证候。干咳少痰，为肺络津少，肺气上逆所致；痰少而黏或痰中带血为肺阴不足，肺金失润，肺失清肃而气逆于上，络津不足，气道失润，阴阳失和，虚火灼肺，肺络受损。口燥咽干，形体消瘦，潮热盗汗，五心烦热，午后颧红，舌红少津，脉细数为肺络阴津亏虚、虚热内生、虚火灼肺所致。

7. 肺络绌急　是指外邪、异气侵袭肺之气络，导致肺络拘急、绌急不舒，引起喘息气急、难以平复的一类证候。其基本表现是：胸闷憋气，呼吸急促，咳嗽喘息，喉间哮鸣，胸憋喘甚者可现口唇发绀，胸闷烦满，脉络怒张，伴有形寒肢冷，面色晦滞带青，口淡不渴，舌苔白滑，脉浮紧；或伴有发热汗出，面赤心烦，失眠，口渴喜饮，便秘溲赤，舌红苔黄，脉弦数或滑数；喘甚日久者则现舌紫黯、苔白滑，脉沉涩或沉细。

证候分析：肺主气、司呼吸，有赖于肺之气络的功能完整和肺气正常的宣降流通。若因外邪或花粉、烟尘等异气袭肺、侵袭肺络，突然壅遏气络、凝滞气机，造成肺之气络拘急而失用，遂引发肺络绌急证候。《素问·举痛论》曰："脉寒则缩蜷，缩蜷则脉绌急，则外引小络，故卒然而痛。"提示寒邪侵袭肺络导致气络废而不用，络脉缩蜷，主气司呼吸障碍。由于寒性凝滞、善收引，寒邪伏于气络，导致肺之气络络体拘挛、气道不畅、气行受阻、通气障碍、血气渗灌失职，表现为呼吸气促、喉间可闻及哮声，或有胸闷憋气、气短不足以息，或咳嗽不止、痰少而黏。因邪热袭络者，则现胸闷烦满，汗出，面赤，心烦，失眠，口渴喜饮，便秘溲赤，舌红苔黄，脉弦数或滑数。感受外邪寒热异气、肺络绌急而喘甚日久者，多现口唇发绀，甚则脉络怒张，提示气络功能严重障碍，此时舌紫黯、苔白滑，脉沉涩或沉细，系肺气虚弱、痰瘀内阻所致。

8. 络破肺伤　是指病及肺络，伤及肺络，肺络功能失调，出现咳嗽气急、咯血等表现的一类证候。其基本表现是：咳嗽，咯血，或痰血相兼，痰中带有血丝，血色鲜红，兼有泡沫，或咳出大量腥臭脓血痰，伴有发热等。

证候分析：肺朝百脉，肺络密布，为多气多血之脏，易受邪气袭扰而致络破肺伤。其致病邪气不同所致络破肺伤的表现亦各异。外感温燥邪气侵袭气络，易扰动阳气，气络亢变而血络无所约束，引起血溢脉外，出现干咳少痰、痰中带血丝。属于温热邪气所致者，一方面扰动气络，致气络亢变而使血络无所约束；另一方面耗伤阴液，络脉阴阳失和，导致阴虚内热、灼伤血络，从而出现咳嗽、咯血并伴有胸闷气促、发热，日久而现五心烦热、夜间盗汗等症状。若痰热内蕴，熏蒸血络，表现为咳黄脓痰、咯血量多。热毒内盛，灼伤络道，表现为咯血紫黯，甚则色如铁锈、腥臭异常。咯血日久不愈者，往往痰、热、瘀、毒痹阻络脉，气血不行，进一步损伤络道，气散血溢，导致气虚血瘀、气血两虚等变化。络破之后必有络道不通，后者引发毒邪积聚，进一步加剧络道损伤，使肺络气血失和，病情顽固难愈。

（三）肝系病络辨证

肝络是肝脏之络，肝络是从肝经支横别出，不断分支而来。《灵枢·经脉》中简要描述了肝络的循行："足厥阴之别，名曰蠡沟。去内踝五寸，别走少阳；其别者，经胫上睾，结于茎。"此为肝经之络的循行部位。肝脏通过肝络行使其主疏泄、调节全身气机的功能，是沟通全身各脏腑的通道，其分布于全身各处。肝络主要有气络和血络，分别发挥调畅气机的疏泄和调节血液运行的功能。肝主疏泄，依赖气络调畅气机，气络通畅则肝气条达，才能调节气血津液的运行。肝脏通过血络发挥其藏血功能。"肝藏血，血舍魂，肝气虚则恐，实则怒。"（《灵枢·本神》）肝藏血，血络将气血渗灌于肝以营养，同样肝体也通过与血络之间的沟通来补充肝络中的气血。血络具有渗灌肝经气血、输布于全身的作用，血络与肝脏协同一致才能进行正常的生理活动。肝络助肝藏血与疏泄气机的功能协调一致，才能疏通畅达气血，使得肝气升发，既不亢奋，也不抑郁，血液才得以随肝气运行，发挥肝脏助心行血、助脾统血的作用。在各种致病因素的作用下可影响气络及血络的正常生理功能，出现肝郁气滞、血行不畅、血络瘀阻、肝火上炎、肝阳上亢等病证。叶天士言："初病在气久病入血""大凡经主气，络主血，久病血瘀"。指出了由气及血的病变过程。肝为刚脏，喜条达恶抑郁，所以肝络受邪易阻塞络道，不通则痛，临床易出现胁肋胀痛或刺痛、疼痛固定不移，或胁下有癥块、推之不移或有触痛，面色晦暗，蜘蛛痣，腹壁脉络怒张，衄血或皮下出血，舌质瘀紫、舌下络脉迂曲，脉迟涩或结代等临床表现。

1. 肝络郁滞　是指肝脏的气络郁滞，肝的疏泄功能障碍、疏泄不及而致气机郁滞所表现的证候。其基本表现是：心情抑郁，情绪不宁，胸胁胀满窜痛，善太息，少腹胀痛，或见咽部异物感，或见瘿瘤瘰疬，或见胁下肿块，妇女乳房胀痛、痛经、月经不调甚则闭经，舌苔薄白，脉弦或涩。病情轻重与情志变化关系密切。

证候分析：肝主疏泄，喜条达而恶抑郁，可疏通畅达全身气机，是调节人体气机正常升降出入的重要脏腑。肝主疏泄正常，络道通畅，则可以维持正常的生理功能。若肝疏泄不及，络道不畅，气络郁滞，必然导致脏腑功能失常，衍生各种病邪。肝的生理功能决定肝络易气郁、易化火的特点，可因情志内伤、饮食失宜、痰瘀阻滞、久病体虚等影响气机周流，引起肝失疏泄、脏气失调而出现心情忧郁不畅、兴趣减退、情绪不宁、胸胁胀满窜痛、善太息、少腹胀痛、呃逆等病症。《辨证录·不寐门》说："气郁既久，则肝气不疏；肝气不疏，则肝血必耗；肝血既耗，则木中之血上不能润于心。"指出肝气不疏，络脉失养，可导致肝郁化火，可使人体阳气产生病理性亢奋，阳气不能夜入于阴而致失眠。肝郁日久而化火，肝火上炎，导致肝火扰心或肝阳上亢，日久肝火伤阴，可导致心、肝、肾的阴亏；肝气郁结不能正常升发，横逆犯脾，致肝郁脾虚，出现食少纳呆、脘腹胀闷、四肢倦怠、肠鸣矢气、两胁胀痛等；横逆犯胃，致肝胃不和，可出现腹胀、呃逆、嗳气等；络道郁滞，疏泄失常，影响肺的肃降，致肝火犯肺，出现咳嗽阵作、气逆、咳痰黄稠，甚则咳吐鲜血、胸胁痛、性急易怒、心烦口苦、头晕目赤、大便干结、小便短赤、舌边红、苔薄黄、脉弦数。气络郁滞日久，最易滞痰结血，形成痰气交阻或痰瘀互阻之证，而现咽部异物感，或见瘿瘤瘰疬，或见胁下肿块妇女乳房胀痛等。

2. 肝络瘀阻　是指邪入肝络，或病及肝络，导致肝络瘀阻，引起肝气疏泄失常、藏血失职等功能障碍的一种临床证候。其基本表现是：胁肋刺痛、痛有定处而拒按、入夜更甚，或胁下有癥块、推之不移或有触痛，面部晦暗或有蟹爪纹理，朱砂掌，蜘蛛痣，腹壁脉络怒张，衄血或皮下出血，舌质紫黯，脉沉涩，或有跌仆损伤史。

证候分析：肝为风木之脏，主疏泄，调节全身气机，具有藏血和调节血量的功能，是维持血液正常运行的重要脏器，通过肝之血络调节全身血液的运行输布。在各种病因作用下，常可导致肝郁气滞、血行不畅、血络瘀阻，形成肝络瘀阻证。《灵枢·邪气脏腑病形》云："肝脉急甚者为恶言，微急为肥气在胁下，若复杯。"指出肝络瘀阻，瘀血日久，痞块渐大，隧道壅塞不通，水湿停聚于内，腹部胀大如鼓，甚至青筋显露，形成臌胀。《医林改错》云："肚大青筋，始终是血瘀为患。"认为瘀血内停，络脉瘀阻，三焦不畅，水道不通，津液排泄障碍，可致水湿停聚，腹水难消。又如《血证论》所言"瘀血化水，亦发水肿"，则阐释了络脉瘀阻、气血流通渗灌障碍发为水肿的机制。

肝络瘀阻，其实是气与血俱病，气络与血络俱损。病初气络损伤，气病为之；病进则血络损伤，血病为之，瘀血产生。病情进一步发展，气滞、血瘀益加，湿浊、痰浊内生。嗣后，气、瘀、痰、湿交阻，气血壅滞更甚，郁而化热，蕴热成毒，诸邪化变，引动肝风，气血逆乱，痰浊、瘀血随气机上逆，蒙闭清窍，机窍不灵而致神昏谵语；肝络瘀阻，损及肾脏，气化失常，且瘀血败精，阻塞经隧，三焦水道不利，毒素无从下泄，壅积体内致癃闭、关格之变证。所以血络瘀阻初期，临床表现主要为胁肋胀痛或刺痛、固定不移，或胁下有癥块、推之不移或有触痛，面部晦暗或有蟹爪纹理，严重可表现神昏谵语，小便不通，朱砂掌，蜘蛛痣，腹壁脉络怒张，衄血或皮下出血，舌质瘀紫、舌下络脉迂曲，脉迟涩或结代等。

3.毒滞肝络　是指毒邪滞于肝络，为害肝脏，壅滞气血，导致肝脏功能障碍的一种临床证候。其基本表现是：胁痛，腹胀，口苦，或胸胁胀满，恶心欲吐，目黄、身黄、小便黄，发病急缓不一，急骤发病者，黄疸色深如金，高热烦躁，神昏谵语，吐血、衄血、便血、肌衄，舌质红绛、苔黄燥，脉弦数或滑数。

证候分析：肝主疏泄，司藏血，为气血调节的场所。肝络广泛分布于肝脏，生理上为连接肝脏内外表里、运行气血津液的桥梁，具有渗濡灌注的功能；病理上具有邪毒易于侵犯、易于留滞、易于播散、变证丛生的特点，一般毒邪或疫疠之毒更易入血，留滞肝络，损伤肝体，破坏肝用。

外感湿热毒邪、醇酒从化之毒、温热疫毒之邪等侵犯肝络、留滞肝络、阻遏气络、瘀阻血络、壅遏肝胆气机，造成肝胆疏泄失职，胆汁不循常道或浸淫肌肤或下流膀胱而现胁痛、腹胀、口苦或胸胁胀满、恶心欲吐、目黄、身黄、小便黄等症状。若邪气留滞深伏肝络，导致疾病反复发作、病情缠绵、屡治难效，日久肝络渐损、肝体败坏，发生神昏、血证、臌胀、癥瘕、积聚及水肿等。

毒滞肝络日久，易夹瘀夹痰阻滞络脉、结滞络脉，造成肝络形质受损，甚至络脉异变、络体异生，严重损伤肝用，长期正邪交争，毒邪或潜伏或发作，病情反复，缠绵难愈。

若正气渐复或治疗得当，则正盛邪退，驱毒外出。相反，若治不得法或湿热疫毒留恋，正气不支，邪毒从化，内陷深入，耗血动血，灼津成痰，内闭心神，蒙蔽清窍，迫血妄行，可致黄疸迅速加深，出现便血、吐血、神昏等变证，预后不良。

4.肝络炽盛　是由于肝经火盛，气火有余，由经入络，络经相煽，气火上逆，表现以火热炽盛为特征的证候。其基本表现是：头晕胀痛，面红目赤，耳鸣耳聋，口苦口干，急躁易怒，失眠多梦，或胸胁胀痛，或两肋灼痛，或吐血、衄血，大便秘结，小便短黄，舌质红、苔黄，脉弦数。

证候分析：肝络炽盛发生的原因，一般为阳热之邪侵袭肝络，或情志过激，肝经阳热亢盛，由经入络，肝络气血流通加速，一时流通超常，导致气络功能亢进，亢变为火，气火有余，炽络煽经，经热络火，经火络热，气血涌动，甚至气血逆乱。头晕胀痛、面红目赤、耳鸣耳聋为肝络火盛、循经上扰、气血逆乱、上扰头面窍官之象；口苦口干、急躁易怒、失眠多梦或胁肋灼痛为肝经火盛、灼伤肝络、肝气不利、上扰心神之征；吐血衄血为肝络火盛、络破血溢之象；大便秘结，小便短黄，舌质红、苔黄，脉弦数为实热亢盛之象。

5.肝络阳亢　是由于肝肾阴亏，肝络阴血不足，肝之络脉阴阳不和，络气与络血平衡失调，络气运行失度，气行乖戾，亢扰于上而表现的外实内虚、上实下虚的证候。其基本表现是：头目胀痛，眩晕耳鸣，面红目赤，急躁易怒，腰膝酸软，头重脚轻，潮热盗汗，舌红少津，脉弦或弦细数。

证候分析：络脉作为运行气血的基本途径，气行血则行，气血和合，气血和平。当络脉内气血平衡失调，阴虚血少时，阳气必然相对亢盛，形成气有余而阴血相对不足的状态，此时，阴血对于气的依附性、黏滞性相应减弱，从而导致气机无所羁绊而运行失序，产生了一种络脉功能相对亢盛，所谓络脉亢变的状态，此时气机运行超常，血液运行速度也加快，甚至气血运行逆乱，冲撞络脉管壁，窜扰五官九窍，因而会出现头目胀痛、眩晕耳鸣、面红目赤、急躁易怒的症状。腰膝酸软、头重脚轻责之于肝肾阴亏；潮热盗汗、舌红少津、脉弦或弦细数为肝肾不足、阴虚内热之象。

6. 肝络亏虚证　是指由于阴血不足、肝络阴虚血少而导致肝络气血失和养营不足的证候。主要包括肝络血虚证和肝络阴亏证。

（1）肝络血虚证：是由于肝血不足，血液储备减少，络脉失充，气血流通减少，渗灌不足，引起相应组织器官失养的证候。其基本表现是：眩晕，头隐痛而空，两目干涩，视物模糊或夜盲，爪甲干枯不荣，或见肢体麻木，关节拘急不利，手足震颤，或见妇女月经量少、色淡，舌质淡，脉细。

证候分析：肝为血海，主藏血，络脉犹如溪流，主以运送气血，络血充足则血海有所藏。若肝络血虚，络脉流通的血液减少，肝藏血储备不足，相应组织器官供血减少，因而出现眩晕、头部空痛、两目干涩、视物模糊或夜盲、爪甲干枯等症状。肝络血虚，肢体筋脉失养，因而可现肢体麻木、关节拘急不利，甚至手足震颤之血虚生风之象。妇女月经量少、舌淡、脉细为肝络血亏、血海不足之证。

（2）肝络阴虚证：是由于肝络之阴津亏损，络道干涩，阴不制阳，虚热内扰而表现的证候。

临床表现：头晕目眩，两目干涩，视力减退，胁肋隐隐灼痛，面部烘热，潮热盗汗，五心烦热，午后颧红，口燥咽干，或见手足蠕动，舌红少津，脉弦细而数。

证候分析：头晕目眩，两目干涩，视力减退，手足蠕动为肝络阴虚、阴虚血少、官窍失养之象；胁肋隐隐灼痛为肝络阴虚、血少行迟、不荣则痛之征。面部烘热，潮热盗汗，五心烦热，午后颧红，口燥咽干，舌红少津，脉弦细而数为肝络阴虚、水亏火起之象。

7. 络息成积　肝之络息成积证是由于邪气壅滞肝络，留息于肝络，蕴结日久渐成积聚的一类病证。其基本表现是：右胁持续胀痛、刺痛、钝痛，胁下积块、质地坚硬、表面凹凸不平，腹大坚满、按之下陷而硬，腹壁青筋暴露，面色黧黑或晦暗，头面胸腹红点赤缕，大便色黑，形体消瘦，面色黧黑，肌肤甲错，吐血便血，尿少，下肢水肿，舌下青筋怒张、舌质暗红或有瘀斑、舌苔黄腻，脉细涩。

证候分析：肝为血海，络脉分布丰富，气血流通甚丰。一旦邪滞肝络，壅滞肝络气血，造成络脉气血流通乖戾，伴随着气滞血瘀、邪气愈加阻滞，形成了气滞日甚、瘀血益加、邪积愈烈的态势。由于络脉气血因邪积而阻滞，不通则痛，因而可现右胁持续胀痛、刺痛、钝痛的症状；邪气累积日久，渐渐积结肿大而成形，因而可现胁下积块、质地坚硬、表面凹凸不平、腹大坚满、按之下陷而硬；腹壁青筋暴露，面色黧黑或晦暗，面色黧黑，头面胸腹红点赤缕，舌下青筋怒张、舌质暗红或有瘀斑、舌苔黄腻，脉细涩，均属于络脉瘀阻、瘀血阻络的表现；大便色黑、吐血便血属于瘀阻日久、络破血溢之征；形体消瘦、肌肤甲错属于瘀血碍新之象；尿少、下肢水肿属于瘀血阻络、渗灌障碍、气化不利之象。

（四）脾系病络辨证

脾胃为中焦升降之枢纽，后天之本，气血生化之源，脾、胃在功能上密不可分。《黄帝内经》云："饮入于胃，游溢精气，上输于脾，脾气散精，上归于肺。"水谷入于胃，经胃的受纳腐熟通过胃络上输于脾，脾再将水谷之精通过脾络传输于肺，继而输送于全身。脾通过脾络为胃行其津液，由此可见"脾气散精"的功能离不开脾络。脾络系指沿脾经分布深延于里的、与脾的功能密切相关的络脉，脾络与胃络密不可分，脾除本身的脾络外还有脾之大络。张志聪认为："夫脾之有大络者，脾主为胃行其津液，灌溉于五脏四旁，从大络而布于周身……"可见脾与其他四脏相比还多出一大络，这与它的特殊功能密不可分，脾之大络为十五络脉之一，与脾络相比浅出体表，与脾经更为密切，而脾络与脾更密切。由此可见脾的功能都是通过脾络和脾之大络完成的。脾主运化，包括运化水谷及水液，通过脾络运化水谷，脾之大络输布水谷精微以营养全身，并可吸收、转输和布散水液。脾主升清，通过脾络维持水谷精微的正常输布，维持内脏的相对稳定，与胃络降浊相对而言。脾主统血，通过气络统摄血液在血络中运行。脾络的病证特点：脾络不通多表现为水肿、痰饮；脾络亏虚，运化升清无力，泌清别浊失职，可现腹痛、泄泻、腹胀、脱肛等；脾络亏虚，运化乏力，气血生化不足，不能濡养四肢，可表现为四肢痿弱或形体消瘦；脾之气络实滞或虚滞表现为腹胀、纳呆、腹痛或呕恶；血络瘀阻则表现为腹痛、发热或便血等。

1. 湿困脾络　是指湿邪内蕴，阻遏脾之气络，中阳受困，脾的运化、升清、降浊等功能障碍所引起的临床证候。主要表现为：脘腹胀满，痞闷不适，纳呆，恶心呕吐，食后腹胀更甚，口淡不渴，或口中黏腻不爽，腹痛便溏，头身困重，或肢体浮肿，小便短少，或妇女白带量多，舌淡胖、苔白腻或白滑，脉濡缓或沉迟。

证候分析：《素问·至真要大论》载："诸湿肿满，皆属于脾。"脾主运化，喜燥恶湿，为水液代谢的枢纽。只有脾络通畅，才能行使其正常的运化功能。如外感湿邪，或饮食不节，或久居湿地，或思虑伤脾，或素体脾虚而内生水湿，均可因湿邪留恋、弥漫而湿裹脾络，脾络受阻，影响脾的运化、升清降浊及统摄功能，导致气机不畅，升降失调，统摄无权，水谷精微失于运化，诱发疾病。简单来说，湿困脾络，气涩血浊，流通趋缓，渗灌减弱，升清乏力，降浊不彻。这种由于湿邪内盛、脾络受阻、中阳受困而表现的证候，称为湿困脾络证。中焦气机不通，脾络郁滞，因而出现脘腹胀满、痞闷不适；中焦湿邪阻滞，脾胃和降失常，故出现纳呆、恶心呕吐；湿阻中焦，食后阻滞益甚，因而现腹痛、食后腹胀更甚；口淡不渴或口中黏腻不爽、头身困重乃湿邪阻滞之象；湿盛则濡泻，故便溏；湿阻于气，久阻伤脾，脾虚内生水湿，湿滞日久则肢体浮肿或小便短少；妇女白带量多乃湿浊下注之象；舌淡胖、苔白腻或白滑，脉濡缓或沉迟乃湿阻之象。

需要注意的是，湿邪侵袭机体，阻遏气络，气机失调，影响脾主运化、升清降浊功能，导致水谷精微输布失常，湿邪又生；湿邪内蕴日久，气机不畅，脾运受阻，清浊不分，进一步加重脾虚，形成恶性循环。由于健运失职，体内水谷精微不得运化，所谓生化乏源，表现为口干口渴、日渐消瘦乏力、少气懒言；脾气虚致水湿内停，阻遏气机，血络不畅，表现为口干不欲饮；脾失健运，影响津液代谢，湿邪停滞，阻滞关节、经络，发为肢节痹病，表现为关节疼痛；气络亏虚，运化不利，水谷不化，或升清降浊功能失常，清浊不分，或湿浊中阻，聚湿成痰，痰随气逆，痰气交阻，可致头眩心悸；或饮食停胃，脾虚难以腐熟水谷，胃失和降，气机上逆，可致长期胃脘隐痛、脘痞不舒、干呕呃逆等；脾主四肢，湿困脾络，久之气络不足，脾之大络亏虚，则运化、荣养功能失司，精微物质不能濡养四肢，表现为四肢痿弱、形体消瘦。

2. 脾络郁滞　是指脾之气络郁滞，功能障碍，影响脾的运化、升清、降浊等功能所引起的临床证候。主要临床表现有：腹痛，腹胀，胃脘不适，恶心呕吐，泛酸，嗳气，口苦，纳呆，食后饱胀，肠鸣辘辘，矢气频传，大便或溏泻而黏滞不爽，或便秘数日不行，头晕目眩，小便困难、无力，呼吸费力，胸闷憋气，舌质淡、苔薄，脉弦。

证候分析：脾的重要功能是脾主运化、升清、降浊、统摄血液，这些重要作用，有赖于脾气的健运和气络功能的正常。只有脾络通利，气运不已，方能脾气健运，维持正常的功能活动。同时，脾为气机升降的枢纽，脾升胃降、肺主呼吸、肾主纳气、宗气贯心脉等，全赖于脾的气机枢纽作用。当这种枢纽功能障碍、脾之气络郁滞、脾气运行不畅时，不仅影响了脾本身的生理功能，也影响了其他脏腑的生理功能。脾络气机郁滞，脘腹气机不畅，因而出现脘腹胀满甚或腹痛，时常胃脘不适；中焦气络郁滞，脾升胃降失调，因而出现恶心、呕吐、胃纳不佳、食后饱胀、大便或溏泻而黏滞不爽或便秘数日不行。脾络郁滞日久，气血升降不足，升之不足于脑，则时常头晕目眩；升之不足于肺，则呼吸费力，甚至呼吸困难；升之不足于心，则时常胸闷憋气或伴有心悸、心痛。降之不足于胃，则恶心呕吐，时常泛酸、嗳气、烧心感；降之不足于胆，则胁痛隐隐，右上腹胀满甚至疼痛、口苦、恶心呕吐等；降之不足于肠，则排便无力、大便黏滞不爽或经常便秘；降之不足于膀胱，则小腹不适、排尿无力，甚至排尿困难等。引起脾之气络郁滞的原因，既有外感，也有内伤，外感以寒、湿、热邪为主，内伤以饮食、情志、劳倦等因素为主。尤其是情志因素，是造成脾之气络郁滞重要的原因，临床上往往由情志因素起病或加重史，不难识别。

3. 脾（胃）络瘀阻　是指邪气内侵脾络，遏气阻血，导致脾之络脉瘀阻而形成的证候。脾络瘀阻与胃络瘀阻的症状有所不同，但其共同点是脘腹疼痛，可急起，也有渐生，往往痛如针刺、部位固定、疼痛拒按、入夜痛甚，纳差，食后胀甚，或吐血便血，形体消瘦，面色黧黑或晦滞带青，舌质紫黯或有瘀点瘀斑、苔腻，脉涩。

证候分析：脾络瘀阻证是邪气侵袭脾之血络，导致脾之血络为邪气所阻滞而引起的一类临床证候。导致脾络瘀阻的原因，既有外感与内伤之异，亦有虚实之分。外邪侵袭所致者，往往首先自表而入，在侵袭脾之气络、阻遏气络、引起脾气功能失调之后，由表及里，由浅及深，由气络入血络，导致脾之血络瘀阻证。内伤原因者，多是在引起脏腑功能失调，尤其是脾气虚弱的基础上，内生邪气阻塞脾之血络所致。"气为血之帅，血为气之母"，脾气虚弱，血液难以被推动而成瘀，瘀血内停；脾胃虚弱日久，脾失健运，水谷不归正化而内生痰浊，留滞于血络而成络脉瘀阻之证。《临证指南医案》云："初病在气，久必入血"，指出痰浊、瘀血等病理产物的积聚，首先阻遏气络，脾络气滞，继之脾失健运，水谷难以正化，从而痰湿内生，阻滞血络。同时痰浊、血瘀常同时存在并相互胶结，痰邪停滞日久，必致血瘀，血瘀日久必影响水液代谢，使水湿停聚，变生痰浊，或因痰致瘀，或因瘀致痰，最终导致痰瘀互结、瘀阻脾络之重证。

脾络与胃络密不可分，脾气升，胃气降，胃为多气多血之府，脾为摄血统血之脏。脾络瘀阻，必及于胃络。胃络瘀阻可致胃脘胀满、疼痛。《素问·举痛论》认为："寒气客于肠胃之间，膜原之下，血不能散，小络急引，故痛。"《诸病源候论·痞噎病》述："血气壅塞不通而成痞也。"叶天士认为："胃痛久而屡发，必有凝痰聚瘀。"指出胃为多气、多血之腑，"初病气结在经，久病则血伤入络"，胃络瘀阻日久则气血同病，气络与血络俱伤，且多因实致虚，虚实夹杂。除见胃脘疼痛、痛有定处、按之痛甚、痛时持久、食后加剧、入夜尤甚，或见吐血黑便、舌质紫黯或有瘀斑、脉涩等瘀血症状外，往往伴有面色萎黄无华、体倦乏力、少气懒言等气血俱虚之象。

4. 胃络绌急　是由于胃络气血流通的突然变化，导致胃络绌急、胃体痉挛的一类证候。其主要表现是：胃痛暴作，恶心呕吐，可因嗳气或呕吐而缓解。痛甚者可向他处放射，严重则面色苍白、手足厥冷、冷汗自出。数分钟后可自行缓解，痛止如常。受寒引起者，其胃痛喜温畏寒，得温痛减，遇寒痛增，苔薄白，脉沉紧或弦紧。

证候分析：胃为多气多血之府，有丰富的络脉分布、充足的气血供应，为胃腑受纳腐熟水谷提供了可能。若胃络的气血流通突然发生变化，比如感受寒邪或突然大量饮冷，寒邪客胃，寒主收引，气络凝滞，血络拘急，造成胃络绌急、气血突然减少，引发胃体痉挛而胃痛。因寒而气起，故得温则舒，遇寒痛增。除寒邪客胃外，情志因素、饮食不节、劳倦过度等，都可以引起胃络绌急，出现相应的临床表现。如素有胃病、因多种因素而诱发者，则可出现严重的胃络绌急，此时胃部络脉气血急剧减少，由络及经，甚至经经受碍，形成胃络相关的经络气血严重减少，甚至一时性中断，临床上出现严重的暴发性胃痛，伴有面色苍白、手足厥冷，值得临床上注意。

5. 胃络损伤　是指胃络破损、血溢脉外的一类病证。主要临床表现是：呕血或吐血，血色鲜红或紫黯，多夹有食物残渣。伴有胃脘不适、吐血量大者，常出现面色苍白、头晕、心悸感，甚则大便色黑如柏油。

证候分析：胃络损伤证的成因，一般认为有外感和内伤两大类。外感者在于邪热直接侵袭胃络，内伤者在于饮食不节、情志不遂、劳倦过度等原因导致内生邪气、侵袭胃络或正气虚弱、胃络亏虚。其致病机制有虚实两端，实者系指邪气侵袭络脉、病及络脉，引起络脉亢变、气血流通加速，久之气盛血热、热蕴成毒、毒损胃络、络破血溢而导致出血。虚者系指久病体虚或邪气袭络而伤正，引起络脉拮变、气血流通趋弱，久之气虚血少、络枯成损而致出血。在因实而致的胃络损伤出血中，常见的原因为胃热和肝火灼伤胃络，前者责之于嗜酒或过食辛辣刺激之品，后者责之于情志过激，以致于邪热炽盛、络脉亢变，胃腑及相关脏腑热盛有余、气盛血热、壅滞胃络、蕴热成毒、络破而致出血病证，多伴有头晕胀痛，面红目赤，心烦胸闷，口干、口苦、泛酸不适，急躁易怒，耳鸣，便秘、溲黄，舌质红、苔黄腻，脉弦数等。

6. 络息成积　是指邪气袭及脾胃，引起脾胃之络脉气血不畅、邪气留聚、息而成积的病证。其临床表现不一，一般有：脘腹胀满，胁下胀痛、按之有块、触之不移，面色无华或萎黄，神疲懒言，倦怠乏力，日久形体消瘦、腹痛加剧、肿块增大、质硬固定，或腹大如鼓，下肢水肿，尿少，或身目发黄，食欲不振，呕吐恶心，舌质紫黯、舌边有瘀点或瘀斑，脉沉涩或细涩。

证候分析：脾胃为气机升降的枢纽。脾气主升，本宜升清降浊，却有清浊相干之机；胃气主降，本宜受纳和降，然亦腐熟逆乱之时。于脾清浊相干，最易浊气留滞，为邪酿毒，滞于络脉，伤于气血；于胃失于和降，最易腐熟生秽，为邪生害，滞于气血，伤于络脉。气血与邪气相结，络脉与脾胃失和，终至络脉气血涩滞，邪气偏安于络，甚或与络脉气血相结，直至息而成积，又致络脉异变，络脉异生，气血流通乖戾，积而成块，积而成瘤，抑或积而成癌。

络息成积之证多为饮食不节、情志失调、寒邪内侵及黄疸、疟疾经久不愈或病后虚体不复等原因所致。涉及的病理因素一般有痰浊、瘀血、邪毒、气滞等。病初邪在脾胃，以气络损伤为主，病进则及于血络，甚至累及他脏为病。病证要素有毒、痰、瘀、气、虚的不同，并可有不同的病证要素组合。由于络气郁滞、气机不通，故现脘腹胀满、胁下胀痛；按之有块、触之不移是病及血络、瘀血内阻之象；面色无华或萎黄、神疲懒言、倦怠乏力、日久形体消瘦等是病久体虚、邪气伤正、气血不足之象；下肢水肿、尿少是络脉不和、气血渗灌失常、血液过渗所致；身目发黄是邪积日久、脾络郁滞，影响肝胆疏泄所致；食欲不振、呕吐恶心是脾胃虚弱、脾胃升降失常所致；舌质紫黯、舌边有瘀点或瘀斑，脉沉涩或细涩属瘀血阻络之象。

7. 胃络毒滞　是指毒邪侵袭胃腑，壅滞胃络、毒损胃络的一种病证。其基本表现是：胃脘灼痛、空腹痛，进食后缓解，反酸烧心，时常牙龈肿痛、溃烂，口舌生疮，齿衄，或消谷善饥，或见口臭、口咽干燥，渴喜冷饮，大便干结，小便短黄，舌红苔黄，脉滑数或弦数。

证候分析：胃为火府，多气多血，表里于脾，相邻肝胆。若平素过食辛辣肥甘厚腻，恣食熏烤，嗜食酒热，或情志刺激，导致胃之气络亢变，化热生火，或火灼于胃，或循经上扰，久之火蕴成毒，毒生于胃、肆于络、遏络气、滞络血，气血壅滞日久，毒滞益加，甚则热盛肉腐，为肿为溃，形成久治难愈的慢性胃病。胃脘灼痛、渴喜冷饮或消谷善饥为胃热炽盛、火灼胃络、胃失和降；口臭、牙眼肿痛溃烂、齿衄为胃络火盛、由络传经、熏经上扰所致。大便秘结、小便短黄、舌红苔黄、脉滑数为胃腑火热及于肠腑、肠络热盛、伤络灼津所致。

8. 脾络亏虚　是指由于气血阴阳不足，导致脾之气络亏虚、血络不充、气虚血少、阴阳不足的一类证候。具体来说，有脾（胃）络气虚、脾（胃）络阴（血）虚、脾（胃）络阳虚等。其主要临床表现有以下几点。

脾（胃）络气虚：食欲不振，纳少腹胀，食后胀甚，大便稀溏，倦怠乏力，少气懒言，形体消瘦，面色萎黄或面白少华，头晕目眩，或脘腹重坠，或便意频数，或久泄不止，肛门重坠，甚至脱肛，或子宫下垂，或小便浑浊如米泔水，舌淡苔白，脉沉弱或缓弱。

脾（胃）络阴（血）虚：胃脘灼热隐痛，饥不欲食，或脘腹不舒，或干呕呃逆，口燥咽干，或长期牙龈肿痛溃烂，反复齿衄，或吐血反复发作，血色暗淡，大便干结，肌肤干燥，小便短少，舌红少津，脉细而数。

脾（胃）络阳虚：纳少腹胀，脘腹冷痛，痛势绵绵，喜温喜按，食后缓解，泛吐清水，口淡不渴，大便稀溏，畏寒肢冷，或见肢体浮肿，小便短少，或见带下量多而清稀色白，舌质淡胖或有齿痕，苔白滑，脉沉迟无力。

证候分析：脾胃为后天之本，气血生化之源。脾胃功能的强健，有赖于脾络和胃络充足的气血流通供应。一旦脾络和胃络之流通的气血减少，造成脾胃之络脉相对性或绝对性地气血流通不足，呈现一种亏虚状态，势必影响脾胃正常的生理功能，从而引发一系列脾、胃络脉之亏虚证。诸如纳少腹胀，便溏，腹痛绵绵为中焦阳气虚弱、络阳不足、运化迟滞；畏寒肢冷，口淡不渴，大便稀溏，或见肢体浮肿，小便短少，或见带下量多而清稀色白，舌质淡胖或有齿痕，苔白滑，脉沉迟无力为脾阳虚弱、脾之络阳不足、阴寒内盛、寒滞内生、水湿内停；胃脘冷痛，喜温喜按，脘腹不适为胃阳虚弱、络阳虚乏、胃失温煦、受纳腐熟功能减退。

纳少腹胀，食后胀甚，大便溏薄为脾气虚弱、络气亏虚、运化失健；倦怠神疲，少气懒言，形体消瘦，面色萎黄，舌淡苔白，脉缓弱为脾络气虚、生化不足所致；脘腹重坠，便意频数，久泄不止，肛门重坠，甚至脱肛，或子宫下垂，或小便浑浊如米泔水为脾气亏虚、络虚气弱、升举无力所致；神疲乏力，少气懒言，头晕目眩，面白少华，食少便溏，舌淡苔白，脉缓弱为脾气虚弱、络气亏虚、运化减退、气血不足所致。

胃脘灼热隐痛，饥不欲食，或脘痞不舒，或干呕呃逆为胃阴不足、络阴亏虚、胃失濡润、和降失职所致；口燥咽干，大便干结，小便短少，舌红少津，脉细而数为阴虚络亏、脾无以为胃行其津液所致。

（五）肾系病络辨证

肾络理论起源于络脉学说。肾络包含气络与血络，其贯穿肾脏，维护肾脏正常的气化作用，肾络保持充盈、通畅，气血津液渗灌出入有序，则肾主水和气化、主藏精、主生长发育与司生殖等生理功能得以充分发挥。若肾络受损而络脉拮变，涩滞不畅，气络郁滞，血络瘀阻，或络脉亢变，浊毒壅滞，气血流通与渗灌障碍，其正常生理功能不能发挥，可出现腰痛、水肿、小便不利、尿浊等表现。肾络因其特殊的结构和气化功能，其细小繁杂、纵横交错、络体细窄，属于经脉系统的最末端、最基础、最细小的脉络，所以在感邪之时具有易拮、易亢、易滞、易瘀的病理特点，主要病因有六淫外邪、饮食劳倦、内伤七情、痰饮、瘀血、浊毒等阻滞并损伤络脉。初期在气，损伤气络，出现肾络郁滞，影响肾脏的气化功能；病久入血，损伤血络，血行受碍，肾络瘀阻，组织渗灌不足；瘀血日久，肾络淤塞，代谢产物蓄积，日久酿毒，会继续加重肾脏损伤。若因先天禀赋薄弱，或大病、久病久延不愈，累及肾元，耗及肾精，造成肾阳虚衰、肾气衰惫，则肾络渐渐亏虚，形成肾络失荣之象，临床上表现为一系列肾阴不足或肾阳式微之象。

1. **肾络郁滞** 是指邪入肾络，导致肾之气络受阻，或肾气虚弱、虚气留滞引起肾之气络郁滞，气化不畅、不彻、不全的证候。其基本临床表现是：腰痛、腰酸、腰腹胀，尿少，下肢水肿，舌淡胖、苔白腻，脉沉细弱。外邪侵袭者，可以兼有恶寒、发热等症状。久病肾虚，因虚而气络郁滞者，可现咳喘，呼多吸少，气不接续，动则喘甚，小便频数，遗尿，尿后余沥不尽，男子遗精、早泄，女子月经淋漓不尽或自汗神疲等。

证候分析：感受外邪、饮食不节、七情内伤、劳倦过度导致肺失宣降、肝失疏泄、脾失健运、肾气化失司、气机不畅，经络之气的生成与运行受阻，郁阻络脉，气络郁滞，血行受阻，形成肾络郁滞之证。因肾络细小繁杂、纵横交错、络体细窄的特点，任何原因引起的气机不畅之因素，在导致他脏郁滞的同时，也往往引起肾之气络郁滞，形成以肾之气络郁滞为基本病机的临床证候。肾之气络郁滞一旦发生，肾气主导的水和气化功能失调，水液代谢失常，停聚于组织官窍，发为水肿。如因外邪侵袭导致的肾之气络郁滞，在出现水肿的同时，可以兼有恶寒、发热等症状。如素体虚弱，气虚运血无力，气络因虚而郁滞，气化无力，温煦失常，可表现为腰酸腰痛，尿少，下肢水肿、程度较轻、按之凹陷、抬指可迅速复原，舌淡胖、苔白腻，脉沉细弱。气络郁滞，不仅主水功能乏力，同时纳气无权，出现动则咳喘、呼多吸少、气不接续、动则喘甚，可伴腰膝酸软，自汗神疲，舌淡苔白，脉沉弱。气络郁滞，肾脏不能行使其固摄功能，津液失于封藏、固摄，可出现小便频数、遗尿、尿后余沥不尽，以及男子遗精、滑精、早泄，女子月经淋漓不尽等。

2. 肾络瘀阻　是指肾之血络血行缓慢，渐渐迟滞，乃至瘀血阻络，邪滞肾络，导致肾功能障碍所形成的临床证候。其基本临床表现是：腰痛，腰膝酸胀，面暗消瘦，神疲乏力，尿频、尿少、尿余沥不尽，尿浊，血尿等。

证候分析：肾络郁滞日久，由气及血，殃及血络，导致气络郁滞、血络亦瘀，气络血络同病。此外他病日久不愈，久病入络为瘀。《素问·痹论》云："病久入深，荣卫之行涩，经络时疏，故不通。"指出病久入深，络道瘀阻，血液运行不畅，日久发为瘀血，导致肾脏组织渗灌不足。严重的可导致瘀阻部分肾络的结构损伤和功能废用，肾体萎缩、肿胀、异形、畸变，肾络明显拮变，间接影响整个肾络网络的结构层次平衡和气血渗灌，出现血尿、蛋白尿、肾脏体积萎缩等严重病变。肾络瘀阻日久，瘀久碍新，由实转虚，所谓肾络瘀久多虚证，肾虚元气不足则无力推动血液运行，血行缓慢而复生瘀血；血虚则络道干涩，气血不能滑利通畅，影响气血流通与津血渗灌；阴虚则阳亢火旺，煎灼津液，血行黏滞，加重瘀阻络道；阳虚不能温经煦络，寒性凝滞，则血络瘀阻加重。由此可见，气血阴阳亏虚均可导致肾络瘀阻的形成。肾主水液，赖肾络之气血流通与渗灌以行主水之用。若络血瘀阻，则水液输布代谢功能失常，三焦水道不利，久之水停泛溢而发为水肿，此水肿较肾气郁滞较重，按之凹陷难复，往往顽固难愈；肾脏渗灌不足，封藏失司，精微物质溢出，在尿频、遗尿等基础上，还可见面暗消瘦、乏力气短、蛋白尿；肾络瘀阻，封藏固摄失常，血不循经，溢出脉外，则可见尿血等。

3. 肾络毒滞　是指肾系疾病久治不愈，邪滞肾络，泛生浊毒，浊邪害清，毒邪损正，引起以气血阴阳失调、肾系功能障碍为主，其他脏腑功能受损的临床证候。其基本临床表现是：四肢水肿，面目虚浮，面色黧黑，尿少尿闭，脘腹胀满，恶心呕吐，口中尿臭，食欲不振，周身乏力或发热，口干而不欲饮，头痛头胀，烦躁不安，胸闷心悸，头晕目眩，大便干结或溏泻不调，严重者可出现胸腔积液、腹水、神昏抽搐，舌苔黄腻，脉滑数。

证候分析：慢性肾系疾病或其他疾病久治不愈，病邪入络或病及络脉，启动病络机制之初表现为络气郁闭，病进则由气络渐及血络，导致络血瘀阻。之后久病入络，气络血络皆损，血络瘀阻更甚。瘀血日久，络脉气血流通与渗灌功能障碍，生湿、生浊、生痰、生瘀，湿、浊、痰、瘀混于络中、滞于络管、胶结于络道、复碍于络脉的气血流通，如此形成恶性循环，造成了肾络功能的严重破坏、气血愈加运行不畅、津血渗灌障碍，导致代谢产物蓄积。这些蓄积的代谢产物又可直接损伤肾络、败坏肾体、损伤肾用，反复引起或加重肾主藏精、主水、主气化等一系列功能的失调，精微物质外泄，水液停聚，代谢产物大量蓄积，从化生变，日久毒酿，形成毒滞肾络之证，也可称为肾络毒滞证。毒滞肾络之毒的生成，既有外感六淫之邪内侵从化，也有内伤邪气蕴结酿化。在毒的性质方面，可有风毒、热毒、湿毒、寒毒、痰毒、瘀毒、糖毒、温毒、疫毒、药物毒等不同。

毒滞肾络，标志着毒邪大量留滞于肾及肾络，并沿经络循气血向他处弥漫，最终形成以毒滞肾络为主，兼有毒滞他脏络脉的络脉毒滞证。

毒滞肾络证候的形成，又可进一步损害肾络、虐伤气血阴阳，加重肾脏功能紊乱、气血运行失常。当肾络毒伤、毒损达到一定程度后，肾络形质受损，肾体受伤，肾气化失司，水饮内停，溺毒留滞，病情危重，百症丛生。主要表现为四肢水肿、尿少尿闭，标志着肾气化功能严重受损；脘腹胀满、恶心呕吐、口中尿臭、食欲不振、周身乏力等症状，标志着脾胃气虚、中焦功能受累；或见发热，属于浊毒伤正或感外邪，正邪交争；口干而不欲饮，属于体内气化受阻、水饮泛溢；头痛头眩、烦躁不安、胸闷心悸、头晕目眩等属于体内痰瘀内滞、阻遏心脑气血、蒙蔽清窍神明；大便干结或溏泻不调，属于湿毒损伤中焦脾胃、运化与传导失常；胸腔积液、腹水属于慢性肾系疾病久治不愈、肾阳虚衰、水饮内滞之象；面目虚浮、面色黧黑为慢性肾系疾病面容，属于肾虚瘀血内阻水饮浊毒内滞所致。

4. **肾络亏虚** 是指各种原因导致的肾元虚弱，储备不足，气络亏虚，血络虚少所产生的临床证候。该证候也被称为肾络失荣证、肾络不荣证。导致肾络亏虚的原因，不外乎先天禀赋薄弱、后天外感与内伤因素，而且往往是在先天禀赋不足的基础上，外感邪气，内侵肾络，耗伤肾气；或内伤久病，伐伤肾元，耗伤肾精，渐至肾络失充、气虚血少、阴亏阳惫、阴血匮乏，形成系列肾络亏虚证候。常见的肾络亏虚证候有以下几种。

肾络精亏：是肾精亏损，精气化生功能减弱，序贯引起肾络之气络亏虚所导致的，以生长发育迟缓、生殖功能低下、早衰为主症的一类证候。主要表现为腰膝酸软，眩晕耳鸣，发脱齿摇，骨骼痿软，两足痿弱，小儿发育迟缓，囟门迟闭，智力低下，男子精少不育，女子宫冷不孕或经闭，性功能低下或成人早衰，舌淡，脉细弱等。

肾络气虚：是肾络之气络不足，肾气亏虚，肾气功能减弱，纳气与封藏固摄功能失职所表现的证候。主要表现为：腰膝酸软，眩晕耳鸣，神疲乏力，小便频数而清，或尿后余沥不尽，或遗尿，或夜尿频多，或小便失禁，男子滑精、早泄，女子月经淋漓不尽，或带下清稀而量多，或胎动易滑，或久病咳喘、呼多吸少、动则尤甚、气不得续，自汗，声音低怯，舌淡苔白，脉弱。

肾络阴虚：是肾阴亏虚，络阴不足，络道干涩，络脉功能相对性亢变，气血流通相对性增强，阴不制阳，各脏腑组织器官失于滋养，虚热内生所表现的证候。主要表现为：腰膝酸痛，眩晕耳鸣，目涩不适，形体消瘦，发脱齿摇，男子遗精、早泄，女子经少或经闭或见崩漏，心烦失眠，健忘，口干咽燥，潮热盗汗，五心烦热，午后颧红，小便黄少，大便干燥，舌红少苔，脉细数。

肾络阳虚：是肾阳虚衰，温煦失职，络阳不足，内生寒滞，气化失权所表现的一类虚寒衰弱性证候。主要表现为：腰膝酸软，脊冷背寒，心悸胸闷，眩晕耳鸣，发脱齿摇，畏寒肢冷，神疲乏力，男子阳痿早泄、精冷不育，女子宫寒不孕、性欲减退，或见大便稀塘、五更泄泻，或小便频数而每次量短少，或小便清长、夜尿多，或身体浮肿、腰以下为甚，面㿠白或晦黑，舌淡胖、苔白滑，脉沉弱、尺部尤甚。

（六）脑系病络辨证

脑络作为络脉的一种，除具有络脉的基本特性和功能外，又有其独特的性能。脑位于头颅之内，头者，清明之府，乃诸阳之会，无论是五脏精华之血，还是六腑清阳之气，皆上注于头，入于脑，滋养脑髓，涵养脑神，煦养脑志。且手足三阳经于头交会，督脉"入络脑"。因此，脑络作为网络交错于头，当为气血最旺盛之所在。若外感六淫或内生五邪损伤人体，耗伤气血，脑络中气血反应最为敏感。脑髓之络脉是全身络脉的一部分，其生理、病理改变与全身络脉均存在联系。唐代孙思邈《千金要方·灸法门》曰："头者，身之元首，人神之所法，气口精明，三百六十五络皆上归于头。"十二经脉中与脑相联系的有：足太阳经，直"入络脑"，足阳明经，"循眼系，入络脑"。奇经八脉中以督脉与脑的联系最为密切："督脉者，起于下极之俞，并于脊里，上至风府，入属于脑"（《难经·二十八难》），"督脉之别，名曰长强，挟脊上项，散头上……别走太阳，入贯膂"（《灵枢·经脉》）。阴跷脉、阳跷脉与脑也有一定的联系："足太阳有通项入于脑者，正属目本，名曰眼系……在项中两筋间，入脑乃别阴跷、阳跷，阴阳相交"（《灵枢·寒热病》）。脑居身之元首，主清窍，络脉最丰，气血最盛，脑络气血充盈，才能神志清楚，思维敏捷。如《素问·八正神明论》云："血气者，人之神"，说明气血足则脑神得养。如正气虚衰，脏腑功能失调，兼受外邪、饮食、情志、劳倦等发病诱因的影响，内生风、火、痰、瘀诸邪，诸邪夹杂相搏，客于络脉，早期运气行血功能异常，可出现眩晕、麻木等偏于气络损伤的表现。若诸邪炽盛，上壅头窍，郁而不解，蕴化成毒，更易胶结损腐脑络，不仅有神伤、呆痴、肢瘫不遂等脑之气络功能障碍，更有脑内组织败坏、脑之血络受损、病情迅速恶化、难以逆转、终成残障之候，甚则神机消亡而不治。

1. 风窜脑络　是指风邪侵袭脑络，引起气络挛急、血络不舒、气血逆乱、气血津液运行失序所导致的临床证候。其基本临床表现为：头晕目眩，头痛目胀，耳鸣脑鸣，甚则全身或局部强直抽搐，肢体颤动，动作不遂，两目上视，甚至猝然晕厥，舌红、苔薄或白，脉弦或弦滑。

证候分析：风窜脑络的基本病理变化是风邪内动。此风源于肝，动于肝，并沿肝络循经肆扰他脏于里。由于风为阳邪，属于乱动之气，乃气郁之变，气络郁遏而成。郁滞之气，必致络急、络亢而生气急、气乱，动乱之气最易旋转动越，窜扰肆虐，易向上向外，上可达巅顶而乱于脑，所谓"巅高之上，惟风可到"，外可窜扰肢体，从而形成了脑络疾病复杂的、具有风的特点的一系列临床表现。而风的肆虐是以经脉主干为途径的，经干之末为络脉，所以风邪窜扰与弥漫最终受害的是网络全身的络脉。风之伤于脑络可出现以下病理变化：络气受扰，脑中气血运行紊乱，气乱则血液运行失常，或妄行而溢出，表现为血溢脑脉之外而出血，或头痛目胀、耳鸣脑鸣；或乱行失序而致血行瘀滞，出现头晕目眩、动作不遂，日久血液难以周流向前，终可出现血液迟滞的状态，形成瘀阻脑络的"缺血性脑病"。

2. 痰阻脑络　是指痰邪阻滞脑络清窍所引起的证候。其基本临床表现为：头昏沉，头痛如裹，头晕如蒙，表情呆钝，智力减退，哭笑无常，喃喃自语，或终日不言，呆若木鸡，伴不思饮食，脘腹胀闷，痞满不适，口多涎沫，舌质淡、苔白腻，脉滑等。

证候分析：痰乃津液停聚而生，津液何以停聚？从络脉层面上说，在于络脉的气血流通与渗灌障碍所致。由于流通与渗灌不足，气运气化趋缓，血行血运不足，渗灌减弱，势必造成水津停滞，异变而为湿为饮为痰。痰浊一旦产生，停于经脉则经络气血运行更加不畅，单位时间内气血流通减少，形成经络相对性空虚，筋脉渐渐失养，导致肢体功能障碍或麻木或瘫痪不利；滞于脏腑，则脏腑气血运行紊乱，脏腑功能异常，如蒙闭清窍则头痛、头晕，日久必将影响气血化生，脑神失养，导致意识障碍、痴呆、昏迷等。痰邪随气周流无处不到，往往随风邪滞于络脉，随瘀血而胶结络道。如此则气血运行愈加不畅，病络机制生而再生，病络证候次第复现。

络脉是微小的通道，窄碍狭纤，细小窘屈，尤其是脑络。具有黏滞之性的痰浊一旦流窜至如网如织的脑之络脉后便难以祛除，从而停于脑络之内，胶结于络道，造成络壁增厚、凹凸不平，原本平滑顺畅的脑之络道、络管状态不复存在，络脉通利功能严重受阻，从而影响气血流通渗灌和神机的运转，最终形成脑失所养，主要表现为头昏沉，头痛如裹，表情呆钝，智力减退，哭笑无常，喃喃自语，或终日不语，呆若木鸡，伴不思饮食，脘腹胀闷，痞满不适，口多涎沫，舌质淡、苔白腻，脉滑等。需要说明的是，痰邪贻害脑神，伤害脑气，滞结脑络，阻滞脑血，其重要的病机环节在于痰阻脑络，所谓"脑络因痰滞、脑络由痰伤"。同时痰邪还往往与他邪夹杂，随气周流，窜扰全身。尤其是与瘀血杂现，形成痰瘀互结脑络之证，往往造成复杂的、不易干预的脑病。

3. 瘀阻脑络　是指瘀血阻滞脑络所引起的证候。主要表现为：头晕、头痛经久不愈，痛如锥刺、痛处固定，健忘、失眠，表情呆钝、神志昏蒙，言语不利、肢体不遂、躯体不稳，易于惊恐、思维异常、行为古怪，以及呆傻愚笨癫狂惊痫，伴有肌肤甲错，心悸胸闷，口干不欲饮，双目晦暗，舌质暗或有瘀点、瘀斑，舌下络脉迂曲变粗，脉涩等。

证候分析：络脉分布全身，脑当然也不例外。脑是络脉分布最为密集之地，脑内气血供应也最为丰富。凡五脏精华之血，六腑清阳之气，皆上注于头。脑的这种特殊结构，决定了脑时时刻刻也不能离开络脉不息的气血流通与供应。任何原因导致的络脉损伤，一旦影响了这种络脉的气血流通，造成络脉的气血供应减少或中断，亦即气血流通减缓或阻滞不通，必然产生一种新的致病因素，即瘀血。瘀血一旦产生，便又会阻滞或阻断正常络脉气血流通，形成一种恶性循环。这种瘀血于脑络内，阻滞脑络正常的气血流通与渗灌，产生一系列的临床证候，便是瘀阻脑络证或脑络瘀阻证。头晕、头痛经久不愈，痛如锥刺、痛处固定等，属于瘀血阻络，不通则痛；失眠属于瘀血阻络，阳难入阴，阴阳失和；健忘、表情呆钝、神志昏迷、言语不利、肢体不遂、躯体不稳、易于惊恐、思维异常、行为古怪，以及呆傻愚笨、癫狂惊痫等均属于瘀血阻络、脑神失养的表现。

脑络瘀阻之瘀血，在时间维度上，是一个漫长的过程。一经形成，由少成渐，日渐增多，最终阻于络脉腔道，病程较长，往往新瘀日久成久瘀，久瘀之后生新瘀，新瘀旧瘀缠结，可形成顽瘀之证，因而脑络瘀阻证临床干预较难，且须长期用药。由于气与血、气络与血络之间的密切关系，脑络瘀阻证在病机内涵上，包含了脑之气络郁滞和脑之血络瘀阻，由于脑气为脑之用，脑血为气之母，因而从临床证候上看，脑络瘀阻的临床表现除瘀血外，大多以脑气之用的表现为主，且脑气之用的功能障碍一旦彰显于临床，临床干预常常较难。脑络瘀阻证候的成因，多见于久病年老体虚，气虚日久导致血虚，气血两虚则络脉失养、络脉失和，络脉功能愈加不利，日久也必然形成血瘀。同时，外感之邪侵袭于脑，内伤邪气留滞于脑，也是导致脑络瘀阻的基本因素。无论外感之邪，还是内生邪气，抑或正虚邪滞，在产生瘀血之后，或留滞于脑外，或留滞于脑内，或脑内脑外同病，因而脑络瘀阻证往往是全身瘀血阻络的一个投影。必须牢牢记住整体观点，掌控整体观下的辨证，方能一窥全貌，切中病机，赢得疗效。

需要注意的是，脑络瘀阻若不能及时治疗，有可能发展成脑络的完全瘀闭而引起脑络瘀塞证，症见口舌歪斜、语言不利、偏侧不遂、肢体肿胀且疼痛等，瘀塞重者，或可出现神志昏迷，应注意识别。

4. 火扰脑络　是指火热之邪扰动脑络、贻害脑神所引起的证候。主要表现为：头痛头晕、头胀目胀、耳鸣目眩、脑鸣，或头面烘热、面赤颧红，或见高热、惊厥、头痛如裂、颈项强直、神志昏迷、躁动不安、肢体抽搐，或伴心悸心烦、失眠多梦、口渴欲饮、多汗、大便秘结、小便短少、舌红苔黄、脉滑数弦数等。

证候分析：火邪为病，既有外感火热、温热疫毒之邪，亦有六淫邪气从化而生，内伤而致。内生火邪为病，多伤于七情或饮食、劳倦等，主要成于心肝，并沿心肝二经炽扰于他脏，燔灼于全身经络。扰于脑络者，是谓火扰脑络证。由于火扰脑络，络脉亢变，气血流通加速，络中气血乖戾，络气壅遏，络血壅滞；或血热相结而使气血不通，血液难供；或血热妄行，溢于脑外而为病。火扰脑络一经形成，往往同时兼有火扰他络之证。兼有扰于心络者，则心神受扰，出现心悸、心烦、失眠、多梦、面红、多汗等。扰于肺络者，则肺气壅遏，宣肃失常，可现咳嗽气急、呼吸气促、胸闷，或火热蒸液为痰，出现咳嗽、咳出黄痰黏稠，或痰鸣如吼，甚或痰血相兼、持续发热不退等。火扰胃络者，因胃为多气多血之府，多气则热壅气遏，出现腹胀、腹痛、呕恶气逆等；多血则血扰而妄，出现呕血或黑便，以及伴有便秘、溲赤等。若温热疫毒袭脑伤络者，则正邪剧争，络亢血涌，热极生风，可现高热、惊厥、头痛剧烈、颈项强直、神志昏迷、躁动不安、肢体惊厥、抽搐等。

5. 毒滞脑络　是指毒邪留滞脑络，损气伤血，贻害脑神所引起的证候。温热疫毒滞于脑络，袭脑伤络，是毒滞脑络的特殊类型。其基本表现是：发病急骤，突现高热，头痛，神志昏迷，肢体痉厥，四肢抽搐，项背强直，或伴恶心呕吐，腹痛腹胀，便秘溲赤，舌红、苔黄或黄燥，脉数有力等。

证候分析：毒有内外之分，外毒是指外感邪气内蕴成毒，或温热疫疠之毒直接侵袭而成。内毒系脏腑功能失调，气血运行失常，致使体内的生理产物堆积或病理产物不能及时排出，蓄积体内过多而生成。由于络脉是机体重要的运毒、排毒管道，是机体发挥整体排毒功能重要的网络系统，络脉中富含气血，尤其是血液，是机体发挥排毒功能最重要的载体。无论外毒之侵，或内毒之袭，往往在侵袭或生成的过程中损经伤络，导致络脉功能失常，不仅气血流通与渗灌功能障碍，相应的运毒、排毒功能也遭受影响。最终形成一种结局，那就是毒邪留滞于络脉，成为毒邪肆虐为害的肇基之地。换言之，无论外毒或内毒，一旦侵入络脉，随气血流通入脑、犯脑，便形成了毒滞脑络之证。毒邪非一般的致病邪气，而脑也非一般的清灵之宅，毒邪一旦留滞脑络，便会遏滞脑气，秽浊脑血，结滞络壁，窘屈络管，败坏脑络，损伤脑用。进一步说，毒邪以其独具的酷烈性、浸润性、蔓延性、侵蚀性，遏脑气、损脑质、伤脑血、耗脑津、蔽脑窍、扰脑神、乱脑志、失脑用，酿成复杂的毒滞脑络之证。毒滞脑络由于表现为损脑伤络的复杂证候，常常被称为毒邪损脑、毒邪犯脑、毒损脑络、毒伤脑络等不同名称。因"毒"的性质不同，毒滞脑络的致病特点有别。外毒入脑滞络，往往合并毒邪攻心之证，且发病急骤，突现高热、头痛、神志昏迷、肢体痉厥、四肢抽搐或伴恶心呕吐等。内毒留滞脑络者，往往合并他邪为患，如合并瘀血，是谓瘀毒，合并痰浊，是谓痰毒，由生于消渴之体者，往往合并血糖异常，是谓糖毒等，且起病急缓不一，部分起病隐袭，毒之成因与兼夹不同，临床表征不同。风毒窜络（损络）、热（火）毒损络（伤络）、痰毒滞络（损络）和瘀毒滞络（损络）是毒滞脑络的主要表征形式，而其具体的临床表现亦因其病程阶段而异。如中风先兆期和急性期，尤以热毒为多，而在恢复期之后，热毒势减，寒毒显现，且痰毒、瘀毒、湿毒往往混杂，从而构成了毒滞脑络复杂的病理机转。

6. 水淫脑络伤脑　是指水饮、水浊之邪气裹阻脑络，浸淫脑络，贻害脑神所引起的证候。其基本表现是：神志昏蒙，表情呆滞，沉默寡言，记忆力减退，失认失算，口齿含糊，词不达意，伴有食少纳呆，气短懒言，口涎外溢，肌肉萎缩，或四肢不温，腹痛喜按，鸡鸣泄泻，腰膝酸软，舌质淡白、舌体胖大、苔白，脉沉细弱、双尺尤甚，或舌红少苔、无苔，脉沉细弱数等。

证候分析：部分脑病在病程的某个阶段，如中风病急性期，由于脑脉痹阻、血瘀则津液大量外渗，水邪既生，可浸淫玄府与脑络，形成宛如水裹络脉、水浸络脉之象。如此，脑之玄府气液流通不利，脑之络脉气血流通失常，脑的功能遭受严重影响。尤其是水浊之气，独具秽浊之性，闭塞脑窍，神昏必显或加重。若浸淫肢体络脉则可阻遏络气络血，为痛为肿，致肢体失用。因气、血、津、液、水具有同源性，任何原因引起的血脉不畅、津液阻滞，都可以导致血不利则为水、津聚则为水。水邪形成之后，又可阻遏络脉、淫溢玄府、裹阻络脉、阻遏气血津液的流畅而复生水邪，形成恶性循环。从脏腑层面上说，任何原因导致的脾肾两虚、水饮无制、泛溢成浊、水淫脑络，均可造成神机运转障碍而发病。除神志昏蒙、表情呆滞、沉默寡言、记忆力减退等表现外，往往伴有脏腑功能失调，主要是脾肾两虚、运化与气化功能减退的症状，如食少纳呆、气短懒言、口涎外溢、肌肉萎缩，或四肢不温，腹痛喜按，鸡鸣泄泻，腰膝酸软，舌质淡白、舌体胖大、苔白，脉沉细弱等。

7. 脑络亏虚　是指脑络内长期气血流通不足，气血亏虚，脑髓失充，脑神失养所引起的证候。其基本表现是：头晕耳鸣，头空且痛，痛不甚重，脑鸣，神疲体倦，懒惰思卧，健忘思虑，忧郁不解，神情呆滞，失眠多梦，下肢痿软无力，自汗少气，舌瘦舌淡、苔薄，脉弱，或舌红少苔，脉细数等。

证候分析：脑髓有赖于脑络气血正常的渗化，脑神有赖于脑络气血正常的渗养。脑络亏虚，主要是脑络气血亏虚，气血流通减少、渗灌不足，络脉不荣所引起的系列临床证候。除先天禀赋不足、发育异常者外，多见于疾病久延不愈、病程越长、正气愈虚者；其次见于中老年人、阳气日衰、气血不足者；再次为病邪日久不除、不断积累，邪气损正而虚者。无论何种原因导致正气不足、气血两虚，必然导致脑络空虚，表现为脑之络脉气虚，气络功能减弱，血液亏虚，脑之血络内空虚不充。脑络空虚日渐发展，导致气血流通与渗灌不足、脑髓失充、脑神失养，神机运转和信息传递也必然减弱或不能。久而久之，影响脑髓内诸多元神的升降、运转与行令，发为健忘、昏蒙、痴呆。临床上主要表现为智能减退，记忆力、计算力、定向力、判断力明显减退，神情呆钝，头晕耳鸣，腰酸骨软，齿枯发焦，步履艰难，懈惰思卧，舌瘦色淡、苔薄白，脉沉细弱等。如《灵枢·海论》言"脑为髓之海……髓海不足，则脑转耳鸣，胫酸眩冒，目无所视。"

七、辨"病及气络"与"病及血络"

气络是气的结构载体，血络是血的结构载体，病及气络可以导致气病，病及血络可以导致血病，病及气络与气病、病及血络与血病虽不完全相同，但具有内涵上的高度一致性。因而，从某种意义上说，辨"病及气络"与"病及血络"的过程，就是辨别气病与血病的过程。

（一）辨"病及气络"

病及气络导致气络功能障碍，引起气机运行失常，临床上出现一系列气机运行失常的证候。

1. 络气亏虚　络气运行不足，责之于络气空虚或络气亏虚，络脉拮变，气机运行低下，表现为气虚证，即气的推动、温煦、固摄、防御、气化等功能减退，或脏腑组织的功能活动减退所表现的虚弱证候。临床上可出现少气懒言、声音低微、呼吸气短、神疲乏力，或有头晕目眩、自汗、活动后诸症加重、舌质淡嫩、脉虚等，并随所及脏腑组织的不同，而具有相应的临床表现。引起络气亏虚的原因，多由久病、重病或劳累过度而使元气耗损；或因先天不足、后天饮食失调而使元气生成匮乏；或因年老体弱，脏腑功能衰退而元气自衰等导致。常见的络气亏虚证有心络气虚证、肺络气虚证、胃络气虚证、脾络气虚证、肾络气虚证等，同时各脏腑络气亏虚证还可兼并出现。络气亏虚日久不愈，可因气虚生化不足，导致络血不足、络阳虚弱；络气亏虚，全身气化无力，可致水湿潴留而生湿、生痰、水液泛滥；推运无力，可使气血运行不畅而致血络瘀滞，变生气滞、血瘀等。络气亏虚可与络血不足、络阳虚弱、络阴亏虚等络虚不荣证兼并为病，成为络脉气血两虚、络脉气阴亏虚、络脉阳气亏虚、络脉津气亏虚等复杂证候。

2. 络气郁滞　气络运行迟滞，即络气郁滞证，具体表现随其络脉所在与归属及损伤脏腑的不同，而有不同的络气郁滞之证候，如肝络气滞则胸胁胀满；脾络气滞则腹胀、食欲不振、便溏；心络气滞则胸闷、心悸等。但总的临床表现是以胸胁脘腹等处的胀闷、疼痛为主症。其胀痛时轻时重，部位不固定，可为窜痛、胀痛等，胀痛常随嗳气、肠鸣、矢气而减轻，或随情绪的忧思恼怒与喜悦而加重或减轻，脉象多弦，可无明显舌象变化。引起气络郁滞的原因，既有情志不舒、饮食失调等，也有感受外邪或外伤闪挫等。此外，痰饮、瘀血、宿食、蛔虫、砂石等病理物质的阻塞，也可使气络功能障碍，惹致气的运行发生障碍而致气络郁滞。常见的气络郁滞证候有肺络气滞证、肝络气滞证、胃络与肠络气滞证、脾络气滞证、心络气滞证等。气络郁滞日久，常可导致血络瘀滞而产生瘀血阻络，或与血瘀兼夹为病而为气络血络同瘀共滞之证。气络郁滞日久，可以化热、化火。气络郁滞还可影响水津的输布而生痰、生湿、水停，形成痰气互结、气滞湿阻、气滞水停等证。

3. 络气乖戾　气络运行乖戾，一方面表现为气络亢变、络气运行超常，甚至亢变为火、火亢为风、风动乱血，形成气滞、气化、风扰、中风之证；另一方面表现为气乱于络、逆行而动，即所谓气逆而上、气机升降失常、气上冲逆而运行乖戾的病理变化所表现的证候。常见的气络逆动证型有肺络气逆、胃络气逆、肝络气逆证。一般表现：咳喘为肺络气逆；呕吐、嗳气、呃逆为胃络气逆；头痛、头晕、气从少腹上冲胸咽为肝络之气上逆。

4.邪阻气络　气络受阻，气络不和，责之于邪气侵入络脉，邪阻气络。最常见的是湿阻气络与痰阻气络证。如凌晓五在《凌临灵方》中记载："伤于湿者下先受之……湿热下注其经，气络不和，肿自足跗而起""暑风化疟……气络不舒，脉弦滑数，治宜疏解""明是痰阻其气络，不主宣使然，脉右弦左小弦数，治宜泄木和中"。

（二）辨"病及血络"

病及血络，一方面导致血络功能障碍，引起气血流通与渗灌失常，临床上出现一系列气血运行失常的证候；另一方面导致血络形质受损，或管壁异常，如管壁增厚、凸起、破坏；或络脉管道绌急、窘屈、狭窄、弯曲、缠结、膨隆等畸变。无论是形质受损，还是功能障碍，从临床上来说，总以功能失常为"病及血络"的突出表现。

1.络血不足　即血络内血液运行灌注不足，络脉内血液偏少，不能有效地濡养脏腑、经络、组织而表现的虚弱证候。常见临床表现：面色淡白或萎黄，口唇、眼睑、爪甲色淡白，头晕眼花，心悸多梦，手足发麻，妇女经血量少色淡甚或经闭，舌质淡，脉细无力等。导致络血不足的原因，或失血过多，或生血不足，或思虑太过、阴血暗耗，或瘀血阻络、新血生化障碍，或久病、大病等伤精耗气，化血之源枯竭。临床上常见的络血不足证候有心络血虚证、肝络血虚证、肠络血虚肠燥证和肤络血虚肤燥生风证等。

2.络血瘀阻　即血络内血液运行迟滞，乃至瘀血阻络，导致血络内气血运行不畅或完全闭塞，不能发挥对脏腑组织的气血输送与供养作用。常见的临床表现是疼痛、肿块、出血，以及某些部位的色泽和脉象的改变等。其疼痛状如针刺刀割，痛处不移而固定，常在夜间加重；肿块在体表者，常呈青紫色包块，在腹内者，可触及较坚硬而推之不移的肿块；出血色紫黯或夹有血块，或大便色黑如柏油状；可见面色黧黑，或唇甲青紫，或皮下紫斑，或肌肤甲错，或腹部青筋显露，或皮肤出现丝状红缕；妇女可见经闭，或为血崩、漏下；舌质紫黯或见紫斑、紫点，或舌下脉络曲张，脉象多细涩或结、代或无脉。引起血络瘀阻的原因：一是血络形质受损，尤其是血络管壁的增厚、凸起或络管的狭窄、膨隆等，导致血液不能正常运行流通，或血行紊乱，或血行受阻，或血行迟滞，久之渐至血络瘀滞；二是离经之血未能及时排出或消散，蓄积而为瘀血，复压迫血络的正常流通与渗灌，序贯产生新的瘀血，形成血络内外皆有瘀血；三是气络郁滞或气络亏虚，难以推动血络内血液正常运行，以致血络瘀滞，形成瘀血；四是寒邪侵入络脉，以致血寒而使血络凝滞，血络瘀阻；五是血热而使络脉亢变，血行壅滞，以致血行壅聚或血液受煎熬，以及湿热、痰火壅阻，血络不通，导致血液运行不畅而形成瘀血阻络之证。常见的血络瘀阻证候有心络瘀阻证、瘀阻脑络证、肺络瘀阻证、胃肠络瘀证、肝络血瘀证、胞宫络瘀证、胸膈络瘀证、下焦络瘀证、瘀阻肢络证、瘀滞肤络证等。

3.络热、络毒证　血络内热毒壅滞，容易形成络热证、络毒证。络热证的主要特点除表现为各种出血外，尚有体外局部红、肿、热、痛或体内痈肿，甚或发热的表现；络毒证除表现为络热证外，尚可有脏腑阴络内火热炽盛、热迫血分所表现的血分实热证候。需要注意的是，邪热一旦侵入血络，会迅速引起络脉亢变，气血流通加速，津血渗灌加快，入络之邪迅速从化，短时间内形成热毒、火毒甚或疫毒内迫血络重症，必须高度警惕。

4.络寒证　血络内寒邪内侵，寒凝血络，血液运行不畅，形成络寒证。其临床特点为手足冷痛、肤色紫黯发凉，甚或手足肿胀，或少腹拘急疼痛，或月经延期、经色紫黯、夹有血块。以局部发凉、疼痛、得温痛减与寒证并见为突出表现。与热邪引起的络脉亢变不同，寒邪侵袭血络会引起络脉拮变，导致气血流通减缓，津血渗灌减弱，入络之邪与运行迟缓的血气蕴结，寒化成毒，形成寒毒滞络重症，必须注意防范。

病及气络不仅导致气病，也会序贯导致血病，但总以气病为主、为先；病及血络不仅导致血病，由于气与血的密切关系，同样也会导致气病，但总以血病为主、为重。因而深入理解病及气络的理论内涵，尤应认识到病及气络在于导致气病的同时，也会序贯发生血病，直至气血俱病；病及血络导致血病的同时，也会发生气病，直至气血俱病。领会把握气络与血络的病机权重与病理内涵，有助于深刻领会病及气络与血络临床证候，做到准确辨证，精准施治。

八、辨络形络色

络脉是机体气血运行的通道，又是病邪侵入的途径。机体感邪后由于邪气性质不同，机体阴阳失衡，其络脉的形态与颜色可出现不同的表现形式。辨络形络色就是根据络脉的外在形态与颜色的变化，以确定病络机制的发病因素、病理性质、病变部位、病机类型，并用以判断疾病的预后，为临床制定治法方药提供依据。正如《素问·玉机真藏论》言："凡治病，察其形气色泽，脉之盛衰，病之新故，乃治之，无后其时。形气相得，谓之可治；色泽以浮，谓之易已；脉从四时，谓之可治。"络脉以阴阳属性划分为阴络、阳络。阳络为布散于肌表黏膜部位的络脉，阳络的寒热虚实病变引起的络脉形态及颜色的改变可以直观看到，阴络病变虽在体内脏腑，但亦可通过经络联属而外现于体表阳络，故《丹溪心法》说"有诸内必形诸外"，从体表阳络形态及颜色的异常表现可以判断脏腑阴络的病理变化。

（一）辨色

通常情况下，络脉色红多属实证、热证，色青或黑属寒证，色黄多属湿证、虚证。其局部络脉颜色变化可提示脏腑病变。如《景岳全书》云："五脏受伤，本不易辨，但有诸中必形诸外，故肝病则目不能视而色青，心病则舌不能言而舌赤，脾病则口不知味而色黄，肺病则鼻不闻香臭而色白，肾病则耳不能听而色黑。"《灵枢·经脉》亦指出："凡诊络脉，脉色青则寒且痛，赤则有热。胃中寒，手鱼之络多青矣；胃中有热，鱼际络赤；其暴黑者，留久痹也。其有赤、有黑、有青者，寒热气也；其青短者，少气也。"一般而言，青者，肝胆之色，亦风木之色。肝属目，又目下色青者，肝风也。黄者，脾胃之色，亦湿土之色也。色萎黄者，脾虚也。赤为热，赤者，心与包络小肠之色，亦暑热之色也，心开窍于舌，舌红者，心火也。黑为痛，黑者，肾与三焦膀胱之色，亦寒水之色也。如颧与颜色黑者，肾病也。白为寒，白者，肺与大肠之色，亦燥金之色也。面白少泽者，气虚也，面白色枯者，气血俱虚也。

（二）辨形

络脉是气血运行的通道，其正常的形态应为通畅顺滑、充盈有形、张弛有度，反映于机体为气血运行顺畅、不急不缓、虽急而不壅、虽缓而不滞。如络脉短小、瘪屈、萎缩、塌陷者，昭示着络脉拮变，多属虚证；过度充盈、饱满、增宽者，昭示着络脉亢变，多属实证；若扭曲如蚯蚓状或呈团块壅滞于局部，属寒凝气滞；扩张、伸展或沿络脉循行扩散者，多属热证。

临床多根据浅表位置络脉的形态变化来辨别疾病性质。在《素问·平人气象论》《素问·三部九候论》《素问·皮部论》《灵枢·经脉》《灵枢·经别》等篇中提出了面部、虚里、鱼际、踝上等诊络脉部位。后逐渐丰富了面部络脉辨、白睛络脉辨、耳后络脉辨、山根络脉辨、舌下络脉辨、鱼际络脉辨、食指络脉辨、指甲络脉辨等络脉诊断的内容。

（三）舌下络脉

通过观察舌下络脉颜色、分支、粗细及有无迂曲等病理性变化，能够判断脏腑气血运行状况，对诊断疾病起到重要的辅助作用。如《望诊遵经》云："手少阴通舌本，足少阴挟舌本，足厥阴络舌本，足太阴连舌本，散舌下，舌本在下，舌尖在上。"脏腑通过经络与舌相连，舌下络脉可在一定程度上反映脏腑的病变情况。舌下络脉颜色淡红、络形短小且不明显者为虚证，多由饮食不慎、过度劳倦致正气亏虚无以充养，气血不能充盈络脉；舌下络脉颜色深紫或黯红、形态饱满、突出者为实证，多由瘀血内阻气机郁滞或痰饮内停使气血运行不畅所致；舌下络脉色淡紫；脉形粗长多属寒凝、阳虚或气虚血滞；其色青紫，脉形粗长、怒张或细短紧束，多属瘀血阻滞或痰热互结；其色黯红；脉形怒张多属热壅血瘀或湿热血瘀。

（四）面部络脉

《灵枢·邪气脏腑病形》曰："十二经脉、三百六十五络，其血气皆上于面而走空窍"，说明面部与全身脏腑组织均有密切联系，故根据面部络脉的变化，可以诊察脏腑病变。面部络脉主要观察蟹爪纹（纹形如蟹爪，色紫红之血纹）位置。蟹爪纹出现于面部颞区，主心病；蟹爪纹出现于面部额区，主肺病；蟹爪纹出现于面部颊区，主肾病；蟹爪纹出现于鼻区，主肝病。

（五）白睛络脉

《灵枢·邪气脏腑病形》曰："十二经脉、三百六十五络，其血气皆上于面而走空窍，其精阳气上走于目而为睛。"一般而言，机体上部疾病的白睛络脉病变，主要在瞳孔水平以上显现；机体下部疾病的白睛络脉病变，主要在瞳孔水平以下显现。内侧白睛主机体内侧病变；外侧白睛主机体外侧病变；左眼白睛主机体左侧疾病；右眼白睛主机体右侧疾病。白睛络脉粗大色深者，多为病久邪深或多脏病变；白睛络脉如点缀成圆圈，多为体内瘀血阻滞或积聚之象；白睛络脉曲折蜿蜒、如螺旋形者，提示络脉气血不畅，或气滞血瘀，或久患疼痛，甚至体内罹患癌肿；白睛现蜘蛛网状络脉，提示有伏痰哮证、肺胀喘咳或内有痰瘀互阻之疾。

若白睛出现青紫或红色络脉浮起，在络脉末端有紫黑色的圆形瘀血点，其被称为外伤点或报伤点。报伤点在瞳孔水平线之上的，是伤在胸胁；点在水平线之下的，是伤在背部；点在左眼，表示伤在身体左侧；点在右眼，伤在身体右侧。点色淡黑如浮云，散而不聚的，是伤在气分；色黑而沉着、紧敛，形如芝麻的，是伤在血分；色黑点圆密致，周围色淡如云彩的，是气血两伤。

白睛的外下方，有红色络脉突出者，为有内痔之征象；白睛内下方，络脉充血、扩张、淡青色，为患肝炎征象；白睛正下方，络脉充血、扩张、红黑色，此为胃酸过多或肝火犯胃之征象；白睛络脉充血，贯入瞳孔，是患瘰疬征象；白睛络脉边缘有浅紫色、云絮状斑块，为肠道有钩虫之象。

根据五轮学说，白睛属肺，为气轮，肺与大肠相表里，以此可辨知肺与大肠病变。

（六）山根络脉

鼻为肺之窍而属脾经，山根位于印堂之下、两眼之间，乃心肝之部，足阳明胃经起于鼻之交頞中，可见山根与肺、脾、心、肝、胃关系密切。山根络脉呈现"一"字形，提示脾胃功能受损；山根色黄，为湿、为热、为虚，提示脾胃病变；山根络脉色青，为风、为寒、为痛证，常见于肝气有余、肝阳上亢、肝风内动或心肝火旺、中气不足。山根络脉呈现"丨"字形，提示肺系疾病；山根色红，提示心肺有热。

（七）胸腹络脉

胸腹络脉按位置划分，心肺居上，肝胆位于胁肋，脐上属胃，脐下属肠，大腹属太阴，脐腹属少阴，少腹属厥阴，冲任在中央。《灵枢·经脉》曰："凡此十五络者，实则必见，虚则必下，视之不见，求之上下，人经不同，络脉亦所别也。"观虚里络脉变化，能辨正邪之虚实，清代林之翰说："凡患阴虚劳怯，则心下指虚里多有跳动……其动微者病尚浅，动甚者病则甚。"观腹部络脉怒张提示臌胀，清代石寿棠曰："肚大筋青不治，夫青筋，非筋也，血络也。青者，血燥而结也。"此多由郁怒伤肝、肝郁化热、燥热内盛、血不流通而结，水亦不循常道而停聚，故肚大青筋怒张。

（八）鱼际络脉

鱼际为手太阴肺经之部。《灵枢·经脉》曰："手太阴之别，名曰列缺，起于腕上分间，并太阴之经，直入掌中，散入于鱼际""胃中寒，手鱼之络多青矣。胃中有热，鱼际络赤。其暴黑者，留久痹也。其有赤、有黑、有青者，寒热气也。其青短者，少气也"。说明鱼际络青者，络形稍短粗，胃中有寒或患痛证，提示寒邪内侵，寒凝血瘀，络脉气血不畅；鱼际络赤者，络形稍粗，胃中有热，属于里热壅滞、热壅络亢之证；鱼际色黑者，络形拘挛，属于血络瘀闭、气血不通，多表现为痛证；鱼际现片片红色，如斑如染，按之褪色，称为朱砂掌，是臌胀的典型表现之一。

（九）踝上络脉

踝上所见络脉属足太阴脾经，脾为后天之本，故察踝上络脉可断疾病之预后。以左手拇指按压内踝上五寸处的大隐静脉上，阻断静脉血液回流，然后以右手拇指沿静脉壁向下轻推至内踝上，将静脉内的血液驱回足部，再放开右手拇指，观察血流充盈的速度和状态。恢复速度较快为正常；充盈甚过，甚至曲张隆起者多见于实热证候；充盈甚慢，似有似无，达不到内踝上五寸指按处，多见于气血两虚，病情危重。

除外，尚有望耳后络脉、望食指络脉、望指甲络脉等内容，在此不再赘述。

总之，病及络脉，可分阴阳；阳络有疾，阴络可伤；阴络有病，阳络可恙；一络久病，多络可殃；由络传经，知络传脏；以络识经，察络知脏，辨络形色，有助临床。

第七章　病络临证治疗

第一节　病络治疗原则

　　络脉的基本功能是运行气血，病络的基本病理变化是气血不能正常运行，或络脉亢变，气血流通加快，甚至络破血溢，肆意妄行；或络脉拮变，气血流通不及，甚至络滞络瘀，气血瘀塞不通；或邪滞络脉，壅滞气血，络息成积，甚至络脉异生，气血运行乖戾。同时，序贯产生津血渗灌失常及神机运转障碍。因而，病络临证治疗所确定的治疗原则，应当是切中上述病络机制内涵进行治疗的基本原则。

　　针对病络机制的治疗，早在《黄帝内经》中就提出了虚补实泻的治疗原则，如《灵枢·脉度第十七》云："络之别者为孙，盛而血者疾诛之，盛者泻之，虚者饮药以补之。"指出对于病络机制治疗原则是虚则补之，实则泻之。《黄帝内经》还提出了活血通络的治疗原则，认为病络阶段最常见的病理变化是瘀血，逐瘀通络是其主要治疗方法。例如《灵枢·阴阳二十五人第六十四》云："其结络者，脉结血不行，决之乃行。"对于邪滞络脉所导致的痹证，应"视其血络，尽出其血"（《灵枢·寿天刚柔第六》）。对于心疝暴痛，"取足太阴厥阴，尽刺去其血络"（《灵枢·热病第二十三》）。另外，《黄帝内经》强调了病在血、调之络原则，如《素问·调经论第六十二》云："病在血，调之络。"指出血分病变当从络脉入手进行治疗，但是如何"调络"，《黄帝内经》论述很少。

　　叶天士发展了病络机制介导的临床病证的治法和用药，针对当时"医不知络脉治法，所谓愈究愈穷矣"的现状，创立了系统的治络之法。认为治疗邪入络脉，病及络脉，必须区分寒热、判定虚实、厘定浅深。在《临证指南医案》中指出："络中气血，寒热虚实，稍有留邪，皆能致痛。"无论祛邪，抑或补益，唯秉"络以通为用"之原则，实施不同通络治疗，方能达到《黄帝内经》所言之"疏其血气，令其条达"的络通络复之目的。尤强调属实者宜攻之，邪去络脉自通。其实，历代医家均强调"络以通为用"，并通过大量的临床经验，诠释着通络治疗的实践意义。清代韦协梦在《医论十三篇》中说："治病以利气为先，用药以通络为主。盖人之经络不通，则传输不捷，药不能尽其功。"病及络脉，影响了络脉的气、血、津液、神的循环流通与渗灌运转，强调病络机制的通络治疗，对于提高临床疗效具有重要的意义。在具体通络时，应当把握以下几点。

　　第一，通络并非唯活血原则。病及络脉，启动病络机制之后，所导致的病络状态，并非仅仅是血瘀，所产生的病理因素也并非仅仅是瘀血，尚有气滞和其他病证因素。因而在实施通络之治法时，不能一概强调活血化瘀疗法，而应当权衡其他病络证候，或理气祛滞，或祛痰散结。

　　第二，通络应当区别病络的病理属性，是络脉拮变还是络脉亢变。络脉拮变者，络脉循环趋缓，气血流通减少，津液渗灌相对不足，神机运转趋弱，辨证多属阴邪致病，临床上以里证、虚证、寒证为主。治疗上当以祛邪复络、祛邪复脉及扶正益络为主。络脉亢变者，络脉循环亢盛，气血流通有余，津液渗灌过度，神机运转过强，辨证多属于阳邪致病。临床上以表证、实证、热证为主。治疗上当以祛邪平络为主，抑制过于亢盛的络脉，使气血不至于过亢而逆乱、过极而生风、过速而生壅。唯有祛除邪气，平息亢态，方能重建络脉之阴阳平衡，从而恢复气血运行的平稳致远、平稳有序之状态。

第三，通络应当厘定病络之病位深浅。络脉有气络与血络之分，病及气络者，病位厘定于气分，自当以理气为主；病及血络者，病位厘定于血分，自当以理血为先；气络血络俱病者，自当预判气分与血分之权重而重用气分或血分之药。

第四，通络应当明辨络脉功能障碍情况，络脉不仅可以循环气血，还借助于络脉-孙络-玄府系统，具有流通气液、渗灌津血和转运神机的功能。倘若病及络脉，导致气液流通与津血渗灌障碍，必须兼顾流通气液与活血利水之治；若病络于脑或其他部位，导致神机运转障碍，必须兼顾醒脑、利脑、清脑或醒神、开窍、悦神等舒利神志、调神之品。

第五，通络应当兼顾络体损伤情况。络脉作为一个密布全身的、集气、血、津、液、神五位于一体的网络系统，其复杂的功能活动依赖于复杂完整的络脉结构。病及络脉启动病络机制，不仅导致络脉内流通的气血运行失常，同时也能导致络脉自体损伤，如络脉管壁增厚、凸起，络壁结滞，络脉破溢等。通络时应兼顾络体上述结构异常的损害，实施相应的干预方法。

第六，调络治疗应当与治疗八法结合起来。治疗八法即汗、吐、下、和、温、清、消、补八种治疗方法，将此八法灵活运用于病络机制的治疗中，审察病络机制的不同成因，区别不同病程阶段的各种病络变化由生的病络证候，做到辨证求因，审因论治，审时度势，厘定兼夹，定夺权变，以期疗效。

第二节　针对病络机制的常见治疗方法

病络机制作为中医发病学的一类重要病机，在各种发病因素的影响下，以络脉为发病切入点，通过络体及络脉气血津液神的病变，介导产生各种临床证候。因而在临床实施治疗时，仍然要遵守整体观念、审证求因与辨证施治的原则，根据病络发生的原因、病络机制状态、病络涉及部位与脏腑的不同，确定相应的治疗方法。

解表宣络法：适用于邪气束表、卫气郁滞之证。该法严格来说，隶属于传统的汗法范畴。通过解表祛邪，解除邪气郁滞之状态，尽快恢复气络的宣通与卫气的功能。

理气透络法：适用于邪气壅滞气络所导致的气络壅遏之证。通过疏利气机，调畅卫营之气，恢复卫营和合状态，消除邪壅邪滞之困局，从而达到络和络疏、气血通利、正气自复的功能。理气透络法，必须建立在祛邪疗法的基础上实施，否则，邪气不祛，理气无异于助邪，透络又恐助邪势。同时，理气须柔，透络须轻，谨小慎微择用辛温散利，气壅则散，络滞则透即可。

活血化瘀通络法：简称活血通络法，适用于络脉瘀阻之证。通过活血化瘀，解除络脉内血液瘀阻状态，尽快恢复络脉内正常的气血循环，重建络脉气血供应与各脏腑组织器官的供需平衡，达到络通血活、络通血通、络通病却的目的。

理气和络法：适用于络脉绌急之证。通过理气，或清气（热），或宣（肺）气，或温（经）气，或醒（脑）气等，尽快恢复绌急部位的气机流通和气血平衡，以达到息绌缓急、和络解痉的目的。

温经散滞通络法：简称温经通络法，适用于络脉拮变引发的病络证候。络脉拮变多属于里证、虚证、寒证、阴证。由于阴寒之邪凝滞络脉，络壁结滞，络气凝滞，络血瘀阻，甚至络虚留滞，气血不足，通过温经通络、散寒行滞解除络脉之凝滞瘀阻状态，尽快恢复络脉的正常气血流通，达到气血通利如常、络脉拮变之状态自复的目的。

清络平络通络法：适用于络脉亢变所引起的病络证候。络脉亢变多属于表证、阳证、热证、实证。由于阳热亢盛，热极生风，燔经窜络，阳亢化风，导致气血流通过速，津血渗灌过度，甚至热毒壅滞等，通过清络解毒、凉气宣壅、平抑风动达到络平风息、阴阳平衡的目的。

祛邪消积散结法：适用于邪入络脉、蕴结不去、日久络息成积之证。络息成积在于正衰积损、病因积累，众邪蕴集，邪入络脉，邪气蕴积，胶结异变，从化善变，诸邪归一，息而成积，并序贯贻害脏腑，乃至全身。通过祛邪消积、散结软坚、解毒化滞等，达到邪祛积消、络脉通利、气血流通恢复的目的。需要注意的是，既已成积，积而异变，积而为形，积而为肿，积而质硬，硬而成岩，此时，必用峻猛，破瘀软坚，攻坚克难，方能奏效。

护络止血法：适用于络脉损伤所引发的血证。通过止血散瘀或伍以补气、补血等法，达到血止气平、气血和平、经安络复的目的。

祛痰通络法：适用于痰阻络脉之证，通过祛痰化浊、祛痰化湿，消除痰阻络脉、痰结络脉之状态，达到痰祛络通的治疗目的。

清热解毒通络法：适用于热毒壅络、毒损络脉之证。通过清热解毒，消散络脉内外热毒壅滞之状态，达到热退、毒消、络损自复的目的。

补虚通络法：适用于络脉亏虚、络脉之气血阴阳不足之证，亦即络虚不荣之证。通过补益气血、滋阴补阳，尽快减缓或消除络脉之气血亏虚、阴阳不足之状态，达到络脉内气血充足、阴阳平和、络脉内气血通利之目的。

总之，病络机制引发的病络证候，在临床治疗时，要灵活权变，既要谨遵治络的第一原则——"通"，通络脉、通气血，尽快恢复气血的正常运行流通，又要灵活理解"通"字之不同方法，寒者以热，热者以寒，虚者以补，实者以泻，壅者以宣，结者以散，气者调气，血者理血，补虚泻实，表里兼顾，动态权变，三因制宜。正如高士宗《医学真传》所说："通络之法各有不同，调气以和血，调血以和气，通也；下逆者使之上行，中结者使之旁达，亦通也；虚者助之使通，无非通之之法也。"

第三节　病络机制常用药物特点

一、病络机制辨证择药的依据

病邪侵入络脉、病及络脉或病程进入络脉变化阶段，启动病络机制，引起系列病络证候，按照其发生的病理变化，大致包括以下三种。

一是络脉本身的病变，包括络脉结构与功能的异常。络脉之结构的异常，包括络脉损伤、络脉自身结构性阻滞、络脉异生而产生异于正常的畸形络脉。络脉损伤主要是各种原因引起的络脉破损、产生络破血溢的证候。络脉自身结构性阻滞，包括络脉管壁增厚、凸起、狭窄等，产生络脉阻滞、气血运行不畅的证候。络脉异生主要是伴随络息成积而乖戾生长的畸形络脉。

二是络脉之气络病变，也就是病及气络阶段所引发的病络证候。病及气络，影响了气机的基本运行状态，或运行迟滞，或运行过速，或运行逆乱。气迟而滞，气速则亢变为火为热，气机逆乱而血行乖戾、变生瘀血等。

三是络脉之血络病变，也就是病及血络阶段所引发的病络证候。病及血络，影响了血液的基本运行状态，或运行迟缓而生瘀，或运行过速而亢变为火为热，甚至亢变蕴邪成毒，或运行逆乱而贻害脏腑。

针对病络机制的上述三种变化，在病络证候的因机证治选择药物时，属于络脉本身病变的，毫无疑问要选择具有独特作用的治络通络药物；属于气络病变的，要选择功擅入气、理气、开气、宣气达络的药物；属于血络病变的，要选择善于入血、活血、化瘀通络之品。

病络治疗用药是指历代医家总结归纳出的具有直接切中病络机制进行治疗、能尽快恢复络脉的结构完整与正常功能的作用的药物。

由于络脉广泛分布于人体上下内外，以运行气血津液和承载神机的运转为基本功能，因而络脉通畅无滞、气血津液神机运行与枢机流行正常，是维持人体正常生命活动的基础。络脉的结构特点支横别出、逐级细分、络体细窄、网状分布，所谓纵横交错、曲径通幽、细小玄微，同时络脉的功能总与各种复杂的功能活动相适应，所谓气血流通、津液渗灌、神机运转的过程必然呈现出且急且缓、且渗且灌、且运且转的特点，极易导致各种内外病因、不同病程及不同病邪伤及络脉、病及络脉而致的复杂病络证候，成为疾病发展和进深加重的关键环节。在病络机制的形成过程中，随之显露的病机特点为易亢易拮、易滞易瘀、易入难出、易积成形等，而其最关键的病理核心则为"不通"，也就是上述三类病络机制可以集中到一点，那就是络脉不能正常地"畅通"，因此"不通"或"不畅"是病络机制的最终结局。即使是络脉异生，也是基于病络之络息成积的变化、正常的络脉不通或不畅而乖戾异生的。鉴于此，针对上述三类病络基本机制的变化所导致的络脉功能的失常，其治疗的根本目的在于保持络脉通畅以恢复其正常功能，故病络机制的基本治疗原则在于"络以通为用""病络以通为治""病络必通络"。

具体来说，病络之通络方法，可以分为"祛邪通络"及"扶正通络"两大类。"祛邪通络"主要用于邪滞络脉、邪痹络脉所导致的络实证。在选择药物时，当选祛邪通络的药物。实际上，祛邪通络的药物并不是固定的，也不是专门的，应根据其不同入络、病络之邪气而选择相应的祛邪药物，属于风邪入络者，当选择祛风药物；属于寒邪入络者，当选择散寒药物；属于湿邪入络者，当选择祛湿药物；属于痰邪阻络者，当选择祛痰药物；属于瘀血阻者，当选择活血化瘀药物。以此类推，凡此不胜枚举。需要指出的是，由于瘀血或痰浊是病络机制中的基本病理因素，因此，常用活血化瘀和祛痰药物。张仲景首创活血化瘀通络法及活血化痰通络法，并拟旋覆花汤、大黄蟅虫丸、鳖甲煎丸、下瘀血汤、抵当汤等活血化瘀通络之方治疗病络瘀阻重证。叶天士则针对病络证候，提出了理气、化痰、活血化瘀等系列通络方法，无不彰显活血化瘀和祛痰药物在病络证候治疗中的重要性。由于邪痹络阻是病络机制引发病络证候的病机关键，因此应在祛邪的基础上配伍功擅通络的药物。

"扶正通络"主要用于正气素虚、络脉不足、络虚失荣所导致的络虚之证。此络虚，包含了气血阴阳之亏虚，由于虚气留滞、虚血留瘀、虚阳生迟、虚阴生涩，同时虚虚实实，虚中夹实，最易兼夹痰浊瘀血等内生邪气，所以络脉空虚之络虚证应在选择补益药物的基础上，兼伍通络药物，此即叶天士所谓"大凡络虚，通补最宜""当与通补入络"之义。

从病络机制的权重主次来说，无论是病络机制中的络实证之祛邪通络，还是络虚证之扶正通络，择以祛邪与扶正药物时，总要配伍功擅通络的传统药物，方能尽括病机。

二、传统通络药物

传统通络治疗用药是指清代叶天士等医家总结归纳出的具有直接通络治疗效果的药物，主要包括辛味通络、虫类通络、藤类通络及络虚通补类药物，是前人通络治疗长期经验的总结。特别是叶天士对直接通络药物的功能特点做了较为深入的阐述，如其所言"络以辛为泄""酸苦甘腻不能入络"，指出了以药品五味分类而言辛味药对疏通络脉具有重要作用。叶天士对虫类药的通络作用也极为推崇，说"考张仲景于劳伤血痹诸法，其通络方法，每取虫蚁迅速飞走诸灵，俾飞者升，走者降，血无凝着，气可宣通，与攻积除坚，徒入脏腑者有间"，指出了虫类药物对病络证候治疗的独特价值。同时，病络机制有虚有实，对于因虚而致的病络机制，叶天士倡用"络虚通补"治法，提出"大凡络虚，通补最宜"。此通补药物，最易选择血肉有情之品，因其通灵含秀，最能培植人身之生气，因而是叶天士络虚通补治疗的常用药物。以藤类入络则是根据取类比象的思维方法确定的，因藤类缠绕蔓延、纵横交错、形如络脉，故用于通络治疗。

传统通络药主要有四类，即虫类通络药物、藤类通络药物、辛味通络药物、补虚通络药物。

（一）虫类通络药

虫类通络药性善走窜，最易攻坚克难、剔邪搜络，是中医病络机制治疗中十分重要的一类药物。由于络脉分布纵横交错，结构窘曲狭窄，故对于药物来讲，入络不易，通络更难。病络机制启动后，病络之初，多属气机失调、气分病变、气络功能障碍，以络气郁闭为主，尚可用辛香草木类药物加以调理，如陈皮、枳实、木香、檀香、川楝子、乌药、香附等行气通络、疏利络气，可望奏效。

当病久入络、久痛入络，病由气络及于血络，由气络郁滞渐至血络瘀阻，则草木之味难以开启郁结之气，败瘀凝痰，混处络脉，以致痼结难解，因而必须用虫类搜邪剔络。虫类通络药物性善走窜，本属血肉有情之品，又兼咸味入血之用，最能深入络脉深部，达于血分深层，剔邪搜络，无微不至。因而用于病络日久、杂邪丛生、众邪交结、阻络闭络之证，可期奏效。

东汉张仲景的《伤寒杂病论》首倡虫药通络，其大黄䗪虫丸治"五劳虚极羸瘦，腹满不能食……经络营卫气伤，内有干血，肌肤甲错"，方中应用了虻虫、水蛭、蛴螬、䗪虫多种虫类药化瘀通络，祛瘀生新。鳖甲煎丸治疗疟疾日久不愈，"结为癥瘕，名曰疟母"，于方剂中配用䗪虫、蜂房、鼠妇、蜣螂等虫类药搜剔络瘀，从而开虫类药通络治疗之先河。清代叶天士对张仲景用虫类药进行了高度评价，"考张仲景于劳伤血痹诸法，其通络方法，每取虫蚁迅速飞走诸灵，俾飞者升，走者降，血无凝着，气可宣通，与攻积除坚，徒入脏腑者有间"，指出虫类药搜剔疏拔，有"追拔沉混气血之邪"的独特疗效，并将虫类药物广泛应用于疼痛、中风、痹证、癥积等病证治疗中。清代吴鞠通评价虫类通络药物说："以食血之虫，飞者走络中气分，走者走络中血分，可谓无微不入，无坚不破。"

根据虫类通络作用的不同，虫类通络药物可以分为两大类：一类为化瘀通络药，主要适用于久病久痛、络脉瘀阻、闷痛刺痛、部位固定，或结为癥积，或风湿痹痛，或中风偏枯，或虚劳干血、肌肤甲错，常用药物有水蛭、土鳖虫（䗪虫）、虻虫、鼠妇、蛴螬等；另一类为搜风通络药，此类药物除具有化瘀通络作用外，尚独具搜风息风作用，主要用于络脉细急，猝然不通而痛，或一过性头晕肢麻、言语謇涩，或肢端遇冷青紫麻木疼痛，常用药物有全蝎、蜈蚣、地龙、蝉蜕、露蜂房、乌梢蛇、白花蛇等。

总之，无论是化瘀虫类通络药物，还是搜风虫类通络药物，皆为血肉之质、有情之品，以其动跃之性行攻冲之用，体阴用阳，能深入隧络、剔络软坚、攻剔痼结之瘀痰、旋转阳动之气、削逐顽坚之结滞，是病络机制下病络证候极为推崇的药物。

（二）藤类通络药物

取类比象是中医临床用药的常用原则，藤类屈曲而生、缠绕蔓延、曲直有势、纵横交错、犹如网络、无所不至，其形如络脉，对于久病不愈、邪气入络、病及络脉者，可以藤类药物通经达络、通络行滞、活络散结。正如《本草便读》所说："凡藤类之属，皆可通经入络。"常用藤类药物有雷公藤、络石藤、忍冬藤、青风藤、鸡血藤等。需要注意的是，某些茎、枝类药物也具备藤类药物的通络作用，如桑枝、桃枝、柳枝、槐枝、杏枝等，临床亦可选用。如《本草撮要》云："桑枝，功专去风湿拘挛，得桂枝治肩臂痹痛；得槐枝、柳枝、桃枝洗遍身痒。"

（三）辛味通络药物

辛味通络药物，取其辛香气烈，最善通络，引经报使之用。以叶天士为代表提出用辛香通络药治疗常见病。无论是虫类通络药物，还是藤类通络药物，其实贯穿的均为"辛以通络"原则。从历代先贤的通络用药经验看，通络药物大多以辛味为主，或必佐以"辛"。明代医家缪希雍在《本草经疏·续序例上》指出："血瘀宜通之，祛宜辛温、辛热、辛平、辛寒、甘温，以入血通行。"辛味药在通络中的作用：①辛则通，辛味药能行气通血络。《素问·脏气法时论》说辛可"通气也"。辛香走窜，能使络中结者开、瘀者行，还能制约其他入血及润津行津药凝闭之弊。②辛香走窜，凭借辛烈之气，无处不到，有引诸药入络并透邪外达之能。

病络病机中气机郁滞时多用此类药物，意在辛香宣透，能散能行，行气通络，引经通络。《素问·阴阳应象大论》云："气味辛甘发散为阳，酸苦涌泄为阴""味厚则泻，薄则通"。辛香者宣，横贯穿透，壅塞不通，宣而散之，非此无以入络。张山雷《本草正义》云："细辛味辛性温……而芳香最烈，其气直升，故善开结气，宣泄郁滞，而能上达巅顶，通利耳目，又根亥盈百，极细且长，则旁达百骸，无微不至，内之宣经络而疏通百节，外之行孔窍而直透肌肤。"辛香通络之品可以辛香开窍、宣畅通络，还兼具引经作用，可引诸药达于病所。《素问·脏气法时论》云："辛以润之，开腠理，致津液，通气也。"辛味药为叶天士治疗络病常用药，认为"络以辛为泄""攻坚垒，佐以辛香，是络病大旨""久病在络，气血皆窒，当辛香缓通""酸苦甘腻不能入络"。因而对于络病治疗常以辛味为主，或佐以辛味药。邪结络中隐曲之处，一般补益活血药不能入络，而辛药走窜，无处不到，不但可以走窜通络，还可引药入经达络以发挥作用，又能透达络邪使之外出。如陈士铎《本草新编》言麝香"借其香窜之气以引入经络，开其所闭之关也"，当络气郁闭、络脉失畅时，可用辛香通络之品。临床上常用麻黄、荆芥、薄荷、桑叶、降香、麝香、檀香、薤白、乳香、冰片等芳香通络药物。此类药物五味多属辛，其气香烈，辛香可以散行走窜、开郁通络；若络气郁滞、寒凝脉络常用辛温通络药桂枝、细辛等；若络气郁滞、渐致络瘀可用辛润通络药当归尾、桃仁等。

（四）补虚通络药物

病络机制有虚实之分。《灵枢·卫气失常》云："血气之输，输于诸络。"对于气血阴阳不足所导致的络脉亏虚，或正气不足、虚气留滞，或血液亏虚、虚血留瘀，或阳气不足、内生寒滞，或阴津不足、络道涩滞，凡此皆可导致络脉失荣、气血流通减退、脏腑组织器官失去正常的荣养，产生一系列络虚证候。因而，络虚证候，络脉失荣的实质，是络脉内气血津液流通与渗灌不足而伴随的虚滞状态，虚滞状态的持续必然会由生实滞，形成虚实夹杂的复杂证候。很显然，此时非补而不能益其虚，非通而不能行其滞，唯有且补且通，补其虚与通其络并用，方能切中病络机制的全部。此即《临证指南医案》所说"大凡络虚，通补最宜"的内涵之所在。

补虚通络作为治疗病络证候的一种治疗方法,并未有专门的药物,而是在辨证施治思想指导下,根据病络机制所产生的病络证候的具体情况,灵活选用补益药物与通络药物。对于络气亏虚证候,可以选择补气药物与通络药物;对于络血不足证候,可以选择补血药物与通络药物;对于络阳不足证候,可以选择温补阳气药物与通络药物;对于络阴不足证候,可以选择滋阴药物与通络药物。

需要注意的是,络脉亏虚、络脉失荣证候的产生,往往不是虚的单一性和实的单一性,而是呈多元性和动态时空性变化。即络虚往往是气血阴阳杂现,虚滞与实滞共显。因而临证补虚通络时,应当建立多元、动态思维,灵活权变病理因素和动态时空变化,厘清病理因素的实质与权重,做到精准辨证、准确择药。

三、按病络机制出现的病理因素选择通络药物

(一)化瘀通络药物

化瘀通络药主要应用于病及络脉血络,导致络脉瘀阻、络脉瘀塞所产生的临床证候。由于络脉的主要功能是运行气血,因而络脉瘀阻是病络机制中最为突出的病理变化,无论是病初的急病入络,还是"久病入络""久痛入络""久瘀入络",其根本的病理变化必然是瘀血病理因素的产生,瘀血一旦形成,气血津液神的序贯变化遂之产生或同生,从而导致多元共现的病机变化,呈现多元的复杂证候。因而必须采取活血化瘀的方法,尽快解除瘀血、消除瘀血、恢复络脉正常的血液运行,方能祛病康复或转危为安。历代医家在长期临床实践中总结出化瘀通络的药物特点,如汉代张仲景首用虫类药化瘀通络之先河,清代叶天士总结出虫类化瘀通络药具有除络中瘀结沉痼之邪的特长。王永炎院士认为在化瘀通络药物中,以虫类药物最为峻猛,善于攻坚破瘀;海类药物次之,善于软坚化瘀;藤类药物偏于柔和,具有基本的活血化瘀通络作用。有依据络脉瘀阻轻重之不同和化瘀通络药物功能特点将化瘀通络药物分为3类:养血和血通络药如当归、鸡血藤,辛润活血通络药如桃仁,搜剔化瘀通络药如水蛭、土鳖虫、虻虫、蜣螂等,有利于临床择药,值得重视。

(二)祛痰通络药物

祛痰通络药是专门针对病及络脉、络脉气血渗灌失常、津血郁滞而生痰浊、日久痰浊痹阻络脉而进行治疗的一类药物。进一步说,痰的形成,缘于脏腑气化功能失常、水津代谢障碍而生。痰湿、痰浊一旦形成,随气周流无处不到。痰湿之"随气周流",当然也包括随气络周流、随血络周流,也就是随络脉周流。痰湿在随络脉周流的过程中,势必阻遏气血,阻于络脉,形成痰阻络脉之证。痰阻络脉的同时,也势必因为阻碍气血运行而产生瘀血。因此,就痰阻络脉机制而言,说痰必知瘀,论瘀必知痰,痰瘀往往并现,形成痰瘀互阻、痰瘀互结、痰瘀共损、痰瘀共害,掌握此病机方能切中病情的实际。既然痰浊、痰湿阻滞了络脉,形成了痰阻络脉之证,临床上在辨证施治、处方择药时,必须选择祛痰通络药物。常用的祛痰通络药有白附子、皂荚、半夏、天南星、白芥子、天竺黄、鲜竹沥、丝瓜络等。鉴于痰瘀互阻的实际病机,在选择祛痰通络药的同时,择用活血通络药物也是必不可少的,常用的化瘀通络药物除上述外,如川芎、延胡索、郁金、乳香、没药、五灵脂、降香、丹参、红花、桃仁等活血化瘀的药物亦可选用。

(三)祛风通络药物

祛风通络药物是指具有辛散祛风或息风止痉作用,能治疗风邪袭络、络脉不和所致的肢体、关节、肌肉的疼痛、酸楚、麻木或皮肤瘙痒、荨麻疹等病证,以及内风扰动络脉、络脉亢变引起的肢

体抽搐、痉挛、震颤、动摇等病证的药物。一般而言，祛风通络药物分为祛外风通络药物和祛（息）内风通络药物。祛外风通络药物主要有如雷公藤、忍冬藤、青风藤、海风藤、络石藤、天仙藤等。息内风通络药物主要有钩藤、僵蚕、羚羊角、全蝎、蜈蚣、蝉蜕、乌梢蛇、白花蛇等。

（四）解毒通络药物

解毒通络药物是指针对毒邪壅滞络脉而进行治疗的一类药物。毒邪有外毒与内毒之别，又有一般之毒与温热疫疠之毒之异，无论是何种何类毒邪，其共同的特征是毒邪壅滞络脉，毒犯、毒损、毒害、毒伤络脉，导致络脉功能失常或形质受损，因而必须紧急解毒，尽快恢复络脉的功能，避免络脉进一步受损。常用的解毒通络药物，目前仍以清热解毒药物为主，包括牛黄、冰片、金银花、连翘、穿心莲、大青叶、蒲公英、鱼腥草、金荞麦、紫花地丁、板蓝根、野菊花等。

络脉虽然分布广泛，但总与经干相连，络脉的气血总与经干之气血相接，因而病络机制一旦形成，在治络择药时，选择合适的引经药物是非常重要的。引经以入络，引经以直达病所，引经以报使和药，利于君臣佐使齐心合力。正如尤在泾《医学读书论》中所言："兵无向导，则不达贼境；药无引使，则不通病所。"因而病络临证时加用引经入络药物往往能起到事半功倍的效果。

临床是复杂的，病络证候也是复杂的，病络证候所表达的或隐现的证候更是复杂的。在病络药物选择时，必须仔细审辨诸多病理要素，审证求因，明辨虚实，权衡主次，厘清兼夹，既要求因择药以通络，又要虚实择味以治络，还要辨证择机以活络。或辛味取其烈以通络气，或咸味软其坚以散络结，或藤类取其形以曲直达络，或虫类取其象走窜剔络等。病络轻者，味少而力专之，病络重者，味多而力宏之。只要时刻牢记病络主线，病络证候的药物选择必然在以法统方中充分契合病机，完美地勾勒出病络机制的药物选择路线图。

第四节　病络辨证论治

一、卫气郁滞证

证候：外邪侵袭，卫气郁滞，可见恶寒、恶风、发热、皮肤紧楚酸胀感；卫气郁滞，玄府郁闭，可见无汗或有汗不畅；卫气郁滞，络经相传，经气不利，可见头胀、头痛等症；卫气郁滞，肺气不利，肺卫不和，可见鼻塞、流涕等症；卫气郁滞，肝经不利，目之玄府郁闭，可见目涩不适感；外邪侵袭，卫气不和，经气不利，内应脏腑气机不和，可见项背强几几、脘腹不适、干呕、干咳、胸胁胀满、口苦等症；外邪侵袭，惑扰卫气，卫气循行失常，郁而为痒；腠理不固，玄府郁闭，风邪与卫气搏结，皮肤瘙痒，位置走窜不定；风邪与热邪搏结，壅遏卫气，可见皮肤红肿热痛，发为痈疽疔疖，伴有瘙痒；风、湿、热邪阻遏卫气，留恋肌表，症见湿疹多种皮损表现，同时或交替出现红斑、渗出、苔藓样变、肥厚浸润、色素沉着等；风燥之邪阻遏卫气，可见皮肤干燥、脱屑、皲裂、瘙痒；舌淡或红，苔可正常或白腻、黄腻，脉浮可伴有数、滑、涩等脉象。

治法：祛风通络，宣畅卫气。

基本方：四物消风散（《医钞类编》）或桂枝汤（《伤寒论》）加减。

四物消风散组成：生地、当归、赤芍、川芎、荆芥、防风、白鲜皮、蝉蜕、薄荷、独活、柴胡。

临证加减：卫气郁滞，是气络损伤的初期。偏于风寒者，加荆芥、防风以祛风散邪；偏于风热者，加桑叶、菊花以疏风散热；肺之气络郁滞，加桔梗、杏仁以宣肺散邪；胃之气络郁滞，加厚朴、法半夏以理气和胃，消痞行滞；太阳经气不利者，加葛根、羌活以祛邪疏经；瘙痒剧烈、不能入眠者，加珍珠母、生牡蛎；皮肤粗糙肥厚严重者，加丹参、制何首乌；红肿热痛甚者，加连翘、蒲公英；干燥、脱屑、皲裂明显者加当归、白芍等。

二、气络壅遏证

证候：高热、大汗、烦躁、便秘、口渴、头痛、肢体惊厥、项背强痛、胸闷或胸痛、咳嗽、气促、气喘、心悸而伴有乏力、腰痛、小便赤热短涩、胁痛、腹胀、口苦、恶心呕吐，舌红苔黄，脉洪数、弦数等。

治法：清热解毒，散壅畅络，透热行滞。

基本方：白虎汤（《伤寒论》）。

临证加减：气络壅遏证是邪气侵犯气络，引起正邪交争、气壅邪盛的状态。道高一尺魔高一丈，正邪交争剧烈，因而症状表现突出，可以呈现各系统、各脏腑器官的气络壅遏、正邪交争至盛的症状。肺卫热盛者，加麻杏石甘汤（《伤寒论》）；心络气壅明显者，可加黄连清心汤（《奇效良方》）；肾脏气络壅遏明显者，加连翘、益母草、泽泻；肝胆气络壅滞，胁痛、口苦、呕恶、便秘者，可加大承气汤（《伤寒论》）或茵陈、栀子、大黄等。

三、气络郁滞证

证候：胸闷、胁胀、脘腹不适，或胸胁、脘腹等处的胀闷或疼痛，疼痛性质为胀痛、窜痛、攻痛，部位不固定，症状时轻时重，按之无形，痛胀常随嗳气、肠鸣、矢气等减轻，或症状随情绪变化而增减，或肢体麻木或疼痛，或咳嗽、气促、无痰或有痰，心悸、失眠、乏力，恶心、呕吐、食欲不振，或呃逆、口苦，舌质淡、苔薄白，脉弦。

治法：辛香通络，疏肝理气。

基本方：柴胡疏肝散（《医学统旨》）。

临证加减：百病生于气，一气络脉郁，气络郁滞的具体症状随其病位脏腑的不同而异。肝之气络郁滞者，还可选用四逆散（《伤寒论》）加减；心之气络郁滞者，可加枳实薤白桂枝汤（《金匮要略》）；肺之气络郁滞者，加苏子降气汤（《太平惠民和剂局方》）；脾之气络郁滞者，加枳实消痞丸（《兰室秘藏》）。肺络气滞、咳痰胸闷者，加桔梗、杏仁、苏梗；胃络气滞、脘腹胀满者，加厚朴、木香等。

四、络脉瘀阻证

证候：头部、胸胁、脘腹、肢体等部位疼痛，痛如针刺、固定不移、拒按、昼轻夜重，疼痛时间较长、病程较久。或现肌肤甲错、皮肤青紫，或面目虚浮、面色灰滞，或肢体酸麻痛胀，甚则肢体痿软无力，或关节肿痛变形，或腹大如鼓、水肿、腹壁青筋暴露、皮肤出现丝状红缕，或见出血、血色紫黯，或心悸兼有胸闷窒息感，或头晕、晕厥、眼花、昏瞀、视歧，或胸痛伴有喘憋，或有癥积肿块、舌下青筋，舌质紫黯或有瘀点瘀斑，脉沉涩、细涩或结代。

治法：化瘀通络，理气消滞。

基本方：抵挡汤（《伤寒论》）。

临证加减：头部络脉瘀阻者，加通窍活血汤（《医林改错》）；胸部络脉瘀阻者，加血府逐瘀汤（《医林改错》）或膈下逐瘀汤（《医林改错》）；腹部络脉瘀阻者，加少腹逐瘀汤（《医林改错》）；肢体关节疼痛，系瘀血痹阻络脉者，加身痛逐瘀汤（《医林改错》）；疼痛兼有胀满属络气郁滞者，加郁金、乳香；伴食欲不振、身倦乏力、少气懒言等络气亏虚、脾气虚弱者，加四君子汤（《太平惠民和剂局方》）、黄芪；若兼见出血，加三七粉、降香、血余炭；兼见肢体浮肿者，加四苓散（《丹溪心法》）；兼见癥积者，加鳖甲、牡蛎、三棱、莪术等化瘀软坚之品。

五、络脉瘀塞证

证候：络脉瘀塞有气络瘀塞与血络瘀塞之分，随其瘀塞部位的不同而有不同的临床表现。气络瘀塞多表现为脏腑功能失调、肢体痿软无力或痿废不用，甚至脏腑功能衰竭、呼吸欲绝、心阳暴脱而危象毕现，或下肢截瘫，痛温觉消失，二便失司。脑部或髓部络脉瘀塞，血气运行中断，神机运转不能，元神统御作用障碍，常见猝然仆倒，神识昏蒙，半身不遂，语言謇涩。心之气络瘀塞而致心气阻绝，脉若屋漏，常见于严重心律失常的Ⅲ度房室传导阻滞；心之血络瘀塞常见猝然胸闷疼痛剧烈，痛引肩背或他处，伴汗出肢冷、手足青至节，甚至晕厥。肺络瘀塞可突然出现胸痛气急、胸胀满闷、咯血等症，甚至序贯引起脑气与心气瘀塞而出现面色苍白、虚脱冷汗、恐惧、倦怠乏力、抽搐、昏迷等。四肢络脉瘀塞可见肢体剧痛、青紫、水肿。目络瘀塞出现目痛或不痛、视力下降、甚至失明等。肾络瘀塞可见周身浮肿、尿少、甚至无尿等。肠络瘀塞可见突然发生剧烈腹部绞痛、恶心、频繁呕吐、腹泻，甚至呕吐出暗红色血性液体或出现血便，并伴有发热、脉搏细速、血压下降、口唇发绀、指端青紫、皮肤湿凉、呼吸困难等。

治法：化瘀通络，益气复脉，回阳救逆。

基本方：参附汤或独参汤，加水蛭、蜈蚣、降香。

临证加减：气络瘀塞见肢体痿软无力或痿废不用者，加用黄芪、淫羊藿、鸡血藤、麻黄、桂枝，培补真元、通经开玄、流通气血津液以复通络脉。呼吸欲绝、脉如屋漏等危重证候应中西医结合抢救。

中风偏瘫若见半身不遂、肢软无力、少气懒言、头晕自汗、舌质淡紫或有瘀点瘀斑、脉弦细涩，属气虚血瘀者，可合用补阳还五汤（《医林改错》）；若兼见肝肾阴亏，舌红口干、头晕胀痛者，可加用镇肝熄风汤（《医学衷中参西录》）以滋阴潜阳、平肝和络、补益肝肾；若形体肥胖，系痰湿之体者，加导痰汤（《校注妇人良方》）、菖蒲等以祛痰通络；若肾虚现腰膝酸软、肢麻无力，可加杜断四物汤（自拟经验方：杜仲、续断、当归、川芎、白芍、熟地）以补益肝肾、补血和络。

络脉瘀塞见于真心痛者宜中西医结合抢救。若伴心悸怔忡、短气神疲、脉律不齐，加生脉散（《医学启源》）；若大汗淋漓、四肢不温，重用独参汤或参附汤；若真心痛反复发作，闷痛相兼，伴有头眩心悸，系痰瘀互阻，可加涤痰汤（《奇效良方》）合枳实薤白桂枝汤（《金匮要略》）。

络脉瘀塞见于肠系膜动脉栓塞或血栓及肠系膜静脉血栓所致者，宜中西医结合抢救。在突然腹痛数小时内无腹膜刺激征者可给予保守治疗，辨证给与抵挡汤（《伤寒论》）、桃核承气汤（《伤寒论》）加用三七等。同时配合抗凝、溶栓、解痉、扩血管、抗感染等综合对症措施。对于动脉栓塞保守治疗无效者，应积极手术治疗，可试行取栓术、血管旁路手术等。

络脉瘀塞证的表现复杂，发病有急缓之分，随其瘀塞部位不同，其辨证施治方法各异。可参考有关章节或其他书籍。

六、络脉绌急证

证候：络脉不舒，脑之气络绌急常见高热痉厥、角弓反张、肢体强直痉厥，或癫痫抽搐、口吐涎沫；肺之气道拘急，可见胸闷憋气、喉中哮鸣有声；胃络绌急可见胃肠痉挛、脘腹疼痛突然发作；心络拘急常见胸闷心痛突然发作、心悸汗出；脑之血络绌急可见头晕头痛、短暂性失语、半身麻木；肢端络脉绌急可见皮色苍白、青紫甚则发绀，伴局部冷、麻、针刺样疼痛，常因气候变冷或情绪激动而引起，休息后可自行缓解。舌质或淡或红或暗紫、苔薄白或黄腻，脉沉细、沉涩或沉弦。

治法：搜风通络，解痉缓急。

基本方：芍药甘草汤（《伤寒论》）加全蝎、蜈蚣。

临证加减：若邪闭脑气、扰络动风，可改用羚羊钩藤汤（《通俗伤寒论》），伴神昏谵语者合用安宫牛黄丸（《温病条辨》）；如寒闭肺气、气络绌急、冷哮发作，可加用苓甘五味姜辛汤（《金匮要略》）、麻黄，热哮合麻杏石甘汤（《伤寒论》）加地龙；若遇寒胃脘疼痛突然发作，加用良附丸（《良方集腋》）；若心络拘急而致胸闷胸痛，加瓜蒌薤白桂枝汤（《金匮要略》）、冰片；若脑络拘急猝然头晕发作，或伴一过性失语、半身麻木，加芎蛭天钩汤（自拟经验方：川芎、酒水蛭、天麻、钩藤）、僵蚕、鸡血藤、豨莶草；若肢端冷痛，遇寒苍白、青紫甚或发绀，加当归四逆汤（《伤寒论》）或桂枝、炮附子、乌梢蛇、鸡血藤等。

七、络息成积证

证候：邪气蕴积，日久滞息，息而成积，积而成形，表现为脏腑形态扩大、形质改变引起的脏腑功能减退甚至衰竭。发病初期症状多不明显，随着病程的延长，症状逐渐出现并由轻转重。心积伏梁常见于各种心脏病晚期心脏扩大所致胸闷憋气、心慌气短、动辄加剧、尿少水肿；肝积肥气常见于肝硬化、肝癌所致腹大如鼓、胁肋疼痛、腹胀纳呆；肺积息贲常见于肺纤维化、肺气肿所致胸闷咳嗽，甚则呼吸困难；肾积贲豚常见于肾硬化、肾部肿瘤所致腰痛乏力、水肿或尿血等；脾积痞气常见于脾大、胰腺及胃部肿瘤所致腹部肿块疼痛拒按、黄疸、纳减食少、形体消瘦等。

络息成积也包括生长于身体其他部位的良性或恶性肿瘤、痰核、瘰疬等。恶性肿瘤肿块质硬而推之不移、边缘不清、凸凹不平，伴面色黧黑、形体日渐消瘦，舌质暗有瘀点、瘀斑，脉沉涩。或痹证疼痛日久、关节肿大，甚至强直畸形、屈伸不利、活动受限并累及内脏，舌质紫黯、苔白腻，脉细涩。

治法：祛瘀化痰，软坚散结，通络消积。

基本方：消积散结汤（自拟经验方）（橘络、制半夏、三棱、莪术、土鳖虫、生牡蛎、郁金、乳香）。

临证加减：心悸、喘促不能平卧，动则加剧者，系水饮凌心射肺，可加葶苈大枣泻肺汤（《金匮要略》）合香加皮、泽泻；腹水量多、腹大如鼓者，加五皮饮（《证治准绳》）合五苓散（《伤寒论》），甚者加中满分消丸（《兰室秘藏》）合用茵陈蒿汤（《伤寒论》），或合用鳖甲煎丸（《金匮要略》）；腹水胀满过甚、脉弦数有力、体质尚好者，加牵牛子（研末冲）2g冲服；热盛络破，吐血便血者，加水牛角（先煎）、生地、丹皮、生地榆；咳痰带血或伴低热者，加百合固金汤（《慎斋遗书》）、仙鹤草、鱼腥草、半枝莲；尿血者，加用小蓟饮子（《济生方》）；单纯脾大可用鳖甲煎丸（《金匮要略》）；恶性肿瘤加用半枝莲、白花蛇舌草、石上柏、石见穿、白英、龙葵等；正虚明显者，可用十全大补汤（《太平惠民和剂局方》）同服；疼痛严重者加延胡索、郁金、麝香。

八、络脉损伤证

证候：随络脉损伤部位的不同而有不同的临床表现。脑之气络损伤，可见神识昏蒙或神志昏迷、思维减退、近事遗忘、肢体瘫痪；肢体气络损伤，可见肢体麻木酸胀、疼痛，甚则络体断绝、络气阻塞不通而致肢体疼痛、肌肉萎缩、痿软无力；脊髓损伤可见截瘫、二便失禁等；脉络损伤致各种出血，如脑络出血而致中风暴仆，胃肠之络出血而为吐血便血，肾系络脉损伤而致尿血或尿痛，肺络损伤而致咯血，体表黏膜阳络出血而致鼻衄、齿衄、肌衄等。

治法：急性络脉损伤病情严重者应中西医结合抢救；病情稍缓可给予紧急护络与益气固脱疗法，恢复期气络损伤者重在益气通络；脉络损伤者急则止血固络，血止后化瘀宁络。

基本方：气络损伤者恢复期可给予益气通络方（《络病学》）（人参、桂枝、炙麻黄、穿山甲、土鳖虫）。血络损伤急性期可以补络补管汤（《医学衷中参西录》）加山萸肉、生龙骨、生牡蛎、三七粉、侧柏叶，也可以损伤出血部位辨证给予十灰散（《十药神书》）、咳血方（《丹溪心法》）、小蓟饮子（《济生方》）、黄土汤（《金匮要略》）等以止血护络；血止后化瘀宁络，以防再出血，加西洋参、生地、当归、阿胶、蒲黄、三七粉、花蕊石。

临证加减：络脉损伤，气血俱伤，血随气出，气随血伤。总以止血为急，总以补气为要。气短懒言、乏力明显者，可给予四君子汤（《太平惠民和剂局方》）、黄芪以补气生血；肌力低下、痿软无力者，加炙马钱子。血络损伤根据出血部位及导致出血的原因灵活加减。

九、热毒壅络、毒损络脉证

证候：外感温热病之热毒滞于脑之气络，常见高热烦躁、神昏谵语、痉厥抽搐；滞于血络则为斑疹隐现或透露、色紫或黑，吐衄，便血，尿血等；滞于肺络则见咳痰黄稠或咯血、胸痛气急，甚则呼吸困难；热毒壅滞肾络则见发热、尿血、水肿、尿少；壅滞胃络则见脘腹疼痛、呕血或黑便；壅滞胆络则见右上腹胀痛、胁痛、口苦、发热、黄疸等。疫毒滞络常呈流行性发病，尤其是疫毒壅滞肺络，可见高热、喘憋、发绀、咯血等。疫毒壅滞络脉、毒损络脉，随其所伤脏腑的不同而有不同的临床表现，均呈发病急骤、病势凶险之象。内生热毒壅络、滞络可见中风偏瘫、语言謇涩，严重者可有神志昏迷；或身目小便俱黄，甚则高热神昏；或尿少尿闭、神志昏蒙；或有便血；或头面红肿；或为疮痈疔肿。

治法：清热凉血，散瘀解毒，化滞通络。

基本方：丹栀三黄汤（自拟经验方）（牡丹皮、栀子、大黄、黄连、黄芩），加羚羊角、生地、连翘心。

临证加减：外感温热病引起、气分高热明显者，合用白虎汤（《伤寒论》）；高热舌红者加紫雪丹（《千金翼方》）；神昏谵语者，加服安宫牛黄丸（《温病条辨》）或至宝丹（《太平惠民和剂局方》）；热毒甚者，加大青叶、板蓝根、野菊花、金银花；痰涎壅盛者加葶苈子、川贝母、天竺黄、竹沥；抽搐频繁者，加羚角钩藤汤（《通俗伤寒论》）和全蝎、地龙、僵蚕；腑实便秘者，加大黄、芒硝；营血分热盛而肌肤发斑者，加紫草、板蓝根、玄参、水牛角、牡丹皮；热毒极盛、络破血溢，吐血、便血、鼻衄出血者，加鲜茅根、茜草、醋炒大黄、侧柏叶；身目小便俱黄者，合茵陈蒿汤（《伤寒论》）；热毒滞于肺络、咳痰黄稠、甚则咯血者，加用苇茎汤（《外台秘要》）、海蛤粉、黄芩、鱼腥草；疫毒引起者，可加清瘟败毒饮（《疫疹一得》）；头面红肿者，合普济消毒饮（《东垣试效方》）；发为痈肿者，加蒲公英、野菊花、败酱草、金银花等解毒消痈；身热已减，手足抽蠕动，系虚风内动者，加三甲复脉汤（《温病条辨》）。

内生邪气，久蕴成毒，毒滞脑络，犯脑损脑，且阳明腑实而现中风偏瘫者，加星蒌承气汤（王永炎院士方）（《中医内科学》）（全瓜蒌、胆南星、生大黄、芒硝）；中风病痰瘀互阻、脑络痹阻者，改用化瘀通络汤（自拟经验方：当归、桃仁、丹参、桑枝、制半夏、胆南星、葛根、续断、怀牛膝、地龙、酒水蛭、蜈蚣）；毒滞脑络有气虚血瘀表现者，加补阳还五汤（《医林改错》）；神昏者加服安宫牛黄丸（《温病条辨》）；痰热偏盛者，加天竺黄、胆南星、菖蒲、郁金；肝病日久，毒滞肝络，胁痛隐隐，身目黄染，甚则神昏者，加茵陈、栀子、大黄、郁金、菖蒲；慢性肾病，尿毒滞于肾络，寒热虚实夹杂者，减羚羊角，加黄芪、大黄、益母草、淫羊藿、泽泻。

十、络虚不荣证

（一）络气亏虚

证候：少气懒言，神疲乏力，声音低怯，头晕目眩，自汗，活动时诸症加剧，麻木，疼痛，感觉减退，伴心悸气短，咳声无力，腹满纳少，肢体困倦，健忘，时寒时热，平素易于感冒，大便溏薄，面白或萎黄，舌淡苔白，脉虚弱无力或细涩。

治法：益气助络。

基本方：四君子汤（《太平惠民和剂局方》）、黄芪。

临证加减：肺气亏虚，咳而短气、声低气怯者，加紫菀、五味子或改用补肺汤（《永类钤方》）；脾气亏虚，纳减腹胀者，加山药、陈皮、枳壳；肾气亏虚，短气咳逆、呼多吸少者，减黄芪，加山萸肉、蛤蚧、胡桃，或加用七味都气丸（《医贯》）；心气亏虚，心悸气短者，加柏子仁、五味子、龙骨、牡蛎或改用七福饮（《景岳全书》）；气虚下陷者，加桔梗、升麻、柴胡。

（二）络血不足

证候：面色萎黄或淡白无华，眼睑、口唇、爪甲淡白，体倦乏力，纳差食少，伴眩晕，心悸怔忡，健忘，失眠多梦，手足发麻或惊惕不安，妇女月经量少、色淡、延期或经闭，舌淡苔白，脉细无力或细涩。

治法：养血荣络。

基本方：四物汤（《仙授理伤续断秘方》）。

临证加减：脾血不足者，可改用归脾汤（《正体类要》）；心血不足，心悸少寐者，加龙眼肉、酸枣仁或改用养心汤（《仁斋直指方论》）；肝血不足，视物昏花、爪甲无华者，合二至丸（《医便》）或径用补肝汤（《医学六要》）；纳差食少者，可加用四君子汤（《太平惠民和剂局方》）；伴手足麻木者，加木瓜、鸡血藤；妇女月经量少色淡，加阿胶、淫羊藿、白术。

（三）络阳虚弱

证候：面色㿠白，心悸，自汗，神倦嗜卧，心胸憋闷疼痛，畏寒肢冷，少气懒言，食少，喘咳，身肿，腰背酸痛，遗精，阳痿，便溏或下利清谷或五更泄泻，多尿或失禁，局部麻木、青紫冷痛，舌质淡或胖或暗、苔白，脉弱或沉迟。

治法：温阳煦络。

基本方：桂枝人参汤（《伤寒论》）。

临证加减：阳虚寒盛，四肢逆冷者，加附子或用四逆汤（《伤寒论》）；脾胃阳虚可改用附子理中汤（《三因极一病证方论》），便溏腹泻者，加炮姜、肉豆蔻，黎明腹泻者合四神丸（《证治准绳》）；心阳虚者可改用保元汤（《博爱心鉴》），心慌气短者，加附子，肉桂易为桂枝，伴水肿者合真武汤（《伤寒论》），心阳暴脱者用参附汤、四逆汤（《伤寒论》）；肾阳虚者可改用右归丸（《景岳全书》），腰膝酸冷、阳痿早泄者，加狗脊、续断、巴戟天、菟丝子。

（四）络阴亏虚

证候：五心烦热，口燥咽干，干咳，甚或失音，咯血，盗汗，午后颧红，局部麻木、疼痛，肌肤干燥粗糙，心悸，心烦失眠，头痛眩晕，耳鸣，两目干涩或视物不明，腰膝酸软，口舌生疮，或不思饮食，大便燥结，甚则干呕、呃逆，舌红少苔或无苔，脉细数。

治法：滋阴润络。

基本方：六味地黄丸（《小儿药证直诀》）。

临证加减：脾胃阴虚者，可改用益胃汤（《温病条辨》）；心阴虚者可改用天王补心丹（《摄生秘剖》）；肺阴虚者可改用沙参麦冬汤（《温病条辨》）或百合固金丸（《慎斋遗书》）；肝阴虚者可改用一贯煎（《续名医类案》）；肾阴虚火旺明显者，加黄柏、玄参或合用知柏地黄丸（《医宗金鉴》）。五心烦热明显者，加地骨皮、黄柏、知母；盗汗明显者，加山萸肉、糯稻根、麻黄根，或五倍子研末，醋调敷肚脐；温热病后期，阴津耗伤，余热未尽者，加竹叶、石膏、麦冬，阴虚生风，肢体抽搐者合大定风珠（《温病条辨》）；心阴虚内热，心烦失眠者，合黄连阿胶汤（《伤寒论》）；胁肋隐痛者，合一贯煎（《续名医类案》）、延胡索、郁金。

第五节　脏腑病络证候辨证论治

一、心系病病络证候辨证论治

心系病病络证候主要是病及心络，影响到心脏本体、心主血脉功能和心神，临床主要表现为心悸、怔忡、心痛、胸闷、胸痛、心烦、失眠、健忘、欲寐、神昏、神识错乱、癫狂、痴呆、脉结代或促等。

（一）心络不足

1.心络血虚证

心络血虚证是由于心络血虚，不能濡养心脏自体乃至全身所表现的证候。

临床表现：心悸怔忡，胸闷，头晕，心烦，失眠多梦，健忘，面色淡白或萎黄，唇舌色淡，苔薄白，脉细弱。

主症分析：心悸为心络血虚，心失所养；胸闷为心络血虚，心之气络与血络不和，心气失调；头晕、健忘、失眠、多梦为心络血虚，难以蓄气藏神；心烦为心络血虚，心失所养；面、睑、唇、舌、甲等淡白，脉细为心络血虚失养，难以荣华于面、营养五体五官。

治法：补血养络。

处方：人参安神汤加减（《幼科发挥》）。

中药：麦冬12g，人参9g，当归15g，黄连9g，酸枣仁15g，生地18g，茯神15g，龙眼肉12g。

方论及运用：补血养络也常用于心律失常的治疗，人参安神汤为明代医家万全治疗"小儿心血不足，惊悸不眠"的方剂。以当归为通脉活血、补血和血之要品，人参补气生津，麦冬养阴益心，又可清心除烦，生地清热兼养阴生津，黄连功善泻心火，炒枣仁、茯神宁心安神。若心血亏耗日久损及心阴，见五心烦热、健忘、盗汗者合用加减生脉散（《温病条辨》）。

2. 心络阴虚证

心络阴虚证是由于心络阴虚，络道干涩，虚热内扰而表现的证候。

临床表现：心悸，胸闷兼有胸部隐痛，心烦，失眠多梦，五心潮热，盗汗，两颧发红，大便干结，口干咽燥，舌红少津，脉细数。

主症分析：心悸为心络阴虚不足，心失所养；心烦、失眠、多梦为心络阴虚，阴津不足，心神失养，心神不宁；五心潮热，盗汗，两颧发红，舌红少津，脉细数为络阴亏虚，络脉亢变，阴虚火旺。

治法：滋阴润络，降火安神。

处方：天王补心丹（《校注妇人良方》）加减。

中药：生地24g，天冬12g，麦冬15g，柏子仁12g，炒枣仁18g，五味子9g，当归12g，人参6g，丹参15g，玄参12g，白茯苓12g，远志10g，桔梗9g，朱砂0.3g（研末冲），酸枣仁12g。

方论及运用：本方多用于治疗冠心病、神经症、精神分裂症、甲状腺功能亢进等。

方中重用甘寒之生地，滋阴养血，壮水以制虚火；天冬、麦冬滋阴清热，酸枣仁、柏子仁养心安神，当归补血润燥，共助生地滋阴补血，并养心安神；玄参滋阴降火，茯苓、远志养心安神；人参补气以生血，并能安神益智；五味子酸敛心气，安心神；丹参清心活血；朱砂镇心安神；桔梗载药上行以助药入心经达络。若心阴不足，络道干涩，血络涩滞，心络瘀血内阻，可合用丹参饮（《时方歌括》）以活血通络。

3. 心络气虚证

心络气虚证是由于心络之气络不足，鼓动无力，主血脉、推动血液运行的功能减退而表现的证候。

临床表现：心悸，胸闷气短，少气乏力，精神疲惫，活动后加重，面色淡白，或有自汗，舌淡，脉细或脉虚。气虚延及阳虚者则见畏寒肢冷，面色㿠白，精神萎靡，或心胸憋闷或作痛，舌淡胖、苔白滑，脉沉弱或结代。

主症分析：心悸为心之气络不足，鼓动无力；胸闷为虚气留滞；气短、精神疲惫为心络气虚，功能减退；自汗为心络气虚，营阴不能固摄，阴津不能内守；劳则耗气，活动后加重为典型的心之气络亏虚；面色淡白、舌淡、脉细为心之气络不足，无力推动血液充养全身，难以荣华在面。

治法：补气荣络。

处方：心络气虚者用举元煎（《景岳全书》）或养心汤（《仁斋直指方论》）加减。

举元煎：人参9g，黄芪30g，炒白术12g，升麻6g，甘草9g。

养心汤：炙黄芪30g，五味子9g，人参6g，茯苓15g，茯神15g，炒枣仁15g，当归12g，炙远志9g，肉桂5g，炙甘草9g。

方论及运用：补气荣络常用于治疗心律失常，偏气虚者以黄芪大补宗气，为近代名医张锡纯治疗胸中大气下陷的代表药物，用人参、黄芪、白术、甘草益气补中，升麻升举阳气。若气虚及阳，症见畏寒肢冷，面色㿠白，气短息促，舌淡胖、苔白滑，脉细弱或虚大无力者，用举元煎（《景岳全书》）合保元汤（《博爱心鉴》）。

4. 心络阳虚证

心络阳虚证是由于心络阳气虚衰，心之气血运行不足，心脏鼓动无力或虚寒内生而表现的证候。

临床表现：心悸怔忡，胸闷气短，形寒畏冷，背部冷楚疼痛，自汗，面色㿠白或口唇青紫，舌淡胖或紫黯、苔白滑，脉弱或结代。

主症分析：心悸怔忡为心络阳虚，鼓动力弱，心络气血流通不足，心失所养；背部冷楚疼痛、形寒畏冷为心络阳虚，温煦减退；气短为心络阳虚气弱；自汗为心络阳气虚衰，卫气固摄无力；面色㿠白为心络阳气虚弱，鼓脉无力而难以荣华在面；舌淡胖或紫黯为心络阳虚血瘀；苔白滑为心络阳虚，水津瘀滞；脉弱或结代为心络运血无力，虚气留滞，阴寒血涩。

治法：温补心阳，补气通络。

处方：保元汤加减（《博爱心鉴》）。

中药：炙黄芪9g，炙甘草3g，人参3g，肉桂3g，生姜2片，薤白9g。

方论及运用：本方主要用于治疗冠心病、心力衰竭、白细胞减少症等。方中人参、黄芪大补元气，益气助阳；肉桂、生姜温补心阳，温经通络，炙甘草甘温益气，调和温补之力。形寒畏冷明显者，可酌加薤白、桂枝；背部冷楚疼痛甚者，可合用四逆汤（《伤寒论》）和丹参饮（《时方歌括》）以增强温通心阳、散寒止痛之力；伴有喘憋、口唇发绀、尿少、下肢水肿明显者，可合用真武汤（《伤寒论》）、五苓散（《伤寒论》）以增强温阳利水、复阳护心之功。

（二）心经有热，气络火盛证

心经有热，气络火盛证是由于邪入心经，由经入络，气络壅遏，亢变为火而形成的实热证候。

临床表现：心烦，心悸，失眠，口渴，面赤，身热，或见吐血、衄血，甚或狂躁谵语，口苦生疮，舌红糜烂或溃疡、苔黄，脉数，或兼见小便滴沥、赤、涩、热、痛、尿血。

主症分析：心烦、失眠为心经、心络气火有余，心神不宁；狂躁谵语为火扰心神，过扰神乱，再扰志乱神狂；心悸为经络火盛，心气壅遏失序；口舌生疮为心经、心络气化有余，火壅成肿；舌红糜烂或溃疡为心经气火方盛，热盛络壅，肉腐溃败；小便赤涩灼痛、尿血为心火燔经灼络，循经移热小肠；面赤、身热、口渴为心经、心络气火壅遏，并灼津耗液；吐血、衄血为火灼心络，络破血溢；苔黄、脉数为心火燔经灼络之象。

治法：清心泻火。

处方：泻心汤（《金匮要略》）合导赤散（《小儿药证直诀》）加减。

泻心汤：黄连6g，黄芩6g，大黄12g。

导赤散：生地6g，川木通6g，竹叶6g，甘草梢6g。

方论及运用：泻心汤主要用于肺炎、疮痈肿毒、肺结核及呼吸道和消化道出血等疾病。泻心汤出自《金匮要略》，方中以黄连、黄芩苦寒泻心火、清心热，除邪以安络；以大黄之苦寒直折火势，通腑泄热；同时大黄之通降有利于止其血、护其络，且能使血止而不留瘀。对于实热导致的吐血，酌加柏叶、生地、丹皮；便血酌加地榆、赤芍；尿血可白茅根、小蓟；湿热黄疸，加栀子、茵陈；目赤加栀子、菊花、龙胆草；疮疡酌加银花、地丁、公英、连翘等。

（三）心络郁滞

心络郁滞证是指由于心脏气络郁滞而导致的临床证候。

临床表现：胸中憋闷或胀痛，时有走窜、烧灼样疼痛，善太息，每因情志刺激而加重，常见情志抑郁，情绪焦虑，舌淡红、苔薄白，脉弦。

主症分析：心脏气络郁滞，难以帅血行脉，因而胸中憋闷或胀痛；病络属于气分病变，故见胸闷、胸痛时有走窜；烧灼样疼痛乃气络血络不和所致；气络郁滞，主要责之于情志因素，因而每因情志刺激而加重，且伴有情志抑郁、情绪焦虑等症；舌淡红、苔薄白，脉弦亦属于典型气分病变之象。

治法：疏郁通络。

处方：柴胡疏肝散（《医学统旨》）。

中药：陈皮10g，柴胡12g，川芎10g，香附10g，枳壳12g，芍药12g，甘草9g，佛手12g。

方论及运用：本方常用于冠心病早期心络郁滞者，以柴胡疏肝散治疗，柴胡遵"木郁达之"之旨，重在疏肝理气，配以香附，疏肝理气作用更强，川芎活血行气止痛，芍药养血柔肝，川芎为血中之气药，行血理气。若疼痛反复发作，胸闷胸痛加重，提示由气及血，可加用丹参饮（《时方歌括》）；若肝气郁结明显，症见胸胁胀痛或攻痛，每因情志刺激而诱发或加重，胁下痞块，刺痛拒按，偏寒者，加用胃灵丹（《青囊秘传》），偏热者，加用玄归散（《济阴纲目》）。

（四）心络瘀阻

心络瘀阻证是由于气络及于血络，引起瘀血痹阻心络而形成的证候。

临床表现：心胸憋闷疼痛或刺痛，痛引肩背内臂，或心下痛，时发时止。瘀血阻滞者，多伴舌紫黯见瘀斑瘀点，脉细涩或结代等症；痰浊阻滞者，多以胸部闷痛为特点，舌淡胖、苔白厚腻，脉弦滑。

主症分析：瘀血痹阻心络，络脉气血不畅或不通，因而可现心胸憋闷疼痛或刺痛、痛引肩背内臂或心下痛等症状；舌紫黯见瘀斑瘀点、脉细涩或结代属于典型的瘀血阻滞、络脉气血运行不利之象。

治法：化瘀通络。

处方：桃红四物汤加减（《医宗金鉴》）。

中药：桃仁12g，红花12g，当归12g，熟地15g，川芎10g，白芍12g，姜黄10g。

方论及运用：本方常用于治疗冠心病心绞痛，证属心络瘀阻者，以桃仁、红花破血为主；以甘温之熟地、当归滋阴补肝、养血调经达络；芍药养血和营，敛气舒络；川芎活血行气，以助活血通络。瘀血痹阻心络日久且严重者，可酌加酒水蛭、炒延胡索、丹参等以增强活血化瘀、通络止痛之力。胸部闷痛、痰浊偏重、舌苔厚腻者，若痰白、质不黏、苔白厚腻，偏寒痰者，合用温胆汤（《三因极一病证方论》）；若痰黄、质黏，苔黄厚腻，偏热痰者，加黄瓜蒌丸（《丹溪心法》）；顽痰坚结胶固，咳吐难出者，加僵蚕、礞石、黄芩增强化顽痰之力。

（五）心络绌急

心络绌急证是由于突然发生的心络拘急，绌急不畅，气血运行不利而形成的证候。

临床表现：突然胸闷或胸痛，常因受寒或情志刺激而诱发，因受寒诱发者可见畏寒肢冷、得温痛减、舌淡苔白、脉沉迟或沉紧；因情志过极而发者，发作前常有精神刺激史。

主症分析：心络绌急，多因急性因素而诱发。由于突然心络绌急，气血不利，因而可现突然胸闷或胸痛；受寒诱发者，可现畏寒肢冷、得温痛减、舌淡苔白、脉沉迟或沉紧的症状；因情志刺激而诱发者，可伴有发作前的精神刺激史。

治法：通阳理气，止绌和络。

处方：桂蒌芎蛭汤（自拟经验方）。

中药：桂枝10g，薤白12g，川芎12g，酒水蛭5g。

方论及运用：本方常用于冠心病心绞痛（特别是变异型心绞痛）证属心络绌急者的治疗。以桂枝通利心阳、和络止绌，薤白通阳止痛，川芎活血行气，酒水蛭化瘀行滞。全方共奏通阳理气、和络止绌之效。可酌加全蝎、蜈蚣虫类药以增强化瘀散滞、活血止绌之力；亦可加用丹参饮（《时方歌括》）以活血理气通络。若寒邪偏盛，症见疼痛剧烈、面色㿠白、四肢欠温或肿胀、唇甲晦暗或青紫、脉弦紧者，加用当归四逆汤（《伤寒论》）；脾虚痰湿重，症见胸闷、痰多、苔腻者，合用瓜蒌薤白半夏汤（《金匮要略》）以化痰散结、通阳宣痹。

（六）心络闭阻

心络闭阻，也称为心络瘀塞，是由于心络突然阻闭、气血不通而产生的急危重症。

临床表现：剧烈而持久的胸骨后疼痛，呈难以忍受的压榨感、窒息感或烧灼样，伴心悸、水肿、肢冷、喘促、汗出等，痛势剧烈，持续时间可达数十分钟、几小时或几天，甚至危及生命。

主症分析：心络阻痹，气血不通，不通则痛，因而可现剧烈而持久的胸骨后疼痛；由于气血不通，心脏难以行使主血脉、藏神之功，因而可现心悸；络脉气血不通，津血渗灌障碍，势必津血化水而成水肿；络脉痹阻，阳气难行温煦之职，故肢冷；心络痹阻，络经相传，心脉、肺脉受累，故现喘促；汗为心之液，心络痹阻，阳气难宣，营阴难守，故汗出。

治法：理气通络，解痉止痛。

处方：内伤神效方（《古今录验》）合血府逐瘀汤（《医林改错》）。

中药：麝香 0.05 g（冲服），酒水蛭 6 g，桃仁 10 g，红花 10 g，当归 12 g，生地 12 g，牛膝 10 g，川芎 10 g，桔梗 12 g，赤芍 10 g，枳壳 12 g，甘草 9 g，延胡索 12 g。

方论及运用：本病常见于急性心肌梗死，应中西医结合抢救，积极进行血运重建。方中酒水蛭、桃仁化瘀通络，红花、川芎、赤芍活血化瘀，柴胡、桔梗、牛膝、枳壳调畅气机，行气活血。可酌加全蝎、蜈蚣、降香、延胡索以增强活血通络之力。若口干、舌红，加生地、麦冬；寒象明显，加干姜、高良姜、蜀椒；自汗多者，加五味子、山萸肉；胸闷体胖、舌苔厚腻者，可加用导痰汤（《济生方》）；若大汗淋漓、四肢逆冷，属于心阳欲脱，可急用参附汤益气护络，回阳固脱。

（七）络息成积

络息成积是指邪滞心络，络内气血不畅，邪气留滞，日久息而成积，积久成形，引起心脏扩大、心体形质异常、功能失常的证候。

临床表现：心悸怔忡，气喘，神疲乏力，动则更甚，唇暗，颈部及皮下青筋显露，腹胀便溏，虚里按之微弱欲绝或按之弹手洪大而搏、动而应衣、搏动移位，下肢水肿，舌体胖大、舌淡暗或紫黯、苔白滑，脉涩或结代。

主症分析：络息成积，心体扩大，心气主血脉无力，心络气血流通失常，宗气贯心脉不利，可现心悸怔忡、气喘等症；久息成积，邪甚伤正，正气既虚，因而神疲乏力，动则更甚，虚里按之微弱欲绝或按之弹手洪大而搏、动而应衣、搏动移位等；累及脾虚，必现腹胀便溏；诸邪结滞，气血不通，可现唇暗、颈部及皮下青筋显露等瘀血之象；下肢水肿，舌体胖大、舌淡暗或紫黯、苔白滑，脉涩或结代等乃络息成积、瘀水交阻之象。

治法：理气通络，活血散积。

处方：保元汤（《博爱心鉴》）合活络效灵丹（《医学衷中参西录》）加葶苈子、香加皮。

中药：人参 9 g，黄芪 30 g，肉桂 5 g，甘草 9 g，生姜 10 g，当归 12 g，丹参 10 g，乳香 9 g，没药 9 g，葶苈子 12 g，香加皮 10 g。

方论及运用：本方常用于慢性心力衰竭，以人参、黄芪补益元气；肉桂、生姜、甘草辛甘温补，温通心阳，散滞化积；葶苈子、香加皮扶强心气，利水消肿；当归、丹参、乳香、没药祛瘀散滞。兼见胸胁胀痛等明显者，加枳实、檀香；舌苔黄腻、胸中憋闷重者，加瓜蒌、半夏、黄连；瘀血重者，症见胸痛如刺、唇青舌暗者，加全蝎、益母草、泽兰、三七粉（分冲）、鸡血藤以活血通络。

二、肺系病病络证候辨证论治

肺系病病络证候主要是由于感受外邪、七情内伤、劳逸失度等原因导致络伤肺虚、肺络失约、邪伏肺络的临床表现，如咳嗽、鼻塞、流涕、咳痰、咯血、喘息、气短、胸闷等。

（一）络虚不荣

络虚不荣是由于肺络之气、血、阴、阳不足导致肺气宣降无力、肺功能减退而引起的证候。

1. 肺络气虚　是由于肺络之气鼓动无力，主气之宣肃、腠理开阖、朝百脉、通调水道的功能减退而表现的证候。

证候：呼吸气短，咳喘无力，咳声不扬，动则益甚，咳痰清稀，自汗恶风，语声低怯，少气乏力，神疲倦怠，面色淡白，小便数，遗尿，舌质淡、苔白，脉弱或右寸脉大。

主症分析：肺络气虚，气络亏乏，宣降无力，自当呼吸气短、咳喘无力、咳声不扬、动则益甚；咳痰清稀、自汗恶风、语声低怯、少气乏力、神疲倦怠为肺气虚弱之象；自汗恶风，为气络卫虚、不能温煦肌表、腠理疏松、玄府不密所致；小便数、遗尿为肺气虚弱、络脉不固、气络失约所致；舌质淡、苔白，脉弱亦属肺气虚弱的表现。

治法：补益肺气。

处方：补肺汤（《永类钤方》）加味。

中药：人参9g（另煎），黄芪30g，熟地12g，五味子9g，紫菀12g，桑白皮12g，桔梗9g，甘草3g。

方论及运用：本方主要用于治疗慢性支气管炎、慢性阻塞性肺疾病、肺结核、肺纤维化、肺心病等证属肺气虚弱、肺络亏虚、病久体弱者。本方中人参、黄芪益气补肺；五味子收敛肺气，熟地滋肾填精，旨在金水相生；紫菀、桑白皮宣肺利气，祛痰止咳，降气平喘。诸药配伍，有补肺益气、止咳平喘之功效。若虚气留滞，气虚瘀血内阻，可酌加红花、泽兰、丹参等。

2. 肺络阴虚　是由于肺络阴虚、络脉干涩、虚热灼肺而表现的证候。

证候：干咳少痰或痰少而黏稠，不易咳去，或痰中带血，口燥咽干，声音嘶哑，形体消瘦，五心烦热，午后潮热，盗汗颧红，皮毛干枯，大便干燥，舌红少津，脉细数。

主症分析：肺络阴虚，络脉干涩，"上焦如雾"乏源，宣降功能减退，因而出现干咳少痰或痰少而黏稠，不易咳去；久咳、干咳伤及肺络，因而痰中带血；口燥咽干、声音嘶哑是肺阴不足之象；阴虚火旺，水少火无以制，因而五心烦热、午后潮热、盗汗颧红；肺阴不足，伤及肺体，久之五脏俱伤，因而出现形体消瘦；皮毛干枯、大便干燥、舌红少津、脉细数亦属于肺阴不足、虚火内灼之征。

治法：滋阴润肺，降火润络。

方药：百合固金汤（《医方集解》引赵蕺庵方）。

生地12g，熟地12g，麦冬15g，贝母6g，百合9g，当归9g，炒白芍9g，玄参9g，桔梗6g，甘草3g。

方论及运用：本方主要用于治疗慢性支气管炎、支气管哮喘、自发性气胸、肺结核、肺癌等。

方中百合、生地、熟地并用，滋肾壮水，清热润络，其中生地兼能凉血止血；麦冬助百合以滋阴清热，润肺止咳；玄参咸寒入血，助二地滋阴壮水，清火利咽；当归能治咳逆上气，伍白芍以养血和络；贝母清热润肺，化痰止咳；桔梗宣肺利咽，化痰散结；生甘草清热泻火，调和诸药。干咳少痰见腰膝酸软、骨蒸潮热、盗汗颧红属肺肾阴亏者，百合固金汤合六味地黄丸（《小儿药证直诀》）；痰多而色黄者，加胆南星、黄芩、瓜蒌皮以清肺化痰；咳喘甚者，可加杏仁、款冬花以止咳平喘；咯血重者，可去桔梗，加白及、白茅根、仙鹤草以止血护络。

3. 肺络血虚　是由于肺络血虚，不能濡养肺及肺络乃至全身而表现的证候。

证候：咳而无力、无痰或少痰，面色淡白或萎黄，唇舌爪甲色淡，鼻干、嗅觉减退、鼻内黏膜萎缩，头晕目眩，上肢麻木，轻度疼痛，蚁行感或感觉过敏或局限性乏力，舌淡，脉细。

主症分析：肺络血虚，络亏气弱，宣降无力，故而咳而无力、无痰或少痰；面色淡白或萎黄、唇舌爪甲色淡是肺络血虚失养所致；鼻干、嗅觉减退、鼻内黏膜萎缩为肺络血虚、窍官失荣所致；头晕目眩、上肢麻木、轻度疼痛为血虚肢体失养之象；蚁行感或感觉过敏或局限性乏力为血虚气弱、络脉不和所致。

治法：养血补肺。

方药：炙甘草汤（《伤寒论》）。

中药：炙甘草12g，生姜9g，桂枝9g，人参g，生地50g，阿胶6g，麦冬10g，麻仁10g，大枣15g。

方论及运用：本方治疗肺系疾病，主要用于治疗虚劳肺痿。方中重用生地滋阴养血，配伍炙甘草、人参、大枣益心气、补脾气、益肺气；阿胶、麦冬、麻仁滋阴养血，和络润肺；桂枝、生姜辛温通络、煦气络、通血络。若兼有喘憋、发绀等瘀血之象，可酌加泽兰、当归、红花、葶苈子等以活血化瘀。

（二）外邪侵袭，肺络郁滞证

外邪侵袭，肺络郁滞证是指风、寒、热、燥等外邪侵袭，致肺之气络郁滞、正邪交争于肺络、肺气不利而造成的证候。

临床表现：风寒之邪侵袭者表现为咳嗽、咳痰、痰白质稀，鼻塞流清涕或鼻痒目楚，微恶寒、轻度发热、无汗，舌苔白，脉浮紧；风热之邪伤络者表现为咳嗽、咳痰、痰稠色黄，鼻塞流黄浊涕，身热，口干咽痛，目干目痛，舌尖红、苔薄黄，脉浮数或弦数；燥邪伤络者表现为干咳无痰或少痰、黏稠难咳，口唇干燥，鼻目干涩，或身热恶寒，或鼻衄，或胸痛咯血，舌红苔白或黄，脉数或大。

证候分析：外邪侵袭，自肌表而入，突破皮毛屏障，卫分气络郁滞，形成正邪交争的主战场。由于肺卫不利，因而出现一系列表证证候。同时肺之气络郁滞，宣降不利，因而出现咳、痰甚或喘之症。

治法：解表宣肺，驱邪畅络。

方药：风寒束肺者宜解表宣肺，用三拗汤（《太平惠民和剂局方》）。

麻黄5g，杏仁5g，甘草5g。

风热袭肺者，宣肺清热用桑菊饮（《温病条辨》）。

桑叶8g，菊花5g，杏仁6g，连翘5g，薄荷3g，苦桔梗6g，甘草3g，苇根6g。

燥邪犯肺者，清肺润燥用桑杏汤（《温病条辨》）。

桑叶12g，浙贝10g，香豉10g，栀子10g，梨皮15g，杏仁9g，沙参12g。

方论及运用：上述三方剂于临床常用于治疗上呼吸道感染、急慢性支气管炎、支气管扩张、百日咳等证属外感疾病、邪犯肺卫者。三拗汤重在解表，表邪祛，肺气宣，诸症自除；桑菊饮重在疏风清热，邪热疏解，肺络郁滞自当恢复；桑杏汤重在清宣，于一润一宣之间，燥邪得祛，肺络得润，肺津得复。

若风寒袭络、咳嗽较甚，可加矮地茶、金沸草祛痰止咳；表邪较甚者可加防风、羌活；咳嗽且咽痒甚者可加牛蒡子、蝉蜕；鼻塞声重者可加辛夷花、苍耳子；表寒未解、里热化热者可加生石膏、桑白皮、黄芩；燥邪犯肺、头痛发热甚者，可加薄荷、连翘、桑叶；鼻衄者，加白茅根、生地；热伤肺津、口燥咽干者，可加沙参、麦冬。

（三）痰阻肺络

痰阻肺络证是指痰湿、水饮之邪阻滞于肺，留伏于肺，引起肺之气络不利而表现出的证候。

证候：咳嗽，胸闷，咳而加重，痰多而黏、色白易咳，伴有脘闷，食少，腹胀，大便时溏，舌苔白腻，脉濡滑；或咳痰稀薄，胸胁胀闷疼痛、咳唾痛甚，气息短促，或呼吸时胸胁部牵引作痛；或发热口渴，数日后咳痰黄稠量多，大便秘结，小便短黄，舌红苔黄腻；或咳唾清稀涎唾，或恶寒发热，无汗，咳嗽喘促，痰多而稀，不渴饮，舌苔白，脉浮滑。

治法：祛痰燥湿，蠲饮通络。

方药：湿痰蕴肺，内阻肺络者用二陈汤（《太平惠民和剂局方》）合三子养亲汤（《韩氏医通》）。

半夏9g，橘红15g，白茯苓9g，甘草（炙）6g，紫苏子9g，白芥子9g，莱菔子10g。

痰热蕴肺，内壅肺络者用清金化痰汤（《医学统旨》）。

黄芩12g，山栀子12g，知母15g，桑白皮15g，瓜蒌仁15g，贝母9g，麦冬9g，橘红9g，茯苓9g，桔梗9g，甘草3g。

饮凌心肺，肺络瘀阻者用真武汤（《伤寒论》）合葶苈大枣泻肺汤（《金匮要略》）。

茯苓9g，芍药9g，生姜9g，制附子9g，白术6g，葶苈子12g，大枣9g。

方论及运用：上述系列方剂随病情的演变而有区别地使用。湿痰蕴肺、络道不利者，重在燥湿化痰，选择二陈汤和三子养亲汤；湿痰化热、络脉亢变者，选择清金化痰汤；而病情久延不愈、络经相传、由肺及肾、多脏受累者，选择真武汤合葶苈大枣泻肺汤。寒痰较重，症见痰黏白如泡沫、怯寒背冷者，可加细辛、干姜；脾虚明显者，可加党参、白术；兼有表寒者，可加紫苏、荆芥、防风；咳嗽痰黄如脓或腥臭明显者，可加鱼腥草、金荞麦根、薏苡仁、瓜蒌仁；病延不愈、胸满、咳逆、痰鸣清晰、便秘者，可加葶苈子、风化硝、大黄；痰热伤津，症见口干咽干、舌红少津者，可加天冬、天花粉；咳嗽痰中带血者，可加白茅根、藕节。

（四）肺络绌急

肺络绌急证是指由外邪、内伤等原因，导致肺络绌急不舒，肺气壅遏宣降失常，气道拘急，持续痉挛，痰气交阻于肺而表现出的证候。

证候：呼吸气促，喉间可闻及哮声，胸闷憋气，咳不甚，咳痰量少，痰色白、稀薄而有泡沫或呈黏沫状，面色晦滞带青，形寒怕冷，口不渴或渴喜热饮，舌紫黯、苔白滑，脉沉紧或弦紧甚则浮数；或喘而气粗息涌，喉中痰鸣如吼，胸高胁胀，咳呛阵作，咳痰黏浊稠厚、咳吐不利、或黄或白，伴有汗出，面赤，口苦，口渴喜饮，不恶寒，舌质红、苔黄腻，脉滑数或弦滑。

证候分析：在肺系禀赋异质的基础上，若系寒痰内伏肺系，遇寒触发，痰升气阻，肺络绌急，气络拘急，引发气道痉挛，因而出现呼吸急促、喉中哮鸣有声；胸膈满闷如塞，咳不甚，咳痰量少，系肺之气络闭郁、不得宣畅的表现；痰色白、稀薄而有泡沫或呈黏沫状，系痰从寒化为饮、饮滞肺络的表现；面色晦滞带青，形寒怕冷，系寒凝于肺，肺络绌急，气络凝滞，阴盛于内，阳气不得宣达；口不渴或渴喜热饮，系病因于寒，寒凝络闭，内无郁热；苔白滑、脉弦紧或浮紧亦是典型的寒邪之象。若系痰热诱发，表现为喘而气粗息涌、喉中痰鸣如吼、胸高胁胀、咳呛阵作，属于痰热壅肺、气络壅遏、肺失清肃、肺气上逆、气道挛急；咳痰黏浊稠厚、或黄或白属于邪热蒸液生痰、痰热胶结于肺的表现；烦闷不安、汗出、面赤、口苦属于痰火郁蒸、中上二焦罹害、热扰心神、热壅胆络之征；口渴喜饮，舌质红、苔黄腻，脉滑数或弦滑，属于典型的痰热内盛之征。

治法：柔络舒急，理气化痰。

方药：寒哮用射干麻黄汤（《金匮要略》）。

射干12g，蜜麻黄8g，干姜3g，细辛3g，全蝎6g，蝉蜕9g，紫菀12g，款冬花12g，大枣3枚，制半夏9g，五味子9g，炒苏子9g。

热哮用定喘汤（《摄生众妙方》）。

白果9g，蜜麻黄9g，苏子6g，甘草3g，款冬花9g，杏仁9g，桑白皮9g，黄芩6g，制半夏9g。

方论及运用：射干麻黄汤降逆平哮，以治痰饮咳喘、咳而上气、喉中有水鸡声、表证不著者为擅长。表寒里饮、寒象较重者，可改用小青龙汤（《伤寒论》），以增强解表散寒作用；痰涌喘逆者加葶苈子；沉寒痼冷，顽痰不化，但见喘哮甚剧、恶寒背冷、痰白呈小泡沫、舌苔白而水滑、脉弦缓有力者，可加服紫金丹（《普济本事方》），临睡前冷茶送服，连服5~7日。

定喘汤以清肺泻热、化痰平喘见长，适用于喘哮气逆、胸膈烦闷、咳痰黄稠者。若肺热内郁，外有表证，但见喘哮遇感而触发、喘咳上气、目如脱状、恶寒发热、脉浮大，可用越婢加半夏汤（《金匮要略》）以侧重宣肺泄热、护络止绌；热痰偏盛者加大黄、天竺黄；热痰稠黄胶黏加知母、竹沥、鱼腥草、瓜蒌仁、胆南星、浙贝母、海蛤粉以清化热痰；内热偏盛者加石膏、银花、鱼腥草；热盛伤阴，舌红少苔者，加沙参、麦冬、枇杷叶；便秘者加大黄、芒硝；气息喘促者，加葶苈子、地龙。

（五）热毒滞络

热毒滞络证是指外感温热疫毒之邪，或内生邪气蕴久成毒，侵袭肺络，热盛气遏，气络亢变，热壅血瘀，血络壅结，甚至毒淫肺体，热盛肉腐，津血外渗，热、毒、瘀、水众邪交阻而表现出的急危重症。

证候：起病急骤，突然发热或寒战高热，咳嗽气急，继则高热不退或但热不寒，气促胸满，喘急鼻煽，呼吸极度困难，咳痰少或无痰，或咳出大量黄稠或铁锈色痰，或痰中带血，或有胸痛背痛，便秘或数日无大便，尿少，舌红绛、苔黄，脉数。

证候分析：热毒滞于肺络，既有外感温热疫毒之邪，也有内生蕴毒。尤其是外感疫毒之邪，侵袭肺络，气络血络皆伤，而且往往入络传经，循经传络，络络相传，多径多络病变，甚至多脏受累，形成临床急危重症。毒邪不同于一般的致病邪气，因而毒邪为病，往往起病急骤；由于正邪交争剧烈，络脉亢变，气血流通运行加快，形成气血壅结，因而突然发热或寒战高热，甚至高热不退或但热不寒；肺气迅速壅滞，因而咳嗽气急，气促胸满，甚或喘急鼻煽，呼吸极度困难；由于热毒壅滞极重，络脉亢变，短时间内咳痰少或无痰，随着病情进展，热毒伤络灼津，势必咳出大量黄稠或铁锈色痰或痰中带血；胸痛背痛是热壅气遏的表现；便秘或数日无大便，尿少，舌红绛、苔黄，脉数均为热毒内盛、肺络壅滞之象。

治法：清络解毒或清瘟败毒，清气凉血，清肺化痰。

方药：千金苇茎汤（《备急千金要方》）合银翘散（《温病条辨》）加减。

苇茎 30 g，薏苡仁 30 g，冬瓜仁 30 g，桃仁 10 g，海浮石 15 g（先煎），浙贝母 12 g，黄芩 12 g，连翘 20 g，金银花 20 g，桔梗 10 g，竹叶 10 g，生甘草 10 g，荆芥穗，6 g，淡豆豉 10 g，牛蒡子 10 g。

疫毒侵袭肺络者，可用清瘟败毒饮（《疫疹一得》）合泻白散（《小儿药证直决》）、黛蛤散（《医说》）加减。

生地 15 g，黄连 10 g，黄芩 15 g，丹皮 12 g，石膏 30 g，栀子 12 g，竹叶 12 g，玄参 12 g，犀角 9 g，连翘 12 g，白芍 12 g，知母 12 g，桔梗 10 g，地骨皮 15 g，桑白皮 12 g，青黛 12 g，海蛤壳 12 g，甘草 10 g。

方论及运用：热毒滞络的治疗方法在于气血兼顾、气络血络兼顾、经络与脏腑兼顾，唯有如此，方能犁庭扫穴，起效沉疴。对于热毒重症，可以酌加鱼腥草、红藤、蒲公英、地丁等清热解毒之品，且用量宜大；高热、心烦、口渴等邪热壅盛者，宜重用石膏、知母；毒伤络损而胸痛者，可酌加乳香、没药、赤芍、郁金、丝瓜络等和络散瘀；咳痰黄稠量多者，可酌加射干、栝楼，重用桑白皮、海蛤壳或加用犀黄丸（《外科证治全生集》），3~5 g，日 2 次；咯血量多者，酌加丹皮、栀子、藕节、白茅根、三七粉（吞）、白及粉（吞）；喘咳气逆，倚息难以平卧，咳痰稀白，面唇青紫，舌胖暗、苔白滑、脉沉细者，系毒盛络损，脏气衰败，瘀水交阻，水淫络脉玄府，可选用真武汤合葶苈大枣泻肺汤，并酌加泽兰、益母草、桂枝、北五加皮、桑白皮等。

（六）肺络瘀阻

肺络瘀阻证是由于肺系疾病久治不愈，肺气郁滞，气络郁遏，血络瘀阻，贯心脉功能障碍而表现出的证候，严重者可突然发生肺络瘀塞、贯心脉功能中断而引起临床急危重症，相当于西医学的肺栓塞。

证候：久咳、咳而无力、痰白，气短喘促、动则喘甚、吸气尤难，面色黧黑，心下痞硬，口唇发绀，面目虚浮，肢体水肿，舌质发绀、苔白或灰黄，脉沉涩或细涩。或痰中带血、咽干或声嘶，时有胸闷、乏力，腰膝酸软，耳鸣耳聋，头晕眼花，舌暗红或有瘀斑，脉虚弱或沉细、尺弱或涩，久病患者可见突发胸痛或胸闷，伴有呼吸喘促，口唇发绀，甚至猝死。

证候分析：肺络瘀阻证多见于长期肺系疾病，又有久病正衰、肺气虚弱，因而表现为久咳、咳而无力；肺气虚弱，湿痰留滞，因而痰白；肺气大虚，难以主气，因而气短喘促、动则喘甚、吸气尤难；久病肺络瘀滞，气血流通与津血渗灌障碍，气滞、瘀血、水饮等众邪丛生，瘀水交阻，水淫玄府，水漫肺体，浸渍肺络，因而出现面色黧黑、心下痞硬、口唇发绀、面目虚浮、肢体水肿等；舌质发绀、苔白或灰黄，脉沉涩或细涩亦是瘀水交阻之象。痰中带血为络脉久瘀过渗之征；咽干或声嘶为肺津宣发受阻之象；肺病日久，肺病及肾，金水同病，主气与纳气功能失调，因而平素可现时有胸闷、乏力、腰膝酸软、耳鸣耳聋、头晕眼花等脏气亏损之症；舌暗红或有瘀斑，脉虚弱或沉细、尺弱或涩均为正虚邪实、虚滞现瘀之征；久病患者可见突发胸痛或胸闷，伴有呼吸喘促、口唇发绀甚至猝死，为肺络瘀塞，气络绌急，血络闭阻，贯心脉功能障碍、停止的表现，是为临床急危重症。

治法：通络化瘀，开通玄府，利水行滞。

方药：木防己汤（《金匮要略》）合葶苈大枣泻肺汤加味。

人参 9 g（另煎），桂枝 9 g，石膏 15 g（先煎），木防己 9 g，葶苈子 12 g，桑白皮 12 g，鱼腥草 30 g，地龙 12 g，桃仁 12 g，车前子 12 g（包煎），丹参 30 g。

方论及运用：木防己汤本治支饮、饮停上焦、支撑胸肺导致的胸闷胁胀、心下痞满、小便不利、脉沉等症。现主要用于治疗慢性充血性心力衰竭、慢性肺源性心脏病等病证，有明显效果。

方中木防己辛气入肺，开宣肺气，通调水道，苦寒泻肾，利水消肿；桂枝开通玄府，流通气液；人参大补元气，益气通络；葶苈子泻肺行滞，迅速恢复肺气宣降功能；石膏清热泻火，鱼腥草清肺解毒，消壅散滞，利尿消肿；地龙、桃仁、丹参化瘀通络，车前子利尿消肿。如痰热偏重，大便秘结、咳痰黄稠者加海蛤粉、大黄、银花；水肿偏重，四肢不温者加泽泻、附子；肺栓塞者加酒水蛭、土鳖虫等；外感风寒诱发，痰从寒化为饮，喘咳、痰多黏白泡沫者，属表寒里饮证，可改用小青龙汤（《伤寒论》）加麻黄、桂枝、细辛、干姜以温肺化饮；痰浊夹瘀，唇甲紫黯、舌苔浊腻者，可改用涤痰汤（《奇效良方》）加丹参、地龙、桃红、赤芍、水蛭；若水肿势剧，心肺络瘀水阻，但见心悸、喘满、依息不得卧者，可暂加用沉香、黑白丑、椒目、葶苈子、万年青等。

（七）络破肺伤

络破肺伤证是指邪气致肺失清肃、肺络破损、血溢络外而表现出的证候。

证候：伤于燥邪则常见咳痰量少黏稠，痰中带血；毒热内侵则咯血紫黯甚则色如铁锈，腥臭异常；痰热伤肺者表现为咳黄脓痰带血或咯血势急量大；阴虚内热伤及肺络者主要表现为咳嗽、咯血并伴有胸闷气促、五心烦热、夜间盗汗等表现。

证候分析：任何外感、内伤原因引起的邪气入络，导致络脉结构破坏、形质受损，都可以引起肺络损伤、络破血溢。比较多见的原因是燥邪、热邪、温热疫毒之邪等。

治法：止血宁络，清热养阴。

方药：补络补管汤（《医学衷中参西录》）加味。

山萸肉30g，生龙骨30g（先煎），生牡蛎30g（先煎），三七粉6g（冲服），沙参12g，麦冬12g，黄芩12g，浙贝母10g。

方论及运用：本方常用于肺结核、支气管扩张等。痰中带血明显者，酌加仙鹤草、白茅根、白及、藕节、侧柏叶；咳吐脓痰、量大腥臭者加苇茎、冬瓜仁、海蛤粉、鱼腥草；骨蒸潮热，五心烦热，阴虚火旺明显者可酌加银柴胡、胡黄连、青蒿、地骨皮、鳖甲等；盗汗多者加龙骨、牡蛎、玉米须；声音嘶哑明显者，可酌加诃子皮、木蝴蝶、凤凰衣；咯血鲜红，邪热壅盛者，加丹皮、栀子、紫珠草、醋大黄、煅人中白或合十灰散；血色紫黯成块，伴胸胁刺痛者，可酌加花蕊石、三七粉、血余炭、郁金等。

（八）肺络失约

肺络失约证是指肺络由致病因素导致络脉拮变，气血津液流通不足，松弛失约，正虚邪滞，肺体形质破坏，结构塌陷而表现的咳喘迁延不愈的证候。

证候：久咳气喘，气短不足以息，咳吐涎沫、其质清稀量多，口不渴，短气不足以息，头眩，神疲乏力，食少，形寒肢冷，面白虚浮，小便数或遗尿，舌质淡，脉虚弱。或咳吐浊唾涎沫、其质较黏稠，咳声不扬、甚则音哑，口渴咽干，午后潮热，皮毛干枯，舌红而干，脉虚数。

证候分析：肺络失约多见于肺系疾病久延不愈，病及络脉，络脉拮变，气血流通不足，津液渗灌减退，肺气宣降无力，邪气日久留滞，肺体结构破坏、形质受损，从而导致肺的功能全面减弱的一种状态。由于肺气功能减弱，肺气虚羸，因而久咳气喘，气短不足以息；咳吐涎沫，其质清稀量多，责之于肺之气络亏虚，肺体虚寒，气不化津，津反为涎；口不渴亦因于肺虚有寒；短气不足以息缘于肺气亏虚；头眩、神疲乏力、食少在于久病肺虚，伤及于脾，脾气亏虚，运化无力，精微不足，形体失养；形寒肢冷，面白虚浮提示肺脾虚寒、水湿内停；小便数或遗尿提示肺虚不能通调水道；舌质淡，脉虚弱是肺气虚寒的之象。咳吐浊唾涎沫、其质较黏稠是肺阴亏虚、虚火内炽、灼津为痰的典型表现；咳痰带血提示阴虚肺燥，咳伤肺络；咳声不扬、甚则音哑说明肺津不足，金破不鸣；气息喘促说明久咳阴虚，肺失滋润，宣降失职，肺气上逆；口渴咽干，午后潮热，皮毛干枯是虚火内盛、阴亏津伤、皮毛失荣的典型表现；舌红而干，脉虚数是阴虚火盛、肺津不足之象。

治法：滋阴润肺，益气护络。

方药：滋阴润肺用麦门冬汤（《金匮要略》）合清燥救肺汤（《医门法律》）加减。

麦门冬30g，制半夏6g，人参9g，粳米6g，桑叶9g，石膏15g，甘草6g，胡麻仁10g，真阿胶（烊化）9g，枇杷叶9g，杏仁8g，大枣8g。

益气护络用甘草干姜汤（《伤寒论》）合四君子汤（《太平惠民和剂局方》）加减。

甘草30g，干姜15g，人参10g，白术15g，茯苓15g。

方论及运用：肺络失约证多见于慢性肺实质性病变如肺纤维化、肺不张（肺萎陷）、肺硬化等。麦门冬汤与清燥救肺汤原用于阴虚肺燥、肺体痿弱、肺气宣降无力，重在滋阴润肺、滋养肺体，同时兼顾阴虚有热。通过强力滋阴、润络养络，尽快恢复络脉的功能，重建肺系宣降之目的。甘草干姜汤与四君子汤针对肺气虚寒，络脉虚滞。两方辛甘合用，甘以滋液，辛以散寒；甘温益气，补脾助肺，益气生津，达到煦气络、充血络、益肺气、温肺寒的目的。咳吐浊黏痰，口干欲饮者可酌加天花粉、知母、贝母；津伤甚者可酌加沙参、玉竹；潮热明显者可酌加银柴胡、地骨皮；肺虚失约，唾沫多而尿频者可酌加金樱子、益智仁、芡实；肾虚不能纳气，喘息短气者宜加钟乳石、五味子、蛤蚧粉（吞）；痰浊内滞者，可酌加苏子降气汤（《备急千金要方》）。

（九）肺络成积

肺络成积证是由于禀赋不足或肺系疾病失治误治，邪气侵肺，导致其集聚在肺络而表现出的肺脏结构改变、功能衰减的临床证候。

证候：长期胸闷、喘憋，活动后加重，或有恶寒发热，动辄感冒，平素干咳少痰，畏寒自汗，或长期咯血，形体消瘦，气急乏力，口咽唇干燥，皮肤有针刺感或蚁行感，关节肿痛，舌暗红少津，脉细数或滑数；甚则咳嗽持续不解，痰液甚多，胸闷气急，逐渐加重。

证候分析：肺络成积是肺系疾病久治不愈、病及络脉、络息成积、众邪蕴积、肺体内大量积滞，导致络脉形质损伤、功能失常、肺体结构改变、主气功能严重障碍的证候。在肺病络息成积的过程中，或肺阴不足，虚火内生，或肺气虚弱，虚寒内生。由于肺主气功能障碍，因而长期胸闷、喘憋，活动后加重；肺气虚弱，气络卫外减退，因而可有畏寒自汗、反复恶寒发热、动辄感冒；平素干咳少痰是肺气虚弱的典型表现；络脉结构损伤，因而可长期咯血，咳、喘、咯血并现；大量肺气耗损、肺津流失，因而可见形体消瘦、口咽唇干燥、气急乏力；肺主气、卫外功能减退，因而有皮肤针刺感或蚁行感；肺络息而成积，肢体络脉结构和功能障碍，日久可现关节肿痛甚至粗大；舌暗红少津、脉细数或滑数是肺燥阴虚火旺的表现；而咳嗽持续不解、痰液甚多、胸闷气急并逐渐加重为肺气虚寒、脾肺皆伤之征。

治法：消积通络，益气养阴。

方药：加减奔息丸（《东垣试效方》）。

川乌头3g，干姜3g，人参10g，厚朴6g，黄连9g，紫菀6g，巴豆霜0.3g，桂枝9g，陈皮6g，青皮6g，川椒3g，红花10g，茯苓10g，桔梗10g，白豆蔻6g，三棱10g，天门冬10g。

方论及运用：本方多用于慢性肺系疾病，如肺纤维化、间质性肺炎、肺肿瘤等，具有补益肺气、滋阴降火、攻逐积滞、祛邪削坚等多种作用。临证时应准确辨证，灵活权变。若痰湿蕴肺，症见咳嗽，咳痰，喘憋，痰质稠黏、痰白或黄白相间，胸闷胸痛，纳呆便溏，神疲乏力，舌质暗、苔白黄腻或黄厚腻，脉弦滑，可暂用二陈汤（《太平惠民和剂局方》）合瓜蒌薤白半夏汤（《金匮要略》），并酌加夏枯草、山慈菇、土贝母、土茯苓、黄药子、瓜蒌、贝母、山海螺、守宫、干蟾皮等化痰散结之品。若肺络瘀阻，症见咳嗽不扬，胸闷气憋，胸痛有定处、如锥如刺，或痰血暗红、口唇紫黯、苔薄、脉细弦或细涩者，可改用血府逐瘀汤（《医林改错》）加减，并酌加乳香、没药、桃仁、地榆、三棱、莪术、泽兰、水红花子、威灵仙、紫草、白屈菜、徐长卿、露蜂房、三七等化瘀散结之品。若阴虚毒热明显，症见咳嗽无痰或少痰或痰中带血，胸痛，低热盗汗，或热势壮盛，口渴，大便干结，舌质红、舌苔薄黄，脉细数或数大，可酌用沙参麦冬汤（《温病条辨》）合五味消毒饮（《医宗金鉴》），并酌加鱼腥草、龙葵、白英、白花蛇舌草、大青叶、蚤休、山豆根、蒲公英等清热解毒之品。

三、肝系病病络证候辨证论治

肝系病病络证候主要是病及肝络，影响到肝脏本体形质及疏泄、藏血等功能，临床主要表现为情绪抑郁、胸胁胀痛、善太息、视物模糊、心烦易怒、目赤口苦、身黄、纳差、腹满而胀、头晕目眩、头痛等。

（一）肝络失荣

肝络失荣是指肝络阴血不足导致肝络、肝本体失于滋养而形成的临床证候。

1. 肝络血虚

肝络血虚证是指肝络血虚，体藏不足，血海亏乏，难以濡养脏腑与五体窍官而形成的证候。

证候：头晕目眩，时有耳鸣，两目干涩，视物昏花，视力下降，爪甲不荣，肢体麻木，时有拘急不利，胁痛，或惊惕不安，伴面白无华，或妇女月经量少、经闭等，舌质淡，脉弦细或细涩。

证候分析：肝主疏泄，藏血，体阴而用阳，肝络血虚，藏血不足，五体与脏腑必然失养，同时气络无血之依附，必然阳气升动，从而出现肝气偏亢、肝阳有余的病理状态。

治法：滋补肝血，疏肝柔络。

方药：四物汤（《太平惠民和剂局方》）加减。

熟地 12 g，当归 12 g，川芎 9 g，白芍 12 g，鸡血藤 15 g。

方论及运用：四物汤作为补养肝血的代表方剂，具有养血调血、补而不滞、补血和络的功效。方中以熟地、当归补血养肝，芍药、川芎和络调血。若目失所养、视物模糊，可酌加楮实子、枸杞子、决明子养肝明目；血虚甚者，可酌加制首乌、枸杞子增强补血养肝的作用；血虚不能养肝，导致肝气虚滞而胁痛者，可加丝瓜络、郁金、香附理气通络；失眠多梦者加合欢花、夜交藤；肝血虚久，筋肉酸痛或抽痛、肢体麻木颤抖者加伸筋草、全蝎、僵蚕。

2. 肝络阴虚

肝络阴虚证是指肝络阴虚，络脉干涩，肝络阳气偏亢而形成的证候。

证候：头晕目眩、两目干涩、视力减退、胁肋隐痛、悠悠不休、遇劳加重，口干咽燥、心中烦热，或头部胀痛、面红目赤、五心烦热、潮热盗汗、舌红少津、脉弦细而数。

证候分析：肝体阴而用阳，肝络阴虚，络道干涩，气血难以和平，阴阳难以平秘，势必导致阳亢而升动，阴津越发亏虚，最终形成络脉、肝经、肝脏本体阴虚阳亢、肝气郁滞的一种病理状态。因而肝络阴虚所导致的证候，既有阴虚之证，也有阳亢之候，更有肝气郁滞之象。

治法：滋阴柔肝，疏气柔络。

方药：一贯煎（《柳州医话》）加味。

生地 12 g，当归 9 g，枸杞子 12 g，沙参 12 g，麦冬 12 g，川楝子 9 g，女贞子 30 g，墨旱莲 15 g，白芍 10 g。

方论及运用：本方为滋阴疏肝之名方，临床上主要用于治疗慢性肝病、慢性胃炎、胃及十二指肠溃疡、肋间神经痛、神经症等属阴虚肝郁者。阴亏火旺，舌红而干者可酌加石斛、玄参、天冬、黄柏、知母、地骨皮；心肝火旺，相火妄动，心烦不寐明显者，可酌配酸枣仁、黄连、炒栀子，合欢皮；肝肾阴虚，头目失养，头晕目眩突出者，可加菊花、天麻、熟地、钩藤等；胁痛明显者，可酌加柴胡、郁金；视物不清加枸杞子、决明子。

（二）肝络郁滞

肝络郁滞证是由情绪因素引起的气机不畅、气络郁滞或邪气阻于肝络而形成的证候。

证候：情志抑郁，胸胁胀痛，走窜不定，甚则连及胸肩背，且受情志因素影响而痛剧、胸闷、善太息而得嗳气稍舒，舌淡红苔薄白，脉弦。或头晕胀痛，面红目赤，口苦口干，急躁易怒，舌红苔薄黄，脉弦数。或脘腹胀满，恶心呕吐，腹痛泄泻，腹中雷鸣，攻窜作痛，矢气频作，纳呆食少，舌淡红苔薄白白腻，脉弦。或少腹胀痛，牵引睾丸坠胀，阴囊收缩引痛，舌淡苔白，脉沉弦。

证候分析：肝络郁滞证的内涵在于肝脏之气络郁滞，除情志因素外，外感邪气内侵、内生五邪等因素，都可以病及肝脏气络，引起肝脏气络郁滞、气机疏泄不畅，出现肝络郁滞之证候。肝络郁滞一旦形成，既可以引起胆络郁滞，亦可以引起肝脾不和、肝脾郁滞。尚可以引发肝气乘肺、心肝气郁等，从而出现纷繁的临床证候。由于肝脏体阴而用阳，用阳不足，体阴必损，因而肝络郁滞日久，有时出现肝络亏虚之证候。

治法：疏肝理气，柔肝通络。

方药：柴胡疏肝散（《景岳全书》）加减。

柴胡 9 g，陈皮（醋炒）10 g，川芎 6 g，香附 10 g，枳壳（麸炒）10 g，芍药 6 g，炙甘草 6 g。

方论及运用：柴胡疏肝散为疏泄肝气、理气解郁的代表方剂，具有疏肝理气、活血通络之功效。临床常用于治疗慢性肝炎、慢性胃炎、胆囊炎、胃食管反流、肋间神经痛、慢性结肠炎等属肝郁气滞者。临证运用时，胁痛重者加苏梗、郁金、川楝子、延胡索；气郁化火者去川芎，加丹皮、山栀；肝气犯胃，脘腹胀满、恶心呕吐者加制半夏、陈皮、旋覆花、砂仁；大便干燥加大黄、槟榔；腹部胀满加川朴、草蔻；口苦、心烦者加黄芩、栀子；伴胆石加鸡内金、金钱草、海金沙；腹痛泄泻、情志因素加重者，加用痛泻要方（《丹溪心法》）；肝胃不和，症见嗳气、呃逆、吞酸者，加用平胃散（《简要济众方》）；寒滞络脉，少腹胀痛、牵引睾丸者，加用暖肝煎（《景岳全书》）。

（三）肝络瘀阻

肝络瘀阻证是指瘀血痹阻肝络而形成的证候。

证候：胁肋刺痛，痛有定处而拒按，入夜更甚，或面色晦暗，舌质紫黯，脉沉弦或沉涩，或跌仆损伤，瘀血内停胁下，胁肋疼痛，痛不可忍。

证候分析：肝络瘀阻证是由于外感内伤或外伤等原因导致邪气内侵肝脏、病及肝络或跌打损伤、络伤瘀阻而致。由于肝络瘀阻，不通则痛，因而出现胁肋刺痛、痛有定处而拒按、入夜更甚等一些瘀血症状。面色晦暗，舌质紫黯，脉沉弦或沉涩更是瘀血的典型特征。需要注意的是，本证候若不及时治疗，瘀阻日久，容易息而成积，从而使病情加重。

治法：活血化瘀，通络止痛。

方药：血府逐瘀汤（《医林改错》）加减。

桃仁12g，红花9g，当归12g，生地12g，牛膝9g，川芎9g，桔梗6g，赤芍9g，枳壳6g，柴胡6g，甘草6g。

外伤引起的肝络瘀阻证，可用复元活血汤（《医学发明》）加减。

柴胡12g，瓜蒌根9g，当归9g，红花8g，穿山甲（炮）6g，酒大黄6g，桃仁12g，甘草6g。

方论及运用：血府逐瘀汤为临床常用的理血通络之方剂。方中桃仁、红花、当归、生地、川芎、赤芍活血化瘀以通血络，柴胡行气疏肝以通气络，桔梗开肺气以畅上焦之气络，枳壳行气宽中以通中焦之气络，牛膝通利血脉、散血通络。

复元活血汤为治疗跌打损伤、瘀血阻滞的常用方。临床应用以胁肋瘀肿疼痛为辨证要点。方以大黄、桃仁、红花、穿山甲活血祛瘀，通络止痛；当归补血柔肝，和血通络；柴胡疏肝调畅气络；瓜蒌根消肿散滞；甘草缓急止痛，调和诸药，还可酌加三七磨粉另服，以强祛瘀通络之效。

胁痛甚者，可酌加郁金、川楝子、延胡索；伴有腹胀纳呆、四肢乏力、舌淡苔白者，酌加党参、茯苓、白术以益气健脾。

（四）络息成积

络息成积证是指由邪气内侵，聚集于肝胆，留滞于肝络，日久不祛，息而成积，导致肝络功能改变与形质受损，并进一步影响肝脏本体，序贯发生肝胆结构改变、肝胆功能衰减而表现出的复杂证候。

证候：腹大坚满，按之如囊裹水，病进则按之下陷而硬，甚则颜面微浮，下肢浮肿，腹壁青筋显露，胁下痛如针刺，胁下可触及积块，面色黧黑或晦黯，或见赤丝血缕，面、颈、胸、臂出现血痣或蟹爪纹，伴有精神困倦，怯寒懒动，小便少，大便溏或大便色黑、偶可便秘，烦热口苦，渴不欲饮，舌下青筋怒张、舌质黯红或有瘀斑、舌苔白或黄腻、脉细涩或弦数。

证候分析：病及肝络日久不愈，发展为络息成积证，多系为肝病晚期。由于邪滞肝络，肝之气络与血络皆受累及，肝之疏泄功能严重障碍，藏血功能严重失调，络脉流通气血津液、渗灌血气的功能严重受损，气滞、瘀血、水饮、痰浊等诸病邪丛生，加之原有内侵之邪，形成内外邪气蕴结累及、损伤脏腑的多层次病机变化。从主要病证要素看，瘀血、痰浊、水饮、毒邪、气滞等交织于一起，形成多病证要素共存、互结的复杂证候。总的来说，瘀水交阻、水湿蕴结、湿热蕴阻、痰瘀毒结滞等为临床多见证候。

治法：祛瘀通络，行气利水。

方药：调营饮（《证治准绳》）加减。

赤芍18g，川芎6g，当归12g，莪术15g，延胡索12g，槟榔10g，瞿麦12g，葶苈子12g，桑白皮12g，大腹皮15g，丹参20g，赤茯苓12g，大黄10g，马鞭草15g，益母草12g，泽兰10g，泽泻10g，肉桂10g，细辛3g。

方论及运用：本方用于治疗肝硬化、肝腹水之瘀水交阻尤为有效。方中配伍了大量活血化瘀药物，意在化瘀通络以消积。胁下积块肿大明显者，可酌加穿山甲、地鳖虫、牡蛎，或配合鳖甲煎丸（《金匮要略》）内服，以增强化瘀消积之力；为了增强消积效果，还可以配伍理气行气之品，如枳实、青皮、陈皮等，以增强理气止息之力，防治息而成积的进一步加重；如腹部胀急殊甚，且大便干结，可用舟车丸（《医方集解》）行气逐水，但其作用峻烈，不可过用；如气血不足明显，或攻逐之后正气受损益加，宜用八珍汤（《瑞竹堂经验方》）或人参营养丸（《太平惠民和剂局方》）等补养气血；如大便色黑，可加参三七、茜草、侧柏叶等化瘀止血；如病势恶化，大量吐血、下血或出现神志昏迷等危象，当辨阴阳之衰脱而急救之，或采用中西医结合方法进行急救。

（五）热毒滞络

热毒滞络证是指由于湿热之邪蕴久成毒，毒滞络脉，气络郁滞，血络瘀阻甚或络破血溢而表现出的证候。

证候：胁肋胀痛或灼热疼痛，口苦口黏，胸闷纳呆，或脘腹胀痛，恶心呕吐，疲倦乏力，身体困重，或身热恶寒，身目发黄，小便黄赤，大便不爽、黏腻或便秘，舌红苔黄腻，脉弦滑数。或发病急骤，黄色如金，高热烦渴，胁痛腹满，神昏谵语，或见衄血、便血，或肌肤出现瘀斑，舌质红绛、苔黄而燥，脉弦滑数或细数。

证候分析：热毒滞络是由于湿热毒邪内蕴肝胆，病及络脉，导致气络郁滞、血络瘀阻、肝胆疏泄功能障碍、气机不利、气血流通与渗灌障碍，甚或络脉损伤、络破血溢而形成的临床证候。

治法：清肝利胆，解毒通络。

方药：茵陈蒿汤（《伤寒论》）合凉膈散（《太平惠民和剂局方》）加减。

茵陈 30 g，栀子 12 g，大黄 9 g，芒硝 10 g，连翘 12 g，黄芩 15 g，甘草 10 g，竹叶 10 g，薄荷 6 g。

方论及运用：茵陈蒿汤与凉膈散常用于传染性肝炎、胆囊炎、胆管炎或胰腺炎等。其中茵陈蒿汤具有清热通腑、利湿退黄的作用，是治疗肝胆湿热证尤其是湿热黄疸的主方。而凉膈散通过清泻中上二焦，通腑泄热，解毒行滞，加强茵陈蒿汤的治疗作用。临证是亦可酌加黄柏、垂盆草、蒲公英以加强清热解毒之力，酌加茯苓、滑石、车前草利湿清热，以使邪从小便而去。如胁痛较甚，可加柴胡、郁金、川楝子、延胡索等疏肝理气、通络止痛；如恶心呕吐，可加橘皮、制半夏、竹茹等以和胃降逆止呕；若系亚急性重型肝炎，症见黄疸迅速加重，且伴出血者，加用水牛角、赤芍、生地、玄参、茜草；急性胰腺炎、胆囊炎者可合用大柴胡汤（《金匮要略》）；若砂石阻滞，可加金钱草、海金沙、芒硝利胆化石、通腑降逆；如神昏谵语，加服安宫牛黄丸（《温病条辨》）以凉开透窍；如动风抽搐，加用钩藤、石决明，另服羚羊角粉或紫雪丹（《太平惠民和剂局方》）以息风止痉；如衄血、便血、肌衄而皮肤瘀斑重，可加黑地榆、侧柏叶、紫草、茜根炭等凉血止血；如腹大有水，小便短少不利，可加马鞭草、木通、白茅根、车前草，并另吞服琥珀、蟋蟀、沉香粉以通利小便。

四、脾系病络证候辨证论治

脾（胃）系病病络证候主要是病及脾（胃）络，影响到脾（胃）运化、升清、统血、腐熟水谷等功能，临床主要表现为腹胀、腹痛、纳差、胃脘痛、呕吐、呃逆、反酸、腹泻、便溏、神疲、倦怠、乏力等。

（一）脾（胃）络失荣

1.脾（胃）络气虚　是指脾（胃）络气虚，导致的承受运化、升清降浊、统血等功能下降而表现出的证候。

证候：腹胀纳少，甚或腹痛，脘腹痞闷，时缓时急，不思饮食，食后胀甚，肢体倦怠，神疲乏力，少气懒言，口淡不渴，面白少华，大便溏薄，舌淡苔白，脉沉弱或虚弱。

证候分析：脾络气虚，升清无力，胃络气虚，和降疲惫，从而导致气机枢纽功能减退，受纳的水谷无力及时腐熟运化，从而导致中焦气机处于一种虚滞夹杂的状态。

治法：补气健脾，理气运络。

方药：香砂六君子汤（《医方集解》）。

人参9g（另煎），茯苓9g，白术9g，陈皮9g，半夏12g，木香9g，砂仁6g，甘草6g。

方论及运用：本方多用于治疗胃食管反流、胃与十二指肠溃疡、慢性胃炎、胃下垂、胃肠功能紊乱、慢性萎缩性胃炎等属脾胃气虚、虚气留滞者。方中人参、茯苓、白术、甘草即四君子汤（《太平惠民和剂局方》）健脾益气，砂仁、木香理气运络以和中，陈皮、半夏行气和胃以降逆。若气虚失运，虚滞较甚，满闷较重，可加木香、枳壳、厚朴以助脾运；若气虚及阳，脾阳不振，畏寒肢冷，可加附子、干姜或用附子理中丸（《太平惠民和剂局方》）温中健脾；若胃虚气逆，心下痞硬，干噫食臭，可用旋覆代赭汤（《伤寒论》）降逆止呕；若中气大亏，气虚下陷，可用补中益气汤（《脾胃论》）补中气；若腹痛、便血，合归脾汤（《正体类要》）加侧柏叶、三七粉；妇女月经过多或崩漏不止者，可合用安冲汤（《医学衷中参西录》）。

2. 脾（胃）络阳虚　是指脾（胃）络阳虚导致寒邪内生而表现出的证候。

证候：胃痛隐隐、绵绵不休、喜温喜按、空腹痛甚、得食则缓、劳累或受凉后发作或加重，或呃声低长无力，气不得续，泛吐清水，或脘腹冷痛、时发时止、喜温喜按，食少脘痞，口淡不渴，神疲纳呆，四肢倦怠，面色㿠白，手足不温，畏寒肢冷，大便溏薄或泻利清谷不化，舌质淡嫩或淡胖，脉虚弱或沉迟无力。

证候分析：胃为阳腑，胃络阳虚，内生胃寒，腐熟能力减退，因而出现一系列胃气虚寒、虚寒凝滞、受纳腐熟功能减退、和降无力的症状；脾络阳虚，内寒自生，寒凝气滞。同时阳虚气弱，脾运功能减退，升清降浊能力下降，因而出现一系列虚、寒、滞的临床证候。

治法：温脾益气，暖胃煦络。

方药：理中汤（《伤寒论》）。

人参9g（另煎），白术9g，干姜9g，甘草9g。

方论及运用：理中汤作为温中益气的代表方，方中人参、白术、甘草甘温益气，干姜温中散寒。临床上主要用于急、慢性胃炎，慢性肠炎，胃窦炎，溃疡病，胃下垂，慢性肝炎等属脾络阳虚、胃络阳弱者。

若嗳腐吞酸，夹有食滞，可加神曲、麦芽；泛吐清水较重者，可加干姜、吴茱萸、半夏温胃化饮；若脘腹胀满，脾虚气滞，可加香附、木香；若见泻利清谷不化加附子，久泻不止加赤石脂、禹余粮；若发呃逆，呃声难续，气短乏力，中气大亏，可用补中益气汤（《脾胃论》）；若呃逆病久及肾，肾失摄纳，腰膝酸软，呃声难续，可用肾气丸（《金匮要略》）、七味都气丸（《医贯》）；若脾阳虚乏不运，肠中湿热留恋，加木香、黄连；若黑便或如柏油状出血不止，合用黄土汤（《金匮要略》）；若腹痛较重，寒邪偏盛，可用大建中汤（《金匮要略》）或附子理中丸（《太平惠民和剂局方》）温中散寒。

3. 脾（胃）络阴虚　是由于脾络、胃络阴虚，胃肠阴津血气不足、运化升清功能障碍与传导失司而表现出的证候。

证候：胃痛隐隐，或胃中嘈杂，口燥咽干，似饥而不欲食，或食后饱胀，脘痞不舒，或呕吐反复发作，但呕量不多或仅唾涎沫，时作干呕，呃声短促而不得续，口燥咽干，或口渴，烦躁不安，大便干结、如羊屎状，形体消瘦，舌红少津、苔少薄黄或无苔，脉细数或脉细弦。

证候分析：脾络阴虚，络道干涩，脾气难运，升清无力，降浊困难，因而出现一系列升清降浊减退或失常的证候；胃络阴虚，水亏火旺，火腑无制，内灼自我，同时阴津不足，阳气难平，和降失常，受纳障碍，出现一系列受纳腐熟功能障碍的证候。

治法：滋脾益胃，生津润络。

方药：滋脾益胃汤（自拟经验方）。

石斛 12 g，麦冬 12 g，白术 9 g，党参 9 g，枳壳 6 g，甘草 5 g。

方论及运用：本方为滋脾益胃汤。方中由石斛、麦冬甘寒滋脾，白术、党参甘温益气以助生津，枳壳行气宽中，以助脾运，甘草甘温益气、和中缓急并调和药性。使用本方注意，甘温益气之品用量不可过大，否则有温燥劫阴之弊。

若见胃脘灼痛，嘈杂似饥，可加用左金丸（《丹溪心法》）；五心烦热、阴虚较甚者，可加石膏、花粉、知母养阴清热；呕吐较甚可加橘皮、竹茹、枇杷叶；阴虚便秘，可加火麻仁、瓜蒌仁、白蜜润肠通便；咽喉干涩不利，虚火上炎者，可用麦门冬汤（《金匮要略》）；阴亏燥结，热盛伤津者，可用增液承气汤（《温病条辨》）；胃阴不足，口干口渴者，可用益胃汤（《温病条辨》）；肾阴不足，腰膝酸软者，可合用六味地黄丸（《小儿药证直诀》）。

（二）脾（胃）络气滞

脾（胃）络气滞证是由于脾胃之络气郁滞，中焦气机运行不利，受纳腐熟与运行升清功能失常而形成的临床证候。

证候：脘腹胀满疼痛，纳呆食少，嗳气频频；或泛恶欲吐，头身困重，便溏不爽，肠鸣矢气；呕吐吞酸，嗳气频作，烦闷不舒，或呃逆连声，常因情志不畅而诱发或加重，胸胁满闷，嗳气纳减；或大便干结，或不甚干结但欲便不得出或便而不爽，舌质淡红或红、舌苔薄白或腻，脉濡缓或弦等。

证候分析：脾之气络郁滞，中焦气机枢纽功能失职，上不能升清以吸收水谷精微，下不能降浊以促进代谢废物排出，从而导致气机郁滞于中焦、上下不畅、痞满于中的状态。胃之气络郁滞，火腑功能障碍，形成了虽受纳而腐熟无力、虽腐熟而传导无力、虽传导而排出无力的状态。

治法：理气通络，运脾和胃。

方药：枳术平胃汤（自拟）加减。

枳壳 12 g，白术 10 g，厚朴 12 g，陈皮 12 g，苍术 10 g，甘草 6 g。

方论及运用：本方常用于胃与食管反流、慢性胃炎、慢性肠炎、胃溃疡、慢性便秘、胃肠功能紊乱的治疗。方中枳壳、厚朴、陈皮直入中焦，理气行滞，宽中舒络；白术、苍术健脾和胃，理中燥湿，是专门针对脾胃络气郁滞、中焦气滞的经验方之一。可酌加木香、香附、柴胡以助理气之功。若气郁日久，郁而化火，可加黄芩、栀子、龙胆草清肝泻火；若气逆呕吐，可加半夏、旋覆花、代赭石；若脾虚明显，神疲食少，加黄芪、党参、扁豆；若气逆痰阻，昏眩恶心，可用旋覆代赭汤降逆化痰；若七情郁结，忧郁寡言，加白芍、柴胡、合欢皮疏肝解郁；跌仆损伤、腹部术后、便秘不通属气滞血瘀者，可加桃仁、红花、赤芍之类活血化瘀；若肝郁气滞，胸胁脘腹胀痛，可加柴胡、香附；若久泻不止，可加酸收之品，如乌梅、诃子等。

（三）脾（胃）络瘀阻

脾（胃）络瘀阻证是由于瘀血痹阻脾（胃）络脉而形成的临床证候。

证候：起病或急或缓，脘腹疼痛、痛如针刺、固定不移而拒按，泄泻，恶心呕吐，纳差，腹胀、食后腹胀痞满益加，或吐血便血，形体消瘦，面色黧黑或暗滞，舌质紫黯或有瘀斑、瘀点，苔腻，脉细涩或沉涩。

证候分析：脾胃络脉瘀阻，气络气机不通，血络血运不畅，不通则痛，痛可暂起，亦可急生。但总以瘀血内阻、络脉气血不畅或不通为主要证候。

治法：化瘀通络。

方药：少腹逐瘀汤（《医林改错》）。

小茴香（炒）6g，干姜（炒）5g，延胡索6g，没药（研）6g，当归9g，川芎6g，官桂5g，赤芍6g，生蒲黄9g，五灵脂（炒）9g。

方论及运用：少腹逐瘀汤原治少腹寒凝血瘀证。现主要用于治疗脾胃肝肾之络脉瘀血所导致的瘀阻腹部之病证。方中小茴香、肉桂、干姜味辛而性温热，入肝肾而归脾，理气活血，温通血络，所谓"欲活血络，需先通气络"之义；当归、赤芍散瘀活血；蒲黄、五灵脂、川芎、延胡索、没药活血化瘀，理气散结，旨在使气行血活瘀散络通，共成温逐少腹瘀血之剂。

加减：本方常用于慢性胃炎、胃溃疡治疗。伴口干、舌红少苔、胃部灼痛者，加石斛、麦冬、蒲公英；纳差食少明显者，加茵陈、鸡内金；吐血便血者，加侧柏炭、血余炭。

若下焦蓄血，大便色黑，亦可选用桃核承气汤；腹部术后作痛者，可酌加泽兰、没药、三七、血竭；瘀血日久化热，可酌加丹参、丹皮、炒王不留行；若跌仆损伤，瘀血内阻络脉，可酌加三七粉、炮山甲、炒王不留行；若系过敏性紫癜腹痛，可酌加茜草、蒲黄、五灵脂、当归、白芍、藕节、三七粉（冲）。本证若系肠系膜动脉阻塞所引起的急性或慢性腹痛，必须及时诊断，采取中西医结合的方法紧急救治。

（四）胃络绌急

胃络绌急证是由寒邪或情志刺激导致胃络突然拘急不舒而形成的证候。

证候：胃痛暴作，受寒引起者，脘腹得温则痛减、遇寒则痛增，苔薄白，脉弦紧。情志刺激引起者，胃脘胀闷，攻撑作痛，脘痛连胁，复因情志因素而痛作或加重，舌苔多薄白，脉沉弦。受热引起者，脘腹疼痛，多在突然热饮酒食之后痛作，恶心欲吐，苔薄腻，脉沉弦。

证候分析：胃络绌急，原因多种，临床所见，总以寒邪、热邪与情志因素为主。由于上述原因，导致胃之气络突然拘急而发病。由于胃为多气多血之腑，突然感受寒邪、热邪或情志因素，胃络气机犹如疾行的列车顿时刹车，自然拘急不利，引发胃痛暴作，绌急而通。

胃寒引起者：温胃散寒，和胃缓急，良附丸（《良方集腋》）。

高良姜6g，香附12g，生姜3g，盐1g。

情志刺激引起者，疏肝和胃，缓急止痛，四逆散（《伤寒论》）。

柴胡6g，枳壳9g，白芍9g，甘草6g。

辛热刺激引起者：消食导滞，清热和胃，保和丸（《丹溪心法》）。

山楂18g，神曲6g，半夏9g，茯苓9g，陈皮6g，连翘6g，莱菔子6g。

方论及运用：良附丸以温胃理气和络见长，主要用于寒凝气滞、胃络绌急引发的突然胃脘疼痛、胸腹胀满。四逆散为著名的和解方剂，具有调和肝脾、疏肝理脾之功效。原治阳郁厥逆证，今主要用于治疗肝脾气郁证，胃络不利导致的脘腹疼痛、胁肋胀闷、脉弦。保和丸为消食代表方剂，具有消食和胃之用，尤其适用于食积化热或进食热饮而引起的脘腹痞满胀痛、嗳腐吞酸、厌食呕吐、苔厚腻、脉滑。

（五）胃络损伤

胃络损伤证是由邪气内侵胃络、胃络破损或胃络阳气虚弱、络脉弛缓导致血溢络外而表现出的证候。

证候：血经呕吐而出，血色鲜红或紫黯，常夹有食物残渣，吐血前常伴有胃脘不适、脘腹胀闷、恶心。病情急者吐血量大或有黑便，甚则大便色黑如柏油，邪热所致者伴有口苦，胃部灼热，泛酸，平素大便秘结，舌红苔黄或黄腻，脉弦数；偏虚寒者伴有少气懒言、倦怠乏力、畏寒肢冷、面色萎黄、便溏、小便清长等，舌质淡、苔白或白腻，脉沉细。

证候分析：胃为多气多血之腑。邪热内侵胃络，络脉亢变，气血流通加速，热壅络张，气弛血涌，终致络破血溢，形成胃络损伤之临床急症。或胃病久治不愈，络脉虚寒，络脉拮变，络脉弛缓，血气渗灌失控，形成络虚破溢。

治法：胃腑实热者宜清热和胃、宁络止血，胃络虚寒者宜温中和胃、宁络止血。

方药：泻心汤（《金匮要略》）合十灰散《十药神书》）加减。

黄芩 10 g，黄连 6 g，大黄 6 g，大蓟 12 g，小蓟 12 g，侧柏叶 30 g，茜草 12 g，白及粉 3 g（冲服），三七粉 3 g（冲服）。

方论及运用：泻心汤具有泻火燥湿之功效。方以黄连、黄芩苦寒泻心火、清邪热，除邪以安正；以大黄之苦寒通降以止其血，使血止而不留瘀。本方为治疗邪火内炽，迫血妄行，吐血、衄血的常用方剂。临床上主要用于呼吸道感染、胃肠道炎症、肝炎、疮痈肿毒、肺结核及支气管扩张咯血、胃肠道出血、口腔溃疡等多种病证。

十灰散具有凉血止血之功效。方中大蓟、小蓟长于凉血止血，且能祛瘀；荷叶、侧柏叶、白茅根、茜根皆能凉血止血；棕榈皮收涩止血；栀子、大黄清热泻火，丹皮配大黄凉血祛瘀；用藕汁和萝卜汁磨京墨调服，藕汁能清热凉血散瘀、萝卜汁降气清热以助止血、京墨有收涩止血之功。诸药炒炭存性，以加强收敛止血之力。全方集凉血、止血、清降、祛瘀诸法于一方，但以凉血止血为主，使血热清、气火降，则出血自止。主治血热妄行之上部出血证，如呕血、吐血、咯血、衄血等。临床上常用于治疗上消化道出血、支气管扩张及肺结核咯血等属血热妄行者。

上述两个方剂主要用于消化道出血治疗，且以胃火炽盛型为主。对于胃络气虚或阳虚，胃脘喜温喜按者，可酌减大黄、黄连、黄芩用量，加炮姜、吴茱萸以温中止血；对于大便色黑或如柏油状者，宜用黄土汤（《金匮要略》合归脾汤（《济生方》）；出血量大、面色㿠白、神志昏聩、脉微欲绝者先用独参汤（《景岳全书》）急救固脱，并采取中西医结合方法紧急救治。

（六）络息成积

络息成积证是指由脾胃久病、正衰积损、邪气久稽、病因积累、停聚胃络而导致络脉异变、息而成积，并以此导致胃腑形质结构改变而形成的证候。属于中医学积证的范畴。

证候：胃脘胀满不适，甚则疼痛，按之有块、触之不移，面色无华，或面黄灰滞，倦怠少力，食欲不振，舌边有紫气或有瘀点瘀斑、苔少或黄厚而腻，脉细涩或弦涩。若不及时诊治，上腹部隐痛或剧痛多呈进行性加重，可触及肿块、质硬固定，形体消瘦，面色萎黄，全无食欲，食之欲吐，大便干结，皮肤枯瘪，舌有瘀斑。

证候分析：络息成积证是病及络脉、络脉病变发展到一定阶段，导致络脉严重损伤，或亢变，气血过度渗灌；或拮变，气血流通不足。于拮变与亢变之间，邪气留滞，正衰积损，气血不足，络虚异变，络脉异生，新生、异生络脉与留滞的邪气相适应，形成了正邪交争、邪气长期留息之势，久息之余，息而成积，引发脾胃积证。

治法：温脾益气，解毒散结，通络消积。

方药：温脾化积汤（自拟）。

制附子 9 g，干姜 6 g，人参 9 g，大黄 12 g，黄芪 60 g，白术 20 g，斑蝥 0.03 g，莪术 12 g，蜈蚣 2 条，土鳖虫 9 g，露蜂房 9 g，半枝莲 15 g，白花蛇舌草 30 g，薏苡仁 20 g，败酱草 15 g，甘草 3 g。

方论及运用：温脾化积汤为临床治疗消化道肿瘤的经验方。由温脾汤配伍益气、解毒、化滞、通络、消积药物而成。个别药物有一定的毒性，应严格辨证，按病情、病程分阶段使用，见效即止。可多阶段使用。需要注意的是，本方之所谓温脾，在于络息成积一俟形成，往往昭示着阳气大虚，所谓"无寒不成积，无虚不成滞"。温阳是前提，化积、消积是目的，必须温阳方能化积行滞。若出现血虚，可酌情配伍四物汤（《太平惠民和剂局方》）；脾气虚弱，食欲不振明显者，可酌加配伍香砂六君子汤（《古今名医方论》）；若膜胀明显，可配伍中满分消丸（《兰室秘藏》）；若下肢水肿明显者，可配伍五苓散（《伤寒论》）等。

（七）热毒滞络

热毒滞络证是指由于邪气蕴久成毒，深入胃络而形成的证候。

证候：胃脘灼痛，或偏上、下，或偏左、右，痛势急迫，亦有缓慢渐起，烦躁易怒，泛酸嘈杂，牙龈肿痛溃烂，齿衄，口干口苦，渴喜冷饮，或身热汗出，小便短黄，大便干结或溏滞不爽，舌红苔黄，脉滑数或弦数。

证候分析：脾胃之热毒滞络证，责之于外感与内生邪气侵袭络脉、蕴积络脉，久稽不祛，蕴化成毒，形成毒滞络脉之证。由于毒邪非一般的致病邪气，一旦毒邪留滞络脉，必然为害络脉、损络气、壅络血、伤津耗液，致使络脉的气血津液流通障碍、津血渗灌失常，进而损伤所及脏腑，贻害无穷。

治法：通腑泄热，凉血解毒。

方药：大承气汤（《伤寒论》）和银花解毒汤（《疡科心得集》）加减。

大黄 12 g，厚朴 15 g，枳实 12 g，芒硝 9 g，金银花 30 g，地丁 15 g，犀角 2 g，赤苓 15 g，连翘 15 g，丹皮 15 g，黄连 12 g，夏枯草 15 g。

方论及运用：大承气汤具有峻下热结之功效，主治阳明腑实证，临床常用于治疗急性单纯性肠梗阻、急性胆囊炎、呼吸窘迫综合征、急性阑尾炎等。银花解毒汤具有清热解毒、泻火凉血之功效，以清气与凉血兼顾为长，主治风火湿热、痈疽疔毒。上述两方合用，既能通腑化滞、清热泻火、清气解毒，又能凉血散瘀、解毒散结。腹痛剧烈、寒热往来、恶心呕吐、大便秘结者，可用大柴胡汤（《伤寒论》）；痛引两胁者，可酌加郁金、柴胡；若津液已伤，可加生地、玄参、麦冬以滋阴生津；出血者可酌加白茅根、藕节、大蓟、小蓟；牙齿溃烂疼痛者加白芷、细辛、蒲公英。

五、肾系病络证候辨证论治

肾系病病络证候主要是病及肾络，影响到肾之水液代谢、纳气、藏精、生殖、发育等功能，临床主要表现为腰膝酸软、面或肢体浮肿、耳鸣耳聋、不孕不育、小便失常、发脱齿摇、喘息等。

（一）肾络亏虚

1. 肾络气虚　是指肾络气虚，不足以支持肾的生理功能，导致肾的生理功能下降而形成的证候。

证候：腰膝酸软，神疲乏力，面色苍白，听力减退，或耳鸣失聪，男子滑精早泄，女子带下清稀，尿频或遗溺、夜尿频多或尿后余沥、小便频数而清；或咳喘、呼多吸少、气不得续、动则喘息益甚，自汗神疲，声音低怯，舌淡苔白，脉细弱或沉弱。

证候分析：肾络气虚，责之于素体禀赋薄弱，或后天久病，邪气内侵耗伤正气，导致肾络气血虚弱、气血流通功能减退、渗灌功能减弱，久而久之，影响肾气的生理功能，形成了以肾气虚弱而不固、精关不强、膀胱失约和肾不纳气功能障碍为特征的一系列证候。

治法：补益肾气为主。

方药：右归饮（《景岳全书》）加味。

熟地 15 g，山药 12 g，枸杞子 12 g，杜仲 12 g，山茱萸 6 g，灸甘草 3 g，肉桂 5 g，附片 6 g。

方论及运用：右归饮为补益肾气的代表方之一，方中配伍了大量的补益肝肾精血之品，意在精中化气、气能生精、精气互化，亦即通过补肾填精以促进"精化气"，从而达到补益肾气的目的。方中还配伍了少量桂枝、附子，意在少火生气。若短气咳喘明显，可酌加人参、白术；如遗尿遗精，可酌加金樱子、炒芡实；如带下不止，可酌加补骨脂、苍术、炒芥穗。

2. 肾络阳虚　是指肾络阳气不足、阳虚寒滞、气血运行功能减退，进而导致全身气化功能减弱而形成的证候。

证候：腰膝酸软冷痛，形寒肢冷，男子阳痿，面色㿠白，精神萎靡，疲软无力；或面色黧黑，便泄稀溏，五更泄泻或小便频数；或身体浮肿、腰以下为甚、按之如泥，脘腹胀满，或心悸咳喘，小便短少，舌淡胖、苔白或白滑，脉沉细或沉弱或沉弦。

证候分析：该证候多因肾络素体阳虚，或久病伤及肾络，或年老肾阳渐衰，或房劳过度，斫伐肾阳，肾络阳衰。另外，肾络阳虚，亦责之于肾络气虚证的进一步发展，所谓气虚及阳，阳虚生寒，阳虚必生寒滞。由于肾络阳气虚衰、功能减退、气化减弱、温煦失职，因而出现畏寒肢冷、性功能衰弱及水邪泛滥等病证。

治法：温补肾阳为主。

方药：右归丸（《景岳全书》）。

熟地 25 g，山药 12 g，山茱萸 9 g，枸杞 12 g，鹿角胶 12 g，菟丝子 12 g，杜仲 12 g，当归 9 g，肉桂 6 g，制附子 9 g。

方论及运用：右归丸具有温补肾阳、填精止遗之功效，主要用于肾阳不足、命门火衰之证。方中以附子、肉桂温补肾阳，鹿角胶补肾壮阳、填精补髓；伍以熟地、枸杞子、山茱萸、山药滋阴益肾、养肝补脾；菟丝子补阳益阴、固精缩尿；杜仲补益肝肾、强筋壮骨；当归养血和血、精血互生。若五更泄泻，可伍用四神丸（《证治准绳》）；大便溏泻日久不愈者，可伍用参苓白术散（《太平惠民和剂局方》）；身体浮肿者，可改用真武汤（《伤寒论》）合五苓散（《伤寒论》）；遗精遗尿者，可酌加金樱子、芡实。

3. 肾络阴虚　是指肾络阴津不足，络脉失充、失润而干涩，络脉气血运行与渗灌不利，阴精不足，精气化源缺乏，同时阴亏火旺而形成的证候。

证候：腰膝酸软而痛，两足痿弱，眩晕耳鸣、甚则耳聋，形体消瘦，五心烦热，潮热盗汗，颧红唇赤，遗精或梦遗，少寐多梦，阳强易举，口咽干痛，大便秘结，舌红少津、少苔或无苔，脉细数。

证候分析：房事不节，欲念妄动，老伤肾络，络阴亏虚；或大病久病，病及肾络，络阴耗损；或热病后期，损及肾络，耗伤肾阴，络阴不足，流通渗灌减弱，阴虚生内热，水亏则火起，出现系列阴精不足及虚火内扰的证候。

治法：滋补肾阴，充润肾络。

方药：六味地黄丸（《小儿药证直诀》）加减。

熟地 24 g，山茱萸 12 g，山药 12 g，泽泻 9 g，丹皮 9 g，茯苓 9 g。

方论及运用：本方系将《金匮要略》之肾气丸，减去桂枝、附子而组成，原用于治疗小儿肝肾阴虚不足之证。方中熟地滋补肾阴、益精填髓为君药，山茱萸滋肾益肝、山药滋肾补脾，共成三阴并补，集中于补肾，肾阴充足，以水制火，此所谓壮水之主，以制阳光；泽泻配熟地以泻肾降浊，丹皮配山茱萸泻肝降火，茯苓配山药渗利脾湿，此即三泻药物。全方补中有泻，补大于泻，补而不滞，滋而不腻，成为补肾滋阴之名方。临床上广泛用于多种慢性疾病，如慢性原发性肾小球肾炎、肾病综合征、糖尿病、高血压、神经衰弱等。阴虚火旺明显者，可酌加或改用清骨散（《证治准绳》）；盗汗较甚者，可酌加牡蛎、浮小麦、糯稻根固表敛汗；失眠者可酌加酸枣仁、柏子仁、夜交藤养心安神；大便干结者，可酌加生地。

4.肾络精虚　是指肾所藏之精气亏损，肾络精气生化不足而形成的证候。

证候：小儿发育迟缓，囟门迟闭，语晚行迟，或五迟五软，骨骼痿软，或男子精少不育，女子经闭不孕，或成人早衰，过早眼花视弱，耳鸣耳聋，健忘，两足痿软，发脱齿摇，舌淡，脉细弱。

治法：补肾填精。

方药：左归丸（《景岳全书》）。

熟地24 g，山药24 g，枸杞15 g，山茱萸肉12 g，川牛膝12 g，菟丝子12 g，鹿胶（烊化）12 g，龟胶（烊化）12 g。

方论及运用：左归丸为补肾填精的代表方之一，具有壮水之主、培补元阴、益肾填精之功效。凡精髓内亏、津液枯涸、肾精不足之证均可应用。方中重用熟地滋肾益精；枸杞子补肾益精、养肝明目；鹿龟二胶为血肉有情之品，峻补精髓，其中龟板胶偏于补阴，鹿角胶偏于补阳，在补阴之中配伍补阳药，意在"阳中求阴"；菟丝子性平补肾；佐山茱萸养肝滋肾、涩精敛汗，山药补脾益阴、滋肾固精，牛膝益肝肾、强腰膝、健筋骨、活血通络，既补肝肾又兼通络之用。如偏于阴虚，可酌加女贞子、麦冬；如火烁肺金，干枯多嗽，可酌加百合、沙参；如骨蒸潮热，可酌加地骨皮、胡黄连；如大便燥结，去菟丝子，酌加肉苁蓉；若血虚明显，酌加当归；如腰膝酸痛，酌加盐杜仲、狗脊。

（二）肾络瘀阻

肾络瘀阻证是指外感或内生邪气侵入肾络、留滞肾络，导致肾络瘀阻而形成的证候。

证候：面目虚浮，四肢水肿，大便溏薄，小便不利或尿少，或夜尿频多，形寒肢冷，面色晦暗，肌肤甲错，肌肤现红丝赤缕或见瘀点瘀斑，腰部刺痛或腰脊酸疼，舌质紫黯、苔薄黄或薄腻，脉弦细涩。

证候分析：肾络瘀阻，肾络之气血运行不利，渗灌失常，肾脏的气化功能失职，因而出现一系列气滞、血瘀、水滞的表现，伴随而来的是脏腑功能的阳气之衰弱，涉及肾、脾、肺、心等多脏腑的功能失常。

治法：活血祛瘀，化气行水。

方药：桃红四物汤（《医宗金鉴》）合五苓散（《伤寒论》）。

桃仁10 g，红花10 g，当归10 g，芍药15 g，川芎15 g，益母草20 g，路路通15 g，水蛭6 g，地龙15 g，茯苓20 g，泽泻12 g，车前子30 g。

方论及运用：桃红四物汤以活血祛瘀见长，五苓散以温阳利水为专，二方合用，切中肾络瘀阻的基本环节，为临床习用方剂，用于治疗慢性原发性肾小球肾炎、糖尿病肾病、肾病综合征、慢性肾衰竭等。畏寒肢冷者可酌加炮附子、肉桂；若全身肿甚、气喘烦闷、小便不利，为血瘀水盛、肾络瘀阻严重、由络传经、肺络受累引起的肺气上逆，可酌加葶苈子、川椒目、泽兰以逐瘀泻肺；若下肢肿甚、按之如泥，腰腹胀满，尿少，为肾阳亏虚、水湿泛滥，可合用真武汤（《伤寒论》）加减。

（三）肾积证

肾积证，即肾系络息成积证，是指由禀赋不足和内外多种原因，引起邪气侵袭、留滞肾络，导致肾系络脉异变、络脉异生，引起肾系络脉功能障碍和形质改变，并序贯引起肾脏功能衰减而形成的证候。

证候：少尿甚则无尿，面目、肢体浮肿，常有无痛性血尿，腹部或腰背部可触及肿块、固定不移，腰部或上腹部钝痛，日久则见体重减轻、发热、食欲不振、腹胀等。或尿频、尿急、尿缓慢、尿中断、尿余沥、尿不尽、尿失禁、夜尿增多，甚则小便点滴不出、尿血、血精、阳痿，伴有阴部疼痛、骨痛等。舌质暗淡、苔白或腻，脉沉弦或沉涩等。

证候分析：肾系络息成积证，是病及肾系络脉，导致肾系络脉病变的严重阶段。先天禀赋不足或后天因素致使邪气内侵肾络，留滞肾系络脉，久而不去，息而成积。肾积既成，肾系络脉异生、异变，气血流通异常，一方面，正常的肾络之气化流通渗灌减退，肾之气化、主水等功能失职；另一方面，异常的肾络之气血流通渗灌超常，从而出现系列虚实夹杂的证候。

治法：理气行滞，化瘀散结，消积通络。

方药：大七气汤（《寿世保元》）。

莪术 10 g，三棱 10 g，青皮 12 g，陈皮 12 g，香附 12 g，藿香 12 g，益智仁 15 g，桔梗 9 g，肉桂 6 g，甘草 6 g。

方论及运用：大七气汤，出自《寿世保元》，原方具有理气消积、化瘀散结、和血通络之功效，主治气郁血阻之积聚证。《证治准绳·杂病》推荐以本方治疗肾积证，并倍用肉桂加茴香、炒楝子肉，兼服奔豚丸（《医学心悟》）。

若小便点滴而下或尿如细线、舌紫黯或有瘀点、脉细涩，可合用代抵当丸（《证治准绳》）；瘀血较重者，可加红花、川牛膝以增强其活血化瘀的作用；若病久血虚、倦怠乏力、面色不华，可酌加黄芪、党参；夜尿增多者酌加山茱萸、覆盆子、益智仁；尿血者酌加大蓟、小蓟、血余炭、三七粉；属于肾恶性肿瘤者，可酌加抗肿瘤中药，如龙葵、白英、半枝莲、白花蛇舌草等。

（四）肾络损伤

肾络损伤证是由邪气积滞致肾络破损、血溢络外而表现出的以尿血为主的证候。

证候：尿频，尿急，尿痛，尿中带血丝、血块或明显血尿，排尿不畅甚至突然尿中断，有剧烈的腰腹疼痛且反复发作，伴发热恶寒，小腹胀满，舌红苔黄腻，脉滑数、弦数。

证候分析：肾络损伤责之于邪气内滞肾系络脉，久而久之损伤络脉。此邪气内滞，或为湿热蕴结之砂石，或为湿热蕴酿之毒邪，或为邪气侵袭络脉，久之害络损络所致。

治法：清热利湿，护络通淋。

方药：石韦散（《外台秘要》）。

石韦 15 g，瞿麦 15 g，滑石 30 g，车前子 12 g，冬葵子 30 g。

方论及运用：本方出自于《外台秘要》引《古今录验方》，具有清热利湿、通淋排石的作用，主治湿热蕴结膀胱之证，症见水道不通、淋沥不畅、脐腹急痛、发作有时等。临床上主要用于治疗泌尿系结石之证。若尿血明显，可合用小蓟饮子（《济生方》）；若砂石阻滞明显，可酌加金钱草、海金沙、鸡内金等以加强排石消坚的作用；若腰腹绞痛，可酌加芍药，配甘草以缓急止痛；若兼有发热，可酌加蒲公英、黄柏、大黄以清热泻火。

六、脑病病络证候辨证论治

脑病病络证候主要是病及脑络，影响元神之府主宰的生命活动、精神意识和感觉、运动等功能，临床主要表现为头晕头痛、神昏健忘、癫狂痴呆、失眠多梦、反应迟钝、言语不利、肢体麻木、半身不遂、发育迟缓、智力低下等。

（一）脑络亏虚

脑络亏虚证是指由于脑络之精亏、气虚、血少，导致髓海濡养不足而形成的证候。

1. 精虚

证候：头晕耳鸣，头脑空痛，或幼儿发育迟缓，或五迟五软，下肢痿软无力，舌淡红，脉沉细无力。

证候分析：脑为精明之府，凡五脏精华之血、六腑清阳之气，皆上注于脑，通过脑的络脉流通渗灌供养元神、统御着全身的生命活动。一旦脑络精气不足、血气流通渗灌不足，自然脑神失养，形成精亏、气虚、血少的不同证候。

治法：填精荣脑。

方药：地黄饮子（《宣明论方》）加减。

熟地 24 g，山茱萸 15 g，麦冬 12 g，五味子 9 g，肉苁蓉 12 g，菟丝子 30 g，枸杞子 12 g，巴戟天 9 g，肉桂 5 g，远志 9 g，石菖蒲 9 g，砂仁 6 g。

方论及运用：本方源于《宣明论方》，主治喑痱证，是下元虚衰、精亏气弱、虚火上炎、痰浊上泛、堵塞窍道所致。方中精血重补，配以滋阴、少量温补以引火归元，并以祛痰利湿、开窍益智、交通心肾之品并用，可谓上下并治、标本兼顾，虽以治下治本为主，实则以下治上为用。可酌加川芎、白芍、当归以补血养络；阳虚不显者，可减肉桂，酌加仙茅、淫羊藿；气虚者，可酌加黄芪、党参。

2. 气虚

证候：头晕耳鸣，听力减退，目无光彩，视物昏花，神疲困乏，时时呵欠，气短懒言，口中流涎，肢体倦怠或肢体麻木、肢体无力感，舌淡苔白，脉弱。

证候分析：脑络气虚，缘于五脏气虚，难以充养脑宇、颐养脑神。从气血生化来讲，脑络气血最为充沛，气血流通不息，时时刻刻在进行着血气生化、血气转换与精气互化。因而脑络气虚证，除表现为一般的气虚之证候外，往往兼有精血不足之证候。

治法：益气养络，健脑养神。

方药：益气聪明汤（《证治准绳》）加减。

人参 9 g（另煎），黄芪 30 g，升麻 6 g，葛根 30 g，黄柏 6 g，蔓荆子 9 g，白芍 9 g，甘草 6 g。

方论及运用：益气聪明汤具有聪耳明目、补养元气、轻身健体之作用，主治饮食不节、劳役形体、脾胃不足、目睛内障、耳鸣或多年目暗、视物不能。本方以人参、黄芪大补元气；升麻、葛根、蔓荆子益气升阳以养脑气、通利窍官；白芍敛阴和营以养脑络，黄柏坚阴泻火以补肾滋水、护养脑髓，利于精气化生。

头晕眼花突出者，可合用杞菊地黄丸（《医级》）；耳鸣明显者，可合用耳聋左慈丸（《饲鹤亭集方》）；神疲困乏、气短懒言等气虚明显者，可合用四君子汤（《太平惠民和剂局方》）；气虚兼痰浊之象者，可合用半夏白术天麻汤（《医学心悟》）。

3. 血虚

证候：眩晕耳鸣，甚则耳聋，视物昏花，精神不振，走路不稳感，神昏健忘，头部绵绵作痛，失眠多梦，舌淡，脉细弱。

治法：补血养脑。

方药：四物汤（《仙授理伤续断秘方》）合二至丸（《医便》）加减。

当归 12 g，川芎 12 g，白芍 12 g，熟地 12 g，女贞子 12 g，墨旱莲 12 g。

方论及运用：四物汤是补血、养血的经典方药，专门治疗营血亏虚、血行不畅之证。方中当归补血养肝，和血调络；熟地滋阴补血，润络养脑；白芍养血柔肝，和营调络；川芎活血行气，通经活络。四味合用，补而不滞，滋而不腻，养血活血，补血养脑。二至丸则具有补肾养肝、滋阴养血的功效。方中女贞子甘苦而凉，善能滋补肝肾之阴；墨旱莲甘酸而寒，既能补养肝肾之阴，又凉血止血。二药性皆平和，补养肝肾，补而不腻，堪称平补肝肾、滋阴养血以养脑窍之佳剂。

若脑络血虚，耳鸣目暗明显，可酌加桑椹、枸杞子、菊花、楮实子，以增益滋阴补血、益耳明目之力。

（二）脑络瘀阻

脑络瘀阻证是指瘀血痹阻脑络而形成的证候。

证候：头痛眩晕，头痛部位较为固定、经久不愈、痛如锥刺，时有健忘，失眠，心悸，记忆力有不同程度的减退，耳鸣耳聋，视物黑歧，眼花昏瞀，思维贫乏，语言减少，反应迟钝，情感淡漠，行动迟缓，倦怠嗜卧，四肢麻木，或伴不同程度痴呆，或头部外伤后昏不知人，面色晦暗，舌质紫黯或有斑点，脉细涩。

证候分析：脑络瘀阻证，主要是瘀血阻滞脑络，不通则痛，故头痛痛如针刺、痛处固定；脑络不通，气血不得正常流布，脑失所养，则头晕目眩；脑络瘀阻，瘀血碍新，心神失养，故有健忘、失眠、心悸，甚则思维贫乏、语言减少、反应迟钝、情感淡漠、行动迟缓等；脑络瘀阻，脑之窍官失养，故耳鸣耳聋、视物黑歧或眼花昏瞀；脑络瘀阻，气络不通，因而倦怠嗜卧、四肢麻木；脑络久瘀，必成瘀闭状态，旷日持久之瘀阻，脑髓严重失养，日久髓减脑消，渐至痴呆。若脑外伤严重、脑络瘀阻或脑络破溢、脑神受损，则昏不知人；面色晦暗、舌质紫黯或有斑点、脉细涩等均为瘀血内阻之征。

治法：活血化瘀，通络益脑。

方药：通窍活血汤（《医林改错》）加减。

赤芍 6 g，川芎 6 g，桃仁 12 g，红枣 7 个，红花 12 g，老葱 3 根，生姜 9 g，麝香 0.3 g。

方论及运用：通窍活血汤以活血化瘀、通窍活络见长，主要用于脑络瘀阻证，尤其是瘀血阻滞于头面窍官之证。方中赤芍、川芎行血活血，桃仁、红花活血通络，葱、姜通阳散滞，麝香开窍通络，黄酒通络疏经，佐以大枣缓和药性，且能入血而独具和血通络之用。

脑络瘀阻之证，不限于瘀阻脑之血络，脑之气络亦不例外，且必首当其冲。因而临床上可合用补阳还五汤，旨在活血通络的同时，加强补气活血通络之力。久瘀之脑络，气血渗灌受阻，往往渐生痰浊且与瘀血胶结，形成痰瘀互阻脑络之证，此时可合用导痰汤（《校注妇人良方》）或半夏白术天麻汤（《医学心悟》）。

（三）脑络绌急

脑络绌急证是指以风邪为主的邪气侵袭脑络，导致脑络拘急痉挛而形成的证候。

证候：发作性的眩晕，表现为一过性眼花视歧，头眩昏瞀，偏身麻木或一过性半身不遂，语言謇涩，口中流涎，频发呵欠，舌质淡、苔薄白，脉弦细。

证候分析："伤于风者，上先受之"（《素问·太阴阳明论》），脑居高位，高处不胜寒。因而外邪侵袭，无论是外风袭络，还是内风扰络，尤其是风寒之邪，最容易侵袭脑络，导致脑部气机收引、血液凝涩、气络郁滞，引发脑络绌急。由于脑部气血供应丰沛，短暂的病邪袭击脑络不足以引起持续的气血瘀阻，而是在发作性的绌急过程中，造成了一过性的气血流通障碍。因而脑络绌急之证，其临床表现多为一过性、短暂性、非持久性，但有反复发作的特点，值得引起注意。

治法：益气活血，祛风通络。

方药：玉屏风散（《究原方》）合补阳还五汤（《医林改错》）。

当归12g，川芎12g，赤芍6g，地龙12g，黄芪30g，桃仁6g，红花6g，防风12g，白术12g。

方论及运用：玉屏风散具有益气固表之功效，主治表虚卫外不固、风邪袭表伤络之证。方中黄芪甘温，内补脾肺之气，外可固表，防止邪气内侵；白术健脾益气，助黄芪以加强益气固表之力；佐以防风辛散风邪，合黄芪、白术以益气祛邪。

补阳还五汤主治中风气虚血滞、脑络瘀阻、血行不畅之证。方中重用黄芪补益元气，意在气旺则血行，瘀去则脑络自通、绌急自消；当归尾活血通络，赤芍、川芎、桃仁、红花协同当归尾以活血祛瘀，通利脑络；地龙通经活络，通达上下，周行全身。上述两方相合，既能祛外风，以澄绌急之因，又能益气活血通络，以防络脉绌急生变，从而达到通脑、利脑、消绌急之目的。临床上，上述方剂配伍主要用于脑血管痉挛引起的短暂性脑缺血发作。伴有肝阳上亢、内风扰络者，可改用天麻钩藤饮（《杂病证治新义》）；肝风挟痰、痰象偏盛者，可合用导痰汤（《校注妇人良方》）。

（四）脑络瘀塞

脑络瘀塞证是指邪气痹阻脑络，致其瘀塞不通而形成的证候。

证候：口舌歪斜，语言不利，涎水自出，肢体麻木不适或肢体瘫软不利、肢体痉挛失用、甚则半身不遂，舌质暗淡、青紫或有瘀点、瘀斑，脉缓或涩。

证候分析：脑络瘀塞，血滞成栓，气血供应中断，津血大量外渗，形成水淫玄府、脑髓窍官失用、脑神御体功能失职等系列表现。

治法：益气通络，化瘀消栓。

方药：黄芪消溶汤（自拟方）加味。

黄芪30g，川芎15g，桃仁12g，红花10g，地龙15g，酒水蛭10g，虻虫3g，三七9g，酒大黄10g，益母草15g。

方论及运用：黄芪消溶汤是专门治疗脑络瘀阻的经验方之一，具有益气活血、通络消溶的作用，对于脑络瘀阻所形成的血滞成栓之证具有很好的消栓溶栓作用。方中黄芪补益元气，以推动络脉血液的正常运行流通。除黄芪外，配伍了大量的活血化瘀、消栓溶栓药物，能较好地解除脑络瘀塞之状态，重建脑部络脉的正常气血流通，从而最大限度地恢复脑神统御之功能。

本方适用于多种原因导致的络脉瘀塞之证。兼有痰阻气滞、痰象明显者，可合用涤痰汤（《济生方》）；便秘、腹胀者，可合用大承气汤（《伤寒论》）以通腑理气、调畅气血。

（五）热毒滞络

热毒滞络证是由邪气内侵或内生邪气蕴久化热成毒、热势剧烈、深入脑络、扰动神明而形成的证候。

证候：高热稽留，头痛头胀，面红目赤，神昏谵语，颈项强直，四肢抽搐甚或角弓反张、牙关紧闭，呼吸急促，喉中痰鸣，烦渴欲饮，大便干结，伴有肌衄、便血、尿血，舌红绛，脉弦细数。

证候分析：脑为清净秀宇，元神之宅。脑络气血充盛，流通不息。热毒一旦侵犯脑络，迅速导致气络壅遏、血络壅滞、元神受扰、统御功能失职，进而出现气络亢变，热毒壅盛；血络亢变，毒势弛张；元神受扰，谵语躁动；统御失职，五脏六腑受碍。

治法：清热解毒，醒脑通络。

方药：热毒壅滞脑之气络而现高热者白虎汤（《伤寒论》）加味；热毒贻害脑之血络为主者，可合用犀角地黄汤（《备急千金要方》）加减。

生石膏 30~120 g（先煎），知母 12 g，粳米 6 g，甘草 6 g，水牛角 30 g（先煎），生地 15 g，白芍 12 g，丹皮 12 g，西洋参 9 g。

方论及运用：白虎汤为清气分热名方，具有清气分高热、清热生津之功效，主治气络壅遏、气分热盛之证。方中石膏辛甘大寒，入肺、胃二经，功善清解气分，透络散热以出表；知母苦寒质润，协助石膏清肺胃热，兼滋阴润燥；佐以粳米、炙甘草益胃生津、护卫中气。临床常用于治疗多种感染性疾病，如大叶性肺炎、流行性乙型脑炎、流行性出血热、牙龈炎、小儿夏季热等属气络热盛、热毒壅盛者。

犀角地黄汤为清络凉血之剂，具有清热解毒、凉血散瘀之功效。主治热入血分，血络热毒壅盛，热扰心神，热伤血络，络破血溢或蓄血瘀热，热毒壅滞。临床多应用于治疗温热疫毒之证或重症肝炎、肝昏迷、弥漫性血管内凝血、尿毒症、过敏性紫癜、急性白血病等属血分热盛者。

根据杨宝琴教授、王永炎院士经验，热毒犯脑伤络证属内毒壅滞者，往往内毒犯脑攻心、引动肝风，此时多合用羚角钩藤汤（《通俗伤寒论》）以息风止痉，直折毒势风象；属于温热疫毒犯脑伤络者，应合用清瘟败毒饮（《疫诊一得》），以清热解瘟、凉血泻火、清气凉营、护脑通络。

（六）络破血溢

脑之络破血溢证是指由于多种原因导致脑络突然破损、血溢络外而形成的证候。

证候：起病急骤，突然剧烈头痛，眩晕，频频呕吐、可呈喷射性，神志不清，面色潮红，呼吸深重伴有鼾声，可出现发热、肢体瘫痪、言语障碍、口角歪斜、大小便失禁等，常在数分钟或数小时内病情发展到高峰。舌红，脉弦滑数。

证候分析：脑之络迫血溢证往往在多种诱因作用下，引起络脉亢变，气血升动，气血流通超常，络气壅盛，络气亢变从化，气火有余，络脉弛张过度，导致络迫血溢，形成临床急危重症。

治法：宁络止血，平肝化风。

方药：羚羊角汤加减（《医醇賸义》）。

羚羊角 5 g，醋龟板 30 g，生地 15 g，丹皮 10 g，柴胡 10 g，白芍 15 g，郁金 12 g，石菖蒲 12 g，菊花 12 g，夏枯草 10 g，竹茹 10 g，黄连 5 g。

起病时可先选用局方至宝丹（《太平惠民和剂局方》）、安宫牛黄丸（《温病条辨》）灌服或鼻饲。

方论及运用：羚羊角汤为平肝息风之剂，具有滋阴柔肝、平肝息风、凉血清热之功效。主治阴虚阳亢之体，复因于气盛、热扰、火动形成的脑络气火有余、风动脑伤之证。临床上常用于治疗高血压脑病、脑出血、血管性头痛、神经性头痛、传染性脑病等。

七、痹证病络证候辨证论治

痹证病络证候主要病及关节、肌肉、筋骨等，影响肢体感觉、运动功能等，临床主要表现为肢体关节、肌肉出现疼痛、麻木、重着、肿大、灼热、屈伸不利等。

（一）邪实痹

邪实痹证是指以风、寒、热、湿、毒等邪气侵入络脉、痹阻络脉，引起气血壅滞不畅而形成的证候。

1.风寒痹阻

证候：肢体关节酸楚、冷痛游走不定，遇寒则痛剧，得热则痛减，局部皮色不红、触之不热，关节屈伸不利，恶风或恶寒，喜暖怕冷，颜面青淡或两颧微红，舌质淡红或黯红、舌苔薄白，脉浮紧、弦紧或沉紧。

证候分析：风寒之邪侵袭机体，留着于肢体的肌肉经络、病及络脉、郁遏气络、壅滞血络，络脉气血不畅甚或不通，形成以风寒痹阻经络为主的痹证。

治法：疏风散寒，宣经活络。

方药：防风汤（《宣明论方》）。

防风 15 g，当归 15 g，赤茯苓 15 g，杏仁 10 g，官桂 10 g，黄芩 9 g，秦艽 12 g，葛根 12 g，麻黄 12 g，甘草 10 g。

2. 风湿痹阻

证候：肢体关节肌肉疼痛、重着、游走不定或有肿胀，随天气变化而作，恶风不欲去衣被，汗出，头痛，发热，肌肤麻木不仁或身体微肿，肢体沉重，小便不利，困倦乏力，舌质淡红、舌苔薄白或腻，脉浮缓或濡缓。

治法：祛风除湿，通络止痛。

方药：蠲痹汤（《医学心悟》）。

羌活 10 g，独活 10 g，桂枝 10 g，秦艽 10 g，当归 15 g，川芎 10 g，海风藤 15 g，桑枝 30 g，乳香 6 g，木香 6 g，炙甘草 6 g。

3. 寒湿痹阻

证候：肢体关节冷痛、重着、痛有定处，屈伸不利，昼轻夜重，遇寒痛剧，得热痛减，或痛处肿胀，舌质胖淡、舌苔白腻，脉弦紧、弦缓或沉紧。

治法：温经散寒，祛湿通络。

方药：附子汤（《伤寒论》）

附子 18 g，茯苓 9 g，人参 6 g，白术 12 g，芍药 9 g。

4. 湿热痹阻

证候：病程常呈缠绵之势。关节或肌肉局部红肿、疼痛、重着，触之灼热或有热感，口渴不欲饮，烦闷不安或有发热，舌质红、苔黄腻，脉濡数或滑数。

治法：清热除湿，宣痹通络。

方药：宣痹汤（《温病条辨》）。

防己 15 g，薏苡仁 15 g，杏仁 15 g，滑石 15 g，连翘 9 g，山栀 9 g，半夏 9 g，晚蚕沙 9 g，赤小豆 9 g。

5. 热毒痹阻

证候：关节疼痛、灼热红肿、痛不可触、触之发热、得冷则舒，关节屈伸不利，或肌肤出现紫红色斑疹及皮下结节，或伴有高热烦渴，心悸，面赤咽痛，溲赤便秘，甚则神昏谵语，舌红或绛、苔黄，脉滑数或弦数。

治法：清热解毒，凉血通络。

方药：犀角地黄汤（《外台秘要》）。

犀角（水牛角）30 g，生地 24 g，芍药 12 g，牡丹皮 9 g。

（二）正虚痹

正虚痹证是指先天不足或后天失养导致气血亏损、脏腑功能下降而形成的络虚痹阻的证候。

1. 营卫不和

证候：关节、肌肉、筋骨疼痛，肌肤麻木不仁，关节局部肿胀变形不明显，恶风、恶寒、头痛，项背酸痛不适，汗出、身热，咳嗽、咳白痰，舌淡红、苔薄白，脉浮。

治法：调和营卫，解肌通络。

方药：桂枝葛根汤（《伤寒论》）。

桂枝6g，芍药6g，生姜9g，甘草6克，大枣3枚，葛根12g。

2.气血两虚

证候：关节肌肉酸痛无力、活动后加剧，或肢体麻木，筋惕肉瞤，肌肉萎缩，关节变形，少气乏力，自汗，心悸，头晕目眩，面黄少华，舌淡苔薄白，脉细弱。

治法：益气温经，和血通络。

方药：黄芪桂枝五物汤（《金匮要略》）。

黄芪30g，桂枝9g，芍药9g，生姜18g，大枣4枚。

3.气虚血瘀

证候：肌肉关节刺痛，痛处固定、拒按，往往持久不愈，或局部有硬结、瘀斑，或关节肿大畸形，肌肤麻木，甚则肌肉萎缩，肌肤无泽，面色黧黑或有瘀斑，气短乏力，头晕汗出，口干不欲饮，妇女可见闭经、痛经，舌质淡暗、有瘀斑瘀点，脉沉涩或沉细无力。

治法：补气活血通络。

方药：补阳还五汤（《医林改错》）。

黄芪30g，赤芍12g，川芎12g，当归12g，桃仁9g，红花9g，地龙12g。

4.肝肾阳虚

证候：筋骨肌肉与关节冷痛、肿胀、酸僵麻木，昼轻夜重，下肢筋脉挛短、屈伸不利，腰膝酸软无力，足跟疼痛，形寒肢冷，畏寒喜暖，手足不温，面色㿠白，口淡不渴，毛发脱落或早白，齿松或脱落，或面浮肢肿，或小便频数，男子阳痿，女子月经量少，舌质白滑，脉沉弦无力。

治法：温补肝肾，祛风除湿，散寒通络。

方药：独活寄生汤（《备急千金要方》）。

独活9g，桑寄生12g，杜仲9g，牛膝10g，细辛3g，秦艽10g，茯苓12g，肉桂6g，防风9g，川芎9g，人参6g，当归12g，芍药12g，地黄15g，甘草6g。

5.肝肾阴虚

证候：筋肉关节烦疼、入夜尤甚，肌肤麻木不仁，步履艰难，筋脉拘急、屈伸不利，腰膝酸软无力，日久则关节变形、形体消瘦，或头晕目眩，咽干口燥，口干口疮，耳鸣如蝉，脱发，或失眠多梦，健忘，盗汗，五心烦热，两颧潮红，男子遗精，女子月经量少，舌红少苔，脉细数或弦细数。

治法：滋补肝肾，柔筋通络。

方药：左归丸（《景岳全书》）。

熟地24g，山药12g，枸杞子12g，山茱萸12g，川牛膝9g，菟丝子12g，鹿角胶12g，龟甲胶12g。

第八章　针对病络机制治疗的药物选择

邪已入络，病已及络，针对病络机制进行临床干预，治络必须选择入络、达络之药。病络机制变化多端，治络药物也非唯通络一端。所谓治络方法多种，络实者宜泻，络虚者宜补，络寒者宜温，络热者宜清，络郁者宜开，络瘀者宜散，络闭者以通，络绌者宜柔，凡此种种，皆为病络之治法也。与此相对应，治络之药物也有很多，本章基于古今治络记载，结合临床经验，就切入于病络机制进行治疗的一些常用药物进行了介绍。在药物归类上，以药物的作用特点和适应范围为基准，如能治疗卫气郁滞、以辛散作用为特点的药物，归类为"治疗卫气郁滞类药物"，以辛香宣通气络郁滞、重点作用于气络层次的药物，归类为"治疗气络郁滞药物"，以此类推。该分类法的好处在于有利于加深对病络机制的认识，更好地理解病络与治络的深层内涵。不过，该分类方法与传统通络分类方法结合起来，更有利于精准选择治络药物、全面识别治络药物。本章介绍的治络药物分为治疗卫气郁滞类药物、治疗气络郁滞药物、治疗络脉瘀阻类药物、治疗络脉不固类药物、治疗络息成积类药物、治疗痰阻络脉类药物、治疗热毒滞络类药物、治疗络虚不荣类药物等。

第一节　治疗卫气郁滞类药物

人体络脉广泛分布于脏腑组织间，遍布周身，络脉气血津液运行通畅，可将营养物质输布、渗灌脏腑周身。当外邪侵袭脏腑络脉、病及络脉时，可启动病络机制，导致病邪郁滞络脉产生一系列病理变化，其中卫气郁滞是病络机制中属于阳络郁滞为主的典型病理机制之一。毫无疑问，卫气郁滞主要为外感邪气侵袭导致的络气郁滞，总以在外的阳络之气络不畅抑或不通、络气郁滞不利、气血津液流通受阻为其具体病理表现。针对卫气郁滞，治疗药物的特点多为辛散通络，清代医家叶天士提出"络以辛为泄"的治疗思路，强调的正是辛开郁滞、辛散郁结，着重点在于气，切入点在于络。临床多采用麻黄、荆芥、细辛、薄荷、桑叶、柴胡、升麻、葛根等辛散通络、升阳祛风止痛，使郁滞的络脉重新恢复正常的气血流通和气液畅行。治疗卫气郁滞的药物原则上以治疗外邪侵袭导致的病证为主，内伤疾病兼夹表虚不固、外邪侵袭、络脉不和、卫气郁滞之时，亦可参伍之。

细辛
（《神农本草经》）

【药性】辛，温。归心、肺、肾经。
【功效】辛温通络，解表散寒，祛风止痛，温肺化饮。

【应用】

1. 本品辛温发散通络，芳香透达，散气畅络，宣气布液，可以解表散寒、祛风通络止痛，适用于风寒感冒之外感风寒、头身疼痛较甚者，常与羌活、防风、白芷等祛风通络药物配伍。配伍麻黄、附子，可温肺通络，治疗阳虚外感，症见恶寒发热、无汗。

2. 本品辛香走窜通络，宣泄络脉郁滞，上达巅顶，从而通利九窍，可以治疗头痛、牙痛、风湿痹痛，善于祛风散寒，尤宜于风寒头痛等多种寒痛证。常与川芎、白芷、羌活同用。细辛可以散少阴肾经在里之寒邪以通络散结，对于筋骨间的风湿痹痛有宣络通脉之功，故常配伍独活、桑寄生、防风等以治风寒湿痹，如腰膝冷痛。

【用法用量】煎服，1～3 g；散剂每次服 0.5～1 g。

【现代研究】

1. 化学成分　主要含木脂类成分：细辛脂素；挥发油：α–蒎烯、莰烯、香叶烯、柠檬烯、细辛醚、甲基丁香酚、榄香素、黄樟醚等。

2. 药理作用　细辛挥发油具有解热、镇静、抗菌、抗病毒、抗衰老及中枢抑制等药理作用。实验显示细辛挥发油对革兰阳性菌、枯草杆菌、伤寒杆菌及多种真菌有一定抑制作用。华细辛醇浸剂可对抗吗啡所致的呼吸抑制。此外，细辛有强心、扩张血管、松弛平滑肌、增强脂质代谢、升高血糖等作用，对细胞免疫、体液免疫均有抑制作用。

麻黄
（《神农本草经》）

【药性】辛、微苦、温。归膀胱经。

【功效】辛散通络，发汗解表，宣肺平喘，利水消肿。

【应用】本品味辛发散，主入肺经，善于宣畅肺气、开通玄府腠理使机体发汗解表，该药为发汗解表之要药。

1. 麻黄具有辛温通络、开通玄府的作用，配伍桂枝治疗风寒感冒，可以发汗散寒、解表平喘，对风寒表实之喘逆咳嗽效果尤佳。

2. 善治胸闷喘咳。本品辛散苦泄、温通畅络，主入肺经，可通腠理、开玄府、宣肺气、降逆气，为宣肺平喘之佳品，为治疗肺之气络壅遏所致喘咳胸闷的要药。

3. 本品主入肺与膀胱经，宣肺解表，主通膀胱络脉，通调水道以下助利尿之力，故宜于治疗风邪袭表、肺失宣降的水肿、小便不利等水肿相关疾病。

【用法用量】煎服，2～10 g。

【现代研究】

1. 化学成分　主要含生物碱类成分，如麻黄碱、伪麻黄碱、去甲基麻黄碱、去甲基伪麻黄碱挥发油、甲基麻黄碱、甲基伪麻黄碱等。还含鞣质、挥发油等。

2. 药理作用　麻黄药理作用主要体现在中枢神经、心血管、免疫等系统，生物碱是麻黄最重要的化学成分之一，麻黄碱除具有发汗的基本药理作用外，还有强心、升高血压等功能；麻黄碱和伪麻黄碱具有平喘、镇咳的作用；挥发油具有抗炎、抗病毒、解热、祛痰、发汗、平喘等作用；伪麻黄碱具有利尿的功效。麻黄及其复方制剂可用于感冒、支气管哮喘、鼻塞等疾病。此外，麻黄的多种成分均有抗炎作用。麻黄挥发油对亚甲型流感病毒有明显抑制作用，对金黄色葡萄球菌、溶血性链球菌、流感嗜血杆菌、肺炎双球菌等均有不同程度的抑制作用；麻黄碱、麻黄水提取物有镇咳作用，麻黄挥发油有一定的祛痰作用；麻黄碱有兴奋中枢神经系统、强心、升高血压、抑制肠平滑肌的作用。

荆芥

（《神农本草经》）

【药性】辛，微温。归肺、肝经。

【功效】芳香通络，解表散风，透疹。

【应用】

1.本品辛散透表、解表散风，为发散风邪、疏畅肺络之药。对于外感表证，治疗感冒、头痛，无论风寒、风热或寒热不明显者，均可应用，如发热头痛者，常与银花、连翘、薄荷等辛凉解表药配伍解表通络。

2.本品有芳香透疹之功，对于玄府郁闭有畅郁宣络之功，临床上对于麻疹不透、风疹瘙痒，可以本品祛风通络止痒、宣散疹毒，常与蝉蜕、薄荷、紫草等药同用。

【用法用量】煎服，5～10 g，不宜久煎。

【现代研究】

1.化学成分 主要含挥发油如胡薄荷酮等；单萜类成分如荆芥苷、荆芥醇、荆芥二醇等；还含黄酮类等。

2.药理作用 荆芥为唇型科植物荆芥的干燥地上部分，是一味常用解表中药，具有解表散风、透疹等功能，用于感冒、头痛、风疹、麻疹、疮疡初起。荆芥水煎剂可增强皮肤血液循环，增加汗腺分泌，有微弱解热作用。荆芥对金黄色葡萄球菌、白喉杆菌有较强的抑菌作用，对伤寒杆菌、痢疾杆菌、绿脓杆菌和人型结核分枝杆菌均有一定抑制作。

薄荷

（《新修本草》）

【药性】辛，凉。归肺、肝经。

【功效】辛凉通络，疏散风热，清利头目，利咽透疹。

【应用】

1.本品辛以发散通络、清热凉散，其辛散之性较强，故对于肺表玄府气机有通达舒利、发汗解表通络的作用，临床用治风热感冒或温病初起、邪在卫分，对于有发热、微恶风寒、头痛等症者，常与金银花、连翘、牛蒡子等配伍治疗。

2.本品轻扬升浮，上行可芳香通窍、疏散上焦风热。可用治风热上攻引起的头痛眩晕、目赤多泪、咽喉肿痛、口舌生疮、目赤多泪等症。

3.本品质轻宣散、辛凉通络，还有宣毒透疹之效，用治风热束表之麻疹不透、风疹瘙痒。

【用法用量】煎服，3～6 g；宜后下。

【现代研究】

1.化学成分 主要含挥发油如薄荷脑、薄荷酮、异薄荷酮、胡薄荷酮、α-蒎烯、柠檬烯等。

2.药理作用 薄荷具有抗病毒、抗癌、抑菌、抗氧化和抗辐射等作用，效果明显，毒副作用小。其抗病毒的主要有效成分为挥发性成分、黄酮、有机酸类成分及薄荷多糖；而薄荷精油则具有良好的抗癌、抑菌、抗氧化和抗辐射作用；临床应用的有效成分多为薄荷脑、薄荷醇等挥发性成分。除常见的疏风散热、发汗解表作用外，薄荷脑可用于萎缩性鼻炎，薄荷醇及少量薄荷酮可用于阴道炎的治疗，除此之外还可治疗慢性荨麻疹、急性乳腺炎、百日咳，并可缓解部分中药的中毒症状，效果明显，作用安全。

桑叶

（《神农本草经》）

【药性】甘、苦，寒。归肺、肝经。

【功效】疏风通络，清肺润燥。

【应用】

1. 本品轻清疏散、通络润燥，能清肺热、润肺燥、滋补肺络津液，故常用于风热感冒或温病初起、温热犯肺，如发热、咽痒、咳嗽等症，常与菊花相须为用，并配伍连翘、薄荷、桔梗等药。

2. 本品苦寒清泄肺热，甘寒凉润肺燥，故可用于肺热或燥热损伤肺络，症见咳痰色黄而质稠或干咳少痰、咽痒等。

3. 对于热壅肺络、络破血溢导致的咯血、吐血、衄血，还可凉血止血，用治血热妄行之血证，宜与其他凉血止血药同用。

【用法用量】煎服，5～10 g。

【现代研究】

1. 化学成分　主要含黄酮类成分如芦丁、槲皮素、异槲皮苷、桑苷等；甾体类成分。

2. 药理作用　鲜桑叶煎剂体外试验对金黄色葡萄球菌、乙型溶血性链球菌等多种致病菌有抑制作用，煎剂有抑制钩端螺旋体的作用。能促进人体蛋白质合成，排除体内胆固醇，降低血脂。研究表明，桑叶还具有降血糖、抗炎、抗菌、抗病毒、抗衰老及抗癌等生物活性。

柴胡

（《神农本草经》）

【药性】辛、苦，微寒。归肝、胆、肺经。

【功效】辛散通络，退热解郁，升举阳气。

【应用】

1. 本品辛散苦泄、解肌退热，其辛散之性可畅络解郁，善于祛邪解表退热和疏散少阳半表半里之邪。对于感冒发热，寒热往来，无论风热、风寒表证，皆可使用。常与防风、生姜等药配伍治疗风寒感冒之恶寒发热、头身疼痛。可与菊花、薄荷、升麻等辛凉解表药同用治疗风热感冒之发热、头痛等症。

2. 本品辛行苦泄，对于肝络失调有条达肝气、疏肝解郁之作用。治疗肝失疏泄、胸胁胀痛、气络郁阻所致的胸胁或少腹胀痛、情志抑郁及妇女月经失调、痛经等症，常与香附、川芎、白芍等同用。

3. 本品还能升举脾胃清阳之气，可用治中气不足，络道升而无力，气络虚滞而下陷所致的脘腹重坠作胀，食少倦怠，久泻脱肛，子宫脱垂，肾下垂等脏器脱垂症。

【用法用量】煎服，3～10 g。

【现代研究】

1. 化学成分　主要含皂苷类成分如柴胡皂苷 a、b、d、f 等；挥发油如 2-甲基环戊酮、柠檬烯、月桂烯、香芹酮、戊酸、庚酸、辛酸、2-辛烯酸、壬酸、γ-庚烯酸等。还含多糖、有机酸、植物甾醇及黄酮类等。

2. 药理作用　柴胡煎剂、注射液、醇浸膏、挥发油及粗皂苷等对多种原因引起的动物实验性发热，均有明显的解热作用，并且可使正常动物的体温降低。柴胡及其有效成分柴胡皂苷有抗炎作用，其抗炎作用与促进肾上腺皮质系统功能等有关。有大量关于柴胡及其提取物的药理研究报道，为柴胡的临床运用提供更多依据，并且使得柴胡运用范围更广。柴胡具有镇静、安定、镇痛、镇咳、降血脂、保肝、利胆、兴奋肠平滑肌、抑制胃酸分泌、抗溃疡、抑制胰蛋白酶、抗病原微生物、兴奋子宫、影响物质代谢、抗肿瘤、抗癫痫、抗辐射及促进免疫功能等作用。

升麻
（《神农本草经》）

【药性】辛、微甘，微寒。归肺、脾、胃、大肠经。

【功效】升阳通络，发表透疹，清热解毒。

【应用】

1. 本品辛甘微寒，具有升散退热、通络解表之功。善于解肌表玄府郁闭导致的发热症状，临床治疗风热、风寒感冒，温病初起等症，可与桑叶、菊花、薄荷等同用。若为风寒感冒，症见恶寒发热、无汗、头痛、咳嗽者，可与麻黄、紫苏叶、白芷等药配伍。

2. 本品能辛散发表、透发麻疹，用治麻疹初起、透发不畅。

3. 本品甘寒，以清热解毒功效见长，为清热解毒之良品，可用治热毒证所致的多种病证。

4. 本品入脾胃经，善引玄府闭塞的脾胃之清阳之气上升，故常用治中气不足、气虚下陷所致的脘腹重坠、食少倦怠、久泻脱肛、子宫脱垂等脏器脱垂病证，多与柴胡配伍使用。

【用法用量】煎服，3 ~ 10 g。

【现代研究】

1. 化学成分　主要含酚酸类成分如异阿魏酸，升麻酸 A、B、C、D、E；三萜及苷类成分如兴安升麻醇、25-0-羟升麻环氧醇-3-0-β-D 木糖苷；色酮类如降升麻素。

2. 药理作用　升麻提取物具有解热、抗炎、镇痛、抗惊厥、升高白细胞、抑制血小板聚集及释放等作用。升麻对结核杆菌、金黄色葡萄球菌和卡他球菌有中度抗菌作用。目前已知的药理作用主要包括抗肿瘤、抗炎、免疫调节、抑制核苷转运、抗病毒、解痉镇痛、调节神经-内分泌功能紊乱、抗骨质疏松、抗过敏、保肝及降血脂等。

葛根
（《神农本草经》）

【药性】甘、辛，凉。归脾、胃、肺经。

【功效】解肌退热，生津止渴，透疹，升阳止泻，通经活络。

【应用】

1. 本品甘辛性凉、轻扬升散，具有宣畅肺络、疏利玄府气液运行的作用，可发汗解表、解肌退热，对于外感表证发热、外感发热头痛、项背强痛，无论风寒与风热，均可选用本品。

2. 本品甘凉，于清热之中，又能鼓舞脾胃玄府清阳之气上升，而又生津止渴；若为内热消渴，症见口渴多饮、体瘦乏力、气阴不足者，又多配伍天花粉、麦冬、黄芪等药。生发清阳之气亦可奏止泻痢之效，故可用治表证未解、邪热入里之身热、下利臭秽、肛门有灼热感、苔黄脉数。

3. 本品味辛性凉，有发表散邪通络的作用，玄府郁闭导致表邪不能散出、麻疹不发，可有解肌退热、透发麻疹之功，故可用治麻疹初起、表邪外束、疹出不畅。

4.葛根味辛能行散周身经络，开郁闭之玄府，可通周身经络，用治中风偏瘫，胸痹心痛，眩晕头痛，可与三七、丹参、川芎等活血化瘀药配伍。

【用法用量】煎服，10~15g。

【现代研究】

1.化学成分　主要含黄酮类成分如葛根素、黄豆苷元、黄豆苷、黄豆苷元8-O-芹菜糖（1-6）葡萄糖苷等；香豆素类如6，7-二甲氧基香豆素、6-牻牛儿基-7，4'-二羟基香豆素等。

2.药理作用　对葛根主要化学成分进行分析整理，其在糖尿病、心脑血管疾病、骨质疏松、神经保护和解酒护肝等方面有一定的作用。葛根煎剂、葛根乙醇浸膏、葛根素等对实验性发热动物模型均有解热作用。葛根总黄酮能扩张冠脉血管和脑血管，增加冠脉血流量和脑血流量，降低心肌耗氧量，增加氧供应。葛根能直接扩张血管，使外周阻力下降而有明显降压作用，能较好缓解高血压患者的"项紧"症状。葛根素能改善微循环，提高局部微血流量，抑制血小板凝集。

第二节　治疗气络郁滞药物

人体经络通畅无滞、气血津液畅行无阻是机体生命系统维持正常生理活动的基础。除外邪侵袭人体络脉、引起气络郁滞外，自身脏腑因虚实等因素，亦会导致气机运行受阻、脏腑经络不和、气化不利、气运不畅、气机郁滞，从而产生以气络郁滞为主症的临床证候。气络郁滞之证的出现，标志着脏腑功能活动减弱或乖戾失常。从临床所见，气络郁滞所及的脏腑，以肝、脾、胃之络脉最为多见。总结《黄帝内经》治疗"病络"的核心思想以"通"为特点，结合《临证指南医案》所记载"苦辛和芳香，以通络脉"的经验，临床治疗气络郁滞类药物的特点大多为辛散肝经、脾胃络脉，畅行气血通行，多采用陈皮、枳实、木香、檀香、川楝子、乌药、香附、玫瑰花等。

陈皮
（《神农本草经》）

【药性】苦、辛，温。归脾、肺经。

【功效】理气畅络，健脾化痰。

【应用】

1.本品辛香走窜，温通肺脾络脉，主入脾胃经，有行气、除胀、燥湿之功，故为治脾胃气滞、湿阻之脘腹胀满、食少吐泻之品，对寒湿阻滞中焦者，最为适宜。

2.本品有苦降肺脾络脉之性，《名医别录》谓其"下气，止呕"，《本草纲目》言"疗呕哕反胃嘈杂，时吐清水"，故可治疗呕吐、呃逆。

3.本品性味苦温，长于燥湿化痰，又能理气宽胸，为治湿痰、寒痰之要药。

4.本品辛行温通，入肺走胸，能行肺之气络，通达闭阻之脉络，可以通痹止痛。可治痰气交阻之胸痹、胸中气塞、短气等。

【用法用量】煎服，3~10g。

【现代研究】

1.化学成分　主要含挥发油、黄酮或黄酮类成分、有机胺和微量元素等。挥发油主要为柠檬烯、γ-松油烯等；黄酮类成分主要为橙皮苷、新皮苷、陈皮素、柚皮苷、新柚皮苷等。

2.药理作用　陈皮水煎液对唾液淀粉酶活性有明显的促进作用,能抑制家兔离体十二指肠的自发活动,使收缩降低、紧张性下降;挥发油能松弛豚鼠离体支气管平滑肌,水提物和挥发油均能阻断氯乙酰胆碱、磷酸组胺引起的支气管平滑肌收缩痉挛,有平喘、镇咳的作用。对广陈皮的研究完全超越了几千年来其理气健脾、燥湿化痰功用的范畴,不只限于对呼吸系统及胃肠道作用的研究,已涉及心血管、抗肿瘤、抗氧化、抗突变及抗菌消炎等诸多方面。

枳实
(《神农本草经》)

【药性】苦、辛、酸,微寒。归脾、胃经。

【功效】破气消积,化痰通络,消痞散结。

【应用】

1.本品辛行苦降,入脾胃经,能破气除痞、消积导滞,使脾胃经络畅行,故可用治胃肠积滞、气机不畅者之积滞内停、痞满胀痛、泻痢后重、大便不通。

2.本品能行气化痰以消痞通络,破气除满而止痛。治痰浊闭阻、胸阳不振之胸痹、胸中满闷、疼痛。

3.单用本品或配伍黄芪、白术等补中益气之品可以治疗脏器下垂,如治疗胃扩张、胃下垂、子宫脱垂、脱肛等。

【用法用量】煎服,3～10 g。

【现代研究】

1.化学成分　主要含黄酮类成分如橙皮苷、橙皮素、柚皮苷、柚皮素、新橙皮苷、柚皮芦丁等;生物碱类成分如辛弗林、N-甲基酪胺等;挥发油如a-水茴香萜、α-蒎烯、柠檬烯、芳樟醇等。还含有蛋白质、糖类、胡萝卜素、核黄素、γ-氨基丁酸等。

2.药理作用　枳实调节胃肠运动,微量枳实煎剂可明显降低肠平滑肌的活动,小量对肠平滑肌有抑制作用;能缓解乙酰胆碱或氯化钡所致的小肠痉挛;对胃肠道平滑肌又有兴奋作用,可使胃底平滑肌的张力明显升高,有促进胃运动、加速胃排空的作用。临床上常用该药治疗胃下垂、胆汁反流性胃炎、胸腹胀满、胸痹结胸、心力衰竭、痰多咳嗽、风痰眩晕、食积停滞等,但长时间服用枳实会产生不良反应,容易损伤脾胃,故孕妇和脾胃虚弱者应慎用。此外,尚有调节子宫功能、升高血压、强心、抗氧化、抗菌、镇痛、护肝、降糖、降血脂、抗血栓、抗休克、利尿、抗过敏等作用。

木香
(《神农本草经》)

【药性】辛、苦,温。归脾、胃、大肠、三焦、胆经。

【功效】行气通络,健脾消食。

【应用】

1.本品辛行苦泄、芳香气烈,可温通经络,能通理三焦,尤善行脾胃之气滞、宣泄郁滞,故为行气调中止痛之佳品,亦能健脾消食,故食积气滞尤宜。可治疗中焦脾胃气络不畅导致的脘腹胀痛、食积不消、不思饮食。

2.本品辛行苦降,善行大肠之滞气,为治泻痢后重之要药。

3.本品辛香散行、畅络解郁，走三焦和胆经，能疏理肝胆和三焦之气机。治湿热郁蒸、肝失疏泄、气机阻滞之胸胁胀痛。

【用法用量】煎服，3～6g。

【现代研究】

1.化学成分 主要含挥发油，其中主要为萜内酯类成分如木香烃内酯、去氢木香内酯等。还含有种类众多的烯类成分，以及少量的酮、醛、酚等化合物。木香中还含天冬氨酸、谷氨酸、γ-氨基丁酸等20种氨基酸，以及胆胺，木香萜胺A、B、C、D、E，豆甾醇，木香碱，树脂等。

2.药理作用 木香超临界提取物对盐酸-乙醇型急性胃溃疡具有显著的抑制作用，木香中的木香烃内酯具有松弛平滑肌解痉和利胆作用，这与中医的行气止痛、健脾消食的功能主治基本相吻合。煨木香具有显著的抗腹泻作用。木香挥发油、醇提取物、乙醚提取物有抑菌作用；醇提取物有抗炎作用。此外，还有抗肿瘤、扩张血管、抑制血小板聚集等作用。

檀香
(《名医别录》)

【药性】辛，温。归脾、胃、心、肺经。

【功效】行气通络，散寒调中。

【应用】本品辛温散行，入络脉气分，可行气通络，同时兼散寒理气、通寒凝气滞，治疗胸膈不舒、胸痹心痛、脘腹疼痛、呕吐食少，有利膈宽胸、止痛作用。

【用法用量】煎服，2～5g，宜后下。

【现代研究】

1.化学成分 主要含挥发油，油中主要成分为倍半萜类化合物，香醇占90%以上。此外还含二氢-α-沉香呋喃、二氢-β-沉香呋喃、4，11，环氧-顺式-桉叶烷、朱栾萜烯等。

2.药理作用 檀香木中的α-檀香醇、β-檀香醇具有与氯丙嗪类似的神经药理活性，对小鼠有中枢镇静作用。檀香挥发油对小鼠肠运动亢进有抑制作用，对结核杆菌有抑制作用。檀香辛温，可行气散寒止痛，临床用于治疗小儿腹胀、胃痛。在治疗心血管疾病方面，檀香可穴位外敷治疗冠心病，现代临床以本品与苏合香、青木香、乳香等为丸含服用于治疗冠心病心绞痛，有学者将檀香配伍半枝莲治疗急慢性肾盂肾炎，疗效甚佳。

川楝子
(《神农本草经》)

【药性】苦，寒；有小毒。归肝、小肠、膀胱经。

【功效】疏肝畅络，泄热行气，止痛杀虫。

【应用】

1.本品苦寒清泄，既能清肝火，又能行肝气畅络，为治肝郁气滞疼痛之良药，尤善治肝郁化火、络脉不和、络气不舒引起的胸胁、脘腹胀痛，疝气疼痛。

2.本品既能杀虫，又能通络行气、止痛。

【用法用量】煎服，5～10g。

【现代研究】

1.化学成分 主要含川楝素、黄酮、多糖、脂肪油等。

2.药理作用　川楝子有松弛奥狄括约肌、收缩胆囊、促进胆汁排泄的作用；能兴奋肠管平滑肌，使其张力和收缩力增加；川楝素具有驱虫作用，作用缓慢而持久。此外川楝子对金黄色葡萄球菌、多种致病性真菌有抑制作用。

乌药
(《本草拾遗》)

【药性】辛，温。归肺、脾、肾、膀胱经。

【功效】行气通络，温肾散寒。

【应用】

1.本品辛温散行，可行气通络，对于肝气络脉郁滞、气行不畅有宣散郁滞、疏理气机、散寒止痛之功，本品入肺、脾、肾经，故能治三焦寒凝导致的气滞疼痛、胸腹胀痛、气逆喘急、疝气疼痛、经寒腹痛。

2.本品辛散温通肾与膀胱络脉，入肾与膀胱经而能温肾散寒、缩尿止遗。临床常治疗肾阳不足、膀胱虚冷导致的遗尿、尿频。

【用法用量】煎服，6~10g。

【现代研究】

1.化学成分　主要含倍半萜及其内酯类成分如乌药醚内酯、伪新乌药醚内酯、乌药醇、乌药根烯等；生物碱类成分如木姜子碱、波尔定碱、去甲异波尔定碱等；脂肪酸类成分如癸酸、十二烷酸等；挥发油如乙酸龙脑酯等。

2.药理作用　本品对胃肠道平滑肌有兴奋和抑制的双向调节作用，能促进消化液的分泌；还具有抗病毒、抑菌、抗肿瘤、兴奋心肌、改善中枢神经系统功能、抗炎镇痛、防治糖尿病肾病、保护肝脏、调节凝血功能等药理作用。

香附
(《名医别录》)

【药性】辛、微苦、微甘，平。归肝、脾、三焦经。

【功效】疏肝解郁，理气畅络，宽中止痛。

【应用】

1.本品辛香行散、味苦疏泄，可畅络解郁，主入肝经，善理肝络之气机，为疏肝解郁之要药，临床治疗肝郁气滞、胸胁胀痛、疝气疼痛等。

2.本品可疏肝理气，使郁闭玄府气机条达，从而畅络止痛，临床上善于治疗痛经、乳房胀痛、月经不调等病证，故为妇科调经之要药。

3.本品味辛散行，入脾经，有行气宽中之功，故常用于治疗脾胃络脉气滞引起的脘腹痞闷、胀满疼痛。

【用法用量】煎服，6~10g。

【现代研究】

1.化学成分　主要含挥发油，油中主要成分为倍半萜类如β-蒎烯、香附子烯、α-香附酮、β-香附酮、广藿香酮、α-莎香醇、β-莎草醇、柠檬烯、丁香烯等。还含有糖类、苷类、黄酮类、三萜类、酚类、生物碱等成分。

2. 药理作用　5% 香附浸膏对动物离体子宫有抑制作用，能降低其收缩力和张力；其挥发油有雌激素样作用，香附子烯作用较强；香附水煎剂可明显增加胆汁流量、促进胆汁分泌，并对肝细胞有保护作用；其总生物碱、苷类、黄酮类及酚类化合物的水溶液有强心、减慢心率及降低血压的作用。香附的药理作用十分广泛，现代药理研究表明，香附能作用于中枢神经系统、心脑血管系统、消化系统，能够松弛子宫平滑肌。香附乙醇提取物具有抗抑郁作用，且呈现良好的量效关系。此外，本品还有抗菌、抗炎、抗肿瘤等作用。

玫瑰花
（《食物本草》）

【药性】甘、微苦，温。归肝、脾经。

【功效】行气和血，解郁畅络，止痛。

【应用】

1. 本品芳香行气、畅络宽中，对于脾胃气机郁滞，可凭借其味苦疏泄、下行通络、归肝入胃，既能疏肝络，又有宽中和胃之功。尤其对于临床肝胃气痛、食少呕恶有治疗作用。

2. 本品善于疏肝行气止痛，善治肝郁气滞之月经不调、经前乳房胀痛等。

3. 本品味苦疏泄，有活血止痛之功，可治疗跌仆伤痛等症。

【用法用量】煎服，3～6 g。

【现代研究】

1. 化学成分　主要含挥发油如玫瑰油、香茅醇、牻牛儿醇、橙花醇、丁香油酚、苯乙醇等。还含有槲皮苷、鞣质、脂肪油、有机酸等。

2. 药理作用　玫瑰油对大鼠有促进胆汁分泌的作用。玫瑰花在抗肿瘤、抗病毒、治疗心血管疾病及保健、延缓衰老等方面发挥着越来越重要的作用。

第三节　治疗络脉瘀阻类药物

络脉瘀阻是病络机制最为常见的一类病机变化之一，病络机制由气络郁滞发展至血络瘀阻，表示着病情发展与加重，此时气络仍处于郁滞状态，又增血络瘀阻，形成气络与血络俱损皆阻之证。清代陈修园提出："痛不通，气血壅，通不痛，调和奉。"《临证指南医案》云："积伤入络，气血皆瘀，则流行失司。"以上均体现出络脉因瘀血阻滞造成气血运行失畅、导致疼痛等症状。临床治疗络脉瘀阻择药多为川芎、延胡索、郁金、乳香、没药、五灵脂、降香、丹参、红花、桃仁等，这些药物性味特点多为辛、苦、温，可化瘀通络、切入血络血分，以重建络脉气血流通之用，达到通而止痛之目的。

川芎
（《神农本草经》）

【药性】辛，温。归肝、胆、心包经。

【功效】活血行气，辛散通络，祛风止痛。

【应用】

1. 本品辛香行散，可温脏腑络脉、通其气血经脉，既能活血祛瘀，又能行气通滞，为"血中气药"。本品性善行窜，《本草汇言》称其能"下调经水，中开郁结"，为妇科活血调经之要药，可治疗胸痹心痛、胸胁刺痛、跌仆肿痛、月经不调、癥瘕腹痛等。

2. 本品秉性升散，可活血行气通络，又可软坚化瘀、祛风止痛，治外感风寒头痛，常配伍白芷、细辛、羌活等。

3. 本品辛散温通，能"旁通络脉"，亦具有祛风通络止痛之功。

【用法用量】煎服，3 ~ 10 g。

【现代研究】

1. 化学成分 主要含藁本内酯、新蛇床内酯、洋川芎内酯等挥发油，川芎嗪等生物碱，阿魏酸等酚类及有机酸类成分，藁本内酯、新川芎内酯、洋川芎内酯等苯酞内酯类成分。

2. 药理作用 川芎嗪能扩张冠状动脉，增加冠脉血流量；扩张脑血管，降低血管阻力，显著增加脑及肢体血流量，改善微循环；能降低血小板表面活性，抑制血小板凝集，预防血栓的形成。现代药理研究表明，川芎生物碱具有脑保护作用，对于脑损伤、抗偏头痛、保护神经、抑制血栓形成和血小板聚集等显示出良好的药理效应；尚有抗心肌缺血及抑制子宫平滑肌收缩等作用。

延胡索
(《雷公炮炙论》)

【药性】辛、苦，温。归肝、脾、心经。

【功效】活血行气，通络止痛。

【应用】本品辛散上行，温通脏腑络脉，调畅气机运行，既能活血，又能行气，且止痛作用显著，为活血行气止痛要药。故专治一身上下诸痛，临床可广泛用于血瘀气滞所致身体各部位的疼痛如脘腹疼痛、胸痹心痛、经闭痛经、产后瘀阻、跌仆肿痛等。治寒滞胃痛，常配伍桂枝、高良姜等；治肝郁气滞血瘀所致胸胁脘腹疼痛，常配伍川楝子；治心血瘀阻之胸痹心痛，常与丹参、桂枝、薤白、瓜蒌等药同用；治经闭癥瘕、产后瘀阻，常配伍当归、蒲黄、赤芍等；治风湿痹痛，常配伍秦艽、桂枝等。

【用法用量】煎服，3 ~ 10 g；研末服。

【现代研究】

1. 化学成分 主要含延胡索甲素、乙素、丙素、丁素、庚素、辛素、壬素、寅素、丑素、子素等20余种生物碱。延胡索中鉴定分离的生物碱有延胡索甲素、延胡索乙素、延胡索丙素、脱氢紫堇碱等20多种，还含有树脂、挥发油、淀粉等成分。

2. 药理作用 延胡索甲素、乙素和丑素有镇痛、催眠、镇静与安定作用。延胡索醇提取物能扩张冠脉、降低冠脉阻力、增加冠脉血流量、提高耐缺氧能力，能够促进血液循环，消除血瘀气滞等症状，同时具有镇痛的效果，临床上用于治疗胸痹、心痛、经闭痛经、脘腹疼痛、产后气血运行不畅等病证。延胡索还有一定的抗菌、抗炎、抗肿瘤作用和提高抗应激能力。

郁金
(《药性论》)

【药性】辛、苦，寒。归肝、胆、心、肺经。

【功效】活血止痛，行气畅络，凉血利胆。

【应用】

1. 本品辛散苦泄，可行气通络，既能活血祛瘀以止痛，又能疏肝行气以解郁，善治气滞血瘀之证。常配伍木香治气血郁滞之胸痹疼痛、胁肋胀痛，常配伍柴胡、香附、当归治疗腹痛、癥瘕痞块。

2. 本品辛散，苦泄性寒，归心肝经，能清心经、通络脉、开玄府、祛郁滞、开郁理窍。治热病神昏、癫痫发狂、胸脘痞闷、神志不清，常配伍石菖蒲、竹沥、栀子等，如菖蒲郁金汤；治痰浊蒙蔽心窍之癫痫发狂，常配伍白矾，如白金丸。

3. 本品性寒苦泄，辛散解郁，能清降火热、解郁顺气、凉血止血，善治肝郁化热、迫血妄行之吐血衄血。

4. 本品苦寒清泄，可入肝胆经，能疏利肝胆之络脉、清利湿热，用于治疗肝胆病。治湿热黄疸，常配伍茵陈、栀子等药。为治肝胆湿热、黄疸尿赤、胆胀胁痛之佳品。

【用法用量】煎服，3～10 g。

【现代研究】

1. 化学成分　主要含酚性成分如姜黄素、去甲氧基姜黄素、双去甲氧基姜黄素等；挥发油如姜黄酮、莪术醇、倍半萜烯醇、莰烯等。还含生物碱、多糖、木脂素、脂肪酸等。

2. 药理作用　姜黄素和挥发油能促进胆汁分泌和排泄，温郁金挥发油有保肝作用。郁金煎剂能刺激胃酸及十二指肠液分泌，能降低全血黏度，抑制血小板聚集。郁金提取物能抗心律失常。郁金水煎剂、挥发油对多种皮肤真菌有抑制作用，对多种细菌有抑制作用。郁金也有一定的抗炎止痛作用。温郁金水煎剂及水煎醇沉物有抗早孕作用。郁金主要化学成分为挥发油和姜黄素，具有活血止痛、行气解郁、清心凉血、利胆退黄等功效。临床常用郁金与其他药物配伍，用于治疗癌症、保护肝脏、降低血脂、抑菌抗炎。

乳香
（《名医别录》）

【药性】辛、苦，温。归心、肝、脾经。

【功效】活血通络，消肿生肌。

【应用】

1. 本品苦泄温通，可辛香走窜、温经通络，入心、肝经络，既能行气通滞、散瘀止痛，气行则血行，又能活血消痈、祛腐生肌。治跌打损伤，常配伍没药、血竭、红花等；治疮疡肿毒初起、局部皮肤红肿热痛，常配伍没药、金银花、穿山甲等；治痈疽、瘰疬、痰核、肿块坚硬不消，常配伍没药、麝香、雄黄等。

2. 本品辛散通泄郁闭之玄府，既入血分，又入气分，能行血中气滞，疏利郁闭之玄府，使之气脉畅达，宣通脏腑气血，透达经络，长于止痛，可用于血瘀气滞之诸痛证。对于痛经经闭、产后瘀阻、癥瘕腹痛、风湿痹痛、筋脉拘挛等均有治疗作用。治胃脘气滞血瘀、胃脘疼痛，常配伍没药、延胡索、香附等；治胸痹心痛，常配伍丹参、川芎等；治痛经经闭、产后瘀阻腹痛，常配伍当归、丹参、没药等；治风寒湿痹、肢体麻木疼痛，常配伍羌活、川芎、秦艽等，如蠲痹汤。

【用法用量】煎汤或入丸、散，3～5 g，宜炮制去油。

【现代研究】

1. 化学成分　主要含挥发油如乙酸辛脂、α-蒎烯、榄香烯、1-辛醇、桉树脑等；树脂类成分如游离 α，β-乳香脂酸、香树脂酮、乳香树脂烃等。

2. 药理作用　乳香挥发油及醇提物有显著的镇痛作用；乳香提取物有较强的抗炎消肿作用；乳香具有广谱抗菌作用；乳香树脂有一定的抗氧化活性；乳香提取物能抗胃溃疡；醋制乳香能降低血小板黏附性；乳香可抑制肿瘤细胞的扩散和恶化而具抗肿瘤作用。

没药
（《开宝本草》）

【药性】辛、苦，平。归心、肝、脾经。

【功效】散瘀定痛，活血通络，消肿生肌。

【应用】善于治疗跌打损伤、瘀滞疼痛、痈疽肿痛、疮疡溃后久不收口及多种瘀滞痛证。没药偏于散血化瘀，治疗血瘀气滞较重之胃痛多用。

【用法用量】3～5 g。

【现代研究】

1. 化学成分　主要含挥发油、树脂类成分，以及呋喃型倍半萜类化合物等。

2. 药理作用　没药油脂部分具有降脂、防止动脉内膜粥样斑块形成的作用；没药提取物有显著的镇痛作用；没药挥发油和树脂能抗肿瘤；没药水煎剂和挥发油有抗菌和消炎作用；没药挥发油能抑制子宫平滑肌收缩；没药提取物具有保肝作用。研究表明，本品具有抗炎、降血脂、镇痛、保护肝脏等多种药理作用。没药中许多化合物表现出了良好的生物活性，如镇痛、抗肿瘤、降低胆固醇、降血脂、抗真菌、抗细菌和保护肝脏等。

五灵脂
（《开宝本草》）

【药性】苦、咸、甘，温。归肝经。

【功效】活血通络，化瘀止血。

【应用】

1. 本品苦泄温通，专入肝经血分，对于络脉瘀阻之证具有良好的活血化瘀止痛作用，为治疗瘀滞疼痛之要药，常与蒲黄相须为用。治瘀血阻滞诸痛证，如胸痹心痛，常配伍川芎、丹参、乳香等；治脘腹胁痛，常配伍延胡索、香附、没药等；治痛经经闭、产后瘀滞腹痛，常配伍当归、益母草等。

2. 本品炒用，既能活血，又能止血，可用于瘀血内阻、血不归经之出血。

【用法用量】煎服，3～10 g，包煎。

【使用注意】孕妇慎用。

【现代研究】

1. 化学成分　主要含尿嘧啶、尿素、尿酸等含氮物质，加可酸、乌苏酸等三萜类成分，铁、锌、铜等微量元素及醇类、酮类、醛类、烯类、酸类、酚类等挥发性成分。

2. 药理作用　五灵脂水提物可抑制血小板聚集，降低全血、血浆黏度。水煎液能改善脑缺血，降低心肌细胞耗氧量，对于心脑血管疾病有一定的作用疗效；此外能增强正常机体免疫功能。五灵脂的乙酸乙酯提取物具有抗炎作用。此外，五灵脂能提高耐缺氧、耐寒和耐高温能力，能缓解平滑肌痉挛。

降香
(《证类本草》)

【药性】辛，温。归肝、脾经。

【功效】化瘀止血，通络定痛。

【应用】

1. 本品辛散行滞，可温通经脉，能化瘀理气、通络止痛，主入肝经，可疏利肝经络脉之瘀滞，用治血瘀气滞之肝郁胁痛、胸胁脘腹疼痛及跌打伤痛。治跌打损伤、瘀肿疼痛，常配伍乳香、没药等。

2. 本品辛散温通，能化瘀止血，适用于瘀滞出血证，尤其适用于跌打损伤所致的内外出血之证，为外科常用之品。治内伤吐血、衄血，属血瘀或气火上逆所致者，常配伍丹皮、郁金等。

【用法用量】煎服，9~15g，后下。

【现代研究】

1. 化学成分 降香主要化学成分为挥发油类和黄酮类化合物。其主要含橙花叔醇等挥发油，异豆素、降香黄酮等黄酮类化合物。

2. 药理作用 现代药理研究表明，降香能抑制血栓形成，起抗凝作用的成分可能为挥发油。降香能抑制前列腺素的生物合成及白三烯的形成，有效成分为降香黄烃。降香挥发油有抗血栓作用。降香乙醇提取物有抗惊厥、镇痛作用。黄酮类化合物具有抗氧化、抗癌、抗炎、镇痛和松弛血管等作用。

丹参
(《神农本草经》)

【药性】苦，微寒。归心、肝经。

【功效】活血祛瘀，通络定痛，凉血消痈。

【应用】

1. 本品苦泄下行，降逆下气，可通络祛瘀，归心肝经，入血分，功效为活血化瘀、畅行因瘀血阻络郁闭之玄府，达到调经止痛、祛瘀生新的目的，能治瘀血阻滞之月经不调、痛经经闭、产后腹痛。临床治疗妇女月经不调、经期错乱、经量稀少、经行腹痛、经色紫黯或伴血块、产后恶露不下、少腹作痛等多加用本品。

2. 本品入心肝血分，可通心肝经之络脉，理心肝经之瘀滞。治瘀阻心脉、胸痹心痛，常配伍檀香、砂仁等；治疗血瘀胸痹心痛、脘腹胁痛、癥瘕积聚、跌打损伤、热痹疼痛，配伍乳香、没药、当归；治风湿痹痛，常配伍牛膝、杜仲、桑寄生等。

3. 本品性寒入血分，既能凉血活血，又能散瘀消痈，可用于热毒瘀阻所致的疮痈肿痛，常配伍金银花、连翘、紫花地丁等药。本品亦有清心凉血、除烦安神之功。

【用法用量】煎服，10~15g。活血化瘀宜酒炙用。

【现代研究】

1. 化学成分 主要含醌类成分如丹参酮Ⅰ、ⅡA、ⅡB，异丹参酮Ⅰ，隐丹参酮，异隐丹参酮，甲基丹参酮，羟基丹参酮，丹参新酮，二氢丹参酮Ⅰ等。

2. 药理作用 现代药理研究表明，丹参具有保护血管内皮细胞、抗心律失常、抗动脉粥样硬化、改善微循环等作用。本品可扩张血管，降低血压；能降低血液黏稠度，抑制血小板聚集，对抗血栓形成；能保护肝细胞，促进肝细胞再生，有抗肝纤维化的作用；能改善肾功能、保护缺血性肾损伤。此外，丹参还有一定的镇静、镇痛、抗炎、抗过敏作用。

红花
（《新修本草》）

【药性】辛，温。归心、肝经。

【功效】活血通经，散瘀通络。

【应用】

1. 本品入心、肝血分，有辛散之功、温通之性，可活血祛瘀、通络止痛，是瘀血阻滞经络的常用药。治瘀血阻滞之经闭、痛经、恶露不行、经闭痛经，常配伍桃仁、当归、川芎等。

2. 本品能活血祛瘀、通络止痛，善治瘀阻之心腹胁痛。治胸痹心痛，常配伍桂枝、瓜蒌、丹参等；治瘀滞腹痛、癥瘕痞块，常配伍桃仁、川芎、牛膝等；治胁肋刺痛，常配伍桃仁、柴胡、大黄等。

3. 本品善于通利脏腑气血脉络、消肿止痛，为治跌打损伤、瘀滞肿痛之要药，常配伍血竭、麝香等。

【用法用量】煎服，3～10 g。

【现代研究】

1. 化学成分　红花中已分离鉴定出100多种化合物，从红花中得到的化学成分包括黄酮、生物碱、聚炔、亚精胺、木脂等。

2. 药理作用　红花为传统中药之一，经多年临床和药理研究，发现红花具有扩张冠状动脉、降血压、耐缺氧、抑制血小板聚集、提高免疫和抗炎镇痛等多种药理学功效。红花黄色素能扩张冠状动脉、改善心肌缺血；能扩张血管、降低血压；能对抗心律失常；能抑制血小板聚集、增强纤维蛋白溶解、降低全血黏稠度；对中枢神经系统有镇痛、镇静和抗惊厥作用。红花注射液、醇提物、红花苷能显著提高耐缺氧能力。红花煎剂对子宫和肠道平滑肌有兴奋作用。此外，红花醇提物和水提物有抗炎作用。

桃仁
（《神农本草经》）

【药性】苦、甘，平。归心、肝、大肠经。

【功效】祛瘀通络，润肠通便，止咳平喘。

【应用】

1. 本品味苦通泄，善于降泄脏腑络脉血瘀，有活血化瘀之功，为治疗多种瘀血阻滞病证的要药。临床用于治疗瘀血阻滞之经闭痛经、产后腹痛、癥瘕痞块、跌扑损伤等证。治经闭、痛经，常配伍红花、当归、川芎等；治瘀血蓄积之癥瘕痞块，常配桂枝、丹皮、赤芍等；治下焦蓄血证，表现为少腹急结、小便自利、其人如狂，甚则烦躁谵语、至夜发热者，常配伍大黄、芒硝、桂枝等药；治跌打损伤、瘀肿疼痛，常配当归、红花、大黄等。

2. 本品能活血通络、祛瘀化腐消痈，亦能润肠通便以加强泄瘀之功，为治肺痈、肠痈的常用药。治肺痈，常配伍苇茎、冬瓜仁等；治肠痈，常配伍大黄、牡丹皮等。本品能润肠通便，用于肠燥便秘，常配伍当归、火麻仁等。

3.本品味苦降泄，能降泄肺气郁闭之络脉、畅达肺络、止咳平喘，常与苦杏仁同用。

【用法用量】煎服，5 ~ 10 g。

【现代研究】

1.化学成分　主要含脂类成分如甘油三酯等；苷类成分如苦杏仁苷、野樱苷等。还含糖类、蛋白质、氨基酸、苦杏仁酶、尿囊素酶等。

2.药理作用　桃仁提取液能明显增加脑血流量，降低血管阻力。桃仁水提物、苦杏仁苷、桃仁脂肪能抑制血小板聚集。桃仁水煎剂及提取物有镇痛、抗炎、抗菌、抗过敏作用。桃仁提取液能抗肺纤维化。苦杏仁苷有镇咳平喘及抗肝纤维化的作用。桃仁提取物对肝脏表面微循环有一定改善作用并促进胆汁分泌，能明显增加犬股动脉的血流量并降低血管阻力。研究表明炒桃仁总蛋白能够促进抗体形成细胞的产生、血清溶血素的生成，炒桃仁总蛋白能提高机体体液免疫功能。

第四节　治疗络脉不固类药物

人体络脉运行正常依靠气血津液的充足通畅，正如清代医家叶天士所言"凡经脉直行，络脉横行，经气注络，络气还经，是其常度"。当人体络脉因脏腑气机失调，气机升降出入失度，脉络不能收敛有致、松弛有度，玄府不能开阖自如时，临床多出现心、肺、肾、大肠等脏腑气液无法固涩，导致咳嗽、心悸、泄泻等病证，治疗络脉不固类药物性味多酸、涩，起到收敛固涩络脉、调节玄府开阖之功，代表药物多为麻黄根、浮小麦、五味子、乌梅、诃子、山茱萸、金樱子、芡实等。

麻黄根
（《本草经集注》）

【药性】甘、涩，平。归心、肺经。

【功效】收涩固络，固表止汗。

【应用】本品甘涩性平，入肺经，能使肺络肌表玄府气液运行、固护卫气，防止因腠理、毛窍开阖失度导致的心肺络脉涣散、固表失常，为敛肺固表止汗之要药。治气虚自汗，常与黄芪、牡蛎同用。治阴虚盗汗，常与生地、熟地、当归等同用。治产后虚汗不止，常与当归、黄芪等配伍。

【用法用量】煎服，3 ~ 9 g。

【现代研究】

1.化学成分　主要含生物碱类成分如麻黄根碱 A、B、C、D，麻根素（即 L–酪氨酸甜菜碱）及阿魏酰组胺等。还含有麻黄宁 A、B、C、D，麻黄酚等。

2.药理作用　麻黄根为传统中药，在临床上具有明显的降压敛汗功效，但麻黄素有升压作用。麻黄根所含生物碱能抑制低热和烟碱所致的发汗；可使蛙心收缩减弱，对末梢血管有扩张作用，对肠管、子宫等平滑肌呈收缩作用。

浮小麦
（《本草蒙筌》）

【药性】甘，凉。归心经。

【功效】固表止汗，养络除热。

【应用】

1. 本品甘凉入心经，能益心气、固护心络、收敛心液。本品性轻，浮游走表，能实腠理、固皮毛，为养心敛液、固表止汗之品。凡自汗、盗汗者，均可配伍应用。治气虚自汗者，可与黄芪、煅牡蛎、麻黄根等同用；治阴虚盗汗者，可与五味子、麦冬、地骨皮等同用。

2. 本品甘凉，能益气阴、除虚热。治阴虚发热、骨蒸劳热，常与玄参、麦冬、生地等药同用。

【用法用量】煎服，6 ~ 12 g。

【现代研究】

1. 化学成分　主要含淀粉、蛋白质、糖类、粗纤维等。另含谷甾醇、卵磷脂、尿囊素、精氨酸、淀粉酶、蛋白分解酶及微量维生素 B、维生素 E 等。具有益气、除热、止汗之功效，用于自汗、骨蒸劳热、盗汗。

2. 药理作用　研究表明，浮小麦有降血脂作用，可使血清胆固醇及甘油三酯含量显著降低。本品可使肝组织中的脂质及过氧化脂质含量显著降低，保护肝脏。

五味子
（《神农本草经》）

【药性】酸、甘，温。归肺、心、肾经。

【功效】收敛固涩，养络生津，补肾宁心。

【应用】

1. 本品味酸收敛，甘温而润，能收敛肺络气机、固护肺络。同时可下行滋养肾阴，为治疗久咳虚喘之要药。治肺虚久咳，可与黄芪、罂粟壳等同用；治肺肾两虚之喘咳，常与山茱萸、熟地、山药等同用。

2. 本品甘温而涩，入肾经能补肾涩精止遗，为治肾虚经络不固之遗精滑精及遗尿、尿频之常用药。本品味酸涩性收敛，亦能涩肠止泻。

3. 本品以酸为主，善于收敛肺卫气络，敛肺止汗。治自汗、盗汗者，可与麻黄根、牡蛎等同用。能补益心肾，又能宁心安神。治阴血亏损、心神失养、失眠多梦，常与麦冬、丹参、酸枣仁等同用，

4. 本品甘以益气，酸能生津，具有益气生津止渴之功。治热伤气阴，汗多口渴者，常与人参、麦冬同用；治阴虚内热，口渴多饮之消渴证，多与山药、知母、天花粉等同用。

【用法用量】煎服，2 ~ 6 g。

【现代研究】

1. 化学成分　主要含木脂素类成分如五味子甲素、乙素，五味子醇甲、醇乙，五味子酯甲、酯乙等；挥发油如倍半萜烯、α-花柏烯、花柏醇等。还含有多糖、氨基酸等。

2. 药理作用　五味子是临床常用中药，是经典方剂生脉散和现代制剂生脉注射液的主要组成药物，用于扩张血管、保护心肌和增加冠状动脉血流量等，2015 版《中华人民共和国药典》收载含有五味子的成方制剂共有 100 个，常与地黄、麦冬和茯苓等配伍使用。此外其也被制成保健食品用于改善睡眠、免疫调节和辅助保护化学性肝损伤等方面。药理研究表明其具有较好的心血管保护作用、抗氧化和免疫活性，在心血管疾病、肺病、抗疲劳及肿瘤辅助治疗等方面也有一定疗效。本品对神经系统各级中枢均有兴奋作用，对大脑皮层的兴奋和抑制过程均有影响，使之趋于平衡。对呼吸系统有兴奋作用，有镇咳和祛痰作用。有与人参相似的适应原样作用，能增强机体对非特异性刺激的防御能力。此外，五味子还有利胆保肝、抑菌、降低血压等作用。

乌梅

（《神农本草经》）

【药性】酸、涩，平。归肝、脾、肺、大肠经。

【功效】敛肺固络，涩肠生津。

【应用】

1. 本品味酸而涩，其性收敛，入肺经能收敛肺气、固护肺气络脉，可止咳嗽。适用于肺虚久咳少痰或干咳无痰之证。可与罂粟壳、苦杏仁等同用。

2. 本品性味酸涩，亦可下入大肠经脉，对于大肠络脉不固，有良好的涩肠止泻止痢作用，为治疗久泻、久痢之常用药，可与罂粟壳、诃子等同用。

3. 本品味酸性平，易收敛固涩，善于生津液、止渴。治虚热消渴，常与天花粉、麦冬、人参等同用。

【用法用量】煎服，6 ~ 12 g，大剂量可用至 30 g。

【现代研究】

1. 化学成分　主要含有机酸类成分如枸橼酸、苹果酸、琥珀酸、酒石酸等。还含熊果酸、芦丁、豆甾醇等。

2. 药理作用　乌梅具有抑菌、镇咳、镇静催眠及抗惊厥、抗病毒、抗变态反应、抗肿瘤、抗氧化、抗纤维化、降低血脂、抑制黑色素、抗生育、治疗结肠炎、降血糖、防治结石和止血等多种药理作用；乌梅不同炮制品、不同用药部位的药理作用不完全相同，镇咳作用可能与其所含的苦杏仁苷有关，降血糖作用与乌梅中的苹果酸和枸橼酸有关，齐墩果酸和熊果酸可能是乌梅抗菌、抗肿瘤等作用的活性成分。乌梅核壳和种仁水煎液可减少浓氨水引咳小鼠的咳嗽次数，显示出镇咳作用。果肉水煎液可对抗新斯的明所致小鼠小肠运动亢进，并可对抗番泻叶所致小鼠腹泻，降低稀便率。水煎剂能抑制离体兔肠管的运动；有轻度收缩胆囊作用，能促进胆汁分泌；在体外对蛔虫的活动有抑制作用。此外，乌梅还具有止血、抑菌、抗休克、增强免疫等作用。

诃子

（《药性论》）

【药性】苦、酸、涩，平。归肺、大肠经。

【功效】涩肠护络，敛肺止咳，降火利咽。

【应用】

1. 本品味酸涩性收敛，入大肠经，善于涩肠、固护大肠之络脉，用于大肠络脉失固、气血失常导致的久泻久痢、便血脱肛之症。若久泻、久痢、属虚寒者，可与干姜、罂粟壳、赤石脂等配伍。本品酸涩之性，能涩肠固脱、涩肠止血，配伍人参、黄芪、升麻等药，可用于泻痢日久、中气下陷之脱肛；若配伍防风、秦艽、白芷等药，可治肠风下血。

2. 本品酸涩而苦，能敛肺气、固肺脏络脉，可下气止咳，又能清肺利咽开音，为治肺虚喘咳、咽痛音哑、失音者，可与人参、五味子等同用；治痰热郁肺、久咳失音者，常与桔梗、甘草同用。

【用法用量】煎服，3 ~ 10 g。

【现代研究】

1. 化学成分　主要含鞣质如诃子酸、诃黎勒酸、诃子鞣质等。还含有三萜类、有机酸类、脂肪酸类成分。

2.药理作用　诃子具有涩肠敛肺、降火利咽之功效，现代药理研究证实其具有抗氧化、神经保护、抗肿瘤、抗病毒、抗菌等多种药理作用。诃子所含鞣质有收敛、止泻作用。诃子对乙酰胆碱诱发的家兔离体气管平滑肌收缩有抑制作用。此外，诃子还具有强心、降血糖、抗氧化、抗肿瘤、改善血液流变性、抗病原微生物等作用。

山茱萸
（《神农本草经》）

【药性】酸、涩，微温。归肝、肾经。

【功效】补益肝肾，收涩固络。

【应用】

1.本品酸涩、微温质润，其功善补益肝肾，又可助阳，对肾精、络脉有固涩作用，为平补阴阳之要药。治肝肾亏虚之眩晕耳鸣、腰膝酸痛，常与熟地、山药等配伍；治命门火衰之腰膝冷痛、小便不利者，常与肉桂、附子等同用；治肾虚阳痿者，多与鹿茸、补骨脂、淫羊藿等配伍，以补肾助阳；治肾虚膀胱失约之遗尿、尿频者，常与沙苑子、覆盆子、桑螵蛸等同用。

2.本品亦入下焦，对于肝肾络脉有固护作用，同时可固冲任以止血。治妇女肝肾亏损、冲任不固之崩漏、月经过多者，常与熟地、白芍、当归等药同用；若脾气虚弱、冲任不固而漏下不止者，常与龙骨、黄芪、白术等药同用；若带下不止，可与莲子、芡实、煅龙骨等药配伍。

【用法用量】煎服，6~12g。

【现代研究】

1.化学成分　主要含环烯醚萜苷类成分如莫诺苷、马钱苷、山茱萸裂苷、山茱萸苷等；另含有熊果酸，7-脱氢马钱素，山茱萸鞣质1、2、3，挥发油等。

2.药理作用　山茱萸可以作用在机体的多个方面，但主要作用集中在免疫系统、循环系统、神经系统及泌尿系统，具有抗肿瘤、保护心肌、降血糖、调节骨代谢、保护神经元、抗氧化、保护肝脏、调控维生素A、抗衰老、抗炎等多种药理作用。山茱萸对非特异性免疫功能有增强作用，体外试验能抑制腹水癌细胞。有抗实验性肝损害作用。对于因化疗及放射疗法引起的白细胞下降，有使其升高的作用，且有抗氧化作用。有较弱的兴奋副交感神经作用。所含鞣质有收敛作用。山茱萸注射液能强心、升压，并能抑制血小板聚集、抗血栓形成。此外，山茱萸有抑菌、抗流感病毒、降血糖、利尿等作用。

金樱子
（《雷公炮炙论》）

【药性】酸、甘、涩，平。归肾、膀胱、大肠经。

【功效】固护冲任络脉，固精缩尿，涩肠止泻。

【应用】

1.本品味酸而涩，功专固敛，具有固精缩尿、固崩止带作用。适用于肾虚精关不固之遗精滑精、遗尿尿频、崩漏带下。治疗遗精滑精、遗尿尿频，常与芡实相须为用；若崩漏下血，可与山茱萸、黄芪、阿胶等配伍；治疗带下不止，可与椿皮、海螵蛸、莲子等同用。

2.本品入大肠，能涩肠止泻。治脾虚久泻、久痢，配伍人参、白术、芡实等。

【用法用量】煎服，6~12g。

【现代研究】

1. 化学成分　主要含多糖、黄酮类、三萜类及鞣质等。还含有机酸、皂苷及少量淀粉等。

2. 药理作用　金樱子所含鞣质具有收敛、止泻作用，治疗遗精、早泄、老年尿失禁。所含多糖具有增强小鼠非特异性免疫、体液免疫和细胞免疫的作用；还能清除超氧阴离子自由基，具有抗氧化作用。煎剂具有抗动脉粥样硬化作用。此外，还具有抑菌、抗炎等作用。

芡实
《神农本草经》

【药性】甘、涩，平。归脾、肾经。

【功效】收涩固络，益肾固精，补脾止泻，除湿止带。

【应用】

1. 本品甘涩收敛，入肾经络脉，可固护肾精络脉气血，善能益肾固精。治肾虚不固之腰膝酸软、遗精滑精、遗尿尿频者，常与金樱子相须为用。

2. 本品亦可入脾经，能健脾除湿，又能收敛止泻。可用治因脾络失养、脾虚湿盛而久泻不止者，常与白术、茯苓、扁豆等同用。

3. 本品能益肾健脾、收敛固涩、除湿止带，为治疗带下证之佳品。治脾肾两虚之白浊、带下，常与党参、白术、山药等同用。若治湿热带下，则宜与清热利湿之黄柏、车前子等同用。

【用法用量】煎服，9～15 g。

【现代研究】

1. 化学成分　主要含淀粉、蛋白质、脂肪及多种维生素。

2. 药理作用　水生草本植物芡的干燥成熟种仁，具有益肾固精、补脾止泻、祛湿止带的功效，主治梦遗、滑精、遗尿、尿频、脾虚久泻、白浊、带下。芡实水、乙醇提取物均具有较强的抗氧化和清除氧自由基的能力；芡实水提取物还可减少心脏缺血再灌注损伤。

第五节　治疗络息成积类药物

当病邪侵袭人体络脉时间较长，导致邪气稽留脉络、络脉瘀塞闭阻、瘀毒众邪聚集络脉，迁延日久，络脉异变，络脉异生，大量邪气结滞、留息、息而成积。《血证论》云："瘀血在经络脏腑之间，则结为癥瘕。"《难经·五十五难》记载："肝之积，名曰肥气……心之积，名曰伏梁……脾之积，名曰痞气……肺之积，名曰息贲……肾之积，名曰贲豚。"这些均说明病邪日久，络脉郁滞，积聚成形而发病。临床治疗络息成积类药物为莪术、三棱、水蛭、斑蝥、穿山甲等，这些药物特点均有破血消积、化瘀散结、通络止痛之功。

三棱
（《本草拾遗》）

【药性】辛、苦，平。归肝、脾经。

【功效】破血行气，消积通络，活血止痛。

【应用】

本品辛散苦泄温通，入血分，又入气分，对于体内络脉瘀滞能破血行气、散瘀消癥、消积止痛，适用于气滞血瘀，常与莪术相须为用。多用治经闭腹痛、腹中痞块。三棱偏于破血，配伍莪术可加强破气之功。

【用法用量】煎服，5～10 g。

【现代研究】

1. 化学成分　主要含挥发油如苯乙醇、对二苯酚、β-榄香烯、2-呋喃醇等；黄酮类成分如山奈酚，5，7，3′，5′-四羟基双氢黄酮醇-3-O-β-D-葡萄糖苷。还含脂肪酸及甾醇类等。

2. 药理作用　三棱总黄酮具有较强的抗血小板聚集及抗血栓作用；三棱水煎剂能降低全血黏度。三棱总黄酮及三棱提取物有明显的镇痛作用。三棱提取物及挥发油对肺癌、胃癌细胞有抑制作用。

莪术
（《药性论》）

【药性】辛、苦，温。归肝、脾经。

【功效】消积通络，破血行气，化瘀止痛。

【应用】

1. 本品辛散苦泄温通，既入血分，又入气分，能破血行气、散瘀消癥，适用于气滞血瘀、食积日久而成的癥瘕积聚，以及气滞、血瘀所致的诸般痛证，常与三棱相须为用。治经闭腹痛、腹中痞块，常配伍三棱、当归、香附等。此外，本品对治体虚而久瘀不消，常配伍黄芪、党参等以消补兼施。

2. 本品辛散苦泄，能破血行气、止痛通络，可消食化积，用于食积气滞、脘腹胀痛，常配伍枳实、青皮、槟榔等；治脾虚食积、脘腹胀痛，常配伍党参、白术、茯苓等。

【用法用量】煎服，6～9 g。

【现代研究】

1. 化学成分　主要含挥发油如吉马酮、莪术二酮、莪术醇、莪术螺内酯、温郁金醇、姜烯、龙脑、莪术呋喃酮、松油烯、丁香酚等；酚性成分如姜黄素等。

2. 药理作用　现代药理学研究表明，莪术具有抗肿瘤、抗血小板聚集、抗血栓、调血脂、抗动脉粥样硬化、抗组织纤维化、抗炎镇痛、抗菌抗病毒、降血糖、抗氧化等多种药理学作用。莪术挥发油制剂有抗癌作用。温莪术挥发油能抑制多种致病菌的生长；莪术油有抗炎、抗胃溃疡、保肝和抗早孕等作用。莪术水提液可抑制血小板聚集，促进微动脉血流恢复，促进局部微循环恢复；莪术水提醇沉液对体内血栓形成有抑制作用。此外，莪术对呼吸道合胞病毒有直接灭活作用。

水蛭
（《神农本草经》）

【药性】咸、苦，平；有小毒。归肝经。

【功效】破血通络，逐瘀消癥。

【应用】

1. 本品咸、苦，主归肝经，专攻肝经络脉血瘀，可破血逐瘀，常用于瘀滞重症。治血滞经闭、癥积痞块，常与虻虫相须为用，也常配三棱、莪术、桃仁等。

2.本品破血逐瘀之力较强，可通肝经之络脉，常用于中风偏瘫、跌打损伤、瘀滞心腹疼痛。治疗中风偏瘫，可与地龙、当归、红花等配伍；治瘀血内阻、心腹疼痛、大便不通，常配伍大黄、虎杖、牵牛子等。

【用法用量】煎服，1~3 g。

【现代研究】

1.化学成分 主要含氨基酸、溶血甘油磷脂类成分。还含蛋白质、肝素及抗凝血酶、水蛭素等。

2.药理作用 水蛭具有抗细胞凋亡、抗肿瘤、抗凝、抗血栓、抗炎、抗纤维化等药理作用。水煎剂有强抗凝血作用，对肾缺血有明显保护作用。水蛭提取物、水蛭素对血小板聚集有明显的抑制作用，能改善血液流变学、降血脂、增加心肌营养性血流量；此外还能改善局部血循环、保护脑组织免遭破坏，水蛭素对肿瘤细胞也有抑制作用。

斑蝥
（《神农本草经》）

【药性】辛，热；有大毒。归肝、胃、肾经。

【功效】破血逐瘀，通络消癥，攻毒蚀疮。

【应用】

1.本品辛行温通，入脏腑血分，能破血通络、逐瘀通经、畅行经脉，可消癥散结，常用于瘀血重症。治血瘀经闭、癥瘕积聚，常配伍桃仁、大黄等。

2.本品辛散有毒，外用有以毒攻毒、消肿散结之功。《外台秘要》以本品微炒研末，蜂蜜调敷，治痈疽肿硬不破。

【用法用量】内服，0.03~0.06 g，炮制后多入丸散用。

【现代研究】

1.化学成分 主要含斑蝥素，此外还含有油脂、蚁酸、色素等。

2.药理作用 斑蝥因其具有较强的抗肿瘤活性，已成为现代抗癌药物的研发热点。斑蝥素是斑蝥中的主要有效成分，也是毒性成分。斑蝥素还有免疫增强作用、抗病毒、抗菌作用及促雌激素样作用。

穿山甲
（《名医别录》）

【药性】咸，微寒。归肝、胃经。

【功效】活血消癥，通经活络，消肿排脓，搜风通络。

【应用】

1.本品性善走窜，功专行散，可通行脏腑络脉，开通玄府气液运化之功，既能活血祛瘀，又能消癥通经，善治血滞经闭、癥瘕。治血瘀经闭，常配伍当归、红花、桃仁等；治癥瘕，常配伍鳖甲、大黄、赤芍等。还可通经下乳，为治疗产后乳汁下之要药。治肝气郁滞所致乳汁不下、乳房胀痛，常配伍当归、柴胡、川芎等。

2.本品性善走窜，内达脏腑，外通经络，内外合璧通畅络脉以加速气血运行，其活血祛瘀力强，能通利经络、透达关节，可治经络不通之证。治风湿痹痛、关节不利，常配伍川芎、羌活、蕲蛇等；治中风瘫痪、手足不举，常配伍川乌、全蝎等。

【用法用量】煎服，5～10 g，一般炮制后用。

1.化学成分　主要含氨基酸、角蛋白、挥发油、水溶性生物碱、硬脂酸、胆固醇等。

2.药理作用　穿山甲水煎液能降低血液黏稠度，水提液和醇提液有抗炎作用，水提液尚有抗心肌缺氧、升高白细胞的作用。

第六节　治疗痰阻络脉类药物

痰浊为疾病发展过程中的病理产物，痰由气滞而津聚、湿滞而成。正常人体因喜食、过食肥甘厚味，导致脾胃运化失常、水津积聚体内而成痰。痰邪随气周流，无处不到。痰邪阻滞络脉，阻滞气络，气机运行不利，滞于血络，血液运行不畅，从而形成以痰阻为肇基的多种疾病和临床证候。常见的症状有咳、痰、喘、满、肢体麻木、口舌歪斜及胸闷头晕等。临床治疗痰阻络脉类药物性味多为辛温，《本草求真》中记载："辛能入肺，温能散表，痰在胁下皮里膜外，得此辛温以为搜剔，则内外宣通，而无阻隔窠囊留滞之患矣。"此类药物主要有半夏、天南星、白附子、川贝母、浙贝母、瓜蒌、竹茹、桔梗、前胡等。

半夏
（《神农本草经》）

【药性】辛，温；有毒。归脾、胃、肺经。

【功效】燥湿化痰，通络降逆，消痞散结。

【应用】

1.本品辛温而燥，功善燥湿化痰，辛温散行、通畅肺脾络脉气血运行，尤善治脏腑之咳喘痰多、痰饮眩悸、风痰眩晕、痰厥头痛等症。治痰湿阻肺之咳嗽声重、痰白质稀者，常与陈皮、茯苓同用；治寒饮咳喘、痰多清稀、夹有泡沫，常与细辛、干姜等同用。治痰饮眩悸、呕吐痰涎、痰厥头痛，可配天麻、白术以化痰息风、健脾除湿。

2.本品入脾胃经，可化中焦痰湿，从而助脾胃络脉气血运化，纠正气机运行失常，达到和胃降逆之功，亦有良好的止呕作用。故对痰饮或胃寒所致呕吐，常与生姜同用；对于胃热呕吐，可配伍黄连清胃。

3.本品辛开散结，化痰消痞，可助运脾胃络脉玄府气机调畅，临床治寒热互结所致心下痞满者，常配伍干姜、黄连、黄芩等；症见胸脘痞闷、拒按、痰黄稠之痰热结胸症，可配伍瓜蒌、黄连；治气滞痰凝之梅核气咽中如有物梗阻、吐之不出、咽之不下，可与紫苏、厚朴、茯苓等同用。本品亦能内服，可化痰消痞散结，常与海藻、香附、青皮等同用，共奏行气化痰软坚之效。

【现代研究】

1.化学成分　主要含挥发油、茴香脑、柠檬醛、1-辛烯、β-榄香烯等，还含有机酸等。

2.药理作用　在历代中医药理论文献中，半夏均记载为有毒，其毒性主要表现为强烈的刺激性，若炮制不当或服用生品会对所接触的嘴唇、咽喉、口腔、胃肠道黏膜产生强烈的刺激性。本品炮制后有明显的止咳作用，且有一定的祛痰作用。可抑制呕吐中枢而发挥镇吐作用，能显著抑制胃液分泌，水煎醇沉液对多原因所致的胃溃疡有显著的预防和治疗作用。此外，还有镇静催眠、降血脂作用。

天南星

(《神农本草经》)

【药性】苦、辛，温；有毒。归肺、肝、脾经。

【功效】燥湿化痰，散结通络，祛风止痉。

【应用】

1.本品苦辛性温，有较强的燥湿化痰之功。治顽痰阻肺之咳嗽痰多、胸膈胀闷。

2.本品苦泄辛散温行，入肝经络脉，可通行肝经、疏达络脉、促进气血运行，善祛风痰、止痉搐。临床多治风痰眩晕、中风痰壅之口眼㖞斜、半身不遂、癫痫、惊风等。治风痰眩晕，配半夏、天麻等；治风痰留滞经络之半身不遂、手足顽麻、口眼㖞斜等，多配半夏、川乌、白附子等；治癫痫，可与半夏、全蝎、僵蚕等同用。

【用法用量】内服制用，3~9g。

【现代研究】

1.化学成分 主要含黄酮类成分如夏佛托苷、异夏佛托苷、芹菜素-6-C-阿拉伯糖-8-C-半乳糖苷、芹菜素-6-C-半乳糖-8-C-阿拉伯糖苷、芹菜素-6,8-二-C-吡喃葡萄糖苷、芹菜素-6,8-二-C-半乳糖苷等。还含没食子酸、没食子酸乙酯及氨基酸和微量元素。

2.药理作用 天南星在心血管、抗肿瘤等方面的新活性已有实验依据，现代临床用天南星治疗冠心病、癫痫、子宫颈癌、腮腺炎、神经性皮炎等病证。天南星水煎剂具有祛痰作用，口服时能反射性地增加支气管、气管的分泌液，使痰液变稀而起到祛痰作用，但炮制品无祛痰作用。煎剂有明显镇痛、镇静作用；不同品种均有一定程度的抗惊厥作用；水提取液对小鼠实验性肿瘤有明显抑制作用。

白附子

(《中药志》)

【药性】辛，温，有毒。归胃、肝经。

【功效】燥湿化痰，祛风止痉，解络脉痰毒。

【应用】

1.本品辛温燥烈，善祛络脉之痰毒，痰毒阻滞脉络可使气液运行不畅、玄府开阖失司，导致中风痰壅、口眼㖞斜、语言謇涩、惊风癫痫。本品有定惊、解痉之功。治中风痰壅、口眼㖞斜、语言謇涩，常与全蝎、僵蚕等同用；治风痰壅盛之惊风、癫痫，常配伍半夏、天南星；治破伤风，可与防风、天麻、天南星等同用。

2.本品辛散上行，温通络脉，可上达头面部，逐头面风痰，有止痛作用，常用治肝风夹痰上扰引起的头痛、眩晕、偏正头痛等头面部诸疾。治痰厥头痛、眩晕，常配半夏、天南星；治偏头痛，可与白芷配伍。

【用法用量】煎服，3~6g，一般宜炮制后用。

【现代研究】

1.化学成分 主要含脂肪酸及酯类成分如油酸、油酸甲酯等。还含β-谷甾醇、氨基酸等。

2.药理作用 白附子为天南星科植物的块茎，有研究表明白附子可降低瘤细胞增殖率，减低瘤细胞的侵袭性，恢复机体免疫功能，对瘤细胞具有细胞毒作用。生品及炮制品均有显著祛痰作用，但无平喘作用。生、制品对巴比妥均有协同镇静催眠作用，还有抗惊厥、抗破伤风作用，对结核杆菌有一定抑制作用。煎剂或混悬液有明显的抗炎作用。

川贝母

（《神农本草经》）

【药性】苦、甘，微寒。归肺、心经。

【功效】清热润肺，解络脉痈结，化痰止咳。

【应用】

1.本品味苦性微寒，归于心肺二经，善清肺络痰毒，可润肺止咳，尤宜用治燥痰、热痰导致的肺热燥咳、干咳少痰、阴虚劳嗽、痰中带血等症。治阴虚劳嗽、久咳有痰者，常配沙参、麦冬等以养阴润肺，化痰止咳；治肺热、肺燥咳嗽，常配知母以清肺润燥，化痰止咳。

2.本品苦微寒，有清化肺络痰热、散络脉痰痈之功。治痰火郁结之瘰疬，常配玄参、牡蛎等；治热毒壅结之疮疡、乳痈，常配蒲公英、天花粉、连翘等以清热解毒，消肿散结；治肺痈咳吐脓血、胸闷咳嗽，可与桔梗、紫菀等同用。

【用法用量】煎服，3~10 g；研粉冲服，1次1~2 g。

【现代研究】

1.化学成分　主要含生物碱类成分如川贝碱、西贝母碱、青贝碱、松贝碱、松贝甲素、贝母辛、松贝乙素、梭砂贝母碱、梭砂贝母酮碱、川贝酮碱等。

2.药理作用　川贝母所含生物碱、总皂苷部分具有祛痰作用，总生物碱及非生物碱部分均有镇咳作用，川贝母对支气管平滑肌有明显松弛作用。有降压、解痉、止泻作用。大量川贝碱能麻痹动物的中枢神经系统，抑制呼吸运动。此外，尚有一定的镇痛、催眠作用。

浙贝母

（《轩岐救正论》）

【药性】苦，寒。归肺、心经。

【功效】清热化痰止咳，疏解肺络毒痈。

【应用】

1.本品与川贝母功效相似，苦寒之性，长于清化肺络热痰、降逆肺气。治风热咳嗽及痰热郁肺之咳嗽，前者常与桑叶、牛蒡子等同用。

2.本品苦泄清解热毒，化痰散结消痈，可治痰火郁结之瘰疬结核，可配玄参、牡蛎等。治肺痈咳吐脓血，常配鱼腥草、金荞麦、桃仁等。

【用法用量】煎服，5~10 g。

【现代研究】

1.化学成分　主要含生物碱类成分如贝母素甲、贝母素乙、浙贝母酮、贝母辛、异浙贝母碱、浙贝母碱苷、浙贝丙素等。

2.药理作用　浙贝母有抗胃溃疡、镇咳祛痰、镇痛、抗炎、改善肺功能等作用。本品所含生物碱有明显的镇咳作用；能松弛支气管平滑肌，表现为一定的平喘作用。贝母素甲、乙能镇痛、镇静，并有扩瞳效应。浙贝母生物碱能兴奋子宫，对离体动物心脏有抑制作用，并有降压作用。

瓜蒌

（《神农本草经》）

【药性】甘、微苦，寒。归肺、胃、大肠经。

【功效】涤痰通络，清热宽胸，润燥滑肠。

【应用】

1. 本品性甘寒清润，善于清肺络热痰、润肺络燥痰。用治肺热咳嗽、痰浊黄稠、痰热阻肺、胸膈痞满者，可配黄芩、胆南星、枳实等。若治燥热伤肺，症见干咳无痰或痰少质黏、咳吐不利者，则配川贝母、天花粉、桑叶等。

2. 本品能疏利肺胃气机，畅行脏腑气液，导痰浊下行而奏宽胸散结之功。治痰气交阻、胸阳不振之胸痹疼痛、结胸痞满、喘息咳唾不得卧者，常与薤白、半夏同用。治痰热结胸之胸膈痞满、按之则痛者，则配黄连、半夏。

3. 本品仁质润多脂，能润燥滑肠，适用于津液不足之肠燥便秘，常与火麻仁、郁李仁等同用。

【用法用量】煎服，9 ~ 15 g。

【现代研究】

1. 化学成分　主要含有机酸类成分如正三十四（烷）酸、富马酸、琥珀酸；萜类成分如栝楼二醇；还含丝氨酸蛋白酶 A、B 及甾醇成分。

2. 药理作用　瓜蒌提取物或注射液具有保护缺血心肌、扩张冠状动脉、抗血小板凝聚等功能，对多种类型的冠心病有一定的治疗作用。本品分离得到的氨基酸具有良好的祛痰效果，有利于减轻炎症，减少分泌物，并使痰液黏度下降而易于咳出。煎剂或浸剂对多种革兰阳性和阴性致病菌均有抑制作用。对某些皮肤真菌也有抑制作用。瓜蒌能扩张冠状动脉、增加冠脉流量，较大剂量时，能抑制心脏，如降低心肌收缩力、减慢心率。全瓜蒌有较强的抗癌作用。

竹茹

（《本草经集注》）

【药性】甘，微寒。归肺、胃、心、胆经。

【功效】涤痰通络，清化热痰，除烦止呕。

【应用】

1. 本品甘、微寒，善于清肺络痰浊、清化热痰。治痰热咳嗽、胆火夹痰之惊悸不宁、心烦失眠、肺热咳嗽、痰黄质稠者，常与黄芩、桑白皮等同用以增强清热化痰功效；治痰火内扰肺络而致胸闷痰多、心烦不寐，常配枳实、半夏、茯苓等；治疗中风痰迷之舌强不语，可与生姜汁、胆南星、牛黄等配伍。

2. 本品亦能清胃之络脉热邪，有降逆止呕之功，可治疗胃热呕吐、妊娠恶阻。治疗胃热呕逆，常配伍黄连、黄芩、生姜等；若配人参、陈皮、生姜等，可治胃虚有热之呕吐；妊娠期内，饮邪上逆而致呕吐不食者，可与茯苓、陈皮、生姜等合用。

【用法用量】煎服，5 ~ 10 g。

【现代研究】

1. 化学成分　主要含 2, 5-二甲氧基-对-苯醌、对羟基苯甲醛、丁香醛、松柏醛、2, 5-二甲氧基-对-羟基苯甲醛、苯二甲酸 2'-羟乙基甲基酯等。

2. 药理作用　本品实验表明对白色葡萄球菌、枯草杆菌、大肠杆菌及伤寒杆菌等均有较强的抑制作用。

前胡
（《雷公炮炙论》）

【药性】苦、辛，微寒。归肺经。

【功效】清热通络，降气化痰。

【应用】

1. 本品辛散苦降，性寒清热，主入肺络，对于肺络痰热郁闭有涤痰通络之效，宜用于痰热壅肺、肺失宣降之咳喘胸满、痰热咳喘、咳痰黄稠量多，常配伍苦杏仁、桑白皮、浙贝母等。治外感风热之身热头痛、咳嗽痰多，常与桑叶、牛蒡子、桔梗等同用。

2. 本品辛散行气，能宣能降，可疏散风热之邪，用治外感风热之身热头痛等症，常配伍桑叶、牛蒡子等。

【用法用量】煎服，3～10 g。

【现代研究】

1. 化学成分　主要含香豆素类成分如白花前胡甲素、乙素、丙素、丁素等。还含皂苷类与挥发油等。

2. 药理作用　研究表明，前胡主要的药理作用包括降低血压、抗心衰、抗心脑缺血、平喘、抗癌等。煎剂可显著增加呼吸道黏液分泌，且持续时间较长，显示有祛痰作用；能抗血小板聚集，增加冠状动脉血流量，减少心肌耗氧量，降低心肌收缩力，抗心衰，降血压；还有抗菌、抗炎、镇静、解痉、抗过敏、抗溃疡等作用。

桔梗
（《神农本草经》）

【药性】苦、辛，平。归肺经。

【功效】宣畅肺络，祛痰排脓。

【应用】

1. 本品辛散苦泄，开宣肺气络脉，有祛痰作用，为肺经气分病之要药，对于咳嗽痰多、咳痰不爽、胸闷不畅皆可应用。属风寒者，常配伍紫苏叶、苦杏仁等；属风热者，常配伍桑叶、菊花、苦杏仁等；肺热痰黄质稠者，则须与清化热痰之瓜蒌、浙贝母等同用。

2. 本品性散上行，能疏利肺络气机，以排肺络之脓痰。治肺痈咳嗽胸痛、咳痰腥臭者，常配伍芦根、冬瓜仁、甘草等。

【用法用量】煎服，3～10 g。

【现代研究】

1. 化学成分　主要含三萜皂苷类成分如桔梗皂苷 A、桔梗皂苷 D、远志皂苷等。还含由果糖组成的桔梗聚糖。

2. 药理作用　现代药理研究表明其具有镇咳、祛痰、抗炎、抗肿瘤等多种药理活性。桔梗及其所含皂苷能增强呼吸道黏蛋白的释放，表现为较强的祛痰作用。煎剂、水提物均有良好的止咳效果。本品能抑制胃液分泌和抗溃疡，还有降低血压和胆固醇、镇静、镇痛、解热、抗过敏等作用。水提物有明显的保肝作用，与醇提物均有降血糖作用，石油醚提取物有抗癌、抗氧化作用。

第七节　治疗热毒滞络类药物

临床之热毒一则为感受外邪火热毒气或温热疫疠之毒，二则为脏腑自身功能失调、内生邪气、众邪蕴结、邪气从化、日久蕴积而成。《素问·阴阳应象大论》云"阳盛则热"。热毒壅结，滞于络脉，阻碍气血运行与津血渗灌，首先影响肺、心、脾胃之络脉，继之大小肠之络脉矣。清代医家叶天士云"温邪上受，首先犯肺"。温邪毒邪内传，络脉亢变，气血流通加速，邪气从化，热毒酷烈性、危害性猛增，迅速侵袭各个脏腑络脉，导致发热、烦渴、汗出、便秘、淋证等，或高热、神昏，严重者热毒滞络，犯脑攻心，闭窍蒙神，燔肝闭肺，或热壅络滞，肉腐血败，形成痈肿等。临床上治疗热毒滞络类药物多性味苦寒，常使用金银花、连翘、穿心莲、大青叶、蒲公英、鱼腥草、金荞麦、紫花地丁、板蓝根、野菊花等。

金银花
（《新修本草》）

【药性】甘，寒。归肺、心、胃经。

【功效】疏散风热，解毒通络，清热消肿。

【应用】

1. 本品甘寒，清热解毒通络，归属心肺胃之络脉，善于消散络脉痈肿，为治热毒疮痈之药，适用于各种热毒壅盛之外疡内痈、喉痹、丹毒。治疮痈初起，红肿热痛者，用药渣外敷患处，可与当归、赤芍、白芷等配伍；治疗疮疔肿毒，坚硬根深者，常与野菊花、蒲公英等同用；治肺痈咳吐脓血，常与鱼腥草、芦根、薏苡仁等配伍；治咽喉肿痛，可与板蓝根、山豆根、马勃等同用。

2. 本品甘寒质轻，气味芳香疏透，可宣散肺络气机，能疏散风热，适用于外感风热，治温病初起之身热头痛、咽痛口渴，常与连翘、薄荷、牛蒡子等同用；治温病气分热盛之壮热烦渴，可与石膏、知母等同用。

3. 本品性寒，有清热解毒、凉血止痢之效，故可用治热毒痢疾、下痢脓血，与黄连、黄芩、白头翁等同用，以增强止痢效果。

【用法用量】煎服，6～15 g。

【现代研究】

1. 化学成分　主要含有机酸类成分如绿原酸、异绿原酸、咖啡酸等；黄酮类成分如木犀草苷、忍冬苷、金丝桃苷、槲皮素等。还含挥发油、环烯醚萜苷、三萜皂苷等。

2. 药理作用　本品所含绿原酸类化合物等成分对金黄色葡萄球菌、溶血性链球菌、痢疾杆菌、霍乱弧菌等多种致病菌均有一定的抑制作用；有一定的抗流感病毒、柯萨奇病毒等作用。本品绿原酸类化合物有显著利胆作用，皂苷有保肝作用。银花炭混悬液有显著止血作用。研究表明，本品还有降低胆固醇兴奋中枢、促进胃液分泌等作用。

连翘
（《神农本草经》）

【药性】苦，微寒。归肺、心、小肠经。

【功效】解毒通络，消肿散结，疏风清热。

【应用】

1. 本品性味苦寒，可入心肺络脉，疏解肺络热毒、清理疮毒痈肿，故有"疮家圣药"之称。治疮痈红肿未溃，常与穿山甲、皂角刺等配伍；治疮疡脓出、红肿溃烂，常与牡丹皮、天花粉、白芷等同用；治痰火郁结，瘰疬痰核，常与夏枯草、浙贝母、玄参等同用；治乳痈肿痛，常与蒲公英、紫花地丁、漏芦等同用。

2. 本品苦寒，可疏散风热、宣通气络，治疗风热感冒，温病初起，常与金银花相须为用。本品可清脏腑营血分之热毒，若温病热入营分，可配伍生地、玄参等；热入血分，可配伍连翘、生地等。故治热邪内陷心包之高热、烦躁、神昏等证，较为多用，常与黄连、莲子心等药配伍。

【用法用量】煎服，6～15 g。

【现代研究】

1. 化学成分　主要含烃类、醛酮类、醇脂醚类化合物等挥发油，连翘酯苷 A、C、D 等乙醇苷类，连翘苷等木脂素，齐墩果酸等三萜，咖啡酸等有机酸等。

2. 药理作用　研究表明连翘主要有抗菌、解热、抗炎、抗病毒、抗内毒素、保肝、抗肿瘤等作用。连翘水煎液有广谱抗菌作用，对多种革兰阳性及阴性细菌有明显的抑制作用；连翘酯苷、连翘苷等具有抗氧化能力；其乙醇提取物对肿瘤细胞有抑制作用；其甲醇提取物有抗炎和止痛作用，还有抗过敏活性等作用。

穿心莲
（《岭南采药录》）

【药性】苦，寒。归心、肺、大肠、膀胱经。

【功效】解毒通络，清热凉血。

【应用】

1. 本品质轻透散，性味苦寒，可清解肺络热毒。治风热感冒或温病初起之发热头痛，可单用，如穿心莲片，亦常与金银花、连翘、薄荷等同用。

2. 本品苦寒清泄，功能清解心、肺络之毒疮，有凉血消肿之功，对于热毒上攻之咽喉肿痛、口舌生疮，常与玄参、牛蒡子、板蓝根等同用；治痰热壅肺之喘促气急、顿咳劳嗽，可配伍黄芩、桑白皮、地骨皮等；治肺痈咳吐脓血，可与鱼腥草、桔梗、冬瓜仁等同用。

3. 对于络脉热毒壅聚、痈肿疮毒者，本品能凉血消痈，可配伍金银花、野菊花、重楼等，亦可外用。

4. 本品亦有燥湿、止痢的功效，入大肠、膀胱络脉，能治胃肠湿热之腹痛泄泻、下痢脓血等症。

【用法用量】煎服，6～9 g。

【现代研究】

1. 化学成分　主要含内酯类成分如穿心莲内酯、脱水穿心莲内酯、新穿心莲内酯、脱氧穿心莲内酯、潘尼内酯等。还含黄酮类、甾醇、皂苷、糖类及缩合鞣质等。

2.药理作用　穿心莲内酯具有抗肿瘤、消炎抗菌、抗病毒感染等广泛药理作用。在抗肿瘤方面的研究发现穿心莲内酯具有抗胃癌、肝癌、肺癌、乳癌等多种肿瘤的作用。其抗肿瘤的机制可能与诱导肿瘤细胞的凋亡、抑制细胞周期、提高淋巴细胞抗肿瘤活性等方面有关。穿心莲煎剂对金黄色葡萄球菌、绿脓杆菌、变形杆菌、肺炎双球菌、溶血性链球菌、痢疾杆菌、伤寒杆菌有不同程度的抑制作用。穿心莲多种内酯有抗炎性细胞因子、抗氧自由基损伤等作用。

大青叶
（《名医别录》）

【药性】苦、寒。归心、胃经。

【功效】解毒通络，凉血消斑。

【应用】

1.善于清解心、胃二经络脉热毒壅盛，又入血分而凉血消斑，故可用治温热病心胃火热毒盛、热入营血之高热神昏、发斑发疹，常与玄参、栀子等同用。本品质轻力强，具表里双清之效，治风热感冒或温病初起之发热头痛、口渴咽痛等，常与薄荷、牛蒡子等同用。

2.本品苦寒，又善解瘟疫时毒，有解毒利咽、凉血消肿之效。治瘟毒上攻之发热头痛、痄腮、喉痹，可与金银花、黄芩、牛蒡子等同用；治心胃火盛、咽喉肿痛、口舌生疮，常与生地、大黄、升麻等同用。

【用法用量】煎服，9～15 g。外用适量。

【现代研究】

1.化学成分　主要含靛玉红、靛蓝等吲哚类生物碱，水杨酸、丁香酸等有机酸，菘蓝苷等苷类，铁、钛、锰、锌等无机元素，甾醇，挥发性成分等。

2.药理作用　大青叶煎剂有广谱抑菌作用；对流感病毒、腮腺炎病毒等有抑制作用。靛玉红有显著的抗白血病作用。此外，还有抗内毒素、免疫增强、解热、抗炎、抗肿瘤、保肝利胆等作用。

蒲公英
（《新修本草》）

【药性】苦、甘，寒。归肝、胃经。

【功效】清热通络，解肝胃络脉痈毒，利湿通淋。

【应用】

1.本品苦寒，善清解肝胃络脉痈毒，有消痈散结之功，主治内外热毒疮痈诸证。兼能通乳，故为治乳痈之要药。治肠痈腹痛，常与大黄、牡丹皮、桃仁等同用；治肺痈吐脓，常与鱼腥草、冬瓜仁、芦根等同用；治疗瘰疬，常与夏枯草、连翘、浙贝母等配伍。本品可解毒消肿散结，与板蓝根、玄参等配伍，还可用治咽喉肿痛。

2.本品清利湿热、利尿通淋作用较佳，解络脉湿热毒邪，常用治湿热黄疸、热淋涩痛。治湿热黄疸，常与茵陈、栀子、大黄等同用；治热淋涩痛，常与白茅根、金钱草、车前子等同用。

【用法用量】煎服，10～15 g。

【现代研究】

1. 化学成分　主要含有机酸类成分如咖啡酸、绿原酸、伪蒲公英甾醇棕榈酸等；挥发油如正己醇、樟脑、正辛醇、反式石竹烯等；黄酮类成分如槲皮素－3－O－葡萄糖苷、槲皮素－3－O－β－半乳糖苷、槲皮素、木犀草素－7－O－葡萄糖苷、木犀草素、香叶木素、芹菜素等。

2. 药理作用　具有广谱抑菌、抗氧自由基、抗肿瘤、保肝利胆、保护前列腺、免疫调节、降血糖、血脂、疏通乳腺管阻塞、调节激素水平、健胃等作用，用于治疗多种炎症、疔毒痈肿、前列腺类疾病、肿瘤、高血脂、胃痛等。本品煎剂或浸剂，对金黄色葡萄球菌、溶血性链球菌及卡他球菌有较强的抑制作用，对肺炎双球菌、脑膜炎双球菌、白喉杆菌、福氏痢疾杆菌、绿脓杆菌及钩端螺旋体等也有一定的抑制作用。

鱼腥草
（《名医别录》）

【药性】辛，微寒。归肺经。

【功效】清解肺络热毒，消痈排脓，利尿通淋。

【应用】

1. 本品寒能泄降，辛以散结，主归肺经，以清解肺络热毒，可消痈排脓，故为治肺痈要药。治痰热壅肺之胸痛、咳吐脓血腥臭，常与桔梗、芦根、瓜蒌等同用；治痰热咳喘、痰黄气急，常配伍黄芩、浙贝母、知母等。

2. 肺与大肠相表里，本品亦善清大肠、膀胱湿热，有清热除湿、利水通淋之效，兼能清热止痢。治热淋涩痛，与车前草、白茅根等同用。治湿热泻痢，可与黄连、黄芩等配伍。

【用法用量】煎服，15～25g。

【现代研究】

1. 化学成分　主要含挥发油、黄酮类、多糖、生物碱、酚类化合物、有机酸、蛋白质、氨基酸等。

2. 药理作用　现代医学研究发现鱼腥草中的部分成分具有抑菌、抗氧化、抗肿瘤、抗病毒等作用。本品所含鱼腥草素对金黄色葡萄球菌、肺炎双球菌、甲型链球菌、流感杆菌、卡他球菌、伤寒杆菌及结核杆菌等多种革兰阳性及阴性细菌，均有不同程度的抑制作用；此外，还有利尿、镇痛、止血、促进组织再生和伤口愈合及镇咳等作用。

金荞麦
（《新修本草》）

【药性】微辛、涩，凉。归肺经。

【功效】清解肺络热毒，排脓祛瘀。

【应用】

1. 本品性味辛凉，可清解肺络热毒，善排肺络瘀毒，亦可清肺化痰，善治肺痈咳痰浓稠腥臭或咳吐脓血。治肺痈，可单用或与鱼腥草、金银花、芦根等配伍；治肺热咳嗽，可与天花粉、射干等同用。

2. 本品辛散热毒，临床有解毒、消痈、利咽、消肿之效。

【用法用量】煎服，15～45g。

【现代研究】

1. 化学成分　主要含黄烷醇衍生物如表儿茶素等；黄酮类成分如双聚原矢车菊素等；有机酸类成分如阿魏酸、绿原酸等。

2. 药理作用　金荞麦提取物具有降血脂和血糖、镇咳祛痰及抗突变作用，对血小板聚集的抑制也有一定的作用。本品还有祛痰、解热、抗肿瘤、免疫调节等作用。

紫花地丁
（《本草纲目》）

【药性】苦、辛，寒。归心、肝经。

【功效】解毒通络，清热消肿。

【应用】

1. 本品苦泄辛散，寒性可清热毒，入心肝脏腑络脉血分，能清热解毒、凉血消肿、消痈散结，为治血热壅滞之痈肿疮毒、红肿热痛的常用药。治疗疮疖肿毒、痈疽发背、丹毒等，配金银花、蒲公英、野菊花等；治乳痈，常与蒲公英同用；治肠痈，常与大黄、大血藤、白花蛇舌草等同用。

2. 本品可解热毒，入肝经络脉，肝开窍于目，还可用于肝热目赤肿痛以及外感热病。

【用法用量】煎服，15～30 g。

【现代研究】

1. 化学成分　主要含黄酮及其苷类，香豆素及其苷类，甾醇，生物碱，内酯，挥发油，钙、钠、钾、锰等微量元素，有机酸等。

2. 药理作用　紫花地丁的粗提取物具有广泛的药理作用，尤其是在抗炎、抑菌、抗病毒和抗肿瘤方面效果显著。本品还有抗凝血、调节免疫、抗氧化等作用。

板蓝根
（《新修本草》）

【药性】苦，寒。归心、胃经。

【功效】解毒通络，清热凉血，利咽。

【应用】

1. 本品苦寒，入心、胃经，有清解心胃络脉毒痈、利咽散结的作用。用治外感风热或温病初起、瘟疫时毒之发热咽痛，可单用，如板蓝根颗粒，或与金银花、连翘、薄荷等同用。治风热上攻之咽喉肿痛，常与玄参、马勃、牛蒡子等同用。

2. 本品性味苦寒，可凉血消肿，同时清热解毒通络，主治多种瘟疫热毒之证。治时行温病之温毒发斑、痄腮、烂喉丹痧、大头瘟、丹毒、痈肿，常与生地、紫草、黄芩同用；治大头瘟、头面红肿、咽喉不利，常配伍黄连、黄芩、牛蒡子等。

【用法用量】煎服，9～15 g。

【现代研究】

1. 化学成分　主要含生物碱类成分如告依春、表告依春等；氨基酸类成分，喹唑酮类成分，有机酸类成分；还含靛玉红、靛蓝、羟基靛玉红、谷甾醇、腺苷、丁香苷、落叶松树脂醇等。

2.药理作用 研究表明本品有抗病毒、抗癌、治疗病毒性心肌炎的作用，对眼科疾病也有相关治疗效果。所含吲哚类化合物有抗菌作用；有抗流感病毒、肝炎病毒、解热等作用。板蓝根多糖可促进小鼠免疫功能及增强抗体形成细胞功能。

野菊花
（《本草正》）

【药性】苦、辛，微寒。归肝、心经。

【功效】清解心肝络脉热毒，泻火平肝。

【应用】

1.本品辛散苦降，功在清心肝络脉热毒，可泻心肝火毒、利咽消肿止痛，治热毒蕴结之疔疖丹毒、痈疽疮疡、咽喉肿痛，可与蒲公英、紫花地丁、金银花等同用。

2.本品性微寒味苦，入肝络，可清泻肝络之火毒；同时其味辛散，兼散风热，治风热上攻之目赤肿痛，常与金银花、密蒙花、夏枯草等同用；本品可清肝平肝，治肝阳上亢之头痛眩晕，常与夏枯草、决明子、钩藤等同用。

【用法用量】煎服，9~15g。

【现代研究】

1.化学成分 主要含黄酮类成分如蒙花苷、矢车菊苷等；挥发油如菊花内酯、野菊花三醇、野菊花酮、樟脑、龙脑等。

2.药理作用 本品在抗病原微生物、保护心血管系统、调节血压、抗血小板聚集、抗炎及免疫调节、抗氧化方面均有一定的作用。对金黄色葡萄球菌、白喉杆菌、痢疾杆菌、流感病毒、疱疹病毒及钩端螺旋体均有抑制作用。其挥发油对化学性致炎因子引起的炎症作用强，其水提物对异性蛋白致炎因子引起的炎症作用较好。

第八节 治疗络虚不荣类药物

络脉具有流通与渗灌气血津液、荣养四肢百骸之功。当络脉气血阴阳不足，五脏六腑、四肢百骸必然失其营养，导致络脉亏虚和脏腑虚弱，临床中会出现一系列络脉亏虚引起的络虚不荣和脏腑功能减退的证候。《临证指南医案》云"不荣则虚"，又云"下焦空虚，不通则痛"。治疗络虚不荣类药物性味多为甘温，以养络固脱、益气养血为主，多选用人参、黄芪、白术、山药、红景天、紫河车、熟地、百合、麦冬等。

人参
（《神农本草经》）

【药性】甘、微苦，微温。归脾、肺、心、肾经。

【功效】养络固脱，补脾益肺，生津养血，安神益智。

【应用】

1.本品甘温补虚，可大补元气，对于脉络失养、不能固脱有复脉固脱之功，为拯危救脱症之要药。凡大汗、大吐、大泻、大失血或久病所致元气虚极欲脱、气息微弱、汗出不止、脉微欲绝的危重证候，单用人参大量浓煎服，如独参汤。常与附子同用，以补气固脱、回阳救逆，如参附汤。本品兼能生津，常与麦冬、五味子配伍，以补气养阴、敛汗固脱。

2. 本品归脾经，为补脾络之要药，治疗脾虚食少、肺虚喘咳、阳痿宫冷。凡脾络气血虚弱，症见倦怠乏力、食少便溏者，常与白术、茯苓、甘草配伍。脾气虚弱，不能统血导致失血者，常与黄芪、白术等益气健脾药同用以补气摄血。本品亦归肺经，补肺气，养肺络，凡肺气虚弱，症见咳嗽无力、气短喘促、声低懒言、咳痰清稀、自汗脉弱者，常与黄芪、五味子、紫菀等同用。本品对于肾经络脉，有益肾气、养肾阳、煦肾络之功效，治肾阳虚衰、阳虚络滞、肾精亏虚之阳痿宫冷，多与鹿茸、肉苁蓉、肉桂等温补肾阳、益肾养精之品同用。

3. 本品可滋养络脉，使气液畅行，既能补气，又能生津。适用于气津两伤之短气、口渴者。气津两伤，症见身热烦渴、口舌干燥、汗多、脉大无力者，常与石膏、知母同用。久病虚羸者，可与白术、当归、熟地等配伍。

4. 本品归心经，能固摄心经络脉之气血，调和气血津液运行，补益心气，安神益智。适宜于心气虚弱之心悸怔忡、胸闷气短、失眠多梦，常与黄芪、茯苓、酸枣仁等配伍。气血不足，症见心悸失眠、体倦食少者，常配伍黄芪、当归、龙眼肉等补气养血安神药。阴亏血少，症见虚烦不眠、心悸健忘者，则配伍生地、当归、酸枣仁等滋阴养血安神之品。

【用法用量】煎服，3～9 g。

【现代研究】

1. 化学成分　主要含人参皂苷 Ro、Ra1、Rb1、Re、Rg，多种三萜皂苷类成分，以及多糖、挥发油、氨基酸、有机酸、黄酮类、维生素类和微量元素等。

2. 药理作用　人参具有抗衰老、抗抑郁、抗老年痴呆、抗动脉粥样硬化、抗骨性关节炎、抗肿瘤等药理作用，人参皂苷及注射液具有抗休克的作用。人参皂苷能增强消化、吸收功能，提高胃蛋白酶活性，保护胃肠细胞，改善脾虚症状；能促进组织对糖的利用，加速糖的氧化分解以供给能量；能促进大脑对能量物质的利用，增强学习记忆力；能促进造血功能；还能抗疲劳、抗衰老、抗心肌缺血、抗脑缺血、抗心律失常。人参多糖和注射液具有提升白细胞的作用。此外，人参有调节中枢神经兴奋与抑制过程的平衡、增强免疫功能抗应激、降血糖和抗利尿等作用。

黄芪
（《神农本草经》）

【药性】甘，微温。归脾、肺经。

【功效】养络固表，补气升阳，利水消肿，生津养血，通痹排脓。

【应用】

1. 本品对于脾之络脉失养可益气固表、养络升发阳气，可治疗气虚乏力、食少便溏、水肿尿少、中气下陷、久泻脱肛等症，为补益脾气之要药。治脾气虚弱之倦怠乏力、食少便溏者，多配伍山药、党参等补气健脾药。本品能升阳举陷，故尤长于治疗脾络失固、不能荣养络脉、脾气下陷，可配人参、升麻、柴胡等补中益气、升阳举陷药。本品又能利尿消肿，治脾虚水湿失运之浮肿尿少者，常与白术、茯苓等健脾利水药同用。治脾虚不能统血所致的血证，常与人参、白术等补气摄血药同用。

2. 本品入肺经，又能补肺气、益络脉，治肺气虚弱之咳嗽无力、气短喘促、咳痰清稀、声低懒言者，常配伍人参、紫菀、五味子等。

3. 本品能补养肺脾，护养卫气络脉，加强气液运行，固护卫络，益卫固表以止汗，治脾肺气虚所致络脉不固、表虚自汗者，常与牡蛎、麻黄根等收敛止汗药配伍。本品也可用治阴虚盗汗，可配伍生地、黄柏等滋阴降火药同用。

4. 本品具有健脾益气、生津止渴、养血荣络之功，治气虚津亏，内热消渴，常与天花粉、葛根等生津止渴药同用。因络脉失养、气血两虚，可用治面色萎黄、神倦脉虚，常与当归同用。

5. 本品能补气以行血，补气以通痹。对于卒中后遗症、痹证，因气虚血滞，肌肤、筋脉失养，症见半身不遂或痹痛、肌肤麻木者，常用本品治疗。本品可补气养血荣络，使正气旺盛，从而使机体托毒排脓，达到生肌敛疮之效。

【用法用量】煎服，9 ~ 30 g。

【现代研究】

1. 化学成分　主要含三萜皂苷类成分如黄芪皂苷Ⅰ、Ⅱ、Ⅲ、Ⅳ（黄芪甲苷），荚膜黄芪苷Ⅰ、Ⅱ等；黄酮类成分如芒柄花素、毛蕊异黄酮葡萄糖苷等。还含多糖、氨基酸等。

2. 药理作用　现代研究表明，黄芪含有黄酮类、皂苷类、多糖类等多种有效成分，具有调节免疫、保护心血管与神经系统、抗肿瘤、护肝等诸多药理学活性。黄芪多糖能促进 RNA 和蛋白质合成，使细胞生长旺盛、寿命延长，并能抗疲劳、耐低温、抗流感病毒。黄芪水煎液、多糖、皂苷对造血功能有保护和促进作用。黄芪总黄酮和总皂苷能保护缺血缺氧心肌。黄芪水煎液有保护肾脏、消除尿蛋白和利尿作用，并对血压有双向调节作用。

白术
（《神农本草经》）

【药性】甘、苦，温。归脾、胃经。

【功效】健脾养络，燥湿利水，益气止汗。

【应用】

1. 本品甘温补虚，可健脾养络，滋养因脾络气液运化失司、水湿内生导致的食少倦怠、腹胀泄泻、痰饮眩悸等，被誉为"脾脏补气健脾第一要药"。治脾虚有湿之食少便溏或泄泻者，常配伍人参、茯苓等药。治脾虚中阳不振、痰饮内停者，常与桂枝、茯苓等配伍。治脾虚水肿者，可与黄芪、茯苓、猪苓等药同用。此外，本品还可以治疗脾虚中气下陷、脾不统血及气血两虚等证。

2. 本品能健脾养络、益气固表止汗，治疗气虚自汗。若脾肺气虚、气络功能急乏、卫气不固、表虚自汗、易感风邪，常与黄芪、防风等补益脾肺、祛风散邪药配伍。

【用法用量】煎服，6 ~ 12 g。

【现代研究】

1. 化学成分　主要含苍术酮、苍术醇、苍术醚、杜松脑、苍术内酯等挥发油，白术内酯Ⅰ ~ Ⅳ，双白术内酯等内酯类化合物，并含有果糖、菊糖、白术多糖、多种氨基酸、白术三醇及维生素A 等多种成分。

2. 药理作用　白术可以作用在机体的多个方面，但主要作用集中在胃肠道系统、免疫系统及泌尿系统，具有抗肿瘤、修复胃黏膜、抗炎镇痛、调整水液代谢、保肝、改善记忆力、调节脂代谢、降血糖、抗血小板、抑菌、免疫调节等多种药理作用。白术内酯Ⅰ具有增强唾液淀粉酶活性、促进营养物质吸收、调节胃肠道功能的作用。白术水煎液和流浸膏均有明显而持久的利尿作用。白术多糖、白术挥发油能增强细胞免疫功能。白术水煎液具有抗衰老作用。

山药
(《神农本草经》)

【药性】甘，平。归脾、肺、肾经。

【功效】益气养络，补脾肺肾，滋阴收涩。

【应用】

1. 本品甘平，能滋补脾脏络脉、滋养脾阴，能固涩止泻、止带。适用于脾气虚弱或气阴两虚之消瘦乏力、食少便溏或泄泻，以及妇女带下等，如治脾虚食少便溏的参苓白术散和治带下的完带汤。本品亦能补益肺气络脉、滋肺阴，对于肺络亏虚导致的久咳或虚喘，可与太子参、南沙参等同用。

2. 本品能对肾脏络脉不固、失养不能固脱有滋肾阴兼收涩之功。如腰膝酸软、夜尿频多或遗尿、滑精早泄、女子带下清稀及肾阴虚的形体消瘦等症，可配伍滋养补肾之品治疗。

3. 本品补脾肺肾之气阴，可使气行气旺，滋阴涵络。对于消渴病气阴两虚者，常配伍黄芪、天花粉、知母等补气养阴生津之品。

【用法用量】煎服，10 ~ 30 g。

【现代研究】

1. 化学成分 主要含皂苷、黏液质、糖蛋白、甘露聚糖、尿囊素、山药素、胆碱、多巴胺、粗纤维、果胶、淀粉酶及微量元素等多种成分。

2. 药理作用 山药主要化学成分包括多糖、氨基酸、脂肪酸等。具有降血糖、降血脂、抗氧化、调节脾胃、抗肿瘤、免疫调节等药理作用。山药水煎液能增强小肠吸收功能，帮助消化，保护胃黏膜免受损伤。山药水煎液、山药多糖能降血糖。山药多糖能提高非特异性免疫功能、特异性细胞免疫和体液免疫功能。山药多糖、总黄酮和山药稀醇提取物具有抗氧化、抗衰老作用。

红景天
(《四部医典》)

【药性】甘、苦，平。归肺、脾、心经。

【功效】益气活血，通络平喘。

【应用】

1. 本品能益气活血，疏通络脉。适用于气虚血瘀所致的胸痹心痛、心悸气短、神疲乏力、少气懒言，可与黄芪、三七等配伍。治疗中风恢复期后遗症如半身不遂、偏身麻木、言语不清、口舌歪斜，多配伍黄芪、川芎、地龙等补气化瘀，亦可配伍杜仲、续断等滋补肝肾。

2. 本品味甘，入肺脾经脉，可滋养肺脾络脉，平喘止咳。治疗脾气虚弱之倦怠乏力，可配伍白术、山药等。治疗肺虚喘咳，可与人参、黄芪、五味子等同用。若肺阴不足，咳嗽痰黏，可配伍南沙参、麦冬、百合等。

【用法用量】煎服，3 ~ 6 g。

【现代研究】

1. 化学成分 红景天主要含红景天苷、红景天苷元、黄酮类、有机酸类、多糖类、挥发油类、无机元素及脂肪类化合物等多种成分。

2. 药理作用 研究表明红景天苷被认为是红景天中最重要的生物活性成分，包括抗缺氧、抗炎、抗肿瘤、抗毒性、抗衰老、抗抑郁和抗焦虑作用。红景天水提液具有抗心肌缺血的作用。红景天醇提物、红景天苷、红景天素具有抗衰老的作用。红景天酪醇、多糖具有抗病毒作用。红景天素、红景天乙醇提取物能改善学习记忆力。此外，红景天有保护神经细胞、调节免疫、降血脂、抗心律失常、改善心功能、降血糖等作用。

紫河车
（《本草拾遗》）

【药性】甘、咸，温。归肺、肝、肾经。

【功效】养络补精，益肾养血。

【应用】

1.本品补肾络阳气，益肾络精血，可用于肾阳不足、精血衰少导致的肾阳不足、精血亏虚、虚劳羸瘦、阳痿遗精、宫冷不孕，可与补肾阳、益精血药同用。治肾阳虚衰、肾络失养、精血匮乏导致的足膝无力、目昏耳鸣、男子遗精、女子不孕等，可与龟甲、杜仲、牛膝等同用。

2.本品入肺肾二经，能补肾养络、蓄脉养精、纳气平喘，对于肺肾两虚所致久咳虚喘、骨蒸劳嗽等症可与人参、蛤蚧、冬虫夏草等同用。

3.本品能益气养血、滋补肾精气血，治产后乳汁缺少、面色萎黄、食少气短等，可与人参、黄芪、当归等同用。

【用法用量】2～3 g，研末吞服。

【现代研究】

1.化学成分　主要含有多种抗体、干扰素、β-抑制因子、多种激素（促性腺激素 A 和 B、催乳素、促甲状腺激素、催产素样物质、多种甾体激素等），以及溶菌酶、激肽酶、组胺酶、红细胞生成素、多糖、氨基酸等。

2.药理作用　本品可增强机体抵抗力。有抗感染及激素样作用，对血凝的影响包括胎盘中含有尿激酶抑制物，能抑制尿激酶对纤维蛋白溶解原的"活化"作用，妊娠时纤溶活性降低与此有关。本品激素样作用主要表现为雌激素样作用，能促进乳腺、子宫、阴道、卵巢及睾丸等发育。能减轻疲劳，改善睡眠，改善阳虚状态时能量代谢低下的病理变化。能增强红细胞、血色素和网质红细胞的新生，升高白细胞。能增强再生过程，促进伤口、骨折的愈合。此外，还具有延缓衰老、提高耐缺氧能力、强心、抗过敏、抗溃疡等作用。

熟地
（《本草拾遗》）

【药性】甘，微温。归肝、肾经。

【功效】滋养肝肾络脉，补血益精填髓。

【应用】

1.本品甘温质润，可滋补肝肾精血、荣养络脉，为治疗血虚证之要药。用治血虚所致面色萎黄、眩晕、心悸失眠、月经不调、崩漏等，常与当归、白芍、川芎同用；若血虚心悸怔忡，可与远志、酸枣仁等安神药同用；若血虚崩漏下血，可与阿胶、艾叶等养血、止血药同用；若气血两虚，常与人参、当归等同用。

2.本品味甘滋润，入肝肾，滋补肝肾络脉，阴血亏虚会导致虚热上扰，可滋阴补肾，为治疗肝肾阴虚证之要药。用治肝肾阴虚所致腰膝酸软、骨蒸潮热、盗汗遗精、内热消渴、耳鸣、耳聋等，常与山茱萸、山药等同用；用治因肝肾阴虚、虚火上炎导致的骨蒸潮热、颧红盗汗等，常与知母、黄柏、山茱萸等同用。本品补益肝肾同时，可填补肾精亏虚，用治精血亏虚，如白发、五迟、五软等，常与制何首乌、牛膝、菟丝子等同用；精血亏虚，可与龟甲、锁阳等补肾强骨药配伍。

【用法用量】煎服，9～15 g。

【现代研究】

1. 化学成分　熟地是生地的炮制品，其化学成分与生地相类似，主要含苯乙烯苷类成分如毛蕊花糖苷等；还含有单糖、氨基酸、维生素 A 类物质等。

2. 药理作用　熟地富含氨基酸、地黄素、糖类、梓醇等多种微量元素，具有提高机体免疫力，帮助人体抗衰老、抗氧化、促进造血等药物功效。本品醇提物能增强免疫功能，促进血凝和强心的作用。此外，本品还有降血糖、防治骨质疏松、抗焦虑、改善学习记忆等作用。

百合
（《神农本草经》）

【药性】甘，微寒。归心、肺经。

【功效】滋阴润肺，荣养络脉，清心安神。

【应用】

1. 本品微寒，善滋补肺阴、清养肺络，有养阴清肺之功，治疗阴虚燥咳、劳嗽咯血、阴虚肺燥有热之干咳少痰、咯血或咽干音哑等症，常与款冬花配伍；治肺虚久咳、劳嗽咯血，常与生地、玄参、川贝母等配伍。

2. 本品亦入心经，能清养心经络脉，宁心安神。治虚烦惊悸、失眠多梦、精神恍惚、心悸等症，可与麦冬、酸枣仁、丹参等清心安神药同用；本品又能清心肺之热邪，常与知母、生地等养阴清热之品同用。

【用法用量】煎服，6～12 g。

【现代研究】

1. 化学成分　百合主要含甾体皂苷类成分如岷江百合苷 A、D，26-O-β-D-吡喃葡萄糖基-奴阿皂苷元-3-O-α-L-吡喃鼠李糖基-（1→2）-β-D-吡喃葡萄糖苷、百合皂苷、去乙酰百合皂苷等。还含糖及少量秋水仙碱。

2. 药理作用　药理研究表明，甾体皂苷具有抗抑郁、抗氧化、抗炎和抗肿瘤等作用。生品和蜜炙百合水提液均有镇咳和祛痰作用；百合水提液有镇静、抗缺氧和抗疲劳作用；百合多糖还能抗氧化，提高免疫功能，降低四氧嘧啶致高血糖模型小鼠的血糖；百合鳞茎提取物抑制革兰氏阳性菌活性高于革兰氏阴性菌。

麦冬
（《神农本草经》）

【药性】甘、微苦，微寒。归心、肺、胃经。

【功效】滋养络脉，养阴润肺，益胃生津，清心除烦。

【应用】

1. 本品甘寒养阴，入肺经，善滋养肺络，同时可清肺热，适用于肺燥干咳、阴虚劳嗽、喉痹咽痛等证，如鼻燥咽干，干咳痰少、咯血，咽痛音哑等症，常与桑叶、杏仁、阿胶等清肺润燥之品配伍；治肺肾阴虚之劳嗽咯血，常与天冬配伍，即二冬膏；治喉痹咽痛，常配伍玄参、桔梗、甘草。

2.本品味甘柔润，性偏苦寒，入胃经，可滋养胃阴、荣养胃络，如胃络失养、胃阴不足，出现津伤口渴、内热消渴，常与生地、玉竹、沙参等同用；胃阴不足之气逆呕吐、纳少、口渴咽干，常配伍人参、半夏等益气生津、降逆下气之品；内热消渴，出现胃阴虚有热之舌干口渴、胃脘疼痛、呕吐等症，可与山药、天花粉、太子参等同用；热邪伤津之肠燥便秘，常与生地、玄参等养阴生津之品配伍。

3.本品归心经，能养心阴、清心热、滋养心之络脉，亦具除烦安神作用。可用于心阴不足、虚热内扰之心烦、失眠多梦等症，宜与生地、酸枣仁、柏子仁等养阴安神之品配伍；治热伤心营、神烦少寐，宜与黄连、生地、玄参等清心凉血养阴之品配伍。

【用法用量】煎服，6~12 g。

【现代研究】

1.化学成分　主要含皂苷类成分如麦冬皂苷 B、D 等；高异黄酮类成分如甲基麦冬黄烷酮 A、B；还含多种氨基酸、微量元素、维生素 A 样物质、多糖等成分。

2.药理作用　现代研究表明，麦冬中含有皂苷、高异黄酮、多糖等活性成分，对心血管具有保护作用，同时具有抗肿瘤、抗氧化、免疫调节、降血糖、降血脂等作用。麦冬能增强网状内皮系统吞噬能力，升高外周白细胞；麦冬多糖可以促进体液免疫和细胞免疫，通过增强免疫功能发挥抗癌作用，对脑缺血损伤有抗缺氧保护作用；麦冬能增强垂体肾上腺皮质系统作用，提高机体适应性；麦冬总皂苷有抗心律失常的作用，并能改善心肌收缩力，改善左心室功能与抗休克作用；麦冬多糖和总皂苷有降血糖作用，麦冬水煎液还有镇静、催眠的作用。

第九章　针对病络机制治疗的常用方剂

病络学说发源于《黄帝内经》，汉代张仲景将病络学说用于临床，创立黄芪桂枝五物汤、桂枝芍药知母汤治疗"肢节疼痛""身体尪羸""外证身体不仁"等皮肤筋肉骨节间之病络；创制旋覆花汤、大黄䗪虫丸、鳖甲煎丸等治疗"肝着""干血痨""疟母"等"邪入脏络"之病证，奠定了病络治疗的基础。后世医家在治络方剂方面亦多有记载及论述，如唐代孙思邈《备急千金要方》记载以独活寄生汤治疗痹症日久之肝肾不足、气血两虚证；宋代《太平惠民和剂局方》记载以小活络丹治疗风寒湿痹；金代刘完素在《素问病机气宜保命集》记载以大秦艽汤治疗风邪初入经络等证。至清代，叶天士对病络学说及治疗用药做出了重大贡献，并提出"久病（痛）入络"的思想观点。在病络治疗用药方面言道"佐以辛香，是络病大旨"，叶氏通络不限于化瘀通络，还扩展至行气、温通、清散、软坚、化浊、润络、舒络、透络等方面；对坚顽深固成形之癥瘕积块，则每以虫蚁之品搜剔逐拔；对于病络虚证，叶氏又言"其虚者，必辛甘温补，佐以流行脉络"。当代，以王永炎院士、杨宝琴教授为代表的医家进一步发展了病络学术思想，强调病络须用络药，治络必组络方。

病络治法很多，但"络以通为用"为病络治疗的基本大法，治疗病络方剂除疏通络脉、护络养络之外，亦要针对病因配合理气、祛风、散寒、化痰、解毒、活血、滋阴、温阳、益气、养血等不同治法。各种治法相互交叉配合运用是治络方剂的一大特色。

旋覆花汤

【来源】《金匮要略》。

【组成】旋覆花三两，葱十四茎，新绛少许。

【用法】上三味，以水三升，煮取一升，顿服之。

【功用】行气活血，通阳散结。

【主治】肝着，其人常欲蹈其胸上，先未苦时，但欲饮热。

【方解】"肝着"为肝失疏泄、气血郁滞、肝络瘀积不通所致。症见胸胁痞闷不舒，甚则胀痛，初起病在气分，得热饮则气机暂时畅通，故胸满、胸闷等症可稍舒。久则在络在血，可见胸胁痞塞满闷或胀痛或刺痛。治法当行气活血，通阳散结。方中以旋覆花为君，其性温微咸，能舒肝解郁、宽胸下气，善通肝络而行气散结降逆，《神农本草经》谓其"主结气，胁下痛"；佐以葱，芳香宣浊开痹，辛温通阳散结；新绛行血而散瘀。三药配伍，共奏行气通络之力，使气血调和则肝着自愈。关于新绛一药，大体有三种不同的看法：一种说法认为新绛为茜草或藏红花所染的丝织物；第二种认为新绛为新采的茜草；第三种说法认为新绛为降真香。总之，新绛为活血通络之药。

本方还可用于妇人半产漏下，证属肝郁气滞、络血瘀阻者。《金匮要略》云："寸口脉弦而大，弦则为减，大则为芤，减则为寒，芤则为虚，虚寒相搏，此名曰革，妇人则半产漏下，旋覆花汤主之。"

旋覆花汤被后世推崇为通络治疗的祖方，是理气通络代表方。正如叶天士所说："新绛一方，乃络方耳。"本方针对气络与血络，理气与理血并用，辛温通阳与活血通络两法并施，为叶天士"络以辛为泄"的治法及辛温、辛香、辛润通络药物应用的学术渊源。

尤在泾《金匮要略心典》云："肝脏气血郁滞，着而不行，故名肝着。然肝虽着，而气反注于肺，所谓横之病也，故其人常欲蹈其胸上。胸者肺之位，蹈之欲使气内鼓而出肝邪，以肺犹囊，抑之则气反出也。先未苦时，但欲饮热者，欲着之气，得热则行，迨既着则亦无益矣。旋覆花咸温下气散结，新绛和其血，葱叶通其阳，结散阳通，气血以和，而肝着愈，肝愈而肺亦和矣。"

【临床应用】此方具有疏肝解郁、活血通络散结之功，临床加减运用广泛。凡属营气痹塞、经脉瘀阻的内科杂证，均可运用本方治疗。如肺炎、肺纤维化、肋间神经痛、肋软骨炎、臌胀、胃脘痛、噎膈、胆囊术后综合征、胸痹等。

大黄䗪虫丸

【来源】《金匮要略》。

【组成】大黄十分（蒸），黄芩二两，甘草三两，桃仁一升，杏仁一升，芍药四两，干地黄十两，干漆一两，虻虫一升，水蛭百枚，蛴螬一升，䗪虫半升。

【用法】上十二味，末之，炼蜜和丸，小豆大，酒服五丸，日三服。

【功用】活血通络，祛瘀生新。

【主治】瘀血内积，干血成劳。消瘦，腹满，不能饮食，肌肤甲错，两目暗黑。

【方解】虚劳日久不愈，正气不足以推动血液运行，从而产生瘀血，瘀血日久阻络，新血不生，机体失其营养故肌肤甲错、两目暗黑。方中大黄主下瘀血，擅破癥积，并能推陈致新；䗪虫"破坚癥，磨血积"，力专而缓，合大黄祛瘀生新，共为君药。虻虫、水蛭、蛴螬、桃仁、干漆搜剔疏拔，化瘀通络，共为臣药，增强君药祛瘀消癥之力。佐以黄芩、杏仁、干地黄、芍药滋阴养血清热，既助君臣药物化瘀通络而除干血，又养五劳七伤、虚极羸瘦之体。使以甘草，和中补虚，调和诸药。全方以破血逐瘀与扶正药物配伍应用，攻补兼施，消中有补，是仲景化瘀通络代表方。其用法"炼蜜和丸，小豆大，酒服五丸（不过3g）"，故用药虽猛而不峻，是其特点。

本方长于祛瘀消癥，为张仲景通络治疗五劳干血内积的代表方药，也是虫药通络方剂之祖方，备受后世医家推崇。叶天士的《临证指南医案》中说："考仲景劳伤血痹诸法，其通络方法，每取虫蚁迅速飞走诸灵，俾飞者升，走者降，血无凝着，气可宣通，与攻积除坚，徒入脏腑者有间。"指出本方所有虫类药物在病络治疗中具有独特作用，并与仅用"攻积除坚"不同。

【现代药理研究】

1.抗肿瘤作用　大黄䗪虫丸主要通过抑制肿瘤细胞增殖、诱导细胞凋亡、调节免疫功能、抑制肿瘤血管生成、影响肿瘤细胞转移、逆转细胞耐药等途径实现抗肿瘤作用。

2.抗肺纤维化　大黄䗪虫丸含药血清对 TGF-β1 干预后 A549 细胞增殖率有影响，推测大黄䗪虫丸对特发性肺纤维化的保护机制可能与不同程度阻断或逆转了 TGF-β1 诱导的上皮-间充质转化有关。另有研究表明大黄䗪虫丸的抗纤维化机制可能与抑制 TGF-β1/Smad3 信号通路、减少细胞外基质沉积有关，且小剂量使用效果最佳。

3.治疗脑梗死　大黄䗪虫丸辅助治疗急性脑梗死急性期患者可促进患者神经功能修复，有效下调患者血小板 CD62P 表达，减轻细胞因子所介导的炎性损伤，提高患者生活自理能力。

【临床应用】大黄䗪虫丸作为病络治疗的代表方剂，只要符合其病络发病机制，辨证施治，则能够广泛应用于内外妇儿、皮肤科等各科及各系统病证的治疗当中。如心脑血管疾病、慢性肾衰竭、肾病综合征、糖尿病肾病、慢性肝病、硬膜外血肿、子宫肌瘤、闭经、乳腺增生、结节性红斑等。

鳖甲煎丸

【来源】《金匮要略》。

【组成】鳖甲（炙）十二分，乌扇三分，黄芩三分，柴胡六分，鼠妇（熬）三分，干姜三分，大黄三分，芍药五分，桂枝三分，葶苈（熬）一分，石韦（去毛）三分，厚朴三分，牡丹（去心）五分，瞿麦二分，紫葳三分，阿胶三分，半夏一分，人参一分，䗪虫（熬）五分，蜂窠（炙）四分，赤硝十二分，蜣螂（熬）六分，桃仁二分。

【用法】上二十三味，为末，取煅灶下灰一斗，清酒一斛五斗浸灰，候酒尽一半，着鳖甲于中，煮令泛烂如胶漆，绞取汁，内诸药煎为丸，如梧子大，空心服七丸，日三服。

【功用】活血通络，祛湿化痰，化积消癥。

【主治】主疟疾日久不愈，胁下痞硬有块，结为疟母，以及癥瘕积聚。

【方解】疟疾的形成是感染疟原虫所致，长期疟疾不愈，反复发作，正气愈虚而邪气方盛，痰血结聚，络息成积，癖居胁下而成疟母，疟母不消则寒热复作，终难根治，故当活血通络、祛湿化痰、化积消癥。方中鳖甲善于透达阴分之邪、消癥结、化痞块，主"心腹癥瘕坚积"（《神农本草经》）；灶中灰主癥瘕、消坚积；清酒活血通经，以运药势；三者混为一体，共为君药。赤硝能"破瘀血坚癥实痰"（《景岳全书·本草正》），大黄攻积祛瘀，䗪虫、蜣螂、鼠妇、蜂窠、桃仁、紫葳、丹皮破血逐瘀，助君药加强软坚散结的作用，为臣药；清代吴鞠通言："以鳖甲守神入里，专入肝经血分，能消癥瘕。领带四虫，深入脏络，飞者升，走者降，飞者兼走络中气分，走者纯走络中血分。"另厚朴行气除满；葶苈子、瞿麦、石韦通利水道，分消阴浊之邪；半夏、乌扇即射干祛痰散结；柴胡、黄芩清热疏肝；干姜、桂枝温中通阳，亦为臣药。佐以人参、阿胶、白芍补气养血，使全方祛邪而不伤正。诸药合用，共奏活血通络、祛湿化痰、化积消癥之功。

纵观鳖甲煎丸全方，以虫类药为主活血通络，配伍行气、祛湿、利水、化痰、温中、清热、扶正之品，气血同治、寒热并用、升降结合、攻补兼施。组方既考虑络息成积之主要病机，又考虑到导致病络的不同致病因素，组方虽庞大，但主次有序、配伍严谨，是仲景散结通络的代表方。

【现代药理研究】

1. 鳖甲煎丸具有抗肝、肺、肾纤维化的作用　尤其对此方抗肝纤维化的研究已取得许多阶段性成果。鳖甲煎丸可以通过抑制 TGF-β、PDGF-BB、bFGF、TNF-α 等的表达来减少胶原纤维的合成，从而起到防治肝纤维化的作用。

2. 抗肿瘤作用　研究表明鳖甲煎丸能够抑制肿瘤血管生成，抑制癌前病变细胞 DNA 复制及细胞增殖。

【临床应用】临床上除用于治疗因疟疾等各种原因引起的肝脾大、肝硬化等病外，也用于恶性肿瘤的治疗。此外用鳖甲煎丸治疗子宫肌瘤、黄褐斑、心绞痛及高脂血症等均取得了较好的疗效。

升麻鳖甲汤（阳毒汤）

【来源】《金匮要略》。

【组成】升麻、甘草各二两，当归、蜀椒（炒去汗）各一两，炙鳖甲（手指大）一片，雄黄（研）半两。

【用法】以水四升，煮取一升，顿服之。老小再服取汗。

【功用】升散热毒，凉血行血。

【主治】阳毒。面赤斑斑如锦纹，咽喉痛，唾脓血。

【方解】"阳毒"表现为面赤斑斑如锦纹、咽喉痛、唾脓血，多认为是感染时邪疫毒所致。时邪疫毒侵入血分，血络热盛而壅于上，故面红有斑似锦纹；毒热结于咽喉，气血腐败成脓，故咽喉痛、唾脓血。治当祛邪解毒，通络和脉。方中重用升麻，辛凉宣散，能"解百毒，辟温疫瘴气，邪气蛊毒"（《神农本草经》），以透毒外出见长；鳖甲甘寒咸润，善养阴清热，并能入血脉攻除留滞之毒，二者共为君药。当归辛温走散，能养血活血，通络中之血；雄黄、蜀椒辛温有毒，能消散瘀血，用之有以毒攻毒、因势利导的作用。正如尤在泾所言："蜀椒雄黄一物，阳毒用之者以阳从阳散其速效。"三药共为臣药。甘草清热解毒，解络中之毒，并能调和诸药，为佐使药。全方配伍功在升散热毒、凉血行血，用于热毒滞于络脉引起的病证，为仲景解毒通络代表方。

毒的概念在中医学中是非常宽泛的，凡六淫性质难以概括的某种或剧烈的，或深伏的，或传染的，或缠绵难已的致病因素均可名之曰毒。治毒之法有多种，升麻鳖甲汤在于升散透达使邪有出路。清代杨栗山的伏气温病专著《伤寒温疫条辨》载治伏气专方"升降散"（蝉蜕、僵蚕、姜黄、大黄），与升麻鳖甲汤组方理论相似。二者的区别是，阳毒汤偏重血分，升降散偏重气分，或可以厥阴、少阳分属之。

《古方选注》：升麻入阳明、太阴二经，升清逐秽、辟百邪、解百毒、统治温疠阴阳二病。但仅走二经气分，故必佐以当归通络中之血，甘草解络中之毒，微加鳖甲守护营神，俾椒、黄猛烈之品，攻毒透表，不乱其神明。阴毒去椒、黄者，太阴主内，不能透表，恐反助疠毒也。

【现代药理研究】升麻鳖甲汤主要有抗炎、抗病毒、抗肿瘤、抗纤维化、调节内分泌等作用。

【临床应用】升麻鳖甲汤可用于治疗白血病、系统性红斑狼疮、白塞氏病、银屑病等。

枳实薤白桂枝汤

【来源】《金匮要略》。

【组成】枳实四枚，厚朴四两，薤白半升，桂枝一两，瓜蒌实（捣）一枚。

【用法】以水五升，先煮枳实、厚朴，取二升，去滓，内诸药，煮数沸，分三次温服。

【功用】通阳散结，祛痰下气。

【主治】胸阳不振痰气互结之胸痹。症见胸满而痛，甚或胸痛彻背，喘息咳唾，短气，气从胁下冲逆，上攻心胸，或者寒伤阳明太阴证，舌苔白腻，脉沉弦或紧。

【方解】本方主治病证为胸阳不振，痰浊中阻，气结于胸，气络郁滞，络脉阻滞所致。胸阳不振，津液不布，聚而成痰，痰为阴邪，易阻气机，结于胸中，则胸满而痛，甚或胸痛彻背；痰浊阻滞，肺失宣降，故见咳唾喘息、短气；胸阳不振则阴寒之气上逆，故有气从胁下冲逆，上攻心胸之候。治当通阳散结，祛痰下气。方中瓜蒌味甘性寒入肺，祛痰散结，宣痹通络；薤白辛温，通阳散结，化痰散寒，能散胸中凝滞之阴寒，化上焦结聚之痰浊，宣胸中阳气以宽胸，乃治疗胸痹之要药，共为君药。枳实下气破结，消痞除满；厚朴燥湿化痰，下气除满，二者同用，共助君药宽胸化痰、下气除满之效，均为臣药。佐以桂枝通阳散寒，降逆平冲。诸药配伍，使胸阳振、痰浊降、阴寒消、气机畅、气络展、络脉通，则胸痹而气逆上冲诸证可除。

本方的配伍特点有二：一是寓降逆平冲于行气之中，以恢复气机之升降；二是寓散寒化痰于理气之内，以宣通阴寒痰浊之痹阻。是《金匮要略》祛痰通络代表方。

【现代药理研究】

治疗冠心病。研究表明枳实薤白桂枝汤具有抗凝血、稳斑块、抗氧化、抗炎症、降血脂、抑制RASS系统、增加 NO 保护、促进雌激素等作用，保护调控冠心病发展过程中细胞代谢与凋亡。

治疗肺栓塞。作用于血小板活化通路、神经活性配体-受体相互作用通路等，其功能主要为调节血红素结合、蛋白激酶活性等。

【临床应用】现代运用本方常用于治疗冠心病心绞痛、肺栓塞、反流性食管炎、肋间神经痛、非化脓性肋软骨炎等属胸阳不振、痰气互结者。

桂枝芍药知母汤

【来源】《金匮要略》。

【组成】桂枝四两，芍药三两，甘草二两，生姜五两，麻黄二两，白术五两，知母四两，防风四两，附子二枚（炮）。

【用法】上九味，以水七升，煮取二升，温服七合，日三服。

【功用】通阳行痹，祛风逐湿。

【主治】风湿历节。诸肢节疼痛，身体尪羸，脚肿如脱，头眩短气，温温欲吐者。

【方解】本方证治因风寒湿邪外侵，痹阻经络关节为病者。《素问·痹论》云："风、寒、湿三气杂至，合而为痹也。其风气胜者为行痹；寒气胜者为痛痹；湿气胜者为着痹。"本方所治之痹，为风寒湿邪、久羁不愈、蕴郁化热，即《类证治裁》"初因风寒湿邪郁痹阴分，久则化热攻痛"之证也。临床表现为虚怯瘦弱，身体尪羸，头眩短气，诸肢节疼痛，指、腕关节肿痛变形，或肘膝关节如梭状，肿痛处发红、发热者也。临床应用以关节疼痛、肿胀为辨证要点。

方中桂枝祛风、麻黄散寒、白术祛湿，三者共为君药，祛除风寒湿之邪，通络止痛。防风助桂枝祛风宣痹；附子助麻黄、白术散寒除湿，为臣药。佐芍药调营和络，舒筋解急，逐痹止痛；知母滋阴清热，除烦消肿；生姜去水气，降逆止呕。使以甘草调和诸药。全方共奏祛风通络、温经散寒、除湿宣痹、和营止痛之效。本方含麻黄附子汤、芍药甘草附子汤、甘草附子汤、桂枝加附子汤（去枣），是《金匮要略》中的祛风通络的代表方。

合在汉朝是容量单位，是现代容量一升的十分之一。合也是旧时量粮食的器具，木或竹制，方形或圆筒形。一合为一百毫升。所以温服七合的意思是，在吃药的时候要趁着药温热时服用，药的用量是七合，即七百毫升。

【现代药理研究】

1. 研究表明桂枝芍药知母汤可扭转炎症-免疫系统失衡，调节 HDAC1-HSP90AA1-NFKB2-IKBKB-TNF-α 信号轴治疗类风湿关节炎。

2. 本方明显抑制醋酸所致小鼠扭体反应和大鼠棉球肉芽组织增生，降低小鼠腹腔毛细血管通透性，显著抑制 AA 大鼠原发性足肿胀及继发性关节炎，研究表明本方可明显降低 AA 大鼠炎性组织中的 PGE2 含量，同时还显著抑制炎症反应时的白细胞游走。

【临床应用】临床主要用于治疗类风湿关节炎、风湿关节炎、风湿多肌痛、纤维肌痛症、坐骨神经痛、股骨头坏死、腱鞘炎等病证，也可用于麻疹并发肺炎、气管炎、肺源性心脏病伴心力衰竭、深部组织炎等病证。

温经汤

【来源】《金匮要略》。

【组成】吴茱萸三两，当归、川芎、芍药、人参、桂枝、阿胶、牡丹皮（去心）、生姜、甘草各二两，半夏半升，麦门冬一升（去心）。

【用法】上十二味，以水一斗，煮取三升，分温三服。

【功用】温经散寒，养血祛瘀，通络行滞。

【主治】冲任虚寒，瘀血阻滞。症见漏下不止，血色暗而有块，淋漓不畅，或月经超前或延后，或逾期不止，或一月再行，或经停不至，少腹里急，腹满，傍晚发热，手心烦热，唇口干燥，舌质暗红，脉细而涩。亦治妇人宫冷，久不受孕。

【方解】温经汤治证皆为冲任虚寒、瘀血阻滞胞络所致。冲为血海，任主胞胎，二脉皆起于小腹。冲任虚寒，血凝气滞，故小腹冷痛、月经不调，或因宫寒而久不受孕。若瘀血阻滞胞络而致血不循经，或冲任因虚而致失固，则月经先期或一月再行，甚或崩中漏下；若寒凝血瘀而致经脉不畅，则月经后期甚或经停不至；失血阴伤，新血不能化生，则唇口干燥，甚至傍晚发热，手心烦热。本证属虚实寒热错杂，故治当以温经散寒与养血祛瘀并用，荣养络脉，通络散滞，使血得温而行、血行瘀消，诸症可愈。方中吴茱萸辛苦大热，入肝胃肾经，辛则能散，苦能降泄，大热之性又能温散寒邪，故能散寒止痛；桂枝辛甘温，能温经散寒，通行血脉。两药合用，温经散寒，通利血脉之功更佳，共为君药。臣以川芎活血行气，上行头目，下达血海；当归、芍药活血祛瘀，养血调经，通络和营；丹皮活血祛瘀，并退虚热，共为臣药。阿胶甘平，气味俱阴，能养肝血而滋肾阴，具养血止血润燥之功；麦冬甘苦微寒，能养阴清热，两药合用，养阴润燥而清虚热，并制吴茱萸、桂枝之温燥；人参益气补中而资生化之源；半夏、生姜温中和胃，与阿胶、人参、麦冬共为佐药，有助于祛瘀调经。使以甘草，补中，调和诸药。诸药合用，温经散寒以活血，补养冲任以固本，则瘀血去、新血生、虚热退、月经调而病自除。本方的配伍特点有二：一是方中温清补消并用，但以温经化瘀为主；二是大队温补药与少量寒凉药相配，能使全方温而不燥，刚柔相济，以成温通、温养之剂，体现了络虚不荣、以通补为治的方法。

【现代药理研究】

1. 现代药理研究证实温经汤作用于下丘脑，促进促性激素释放激素的分泌，尤其是促进黄体生成素的分泌，具有调节性激素平衡的作用。

2. 能促进全身血液循环，改善子宫内膜增生，同时具有镇痛、抑菌等作用。

【临床应用】临床可用于治疗原发性痛经、子宫内膜异位症、绝经期疾病、乳腺增生、月经失调、不孕等病证。

瓜蒌薤白半夏汤

【来源】《金匮要略》。

【组成】瓜蒌实一枚（捣），薤白三两，半夏半升，白酒一斗。

【用法】上四味，同煮，取四升，温服一升，日三服。

【功用】行气解郁，通阳散结，祛痰宽胸。

【主治】痰浊阻络之胸痹。胸痹不得卧，心痛彻背者，瓜蒌薤白半夏汤主之。

【方解】痰浊阻络，胸中气机不畅，不通则痛，故患者胸痛，甚则心痛彻背，治当化痰通络止痛。方中瓜蒌清热化痰、宽胸散结，为君药。《本草纲目》记载："仲景治胸痹痛引心背，咳唾喘息，及结胸满痛，皆用蒌实。乃取其甘寒不犯胃气，能降上焦之火，使痰气下降也。"薤白辛温通阳、豁痰下气、理气宽胸为臣药。半夏辛散消痞、化痰散结，瓜蒌配半夏，化痰消痞，二药相配，相辅相成，化痰消痞、宽胸散结之功显著。白酒通阳，助薤白振奋心阳，并可助药势，二者为佐使。尤在泾云："胸痹不得卧。是肺气上而不下也。心痛彻背。是心气塞而不和也。其痹为尤甚矣。所以然者。有痰饮以为之援也。故于胸痹药中。加半夏以逐痰饮。"（《金匮要略心典》）

【现代药理研究】

1. 瓜蒌薤白半夏汤可能通过 PI3K-AKT 信号通路、TNF 信号通路、HIF-1 信号通路、MAPK 信号通路、FoxO 信号通路等发挥治疗冠心病作用。

2. 瓜蒌薤白半夏汤能够从扩张冠状动脉、改善心肌缺血及缺血后再灌注、抑制心肌纤维化、心肌炎症损伤、血栓形成和心肌凋亡等方面保护心肌。

【临床应用】临床应用本方治疗冠心病、心律失常、心肌病、心力衰竭、心包积液、心脏神经症、失眠、抑郁症等表现为胸阳不振、痰浊痹阻者。

瓜蒌薤白白酒汤

【来源】《金匮要略》。

【组成】瓜蒌实一枚（捣），薤白半升，白酒七升。

【用法】三味同煎，取二升，分温再服。

【功用】通阳散结，行气祛痰。

【主治】胸痹。症见胸部隐痛，甚至胸痛彻背，喘息咳唾，短气，舌苔白腻，脉沉弦或紧。

【方解】本方所治胸痹系胸中阳气不振、痰阻气滞所致。诸阳之气受于胸中而转行于背，胸中阳气不振，津液不得输布，凝聚为痰，痰阻气机，故胸部闷痛，甚或胸痛彻背；痰浊阻肺，肺失宣降而上逆，故喘息咳唾、短气；舌苔白腻，脉沉弦或紧，均为痰浊结聚之征。本证胸阳不振为病之本，痰阻气滞为病之标，治宜通阳散结、行气祛痰。方以瓜蒌实为君，利气宽胸，祛痰散结。薤白为臣，温通胸阳，行气散结止痛。二药相配，一祛痰结，二通阳气，相辅相成，为治胸痹之要药。佐以辛散温通之白酒，行气活血，增强薤白通阳之功。本方药仅三味，配伍严谨，可使胸中阳气宣通，痰浊消除，气机通畅，胸痹自除。

【现代药理研究】

1. 瓜蒌薤白白酒汤能明显降低心肌缺血再灌注后大鼠心电图 ST 段的抬高，显著改善心肌缺血再灌注后大鼠心肌组织病变，可降低其心全血黏度并明显抑制心肌酶 LDH、CK 的释放。

2. 瓜蒌薤白白酒汤能降低硬膜下血肿模型大鼠血清中炎症因子 IL-2、IL-6、IL-8、TNF-α 的水平，起到有效的脑保护作用。

【临床应用】临床治疗冠心病心绞痛、胸痛、肋间神经痛疗效显著。

黄芪桂枝五物汤

【来源】《金匮要略》。

【组成】黄芪三两，芍药三两，桂枝三两，生姜六两，大枣十二枚。

【用法】上五味，以水六升，煮取二升，温服七合，日三服。

【功用】益气温经，和血通痹。

【主治】血痹。阴阳俱微，外证肌肤麻木不仁，如风痹状。寸口关上微，尺中小紧，脉微涩而紧。

【方解】黄芪桂枝五物汤是桂枝汤去甘草、重用生姜、加黄芪组成，用于治疗血痹。血痹证为素本"骨弱肌肤盛"，劳而汗出、腠理开、受微风，邪遂客于血脉所致。阴阳俱微，即营卫气血俱不足，感受风寒，致局部阳气痹阻，血行涩滞。外证身体不仁，指身体局部肌肉麻木不仁、痛痒不觉，为气血运行痹阻，致局部肌肉失去营卫气血濡养，正如《素问·痹论》所说"营气虚，则不仁"，又因受邪较甚，故麻木之处伴有酸麻走痛，如风痹状，但实非风痹。寸口、关上脉微，为阳气不足；尺中脉小紧，是阴血涩滞及感受风寒较甚之象。故以益气温经、和血通痹而立法。

方中黄芪为君，甘温益气，补在表之卫气。桂枝散风寒而温经通痹，黄芪得桂枝，固表而不致留邪，桂枝得黄芪益气而振奋卫阳；芍药养血和营而通血痹，与桂枝合用，调营卫而和表里，两药为臣。重用生姜至六两，取其辛温宣散之性以解除风寒，并协助桂枝走表通阳宣痹；大枣甘温，养血益气，以资黄芪、芍药之功；与生姜为伍，又能和营卫、调诸药，以为佐使。本方是以通为用，故去甘草之甘缓，以防恋邪，并有利于血脉通畅。方药五味，配伍精当，共奏益气温经、和血通痹之效。

【方论】《医宗金鉴》：以黄耆固卫；芍药养阴；桂枝调和营卫，托实表里，驱邪外出；佐以生姜宣胃；大枣益脾，为至当不易之治也。

《金匮要略方论本义》："黄芪桂枝五物汤，在风痹可治，在血痹亦可治也。以黄芪为主固表补中，佐以大枣；以桂枝治卫升阳，佐以生姜；以芍药入营理血，共成厥美。五物而营卫兼理，且表营卫里胃肠亦兼理矣。推之中风于皮肤肌肉者，亦兼理矣。固不必多求他法也。"

【现代药理研究】研究表明黄芪桂枝五物汤改善神经传导功能和降低血液黏稠度；保护血管内皮及防治炎症反应、改善血凝-纤融系统功能、防止微血栓；还具有增强免疫等多种药理作用。

【临床应用】临床可用于糖尿病周围神经病变、糖尿病周围血管病变、脑梗死、产后身痛、颈椎病、类风湿性关节炎、冠心病、肩周炎、雷诺现象等。

补阳还五汤

【来源】《医林改错》。

【组成】黄芪四两生，归尾二钱，赤芍一钱半，地龙一钱去土，川芎一钱，红花一钱，桃仁一钱。

【用法】水煎服。

【功用】补气，活血，通络。

【主治】中风后遗症。半身不遂，口眼歪斜，语言謇涩，口角流涎，大便干燥，小便频数或遗尿不禁，舌暗淡、苔白，脉缓无力。

【方解】补阳还五汤源自清代王清任的《医林改错》，既是益气活血法的代表方，亦是治疗中风后遗症的经典名方。其所治病证之病机为罹患中风后，人体之正气亏损，气机虚弱无力，血行迟缓，络瘀脉阻，肢体偏废不用。临床以半身不遂，口眼歪斜，口角流涎，舌暗淡、苔白，脉缓无力等为辨治要点。王清任《医林改错》中说："元气既虚，必不能达于血管，血管无力，必停留而瘀。"气为血之帅，气虚不能行血，以致脉络瘀阻、筋脉肌肉失却濡养，故见半身不遂、口眼歪斜；气虚血滞，舌体失养，故语言謇涩、口角流涎；气虚失于固摄，则小便频数、遗尿失禁；苔白、脉缓亦为气虚佐证。综上诸症，皆为气虚血瘀所致，原书称其为"因虚致瘀"。治当补气活血通络。中医学认为人体之阳气共有十成，左右各五，中风后单侧肢体偏废不用，即丧五成阳气。此方名曰"补阳还五汤"，意在补还五成之阳。

方中重用生黄芪为君药，《本草纲目》曰："耆，长也。黄耆色黄，为补药之长。"生黄芪尤擅补气，本方中重用黄芪，大补一身之气，兼顾升阳，使气至血通，气旺血行，则瘀去络通。当归尾长于活血，兼能养血，有化瘀而不伤血之妙，为臣药。佐以川芎、赤芍、桃仁、红花，活血祛瘀，疏通经络；地龙性善走窜，祛内风、散邪气、通行经络，与生黄芪配合，增强补气通络之力，使药力能周行全身。纵观全方，补气为主，辅以消瘀，标本兼顾，紧紧贴合"因虚致瘀"的病机，可使气旺血行络通。本方的配伍特点是大量补气药与少量活血药相配，使气旺则血行、活血而不伤正，共奏补气活血通络之功。

【现代药理研究】

1. 脑血管疾病。补阳还五汤中含有的生物碱、总苷、多糖、苷元和挥发油类等成分通过抑制缺血后炎症反应和细胞凋亡途径、抑制凝血酶原激活蛋白激酶C（PKC）信号途径、抑制 LDH 活性、激活细胞转录因子细胞周期蛋白等药效机制，参与促血管生成、抗血栓、扩张血管等减轻脑水肿、促进神经再生来改善脑缺血、保护脑组织，并能抗脑缺血再灌注损伤。基于网络药理学研究方法，通过数据库筛选得到 20 个补阳还五汤治疗中风的有效成分和 136 个对应靶点。涉及的信号通路有 PI3K-AKT 信号通路、IL-17 信号通路、TNF 信号通路、MAPK 信号通路等。

2. 研究还发现补阳还五汤具有抗动脉粥样硬化作用。通过多成分、多靶点、多途径起到干预治疗糖尿病周围神经病变的作用。能够改善心衰大鼠的心功能及心肌重塑，该作用可能与抑制 TGF-β1/Smads 通路有关。

【临床应用】现代常用本方治疗脑血管病所致的偏瘫及其后遗症、脑动脉硬化、血管性痴呆、阿尔茨海默病、脑萎缩、帕金森病、冠心病、闭塞性动脉硬化、血栓闭塞性脉管炎、糖尿病周围神经病变属气虚血瘀者。

小活络丹

【来源】《太平惠民和剂局方》。

【组成】川乌（炮去皮脐）、草乌（炮去皮脐）、地龙（去土）、天南星（炮）各六两，乳香（研）、没药（研）各二两二钱。

【用法】上为细末，入研药和匀，酒面糊为丸，如梧桐子大，每服二十丸，空腹，日午冷酒送下，荆芥茶下亦可。

【功用】祛风散寒，化痰除湿，活血通络。

【主治】风寒湿痹。肢体筋脉疼痛、麻木拘挛、关节屈伸不利、疼痛游走不定，亦治中风、手足不仁日久不愈、经络中湿痰瘀血而见腰腿沉重或腿臂间作痛。

【方解】小活络丹为通络治疗风湿痹证的名方。本方所治痹证，为风寒湿邪侵袭人体，滞留经络，气血不得宣通，导致"不通则痛"而出现肢体筋脉的疼痛。《素问·痹论》云："风寒湿三气杂至，合而为痹也。其风气胜者为行痹，寒气胜者为痛痹，湿气胜者为着痹也。"疼痛游走不定，是风邪偏盛之证。气血痹阻，经络不通，筋脉失于濡养，故见肢体麻木拘挛、关节屈伸不利。中风日久，湿痰瘀血阻滞经络，亦可见手足不仁、腰腿沉重疼痛等。

方中制川乌、制草乌均为大辛大热之品，功能祛风除湿、温通经络，并具有较强的止痛作用，共为君药。天南星祛风燥湿化痰，能除经络之风湿顽痰而通络，为臣药。乳香、没药行气活血、化瘀通络，使气血流畅，则风寒湿邪不复留滞，体现"治风先治血，血行风自灭"的治法，且两药皆有较好的止痛作用，共为佐药。使以地龙性善走窜，搜风通络，并可引诸药直达病所。诸药合用，共奏祛风散寒、化痰除湿、活血通络之功。使邪去络通，营卫得以调和，肢体筋脉得以温煦濡养，诸症悉除。

本方制丸为用，取"丸者，缓也"，亦即"治之以峻，行之以缓"之理。因风湿痰瘀阻于经络，非短时所为，虽需峻利之品搜剔，但亦不可过猛，否则非但有形之邪难除，反易耗伤正气。以酒送服者，取其辛散温通之性，以助药势，并引诸药直达病所。荆芥茶送服亦可增加祛风散寒之力。

【现代药理研究】网络药理学和基础实验研究显示小活络丹可促进类风湿关节炎大鼠成骨细胞分化，并可抑制炎症因子TNFR1的表达。

【临床应用】本方为风寒湿痹的常用方剂。临床用于类风湿关节炎、强直性脊柱炎、坐骨神经痛、肩关节周围炎、骨质增生症、中风后遗症的半身不遂、脑血管意外后遗症属风寒湿痰瘀滞者。

大活络丹

【来源】《兰台轨范》引《圣济总录》方。

【组成】白花蛇、乌梢蛇、威灵仙、两头尖（以上俱酒浸）、草乌、煨天麻、全蝎（去毒）、何首乌（黑豆水浸）、龟板（炙）、麻黄、贯众、炙甘草、羌活、官桂、藿香、乌药、黄连、熟地、大黄（蒸）、木香、沉香各二两，细辛、赤芍、没药（去油，另研）、丁香、乳香（去油，另研）、僵蚕、天南星（姜制）、青皮、骨碎补、白豆蔻、安息香（酒熬）、黑附子（制）、黄芩（蒸）、茯苓、香附（酒浸，焙）、玄参、白术各一两，防风二两半，葛根、虎胫骨（炙）、当归各一两半，血竭（另研）七钱，地龙（炙）、犀角、麝香（另研）、松脂各五钱，牛黄（另研）、冰片（另研）各一钱五分，人参三两。

【用法】上药五十味，为末，炼蜜为丸，桂圆核大，金箔为衣。陈酒送下。

【功用】祛风散寒，除湿清热，补气养血，通络止痛。

【主治】治中风瘫痪，痿痹痰厥，拘挛疼痛，痈疽流注，跌打损伤，小儿惊痫，妇人停经。

【方解】本方为攻补兼施、寒热并用、邪正兼顾之剂。清代徐灵胎《兰台规范》谓："顽痰恶风，热毒瘀血，入于经络，非本方不能透达，凡治肢体大症必备之药也。"本方药物达五十味，集辛香、辛温、辛润通络、搜风、祛痰、化瘀通络为一体，并配伍祛风、散寒、除湿、清热、行气、活血、开窍、补气、养血、强筋壮骨诸药，使祛邪而不伤正，补肝肾而不恋邪。方中草乌、附子、天麻、麻黄、羌活、细辛、肉桂、防风、葛根、威灵仙祛风散寒，通络止痛；白花蛇、乌梢蛇、全蝎、地龙息风止痉；木香、乌药、香附、青皮、沉香、丁香、藿香、白豆蔻、安息香辛香行气，化湿通络；两头尖、赤芍、血竭、乳香、没药活血通络止痛；制南星、僵蚕燥湿化痰；麝香、牛黄、冰片芳香开窍，窜气通络；黄连、黄芩、贯众、犀角、大黄、玄参清热并制约他药燥热之性；人参、白术、茯苓、炙甘草四君子补气；当归、熟地补血；首乌、骨碎补、虎胫骨、龟板、松脂补益肝肾，强壮筋骨。全方配伍共奏补气养血、祛风除湿、活络止痛、化痰息风之功，为攻补兼施之剂。

【现代药理研究】本方可选择性地扩张脑血管和外周血管、增加脑血流量、降低脑血管阻力、抑制血小板聚集和血栓形成，具有抗动脉粥样硬化的作用；能够舒张冠状动脉，改善心肌血氧供应；具有抗炎镇痛作用。

【临床应用】临床常用于治疗脑血管疾病、风湿及类风湿关节炎、癫痫、冠心病、血管神经性头痛、糖尿病周围神经病变等。

血府逐瘀汤

【来源】《医林改错》。

【组成】桃仁四钱，红花三钱，当归三钱，生地三钱，川芎一钱半，赤芍二钱，牛膝三钱，桔梗一钱半，柴胡一钱，枳壳二钱，甘草一钱。

【用法】水煎服。

【功用】活血祛瘀，行气止痛。

【主治】胸中血瘀证。胸痛、头痛日久不愈、痛如针刺而有定处，或呃逆日久不止，或内热烦闷，或心悸失眠，烦躁易怒，或入暮潮热，唇暗或两目暗黑，舌质暗红或有瘀斑，脉涩或弦紧。

【方解】血府逐瘀汤为清代王清任《医林改错》诸活血化瘀方中最具有代表性的一首古方。是由桃红四物汤（四物汤中熟地易为生地，白芍易为赤芍）、四逆散加牛膝、桔梗而成。主治"胸中血府血瘀"证。由瘀血内阻胸中，气机郁滞，脉络不利所致。《素问·痹论》云："心痹者，脉不通。"胸中为气之宗，血之聚，肝经循行之分野。胸中瘀血阻滞，甚则络脉瘀塞，气机不畅，故胸痛、痛如针刺而有定处；瘀血阻络，气机不畅，清阳不升，故头痛；瘀血日久，肝失条达，故急躁易怒；肝气犯胃，胃失和降则上逆或呃逆日久不止；血瘀日久化热，则内热烦闷，入暮潮热；热扰心神，则心悸失眠；瘀血阻滞，新血不生，肌肤失养，故唇暗或两目暗黑；舌质暗红、有瘀斑或瘀点，脉涩或弦紧，均为血瘀之征。治宜活血化瘀、通络止痛为主，兼以行气、凉血、清热。方中桃仁破血行瘀而润燥，红花活血化瘀以止痛，共为君药。赤芍、川芎助君药活血化瘀；牛膝长于祛瘀通脉，并引瘀血下行，共为臣药。当归养血活血，祛瘀生新；生地凉血清热除瘀热，与当归养血润燥，使祛瘀不伤正；枳壳疏畅胸中气滞；桔梗宣肺利气，与枳壳配伍，一升一降，开胸行气，使气行血行；柴胡疏肝理气，共为佐药。桔梗并能载药上行，兼为使药之用，甘草调和诸药，为使药。合而用之，使血活瘀化气行络通，则诸症可愈，为治胸中血瘀证之良方。

本方配伍特点有三：一为活血与行气相伍，气络与血络兼顾，既行血分瘀滞，又解气分郁结；二是祛瘀与养血同施，则活血而无耗血之虑，行气又无伤阴之弊；三为升降兼顾，既能升达清阳，又可降泄下行，使气血和调。

【处方化裁】

1. 通窍活血汤 赤芍、川芎各一钱，桃仁（研泥）、红花各三钱，老葱（切碎）三根，鲜姜（切片）三钱，红枣（去核）七个，麝香（绢包）五厘，黄酒半斤。前七味煎一盅，去滓，将麝香入酒内再煎二沸，临卧服。功效：活血通窍。主治：瘀阻头面证。头痛昏晕，或耳聋年久，或头发脱落，面色青紫，或酒渣鼻，或白癜风，以及妇女干血痨，小儿疳积而见肌肉消瘦，腹大青筋，潮热，舌暗或有瘀斑、瘀点。

2. 膈下逐瘀汤 五灵（脂炒）二钱，当归三钱，川芎三钱，桃仁（研泥）三钱，丹皮、赤芍、乌药各二钱，延胡索一钱，甘草三钱，香附一钱半，红花三钱，枳壳一钱半。水煎服。功效：活血祛瘀，行气止痛。主治：瘀阻膈下，形成积块，或小儿痞块，或肚腹疼痛，痛处不移，或卧则腹坠，似有物者。

3. 少腹逐瘀汤 小茴香（炒）七粒，干姜（炒）二分，延胡索一钱，没药一钱，川芎一钱，官桂一钱，当归三钱，蒲黄三钱，赤芍二钱，五灵脂（炒）二钱。水煎服。功效：活血祛瘀，温经止痛。主治：少腹瘀血积块，疼痛或不痛，或痛而无积块，或少腹胀满，或经期腰酸、少腹作胀，或月经一月见三五次、连接不断、断而又来、其色或紫或黑或有瘀块，或崩漏兼少腹疼痛，或瘀血阻滞，久不受孕等。

4.身痛逐瘀汤　秦艽一钱，川芎二钱，桃仁三钱，红花三钱，甘草二钱，羌活一钱，没药二钱，当归三钱，五灵脂（炒）二钱，香附一钱，牛膝三钱，地龙（去土）二钱。水煎服。功效：活血行气，祛瘀通络，通痹止痛。主治：瘀血闭阻经络所致的肩痛、臂痛、腰痛、腿痛，或周身疼痛，经久不愈。

王清任创制的五个逐瘀汤均能活血祛瘀、通络止痛，用治血瘀证。均以当归、川芎、桃仁、红花、赤芍为基础药，但五方配伍各有特点，所治亦各不相同。血府逐瘀汤由桃红四物合四逆散加桔梗、牛膝组成，能宣通胸胁气滞，引血下行之力较好，主治胸中血瘀证；通窍活血汤则配伍通阳开窍的麝香、老葱、生姜等，辛香通窍作用较好，主治头面血瘀证；膈下逐瘀汤配伍疏肝理气止痛之香附、延胡索、乌药、枳壳，故行气止痛作用较好，主治膈下血瘀证；少腹逐瘀汤配伍温里祛寒之小茴香、官桂、干姜等，故温经止痛作用较好，主治少腹血瘀证；身痛逐瘀汤配伍通络宣痹止痛之秦艽、羌活、地龙等，宣痹止痛作用较好，主治瘀血闭阻经络证。

【现代药理研究】

1.基于网络药理学和分子对接结果显示，血府逐瘀汤治疗心肌梗死的主要活性成分槲皮素、山奈酚、β–谷甾醇、木犀草素、豆甾醇、黄芩素与核心蛋白 IL6、ALB、VEGFA、TNF、MAPK3、CASP3 有较好的结合性。由此推测，血府逐瘀汤可能通过减少炎症反应，降低氧化应激，抑制细胞凋亡，促进血管新生，从而起到治疗心肌梗死的作用。

2.血府逐瘀汤具有扩张血管、促进血液循环、改善血液流变学、降低血脂及血管阻力等作用，此外在保护血管内皮细胞和促进血管新生方面也具有显著疗效。

3.血府逐瘀汤能够改善血液流变学特征，保护血管内皮功能，抑制血小板聚集，抗炎，抗氧化应激，抑制细胞凋亡和促进血管新生。

【临床应用】血府逐瘀汤已被制成多种剂型，包括汤剂、胶囊剂、颗粒剂、口服液、丸剂等，广泛应用于冠心病、高血压、脑梗死、慢性心力衰竭等疾病的临床治疗中，疗效显著。

活络效灵丹

【来源】《医学衷中参西录》。

【组成】当归五钱，丹参五钱，生明乳香五钱，生明没药五钱。

【用法】上药四味，作汤服。若为散剂，一剂分作四次服，温酒送下。

【功用】活血祛瘀，通络止痛。

【主治】气血凝滞。心腹疼痛，腿臂疼痛，跌打瘀肿，内外疮疡，以及癥瘕积聚等。

【方解】本方为近代名医张锡纯创制的活血通络代表方。主治各种瘀血阻络，以疼痛为主要表现的病证。方由四味药组成，方中当归辛润通络，活血养血；丹参养血活血，《神农本草经》将其列为上品，载："丹参味苦，微寒，无毒。主心腹邪气，肠鸣幽幽如走水，寒热积聚，破癥除瘕，止烦满，益气。"丹参助当归以加强活血祛瘀之力。乳香、没药芳香行窜，活血散瘀，行气通络止痛。张锡纯谓"乳香气香窜，味淡，故善透窍以理气；没药气则淡薄，味则辛而微酸，故善化瘀而理血，其性皆辛温，二药并用为宣通脏腑，流通经络之要药"。用酒以助药力，通行脉络。诸药合用，使瘀去络通，则疼痛自止。"治心腹疼痛，无论因凉、因热、气郁、血郁皆效。"（《医学衷中参西录》）

乳香是橄榄科植物乳香树及同种的树上流出的树脂，因为它流出后的形状像乳头且有香味故名乳香。生明乳香指没有经过炒制的乳香，生乳香、明乳香、生明乳香是一个意思。没药是橄榄科植物没药树的树脂，生明没药应是没有炮制的没药。生乳香、生没药主要含树脂、树胶和挥发油，对胃肠道有较强的刺激性，可引起胃脘不适、呕吐、腹痛腹泻等。此外还会引起过敏反应，主要表现为乏力、发热、皮肤潮红、红疹瘙痒等。因此，临床一般用制乳没代替生乳没减少胃肠道反应，用量不宜大，且孕妇、胃弱者忌用。

【现代药理研究】

1. 活络效灵丹含药血清可明显提高乳鼠缺氧/复氧损伤的心肌细胞存活率，增加胞浆 SOD 活性，减少上清液中 LDH 漏出量和胞浆 MDA 含量，并降低细胞的凋亡率。

2. 活络效灵丹具有良好的抗炎、镇痛、消肿等作用。

【临床应用】现用于冠心病心绞痛、颈椎病、风湿性关节炎、急性乳腺炎、宫外孕、脑血栓形成、坐骨神经痛、痛经、泄泻、胃及十二指肠溃疡、泌尿系结石等属病及络脉、气血瘀滞、经络受阻者。

复元活血汤

【来源】《医学发明》。

【组成】柴胡半两，瓜蒌根、当归各三钱，红花、甘草、穿山甲（炮）各二钱，大黄（酒浸）一两，桃仁（酒浸，去皮、尖，研如泥）五十个。

【用法】除桃仁外，锉如麻豆大。每服一两，水一盏半，酒半盏，同煎至七分，去滓，大温服之，食前，以利为度，得利痛减，不尽服。

【功用】活血祛瘀，疏肝通络。

【主治】跌打损伤。恶血留于胁下，痛不可忍。

【方解】本方是跌打损伤、瘀血阻滞证的常用方。方中重用酒制大黄，荡涤凝瘀败血，导瘀下行，推陈致新；柴胡疏肝行气，并可引诸药入肝经。两药合用，一升一降，以攻散胁下之瘀滞，共为君药。桃仁、红花活血祛瘀，消肿止痛；当归养血活血，共为臣药。佐以穿山甲破瘀通络，消肿散结；瓜蒌根润燥散血。甘草缓急止痛，调和诸药，为使药。诸药合用，使气血畅行、肝络疏通，则胁痛自平。张秉成《成方便读》云："去者去，生者生，痛自舒而元自复矣。"故方以"复元"为名。《成方便读》云："夫跌打损伤一证，必有瘀血积于两胁间，以肝为藏血之脏，其经行于两胁，故无论何经之伤，治法皆不离于肝。且跌仆一证，其痛者在腰胁间，尤为明证。故此方以柴胡之专入肝胆者，宣其气道，行其郁结。而以酒浸大黄，使其性不致直下，随柴胡之出表入里以成搜剔之功。当归能行血中之气，使血各归其经。甲片可逐络中之瘀，使血各从其散……痛盛之时，气脉必急，故以甘草缓之。桃仁之破瘀，红花之活血。去者去，生者生，痛自舒而元自复矣。"

【现代药理研究】

1. 复元活血汤能显著延长小鼠凝血时间、凝血酶时间、血浆复钙时间，降低大鼠全血黏度，抑制大鼠动–静脉旁路血栓形成，扩张大鼠后肢血管，使灌流量增加，扩张小鼠耳郭微动脉、微静脉，改善微循环。

2. 复元活血汤具有抗炎、镇痛、保肝，促进骨折愈合，对视神经具有保护作用。

【临床应用】临床广泛用于骨伤科疾病如骨折及其并发症、肋软骨炎、腰椎间盘突出症、颈椎病、糖尿病及其并发症、心绞痛、脑梗死、多种挫伤、乳腺增生、带状疱疹后遗症等的治疗。

桃核承气汤

【来源】《伤寒论》。

【组成】桃仁（去皮尖）五十个，大黄四两，桂枝（去皮）二两，甘草（炙）二两，芒硝二两。

【用法】上四味，以水七升，煮取二升半，去滓，内芒硝，更上火，微沸，下火，先食，温服五合，日三服，当微利。

【功用】逐瘀泄热。

【主治】治瘀热蓄于下焦，少腹急结，大便黑，小便自利，甚则谵语烦渴，其人如狂，至夜发热，以及血瘀经闭、痛经，产后恶露不下，脉沉实或涩。

【方解】本方由调胃承气汤减芒硝之量，再加桃仁、桂枝而成。《伤寒论》原治邪在太阳不解、传入下焦、瘀热互结所致之下焦蓄血证。系太阳表邪化热，随经入里，结聚于太阳膀胱或小肠之腑。瘀热互结于下焦，气血凝滞不通，故少腹急结，急结者，疼痛、胀满、痞硬而急迫难耐，甚至痛苦不可名状也；因系下焦蓄血而非蓄水，故小便自利；热在血分，故至夜发热；瘀热上扰心神，故其人如狂、烦躁不安，甚至谵语昏狂。证属瘀热互结，治当逐瘀泄热。方中桃仁与大黄并用为君，桃仁活血破瘀，大黄苦寒破瘀泄热，两者配伍，瘀热并治。桂枝辛温通阳化气，通阳即可行阴，理气则能行血，血行而结散，助桃仁活血行瘀，配于寒凉破泄方中，亦可防止寒凉凝血之弊；芒硝咸寒泻泄软坚，助大黄下瘀泄热，共为臣药。炙甘草护胃安中，缓诸药峻烈之性，以为佐使。五味配合，共奏破血下瘀之功，服后微利，使蓄血去，瘀热清，则诸症自平。

【现代药理研究】

1.肝肾保护功能　桃核承气汤能改善慢性肾衰竭大鼠的一般情况，一定程度上升高红细胞计数与血红蛋白含量，纠正其贫血状态；降低血肌酐、血尿素氮含量，改善肾功能。改善肝病患者的精神状态，减轻肝细胞脂肪变性和纤维增生的程度。

2.保护血管内皮，调节免疫机制，降低血黏稠度，抑制血栓形成和血小板凝聚，降低血糖、血脂。

【临床应用】桃核承气汤作为逐瘀泄热的名方，在现代广泛应用于精神疾病、妇科产科疾病、心血管疾病、急性感染性疾病、急腹症、泌尿系疾病、骨伤科疾病等。

补络补管汤

【来源】《医学衷中参西录》。

【组成】生龙骨（捣细）一两，生牡蛎（捣细）一两，山萸肉（去净核）一两，三七二钱（研细，药汁送服）。

【用法】水煎服，每日一剂，早晚分服。

【功用】收敛止血，祛瘀生新。

【主治】治咯血、吐血，久不愈者。

【方解】本方治疗脉络损伤所致出血。《灵枢·百病始生》说："阳络伤则血外溢""阴络伤则血内溢"。本方所治咯血、吐血久不愈者，皆为肺胃脉络破损所致。张景岳谓"咳嗽日久肺中络破，其人必咳血"，而胃中血络损伤，血液从口中而出，可导致吐血。方中龙骨为古代哺乳动物化石，性平味甘涩，功能镇静安神、平肝潜阳、收敛固涩、生肌敛疮。《神农本草经》谓其："主咳逆，泄痢脓血，女子漏下，癥瘕坚结，小儿热气惊痫。"《日华子本草》言其："健脾，涩肠胃，止泻痢，渴疾，怀孕漏胎，肠风下血，崩中带下，鼻洪，吐血，止汗。"可见古籍记载龙骨用于吐血、漏下、泄痢脓血等症。牡蛎味咸、涩，性凉，有重镇安神、平肝潜阳、收敛固涩、软坚散结、制酸止痛之功。《名医别录》谓其："除留热在关节荣卫，虚热去来不定，烦满；止汗，心痛气结，止渴，除老血。涩大小肠，止大小便，疗泄精，喉痹，咳嗽，心胁下痞热。"山萸肉性平，味甘、酸，功能养肝肾、敛阴止汗。以上三药性皆收涩，又兼具开通之力，故能补肺络与胃中血管，以成止血之功，而又不至有遽止之患，致留瘀血为恙。佐以三七，化腐生新，使损伤之处易愈，且其性善理血，为治衄之妙品。

【现代药理研究】实验研究发现，龙骨、牡蛎具有促凝作用，山萸肉、三七均具有促凝和抗凝的双重作用，本方能缩短小鼠、家兔出血时间、凝血时间、血浆凝血酶原时间，临床应用于咯血、上消化道出血等疾病疗效显著。

【临床应用】以本方治疗肺结核、支气管扩张所致咯血、肝硬化合并消化道出血，疗效显著。

牵正散

【来源】《杨氏家藏方》。

【组成】白附子，白僵蚕，全蝎（去毒）各等分（并生用）。

【用法】上为细末，每服一钱，热酒调下，不拘时候。

【功用】祛风，化痰，通络。

【主治】风中经络，口眼㖞斜，半身不遂。

【方解】本方证为风痰阻于头面经络所致。《巢氏病源》云："风邪入于手足阳明、手太阳之经，遇寒则筋急引颊，故使口眼㖞僻，言语不正，而目不能平视。"足阳明之脉挟口环唇，足太阳之脉起于目内眦。阳明内蓄痰浊，太阳外中于风，风痰阻于头面经络，则经隧不利，筋肉失养，故不用而缓。无邪之处，气血尚能运行，筋肉相对而急，缓者为急者牵引，故口眼㖞斜，此即"邪气反缓，正气即急，正气引邪，㖞僻不遂"（《金匮要略》）。本方证病机为风痰阻络、经脉不利，故治宜祛风痰、通经络、止痉挛。方中白附子辛温祛风止痉，尤长治头面之风，且能燥湿化痰，为君药。全蝎、僵蚕均能祛风通络止痉，其中全蝎善于通络，僵蚕兼有化痰之功，共为臣药。更用热酒调服，酒性善走，宣通血脉，助药势直达头面受病之所，为佐使。诸药相合，力专效宏，使风散痰消、经络通畅，则诸症自愈。

【临床应用】本方常用来治疗周围性面瘫，血管神经性头痛等风中经络之证。

安宫牛黄丸

【来源】《温病条辨》。

【组成】牛黄一两，郁金一两，犀角（现用水牛角浓缩粉代）一两，黄连一两，黄芩一两，山栀一两，朱砂一两，雄黄一两，梅（冰）片二钱五分，麝香二钱五分，珍珠五钱。

【用法】上为极细末，炼老蜜为丸，每丸一钱，金箔为衣，蜡护。脉虚者人参汤下。脉实者，用银花、薄荷煎汤下，每服一丸。大人病重体实者，日再服，甚至日三服；小儿服半丸，不知，再服半丸。

【功用】清热开窍，豁痰解毒。

【主治】热邪内陷心包证。高热烦躁，神昏谵语，口渴唇燥，舌红或绛，脉数，以及中风昏迷、小儿惊厥属痰热内闭者。

【方解】安宫牛黄丸为治疗温热病卫气营血辨证之热入营血，内陷心包，痰热蒙蔽清窍，热毒滞于脑之气络代表性方药。《温病条辨》谓：此"芳香化秽浊而利诸窍，咸寒保肾水而安心体，苦寒通火腑而泻心用之方也。"清代陈平伯将其功能归纳为"泄热透络"，泄热指清泄温热内陷心包热邪，透络指芳香透络利窍。

温病热邪炽盛，内陷心包，热毒滞于脑之气络，必扰脑神，出现神昏谵语、惊厥抽搐等症。内热炽盛，炼津成痰，故热盛神昏，多兼痰涎壅盛。热毒内陷，必以清热解毒为主，滞于脑络，扰及脑神，又需辛香通络，芳香开窍。方中牛黄味苦性凉，其气芳香，能清心解毒，息风定惊，豁痰开窍；麝香芳香走窜，通行十二经，善于开窍通关，为开窍醒神回苏的要药；犀角（水牛角代）咸寒，清心解毒，避秽开窍，其气清香，清灵透发，寒而不遏，善清滞络之热毒；三味相配，清心开窍，凉血解毒，共为君药。黄连、黄芩、栀子清热泻火解毒，以助牛黄、犀角清解心包热毒之力；冰片芳香走窜，《本草经疏》谓"其香为百药之冠"，通诸窍，散郁火。郁金辛开苦降，芳香避秽，化浊通窍，以增麝香开窍醒神之效，共为臣药。佐以朱砂、珍珠、金箔镇心安神，以除烦躁不安；雄黄助牛黄以豁痰解毒。蜂蜜和胃调中，用为使药。全方清热泻火，凉血解毒，芳香开窍。本方清心泻火，凉血解毒与芳香开窍药结合运用，为凉开剂的配伍特点。

安宫牛黄丸虽是丸剂，但起效迅速、药效迅猛，故可以用于多种危急重症的救治。对于意识清楚的患者，可口服安宫牛黄丸。急危重症患者多存在意识改变、咀嚼功能及吞咽反射障碍等，口服给药存在误吸、阻塞气道的风险，可采用水化后，通过鼻饲给药。

安宫牛黄丸外层包裹的金箔纸，本身也是组方的一位药材，是需要跟药丸一起吃下去的，中医认为金有清热镇静和坠痰的作用，可以提升安宫牛黄丸的解毒、镇心作用。另外将安宫牛黄丸的表面包裹一层金箔，还可以起到保护药物的作用，使药物不容易挥发或氧化，延长安宫牛黄丸的保持时间，让药物更加稳定。另外，安宫牛黄丸外面包裹的金箔是非常薄的，剂量很小，在国际标准内可以用作食品添加剂，是安全、无毒的，因此不用担心它的毒性。

注意服药期间易饮食清淡，忌食辛辣、油腻之品，以免助火生痰，此药中含朱砂、雄黄，不宜过量久服，肝肾功能不全者慎用。

【现代药理研究】

1. 神经保护功能　安宫牛黄丸能够抗氧化，减轻氧化应激对脑缺血的损伤；改善脑缺血大鼠血液黏稠度、血小板聚集率，升高红细胞变形性，降低红细胞聚集性；减少大鼠脑出血急性期脑组织中一氧化氮含量，明显降低一氧化氮合酶活性，对脑出血急性期的大鼠具有脑保护作用。

2. 解热镇静作用　以伤寒菌苗致家兔发热、戊巴比妥钠诱导小鼠睡眠、$NaNO_2$诱导小鼠缺氧死亡为模型，观察 ANP 的药效学作用，显示其有明显的解热作用，与戊巴比妥钠有明显的协同镇静作用，对 $NaNO_2$ 诱导的小鼠缺氧死亡有明显的保护作用。

3. 抗炎作用　降低脓毒症大鼠血浆内毒素和肺脏髓过氧化物酶的作用，在一定程度上减轻脓毒症对肺组织的损伤，对脓毒症具有一定的干预作用。还能拮抗脑内炎症反应。

【临床应用】

1. 感染性疾病　如病毒性脑炎、婴幼儿肺炎、败血症等。

2. 脑病　安宫牛黄丸可用于出血性脑卒中、缺血性脑卒中、脑损伤、高热惊厥、缺血缺氧性脑病等。

3. 其他　治疗糖尿病、尿毒症、扁桃体炎、哮喘、急性肾小球肾炎、夏季热、传染性单核细胞增多症、癫痫、急性淋巴细胞性白血病、紫癜、胰腺炎等。

苏合香丸

【来源】《广济方》，录自《外台秘要》。

【组成】吃力伽、光明砂（研）、麝香、诃黎勒皮、香附子、沉香、青木香、丁子香、安息香、白檀香、荜茇上者、犀角（水牛角代）各一两，薰陆香、苏合香、龙脑香各半两。

【用法】上十五味，捣筛极细，白蜜煎，去沫，和为丸。每朝取井华水，服如梧子四丸，于净器中研破服，老小每碎一丸服之，仍取一丸如弹丸，蜡纸裹，绯袋盛，当心带之。

【功用】温通开窍，行气止痛。

【主治】寒闭证。用于痰迷心窍所致的痰厥昏迷、中风偏瘫、肢体不利，以及中暑、心胃气痛。

【方解】本方是著名的温通开窍药。是治疗中风"闭证"属寒邪、痰浊为患的常用方剂。寒痰阻滞心窍，蒙蔽心神，故可见昏迷；痰郁气滞，经络不通，则见偏瘫、肢体不利。方中苏合香、麝香、龙脑香（冰片）、安息香芳香开窍、辟秽醒神、辟秽化浊，共为君药。木香、檀香、沉香、丁香、薰陆香（乳香）、香附诸香合用以行气解郁、散寒化浊，兼行脏腑气血之郁滞，为臣药。荜茇配诸香以增强温中散寒止痛，行气开郁之功；水牛角、光明砂（朱砂）辟秽解毒、镇心安神，吃力伽（白术）燥湿化痰；诃黎勒皮（诃子）温涩敛气，与诸香合用可以防辛香走窜、耗散太过、损伤正气，共为佐药。诸药合用共奏芳香辟秽、温通开窍、行气通络止痛之功。为治疗寒湿痰浊气郁、闭阻神明、寒闭神昏的代表药物。

【现代药理研究】采用网络药理学的研究方式探讨苏合香丸治疗蛛网膜下腔出血的分子机制。得到最终关键节点 21 个，这些节点与蛛网膜下腔出血后的血管痉挛、昏迷患者促进苏醒等方面密切相关。

【临床应用】临床用来治疗脑动脉硬化、中风、心绞痛。现今，在苏合香丸基础上研制出的麝香保心丸更是广泛用于临床。

涤痰汤

【来源】《奇效良方》。

【组成】南星（姜制）二钱半，半夏（汤洗七次）二钱半，枳实（麸炒）二钱，茯苓（去皮）二钱，橘红一钱半，石菖蒲一钱，人参一钱，竹茹七分，甘草半钱。

【用法】上作一服，水二钟，生姜五片，煎至一钟。食后服。

【功用】涤痰开窍。

【主治】中风，痰迷心窍，舌强不能言，舌苔白腻，脉沉滑或沉缓。

【方解】本方主治中风痰迷心窍，舌强不能言。《医方集解》云："此手太阴、足太阴药也。心脾不足，风邪乘之，而痰与火塞其经络，故舌本强而难语也。人参、茯苓、甘草补心益脾而泻火；陈皮、南星、半夏利气燥湿而祛痰；菖蒲开窍通心，枳实破痰利膈，竹茹清燥开郁，使痰消火降，则经通而舌柔矣。"本方由二陈汤加胆南星、枳实、人参、菖蒲、竹茹、生姜而成。方中胆南星清热化痰；半夏辛温，体滑性燥，行水利痰，共为君药。枳实破气行痰，消积散痞；橘红理气化痰，茯苓渗湿祛痰，共为臣药。佐以人参补气益脾；竹茹清热化痰，除烦止呕；菖蒲芳香开窍，和中辟浊。使以生姜降逆化痰，制半夏之毒。诸药合用，共奏涤痰开窍之功效，并有益气扶正之功，体现祛邪扶正的特点。钟，汉制单位，一钟相当于现代 300 ~ 400 mL。

【现代药理研究】网络药理学研究表明涤痰汤可能作用于白细胞介素 –17 信号通路、缺氧诱导因子 –1 信号通路、核转录因子 –κB 信号通路、Toll 样受体信号通路、肿瘤坏死因子信号通路、血小板激活、补体与凝血瀑布通路，并通过干预脑梗死后的脑水肿形成、炎症反应、血管再生、血栓形成和补体系统激活等方式发挥对脑梗死的治疗作用。

【临床应用】临床用来治疗脑梗死、癫痫、阿尔茨海默病等神经系统疾病，也可用来治疗冠心病心绞痛、心律失常属痰浊蕴结、痹阻心络者。

温胆汤

【来源】《三因极一病证方论》。

【组成】半夏（汤洗七次）二两，竹茹二两，枳实（麸炒、去瓤）二两，陈皮三两，甘草（炙）一两，茯苓一两半。

【用法】上药锉散，每服四大钱，水一盏半，姜五片，枣一枚，煎七分，去滓，食前服。

【功用】理气化痰，清胆和胃。

【主治】胆胃不和，痰热内扰证。症见心烦不寐，触事易惊，或夜多异梦，眩悸呕恶，或癫痫。

【方解】本方是为胆胃不和、痰热内扰而设。胆属木，为清净之府，失其常则木郁不达。胃气因之失和，继而气郁生痰化热。胆主决断，痰热内扰，引起胆怯易惊、痰热扰神，则失眠多梦，甚或上蒙清窍而发癫痫；痰阻络痹，心脉不通，心失所养，又可以出现心悸、胸闷等症；胃主和降，胆胃不和，则胃气上逆而为呕吐呃逆。治宜清胆和胃、理气化痰之法。方中以半夏味辛性温，能燥湿化痰、降逆和胃，为君药。臣以竹茹味甘微寒，清化热痰，除烦止呕。治痰当理气，气顺则痰消，正如朱丹溪先生云："善治痰者，不治痰而治气。气顺则一身之津液亦随气而顺矣。"故佐以枳实，苦辛微寒，破气消痰，使痰随气下，以通痞塞。枳实与半夏相配，则气顺痰消，气滞得畅，胆胃得和；陈皮辛苦而温，燥湿化痰；以茯苓健脾渗湿，以杜生痰之源，且有宁心安神之效；生姜、大枣培土和中，使水湿无以留聚，生姜尚可制约半夏之毒，以上均为佐药。使以炙甘草，益气和中，调和诸药。诸药相合，共奏理气化痰、清胆和胃之效。

本方清热化痰之剂，方名"温胆"，是沿用《外台秘要》引《集验方》之"温胆汤"名称，但组成减生姜四两为五片，另加了茯苓和大枣，使其温性减而凉性得增。关于温胆汤方名之释义，清代医家罗东逸谓："和即温也，温之者，实凉之也。"

【临床应用】温胆汤为治疗湿痰而有化热之象的常用方剂。凡临床上出现以心烦不寐、眩悸呕恶、舌苔白腻微黄、脉弦滑或略数等为主要表现者，即可使用本方。临床如神经症、急慢性胃炎、慢性支气管炎、梅尼埃病、妊娠呕吐等属痰热内扰与胆胃不和者，冠心病的心悸、心区痛属痰热内郁者及痰热内扰而致的眩晕、心悸、失眠等神经衰弱症均可用本方加减治疗。

半夏白术天麻汤

【来源】《医学心悟》。

【组成】半夏一钱五分，白术三钱，天麻、橘红、茯苓各一钱，甘草（炙）五分。

【用法】加生姜一片，大枣两枚，水煎服。

【功用】化痰息风，健脾祛湿。

【主治】风痰上扰证。眩晕头痛，胸闷呕恶，舌苔白腻，脉弦滑等。

【方解】半夏白术天麻汤为治疗风痰眩晕的常用方剂。其病为脾湿生痰，痰阻清阳，气血运行不畅，血液不能濡养脑络，加之肝风内动，风痰上扰清空所致。风性主动，肝风内起，则头眩物摇；复因湿痰上犯，浊阴上逆，故眩晕之甚，自觉天旋地转，遂作呕吐呃逆。治宜化痰息风，健脾祛湿。方中以半夏辛温，燥湿化痰，降逆止呕；天麻平肝潜阳，祛风通络，入肝经而止头眩，两者合用，为治风痰眩晕头痛之要药，"头旋眼花，非天麻、半夏不除"（《医学心悟》），共为君药。白术健脾燥湿，与半夏、天麻配伍，祛湿化痰、止眩之功益佳；茯苓健脾渗湿，与白术相伍，尤能治生痰之本，二者共为臣药。佐以橘红理气化痰，以使气顺则痰消。使以甘草补气健脾，调药和中，煎加姜、枣以调和脾胃。诸药合用，共奏化痰息风之效，俾风息痰消、脑络得养，则眩晕自愈。

【现代药理研究】基于整合药理学的研究表明，半夏白术天麻汤通过调节神经递质浓度和活性异常、改善胰岛素抵抗、调节炎症因子的产生、抑制炎症反应等过程来发挥保护血管内皮细胞的药理作用，进而达到治疗高血压的临床目的。

【临床应用】本方临床广泛用于高血压、高血压合并高血脂、高血压眩晕、颈性眩晕、耳源性眩晕、偏头痛、椎基底动脉供血不足、耳鸣痴呆及消化系统疾病如呕吐、泄泻等。

镇肝熄风汤

【来源】《医学衷中参西录》。

【组成】怀牛膝一两，生赭石（轧细）一两，生龙骨（捣碎）五钱，生牡蛎（捣碎）五钱，生龟板（捣碎）五钱，生杭芍五钱，玄参五钱，天冬五钱，川楝子（捣碎）二钱，生麦芽二钱，茵陈二钱，甘草钱半。

【用法】水煎服。

【功用】镇肝息风，滋阴潜阳。

【主治】类中风。阴虚阳亢，头目眩晕，目胀耳鸣，脑部热痛，心中烦热，面色如醉，或时常噫气，或肢体渐觉不利，口角渐形歪斜；甚或眩晕颠仆，昏不知人，移时始醒；或醒后不能复原，脉弦长有力者。

【方解】本方治疗类中风，张锡纯称之为内中风。风名内中，言风自内生，非风自外来也。《黄帝内经》谓："诸风掉眩，皆属于肝。"此因肝肾阴虚，肝木失和，阳亢化风，络脉亢变，气血上逆阻塞脑络，脑窍受扰而致。风阳上扰，故见头晕目眩、目胀耳鸣、脑部热痛、面色如醉；肝肾阴亏，水不上济心火，故心中烦热；肝阳上亢，气血逆乱，并走于上，脑失所养，遂致卒中；轻则风中经络，肢体渐觉不利，口角渐现歪斜；重则风中脏腑，甚或眩晕颠仆，昏不知人。正如《素问·调经论》中云："血之与气，并走于上，则为大厥，厥则暴死。气复反则生，不反则死。"本方证以肝肾阴虚为本，阳亢化风为标，故治以育阴潜阳、息风通络为法。

方中重用怀牛膝以引血下行，活血通络，并能补益肝肾，为君药。代赭石质重沉降，镇肝降逆，助牛膝引血下行；生龙骨、生牡蛎、龟板、白芍益阴潜阳，镇肝息风，共为臣药。佐玄参、天冬滋阴清热，壮水涵木；茵陈、川楝子、生麦芽清泄肝热，调达肝气。使以甘草调和诸药，合麦芽和胃安中，以防金石、介壳类药物质重碍胃。诸药相伍，共奏镇肝息风、滋阴潜阳之效。

【现代药理研究】

1. 神经细胞保护作用 镇肝熄风汤含药血清能够上调 PC12 细胞 NQO-1 mRNA 表达，提高细胞抗氧化能力，减轻 6-羟基多巴胺诱导的 PC12 细胞的凋亡。镇肝熄风汤载药脑脊液能剂量依赖性地抑制 MPP+ 诱导的 caspase-3mRNA 表达增多和细胞质中 Cytc 浓度升高，抑制神经细胞凋亡。

2. 高血压靶器官损伤保护作用 镇肝熄风汤能显著降低自发性高血压大鼠血浆、心、肾脏组织中 Ang 的含量及脑、肾脏组织 ET 的含量。还有研究表明镇肝熄风汤具有降压作用，还能升高动脉粥样硬化模型大鼠血清 NO 水平，降低血浆 ET 水平，具有血管内皮保护作用。

【临床应用】镇肝熄风汤临床用于治疗原发性高血压、中风、血管神经性头痛、失眠、更年期综合征等属肝肾阴虚、肝阳上亢者。

逍遥散

【来源】《太平惠民和剂局方》。

【组成】甘草（微炙赤）半两，当归（去苗，剉，微炒）、茯苓（去皮，白者）、芍药（白）、白术、柴胡（去苗）各一两。

【用法】上为粗末，每服二钱，水一大盏，加烧生姜一块（切破），薄荷少许，同煎至七分，去滓热服，不拘时候。

【功用】疏肝解郁，理气和络，健脾养血。

【主治】肝郁血虚脾弱证。症见两胁作痛，头痛目眩，口燥咽干，神疲食少，或寒热往来，或月经不调，乳房作胀，脉弦而虚。

【方解】肝为藏血之脏，体阴而用阳，性喜条达而恶抑郁。若情志不畅，肝失条达，则肝体失于柔和，以致肝络郁滞，足厥阴肝经"布胁肋，循喉咙之后，上入颃颡，连目系，上出额，与督脉会与巅"。肝络郁滞，络气不和则两胁作痛、头痛目眩；肝气郁而化火伤津，故口燥咽干；木郁土衰，肝木为病易于传脾，脾胃虚弱故神疲食少；脾为营之本，胃为卫之源，脾胃虚弱则营卫受损，不能调和而致往来寒热；肝藏血，主疏泄，肝郁血虚脾弱，在妇女多见月经不调、乳房胀痛。治宜疏肝解郁，养血健脾。

方中以柴胡疏肝解郁，使肝气得以条达为君药。当归甘辛苦温，养血和血，且气香可理气，为血中之气药；白芍酸苦微寒，养血敛阴，柔肝和络缓急；归、芍与柴胡同用，补肝体而助肝用，使血和则肝和、血充则肝柔，共为臣药。木郁则土衰，肝病易于传脾，故以白术、茯苓、甘草健脾益气，非但实土以抑木，且使营血生化有源，共为佐药。用法中加薄荷少许，疏散郁遏之气，透达肝经郁热；烧生姜降逆和中，且能辛散达郁，亦为佐药。柴胡为肝经引经药，甘草调和诸药，又兼使药之用。全方配伍，气血兼顾，肝脾同调，使肝郁得解、血虚得养、脾虚得补，则诸症自除。本方立法组方严谨，为疏肝养血健脾之名方。

【现代药理研究】保肝作用：逍遥散能够降低肝损伤动物模型血清转氨酶，减轻肝细胞的变性、坏死，抗肝纤维化。抗抑郁作用：可能与影响脑内5-羟色胺（5-HT）能神经系统有关。其他：逍遥散对体内雌激素、孕激素有一定的调节作用，如能够调节中枢胆碱神经递质活性和数量、改善记忆力、抗老年痴呆，对肠运动具有调节作用。

【临床应用】遥散适用于慢性肝炎、肝硬化、胃及十二指肠溃疡、胆石症、慢性胃炎、胃肠神经症、经前期紧张症、乳腺小叶增生、更年期综合征、盆腔炎、子宫肌瘤等属肝郁血虚脾弱者，均可加减应用。

四妙勇安汤

【来源】《验方新编》。

【组成】金银花三两，玄参三两，当归二两，甘草一两。

【用法】水煎服，一连十剂，永无后患，药味不可少，减则不效，并忌抓擦为要。

【功用】清热解毒，活血止痛。

【主治】热毒炽盛之脱疽。患肢暗红微肿灼热，溃烂腐臭，疼痛剧烈，或见烦热口渴，舌红脉数。

【方解】脱疽乃因火毒内蕴或寒湿化热，血行不畅，气血凝滞，瘀阻筋脉而致。热毒壅滞血脉，局部气血凝滞，经络瘀阻不通，故见患肢末端暗红微肿，疼痛剧烈。火毒内郁，肉腐血败，故见患肢灼热、溃烂，甚则腐臭、趾节脱落。热毒内扰，耗伤津液，可见烦热、口渴。舌红脉数为火毒内盛之象。故治疗以清热解毒为主，兼以活血通脉止痛。

方中重用金银花三两，清热解毒，《本草纲目》载"金银花，善于化毒，故治痈疽、肿毒、疮癣"，用为君药。玄参滋阴清热、泻火解毒、凉血化瘀，与金银花配伍，既清气分之邪热，又解血分之热毒；当归辛温，活血散瘀、养血通脉，合玄参能养血滋阴、祛瘀生新，共为臣药。甘草清热解毒、调和诸药，为佐使。四药合用，既能清热解毒，又可活血散瘀、通脉止痛，为治疗热毒脱疽代表方。本方于清热解毒中寓活血养血之法，气血兼顾。药虽仅四味，但功效绝妙，且量大力专，服药之后，作用勇猛迅速，使邪祛病除，身体健康，平安无虞，故称"四妙勇安汤"。

【现代药理研究】研究表明四妙勇安汤具有抗炎、抗氧化应激、调节血脂、抑制血栓形成、保护血管、改善血液流变学、改善微循环等作用。

【临床应用】四妙勇安汤临床应用广泛，可用于血栓闭塞性脉管炎、冠状动脉粥样硬化性心脏病、动脉硬化性闭塞症、糖尿病并发症、痛风性关节炎等疾病的治疗。

阳和汤

【来源】《外科证治全生集》。

【组成】熟地一两，白芥子（炒，研）二钱，鹿角胶三钱，肉桂（去皮，研粉）一钱，麻黄五分，姜炭五分，生甘草一钱。

【用法】水煎服。

【功用】温阳补血，散寒通滞。

【主治】阴疽。患处漫肿无头，皮色不变，酸痛无热，口不渴，舌淡苔白，脉沉细或沉迟；或脱疽、贴骨疽、流注、鹤膝风、痰核、瘰疬等属于阴证者。

【方解】本方证为阳虚血弱，寒凝痰滞，气血不畅，痹阻肌肉、筋骨、关节、经脉所致。营血虚弱，寒凝痰滞，气血不畅，故局部漫肿无头，皮色不变，酸痛无热，并见全身虚寒证候；寒为阴邪，故口不渴；舌淡苔白，脉沉细或沉迟，均为虚寒之象。治宜温阳补血以治其本，散寒通滞以疗其标。方中重用熟地甘微温，滋补阴血，填精益髓；鹿角胶甘、咸、温，补肾助阳，强壮筋骨，两药合用，养血助阳，温通经络，以治其本，共为君药。寒凝湿滞，非温通而不足以化，故用肉桂、姜炭辛热，入血分，温阳散寒，温通血脉，以治其标，共为臣药。用少量麻黄开腠理、通玄府、畅络脉，以宣散体表之寒凝；白芥子祛痰除湿，宣通气血，可除皮里膜外之痰，两药合用，既宣通气血，又令熟地、鹿角胶补而不滞，共为佐药。生甘草解毒、调和诸药，为使药。全方宣化寒凝而通经脉，补养精血而扶阳气，用治阴疽，可化阴凝而布阳气，使筋骨、肌肉、血脉、皮里膜外凝聚之阴邪尽得散去，故名"阳和汤"。

【现代药理研究】阳和汤具有镇痛和抗炎作用。可通过 HIF-1 信号通路、TNF 信号通路、PI3K-AKT 信号通路等途径，调控股骨头坏死进程中的免疫炎症反应、骨代谢和血液循环，达到干预和治疗股骨头坏死的作用。另外具有抗肿瘤作用。

【临床应用】本方为治外科阴证之痈疽疮疡的著名方剂，以患部不红、不热、漫肿、酸痛、舌淡、脉细为辨证要点。现代本方不仅用治阴疽，还可用于肺系疾病如慢性咳嗽、慢性阻塞性肺疾病、支气管哮喘，心系疾病如缓慢型心律失常、心力衰竭，消化疾病如十二指肠溃疡、慢性结肠炎，骨关节疾病如骨结核、肩周炎、膝骨性关节炎、骨髓炎等的治疗。

大秦艽汤

【来源】《素问病机气宜保命集》。

【组成】秦艽三两，川芎、当归、白芍、甘草、石膏、独活各二两，白术、白茯苓、生地、熟地、川羌活、防风、黄芩、吴白芷各一两，细辛半两。

【用法】上十六味锉，每服一两，水煎，去滓，温服，无时。

【功用】祛风清热，养血活血。

【主治】风邪初中经络证。口眼㖞斜，舌强不能言语，手足不能运动，风邪散见，不拘一经者。

【方解】本方为"六经中风轻者之通剂"，适用于风邪初中、在经在络、尚未深入脏腑者。由于正气先虚，络脉空虚，卫不固外，风邪乘虚入中经络，致气血痹阻，络脉不通。血弱不能养筋，筋脉失于荣养，故见口眼歪斜、语言不利、手足不能运动等症。风邪散见，不拘一经者，是指风性善行而数变，病情变化多端，往往数经并发。治宜祛风通络为主，配合活血宣痹、养血益气之法。

方中重用秦艽为君，为风中之润剂，祛风清热，通经活络。羌活、独活、防风、白芷、细辛均为辛温行散之品，能祛风散邪，搜风通络，俱为臣药。其中羌活主散太阳之风；白芷主散阳明之风；防风为诸风药之军卒，随风所引而无处不到；独活祛风止痛，善治下部之痹，与羌活善治上部之痹相得益彰；细辛芳香最烈，内能宣络脉而疏百节，外可行孔窍而透肌肤。五药相合，加强秦艽散风之力。然言语和手足运动的障碍，与血虚不能荣养筋脉有关，风邪侵淫血脉，易于损伤阴血而血虚生燥，更使筋脉失于濡养，且方中诸多风药性温燥、易伤津血，故佐以当归、川芎、白芍、熟地养血柔筋，使祛风而不伤血，即所谓"疏风必先养血"（《医方集解》），寓养血于疏风之内，以济风药之燥，且川芎与当归相伍，可以活血通络，使"血活则风散而舌本柔矣"（《医方集解》），深合"治风先治血，血行风自灭"之旨。而脾胃为气血生化之源，故用白术、茯苓益气健脾以化生气血，使风邪去而正不受伤，有扶正御风之意；风邪外中经络，郁而化热，故配生地、石膏、黄芩清泄郁热，并可制诸风药辛温行散之太过，以上均为佐药。甘草调和诸药为使。全方疏养结合，邪正兼顾，共奏祛风清热、养血通络之效。

【现代药理研究】大秦艽汤可显著改善脑缺血的凝血酶原时间，减少纤维蛋白原，降低血小板黏附率和聚集率，显示出明确的抗凝血、抗血小板黏附及聚集作用。大秦艽汤能明显减轻实验动物的急性炎症和慢性炎症，具有明显的抗炎作用。

【临床应用】临床治疗脑血管疾病如中风，中风先兆，脑梗死，脑出血后遗症，痛风，风湿及类风湿关节炎，面神经炎，面神经麻痹，颈椎、腰椎疾病等有较好疗效。

独活寄生汤

【来源】《备急千金要方》。

【组成】独活三两，桑寄生、杜仲、牛膝、细辛、秦艽、茯苓、肉桂心、防风、川芎、人参、甘草、当归、芍药、干地黄各二两。

【用法】上十五味咀，以水一斗，煮取三升，分三服，温身勿冷。

【功用】祛风湿，止痹痛，益肝肾，补气血。

【主治】痹证日久，肝肾两虚，气血不足证。腰膝疼痛、痿软，肢节屈伸不利，或麻木不仁，畏寒喜温，心悸气短，舌淡苔白，脉细弱。

【方解】本证为风寒湿痹日久不愈，损伤肝肾，耗伤气血所致。腰为肾之府，膝为筋之府，风寒湿邪客于经络关节，气血运行不畅，筋骨失养，故见腰膝疼痛，久则肢节屈伸不利或麻木不仁；肝肾不足，则见腰膝痿软；寒湿伤阳，则畏寒喜温；气血耗伤，故心悸气短。治宜祛邪与扶正兼顾，祛风湿，止痹痛，益肝肾，补气血。

方中用独活为君，辛苦微温，善治伏风，长于祛下焦风寒湿邪而除痹痛，《神农本草经》云独活"主风寒所击，金创，止痛"，为治疗风湿痹痛之要药。细辛发散阴经风寒；秦艽、防风祛风湿，活络舒筋，止痹痛；肉桂温里散寒，温通经脉，共为臣药。桑寄生味苦、甘，性平，归肝、肾经，能够祛风除湿，养血和营，活络通痹，《神农本草经》云其："桑上寄生，味苦、平。主腰痛，小儿背强，痈肿，安胎，充肌肤，坚发齿，长须眉"；牛膝、杜仲补益肝肾，强壮筋骨，牛膝兼能活血利肢节；以四物汤（川芎、当归、芍药、熟地）养血活血，寓"治风先治血，血行风自灭"之意；以人参、茯苓、甘草（四君子汤去白术）益气扶脾，均为佐药。甘草调和诸药，又为使药。纵观全方，以祛风散寒除湿药为主，辅以补肝肾、养气血之品，邪正兼顾，能使风寒湿邪俱除，气血充足，肝肾强健，诸症自愈。

【现代药理研究】研究表明独活寄生汤可抑制炎症因子对关节软骨的破坏、增加 SOD 活性、减少氧自由基破坏软骨细胞、抑制关节软骨的退变、抑制软骨细胞凋亡、促进软骨细胞再生，此外还有抗肿瘤作用。

【临床应用】本方为治疗风寒湿痹日久，肝肾两虚，气血不足之常用方。症见腰膝冷痛，关节屈伸不利，心悸气短，舌淡苔白，脉细弱。临床治疗类风湿关节炎、膝骨性关节炎、骨质疏松症、腰椎间盘突出症、颈椎病、肩周炎、风湿性多肌痛、强直性脊柱炎等。

甘露消毒丹

【来源】《医效秘传》。

【组成】飞滑石十五两，淡黄芩十两，绵茵陈十一两，石菖蒲六两，川贝母、木通各五两，藿香、连翘、白蔻仁、薄荷、射干各四两。

【用法】生晒研末，每服三钱，开水调下，或神曲糊丸，如弹子大，开水化服亦可。

【功用】利湿化浊，清热解毒。

【主治】湿温时疫，邪在气分，湿热并重证。发热口渴，肢酸倦怠，胸闷腹胀，颐咽肿痛，或身目发黄，小便短赤，或泄泻淋浊，舌苔白或厚腻或干黄，脉濡数或滑数。

【方解】本方主治湿温、疫毒邪留气分，湿热并重之证。湿热交蒸，蕴而化毒，充斥气分，则发热口渴，肢酸倦怠；湿邪中阻，气机不畅，则胸闷腹胀；热毒上攻，则咽颐肿痛；湿热熏蒸肝胆，则身目发黄；湿热下注，则小便短赤，甚或淋浊、泄泻；舌苔白或厚腻或干黄、脉濡数或滑数为湿热稽留气分之征。本证病涉三焦，症状复杂，但是皆由湿热蕴毒、络气不和而致，治宜利湿化浊、清热解毒之法。方中重用滑石、茵陈、黄芩三药为君，其中滑石清热利湿而解暑；茵陈清热利湿而退黄；黄芩清热燥湿，泻火解毒，三者相伍，清热利湿，独擅其长。以石菖蒲、藿香、白豆蔻、木通为臣，其中石菖蒲、藿香、白豆蔻芳香悦脾，行气和中，宣湿浊之壅滞，令气畅湿行；木通清利湿热，导湿热从小便而去。热毒上壅，颐肿咽痛，故佐以连翘、射干、贝母、薄荷清热解毒，透邪散结，消肿利咽。纵观全方，利湿清热，两相兼顾，且以芳香行气悦脾，寓气行则湿化络通之义，佐以解毒利咽，令湿热疫毒俱去，诸症自除。

本方又名清热解毒丹，热聚则为毒，故湿、热、毒阻滞三焦气机，从而导致气机不畅、络气不和诸症的产生。温邪上受，首先犯肺，湿郁卫气，气络郁滞，导致肺卫失宣，久则邪热壅肺，故用薄荷宣郁达表，黄芩、连翘清泄郁热，射干、川贝清热化痰，共奏清宣郁热、导热外出之效。湿热之邪阻滞脾胃，影响中焦升清降浊功能，非芳香之品不能振奋中焦气机，故以芳香醒脾、行气化湿之藿香、石菖蒲、白蔻仁，宣畅脾胃气机。在宣上、畅中的同时，加入清热利湿之滑石、茵陈、木通，使湿邪通过小便排出体外。全方宣上、畅中、开泄相伍，着眼于给邪以出路，对恢复三焦气机的正常运行起到了重要的作用。

本方治疗湿温时疫、湿热并重之证，为夏令暑湿季节常用方，故王士雄誉其为"治湿温时疫之主方"。临床应用以身热肢酸、口渴尿赤或咽痛身黄、舌苔白腻或微黄为辨证要点。

【现代药理研究】甘露消毒丹具有抗病毒、抗炎、保肝、利胆、调整胃肠功能、调节免疫及降脂等作用。

【临床应用】临床治疗呼吸道感染如支气管炎、肺炎、上呼吸道感染，胆、胃肠道疾病属下焦湿热证等。

清营汤

【来源】《温病条辨》。

【组成】犀角三钱（水牛角代），生地五钱，玄参三钱，麦冬三钱，银花三钱，连翘（连心用）二钱，竹叶心一钱，黄连一钱五分，丹参二钱。

【用法】上药，水八杯，煮取三杯，日三服。（现代用法：作汤剂，水牛角镑片先煎，后下余药）。

【功用】清营解毒，透热养阴。

【主治】热入营分证。身热夜甚，神烦少寐，时有谵语，目常喜开或喜闭，口渴或不渴，斑疹隐隐，脉细数，舌绛而干。

【方解】本证多为邪热内传营分，耗伤营阴，气血交阻所致。治疗以清营解毒、透热养阴为主。邪热传营，伏于阴分，入夜阳气内归营阴，与热相结，故身热夜甚；营气通于心，热扰心神，故神烦少寐，时有谵语；气分热邪未尽，灼伤肺胃之阴，则见身热、口渴、苔黄燥；火热欲从外泄，阴阳不相既济，则见目开阖不一；邪热深入营分，则蒸腾营阴，使血中津液上潮于口，故本应口渴但不渴；若邪热出入营分，气分热邪未尽，灼伤血络，血溢脉外则见斑疹隐隐；舌绛而干、脉细数为热伤营阴之征。

方中犀角（水牛角）苦咸寒清解营分之热毒，故为君药。生地凉血滋阴，麦冬清热养阴生津，玄参滋阴降火解毒，三药共用，既清热养阴保津，又助君药清营凉血解毒，共为臣药。温邪初入营分，尚能外泄，故用银花、连翘、竹叶清热解毒，使营分之邪外达，此即"透热转气"的应用；黄连清心解毒；丹参清热凉血、活血散瘀，消除营中之瘀血，使被瘀血阻滞的脉络通畅，并防热与血结；以上五味药为佐药。诸药相伍，共奏清营养阴透热之功。本方辛苦甘寒以滋养清解，透热转气以入营清散，使营分邪热转出气分而解，为"透热转气"法代表方。

【现代药理研究】现代研究表明清营汤具有解热、抗炎、抗氧化、免疫调节、改善血液流变性、干预糖尿病肾脏病变、保护心肌细胞等作用。

【临床应用】临床常用于治疗乙型脑炎、流行性脑脊髓膜炎、败血症、肠伤寒或其他热性病证属热入营卫者，对热盛阴虚型心衰、糖尿病及并发症也有较好的治疗作用。

十全育真汤

【来源】《医学衷中参西录》。

【组成】野台参四钱，生黄芪四钱，生山药四钱，知母四钱，玄参四钱，生龙骨（捣细）四钱，生牡蛎（捣细）四钱，丹参二钱，三棱钱半，莪术钱半。

【用法】水煎服。

【功用】补气养阴，活血化瘀。

【主治】治虚劳，脉弦数细微，肌肤甲错，形体羸瘦，饮食不壮筋力，或自汗，或咳逆，或喘促，或寒热不时，或多梦纷纭，精气不固。

【方解】虚劳发病与脏腑气血阴阳的亏虚有关，然久病多瘀、久病入络还与气血运行迟滞密切相关。正如张锡纯所谓："仲景于金匮列虚劳一门，特以血痹虚劳四字标以提纲，益知虚劳者必血痹，而且痹之甚又未有不虚劳者。并知治虚劳必先治血痹，治血痹亦即所以治虚劳也。"气虚运行无力，津血生化乏源，形体失养，故羸瘦无力；气虚血瘀，阴津不足，皮肤筋脉失养，可见肌肤甲错；气虚不摄，卫外不固，则自汗或精气不固；肾不固气，气机逆乱上行，可见咳逆、喘促。治疗以补气为主，兼以活血固涩。

方中黄芪补气，善补一身之气；野台参为野生之党参，助黄芪补气培元；二者共为君药。知母苦、甘、寒，滋阴清热；山药甘、平，补脾养胃，生津润肺，补肾涩精；玄参甘、苦、咸、微寒，滋阴清热，泻火解毒；三者合用，滋阴降火，共为臣药。三棱、莪术破血逐瘀，散结通络；丹参养血活血；龙骨、牡蛎收敛固涩，益阴潜阳，还能助三棱、莪术活血祛瘀，以上五味均为佐药。全方配伍，共奏补气养阴、活血化瘀之效。张锡纯谓本方："用黄芪以补气，而即用人参以培元气之根本。用知母以滋阴，而即用山药、玄参以壮真阴之渊源。用三棱、莪术以消瘀血，而即用丹参以化瘀血之渣滓。至龙骨、牡蛎，若取其收涩之性，能助黄芪以固元气；若取其凉润之性，能助知母以滋真阴；若取其开通之性，又能助三棱、莪术以消融瘀滞也……以寻常药饵十味，汇集成方，能补助人身之真阴阳、真气血、真精神，故曰十全育真也"。纵观此方，融补、破、寒、热、通、涩于一体，补益脾肾、气血、阴阳，消融瘀滞，重在益气化瘀，凡慢性病日久及虚及瘀、虚中夹实、寒热错杂者均可应用。

【现代药理研究】十全育真汤可促进 H22 荷瘤小鼠免疫器官的生长，增强机体免疫功能，有利于肿瘤机体的恢复。十全育真汤在改善学习记忆功能、清除体内自由基抗氧化、增强机体免疫能力等方面都有较好的作用。

【临床应用】治疗内、外、妇、男等科的慢性病、虚损病。

炙甘草汤（又名复脉汤）

【来源】《伤寒论》。

【组成】甘草（炙）四两，生姜（切）三两，人参二两，生地一斤，桂枝（去皮）三两，阿胶二两，麦门冬（去心）半升，麻仁半升，大枣（擘）三十枚。

【用法】上以清酒七升，水八升，先煮八味，取三升，去滓，内胶烊消尽，温服一升，日三服。

【功用】滋阴养血，益气温阳，复脉定悸。

【主治】阴血不足，阳气虚弱证脉结代，心动悸，虚羸少气，舌光少苔或质干而瘦小。虚劳肺痿咳嗽或吐涎沫，形瘦短气，自汗盗汗，虚烦不眠，咽干舌燥，大便干结，脉虚数。

【方解】本方是《伤寒论》治疗心动悸、脉结代的名方。其证是阴血不足、阳气不振、络虚不荣所致。阴血不足，血脉无以充盈，加之阳气不振，无力鼓动血脉，脉气不相接续，故脉结代；阴血不足，心体失养或心阳虚弱，不能温养心脉，故心动悸，虚羸少气，舌光少苔或质干而瘦小；虚劳肺痿亦属阴血阳气俱虚所致。治宜滋心阴、养心血、益心气、温心阳，以复脉定悸。

方中炙甘草甘温益气，通经脉，利血气，缓急养心；生地滋阴养心，养血充脉，《名医别录》谓地黄："补五脏内伤不足，通血脉，益气力。"二药重用，益气养血以复脉，共为君药。人参、大枣补益心脾，合炙甘草益心气、补脾气，以资气血化生之源；阿胶、麦冬、麻仁滋阴养血补心，配生地滋心阴、养心血以充血脉，共为臣药。桂枝、生姜温心阳而通血脉，使气血畅通、脉气接续有源，并使诸味厚之品滋而不腻，共为佐药。桂枝与甘草合用，又能辛甘化阳，通心脉而和气血，以振心阳。用法中加清酒煎服，温阳通脉，以助药力，为使药。诸药合用，滋而不腻，温而不燥，共奏滋阴养血、通阳复脉之功，使气血充足、阴阳调和，则心动悸、脉结代，皆得其平。

由于炙甘草、人参亦可补肺气、润肺止咳；阿胶、麦冬又善养肺阴、润肺燥；生地、火麻仁长于滋补肾水，与阿胶、麦冬合用，有"金水相生"之功，故可用于虚劳肺痿属气阴两伤者的治疗。

【现代药理研究】炙甘草汤在抗心律失常方面有诸多现代研究。对 BaCl 致豚鼠心律失常、川乌浸出液所造成的实验性家兔心律失常、心肌失血及缺血再灌注所致的心律失常均有治疗作用；能够降低健康和"阴虚"大鼠心律失常的发生率，减轻心律失常程度；能够缩短动作电位时程 50%，90% 复极化时间，降低自发放电频率，并能防治低钾诱发的心律失常的发生。

【临床应用】临床用来治疗各种心律失常如早搏、房颤、缓慢心律失常及冠心病、心衰、心脏神经症等气血阴阳俱虚者。

地黄饮子

【来源】《黄帝素问宣明论方》。

【组成】熟地 18 g，巴戟（去心）、山茱萸、肉苁蓉（酒浸，焙）、附子（炮）、石斛、五味子、官桂、白茯苓、麦冬（去心）、远志（去心）、菖蒲各 6 g（原著本方无用量）。

【用法】上为细末，每服三钱，水一盏半，加生姜五片，大枣一枚，薄荷，同煎至八分，不计时候。

【功用】滋肾阴，补肾阳，化痰开窍。

【主治】喑痱。舌强不能言，足废不能用，口干不欲饮，足冷面赤，脉沉细弱。

【方解】"喑"是指舌强不能言语，"痱"是指足废不能行走。本方主治喑痱证是下元虚衰、阴阳两亏、虚阳上浮、痰浊随之上泛、堵塞窍道所致。肾藏精主骨，下元虚衰，络虚不荣，筋骨失养，故见筋骨痿软无力，甚则足废不能用；足少阴肾脉夹舌本，肾虚则精气不能上承，痰浊随虚阳上泛堵塞经络官窍，故舌强而不能言；阴虚内热，虚阳上浮，故口干不欲饮、面赤；阳虚失于温煦，故足冷；脉沉细弱是阴阳两虚之象。此类病证常见于年老及重病之后，治宜补养下元为主，摄纳浮阳，佐以开窍化痰。

方中熟地、山茱萸补肾填精；肉苁蓉、巴戟天温壮肾阳，四药合用以治下元虚衰之本，共为君药。附子、肉桂助阳益火，温养下元，摄纳浮阳，引火归原；石斛、麦冬滋阴益胃，补后天以充先天；五味子酸涩收敛，合山茱萸可固肾涩精，伍肉桂能接纳浮阳；五药合用，助君药滋阴温阳补肾，共为臣药。石菖蒲、远志、茯苓开窍化痰，以治痰浊阻窍之标，又可交通心肾；薄荷疏郁而轻清上行，清利咽喉窍道，是为佐药。生姜、大枣和中调药，功兼佐使之用。诸药合用，标本兼顾，阴阳并补，上下同治，以治本治下为主，下元得以补养，虚阳得以摄纳，水火相济，痰化窍开则喑痱可愈。本方以地黄为主药，药不过煎，数滚即服，不计时候，取其轻清之气，升降通利，疏通经络，流走四肢百骸，以交阴阳，有别于汤剂水煎顿服之法，故名之曰"地黄饮子"。

【现代药理研究】地黄饮子有抗动脉粥样硬化，抑制脑的老化进程，恢复机体稳定，激发智能、增进智力的功效。能够抗自由基，提高机体抗氧化能力，对急性脑缺血造成的脑损伤起到保护作用。

【临床应用】临床广泛应用于西医学高血压、脑卒中（包括脑梗死、脑出血）、脑卒中后遗症、老年性痴呆、脑炎恢复期、多发性硬化、基底动脉供血不全、多系统萎缩、慢性心力衰竭、糖尿病等的治疗。

顾步汤

【来源】《辨证录》。

【组成】牛膝一两，金钗石斛一两，人参三钱，黄芪一两，当归一两，金银花三两。

【用法】水煎服。一剂而黑色解，二剂而疼痛止，三剂痊愈。若已溃烂，多服数剂，无不愈也。

【功用】清热解毒，大补气血。

【主治】脚疽。因气血大亏，不能遍行经络，火毒恶邪固结干骨节之际，以致脚趾头忽先发痒，已而作痛，指甲现黑色，第二日脚趾俱黑，第三日连足而俱黑，黑至脚上胫骨即死；及无名肿毒。

【方解】本方主治气血大亏、火热之毒下注所致脚疽，现代主要用来治疗糖尿病足。隋代巢元方《诸病源候论·消渴候》曰："消渴者……久不治，则经络闭塞，留于肌肉，变为痈疽。"患者多久病气血亏虚，气虚行血无力，瘀血内生，经络气血虚滞，下肢失于荣养，加之外感热毒或邪气郁而化热，充斥下肢，毒伤肌肤筋脉，变为痈疽，出现脚趾、足，甚则下肢发黑之症。治当大补气血，清热解毒。方中重用金银花清热解毒，消毒散结，为君。人参、黄芪、当归补气生血，扶正固本，通经活络，为臣。热邪伤津，故佐石斛滋阴养胃，清热生津。牛膝活血行瘀，消肿止痛，并能引药下行，为佐使。本方重点在于清热解毒，但又兼及补气活血，标本兼顾，用于脚疽热毒证者。《辨证录·脚疽门》谓："此方用金银花以解毒，非用牛膝、石斛不能直达于足趾，非用人参、归、芪亦不能流通气血而散毒也。故用此方治脚疽多效。即是无名肿毒，用此方治之亦可得生。"

【临床应用】临床治疗糖尿病足及血栓闭塞性脉管炎有较好疗效。

益气聪明汤

【来源】《东垣试效方》。

【组成】黄芪半两，甘草半两，芍药一钱，黄柏一钱（酒制，锉，炒黄），人参半两，升麻三钱，葛根三钱，蔓荆子一钱半。

【用法】上㕮咀。每服三钱，水二盏，煎至一盏，去滓温服，临卧近五更再煎服之。

【功用】益气升阳，聪耳明目。

【主治】因饮食不节、劳役形体而致脾胃不足、清阳不升之白内障、耳鸣，或多年目暗、视物不能，舌淡苔薄白，脉细弱。

【方解】"益气"者，指本方有补益中气作用；"聪明"者，为耳聪目明、聪颖智慧之意。本方主治中气不足、肝肾亏虚、清阳不升、络虚不荣、官窍失养之耳鸣耳聋、目暗目障。《灵枢·口问》曰："上气不足，脑为之不满，耳为之苦鸣，头为之苦倾，目为之眩。"方中黄芪、人参、炙甘草重用补中益气为君。臣以升麻、葛根升发清阳，蔓荆子清利头目。佐芍药平肝敛阴，黄柏清热泻火。诸药相合，可使中气得补、清阳得升，则耳聋目障诸症自愈。《东垣试效方》指出："如烦闷或有热，渐加黄柏，春夏加之，盛暑夏月倍之。若此一味多，则不效，如脾胃虚去之，有热者少用之。"《医方集解》论："此足太阴、阳明、少阴、厥阴药也。十二经清阳之气，皆上于头面而走空窍，因饮食劳役，脾胃受伤，心火太盛，则百脉沸腾，邪害空窍矣。参、耆甘温以补脾胃；甘草甘缓以和脾胃；干葛、升麻、蔓荆轻扬升发，能入阳明，鼓舞胃气，上行头目。中气既足，清阳上升，则九窍通利，耳聪而目明矣；白芍敛阴和血，黄柏补肾生水。盖目为肝窍，耳为肾窍，故又用二者平肝滋肾也。"

【临床应用】临床主要用于治疗眩晕、颈椎病、脑动脉硬化、高血压、耳鸣、痴呆、眼病等证属脾胃虚弱、清阳不升者。

当归四逆汤

【来源】《伤寒论》。

【组成】当归三两，桂枝（去皮）三两，芍药三两，细辛三两，通草二两，大枣（擘）二十五枚，甘草（炙）二两。

【用法】上七味，以水八升，煮取三升，去滓。温服一升，日三服。

【功用】温经散寒，养血通脉。

【主治】血虚寒厥证。手足厥寒，或腰、股、腿、足、肩臂疼痛，口不渴，舌淡苔白，脉细欲绝或沉细。

【方解】本方所治之手足厥寒，为营血亏虚、经脉受寒、阻滞脉络、血行不畅所致。血虚感寒，阳气不振，四末失于温煦，故手足厥寒。血虚经脉受寒，经脉凝滞，不通则痛，故见腰、股、腿、足疼痛。舌淡苔白，脉细欲绝或沉细，皆为血虚而有寒之象。治以养血温经，散寒通脉。

本方是由桂枝汤去生姜，倍大枣，加当归、细辛、通草而成。方中当归苦辛甘温，既可温补营血，又可行血活血；桂枝温经散寒，活血通脉，共为君药。芍药酸苦微寒，益阴敛营，与当归相合，养血和血，以充血脉；细辛辛温走窜，通达表里，温散寒凝，助桂枝温经散寒，共为臣药。通草味甘、淡，性凉，善通利血脉，又可使桂、辛温而不燥，为佐药。重用大枣补血，炙甘草益气，二味合用以健脾资化源，助归、芍营血，桂、辛通阳气；甘草兼调和药性，共为佐使药。全方诸药相合，使营血充、阳气振、寒邪散而经脉通，则手足自温，诸症得解。《注解伤寒论》："当归为君，以补血；以芍药为臣，辅之而养营气；以桂枝、细辛之辛，以散寒温气为佐；以大枣、甘草之甘为使，而益其中，补其不足；以通草之淡，而通行其脉道与厥也。"

【现代药理研究】现代研究发现当归四逆汤具有抗凝及抗血栓形成、扩张末梢血管、增加血管灌流量、镇痛、抗炎、解痉的作用。

【临床应用】常用于治疗糖尿病周围神经病变、末梢循环障碍、血栓闭塞性脉管炎、雷诺现象、肩周炎、坐骨神经痛、风湿性关节炎等证属寒凝经脉者。

冠心通络丸

【来源】《古今名方》。

【组成】丹参20g，旋覆花10g，杏仁10g，茯苓10g，茜草10g，干地龙10g，薤白10g，法半夏10g，山楂炭10g，五灵脂10g，生蒲黄15g，陈皮5g，建菖蒲5g，远志肉5g，琥珀末3g，甘草3g。

【制用法】将丹参、蒲黄、菖蒲、远志、茯苓研细末，过筛，余药水煎 2 次，去滓，过滤浓缩混合，制小丸或制片。每次 10 丸，每日 3 次。

【功用】活血通络，理气宽胸，宣痹止痛，定悸安神。

【主治】冠状动脉粥样硬化，心肌供血不足，症见胸闷胸痛，心悸气短，眠差多梦，舌暗苔白腻，脉弦涩。

【方解】冠心病多久病入络，气血运行迟缓，瘀血内生，瘀血阻滞气机，津液代谢失常，聚而为痰，痰瘀阻滞心脉，故见胸闷胸痛；痰瘀内阻，心神被扰，可见心悸失眠。方中丹参苦、微寒，归心、肝经，功能祛瘀止痛、活血通经、清心除烦，为君药。地龙性寒味咸，能活血通络、清热定惊；五灵脂苦、咸、甘、温，归肝经，专入肝经血分，善活血止痛；茜草味苦性寒，归肝经，凉血活血、祛瘀通经；蒲黄甘平，擅长收敛止血，兼有活血化瘀之效，以上四味药物均可助丹参活血祛瘀、通络止痛，共为臣药。佐薤白辛温、通阳散结、行气导滞，《本草纲目》言其："治少阴病厥逆泄痢及胸痹刺痛，下气散血。"旋覆花降气行水化痰、降逆止呕，《本草汇言》记载："旋覆花，消痰逐水，利气下行之药也。主心肺结气，胁下虚满，胸中结痰，呕吐，痞坚噫气，或心脾伏饮，膀胱留饮，宿水等证。"杏仁宣肺化痰，茯苓健脾祛湿、宁心安神。法半夏、山楂炭燥湿化痰、行气开脾，山楂炭尚有活血之力，蒋仲芳在《医宗说约》中言其："捣末用，炒黑，能治血积。"陈皮行气健脾祛湿。菖蒲、远志肉、琥珀宁神益智、安神定悸。使以甘草调和诸药。全方配伍，共奏活血通络、理气宽胸、宣痹止痛、定悸安神之功。

中风回春片

【来源】《中华人民共和国药典》。

【组成】当归（酒制）30 g，川芎（酒制）30 g，红花 10 g，桃仁 30 g，丹参 100 g，鸡血藤 100 g，忍冬藤 100 g，络石藤 60 g，地龙（炒）90 g，土鳖虫（炒）30 g，伸筋草 60 g，川牛膝 100 g，蜈蚣 5 g，茺蔚子（炒）30 g，全蝎 10 g，威灵仙（酒制）30 g，僵蚕（麸炒）30 g，木瓜 50 g，金钱白花蛇 6 g。

【制、用法】以上十九味，当归、川芎、地龙、土鳖虫、蜈蚣、金钱白花蛇、全蝎、僵蚕、丹参各半量，粉碎成细粉，过筛，剩余量与其余红花等 10 味，加水煎煮 2 次，第 1 次 2 小时，第 2 次 1.5 小时，合并煎液，滤过，滤液静置 24 小时，倾取上清液，浓缩至相对密度为 1.20 ～ 1.30 的稠膏，加入细粉，混匀，制成颗粒，干燥，压制成 1000 片，包糖衣，即得。用法：口服，每次 4 ～ 6 片，1 日 3 次，或遵医嘱。注意：脑出血急性期忌服。

【功用】活血化瘀，舒筋通络。

【主治】痰瘀阻络，中风偏瘫，半身不遂、肢体麻木、言语謇涩、口眼歪斜。

【方解】中风回春片为名老中医脑病大师李秀林教授所创，方原补阳还五汤。中风日久，痰瘀阻络证候渐增，李教授常感化瘀通络之力不足，逐渐加重虫藤用量直至五成，以活血化瘀、舒筋通络。方中以酒当归、酒川芎、丹参、地龙（炒）为君药，养血活血、化瘀通络。其中酒当归补血活血，酒炙增强活血功能。酒川芎活血行气，《本草正》载"川芎其性善散，又走肝经，气中之血药也。芎、归俱属血药，而芎之散动尤甚于归，故能散风寒，治头痛。"地龙止痉、息风、通络、平喘，主治热病发热狂躁、惊痫抽搐、肝阳头痛、目赤肿胀、中风偏瘫、风湿痹痛、肺热咳喘等。《得配本草》载地龙"能引诸药直达病所，除风湿痰结，治跌仆，破血结"，炒制可以纠生药之咸寒、增效减燥、祛臭矫腥，并能降低地龙的毒性。以鸡血藤、忍冬藤、络石藤、伸筋草、木瓜、土鳖虫（炒）、炒僵蚕、红花、桃仁、威灵仙（酒制）、蜈蚣、全蝎活血祛瘀、舒筋活络，增强君药主治和活血化瘀之功，为臣药。其中酒威灵仙祛风除湿、通络止痛，酒制能增强祛风通络作用，《开宝本草》载威灵仙"主诸风，宣通五脏，腰膝冷疼"；土鳖虫活血散瘀、通经止痛，炒制可降低土鳖虫毒性；僵蚕祛风止痉、化痰散结、解毒利咽，主治惊痫抽搐、中风口眼歪斜、偏正头痛，麸炒健脾和胃，缓和燥烈之性，还能吸附油质。中风病病久深入经络和脏腑，伍以活血通络之虫药，一方面可增强活血、化瘀和通络之功效；另一方面虫药为血肉有情之品，可使药力深入经络和脏腑，搜刮经络脏腑之瘀滞。以川牛膝、炒茺蔚子、金钱白花蛇为佐，川牛膝补肝肾以固本，防止大量活血通络药伤正气；炒茺蔚子辛、苦，微寒，入心包、肝经，活血调经，清肝明目，引部分药力上达头面，并以其苦寒兼制大量补血活血药之温燥；金钱白花蛇可祛风、通络、止痉，少量用药以协助君、臣药以加强治疗作用。川牛膝兼使药以引药达下肢。中风回春片严格遵循了中医君臣佐使的配伍原则，全方破血逐瘀通络，祛瘀补血生新以养络，驱风化痰舒筋以活络；且动静走窜结合，活血行气，气络血络兼顾，调畅气血，顾护肝肾，引经固本；并能气血同调，标本兼治，寒热和谐，提高了治疗中风痰瘀阻络证的临床疗效。

【现代药理研究】研究表明中风回春片能够降低脑血管通透性，减轻脑水肿，减少缺血再灌注损伤，缩小梗死范围，减轻缺血程度，抑制血栓形成，减轻血栓湿重，显著延长凝血时间，显著缩短血浆凝块溶解时间及优球蛋白溶解时间，并呈现剂量依赖性。能抑制血小板聚集，上调血清和脑组织中 SOD 和 VEGF 水平，下调 MDA 水平。能够改善 MCAO 模型大鼠的前肢抓力及学习记忆功能，对大鼠血清中 TNF-α、IL-1β、IL-6 的水平有明显的抑制作用。

【临床应用】对急性脑梗死的患者，用药时机易早，以更好改善神经功能缺损；用于缺血性脑卒中的二级预防、短暂性脑缺血发作或腔隙性脑梗死、脑梗死恢复期及后遗症期、血管神经性头痛、冠心病、风湿骨痛等；对于脑梗死出血转化的患者，在出血稳定后可考虑在常规专科治疗的基础上给予中风回春片治疗；高血压脑出血者需排除禁忌后考虑应用。

益气养阴通络汤

【来源】《张志雄方》。

【组成】南沙参 20 g，北沙参 20 g，麦冬 20 g，五味子 10 g，桂枝 10 g，生地 30 g，丹参 25 g，川芎 15 g，益母草 15 g。

【用法】水煎服。

【功用】益气养阴，化瘀通络。

【主治】冠心病气阴两虚。症见偶有胸闷憋气，或心前区不定时隐痛，时而在睡眠中憋醒，心慌气短，虽入冬秋季节亦喜开窗摇扇，口干，全身乏力，舌体胖嫩、质淡尖红、苔面净，脉细数无力，时有结脉、代脉。

【方解】凡负重劳累、谋虑过度及动怒、烦恼等，皆可伤肝。肝主藏血，主谋虑，开窍于目，为罢极之本。操劳过度、情志不遂、恼怒郁结及谋虑过度，皆能导致肝的正常功能失调，促使肝气郁结，久则郁而化火，灼伤肝阴，阴津不足，心络失荣，心失所养；加之阴虚则阳亢，体内津液熬炼成痰，痰浊内阻，血液运行不畅，瘀血内生，心脉痹阻，不通则痛，故见心前区隐痛、胸闷；阴津不足，可见心慌气短、虽入冬秋季节亦喜开窗摇扇、口干、全身乏力等症。舌体胖嫩、质淡尖红、苔面净，脉细数无力，时有结脉、代脉为气阴不足之象。故治疗以益气养阴、化瘀通络为法。方中以南、北沙参及麦冬、生地清润滋阴为主；配合丹参、川芎、益母草活血祛瘀，通经活络为辅。佐桂枝温阳化气，阳中求阴，正如《景岳全书》谓："善补阴者，必于阳中求阴，则阴得阳升而泉源不竭。"五味子敛阴益气生津。合而成方，乃有益气养阴、化瘀通络之效。

复方祛风通络方

【来源】《关幼波临床经验选》。

【组成】生黄芪 15 g，僵蚕 4.5 g，全蝎 3 g，钩藤 30 g，玄参 12 g，知母 10 g，黄柏 10 g，桔梗 7.5 g，蜈蚣 4 条，滁菊花 10 g，生地 15 g，川芎 4.5 g，赤芍 12 g，白芍 12 g，当归 12 g，丹参 15 g，刺蒺藜 10 g。

【用法】水煎服。

【功用】祛风化痰通络，养血平肝。

【主治】阴虚阳亢，风痰阻络。头晕，头胀，耳鸣，脸面及肢体麻木、震颤，目睛转动不灵活，舌麻言謇，吞咽不利，行动困难。

【方解】本方主治脑干脱髓鞘病变属阴虚阳亢、风痰阻络者。头者，精明之府，受五脏六腑之精濡养，年老精气渐衰，或五志过极、将息失宜、恣食肥甘、过食辛辣、嗜好烟酒等皆可使脏腑阴阳失调，阴虚阳亢，阳动风生，风邪挟痰，阻滞经络，上扰清窍，出现头晕、头胀、耳鸣、目睛转动不灵活、肢麻震颤、行动困难等症。方中钩藤，清热平肝，息风止痉，《本草纲目》言："钩藤，手、足厥阴药也。足厥阴主风，手厥阴主火，惊痫眩晕，皆肝风相火之病。钩藤通心包于肝木，风静火熄，则诸症自除。"《本草新编》中谓："钩藤，去风甚速，有风症若必宜用之。"僵蚕味辛，入肝经，善走窜，平肝息风、通络止痛，僵蚕既能息内风，又可散外风，还有化痰散结之功；二药合用，平肝潜阳，息风止痉，化痰通络，为君药。玄参、知母、黄柏、菊花滋阴清热，助钩藤清热平肝；全蝎、蜈蚣息风止痉，助僵蚕祛风通络，共为臣药。四物汤（熟地易为生地）合丹参、赤芍养血活血，"治风先治血，血行风自灭"；黄芪鼓舞阳气，并有活血之效，刺蒺藜平肝息风，合菊花尚能清肝明目，以上共为佐药。桔梗化痰利咽，并能载药上行，为佐使。全方配伍，共奏平肝息风、滋阴养血、化痰通络之效。

开郁通络饮

【来源】《湿温时疫治疗法》。

【组成】香橼皮钱半，广郁金三钱，延胡（炒）钱半，远志肉八分，真新绛钱半，陈木瓜钱半，蛴螂虫二钱，丝通草一钱，佛手片五分。

【用法】先用丝瓜络一枚、路路通十个、生薏苡仁八钱，煎汤代水。

【功用】理气通络，祛痰化湿。

【主治】湿温化肿胀，湿滞在络，按之则坚，腹胀不减，服消导药不效，久病入络者。

【方解】本方主治湿温，久病湿滞在络，湿邪内阻，经络气机不畅，水湿内停，则肿胀、按之则坚；中焦气机郁滞，则腹胀腹满。治宜理气通络，祛痰化湿。方中生薏苡仁利水消肿、健脾去湿、舒筋除痹、清热排脓，重用为君药。广郁金行气解郁，活血凉血；路路通通行十二经，祛风活络、利水除湿，蛴螂虫化瘀消癥，清热止惊，攻积导滞，共为臣药。新绛、丝瓜络、延胡索行气祛湿，活血通络，助蛴螂虫、路路通宣通络道，使络道利则水道利；佛手、香橼、远志行气疏肝，祛湿化痰，助郁金宣畅气分之郁；木瓜酸泄木郁而祛湿醒脾，共为佐药。全方配伍精当，使气机畅、络道通，则水湿尽除。

益气通络方

【来源】《张志雄方》。

【组成】黄芪 30 g，党参 15 g，当归 12 g，丹参 15 g，桂枝 9 g，细辛 3 g，川芎 15 g，全蝎 9 g，蜈蚣 3 条（研末冲服），水蛭粉 2 g（冲服）。

【用法】水煎服。

【功用】益气温阳，活血通络。

【主治】糖尿病周围神经病变之气虚血瘀者。倦怠乏力，体重下降，四肢麻木、疼痛、发凉，感觉异常或减退，舌质暗淡或紫，脉沉细或细涩。

【方解】消渴日久，正气虚衰，气血亏虚，经脉不荣四肢则肢体麻木、感觉障碍，气虚无力行血而成瘀，瘀阻脉络则痛，气血不达四末则不温。方中黄芪味甘性微温，归脾、肺经，善补脾肺之气，能"益气补虚损，止渴利阴气"，为治疗气虚津亏消渴之要药；党参健脾益气，二者共为君药，以治病之本。桂枝性温味辛甘，温经通阳；细辛辛温，祛风散寒止痛，二药温阳通脉止痛，共为臣药。当归养血活血，通络止痛；丹参微寒微苦，活血祛瘀，行气止痛，有"一味丹参，共同四物"的美誉；川芎辛散温通，为血中气药，活血行气，引药达病所，三药共为佐药。蜈蚣辛温，性善走窜，通达内外；全蝎辛平，与蜈蚣均有息风止痉，解毒散结，通络止痛之功；水蛭咸苦入血分，功擅破血行瘀，力峻效宏，三药通络止痛为使。诸药合用，共奏益气温阳，活血通络之功。上肢病重者，加桑枝 30 g，下肢病重者，加川牛膝 30 g。

抗心梗合剂

【来源】《中华内科杂志》。

【组成】黄芪 30 g，丹参 30 g，党参 15 g，黄精 15 g，郁金 15 g，赤芍 15 g。

【用法】上为 1 日量。水煎 2 次，去滓，浓缩为 100 mL，分 2 次服。服 3 周后病情稳定，再改为每日 1 次，每次 50 mL，共服 6 周。

【功用】益气养阴，活血通络。

【主治】急性心肌梗死。气阴两虚，心脉瘀阻，胸闷气短，心前区疼痛，舌质紫黯，脉细涩。

【方解】急性心肌梗死病因多责之于气虚血瘀，络脉痹阻。《医学入门》言道："厥心痛，因内外邪犯心之包络，或他脏犯心之支络"，说明心之络脉痹阻、心失所养，是急性心肌梗死发病的直接原因。心气亏虚，血行迟滞，瘀血内生，痹阻心之络脉，不通则痛；正气亏虚，则乏力气短；舌质紫黯、脉细涩为气虚血瘀之象。治疗以益气养阴、活血通络为法。方中重用黄芪、丹参补气活血为君药，其中黄芪为补气之圣药，其味甘性温，归肺、脾经，具有补气升阳、益卫固表、利水消肿、托毒生肌之效。《难经》云："损其心者，调其营卫。"黄芪善补营卫之气，在心病治疗中尤为重要；此外，黄芪还兼有活血作用，《本草经集注》载黄芪"逐五脏间恶血"。丹参味苦微寒，归心、肝经，具有活血祛瘀、通经止痛、清心除烦、凉血消痈之效。臣以党参补中益气、健脾益肺，助黄芪补一身之气；赤芍活血化瘀、通络止痛，助丹参行血之力，二者共为臣药。佐黄精味甘性平，滋肾润肺、补脾益气，助芪、参益气养阴；郁金为血中气药，活血行气、解郁安神，助丹参、赤芍活血通络。本方药仅六味，方药虽少却配伍精当，契合病机，使心气旺、瘀血散、络脉通则诸症自除。

【临床应用】抗心梗合剂联合西药治疗急性心肌梗死疗效显著，优于单纯西药组。本方加桔梗、薤白治疗冠心病心绞痛效果显著。

关节炎汤 2 号

【来源】《临证医案医方》。

【组成】黄芪 24 g，党参 15 g，白术 9 g，制附片 6 g，白芍 9 g，桂枝 9 g，生地 9 g，熟地 9 g，细辛 2 g，独活 9 g，桑寄生 30 g，十大功劳叶 12 g，牛膝 9 g。

【用法】水煎服。

【功用】补气益肾，散寒通络。

【主治】痹证，证属阳虚寒滞者。关节疼痛，有凉感，遇寒及劳累痛甚，舌苔白，脉沉紧。

【方解】痹证的发生，主要为风、寒、湿、热之邪乘虚侵袭人体，引起气血运行不畅、经络阻滞；或病久痰浊瘀血阻于经隧、深入关节筋脉所致。《黄帝内经》云："正气存内，邪不可干""邪之所凑，其气必虚"，可见，正气亏虚是痹证发生的内因。肾主骨生髓，肾中阳气亏虚，寒凝筋脉关节，出现关节疼痛、发凉、遇寒痛甚。治当补气益肾，散寒通络止痛。方中黄芪甘温补气，兼能活血通络；制附片温肾助阳、散寒止痛；桑寄生祛风湿、补肝肾、强筋骨，三者共为君药。党参、白术助黄芪补气；桂枝、独活、细辛助制附片温通经络、散寒止痛；熟地、十大功劳叶、牛膝助桑寄生补肝肾、强筋骨，逐瘀通经，共为臣药。佐白芍、生地滋阴养血，阴中求阳；牛膝又能引药下行，兼作使药之用。上药共达补气益肾、散寒通络之功。

二参二藤汤

【来源】《伊和姿方》。

【组成】党参 15 g，北沙参 15 g，黄芪 20 g，生地 15 g，丹皮 12 g，紫草 12 g，鸡血藤 30 g，络石藤 30 g。

【用法】水煎服。

【功用】益气养阴，凉血通络。

【主治】气阴两虚皮肌炎。症见皮肤发红、肿胀或见红斑，肌肉无力，步行困难，上举无力，甚则肌肉疼痛，五心烦热，口干，舌红少苔，脉细数。

【方解】素体阴虚阳盛，感受热毒，充斥血脉，侵蚀肌肤而致本病。气阴两虚，络脉失充，肌肤失养，故见肌肉无力、身体手足活动不遂；阴不制阳，虚火内生，血热妄行，不循络道，可见皮肤红斑、皮肤发红等。治疗以益气养阴、凉血通络为法。方中药物分为四组，以黄芪、党参补气，黄芪尚能利水消肿、活血逐瘀；生地、北沙参养阴清热，生地兼有凉血之功；丹皮、紫草凉血活血、散瘀消斑；鸡血藤、络石藤两种藤类药物，取其轻灵之性，易通利关节而达四肢，舒筋活络、消肿止痛。全方配伍，契合病机，药简力专，共奏益气养阴、凉血通络之功。

地黄合剂

【来源】《嵇书尧方》。

【组成】生地 60 g，熟地 60 g，炒白术 60 g，淡干姜 12 g，制川乌 6 g，细辛 4.5 g，蜈蚣 3 条，生甘草 5 g。

【用法】水煎服，每日 1 剂，日服 3 次。

【功用】填精养液，化湿通络，搜风定痛。

【主治】肾精不充，风挟痰湿成痹。症见肢体疼痛，屈伸不利，腰膝酸软、乏力或纳差，舌暗淡或有齿痕、苔白，脉沉细。

【方解】痹证日久，肾精亏虚，元气不足，气血生化乏源。正虚邪恋，风湿留而不去，致经络虚滞、脉道不利、筋骨失养，出现肢体疼痛、屈伸不利、腰膝酸软无力等症。方中生、熟地同用，生地甘、苦、寒，清凉滋润、滋阴养液、去瘀消肿、活血定痛；熟地甘、温，善补血滋阴，又能填精益髓，还可制约生地寒凉之性，二者同入肾经，重用以滋肾填精、固先天之本；炒白术健脾益气、燥湿利水，入脾胃经，用量与生、熟地等同，旨在培补后天之源；三药合用，滋肾阴养肾精，健运中州，使肾气得充，脾气得健，络充气和，湿化痹除，共为君药。干姜辛散温通、散寒止痛、回阳通脉、燥湿化痰；制川乌祛风除湿、散寒止痛，二者共为臣药。佐细辛、蜈蚣祛风散寒、通络止痛；生甘草补气健脾、缓急止痛、调和药性，为使药。本方配伍特点以大剂量滋肾填精药物为主，配合小剂量祛风湿、通络止痛药物，补中寓通。

【临床应用】临床运用地黄合剂治疗类风湿关节炎，安全、起效快且无明显副作用。

舒络解痉汤

【来源】《庞赞襄方》。

【组成】吴茱萸 12 g，党参 12 g，大枣 2 枚，干姜 9 g，半夏 9 g，橘红 9 g，甘草 3 g。

【用法】水煎服。

【功用】温中散寒，益气通络。

【主治】闪辉性暗点（眼型偏头痛，又称暂时性不完全性黑蒙），证属肝经虚寒、脉络受阻者。双眼突然发作的一过性视觉障碍，眼前呈雾蒙状，视野有局限性缺损，其境界边呈锯齿状闪光，形成锯齿样弧形光带，称闪辉性暗点。视野缺损发作终了，继之出现偏头痛、头痛、眼痛、胸胁不舒或胀痛，或恶心、干呕、吐涎沫，食后欲吐，四肢发凉，舌淡苔白腻，脉弦。

【方解】肝藏血，主疏泄，性喜条达而恶抑郁，开窍于目。《灵枢·经脉》云："肝，足厥阴之脉……挟胃，属肝，络胆，上贯膈，布胁肋，循喉咙之后，上入颃颡，连目系，上出额，与督脉会于巅。"肝经虚寒之气循经弥漫，传至目络，导致目睛失于濡养温润，则出现视觉障碍、视野缺损及眼痛；头痛、干呕、吐涎沫为厥阴寒气上攻所致；吐利、四肢发凉为寒气内盛；食后欲吐为胃寒盛也。木虚土侮，脾胃运化失职，痰湿阻络，痰湿寒邪互结，阻遏玄府，致使清阳之气不能上升于目，阳气不足，阴寒得以乘之，以致本病。治当温中散寒，益气通络。方中吴茱萸散寒止痛，降逆止呕，入肝经散厥阴之寒，尤其适用于寒滞肝脉诸证，为君药。党参补中益气，健脾益胃，补胃之虚，为臣药。干姜温经散寒、和胃止呕，半夏燥湿化痰、降逆和胃；橘红理气通络、燥湿化痰，三者既助吴茱萸温经散寒，又助党参健脾和胃，共为佐药。大枣、甘草补中益气，调和药性，为佐使。此方由吴茱萸汤化裁，又有六君子汤之意，意在温中补虚、降逆散寒、燥湿化痰、理气和中为主，佐以益气通络，使寒邪外出，气血流畅，目得所养，诸症悉除。临床肝经虚寒、脉络受阻虚寒重者，加附子、肉桂各 9 g；头痛不止，加川芎、白芷、羌活各 9 g；胁痛腹满者，加当归、白芍、青皮、枳壳、莱菔子各 9 g；口干欲饮，加麦冬、天花粉、乌梅各 9 g；眉棱骨痛，加夏枯草 15 g，荆芥、防风各 9 g；大便秘结，加番泻叶 3 ~ 9 g；大便溏，加苍术、白术各 9 g。

通乳散结汤

【来源】《中医妇科治疗学》。

【组成】全瓜蒌 12 g，青皮 9 g，丝瓜络 15 g，橘络 9 g，通草 9 g，橘叶 10 片，郁金 6 g，刺蒺藜 9 g，蒲公英 15 g。

【用法】水煎，温服。

【功用】疏肝解郁，通络散结。

【主治】肝郁气滞，乳汁停滞不畅。乳房硬满胀痛，甚或红肿，时有恶寒发热，舌淡苔白，脉弦数。

【方解】此方用于产后乳汁不畅，乳房胀硬作痛。乳房为阳明、厥阴二经所主，《灵枢·经脉》曰："胃足阳明之脉……其支者，从缺盆下乳内廉，下挟脐，入气街中""肝足厥阴之脉……挟胃，属肝，络胆，上贯膈，布胁肋"。故乳部诸疾与此二经密切相关。本证为病机肝郁气滞；主证为乳汁不畅、乳房硬满胀痛。由于肝郁气滞、经络不通、乳汁不畅，以致乳房硬满胀痛，甚至红肿。肝郁气滞，郁火内生，正邪交争，可见恶寒发热。治法当疏肝解郁，通络散结。方中全瓜蒌清热散结，解毒消肿，为君药。青皮、橘叶、橘络、郁金疏肝气、解郁结、通经络、散结滞，共为臣药。刺蒺藜入肝经，能疏肝散结，《神农本草经》谓本品能治"乳难"；丝瓜络味苦性凉，功能行血通络，《本草再新》言其可"通经络，和血脉，化痰顺气"，《分类草药性》谓丝瓜络能"治乳肿疼痛"，《现代实用中药》中言其功效为"通乳汁，发痘疮"；通草下气通乳；蒲公英清热解毒通乳，以上均为佐药。诸药合用，共奏疏肝解郁、通络散结之效，使肝气条达、络通结散，则乳汁自通。

【临床应用】临床用于产后哺乳期女性的急性乳腺炎，能提高疗效、缩短疗程、阻断乳房脓肿形成、减轻患者痛苦，疗效明显优于单用青霉素等抗生素抗炎治疗。

病络学说　各论

下篇

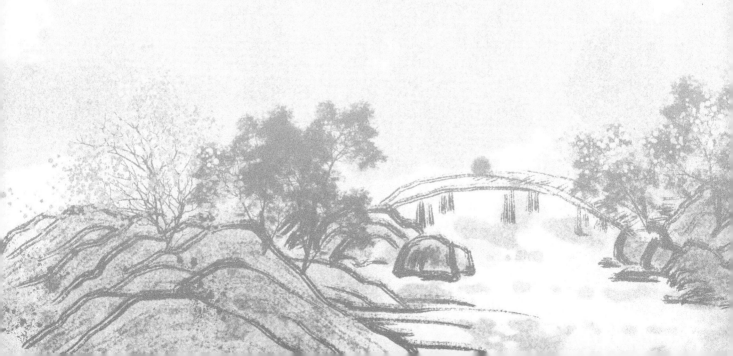

第十章 支气管哮喘

支气管哮喘简称哮喘，是由多种细胞（如嗜酸粒细胞、肥大细胞、T 淋巴细胞、中性粒细胞、平滑肌细胞、气道上皮细胞等）和细胞组分共同作用的气道慢性炎症性疾病。主要特征包括气道慢性炎症、气道对各种刺激因素呈现的高反应性、广泛多变的可逆性气流受限及随病程延长而导致的一系列气道结构的改变，即气道重构。通常出现广泛而又多变的可逆性气流受限，导致反复发作的气急、喘息、胸闷和（或）咳嗽等症状。随着全球工业化的进展，哮喘患病率呈逐年增高的趋势，目前我国 20 岁以上成人哮喘现患率已高达 4.2%，一般认为儿童患病率高于青壮年，老年人群的患病率有增高的趋势。成人男女患病率大致相同，发达国家高于发展中国家，城市高于农村。约 40% 的患者有家族史。哮喘不仅严重影响患者的生活质量，而且产生直接和间接成本均造成了巨大的个人和社会经济负担。

传统中医方面并没有支气管哮喘的病名，多根据其发作性胸闷、喘息、喉间痰鸣等主要临床表现，归属于中医的"哮证""喘证"等范畴。哮病是一种发作性痰鸣气喘疾病，以喉中哮鸣有声、呼吸气促困难为特征，甚则喘息不能平卧；喘证则是以呼吸困难为主，表现为张口抬肩、鼻翼煽动、不能平卧等。中医古籍对支气管哮喘的记载有很多，《黄帝内经》虽未明确哮喘这一病，但描述了有关哮喘的症状、病因病机。《素问·阴阳别论》曰："阴争于内，阳扰于外，魄汗未藏，四逆而起，起则熏肺，使人喘鸣。"《金匮要略》中将该病称为"上气"，描述了哮喘急性发作时的临床症状及治疗用药："咳而上气，喉中水鸡声，射干麻黄汤主之"。《诸病源候论》将该病称为"呷嗽"，治以消痰破饮药物。元代朱丹溪首次提出"哮喘"之名，并提出"未发以扶正为主，既发以攻邪气为急"的治疗原则。《中医内科病证诊断疗效标准》中指出，哮病多由外邪、饮食、情志、内伤等因素，导致气滞痰阻、气道痉挛而发病，发作时伴有喉中哮鸣音、呼吸困难，甚者喘息不得卧为主要临床表现，相当于西医上的支气管哮喘、喘息性支气管炎。

第一节 西医病因病理

一、发病原因

哮喘的病因还不十分清楚，患者个体过敏体质及外界环境的影响是发病的危险因素。哮喘与多基因遗传有关，同时受遗传因素和环境因素的双重影响。许多调查资料表明，哮喘患者亲属患病率高于群体患病率，并且亲缘关系越近，患病率越高；患者病情越严重，其亲属患病率也越高。目前，哮喘的相关基因尚未完全明确，但有研究表明存在有与气道高反应性、IgE 调节和特应性反应相关的基因，这些基因在哮喘的发病中起着重要作用。

环境因素中主要包括某些激发因素，如尘螨、花粉、真菌、动物毛屑、二氧化硫、氨气等各种特异和非特异性吸入物；感染，如细菌、病毒、原虫、寄生虫等；食物，如鱼、虾、蟹、蛋类、牛奶等；药物，如普萘洛尔、阿司匹林等；气候变化、运动、妊娠等都可能是哮喘的激发因素。

支气管哮喘的发病机制尚未完全阐明，目前主要有以下几种学说。

（一）免疫-炎症机制

免疫系统在功能上分为体液（抗体）介导的和细胞介导的免疫，均参与哮喘的发病。

（1）抗原通过抗原递呈细胞激活 T 细胞。活化的辅助性 T 细胞（主要是 Th2 细胞）产生白细胞介素 IL-4、IL-5、IL-10 和 IL-13 等进一步激活 B 淋巴细胞，后者合成特异性 IgE，并结合于肥大细胞和嗜碱性粒细胞等细胞表面的 IgE 受体。若过敏原再次进入体内，可与结合在细胞表面的 IgE 交联，使该细胞合成并释放多种活性介质，导致平滑肌收缩、黏液分泌增加、血管通透性增高和炎症细胞浸润等。炎症细胞在介质的作用下又可分泌多种介质，使气道病变加重、炎症浸润增加、产生哮喘的临床症状，这是一个典型的变态反应过程。根据过敏原吸入后哮喘发生的时间，可分为速发相哮喘反应、迟发相哮喘反应和双相型哮喘反应。速发相哮喘反应几乎在吸入过敏原的同时立即发生反应，15 ~ 30 分钟达高峰，2 小时后逐渐恢复正常。迟发相哮喘反应 6 小时左右发病，持续时间长，可达数天，而且临床症状重，常呈持续性哮喘表现，肺功能损害严重而持久。迟发相哮喘反应是由于气道慢性炎症反应的结果。

（2）活化的 Th（主要是 Th2）细胞分泌的细胞因子，可以直接激活肥大细胞、嗜酸性粒细胞及肺泡巨噬细胞等多种炎症细胞，使之在气道浸润和聚集。这些细胞相互作用可以分泌出许多种炎症介质和细胞因子，构成了一个与炎症细胞相互作用的复杂网络，使气道收缩、黏液分泌增加、血管渗出增多。根据介质产生的先后可分为快速释放性介质，如组胺；继发产生性介质，如前列腺素、白三烯、血小板活化因子等。肥大细胞激活后，可释放出组胺、嗜酸性粒细胞趋化因子、中性粒细胞趋化因子、白三烯等介质。肺泡巨噬细胞激活后可释放血栓素、前列腺素、血小板活化因子等介质，进一步加重气道高反应性和炎症。

（3）各种细胞因子及环境刺激因素亦可直接作用于气道上皮细胞，后者分泌内皮素-1 及基质金属蛋白酶（matrix metalloproteinase，MMP）并活化各种生长因子，特别是 GF-β。以上因子共同作用于上皮下成纤维细胞和平滑肌细胞，使之增殖而引起气道重塑。

（4）由气道上皮细胞、血管内皮细胞产生的黏附分子可介导白细胞与血管内皮细胞的黏附，白细胞由血管内转移至炎症部位，加重了气道炎症过程。

总之，哮喘的炎症反应是由多种炎症细胞、炎症介质和细胞因子参与的相互作用的结果，关系十分复杂，有待进一步研究。

（二）神经-受体失衡学说

神经因素也被认为是哮喘发病的重要环节。支气管受复杂的自主神经支配。除胆碱能神经、肾上腺素能神经外，还有非肾上腺素能非胆碱能神经系统。支气管哮喘与 β-肾上腺素受体功能低下和迷走神经张力亢进有关，并可能存在有 α-肾上腺素能神经的反应性增加。非肾上腺素能非胆碱能释放舒张支气管平滑肌的神经介质如血管活性肠肽、一氧化氮，及收缩支气管平滑肌的介质如P 物质、神经激肽，两者平衡失调可使气道对各种刺激因子的反应性增高，则可引起支气管平滑肌收缩、痉挛。

（三）气道高反应学说

气道高反应性（airway hyperresponsiveness，AHR）表现为气道对各种刺激因子出现过强或过早的收缩反应，是哮喘患者病情发生发展的另一个重要因素。目前普遍认为气道炎症是导致气道高反应性的重要机制之一，当气道受到过敏原或其他刺激后，由于多种炎症细胞、炎症介质和细胞因子的参与，气道上皮的损害和上皮下神经末梢的裸露等而导致气道高反应性。AHR常有家族倾向，受遗传因素的影响。AHR为支气管哮喘患者的共同病理生理特征，然而出现AHR者并非都是支气管哮喘，如长期吸烟、接触臭氧、病毒性上呼吸道感染、慢性阻塞性肺疾病等也可出现AHR。

（四）其他机制

哮喘的发生与呼吸道的病毒感染、服用某些解热镇痛药（如阿司匹林、普萘洛尔）和含碘造影剂、运动过程中的过度换气、胃–食管反流、心理因素、遗传等也有一定的关系。支气管哮喘属于多基因遗传，约2/3的支气管哮喘患者有家族遗传病史。先天遗传因素和后天环境因素在支气管哮喘的发病中均起着重要作用。

二、病理机制

主要病理特征是大量嗜酸性粒细胞在气道内的浸润。早期病理改变大多为可逆性的，肉眼观察解剖学上很少有器质性改变，表现为支气管黏膜肿胀、充血及分泌物增多、气道内炎症细胞浸润、气道平滑肌痉挛等，病情缓解后基本恢复正常。随着哮喘的反复发作，病理改变的可逆性逐渐减小，支气管呈现慢性炎症性改变，肉眼可见肺膨胀及肺气肿，肺柔软疏松有弹性，支气管及细支气管内含有黏稠痰液及黏液栓，表现为支气管壁增厚、黏膜肿胀充血形成皱襞、黏液栓塞局部可出现肺不张。显微镜下可见气道上皮下有肥大细胞、肺泡巨噬细胞、嗜酸性粒细胞、淋巴细胞与中性粒细胞浸润，气道黏膜下组织水肿，微血管通透性增加，支气管内分泌物贮留，支气管平滑肌痉挛，纤毛上皮细胞脱落，基底膜露出，杯状细胞增殖及支气管分泌物增加等病理改变。若哮喘长期反复发作，表现为支气管平滑肌肌层肥厚、气道上皮细胞下纤维化、基底膜增厚等，致气道重构和周围肺组织对气道的支持作用消失。晚期可形成阻塞性肺气肿，甚至肺源性心脏病。

第二节　中医病因病机

一、病因

传统中医学认为支气管哮喘的发病常为外感六淫、温邪、疫疬气，饮食失宜、内伤七情、劳逸失度继发痰瘀及先天不足所致。

（一）外邪侵袭

风为阳邪，易袭阳位，肺阳络居上，风邪侵袭肺之气络，使气络失调而绌急作咳。寒为阴邪，易伤阳气，主收引、凝滞。《素问·举痛论》云："寒气客于脉外则脉寒，脉寒则缩蜷，缩蜷则脉绌急则外引小络，故卒然而痛"，寒邪为患，易使络脉拘急、挛缩。《幼幼集成》曰："非小儿无伤寒，因其荣血未充，易于生热"，说明小儿感寒后，表证短暂且极易入里化热，风寒化热或风热邪气侵袭肺络，肺络津伤失润，津液不得敷布，肺络郁滞，上逆而咳。燥邪易伤阴津，如《医门法律》中清燥救肺汤主治温燥伤肺之"诸气膹郁，诸痿喘呕"；《临证指南医案》曰："脉右浮数，风温干肺化燥，喉间痒，咳不爽""风温客邪化热，劫烁胃津，喉间燥痒，呛咳"。两者描述均与部分哮喘患者咽痒干咳的症状接近，病因以"燥邪"为主。肺络布津，喜润恶燥，燥邪袭肺，易伤津液，涩滞气机，伤肺之气络，表现为干咳气急；燥热炼津成痰，则痰少黏稠难咳。临床上，外感邪气多合邪为病，均可导致肺失宣肃、气不布津、津凝为痰，又根据外邪的不同分为寒痰、痰热、风痰、燥痰。此外，接触致敏原或环境毒邪（烟尘、花粉、动物毛屑、异味气体等）后，亦可伤肺之阳络，使肺络绌急而咳。《幼幼集成》云："咳而久不止，并无他证，乃肺虚也。"咳嗽反复不愈，可致肺气耗伤，肺络空虚，络气不足，气不化津，痰饮内生，或肺络阴伤，虚火灼津成痰，痰阻肺络，更易感外邪，风痰相引而发病。

（二）饮食不当

过食生冷，寒饮内停，或嗜食酸咸甘肥，积痰蒸热，或进食海膻发物，损伤脾胃，土不生金，肺络失养，严重者蕴湿生痰化热化毒，浸淫肺络，则发咳喘。《医碥·哮喘》曰："哮者……得之食味酸咸太过，渗透气管，痰入结聚，一遇风寒，气郁痰壅即发。"故古又有称为"食哮""鱼腥哮""卤哮""糖哮""醋哮"者。饮食不知自节，过饱则气机升降失调，肺络郁滞。食用发物，经脾胃转输至肺之气络，肺络绌急，痰浊内生，络气郁滞。

（三）劳逸失度

叶天士在《临证指南医案》中说："近因劳烦，令阳气弛张，致风温过肺卫以扰心营，欲咳心中先痒，痰中偶带血点""近旬日前咳嗽复作，纳食不甘。询知夜坐劳形……夜坐达旦，身中阳气亦有升无降，最有失血之虑……当暂停诵读，数日可愈"。运动过度，中虚气逆，使络气虚滞，痰气相击；久坐使气机怠惰，血行滞涩，肺络郁滞；长期熬夜，阴液暗耗，相火妄动刑金，金气不降，肺络失养，更易感风邪、燥邪。临床上，劳逸失度已成为哮喘发病的诱因、哮喘反复不愈的外在因素。

（四）体虚病后

一般而言，体质不强者多以肾为主，病后所致者多以肺为主。幼儿哮病往往为禀赋不足所致，故有称"幼稚天哮"者。患儿素体虚弱，先天肾气不足，子盗母气，则肺络失养；水泛为痰，则络气郁滞。咳嗽变异性哮喘的咳嗽反复发作、缠绵难愈，提示存在"伏邪"且病位较深。若小儿先天禀赋不足，素体脾、肺、肾三脏不足，水液代谢异常，痰饮内生而络脉气血运行缓慢，"络"之正气较"经"之正气弱，"至虚之处，便是容邪之处"。若病后体弱，如幼年患麻疹、顿咳或反复感冒、咳嗽日久等导致肺虚。肺气不足，阳虚阴盛，气不化津，痰饮内生，或阴虚阳盛，热蒸液聚，痰热胶固，均可致哮。如果失治、误治，痰瘀互结，终络息成积。《灵枢·百病始生》曰："积之始生，得寒乃生""稽留而不去，息而成积，或着孙络，或着络脉"。总之，积的形成是由多种因素影响肺脏气机，致络气虚滞且绌急日久，引起肺络完全堵塞或闭塞而成肺络瘀塞，又痰瘀互结而成积，表现为反复咳痰喘促甚至呼吸困难，最终演化为哮喘。络息成积相当于现代医学的气道重塑、肺纤维化。

二、病机

肺脏是气、血、津液汇集之所，具有主气、司呼吸、朝百脉、调理经络的生理功能。肺络是肺脏所需营养物质的载体，是连接肺脏和其他脏腑经络的重要桥梁。肺络逐层递变，网状分布的结构形态与肺脏（微）血管和（小）气道的分布非常相似。肺络是肺脏经络最小的分支，因此肺络中的络气也具有参与呼吸运动和水液代谢调节，以及推动络血汇聚于肺的功能，这与现代医学中微循环交换气体和营养物质的功能类似。哮喘作为肺络病变产生的顽疾，往往虚实一体、因虚邪伏、因邪触动、标本兼病、本虚和标实沉瀣相依、因果转加、渐进发展，在病机上具有病络机制的演变特点。

（一）肺络绌急是哮喘发病的基础

肺络绌急是哮喘早期的病机特点，是指由感受外邪、情志过激、过劳等袭扰肺络，致痰气交阻、外不得宣畅卫表、内不得肃降气机、肺络绌急、络气郁滞上逆而喘的状态。若因风寒之邪触动或患者素来阳虚，痰从阴而化，则属寒饮阻络为患；若遇风热之邪触动或患者素来阳盛，抑或进食辛辣肥甘炙热之物而诱发，痰从阳热化，则属痰热郁络为患；如风寒袭于阳络未解，循经内犯阴络或素有阴络痰热郁蕴，阳络复受风寒，热为寒遏，不得疏泄，则属肺络阳寒阴热为患；如病因于风，搏结于痰，则属风盛痰阻为患。哮喘病位首先在肺，多由肺体素虚、迁延失治、痰伏于肺、外邪侵袭诱发。《病因脉治》曰："哮病之因，痰饮留伏，结成窠臼，潜伏于内，偶有七情之犯，饮食之伤，或外有时令之风寒，束其肌表，则哮喘之症作矣。"又《证治汇补·哮病》曰："因内有壅塞之气，外有非时之感，膈有胶固之痰，三者相合，闭拒气道，搏击有声，发为哮病。"肺络伏邪，遇感引触，痰气搏结于气道，导致肺络绌急，络气宣降失职，络血渗灌障碍，肺气温养、协调、传导、推动等功能受损，气道狭窄，通畅不利，气贯窄道，肺气上逆而见喉中哮鸣有声、呼吸气促困难。因此，肺络绌急痉挛成为哮喘发病的基础，临床表现为发病迅速，时发时止，喉间哮鸣有声，偶伴有胸闷。患者病情轻浅，间发症轻，气流受限可逆，缓解后多如常人。

（二）肺络瘀滞是哮喘加重的关键

肺络瘀滞是哮喘中期的病机特点，是肺络功能性病变向器质性病变发展的重要阶段。络脉有气络和血络之分。前者行气行津，温养机体，感传信息；后者行血行营，濡养机体，化生神气。肺之络气郁滞日久、不得畅达，络津凝滞为痰，络血行涩为瘀，痰瘀互阻，痹阻肺络，肺络绌急则气逆而病喘。《血证论》曰："人身气道，不可塞滞，内有瘀血，气道阻塞，不得升降而喘。"朱丹溪曰："痰夹瘀血，遂成窠囊。"意即痰瘀之邪阻滞络脉为病，则搜逐不易，迁延难愈。此时患者病情渐深、易发难平，发作时常可见胸膺憋塞如窒，咳痰如丝缠扯，唇甲青紫色暗等。

（三）络毒蕴结是哮喘恶化的最终环节

络毒蕴结是哮喘晚期的病机特点，哮喘积延久发，络气、络血、络津郁滞，阻碍气机，宗气大虚，不能鼓动血液周流，痰瘀胶结稽留，蕴久不解，酿生毒邪，毒邪深伏于肺又可强烈损耗络脉，加重络脉亏虚，络脉失充而血运不畅，补气难进，复又生瘀，形成恶性循环，肺络愈虚愈滞，络息成积，酿生癥瘕，如《金匮要略·肺痿肺痈咳嗽上气病脉证治》曰："风伤皮毛，热伤血脉……热之所过，血为之凝滞。"此外，肺络受阻，血流中断，津血难以互生，肺失灌注濡养，久之母病及子，累及肾脏，致肺肾两虚。肾虚温煦不能，则脾失健运，内生痰浊，痰浊（热）壅盛于肺，形成"上盛下虚"之候，致虚者愈虚，实者愈实。此阶段患者症状持续，频发加重，发作时常可见喉中哮鸣声低似鼾、喘息气短难续、咳嗽咳痰乏力、唇甲暗黑如鯊，严重时络阳衰微，痰瘀窒塞肺络，痰浊上蒙清窍，则可见烦躁、面色苍白或青紫、汗出肢厥、脉微欲绝等喘脱危症。

第三节　西医诊断与治疗

一、临床表现

（一）症状

症状表现为发作性伴有哮鸣音的呼气性呼吸困难或发作性胸闷和咳嗽。典型发作多有鼻、眼睑痒，打喷嚏，流涕或干咳等黏膜过敏先兆，继而出现带有喉中哮鸣音的呼气性呼吸困难、胸闷，被迫采取端坐位，两目直视、两手前撑、两肩耸起，大汗、微发绀，表情痛苦异常。严重者被迫采取坐位或呈端坐呼吸，伴干咳或咳大量白色泡沫痰，甚至出现发绀等。发作将停时，咳出较多稀薄痰液后，气促减轻，发作缓解。严重哮喘发作时称为危重哮喘，表现为呼吸困难、发绀、大汗、四肢冷、脉细数，此时病情危急，经一般治疗不能缓解，可导致呼吸衰竭。非典型的支气管哮喘可表现为发作性胸闷或顽固性咳嗽，以顽固性咳嗽为唯一的临床表现。无喘息症状者又被称为咳嗽变异性哮喘。哮喘症状可在数分钟内发作，经数小时至数天，用支气管舒张药或自行缓解。某些患者在缓解数小时后可再次发作。在夜间及凌晨发作和加重常是哮喘的特征之一。有些青少年，其哮喘症状表现为运动时出现胸闷、咳嗽和呼吸困难（运动性哮喘）。

（二）体征

发作时胸部呈过度充气状态，两肺可闻及弥漫性哮鸣音，以呼气期为主，严重者被迫采取坐位或呈端坐呼吸，干咳或咳大量白色泡沫痰，甚至出现发绀、心率增快、奇脉、胸腹反常运动，经数小时至数天，脱离过敏原和（或）应用支气管扩张剂后逐渐缓解，亦有自行缓解者。缓解期可无任何哮喘症状，在轻度哮喘或非常严重哮喘发作时，哮鸣音可不出现。

二、实验室检查

1. 血液检查　可有嗜酸性粒细胞增多的表现，并发感染者白细胞总数和中性粒细胞增多。
2. 痰液检查　涂片镜检可见较多嗜酸性粒细胞，也可见尖棱结晶（Charcor-Ieyden 结晶体）、黏液栓（Curschmann 螺旋体）和透明的哮喘珠（Iaennec 珠）。细菌检查有助于对病原菌的诊断，而对痰液中细胞因子和炎性介质含量的测定，不仅有助于诊断哮喘，同时还可帮助判断病情的严重程度。如患者无痰咳出时可通过诱导痰方法进行检查。
3. 呼吸功能检查　①通气功能检测在哮喘发作时呈阻塞性通气功能改变，呼气流速指标均显著下降，1 秒钟用力呼气容积（FEV1）、1 秒率 [1 秒钟用力呼气量占用力肺活量比值（FEV1/FVC%）] 及呼气流量峰值（peak expiratory flow，PEF）均减少。肺容量指标可见用力肺活量减少、残气量增加、功能残气量和肺总量增加、残气占肺总量百分比增高。病变迁延、反复发作者，其通气功能可逐渐下降。缓解期上述通气功能指标可逐渐恢复。②支气管激发试验（bronchial provocation test，BPT）用以测定气道反应性。常用吸入激发剂为乙酰甲胆碱、组胺、甘露糖醇等。吸入激发剂后其通气功能下降、气道阻力增加。运动亦可诱发气道痉挛，使通气功能下降。一般适用于通气功能在正常预计值 70% 以上的患者。如 FEV1 下降 ≥ 20%，可诊断为激发试验阳性。通过剂量反应曲线计算使 FEV1 下降 20% 的吸入药物累积剂量（PD20−FEV1）或累积浓度（PC20−FEV1），可对气道反应性增高的程度做出定量判断。③支气管舒张试验（bronchial dilation test，BDT）用以测定气道可逆性。有效的支气管舒张药可使发作时的气道痉挛得到改善，肺功能指标好转。常用吸入型的支气管舒张剂如沙丁胺醇、特布他林及异丙托溴铵等。舒张试验阳性诊断标准：a. FEV1 较用药前增加 12% 或以上，且其绝对值增加 200 mL 或以上；b. PEF 较治疗前增加 60L/min 或增加 ≥ 20%。④ PEF 及其变异率测定 PEF 可反映气道通气功能的变化。哮喘发作时 PEF 下降。此外，由于哮喘有通气功能时间节律变化的特点，常于夜间或凌晨发作或加重，使其通气功能下降。若 24 小时内 PEF 或昼夜 PEF 波动率 ≥ 20%，也符合气道可逆性改变的特点。

4.动脉血气分析　哮喘发作时由于气道阻塞且通气分布不均，通气/血流比值失衡，可致肺泡-动脉血氧分压差（$A−aDO_2$）增大。严重发作时可有缺氧、PaO_2 降低，由于过度通气可使 $PaCO_2$ 下降、pH 值上升，表现呼吸性碱中毒。若重症哮喘，病情进一步发展，气道阻塞严重，可有缺氧及 CO_2 滞留、$PaCO_2$ 上升，表现呼吸性酸中毒。若缺氧明显，可合并代谢性酸中毒。

5.胸部 X 线检查　早期在哮喘发作时可见两肺透亮度增加，呈过度通气状态；在缓解期多无明显异常。如并发呼吸道感染，可见肺纹理增加及炎性浸润阴影。同时要注意肺不张、气胸或纵隔气肿等并发症的存在。

6.特异性过敏原的检测　哮喘患者大多数伴有过敏体质，对众多的过敏原和刺激物敏感。测定过敏性指标结合病史有助于对患者的病因诊断和脱离致敏因素的接触。①体外检测：可检测患者的特异性 IgE，过敏性哮喘患者血清特异性 IgE 可较正常人明显增高。②在体试验：a. 皮肤过敏原测试：用于指导避免过敏原接触和脱敏治疗，临床较为常用。需根据病史和当地生活环境选择可疑的过敏原进行检查，可通过皮肤点刺等方法进行，皮试阳性提示患者对该过敏原过敏。b. 吸入过敏原测试：验证过敏原吸入引起的哮喘发作，因过敏原制作较为困难，且该检验有一定的危险性，目前临床应用较少。在体试验应尽量防止发生过敏反应。

三、诊断和鉴别诊断

（一）诊断要点

（1）反复发作喘息、气急、胸闷或咳嗽，多与接触过敏原如冷空气，物理、化学性刺激及病毒性上呼吸道感染、运动等有关。

（2）发作时在双肺可闻及散在或弥漫性、以呼气相为主的哮鸣音，呼气相延长。

（3）上述症状可经治疗缓解或自行缓解。

（4）除外其他疾病所引起的喘息、气急、胸闷和咳嗽。

（5）临床表现不典型者（如无明显喘息或体征）应有下列三项中至少一项阳性：①支气管激发试验或运动试验阳性；②支气管舒张试验阳性；③昼夜 PEF 变异率 ≥ 20%。

符合 1~4 条或 4、5 条者，可以诊断为支气管哮喘。

附：支气管哮喘的分期及控制水平分级

支气管哮喘可分为急性发作期、非急性发作期。

1.急性发作期　指气促、咳嗽、胸闷等症状突然发生或症状加重，常有呼吸困难，以呼气流量降低为特征。常因接触过敏原等刺激物或治疗不当导致。哮喘急性发作时其程度轻重不一，病情加重可在数小时或数天内出现，偶尔可在数分钟内即危及生命，故应对病情做出正确评估，以便给予及时有效的紧急治疗。哮喘急性发作时严重程度可分为轻度、中度、重度和危重4级，见表10-1。

表10-1　哮喘急性发作时严重程度的分级

临床特点	轻度	中度	重度	危重
气短	步行、上楼时	稍事活动	休息时	
体位	可平卧	喜坐位	端坐呼吸	
讲话方式	连续成句	常有中断	单字	不能讲话
精神状态	可有焦虑/尚安静	时有焦虑或烦躁	常有焦虑、烦躁	嗜睡、意识模糊
出汗	无	有	大汗淋漓	
呼吸频率	轻度增加	增加	常 > 30 次/分钟	
辅助呼吸肌活动及三凹征	常无	可有	常有	胸腹矛盾运动
哮鸣音	散在，呼吸末期	响亮、弥漫	响亮、弥漫	减弱乃至无
脉率（次/分）	< 100	100 ~ 120	> 120	脉率变慢或不规则
奇脉（深吸气时收缩压下降，mmHg）	无，< 10	可有，10 ~ 25	常有，> 25	无
使用 β_2 激动剂后 PEF 预计值或个人最佳值 %	> 80%	60% ~ 80%	< 60% 或 < 100 L/min 或作用时间 < 2 小时	
PaO_2	正常	≥ 60	< 60	
$PaCO_2$	< 45	≤ 45	> 45	
SaO_2	> 95	91 ~ 95	≤ 90	
pH 值				降低

2.非急性发作期（亦称慢性持续期）　许多哮喘患者即使没有急性发作，但在相当长的时间内仍有不同频度和（或）不同程度地出现症状（喘息、咳嗽、胸闷等），肺通气功能下降。过去曾以患者白天、夜间哮喘发作的频度和肺功能测定指标为依据，将非急性发作期的哮喘病情严重程度分为间歇性、轻度持续、中度持续和重度持续4级，目前则认为长期评估哮喘的控制水平是更为可靠和有用的严重性评估方法，对哮喘的评估和治疗的指导意义更大。哮喘控制水平分为控制、部分控制和未控制3个等级，每个等级的具体指标见表10-2。

表10-2　非急性发作期哮喘控制水平的分级

临床特征	控制（满足以下所有情况）	部分控制（任何一周出现以下临床特征1种表现）	未控制
日间症状	无（或 ≤ 2 次/周）	> 2 次/周	
活动受限	无	任何 1 次	任何一周出现部分控制

续表

临床特征	控制（满足以下所有情况）	部分控制（任何一周出现以下临床特征1种表现）	未控制
夜间症状/憋醒	无	任何1次	表现≥3项
对缓解药物治疗/急救治疗的需求	无（或≤2次/周）	>2次/周	
肺功能（PEF或FEV1）***	正常	<80%预计值或个人最佳值	
急性发作	无	≥1次/年*	任何1周出现1次**

注：*患者出现急性发作后都必须对维持治疗方案进行分析回顾，以确保治疗方案的合理性。

** 依照定义，任何1周出现1次哮喘急性发作，表明这周的哮喘没有得到控制。

*** 肺功能结果对5岁以下的儿童的可靠性差。

（二）鉴别诊断

1.左心衰竭引起的喘息样呼吸困难　过去称为心源性哮喘，发作时的症状与哮喘相似，但其发病机制与病变本质则与支气管哮喘截然不同，为避免混淆，目前已不再使用"心源性哮喘"一词。本病患者多有高血压、冠状动脉粥样硬化性心脏病、风湿性心脏病和二尖瓣狭窄等病史和体征。阵发性咳嗽，常咳出粉红色泡沫痰，两肺可闻及广泛的湿啰音和哮鸣音，左心界扩大，心率增快，心尖部可闻及奔马律。病情许可做胸部X线检查时，可见心脏增大、肺淤血征，有助于鉴别。若一时难以鉴别，可雾化吸入β₂肾上腺素受体激动剂或静脉注射氨茶碱缓解症状后，进一步检查，忌用肾上腺素或吗啡，以免造成危险。

2.慢性阻塞性肺疾病（chronic obstructive pulmonary disease，COPD）　多见于中老年人，有慢性咳嗽史，喘息长年存在，有加重期。患者多有长期吸烟或接触有害气体的病史。有肺气肿体征，两肺或可闻及湿啰音。但临床上严格将COPD和哮喘区分有时十分困难，用支气管舒张剂和口服或吸入激素做治疗性试验可能有所帮助。COPD也可与哮喘合并同时存在。

3.上气道阻塞　可见于中央型支气管肺癌、气管支气管结核、复发性多软骨炎等气道疾病或异物气管吸入，导致支气管狭窄或伴发感染时，可出现喘鸣或类似哮喘样呼吸困难，肺部可闻及哮鸣音。但根据临床病史，特别是出现吸气性呼吸困难时，痰液细胞学或细菌学检查、胸部X线、CT或MRI检查或支气管镜检查等，常可明确诊断。

4.变态反应性肺浸润　见于热带嗜酸性粒细胞增多症、肺嗜酸性粒细胞增多性浸润、多源性变态反应性肺泡炎等。致病原为寄生虫、原虫、花粉、化学药品、职业粉尘等，多有接触史，症状较轻，患者常有发热，胸部X线检查可见多发性、此起彼伏的淡薄斑片浸润阴影，可自行消失或再发。肺组织活检也有助于鉴别。

四、治疗

本病虽无特效治疗方法，但是合理的治疗能控制症状，减少发作，防止病情恶化，提高生活质量，延缓或防止不可逆性气道阻塞的形成。

（一）病因治疗

应避免或消除引起哮喘发作的过敏原和其他非特异性刺激，去除各种诱发因素。

（二）药物治疗

1.缓解哮喘发作　此类药物主要作用为舒张支气管，故也称支气管舒张药。

（1）β₂肾上腺素受体激动剂（简称β₂激动剂）：β₂激动剂主要通过激动呼吸道的β₂受体，激活腺苷酸环化酶，使细胞内的环磷酸腺苷含量增加，游离Ca^{2+}减少，从而松弛支气管平滑肌，是控制哮喘急性发作的首选药物。常用的短效$β^2$受体激动剂有沙丁胺醇、特布他林和非诺特罗，作用时间为4～6小时。长效β₂受体激动剂有福莫特罗、沙美特罗及丙卡特罗，作用时间为10～12小时。长效β₂受体激动剂尚具有一定的抗气道炎症、增强黏液–纤毛运输功能的作用。不主张长效β₂受体激动剂单独使用，须与吸入激素联合应用。但福莫特罗可作为应急缓解气道痉挛的药物。肾上腺素、麻黄碱和异丙肾上腺素，因其心血管副作用多而已被高选择性的β₂受体激动剂代替。

用药方法可采用吸入法，包括定量吸入器（metered dose inhaler，MDI）吸入、干粉吸入、持续雾化吸入等，也可采用口服或静脉注射。首选吸入法，因药物吸入气道可直接作用于呼吸道，局部浓度高且作用迅速，所用剂量较小，全身性不良反应少。常用剂量为沙丁胺醇或特布他林MDI，每喷100 μg，每天3～4次，每次1～2喷。通常5～10分钟即可见效，可维持4～6小时。长效β₂受体激动剂如福莫特罗4.5 μg，每天2次，每次1喷，可维持12小时。应教会患者正确掌握MDI吸入方法。儿童或重症患者可在MDI上加贮雾瓶，雾化释出的药物在瓶中停留数秒，患者可从容吸入，并可减少雾滴在口咽部沉积引起的刺激。干粉吸入方法较易掌握。持续雾化吸入多用于重症和儿童患者，使用方法简单，易于配合。如沙丁胺醇5 mg稀释在5～20 mL溶液中雾化吸入。沙丁胺醇或特布他林一般口服用法为2.4～2.5 mg，每日3次，15～30分钟起效，但心悸、骨骼肌震颤等不良反应较多。β₂受体激动剂的缓释型及控制型制剂疗效维持时间较长，用于防治反复发作性哮喘和夜间哮喘。注射用药用于严重哮喘。一般每次用量为沙丁胺醇0.5 mg，滴速2～4 μg/min，易引起心悸，只在其他疗法无效时使用。

（2）抗胆碱药：吸入抗胆碱药如异丙托溴胺，为胆碱能受体（M受体）拮抗剂，可以阻断节后迷走神经通路，降低迷走神经兴奋性而起舒张支气管作用，并有减少痰液分泌的作用。与β₂受体激动剂联合吸入有协同作用，尤其适用于夜间哮喘及多痰的患者。可用MDI，每日3次，每次25～75 μg或用100～150 μg/mL的溶液持续雾化吸入，约10分钟起效，维持4～6小时。不良反应少，少数患者有口苦或口干感。近年发展的选择性M_1、M_3受体拮抗剂如噻托溴铵，作用更强、持续时间更久（可达24小时）、不良反应更少。

（3）茶碱类：茶碱类除能抑制磷酸二酯酶，提高平滑肌细胞内的环磷酸腺苷浓度外，还能拮抗腺苷受体；刺激肾上腺分泌肾上腺素，增强呼吸肌的收缩；增强气道纤毛清除功能和抗炎作用。是目前治疗哮喘的有效药物。茶碱与糖皮质激素合用具有协同作用。

口服给药：包括氨茶碱和控（缓）释茶碱，后者且因其昼夜血药浓度平稳，不良反应较少，且可维持较好的治疗浓度。平喘作用可维持12～24小时，可用于控制夜间哮喘。一般剂量为每日6～10 mg/kg，用于轻至中度哮喘。静脉注射氨茶碱首次剂量为4～6 mg/kg，注射速度不宜超过0.25 mg/（kg·min），静脉滴注维持量为0.6～0.8 mg/（kg·h），日注射量一般不超过1.0 g。静脉给药主要应用于重、危症哮喘。

茶碱的主要副作用为胃肠道症状（恶心、呕吐）、心血管症状（心动过速、心律失常、血压下降）及尿多，偶可兴奋呼吸中枢，严重者可引起抽搐乃至死亡。最好在用药中监测血浆氨茶碱浓度，其安全有效浓度为6～15 μg/mL。发热、妊娠、小儿或老年，患有肝、心、肾功能障碍及甲状腺功能亢进者尤须慎用。合用西咪替丁、喹诺酮类、大环内酯类药物等可影响茶碱代谢而使其排泄减慢，应减少用药量。

2.控制或预防哮喘发作　此类药物主要治疗哮喘的气道炎症，亦称抗炎药。

（1）糖皮质激素：由于哮喘的病理基础是慢性非特异性炎症，糖皮质激素是当前控制哮喘发作最有效的药物。主要作用机制是抑制炎症细胞的迁移和活化；抑制细胞因子的生成；抑制炎症介质的释放；增强平滑肌细胞 β_2 受体的反应性。可分为吸入、口服和静脉用药。

吸入治疗是目前推荐长期抗炎治疗哮喘的最常用方法。常用吸入药物有倍氯米松、布地奈德、氟替卡松、莫米松等，后2者生物活性更强，作用更持久。通常需规律吸入1周以上方能生效。根据哮喘病情，吸入剂量（倍氯米松或等效量其他皮质激素）在轻度持续者一般为 200～500 μg/d，中度持续者一般为 500～1000 μg/d，重度持续者一般 > 1000 μg/d（不宜超过 2000 μg/d）（氟替卡松剂量减半）。吸入治疗药物全身性不良反应少，少数患者可引起口咽念珠菌感染、声音嘶哑或呼吸道不适，吸药后用清水漱口可减轻局部反应和胃肠吸收。长期使用较大剂量（> 1000 μg/d）者应注意预防全身性不良反应，如肾上腺皮质功能抑制、骨质疏松等。为减少吸入大剂量糖皮质激素的不良反应，可与长效 β_2 受体激动剂、控释茶碱或白三烯受体拮抗剂联合使用。

口服剂：有泼尼松、泼尼松龙。用于吸入糖皮质激素无效或需要短期加强的患者。起始剂量为 30～60 mg/d，症状缓解后逐渐减量至 ≤ 10 mg/d。然后停用，或改用吸入剂。

静脉用药：重度或严重哮喘发作时应及早应用琥珀酸氢化可的松，注射后 4～6 小时起作用，常用量为 100～400 mg/d，或甲泼尼龙（80～160 mg/d）起效时间更短（2～4 小时）。地塞米松因在体内半衰期较长，不良反应较多，宜慎用，一般用量为 10～30 mg/d。症状缓解后逐渐减量，然后改口服和吸入制剂维持。

（2）白三烯调节剂：通过调节白三烯的生物活性而发挥抗炎作用，同时具有舒张支气管平滑肌的作用。可以作为轻度哮喘的一种控制药物的选择。常用半胱氨酰白三烯受体拮抗剂，如孟鲁司特 10 mg、每天 1 次，或扎鲁司特 20 mg、每天 2 次，不良反应通常较轻微，主要是胃肠道症状，少数有皮疹、血管性水肿、转氨酶升高，停药后可恢复正常。

（3）其他药物：酮替酚和新一代组胺 H_1 受体拮抗剂阿司咪唑。曲尼司特、氯雷他定在轻症哮喘和季节性哮喘的治疗中有一定效果，也可与 β_2 受体激动剂联合用药。

（三）急性发作期的治疗

急性发作的治疗目的是尽快缓解气道阻塞，纠正低氧血症，恢复肺功能，预防进一步恶化或再次发作，防止并发症。一般根据病情的分度进行综合性治疗。

1.轻度　每日定时吸入糖皮质激素（200～500 μg 倍氯米松）；出现症状时吸入短效 β_2 受体激动剂，可间断吸入。效果不佳时可加用口服 β_2 受体激动剂控释片或小量茶碱控释片（200 mg/d），或加用抗胆碱药如异丙托溴胺气雾剂吸入。

2.中度　吸入剂量一般为每日 500～1000 μg 倍氯米松；规则吸入 β_2 受体激动剂或联合抗胆碱药吸入或口服长效 β_2 受体激动剂。亦可加用口服白三烯拮抗剂，若不能缓解，可持续雾化吸入 β_2 受体激动剂（或联合用抗胆碱药吸入）或口服糖皮质激素（< 60 mg/d）。必要时可用氨茶碱静脉注射。

3.重度至危重度

（1）氧疗与辅助通气出现低氧血症时，应经鼻导管吸入较高浓度的氧气，以纠正缺氧。如缺氧严重，应经面罩或鼻翼给氧，使 PaO_2 > 60 mmHg。如患者全身情况进行性恶化，神志改变，意识模糊，PaO_2 < 60 mmHg，$PaCO_2$ > 50 mmHg，宜及时做气管插管或气管切开，行机械辅助通气。近年来主张应用允许性高碳酸血症通气又称控制性低通气量辅助呼吸，不良反应小，且可纠正低氧血症。

（2）解痉平喘：①β₂ 受体激动剂：轻至中度的哮喘发作可用手控定量气雾剂，中至重度哮喘发作可用沙丁胺醇溶液持续雾化吸入，或皮下或静脉注射 β₂ 受体激动剂，老年人心律不齐或心动过速者慎用。②氨茶碱：静脉滴注每小时 0.3 ~ 0.4 mg/kg，可以维持有效血药浓度。③抗胆碱药：可以同时雾化吸入溴化异丙托品溶液与 β₂ 受体激动剂溶液，两者有协同作用。

（3）纠正水、电解质及酸碱平衡紊乱：①补液：纠正脱水，避免痰液黏稠导致气道堵塞；②纠正酸中毒：可用 5% 碳酸氢钠静脉滴注或缓慢静脉注射，但应避免形成碱血症，因为氧离曲线左移不利于血氧在组织中的释放；③纠正电解质紊乱：及时纠正低钾、低钠等电解质紊乱。

（4）抗生素酌情选用广谱抗生素，静脉滴注，可以防治呼吸道和肺部感染。但应注意防止发生药物变态反应。

（5）糖皮质激素可选用泼尼松、琥珀酸氢化可的松、甲基泼尼松龙琥珀酸钠。

（6）并发症的处理：重度哮喘发作的患者哮鸣音突然降低或消失，但其发绀和呼吸困难更为严重时，应引起警惕，及时查明原因，并采取有效的对症处理措施。

（四）哮喘非急性发作期的治疗

一般哮喘经过急性期治疗症状可得到控制，但哮喘的慢性炎症病理生理改变仍然存在，因此，必须制定哮喘的长期治疗方案。根据哮喘的控制水平选择合适的治疗方案（表 10-3）。

表 10-3　哮喘的治疗方案

第一步	第二步	第三步	第四步	第五步
哮喘教育环境控制				
按需使用速效 β₂ 受体激动剂				
控制哮喘的可选药物	选择 1 种	选择 1 种	增加 1 种以上	增加 1 种或 2 种
	低剂量吸入 ICS*	低剂量 ICS 加长效 β₂ 受体激动剂	中等剂量或高剂量 ICS 加长效 β₂ 受体激动剂	口服糖皮质激素（最低剂量）
	白三烯调节剂**	中等剂量 ICS 或高剂量 ICS	白三烯调节剂	抗 IgE 治疗
		低剂量 ICS 加白三烯调节剂	缓释茶碱	
		低剂量 ICS 加缓释茶碱		

注：*ICS= 吸入型糖皮质激素；** 白三烯调节剂 = 白三烯受体拮抗剂或合成抑制剂。

对哮喘患者进行哮喘知识教育和控制环境、避免诱发因素贯穿整个治疗阶段。对于大多数未经治疗的持续性哮喘患者，初始治疗应从第 2 级治疗方案开始，如果初始评估提示哮喘处于严重未控制，治疗应从第 3 级方案开始。从第 2 步到第 5 步的治疗方案中都有不同的哮喘控制药物可供选择。而在每一步中缓解药物都应该按需使用，以迅速缓解哮喘症状。

其他可供选择的缓解用药包括：吸入型抗胆碱能药物、短效或长效口服 β₂ 受体激动剂、短效茶碱等。除非规律地联合使用吸入型糖皮质激素，否则不建议规律使用短效和长效 β₂ 受体激动剂。

由于哮喘的复发性及多变性，需不断评估哮喘的控制水平，治疗方法则依据控制水平进行调整。如果目前的治疗方案不能够使哮喘得到控制，治疗方案应该升级直至达到哮喘控制为止。当哮喘控制维持至少 3 个月后，治疗方案可以降级。通常情况下，患者在初诊后 1 ~ 3 个月回访，以后每3个月随访1次。如出现哮喘发作时，应在2周至1个月内进行回访。对大多数控制剂来说，最大的治疗效果可能要在3~4个月后才能显现，只有在这种治疗策略维持3~4个月后，仍未达到哮喘控制，才考虑增加剂量。对所有达到控制的患者，必须通过常规跟踪及阶段性的减少剂量来寻求最小控制剂量。大多数患者可以达到并维持哮喘控制，但一部分难治性哮喘患者可能无法达成同样水平的控制。

以上方案为基本原则，但必须个体化，联合应用，以最小量、最简单的联合，副作用最少，达到最佳控制症状为原则。

（五）免疫疗法

免疫疗法分为特异性和非特异性两种，前者又称脱敏疗法（或称减敏疗法）。由于有60%的哮喘发病与特异性过敏原有关，采用特异性过敏原（如螨、花粉、猫毛等）进行定期反复皮下注射，剂量由低至高，以产生免疫耐受性，使患者脱（减）敏。例如采用标化质量单位的过敏原疫苗，起始浓度为100 SQ-U/mL，每周皮下注射1次，15周达到维持量，治疗1~2年，若治疗反应良好，可坚持3~5年。脱敏治疗的局部反应发生率为5%~30%（皮肤红肿、风团、瘙痒等），全身反应包括荨麻疹、结膜炎/鼻炎、喉头水肿、支气管痉挛及过敏性休克等，有个别报道死亡者（死亡率为1/10万以下），因而脱敏治疗需要在有抢救措施的医院进行。

除常规的脱敏疗法外，季节前免疫法，对于一些季节性发作的哮喘患者（多为花粉致敏），可在发病季节前3~4个月开始治疗。除皮下注射外，目前已发展了口服或舌下（过敏原）免疫疗法，但尚不成熟。

非特异性疗法，如注射卡介苗、转移因子、疫苗等生物制品抑制过敏原反应的过程，有一定辅助的疗效。目前采用基因工程制备的人工重组抗IgE单克隆抗体治疗中、重度过敏性哮喘，已取得较好效果。

第四节　中医诊断与治疗

一、诊断

（1）多与先天禀赋有关，家族中可有哮病史。常由气候突变、饮食不当、情志失调、劳累等诱发。

（2）呈反复发作性。

（3）发时多突然，可见鼻痒、喷嚏、咳嗽、胸闷等先兆。喉中有明显哮鸣声、呼吸困难、不能平卧，甚至面色苍白，唇甲青紫，约数分钟、数小时后缓解。

（4）平时可一如常人，或稍感疲劳、纳差。但病程日久、反复发作，导致正气亏虚，可常有轻度哮鸣，甚至在大发作时持续难平、出现喘脱。

二、鉴别诊断

1.哮病与喘证　哮病和喘证都有呼吸急促、困难的表现。哮必兼喘，但喘未必兼哮。哮指声响言，喉中哮鸣有声，是一种反复发作的独立性疾病；喘指气息言，为呼吸气促困难，是多种肺系急慢性疾病的一个症状。如《医学正传·哮喘》指出："哮以声响言，喘以气息言，夫喘促喉中如水鸡声者，谓之哮，气促而连续不能以息者，谓之喘。"《临证指南医案·哮》认为喘证之因，若由外邪壅遏而致者，"邪散则喘亦止，后不复发……若因根本有亏，肾虚气逆，浊阴上逆而喘者，此不过一二日之间，势必危笃……若夫哮证……邪伏于里，留于肺俞，故频发频止，淹缠岁月"。分别从症状特点及有无复发说明两者的不同。

2. 哮病与支饮　支饮亦可表现痰鸣气喘的症状，大多由于慢性咳嗽经久不愈，逐渐加重而成咳喘。病情时轻时重，发作与间歇的界限不清，以咳嗽和气喘为主，与哮病之间歇发作、突然起病、迅速缓解、喉中哮鸣有声、轻度咳嗽或不咳有明显的差别。

三、辨证论治

（一）辨证要点

1. 辨虚实　哮病总属邪实正虚之证。发时以邪实为主，当分寒、热、寒包热、风痰、虚哮五类，注意是否兼有表证。而未发时以正虚为主，应辨阴阳之偏虚，肺、脾、肾三脏之所属。若久发正虚，虚实错杂，当按病程新久及全身症状辨别其主次。

2. 辨气络、血络　叶天士认为："久发频发之恙，必伤及络。"肺主气，朝百脉，有气络和血络之分，其基本病理改变为肺络的虚与滞。病气血络反映了哮喘急性加重期和缓解期的病机病理演变过程，久病肺虚，气血不充，络虚不荣，感受外邪，久居不去，蕴结于络，与络中气血相搏结，导致气血津液交换障碍、津凝成痰、血滞为瘀、络脉痹阻而为病。其病位层次有浅有深，病气络以肺络绌急、络气郁滞、痰阻络脉为常见证候，病血络以肺络瘀滞、络毒蕴结、络虚不荣为常见证候。

（二）治疗原则

朱丹溪有"未发以扶正气为主，既发以攻邪气为急"之说，以"发时治标，平时治本"为基本原则。发时攻邪治标，祛痰利气，寒痰宜温化宣肺，热痰当清化肃肺，寒热错杂者，当温清并施；表证明显者兼以解表，属风痰者又当祛风涤痰；反复日久、正虚邪实者，又当兼顾补虚，不可单纯拘泥于祛邪；若发生喘脱危候，当急予扶正救脱。平时应扶正治本，阳气虚者应予温补，阴虚者则予滋阴，分别采取补肺、健脾、益肾等法，以冀减轻、减少或控制其发作。如《景岳全书·喘促门》说："扶正气者，须辨阴阳，阴虚者补其阴，阳虚者补其阳。攻邪气者，须分微甚，或散其风，或温其寒，或清其痰火。然发久者，气无不虚，故于消散中宜酌加温补，或于温补中宜量加消散……若攻之太过，未有不致日甚而危者。"堪为哮病辨治的要领，临证应用的准则。

哮喘可归属于"络病"范畴，络脉行气运血，络病则气血皆病，气伤及血，血伤入络，或由经及络，无论是体表之阳络或是脏腑之阴络，其病理表现多为气滞、津凝、血瘀和络虚不荣。肺为娇脏，不耐寒热，主气朝百脉，为气血汇聚之所，经络密布。哮喘属实的病性证素主要有痰、瘀、寒、热，属虚的病性证素主要有气虚、阴虚、阳虚。根据"络以通为用"的指导原则，急性发作期则以行滞畅络、涤痰通络、通补肺络、解毒逐瘀为法；临床缓解期则以益气养络、补肺、健脾、益肾为主，并根据气虚、阴虚、阳虚之偏而分别采用益气、滋阴、温阳等法。

（三）分证论治

1. 发作期

（1）寒蕴肺络，络气郁滞。

主症：喉中哮鸣如水鸡声，呼吸急促，喘憋气逆，胸膈满闷如塞，咳不甚，痰少咳吐不爽、色白而多泡沫，口不渴或渴喜热饮，形寒怕冷，天冷或受寒易发，面色青晦，舌苔白滑，脉弦紧或浮紧。

证机：寒痰伏肺，遇感触发，肺络绌急，络气郁滞。

治法：宣肺散寒，化痰平喘，行滞畅络。

选方：射干麻黄汤或小青龙汤加减。

遣药：麻黄、射干、干姜、细辛、半夏、紫菀、款冬花、五味子、大枣、甘草。

加减：表寒明显，寒热身疼，配桂枝、生姜辛散风寒；痰涌气逆，不得平卧，加葶苈子、苏子泻肺降逆，并酌加杏仁、白前、橘皮等化痰利气；咳逆上气、汗多，加白芍以敛肺。

（2）痰热壅肺，肺络绌急。

主症：喉中痰鸣如吼，喘而气粗息涌，胸高胁胀，咳呛阵作，咳痰色黄或白、黏浊稠厚、排吐不利，口苦，口渴喜饮，汗出，面赤或有身热，甚至有好发于夏季者，舌苔黄腻、质红，脉滑数或弦滑。

证机：热邪蕴肺，痰阻络脉，肺络绌急、络气郁滞。

治法：化痰定喘，清热通络。

选方：定喘汤或越婢加半夏汤加减。

遣药：麻黄、黄芩、桑白皮、杏仁、半夏、款冬、苏子、白果、甘草。

加减：若表寒外束，肺热内郁，加石膏配麻黄解表清里；肺气壅实，痰鸣息涌，不得平卧，加葶苈子、地龙泻肺平喘；肺热壅盛，痰吐稠黄，加海蛤壳、射干、知母、鱼腥草以清热化痰；兼有大便秘结者，可用大黄、芒硝、全瓜蒌、枳实通腑以利肺；病久热盛伤阴，气急难续、痰少质黏、口咽干燥、舌红少苔、脉细数者，当养阴清热化痰，加沙参、知母、天花粉。

（3）素热感寒，痰阻肺络。

主症：喉中哮鸣有声，胸膈烦闷，呼吸急促，喘咳气逆，咳痰不爽，痰黏色黄或黄白相间，烦躁，发热，恶寒，无汗，身痛，口干欲饮，大便偏干，舌苔白腻或黄、舌尖边红，脉弦紧。

证机：痰阻肺络，复感风寒，寒热互结，气络郁滞。

治法：解表散寒，清化痰热，行滞通络。

选方：小青龙加石膏汤或厚朴麻黄汤加减。

遣药：麻黄、石膏、厚朴、杏仁、生姜、半夏、甘草、大枣。

加减：表寒重者加桂枝、细辛；喘哮、痰鸣气逆，加射干、葶苈子、苏子祛痰降气平喘；痰稠黄胶黏，加黄芩、前胡、瓜蒌皮等清化痰热。

（4）风邪闭肺，痰阻络脉。

主症：喉中痰涎壅盛，声如拽锯，或鸣声如吹哨笛，喘急胸满，但坐不得卧，咳痰黏腻难出或为白色泡沫痰液，无明显寒热倾向，面色青黯，起病多急、时发时止，发前自觉鼻、咽、眼、耳发痒，喷嚏、鼻塞、流涕、胸部闷塞随之迅即发作，舌苔厚浊，脉滑实。

证机：痰伏肺络，风邪引触，肺络绌急。

治法：祛风止咳，降气平喘，涤痰通络。

选方：三子养亲汤加味。

遣药：白芥子、苏子、莱菔子、麻黄、杏仁、僵蚕、厚朴、半夏、陈皮、茯苓。

加减：痰壅喘急，不能平卧，加用葶苈子、猪牙皂泻肺涤痰，必要时可暂予控涎丹泻肺祛痰；若感受风邪而发作，加苏叶、防风、苍耳草、蝉衣、地龙等祛风化痰。

（5）肺络瘀滞，络虚不荣。

主症：喉中哮鸣如鼾，声低，气短息促，动则喘甚，发作频繁，甚则持续喘哮，口唇、爪甲青紫，咳痰无力，痰涎清稀或质黏起沫，面色苍白或颧红唇紫，口不渴或咽干口渴，形寒肢冷或烦热，舌质淡或偏红或紫黯，脉沉细或细数。

证机：哮病久发，肺络瘀滞，肺肾两虚，络虚不荣。

治法：补肾降气，化痰平喘，通补肺络。

选方：平喘固本汤加减。

遣药：党参、黄芪、胡桃肉、沉香、脐带、冬虫夏草、五味子、苏子、半夏、款冬、橘皮。

加减：肾阳虚加附子、鹿角片、补骨脂、钟乳石；肺肾阴虚，配沙参、麦冬、生地、当归；痰气瘀阻，口唇青紫，加桃仁、苏木；气逆于上，动则气喘，加紫石英、磁石镇纳肾气。

（6）肺肾虚极，络阳虚弱。

主症：哮病反复久发，喘息鼻煽、张口抬肩、气短息促，烦躁，昏蒙，面青、四肢厥冷、汗出如油，脉细数不清或浮大无根，舌质青黯、苔腻或滑。

证机：肺肾虚极，累及心阳，络阳虚弱，阳气外脱。

治法：补肺纳肾，扶阳固脱，温阳煦络。

选方：回阳急救汤合生脉饮加减。

遣药：人参、附子、甘草、山萸肉、五味子、麦冬、龙骨、牡蛎、冬虫夏草、蛤蚧。

加减：如喘急面青、躁烦不安、汗出肢冷、舌淡紫、脉细，另吞黑锡丹镇纳虚阳，温肾平喘固脱，每次服用 3 ~ 4.5 g 温水送下。阳虚甚，气息微弱、汗出肢冷、舌淡、脉沉细，加肉桂、干姜回阳固脱；气息急促、心烦内热、汗出黏手、口干舌红、脉沉细数，加生地、玉竹养阴救脱，人参改用西洋参。

2.缓解期

（1）肺脾气虚，络气亏虚。

主症：气短声低，喉中时有轻度哮鸣，痰多质稀、色白，自汗，怕风，常易感冒，倦怠无力，食少便溏，舌质淡、苔白，脉细弱。

证机：哮病日久，肺虚不能主气，脾虚健运无权，气不化津，痰饮蕴肺，肺气上逆。

治法：健脾益肺，补土生金，益气养络。

选方：六君子汤加减。

遣药：党参、白术、山药、薏苡仁、茯苓、法半夏、橘皮、五味子、甘草。

加减：表虚自汗加炙黄芪、浮小麦、大枣；怕冷、畏风、易感冒，可加桂枝、白芍、附片；痰多者加前胡、杏仁。

（2）肺肾两虚，络虚不荣。

主症：短气息促，动则为甚，吸气不利，咳痰质黏起沫，脑转耳鸣，腰酸腿软，心慌，不耐劳累。或五心烦热，颧红，口干，舌质红少苔，脉细数；或畏寒肢冷，面色苍白，舌苔淡白、质胖，脉沉细。

证机：哮病久发，精气亏乏，肺肾摄纳失常，气不归原，津凝为痰。

治法：补肺益肾，滋阴润络。

选方：生脉地黄汤合金水六君煎加减。

遣药：熟地、山萸肉、胡桃肉、人参、麦冬、五味子、茯苓、甘草、半夏、陈皮。

加减：肺气阴两虚为主者加黄芪、沙参、百合；肾阳虚为主者酌加补骨脂、仙灵脾、鹿角片、制附片、肉桂；肾阴虚为主者加生地、冬虫夏草。另可常服紫河车粉补益肾精。

临证所见，上述各类证候，就同一患者而言，在其多次发作中，也可先后交叉出现，故既应辨证，又不能守证。

（四）转归、预后与预防

哮喘的转归和预后因人而异，与正确的治疗方案关系密切。哮喘通过积极而规范的治疗，临床控制率可达95%。轻症容易恢复；病情重、气道反应性增高明显或伴有其他过敏性疾病不易控制。长期发作而并发COPD、肺源性心脏病者，预后不良。哮喘由于发病原因多种多样，故减少其诱发因素，强调患者从环境、饮食、起居、药膳等方面，因人、因地、因时调理预防其急性加重的次数，具体的预防措施如下。

注意保暖，防止感冒，避免因寒冷空气的刺激而诱发。根据身体情况，做适当的体育锻炼，以逐步增强体质，提高抗病能力；饮食宜清淡，忌肥甘油腻、辛辣甘甜，防止生痰生火，避免海膻发物；避免烟尘异味；保持心情舒畅，避免不良情绪的影响；劳逸适当，防止过度疲劳；平时可常服玉屏风散、肾气丸等药物，以调护正气、提高抗病能力。

另外，哮喘患者的教育与管理是提高疗效、减少复发、提高患者生活质量的重要措施。在医生指导下患者要学会自我管理、学会控制病情。应为每个初诊哮喘患者制订防治计划，应使患者了解或掌握以下内容：①相信通过长期、适当、充分的治疗，完全可以有效地控制哮喘发作；②了解哮喘的激发因素，结合每个人的具体情况，找出各自的促激发因素及避免诱因的方法；③简单了解哮喘的本质和发病机制；④熟悉哮喘发作先兆表现及相应处理办法；⑤学会在家中自行监测病情变化并进行评定，重点掌握峰流速仪的使用方法，有条件的应记录哮喘日记；⑥学会哮喘发作时自我进行简单的紧急处理方法；⑦了解常用平喘药物的作用、正确用量、用法、不良反应；⑧掌握正确的吸入技术（MDI或Spacer用法）；⑨知道什么情况下应去医院就诊；⑩与医生共同制定出防止复发、保持长期稳定的方案。

在此基础上采取一切必要措施对患者进行长期系统管理，包括鼓励哮喘患者与医护人员建立伙伴关系，通过规律的肺功能监测（包括PEF）客观地评价哮喘发作的程度，避免和控制哮喘激发因素，减少复发，制订哮喘长期管理的用药计划，制定发作期处理方案和长期定期随访保健，改善患者的依从性，并根据患者病情变化及时修订防治计划。

第十一章　慢性阻塞性肺疾病

　　慢性阻塞性肺疾病（简称慢阻肺）是一种常见的以持续性呼吸道症状和气流受限为特征的可以预防和治疗的疾病，呼吸道症状和气流受限是由有毒颗粒或气体导致的气道和（或）肺泡异常引起的。根据全球疾病负担调查，慢阻肺是我国2016年第5大死亡原因，2017年第3大伤残调整寿命年的主要原因。WHO关于病死率和死因的最新预测数字显示，随着发展中国家吸烟率的升高和高收入国家人口老龄化加剧，慢阻肺的患病率在未来40年将继续上升，预测至2060年死于慢阻肺及其相关疾病患者数将超过每年540万人。

　　根据慢性阻塞性肺疾病以反复咳嗽、咳痰、喘息等为主的特点，中医学多将其归为"久咳""喘证""肺胀"等范畴，而其中"肺胀"比较符合慢阻肺发展病程的疾病特点。肺胀是多种慢性肺系疾病反复发作、迁延不愈、累及肺脾肾三脏，致使痰瘀阻结、气道不畅、气机敛降失常而引起，主要临床表现特点为喘息、咳嗽、咳痰、气促、胸部膨满或口唇发绀、心悸怔忡等，其病变严重者可以出现出血、喘脱、昏迷等危重证候。肺胀病名的提出最早见于《黄帝内经》，如《灵枢·经脉》记载："肺手太阴之脉，起于中焦……是动则病，肺胀满，膨膨而喘咳，缺盆中痛，甚则交两手而瞀。"东汉张仲景《金匮要略·肺痿肺痈咳嗽上气病脉证治第七》中记载的"咳而上气，此为肺胀，其人喘，目如脱状"，不仅提及了肺胀的病名，同时还指出了肺胀的病机和症状。《金匮要略·痰饮咳嗽病脉证并治》中对支饮的描述，记载其症见"咳逆倚息，短气不得卧，其形如肿"，也与本病有相似之处。

第一节　西医病因病理

一、发病原因

　　引起慢阻肺的危险因素具有多样性的特点，总的来说可概括为个体易感因素和环境因素共同作用。

　　（一）个体因素

　　1.遗传因素　如α1-抗胰蛋白酶重度缺乏与非吸烟者的肺气肿形成有关。

　　2.年龄和性别因素　年龄越大，慢阻肺患病率越高，有文献报道女性对烟草烟雾的危害更敏感。

　　3.低体重指数　低体重指数也与慢阻肺的发病有关，体重指数越低，慢阻肺的患病率越高。

（二）环境因素

1. 吸烟　是诱发慢阻肺最常见的主要危险因素，重度吸烟者罹患慢阻肺的比例接近 50%，在吸烟者人群中发现有更高的气流受限风险，与非吸烟者比较，吸烟者的肺功能异常率较高，FEV1 年下降率较快，死亡风险增加，被动吸烟也可能导致呼吸道症状及慢阻肺的发生。

2. 燃料烟雾　柴草、煤炭和动物粪便等燃料产生的烟雾中含有大量有害成分，例如碳氧化物、氮氧化物、硫氧化物和未燃烧完全的碳氢化合物颗粒与多环有机化合物等。燃烧时产生的大量烟雾可能是不吸烟女性发生慢阻肺的重要原因。

3. 空气污染　空气污染物中的颗粒物质和有害气体物质（二氧化硫、二氧化氮、臭氧和一氧化碳等）对支气管黏膜有刺激和细胞毒性作用，空气中 PM 2.5 的浓度超过 35 μg/m³ 时，慢阻肺的患病危险度明显增加。

4. 职业性粉尘　当职业性粉尘（二氧化硅、煤尘、棉尘和蔗尘等）的浓度过大或接触时间过久，可导致慢阻肺的发生。职业环境接触的刺激性物质、有机粉尘及过敏原等可导致气道反应性增高，通过这一途径参与慢阻肺的发病。

5. 感染和慢性支气管炎　呼吸道感染是慢阻肺发病和加剧的重要因素，病毒和（或）细菌感染是慢阻肺急性加重的常见原因，儿童期反复下呼吸道感染与成年时肺功能降低及呼吸系统症状的发生有关。

6. 社会经济地位　慢阻肺的发病与患者的社会经济地位相关，室内外空气污染程度不同、营养状况等与社会经济地位的差异可能存在一定内在联系。

二、病理机制

慢阻肺的发病机制复杂，尚未完全明了。吸入烟草烟雾等有害颗粒或气体可引起气道氧化应激、炎症反应及蛋白酶/抗蛋白酶失衡等多种途径参与慢阻肺发病。多种炎症细胞参与慢阻肺的气道炎症，包括巨噬细胞、中性粒细胞及 Tc1、Th1、Th17 和 ILC3 淋巴细胞等。激活的炎症细胞释放多种炎性介质作用于气道上皮细胞，诱导上皮细胞杯状化生和气道黏液高分泌；慢性炎症刺激气道上皮细胞释放生长因子，促进气道周围平滑肌和成纤维细胞增生，导致小气道重塑；巨噬细胞基质金属蛋白酶和中性粒细胞弹性蛋白酶等引起肺结缔组织中的弹性蛋白被破坏，Tc1 淋巴细胞释放颗粒酶穿孔素损伤肺泡上皮，导致不可逆性肺损伤，引发肺气肿。此外，自身免疫调控机制、遗传危险因素及肺发育相关因素也可能在慢阻肺的发生发展中起到重要作用。

第二节　中医病因病机

一、病因

尽管历代医家对慢阻肺病因的理解有所不同，但不外乎"外感"和"内伤"两个方面。

（一）感受风寒燥热湿等六淫之邪

《黄帝内经》时期已对肺胀有较为全面的认识。其中《素问·咳论》论述："皮毛者肺之合也，皮毛先受邪气，邪气以从其合也。其寒饮食入胃，从肺脉上至于肺，则肺寒，肺寒则外内合邪，因而客之，则为肺咳。"鼻为肺之窍，皮毛合于肺，肺又居五脏最高位，机体与外界气候的调节和肺实有密切的关系，当气候突变，由热转寒或气候不稳定、冷热交替频繁、深秋寒冬的季节，都可见急性加重的 COPD 患者明显增多。外感风、寒、暑、湿、燥、火之邪，侵犯肌表导致皮毛开阖失常、肺络不畅、营卫之气运行紊乱，邪气同时沿肺络入里及肺，导致肺之气机闭阻、失于宣降的病理变化。

（二）饮食失节，劳逸失度，七情内伤

"脾为生痰之源，肺为贮痰之器"，脾胃运化水谷，为后天之本，若暴饮暴食、饥而不食、进食时间不定，日久脾胃受伤，脾失健运，如《素问·痹论》言："饮食自倍，脾胃乃伤。"脾为肺之母，脾不生金，肺阴受累，故肺系诸多病变和脾胃运化失常有根本关系。过度劳伤，耗伤气机，积劳成疾，《素问·举痛论》言："劳则喘息汗出，外内皆越，故气耗矣。"过逸则气血运行缓慢，消化功能减低，可损伤脾胃元气。慢阻肺患者气道阻塞、肺功能受损、活动困难、体力下降，更容易为外邪所侵内伤机体，形成反复感染外邪的病理循环。情志活动以气血阴阳为化生基础，据喜、怒、思、忧、恐归属五脏，慢阻肺患者以中老年人居多，临床主要表现为咳嗽痰多、动则气喘、呼吸不畅，病情不断加重，甚至生活不能自理，给患者心理带来极大的压力，情绪低落又加重五脏负担，成为病情转危的关键环节。

（三）久病肺络虚损

经络将人体的气血输布五脏六腑、四肢百骸，从而濡养机体，保证人体正常的生理活动。肺络分为气络与血络，肺络虚损即指肺气络亏虚与血络受损。慢阻肺患者久咳不愈、痰饮停留、浊毒不化等造成的病证迁延失治，日久肺气耗伤，正虚无力祛邪导致肺虚、气阴不足，再逢气候变化、刺激性气味、过敏物质、不洁灰尘等物触发，内外合邪，诱使疾病反复加重，《仁斋直指方》言："惟夫邪气伏藏，凝涎浮涌，呼不得呼，吸不得吸，于是上气促息。"反复的急性加重致使肺脏虚损更甚，气血耗损，肺络气血运化、营养、濡润不足，气机温运无力，日久因虚致瘀。诸邪与瘀血互结于肺络脉内外，虚瘀相互影响形成恶性循环，为慢阻肺急性加重和进展的关键。

二、病机

肺为气之主，慢阻肺的起病多从肺之气络亏虚开始，即功能上损伤，随着疾病的进展继而出现肺血络损伤，即实质损伤，肺虚络损贯穿疾病发展的始终。经络之间纵横交错连接周身各处，是人体气血津液运行的通路，通过经络气血才能由内至外、由表及里沟通内外，濡养周身。肺络以肺脏为中心，经脉别出为络，经脉由肺脏向外扩展延伸，脉络逐渐增加、变细，直达周身皮毛而密布体表，故肺外合皮毛。《灵枢·本脏》曰："卫气者，所以温分肉，充皮肤，肥腠理，司开阖者也。"指出卫气通过肺络向外输布，才能温养皮肤、腠理、肌肉，从而司皮毛之开阖。皮毛闭合则外邪不能入侵，皮毛开启则邪气通过体表而透邪外出。营卫相伴，运行于脏腑与肌表之间，二者一阴一阳，才能使皮毛开阖有度，保证机体正常的生理活动。慢阻肺患者外感六淫之邪，邪袭肌表，皮毛开阖失常，肺络不畅，营卫之气运行紊乱，邪气同时沿肺络入里及肺，导致肺之气机闭阻、宣降失常，或咳，或喘，或哮，或津液失于输化而成痰。邪气通过肌表之阳络由表及里、由浅入深传变而深入脏腑之阴络导致机体损伤。邪气壅肺，久则肺虚，肺主气功能失常，遂使六淫乘袭或他脏之邪干肺而成肺胀。

《灵枢》记载："阳脉荣其脏，阴脉荣其腑。"肺络通畅，运行其中的气血充足，肺脏与对应的大肠腑得其濡养而发挥正常功能。若气血不足，则无法充盈、濡养肺络，造成其在肺络中流转滞涩，无法输布足够的气血至相应脏腑，致使脏腑濡养不足、无法正常发挥功能。慢阻肺患者病久肺脏虚损，肺脏虚损则肺络必然受到损伤，运行于肺络内的气血津液亦受到损伤。病程日久累及脾肾，若肺病及脾，则肺脾同病，脾为肺母，肺病日久，子耗母气，则脾运失健，导致肺脾两虚，脾虚不能散精上归于肺，肺病不能输布水精，则聚为痰浊。肺肾同病，足少阴肾脉从肾上贯肝膈，入肺中，循喉咙，夹舌本。肺为气之主，肾为气之根。肾能助肺纳气，若肺病日久，累及于肾，精气耗损，肺不主气，肾不纳气，可致气喘日益加重，吸气不易，呼吸浅短难续，动则更甚。

清代韦协梦《医论十三》云："不虚不阻"，叶桂亦有"久病在络，气血皆滞""至虚之处，便是留邪之处"的言论。气血津液运行不畅产生痰饮瘀血之邪，肺主一身之气，亦主通调水道，津液在肺宣发肃降的气机调节下，通过经络而输布至人体各处，若气机受阻则会影响津液的运行，导致津液停聚肺络而成痰饮之邪，痰饮阻于肺络，肺之宣发肃降气机失职，可导致通调水液的功能发生障碍，亦可影响血液的循行，造成血液运行不畅、瘀积日久而成瘀血。痰瘀阻滞，凝聚肺络，致使肺损络伤，痰饮瘀血又会加重肺络损伤。疾病后期病及于心，也可及肝，肺与心脉相通，同居上焦，肺朝百脉，肺气辅助心脏运行血脉。久咳久喘，肺病日深，治节失职，心营不畅而致喘悸不宁。心气、心阳虚衰，心脉瘀阻，则肺病及心。心阳根于命门真火，如肾阳不振，进一步导致心肾阳衰，可以出现喘脱危候。此外，病变还可涉及肝，如在感受外邪急性发病阶段，可因痰热内郁、热极生风或阴液耗损、虚风内动，出现抽搐震颤等症。

第三节　西医诊断与治疗

一、临床表现

慢阻肺的主要症状是慢性咳嗽、咳痰和呼吸困难。早期慢阻肺患者可以没有明显的症状，随病情进展日益显著，咳嗽、咳痰症状通常在疾病早期出现，而后期则以呼吸困难为主要表现。

并发症的表现：①右心功能不全：当慢阻肺并发慢性肺源性心脏病失代偿时，可出现食欲不振、腹胀、下肢（或全身）浮肿等体循环淤血相关的症状。②呼吸衰竭：多见于重症慢阻肺或急性加重的患者，由于通气功能严重受损而出现显著的低氧血症和二氧化碳潴留（Ⅱ型呼吸衰竭），此时患者可有明显发绀和严重呼吸困难；当二氧化碳严重潴留、呼吸性酸中毒失代偿时，患者可出现行为怪异、谵妄、嗜睡甚至昏迷等肺性脑病的症状。③自发性气胸：多表现为突然加重的呼吸困难、胸闷和（或）胸痛，可伴有发绀等症状。

体征：慢阻肺的早期体征可不明显，随着疾病进展，胸部体检可见以下体征：①视诊及触诊：胸廓前后径增大、剑突下胸骨下角（腹上角）增宽；呼吸变浅、呼吸频率增快、呼气时相延长、辅助呼吸肌（如斜角肌和胸锁乳突肌）参加呼吸运动，重症患者可见胸腹呼吸矛盾运动，部分患者在呼吸困难加重时采用缩唇呼吸方式和（或）前倾体位；合并低氧血症时可见患者黏膜和皮肤发绀；触诊可有剑突下心脏抬举感等。②叩诊：胸部叩诊可呈过清音，心浊音界缩小，肺肝界降低，均系肺过度充气所致。③听诊：双肺呼吸音减低，呼气延长，可闻及干啰音或哮鸣音和（或）湿啰音；心音遥远，剑突下心音较清晰响亮。此外，合并肺心病时患者可见下肢水肿、腹水和肝大并压痛等体征；合并肺性脑病时偶可引出神经系统病理体征。

二、实验室检查

1. 肺功能检查　肺功能检查是目前检测气流受限公认的客观指标，是慢阻肺诊断的金标准，也是慢阻肺的严重程度评价、疾病进展监测、预后及治疗反应评估中最常用的指标。慢阻肺的肺功能检查除常规的肺通气功能检测如 FEV1、FEV1 与 FVC 的比值（FEV1/FVC）外，还包括容量和弥散功能测定等，有助于疾病评估和鉴别诊断。吸入支气管舒张剂后 FEV1/FVC < 70% 是判断存在持续气流受限，诊断慢阻肺的肺功能标准。在临床实践中，如果 FEV1/FVC 在 68% ~ 70% 之间，建议 3 个月后复查是否仍然符合 FEV1/FVC < 70% 的条件，减少临界值病例的过度诊断。在明确慢阻肺诊断的前提下，以 FEV1 占预计值百分比来评价气流受限的严重程度。肺泡间隔破坏及肺毛细血管床丧失可使弥散功能受损，一氧化碳弥散量降低。

2. 胸部影像学检查　①胸部 X 线检查：慢阻肺早期 X 线胸片可无明显变化，随后可出现肺纹理增多和紊乱等非特征性改变。主要 X 线征象为肺过度充气，表现为肺野透亮度增高、双肺外周纹理纤细稀少、胸腔前后径增大、肋骨走向变平、横膈位置低平、心脏悬垂狭长，严重者常合并有肺大疱的影像学改变。X 线胸片对确定肺部并发症及与其他疾病（如肺间质纤维化、肺结核等）鉴别具有重要意义。慢阻肺并发肺动脉高压和肺源性心脏病时，X 线胸片表现为右下肺动脉干扩张，其横径 ≥ 15 mm 或右下肺动脉横径与气管横径比值 ≥ 1.07，或动态观察右下肺动脉干增宽 > 2 mm；肺动脉段明显突出或其高度 ≥ 3 mm；中心肺动脉扩张和外周分支纤细，形成残根征；圆锥部显著凸出（右前斜位 45°）或其高度 ≥ 7 mm；右心室增大。②胸部 CT 检查：高分辨率 CT 对辨别小叶中心型和全小叶型肺气肿及确定肺大疱的大小和数量，有较高的敏感度和特异度，多用于鉴别诊断和非药物治疗前评估。对预测肺大疱切除或外科减容手术等的效果有一定价值。利用高分辨率 CT 计算肺气肿指数、气道壁厚度、功能性小气道病变等指标，有助于慢阻肺的早期诊断和表型评估。

3. 心电图和超声心动图检查　对于晚期慢阻肺及慢阻肺急性加重的鉴别诊断、并发肺源性心脏病及慢阻肺合并心血管系统疾病的诊断、评估和治疗具有一定的临床意义与实用价值。慢阻肺合并慢性肺动脉高压或慢性肺心病心电图可表现为额面平均电轴 ≥ +90°；V1 导联 R/S ≥ 1；重度顺钟向转位（V5 导联 R/S ≤ 1）；RV1+SV5 ≥ 1.05 mV；aVR 导联 R/S 或 R/Q ≥ 1；V1 ~ V3 导联呈 QS、Qr 或 qr（酷似心肌梗死，应注意鉴别）；肺型 P 波。慢阻肺合并慢性肺源性心脏病超声心动图可出现以下改变：右心室流出道内径 ≥ 30 mm；右心室内径 ≥ 20 mm；右心室前壁厚度 ≥ 5 mm 或前壁搏动幅度增强；左、右心室内径比值 < 2；右肺动脉内径 ≥ 18mm 或肺动脉干 ≥ 20 mm；右心室流出道/左心房内径 > 1.4；肺动脉瓣曲线出现肺动脉高压征象者（a 波低平或 < 2 mm，或有收缩中期关闭征等）。

4. 血常规检查　稳定期外周血嗜酸性粒细胞计数对慢阻肺药物治疗方案是否联合 ICS 有一定的指导意义，部分患者由于长期低氧血症，其外周血血红蛋白、红细胞和红细胞压积可明显增高，部分患者可表现为贫血。

三、诊断和鉴别诊断

（一）诊断要点

对于既往反复下呼吸道感染或长期接触慢阻肺危险因素的人群，当出现呼吸困难、慢性咳嗽或咳痰时，应充分考虑慢阻肺的可能性。慢阻肺的诊断主要依据危险因素暴露史、症状、体征及肺功能检查等临床资料，并排除可引起类似症状和持续气流受限的其他疾病，综合分析确定。肺功能检查表现为持续气流受限是确诊慢阻肺的必备条件，吸入支气管舒张剂后 FEV1/FVC < 70% 即明确存在持续的气流受限。

（二）鉴别诊断

慢阻肺应与哮喘、支气管扩张症、充血性心力衰竭、肺结核和弥漫性泛细支气管炎等疾病进行鉴别。

1. 支气管哮喘　多在儿童或青少年期起病，以发作性喘息为特征，发作时两肺布满哮鸣音，缓解后症状消失，常有家庭或个人过敏史，哮喘的气流受限多为可逆性，其支气管舒张试验阳性。应注意当哮喘发生气道重塑时，可导致气流受限的可逆性减少，需全面分析患者的临床资料才能做出正确的判断。此外还要明确，慢阻肺和哮喘这两种疾病亦可同时存在于同一患者。

2. 支气管扩张　有反复发作咳嗽、咳痰的特点，常反复咯血，合并感染时有多量脓性痰，查体常有肺部固定性湿啰音，部分胸部 X 线显示肺纹理粗乱或呈卷发状，高分辨 CT 可见支气管扩张改变。

3. 充血性心力衰竭　患者可有一些基础疾病，如冠心病、高血压等，双肺听诊可闻及细湿啰音。而胸部 X 线可见有肺水肿、心脏增大等。

4. 肺结核　可有午后低热、乏力、盗汗等结核中毒症状，痰检可发现结核分枝杆菌，胸部 X 线检查可发现病灶。

5. 弥漫性泛细支气管炎　大多为非吸烟男性患者，几乎所有患者均有慢性鼻窦炎，高分辨 CT 显示弥漫性小叶中央结节影和过度充气征。

四、治疗

（一）药物治疗

1. 稳定期药物治疗　支气管舒张剂：支气管舒张剂是慢阻肺的基础一线治疗药物，通过松弛气道平滑肌扩张支气管，改善气流受限，从而减轻慢阻肺的症状，包括缓解气促、增加运动耐力、改善肺功能和降低急性加重风险。与口服药物相比，吸入制剂的疗效和安全性更优，因此多首选吸入治疗。主要的支气管舒张剂有 β_2 受体激动剂、抗胆碱能药物及甲基黄嘌呤类药物。

（1）β_2 受体激动剂：β_2 受体激动剂分为短效和长效两种类型。短效 β_2 受体激动剂主要有特布他林、沙丁胺醇等，通常在 4 ~ 6 个小时内有效，主要用于按需缓解症状，长期规律应用维持治疗的效果不如长效支气管舒张剂。长效 β_2 受体激动剂作用时间持续 12 小时以上，可作为有明显气流受限患者的长期维持治疗药物，常用的药物包括福莫特罗、沙美特罗、茚达特罗、维兰特罗等。使用 β_2 受体激动剂的不良反应多见窦性心动过速和肌肉震颤，罕见的不良反应有心律失常、异常支气管痉挛及心力衰竭人群的氧耗增加，与噻嗪类利尿剂联用可能出现低钾血症。

（2）抗胆碱能药物：抗胆碱能药物可以阻断乙酰胆碱与气道平滑肌 M1、M2、M3 三种毒蕈碱受体的结合，其中治疗慢阻肺的重要靶点是拮抗 M3 受体，从而起到扩张气道平滑肌、改善气流受限和慢阻肺症状的作用。异丙托溴铵是最早的短效毒蕈碱拮抗剂，可以与胆碱能 M1、M2 和 M3 受体的亚型结合。长效毒蕈碱拮抗剂能够持久地结合 M3 受体，快速与 M2 受体分离，从而延长支气管扩张作用时间超过 12 小时，新型长效毒蕈碱拮抗剂作用时间超过 24 小时，临床常用药物包括噻托溴铵、格隆溴铵和乌美溴铵等。总体来说，吸入抗胆碱能药物的不良反应比较少见，常见的有口干、咳嗽、头痛、头晕；少见的有荨麻疹、闭角型青光眼、心率加快；罕见的有过敏性反应（舌、唇和面部的血管性水肿）、眼痛、瞳孔散大、心悸、心动过速、喉痉挛、恶心及尿潴留。

（3）茶碱类药物：茶碱类药物可解除气道平滑肌痉挛，在我国慢阻肺治疗中使用较为广泛。缓释型或控释型茶碱口服 1~2 次/日可以达到稳定的血浆药物浓度，对治疗稳定期慢阻肺有一定效果。不良反应与个体差异和剂量相关，常见的有恶心、呕吐、腹痛、头痛、胸痛、失眠、兴奋、心动过速、呼吸急促。过量使用可出现心律失常，严重者可引起呼吸、心跳骤停。由于茶碱的有效治疗窗小，必要时需要监测茶碱的血药浓度，当血液中茶碱浓度 > 5 mg/L 即有治疗作用，> 15 mg/L 时不良反应明显增加，茶碱与多种药物联用时要警惕药物相互作用。

（4）糖皮质激素：糖皮质激素及其衍生物通过抑制促炎基因、激活抗炎基因来发挥作用，常应用于慢性炎症性疾病的治疗。临床常用的糖皮质激素包括：布地奈德、氟替卡松、倍氯米松、环索奈德和糠酸莫米松。糖皮质激素吸入治疗是慢阻肺首选的给药方式，药物可直接作用于肺部，作用部位较为局限，减少了因口服或静脉注射给药导致的全身性不良反应。对于是否使用 ICS 初始治疗需综合评估治疗的风险和获益，针对外周血嗜酸性粒细胞计数高且频繁出现急性加重的患者推荐使用 ICS 作为起始治疗。不过长期使用 ICS 治疗的患者突然停用 ICS 可能导致急性加重频次增加和肺功能下降，仅接受 ICS 的常规治疗并不能改善 FEV1 的持续下降或降低慢阻肺的死亡率。研究表明，外周血嗜酸性粒细胞计数 > 300/μL 的慢阻肺患者使用 ICS/长效 β_2 受体激动剂作为起始治疗与单纯使用长效毒蕈碱拮抗剂作为起始治疗相比，前者出现中重度急性加重的风险显著降低。尽管总体而言 ICS 的不良反应发生率低，但 ICS 有增加肺炎发病率的风险，其他常见的不良反应有口腔念珠菌感染、喉部刺激、咳嗽、声嘶及皮肤挫伤。

（5）联合治疗：不同作用机制的支气管舒张剂联合治疗优于单一支气管舒张剂治疗。短效 β_2 受体激动剂联合短效毒蕈碱拮抗剂对肺功能和症状的改善优于单药治疗。长效 β_2 受体激动剂和长效毒蕈碱拮抗剂联合治疗也可更好改善肺功能和症状、降低疾病进展风险等。目前已有多长效 β_2 受体激动剂和长效毒蕈碱拮抗剂联合制剂，如福莫特罗/格隆溴铵、奥达特罗/噻托溴铵、维兰特罗/乌美溴铵、茚达特罗/格隆溴铵。若患者血嗜酸性粒细胞计数 ≥ 300/μL 同时症状较为严重（CAT > 20 分），可考虑使用 ICS+长效毒蕈碱拮抗剂+长效 β_2 受体激动剂治疗，其较 ICS+长效 β_2 受体激动剂有更好的临床疗效。此外，与长效毒蕈碱拮抗剂单药治疗或长效 β_2 受体激动剂+长效毒蕈碱拮抗剂、ICS+长效 β_2 受体激动剂联合治疗比较，三联治疗能显著降低患者病死率。目前国内有两种三联制剂：布地奈德/富马酸福莫特罗/格隆溴铵和糠酸氟替卡松/维兰特罗/乌美溴铵。

（6）磷酸二酯酶 4 抑制剂：其主要作用是通过抑制细胞内环腺苷酸降解来减轻炎症，目前应用临床的选择性磷酸二酯酶 4 抑制剂罗氟司特在亚洲人群中耐受性良好。最常见的不良反应有恶心、食欲下降、体重减轻、腹痛、腹泻、睡眠障碍和头痛，通常发生在治疗早期，可能具有可逆性，并随着治疗时间的延长而消失。

（7）其他药物

① 祛痰药及抗氧化剂：祛痰药及抗氧化剂的应用可促进黏液溶解，有利于气道引流通畅，改善通气功能。临床常用祛痰抗氧化药物主要有 N-乙酰半胱氨酸、羧甲司坦、福多司坦和氨溴索等。

② 免疫调节剂：在有反复呼吸道感染的慢阻肺患者中建议使用。

2. 急性加重期的药物治疗　慢阻肺发生急性加重可能是由于多种原因引起，最常见的原因是呼吸道感染。常见的症状包括呼吸困难加重、咳嗽加剧、咳痰增多或咳脓性痰、胸闷或喘息加重等，症状通常持续 7~10 天，有时可能持续更长时间，加速慢阻肺病情进展。不论慢阻肺处于任何严重阶段，支气管扩张剂都是最重要的治疗手段，可以使 FEV1 升高或改善其他肺功能参数，其改善呼气相气流的原理是通过改变气道平滑肌的张力引起气道扩张，以减轻临床症状。推荐短效 β_2 受体激动剂作为治疗急性加重的初始支气管扩张剂。对于需要住院治疗的患者，应在出院前尽快开始长效支气管扩张剂的维持治疗。在支气管扩张剂的基础上，可联合使用短效抗胆碱能药物、糖皮质激素、抗感染药物等，有利于缩短康复病程、降低复发风险、减少治疗失败率和缩短住院时间。虽然慢阻肺急性加重的病因可能是感染病毒或细菌，但此时是否使用抗生素仍存在争议。一般来说，当有临床证据支持考虑细菌感染时，推荐加用抗生素治疗。C 反应蛋白或降钙素原可作为抗生素使用的参考依据，有助于指导临床诊疗决策，抗生素用药的推荐疗程一般为 5 ~ 7 天。此外还需关注水电解质平衡、凝血功能、营养状态等，防止出现合并症，根据患者的临床状态，选择相应的药物进行对症治疗。

（二）非药物疗法

非药物疗法推荐的干预措施包括戒烟、氧疗、肺康复训练、手术治疗和自我管理教育等。其中戒烟是影响慢阻肺自然病程最有力的干预措施。戒烟是防治慢阻肺的关键措施之一。药物和尼古丁替代治疗可有效提高长期戒烟成功率，应建议所有吸烟的慢阻肺患者进行戒烟。积极鼓励患者戒烟、减少被动吸烟、避免接触环境中的污染介质、防止呼吸道感染是预防慢阻肺发生和发展的重要措施。

慢性呼吸衰竭的患者进行长期氧疗可以提高静息状态下严重低氧血症患者的生存率，对血流动力学、血液学特征、运动能力、肺生理和精神状态都会产生有益的影响。理想的外周血氧饱和度应不低于 88%，同时注意改善 CO_2 潴留，保持酸碱平衡。患者出现急性呼吸衰竭时，建议进入重症监护病房治疗，并尽快进行无创或有创通气支持治疗。

呼吸康复治疗：呼吸康复的定义是在全面评估基础上，为患者提供个体化的综合干预措施，包括但不限于运动锻炼、教育和行为改变，目的是改善慢性呼吸疾病患者的生理及心理状况，并促进健康行为的长期保持。呼吸康复可减轻患者呼吸困难症状、提高运动耐力、改善生活质量、减轻焦虑和抑郁症状、减少急性加重后 4 周内的再住院风险。对于有呼吸困难症状的患者，呼吸康复应作为常规推荐。呼吸康复治疗的内容主要包括：健康教育、运动训练、氧疗及营养指导等。规律的运动训练是呼吸康复的核心内容，美国胸科协会建议慢阻肺患者的运动训练计划以 8 ~ 12 周为最佳，每周进行 2 ~ 5 次，每次时间为 20 ~ 30 分钟，运动强度以患者自身最大耗氧量的 60% 为宜。营养不良是影响慢阻肺预后的一个重要因素，而强化膳食干预能让慢阻肺患者获益，可以提高生活质量，因此需要对慢阻肺患者进行饮食指导。

疫苗接种是预防相应病原体感染的有效治疗手段。流感疫苗接种可降低慢阻肺患者的严重程度和病死率，23 价肺炎球菌多糖疫苗接种可降低 65 岁以下的慢阻肺患者（FEV1 占预计值 % < 40% 或存在合并症）社区获得性肺炎的发病率。在慢阻肺中，尤其是年龄 > 65 岁的患者，推荐每年接种流感疫苗和每 5 年接种肺炎球菌疫苗。

对于重症肺气肿、积极治疗无效的患者，或内科治疗难以控制的进展性慢阻肺患者，可考虑接受外科手术或纤支镜介入治疗。目前主要有三种手术方式可选择：肺大疱切除术、肺减容术和肺移植术，其中经支气管镜肺减容术是微创治疗晚期慢阻肺的一种新的尝试，能够改善患者肺功能、呼吸困难、运动能力和生活质量，也是安全有效的治疗手段之一。

第四节　中医诊断与治疗

一、诊断

临床表现为慢性肺部疾病多年、反复发作、经久难愈,咳逆上气,痰多,胸部膨满,喘息动则加剧,甚则鼻煽气促,张口抬肩,烦躁心悸。听诊有痰鸣音或湿啰音,心音遥远。病程缠绵,时轻时重,日久则见面色晦暗,唇甲发绀,脘腹胀满,肢体浮肿,甚或喘脱等危重证候。

诊断慢阻肺时,为减少漏诊,应全面采集病史,包括症状、危险因素暴露史、既往史、系统回顾和合并症等。既往史:包括哮喘史、过敏史、结核病史、儿童时期呼吸道感染及呼吸道传染病史如麻疹、百日咳等;家族史:慢阻肺有家族聚集倾向;发病年龄与季节的关系:多于中年以后发病,秋、冬寒冷季节症状明显;合并症:心脏病、骨质疏松、骨骼肌肉疾病、肺癌、抑郁和焦虑等;慢性呼吸衰竭和肺源性心脏病史;慢阻肺后期出现低氧血症和(或)高碳酸血症,可合并慢性肺源性心脏病和右心衰竭。

二、鉴别诊断

肺胀与哮病、喘病均以咳逆上气、喘满为主症,有其类似之处,其区别如下。

(一)哮病

哮病是一种发作性的痰鸣气喘疾病,常突然发病,迅速缓解,且以夜间发作多见;肺胀是包括哮病在内的多种慢性肺系疾病后期转归而成,每次因外感诱发逐渐加重,经治疗后逐渐缓解,发作时痰瘀阻痹的症状较明显,两病有显著的不同。

(二)喘病

喘病是以呼吸困难为主要表现,可见于多种急慢性疾病的病程中,常为某些疾病的重要主症和治疗的重点。但肺胀由多种慢性肺系疾病迁延不愈发展而来,喘咳上气仅是肺胀的一个症状。

三、辨证论治

(一)辨证要点

1. 辨病期病证　急性加重期以实为主,稳定期以虚为主。COPD 急性加重期病机为痰阻(痰热、痰浊)或痰瘀互阻,常兼气虚或气阴两虚,虚实相互影响,以痰瘀互阻、肺络损伤为关键。痰热日久损伤气阴,气虚则气化津液无力,津液不得蒸化反酿成痰浊而使阴津生化不足。痰壅肺系气机,损及肺朝百脉,可致血瘀,气虚率血无力也可致瘀;瘀血内阻而使津液运行不畅,促使痰饮内生,终成痰瘀互阻。痰壅肺系重者,可蒙扰神明,表现为痰热、痰浊之分,多为急性加重的重症。发作缓解,病情稳定,痰瘀危害减轻,但稽留难除,正虚显露而多表现为气(阳)、阴虚损,集中于肺脾肾,气(阳)、阴虚损中以气(阳)为主,肺脾肾虚损以肾为基。

2.辨气络、血络 肺脏感邪，迁延失治，痰瘀稽留，损伤正气，正虚卫外不固，外邪易反复侵袭，肺气本虚是慢阻肺发生的基础，肺之气络亏虚，无力行血，血络中的血液运行不畅阻于络道，同时肺络瘀阻影响肺络之气的循行而致肺络气滞；气不布津，津液代谢异常，凝聚生痰；阻于肺络之气滞、血瘀、痰凝相互作用，随着疾病进展而深聚于肺络，诸多病理因素联合，进一步损伤肺络，使得慢阻肺进行性加重，表现为肺络不通、肺气上逆、呼吸不利、口唇四肢末端青紫，以肺部气机不利为轴心贯穿整个病程。

（二）治疗原则

肺络分支众多、脉络细微，相互勾连，形成一个密集、复杂的网络，慢阻肺急性加重期为邪气引发，外有邪气束肺，内有痰浊瘀血伏邪乘势而起，肺络为实邪所伤，肺无力灌宗气入心，造成呼吸急促、心神衰败，此时痰停肺内、气机壅阻、痰已难出，根据邪气的特性，可采用辛凉解表、辛温解表、清化痰饮、温化痰饮、活血祛瘀等祛邪治则；缓解期为肺络虚损日久痹阻，肺气宣发肃降不畅，肺病及脾，脾不行其津液营血之职，循络脉上积于肺，造成本虚标实的慢性过程，此时肺脾气虚，胶痰及水饮不行，肾不纳气，心血无气失于导帅，故以补益气血，滋阴固阳，补益肺、脾、肾等扶正为主。

（三）分证论治

1.外感邪气，肺络气郁

（1）外寒内饮证。

主症：咳逆气短，喘气气急，痰白量多、稀薄兼泡沫、易咳出，胸闷，不能平卧，恶寒，喉中痰鸣，鼻塞流清涕，无汗，周身疼痛，舌淡、舌苔白水滑，脉浮、弦、紧或脉弦紧。

证机：外感寒邪，营卫失职则鼻塞流涕、恶寒、四肢酸楚；肺络不畅，肺气郁滞则宣降失常则喘逆上气，甚至不能平卧、咳嗽气急、咳白色泡沫样痰。

治法：温肺解表，化饮平喘。

选方：小青龙汤加减。

遣药：麻黄、桂枝、半夏、干姜、细辛、五味子、芍药。

加减：痰多白黏、舌苔白腻者加厚朴、茯苓；肢体酸痛甚者加羌活、独活；头痛者加白芷、藁本。

（2）表寒肺热证。

主症：咳嗽气粗，甚则喑哑，口渴有痰、色黄质黏，或鼻流黄涕，伴形寒，身热，烦闷，身痛，苔薄白或薄黄，脉浮数或滑。

证机：寒邪束表，热郁于肺，肺络失于清肃则咳嗽，热邪煎灼津液，故痰稠色黄；肺气失宣，鼻络津液为热邪所熏，故见流黄浊涕。

治法：解表清里，化痰平喘。

选方：麻杏石甘汤加减。

遣药：麻黄、黄芩、桑白皮、石膏、苏子、杏仁、半夏、款冬花。

加减：痰热重，痰黄黏稠量多，加瓜蒌、贝母清化痰热；痰鸣息涌加葶苈子、射干泻肺消痰。

（3）燥热伤肺证。

主症：干咳、呛咳，咳痰不爽，气逆而喘，身热鼻燥、咽喉干痛，夜间更甚，口渴喜饮水，饮不解渴，心烦，胸满胁痛，舌干无苔或薄，脉虚数。

证机：燥伤肺络，津液不布，则干咳无痰，甚或痰中带血；肺络损伤，宣降失司，则呛咳气逆；肺气不畅，络脉阻滞，则胸满胁痛；燥热耗伤气阴，则口渴、心烦。

治法：疏风止咳，轻宣润肺。

选方：清燥救肺汤加减。

遣药：桑叶、石膏、麦冬、人参、胡麻仁、阿胶、杏仁、枇杷叶。

加减：热重不恶寒，心烦口渴，可加知母、山栀子清泄肺热；肺络受损，痰中带血，可加白茅根清热止血。

2. 津液凝聚，痰阻络脉

主症：喘粗气急，咳嗽咳痰、痰多、色白或黄，短气乏力、稍劳即重，食少纳呆，胸脘痞满，舌苔厚腻，脉滑。

证机：津液运行脉络之中而输布周身，若邪气客络，津液运行受阻而成痰饮、闭阻脉络所致。痰饮阻于肺络，气因痰阻则喘粗气急、咳嗽咳痰、痰多；痰郁化热则色黄，不化热则色白；痰阻脉络，肺气不利则短气乏力、稍劳即重；痰饮阻碍中焦，影响脾胃运化水谷，气机升降则食少纳差、胸脘痞满；舌脉为痰浊内盛之象。

治法：化痰通络，止咳平喘。

选方：二陈汤加减。

遣药：半夏、橘红、茯苓、生姜、乌梅、甘草。

加减：痰浊壅塞者可加白芥子、紫苏子等降气化痰，厚朴、枳实等舒畅气机，理气化痰；痰热郁肺者可加石膏、知母、黄芩、青黛等。

3. 痰瘀胶结，壅阻肺络证

主症：咳嗽喘息，胸闷气憋，痰多色白或呈泡沫，面色晦暗，口唇青紫，爪甲发绀，舌质暗或淡紫、苔白腻或黄腻，脉沉细或细涩。

证机：久病气虚，水液津液代谢、血液运行失常生成痰饮、瘀血，痰瘀胶着、凝结肺络所致。痰瘀胶着，阻滞肺络，肺失宣降，则咳嗽喘息、痰多色白或呈泡沫；久病耗伤气血则面色晦暗；瘀血阻络则口唇青紫、爪甲发绀。

治法：理气化痰，祛瘀通络。

选方：血府逐瘀汤加减。

遣药：桃仁、红花、赤芍、川芎、生地、当归、桔梗、枳壳、柴胡。

加减：神志模糊者，加石菖蒲、远志、郁金等开窍醒神；兼热象者，加水牛角、石膏等清热之品。

4. 脏腑虚衰，肺络不荣证

主症：呼吸浅短，气短难续，倚息不能平卧，咳嗽，心悸胸闷，腰膝酸软，纳差，怕冷，全身浮肿，舌淡苔白，脉沉细。

证机：久病不愈，迁延肺脾肾心等致诸脏腑虚衰、气血阴阳不足、肺络不荣。肺脾肾三脏虚损，不能运化水湿则全身浮肿；肺肾不能纳气则呼吸浅短、气短难续、倚息不能平卧；肾阳不足以温养则腰膝酸软、怕冷；脾胃虚衰则纳差；肺虚则咳嗽、咳痰清稀；心阳不足则心悸胸闷；舌脉为气血不荣之象。

治法：补益虚衰，益气通络。

选方：补肺汤合参蛤散加减。

遣药：黄芪、人参、蛤蚧、五味子、熟地、紫菀、桑白皮。

加减：若肾虚明显，可加附子、干姜温补肾阳；若气虚血瘀，可加丹参、川芎、牡丹皮之品。

（四）转归、预后与预防

由于香烟等物质中有害气体和有毒颗粒的刺激，慢阻肺患者肺泡周围的毛细血管出现广泛损害，长期慢性缺氧可引起肺小动脉平滑肌肥厚、内膜灶性坏死、显微组织增生、血管狭窄和肺血管重构造成肺络受损；长期的慢性缺氧还可导致红细胞增多、血容量和黏度增高、形成肺微小动脉血栓，导致肺络瘀滞。减少危险因素暴露中，戒烟是影响慢阻肺自然病程最有力的干预措施，因此要为慢阻肺患者提供戒烟咨询，利用药物戒烟等戒烟方法帮助慢阻肺患者戒烟。减少室外空气污染暴露，减少生物燃料接触，使用清洁燃料，改善厨房通风，并减少职业粉尘暴露和化学物质暴露。

一旦确诊慢阻肺，即纳入慢阻肺患者分级管理，定期对患者进行随访与评估。建议对重度以上慢阻肺患者（FEV1 占预计值 % < 50%）每 6 个月检查 1 次，对轻度 / 中度慢阻肺患者（FEV1 占预计值 % ≥ 50%）每年检查 1 次，检查内容应包括以下方面。

① 吸烟状况（一有机会就提供戒烟疗法）；

② 肺功能（FEV1 占预计值 %）是否下降；

③ 吸入剂使用方法：多达 90% 的患者存在吸入技术不正确的问题，因此，需要在每次检查时检查吸入技术，并在必要时更正；

④ 患者了解其疾病及自我管理的能力；

⑤ 急性加重频率：每年两次或以上为频繁加重，考虑专科医生转诊；

⑥ 运动耐量：mMRC 呼吸困难分级 3 级或以上，转诊进行肺疾病康复；

⑦ BMI：过高或过低或随时间变化，为不良预后指标，考虑饮食干预；

⑧ SaO_2：如果吸入空气 SaO_2 < 92%，转诊专科医生进行血氧评估；

⑨ 疾病的心理影响：采用量表工具量化焦虑或抑郁程度并提供治疗；

⑩ 并发症：出现肺源性心脏病等并发症，为不良预后指标，应转诊专科医生。

慢阻肺治疗目的在于控制症状、改善生存质量、预防和减少急性加重，从而降低疾病风险。中度至极重度慢阻肺患者的中医切入治疗，正是基于中医"未病先防，既病防变"的治未病理念，也是中医药有效治疗慢阻肺的关键优势环节和突破点。慢阻肺是中医治疗优势病种之一，慢阻肺的治疗需要中医的参与，尤其是稳定期的切入。慢阻肺的患者应根据体质情况调理饮食，肺气虚当忌寒凉之品，证属痰热者禁食辛辣刺激、油腻等助火生痰之品，痰浊阻肺者切忌生冷、肥甘之品，以防助湿生痰致咳喘加剧。

慢阻肺早期以肺气虚为主，继则影响脾肾，后期可累及于心。本病的转归和预后因人而异。通过合理治疗与管理，大部分患者可以控制症状，避免急性发作，减缓肺功能的下降。而不规范治疗或依从性差，反复出现急性加重、病情逐渐加重、气流阻塞进行性加重，最后并发肺源性心脏病、呼吸衰竭等，预后较差。

第十二章　肺源性心脏病

　　肺源性心脏病简称肺心病，是由肺组织、肺血管或胸廓的慢性病变引起的肺组织结构和（或）功能异常，产生肺血管阻力增加、肺动脉压力增高，使右心室扩张、肥厚，伴或不伴右心功能衰竭的心脏病，并排除先天性心脏病和左心室病变引起者。根据其起病缓急和病程长短，可分为急性和慢性肺心病。本篇重点介绍慢性肺源性心脏病，简称慢性肺心病。本病起病缓慢，病情缠绵，时轻时重，反复发作，多久治不愈，临床上除原发肺、胸廓疾病的各种症状、体征外，逐步出现肺、心功能衰竭和多脏器受损的表现。

　　肺心病是我国呼吸系统疾病中的常见病、多发病，是我国重点防治的慢性病，也是造成老年人致残和死亡的主要疾病之一，多继发于慢性阻塞性肺疾病和间质性肺病等。一般特征为寒冷地区患病率高于温暖地区；高原地区高于平原地区；农村高于城市；吸烟者较不吸烟者患病率明显增高；男女无明显差异。患病年龄多在40岁以上，患病率随年龄的增高而增高。冬、春季节和气候骤变时，易出现急性发作，急性呼吸道感染常为导致心肺功能衰竭的主要诱因。

　　在中医古典医籍中并没有慢性肺源性心脏病的病名，根据其咳嗽、咳痰、喘息、心慌、胸部胀满、呼吸困难、水肿等临床表现，可归属于中医学"肺胀""喘证""水肿""支饮"等病的范畴。《灵枢·胀论》言："肺胀者，虚满而喘咳。"汉代张仲景《金匮要略·肺痿肺痈咳嗽上气病脉证治第七》言："上气喘而躁者，属肺胀。"《素问·水热穴论》言："故水病下为附肿，大腹，上为喘呼，不得卧者，标本俱病，故肺为喘呼，肾为水肿，肺为逆，不得卧，分为相输，俱受者，水气之所留也。"隋代巢元方《诸病源候论·痰饮病诸候·支饮候》言："支饮，谓饮水过多，停积于胸膈之间，支乘于心，故云支饮。其病，令人咳逆喘息，身体如肿之状，谓之支饮也。"

第一节　西医病因病理

一、发病原因

　　导致慢性肺心病的病因多种多样，按原发病的发生部位可分为：慢性支气管-肺疾病、胸廓运动障碍性疾病、肺血管疾病及其他疾病。造成肺结构和功能的改变导致的肺动脉高压，是肺心病发病机制的中心环节和先决条件，其中慢支、肺气肿及其并发的慢性阻塞性肺疾病是造成我国肺心病发病的基础疾病，占80%以上。

（一）支气管肺疾病

　　支气管肺疾病最为常见，病变原发于支气管，引起气道阻塞者称为慢性阻塞性通气障碍性疾病，如慢性支气管炎、慢性阻塞性肺疾病、晚期哮喘、支气管扩张等，其中由慢性阻塞性肺疾病导致的肺心病占 80% 以上。其次为病变发生于肺实质或间质引起肺泡弹性减退或肺泡扩张受限者称为限制性肺疾病，如重症肺结核、肺尘埃沉着病、特发性肺间质纤维化、结节病、结缔组织病引起的肺部病变等。上述疾病可引起肺泡通气不足、动脉血氧下降，形成肺动脉高压，导致肺心病。

（二）胸廓运动障碍性疾病

广泛性胸膜肥厚粘连、胸廓畸形、强直性脊柱炎及严重的脊椎后、侧凸等引起胸廓活动受限，大量胸腔积液、气胸肺受压等引起肺泡通气不足、动脉血氧下降、肺血管功能性收缩，从而发生肺动脉高压和肺心病。此外，神经肌肉疾病如脑炎、脊髓灰质炎、格林-巴利综合征、重症肌无力等也可由于呼吸中枢的神经兴奋性降低或神经肌肉的传递功能障碍，致使呼吸运动减弱，导致肺泡通气不足，继而发生肺循环高压引起肺心病。

（三）肺血管病变

广泛或反复发生的多发性肺小动脉栓塞及肺小动脉炎、结节性多动脉炎、特发性肺动脉高压等均可引起血管内膜增厚、管腔狭窄、阻塞或血管扩张度降低，从而发生肺动脉高压、右心负荷加重，并发展为慢性肺心病。

（四）神经肌肉疾病

神经肌肉疾病如重症肌无力、急性炎症性脱髓鞘性多发神经病、脊髓灰质炎等。由于呼吸中枢兴奋性降低或神经肌肉传递功能障碍或呼吸肌麻痹，呼吸运动减弱，肺泡通气不足，产生低氧血症，使肺血管收缩反应性增高，发展为肺心病。

（五）通气驱动力失常性疾病

肥胖低通气综合征、原发性肺泡低通气综合征、阻塞性睡眠呼吸暂停低通气综合征等，肺泡通气不足而导致低氧血症。

二、病理机制

尽管肺心病的发病原因不完全相同，但共同的特点是这些疾病均可造成患者呼吸系统功能和结构的改变，发生反复的气道感染和低氧血症，导致一系列体液因子和肺血管的变化，使肺血管的阻力增加，肺动脉血管的结构重塑，产生肺动脉高压，肺动脉高压是肺心病的始动和核心环节。肺动脉高压的形成大体可归纳为三个方面的因素。

① 功能性因素：主要是慢性缺氧、高碳酸血症呼吸性酸中毒，以及引起肺血管收缩、压力增加，形成肺动脉高压的表现，低氧性血管收缩可能是致轻中度肺动脉高压的最常见原因；

② 解剖学因素：肺泡结构被破坏，进一步导致血管床受损，炎症累及小血管致血管炎，慢性缺氧致肺血管结构破坏，出现肺血管重构，反复发作的肺小血管栓塞引起肺血管闭塞、狭窄；

③ 血容量增多和血液黏稠度增高：肺心病患者由于长期缺氧，促红细胞生成素分泌增加，导致继发性红细胞增多症，血液黏稠度增高，肺血管阻力增加，加重肺动脉高压。此外，缺氧引起肾血流量减少，肾小球滤过率下降，激活肾素-血管紧张素-醛固酮系统，引起水、钠潴留和血容量增加，从而加重肺动脉高压和右心负荷。

肺循环阻力增加导致肺动脉高压，右心发挥其代偿功能，以克服升高的肺动脉阻力而发生右心室肥厚。肺动脉高压早期为功能性的，右心室尚能代偿，舒张末期压仍正常，经治疗可缓解，随着病情的不断进展，持续性的肺动脉高压超过右心负荷量，出现代偿性右心肥大，病情进一步发展，出现右心室扩张、右心功能衰竭，其中反复的肺部感染、酸碱平衡失调、慢性缺氧也可进一步损伤心肌、加重心衰。严重的右心结构和（或）功能异常，可导致右心功能损害，缺氧和高碳酸血症除对心脏有影响外，尚对脑、肝、肾、胃肠、内分泌及血液系统等发生病理影响，引起多器官功能障碍。

第二节　中医病因病机

一、病因

本病多由内伤久咳、支饮、咳喘、肺痨、肺痿等慢性肺系疾病反复发作、迁延失治、逐渐加重演变而成，肺虚为基础，病位在肺，兼及他脏。外邪侵入，首先犯肺，肺失宣降，肺气则不能贯于心而行血脉则为瘀，津停聚成痰，痰瘀稽留，肺虚卫外不固，外邪易反复侵袭，诱使本病发作，病情日益加重。其病势缠绵，时轻时重，经久难愈，严重者可出现神昏、惊厥、出血、喘脱等危重证候。此外，慢性肺心病可因情志不调、饮食失节、久病劳倦、劳欲体虚等因素诱发而加重。

（一）久病肺虚

长期胸肺疾病迁延不愈或反复发作，依据"久病多虚""久病入络"的理论，病久邪入脏腑之络，久病必虚，肺络虚是根本，肺络气的虚与滞是慢性肺心病的发病基础。隋代巢元方《诸病源候论·咳逆短气候》言："肺虚为微寒所伤，则咳嗽。嗽则气还于肺间，则肺胀。肺胀则气逆，而肺本虚，气为不足，复为邪所乘，壅痞不能宣畅，故咳逆短气也。"明确提出肺虚、肺气不足是肺胀发生的根本条件。心肺同居上焦，肺朝百脉，心主血脉，肺助心而行气血，故肺病日久必及于心，肺气虚损，不能治理、调节心血的运行则心气虚弱，故心脉瘀阻。

痰瘀是在络气虚滞基础上继发的病理产物，最后致脉络瘀滞。肺为贮痰之器，痰浊潴留，壅阻肺气，日久导致肺虚，肺虚卫外不固，六淫邪气反复侵袭，诱使本病发作，病情日益加重，正气虚损，进而脾、肾、心等脏气俱虚，气不布津，聚湿生痰，痰凝致瘀，痰瘀互结，病情渐进，至多脏合病，本虚贯穿本病始终，痰饮瘀血互结为本病的基本病理因素。宋代严用和《严氏济生方·咳喘痰饮门·痰饮论治》言："人之气道贵乎顺，顺则津液流通，决无痰饮之患。调摄失宜，气道闭塞，水饮停于胸膈，结而成痰，其为病也。"从气与水的关系来论述支饮的病机，明确阐明了气滞津凝则生痰饮。明代张景岳《景岳全书·肿胀》言："凡水肿等证，乃肺、脾、肾三脏相干之病。盖水为至阴，故其本在肾；水化于气，故其标在肺；水惟畏土，故其制在脾。今肺虚则气不化精而化水，脾虚则土不制水而反克，肾虚则水无所主而妄行。"指出水肿的发生是肺脾肾三脏俱虚，即肺失通调、脾失转输、肾失开阖所致。

（二）邪犯肺络

肺主气、司呼吸、朝百脉、主治节，从生理功能上有气络和血络之分。气络以行气为主，宣降气机，传达信息。血络以行血为主，濡养全身，化气传神。肺开窍于鼻、外合皮毛、主表、卫外，外邪由口鼻或皮毛侵入，肺络首当其冲，导致肺气宣降不利、气机壅滞，上逆而为咳，升降失常则为喘。肺之血络与肺朝百脉、助心行血较为密切。外邪之中以风邪为长，且常携他邪致病，其中以风寒合病最为常见，故本病在冬春季节或气温骤变时最易复发。另外，饮食劳倦、情志失调、房事不节等亦可影响络中气血的运行和津液的输布，产生气滞、血瘀、痰凝等一系列病理变化，成为本病诱发和加重的因素。

二、病机

慢性肺心病多为继发于多种肺系疾病迁延不愈所致，病位首先在肺，继而影响脾肾，后期病及于心。肺居上焦，内为五脏华盖，其气贯通他脏，同时起着卫外抗邪的作用，故当久病肺虚、肺络受损、邪气来犯时，肺络亦首当其冲。肺络是气体交换之所、气血汇聚之处，当邪气深入、盘踞不去，肺络愈虚、邪愈滞，日久成为伏邪，是病情反复难愈的主因，因此说肺络气虚是本病发病的始动因素，是病机关键。咳喘日久，积年不愈，必伤肺气，反复发作，子耗母气，肺病及脾，脾为胃行其津液，上归于肺，若脾气虚弱，不能传输津液，水津停滞，积而为饮，饮聚成痰，痰随气逆，则咳喘不已或泛滥全身而为水肿。气主于肺，根于肾，咳喘日久，由肺及肾，必致肺肾俱虚，肺不主气则气滞，肾不纳气则气逆，加之年老体弱，沉疴痼疾，下元虚惫，气不归根，逆而上冲，肺肾之气不能交相贯通，以致清气难入，浊气难出，气上喘逆，呼多吸少，动则喘急。肾司开阖，蒸化排泄，若火衰水亏，蒸化无权，则水液代谢障碍，停而生痰生饮，甚则水肿形成。

心肺同居上焦，肺朝百脉，心主血脉，肺辅心而行气血，当肺气虚损时，不能治理、调节心血的运行则心气虚弱，故心肺瘀阻，且久病入络，血脉瘀阻，故出现气短乏力、喘促心悸、动则尤甚，甚则面晦发绀、全身水肿、神昏谵语、舌质暗或有瘀斑、脉滞涩不利等症。

中医络病理论认为，"初病在经在气""久病入络入血"，且"久病多瘀""久病多痰"，可见久病入络的病因为多痰、多瘀、多虚。肺朝百脉为心行血，肺气虚损则不能辅助心脏通行血脉，又累及心气不足、鼓动无力，病理因素主要为痰浊、水饮与血瘀互为影响，兼见为病。《仁斋直指方》亦言："气行则血行，气止则血止，气有一息之不运，则血有一息之不行。"络是内外之邪侵袭的通路与途径，邪气犯络，导致络中气机瘀滞、血行不畅、络脉失养、津凝痰结、络脉瘀塞等病理变化，络脉为疾病传变的中心环节。痰浊、水饮为水液阻滞所化，外邪袭肺或肺气郁滞，导致肺失宣肃、气不布津、停聚成痰饮。脾主运化，升清降浊，若脾胃受损，则运化无权、水湿内停、凝聚成痰。肾失开阖，水气泛溢，则水湿停留而成痰饮，上凌于心则心悸，射于肺则咳逆，溢于肌肤则水肿，聚于胃肠则恶心不食。唐容川《血证论》中云："盖人身气道，不可塞滞。内有瘀血，则阻碍气道，不得升降，是以壅而为咳。痰饮为瘀血所阻遏，则益冲犯肺经。"痰气阻滞，进而心脉瘀阻，肺朝百脉而行呼吸，肺病日久必及于心，肺气虚不能治理调节心血的运行而致瘀；久咳肺虚，渐成痼疾，久病入络，肺络瘀滞，肺络气滞，日久肺络愈虚愈滞，瘀血乘肺，咳逆喘促。痰浊、水饮与血瘀既是病理产物，又是致病因素，常相合而病，病情复杂，变化多端，互为循环，互为因果，致疾病反复发作，加重病程进展。

病理性质多为本虚标实，又有偏实、偏虚的不同，缓解期以本虚为主，急性发作期以标实为主。发作期以标实为主，偏实者应分清痰浊、血瘀、水饮的偏盛。早期以痰浊为主，进而痰瘀并重，可兼见气滞、水饮错杂为患。从病机的演变来看，由实到虚，后期痰瘀壅盛、正气虚衰，本虚与标实并重。稳定期以本虚为主，偏虚者当区别气（阳）虚、阴虚的性质，肺、脾、肾、心病变的主次。早期以气虚为主或气阴两虚，病在肺、脾、肾；后期气虚及阳，甚则可见阴阳两虚，病变以肺、肾、心为主。总之，本虚标实贯穿慢性肺心病的始终。

慢性肺心病发展缓慢，病程较长，多呈进行性加重，符合"久病入络"的时间特性，在病势上，缠绵难愈、正虚邪恋、病情顽固，常反复因呼吸道感染而诱发，符合络病的难治性与缠绵性特点。外邪先伤阳络，由阳络至经，迅即入脏入腑，最后到达阴络，形成了阳络、脏腑、阴络的病机路径和病理状态。发作期因卫外功能低下，肺受外邪侵袭致宣肃失常，水湿停聚成痰；肺朝百脉，肺气虚，血脉运行不畅，可产生瘀血。外邪与痰饮、瘀血相搏结，壅塞于肺，致升降失常、气道不利而见咳嗽、喘促。缓解期则常表现为脏腑亏虚为主，早期以肺脾肾为主，后期波及心，若心阳衰败、宗气骤泄，则呼吸微弱、心神失养涣散，导致神志模糊、病情危重，如《金匮要略·水气病脉证并治第十四》描述的"心水者，其身重而少气，不得卧，烦而躁，其人阴肿，"上述临床症状与慢性肺心病心衰症状相符。严重者可出现神昏、惊厥、出血、喘脱等危重证候。

第三节 西医诊断与治疗

一、临床表现

本病发展缓慢，临床上除原有肺、胸疾病的各种症状和体征外，主要是逐步出现肺、心功能衰竭及其他器官损害的征象。按其功能的代偿期与失代偿期进行分述。

（一）肺、心功能代偿期

1. 症状　多见慢性咳嗽、咳痰、喘息，活动后可感心悸、呼吸困难、乏力明显和劳动耐力下降。少有胸痛或咯血，胸痛可能与右心缺血有关，或为胸壁胸膜或纵隔纤维化及粘连所致。咯血多为支气管黏膜表面的毛细血管或肺小动脉破裂所致。急性感染可诱发上述症状加重。

2. 体征　可有不同程度的发绀和肺气肿表现，如桶状胸、肋间隙增宽、肺部叩诊呈过清音、肝上界和肺下界下移，听诊多有呼吸音减弱，偶有干、湿啰音，下肢轻微浮肿，下午明显，次晨消失。心浊音界常因肺气肿而不易叩出。心音遥远，但肺动脉瓣区可有第二心音亢进，提示有肺动脉高压。三尖瓣区可闻及收缩期杂音或剑突下示心脏搏动，多提示有右心肥厚、扩大。部分病例因肺气肿使胸膜腔内压升高，阻碍腔静脉回流，可见颈静脉充盈。又因膈下降，使肝上界及下缘明显下移，应与右心衰竭的肝瘀血征相鉴别。

（二）肺、心功能失代偿期

1. 呼吸衰竭

（1）症状：呼吸困难加重、夜间为甚、被迫坐位，患者呼吸频率、节律和强度均表现为异常。常伴头痛、失眠、食欲下降，但白天嗜睡，甚则有表情淡漠、神志恍惚等肺性脑病的症状。

（2）体征：明显发绀、球结膜充血、水肿，严重者可有视网膜血管扩张、视乳头水肿等颅内压升高的表现。腱反射减弱或消失，出现病理反射。因高碳酸血症可出现周围血管扩张的表现，如皮肤潮红、多汗。

2. 右心衰竭

（1）症状：心悸、气促更明显，食欲不振，恶心，尿少等。

（2）体征：发绀更明显，颈静脉怒张，心率加快，可有心律失常，剑突下可闻及收缩期杂音，甚至出现舒张期杂音。肝大且有压痛，肝颈静脉回流征阳性，下肢水肿，重者有腹水。少数患者可出现急性肺水肿或全心衰竭的表现。

（三）其他器官系统损害

1. 肺性脑病　主要为高碳酸血症和低氧血症引起的脑水肿所致。早期表现为头痛、头晕、白天嗜睡、夜间失眠，严重者表情淡漠、神志恍惚、谵妄、抽搐甚至昏迷。

2. 上消化道出血　是肺心病心肺功能衰竭晚期并发症之一，死亡率较高。常有厌食、恶心、上腹闷胀疼痛，甚至在出血前无任何症状。出血时呕吐物多为咖啡色，且有柏油样便，大量出血可诱发贫血及休克。

3. 酸碱平衡失调及电解质紊乱　呼吸衰竭时由于缺氧和二氧化碳潴留，常并发酸碱平衡失调及电解质紊乱。呼吸性酸中毒一般普遍存在。如肺心病急性加重期，常因严重缺氧、肝肾衰竭和摄入不足等出现呼吸性酸中毒合并代谢性酸中毒；或因利尿剂、糖皮质激素等药物应用和严重呕吐或补碱过量等可发生呼吸性酸中毒合并代谢性碱中毒；或因机械通气不当，二氧化碳排出过快，亦可引起呼吸性碱中毒。晚期肺心病患者由于多脏器损害或多器官功能衰竭，可发生三重酸碱失衡。

4. 心律失常　多表现为房性期前收缩或阵发性室上性心动过速，也可有心房扑动及心房颤动。少数病例由于急性严重心肌缺氧，可出现心室颤动以致心脏骤停。

5. 休克　并不多见，一旦发生，预后不良。常有感染中毒性、失血性和心源性休克，表现为血压下降、脉压差减少、脉搏细数、烦躁不安、面色苍白、肢体湿冷、末梢发绀等综合体征。

6. 弥漫性血管内凝血　是多种因素引起的综合征。主要表现为发病缓慢，出血倾向多见于注射部位的针孔、躯干、四肢、黏膜，亦可见于上消化道出血、尿血、便血。

二、实验室检查

1. 血液检查　缺氧的肺心病患者外周血红细胞及血红蛋白可升高，血细胞比容、血液黏滞度升高，红细胞电泳时间常延长；合并感染时，白细胞总数增高、中性粒细胞增多。部分患者血清学检查可有肾功能或肝功能改变；血清钾、钠、氯、钙、镁均可有变化。除钾外，其他多低于正常值。

2. X线检查　除了肺、胸基础疾病的表现，如肺透亮度增加、肺纹理增粗紊乱、膈肌下移等，尚可有肺动脉高压征。①右下肺动脉干扩张，其横径≥ 15 mm 或与气管横径之比值≥ 1.07，或动态观察下右下肺动脉干增宽> 2 mm；②肺动脉段明显突出或其高度≥ 3 mm；③中心肺动脉扩张和外周分支纤细，形成残根征；④圆锥部显著凸出（右前斜位 45°）或其高度≥ 7 mm；⑤右心室增大征。上述任一条皆为诊断肺心病的主要依据。

3. 心电图检查　主要表现为右心房、右心室增大，诊断标准如下：①额面平均电轴≥ +90°；② V1 导联 R/S ≥ 1；③重度顺钟向转位，即 V5 导联 R/S ≤ 1；④ RV1+SV5 ≥ 1.05 mV；⑤ aVR 导联 R/Q 或 R/S ≥ 1；⑥ V1－V3 呈 Qs、Qr、qr（除外心肌梗死）；⑦肺型 P 波。具有一条即可诊断。

4. 超声心动图检查　通过测定①右心室流出道内径≥ 30 mm；②右心室内径≥ 20 mm；③右心室前壁的厚度≥ 5 mm 或前壁搏动幅度增强；④左、右心室内径的比值< 2；⑤右肺动脉内径≥ 18 mm 或肺动脉干≥ 20 mm；⑥右心室流出道/左房内径> 1.4；⑦肺动脉瓣曲线出现肺动脉高压征象者（a 波低平或< 2 mm，或有收缩中期关闭征等），以诊断肺心病。

5. 血气分析　慢性肺心病肺功能失代偿期可出现低氧血症甚至呼吸衰竭或合并高碳酸血症。

6.右心导管检查　经静脉送入漂浮导管至肺动脉，直接测定肺动脉和右心室压力，可作为肺心病的早期诊断。

7.其他　肺功能检查对早期或缓解期肺心病患者有意义。痰细菌学检查对急性加重期肺心病可以指导抗生素的选用。

三、诊断和鉴别诊断

（一）诊断要点

患者有慢阻肺或慢支、肺气肿、其他肺胸疾病或肺血管病变，并出现肺动脉高压、右心室增大或右心功能不全的表现，如肺动脉瓣第二心音亢进、剑突下心脏搏动增强、颈静脉怒张、肝大压痛、肝颈静脉回流征阳性、下肢浮肿等，并有前述的心电图、X线表现，超声心动图有肺动脉增宽和右心增大、肥厚的征象及肺功能或其他检查，可以做出诊断。

（二）鉴别诊断

1.冠状动脉粥样硬化性心脏病　肺心病与冠心病均多见于老年人，有许多相似之处，而且常有两病共存。冠心病有典型的心绞痛、心肌梗死的病史或心电图表现，若有左心衰竭的发作史、高血压、高脂血症、糖尿病史更有助于鉴别。体格检查、X线及心电图检查呈左心室肥厚为主的征象，可资鉴别。肺心病合并冠心病时鉴别有较多的困难，应详细询问病史，通过体格检查和有关心、肺功能检查加以鉴别。

2.风湿性心脏病　风湿性心脏病三尖瓣疾病应与肺心病的相对三尖瓣关闭不全相鉴别。前者往往有风湿性关节炎和肌炎的病史，其他瓣膜如二尖瓣、主动脉瓣常有病变，X线、心电图、超声心动图有特殊表现。

3.原发性心肌病　本病多为全心增大，无慢性支气管炎、肺疾病史，无肺动脉高压的X线表现等。

四、治疗

（一）病因治疗

慢性肺心病的治疗分为急性加重期和缓解期的治疗，急性呼吸道感染多是诱发加重的因素。对于吸烟的患者，劝导戒烟，远离有害工作和生活环境，有害工种做好个人防护。积极改善和治疗支气管、肺疾病，延缓原发病的进展，肺心病多伴有营养不良和呼吸肌疲劳，加强营养支持治疗有利于改善呼吸功能，促进患者康复。每年进行流感疫苗接种，必要时可接种肺炎疫苗，减少急性加重的发作。对于存在呼吸衰竭和低氧的患者，进行长期家庭氧疗（＞16小时/日）或家庭无创呼吸机辅助通气改善呼吸功能。

（二）一般治疗

急性加重期应积极控制感染、保持呼吸道通畅，通过氧疗或机械通气改善肺功能、纠正缺氧和二氧化碳潴留，控制呼吸衰竭和心力衰竭，积极治疗并发症。缓解期主要包括呼吸康复训练、提高机体抵抗力等。

（三）药物治疗

1. 抗感染药物　根据痰细菌培养及药物敏感试验选择抗生素，不能明确何种致病菌感染时可根据感染的环境及痰涂片革兰菌染色选用抗菌药物，提倡对致病菌的覆盖，目前主张联合用药。社区获得性感染多以革兰阳性菌为主，医院获得性感染多以革兰阴性菌为主，或选用两者兼顾的抗生素。常用的有青霉素类、氨基糖苷类、喹诺酮类及头孢类抗生素。原则上选用窄谱抗生素为主，选用广谱抗生素时必须注意可能的继发真菌感染。

2. 气道管理　给予支气管扩张药和祛痰药通畅呼吸道，改善通气功能。支气管扩张药物主要包括选择性 β_2 受体激动剂、茶碱、抗胆碱类药物，对于存在明显气流受限的患者，给予长效 β_2 受体激动剂，如噻托溴铵吸入剂 18 μg/粒，日 1 次，或双支扩剂（长效 β_2 受体激动剂/抗胆碱类药物），如茚达特罗/格隆溴铵吸入剂 110/50 μg/粒，日 1 次。对于存在气道非特异性炎症的患者，必要时可加用糖皮质激素治疗。常用的祛痰药主要包括：①黏液溶解剂，如乙酰半胱氨酸，口服每次 600 mg，1～2 次/日，雾化吸入 300 mg，2 次/日；②黏液调节剂，如溴己新、氨溴索等。

3. 纠正呼吸衰竭　肺心病急性加重期的一个突出问题是呼吸衰竭，根据原发病的不同，可给予不同浓度的氧疗，若合并二氧化碳潴留、肺性脑病、严重酸碱平衡失调，必要时予以机械通气。机械通气是肺心病急性加重期呼吸衰竭患者重要抢救手段之一，除可有效地增加通气量外，机械通气尚改善肺内气体分布和血液分布，从而改变通气/血流比值，提高肺内气体交换效率，也有利于缓解呼吸肌疲劳、减少呼吸肌的耗氧量，根据患者病情严重程度的不同，选用无创或有创通气模式，制定支持条件参数，定时复查血气，调整模式和支持水平。

4. 控制心力衰竭　肺心病患者一般在积极控制感染、改善呼吸功能后心力衰竭便能得到改善，患者尿量增多，水肿消退，肿大的肝缩小、压痛消失，不需加用利尿剂，但对治疗后无效的较重患者可适当选用利尿、强心或血管扩张药。对于合并心力衰竭的患者，可适当选用利尿剂、正性肌力药或扩血管药物。①利尿剂：原则上选用作用温和的利尿药，联合保钾利尿药小剂量、短疗程使用，如氢氯噻嗪 25 mg，1～3 次/日，联合螺内酯 20～40 mg，1～2 次/日，使用利尿剂时注意尿量和电解质。②正性肌力药：不推荐常规使用，适应证为以右心衰竭为主要表现而无明显感染的患者；合并室上性快速心律失常，如室上性心动过速、房颤（心室率＞100 次/分）的患者；合并急性左心衰的患者；原则上选用作用快、排泄快的洋地黄类药物，小剂量静脉给药，最常用的如去乙酰毛花苷注射液 0.2～0.4 mg 加入 10% 葡萄糖液缓慢静脉注射。此外，小剂量多巴胺可改善血压、心排出量、肾脏灌注，并促进尿钠排泄，有利尿作用。③血管扩张剂：患者若无心率明显增快（静息状态下心率＜100 次/分），可使用米力农。

5. 抗凝治疗　应用普通肝素或低分子肝素防止肺微小动脉原位血栓形成。

6. 治疗并发症　治疗并发症包括对肺性脑病、酸碱失衡、电解质紊乱、心律失常、休克和消化道出血等的治疗。

第四节　中医诊断与治疗

一、诊断

1. 临床表现　主要为咳嗽、咳痰、气喘、胸闷、心悸、水肿、发热、胸中胀满，甚则张口抬肩、鼻翼煽动、不能平卧，面色晦暗，唇甲发绀，神志昏迷，喘脱等。

2. 慢性肺源性心脏病多数由慢性支气管炎发展至慢性阻塞性肺疾病，进一步累及心脏发展而来，具有病程长和缠绵难愈的特点，因而符合"久病入络"的病机演变过程。

二、鉴别诊断

1. **哮病**　是由于宿痰伏肺，遇诱因或感邪引触，以致痰阻气道、肺失肃降、痰气搏击而引起的发作性痰鸣气喘的疾病。发作时喉中哮鸣有声，呼吸气促困难，甚至喘息不能平卧，不发时如常人。

2. **肺痿**　是指肺叶痿弱不用，为肺胀慢性虚损性疾病，临床以咳吐涎沫为主症，为肺脏的慢性虚损性疾病。

三、辨证论治

（一）辨证要点

1. **辨虚实**　慢性肺心病是本虚标实之候，但有偏实与偏虚的不同，临床分急性加重期和临床缓解期，当分期辨证。急性加重期因感邪而偏于邪实，缓解期则偏于本虚。偏实者应分清痰浊、水饮、血瘀的偏盛。早期以痰浊为主，渐而痰瘀并重，可兼见气滞、水饮错杂为患，终致肺络损伤，络脉瘀阻。后期痰瘀壅盛，正气虚衰，主要病理特征是"络虚不荣"和"痰瘀阻络"，本虚与标实并重，病重者肺脾肾阳气亏虚，阳虚水泛，凌心射肺。偏虚者当区别气（阳）虚、阴虚的性质，早期以肺气虚损为主或气阴两虚，由肺及脾、肾、心，后期气虚及阳，甚则可见阴阳两虚。

2. **辨气络、血络**　慢性肺源性心脏病的发病多由外而内，由表及里，从无形之疾至有形之病，久病循经入络，属于中医"络病"范畴。叶天士认为："久发频发之恙，必伤及络。"肺主气，朝百脉，有气络和血络之分，其基本病理改变为肺络的虚与滞。病气络反映了肺心病急性加重期和缓解期的病机病理演变过程，即久病肺虚、气血不充、络虚不荣、感受外邪、久居不去、蕴结于络，与络中气血相搏结，导致气血津液交换障碍、津凝成痰、血滞为瘀、络脉痹阻而为病。病气络以气络郁滞、痰阻络脉、络气亏虚常见，其病位层次有浅有深，病血络以络脉瘀阻、络脉瘀塞、络虚不荣常见。

（二）治疗原则

慢性肺心病多由久病肺虚、邪犯肺络而致，具有正邪交争、虚实错杂、缠绵难愈的特点，治疗应遵"急则治其标，缓则治其本"的原则，祛邪与扶正共施，依其标本缓急，有所侧重。

慢性肺心病病程长，可将其归属"络病"范畴，络脉行气运血，络病则气血皆病，气伤及血，血伤入络，或由经及络，无论是体表之阳络或是脏腑之阴络，其病理表现多为气滞、津凝、血瘀和络虚不荣。肺为娇脏，不耐寒热，主气朝百脉，为气血汇聚之所，经络密布。慢性肺心病发病多因年老体虚或长期慢性肺系疾病迁延失治，肺、心、脾、肾俱虚，脏腑气化功能失常，津液失于输布变生痰浊，气虚无力行血而生瘀血，阳虚蒸腾气化失职而生水饮。正虚为发病的内在条件，痰浊、水饮、瘀血相互影响，又为复感外邪而诱发。无论是外感诸邪或内伤诸因，肺络病多以虚和滞为主，肺心病为本虚标实之证，发作期以邪实为主，缓解期以正虚为主。急性发作期的病性证素主要有痰、热、血瘀、水饮，属虚的病性证素主要有气虚、阳虚、阴虚。根据"络以通为用"的指导原则，急性发作期则以祛风散寒通络、清热祛湿、涤痰通络、活血化瘀通络、温阳利水通络开窍立法而兼固正气；临床缓解期则以补肺通络、养心、健脾、益肾为主，并根据气虚、阳虚之偏而分别予以温阳益气、补血通络等法。

（三）分证论治

1.寒饮停肺，络气郁滞

主症：喘满不得卧，咳嗽，痰多色白、质清稀或呈泡沫状，气短，恶寒或并发热，遇寒发作或加重，周身酸痛，舌体胖大、舌质淡、苔白滑、脉弦紧。

证机：肺虚卫外不固，复感风寒，引动体内伏痰，痰从寒化饮，上逆肺络，肺气宣降不利，络气郁滞。

治法：温肺化饮，散寒通络。

选方：小青龙汤加减。

遣药：麻黄、桂枝、紫苏、干姜、细辛、法半夏、茯苓、厚朴、泽泻、芍药、五味子。

加减：饮郁化热，烦躁口渴者，加石膏、黄芩；咳而上气、喉中如有水鸡声者，合射干麻黄汤；痰多喘息不得卧者，加白芥子、葶苈子；肢体痛者，加羌活、独活；头痛者，加白芷、葛根。

2.痰湿阻络

主症：喘促、动则喘甚，咳嗽，痰多色白、黏腻咳吐不爽或清稀，胸闷，胃脘痞满，纳呆，食少，腹胀，便溏，乏力，舌淡、舌苔白腻，脉滑。

证机：肺受外邪侵袭致宣肃失常，水湿停聚成痰，肺病及脾，子盗母气，脾虚不运，痰湿内生，上逆于肺络，壅塞气道。

治法：燥湿化痰，宣肺通络。

选方：三子养亲汤加减。

遣药：法半夏、陈皮、紫苏子、莱菔子、白芥子、茯苓、白术、甘草。

加减：脘腹胀闷者，加木香、陈皮；口黏、纳呆者，加豆蔻、白术；尿少浮肿者，加车前子、防己、大腹皮；痰浊夹瘀，面色晦暗、舌紫黯，涤痰汤加丹参、地龙、桃仁、赤芍。

3.痰热壅络

主症：喘促、动则喘甚，咳嗽，痰黏稠难咯、色黄，胸闷烦躁，或伴发热，口渴，发绀，不能平卧，纳呆，尿黄，便干，舌质红、苔黄腻、脉滑、数。

证机：外邪袭肺，络气郁滞，痰湿水饮内停，郁而化热，痰热壅于肺络，肃降无权。

治法：清肺化痰，通络降气。

选方：清气化痰丸加减。

遣药：瓜蒌、黄芩、胆南星、半夏、杏仁、枳实、陈皮。

加减：痰黄黏稠、咳痰不爽者，加鱼腥草、金荞麦；喉中痰鸣有声、喘息不得卧者，加射干、桑白皮；大便秘结者，加大黄、芒硝；口干明显者，加天花粉、芦根；热盛伤阴而痰少者，加麦冬、生地、沙参。

4.阳虚水泛，瘀血阻络

主症：咳嗽，喘促，气短，肢体浮肿，痰白，胸闷，不能平卧，心悸，发绀，肢冷，畏寒，纳呆，神疲乏力，尿少，舌胖质暗、苔白滑，脉沉、滑。

证机：肺脾肾阳气虚衰，阳不化气，水液潴留，瘀血阻络，血瘀水停，水湿泛溢，凌心射肺。

治法：温阳利水，祛瘀通络。

选方：真武汤合五苓散加减。

遣药：白附片、桂枝、生姜、茯苓、白术、猪苓、泽泻、甘草、白芍、川芎、泽兰、益母草、丹参、五加皮。

加减：水肿、心悸、喘满、倚息不得卧者，加椒目、葶苈子、牵牛子；恶心呕吐者，加姜半夏、黄连、竹茹；兼有伤阴而口渴、舌红者，减生姜、猪苓，加阿胶、玄参、天冬。

5.络伤肺虚，心气不足

主症：喘促、动则喘甚，咳嗽，胸闷，气短，心悸，乏力，动则气短、心悸加重，神疲，自汗，易感冒，舌质淡、苔白，脉结代。

证机：心肺同居上焦，心主血，肺主气，心主行血，肺主呼吸，肺气虚损则不能辅心行血，又累及心气不足，鼓动无力，心肺两虚，络气不足。

治法：补益心肺，益气通络。

选方：养心汤加减。

遣药：党参、黄芪、炙甘草、肉桂、五味子、麦冬、远志、僵蚕、茯苓、浙贝母、陈皮。

加减：咳嗽痰多、舌苔白腻，加半夏、厚朴、杏仁以化痰；动则喘甚，加蛤蚧粉纳气平喘；面目浮肿，加淫羊藿、泽泻、车前子利尿通淋；心悸、自汗，加煅龙骨、煅牡蛎、浮小麦收敛止汗；血瘀较甚，可选黄芪、当归、地龙、赤芍以益气活血。

6.肺肾两虚，络虚不荣

主症：喘促、胸闷、气短，动则加重，咳嗽、痰白如沫、咳吐不利，面目浮肿，头昏，神疲，乏力，易感冒，腰膝酸软，或伴有耳鸣，小便频数，夜尿增多，舌质淡、苔白，脉沉弱。

证机：肺虚日久，金水不生，肾气衰惫，肺不主气，肺肾两虚，失于摄纳，络虚不荣。

治法：补肾益肺，纳气平喘。

选方：人参补肺饮加减。

遣药：党参、黄芪、五味子、山萸肉、补骨脂、苏子、枳壳、浙贝母、陈皮。

加减：咳嗽明显，加白果、百部；咳喘痰多、舌苔白腻者，加半夏、厚朴、茯苓、白术；小便频数明显者，加益智仁、莲子、桑螵蛸；怕冷、肢体欠温者，加肉桂、干姜、鹿角胶；气虚夹瘀，口唇发绀者，加当归、赤芍、丹参。

（四）转归、预后与预防

慢性肺源性心脏病为多种慢性肺系疾病迁延失治后转归而成，属于多种肺系疾病的终末期阶段，起病较慢、发病机制复杂、易反复，属难治病，预后差，部分患者并发呼衰、心衰，死亡率高，严重影响患者的生存质量及身心健康。如何减轻患者的临床症状、改善生活质量和活动耐力、减少急性加重次数、提高生存率是其防治目标。慢性肺心病由于发病原因多种多样，故减少其诱发因素，强调患者从环境、饮食、起居、药膳等方面，因人、因地、因时调理预防其急性加重的次数，具体的预防措施如下。

1.改善环境　控制职业暴露和环境污染，减少有害气体或颗粒的吸入，尤其要积极采取各种措施提倡戒烟。

2.肺康复训练　肺康复的内容主要包括健康教育、自我管理、心理和行为干预、呼吸肌群的训练、运动训练、氧疗和无创呼吸机、营养支持等。中医的肺康复内容多体现在中医的特色治疗项目里，如中药穴位贴敷、平衡火罐、药罐、中药离子导入、穴位注射、脐灸、益肺灸、中医呼吸导引操等。中医呼吸导引操是根据慢性肺部疾病特点和中医传统导引技能与理论基础结合而创立的一项中医肺康复技术，通过肢体运动及呼吸吐纳、调息（呼吸）、调心（意念）、调形（身体姿势）相结合，可起到疏通经络、调和气血、去邪存正、提高机体免疫力之功效。临床研究显示，呼吸导引操能够有效改善患者运动耐力、提高生活质量、延缓疾病进展。

3. 调畅情志 树立战胜疾病的信心，缓解焦虑、紧张情绪，积极配合治疗。

4. 食疗调养 饮食宜清淡，进食营养丰富、高热量、高纤维、易消化的饮食，少食多餐，保持大便通畅。忌辛辣、肥甘、过酸、过咸，戒烟酒、浓茶。

第十三章　支气管扩张症

　　支气管扩张症是由各种原因引起的反复发生的化脓性感染，导致中小支气管反复损伤和（或）阻塞，致使支气管壁结构破坏，引起支气管异常和持久性扩张，临床表现为慢性咳嗽、大量咳痰和（或）间断咯血、伴或不伴气促和呼吸衰竭等轻重不等的症状。支气管扩张症的成因与感染情况、遗传背景、免疫状态等密切相关，其发病机制较为复杂，常与其他肺系疾病合并出现。支气管扩张症在亚洲人群中属于常见病，近年来国际上报道的发病率和患病率有所升高。据报道，我国40岁以上人群中支气管扩张症的患病率为1.2%，部分慢性阻塞性肺疾病患者中，发生支气管扩张症的比例高达30%。截至2013年英国人群的支气管扩张症发病率增长到31.1/10万，患病率增长到525.8/10万，西班牙人群2012年支气管扩张症发病率约为48.1/10万，美国成人支气管扩张症患病率约为139/10万。我国人群的支气管扩张症病因谱和发病机制可能与西方存在差异，有待大规模研究进行验证。总的来说，支气管扩张症是一种较为常见的慢性呼吸系统疾病，病程长、病变不可逆转，由于反复感染，特别是广泛性支气管扩张可严重损害患者肺组织和功能，严重影响患者的生活质量，造成沉重的社会经济负担。

　　传统中医并无支气管扩张症这一概念，多根据其咳嗽、咯血、咳痰及气促等主要临床表现，归属中医学"咳嗽""咯血""肺痈"等病证范畴。《金匮要略·肺痿肺痈咳嗽上气病脉证治》记载："咳而胸满，振寒脉数，咽干不渴，时出浊唾腥臭，久久吐脓如米粥者，为肺痈。"《证治汇补·胸膈门》曰："久咳不已，浊吐腥臭，咳则胸中隐隐痛，口中辟辟燥。"其后期亦可归属于"肺痿""劳嗽"等病证。明代王肯堂《证治准绳》中记载："肺痿，或咳沫，或咳血。"明代戴原礼《证治要诀》述："劳嗽……所嗽之痰，或脓，或时有血腥臭异常。"上述古籍中的描述基本符合支气管扩张症的临床表现。

第一节　西医病因病理

一、发病原因

　　支气管扩张症是多种原因导致气道结构破坏的共同终点。目前，其发病主要原因包括呼吸道感染、免疫功能缺陷、遗传因素、支气管阻塞和异物吸入、其他疾病等多方面，导致机体免疫功能下降或肺部防御机制受损，使支气管易发生反复感染，进而引起支气管扩张症的发生。

（一）呼吸道感染

　　研究发现，约1/3的支气管扩张症患者是呼吸道感染所致。其中婴幼儿和儿童时期呼吸道感染是支气管扩张症最常见的病因，如麻疹、百日咳、肺结核、肺炎（包括细菌、病毒和支原体），部分患者会在感染后出现支气管扩张症状。婴幼儿时期感染各种病原微生物，导致严重的支气管肺炎或支气管炎，以及成年人反复、持续的呼吸道感染导致的慢性支气管炎，均会引起支气管壁的破坏、水肿、变厚、瘢痕，形成不可逆扩张。另外，肺结核曾是 20 世纪 70 年代前我国支气管扩张症第一大致病因素（高达 45.3%），随着肺结核诊疗的规范化及预防的完善化，其致病率不断降低，但仍需重视。此外，支气管扩张症的发生发展与铜绿假单胞菌（PA）的感染或定植也有密切联系；PA 的检出及其毒力基因（pldA、exoU）的存在，会影响支气管扩张症的急性加重频率及预后。

（二）支气管阻塞和误吸

支气管阻塞和误吸是支气管扩张症发生的又一大致病因素。肿瘤、异物、肿大的淋巴结等均会压迫部分支气管，造成支气管的阻塞，支气管管腔内压力增大以致气管被动扩张；异物吸入在儿童气道阻塞中最为常见，成人中亦有病例，但相对较少；此外，某些有害物质吸入可直接破坏结构和功能而形成支气管扩张症；胃食管反流及吞咽困难可导致反复误吸，也可致支气管扩张症。

（三）免疫功能缺陷

免疫功能缺陷在欧美等地区较为常见，在我国相对少见。免疫功能缺陷分为原发性和继发性两类，原发性免疫缺陷常见于低免疫球蛋白血症，如免疫球蛋白 G（IgG）亚群的缺陷（IgG2，IgG4）、免疫球蛋白 A（IgA）缺乏症、普通变异性免疫球蛋白缺乏症（CVID）、慢性肉芽肿性疾病、补体缺陷等；继发性免疫缺陷常见于长期使用免疫抑制剂、人类免疫缺陷病毒（HIV）感染等。容易发生反复、持续感染的患者，尤其是反复肺炎、多部位感染或机会性感染者，应注意免疫功能缺陷的可能。

（四）遗传因素

囊性纤维化是引起支气管扩张最常见的遗传因素，白色人种发病率较高，我国发病率较低。一些先天性疾病，如 α1-抗胰蛋白酶缺乏、纤毛功能缺陷（如原发性纤毛不动综合征）、囊性纤维化、巨大气管-支气管症、软骨缺陷等也会导致支气管扩张症。支气管管腔内纤毛发育不全，导致纤毛清除能力下降，易发生呼吸道感染而形成支气管扩张症，此外，PCD 患者多同时合并上呼吸道症状（嗅觉丧失、鼻窦炎等）及男性不育等。Kartagener 综合征由支气管扩张、鼻窦炎、内脏反位三联征组成，属于其中的一个亚型，具有家族遗传倾向，其父母可有近亲婚姻史。

（五）其他原因

部分过敏性支气管肺曲霉病（allergic bronchopulmonary aspergillosis，ABPA）因痰栓反复阻塞气道而形成中心性支气管扩张，是支气管扩张症的一种特殊致病原因；慢性阻塞性肺疾病和支气管哮喘常伴有支气管扩张症并相互影响，此类患者呼吸道症状表现较显著，肺功能损害程度更严重，预后更差；支气管扩张症是非结核分枝杆菌（NTM）肺病常见的致病因素，而 NTM 肺病也可导致支气管扩张症，但前二者因果关系仍未阐明；弥漫性泛细支气管炎后期多兼见支气管扩张症的影像学表现；部分类风湿关节炎（RA）患者肺部高分辨率 CT 检查发现支气管扩张症，因此 RA 被认为是支气管扩张症的可能病因之一；支气管扩张与溃疡性结肠炎明确相关，炎症性肠病患者出现慢性咳嗽、咳痰时，应考虑是否合并支气管扩张症；其他结缔组织疾病，如原发性干燥综合征、系统性红斑狼疮、抗中性粒细胞胞质抗体相关性血管炎、强直性脊柱炎等，均有不同比例的支气管扩张症发生。

二、病理机制

支气管扩张症可分为先天性与继发性两种。先天性支气管扩张症较少见，继发性支气管扩张症发病机制的基础环节为支气管阻塞和支气管感染，二者相互影响，形成恶性循环。另外，先天性发育不全及遗传因素等也可形成支气管扩张。

1. 先天性支气管扩张症　①支气管软骨发育不全：患者先天性支气管发育不全，常表现为弥漫性支气管扩张并伴有家族倾向；②先天性巨大气管–支气管症：属于一种常染色体隐性遗传病，表现为先天性结缔组织异常、管壁薄弱、气管和主支气管显著扩张；③马方综合征：为常染色体显性遗传，表现为结缔组织变性，可出现支气管扩张，常有眼部症状、蜘蛛指/趾和心脏瓣膜病变。

2. 继发性支气管扩张症的发病关键　多为支气管感染及支气管阻塞，两者相互促进，最终形成恶性循环，破坏管壁的平滑肌、弹力纤维甚至软骨，逐渐导致支气管不可逆的病理性扩张，其具体机制包括：①气道防御功能下降：多数支气管扩张症患者在儿童时期即存在免疫功能缺陷，成年后发病。病因未明的支气管扩张症患者中 6% ~ 48% 存在抗体缺陷，最常见的疾病为 CVID，CVID 是一种异源性免疫缺陷综合征，以全丙种球蛋白减少症、反复细菌感染和免疫功能异常为特征。其他尚有 X–连锁无丙种球蛋白血症及 IgA 缺乏症等，由于气管–支气管分泌物中缺乏 IgA 和（或）IgG 中和抗体，易发生反复细菌感染等，最终导致支气管扩张。除原发性免疫功能缺陷外，已证实获得性免疫缺陷综合征、类风湿关节炎等免疫相关性疾病也与支气管扩张症有关。气道黏膜纤毛上皮的清除功能是抵御肺部感染的重要机制。原发性纤毛不动（primary ciliary dyskinesia，PCD）综合征是一种常染色体隐性遗传病，支气管纤毛的动力臂缺失或变异等结构异常，使纤毛清除功能异常，引起化脓性支气管感染、支气管扩张、慢性鼻炎、浆液性中耳炎、角膜异常和嗅觉减退等，Kartagener综合征是其中一个亚型，表现为内脏转位、支气管扩张和鼻窦炎三联征。杨氏综合征患者，由于呼吸道纤毛无节律运动或不运动，常导致支气管清除功能下降，易出现支气管反复感染而发生支气管扩张。②感染和气道炎症恶性循环导致支气管扩张：感染是支气管扩张症最常见原因，也是影响疾病发展及预后的重要因素，对气管和肺组织结构尚未发育完善的儿童来说尤为重要。60% ~ 80% 的稳定期支气管扩张症患者可在气道发现潜在致病微生物定植，有些轻症患者未发现病原微生物定植，重症患者最常见的气道定植菌是流感嗜血杆菌，而长期大量脓痰、反复感染、重度气流受限及生活质量低下的患者，以铜绿假单胞菌定植为主。细菌定植及反复感染均会导致气道异常分泌物增加、黏液增多，破坏纤毛上皮组织，气道分泌物排出障碍，进一步加重感染。另外，气道细菌定植也会造成气道壁和管腔内炎症细胞浸润，造成气道结构破坏。多种因素使支气管扩张症患者持续存在气道炎症反应，以支气管管腔内中性粒细胞募集及支气管管壁和肺组织内中性粒细胞、单核巨噬细胞、$CD4^+$ 细胞浸润为特征，肥大细胞可能也参与了支气管扩张感染时的炎症反应，支气管扩张患者气道肥大细胞脱颗粒较明显，且与病情严重程度相关。这些炎症细胞释放多种细胞因子，包括 IL–16、IL–8、IL–10、肿瘤坏死因子–α（tumor necrosis factor–α，TNF–α）及内皮素–1 等，进一步引起白细胞特别是中性粒细胞浸润、聚集，并释放髓过氧化物酶、弹性蛋白酶、胶原酶及基质金属蛋白酶等多种蛋白溶解酶和毒性氧自由基，导致支气管黏膜上皮细胞受损，出现脱落和坏死、气道水肿、黏液腺增生和黏液分泌增多、纤毛功能破坏、黏液不易排出、阻塞气道，引起细菌定植或感染，并造成支气管壁组织破坏，受损气道受到周围相对正常组织的收缩牵张，导致气道特征性扩张，慢性支气管扩张中，炎症还会破坏支气管周围的肺组织，从而导致弥漫性支气管周围纤维化。

第二节　中医病因病机

一、病因

传统中医学认为支气管扩张症的病因主要有内外两个方面，内因多指肺体亏虚、饮食不当及七情内伤，是发病的主要因素。正如《素问·评热病论》所云："邪气所凑，其气必虚。"外因多与痰、热、瘀等外邪相关。临床上内因与外因又相互影响、互为因果，如正气虚弱则邪气容易趁虚而入；阴虚内有痰热，外邪又易入里化热、灼伤津液，痰热壅盛化火，伤及血脉成瘀，在邪正相争中正气虚损，导致支气管扩张症迁延难愈。

（一）肺虚为本，累及他脏

《素问·六节藏象论》："肺者，气之本。"肺气亏虚是本病的内在根本因素。肺主气，司呼吸，肺气充盛与否决定了支气管扩张症发病与否。支气管扩张症患者幼年时多有呼吸道感染病史，如麻疹、百日咳、慢性支气管炎、肺气肿、闭塞性细支气管炎等，种种原因导致肺气亏虚、肺阴虚或气阴两虚，并容易感受风热、风寒、风燥等邪气。若脾失运化，痰浊内生，上犯于肺，可见气短、咳嗽、咳痰；若肺脾气虚，脾不摄血，血溢脉外，则见咯血；久病耗伤肺阴，肺燥伤络，累及肾脏，肺肾两虚，水亏火旺，则见干咳、咯血。《景岳全书》有云："水亏则火盛，火盛则刑金，金病则肺燥，肺燥则络伤而嗽血。"若病程迁延不愈则肺、脾、肾三脏俱虚，可见稍动即咳，咳痰无力。

《类经·四卷·藏象类》云："血脉在中，气络在外。"络脉是经脉支横别出、逐层细分形成的三维立体网络，遍布脏腑组织器官的络脉网络既发挥着温煦、濡养之功能，同时也排出代谢废物，是血络和气络结构与功能的统一体。结合利用现代医学方法对络脉的研究表明，络脉的网络层次涵盖了西医学血管和神经的概念，其中血络相当于血液循环及微循环，同时涵盖淋巴循环和毛细淋巴管的概念；气络主要包括自主神经、肽能神经及内分泌免疫网络等功能。血络充盈满溢、出入自由是以物质交换和新陈代谢的基础。气络与血络相伴而行，血络畅则气络通，气血调和，正气充沛，外邪难入。正如《素问·刺法论》所云："正气存内，邪不可干。"若肺内正气亏虚，则气血津液不能正常渗注于肺脏，络脉失养，络脉防御外邪功能下降，加之正衰积损，众邪蕴结，阻滞肺络或邪蕴成毒；或血络壅滞，气遏成火，血壅成瘀，火瘀化毒；或因正气亏虚、无力运血、血行不畅则瘀滞，内外合邪而发病。这与现代医学自身免疫功能缺陷、产生各种免疫性疾病的病理机制相似。

（二）外邪侵络，痰热瘀结

络脉是邪气侵袭最理想的途径，当肺气不足时，邪气首先侵袭气络，导致气络郁滞，嗣后延及血络，气血流通与渗灌障碍，引起血络瘀结，气络、血络防卫功能受损，气络壅遏，水壅络瘀，进而相继产生各种病理因素，如痰浊、热毒、瘀血等，有时径直循经入里，直至病害肺脏。《古今医统大全·卷之七》有云："邪之客于形也，必先舍于皮毛，留而不去，入舍于孙脉；留而不去，入舍于络脉；留而不去，入舍于经脉。内连五脏，散于肠胃，阴阳俱感，五脏乃伤。"即表明外邪侵袭络脉是致病的重要因素，外邪初犯，先入皮毛，进而传注络脉，进一步再传于经脉，久留伤及他脏。络脉有常有变，常则通，变则病，病则必有"病络"产生，"病络"生则疾病成，甚则加重。当肺络中正气亏虚时，外邪侵袭肺络，络脉病则邪气入里，使络脉正常濡养、防御、调节、联络、交换等功能紊乱，致络脉不通、脉道损伤，进而导致气不布津、津凝为痰、气郁化热或阴虚火旺、痰热及痰浊内郁日久阻滞肺络，致气滞血壅、络脉气血不得畅通而成瘀化瘀等。邪气由表及里、由气络波及血络、由阳络传至阴络，导致疾病逐步加重。"初病在经在气，久病入络入血"，初病入络之络当是以气络为主，或重在气分而兼及血分。这也与支气管扩张症的发病及演变规律相符。

二、病机

支气管扩张症患者以正气亏虚、肺脾肾受损为本，痰热瘀互结损伤肺络为标，其中肺络损伤是关键病理变化。由于各种原因导致的肺气亏虚、络脉不充，使卫外防御功能下降，邪气容易侵袭络脉，气络伤则出现咳嗽、咳痰、气促等，血络伤则引起咯血、胸痛等。

总体来说，本病多由内、外合因共同致病。急性发作期以痰热瘀袭伤肺络为主要病理变化，如《医门法律》曰："肺痈由五脏蕴崇之火，与胃中停蓄之热，上乘乎肺，肺受火热熏灼，即血为之凝，血凝即痰为之裹，遂成小痈。"《医碥·咳嗽血》说："火刑金而肺叶干皱则痒，痒则咳，此不必有痰，故名干咳，咳多则肺络伤，而血出矣。"唐容川《血证论》谓："本证多系痰挟瘀血，碍气为病。若无瘀血，何致气道如此阻塞，以致咳逆倚息，而不得卧哉。"以上描述与支气管扩张症的临床表现及病机极为相似，痰热瘀侵袭肺络，使肺络结构与功能受损，从而产生咳嗽、咳痰、咯血等典型症状。此外，从经络的走向来看，足厥阴肝经"其支者，复从肝，别贯膈，上注肺"（《灵枢·经脉》）。若患者素体肝旺，七情内郁，气郁化火，肝火循经上行横逆侮肺，木火刑金，气火上逆，阳络损伤而血随之上溢，亦可发为咳嗽、咯血。可见该病的形成与痰、火、瘀等病理因素密切相关。

随着疾病的发展与传变，疾病进入迁延缓解期，病久耗伤正气，致肺脾肾三脏俱虚，"气为血之帅，气行则血行"，络脉空虚则不能推动血的运行，血运不畅，郁滞胸中而成瘀，正如《素问·痹论》中所讲的"病久入深，营卫之行涩，经络时疏，故不通"，则出现胸痛等。肺内正气亏虚，导致肺脏宣发肃降和通调水道功能失调，气不布津，致痰湿蕴结；络脉内连五脏，肺病及脾，肺脾俱虚，脾失运化，津液不布，痰湿内生，上注于肺，即"脾为生痰之源，肺为贮痰之器"；肾主水、司开阖、主命门，若命门火衰，脾失肾阳温煦，不能助肺行津，气遏水壅，上泛而成痰湿。痰浊郁而化热，则痰色黄稠；若热伤肺络，络损血溢，可致咯血；血溢脉外，而成瘀血；痰热阻滞肺络，导致气滞血壅、络脉气血不畅，则出现胸痛；血腐化脓，则咳吐脓血、腥臭痰。总而言之，内外因相互影响，若不及时控制，则会不断加重病情，由表及里，经脉入脏，影响愈后。

支气管扩张症属于肺络病变，而病络的产生，在时间上表现为一种动态过程，随着时间序列的递进，病邪种类逐渐增多，证候要素组合的形式必然相应增多，临床证候也随之增多。支气管扩张症初期多为痰热瘀邪侵袭肺络，导致痰热壅肺，瘀血阻络。日久则肺脏损伤，耗伤正气，损及阴阳，虚实夹杂，病情复杂而危重。"凡病，惟络病最轻，经病稍重，腑病又重，脏病最重。此审病轻重之大法。"（《中风论·论奇经八脉》）"经络病可以引年，脏腑病难于延岁也。"（《金匮玉函要略述义》）上述指的大抵是疾病初期，邪气侵袭表浅之阳络而病的情形。支气管扩张症病初亦是先侵袭表浅阳络，而随着病程的延长或痰热瘀邪伤及肺之阴络，内传脏腑，则最终导致络脉与脏腑同病的状态。络脉有气络、血络之分，病络也有病势趋血、趋气之异。趋于病气络者，多偏于脏腑功能的改变或损伤，形质异常少见；趋于病血络者，在功能变化的基础上，多兼见形质的改变。这一病理演变过程与现代关于支气管扩张症主要存在支气管阻塞或牵拉、支气管黏膜纤毛清除功能损害、气道分泌物潴留，导致反复气道慢性炎症，以致管壁破坏和气道重塑，最终导致支气管不可逆地扩张的病理过程颇为相似。

第三节　西医诊断与治疗

一、临床表现

支气管扩张症主要症状为持续或反复的咳嗽、咳痰或咳脓痰。痰液为黏液性、黏液脓性或脓性，可呈黄绿色，收集后分层：上层为泡沫，中间为浑浊黏液，下层为脓性成分，最下层为坏死组织。无明显诱因者常隐匿起病，无症状或症状轻微。呼吸困难和喘息常提示有广泛的支气管扩张或有潜在的慢性阻塞性肺疾病。随着感染加重可出现痰量增多和发热，可仅为支气管感染加重，也可为病变累及周围肺实质出现肺炎所致。当支气管扩张伴急性感染时，患者可表现为咳嗽、咳脓痰和伴随肺炎。50%～70%的病例可发生咯血，大出血常为小动脉被侵蚀或增生的血管被破坏所致。部分患者以反复咯血为唯一症状，称为干性支气管扩张。气道内有较多分泌物时，体检可闻及湿啰音和干啰音。病变严重尤其是伴有慢性缺氧、肺源性心脏病和右心衰竭的患者可出现杵状指及右心衰竭体征。

二、实验室检查

1.血常规及炎症标志物　当细菌感染导致支气管扩张症急性加重时，血常规白细胞计数、中性粒细胞分类及C反应蛋白可升高。

2.血清免疫球蛋白　合并免疫功能缺陷者可出现血清免疫球蛋白（IgG、IgA、IgM）缺乏。

3.血气分析　可判断患者是否合并低氧血症和（或）高碳酸血症。

4.微生物学检查　应只取合格的痰标本送检涂片染色及痰细菌培养，痰培养和药敏试验结果可指导抗菌药物的选择，痰液中找到抗酸杆菌时需要进一步分型是结核分枝杆菌还是非结核分枝杆菌。

5.其他　必要时可检测类风湿因子、抗核抗体、抗中性粒细胞胞浆抗体。怀疑ABPA的患者可选择性进行血清IgE测定、烟曲霉皮试、曲霉沉淀素检查。如患者自幼起病，合并慢性鼻窦炎或中耳炎或合并右位心，需怀疑PCD可能，可行鼻呼出气一氧化氮测定筛查，疑诊者需进一步取纤毛上皮行电镜检查，必要时行基因检测。

三、诊断和鉴别诊断

（一）诊断要点

根据反复咳脓痰、咯血病史和既往有诱发支气管扩张的呼吸道感染病史，HRCT显示支气管扩张的异常影像学改变，即可明确诊断为支气管扩张症。诊断的金标准是基于影像学表现和临床症状的综合判断。影像学表现：①直接征象：支气管内径/伴行肺动脉直径＞1；从中心到外周，支气管未逐渐变细；距外周胸膜1 cm或接近纵隔胸膜范围内可见支气管影。②间接征象：支气管壁增厚；

黏液嵌塞；呼气相 CT 发现马赛克征或气体陷闭。临床症状：包括慢性咳嗽、反复咯血及黏液脓性痰等。诊断为支气管扩张症的患者还应进一步仔细询问既往病史、评估上呼吸道症状、根据病情完善相关检查以明确病因诊断。

（二）鉴别诊断

需鉴别的疾病主要为慢性支气管炎、肺脓肿、肺结核、先天性肺囊肿、支气管肺癌和弥漫性泛细支气管炎等。仔细研究病史和临床表现，参考影像学、纤维支气管镜和支气管造影的特征常可做出明确的诊断。

1. 慢性支气管炎　多发生在中年以上患者，在气候多变的冬春季节咳嗽、咳痰明显，多咳白色黏液痰，感染急性发作时可出现脓性痰，但无反复咯血史。听诊双肺可闻及散在干、湿啰音。

2. 肺脓肿　起病急，有高热，咳嗽，大量脓臭痰。X 线检查可见局部浓密炎症阴影，内有空腔液平。

3. 肺结核　常有低热盗汗、乏力、消瘦等结核毒性症状，干、湿啰音多局限于上肺，X 线胸片和痰结核菌检查可做出诊断。

4. 先天性肺囊肿　X 线检查可见多个边界纤细的圆形或椭圆形阴影，壁较薄，周围组织无炎症浸润。胸部 CT 和支气管造影可协助诊断。

5. 弥漫性泛细支气管炎　有慢性咳嗽、咳痰、活动时呼吸困难及慢性鼻窦炎，胸片和胸部 CT 显示弥漫分布的小结节影，大环内酯类抗生素治疗有效。

6. 支气管肺癌　多见于 40 岁以上患者，可伴有咳嗽、咳痰、胸痛、痰中带血，大咯血少见。影像学、痰细胞学、支气管镜检查等有助于确诊。

四、治疗

（一）病因治疗

对活动性肺结核伴支气管扩张应积极抗结核治疗；低免疫球蛋白血症可用免疫球蛋白替代治疗，既往下呼吸道感染引起应当抗感染治疗；遗传因素对症治疗；气道阻塞和反复误吸引起应解除气道阻塞；其他肺部疾病、其他系统疾病引起的积极治疗原发病。

（二）一般治疗

1. 控制感染　支气管扩张症患者出现痰量增多及其脓性成分增加等急性感染征象时，需应用抗感染药物。急性加重期开始抗菌药物治疗前应常规送痰培养，根据痰培养和药敏结果指导抗生素应用，但在等待培养结果时即应开始经验性抗菌药物治疗。无铜绿假单胞菌感染高危因素的患者应立即经验性使用对流感嗜血杆菌有活性的抗菌药物，如氨苄西林/舒巴坦、阿莫西林/克拉维酸、第二代头孢菌素、第三代头孢菌素（头孢曲松钠、头孢噻肟）、莫西沙星、左氧氟沙星。对于存在铜绿假单胞菌感染高危因素的患者［如存在以下 4 条中的 2 条：①近期住院；②每年 4 次以上或近 3 个月内应用抗生素；③重度气流阻塞（FEV1 < 30% 预计值）；④最近 2 周每日口服泼尼松 < 10 mg］，可选择具有抗假单胞菌活性的 β - 内酰胺类抗生素（如头孢他啶、头孢吡肟、哌拉西林/他唑巴坦、头孢哌酮/舒巴坦）、碳青霉烯类（如亚胺培南、美罗培南）、氨基糖苷类、喹诺酮类（环丙沙星或左氧氟沙星），可单独应用或联合应用。对于慢性咳脓痰患者，还可考虑使用疗程更长的抗生素，如口服阿莫西林或吸入氨基糖苷类药物，或间断并规则使用单一抗生素及轮换使用抗生素以加强对

下呼吸道病原体的清除。合并 ABPA 时，除一般需要糖皮质激素（泼尼松 0.5 ~ 1 mg/kg）外，还需要抗真菌药物（如伊曲康唑）联合治疗，疗程较长。支气管扩张症患者出现肺内空洞，尤其是内壁光滑的空洞，合并或没有合并树芽征，要考虑到不典型分枝杆菌感染的可能，可采用痰抗酸染色、痰培养及痰的微生物分子检测进行诊断。本病也容易合并结核，患者可以有肺内空洞或肺内结节、渗出合并增殖性改变等，可合并低热、夜间盗汗，需要在随访过程中密切注意上述相关的临床表现。支气管扩张症患者容易合并曲霉菌的定植和感染，表现为管腔内有曲霉球，或出现慢性纤维空洞样改变，或急性、亚急性侵袭性感染。曲霉菌的侵袭性感染治疗一般选择伏立康唑。

2. 改善气流受限　建议支气管扩张症患者常规随访肺功能的变化，尤其是已经有阻塞性通气功能障碍的患者。长效支气管舒张剂（长效 β_2 受体激动剂、长效抗胆碱能药物、吸入性糖皮质激素可改善气流受限并帮助清除分泌物，对伴有气道高反应及可逆性气流受限的患者常有一定疗效。但由于缺乏循证医学的依据，在支气管舒张剂的选择上，目前并无常规推荐的指征。

3. 清除气道分泌物　包括物理排痰和使用化痰药物。物理排痰包括体位引流，一般头低、臀部抬高，可配合震动拍击背部协助痰液引流。气道内雾化吸入生理盐水，短时间内吸入高渗生理盐水或吸入黏液松解剂如乙酰半胱氨酸等，可有助于痰液的稀释和排出。其他如胸壁震荡、正压通气、主动呼吸训练等合理使用也可以起到排痰作用。药物包括黏液溶解剂、痰液促排剂、抗氧化剂等。N-乙酰半胱氨酸具有较强的化痰和抗氧化作用。切忌对非囊性纤维化支气管扩张症患者使用重组脱氧核糖核酸酶。

4. 免疫调节剂　使用一些促进呼吸道免疫增强的药物如细菌细胞壁裂解产物可以减少支气管扩张症患者的急性发作。部分支气管扩张症患者长期使用十四环或十五环大环内酯类抗生素可以减少急性发作和改善症状，但需要注意长期口服抗生素带来的其他副作用，包括心血管、听力、肝功能的损害及出现细菌耐药等。

5. 咯血的治疗　对反复咯血的患者，如果咯血量少，可以对症治疗或口服卡巴克洛、云南白药。若出血量中等，可静脉给予垂体后叶素或酚妥拉明。若出血量大，经内科治疗无效，可考虑介入栓塞治疗或手术治疗。使用垂体后叶素需要注意低钠血症的产生。

6. 外科治疗　如支气管扩张为局限性，经充分内科治疗仍顽固反复发作者，可考虑外科手术切除病变肺组织。如大出血来自增生的支气管动脉，经休息和抗生素等保守治疗不能缓解仍反复大咯血时，病变局限者可考虑外科手术，否则采用支气管动脉栓塞术治疗。对于那些尽管采取了所有治疗仍致残的病例，合适者可考虑肺移植。

（三）药物治疗

支气管扩张症常常合并感染，临床使用抗生素静脉滴注或口服抗感染治疗，如第二代头孢菌素、第三代头孢菌素（头孢曲松钠、头孢噻肟）、β-内酰胺类抗生素（如头孢他啶、头孢吡肟、哌拉西林/他唑巴坦、头孢哌酮/舒巴坦等）、碳青霉烯类（如亚胺培南、美罗培南）、氨基糖苷类、喹诺酮类（环丙沙星或左氧氟沙星等）等，具体用药应根据痰培养及药敏结果确定；长效支气管舒张剂（长效 β_2 受体激动剂、长效抗胆碱能药物、吸入性糖皮质激素可改善气流受限并帮助清除分泌物；黏液溶解剂、痰液促排剂、抗氧化剂等可有助于患者肺部痰液的排出；一些促进呼吸道免疫增强的药物如细菌细胞壁裂解产物可以减少支气管扩张症患者的急性发作；卡巴克洛、云南白药、垂体后叶素或酚妥拉明可用于咯血治疗。除此之外，中医中药对于支气管扩张症的治疗也有很好的疗效。

第四节 中医诊断与治疗

一、诊断

（1）以咳嗽、胸痛、发热、咳吐腥臭浊痰，甚则脓血相间为主要表现的病证。发病急骤，常突然寒战高热、胸痛咳嗽、咳吐黏浊痰，继则咳痰量多如脓、有腥味或脓血相间。

（2）有感受外邪的病史，且往往有原肺系其他痼疾。

二、鉴别诊断

1. 风温 初起表现为发热、恶寒、咳嗽、气急、胸痛等，但经正确及时的治疗，一般邪在气分而解，多在一周内身热下降，病情向愈。如病经一周，身热不退或更盛或退而复升、咳吐浊痰、喉间腥味明显，应考虑有肺痈的可能。

2. 肺痿 病程长而发病缓，形体多虚，肌肉消瘦，咳唾浊沫，脉数虚；另一方面，若肺痿迁延不愈，误治失治，痰热壅结上焦，熏灼肺阴，也可转成肺痿。

三、辨证论治

（一）辨证要点

1. 辨病期病证 急性感染加重期，风热上受或风寒袭肺，未得及时表散，内蕴不解，在肺经痰热素盛或正气内虚的基础上，郁而化热、肺脏受邪热熏灼，肺气失于宣肃，肺络阻滞，以致热壅血瘀，蕴毒化脓而成痈，从而出现咳嗽、胸痛、发热，咳吐腥臭浊痰，甚则脓血相间等症，同时应注意辨别有无脾气虚、大便不通等兼夹症。迁延缓解期邪毒渐尽，病情趋向好转，此时肺体损伤，邪去正虚，阴伤气耗，出现气短乏力、自汗盗汗、面色不华、形瘦神疲等症。若病情迁延，日久不愈，则转成慢性疾病。

2. 辨气络、血络 病气络反映支气管扩张症急性感染加重期的病理演变动态，以表证期痰热壅肺证、痰浊壅肺证、肝火犯肺证、热毒蕴结证为常见证型，病络少瘀，热瘀实邪壅于肺，经时不瘀；病血络反映支气管扩张症的迁延缓解期的病理演变动态，以肺脾气虚证、肺肾气虚证为常见证型，久病迁延不愈，自身病络体虚。临床上常常气络病证与血络病证同时存在，相兼并见，错综复杂，应当细辨。

附：病络机制

支气管扩张症的病因是复杂的，既有外感六淫之异，又有内伤七情之别。无论何种病因，在侵袭机体的过程中，都会经过络脉这一邪气侵袭最为理想的途径。邪气经由络脉，必然会损伤络脉的形质，破坏络脉正常的功能，同时伤气耗血，损津伤液。

支气管扩张症的发生发展过程是复杂的，既有突然发病，又有久病迁延不愈，转为慢性。无论以什么样的方式表达，疾病的发生发展都会在络脉这一气血流通最为丰富的地方着手。由于络脉是流通气血津液，沟通上下内外、联络脏腑组织器官的基本途径，因而络脉也就必然成为了"兵家必争之地""正邪必争之地""正邪必争之宅""病变必生之处"，成为了疾病发生发展的基本环节。

支气管扩张症病位在肺，涉及肝、脾、肾等多个脏腑。在疾病传变的过程中，络脉是最为理想的途径。因而，疾病发生之后，其传变与发展也总是离不开络脉。

支气管扩张症的证候是复杂的，初起实邪壅盛，侵犯肺脏，可出现痰热壅肺、痰浊壅肺等证；后期可出现肺脾气虚、肺肾气虚等证。沿着络脉的运行轨迹、寻找病络、辨识病络，便是确定辨证施治的正确方向。

支气管扩张症的干预是复杂的。病络在气时，应及时干预，将邪气驱逐体外；病络在血时，宜从脏腑整体观辨证论治。无疑，病络机制的存在、病络机制的识别为疾病干预增加了一些重要的方法和手段。

支气管扩张症的病络机制有急病速成与隐袭慢生之分。急病而产生的病络机制，多是外邪直入络脉，阳络为病；或是内生邪气之病因积累，邪蕴成毒，侵袭阴络。在病络层次上，先是气络首当其冲，导致气络郁滞，嗣后波及血络，气血流通与渗灌障碍，引起血络瘀结，有时径直循经入里，直至病害肺脏。隐袭慢生而成的病络机制，多是年迈体弱、慢病久病之体，肺脾肾功能失常，气血津液耗伤，诸邪丛生，经年累月，病因积累，正衰积损，众邪蕴结，滞于络脉，结于络脉，或邪蕴成毒，毒犯络脉，引起络脉气络郁滞，气络壅遏，郁气化火，火壅成毒；或血络壅滞，气遏血壅，气遏为火，血壅为瘀，火瘀交结，成毒成肿。序贯发生系列变化，或气聚而成鼓，邪聚而成形，或滞而成结、实而成阻、虚而成绌急等。同时，气血流通与渗灌障碍，血瘀化水，津滞为痰，痰、瘀、水交阻，气遏水壅，痰阻络脉，水淫玄府，水泛孙络，水壅络瘀等，病情复杂而危重。

外邪侵袭所致病络机制，多是阳络首当其冲；内生邪气导致的病络机制多是阴络最先发生。外邪先伤阳络，由阳络至经，迅即入脏入腑，最后到达阴络，形成了阳络、脏腑、阴络的病机路径和病理状态；内生邪气先伤阴络，阴络为病，必及于脏，波及脏腑之后，继续肆虐，循经弥漫，传至阳络，最终形成以脏腑为中心的阳络、阴络同病的疾病迁延难愈状态。

（二）治疗原则

本病当以清肺消痈、排脓解毒为基本治则。针对本病热壅血瘀的病机关键，清肺排脓应贯穿治疗的全病程。肺与大肠相表里，故在病程期间，应时刻注意大便情况。本病病机为本虚标实，肺脾肾虚为本，热毒血瘀为标，当病情转为慢性，需适时补虚扶正，避免出现阴阳离决、阴阳两虚之征象。

病气络者，多偏于功能的变化和丧失（急性感染期症状突出），少有形质异常（肺功能尚正常），治疗原则当以治气为主，兼顾治血；而病血络者，则在功能明显变化的同时，多伴有形质的改变（多脏器功能损害，肺功能、肺部 CT 异常），治疗原则当以治血为主，兼顾治气。

对于支气管扩张症的治疗，不止于肺也不离于肺，以治痰热为核心，从肺、肝、脾、肾分而治之，发时清肺、泻肝、通腑，平时健脾、补肺、补肾，并兼顾痰浊和瘀血。同时结合现代医疗技术在辨证论治的基础上通过纤维支气管镜进行中药局部灌洗治疗。

（三）分证论治

1.外感风热证

主症：恶寒发热、咳嗽、胸痛、咳时尤甚，咳吐白色黏痰，痰量由少渐多，呼吸不利，口干鼻燥，舌尖红、苔薄黄或薄白少津，脉浮数而滑。

证机：初期风热袭于肌表，气络郁滞，内郁于肺，肺卫同病，蓄热内蒸，则有口干鼻燥；热伤肺气，肺失清肃，故出现咳嗽、咳痰。

治法：疏散风热，化痰宣肺。

选方：银翘散加减。

遣药：金银花、连翘、荆芥、牛蒡子、竹叶、淡豆豉、桔梗、芦根、薄荷、甘草。

加减：内热转甚，咳痰黄、口渴者加生石膏、炒黄芩；咳甚痰多加杏仁、前胡、桑白皮、枇杷叶。

2.痰热壅肺证

主症：身热转甚，胸满作痛，转侧不利，咳吐黄稠痰或黄绿色痰，自觉喉间有腥味，口渴，舌质红、苔黄腻，脉滑数有力。

证机：邪热壅肺，炼液成痰，热伤血脉，故咳黄稠痰、喉间自觉腥味；热灼津液，津液亏损，故出现口渴。

治法：清肺化痰，通瘀散结。

选方：苇茎汤合桑白皮汤。

遣药：苇茎、冬瓜子、薏苡仁、桃仁、桑白皮、瓜蒌。

加减：热毒内盛者，加金银花、连翘、鱼腥草、金荞麦、蒲公英等；胸痛甚者，加枳壳、丹参、延胡索、郁金。

3.痰浊壅肺证

主症：咳嗽上气，胸部胀满而不能平卧，或多唾浊沫，面目浮肿，或鼻塞、流清涕、嗅觉失灵、不闻香臭酸辛，腹满纳差，舌质淡红、苔白厚腻，脉滑。

证机：邪犯于肺，肺气壅滞，故胸闷气急、喘不得卧；肺失通调，不能输布津液，水气停留，则面目浮肿；脾胃受寒，中阳被郁，运化失常，水湿上泛口，而为口涎唾。

治法：开泄肺气，逐痰去壅。

选方：葶苈大枣泻肺汤。

遣药：葶苈子、大枣。

加减：若有鼻塞、流清涕等表证，可先予小青龙汤，既解表邪，又化里饮。若表证尤轻，仅予小青龙汤一剂，即转服葶苈大枣泻肺汤，泻肺行水，以治里饮为主。

4.肝火犯肺证

主症：咳嗽气急，口苦咽干，痰不易咳出、量少质黏，烦躁不安，胁肋胀痛，症状可随情绪波动而增减，舌红、苔薄黄少津。

证机：情志不遂，肝气郁结，失于条达，气机不畅，日久郁而化火，上注于肺，故发为咳嗽；因肝经循行分布于胁肋部，故胁肋胀痛；肝火上熏于口，故出现咽干口苦。

治法：清肝泻肺，化痰宁络。

选方：黛蛤散加减。

遣药：青黛、海蛤壳、黄芩、桑白皮、白及、紫菀、杏仁、款冬花、百部。

加减：若胸闷气逆，加旋覆花、枳壳；若咳时胸胁痛明显，加郁金、丝瓜络；若痰黏难咳，加瓜蒌子、浙贝母、海浮石。

5.经时不瘥，热毒蕴结

主症：咳吐出大量米粥样的脓血痰、腥臭异常，时有咯血，胸中烦满而痛，身热面赤，舌质红、苔黄腻，脉滑数或滑实。

证机：痰热瘀阻，壅塞于肺络，热盛血迫，血败化脓，肺络损伤，故咳出大量脓血痰；瘀血壅于胸中，不通则痛，故胸中疼痛。

治法：排脓解毒。

选方：桔梗汤。

遣药：桔梗、甘草、薏苡仁、败酱草、干地黄、白术、当归、桑根皮。

加减：若气虚无力排脓者，加生黄芪；咯血者，加白茅根、侧柏叶等。

6. 肺脾气虚证

主症：倦怠乏力，食少便溏，痰多质黏，胸脘满闷，面色少华，手足不温，舌质淡、苔白腻，脉虚虚数。

证机：病程日久，久伤脾胃，脾失健运，故出现食少便溏。

治法：燥湿化痰，理气止咳。

选方：六君子汤合三子养亲汤加减。

遣药：黄芪、党参、白术、茯苓、半夏、陈皮、桔梗、杏仁、紫苏子、白芥子、莱菔子、木香等。

加减：若脾阳不振、形寒肢冷，加附子、干姜；若脾虚气陷，可改用补中益气汤加减治疗。

7. 肺肾气虚证

主症：病程日久，咳嗽无力，咳少量白痰，腰膝酸软，头晕耳鸣，形寒肢冷，舌质淡、苔白淡胖，脉沉细。

证机：久病肺气阳亏虚，阳衰则寒凝，寒从中生，津液凝聚成痰；肾主骨，肾气不足，腰膝关节失于温煦，故出现腰膝酸软；肾开窍于耳，肾精亏虚，不能上于濡养，常出现头晕耳鸣。

治法：补肾纳气。

选方：阳和汤加减。

遣药：熟地、鹿角霜、炮姜、肉桂、生麻黄、白芥子、蛤壳、桔梗、浙贝母、黄芩。

加减：若肾气失于固摄，加黄芪、山茱萸等。

（四）转归、预后与预防

支气管扩张症病机属本虚标实，若急性感染期控制得当，患者正气存内，且及早干预治疗，症状应会尽快缓解，得以痊愈；若起初未予干预，患者平素体虚，一旦患病，正气不足以抵抗外邪，病情大多迁延不愈，病程长。

1. 对于少量咯血的患者，推荐适当口服止血及抗菌药物治疗；若咯血进一步加重，在垂体后叶素无效或无法使用前提下，首选行支气管动脉栓塞术，辅助止血药物治疗；有介入禁忌的患者，可行支气管镜下止血或外科手术治疗。

2. 对于合并有慢性呼吸衰竭的患者，建议长期家庭氧疗。对于反复急性加重而住院的患者，推荐间歇性无创通气，可以减少住院次数，改善生活质量，但对血气及生存率没有改变。在使用无创通气前，建议先充分气道廓清排痰，使用过程中注意痰堵的可能。对于因痰液阻塞导致的呼吸衰竭患者，尽早行气管插管建立人工气道，以利于排痰。

3. 对于合并肺动脉高压伴长期低氧血症的患者，建议长期氧疗。目前不主张靶向药物治疗此类肺动脉高压。但对存在与原发肺部疾病不匹配的严重肺动脉高压患者，建议到肺血管疾病区域医疗中心进行个体化评估。

元代医家齐德之的《外科精义·论证候肺疽肺痿法》中曰："其肺疽之候，口干喘满，咽燥而渴，甚则四肢微肿，咳唾脓血，或腥臭浊沫，胸中隐隐微痛者，肺疽也……大凡肺疽当咳嗽短气，胸满时唾脓血，久久如粳米粥者难治，若呕脓而不止者，亦不可治也；其呕脓而自止者自愈，其脉短而涩者自痊，浮大者难治；其面色白而反面赤者，此火之克金，皆不可治。"

预防：凡属肺虚或原有其他慢性疾病，肺卫不固，亦感外邪者，当注意寒温适度、起居有节，以防受邪致病；并禁烟酒及辛辣炙煿食物，以免燥热伤肺。本病初期，一旦确诊，应及早治疗，力求在未成脓前得到消散或减轻病情，以截断疾病发展，多能痊愈而无后遗症状。

第十四章　弥漫性实质性肺疾病

　　弥漫性实质性肺疾病，亦称间质性肺疾病，是包含200多种因肺间质受损而产生的，主要累及肺间质和肺泡腔，导致肺泡-毛细血管功能单位丧失的弥漫性肺疾病的总称。其病因包括免疫性、药物性及理化因素等，目前发病机制尚不明确，具有起病隐匿、缠绵难愈、反复发作的特点。

　　临床主要表现为进行性加重的呼吸困难、通气功能障碍伴弥散功能降低、低氧血症和影像学上的双肺弥漫性病变。近年来随着认识的增加，大致将其分为四类，分别是①已知原因的弥漫性实质性肺疾病：包括结缔组织疾病相关性弥漫性实质性肺疾病、药物诱发性弥漫性实质性肺疾病、环境或特殊职业有害物质诱发性弥漫性实质性肺疾病等。②特发性间质性肺炎，包括特发性肺纤维化（idiopathic pulmonary fibrosis，IPF）及除 IPF 以外的特发性间质性肺炎，如呼吸性细支气管炎伴间质性肺疾病、脱屑性间质性肺炎、隐源性机化性肺炎、非特异性间质性肺炎、急性间质性肺炎等；其中 IPF 是最常见的类型，占所有弥漫性实质性肺疾病的20%以上。参考2011年版的指南中对本病的定义：IPF 是病因未明的慢性、进展性肺纤维化性间质性肺炎的一种特殊类型，病变局限于肺部，多发于老年人，组织病理学及胸影像学表现具有寻常性间质性肺炎的特征。该病呈隐匿起病，高发人群的年龄多在50岁以上，多数有吸烟史，且相比于女性患者，男性患者更多。绝大多数患者的肺功能呈可预见性的缓慢下降，部分患者在疾病进展过程中容易出现急性加重，仅有极少数人出现急进性发展。IPF 患者确诊后中位生存期为3年，生存率为15%～20%，因此早期、准确地诊断 IPF 是极有必要的。③肉芽肿性弥漫性实质性肺疾病：包括韦格纳肉芽肿病、外源性变应性肺泡炎和肺结节病等。④其他类型的弥漫性实质性肺疾病：包括淋巴管平滑肌肌瘤病、组织细胞增多症、肺泡蛋白沉积症、嗜酸性粒细胞性肺炎、特发性肺含铁血黄素沉着症等。肺纤维化是多种弥漫性实质性肺疾病发展到晚期的结果，是一种出现间质弥漫性渗出、浸润，并以纤维化为主要表现的一种疾病。弥漫性实质性肺疾病的形成涉及损伤后的异常修复，其评估可通过临床表现及客观指标来实现。临床表现主要为刺激性干咳、进行性呼吸困难、发绀、杵状指等，并逐渐进展，晚期可伴低氧血症、心肺功能衰竭等，甚至导致死亡。影像学检查表现为双肺磨玻璃样、网格状或蜂窝状改变，肺功能示限制性通气障碍和（或）弥散功能降低。

　　间质性肺疾病的中医病名中尚有争议，可归属"肺痹""肺痿"等范畴，痹证以病机得以命名，即闭阻不通之义，首见于《黄帝内经·痹论》，云："风寒湿三气杂至合而为痹""肺痹者，烦满喘而呕"。肺痹二字高度概括病位及病机。其发病总以正气亏虚为本，痰瘀毒浊等致病为标，总属本虚标实。本病多以喘憋、咳嗽为主症，其病位在肺，但与其他脏腑如脾、肾等亦密切相关，在其发生发展的诸多阶段可见肾虚证候。《医碥》中提到："气根于肾，亦归于肾，故曰肾纳气，其息深深。"《类证治裁》曰："肺为气之主，肾为气之根。肺主出气，肾主纳气。"均说明了肾在呼吸中的重要作用。若肾气亏虚，肾失摄纳，则不能维持呼吸的深度，出现呼多吸少、呼吸浅表等症状，故在治疗弥漫性实质性肺疾病过程中应注重补肾法的应用。而肺既为"气脏"，又为"血脏"。本病之作，必然有肺"主气""主血"之功能受累，或为气郁，或为气虚，或为血瘀，或为血虚，或为各病理因素综合错杂，诸多病端，总属气血不归调顺，因此当重视"调气和血法"之作用；或由多种因素导致肺叶痿弱不用，肺难于化生精气，由肺及肾，其本为肾不纳气。治疗上需要从补益肺肾论治，通过益气填精、补肺强肾、调补阴阳，使肺肾金水相生、摄纳复职，兼顾因虚导致的痰浊、气滞、血瘀等，标本兼治。

第一节　西医病因病理

一、发病原因

弥漫性实质性肺疾病病因大多不明，启动弥漫性实质性肺疾病的致病因子通常是毒素和（或）抗原，已知的抗原吸入如无机粉尘与石棉沉着病、肺尘埃沉着病相关，有机粉尘与外源性变应性性肺泡炎相关等，而特发性肺纤维化和结节病等的特异性抗原尚不清楚。特发性肺纤维化的病因不明，发病机制亦未完全阐明，但有足够证据表明与免疫炎症损伤有关。多种原因引起肺脏损伤时，间质会分泌胶原蛋白进行修补，如果过度修补，即成纤维细胞过度增殖和细胞外基质大量聚集，就会形成肺纤维化。职业或家居环境因素，吸入粉尘可导致过敏性肺炎，进而引发弥漫性实质性肺疾病。具体总结如下。

（一）遗传因素

遗传病是指完全或部分由遗传因素决定的疾病，常为先天性的，也可后天发病。部分患者有明显的家族史或有家族聚集现象，如果一个家庭中有两个或两个以上成员发病（父母、子女、同胞），经病理学证实为肺间质纤维化，则称为家族性肺间质纤维化，提示可能与基因遗传有关。同时目前弥漫性肺间质性疾病有许多种，某些疾病的病因已经明确，但是大多数疾病的病因尚不明确，人们逐渐认识到，那些能够明确带来弥漫性肺疾病的致病因素，只能影响一小部分人群，表明遗传性诱发因素也起着重要的作用。目前研究表明，这种遗传性诱发因素作用的形式不是单一的，而是相互作用，纷繁复杂，很可能影响到许多显性遗传位点的功能，目前研究遗传性诱发因素的方法有两种：确定带有家族发病倾向的个人的基因型，或应用病例参照方法，将已经明确的基因作为参照，而这种基因恰好是一个关键的发病因素。弥漫性实质性肺疾病不属于遗传病，但是目前已经发现携带间质肺易感基因的患者，是容易得间质肺病的，这一类基因携带者罹患弥漫性实质性肺疾病的概率会比其他人要高。另外，风湿病患者也属于易患人群，因为风湿病是间质肺很重要的病因，风湿病虽然不属于传统意义上的遗传病，但是风湿病有一部分患者确实也是有遗传背景的，比如携带某个基因，罹患风湿病的概率会比其他人群要高。

（二）环境或职业因素

环境或职业相关粉尘、氧化性气体等，例如由无机粉尘导致的硅沉着病或肺尘埃沉着病、有机粉尘导致的过敏性肺泡炎，以及吸入某些烟雾或气体导致的间接性肺病，例如二氧化硫、金属的氧化物等，均可引起弥漫性实质性肺疾病；长时间高浓度吸氧也会导致弥漫性实质性肺疾病。

（三）药物与化学品

药物治疗相关的间质性肺病，主要见于心血管系统中使用胺碘酮的患者，抗肿瘤药物博来霉素、丝裂霉素，以及环磷酰胺、秋水仙碱，部分放疗及百草枯中毒的患者也可以出现间质性肺病。

（四）放射线

鼻咽、肺、食道、纵隔等部位恶性肿瘤的放疗，最突出的副作用便是放射性肺炎与肺纤维化。

（五）其他疾病的合并症

弥漫性实质性肺疾病可并发于结缔组织疾病、免疫性疾病；此外，如肺部感染、肾功能不全、脏器移植等亦可合并出现弥漫性实质性肺疾病。

（六）呼吸道病毒感染

感染可能是某些弥漫性实质性肺疾病的病因：包括病毒、细菌、支原体、衣原体等，以病毒为多见。①病毒：SARS、H7N9、H1N1 等病毒感染后，不乏导致肺纤维化的报道。严重急性呼吸综合征患者，临床表现为急性呼吸窘迫综合征，病理改变与急性呼吸窘迫综合征和急性间质性肺炎极其相似。其病因即为一种新型冠状病毒感染。新型冠状病毒早期引起渗出性肺泡炎症，后期导致肺间质纤维化。人类免疫缺陷病毒感染可以首先表现为间质性肺炎和口干，因此在弥漫性实质性肺疾病的鉴别诊断中强调常规筛查人类免疫缺陷病毒病毒抗体。寻常性间质性肺炎是特发性间质性肺炎中最常见的类型，其病因虽然不清楚，但危险因素也与许多病毒有关，包括流感病毒、副流感病毒、巨细胞病毒、EB 病毒、人类免疫缺陷病毒、麻疹病毒、疱疹病毒及肝炎病毒等。儿童的弥漫性实质性肺疾病虽不多见，但多与病毒感染关系密切，尤其是呼吸道合胞病毒、副流感病毒和 EB 病毒。②细菌：有文献报道军团菌感染是特发性肺纤维化的高危因素之一；我院也曾发现患军团菌肺炎后遗留肺间质纤维化的病例。③支原体、衣原体：尽管不能十分肯定可以直接导致弥漫性实质性肺疾病，但至少也是危险因素之一。而间质性肺病是以肺泡壁为主，并包括肺泡周围组织及其相邻支撑结构的病变的一种非肿瘤、非感染性的综合征，它的病变范围可以波及细支气管、肺泡实质。导致肺病的原因非常多，在影像学上表现为弥漫性的结节网状，在严重的时候可以表现为蜂窝肺，它不是一种感染性疾病。感染性因素常见于病毒性肺炎、肺孢子菌肺炎和血行播散型肺结核的患者，某些肿瘤患者也可以出现间质性肺病，主要见于癌性淋巴管炎。

二、病理机制

（一）生长因子与间质性肺病

研究发现在间质性肺病患者肺中，上皮细胞能够表达几种细胞因子和生长因子，这些可以促进成纤维细胞移行和增殖，增加细胞外基质的沉积，在间质性肺病的发病过程中起着重要的调节作用。

1. 转化生长因子-β TGF-β 是一种多功能的细胞因子，参与调控细胞的增殖、分化及细胞外基质的分泌，是纤维化发生过程中最直接作用的细胞因子。研究发现敲除小鼠 TGF-β 每个亚型的缺失都会导致肺的异常改变，表明 TGF-β 在正常肺生长过程中发挥重要作用。实验表明，TGF-β 在肺组织中可以刺激成纤维细胞增殖并抑制 II 型肺泡上皮细胞的成熟，阻断表皮生长因子对

AYE 11 生长的刺激，同时也促进细胞外基质的合成，并可通过减弱肺泡巨噬细胞的功能，使细胞外基质免受蛋白水解酶溶解等途径起到抗炎作用。。

2. 结缔组织生长因子　结缔组织生长因子是成纤维细胞增殖、趋化和细胞外基质沉积有效的促进剂。近来一些研究相继发现在纤维增生性疾病包括 IPF，高表达的结缔组织生长因子与之相关。在肺组织中，下调结缔组织生长因子的表达可能对纤维化提供一定的保护作用。关于 IPF 患者初步的实验显示，抑制结缔组织生长因子基因表达与 γ 干扰素（IFN-7）治疗取得了一定的临床改善。研究发现通过腺病毒介导的 TGF-β 的过表达能够导致纤维化，但在 Smads 基因敲除的小鼠中对这种纤维化的发生有抵制作用，这是无法激活结缔组织生长因子基因表达所致。

3. 血小板生长因子　血小板生长因子对成纤维细胞有趋化作用。体外实验提示血小板生长因子是通过与受体特异性结合而诱导成纤维细胞的趋化、分裂。在病变早期，博来霉素对上皮细胞、内皮细胞损伤的同时，也刺激其合成分泌血小板生长因子等细胞因子，这些细胞因子的出现可能会有利于上皮细胞、内皮细胞的修复。

4. 血管内皮生长因子　VEGF 是近年研究发现的一种特异作用于血管内皮细胞的生长因子。Maniscalco 等比较了出生前、后及成年羊肺组织的 VEGF 含量，结果三者之间无明显差异，同时发现正常肺组织中广泛表达 VEGF 时，并不引起 ATELL 有丝分裂的增加和周围新生血管的形成。故认为 VEGF 在正常机体中，具有维持血管密度和渗透功能的作用，以满足营养物质运输和新陈代谢的需要。Fenrenbach 等研究表明，在博来霉素诱导的肺纤维化大鼠中 VEGF 含量及表达增高，同时以抗Ⅷ因子抗体对肺纤维化区域中的微血管密度进行免疫组织化学研究，显示在肺泡炎期毛细血管数目增加，提示 VEGF 在肺纤维化形成过程中一方面通过促使肺泡毛细血管增生起到明显的修复作用；另一方面可能是肺泡炎发生及肺纤维化形成的促进因子之一。近来研究显示 VEGF 在肺纤维化小鼠血管内皮细胞有表达，并促进巨噬细胞趋化蛋白 1 表达，由此可以认为在肺纤维化形成过程中肺组织中 VEGF 的高表达可诱导肺血管内皮细胞损伤，增加毛细血管的通透性，造成肺间质水肿及大量炎细胞浸润。同时大量纤维蛋白原外渗，形成细胞外基质，从而促进胶原纤维合成、分泌，导致肺纤维化的形成。

5. 胰岛素样生长因子和胰岛素样生长因子绑定蛋白　气道上皮细胞分泌的生长因子中，胰岛素样生长因子 1（IGF-1）直接对肺成纤维细胞的生长起重要作用。与正常对照相比，整体 IGF-1 的表达在 IPF 患者的支气管肺泡灌洗液细胞中是下降的。在人肺成纤维细胞中，参与纤维发生的 IGF-pt 对胰岛素样生长因子绑定蛋白 3（IGFBP-3）有诱导作用。也就是说，纤维化发生中 IGFBP-3 和 IGFBP-2 具有独立于 IGF 的作用，可能涉及生长-调节基因的转录活性及对凋亡的调控。

6. 表皮生长因子　体内实验表明，ATG Ⅱ 可通过自分泌机制分泌表皮生长因子（EGF），调节其自身细胞增殖，同时也对外源性 EGF 刺激有反应。把重组人 EGF 注射到罗猴胎儿腹腔或羊膜囊内时发现，罗猴胎儿 ATE Ⅱ 板层小体数量增加 3 倍，证实 EGF 可促进 ATE Ⅱ 的成熟。EGF 作为一种保护性细胞因子在肺损伤早期，其水平变化与 ATE Ⅱ 自分泌机制受损有关，但随着病程的进展，EGF 可能会因旁分泌机制的启动重新升高其表达水平以促进 ATE Ⅱ 的增殖和肺泡上皮的修复。

7. 肝细胞生长因子　肝细胞生长因子（HGF）作为一种抗纤维化分子，体内外实验均已表明 HGF 可以促进 ACE Ⅱ 的移行和增殖，而且可以抑制博来霉素导致的肺纤维化损伤。肺纤维化的成纤维细胞分泌 HGF 减少，在体外可以诱导肺泡上皮细胞的凋亡，而正常的成纤维细胞不存在这种特性。因而在纤维化肺中纤维增殖位点周围可以观察到凋亡的 ATE。

8.角质化细胞生长因子　Adamson 等发现在博来霉素诱导的肺损伤中，ATE 增殖与升高的角质化细胞生长因子（KGF）水平间存在相关性，说明 KGF 可以在体内诱导肺泡上皮的修复。动物模型显示肺组织在各种有害刺激下，给予 KGF 预防治疗可以起到保护作用，而在损伤后给予则无效。与 KGF 相反，损伤后给予 HGF 可以减轻反应。我们推测可能存在这样的因子，能够促进损伤后肺泡上皮的修复，减缓肺纤维化的进展。

（二）Th1/Th2 细胞因子的失衡

Th1、Th2 是 CD4$^+$T 辅助细胞的两个亚群，它们分泌的细胞因子称为 Th1/Th2 细胞因子。Th1 型因子介导细胞免疫应答，参与组织的修复重建，在炎症起始和激化阶段起重要作用，与自身及移植排斥反应有关。Th2 型因子介导体液免疫应答，在过敏性炎症疾病和慢性纤维化疾病的病程中占主导地位。目前大量临床和实验发现肺纤维化中存在 Th1/Th2 细胞因子失衡，这可能是间质性肺病发生的机制之一。有报道显示，人和小鼠多数 CD8$^+$ T 细胞表现为 Th1 优势表达，而 CD4$^+$T 细胞表现为 Th0 和 Th2 优势表达。Wallace 等应用免疫组织化学方法发现，Th1 相和 Th2 相应答在间质性肺病患者中存在，而 Th2 相细胞因子占优势。Th2 细胞因子活化成纤维细胞，并诱导细胞外基质的产生；而 Th1 细胞因子对成纤维细胞的增殖和细胞外基质的产生有抑制作用。

正常肺组织内有少量 IFN-7，在各种肺纤维化模型中，IFN-7 的含量呈动态变化，其含量和分布与炎症反应密切相关。IFN-7 对纤维化的直接效应是抑制的，但在炎症和组织对损伤的应答方面有着更为复杂的影响。在博来霉素导致的肺损伤中 IFN-Y 的表达是升高的。在一些对博来霉素敏感的小鼠品系中，如 C57B1，对感染因子的应答倾向于产生 Th1 型细胞因子；而 BALB/c 小鼠对于这些刺激倾向于产生 Th2 型细胞因子。由此提出一种假说：博来霉素诱导的肺部炎症和纤维化应答反应，部分是由局部产生的 Th1 型细胞因子 INF-7 介导的。在对博来霉素敏感的小鼠品系中，气管内给予博来霉素 24 小时内支气管肺泡灌洗液中 INF-7 水平显著上升，而给予 INF-7 基因敲除小鼠博来霉素，通过组织学分析、总 RNA 和总蛋白的检测证实炎症应答减少，说明气管内给予博来霉素所致的炎症反应通过肺部 INF-7 的局部表达而放大。INF-7 可能影响炎症和纤维化这个复杂的级联反应，但很难预计 INF-7 在肺纤维化中的具体作用。既往研究发现对博来霉素敏感的 C57B1 小鼠给予博来霉素，INF-7 水平是升高的，但在博来霉素抵制的 BALB/c 小鼠中则无此种变化。然而，给予博来霉素的小鼠 INF-7 能够改善纤维化。而且，近期实验也发现 INF-7 可以改善纤维化的程度。而 Ssgel 认为 INF-7 并不是博来霉素诱导的肺纤维化的保护剂，可能还有促纤维化作用。INF-7 对肺内炎症和纤维化有着不同的作用。其整体效应应根据部位、动力学、INF-7 的数量及周围细胞因子环境共同决定。它在肺纤维化发病机制中的作用要比我们以前认为的复杂得多。简单的动物免疫疾病模型提示 INF-7 促进肺部慢性炎症的发展，抑制纤维化的进展。但最终的结果取决于在每一个特殊的病理环境中这些相反作用所达到的平衡。

白细胞介素-4 与 IFN-7 相反，在对博来霉素炎症应答过程中未发现 IL-4 上调。近来一项研究发现在二氧化硅诱导肺纤维化模型中，IL-4 基因敲除的小鼠与野生型小鼠相比，对二氧化硅的敏感性没有降低；而 IL-4 过表达的小鼠也没有增加对其的敏感性，说明肺纤维化的形成并不依赖于 IL-4 的存在。

（三）基质金属蛋白酶与金属蛋白酶组织抑制因子 f

基质金属蛋白酶（MMP）是一个锌依赖的调节肽家族，具有高度同源性，MMP 的蛋白水解活性通过 TIMP 来调节。在 IPF 患者肺中发现异常的细胞外基质沉积，一定程度上是一些 MMP 与 TIMP 间失衡所致。Ⅳ型胶原是肺泡上皮基底膜的重要组成成分，MMP-2 和 MMP-9 的作用底物主要是Ⅳ型胶原，它们在肺纤维化发病中的作用近年来日益受到重视。研究表明IPF患者MMP-2和MMP-9的过度表达可能会破坏基底膜，使成纤维细胞侵入肺泡腔引起肺纤维化。有专家认为MMP在肺纤维化形成的早期参与了细胞外基质和基底膜的降解；在纤维化的后期则对肺组织结构的重塑起调节作用，MMP-2的过度活化可能是肺基底膜Ⅳ型胶原蛋白降解的内在原因，是肺纤维化启动的重要机制。随后病程中沉积的细胞外基质也可刺激MMP-2的表达，较高的MMP-2活性水平可能与持续损伤相关，既促进了肺纤维化的发展，也参与了损伤修复过程的组织重建。另一项临床研究表明IPF患者的肺组织以MMP-9表达为主，尤其是迅速进展的IPF，其中性粒细胞来源的MMP-9活性显著增高。近来研究发现在肺损伤早期MMP与TIMP间平衡遭到破坏，胶原降解减少，从而促进了胶原在肺间质的沉积，最终导致纤维化的形成。在IPF中TIMP在间质中的表达量更高，这说明在肺内微环境中胶原纤维并没有被降解。因此，MMP与TIMP间的平衡在纤维化的形成过程中起着重要的作用。增加TIMP-1、TIMP-2的表达可以诱导间充质细胞的增殖，而增加TIMP-3的表达会诱导凋亡。

（四）内皮素1

内皮素1除了具有潜在的血管收缩活性，还能够刺激成纤维细胞的趋化、增殖和胶原的合成。有研究表明致炎性细胞因子和致纤维化细胞因子均促进ET的合成及释放，并协同刺激成纤维细胞增殖导致肺纤维化。此外低氧血症可诱导ET表达增强，分泌增加。在IPF患者的肺组织中，内表素1的RNA表达、免疫反应性及内皮素转化酶1的活性都有所增加，表明内表素1可能参与肺泡修复和重构。

（五）前炎症细胞因子

前炎症细胞因子是一组启动或促进炎症反应的细胞因子，包括肿瘤坏死因子6（TNF-6）、IL-1、IL-6等，在间质性肺病的发病过程中也具有一定的作用。

1. TNF-α　TNF-α是一种细胞毒细胞因子。Sime等发现，在病毒转染TNF-α的cDNA后，小鼠肺内炎症明显增强，成纤维细胞聚集且细胞外基质沉积，转化生长因子明显增高，最后导致肺纤维化。给予肺纤维化小鼠抗TNF-α抗体或对照血清处理，发现抗TNF-α抗体组中肺纤维化程度降低，肺嗜酸性粒细胞总数及其比例下降，由于TNF-α诱导了IL-5介导的嗜酸性粒细胞浸润和纤维化相关因子的产生，故而发生纤维化。在IPF中，与正常肺中细胞相比，TNF-α免疫活性在增生的ATEⅡ中是上升的，可能通过TGF-β或血小板衍生生长因子介导的通路促进成纤维细胞的增殖、分化和胶原的转录。

2. IL-1　IL-1可以诱导促纤维化应答。研究发现IL-113存在于慢性炎性组织及纤维化的组织。在纤维化动物模型中初始抑制IL-113的表达，可以弱化疾病的发展。表明在炎症急性期涉及的细胞因子，如IL-1，对疾病向慢性炎症和纤维化的转化起到一定的减缓作用。近来发现IL-113受体阻断剂在肺纤维化中起作用。急性肺损伤导致肺纤维化的动物模型，mRNA分析及免疫组织化学均能发现。在纤维化发展过程中IL-1的作用主要体现在IL-1受体阻断剂对博来霉素诱导的肺纤维化起着有益的作用。尽管一直认为IL-1参与组织损伤和修复，至今为止在慢性疾病中未占据主要地位，可能的原因是IL-1在体外的效应目前还在争论中。有研究发现IL-1在皮肤成纤维细胞中可以刺激胶原的产生，但相反的理论是在肺成纤维细胞中减少细胞外基质的合成。尽管IL-1对成纤维细胞的直接效应尚不明确，目前我们可以确定无论体内体外，IL-1可以诱导细胞因子和生长因子的表达。

3. IL-6PF 患者的支气管肺泡灌洗液中 IL-6 水平比正常对照显著升高。Moodley 等研究发现 IL-6 对正常的成纤维细胞是抑制增殖，而对 IPF 的成纤维细胞则是促增殖。这是因为 IPF 成纤维细胞中，IL-6 只诱导短暂的 STAT-3 活化，而对于细胞外信号调节激酶 1/2 则是持续激活，从而导致细胞周期蛋白 D、E 的表达及 PRb 的强磷酸化，促使细胞周期和增殖的进行。

（六）趋化性细胞因子

趋化性细胞因子是一类可诱导的促炎细胞因子，具有激活和趋化白细胞的作用。体外实验表明在嗜酸性粒细胞参与的肺疾病中，单核细胞炎性蛋白 1α（MIP-1α）能促进嗜酸性粒细胞的迁移，而嗜酸性粒细胞又是 MCP-1 的主要来源。因此，可以认为在肺纤维化的过程中，MIP-1α 水平升高导致嗜酸性粒细胞在肺内聚集，从而引起 MCP-1 大量表达。研究显示 MIP-1α、MIP-1 可以显著刺激肺成纤维细胞合成胶原，导致具有成纤维特性的细胞因子或介质的产生，并通过诱导外源性 TGF-13 基因表达间接刺激胶原合成。IL-8 是一种强有力的中性粒细胞趋化和活化因子，中性粒细胞趋化入肺后，释放氧自由基等，造成持续炎症和组织损伤。Lynch 等认为 IL-8 是 IPF 患者细胞期中性粒细胞趋化入肺的主要介质。

IL-8 对中性粒细胞的募集对气道有一个较持久的作用，有助于急、慢性炎症的发生、发展。Rolfe 等研究表明肺成纤维细胞来源的 IL-8 表达取决于肺泡巨噬细胞的活化，肺泡巨噬细胞通过产生 TNF-α 和 IL-1 刺激肺成纤维细胞产生 IL-8。由此可见，位于间质中的肺成纤维细胞以其独特的解剖位置，通过产生 IL-8 等生物活性物质将血管腔和肺泡腔联系起来，从而引导炎性细胞进入肺内，是肺内炎性细胞趋化活性的一个重要来源。它不仅是一个对许多介质反应的靶细胞，而且还是一个重要的炎症、免疫效应细胞，对增强和延长炎症反应、导致肺纤维化的形成具有重要的作用。

（七）整合素

整合素主要介导细胞和细胞外基质间的黏附，参与细胞生长和信息传递等生理过程。文献报道肺纤维化患者血浆纤维连接蛋白（FN）含量并无明显变化，而肺泡灌洗液中 FN 的含量明显高于正常人，同时肺泡巨噬细胞和间质成纤维细胞 FN mRNA 及其蛋白的表达也明显增强。FN 以介导上皮细胞、炎细胞、间质细胞等向损伤处迁移、黏附，促进上皮细胞再生、炎细胞释放细胞因子，活化间质内的原始间叶细胞进而增生、分化为成纤维细胞、肌成纤维细胞等胶原生成细胞，增加胶原的合成。因而，FN 在肺纤维化的发生、发展中确实起着极其关键的作用。

（八）其他

组织因子与尿激酶型纤溶酶原激活物（uPA）提高前凝结活性主要是增加组织因子的表达量，而纤溶活性的降低是 uPA 和其抑制剂纤溶酶原激活物抑制因子 1（PAI-1）间的失衡所致。近来有研究表明组织因子不仅是凝结级联反应的局部启动子，也是上皮损伤修复过程中诱导上皮细胞黏附、伸展和迁移的启动子。当 uPA 与 uPA 特异受体（uPAR）结合时，促进纤溶酶原激活物的产生，诱导局部的纤维蛋白溶解。在博来霉素诱导肺纤维化模型中发现，uPA/uPAR 系统可以预防肺纤维化的进展。肺纤维化小鼠缺乏纤溶酶原或 uPA，与对照相比纤维化更严重。同样将腺病毒介导的 uPA 给予肺纤维化小鼠后发现小鼠肺纤维化减轻，表明 uPA 对纤维化的进展有保护作用。在肺纤维化中过表达 uPA-1 会增加其严重程度，提示 PAI-1 在 IPF 患者的 ATE 中强表达。但目前无法肯定 PAI-1 与 IPF 的纤维化进展有关，也许只是作为疾病活动的一个标志。

（九）氧化应激是肺纤维化的主要致病机制之一

肺纤维化的发生与活性氧（ROS）蓄积导致氧化还原平衡紊乱相关。此外，氧化应激与转化生长因子β的作用对促进肺纤维化有重要意义。ROS对肺纤维化进程的影响，持续性的肺部损伤可产生ROS，而ROS可引起肺泡上皮细胞的凋亡和基底膜的损伤及间质向上皮的转化、破坏肺结构、损害肺泡气体交换等。肺泡Ⅱ型细胞损伤产生ROS引起氧化应激反应，不仅能诱导上皮细胞凋亡，还可以激活细胞内的信号通路，上调促纤维化因子合成与释放，最终导致肺组织损伤和纤维化。同时氧化应激触发的胞内信号能刺激纤维增生和促纤维化因子的表达，针对氧化-抗氧化平衡的干预则可改善肺损伤动物模型的纤维化进展。

第二节　中医病因病机

一、病因

（一）内因

《辨证录》曰："肺痹之成于气虚尽人而不知也……肺气受伤而风寒湿之邪遂填塞肺窍而成痹矣。"肺气虚则气、血、津液输布不畅，滞而为瘀。内因包括年老体虚、素有肺疾及内伤七情等，也包括"瘀""毒"，弥漫性实质性肺疾病的病机中"瘀""毒"致病占主要地位。瘀又可以分为"血瘀"和"痰瘀"。

（二）外因

外因包括反复外感风寒湿邪、感染虫毒、环境污染及失治误治等或由于内风夹痰饮、瘀血，上逆于肺，留着不去而形成。外因中以毒邪最为显著，《素问·四时刺逆从论》载："少阴有余病皮痹隐轸；不足病肺痹。"《辨证录》载："肺痹之成于气虚，尽人而不知也……肺气受伤，而风寒湿之邪遂填塞肺窍而成痹矣。"《素问》中提到："夫毒者，皆五行标盛暴烈之气所为也。"常把由外而来侵袭机体并造成毒害的一类病邪称为外毒邪，不同的毒邪其侵入人体的途径也不一样，其形成常与时令、气候、环境有关，但从皮毛和口鼻而入伤人。如湿毒、风毒多从皮肤侵入，热毒、燥毒、火毒多从口鼻侵入。除此之外，有一些其他的特殊致病因，可以归于外毒的范畴，常包括各类气毒、水毒、食毒、药毒、漆毒、虫兽毒等。这类环境毒邪伤人，无论正气是否亏虚，感之均损伤正气。

二、病机

（一）瘀阻脉络，肺脉瘀痹

肺"朝百脉"，主气聚血，使全身气血得以输布，循环往复。在《重广补注黄帝内经素问》中曾记载："言脉气流运，乃为大经，经气归宗，上朝于脉，肺为华盖，位复居高，治节由之，故受百脉之朝会也。由此故肺朝百脉，然乃布化精气，输于皮毛矣。"故王冰认为肺主治节，百脉朝于肺，肺病则肺朝百脉不利，气机郁滞血脉不畅，故而瘀血则成；肺脉瘀痹则百脉受阻，不能输注于皮毛，由此可见肺对于血运的意义十分重要。弥漫性实质性肺疾病作为一种慢性疾病，常起病隐晦，又延绵不断，追其宿根常与"痰瘀"有关，痰凝气道，气机不畅，则患者可见胸痛、胸闷憋气、气短等症。以瘀为致病因素，瘀血是病理产物，瘀血不去新血不生，血液不能正常发挥濡养机体的功能，致人体功能减退；瘀血亦是致病因素，瘀血阻滞于人体的脉络内，进一步促进疾病的发生发展。瘀血贯穿弥漫性实质性肺疾病的始终，是弥漫性实质性肺疾病的主要病理产物，表现为肺络瘀阻，使肺宣发肃降失常，迁延日久发生弥漫性实质性肺疾病。

（二）毒阻肺络

"毒，邪气蕴结不解之谓。"根据致病因素的不同，毒邪可分为外毒与内毒。内毒是指因气血运行不畅，脏腑生理功能改变，以致机体内产生的生理、病理产物未能排出体外，瘀积于体内而变。弥漫性实质性肺疾病之初，可因外感外界的有毒气体而致肺失宣降、肺络闭塞，后随着病情进展，五脏失调、津液停聚、气血瘀滞、疏通不利，痰瘀阻于肺络，气机调畅不达，外邪引动内毒遂发为本病；或因年老体衰，正气不足，脏腑衰弱，痰瘀之毒易于集聚，后因外邪引动内毒发为本病。《说文解字》曰："毒，厚也，害人之草。"传统医家认为"毒"也属于邪气的一种。弥漫性实质性肺病气血运行失常，痰瘀等病理产物瘀积于肺，进一步影响肺生理功能的发挥，加重病情。这种瘀积的病理产物也被称为"肺毒"，其主要包括"痰毒""瘀毒"，肺毒痹阻肺络致弥漫性实质性肺疾病隐匿性起病。

（三）痰瘀毒互结

以痰瘀毒互结为致病因素，《医述》所载"人之病痰者，十有八九""百病皆有痰作祟"等都体现出"痰"与很多疾病的发生相关。痰饮可影响气血运行，致血行不畅、脉络不通，久则产生瘀血，痰瘀互结，阻滞肺络，产生间质性肺疾病。

（四）正虚脉阻

《素问·刺法论》中记载的"正气存内，邪不可干，邪之所凑，其气必虚"，说明素体亏虚是引起疾病发生的根本原因。弥漫性实质性肺疾病的发生及发展以脏气亏虚为本，尤其是肺脾肾三脏皆亏虚，反复感受外邪致痰瘀痹阻肺络而发病。同时，弥漫性实质性肺疾病的致病因素不能脱离瘀、毒、痰、虚等。弥漫性实质性肺疾病总体为本虚标实之证，本虚即肺脾肾三脏虚损，标实为痰、瘀、热毒，其在虚和瘀的基础上形成，"虚"贯穿疾病始终，为病机关键；虚为本，痰瘀热毒互结为标。肺虚络瘀是弥漫性实质性肺疾病的基本病机。所谓络瘀，是指在肺虚的基础上，肺络中痰浊、瘀血或痰热毒瘀互结的病理状态及痰热毒瘀损伤肺络、浸渍肺络内外成积的病机格局，最终发展成为弥漫性实质性肺疾病。

（五）气阴两虚

弥漫性实质性肺疾病属于中医学"肺痹""肺痿"范畴。肺痿和肺痹两病证可以出现在不同的疾病阶段，也可以在慢性迁延期并存，证属本虚标实，虚实夹杂。弥漫性实质性肺疾病患者往往存在由实转虚或因虚致实的转化过程，故常有"痹中有痿、痿中有痹"的现象。《素问·痿论》言肺痿为"肺热叶焦"，尤在泾言肺痿："痿者，萎也，如草木之枯萎而不荣，为津烁而肺焦也。"更加形象地阐释了肺痿的病因是气阴两虚、气血津液不足、肺叶濡养不及，致肺热叶焦。《金匮要略·肺痿肺痈咳嗽上气病脉证》首次提出肺痿病名，言其病证为："寸口脉数，其人咳，口中反有浊唾涎沫。"且喻嘉言提出："肺主气，行荣卫，布津液，水邪入之，则塞其气道，气凝则液聚，变成涎沫。"据此推测，弥漫性实质性肺疾病的发病机制可能如《医门法律》所言："肺痿者，其积渐已非一日，其寒热不止一端，总由胃中津液不输于肺，肺失所养，转枯转燥，然后成之。"饮入于胃，经脾运化，升清降浊，将水谷精微上乘于肺，肺得荣养。若脾胃功能下降，一方面水谷精微生化无源，肺脏失养，肺热叶焦，发为肺痿；另一方面，脾失运化，水液代谢输布失常，聚湿成痰，壅塞气道，浊唾涎沫，也可发为肺痿。脾为肺之母，肺痿日久，子病及母，又可损伤脾胃功能，循环往复，使疾病日趋恶化。

第三节　西医诊断与治疗

一、临床表现

弥漫性实质性肺疾病早期诊断尤为关键，但本病早期起病隐匿，症状不尽明显，随着疾病的进展呈现出进行性加重的呼吸困难，这是最典型的临床表现，次要症状是干咳、乏力，其中咳嗽一般呈阵发性，多为干咳、活动后咳嗽明显，或咳吐浊涎沫，气急喘促。常伴有疲倦、关节痛及形体消瘦。大多数镇咳药物治疗效果不明显。在临床查体中，肺部听诊常有助于早期诊断。大多数患者可以闻及特征性的 Velcro 啰音，此啰音的性质为干性、吸气末出现，两肺底部明显，但当疾病进展或加重时在肺上部也会听及。疾病晚期可有发绀、杵状指等表现。

二、实验室检查

1.影像学检查　常规胸片检查很难发现本病的细微病变，灵敏度不高，特异性低，诊断效果欠佳。随着现代科技的进步，HRCT 对弥漫性实质性肺疾病的诊断展现出较高的临床价值，能有效提高临床检出率。其基本表现为网格影，结节影，肺密度增加和减低四种类型。在网格影中，可见次小叶细微结构改变，多以小叶间隔增厚、小叶间隔网状影为主要表现；结节影包括实性结节和间质性结节；肺密度增加和减低分别以磨玻璃密度影、囊状影、网状影和蜂窝影为特征表现，亦可见新月型影、胸膜下线状影和极少量磨玻璃影。多数患者上述影像混合存在，多见于中下肺野周边部。作为常见类型，普通型间质性肺炎以网格影和蜂窝改变为多见，可伴或不伴牵拉性支气管扩张。

2.肺功能检查　早期肺功能可以是正常的，伴随疾病进展，肺功能典型表现为限制性通气功能障碍、肺活量下降、肺弥散功能减低。

3.血清学检查　目前弥漫性实质性肺疾病的诊断尚缺乏血清学指标，只有炎症及风湿相关指标具有提示作用。随着研究的深入，发现 KL-6 指标可以反映肺泡、肺间质的受损情况，可作为本病诊断、监测及预后的标志物。

4.支气管肺泡灌洗　纤支气管肺泡灌洗（bronchoalveolar lavage，BAL）已广泛用于呼吸系统疾病的诊断与治疗，其中治疗的 BAL 称为治疗性 BAL。20 世纪 60 年代，不少学者采用生理盐水直接注入呼吸道进行灌洗治疗，清除呼吸道及肺泡内潴留物质、排除致病因子、缓解气道阻塞、协助控制感染，即形成治疗性 BAL。根据治疗的目的、适应证及操作方法等不同，可分为全肺灌洗法及选择性支气管、肺泡灌洗法。选择性支气管、肺泡灌洗法是在局麻下经支气管镜对病变支气管、肺叶（段）用少量盐水进行灌洗。该法操作简单，并发症少，患者易于接受。它能在纤维支气管镜的直视下，迅速清除气管支气管内局部的痰液，特别是能清除至各肺段亚段支气管内的局部痰液，达到解除气道阻塞、恢复气道通畅目的，而且可以通过灌洗清除气道内炎症细胞、介质及可能存在的过敏原，减轻气道炎症，再者灌洗液对局部黏膜的刺激，可增强咳嗽反应，有利于痰液排出，从而解决气道痰堵和肺不张，改善通气和换气，纠正缺氧和二氧化碳的潴留。纤支镜是在直视下对肺部病变部位进行有目的的反复灌洗，操作者可评估患者气道情况。同时可选用敏感抗生素配制的冲洗液进行灌洗，这样可将药物直接注入感染部位，提高病灶局部药物浓度，有利于杀菌抗炎，提高疗效。另外，对于排痰困难患者可通过纤支镜取分泌物进行病原学检查及药敏试验，指导临床用药，尽量避免抗生素滥用，减轻患者经济负担。纤支镜下对肺泡蛋白沉积症患者进行肺泡灌洗，减轻了肺部蛋白沉积，改善了患者的生存质量和预后。纤维支气管镜下治疗弥漫性肺间质纤维化合并严重肺部感染是一种安全、有效、确切的方法。支气管肺泡灌洗在本病的诊断中发挥着重要作用，灌洗液的细胞学检测对于该疾病的诊断、鉴别诊断、分类及预后均具有很大的参考价值。如中性粒细胞增多提示急性感染。

5.肺活检技术　包括开胸肺活检和纤维支气管镜下肺活检，通过肺活检技术，对肺间质疾病进行明确诊断和鉴别诊断。

三、诊断和鉴别诊断

弥漫性实质性肺疾病也称为间质性肺疾病，是一组主要累及肺间质及肺泡腔，以弥漫性渗出、浸润、纤维化为主要病理改变的临床综合征。目前将其分为四类，包括：①已知原因的弥漫性实质性肺疾病，如与环境、职业相关或 CTD-ILD 等；②特发性间质性肺炎，进一步又分为普通型间质性肺炎和非普通型间质性肺炎；③肉芽肿性间质性肺疾病，如结节病等；④罕见弥漫性实质性肺疾病，如肺淀粉样变等。弥漫性实质性肺疾病的病因复杂，到目前为止，发病机制尚不能完全明确，国外研究表明大约只有35%可以明确病因，而特发性肺纤维化是其中最常见的病因。有研究指出，肺间质纤维化是不同程度的炎症损伤和修复共同参与的过程。因此弥漫性实质性肺疾病并不是一个独立的疾病，其病变复杂，病种繁多，诊断相对困难，尚缺乏特异性，常容易被误诊，临床需与肺炎、肺结核等疾病相鉴别。

四、治疗

（一）健康教育

弥漫性实质性肺疾病患者，首先应去除其病因，根据其不同的原发病给予相应的治疗，然后再根据病情进一步治疗。通过教育与管理以提高患者及有关人员（家属）对肺痿（弥漫性肺间质纤维化）的认识，更好地配合治疗和加强预防措施。内容包括：教育与督促患者戒烟；为患者举行相关知识讲座，使患者了解弥漫性肺间质纤维化的病理生理与临床基础知识；学会自我控制病情的技巧，如呼吸操呼吸锻炼等；避免或防止粉尘、烟雾及有害气体吸入等。

（二）糖皮质激素及免疫抑制剂

糖皮质激素是治疗弥漫性实质性肺疾病的传统药物，最早用于治疗各种类型的弥漫性实质性肺疾病，其疗效机制是通过抑制、减轻肺组织炎症细胞和介质，保护毛细血管内皮，稳定溶酶体膜，促进药液吸收。糖皮质激素目前仍被广泛应用于临床，尤其是在弥漫性实质性肺疾病的急性发作期。但长期、大量使用激素治疗此病，常常出现激素减量后病情容易反复、患者免疫力低下、肺部真菌感染等副作用。免疫抑制剂有抑制炎性反应的作用，尤其对于结缔组织病合并肺间质纤维化，而且联合糖皮质激素效果明显。但激素联合免疫抑制剂对于特发性肺纤维化患者的生存质量及预后生存期，与未经治疗患者无明显差异。IPF 的治疗指南强烈反对免疫抑制剂单独使用或联合糖皮质激素用于 IPF 的治疗。激素和免疫抑制剂的不良反应甚多，而且不能明显改善弥漫性实质性肺疾病患者预后。因此激素及免疫抑制剂的临床使用是一把双刃剑，使用时需根据弥漫性实质性肺疾病的分型、病情的轻重及不同阶段，谨慎使用且密切观察不良反应。

（三）抗纤维化药物

抗纤维化药物能够抑制中性粒细胞趋化及纤维粘连蛋白和胶原的合成，促进各种酶逐渐恢复正常，具有抗肺纤维化和消炎的作用，可以有效地改善弥漫性实质性肺疾病的预后。目前指南推荐的两种抗纤维化药物包括吡非尼酮和尼达尼布。

吡非尼酮是一种多效性的吡啶化合物，具有抗炎、抗纤维化和抗氧化特性。在动物和体外实验中，吡非尼酮能够抑制重要的促纤维化和促炎细胞因子，抑制成纤维细胞增殖和胶原沉积。吡非尼酮能够显著地延缓用力呼气肺活量下降速率，可能在一定程度上降低病死率，但副作用包括光过敏、乏力、皮疹、胃部不适和厌食。推荐轻到中度肺功能障碍的弥漫性实质性肺疾病患者应用吡非尼酮治疗。重度肺功能受损的弥漫性实质性肺疾病患者服用吡非尼酮治疗能否获益，以及药物服用的疗程需要进一步研究。

尼达尼布是一种多靶点酪氨酸激酶抑制剂，能够抑制血小板生长因子受体、血管内皮生长因子受体及成纤维细胞生长因子受体。尼达尼布能够显著地减少弥漫性实质性肺疾病患者 FVC 下降的绝对值，一定程度上缓解疾病进程，希望可为弥漫性实质性肺疾病的治疗增加选项。最常见的不良反应是腹泻，大多数病情不严重，无严重不良事件发生。推荐轻到中度肺功能障碍的 IPF 患者应用尼达尼布治疗。重度肺功能障碍的弥漫性实质性肺疾病患者服用尼达尼布治疗能否获益，以及药物服用的疗程需要进一步探讨。

（四）抗氧自由基

弥漫性实质性肺疾病发生过程常有氧自由基的参与，其在肺间质纤维化过程中起着重要作用。目前临床上抗氧化剂很多，如 N - 乙酰半胱氨酸（NAC）、锌、超氧化物歧化酶等。NAC 可作为肺纤维化的辅助治疗手段，但单独使用不能降低抗氧化剂的死亡率及生存质量等，故指南不推荐单独使用，建议联合使用。大量临床实验表明 NAC 联合糖皮质激素对抗氧化剂有一定的疗效。N - 乙酰半胱氨酸能够打破黏蛋白的二硫键，降低黏液的黏稠度；高剂量（1800 mg/d）时，N - 乙酰半胱氨酸在 IPF 患者体内可以转化为谷胱甘肽前体，间接提高肺上皮细胞衬液中谷胱甘肽水平，起到抗氧化作用。N - 乙酰半胱氨酸单药治疗可以改善 IPF 患者的咳痰症状，长期服用安全性好。在临床试验中，N - 乙酰半胱氨酸单药治疗，对 IPF 患者 FVC 的下降没有延缓作用，不能改善生活质量，也不能降低 IPF 急性加重频率和病死率，但对于部分 TOLLIP 基因表型的 IPF 患者，N - 乙酰半胱氨酸有一定疗效。并且，N - 乙酰半胱氨酸联合吡非尼酮治疗中晚期 IPF 患者优于单用吡非尼酮。对于已经应用 N - 乙酰半胱氨酸单药治疗的 IPF 患者，可以维持治疗。

（五）抗凝治疗及免疫调节治疗

弥漫性实质性肺疾病患者的血液处于高凝状态。血酶、凝血因子可以刺激纤维母细胞增生，加速肺纤维化发展，形成恶性循环，加速疾病进程。大量临床实验表明抗凝药物（如华法林、达比加群酯等）联合糖皮质激素治疗弥漫性实质性肺疾病，可明显提高患者的生存质量及生存率，又能降低激素导致纤溶状态的不良反应。指南不推荐单独使用抗凝治疗，单独使用抗凝治疗难以达到预期临床效果。有实验研究表明单独使用华法林治疗弥漫性实质性肺疾病与安慰剂对照组比较，差异无统计学意义。一般是联合辅助治疗。

（六）机械通气

对于预后不良的终末期肺纤维化患者，气管插管机械通气治疗不能降低病死率。医生应该权衡利弊，与患者及家属充分沟通。机械通气可能是极少数 IPF 患者进行肺移植之前的过渡方式。无创正压通气可能改善部分 IPF 患者的缺氧，延长生存时间。

（七）肺移植

不断发展的肺移植技术已经成为各种终末期肺疾病的主要治疗手段之一。肺移植可以改善 IPF 患者的生活质量，提高生存率，5 年生存率达 50%～56%。国内已经有多家医疗机构开展肺移植，供体捐赠与资源共享网络的逐步健全、脏器移植准入制度的建立与完善，使 IPF 患者筛选和等待肺移植的登记随访成为可能。推荐符合肺移植适应证的 IPF 患者纳入等待名单，进行移植前评估。IPF 接受肺移植的时机及单肺或双肺移植对 IPF 患者预后的影响，需要进一步研究。

第四节　中医诊断与治疗

一、诊断

（1）咳嗽，多为干咳、呈阵发性咳嗽，活动后咳嗽明显，或咳吐浊涎沫，气急喘促，逐渐出现进行性呼吸困难。

（2）常伴有疲倦、关节痛及形体消瘦。

（3）HRCT 可见次小叶细微结构改变，如线状、网状、磨玻璃状阴影；网状和蜂窝肺，亦可见新月形影、胸膜下线状影和极少量磨玻璃影。多数患者上述影像混合存在，多见于中下肺野周边部。

（4）肺功能改变为限制性通气功能障碍。

二、鉴别诊断

1.肺痈　两者均可见咳嗽咳痰。肺痈以咳嗽胸痛、咳吐腥臭脓血痰为主症，发病急，病程短；而肺痿以咳吐浊唾涎沫为主，可有浊痰但不臭，发病缓，病程长。肺痈失治久延，可以转为肺痿。

2.肺痨　两者均有咳嗽咳痰。肺痨为感染痨虫所致，以咳嗽、咯血、潮热、盗汗、消瘦等为主症；肺痿以咳吐浊唾涎沫为主症。肺痨重症失治可以转为肺痿。

三、辨证论治

（一）辨证要点

1.辨病机　对于弥漫性实质性肺疾病的辨证，尚未有趋同认识，有认为总属本虚标实，本虚为肺肾虚损，标实为风、毒、痰、瘀；有认为总属痰瘀交阻、肺络不通；也有认为总属正虚络痹积损，正虚指肺肾虚损、由肺及肾，络痹指肺络闭阻。但不外乎正虚邪实两方面。并且正气虚损和痰瘀等邪气互结始终贯穿弥漫性实质性肺疾病的始终。

2.辨气络、血络　肺间质纤维化的病情可以表现为肺气络和肺血络，并且遵循肺气络向肺血络的转变规律，前者以肺脾气虚及肺阴虚为主要证候特点，而后者以痰瘀互结并肺肾阴虚证为主要证候特点。轻度时以肺气虚证为主，中度时以肺脾气虚证、肺阴虚证为主，而重度时则以肺肾阴虚及痰瘀互结、络脉痹阻证为主。络虚不荣贯穿肺间质纤维化病程始终，其中包括络气亏虚、络血不足、络阴亏耗及络阳虚损。本病早期以络气亏虚、络血不足为基础，慢性迁延期以络阴亏耗为主，晚期以络阳虚损为重，治疗以通补肺络法为其基本治法。

（二）治疗原则

治疗总以补肺生津为原则。病情早期，多急性起病，偏重于祛邪，以痰热、痰浊、痰瘀壅肺型常见，多从痰治。中期以痰瘀互结型为主，治则以活血化瘀、通络散结为主。后期以虚为主，多偏重于补虚。

（三）分证论治

1.痰热壅肺，络脉绌急

主症：咳嗽频剧，痰黄质黏稠，胸闷，气息喘促，气短乏力，午后潮热，舌红少津、苔黄，脉细数或滑数。

证机：热毒侵肺，痰热互结，肺络绌急，耗伤气阴，气阴两虚。

治法：清热化痰通络，益气养阴止咳。

选方：抗纤1号方（协定方）。

遣药：桑白皮、黄芩、全瓜蒌、葶苈子、太子参、南北沙参、麦冬、浙贝母、地龙、乌梢蛇、生海蛤粉、甘草。

加减：发热者加生石膏、淡竹叶；痰中带血丝可加白及、白茅根；胸闷气逆加旋覆花、枳壳；胸痛加延胡索、赤芍；兼有血瘀者加凌霄花、泽兰。

2.痰阻肺络，肺脾气虚

主症：咳嗽痰多、色白黏稠或呈泡沫，咳吐不利，气喘不能平卧，胸满闷塞，或有唇甲发绀，气短，声低懒言，四肢乏力，腹胀，兼有纳呆，口黏不渴，舌质暗、舌苔白腻，脉滑或弦滑。

证机：肺虚脾弱，痰阻肺络，上逆于肺，肺气壅塞，失于宣降。

治法：宣肺化痰，益气通络。

选方：抗纤2号方（协定方）。

遣药：苏子、党参、黄芪、紫菀、皂角刺、丝瓜络、陈皮、白术、半夏、茯苓、当归、百部、款冬花、白芥子、甘草。

加减：咳嗽剧烈加前胡、旋覆花、蝉衣等；痰多加海浮石、浙贝母等；血瘀明显者加凌霄花、泽兰。

3.痰瘀阻络，肺肾气虚

主症：咳喘无力、动辄尤甚，甚则说话即剧烈咳喘，咳少量白黏痰，胸闷，腰膝酸软，神疲体倦，面晦唇绀，舌紫黯、舌下静脉怒张，苔白腻，脉沉细或涩迟。

证机：肺肾两虚，肺不主气，肾不纳气，痰浊内生，阻塞肺络。

治法：补肺益肾，化痰通络。

选方：抗纤3号方。

遣药：党参、黄芪、仙灵脾、补骨脂、山茱萸、云苓、白术、橘红、浙贝母、凌霄花、片姜黄、广郁金、炮山甲、地龙、苏子、川芎、甘草。

加减：食少纳呆者，加炒麦芽、鸡内金；痰黄稠者，加瓜蒌、黄芩、桑白皮；咳喘气逆甚者，加代赭石、炙麻黄；下肢浮肿者加益母草、车前子。

4. 络虚不荣，痰瘀互结

主症：咳嗽喘息、动辄尤甚，呼吸困难，口干咽燥，畏寒肢冷，自汗、盗汗，腰膝酸软，下肢或全身浮肿，面色晦暗，舌质黯或有瘀斑、苔少。

证机：疾病后期，耗阴伤阳，络脉阴阳俱虚，痰浊壅盛，瘀血阻络，痰瘀互结，气机逆乱。

治法：调补阴阳，化痰祛瘀，活血通络。

选方：抗纤4号方。

遣药：制附子（先煎）、肉桂皮、山药、山茱萸、茯苓、丹皮、泽泻、熟地、淫羊藿、巴戟天、炮穿山甲、丹参、地龙、橘络、路路通、甘草。

加减：气逆喘甚者加五味子、葶苈子；阳虚血瘀水停者加干姜、泽兰、车前子；午后潮热者加银柴胡、地骨皮、白薇。

5. 肺肾阴虚，瘀毒阻络

主症：呈阵发性咳嗽，活动后咳嗽明显，干咳少痰、痰质较黏稠，咳声不扬，甚则音哑，气息喘促，口渴咽干，午后潮热，皮毛干枯，唇甲发绀，舌红而干，苔黄腻，脉虚数。

证机：肺肾两虚，肺不主气，肾不纳气，致呼多吸少，肺气壅滞，瘀血内阻，毒邪内生，瘀毒阻络。

治法：滋补肺肾，养阴清热，化瘀通络。

选方：抗纤5号方。

遣药：生熟地、赤芍、水牛角、天冬、炙枇杷叶、川贝母、炙百部、地骨皮、凌霄花、片姜黄、紫草、白及、鳖甲、甘草。

加减：手足心热、盗汗甚者加龟板、知母、地骨皮；食少纳差者，加鸡内金、炒麦芽；大便秘结，加瓜蒌仁、厚朴。

（四）转归、预后与预防

间质性肺炎不同分类预后不同。IPF诊断后中位生存期为2～3年，但IPF自然病程及结局个体差异较大。大多数患者表现为缓慢逐步可见的肺功能下降；少数患者在病程中反复出现急性加重；极少数患者呈快速进行性发展。影响IPF患者预后的因素包括：呼吸困难、肺功能下降和HRCT纤维化及蜂窝状改变的程度、6分钟步行试验的结果，尤其是这些参数的动态变化。基线状态下一氧化碳弥散量＜40%预计值和6分钟步行试验时SPO$_2$＜88%，6～12个月内FEV绝对值降低10%以上或一氧化碳弥散量绝对值降低15%以上，都是预测死亡风险的可靠指标。结节病的预后与其临床类型有关，急性起病者，经治疗或自行缓解，预后较好；而慢性进行性、多脏器功能损害、肺广泛纤维化等患者预后较差，总病死率为1%～5%。死亡原因常为呼吸功能不全或心脏、中枢神经系统受累所致。

一些中医特色疗法的运用对弥漫性实质性肺疾病的预防、保健、康复有一定帮助：①益肺灸：益肺灸是在督脉的脊柱段上施以隔药灸来治疗疾病的特色疗法，是在传统中医外治法的基础上创立的新技术。益肺灸的技术体系是基于传统中医外治法创新的一种特色灸疗方法。此种方法汇督脉、益肺灸粉、生姜泥和艾灸的治疗作用于一炉。生姜泥之辛温走窜，艾灸之温热通透，均能增强皮肤的通透性，促进益肺灸药物成分的吸收。其综合作用可激发协调诸经，发挥经络内连脏腑外络肢节、沟通内外、运行气血、平衡阴阳、抗御病邪、调整虚实的功效，从而达到治疗疾病及预防保健的目的。此疗法应用于治疗呼吸系统疾病。其对于肺痿等慢性肺系疾病急性加重期有温经通络、行气活血、祛寒除湿、豁痰破瘀的功效。②呼吸操：肺康复是治疗肺痿患者的一项重要措施。肺痿患者常会出现呼气肌强度和耐力受损，通过特殊呼气肌训练，患者的呼气肌强度和耐力都会得到改善。肺痿稳定期的患者大多亦伴有或轻或重的肺功能减退，鼓励患者平时做一些缩唇样呼吸、腹式呼吸、自控缓慢深大呼吸和全身呼吸体操，以晨起空气清新处练习为佳，以自己能够耐受为度，长期坚持有提高肺活量、改善肺功能障碍的功用。根据中医传统气功原理和功法编制的呼吸操适应于呼吸系统疾病中肺功能有损患者。方法步骤如下：①体位：卧位、坐位或立位均可。卧位时两膝下可垫软枕，全腹肌松弛；②步骤：左右手分别放在上腹部和前胸部；呼气时腹部下沉，用手稍加压力，以进一步增加腹压，促使膈肌上抬；吸气时上腹部对抗该手的压力，徐徐隆起；③要求：静息呼吸，经鼻吸气，缩唇呼气，吸呼气应该缓慢均匀，吸气和呼气时间之比达到1：（2~3）；每天3次，每次10~15分钟。长期坚持可以有效改善肺功能及活动耐力。

第十五章　高血压

　　高血压是以体循环动脉压升高为主要临床表现的心血管综合征，可分为原发性高血压与继发性高血压。原发性高血压，又称高血压病，是心脑血管疾病常见的危险因素，常与其他心血管危险因素共存，易损伤心、脑、肾等重要脏器。

　　目前我国采用的高血压定义为在未使用降压药物的情况下，诊室收缩压 ≥ 140 mmHg 和（或）舒张压 ≥ 90 mmHg。

　　《中国高血压防治指南（2023 年修订版）》指出，我国人群高血压患病率总体呈现升高趋势。高血压人群的知晓率、治疗率和控制率虽然已取得较好成绩，但总体仍处于较低水平；男性、中青年、农村和少数民族人群需加强高血压防控。

　　高血压属于传统中医的"眩晕""头痛""肝风"等病证范畴。本书以眩晕之名进行中医论述。眩晕是目眩与头晕的总称。目眩以眼花或眼前发黑，视物模糊为特征；头晕以感觉自身或外界景物旋转，站立不稳为特征。两者常同时并见，故统称眩晕。而中医的眩晕之病，在西医学也包括内耳性眩晕如梅尼埃病、迷路炎、内耳药物中毒、前庭神经元炎、位置性眩晕、乘车船引起的晕动病等；中枢性眩晕如椎-基底动脉供血不足、锁骨下动脉盗血综合征、延髓背外侧综合征、脑动脉粥样硬化、高血压脑病、脑干出血等；颅内占位性疾病如听神经瘤、小脑肿瘤、第四脑室肿瘤等；颅内感染性疾病如颅后凹蛛网膜炎、小脑水肿等；其他如头部外伤、低血压贫血及阵发性心动过速等出现眩晕征象者。在本书中，眩晕仅指高血压引起的眩晕。

第一节　西医病因病理

一、发病原因

　　高血压的病因及发生机制至今尚未完全阐明，目前认为是多种因素参与综合作用的结果，尤其是遗传和环境因素交互作用的结果。主要的参与因素有以下几种。

（一）遗传因素

　　高血压具有明显的家族聚集性。高血压的遗传可能存在主要基因显性遗传和多基因关联遗传两种方式。父母均患有高血压，子女高血压发病率高达 46%。约 60% 高血压患者有高血压家族史。

（二）饮食因素

不同地区人群血压水平和高血压患病率与钠盐平均摄入量显著正相关，主要见于对盐敏感人群。高蛋白质摄入、饱和脂肪酸或饱和脂肪酸/多不饱和脂肪酸比值都属于升压因素，而钾的摄入量与血压呈负相关。

（三）其他因素

1. 精神因素　外界的不良刺激，引起长时间、强烈和反复的精神紧张及焦虑烦躁等情绪变化，容易引起高血压。

2. 体重　肥胖类型与高血压发生关系密切，腹型肥胖更容易发生高血压。

3. 药物　口服避孕药、麻黄碱、肾上腺皮质激素、甘草等可使血压升高。

4. 睡眠呼吸暂停低通气综合征　有50%睡眠呼吸暂停低通气综合征患者有高血压，其血压升高程度与其病程和严重程度有关。

二、病理机制

（一）神经机制

各种原因导致大脑皮质下神经中枢功能发生变化，各种神经递质（包括去加肾上腺素、肾上腺素、多巴胺、血管加压素）浓度或活性异常，使交感神经系统活性亢进，血浆儿茶酚胺浓度升高，全身小动脉痉挛，外周阻力增高而致血压升高。

（二）激素机制

肾素是肾小球中的球旁细胞在受到肾血流量减少或肾细小动脉硬化缺血的刺激后所分泌的内分泌素，肾血流量减少，球旁细胞受到刺激和（或）血钠减少、血钾增多而致密斑细胞受到刺激时，可使肾素分泌增加，激活RAAS，血管紧张素Ⅱ生成增多，使小动脉平滑肌强烈收缩，导致外周阻力增加，交感神经冲动发放增加，儿茶酚胺和血管紧张素Ⅱ的敏感性增强，最终都可引起血压升高。

（三）血管机制

血管内皮通过代谢生成激活和释放多种血管活性物质至血液循环，在心血管功能的调节中起着非常重要的作用。内皮细胞生成血管舒张和收缩物质，前者包括前列环素、内皮源性舒张因子等；后者包括内皮素、血管收缩因子、血管紧张素Ⅱ等。高血压时内皮源性舒张因子生成减少，而内皮素增加，血管平滑肌细胞对舒张因子的反应减弱，而对收缩因子的反应增强。

（四）胰岛素抵抗

约50%原发性高血压患者存在不同程度的胰岛素抵抗，在肥胖、血甘油三酯升高、高血压及糖耐量减退同时并存的四联征患者中最为明显。在一定意义上，胰岛素抵抗所致交感神经亢进使机体产热增加，是对肥胖的一种负反馈调节，这种调节以血压升高和血脂代谢障碍为代价。

第二节　中医病因病机

本病发生与营卫失和、阴阳失调、气血紊乱有关，其病机涉及肝、肾、脾、胃等脏腑，肝为风木之脏，其性主动主升，若肝肾阴亏，水不涵木，阳亢于上，或气火暴升，上扰头目，发为眩晕。脾为后天之本，气血生化之源，若脾胃虚弱，气血亏虚，清窍失养，或脾失健运，痰浊内阻，或风阳夹痰，上扰清空，亦可发为眩晕。肾主骨生髓，脑为髓海，肾精亏虚，髓海失充，发为眩晕。同时各证候之间又可以相互兼夹或影响或转化。

一、营卫失和，络脉绌急

若长期忧虑恼怒，伤及脾胃，气血生化无源，营血不足，清窍失养，或风邪外袭，客于肌表，循经上扰巅顶，邪遏清窍，营阴虚而不通，营卫失和，或因"高颠之上，惟风可利"，风邪与寒、热、湿、燥等诸邪，导致营卫失和，脑络绌急，发为眩晕、头痛等。

二、阴阳失衡，气机逆乱

肝为肝脏，体阴而用阳，其性主升主动。若五志过激，气机上逆，气血上冲于头，风气内动，或络脉绌急，气机逆乱，瘀阻脑络，或因年老体弱，或忧思劳倦，或久病体亏，损伤脾胃，气血生化不旺，脑络失养；或肝肾之阴不足，水不涵木，肝阳暴张，阴不制阳，气机逆乱于上，发为本病。正如《临证指南医案》华岫云按："经云：诸风掉眩，皆属于肝。头为六阳之首……非外来之邪，乃肝胆之风阳上冒耳，甚则昏厥跌仆之虞。"

三、气血失常，痰瘀阻络

脾胃为后天之本，气血生化之源。若饮食不节，修改如下：嗜食肥甘厚味，或忧思恼怒劳倦伤脾，导致脾虚健运失司，水谷不化，聚湿生痰，痰湿中阻，痰为有形之邪，易阻滞气机，气滞血瘀，痰瘀阻络，发为本病；此外也有跌仆坠损，或久病入络，脑络瘀滞，发为眩晕。

第三节　西医诊断与治疗

一、临床表现

（一）症状

约1/5原发性高血压患者无症状，仅在测量血压时或发生心、脑、肾等并发症时才被发现。一般常见症状有头晕、头痛、颈项僵硬、疲劳、心悸等，但不一定与血压水平相关，多数症状可自行缓解，也可出现视力模糊、鼻出血等较重症状。典型的高血压头痛在血压下降后即可消失，如果突然发生严重头晕与眩晕，要注意可能是短暂性脑缺血发作或者过度降压、直立性低血压，这在高血压合并动脉粥样硬化、心功能减退者中容易发生。高血压患者还可以出现受累器官的症状，如胸闷、气短、心绞痛、多尿等，后期的临床表现主要与心、脑、肾功能不全或器官并发症有关。

（二）体征

高血压患者一般体征较少。周围血管搏动、血管杂音、心脏杂音等是检查的重要项目。颈部、背部两侧肋脊角、上腹部脐两侧、腰部肋脊处的血管杂音较为常见，应重视。心脏听诊可有主动脉瓣区第二心音亢进、收缩期杂音或收缩早期喀喇音。

二、实验室检查

（一）基本检查

血液生化，如肝肾功能，血脂水平；血常规和尿常规检查。

（二）推荐检查

24 小时动态血压监测、血同型半胱氨酸、尿白蛋白定量、眼底、脉搏传导速度及踝臂血压指数等。

正常人血压呈明显的昼夜节律，表现为双峰一谷，在上午 6：00—10：00 及下午 4：00—8：00 各有一高峰，而夜间血压明显降低。对于动态血压监测的血压水平的正常参考范围是 24 小时平均血压 < 130/80 mmHg，白天血压均值 < 135/85 mmHg，夜间血压均值 < 120/70 mmHg。

（三）选择项目

对于有并发症的高血压患者，要进行相应的心、脑和肾检查。对继发性高血压患者，可根据需要选择以下检查项目：血浆肾素活性、血和尿醛固酮、血和尿皮质醇、血肾上腺素及去甲肾上腺素、血和尿儿茶酚胺、睡眠呼吸监测等。

三、诊断和鉴别诊断

（一）诊断要点

主要根据诊室测量的血压水平，采用经核准的汞柱式或电子血压计，测量安静休息坐位时上臂肱动脉部位血压，一般需非同日测量 3 次血压值收缩压均 ≥ 140 mmHg 和（或）舒张压均 ≥ 90 mmHg 可诊断高血压。若患者既往有高血压病史，目前正在服用降压药物，即使血压正常，也同样诊断为高血压。也可参考家庭自测血压收缩压 ≥ 135 mmHg 和（或）舒张压 ≥ 85 mmHg，24 小时动态血压收缩压平均值 ≥ 130 mmHg 和（或）舒张压 ≥ 80 mmHg，白天收缩压平均值 ≥ 135 mmHg 和（或）舒张压平均值 ≥ 85 mmHg，夜间收缩压平均值 ≥ 120 mmHg 和（或）舒张压平均值 ≥ 70 mmHg 进一步评估血压。

另外，一般情况下，左、右上臂的血压相差 < 20 mmHg。如果两臂血压相差较大，要考虑一侧锁骨下动脉及远端有阻塞性病变。

（二）鉴别诊断

目前诊断为高血压，必须进一步检查有无引起高血压的基础疾病存在，即鉴别是原发性还是继发性高血压。如为原发性高血压，除病史及体格检查外，尚需进行有关实验室检查，以评估其危险因素、有无靶器官损害和相关的临床疾病等。如为继发性高血压则针对病因治疗。

四、治疗

（一）病因治疗

生活方式干预适用于所有高血压患者。①减轻体重：BMI 尽可能控制在 < 24 kg/m²；②减少钠盐摄入：每人每日摄入钠盐量不超过 6 g；③补充钾盐：每日吃新鲜蔬菜和水果；④减少脂肪摄入：减少食用油摄入，少吃或不吃肥肉和动物内脏；⑤戒烟限酒；⑥增加运动；⑦减轻精神压力，保持心情舒畅；⑧必要时补充叶酸制剂。

（二）药物治疗

1. 应用降压药的基本原则　宜从小剂量开始，优先选择长效制剂，联合用药及个体化。

2. 降压药种类　目前常用降压药物有 5 大类，即利尿剂、β 受体阻滞剂、钙通道阻滞剂（CCB）、血管紧张素转换酶抑制剂和血管紧张素 II 受体拮抗剂。

3. 各类降压药物的作用特点

（1）利尿剂：根据作用于肾小管的部位不同，主要分为噻嗪类、袢利尿剂和保钾利尿剂三类。噻嗪类使用最多，常用的是氢氯噻嗪。袢利尿剂常用的是托拉塞米和呋塞米。不良反应主要是低钾血症和影响血脂、血糖、血尿酸代谢，推荐使用小剂量。保钾利尿剂主要是螺内酯。

（2）β 受体阻滞剂：有选择性、非选择性和兼有 α 受体阻滞三类。不良反应主要有心动过缓、乏力、四肢发冷。急性心力衰竭、病态窦房结综合征、房室传导阻滞患者禁用。

（3）钙通道阻滞剂：根据药物核心分子结构和作用于 L 型钙通道不同的亚单位，主要分为二氢吡啶类和非二氢吡啶类。前者代表药物是硝苯地平，后者主要有地尔硫䓬和维拉帕米。其中非二氢吡啶类的抑制心肌收缩和传导功能，不宜在心力衰竭、窦房结功能低下或房室传导阻滞患者中应用。

（4）血管紧张素转换酶抑制剂：此类药物具有改善胰岛素抵抗和减少尿蛋白的作用，对肥胖、糖尿病和心脏、肾脏靶器官受损的高血压患者有较好疗效。不良反应主要是刺激性干咳和血管性水肿。

（5）血管紧张素 II 受体拮抗剂：多数血管紧张素 II 受体拮抗剂随剂量增大，降压作用增强，治疗剂量窗较宽。不良反应少，一般不引起刺激性干咳，持续治疗依从性高。

（6）血管紧张素受体脑啡肽酶抑制剂：沙库巴曲缬沙坦是由脑啡肽酶抑制剂沙库巴曲和缬沙坦按照摩尔比 1：1 组成的新型单一共晶体，是心血管领域首个双活性物质的共晶体。可同时增强利尿钠肽作用、抑制 RAAS 活性，发挥全面降压效应。同时还具有卓越的心脏、肾脏、血管等靶器官保护作用。

（7）α 受体阻滞剂：曾作为一线六大类降压药物之一被推荐使用，但目前已不再推荐其作为一线降压药物，但仍可作为难治性高血压的附加治疗药物。

第四节　中医诊断与治疗

一、诊断

（1）头晕，视物旋转，轻者闭目即止，重者如坐车船，甚则仆倒。

（2）严重者可伴有头痛、烦躁、恶心呕吐、眼球震颤、耳鸣耳聋、汗出、面色苍白等表现。

（3）多有情志不遂、年高体虚、饮食不节、跌仆损伤等病史。

二、鉴别诊断

1. 眩晕与厥证　厥证以突然昏仆、不省人事、四肢厥冷为特征，发作后可在短时间内苏醒，严重者可一厥不起而死亡。眩晕严重者也有欲仆或晕旋仆倒的表现。但眩晕患者无昏迷、不省人事的表现。

2. 眩晕与中风　中风以卒然昏仆，不省人事，伴有口眼㖞斜，半身不遂或不经昏仆，仅以㖞斜不遂为特征。中风昏仆与眩晕之仆倒相似，且眩晕可为中风先兆，但眩晕患者无半身不遂、口眼㖞斜及舌强语謇等表现。而眩晕以虚实夹杂为主，其中因肝肾阴虚、肝阳上亢者，若肝阳暴亢，阳亢化风，夹瘀夹火，可出现眩晕头胀，面赤头痛，甚至晕倒等症状，当警惕中风的可能。

三、辨证论治

（一）辨证要点

本病是诸多原因引起营卫气血运行障碍，气机升降失常，导致痰浊瘀血形成，从而使脉络细急，络脉失养，脉络瘀滞或瘀阻而成，故在辨证时要注意以下几点。

1. 辨标本　凡病程较长，反复发作，遇劳即发，伴神疲乏力，脉细或弱者，多属虚证，多为气血亏虚或精血不足；凡病程短，或突然发作，视物旋转，伴头痛，面赤者，多属实证，多为痰浊瘀毒。

辨气血：营行脉中，卫行脉外，营卫调和，循行无端是保证五脏六腑、阴阳气血协调平衡的必要条件。若营卫气血不足或运行障碍，影响机体津液、血液运行，势必会造成痰浊、血瘀内生，久而化热成痰热或瘀热。

辨痰浊瘀毒：标实总以瘀血、痰浊为主，须辨痰浊与瘀血孰轻孰重。若见头痛头胀、面红、发绀、颈静脉怒张，舌黯或瘀斑、瘀点等，则以瘀血阻络为主；若见头昏如蒙、胸闷泛恶、咳嗽吐痰、舌胖苔腻，则以痰浊为主。

2. 辨气机　气机升降失常与高血压密切相关，虚者可表现为气虚、阳虚或血虚，实者多表现为气机逆乱、肝阳上亢、肝阳暴张。气血不足者，多伴有神疲乏力，动则加重，脉细或弱。肾精不足者，多伴有腰膝酸软，耳鸣如蝉，脉沉细。阳亢多为头目胀痛，口苦，颜面潮红，急躁易怒，脉弦或数。肝阳暴张者，多伴剧烈头痛、口㖞舌强、肢体麻木等，脉弦而长。在辨本病气机升降中，尤以肝与肺关系密切。肝气以升发为宜，肺气以肃降为顺。肝升肺降，升降协调，则气血调和。人体作为一个有机的整体，某一脏腑气机失调势必影响其他脏腑，故气机条畅对于高血压治疗有重要作用。

3. 辨脏腑　本病虽病在清窍，但与心、肝、脾、肾、肺等脏腑功能失调密切相关。初期因络脉病变，多影响心之络脉，表现为心悸、气短、失眠、健忘等症状；随着疾病的发展，病及脑络，出现头痛、头胀、眩晕，甚至失语、偏瘫、昏迷等症；病及肾络，固涩失权，精微下趋，出现蛋白尿、管形尿；肾络损伤，血液外溢，可见血尿；病在周身脉络，可见下肢水肿、颈静脉怒张、发绀；病及肺络，可见频繁咳嗽、咳痰带血、呼吸不利；病及肝络，可见肝大、腹水等症。

（二）治疗原则

高血压的治疗应通过调和阴阳、营卫与气血等方法。脾胃为气血生化之源，为全身气机之枢纽，在重视调畅五脏气机的同时，也不忘重视脾胃升降对全身气机的调节作用。

高血压的临床症状很多，究其原因，不过虚实两端。实证多以肝风痰火为主，而虚证则以肝肾阴精不足为多见。但虚实之间也可发生相互转换，临床多为虚实夹杂之证。临证时要分清孰先孰后，主次标本，缓急轻重，勿犯虚虚实实之戒。

（三）分证论治

1.肝火上冲，脑络失和

【证候】形气壮实，阳刚气盛，头胀头痛，耳鸣，口苦口干，目赤面红，急躁易怒，大便干结，舌红苔黄或燥，脉弦数有力。

【证候分析】多为禀赋体盛，形气俱实之人，平素急躁易怒，肝火亢盛，火气上逆，气机逆乱，脑络失和，则见头胀头痛；肝开窍于目，肝火上炎故见目赤；肝火内盛，耗伤津液，故见口苦口干；火盛伤阴，阴液不足，肠道失于濡润，则见大便干结；舌红苔黄或燥，为内火之象；肝火上冲，脉象失和，故见脉弦数。

【治法】清肝泻火，通脉和络。

【方药】龙胆泻肝汤加减。

龙胆草10 g，栀子10 g，黄芩10 g，生地黄12 g，车前子10 g（包），木通9 g，白芍12 g，大黄12 g（后下），蜈蚣2条，甘草3 g。

【方解】方中龙胆草、栀子、黄芩清泻肝木上炎之火，生地黄滋补肝肾之阴而敛肝之亢阳；车前子、木通使肝火从小便而出，大黄通大便使肝火自肠道而下；白芍养肝阴而柔和络脉，蜈蚣剔络脉而平肝风；甘草调和诸药，与白芍相伍，又有酸甘化阴、柔和络脉之效。

【加减】失眠甚者，症见多梦心烦，加远志、炒枣仁养血安神；头晕甚者，加天麻、钩藤平肝潜阳，息风止眩。

2.痰浊蒙窍，脑络受阻

【证候】头晕，头重昏蒙，胸闷恶心，呕吐痰涎，困倦乏力，腹胀痞满，呕吐痰涎，少食多寐，手足麻木，舌淡苔腻，脉弦滑。

【证候分析】痰浊阻络，清阳不升，浊阴不降，上蒙清窍则头晕，头重昏蒙；痰浊中阻，气机不畅，胸阳不展则胸闷恶心；脾失健运，运化失常，痰浊内生，则腹胀痞满，呕吐痰涎；痰浊阻于经络，则手足麻木；舌淡苔腻，脉弦滑为痰浊内盛之象。

【治法】祛痰通络。

【方药】半夏白术天麻汤合温胆汤加减。

半夏10 g，白术15 g，天麻10 g，石菖蒲12 g，远志10 g，陈皮10 g，茯苓15 g，姜竹茹15 g，枳实15 g，甘草6 g。

【方解】半夏、竹茹、枳实、远志祛痰降浊；茯苓、白术健脾化湿；天麻通络息风；石菖蒲、远志祛痰通络开窍。诸药共奏祛痰通络、升清降浊之效。

【加减】眩晕较甚，呕吐频作者，加代赭石、竹茹、生姜；脘闷、纳呆、腹胀明显者，加厚朴、白蔻仁；头晕多寐，苔腻，加藿香、佩兰、石菖蒲。

3.肝阳上亢，脑络绌急

【证候】眩晕耳鸣，头痛且胀，遇劳或恼怒加重，失眠多梦，急躁易怒，口干口苦，舌红苔黄，脉弦。

【证候分析】肝阳亢于上，扰乱清空，故眩晕耳鸣；肝阳上亢，心神不宁，故见急躁易怒，失眠多梦；舌红为肝火之象，脉弦乃肝阳上亢之征。

【治法】平肝潜阳，通脉活络。

【方药】天麻钩藤饮加减。

天麻12g，钩藤15g（后下），桑寄生15g，栀子12g，黄芩9g，石决明15g，夜交藤15g，怀牛膝15g，生牡蛎30g（先煎），杜仲15g，白芍12g，益母草15g。

【方解】方中以天麻、钩藤平肝阳而通络脉；栀子、黄芩清热泻火，使肝经之热不致过亢；桑寄生、杜仲补益肝肾，润肝燥而补肝经之虚；牛膝引血下行，并有补益肝肾之功；石决明、生牡蛎镇肝潜阳，夜交藤安神定志；益母草活血通经利水，白芍柔肝通络。诸药共奏平肝潜阳、通脉活络之效。

【加减】若肝火上炎，口苦目赤，烦躁易怒，加龙胆草、丹皮、夏枯草；便秘加大黄、芒硝或当归龙荟丸；眩晕急剧，手足麻木，泛泛欲呕，有阳动化风之势，加龙骨、珍珠母，必要时加羚羊角粉。

4.阴虚阳亢，脑络瘀滞

【证候】头晕目眩，耳鸣口干，腰膝酸软，五心烦热，心悸失眠，多梦，四肢麻木，头重肢轻，步履不稳，舌质红干少苔，脉弦细。

【证候分析】阴虚于下，阳亢于上，阴虚不能滋潜，虚风上扰清空，故见头晕目眩、耳鸣；虚火上扰则口干；阴虚不能濡养心神，故见心悸失眠；肢体脉络绌急，血瘀运行不利，故见四肢麻木；脑部脉络之血瘀而不行，则有面红，头重肢轻，步履不稳；虚火伤津则舌红少苔；阴虚阳亢，脉络瘀滞故脉弦细。

【治法】滋阴潜阳，通络行瘀。

【方药】杞菊地黄丸合三甲复脉汤加减。

枸杞子10g，菊花10g，生地黄15g，女贞子10g（先煎），墨旱莲10g，山茱萸8g，白芍15g，丹参18g，怀牛膝15g，龟板（醋制）20g，麦冬12g，麻子仁15g，生龙牡各20g，鸡血藤18g，生鳖甲20g。

【方解】方中以枸杞子、生地黄、女贞子、墨旱莲、山茱萸滋补肝肾之阴；菊花、龟板、生龙骨、生牡蛎潜镇上亢之阳气；怀牛膝可引血下行；白芍、丹参、鸡血藤养肝阴而通络行瘀；鳖甲、龟板滋阴潜阳。

【加减】肝肾阴虚较甚，腰膝酸软，目涩耳鸣者，可加麦冬、玄参。心悸失眠者，加酸枣仁、柏子仁；心前区闷痛、活动后加剧者，加红花、川芎。

5.肾精亏虚，脑络失荣

【证候】头晕日久，头空痛，耳鸣，视力减退，两目干涩，腰膝酸软，遗精耳鸣。偏于阴虚者，兼见五心烦热，舌红，脉弦细数；偏于阳虚者，兼见四肢不温，形寒怯冷，夜尿频多，舌淡红，脉沉细无力。

【证候分析】肾精亏虚，精不化血，精血不足，髓海空虚，脑络失荣，故见头晕日久、头空痛、视力减退、两目干涩；腰为肾之府，肾精不足，外府失养，则见腰膝酸软；肾开窍于耳，故见耳鸣；精关不固，故见遗精；阴虚则生内热，故见五心烦热，舌红，脉弦细数；阳虚则生外寒，故见四肢不温，形寒怯冷，夜尿频多。

【治法】补肾填精，养血荣脑。

【方药】地黄饮子加减。

熟地黄12g，山茱萸30g，麦冬12g，五味子9g，肉苁蓉12g，菟丝子30g，枸杞子12g，巴戟天9g，肉桂3g，远志9g，石菖蒲9g，砂仁6g。

【方解】方中熟地黄滋肾以填真阴，枸杞子益精而明耳目，山茱萸、肉苁蓉温补阴阳，涩精缩泉，麦冬、五味子养阴生津，肉桂、巴戟天温补元阳，取其少火生气、阳生阴长之意，远志、石菖蒲祛痰开窍。诸药相伍，共奏补肾填精、养血荣脑之效。

【加减】下肢痿软者加杜仲、怀牛膝；耳鸣重者加磁石；眩晕较甚，阴虚阳浮，加龙骨、牡蛎、珍珠母，但须注意突发中风的可能；若阴损及阳，肾阳虚明显，表现为四肢不温，形寒怕冷，精神萎靡，舌淡脉沉者，加仙灵脾、肉桂。

6. 肝阳暴张，脑络瘀阻

【证候】剧烈头痛，口歪舌强，肢体麻木，甚或突然昏仆，手足抽搐，半身不遂，舌红少苔，脉弦而长。

【证候分析】肝肾阴亏，肝阳上亢，加之情绪过激或剧烈运动，致使肝阳暴张，血逆于上，脑络弛张，脉络血满，故见剧烈头痛，甚或突然昏仆；血瘀阻络，脑络瘀滞，舌窍不利则口歪舌强，周围络阻则肢体麻木，甚至半身不遂；肝阳风动则手足抽搐。

【治法】潜阳解痉，祛瘀通络。

【方药】镇肝熄风汤合五虎追风散加减。

怀牛膝 30 g，代赭石 30 g（先煎），生龙牡各 30 g（先煎），龟板 20 g，天冬 15 g，白芍 15 g，玄参 15 g，钩藤 15 g（后下），天麻 10 g，全蝎 6 g，蜈蚣 3 条，僵蚕 12 g，蝉蜕 12 g。

【方解】方中以怀牛膝导引脑络之血下行，并有补益肝肾之效；代赭石、生龙牡降逆潜阳，镇肝息风；龟板、玄参、天冬、白芍滋养阴液，以制亢阳；白芍与天麻、钩藤相伍，又有柔肝息风、解痉通络之功；配以全蝎、蜈蚣、僵蚕、蝉蜕可祛风通络。

【加减】若眩晕剧烈，兼见手足麻木或震颤者，加羚羊角、石决明等镇肝息风止痉。

（四）预后与调护

1. 预后　高血压 1 级、2 级如能及时改善生活方式，按时服药，一般可有效控制病情的发展，甚或痊愈。若血压能保持正常或接近正常（140/90 mmHg 以下），则不易发生心、脑、肾等并发症，预后良好。但若血压控制不佳，长期持续偏高或进行性增高，则并发症出现会相对较早，预后较差。若已进展至靶器官损害明显者，其心力衰竭、肾功能衰竭、脑血管意外可能性明显增加，一旦发生，生活质量严重下降，甚则劳动力完全丧失。

2. 调护

（1）调节情志，避免刺激。

各种精神情志刺激因素可影响人体的功能。对高血压患者来说，保持乐观、开朗的情绪，至关重要。而忧郁、烦恼、大怒可加速病情的发展，甚则诱发高血压急症，因此或在日常生活中多和朋友、家人聊天以舒缓内心压抑的情绪也至关重要。此外，日常生活中避免参加或观看容易引起情绪剧烈变化的活动，保持血压处于相对平稳的水平。

（2）生活有序，劳逸适度。

1）起居有常：保持有规律的生活，保证充足睡眠，劳逸结合，消除疲劳和紧张因素，按时作息。同时应注意保暖，冷暖刺激，如冬天室内外、洗澡时水温等，均对血压波动有一定影响。

2）劳形有度：注意劳逸结合，保证规律休息和睡眠，避免熬夜、情绪激动，避免体力和脑力劳动过度；节制房事，养精护肾；适宜的劳动或体育活动，如慢跑、太极拳、气功、跳绳等。眩晕发作时应卧床休息，闭目养神，少做或不做旋转、弯腰等动作。

3）调节饮食，合理膳食：高血压患者的饮食，主要以清淡饮食和低脂低糖饮食为主，每天食盐摄入量应控制在 6 g 以下，同时注意多吃含维生素或蛋白质丰富的食物，多吃蔬菜、水果，并应戒烟限酒。

第十六章　冠状动脉粥样硬化性心脏病

冠状动脉粥样硬化性心脏病（coronary atherosclerotic heart disease，CHD）简称冠状动脉性心脏病或冠心病，有时又被称为冠状动脉病或缺血性心脏病，其由冠状动脉粥样硬化的部位、病变程度不同可分为多个类型，1979 年世界卫生组织将其分为心绞痛、心肌梗死、心律失常、心力衰竭和心脏骤停共五型。根据发病特点和治疗原则不同，将其分为两大类，分别是急性冠脉综合征（ACS）和慢性心肌缺血综合征，前者包括不稳定型心绞痛（UA）、非 ST 段抬高心肌梗死（NSTEMI）和 ST 段抬高心肌梗死（STEMI），也有将冠心病猝死包括在内的；后者包括稳定型心绞痛、冠状动脉正常的心绞痛（如特纳综合征）、无症状性心肌缺血和缺血性心力衰竭（缺血性心肌病）。心绞痛是因心肌暂时的缺血、缺氧引起的以发作性胸痛为主要表现的临床综合征，95% 由冠状动脉粥样硬化性心脏病所致。其多发生于 40 岁以上的人群，以脑力劳动者为多，男性多于女性，有高血压、糖尿病、吸烟史者，发病率更高。在欧美国家，本病为最常见的一种心脏病，中国心绞痛发病率远低于欧美国家，但近年来有增加的趋势。

冠心病属中医"胸痹"范畴，胸痹是指以胸部闷痛，甚则胸痛彻背、喘息不得卧为主症的一种疾病，轻者仅感胸闷如窒，呼吸欠畅，重者则有胸痛，严重者心痛彻背、背痛彻心。病位在心之脉络，心络郁滞或心络虚滞为发病之本，基本病理环节为心络瘀阻、心络绌急。胸痹心痛是由正气亏虚、痰浊血瘀、气滞寒凝而引起心脉痹阻不畅，临床以膻中或左胸部发作性憋闷、疼痛为主要表现的一种病证。

本病多在中年以后发生，如治疗及时得当，可病情稳定，如反复发作，则病情比较顽固。病情进一步发展，可见心胸卒然大痛，出现真心痛证候，甚则可"旦发夕死，夕发旦死"。

第一节　西医病因病理

一、发病原因

冠心病的发病基础是冠状动脉粥样硬化，而动脉粥样硬化的病因尚未完全确定，目前以下因素为其危险因素。①年龄、性别：多见于 40 岁以上的中老年人，其中女性发病率低，与雌激素的抗动脉粥样硬化作用有关。②血脂异常：目前低密度脂蛋白的致动脉粥样硬化作用得到肯定，其次，脂蛋白（a）增高也是其独立危险因素。③高血压：与高血压引起内皮损伤有关。④吸烟：吸烟可使前列环素释放减少，血小板易在动脉壁黏附聚集；尼古丁可直接作用于冠状动脉和心肌，引起动脉痉挛和心肌受损。被动吸烟也是不能忽视的危险因素。⑤糖尿病和糖耐量异常：此类患者多伴有高甘油三酯血症或高胆固醇血症，胰岛素抵抗也与动脉粥样硬化有关。⑥肥胖：超过标准体重 20%

或 BMI ≥ 28 kg/m² 为肥胖症。⑦家族史：一级亲属男性 < 55 岁，女性 < 65 岁发生疾病，则考虑存在早发冠心病家族史。

二、病理机制

当冠状动脉的供血与心肌的需血之间发生矛盾，冠状动脉血流量不能满足心肌代谢的需要，就会引起心肌缺血缺氧。暂时的缺血缺氧引起心绞痛，而持续严重的心肌缺血引起的心肌坏死即为心肌梗死。

冠状动脉血流灌注主要发生在舒张期，心率增加导致的舒张期缩短及各种原因导致的舒张压降低，均影响冠状动脉的血流灌注。当冠状动脉固定狭窄或微血管阻力增加时，冠状动脉血流减少，狭窄程度在 50% ~ 70%，安静时尚能代偿，机体供氧与需氧尚能平衡，而运动、心动过速、情绪激动或饱食后，会造成心肌需氧量增加，导致短暂的心肌供氧和需氧之间的不平衡，这是稳定型心绞痛的发作原因。此外，由于不稳定型粥样硬化斑块发生破裂、糜烂或出血，继发血小板聚集或血栓形成，导致管腔狭窄程度加重，或冠状动脉发生痉挛，都可使心肌供氧急剧下降，这也是急性冠状动脉综合征的主要原因。

第二节　中医病因病机

一、病因

（一）寒邪内侵

所谓暴寒折阳，寒主收引，损伤阳气，阳虚血瘀，发为本病。《素问·调经论》曰："寒气积于胸中而不泻，不泻则温气去，寒独留则血凝泣，凝则脉不通。"胸中为阳气所司，素体阳虚，阴寒之邪乘虚内侵，痹阻胸阳，"营卫不通，血凝不流"发为胸痹。如《成方切用》言："胸中阳气……故知胸痹者，阴气上逆之候也。"卫阳不足，温煦失职，心络绌急而发心痛，如《素问·举痛论》所言："寒气客于脉外则脉寒，脉寒则缩蜷，缩蜷则脉绌急，绌急则外引小络，故卒然而痛。"故本病多发于气候突变时，尤其是寒冷时节。

（二）饮食失调

过食肥甘厚味、生冷之品，饮食不节，损伤脾胃，运化失司，聚湿生痰，阻滞气机，血滞成瘀，痰瘀痹阻心脉，则发胸痹心痛。脾胃为后天之本，气血生化之源，脾胃功能失司，气血生化乏源，不能上奉于心，久则心脉不足，脉络瘀阻，不荣则痛，不通则痛，亦可见胸痹心痛。脾胃失调，营卫生成乏源，无阳以护，更易感受风寒之邪，导致心阳虚弱，寒邪外袭，痹阻胸阳，发为胸痹。

（三）情志失节

忧思伤脾，脾运失健，津液不布，思则气结，痰湿内生；怒则伤肝，肝失疏泄，肝郁气滞，气郁化火，灼津成痰；肝郁气结，木乘脾土，亦脾失健运，痰湿内生。心藏神，为君主之官，七情所伤，心气亏虚，心神失养；此外，心气亏虚，易被邪气所伤，邪阻心脉，发为胸痹心痛。气血瘀滞，或痰瘀交阻，胸阳不运，心脉痹阻，不通则痛，而发胸痹。故如《杂病源流犀烛·心病源流》所言："七情之由作心痛，七情失调可致气血耗逆，心脉失畅，痹阻不通而发心痛。"

（四）劳倦内伤

过劳包括劳力过度、劳神过度和房劳过度。劳则气耗，过劳耗伤气阴，心气不足，血不养心，血虚无力运行血脉，则血脉瘀阻，发为胸痹心痛；或劳倦伤脾，气血生化乏源，无以濡养心脉，拘急而痛；或痰湿内生，痹阻心脉发为本病。也可因过劳伤阳，心肾阳虚，鼓动无力，胸阳失展，阴寒内侵，血行涩滞，而发胸痹。

（五）年迈体虚

本病多见于中老年人，年过半百，肾气自半，精血渐衰。如肾阳虚衰则不能鼓舞五脏之阳，可致心气不足或心阳不振，血脉失于温运，痹阻不畅，发为胸痹；肾阴亏虚，则不能濡养五脏之阴，水不涵木，又不能上济于心，因而心肝火旺，心阴耗伤，心脉失于濡养，而致胸痹；心阴不足，心火燔炽，下汲肾水，阴伤气耗，心脉失于充养，血运不畅或心肾阳虚，阴寒痰饮乘于阳位，阻滞心脉。

二、病机

气血阴阳失调所引起的心络郁滞或心络虚滞为发病之本，心络郁滞或心络虚滞引起心络瘀阻、心络绌急、毒邪滞络是形成心痛卒然发作的重要因素。若心痛卒然发作，表现为心脉络绌急，可进一步加重脉络瘀阻，造成痰瘀阻络，毒损脉络，绌急瘀阻，壅而不通。

胸痹的病机转化可因实致虚，亦可因虚致实。痰浊盘踞心胸，胸阳痹阻，病延日久，耗气伤阳，向心气不足或阴阳并损证转化；阴寒凝结，气失温煦，非唯暴寒折阳，日久寒邪伤人阳气，亦可向心阳虚衰转化；瘀阻脉络，血行滞涩，瘀血不去，新血不生，留瘀日久，心气痹阻，心阳不振。此三者皆因实致虚。心气不足，鼓动不力，易致气滞血瘀；心肾阴虚，水亏火炎，炼液为痰；心阳虚衰，阳虚外寒，寒痰凝络。此三者皆由虚而致实。

本病病性为本虚标实。凡可在本虚的基础上形成标实，导致寒凝、血瘀、气滞、痰浊，可使胸阳失运，心脉阻滞，发生胸痹。本虚有气虚、气阴两虚及阳气虚衰；标实有血瘀、寒凝、痰浊、气滞，且可相兼为病，如气滞血瘀、寒凝气滞、痰瘀交阻等。宗气不足，心气虚乏，胸阳不振，痰瘀阻滞，心之脉络瘀阻，或气阳虚乏，温煦无力，心之脉络绌急，均可引起胸中憋闷，胸痛阵作，发病之本多为气虚。

本病发生主要涉及肝、肺、脾、肾等脏。病性多属本虚标实。心主血脉，肺主治节，两者相互协调，气血运行自畅。心病不能推动血脉，肺气治节失司，则血行瘀滞；肝病疏泄失职，气郁血滞；脾失健运，聚生痰浊，气血乏源；肾阴亏损，心血失荣，肾阳虚衰，君火失用，均可引致心脉痹阻，胸阳失旷而发胸痹。

第三节　西医诊断与治疗

一、临床表现

（一）症状

1.稳定型心绞痛以发作性胸痛为主要临床表现，疼痛有以下特点：

（1）诱因：发作常由劳累或情绪激动（如愤怒、焦急、过度兴奋等）诱发，饱食、寒冷、吸烟、心动过速、休克等亦可诱发。疼痛多发生于劳力或激动的当时，而不是在劳累之后。

（2）部位：主要在胸骨体之后，可波及心前区，有手掌大小范围，甚至横贯前胸，界限不清。常放射至左肩、左臂内侧达无名指和小指，或至颈、咽或下颌部。

（3）性质：胸痛常为压迫、发闷或紧缩感，也可有烧灼感，但不像针刺或刀扎样锐性痛，偶伴濒死的恐惧感觉。有些患者仅觉胸闷不适，不认为有痛感，主观感觉个体差异较大。

（4）持续时间：呈阵发性发作，持续1~5分钟很少超过15分钟。

（5）缓解方式：一般在停止原来诱发症状的活动后即可缓解；舌下含用硝酸甘油在1~2分钟内（很少超过5分钟）消失。

2.不稳定型心绞痛　胸痛的部位、性质与稳定型心绞痛相似，通常程度更重，持续时间更长，可达数十分钟，胸痛在休息时也可发生。通常既往有心绞痛病史，近1个月内疼痛恶化加重，发作次数频繁，时间延长或痛阈降低，硝酸酯类药物缓解作用减弱。

（二）体征

平时一般无异常体征。心绞痛发作时常见心率增快，血压升高，表情焦虑，皮肤发冷或出汗，有时出现第四或第三心音奔马律。

二、实验室检查

（一）化验检查

了解冠心病危险因素：空腹血糖、血脂检查，必要时检查糖耐量。了解贫血、甲状腺功能。胸痛较明显患者，查血肌钙蛋白、肌酸激酶。

（二）心电图及运动试验

静息心电图通常正常。症状发作时的心电图尤其有意义，与未发作时心电图对比，可提高诊断价值。大多数患者发作胸痛时，伴有一过性ST段（抬高或压低）和T波（低平或倒置）改变。极量或量运动试验（平板或踏车）有助于明确诊断，并可进行危险分层。运动中出现典型心绞痛、心电图改变主要以ST段水平型或下斜型压低≥0.1 mV持续2分钟为运动试验阳性标准。

（三）超声心动图

多数稳定型心绞痛患者静息时超声心动图无明显异常。若患者有陈旧性心肌梗死或严重心肌缺血，二维超声心动图可探测到坏死区或缺血区心室壁运动异常。

（四）负荷核素心肌显像

静息时铊显像所示灌注缺损主要见于心肌梗死后瘢痕部位。运动后冠状动脉供血不足时，可见明显的灌注缺损心肌缺血区。

（五）冠状动脉 CTA

冠状动脉 CTA 有较高阴性预测价值，若未见狭窄病变，一般可不进行临床检查。但其对狭窄程度的判断仍有一定限度，特别是当钙化存在时会显著影响判断。

（六）有创性检查

1.冠状动脉造影　冠状动脉造影是诊断冠心病的金标准。一般认为管腔直径减少 70% ~ 75% 或以上会严重影响血供。

2.冠状动脉内超声显像、冠脉内光学相干断层成像、冠脉血流储备分数测定及最新的冠状动脉定量血流分数等也可用于冠心病的诊断并有助于指导介入治疗。

三、诊断和鉴别诊断

（一）诊断要点

根据典型心绞痛的发作特点和体征，稳定型心绞痛患者含用硝酸甘油后症状缓解，结合年龄和存在冠心病危险因素，除外其他原因所致的心绞痛，一般即可确立诊断。发作时心电图检查可见以 R 波为主的导联中，ST 段压低，T 波平坦或倒置，发作过后数分钟内逐渐恢复。不稳定型心绞痛疼痛时间较长，含用硝酸甘油不易缓解。冠状动脉造影可以直接显示冠状动脉狭窄程度，并对治疗策略的选择有重要价值。

加拿大心血管学会（CCS）将心绞痛严重度分为四级。

Ⅰ级：一般体力活动（如步行和登楼）不受限，仅在强、快或持续用力时发生心绞痛。

Ⅱ级：一般体力活动轻度受限。快步、饭后、寒冷或刮风中、精神应激或醒后数小时内发作心绞痛。一般情况下平地步行 200 m 以上或登楼 1 层以上受限。

Ⅲ级：一般体力活动明显受限，一般情况下平地步行 200 m 内或登楼 1 层引起心绞痛。

Ⅳ级：轻微活动或休息时即可发生心绞痛。

（二）鉴别诊断

本病应与急性心肌梗死、特纳综合征、其他疾病引起的心绞痛、心脏神经症等疾病鉴别。典型的急性心肌梗死疼痛与心绞痛类似，而呈压榨性，疼痛更剧烈，持续时间较长，可达数小时或更长，休息或含服硝酸甘油不能缓解，结合特征性心电图改变和心肌坏死标志物改变，诊断并不困难；心脏神经症则多见于青年女性，劳累和休息时均可发生，疼痛大多位于心前区或心尖附近，常局限于一点，持续数小时甚至数日，叹息则舒适，而应用硝酸酯制剂无明显效果。

四、治疗

心绞痛治疗以改善冠状动脉的血供和降低心肌的耗氧为主,改善患者症状,提高生活质量,同时治疗动脉粥样硬化,减少血栓形成,预防心肌梗死和死亡,延长生存期。

(一)一般治疗

发作时立即卧床休息,吸氧,监测血氧饱和度,维持其大于90%,持续进行心电监护。

(二)抗心肌缺血治疗

1. 硝酸酯类 稳定型心绞痛应用硝酸酯类药物后疼痛很快缓解,而不稳定型心绞痛单次含化或喷雾吸入硝酸酯类制剂往往不能缓解症状。

2. β受体阻滞剂 主要作用于心肌 $β_1$ 受体,具有减慢心率、降低血压、减低心肌收缩力和耗氧量的作用,从而减少心绞痛的发作。常用美托洛尔、比索洛尔。

3. 钙通道阻滞剂 可有效减轻心绞痛症状,是治疗持续性心肌缺血的次选药物,更适用于同时有高血压的患者。常用制剂有维拉帕米、硝苯地平、氨氯地平、地尔硫䓬。治疗变异型心绞痛以钙通道阻滞剂的疗效最好。

(三)抗血小板及抗凝

其目的在于防止血栓形成,阻止病情向心肌梗死方向发展。常用药物有阿司匹林、氯吡格雷、肝素等。

1. 抗血小板药物

(1) COX抑制剂:阿司匹林是抗血小板治疗的基石,如无禁忌证,无论采用何种治疗策略,所有患者均应口服阿司匹林。

(2) P_2Y_{12} 受体拮抗剂:除非有极高出血风险等禁忌证,对不稳定型心绞痛或非ST段抬高心肌梗死患者均建议在阿司匹林基础上,联合应用一种 P_2Y_{12} 受体拮抗剂,并维持至少12个月。

(3) 血小板糖蛋白 IIb/ IIIa 受体拮抗剂:激活的血小板通过糖蛋白 IIb/ IIIa 受体与纤维蛋白原结合,导致血小板血栓的形成,这是血小板聚集的最后、唯一途径。阿昔单抗是直接抑制糖蛋白 IIb/ IIIa 受体的单克隆抗体。该类药物还包括替罗非班和依替非巴肽。

(4) 环核苷酸磷酸二酯酶抑制剂:其主要包括西洛他唑和双嘧达莫。因双嘧达莫可引起"冠状动脉窃血",加重心肌缺血,目前不推荐使用。

2. 抗凝药物

(1) 普通肝素:在开始用药或调整剂量后6小时需监测活化部分凝血活酶时间,调整肝素用量,一般活化部分凝血活酶时间控制在50~70秒,同时应监测血小板。

(2) 低分子量肝素:低分子量肝素具有强烈的抗 Xa 因子及抗 IIa 因子活性的作用,同时诱导血小板减少症的概率低,具有疗效更肯定、使用更方便的优点。

(3) 磺达肝癸钠:其是选择性 Xa 因子间接抑制剂。对采用保守策略的患者尤其在出血风险增加时作为抗凝药物的首选。

(4) 比伐芦定:其是直接抗凝血酶剂,可预防接触性血栓的形成,作用可逆而短暂,出血事件发生率低。

（四）调脂治疗

1. 他汀类药物　可促使内皮细胞释放一氧化氮，还具有抗炎和稳定斑块的作用，是目前应用最广泛的调脂药物，他汀类药物每降低 1 mmol/L 的 LDL-C 水平，心血管事件风险下降约 22%，冠脉事件风险下降 23%，冠心病死亡风险下降 20%。不良反应方面，肌病是最常见的不良反应。

2. 依折麦布　胆固醇吸收抑制剂，通常在使用最大剂量他汀后血脂仍不能达标时，加用依折麦布治疗，或者作为不能耐受他汀的二线治疗。

3. PCSK9 抑制剂　通过结合 PCSK9 并抑制循环型 PCSK9 与低密度脂蛋白受体的结合，从而阻止 PCSK9 介导的低密度脂蛋白受体降解，增加低密度脂蛋白受体数量，从而增加 LDL-C 的降解。他汀类治疗基础上进一步降低 LDL-C 水平，并可取得显著的心血管终点获益。

（五）血管紧张素转换酶抑制剂或血管紧张素 II 受体阻滞剂

该类药物用于左心室收缩功能障碍或心力衰竭、高血压，以及合并糖尿病者。如无低血压等禁忌证，应在 24 小时内口服。不能耐受 ACEI 者可选用 ARB 治疗。

（六）冠状动脉血运重建治疗

在强化药物治疗的基础上，中高危患者可优先选择经皮冠状动脉介入治疗或冠状动脉旁路移植术。具体的血管重建方式将根据冠状动脉造影结果来决定。

（七）冠心病心绞痛二级预防方案

Gluckman 等建立了不稳定型心绞痛患者"ABCDE"的治疗目标，其中包括药物治疗和生活方式的改善。A：抗血小板治疗，抗凝治疗，血管紧张素转换酶抑制剂，血管紧张素受体阻滞剂，抗心肌缺血。B：β受体阻滞剂，控制血压。C：降低胆固醇，戒烟。D：控制血糖，饮食控制。E：运动，健康教育。

第四节　中医诊断与治疗

一、诊断

（1）膻中或心前区憋闷疼痛，甚则痛彻左肩背、咽喉、胃脘部、左上臂内侧等部位，呈反复发作性或持续不解，常伴有心悸、气短、自汗，甚则喘息不得卧。

（2）胸闷胸痛一般几秒到几十分钟可缓解。严重者可见疼痛剧烈持续不解、汗出肢冷、面色苍白、唇甲青紫、心跳加快，或心律失常等危候，可发生猝死。

（3）本病多见于中年人以上，常因操劳过度、抑郁恼怒或多饮暴食、感受寒冷而诱发。

二、鉴别诊断

1. 胸痹与悬饮　悬饮、胸痹均有胸痛，但胸痹为当胸而痛，并可向左肩或左臂内侧等部位放射，常因受寒、饱餐、情绪激动、劳累而突然发作，历时短暂，休息或用药后得以缓解。悬饮为胸胁胀痛，持续不解，多伴有咳唾，转侧、呼吸时疼痛加重，肋间饱满，并有咳嗽、咳痰等肺系证候。

2.胸痹与胃脘痛　心在脘上，脘在心下，故有胃脘当心而痛之称，以其部位相近。胸痹之不典型者，其疼痛在胃脘部，极易混淆。但胸痹以闷痛为主，为时极短，虽与饮食有关，但休息、服药后常可缓解。胃脘痛与饮食有关，以胀痛为主，局部有压痛，持续时间较长，常伴有泛酸、嘈杂、嗳气、呃逆等胃部症状。

三、辨证论治

（一）辨证要点

1.辨本虚标实　胸痹总属本虚标实之证，辨证首先辨别虚实，分清标本。标实应区别气滞、痰浊、寒凝、血瘀的不同，本虚又应区别阴阳气血亏虚的不同。标实者：闷重而痛轻，兼见胸胁胀满，善太息，憋气，苔薄白，脉弦者，多属气滞；胸部窒闷而痛，伴咳吐痰涎，苔腻，脉弦滑者，多属痰浊；胸痛如绞，遇寒则发，或得冷加剧，伴畏寒肢冷，舌淡苔白，脉细，为寒凝心脉；刺痛固定不移，痛有定处，夜间多发，舌紫黯或有瘀斑，脉结代或涩，心脉瘀滞所致。本虚者：心胸隐痛而闷，因劳累而发，伴心慌、气短、乏力，舌淡胖，脉沉细或结代者，多属心气不足；若绞痛兼见胸闷气短，四肢厥冷，神倦自汗，脉沉细，多属心阳不振；隐痛时作，缠绵不休，动则多发，伴口干，舌淡红而少苔，脉沉细，多属气阴两虚。

2.辨病位病势

（1）辨病位：左侧胸部或膻中处突发憋闷而痛，可窜及肩背、前臂，可兼心悸，时发时止，常因情志刺激、饮食、劳累、寒冷等因素诱发。局限于胸膺部位，多为气滞或血瘀；放射至肩背、咽喉、脘腹，甚至手指者，为虚损已显，邪阻已著；胸痛彻背，背痛彻心者，多为寒凝心脉或阳气暴脱。

（2）辨病势：心痛发作频繁者重，偶尔发作者轻。疼痛持续时间短暂，瞬息即逝者多轻；持续时间长，反复发作者多重。心痛证候属实者较轻，虚象明显者重。初发者一般较轻，病程迁延日久者重。脉象不疾不缓，节律规整者轻；脉象过疾、过缓，或见脉结代者重。疼痛遇劳发作，休息或服药后能缓解者为顺证，服药后难以缓解者为危候。其中胸痹轻者多为胸阳不振，阴寒之邪上乘，阻滞气机，临床表现为胸中气塞、短气；重者则为痰瘀交阻，壅塞胸中，气机痹阻，临床表现为不得卧、心痛彻背。同时亦有缓作与急发之异。缓作者，渐进而为，日积月累，始则偶感心胸不舒，继而心痹痛作，发作日频，甚则心胸后背牵引作痛；急作者，素无不舒之感，或许久不发，因感寒、劳倦、七情所伤等诱因而猝然心痛欲窒。

（二）治疗原则

本病急重者，应及时采用中西医结合治疗，以免耽误病情而发展为急性心肌梗死。根据本病位在心之脉络，病机主归为营卫失调所引起的心络气虚郁滞、心络瘀阻、心络绌急、络虚不荣等，多为久病入络或久瘀入络的脉络之病，故"损其心者，调其营卫"，究其治则当以"络以通为用"。本病病机为本虚标实，虚实夹杂，发作期以标实为主，缓解期以本虚为主，本着"急则治标""缓则治本"的原则，在发作期主要通过迅速通畅心络缓解心痛，控制病情。而在缓解期则重在根据不同的证型给予不同的治疗方法，针对气滞、血瘀、寒凝、痰浊、热毒而疏泄气机、活血化瘀、辛温通阳、化痰泄浊、清热解毒，尤以活血通络为主；针对心络之气血阴阳之不足，当以补心气、心阴、心血、心阳为主，但不忘重视补益心气之不足。

（三）分证论治

1. 心络郁滞

【证候】胸中憋闷或胀痛，时有走窜、烧灼样疼痛，善太息，痛无定处，每因情志刺激而加重，得嗳气或矢气则舒，常见情志抑郁，情绪焦虑，舌淡红，苔薄白，脉弦。

【证候分析】心络气机郁滞，气血运行不畅，肝经布于胁肋部，在气的功能尚属正常的阶段，以胸中憋闷、走窜样疼痛为主，善太息；若气机郁滞影响血运，瘀血内阻，则以胸部胀满刺痛或烧灼样疼痛为主，为心之气络影响血络，出现器质性损伤的阶段，是病情发展的一个阶段。

【治法】行气通络。

【方药】柴胡疏肝散加减。

陈皮10 g，柴胡12 g，川芎10 g，香附10 g，枳壳12 g，芍药12 g，甘草9 g，川楝子12 g，延胡索12 g，郁金12 g，降香9 g。

【方解】本证候以柴胡疏肝散治疗，柴胡遵"木郁达之"之旨，重在疏肝理气，配以香附，疏肝理气作用更强；川芎为血中之气药，行血理气止痛；郁金化痰开窍，芍药养血柔肝。

【加减】若肝气郁结明显，症见胸胁胀痛或攻痛，每因情志刺激而诱发或加重，胁下痞块，刺痛拒按，偏寒，加用胃灵丹（《青囊秘传》）；偏热者，加用玄归散（《济阴纲目》）。

2. 心络瘀阻

【证候】心胸憋闷疼痛或刺痛、痛引肩背内臂，或心下痛，时发时止，痛有定处，瘀血阻滞者，多伴见舌紫黯，有瘀斑瘀点，脉细涩或结代等症。

【证候分析】血瘀内阻，气血运行不畅，心络瘀阻，故见胸部刺痛，痛引肩背内臂；瘀阻于心下，故见心下痛；舌紫黯，有瘀斑瘀点，脉细涩或结代均为瘀血之候。

【治法】化瘀通络。

【方药】桃红四物汤加减。

桃仁12 g，红花12 g，当归12 g，熟地10 g，川芎10 g，丹参10 g，芍药10 g，生明乳香3 g，生明没药3 g，人参9 g。

【方解】以桃仁、红花破血为主；以甘温之熟地、当归滋阴补肝、养血调经；芍药养血和营；川芎活血行气，配伍乳香、没药以增强活血行气之效；人参益气通络。

【加减】胸部闷痛，痰浊偏重，痰白，质不黏，偏寒痰，苔白厚腻者，合用温胆汤（《三因极一病证方论》）；痰黄，质黏，偏热痰，苔黄厚腻者，加黄瓜蒌丸（《丹溪心法》）；顽痰坚结胶固，咳吐难出者，加僵蚕、礞石、黄芩增强化顽痰之力。

3. 心络绌急

【证候】突然胸闷或胸痛，常因受寒或情志刺激而诱发，因受寒诱发者可见畏冷，得温痛减，舌淡苔白，脉沉迟或沉紧；因情志过极而诱发者，发作前常有精神刺激史。

【证候分析】《医门法律》云："胸痹心痛，然总因阳虚，故阴得乘之。"心为阳中之太阳，素体阳衰，必心阳不足，无阳以护，阴寒之邪乘虚侵袭，寒凝气滞，阻于心络，心脉不通，不通则痛，发为胸痹心痛。也可阴邪内生，上犯胸中阳位，卒发心痛。

【治法】祛风通络。

【方药】五虎追风散合丹参饮加减。

全蝎6 g，蜈蚣3条，僵蚕12 g，蝉蜕12 g，丹参12 g，降香10 g，砂仁6 g，鸡血藤30 g，地龙6 g。

【方解】以全蝎、蜈蚣搜风解痉，僵蚕、蝉蜕祛风止痉，丹参、降香活血化瘀，鸡血藤、地龙活血通络。

【加减】寒邪偏盛，症见疼痛剧烈、面色㿠白、四肢欠温或肿胀、唇甲晦暗或青紫、脉弦紧者，加用当归四逆汤；脾虚痰湿重，症见胸闷、痰多、苔腻者，合用瓜蒌薤白半夏汤以化痰散结、通阳宣痹。

4. 痰浊阻络

【证候】胸闷痛如窒，痰多气短，喘促，多形体肥胖，倦怠乏力，纳呆便溏，或咳吐痰涎，肢体沉重，舌体胖大，边有齿痕，舌苔白浊腻或黄浊腻，脉弦滑。

【证候分析】若饮食不节，损伤脾胃，运化失司，聚湿生痰，痰阻气机，阻滞心络，发为胸痹心痛。痰湿痹阻心络则见胸闷痛如窒；脾为生痰之源，脾虚，津停为饮，饮聚为湿，湿凝为痰，可见肢体沉重，纳呆便溏；痰浊阻肺，肺气失宣而见气短喘促；舌苔白腻为痰湿之象；有热者可见痰黄稠，舌苔黄腻。

【治法】豁痰通络。

【方药】瓜蒌薤白半夏汤加减。

瓜蒌 20 g，薤白 15 g，半夏 15 g，枳实 12 g，厚朴 12 g，桂枝 12 g。

【方解】遵《黄帝内经》"心病宜食薤"及"辛走气，多食之，令人洞心"之旨，以瓜蒌、薤白通阳为主；桂枝辛通散结；枳实、厚朴除中焦痞满，行心肺之气。气顺痰消，阳通痹除，则诸症自愈。

【加减】顽痰坚结胶固，吐咳难出，脉见沉牢结代者，加僵蚕、青礞石（先煎）、浙贝母增加化痰之力；痰郁化热者，加竹茹、胆南星清热化痰。

5. 瘀毒阻络

【证候】胸痛较甚，痛有定处，口苦口干，尿少便秘，舌紫黯或暗红，苔白或黄腻，舌下络脉绛紫，脉弦数或滑数。

【证候分析】素体偏热，或瘀久化热成毒，毒邪侵袭血脉，瘀血阻于心脉，不通则痛，故见胸痛较甚。热毒耗伤阴血，故见口苦口干，尿赤便秘。舌紫黯或暗红，苔白或黄腻，舌下络脉绛紫，脉弦数或滑数为热毒血瘀之象。

【治法】解毒活血通络。

【方药】四妙勇安汤加减。

金银花 12 g，玄参 15 g，当归 12 g，丹参 12 g，檀香 10 g，大黄 6 g，水蛭 6 g，全蝎 5 g，甘草 6 g。

【方解】方中金银花甘寒入心，清热解毒；当归活血养血，玄参、大黄泻火解毒；甘草清解百毒，加强金银花清热解毒之功；全蝎活血解痉通络。

【加减】若热毒明显加连翘、黄连、栀子或大黄黄连泻心汤。

6. 络虚不荣

【证候】心悸怔忡，少气懒言，神疲乏力，自汗，活动后加重，面色淡白，舌淡胖苔白，脉虚；或伴阳虚者则见畏寒肢冷，面色㿠白，精神萎靡，或心胸憋闷或作痛，舌淡胖苔白滑，脉沉弱或结代；或伴血虚者则见心悸怔忡，失眠多梦，健忘，面白无华，眩晕，唇甲淡白，舌淡，苔薄白，脉细；或伴阴虚者则见五心烦热，潮热盗汗，口咽干燥，舌红少苔，脉细数。

【证候分析】各种致病因素均可导致营卫气化功能失常，气血生化乏源，气虚不仅脉络自身充盈失度，日久可致脏腑组织失于气血温煦濡养而发生各种继发性病理改变。久病必虚，久病入络，络中气血不足，络体失养，络脉运行气血输布渗灌功能失常导致络脉虚滞之变，所谓"最虚之处，便是容邪之处"。脉络空虚不荣，络体失养，更易导致外邪侵袭或痰瘀阻滞脉络，不通而痛，清代叶天士有"络虚则痛"之说，"下焦空虚，脉络不宣，所谓络虚则痛是也"。气虚日久阳气亏损，血虚日久营阴耗损，故气血阴阳亏虚，气虚无以温煦，阳虚易生内寒，血虚无以濡润，阴虚易生内热，导致络气虚、络血虚、络阴虚、络阳虚的不同病理变化。

【治法】补虚通络。

【方药】举元煎加减。

人参9g，肉桂3g，黄芪30g，甘草9g，麦冬12g，五味子9g。

【方解】叶天士首倡"络虚通补"治法，提出"大凡络虚，通补最宜"。方以人参、黄芪大补心肺之气；人参、麦冬、五味子益气养阴；肉桂温补下焦。

【加减】若心血虚明显，失眠多梦，加当归、川芎、阿胶（烊化）；若阴虚明显，五心烦热，虚烦不寐，加太子参；若阳虚明显，畏寒肢冷，面色苍白，加附子、防己、细辛。

（四）预后与调护

1.预后　预后一般取决于冠状动脉粥样硬化病变的范围和严重程度，一般狭窄程度轻、病变血管少的患者，如能控制好危险因素，且坚持规律而长期的治疗，一般预后较好，待侧支循环建立，症状可明显缓解。而恶化型心绞痛、变异型心绞痛等，常发作频繁，疼痛剧烈，若治疗仍不能奏效者，急性心肌梗死的发生会明显增加，死亡多发生在一周内，尤其数小时内，若发生严重心律失常、休克或心力衰竭者，病死率极高。

2.调护

（1）调摄精神：精神因素在本病发生发展中起着重要作用。《灵枢·口问》云："心者，五脏六腑之主也……故悲哀愁忧则心动。"后世认为"七情之由作心痛"。因此要加强冠心病患者的精神调摄科普，放松精神，消除紧张心理与急躁情绪，避免精神刺激，保持愉快平稳的心情。

（2）合理饮食：宜清淡低盐、低脂肪、低胆固醇饮食。控制体重，避免过度肥胖。高纤维素饮食，尽量多食新鲜蔬菜、水果和富含维生素的食物、豆类及豆制品，保证足够蛋白质、维生素及纤维素的摄入，餐饮不宜过急、过饱，并保持大便通畅，避免过度用力。应戒烟限酒，抵制二手烟。

（3）劳逸结合：要坚持适当的有氧运动，避免劳累及剧烈运动。发作期应立即卧床休息，缓解期要适当休息，保证充足的睡眠。

第十七章　慢性充血性心力衰竭

慢性充血性心力衰竭也称慢性心力衰竭，为不同病因引起的心脏舒缩功能障碍，心输出量不能满足全身代谢对血流的需要，从而导致具有血流动力异常和神经激素激活两方面特征的临床综合征。

慢性心力衰竭属中医"心积""心水"范畴，心积由内外各种病理因素损伤心之络脉逐渐发展而来，随着心积病程的发展可出现"心水"的症状。汉代张仲景《金匮要略·水气病脉证并治》说："心水者，其身重而少气，不得卧，烦而燥，其人阴肿。"《素问·通调论》云："夫不得卧，卧则喘者，是水气之客也。"这些描述与慢性充血性心力衰竭的症状表现极为相似。此外，历代文献中类似慢性充血性心力衰竭的描述还散见于"心胀""喘咳""水肿""痰饮""心衰"等证中，说明中医很早就开始认识和探索心力衰竭。

第一节　西医病因病理

一、发病原因

（一）基本病因

1.心肌损害

（1）原发性心肌损害：冠状动脉疾病导致缺血性心肌损害如心肌梗死、慢性心肌缺血；炎症和免疫性心肌损害如心肌炎、扩张型心肌病；遗传性心肌病如家族性扩张型心肌病、肥厚型心肌病、右室心肌病、心肌致密化不全、线粒体肌病等。即所有可能导致心肌收缩力减弱的心肌损害疾病。

（2）继发性心肌损害：内分泌代谢性疾病（如糖尿病、甲状腺疾病）、系统性浸润性疾病（如心肌淀粉样变性）、结缔组织病、心脏毒性药物等并发的心肌损害。

2.心脏负荷过重

（1）压力负荷（后负荷）过重：多见于高血压、主动脉瓣狭窄、肺动脉瓣狭窄等左、右心室收缩期射血阻力增加的疾病。

（2）容量负荷（前负荷）过重：见于心脏瓣膜关闭不全及左、右心或动、静脉分流性先天性心血管病。还有其他导致心脏容量负荷增加的疾病，如慢性贫血、甲状腺功能亢进症、围生期心肌病、体循环动静脉瘘等。

3.心室前负荷不足　二尖瓣狭窄、心脏压塞、限制性心肌病、缩窄性心包炎等，引起心室充盈受限，体、肺循环淤血。

（二）诱因

1.感染　呼吸道感染是最常见、最重要的诱因。还有感染性心内膜炎，因其发病隐匿而容易被漏诊。

2.心律失常　心房颤动是诱发心力衰竭最重要的因素。其他各种类型快速型心律失常及严重缓慢型心律失常均可诱发心力衰竭。

3.血容量增加　钠盐摄入过多，静脉液体输入过多、过快等因素可以导致血容量增加。

4.过度体力消耗或情绪激动　如妊娠后期及分娩过程、暴怒等。

5.治疗不当　如不恰当地停用利尿药物或降压药等。

6.原有心脏病变加重或并发其他疾病　如冠心病发生心肌梗死、风湿性心瓣膜病出现风湿活动、合并甲状腺功能亢进或贫血等。

二、病理机制

（一）代偿机制

1.血液动力学改变　心力衰竭时患者的血液动力学变化早期可以用 Frank–Starling 定律来描述，它反映了心力衰竭时泵功能和容量关系的病理生理学特征。心功能不全时回心血量增多，心脏的前负荷增加，心室舒张末期容积增加，舒张末压力也增高，心房压、肺静脉压也随之升高。心腔扩大，拉长心肌纤维，在一定的范围内可使心肌收缩加强、增加心搏量，起到代偿作用。

2.心肌肥厚　当心脏后负荷增高时，心肌肥厚是主要代偿机制，心肌肥厚时心肌细胞数并不增加，以心肌纤维增多为主。心肌肥厚心肌收缩力增强，克服后负荷阻力，使心排血量在相当长时间内维持正常。

3.神经内分泌系统的变化　心力衰竭起初以神经内分泌系统，如肾素–血管紧张素–醛固酮系统、交感神经兴奋，利钠肽系统等异常激活作为代偿机制，通过水钠潴留、外周血管收缩及增强心肌收缩等维持正常的心脏输出。

（二）心脏重构

心脏重构指在心脏损伤和（或）在血流动力学的应激反应时，心肌及其间质为适应增加的心脏负荷，细胞结构、功能、数量及遗传表型等方面发生了适应性、增生性的变化；由于分子和基因表达的变化，导致心脏的大小、形状和功能发生改变。

心脏重构中心室重塑最多见，也最重要。心室重塑是心力衰竭发生发展的基本病理机制，主要是指在心脏功能受损、心腔扩大、心肌肥厚的代偿过程中，心肌细胞、胞外基质、胶原纤维网等均发生相应变化，左室进行性扩大和收缩功能降低，最终导致心力衰竭。

第二节　中医病因病机

本病的发生与外邪侵袭、劳倦内伤、年老体衰有关。若风寒、风湿及风热等外邪，反复侵袭机体，往往容易损害心脏，病程迁移，久病气虚，首先发为"气分"虚乏，这也是本病发生的首要病理基础。脉络学说认为脉络末端是营卫交会生化的场所，营卫通过孙络相互贯通，完成物质与能量的相互转化，若营卫交会生化障碍，则宗气亏虚，气阳虚乏，阳气失于温煦推动，运血无力，进而导致血分病变－血瘀络阻成为本病的关键病理环节，脉络瘀阻日久，其末端营卫交会生化失司、气化失常而致津血互换障碍，过多的津液不能回流，聚于络外而发为"水分"病变引起水肿，气血水相互胶结，形成恶性病理循环，瘀水互结，发为本病。故清代唐容川《血证论·阴阳水火气血论》亦言："水病则累血，血病则累气"，瘀血水饮凝聚，日久结聚成形，心络络息成积，导致本病的加重。总之，气血水分的失衡是本病发生和发展的关键。

中医"心积""心水"与西医学慢性心力衰竭相吻合。中医所讲的"气分"实则指的是营卫气机升降出入运动与气化失常，涵盖了神经激素激活、心室重构、心脏扩大、心功能逐渐减退的病理过程；所言"血分"涵盖了血流动力学的病理改变，血管舒缩功能异常使心脏负荷加重；所论"水分"本质上即为水液代谢障碍引起的过多水分潴留在体内所致。此三者的作用在心衰发病过程中不容忽视。

一、外邪入侵

风寒湿三气杂至，或久居潮湿等外邪侵袭，内舍于心，心气受损，心气虚乏，营卫交会生化障碍，营卫气化失常，心之气血阴阳功能失调发为本病。诚如《医学入门》曰："血随气行，气行则行，气止则止，气温则滑，气寒则凝。"

二、情志失调

肝失疏泄，肝气郁结，横逆乘脾，或思虑过度，损伤脾气，脾失健运，痰浊内生，或肝郁化火，痰火内盛，灼伤心阴，心火亢盛，心之气血阴阳失衡发为本病。

三、年老体弱

年老体衰，元气亏虚，心气亦虚，运血无力，瘀血内阻；脾虚运化失健，痰湿内生；或肾阳亏虚，无力温助脾阳，痰湿壅胜，停于肺部，肺失宣肃，伤肺损心发为本病。

总之外感内伤，风寒湿或风湿热三气杂至，心病日久，气血水互结，日久结聚成形，发为本病。

第三节 西医诊断与治疗

一、临床表现

（一）左心衰竭

左心衰竭以肺循环淤血及心排血量降低为主要表现。

1.症状

（1）不同程度的呼吸困难：是左心衰竭最主要的症状。①劳力性呼吸困难：左心衰竭最早出现的症状；②端坐呼吸；③阵发性夜间呼吸困难；④急性肺水肿：呼吸困难是左心衰竭最严重的形式，重者可有哮鸣音，称为"心源性哮喘"。

（2）咳嗽、咳痰、咯血。

（3）乏力、疲倦、运动耐量减低等组织灌注不足的表现。

（4）少尿及肾功能损害的症状：少尿，尿素氮、肌酐升高等。

2.体征

（1）肺部湿啰音：由于肺毛细血管压增高，液体渗出到肺泡而出现湿啰音。

（2）心脏体征：心尖搏动向左下移位，心率增快，心尖区有舒张期奔马律，肺动脉瓣区第二心音亢进，其中舒张期奔马律最有诊断价值，在患者心率增快或左侧卧位并深呼气时更易听到。左心室扩大还可致相对性二尖瓣关闭不全，产生心尖区收缩期杂音。

（二）右心衰竭

以体循环淤血为主要表现。

1.症状

（1）消化道症状：胃肠道及肝淤血引起食欲减低、恶心、呕吐是最常见的症状。

（2）劳力性呼吸困难：若是继发于左心衰竭的患者，劳力性呼吸困难已经存在。若为分流性先天性心脏病或肺部疾病所致的单纯右心衰竭，也有明显的呼吸困难。

2.体征

（1）水肿：可表现为身体低垂部位的对称性凹陷性水肿、胸腔积液。

（2）颈静脉征：右心衰竭的主要体征，肝颈静脉反流征阳性更具特征性。

（3）肝大。

（4）心脏体征：除基础心脏病的相应体征外，可出现因右心室显著扩大而产生三尖瓣关闭不全的反流性杂音。

（三）全心衰竭

左心衰竭激发右心衰竭而形成的全心衰竭。因右心衰竭时右心排血量减少，导致阵发性呼吸困难的症状反而有所减轻。对于扩张型心肌病导致的左、右心衰竭者，主要表现为左心衰竭、心排血量减少的相关症状和体征，而肺淤血症状往往不严重。

二、分期与分级

（一）心力衰竭分期

A 期：前心衰阶段：患者存在心衰高危因素，但目前尚无心脏结构或功能异常，也无心衰的症状和（或）体征。

B 期：前临床心衰阶段：患者无心衰的症状和（或）体征，但已出现心脏结构改变，如左心室肥厚、无症状瓣膜性心脏病、既往心肌梗死史等。

C 期：临床心衰阶段：患者已有心脏结构改变，既往或目前有心衰的症状和（或）体征。

D 期：难治性终末期心衰阶段：患者虽经严格优化内科治疗，但休息时仍有症状，常伴心源性恶病质，须反复长期住院。

（二）心力衰竭分级

1.心力衰竭的严重程度通常采用美国纽约心脏病学会的心功能分级标准。

Ⅰ级：心脏病患者日常活动量不受限制，一般活动不引起乏力、呼吸困难等心衰症状。

Ⅱ级：心脏病患者体力活动轻度受限，休息时无自觉症状，一般活动下可出现心衰症状。

Ⅲ级：心脏病患者体力活动明显受限，低于平时一般活动即引起心衰症状。

Ⅳ级：心脏病患者不能从事任何体力活动，休息状态下也存在心衰症状，活动后加重。

2. 6 分钟步行试验　要求患者在平直走廊里尽快行走，测定 6 分钟步行距离，根据步行距离，进行心衰分级，< 150 m 为重度心衰，150 ~ 450 m 为中度心衰，> 450 m 为轻度心衰。

三、实验室检查

1. 利钠肽　心衰患者诊断、管理、临床事件风险评估的重要指标。但左心室肥厚、心动过速、心肌缺血、肺动脉栓塞等缺氧状态及肾功能不全、肝硬化、感染、高龄等均可引起利钠肽升高，因此其特异性不高。

2. 肌钙蛋白　心衰患者检测肌钙蛋白更重要的目的是明确是否存在急性冠脉综合征。同时，肌钙蛋白升高，特别是同时伴有利钠肽升高，是心衰预后的强预测因子。

3. 常规检查　包括血常规、尿常规、肝肾功能、血糖、血脂、电解质等。实验室检查右心衰竭患者血清胆红素和丙氨酸氨基转移酶可增高，血尿素氮也可增高，可有轻度氮质血症、轻度蛋白尿，尿中有少量透明或颗粒管型和少量红细胞。

4. 心电图　心力衰竭时并无特异性的心电图表现，但可帮助判断心肌缺血、既往心肌梗死、传导阻滞等。

5. 超声心动图　可以更准确地评价各心腔大小变化及瓣膜结构和功能。通常以左室射血分数（left ventricular ejection fractions，LVEF）评价心力衰竭患者的心脏收缩功能。以 E/A 比值评价心力衰竭患者的心脏舒张功能。

6. X 线检查　是确诊左心衰竭肺水肿的主要依据，有助于心衰与肺部疾病鉴别。

7. 心脏磁共振　可评价左右心室容积、心功能、节段性室壁运动、心肌厚度等。

8. 冠状动脉造影　对于有心肌缺血症状、心电图或负荷试验有心肌缺血表现者，可行冠状动脉造影明确病因诊断。

9. 放射性核素检查　用放射性核素做心脏血池显影能相对准确地评价心脏大小和 LVEF，还可通过记录放射活性 - 时间曲线计算左心室最大充盈速率以反映心脏舒张功能。

10. 有创性血流动力学检查　必要时对急性重症心衰患者进行床旁右心导管检查，计算心脏指数（cardiac index，CI）及肺毛细血管楔压（pulmonary capillary wedge pressure，PCWP），直接反映左心功能，正常时 CI > 2.5 L/（min·m²），PCWP < 12 mmHg。

11. 心 - 肺运动试验　仅适用于慢性稳定性心衰患者，在评估心功能并判断心脏移植的可行性方面切实有效。

四、诊断和鉴别诊断

（一）诊断要点

典型的心力衰竭诊断并不困难。左心衰竭的诊断依据为原有心脏病的证据和肺循环充血的表现。右心衰竭的诊断依据为原有心脏病的证据和体循环淤血的表现，且患者大多有左侧心力衰竭的病史。测定循环中脑钠肽（brain natriuretic peptiode，BNP）水平可作为心室功能异常或症状性心力衰竭的诊断依据，并有助于鉴别心力衰竭导致的呼吸困难和其他急症导致的呼吸困难。但该项检查不能区别收缩功能障碍和舒张功能障碍。

心力衰竭时常伴心脏扩大，但正常大小的心脏也可发生心力衰竭，如舒张性心力衰竭。X 线是确诊左心衰肺间质水肿期的主要依据，还有助于心力衰竭和肺部疾病的鉴别。超声心动图不能确诊心力衰竭，但却是区分收缩或舒张功能不全的主要手段，以帮助确诊心力衰竭病因。

（二）鉴别诊断

1. 支气管哮喘　左心衰竭夜间阵发性呼吸困难常被称为"心源性哮喘"，应与支气管哮喘相鉴别。前者多见于老年人，有高血压或慢性心瓣膜病史，后者多见于青少年，有过敏史；前者发作时必须坐起，重症者肺部有干、湿啰音，甚至咳粉红色泡沫痰，后者发作时双肺可闻及典型哮鸣音，咳出白色黏痰后呼吸困难常可缓解。测定血浆 BNP 水平对鉴别心源性和支气管性哮喘有较重要的参考价值。

2. 心包积液、缩窄性心包炎　由于下腔静脉回流受阻同样可以引起颈静脉怒张、肝大、下肢水肿等表现。应根据病史、心脏及周围血管体征进行鉴别，超声心动图检查可以确诊。

五、治疗

（一）一般治疗

1. 生活方式管理　包括患者教育、体重管理类和饮食管理。
2. 休息与活动　急性期或病情不稳定者应限制体力活动，卧床休息。病情稳定的心衰患者应根据病情轻重，在不诱发症状的前提下从床边小坐开始逐步增加有氧运动。
3. 病因治疗　积极治疗原发病和消除诱因。

（二）药物治疗

1. 利尿剂　原则上在慢性心衰急性发作和明显体液潴留时应用利尿剂，利尿剂是心衰治疗中改善症状的基石，是心衰治疗中唯一能够控制体液潴留的药物，但不能作为单一治疗。
2. 肾素 - 血管紧张素 - 醛固酮系统抑制剂　包括血管紧张素转换酶抑制剂、血管紧张素受体拮抗剂、血管紧张素受体脑啡肽酶抑制剂、醛固酮受体拮抗剂和肾素抑制剂。
3. β 受体拮抗剂　可抑制交感神经激活对心力衰竭代偿的不利作用。长期应用 β 受体拮抗剂可以减轻症状、改善预后、降低死亡率和住院率，且在已接受 ACEI 治疗的患者中仍能观察到 β 受体拮抗剂的以上益处。
4. 正性肌力药　包括洋地黄类药物（地高辛等）和非洋地黄类正性肌力药物（多巴酚丁胺、米力农等）。
5. 伊伐布雷定　选择性特异性窦房结 If 电流抑制剂，减慢窦性心律，延长舒张期，改善左心室功能及生活质量。
6. 扩血管药物　对于慢性心力衰竭患者一般不推荐血管扩张药物，仅对伴有心绞痛或高血压的患者可联合治疗，而对于存在心脏流出道或瓣膜狭窄的患者应禁用。
7. 鸟苷酸环化酶刺激剂　维立西呱作为目前全球治疗心衰的最新药物。心力衰竭的发生与 NO 合成受损和鸟苷酸环化酶（sGC）活性降低有关，可导致心肌和血管功能障碍。而维立西呱是一种可溶性鸟苷酸环化酶刺激剂，可通过刺激 sGC 不依赖内源性 NO，同时与 NO 具有协同作用，可增加细胞内 cGMP 的水平，松弛平滑肌和扩张血管。

（三）非药物治疗

1.心脏再同步化治疗 可以通过改善房室、室间和（或）室内收缩同步性增加心排量，改善心衰症状、运动耐量，提高生活质量，减少住院率并明显降低死亡率。

2.植入型心律转复除颤器 可用于 LVEF ≤ 35%、优化药物治疗 3 个月以上、美国纽约心脏病协会心功能分级仍为Ⅱ级或Ⅲ级患者的一级预防，也可用于 HFrEF 心脏停搏幸存者或伴血流动力学不稳定持续性室性心律失常患者的二级预防。

3.左室辅助装置 适用于严重心脏事件后或准备行心脏移植术患者的短期过渡治疗和急性心衰的辅助性治疗。

4.心脏移植 是治疗顽固性心力衰竭的最终治疗方法。

第四节　中医诊断与治疗

一、诊断

（1）气短、心悸、气喘、水肿为本病的主要特征。

（2）早期表现为气短心悸或夜间突发惊悸喘咳，端坐后缓解。如加重，则心悸频发、动则喘甚，或持续端坐呼吸、不能平卧，咳嗽咳痰，或泡沫状血痰；水肿呈下垂性，以下肢为甚，甚则全身水肿。常伴乏力、神疲、腹胀、纳呆、便溏。

（3）多有心悸、胸痹、真心痛、心痹、心瘅、眩晕、消渴等病史，或继发于伤寒、温病，也可见于一些危重疾病的终末期。

（4）以中老年人为多，感受外邪、饮食不节、劳倦过度、五志过极等可能导致疾病发作或病情加重。

二、鉴别诊断

本病应与喘证相鉴别。心水是以心悸、气喘、肢体水肿为主要表现的一种病证，多继发于胸痹心痛、心悸、胸痹等，是各种心脏疾病的最终转归，亦可见于其他脏腑疾病的危重阶段。早期表现为乏力、气短、动则气喘，继而喘促加重、喘不得卧、尿少肢肿，每因外感、劳倦等因素诱发或加重，亦可发生猝死。喘证是以呼吸困难，甚者张口抬肩、鼻翼煽动、不能平卧为主要临床特征的病证，是多种肺系疾病发展的终末阶段。

三、辨证论治

（一）辨证要点

1.辨虚实缓急 本病为本虚标实之证。应了解患者年龄、性别、既往健康状况及病情缓急新旧等。一般来说，年轻人、新病、既往体健多为实，老年人、重病久病之后多为虚。慢性心力衰竭发病缓慢，病程较长，主要表现为呼吸困难、活动后加重，常发生阵发性夜间呼吸困难，常出现下肢水肿。如"暴上气而喘"，突然端坐呼吸、唇指发绀、大汗淋漓、烦躁不安、咳出粉红色泡沫痰，则为急性心力衰竭。

2. 辨气血水分　络息成积概念的提出有助于从"心积""心水"进行心力衰竭的临床辨证论治，揭示了心力衰竭伴随着血流动力学改变而发生的心室重构的慢性病理过程，从"心积"到"心水"反映了心力衰竭逐渐加重的病理过程。"气分"病变以气阳虚乏表现为主；"血分"病变以血瘀络阻表现为主；"水分"病变引起水肿，则以瘀血水饮凝聚、日久结聚成形表现为主，导致心络络息成积、从"心积"到"心水"的病变。

3. 辨脏腑兼症　病之初期，为心络气虚、鼓血无力、心神失养、血脉瘀阻所致，常表现为心悸气短、心烦不安、失眠盗汗、两颧红暗、心前憋闷等症。随着病情发展，可见喘急胸闷、咳嗽吐血痰的肺络病变；胁下痞块、颈静脉怒张的肝络病变；尿少、尿血或镜下血尿的肾络病变；腹胀纳呆、腹部络脉暴起或呕吐带血的脾胃络脉病变；以及全身水肿、口唇发绀、舌暗瘀斑的周围络脉病变。当仔细辨别。

（二）治疗原则

治疗当调节阴阳，以平为期。基本原则是辨证与辨病相结合，心络气虚、络气不运是本病的基本病机，瘀血痰饮、水湿是重要的病理因素，故把"气、血、水同治分消"作为中医治疗心力衰竭的三大法则。治疗时必须以益气活血、化痰通络、温阳利水为主，同时据痰、瘀、水三者的侧重不同，分别施予活血、化痰、利水之法。

（三）分证论治

1. 心络气虚

【证候】心悸气短，神疲乏力，活动后加重，夜间不能平卧，自汗，舌质淡红，苔薄白，脉结代。

【证候分析】心络气虚，络气不运，气虚不能奉养心神，故见心悸气短、活动后加重，正如《医理真传》云："凡属内伤者，皆心气先夺，神无所主，不能镇定百官，诸症于是蜂起矣"；气虚卫外不固，津液外泄，故见多汗；脉结代属心气不足、络虚失运之象。

【治法】益气养心通络。

【方药】举元煎合葶苈大枣泻肺汤加减。

人参 9 g，黄芪 30 g，炒白术 12 g，升麻 6 g，甘草 9 g，地龙 15 g，白术 30 g，葶苈子（包）10 g，鸡血藤 20 g。

【方解】方中以黄芪大补宗气，为近代名医张锡纯治疗胸中大气下陷的代表药物，用人参、黄芪、白术、甘草益气补中，升麻升举阳气；地龙、鸡血藤活血祛瘀通络；用葶苈子泻肺利水之力，防络虚不运、心血瘀滞所致肺不宣肃之水湿。全方共奏益气养心、活血通络之效。此方用于心力衰竭早期无水肿者。

【加减】清阳下陷重症，神疲乏力、腹坠肛脱者，加葛根、羌活升提清阳；服黄芪觉滞气者，黄芪改为五爪龙；呕吐者，加竹茹、生姜、法半夏；小便不利、水肿者，加车前子、大腹皮。

2. 热毒滞络

【证候】心悸气短，不能平卧，咳嗽，咳痰黄稠，胸膈痞满，口干口苦，尿黄量少，下肢水肿，舌红苔黄，脉象滑数或细涩结代。

【证候分析】痰热壅肺，肺热灼津成痰，则发热不恶寒、咳嗽、咳痰黄稠、胸膈痞满；热毒阻滞心络，心肺脉络郁滞则心悸气短、不能平卧；肺失宣降，水道失利则尿少、下肢水肿；口干口苦、尿黄为内热之征；舌红苔黄、脉象滑数或细涩结代为热毒滞络之象。

【治法】清热化痰，降气通络。

【方药】清气化痰汤合金铃子散加减。

陈皮 12 g，杏仁 9 g，枳实 12 g，黄芩 12 g，瓜蒌仁 15 g，茯苓 12 g，葶苈子（包）12 g，鱼腥草 12 g，地龙 10 g。

【方解】西洋参、麦冬益气养阴，陈皮、枳实理气化痰，瓜蒌仁清化痰热，鱼腥草、黄芩清肺解毒，葶苈子、地龙泻肺定喘。

【加减】对于反复出现感染的心功能不全患者，由于久病伤正，气血耗伤，治疗当以扶正祛邪为主，可加人参、黄芪、当归等补益气血，酌加少量清热除痰之品以祛邪；痰热难咳者，加浙贝母、海蛤壳、瓜蒌；兼寒痰喘咳者，加苏子、杏仁、法半夏。

3. 络息成积

【证候】心悸怔忡，呼吸气短，动则更甚，口唇发绀，颈部青筋怒张、虚里，按之其动微弱欲绝或按之弹手、洪大而搏，动而应衣，搏动移位，下肢水肿，苔薄腻或白腻，舌质暗或有紫斑，脉涩或结代。

【证候分析】心病久治不愈影响脏腑气机，导致络气郁滞，脉络功能失调，营卫交会生化异常，造成代谢障碍，津凝为痰，血滞为瘀，痰瘀久聚于络，络息成积而见心悸怔忡、呼吸气短、下肢水肿、苔薄腻或白腻、舌质暗或有紫斑、脉涩或结代等。

【治法】益气通络，活血利水。

【方药】保元煎合活络效灵丹加减。

人参 9 g，黄芪 15 g，肉桂 3 g，黄芪 30 g，当归 12 g，生地 10 g，川芎 10 g，丹参 10 g，生明乳香 3 g，生明没药 3 g，葶苈子 12 g，僵蚕 12 g，蝉衣 12 g，葶苈子 12 g（包煎）。

【方解】本方常用于治疗慢性心力衰竭，以人参、黄芪补益元气，僵蚕、蝉衣祛风解痉；葶苈子利水消肿；肉桂温补下焦、温阳化气；当归、生地、川芎、丹参活血化瘀；乳香、没药理气活血。

【加减】若夹痰热，用黄连温胆汤加郁金，清热化痰；若兼大便干结，加桃仁、大黄。

4. 痰湿阻络

【证候】心慌，气短，喘憋不得卧，咳嗽咳痰，胁胀，脘腹痞满，肢体水肿，舌苔黄腻，脉沉紧。

【证候分析】痰饮内停，气机郁滞，肺络不畅，肺气失宣，故见心慌、气短、喘憋；卧位时心肺络脉瘀阻加重，故喘憋不得卧；肺气失宣，津液输布失常，聚湿成痰，故咳嗽咳痰；痰饮停于胁肋，肝络不利则胁胀，脾胃络脉郁滞则脘腹痞满；水湿停留，则见肢体水肿；舌脉亦为痰饮停留、络脉不畅之象。

【治法】利水泻肺，散结通络。

【方药】木防己汤合葶苈大枣泻肺汤加减。

木防己 10 g，石膏 30 g（先煎），桂枝 10 g，人参 10 g，葶苈子 30 g（包煎），桑白皮 15 g，泽泻 15 g，地龙 15 g，泽兰 15 g，丹参 15 g。

【方解】方中以木防己、桂枝一苦一辛，行水饮，散结气，祛除病原；石膏性寒而缓，宣泄郁热；人参扶正补虚，通阳；葶苈子泄痰饮之壅塞，除肺络之郁闭；桑白皮泄肺利水，以助葶苈子之力；泽泻行气利水；地龙活血祛瘀，通利心肺之络；泽兰、丹参活血祛瘀，通脉利水。全方共奏利水泻肺、散结通络之效。

【加减】若咳逆气急明显，加白芥子；若阳虚明显，加桂枝、淫羊藿；若水饮久停难去，加桂枝、白术、甘草通阳健脾化饮。

5. 心络阳脱

【证候】心悸气喘极为严重，张口抬肩，喘促鼻煽，心悸不宁，烦躁不安，面色青灰，小便量少，肢体水肿，大汗淋漓，四肢厥冷，舌质淡白，脉沉细欲绝。

【证候分析】阴阳俱虚，虚阳不能潜纳，阳气欲脱于上，心神失养，宗气外泄，故见心悸气喘极为严重，悸动不宁，张口抬肩，喘促鼻煽；虚阳浮越，故见烦躁不安；络脉因气衰失运瘀滞较甚，故见面色青灰；阳气衰微，不能温化津液则尿少，水液泛溢四肢故见水肿；络气不足，阳虚不能温煦四肢则四肢厥冷；络气不足，不能布散于周身，阳气不固，阴津外泄则大汗淋漓；舌质淡白，脉沉细欲绝，皆为阴阳离决之征。

【治法】回阳益气固脱。

【方药】参附龙牡汤加减。

人参 10 g，附子 10 B，桂枝 12 g，麦冬 15 g，五味子 15 g，龙骨 30 g，牡蛎 30 g，炙甘草 10 g，山茱萸 30 g，丹参 15 g，葶苈子 12 g，泽泻 12 g。

【方解】方中人参大补元气，附子温补真阳，桂枝温通心阳、调营卫且温化水饮，麦冬、五味子滋补阴液，龙骨、牡蛎镇纳浮阳，炙甘草健中益气，山茱萸酸甘敛阴、补益肝肾，丹参专走血分能生新血、补阴血而固阳，葶苈子、泽泻泻肺利水消肿，且现代研究可强心利尿。诸药相伍，阴津得补，阳气得养，上越之阳归纳，外泄之阴固守，且利水强心。共奏回阳益气、固脱强心之效。

【加减】该型病情极为严重，往往阳越于外，阴竭于内，必须及时抢救。在上方基础上，可配合用生脉注射液静脉注射。

（四）预后与调护

本病预后除取决于心功能不全的程度外，影响因素有：①基础心脏病是否纠治；②有无明显的临时诱因；③治疗是否及时；④所接受的治疗是否有效。同时，与预防心力衰竭发作与调护也有密切关系。平时调护应注意休息、合理饮食，减少或避免诱发因素。

1. 休息　轻度心力衰竭时可适当卧床休息，嘱患者尽量减少体力劳动，随时注意病情变化。对心功能Ⅲ级的患者，一天大部分时间应卧床休息，并以半卧位为宜；心功能Ⅳ级的患者，必须绝对卧床，避免任何体力活动，以减轻心脏负担，并保持病室安静、舒适、整洁、空气新鲜；长期卧床患者，定时翻身，加强皮肤护理，避免发生褥疮和出现下肢血栓；对严重水肿的患者，在治疗时要注意保护皮肤，避免形成破溃。

2. 控制和消除诱发因素　气候转冷时要注意加强室内保暖措施，同时做好室内通风换气及空气消毒，防止上呼吸道感染；避免过度劳累和精神刺激以减少发作的可能性。

3. 日常监测　药物治疗时应注意观察血压、心率、尿量、体重、腹围变化，及时发现电解质紊乱、心律失常、头痛、干咳、皮疹等，及时调整药物。

4. 心理疏导　应对患者进行有效的鼓励、关心，让患者保持良好稳定的心态，树立信心，同时要做好家属工作，家属给予患者充分的情感支持和关心。

5. 健康教育

（1）制订锻炼或活动计划：参加适当的体育活动，避免过度劳累。有效的运动康复可降低心衰的病死率和再住院率，改善运动耐量和生活质量。

（2）制定规律的休息时间：放松精神，愉快生活，保持心境平和，避免情绪激动和精神过度紧张。

（3）少食多餐：避免暴饮暴食，低盐饮食，心力衰竭轻者每日钠盐摄入量＜5g，重者每日钠盐摄入量＜3g，若已规律服用利尿剂，还应注意低钠低氯血症的发生，定时检查，必要时进行补充。

食物以高热量、高蛋白、多维生素、易消化为宜。限制总液体入量，摄入液体量一般宜 1500 mL 以内，保持每日出入量负平衡约 500 mL。

6. 药物治疗的护理　药物治疗时应注意观察血压、心率、尿量、体重、腹围变化，及时发现电解质紊乱、心律失常、头痛、干咳、皮疹等，及时调整药物。

7. 心理护理　慢性心功能不全患者的病程长且多次反复发作，患者易多虑、烦躁、紧张，普遍有焦虑和抑郁发作，所以，对患者心理护理尤为重要，在与患者交谈时应注意态度和语言，交谈内容既要实事求是，又要鼓励，要用眼神及身体语言表达对患者的关心，要做好家属工作，让患者树立信心，积极配合治疗。

8. 健康教育

（1）制订锻炼或活动计划：参加适当的体育活动，避免过度劳累。

（2）制定规律的休息时间：放松精神，愉快生活，保持心境平和，避免情绪激动和精神过度紧张。

（3）少食多餐：避免暴饮暴食，适当限制盐的摄入，限制总入量，少饮水及少进含水量较多的食品和水果。教会患者计算出入量的方法。

（4）戒烟酒：不饮浓茶和咖啡。

（5）冷天注意保暖，避免受凉感冒。

（6）每日定时自测体重：若 1 ~ 3 天内体重突增 2 kg 应引起警惕立即就诊，做进一步处理。

（7）积极治疗原发病，遵医嘱按时按量服药，不得随便停药，定期门诊复查。

（8）如心力衰竭加重要及时到医院就诊，以免延误病情。

第十八章　心律失常（心房颤动）

心律失常是指心脏冲动的起源部位、频率、节律、传导速度或激动传导次序的异常。可见于生理情况，更多见于病理状态，包括心脏疾病和非心脏疾病。心律失常按发生部位分为室上性（包括窦性、房性、房室交界性）和室性心律失常两大类；按发生时心率的快慢，分为快速型与缓慢型心律失常；按发生机制分为冲动形成异常和冲动传导异常。

心房颤动，简称房颤，是最常见的心律失常之一，是指起搏点在心房的异位性、完全不规则的心动过速，心房率在 350 ~ 600 次/分。

中医学虽无心律失常病名，也无房颤病名，但属中医"心悸""怔忡""脉结代"等范畴。《黄帝内经》虽无心悸或惊悸、怔忡之病名，但《灵枢·经脉》记载的"心中澹澹大动"和《灵枢·本神》记载的"心怵惕"，均与心律失常发生时症状表现相类似，且已认识到心悸发作有多种病因。

第一节　西医病因病理

心脏传导系统的电冲动起搏点位。窦房结位于右心房与上腔静脉交界处的前外侧，是控制心脏正常活动的起搏点。窦房结发出的电冲动快速通过左右心房。心肌大部分由普通心肌纤维组成，小部分为特殊分化的心肌纤维。后者组成心脏特殊的起搏传导系统，包括窦房结、房室结、房室束、左右束支及其分支和浦肯野纤维网。

窦房结、房室结和房室束主干多由右冠状动脉供血。房室束分支部分、左束支前分支和右束支血供来自左冠状动脉前降支，而左束支后分支则由左冠状动脉回旋支和右冠状动脉供血。

心肌细胞具有自律性、兴奋性、传导性和收缩性，前三者与心律失常关系密切。心肌细胞电生理特性的基础为经心肌细胞膜的跨膜离子流。工作心肌细胞跨膜电位的形成主要是依靠细胞膜内外离子分布不均匀所造成的离子浓度梯度。工作心肌细胞的跨膜电位包括静息电位和动作电位两种。

一、发病原因

1.心脏本身因素　心脏本身因素主要为各种器质性心脏病，包括冠心病、高血压性心脏病、风湿性心脏病、心肌炎等。

2.全身性因素　全身性因素包括药物毒性作用、各种原因的酸碱平衡及电解质紊乱、神经与体液调节功能失调等。

3.其他器官障碍的因素　其他器官障碍的因素如甲状腺功能亢进、贫血、重度感染、脑卒中等，或胸部手术（尤其心脏手术）、麻醉过程、心导管检查等。

总之，房颤常发生于器质性心脏病患者，多见于高血压性心脏病、冠心病、风湿性心脏病、二尖瓣狭窄、心肌病及甲状腺功能亢进，其次缩窄性心包炎、慢性肺源性心脏病、预激综合征和老龄也可引起房颤。也有部分房颤患者原因不明，可见于正常人，可在情绪激动、外科手术、运动或大量饮酒时发生；有的房颤发生在无结构性心脏病的中青年，称为孤立性房颤或特发性房颤。

二、病理机制

心律失常的电生理机制主要包括冲动形成异常、冲动传导异常及二者联合存在。

房颤的电生理机制主要在于冲动形成异常，是心房肌细胞的自律性异常和折返激动，表现为心房无序的电活动，房颤时心房有效收缩消失，心排血量比窦性心律时减少达 25% 或更多。房颤患者的主要病理生理特点包括心室律（率）紊乱、心功能受损和心房附壁血栓形成。

第二节　中医病因病机

一、病因

心脏区域的络脉包括心之气络和心之脉络。心之气络弥散敷布经气的作用涵盖由窦房结发出的心脏传导系统、参与搏动的自主神经及部分高级中枢神经功能；心之脉络主要系指渗灌血液到心肌组织的冠脉循环系统，包括广泛分布于心肌的中小血管及微循环。心之气络和脉络相互协调，维持心脏正常搏动频率和节律，推动血液循脉管运行周身，同时向心脏自身供血。气络病变表现为心脏搏动频率和节律的改变，心之脉络病变则引起心脏自身血液供应障碍。营卫不和、阴阳失调所致气阴两虚为心律失常发病之本，络虚不荣为基本病理环节，脉络瘀阻为对重要影响因素的病机认识。

房颤发病因素众多，中医对此也有着丰富的认识，《素问·经脉别论》指出：惊则气乱，使心神不安。《伤寒杂病论》指出：心悸由惊扰、水饮、虚劳及汗后受邪等因素诱发。孙思邈《备急千金要方》中提出因虚致悸等。总结起来，不外乎先天不足、劳倦体虚、饮食不节、药食不当、情志诱发、感受外邪、四季时辰影响、五脏气血阴阳不调。主要有以下几方面病因。

（一）先天不足

先天禀赋不足，素体虚弱，加之后天失养、久病耗伤，导致脾胃后天之本受损，使得气血生化乏源、气血阴阳亏虚、阴虚不能收敛阳气、阴阳两气不相顺接、心神失养而发为本病。

（二）劳倦体虚

久病损伤正气，或随着年龄的增长，脏腑功能衰退，心之气阴耗损，或劳倦太过，伤及脾胃，生化乏源，导致气血阴阳亏虚、脏腑功能失调、心失所养而发为本病。《黄帝内经》有云："乳之下，其动应衣，宗气泄也。"朱丹溪认为血虚会导致心悸的发生，有言："人之所主者心，心之所养者血，心血一虚，神气不守，此惊悸之所肇端也。"指出心脉的运行有赖于血液的充养，心血不足，心神失养，导致心悸的发生与持续。故在心悸的发病中，体虚劳倦不可小觑。

冠心病是房颤发生的主要原因。首先，现代化社会的建设和发展速度较快，对于老年患者而言，精神压力和心理压力也不断增加。同时，发展速度较快的社会中，人们的生活节奏变化快，原本的生活方式和饮食方式也发生了极大的变化。此种情况有可能导致患者长期处于高热量、高脂肪的饮食结构中，同时体力活动减少、运动不足而导致动脉粥样硬化，进而引发了冠心病。其次，患者的左心室肥厚也是一种较为明显的房颤发病因素。高血压疾病会导致患者的左心室肥厚，老年患者大多患有高血压疾病，血压居高不下，会引发房颤病症。最后，现代生活水平升高，社会医疗卫生条件改善，风心病和肺心病的发病率降低。

（三）饮食不节

《黄帝内经》中提出食咸味可致心悸的观点，认识到饮食不当是心悸的原因之一。如《素问·生气通天论》："味过于咸，大骨气劳，短肌，心气抑。"清朝的李用粹认为"膏粱厚味，积成痰液"，指出嗜食肥甘厚味、饮食不节导致痰饮内生而致心悸。《不居集·怔忡惊悸健忘善怒善恐不眠》所谓："心者，身之主，神之舍也。心血不足，多为痰火扰动。"东汉张仲景提出"食少饮多，水停心下，甚者则悸"的观点。历代医家也观察到，药物过量服用或者毒性剧烈也会耗伤心气，损伤心神，引发心悸。临床观察发现中药中许多有毒性的药物如附子、乌头、洋金花、麻黄、蟾酥等用之不当会引起心悸，而西药如洋地黄、阿托品等使用不当也会造成严重的心律失常。另外咖啡、浓茶、大量吸烟亦可诱发此病。

（四）情志因素

情志因素在房颤的发病过程中起着十分关键的作用。长期精神刺激、忧思过度，大喜大悲，均可伤及五脏，累及于心。

正如《素问·举痛论》："惊则心无所依，神无所归，虑无所定，故气乱矣。"《灵枢·口问》："悲哀愁忧则心动，心动则五脏六腑皆摇。"清代陈士铎《辨证录·怔忡门》："人有得怔忡之症者，一遇拂情之事，或听逆耳之言，便觉心气怦怦上冲，有不能自主之势。"《黄帝内经》指出惊、怒、悲哀、愁忧皆可影响心神，导致心悸的发生。

惊致心悸：《素问·举痛论》有"惊则心无所依，神无所归，虑无所定，故气乱矣"。如果平素心虚胆怯，突遇惊恐，心神动摇，不能自主就会发为心悸。

怒致心悸：《素问·金匮真言论》"东方青色，入通于肝，开窍于目，藏精于肝，其病发惊骇"提出肝病可导致惊骇。大怒伤肝，肝木横逆，则脏腑失调，气机逆乱，或横逆，或升腾，逆乱冲心，或气机失调，变生郁火、痰浊、瘀血等，皆可扰乱心神而发为心悸。

思致心悸：脾胃为气血生化之源，脾虚则气衰血少，而心失所养，思虑太过，劳伤心脾。如《素问·疏五过论》："身体日减，气虚无精。病深无气，洒洒然时惊。"言病之深也，病气深，谷气尽，阳气内薄，故恶寒而惊。此乃情志郁结，在外耗损了卫气，在内劫夺了荣气。

悲致心悸：《灵枢·口问》有"悲哀愁忧则心动"，平素心虚胆怯之人，如骤遇惊恐，或情怀不适、悲哀过极、忧思不解等致七情扰动，忤犯心神，不能自主而心悸。

（五）感受邪气

《素问·至真要大论》："夫百病之生也，皆生于风寒暑湿燥火以之化之变也。"可见《黄帝内经》十分强调外感六淫病因，认为心悸主要与外感六淫有密切的关系，如《素问·痹论》说"风寒湿三气杂至，合而为痹也……心痹者，脉不通，烦则心下鼓"明确指出感受外邪，导致血脉不通从而发生心悸。

（六）五脏、气血阴阳不调

人体是一个有机整体，心为君主之官，五脏六腑正常生理活动不能离开心主导。如《灵枢·口问》所言："心者，五脏六腑之主也……心动则五脏六腑皆摇。"然而中医诊治并非单从心着眼，心与脾肺肝肾诸脏关系密切，五脏六腑皆令心悸，非独心也。《明医指掌》论血者水谷之精月，生化而赤，总统于心。心血有赖于脾胃的供给。《素问·阴阳应象大论》云："脾……在志为思。"而心主血藏神。所以思虑劳神过度，则耗伤心血，损伤脾气，可出现心神失养。《明医杂著》有言："凡心脏得病，必先调其肝肾二脏……肝气滞则心气乏。"《景岳全书》曰："凡治怔忡惊恐者，虽有心脾肝肾之分，然阳统乎阴，心本乎肾。"

五脏不调，导致气血阴阳失调，进而导致痰饮瘀血阻滞，心失所养，心脉不畅，心阴心阳受损，发为本病。《素问·调经论》："气血以并，阴阳相倾，气乱于卫，血逆于经，血气离居，一实一虚。血并于阴，气并于阳，故为惊狂。"《素问·四时刺逆从论》："滑则病心风疝；涩则病积，时善惊。"说明气血运行涩滞则病积聚，不时惊恐。《素问·经脉别论》曰："凡人之惊恐恚劳动静，皆为变也……有所惊恐，喘出于肺，淫气伤心。"成无己有《伤寒明理论》曰："其气虚者由阳气虚弱，心下空虚，内动而为悸也。"《血证论·怔忡》说："凡思虑过度及失血家去血过多者，乃有此等虚证。"以上无不论证了此观点。

（七）诊治不当

《素问·诊要经终论》有言："春刺秋分，筋挛，逆气环为咳嗽，病不愈，令人时惊，又且哭。"指出春病在肝，邪气因误刺而环周于肺，发为咳嗽，病不愈，肝气伤，使人时惊。《素问·诊要经终论》："夏刺秋分，病不愈，令人心中欲无言，惕惕如人将捕之。"指出误刺秋分，则伤在肺矣。肺主气，肺伤则气馁弱而不能言。说明违反治疗法度，不应刺而刺之，非但没治愈原来的病，却使病势更加深入和恶化了。汉代张仲景指出误用或过用汗、下诸法，病不去反损心阳，致心悸不安或烦、惊、狂等心悸重症。《伤寒论》中描述的太阳病发汗太过或误用下法，少阳病误用汗吐下等，会导致机体阴液亏虚，正气受损，造成心神失养，最终发为心悸不安或烦、惊、狂等心悸重症。《伤寒杂病论》"发汗过多，其人叉手自冒心，心下悸，欲得按者，桂枝甘草汤主之"乃发汗过多致心阳不足之心悸。"未持脉时，病人手叉自冒心……以重发汗虚故如此。"汗为心之液，得心阳之气而化成，若发汗过多，心阳随汗外泄而受损，则心无所主，致心悸。

二、病机

中医认为虚、风、热、瘀、痰是房颤的五大病机要素。它们之间互为因果、相互影响，在房颤的发病过程中发挥了关键作用。

（一）气阴两虚是房颤发生的病理基础

中老年人是房颤的易感人群，这类人群的生理特点多为正气不足，阴津减少。房颤以"心律绝对不齐、脉搏短绌、第一心音强弱不等"为突出特点。心气不足，固摄无力，心阴亏虚，心血失充，是其主要病理基础。因此，房颤的发生离不开心之气阴不足。

（二）因风而动是房颤发作的直接病机

房颤发病以"急、变、动"为突出特点，这与中医风邪主动、善行而数变的致病特点相吻合。虽然房颤的发生离不开心之气、血、阴、阳的不足和气郁、痰浊、水饮、瘀血的阻滞，但风作为百病之长，在房颤的发生中起到了直接作用，风邪在房颤发病中起着重要的先导作用，常可兼他邪合而为病。因此，因风而动是房颤发作的直接病机。

（三）热扰心脉是导致房颤发病的关键因素

房颤的发生离不开热邪的影响，房颤患者脉象以促脉、数脉为特征，且多伴有急躁易怒、口咽干燥等阳热之象，热易生风动血，灼津耗液，耗伤心脉，发为房颤。因此，房颤发病的关键因素与热扰心脉息息相关。

（四）瘀血内停是房颤发生的主要环节

血栓形成是房颤病情变化最严重的病理环节，与中医讲的瘀血密切相关，瘀血内停既是房颤发病的原因之一，也是房颤病程的常见病理产物，也可以作为新的致病因素，进一步加重房颤病情。因此，瘀血内停是房颤发生的主要环节。

（五）痰湿内伏是房颤反复发作的夙根

虽然目前房颤的抗凝治疗已得到广泛应用，血栓事件也得到很好的控制，但是维持窦性心律仍是房颤治疗的难点。窦性心律的维持与心房的压力和容量负荷密切相关，从中医学来讲，"脾主肌肉"，脾虚痰湿内生，心房结构重塑，收缩舒张功能失调，心房颤动即生。因此，痰湿内伏是房颤反复发作的夙根。

第三节　西医诊断与治疗

一、临床表现

偶发者可无症状或自觉心跳不规则，有心跳增强感或间歇感，频发或持续时间较长时可有心悸、胸痛、胸闷、乏力、视物黑蒙等，部分患者也可无不适症状，严重的心律失常可导致晕厥、抽搐、呼吸停顿甚至死亡。心脏听诊有心率、节律变化，心音强弱也可出现异常。

房颤症状的轻重与心室率快慢有很大关系。一般心室率超过 150 次/分，患者可发生心绞痛与充血性心力衰竭。而心室率不快时，患者可无症状。房颤并发血栓栓塞的危险性比较大，尤以脑栓塞危害最大。栓子常来自左心房，多在左心耳。二尖瓣狭窄或二尖瓣脱垂合并房颤时，脑栓塞的发生率更高。

二、实验室检查

心电图检查是确诊心律失常的重要依据，确定心律失常的起源部位并进行血压监测、运动试验、超声心动图、放射性核素显影、心血管造影、血液生化等检查有助于明确病因。对于特殊的患者，基因检测也是重要的诊断方法。

房颤患者心电图特征包括：①P 波消失，代之以小而不规则的基线波动，形态与振幅变化不定，频率为 350～600 次/分；②心室率极不规则；③QRS 波形态通常正常，当心室率过快，发生室内差异性传导，QRS 波增宽变形。

三、诊断和鉴别诊断

（一）诊断要点

心房颤动的诊断主要依靠心电图，病史和体格检查也能为诊断提供线索。体表心电图是诊断心房颤动最方便、简单、廉价、准确的方法。心电图若符合心房颤动的特征，即可诊断。

（二）鉴别诊断

1.心房颤动与心房扑动相鉴别　心房颤动是指窦性 P 波消失，代之以大小不等、形态各异的颤动波（f 波），频率一般在 350～600 次/分。而心房扑动是指窦性 P 波消失，代之以振幅、间期较恒定的房扑波（F 波），频率在 250～350 次/分，房扑波常以 2∶1 比例传导至心室，心室率多为 150 次/分。

2.心房颤动与期前收缩相鉴别　心房颤动是指窦性 P 波消失，代之以大小不等、形态各异的颤动波（f 波），频率一般在 350～600 次/分。期前收缩是起源于窦房结以外的异位起搏点提前发出的激动。其中房性期前收缩表现为提前出现的异位 p'波，多为不完全性代偿间歇，QRS 多为正常形态，若伴有差异性室内传导，可表现为宽大畸形的 QRS 波。室性期前收缩表现为提前出现的宽大畸形的 QRS 波，QRS 波前无 p 波，多为完全性代偿间歇。

四、治疗

（一）药物治疗原则

对于房颤患者的治疗，强调长期综合管理，即在治疗原发疾病和诱发因素基础上，积极预防血栓栓塞，恢复并维持窦性心律（即控制心室率），是房颤治疗的基本原则。

（二）药物治疗

1.抗凝治疗　对于合并瓣膜病患者，需应用华法林抗凝。对于非瓣膜病患者，需使用 CHA_2DS_2-VASc 评分系统（表 18-1）进行血栓栓塞的危险分层。若 CHA_2DS_2-VASc 评分 ≥ 2 分，需启动抗凝治疗；评分为 1 分者，根据获益与风险权衡，优先抗凝治疗；评分为 0 分者，无须抗凝治疗。在抗凝治疗前需同时进行出血风险评估，常采用 HAS-BLED 评分系统（表 18-2）。若 HAS-BLED 评分 ≥ 3 分，为高出血风险。但需注意的是，对于高出血风险的房颤患者，应积极纠正可逆的出血因素，而不应将 HAS-BLED 评分增高作为抗凝治疗的禁忌证。

表 18-1　非瓣膜病性心房颤动脑卒中危险 CHA_2DS_2-VASc 评分

危险因素	CHA_2DS_2-VASc（分）
充血性心力衰竭/左心室功能障碍（C）	1
高血压（H）	1
年龄 ≥ 75 岁（A）	2
糖尿病（D）	1
脑卒中/TIA/血栓栓塞病史（S）	2

续表

危险因素	CHA$_2$DS$_2$-VASc（分）
血管疾病（V）	1
年龄 65～74 岁（A）	1
性别（女性，Sc）	1

注：TIA 为短暂性脑缺血发作；血管疾病包括既往心肌梗死、外周动脉疾病、主动脉斑块。

表 18-2　出血风险评估 HAS-BLED 评分

临床特点	计分（分）
高血压（H）	1
肝、肾功能异常（各1分，A）	1 或 2
脑卒中（S）	1
出血（B）	1
INR 值易波动（L）	1
老年（年龄＞65 岁，E）	1
药物或嗜酒（各1分，D）	1 或 2

注：高血压定义为收缩压＞160 mmHg；肝功能异常定义为慢性肝病（如肝纤维化）或胆红素＞2 倍正常值上限，丙氨酸氨基转移酶＞3 倍正常值上限；肾功能异常定义为慢性透析或肾移植或血清肌酐≥200 μmol/L；出血指既往出血史和（或）出血倾向；INR 易波动指国际标准化比值不稳定，在治疗窗内的时间＜60%；药物指合并应用抗血小板药物或非甾体类抗炎药。

2. 转复并维持窦性心律　将房颤转复为窦性心律的方法包括药物复律、电复律和导管消融治疗。ⅠA（奎尼丁、普鲁卡因胺）、ⅠC（普罗帕酮）或Ⅲ类（胺碘酮、伊布利特）均可能转复房颤，成功率在 60% 左右。胺碘酮致心律失常发生率最低，是目前常用的维持窦性心律药物，特别适用于合并器质性心脏病的患者。其他维持窦性心律的药物还有普罗帕酮、索他洛尔、决奈达隆，但临床疗效均不及胺碘酮。

对于症状明显、药物治疗无效的阵发性房颤，导管消融可以作为一线治疗。外科迷宫手术也可用于维持窦性心律，且具有较高的成功率。

3. 控制心室率　控制心室率的药物主要有 β 受体阻滞剂、钙通道阻滞剂、洋地黄制剂和某些抗心律失常药物（如胺碘酮、决奈达隆），可单用或联合应用。

对于房颤伴快速心室率、药物治疗无效者，可行房室结消融或改良术，并同时安置永久起搏器。对于心室率较慢的房颤患者，最长 RR 间期＞5 秒或症状显著者，需要考虑起搏器治疗。

第四节　中医诊断与治疗

一、诊断

（1）自觉心搏异常，或快速，或缓慢，或跳动过重，或忽跳忽止，呈阵发性或持续不解，神情紧张，心慌不安，不能自主。

（2）伴有胸闷不舒，易激动，心烦寐差，颤抖乏力，头晕等症。中老年患者，可伴有心胸疼痛，甚则喘促，汗出肢冷，或见晕厥。

（3）可见数、促、结、代、缓、沉、迟等脉象。

（4）常由情志刺激，如惊恐、紧张，以及劳倦、饮酒、饱食等因素而诱发。

二、鉴别诊断

1.惊悸与怔忡　心悸可分为惊悸与怔忡。大凡惊悸发病，多与情绪因素有关，可由骤遇惊恐、忧思恼怒、悲哀过极或过度紧张而诱发，多为阵发性，病来虽速，病情较轻，实证居多，可自行缓解，不发时如常人。怔忡多由久病体虚、心脏受损所致，无精神等因素亦可发生，常持续心悸，心中惕惕，不能自控，活动后加重，多属虚证，或虚中夹实。病来虽渐，病情较重，不发时亦可兼见脏腑虚损等症状。惊悸日久不愈，亦可形成怔忡。

2.心悸与奔豚　奔豚发作之时，亦觉心胸躁动不安。《难经》云："发于小腹，上至心下，若豚状，或上或下无时"，称为肾积。因此，心悸为心中剧烈跳动，发自于心；奔豚乃上下冲逆，发自少腹。

3.心悸与卑慄　卑慄是以神志异常为主的病证。症见痞塞不欲食，心中常有所歉，爱处暗室，或依门后，见人则惊避。一般无促、结、代、疾、迟等脉象变化，病因为心血不足。心悸以心跳不安，不能自主，但不避人，无情志异常。

三、辨证论治

（一）辨证要点

房颤的辨治思路是统筹房颤治疗全过程的总纲，治疗房颤患者可以运用以下四条辨治思路。

1.治病求本，首辨虚实，本虚尤重气阴　尊崇《黄帝内经》"邪之所凑，其气必虚""必因虚邪之风，与其身形，两虚相得，乃客其形"的理论，机体内在因素在房颤发病和发展过程中有重要地位。临床治疗房颤在辨证论治基础上，离不开补虚的治疗核心，并根据房颤的不同病因，采用不同的补虚方法。如对于结构性心脏病患者，尤其是瓣膜性房颤患者，宗气下陷是发病之本，治疗多以补气升提为法，常用升陷汤、补中益气汤诸方。此外，对于房颤日久的患者，气虚及阳，心阳亏虚，痰湿等病理产物内生，诸多变证随之而来，后期并发心脏扩大、心力衰竭、肾衰竭、脾胃功能紊乱，温振心阳则是房颤后期截断病情的重要治法，常用苓桂术甘汤、茯苓四逆汤、真武汤等方。

2.标本兼顾，分而治之　尊崇《黄帝内经》"邪气盛则实，精气夺则虚"理论，气阴两虚是房颤发病的内在因素，而邪气扰心是房颤发病的重要条件，邪实、正虚的消长演化，是房颤病情复杂和变化多端的重要因素。房颤的急性发作和并发的变证多以邪实为主。其中房颤的反复发作多因热邪内扰，缠绵难愈多因痰浊内阻，急性发作多因风邪作祟。风、热、痰、瘀在表观上共同致病，在微观层面，某一病理要素在特定环节有不可忽视的关键作用。在具体临证时应根据房颤发作的特点和临床症状，分清各病理要素之间的主次关系，妥善兼顾又要有所侧重，根据邪实的不同，分别施以相应治法，才能真中病机，获得良效。

3.病证结合　辨证论治是中医治病的精髓，以证为纲，立法组方是中医临证施治的总纲。房颤患者虽然病情相似，但从中医来讲，疾病的内在特点则不尽相同，在治疗方面则需要抓住疾病核心，辨证论治。同时，房颤的病因也不尽相同，同样也离不开辨病论治。病证结合才是房颤治疗的有效立足点。如高血压相关房颤多肝火、痰湿为患，治疗上多采用清肝泻火、清热化痰之法。二尖瓣狭窄相关房颤，往往伴有低心排血量和肺瘀血，以宗气下陷、痰饮阻肺为常见证候。治疗多采用益气升陷、宣肺利水之法。

4.因人制宜　对于相同的病因、不同的年龄、不同的人群，治疗也会不尽相同。如老年房颤患者，抗凝治疗多不能耐受，往往以肾虚为本，痰瘀为辅，治疗以补肾化痰活血为法。临床上只有做到辨证和辨病、因人制宜的有机结合，抓住主要矛盾，精准治疗，才能收获良效。

（二）治疗原则

房颤总以气阴两虚为本，久而阳气亏虚，治疗总以益气养阴温阳为法。标实不外乎热、瘀、痰、风，治疗以清热、活血、化痰、祛风为法。本病以虚实夹杂为多见，虚实的主次、缓急各不相同，治疗当标本兼顾，同时要遵循心神不宁的病理特点，酌情加用安神镇心之品。

（三）分证论治

1.气阴两虚，络虚不荣

【证候】心络气虚者常见心悸怔忡，少气懒言，神疲乏力，自汗，活动后加重，面色淡白，舌淡胖苔白，脉虚；气虚延及阳虚者则见畏寒肢冷，面色㿠白，精神萎靡，或心胸憋闷或作痛，舌淡胖苔白滑，脉沉弱或结代。心络血虚，血虚不能荣养心络常见心悸怔忡，失眠多梦，健忘，面白无华，眩晕，唇甲淡白，舌淡苔薄白，脉细；兼有心络阴虚，则伴有五心烦热，潮热盗汗，口咽干燥，舌红少苔，脉细数。

【证候分析】心络气虚以少气懒言、神疲乏力、动则悸发、静则悸缓为特征。心居胸中，心气不足则胸中宗气运转无力，故胸闷气短；心络血虚以面色无华、唇甲淡白为特征。心主血脉，其华在面，血虚则脉络失养，故见面色无华；心血不足，不能濡养心络，故发心悸；心血亏虚不能上养脑络，故见眩晕、失眠多梦；心络阴虚，阴虚生内热则见五心烦热，潮热盗汗，口咽干燥，舌红少苔，脉细数。

【治法】补虚荣络。

【方药】气阴两虚者举元煎合生脉散。

人参9g，黄芪30g，炒白术12g，升麻6g，甘草9g，麦冬12g，五味子9g。

心络血虚者人参安神汤。

麦冬12g，人参9g，当归15g，黄连9g，酸枣仁15g，生地12g，茯神15g。

【方解】补虚荣络常用于心律失常的治疗，偏气虚者以黄芪补宗气，为近代名医张锡纯治疗胸中大气下陷的代表药物，合以生脉散以益气养阴，若气虚及阳，症见气短息促、神疲肢冷、舌淡苔白、脉细弱或虚大无力者，用举元煎合保元汤。人参安神汤为明代医家万全治疗小儿心血不足，惊悸不眠的方剂。以当归为通脉活血、补血和血之要品，人参补气生津，麦冬养阴益心，又可清心除烦，生地清热兼养阴生津，黄连功善泻心火，酸枣仁、茯神宁心安神。

【加减】心血耗伤者，症见心悸怔忡，虽静卧不能减轻，头晕目眩，面色无华，唇舌色淡，脉细弱，或结代，用合欢皮、鸡血藤以养血安神。

2.心胆气虚，络虚胆怯

【证候】心悸不宁，善惊易恐，坐卧不安，多梦，易惊醒，恶闻声响，食少纳呆，舌苔薄白，脉细略数或弦细。

【证候分析】本证以心悸不宁、善惊易恐和恶闻巨响为特征，其发病多与惊吓、情绪波动等因素有关。惊则气乱，心神不能自主，故发为心悸。心不藏神，心中怵惕，则善惊易恐，坐卧不安，少寐多梦而易惊醒。舌苔薄白，脉细略数或弦细亦为心虚胆怯之征。

【治法】镇惊定志，养心安神。

【方药】安神定志丸加减。

琥珀0.5 g（冲服），磁石20 g，龙齿20 g，朱砂0.1 g（冲服），茯神20 g，菖蒲15 g，远志10 g，人参6 g。

【方解】龙齿、琥珀、磁石以镇惊宁神；朱砂、茯神、菖蒲、远志安神定志；人参益气荣养心络。

【加减】心神不安，症见心中烦躁，精神不安，失眠多梦，加龙骨、牡蛎、琥珀粉以镇心安神；心阴不足者，症见口干、眼干、怔忡气短，可加太子参、麦冬、五味子滋补心阴。

3.心阳不振，心络阳虚

【证候】心悸不安，胸闷气短，动则尤甚，面色苍白，形寒肢冷，舌质淡白，苔白或滑，脉象虚弱或沉细而数。

【证候分析】本证以胸闷气短、面色苍白、形寒肢冷为主要特征。多因久病体虚、饮食劳倦、七情所伤，损伤心阳，心络失于温煦，故悸而不安。胸中阳气不足，故胸闷气短。心阳虚衰，血液运行迟缓，肢体脉络失于温煦，则见面色苍白，形寒肢冷。舌质淡白，脉象虚弱或沉细而数，均为心阳不足，鼓动无力之征。

【治法】温补心阳，安神定悸。

【方药】桂枝甘草龙骨牡蛎汤加减。

桂枝10 g，甘草10 g，龙骨20 g，牡蛎20 g，人参6 g。

【方解】桂枝、甘草辛甘化阳、补心通络；龙骨、牡蛎重镇安神、宁心定悸；人参温阳益气、补虚通络。

【加减】神疲乏力，懒惰嗜睡者，加用补中益气汤；大汗出者，重用人参，加用黄芪、煅龙骨、煅牡蛎、山萸肉益气敛汗；形寒肢冷者，重用附子，加用细辛、人参、黄芪、肉桂温阳散寒；阳虚血瘀，症见畏寒肢凉，肢体麻木，或局部固定刺痛者，加醋乳香、醋没药、桃仁、红花温阳活血止痛。

4.心络阴虚，络虚阳脱

【证候】心悸怔忡，心胸憋闷作痛，面色苍白，四肢厥冷，冷汗淋漓，胸闷气短，呼吸微弱，口唇绛紫，畏寒喜暖，神志模糊，甚则昏迷。舌质淡或淡紫，或有瘀斑，苔白滑。脉微欲绝，或脉虚数。

【证候分析】心络阴虚，络虚阳脱证由心阳虚证发展而来，是心脏阳气衰微使阳气暴脱所表现的证候，以心悸怔忡、心胸憋闷作痛、面色苍白、四肢厥冷、冷汗淋漓为辨证要点。

【治法】回阳救逆，敛津固脱。

【方药】参附龙牡救逆汤加减。

附子6g，甘草10g，龙骨20g，牡蛎20g，人参6g，白芍15g，山茱萸15g，五味子9g。

【方解】人参、附子温阳益气、补虚通络；龙骨、牡蛎重镇安神定悸；白芍、山茱萸酸涩收敛阳气。

【加减】阴竭重用五味子；若病情危，改用参附注射液静脉滴注或采取西医综合措施积极抢救。

5.痰火扰心，心络热瘀

【证候】心悸时发时止，受惊易作，痰多，胸闷烦躁，少寐多梦，口干口苦，食少泛恶，大便秘结，小便黄赤，舌苔黄腻，脉象弦滑或滑数。

【证候分析】痰火互结，扰及心神，则心悸，受惊易作，烦躁不安，少寐多梦。痰浊中阻，故痰多胸闷、食少泛恶。痰火内郁，津液被灼，则口干口苦，大便秘结，小便黄赤。舌苔黄腻，脉弦滑或滑数均为痰热内蕴之象。

【治法】化痰清火，宁心通络。

【方药】黄连温胆汤加味。

黄连6g，半夏10g，陈皮10g，茯苓12g，竹茹10g，枳实10g，甘草6g，大枣6枚，栀子10g，瓜蒌5g，酸枣仁20g，珍珠母20g。

【方解】方中黄连、栀子清心降火除烦，半夏、陈皮、茯苓燥湿祛痰，竹茹、瓜蒌、枳实清热涤痰、除烦宽胸，酸枣仁、珍珠母宁心安神，甘草、大枣和中。

【加减】烦躁、大便不通者，加生龙骨（先煎）、生牡蛎（先煎）、大黄镇静安神，泄热通便；火郁伤阴，加用麦冬、玉竹、天花粉、生地；治疗后期，兼见脾虚者，不忘健脾祛痰，加党参、炒白术、生薏苡仁、砂仁。

（四）调护

中医非常重视疾病的预防和调摄，《素问·上古天真论》对疾病的预防和调摄就有着"上古之人，其知道者，法于阴阳，和于术数，食饮有节，起居有常，不妄作劳"及"虚邪贼风，避之有时，恬淡虚无，真气从之，精神内守，病安从来"的论述。这是中医预防疾病的理论总纲，只有顺应四时节气，食饮、作息规律，不过分劳累，劳逸结合，外避六淫及疠气，内心淡然而不过度思虑，才能阴阳调和，脏腑功能正常，气血津液运行有度，从而预防疾病。而对于已经发生房颤患者中医调护也尤为重要。具体包括运动调护、情志调护、生活方式调护、药膳调护、中医外治调护和其他。

1.运动调护　运动形式：包括散步、骑自行车、爬楼梯、跑步，中医导引术八段锦、太极拳等，以每周运动5天，每次最少30分钟的中等强度的运动可使控制良好的房颤患者获益。也可从每天10分钟开始，逐渐增加至每天30分钟。

2.情志调护　中医注重精神调摄在病情恢复过程中的作用，关于中医调养方法有许多，如言语开导法、情志相胜法、文娱移情法，此外，中药辨证口服、针灸推拿、刮痧、理疗等都有利于情绪调节。

另外，在疗养过程中，可积极采用松弛疗法、支持疗法、生物反馈及集体心理治疗等方法对患者心理进行干预。尽力给予疏导、劝慰、解释、支持，帮助患者正确认识本病的发生、发展及预后，使其增加理解，消除疑虑，改善心境，增强信心。引导正确对待疾病和生活事件，克服悲观、焦虑等不良情绪，增强心理承受力和社会生活能力。

3.生活方式调护　传统中医提出"天人合一"的观点，认为人与周围环境息息相关。如长期处于嘈杂、吸烟或通风不良的环境中则会增加患病的风险；工作压力大、熬夜、劳累、人际关系紧张等使得房颤发病越来越年轻化；良好的生活和工作环境有利于身心放松，从而促进房颤患者的调护。因此，充分利用疗养因子如温泉、景观、阳光等，适时鼓励房颤患者郊游、踏青、旅游、疗养、亲近大自然，降低压力，调节身心。

4.药膳调护　中医历来重视饮食调理，有"药膳同源"之说，形成了独特的饮食文化，而药膳、药酒更是药物调治与饮食完美结合的例证。中医根据食物或药材的升降沉浮、寒凉温热进行性味归经，并与五脏六腑对应。《素问·宣明五气》"酸入肝，辛入肺，苦入心，咸入肾，甘入脾"根据患者或气虚，或血瘀，或阴虚，或阳虚等体质，有针对性的调理；由于心血管病多以气虚、血瘀、痰浊多见，药膳中多选辛温通络及甘润平和的药物。根据患者不同的中医证候，选择不同的药膳。

（1）气阴两虚型：心悸，短气咽干，五心烦热，口干烦躁，舌红或淡暗少苔，脉细数或结代。治宜：益气养阴复脉。

人参百合粥：人参3g，百合10~25g，粳米50g，冰糖适量。先将人参研末，百合剥皮去须，洗净切碎，后共与粳米同入砂锅，加水适量，以文火煮粥，待粥将熟时，加入冰糖，搅匀稍煮片刻即可。每日早、晚温热服食。

（2）心胆气虚型：心悸胆怯，善惊易恐，多梦易醒，食不振，舌淡红，脉虚弦。治宜：镇静安神，补心养血。

百合生地枣仁汤：百合45g，生地15g，酸枣仁20g，冰糖适量。将百合、生地、酸枣仁同入锅中，水煎2次，去渣合汁一大碗，加冰糖稍煮即可饮用，每天1剂。

（3）心血不足型：心悸不安，面色不华，头晕目眩，四肢无力，舌质淡红，脉细弱。治宜：益气补血，养心安神。

黄芪乌鸡汤：黄芪30g，乌骨鸡半只，盐、酱油及调料各适量。鸡肉洗净切块，放砂锅内与黄芪共炖，鸡肉熟烂后加调味品，饮汤食肉，分作3~4次食用。

（4）心阳虚型：心头晕，动则更甚，气短胸闷，畏寒肢冷，面色苍白，舌白，脉沉细无力。治宜：温阳益气，宁心安神。

核桃人参汤：核桃仁25g，人参10g，生姜3片，糖少许。共煎，临前服用。

（5）痰湿阻滞型：心慌气短，心胸痞闷胀满，痰多食少，腹胀，恶心，舌白腻，脉弦滑。治宜：理气化痰，宁心安神。

赤小豆山药芡实粥：赤小豆50g，山药50g，芡实25g，薏苡仁25g，莲子25g，大枣6枚，糯米60g，白糖适量。共入锅中，加水适量煮烂，调入白糖稍炖即成，每天分2次服用。

5.中医外治调护

（1）针刺疗法：由于经络外连肢节，内连脏腑，具有运行气血、沟通内外的作用；而针刺相应穴位，可以疏通经络，调和阴阳。目前针灸治疗房颤的重点穴有内关、郄门、心俞、神门、膻中，前三者位于心脏体表投影区，郄门为心包经郄穴，均与心和心包功能直接相关。配穴则分为四类，第一类为厥阴俞、膈俞、巨阙；第二类为足三里、丰隆、三阴交，用之可健脾化痰，补益心气；第三类为心经原穴神门，可养心宁神；第四类为随证加减穴。

（2）灸法：具有温经通络、行气活血的功效，且简单易行，在掌握要领后可自行独立操作。选取神门、内关、心俞、太渊穴等采用艾条温和灸，温经通络，行气活血，四穴合用可行安神定悸复脉。

6. 其他

控制原发疾病，避免诱发因素，有效控制基础疾病，积极避免诱发因素是疗养的一项重要举措。根据患者的不同病因，积极给予基础疾病的治疗，包括改善心肌缺血，改善心肺功能，控制血压、血糖等。

第十九章　溃疡性结肠炎

　　溃疡性结肠炎（ulcerative colitis，UC）属于炎症性肠病（inflammatory bowel disease，IBD）的范畴，是一种慢性非特异性结肠炎症，病变主要累及直肠、结肠黏膜和黏膜下层，范围多自远段结肠开始，可逆行向近段发展，甚至累及全结肠及末段回肠，呈连续性分布，作为一种全身系统性疾病，其典型发病症状包括腹痛、腹泻和黏液脓血便，部分患者有肠外表现，如肠病性关节炎、皮肤和眼部损害及原发性硬化性胆管炎。以发作、缓解及复发交替为疾病特点，好发于直肠和乙状结肠，多见于 20～40 岁青壮年人群，是消化系统的常见病、多发病、疑难病。目前有关 UC 的病因、发病机制尚不明确，现代医学认为其是在遗传、感染、环境、心理等多种因素的共同影响下，导致肠黏膜屏障损伤、神经内分泌功能失调和免疫失衡，从而引起肠黏膜局部溃疡而发病。溃疡性结肠炎在我国发病率有明显增高趋势，源于 UC 的结直肠癌患者也在不断增加。

　　传统中医虽无溃疡性结肠炎之准确对应病名，但历代医籍中有颇多相关文献记载。《黄帝内经》记载的"肠澼"和"赤沃"与本病颇为类似。"肠澼"明确病位在肠，其所记录症状基本符合本病的临床特点。《素问·太阴阳明》："饮食不节，起居不时者，阴受之。阴受之则入五脏，入五脏则腹满闭塞，下为飧泄，久为肠澼。"初步讨论了本病的病因病机。根据本病主要临床表现，大致可归为传统的"泄泻""肠辟""滞下""休息痢"等疾病范畴。相关病名中，有强调症状特征者，如"赤沃""下利""便血""泄泻""赤白痢"；亦有以证候属性命名者，如"热痢""冷痢"等。此外，尚有以脏腑分别者，如"肠澼"；以及以病因命名，如"肠风""脏毒"等。目前较为公认的中医命名为"久痢"。

第一节　西医病因病理

一、发病原因

　　UC 是一种复杂的慢性肠道炎症性疾病，其病因和发病机制尚未完全明确，目前主要认为与自身免疫机制紊乱有关。其中肠道黏膜免疫系统异常导致的肠道局部炎症反应在溃疡性结肠炎发病中起重要作用。这一过程是多种疾病因素相互作用的结果，主要与环境、遗传、感染和免疫等多方面相关。

（一）环境因素

　　近几十年来，全球以 UC 为主的炎症性肠病发病率持续增高，这一现象首先出现在社会经济高度发达的北美、北欧，继而是西欧、南欧，最近才是日本和南美。以往该病在我国少见，现在则越来越多。环境因素微妙却有重要的影响，对 UC 发病的影响除表现在不同地域 UC 发病率、患病率不同外，还包括：吸烟、阑尾切除术、母乳喂养、饮食、药物、精神因素、卫生条件或暴露于其他尚不明确的因素等，其中影响确切的因素是吸烟。

（二）遗传因素

许多研究发现 UC 具有遗传易感性。UC 及克罗恩病（Crohn's disease，CD）均具有家族聚集性，阳性家族史是罹患 UC 的独立危险因素，UC 患者一级亲属发病率显著高于普通人群，而患者配偶的发病率不增加。通过对全基因组的扫描及候选基因的研究，已经发现了近 200 个可能与 IBD 相关的染色体上的易感区域及易感基因。NOD2/CARD15 基因是第一个被发现和肯定的与 IBD 发病相关的基因，该基因突变通过影响其编码蛋白的结构和功能而影响 NF-κB 的活化，进而影响免疫反应的信号转导通道。NOD2/CARD15 基因突变见于白色人种克罗恩病患者，但在日本、中国等亚洲人中并不存在，反映了不同种族、人群遗传背景的不同。与 UC 较关系密切的基因或位点主要包括 TNFSF15、HLA-DR 等。

（三）微生物因素

多种微生物参与了 UC 等炎症性肠病的发生发展过程，但至今尚未找到某一种特异微生物与 UC 有恒定关系。近年关于微生物致病性的另一种观点日益受到重视，这一观点认为 IBD 是由自身正常肠道菌群的异常免疫反应引起的。支持微生物因素在 UC 发病中起重要作用的依据有：①动物模型显示大多数动物在无菌环境中不发生结肠炎；UC 患者结肠中的细菌数量增加；UC 损伤多见于细菌浓度高的部位。②炎症性肠病，包括 UC，多发生在肠道感染之后。③针对 UC 的治疗，应用抗生素治疗有时可获良好疗效。④粪便分流或旁路手术可以改善 UC 的症状，并有利于防止病情反复与复发。肠道菌群与 UC 发病的关系日益受到关注，现在肠道菌群被认为可能是参与 IBD 的始动和持续因素。目前大量实验和临床资料显示，肠道菌群参与了 UC 的发病，某些具有遗传易感性的人群肠道菌群失调，细菌及产物等抗原可能诱导肠黏膜免疫功能失调，使肠黏膜免疫系统对肠腔内的抗原失去耐受，引发了肠道炎症。

（四）免疫因素

肠道黏膜免疫系统在肠道炎症发生、发展、转归过程中始终发挥重要作用。研究证明 CD 患者的 Th1 细胞存在异常激活。除特异性细胞免疫外，肠道的非特异性免疫细胞及非免疫细胞如上皮细胞、血管内皮细胞等，免疫反应中释放出各种导致肠道炎症反应的免疫因子和介质，包括免疫调节性细胞因子如 IL-2、IL-4、IFN-7，促进炎症性细胞因子如 IL-1、IL-6、IL-8 和 TNF-α 等亦参与免疫炎症反应。此外，还有许多参与炎症损害过程的物质，如反应性氧代谢产物和 NO 可以损伤肠上皮。随着对 IBD 免疫炎症过程的信号传递网络研究的深入，近年来不少旨在阻断这些反应通道的生物制剂正陆续进入治疗 IBD 的临床应用或研究，如英夫利昔单抗（一种抗 TNF-α 单抗）对 IBD 的疗效已被证实并在临床推广应用，反证了肠黏膜免疫因素在 IBD 中发挥重要作用。

二、病理机制

目前 IBD 的发病机制可概括为环境因素作用于遗传易感者，在肠道菌群的参与下，启动了肠道特异性免疫及非特异性免疫系统，最终导致免疫反应和炎症过程，可能由于抗原的持续刺激和（或）免疫调节紊乱，这种免疫炎症反应表现为过度亢进和难于自限。一般认为 UC 和 CD 是同一疾病的不同亚类，组织损伤的基本病理过程相似，但可能由于致病因素不同，发病的具体环节不同，最终导致组织损害的表现不同。

第二节　中医病因病机

一、病因

中医学认为溃疡性结肠炎之病因应分内外两端。外因者早在《黄帝内经》中即有所提及，如《素问·六元正纪大论》曰："四之气，风湿交争，风化为雨，乃长，乃化，乃成，民病大热，少气、肌肉萎、足痿、注下、赤白。"即言感受风、湿之邪可引起本病。而随着历代医家研究的深入，在肯定外邪致病因素的同时，将病因重点转向了内伤致病，如张景岳在《类经·肠澼》中言："但伤于内者极多，因于表者则间或有之，此内外之不可不辨也。"内因者则将饮食不节、情志不调、脏腑失宜等作为发病因素。此时内外病因相合，在本虚的基础上，外邪蕴积，内舍脏腑，肠络失和，气血壅塞，积蕴成毒，化腐成脓，转为内疡，经久不愈。

（一）脾肾亏虚，脏腑不足

本病的发病基础是素体正气不足，脾气虚弱、脾肾亏虚是本病发生的基础。感受外邪、饮食不节、情志失调等因素均是发病的外在诱因，先天的禀赋不足及后天的摄生失宜均可导致脏腑功能虚弱，从而与本病密切相关。《灵枢·寿夭刚柔》曰："人之生也，有刚有柔，有强有弱，有阴有阳。"表明人体之禀赋素有差异，而《灵枢·五变》则提出："一时遇风，同时得病，其病各异。"则表明禀赋不同之人其疾病的易感性亦有差异，这与现代医学中溃疡性结肠炎的发病与遗传易感性的认识相一致。

先天禀赋与后天调养共同影响体质的形成，而体质因素与外来致病因素的易感性密切相关，甚至可以决定疾病的变化，正如《灵枢·百病始生》云："在胃肠之时，贲响腹胀，多寒则肠鸣、飧泄、食不化；多热则溏出糜。"虚邪中人时，若其体质偏于阳盛，则感邪后容易化热，出现大肠湿热下注的症状；或其多有劳伤，正气虚损，对外则易感邪气，对内则脾肾亏虚，此时大肠虚弱，诱发本病时则会偏于寒化。

《灵枢·百病始生》记载："起居不节，用力过度，则络脉伤……肠胃之络伤，则血溢于肠外"，此处提出了内伤不调便会引起肠络受损，脏腑络脉损伤则会影响到脏腑功能。络脉将人体连贯起来形成一个有机整体，具有灌注气血、津血互渗、通融荣卫、互通经络、调整阴阳等功能，故《黄帝内经》云其"行血气而营阴阳，濡筋骨，利关节者也"，其人若脏腑亏虚或久病耗伤，势必影响气血灌注、营卫调和及经络通利，其络脉的温煦充养、防御卫护、调节控制等作用亦会不足，故当其先天的禀赋不足及后天的摄生失宜时，阴阳气血均可亏虚，此时肠络之气血、阴阳不能抵御外邪侵袭，从而增加罹患本病的风险。

（二）外邪侵袭，湿热毒瘀蕴结，肠络内伤

六淫邪气是外感发病的主要因素，而导致本病的邪气之关键为"毒"，其可包括湿毒、热毒等。湿、热乘正虚而入侵络脉，闭阻气血，脏腑功能失调，损伤肠络。肠络受损后可累及胃肠，《素问·皮部论》即论述："邪中之则腠理开，开则入客于络脉，留而不去，传入于经，留而不

去，传入于府，禀于肠胃。"湿毒可包括湿热毒邪、寒湿毒邪，感受湿毒后，可根据人体自身体质从阳化热或从阴化寒，但随着当今生活水平的提高，纯虚寒已经少见，当代脾胃病具有多火、多热、多郁的特点，故当今临床湿热毒邪与热毒、瘀毒常见。湿热熏蒸肠道，积热成毒，湿热毒邪壅滞肠间，侵袭肠络而发为本病，湿毒、湿热毒、热毒之邪耗气则损伤气络，阻止气机运化，入血则损伤血络，迫血妄行脉外。而热毒之邪，灼络伤营成瘀或灼津成瘀而成瘀毒，瘀毒阻于肠络，肉腐成脓而见便下赤白脓血。正如《诸病源候论》所述："久脓血痢者，热毒乘经络，血渗肠内，则变为脓血痢。热久不歇，肠胃转虚，故痢久不断，皆变成湿及呕哕也。"湿毒、热毒、瘀毒之间相互影响，并贯穿本病始终。毒邪久留肠间，新血不能化生，气血日益不足，正气无力祛邪，则病情迁延不愈。故巢元方言："此病之后，血气减耗，脏腑未和，使之虚乏不足。虚乏不足，则经络受邪，随其所犯，变成诸病。"现代医家则发前人络病理论之微，结合分子生物学技术提出络病理论中的血行不畅、络脉失养、气血瘀滞、津凝痰结、络毒蕴结等病理变化，涉及血管活性物质调控异常、血管内皮细胞、血管平滑肌细胞损伤等生物学内容。而本病"毒损肠络"之病因与现代医学中血管炎及其导致的肠黏膜损伤引起全身异常免疫反应是溃疡性结肠炎的病理基础的认识有异曲同工之妙。

二、病机

中医学认为脾胃虚损、肠络瘀阻、毒损肠络是溃疡性结肠炎的基本病机。其中脾肾虚弱是本病的发病之本，肠络瘀阻是本病的重要病理基础，毒络损伤是溃疡性结肠炎起病的病机关键。本病的实质为肠络之变，由湿热、寒湿、热毒等邪气内蕴，搏结肠中气血，通降传导失司，脂膜与血络受损，血溢络外出现腹泻、腹痛、便血等症状，留而为瘀、壅塞络道、痰瘀互结而易化为有形之积。《灵枢·百病始生》言："肠胃之络伤，则血溢于肠外，肠外有寒，汁沫与血相搏，则并合凝聚不得散而积成矣。"日久则凝聚成毒，邪毒留滞，伤津耗气，动血留瘀，损伤肠腑，变生溃疡诸症。

《温病条辨》言："土为杂气，寄旺于四时，藏垢纳污，无所不受。"脾胃素虚、外感邪气、悲哀愁思、饮食不节、劳倦过度、久病耗伤等皆可损伤脾胃，使脾失健运、胃失和降、水湿变作、清浊不分、下注大肠、传导失司而致泄痢。《诸病源候论》曾言："脾胃大肠虚弱，风邪乘之，则泄痢。虚损不复，遂连滞涉引岁月，则为久痢"，即言毒邪稽留不去，脾胃之气虚馁，清阳下陷，脾湿下流，郁遏下焦阳气，阴火暗生，伏于血中，酿为火毒，蕴积于肠，热盛肉腐，肉溃成疡，络破血溢则为血痢。

脾虚日久，气血化源不足，脾虚可见消瘦、纳差脘痞、气短乏力等证，后天失养，又兼久泻伤阳，渐及于肾，寒从中生，火不生土，土无所助，脾肾两虚，水湿不化，走于肠间，可致便泻黏液白冻、脘腹冷痛、身倦乏力等症状。《医宗必读》言："痢之为证，多本脾肾……在脾者病浅，在肾者病深……未有久痢而肾不损者。"故言脾肾虚损为本病发病根本，亦是决定病情演变的内在因素，其发病过程中存在"因虚致病"和"因病致虚"两个方面，二者互为因果、相互促进，使虚者益虚、正虚邪恋、结肠黏膜反复受损而病情迁延。

毒邪多依附或夹杂其他邪气，发病隐匿或急骤，易损正气，病情顽固，致病广泛，易于反复，侵犯脏腑，产生恶候。中医学认为，本病发病过程中，相关毒邪主要有湿、热、瘀三个方面，其产生与正虚关系密切。脾肾亏虚则运化无力，升降乖常，水停湿滞，传导不利，聚于肠间，羁而不去，郁而化热，变生湿热之毒。湿毒阻滞气机，热毒熏灼气血，煎熬津液产生瘀毒，湿热瘀毒为溃疡性结肠炎发病之标。因此本病是在正气虚损的基础上，感触六淫、疫毒及情志等诱因，脾失健运，胃失和降，湿热、气血搏结于肠络，气滞血瘀而络损，传导失司。湿、热、瘀、虚互结，蕴而化毒，毒入血分，兼肠中秽浊，致血败肉腐成脓，内溃成疡，毒邪深伏肠络，致使病情反复、缠绵难愈；毒邪愈炽正气愈虚，氤氲弥漫，传变他脏，变病怪病因而丛生。

肠络瘀阻是重要的病理基础，贯穿病程始终，其形成与虚、郁、寒、热密切相关。脾气虚弱，脾不健运，生化乏源，气血亏虚，推动无力，血行迟缓，津液不布。《医林改错》言："元气既虚，必不能达于血管，血管无力，必停留而瘀。"久病及肾，命门火衰，脾肾阳虚，温煦无权，寒从中生，凝滞收引，肠络拘急，瘀血乃生。外感邪气后邪郁久化热，精微失于生化，津亏无以化血，阴血亏虚，血虚则滞；热邪煎熬津液，熏蒸血液，滞涩不利。《临证指南医案》言："邪与气血两凝，结聚络脉。"诸邪阻滞络脉，肠络失和，气血瘀滞，脂膜受损，血败肉腐，内溃成疡，倾脂刮膜，下痢赤白。瘀血作为病理产物，一旦形成又成为新的致病因素，导致肠络功能障碍、传导失常、肠黏膜受损。

现代病理学研究亦证明，溃疡性结肠炎的病理学改变为多种炎性细胞浸润，引起结肠膜充血、水肿、糜烂、溃疡等，炎症导致结肠黏膜的反复损伤-修复过程，常伴随腺体萎缩改变、细胞异常化生、瘢痕组织形成甚至结肠变形缩短、肠腔缩窄，这与络病痰瘀阻络、肠络受损的认识基本一致。

第三节　西医诊断与治疗

一、临床表现

起病多数缓慢，少数急性起病，偶见急性暴发起病。病程呈慢性经过，多表现为发作期与缓解期交替，少数症状持续并逐渐加重。部分患者在发作间歇期可因饮食、劳累、精神刺激、感染等诱发或加重症状。临床表现与病变范围、疾病分期及疾病活动严重程度等有关。

（一）消化系统症状

消化系统症状有腹泻和黏液脓血便，见于绝大多数患者，黏液脓血便是本病活动期的重要表现。大便次数及便血的程度反映病情轻重，轻者每日排便 2～4 次，便血轻或无；重者每日可达 10 次以上，脓血显见，甚至大量便血。粪质亦与病情轻重有关，多数为糊状，重可至稀水样。病变限于直肠或累及乙状结肠患者，除可有便频、便血外，偶尔反有便秘。轻型患者可无腹痛或仅有腹部不适。一般诉有轻至中度腹痛，多为左下腹或下腹的阵痛，亦可涉及全腹。有疼痛时有便意、便后缓解的规律，常有里急后重感。若并发中毒性巨结肠或炎症波及腹膜，有持续性剧烈腹痛。其他症状可有腹胀，严重病例有食欲缺乏、恶心、呕吐等症状。

（二）全身表现

全身表现一般出现于中、重度患者。中、重度患者活动期常有低度或中度发热，高热多提示并发症或见于急性暴发型。重度或病情持续活动可出现衰弱、消瘦、贫血、低蛋白血症、水与电解质紊乱等症状。

（三）肠外表现

本病可伴有多种肠外表现，包括皮肤黏膜表现（如口腔溃疡、结节性红斑和坏疽性脓皮病）、关节损害（如外周关节炎、脊柱关节炎等）、眼部病变（如虹膜炎、巩膜炎、葡萄膜炎等）、肝胆疾病（如脂肪肝、原发性硬化性胆管炎、胆石症等）、血栓栓塞性疾病等。这些肠外表现可与溃疡性结肠炎共存，但与溃疡性结肠炎本身的病情变化无关。国内报道肠外表现的发生率低于国外。

（四）临床分型

按本病的病程、程度、范围及病期进行综合分型。临床类型：初发型：指无既往病史而首次发作；慢性复发型：指临床缓解期再次出现症状，临床最常见。病情分期：活动期和缓解期。疾病活动性的严重程度：UC病情分为活动期和缓解期，活动期的疾病按严重程度分为轻、中、重度。改良的Truelove和Witts严重程度分型标准易于掌握，临床上实用。病变范围：推荐采用蒙特利尔分类，该分型特别有助癌变危险度的估计及监测策略的制定，亦有助于治疗方案的选择。

（五）并发症

1.中毒性巨结肠　多发生在重度溃疡性结肠炎患者，国外报道发生率在重度患者中约有5%。此时结肠病变广泛而严重，累及肌层与肠肌神经丛，肠壁张力减退，结肠蠕动消失，肠内容物与气体大量积聚，引起急性结肠扩张，一般以横结肠最为严重。常因低钾、钡剂灌肠、使用抗胆碱能药物或阿片类制剂而诱发。临床表现为病情急剧恶化，毒血症明显，有脱水与电解质平衡紊乱，出现鼓肠、腹部压痛、肠鸣音消失。血常规提示白细胞计数显著升高。腹部X线片可见结肠明显扩张，结肠袋消失。本并发症预后差，易引起急性肠穿孔。

2.结直肠癌　多见于广泛性结肠炎、幼年起病而病程漫长者。国外有报道起病20年和30年后癌变率分别为7.2%和16.5%，在UC诊断8~10年后，CRC的发病风险每年增加0.5%~1.0%。

3.其他并发症　下消化道出血在本病中的发生率约为3%。肠穿孔多与中毒性巨结肠有关。肠梗阻少见，发生率远低于克罗恩病。

二、实验室检查

1.一般血液常规检查　血红蛋白在轻度病例中多正常或轻度下降，中、重度病例有轻或中度下降，甚至重度下降。白细胞计数在活动期患者可有增高。红细胞沉降率加快和C反应蛋白增高是活动期的标志。严重病例中血清白蛋白下降。

2.粪便检查　粪便常规检查肉眼观常有黏液脓血，显微镜检见红细胞和脓细胞，急性发作期可见巨噬细胞。粪便病原学检查的目的是要排除感染性结肠炎，是本病诊断的一个重要步骤。需反复多次进行（至少3次），检查内容包括常规致病菌培养、排除痢疾杆菌和沙门菌等感染，可根据情况选择特殊细菌培养以排除空肠弯曲菌、艰难梭菌、耶尔森菌、真菌等感染。取新鲜粪便，注意保温，找溶组织阿米巴滋养体及包囊。有血吸虫疫水接触史者做粪便集卵和孵化以排除血吸虫病。

3.自身抗体检测　近年来研究发现，血中外周型抗中性粒细胞胞质抗体和抗酿酒酵母抗体分别为UC和CD的相对特异性抗体，同时检测这两种抗体有助于UC和CD的诊断与鉴别诊断，但其诊断的敏感性和特异性尚待进一步评估。

4.结肠镜检查　结肠镜检查并活检是UC诊断的主要依据。应做全结肠及回肠末端检查，直接观察肠黏膜变化，取活组织检查，并确定病变范围。本病变呈连续性、弥漫性分布，从肛端直肠开始逆行向上扩展，呈倒灌性肠炎表现。

5.X线钡剂灌肠检查　结肠镜检查比X线钡剂灌肠检查准确，有条件宜做全结肠镜检查，检查有困难时辅以钡剂灌肠检查。重度或暴发型病例不宜做钡剂灌肠检查，以免加重病情或诱发中毒性巨结肠。

三、诊断与鉴别诊断

（一）诊断要点

在排除其他疾病（如急性感染性肠炎、阿米巴痢疾、慢性血吸虫病、肠结核等感染性结肠炎及结肠克罗恩病、缺血性肠炎，放射性肠炎等非感染性结肠炎）的基础上，可按下列要点诊断。

① 具有上述典型临床表现者为临床疑诊，安排进一步检查。

② 同时具备上述结肠镜和（或）放射影像特征者，可临床拟诊。

③ 再加上上述黏膜活检和（或）手术切除标本组织病理学特征者，可以确诊。

初发病例如临床表现、结肠镜及活检组织学改变不典型者暂不确诊 UC，应予随访 3 ~ 6 个月，观察发作情况。

需要指出的是，本病并无特异性改变，各种病因均可引起类似的肠道炎症改变，故只有在认真排除各种可能有关的病因后才能做出本病诊断。一个完整的诊断应包括其临床类型、疾病分期、疾病活动严重程度、病变范围及并发症。

（二）鉴别诊断

1. 急性感染性肠炎　各种细菌感染如志贺菌、空肠弯曲菌、沙门菌、产气单孢菌、大肠埃希菌、耶尔森菌等，均可导致急性感染性肠炎。常有流行病学特点（如不洁饮食史或疫区接触史），急性起病常伴发热和腹痛，具有自限性（病程一般数天至 1 周，不超过 6 周）；抗菌药物治疗有效；粪便检出病原体可确诊。

2. 阿米巴肠炎　有流行病学特征，果酱样大便。病变主要侵犯右侧结肠，也可累及左侧结肠，结肠镜下见溃疡较深、边缘潜行，间以外观正常黏膜，确诊有赖于粪便或组织中找到病原体，非流行区患者血清抗阿米巴抗体阳性有助于诊断。高度疑诊病例抗阿米巴治疗有效。

3. 血吸虫病　有疫水接触史，常有肝、脾大。确诊有赖于粪便检查中见血吸虫卵或孵化毛蚴阳性；急性期结肠镜下见直肠乙状结肠黏膜黄褐色颗粒，活检黏膜压片或组织病理见血吸虫卵。免疫学检查有助于鉴别。

4. 克罗恩病　溃疡性结肠脓血多见，病变连续，直肠绝大多数受累，肠腔狭窄少见，为中心性，内镜见溃疡浅，黏膜弥漫性充血水肿、颗粒状，脆性增加，活检固有膜全层弥漫性炎症、隐窝脓肿、隐窝结构明显异常、杯状细胞减少。克罗恩病有腹泻但脓血便较少见，呈节段性，直肠受累少见，肠腔狭窄多见，为偏心性，内镜可见纵行溃疡、卵石样外观，病变间黏膜外观正常（非弥漫性），活检为裂隙状溃疡、非干酪样肉芽肿、黏膜下层淋巴细胞聚集。克罗恩病的腹泻一般无肉眼血便，结肠镜及 X 线检查病变主要在回肠末端和邻近结肠处，且病变呈节段性、跳跃性分布并有其特征性改变，与溃疡性结肠炎鉴别一般不难。但要注意，克罗恩病可表现为病变单纯累及结肠，此时与溃疡性结肠炎鉴别诊断十分重要。对结肠 IBD 一时难以区分 UC 与 CD 者，即仅有结肠病变，但内镜及活检缺乏 UC 或 CD 的特征，临床可诊断为 IBD 类型待定；而未定型结肠炎指结肠切除术后病理检查仍然无法区分 UC 和 CD 者。

5. 大肠癌　多见于中年以后，结肠镜或 X 线钡剂灌肠检查对鉴别诊断有价值，活检可确诊。须注意溃疡性结肠炎也可发生结肠癌变。

6. 肠易激综合征　粪便可有黏液但无脓血，显微镜检查正常，潜血试验阴性。结肠镜检查无器质性病变证据。

7.其他　肠结核、真菌性肠炎、抗生素相关性肠炎（包括假膜性肠炎）、缺血性结肠炎、放射性肠炎、嗜酸性肠炎、过敏性紫癜、胶原性结肠炎、白塞病、结肠息肉病、结肠憩室炎及人类免疫缺陷病毒感染合并的结肠病变均应与本病鉴别。还要注意，结肠镜检查发现的直肠轻度炎症改变，如不符合 UC 的其他诊断要点，常为非特异性，应认真寻找病因，观察病情变化。

8. UC 合并艰难梭菌或巨细胞病毒感染　重度 UC 或在免疫抑制剂维持治疗病情处于缓解期患者出现难以解释的症状恶化时，应考虑到合并艰难梭菌或 CMV 感染的可能。确诊艰难梭菌感染可行粪便艰难梭菌毒素试验（酶联免疫测定 A/B）。确诊 CMV 感染可行肠镜下活检（HE 染色找巨细胞包涵体）、免疫组化染色及血 CMV-DNA 定量。

四、治疗

治疗目的是诱导并维持临床缓解及黏膜愈合，防治并发症，改善患者的生活质量。

（一）对症治疗

强调休息、饮食和营养。重度患者应入院治疗，及时纠正水、电解质平衡紊乱，贫血者可输血，低蛋白血症者输注血清白蛋白。病情严重者应禁食，并予完全胃肠外营养治疗。

对腹痛、腹泻的对症治疗，要权衡利弊，使用抗胆碱能药物或止泻药如地芬诺酯（苯乙哌啶）或洛哌丁胺宜慎重，重度患者应禁用，因有诱发中毒性巨结肠的风险。

抗生素治疗对一般病例并无指征。但对重度有继发感染者，应积极抗感染治疗，给予广谱抗生素静脉给药，合并甲硝唑对厌氧菌感染有效。

（二）药物治疗

1.氨基水杨酸制剂　是治疗轻、中度 UC 的主要药物。包括传统的柳氮磺吡啶（SASP）和其他各种不同类型的 5-氨基水杨酸（5-ASA）制剂。SASP 适用于轻、中度患者或重度经糖皮质激素治疗已有缓解者。用药方法为 4 g/d，分 4 次口服。病情完全缓解后仍要继续用药长期维持治疗。5-ASA 的灌肠剂适用于病变局限在直肠乙状结肠者，栓剂适用于病变局限在直肠者。

2.糖皮质激素　适用于对氨基水杨酸制剂疗效不佳的轻、中度 UC 患者，对重度 UC 患者静脉糖皮质激素为首选治疗药物。按泼尼松 0.75～1 mg/（kg·d）（其他类型全身作用激素的剂量按相当于上述泼尼松剂量折算）给药。重度患者给予较大剂量的静脉滴注，即甲泼尼龙 40～60 mg/d 或氢化可的松 300～400 mg/d，5 天（可适当提早至 3 天或延迟至 7 天）后评估病情，若明显好转改为口服泼尼松治疗，若仍然无效，应转换治疗方案（免疫抑制剂、生物制剂、外科手术等）。达到症状完全缓解开始逐步减量，每周减 5 mg，减至 20 mg/d 时每周减少 2.5 mg 至停用，快速减量会导致早期复发。注意药物相关不良反应并做相应处理，宜同时补充钙剂和维生素 D。减量期间断加用氨基水杨酸制剂或免疫抑制剂，逐渐接替激素治疗。

对病变局限在直肠或直肠乙状结肠者强调局限用药（病变局限在直肠用栓剂、局限在直肠乙状结肠用灌肠剂），口服与局部用药联合应用疗效更佳。局部用药有美沙拉嗪栓剂每次 0.5～1 g、1～2 次/日；布地奈德泡沫剂每次 2 mg、1～2 次/日，适用于病变局限在直肠者，该药的全身不良反应少；美沙拉嗪灌肠剂每次 1～2 g、1～2 次/日；琥珀酸钠氢化可的松（禁用酒石酸制剂）100 mg加生理盐水 100 mL 保留灌肠，每晚 1 次

3.免疫抑制剂（硫唑嘌呤类药物）　硫唑嘌呤（AZA）或硫嘌呤适用于激素无效或依赖患者。AZA 欧美推荐的目标剂量为 1.5～2.5 mg/（kg·d）。近年国外报道，对严重溃疡性结肠炎急性发

作静脉用糖皮质激素治疗无效的病例，应用环孢素 2 ~ 4 mg/（kg·d）静脉滴注，短期有效率可达 60% ~ 80%，可有效降低急诊手术率。

4. 生物制剂　当激素及上述免疫抑制剂治疗无效或激素依赖或不能耐受上述药物治疗时可考虑生物制剂治疗。国外研究已肯定英夫利昔单抗（IFX）对 UC 的疗效，我国亦结束 III 期临床试验。IFX 是一种抗 TNF-α 的人鼠嵌合体单克隆抗体，为促炎性细胞因子的拮抗剂。使用方法为 5 mg/kg，静脉滴注，在第 0 周、2 周、6 周给予作为诱导缓解；随后每隔 8 周给予相同剂量作长期维持治疗。在试验 IFX 前，正在接受激素治疗时应继续原来治疗，在取得临床完全缓解后激素逐步减量至停用。对原先已使用免疫抑制剂但无效者，无必要继续合用免疫抑制剂；但对 IFX 治疗前未接受过免疫抑制剂治疗者，IFX 与 AZA 合用可提高撤离激素缓解率及黏膜愈合率。

5. 外科手术治疗　绝对手术指征包括大出血、穿孔、癌变及高度疑为癌变。

相对手术指征包括积极内科治疗无效的重度 UC，合并中毒性巨结肠内科治疗无效者宜更早行外科干预。对内科治疗疗效不佳和（或）药物不良反应已严重影响生活质量者，可考虑外科手术。一般采用全结肠切除加回肠造瘘/回肠肛门小袋吻合术。

6. 维持治疗　激素不能作为维持治疗药物，维持治疗药物选择视诱导缓解时用药情况而定。由氨基水杨酸制剂或激素诱导缓解后以氨基水杨酸制剂维持，用原诱导缓解剂量的全量或半量，如用 SASP 维持，剂量一般为 2 ~ 3 g/d，并应补充叶酸。远段结肠炎以美沙拉嗪局部用药为主，加上口服氨基水杨酸制剂更好。硫唑嘌呤类药物用于激素依赖性、氨基水杨酸制剂不耐受的维持治疗，剂量与诱导缓解时相同。以 IFX 诱导缓解后继续 IFX 维持。氨基水杨酸制剂维持治疗的疗程为 3 ~ 5 年或更长。对硫唑嘌呤类药物及 IFX 维持治疗的疗程未有共识，视患者具体情况而定。

第四节　中医诊断与治疗

一、诊断

1. 临床表现　活动期多以腹痛、便下赤白脓血、里急后重为主要表现，部分患者以大便带血为特点，或常感泻下滞涩不爽、黏滞重坠；缓解期一般以排便次数增多、粪质稀薄或夹黏液为主。

2. 本病以慢性复发型最常见，病情发展以发作、缓解交替出现为特点。

二、鉴别诊断

1. 肠痨　是痨虫侵及肠道、肠道络脉受损、瘀浊壅滞、耗伤营气所致，以腹痛、腹泻或便秘腹泻交替为主要表现，伴有食欲不振、形体消瘦、午后潮热、盗汗神疲乏力等症，多见于青年，多有肺痨或其他痨病史。

2. 大肠癌　持续的腹部隐痛、胀气、排便习惯与粪便性状，粪便带脓血、黏液或血便，腹痛、肛门坠痛、里急后重甚至腹内结块为主要临床表现，伴有原因不明的体重减轻或贫血，结合结肠镜、腹部 CT、钡剂灌肠、直肠指检及活检可鉴别。

三、辨证论治

（一）辨证要点

1. 辨病期病证　急性发作期湿热壅滞肠道、气血失调、血行瘀滞、血败肉腐、肠络受损，出现腹痛、腹泻、黏液脓血便等症，此时溃疡性结肠炎活动又有发热等表现，临床多表现为湿热滞络、毒损气络证，同时应注意辨别有无积滞、血瘀、寒湿等兼夹证；慢性复发型活动期常本虚标实并见，反复黏液脓血便，常见湿热内蕴、瘀血阻络、阴虚火旺等证；缓解期脓血便、腹痛、里急后重症状缓解，表现为乏力、纳呆，或仅偶有腹泻、少量黏液便，或稍遇饮食失调、劳累及精神刺激则易加重复发，常以本虚为主或虚实夹杂，多见脾胃虚弱、气阴两虚、肺气失调、脾肾阳虚等证，同时湿热浊毒难去，标实多为邪滞脉络证。本病反复发作，正虚与湿热、积滞、血瘀夹杂，虚实寒热错杂。

2. 辨气络、血络　病气络见于溃疡性结肠炎的轻症、初期或缓解期，以络气郁滞、瘀阻脉络、络气虚损为常见证候，症见大便次数日行 4 次以下，腹痛不明显，伴有腹胀，病情较缓；病血络见于溃疡性结肠炎的急性发作期、重症、慢性复发型，以毒滞脉络、脉络瘀阻、脉络瘀塞、络息成积为常见证候，症见便下脓血或纯下鲜血、大便日行 6 次或以上、腹痛、腹胀较剧，伴发发热、肠息肉形成甚至癌变。临床上常常气络病证与血络病证同时存在，相兼并见，错综复杂，应当细辨。

（二）治疗原则

鉴于溃疡性结肠炎"脾虚络瘀毒损"的整体病机，故针对肠络病变采用"络以通为顺"的治则，采用"益气解毒、活血通络"的基本治法。

病气络，治疗原则当以治气为主，兼顾治血。病血络者治疗原则当以治血为主，兼顾治气。肠腑隶属阳明，阳明乃多气多血之地，常气血同病，故治疗时常气血并调。因气血津液是络脉的物质基础，故临证时络病辨证要与气血津液辨证相结合，使整体与局部并重。本病虽属于大肠络病证，但病变涉及多个脏腑、阴阳、气血津液等功能和形质的变化。脏腑虚损，阴阳失衡，湿热、积滞、瘀血等邪毒胶结壅塞于肠络，必致肠络受损，气血渗灌失常，累及营卫，运行受阻，气血不得宣通，加重肠络损伤，故在治疗中需重视"虚"与"毒"。

本病可根据病程分为活动期与缓解期，在活动期以标实为主，此时当以祛毒拔邪为法，包括清热化湿、消积导滞、清热解毒、活血化瘀等；处于缓解期时，此时以扶正祛邪为法，包括清热化湿、活血化瘀、消积导滞、温中补虚、健脾补肾、温络化湿、滋阴清肠、养血宁络等。而本病由于毒蕴肠腑、损伤肠络而致血瘀，血行不畅必致气机不畅，瘀血不去则新血不生，故治疗上不论缓解期及活动期，都应调气和血并行。此外，临证中为了迅速缓解临床症状，常采用祛腐、生肌、敛疡之法以治其标。

（三）分证论治

1. 湿热蕴结，络气郁滞
主症：腹痛，腹泻，便下黏液脓血，肛门灼热，里急后重或身热不扬，小便短赤，口干口苦，口臭，舌质红苔黄腻，脉滑数。
证机：急性活动期，湿热蕴结肠道，与气血相搏结，肠络受损，气血失调，血败肉腐化脓，传导失司，络气郁滞。
治法：清热化湿，化瘀通络。

选方：芍药汤加减。

遣药：黄连、黄芩、当归、赤芍、槟榔、木香、炙甘草、秦皮、马齿苋、炒白术、枳壳。

加减：大便脓血较多者，加白头翁、仙鹤草、地榆凉血止痢；大便白冻、黏液较多者，加苍术、厚朴、薏苡仁健脾燥湿；腹痛较甚者，加延胡索、乌药、枳实理气止痛；身热甚者，加葛根、金银花、连翘解毒退热。

2.热毒壅盛，灼伤血络

主症：发病急骤，泻下脓血或血便，量多次频；腹痛拒按，发热口渴，烦躁不安，里急后重，小便黄赤，舌质红绛苔黄腻，脉滑数。

证机：急性活动期或重度活动期，热毒壅盛，灼络伤营成瘀或灼津成瘀，热毒损伤肠络，肉腐成脓，而见便下脓血。

治法：清热解毒，凉血通络。

选方：白头翁汤合芍药汤加减。

遣药：白头翁、黄连、黄柏、秦皮、白花蛇舌草、苦参、马齿苋、丹皮、地榆、当归、赤芍、木香、槟榔。

加减：便下鲜血、舌质红绛者，加紫草、茜草、生地；高热者加水牛角粉、栀子、金银花；汗出肢冷、脉微细者，静脉滴注参附注射液或生脉注射液。

3.脾胃虚弱，湿浊阻络

主症：大便溏薄，黏液白多赤少或为白冻，腹部隐痛，脘腹胀满，食少纳差，肢体倦怠，神疲懒言，舌淡红、边有齿痕、苔白腻，脉细弱或细滑。

证机：慢性复发型缓解期，脾胃虚弱，湿浊内生，蕴滞肠道，从阳化热，气血失调，灼络肠络，传导失司，肉腐成脓，而见泻下、便下脓血。

治法：健脾益气，化湿通络。

选方：参苓白术散加减。

遣药：党参、茯苓、炒白术、山药、炒薏苡仁、砂仁、陈皮、桔梗、木香、黄连、地榆、炙甘草。

加减：大便夹有不消化食物加神曲，枳实消食导滞；腹痛怕冷喜暖者加炮姜，寒甚者加附子温补脾肾；久泻气陷者加黄芪、升麻、柴胡升阳举陷；久泻不止者加赤石脂、石榴皮、乌梅、诃子涩肠止泻。

4.寒热错杂，瘀阻肠络

主症：腹痛冷痛，喜温喜按，四肢不温，下痢稀薄，夹有黏冻，反复发作，肛门灼热，口腔溃疡，腹部或有灼热感，舌质红或淡红、苔薄黄，脉弦或细弦。

证机：慢性复发型溃疡性结肠炎，病程日久，损伤脾阳，失于运化，水湿内停，郁而化热，湿热蕴结肠络，肠络受损，血败肉腐，随糟粕而出。

治法：温中补虚，清热化湿，和血通络。

选方：乌梅丸加减。

遣药：乌梅、黄连、黄柏、肉桂、细辛、干姜、党参、炒当归、制附片、地榆碳、炒白术、陈皮、炒白芍。

加减：大便稀溏、腹泻明显者加茯苓、山药、芡实；久泻不止者，加石榴皮、诃子；腹痛、肠鸣者，加木香、延胡索、乌药、大腹皮；邪热偏盛者，加金银花、败酱草。

5.脾肾阳虚，肠络失温

主症：久病不愈，大便清稀，夹有白冻或伴有完谷不化，腹痛绵绵，喜温喜按，腰膝酸软，形寒肢冷。腹胀，食少纳差，少气懒言，五更泻或黎明前泻，舌质淡胖或有齿痕、苔白润，脉沉细或尺脉弱。

证机：溃疡性结肠炎缓解期，日久脾肾阳虚，肾司二便，温煦不能，脾主运化，不能运化则水湿内停，蕴而化热，损伤肠络，肠络瘀滞而生泻痢。

治法：健脾温肾，化湿通络。

选方：附子理中汤合四神丸加减。

遣药：党参、炮姜、炒白术、附子、炙甘草、补骨脂、肉豆蔻、吴茱萸、五味子、白及、三七。

加减：小腹胀满者，加乌药、小茴香、枳实；大便滑脱不禁者，加赤石脂、诃子；兼腹痛明显者，加川楝子、延胡索；肝郁脾虚者加陈皮、白芍、防风、炒白术；血虚明显者加生黄芪、阿胶。

6.阴血亏虚，肠络不荣

主症：粪夹少量黏液脓血，血色暗红或夹有血块，腹痛拒按，痛有定处，腹中隐隐灼痛，午后低热，盗汗，口燥咽干，头晕目眩，面色晦暗，肌肤甲错，舌暗红少津、少苔或无苔，脉细数或弦涩。

证机：见于溃疡性结肠炎后期或使用激素后，溃疡性结肠炎泄痢日久，湿热熏蒸，阴血亏虚，气失其载，气血运行不畅，阴亏不能濡养，不能涵阳，导致肠络失养、精血亏虚，故传导不利。

治法：滋阴清肠，养血宁络。

选方：驻车丸合黄连阿胶汤加减。

遣药：黄连、黄芩、当归、白芍、阿胶、太子参、乌梅、石斛、山药、炙甘草。

加减：腹满痞胀甚者加枳实、厚朴；肠道多发息肉者加山甲珠、皂角刺；腹痛甚者加三七末（冲）、白芍；晨泻明显者加补骨脂；口干者加芦根、玉竹、北沙参；瘀血明显者加蒲黄、五灵脂。

（四）转归、预后与预防

溃疡性结肠炎是一种原因不明确的慢性非特异性肠病，并发症多，治疗困难。而中医对于本病的治疗有多种方法，从辨病论治、辨证论治、专方专药论治、异法同调论治到结合现代研究技术等方面的治疗方法，中医治疗优势在于其独特的思维方式、对机体阴阳平衡的整体调节思路及多途径、多靶点、全方位的诊治手段，使其覆盖整个疾病的治疗过程，通过中西医结合互补的治疗方式，可在改善症状、降低复发率、减少激素和免疫抑制剂的毒副作用、提高患者生存质量、改善远期预后等方面大有作为。

溃疡性结肠炎病程长，病情轻重不一，常反复发作，迁延不愈。国内外主要采用5-氨基水杨酸制剂、皮质类固醇、免疫抑制药等进行治疗，这些药物治疗时间长、不良反应较多且易复发，患者难于坚持，严重困扰患者的生活质量。溃疡结肠炎重度患者因湿热内蕴、热极化火成毒、火毒之邪入血分而迫血妄行、腐肉成脓、瘀血内停，造成肠风下血等临床表现，易出现中毒性巨结肠、肠穿孔、大出血、脓毒血症等并发症，究其病机系湿热内蕴、热极化火成毒、损伤肠络而致穿孔、出血，热毒内盛入血分而致中毒性巨结肠、脓毒血症。如出现中毒性巨结肠、肠穿孔、大出血等具有手术指征的并发症时应及时外科治疗，以免贻误病情。湿热下迫大肠，痰湿内蕴，导致肠道气机不利、经络阻滞、瘀血浊气凝聚而成毒，形成息肉、癌变。溃疡性结肠炎应长期随访，根据病变范围定期肠镜监测有无癌变的发生，及时采取内镜下治疗或手术治疗。

溃疡性结肠炎早期诊断、早期治疗，对于本病的预防和发展、预防进一步病变具有重要意义。溃疡性结肠炎病势缠绵，经久难愈，病情反复发作，正虚邪恋，湿热不清，通过健康宣教加强饮食控制、重视心理调节、慎防肠道感染，不宜过度劳累，坚持跟踪随访，有效预防病情复发。溃疡性结肠炎作为一种临床上的难治慢性病，因脑肠轴信号异常，会使患者出现不同程度的焦虑、抑郁等心理问题，故在治疗中除药物性治疗外，还要重视患者的心理状况，帮助其认识本病，进行相关心理疏导，帮助其树立治疗信心，从而延缓或逆转疾病进程。

第二十章 慢性萎缩性胃炎

慢性胃炎是各种病因引起的胃黏膜慢性炎症病变，其病理主要以慢性炎性细胞（单个核细胞，主要是淋巴细胞、浆细胞）浸润为主。当慢性炎症导致胃黏膜固有腺体减少时，称为慢性萎缩性胃炎（chronic atrophic gastritis，CAG），慢性萎缩性胃炎可伴或不伴肠腺化生和（或）假幽门腺化生。CAG可分为非化生性萎缩和化生性萎缩两个类型，前者是腺体丧失，伴有黏膜固有层纤维化和纤维肌性增生，后者是胃黏膜腺体被化生的异常腺体所替换。CAG是较为公认的胃癌前状态，Correa模式揭示了从正常胃黏膜→慢性浅表性胃炎→慢性萎缩性胃炎→肠上皮化生→异型增生→肠型胃癌的演变过程。如何有效干预癌前病变、阻断其转化过程是目前CAG治疗的重中之重。

CAG临床以胃脘疼痛、饱胀、痞闷、嗳气、纳呆等为主要表现，属中医"痞满""胃痞""虚痞""胃痛""嘈杂"等范畴。"痞"之名首见于《黄帝内经》。《丹溪心法》《局方发挥》对"痞"的概念做出了明确定义，并认为"气与血不运而成，处心下，皆土之病也"。张景岳首次提出将本病分虚实论治，如《景岳全书·杂证谟·痞满》中对虚、实痞的论述，"凡有邪有滞而痞者，实痞也；无物无滞而痞者，虚痞也"。以胃脘胀满痞闷为主症者，属于"痞满""胃痞"或"虚痞"范畴；以胃脘疼痛为主症者，属"胃痛"范畴；以"胃中空虚不适，似痛非痛，似饥非饥，似胀非胀，莫可名状"为主要表现者，属"嘈杂"范畴。

第一节 西医病因病理

一、发病原因

慢性萎缩性胃炎具有复杂的胃及胃部意外临床症状，目前其诊断意识及水平仍有待提高。CAG在世界各地的老年人群中普遍存在，但流行病学差异很大。发病病因与幽门螺杆菌（helicobacter pylori，Hp）感染、自身免疫、胆汁反流、药物和乙醇摄入等相关。

（一）Hp感染

Hp感染是CAG最重要的病因。Hp感染呈世界范围分布，在发展中国家的感染率高于发达国家，且随年龄增加而升高，男女差异不大。人是目前唯一被确认的Hp传染源，一般认为通过人与人之间密切接触的口－口或粪－口传播是Hp感染的主要传播途径。流行病学研究资料显示，经济落后、居住环境差及不良卫生习惯与Hp感染率呈正相关。Hp经口进入胃内，附着于胃窦部黏液层，依靠其鞭毛穿过黏液层，定居于黏液层与胃窦黏膜上皮细胞表面，一般不侵入胃腺和固有层内。其一方面避免了胃酸的杀菌作用；另一方面难以被机体的免疫机能清除。Hp产生的尿素酶可分解尿素，产生的氨可中和渗入黏液内的胃酸，形成有利于 Hp 定居和繁殖的局部微环境，使感染慢性化。Hp 感染几乎无例外地引起胃黏膜炎症，感染后机体一般难以自行清除而变成慢性感染。Hp 感染后可出现慢性非萎缩性胃炎、萎缩性胃炎（萎缩、肠上皮化生）、异型增生及癌变。

（二）胆汁反流、药物、乙醇摄入

从十二指肠反流入胃的胆汁和胰液能够破坏胃黏膜屏障，引发炎症而出现腺体萎缩。长期服用非甾体抗炎药（NSAIDs）（包括阿司匹林）等，药物会在胃黏膜细胞内聚集，并阻断 PGs 合成而导致胃黏膜损伤。长期乙醇摄入会造成自由基等胃黏膜损伤性介质产生增多、胃黏膜屏障等保护性因素削弱、胃黏膜微循环障碍而导致胃黏膜损伤。

（三）自身免疫

自身免疫导致的 CAG 好发于女性。自身免疫性萎缩性胃炎以富含壁细胞的胃体黏膜萎缩为主。患者自身血液中存在自身抗体如壁细胞抗体，伴恶性贫血者还可检出内因子抗体。患者还可伴随其他自身免疫性疾病，如桥本甲状腺炎、白癜风等。上述自身抗体攻击壁细胞，使壁细胞减少、胃酸分泌减少或丧失。内因子抗体与内因子结合，阻碍维生素 B_{12} 吸收，从而导致恶性贫血。

（四）年龄因素

老年人胃黏膜可出现退行性改变、胃黏膜修复再生功能降低、炎症慢性化、上皮增殖异常及胃腺体萎缩。

二、病理机制

目前认为，Hp 感染是导致慢性萎缩性胃炎最重要的病因。Hp 的致病过程可大致划分为四个阶段：①环境改造；②动力调节；③定植黏附；④毒素损伤。在环境改造阶段，Hp 通过致病因子脲酶水解尿素产生氨与 CO_2 来中和胃酸、降低 pH 值从而影响杀菌活力。尿素产生的氨能够增强空泡毒素 VacA 的毒性作用，抑制胃酸分泌并介导空泡形成，还能激活单核吞噬细胞，导致炎症因子和氧自由基的释放，进一步引起胃黏膜上皮过度的炎症反应。在动力调节和定植黏附阶段，2~7 根带鞘鞭毛结合螺旋状菌体结构为 Hp 顺利穿过黏液靶向 pH 值中性的胃黏膜层提供了有力支持，随后 Hp 通过多种受体特异性黏附素与宿主细胞产生紧密结合。目前已发现多达 20 多种黏附素，其中被关注较多的是 BabA 黏附素家族，BabA2 阳性基因型还被发现与消化性溃疡存在一定的联系。在毒素损伤阶段，Hp 可产生 cagA、vacA 及 dupA 等毒力因子促进炎症形成，从而介导了 Hp 致病的多个阶段。

自身免疫性萎缩性胃炎的发病机制可能与 $CD4^+T$ 淋巴细胞针对胃壁细胞质子泵（H^+、K^+-ATPase）的免疫反应刺激 B 淋巴细胞产生壁细胞抗体、内因子抗体等特异性抗体有关。Hp 感染是否参与自身免疫导致的 CAG 发生目前仍存在争议，有研究报道 Hp 介导的抗体可与人体胃黏膜发生交叉反应，从而触发或加速自身免疫反应的发生。但壁细胞的减少所导致的酸的减少或丧失使胃内 pH 值升高，从而导致细菌在胃内定植的可能性增加。有研究发现，KI/KI2 小鼠模型中 *ATP4Ap.R703C* 基因突变使壁细胞内部的酸碱平衡失调，最终使壁细胞萎缩，提示遗传可能参与自身免疫性 CAG 的发生。因此，自身免疫性 CAG 可能由免疫、Hp 感染、遗传等多因素相互作用导致。

第二节　中医病因病机

一、病因

虽然慢性萎缩性胃炎病因复杂，但主要与外邪所伤（包括 Hp 感染、药物等）、情志失调、饮食不节、劳倦过度、烟酒热毒、胆汁反流、久蕴伤胃等外因有关。先天禀赋不足、脾胃素虚或久病迁延耗伤正气是发病的内在因素。

（一）脾胃虚弱，络脉空虚

脾胃虚弱多因劳倦伤脾、素体虚弱、久病损伤脾胃，或先天元阳不足、脾胃失于温煦或年老体衰而致脾胃不足。脾胃虚弱或虚寒，脾失运化，胃失温养，升降失常，出现胃痛、胀满等症。日久则脾胃气血生化乏源、胃络失养、运化失调而出现胃黏膜萎缩等 CAG 的各种表现。

（二）外邪内犯，毒损络脉

Hp 感染导致胃黏膜炎症，长期形成慢性感染，正邪交争导致胃气壅滞。胃内 pH 值降低，消化功能减退，脾胃运化功能失职。非甾体抗炎药等药物，如阿司匹林、吲哚美辛，损伤胃黏膜，导致十二指肠内胆汁和胰液反流，减弱胃黏膜屏障功能，致使脾胃损伤、气机升降失调。长期胃络失养，且为外毒内伤，胃黏膜气血不足，可出现不同程度的萎缩。

（三）饮食不节，络脉受损

暴饮暴食，饥饿失常；过食生冷，寒积胃脘；恣食肥甘、辛辣，过饮烈酒，均可导致饮食停滞、损伤脾胃。寒凝阻络则气滞血瘀，湿热中阻则脾胃受困，日久损伤脾胃，胃络受损，形成慢性萎缩性胃炎。《兰室秘藏·中满腹胀》云："或多食寒凉，及脾胃久虚之人，胃中寒则胀满，或脏寒生满病""也有膏粱之人，湿热郁于内而成胀满者"。《医学正传》谓："致病之因，多因纵姿口腹，素好辛酸，姿饮热酒煎熬……故胃脘痛。"

（四）情志因素，络脉郁滞

肝主疏泄，性喜条达，忧思恼怒，情志不畅，肝郁气滞，疏泄失职，横逆犯胃，气机壅滞不行，不通则痛。故《沈氏尊生书》谓："胃痛，邪干胃脘病也。惟肝气相乘为尤甚，以木性暴，且正克也。"由于气血相依，气滞日久，还可导致瘀血的产生，瘀阻络脉，其痛剧烈，并可见吐血、便血等症。肝气久郁，化而为火，五脏之火又以肝火最为横暴，火性炎上，迫灼肝胃之阴，其痛往往经久不愈。忧思伤脾，脾气郁结，运化失常，水谷不化，也可见胃脘胀满之症。

二、病机

慢性萎缩性胃炎的发病，以脾胃虚弱为本，邪气干胃为标，胃体络伤是重要的疾病演变过程。其临床表现多种多样，如胃脘部疼痛、胀满、痞满、痞塞、嗳气、嘈杂等，属中医"痞满""胃痞""虚痞""胃痛""嘈杂"等范畴。引起胃痛等相关症状的病因十分复杂，有外邪侵袭也有内伤七情及不节饮食等。清代名医邵新浦云："胃者十二经脉之长，其作痛之因甚多，胃者，汇也，乃冲繁要道，为患最易。"古人据其病因分为气、血、冷、火、痰、食、虫、悸、疰九种心痛（今之胃痛），可见胃痛病因的复杂性，根据中医"正气存内，邪不可干""邪之所凑，其气必虚"及《金匮要略》中"若五脏元真通畅，人即安和""四季脾旺不受邪"等理论，可以认为慢性胃炎的病机特点是虚实夹杂，脾胃虚弱为本，邪气干胃为标。脾胃虚弱，多为脾胃气虚，部分可伴阴血不足；邪气包括六淫、肝胆气火、不节饮食、痰浊、瘀血等。正如《杂病源流犀烛·胃痛》指出："胃痛，邪干胃脘病也，胃禀冲和之气，多气多血，壮者邪不能干，虚则着而为病。"强调在脾胃虚弱基础上邪气干胃才发病出现胃痛等。首先，脾胃虚弱，运化功能失常，气血化生不足，机体正气亏虚，外邪易乘虚入侵胃致脾胃功能失调、气机逆乱、气滞血瘀而出现胃脘部疼痛、胀满、痞满等症状。如《诸病源候论》云："此二脉（脾胃经）俱虚，为邪所乘，正与邪争，在于经则胃脘急痛。"其次，脾胃虚弱，则土虚木乘，易致肝胃不和与肝脾不和之证，正如《医学正传》所说："饮食失节，劳役过度，以致脾土虚乏，肝木得以乘其土位，而为胃脘当心而痛。"再次，脾胃虚弱，运化水谷和水湿功能失常，水湿不从正化，停而为痰为饮，痰饮又进一步影响脾胃功能，致使病情更复杂，迁延不愈，如叶天士所说："胃痛久而屡发，必有凝痰聚瘀。"

胃络瘀阻是其病理基础。唐容川云："血之运行上下，全赖乎脾胃。"脾胃虚弱，先导致血行不畅。《类证治裁》指出胃脘痛："初痛邪在经，久痛必入络。经主气，络主血也。初痛宜温散行气，久痛则血络也痹。"说明痛久入络，胃络闭塞而导致胃络瘀阻，病情迁延难愈。又《景岳全书》云："凡人之气血犹如源泉也，盛则流畅，少则壅滞，故气血不虚不滞，虚则无有不滞者。"因此，血行瘀滞，则脏腑气血不足，胃腑络脉受阻，胃黏膜长期失于气血濡养，加之病理产物毒素作用而致病理改变。电镜检查发现：胃黏膜萎缩出现颜色改变，脉络显露迂曲，黏膜腺体萎缩呈颗粒状隆起增生，息肉、小结、糜烂、溃疡均为血瘀的病理改变。血瘀存在于慢性萎缩性胃炎的全过程。因此，慢性萎缩性胃炎患者还可兼见胃脘隐痛或刺痛、舌质淡紫、舌下脉络瘀阻或迂曲、脉弦涩等气滞血瘀之征。临床研究发现，慢性萎缩性胃炎的血液流变学多项指标与正常对照组有显著性差异，并与萎缩程度有关。因此，可以看出慢性萎缩性胃炎是本虚标实之证，脾气虚弱和胃阴不足易导致胃络瘀阻，说明"久病必虚""久痛入络"与萎缩性胃炎的发病机制有密切的相关性。

第三节 西医诊断与治疗

一、临床表现

CAG临床表现多样，可出现不同的胃和胃外的症状和体征。

（一）症状

CAG的临床表现无特异性，可无明显症状，有症状者主要表现为上腹部不适、饱胀、疼痛等非特异性消化不良症状，可伴有食欲不振、嘈杂、嗳气、反酸、恶心、口苦等消化道症状。部分患者可同时存在胃食管反流病，表现为反酸、烧心等。部分患者可存在胆汁反流样表现，如口苦、嘈杂、嗳气。目前认为，餐后饱胀是自身免疫性CAG的临床预测指标。但不同内镜表现及其病理的严重程度与症状之间无相关性。

（二）体征

多无明显体征，有时可有上腹部轻度压痛或按之不适感。

（三）消化道外表现

CAG 患者对维生素 B_{12}、铁及各种营养物质的吸收存在一定障碍。CAG 患者可能伴随明显消瘦。维生素 B_{12} 缺乏可能会出现皮肤黏膜、神经系统和血液系统改变，如舌炎、周围神经病变、手臂和腿的感觉异常、情绪和认知异常及恶性贫血相关症状。自身免疫性 CAG 可能会伴随自身免疫性甲状腺疾病、1 型糖尿病、白癜风等自身免疫性疾病的相关表现。

（四）内镜下表现

1. 黏膜色泽改变　多呈淡红色、灰色，严重者呈灰白色。可呈弥漫性或局限性斑块分布。如果黏膜颜色改变不均匀，残留一些橘红色黏膜，则表现出红白相间，但以灰白色为主。不同区域的萎缩及是否伴有肠化，在不同技术的窄谱成像放大内镜下可见微黏膜及血管呈现复杂的变化，其中典型的卵圆形腺管开口减少，微血管结构紊乱且呈现螺旋状，常常提示萎缩及肠化的存在。

2. 血管显露　黏膜皱襞变平变薄，黏膜下可见红色或蓝色血管显露，轻者见血管网，重者可见树枝状血管分布。当胃内充气时黏膜变薄及血管显露更加明显。

3. 增生颗粒　在萎缩的黏膜上有时可见上皮细胞增生或严重肠化形成的细小丛生颗粒，偶尔可形成较大的结节。

4. 出血及糜烂　内经触碰萎缩黏膜易出血，也可出现黏膜糜烂。

二、实验室检查

（一）胃蛋白酶原及胃泌素指标

血清胃蛋白酶原 Ⅰ、Ⅱ（pepsinogen Ⅰ、Ⅱ，PG Ⅰ、PG Ⅱ）及胃泌素-17（Gastrin-17，G17）的检测有助于判断有无胃黏膜萎缩及萎缩部位。PG 和 G17 测定有助于判断萎缩的范围。

（二）自身免疫相关指标

自身免疫性胃炎（autoimmune gastritis，AIG）建议检测血清胃泌素、维生素 B_{12}，以及抗壁细胞抗体、抗内因子抗体等。AIG 主要特点为壁细胞抗体阳性，胃体萎缩而胃窦不受累，可发展为恶性贫血。AIG 黏膜的萎缩是渐进的过程，在未完全萎缩的阶段，缺乏典型表现而不易诊断。AIG 患者胃酸分泌减弱或缺失，部分患者存在内因子抗体，影响维生素 B_{12} 吸收，导致巨幼细胞性贫血。对于可疑者需行胃泌素、维生素 B_{12}、抗内因子抗体等检查。

三、诊断与鉴别诊断

（一）诊断要点

对于怀疑 CAG 的患者，诊断应包括以下方面：①确定诊断：通过胃镜及病理。②评估萎缩（及肠化）的程度和范围：应用胃镜检查进行判断、多处活检病理，以及结合血清 PG 和 G17 测定。③明确是否存在 Hp 感染。④评估癌变风险，结合萎缩程度和范围［胃黏膜炎性反应和萎缩程度的分期标准（the operative link for gastritis assessment，OLGA）、胃黏膜肠化的分期标准（the operative link on gastric intestinal metaplasia assessment，OLGIM）、血清 PG 等、Hp 感染情况、危险因素、年龄、胃癌家族史等综合判断。

1.明确有无萎缩　对怀疑有萎缩性胃炎的患者应进行胃镜和病理学检查，白光内镜是判断胃黏膜萎缩的基本方法，采用放大胃镜、窄带成像技术、共聚焦内镜等内镜新技术，可提高诊断的准确性。最终确定依靠病理检查。

2.评估萎缩（和肠化）的程度和范围

内镜下可采用 Kimura-Takemoto 分型：根据胃镜下萎缩的部位和范围，将 CAG 分为闭合型（CⅠ ~ CⅢ）和开放型（OⅠ ~ OⅢ）（图 20-1）。

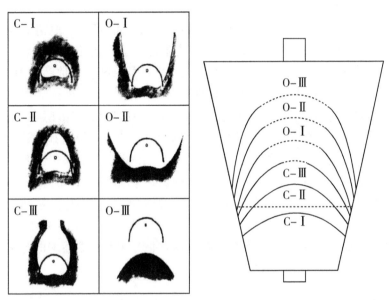

图 20-1　Kimura-Takemoto 分型

OLGA，OLGIM 分期（表 20-1，表 20-2）：胃镜下取胃窦、胃体黏膜标本，采用病理对萎缩/肠化进行部位和程度的评定。

表 20-1　OLGA

萎缩		胃体			
		无	轻度	中度	重度
胃窦	无	0	I	II	II
	轻度	I	I	II	III
	中度	II	II	III	IV
	重度	III	III	IV	IV

表 20-2 OLGIM

肠化		胃体			
		无	轻度	中度	重度
胃窦	无	0	I	II	II
	轻度	I	I	II	III
	中度	II	II	III	IV
	重度	III	III	IV	IV

血清 PG 和 G17 测定：胃体萎缩者，PG I、PG I / II 比值降低，血清 G17 水平升高；胃窦萎缩者，血清 G17 水平降低，PG I、PG I / II 比值正常；全胃萎缩者则两者均降低。通常使用 PG I 水平 ≤ 70 g/L 且 PG I / II 比值 ≤ 3.0 作为萎缩性胃炎的诊断临界值。国内胃癌高发区筛查常采用 PG I 水平 ≤ 70 g/L 且 PG I / II ≤ 7.0 的标准。

3. 评估是否感染 Hp　引起胃黏膜萎缩最重要的病因是 Hp 感染，Hp 感染几乎都会引起胃黏膜活动性炎症反应，胃黏膜活动性炎症反应的存在高度提示 Hp 感染。长期 Hp 感染所致的炎症反应、免疫反应可使部分患者发生胃黏膜萎缩和肠化，宿主（如白细胞介素 – 1β 等细胞因子基因多态性）、环境（吸烟、高盐饮食等）和 Hp 因素（毒力基因）的协同作用决定了 Hp 感染相关性胃炎的类型，以及萎缩和肠化的发生和发展。Hp 感染患者中 CAG、肠化的发生率明显高于阴性者，且 Hp 感染可使肠化发生提前 10 年左右。

4. 评估癌变风险　应对 CAG 患者进行癌变的风险评估，主要根据萎缩的范围、程度、Hp 感染情况，结合年龄、胃癌家族史等进行综合判断。

（二）诊断标准

CAG 的诊断依靠胃镜及病理检查。而内镜下判断的萎缩与病理诊断的符合率较低，确诊应以病理诊断为依据。

1. 内镜诊断

CAG 可见黏膜红白相间，以白为主，皱襞扁平甚至消失，黏膜血管显露，黏膜颗粒或结节状等基本表现。

高清内镜结合放大内镜可使胃黏膜观察更为精细，能清楚看到胃小凹的结构，对胃炎的诊断与鉴别诊断具有一定价值。采用窄带成像技术、智能分光比色技术、激光共聚焦显微内镜等检查能提高诊断准确性。放大胃镜结合窄带成像技术观察肠化区域时，可见来自上皮细胞边缘蓝色的反射光，称为蓝亮嵴。共聚焦激光显微内镜对胃黏膜的观察可达到细胞水平，能够实时辨认胃小凹、上皮细胞、杯状细胞等细微结构变化，对慢性胃炎的诊断和组织学变化分级（慢性炎症反应、活动性、萎缩和肠化）具有较好的价值。同时，光学活检可选择性对可疑部位进行靶向活检，有助于提高活检取材的准确性。

2. 病理诊断

慢性胃炎病理活检示固有腺体萎缩或肠化，即可诊断为 CAG，但需多处活检评估萎缩范围和程度。临床医师可根据病理检查结果并结合内镜所见，最后做出萎缩范围和程度的诊断。取材活检根据病变情况和需要，用于研究时，应根据悉尼系统要求取 5 块标本：①距幽门环 2 ~ 3 cm 之幽门窦部小弯及大弯 2 点；②距胃角 4 cm 之小弯及距贲门 8 cm 之大弯 2 点；③胃角部 1 点。追加胃角部取材系因该部乃萎缩及肠上皮化生之最为显著的部位，因有炎症而 Hp 在正常 HE 染色下观察不到时，可用 Giemsa 染色或 Genta 染色、银染色、免疫染色以行鉴定。应重视贲门炎诊断，必要时增加贲门部黏膜活检。标本应足够大，达到黏膜肌层。不同部位的标本须分开装瓶；须向病理科提供取材部位、内镜所见和简要病史。

慢性胃炎有 5 种组织学变化，应分级，包括有无 Hp 感染、慢性炎症、活动性、萎缩和肠化，分为无、轻度、中度和重度 4 级。分级标准采用我国慢性胃炎的病理诊断标准和新悉尼系统的直观模拟评分法（图 20-2）。

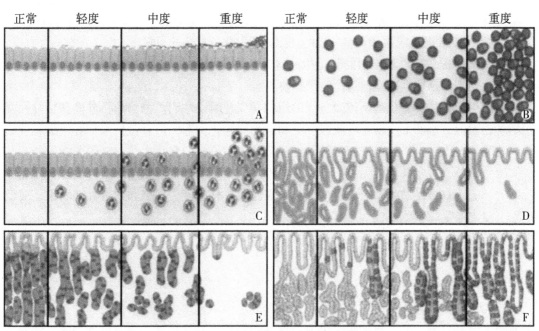

图 20-2　直观模拟评分法示意图

3.病理诊断标准

（1）Hp 感染：观察胃黏膜黏液层、表面上皮、小凹上皮和腺管上皮表面的 Hp。无：特殊染色片上未见 Hp；轻度：偶见或小于标本全长 1/3 有少数 Hp；中度：Hp 分布超过标本全长 1/3 而未达 2/3 或连续性、薄而稀疏地存在于上皮表面；重度：Hp 成堆存在，基本分布于标本全长。肠化生黏膜表面通常无 Hp 定植，宜在非肠化生处寻找。对炎性反应明显而 HE 染色切片未发现 Hp 者，应行特殊染色仔细寻找，推荐采用较简便的 Giemsa 染色，也可按各病理室惯用的染色方法，有条件的单位可行免疫组化检测。

（2）活动性：慢性炎性反应背景上有中性粒细胞浸润。轻度：黏膜固有层有少数中性粒细胞浸润；中度：中性粒细胞较多存在于黏膜层，可见于表面上皮细胞、小凹上皮细胞或腺管上皮内；重度：中性粒细胞较密集，或除中度所见外还可见小凹脓肿。

（3）慢性炎性反应：根据黏膜层慢性炎性反应细胞的密集程度和浸润深度分级，两者均可时以前者为主。正常：单个核细胞每高倍视野不超过 5 个，如数量略超过正常而内镜下无明显异常，病理可诊断为基本正常；轻度：慢性炎性细胞较少并局限于黏膜浅层，不超过黏膜的 1/3；中度：慢性炎性细胞较密集，不超过黏膜层的 2/3；重度：慢性炎性细胞密集，占据黏膜全层。计算密度程度时应避开淋巴滤泡及其周围的小淋巴细胞区。

（4）萎缩：萎缩是指胃固有腺体的减少，分为两种情况：①化生性萎缩：胃固有腺体被肠化生或假幽门腺化生的腺体替代；②非化生性萎缩：胃固有腺体被纤维或纤维肌性组织替代，或炎性细胞浸润引起固有腺体数量减少。

萎缩程度以胃固有腺体减少各 1/3 来计算。轻度：固有腺体数减少不超过原有腺体的 1/3；中度：固有腺体数减少介于原有腺体的 1/3 ~ 2/3 之间；重度：固有腺体数减少超过 2/3，仅残留少数腺体，甚至完全消失。局限于胃小凹区域的肠化生不算萎缩。黏膜层出现淋巴滤泡不算萎缩，应根据其周围区域的腺体情况来决定。一切原因引起黏膜损伤的病理过程均可造成腺体数量减少，如溃疡边缘处取的活检，不一定就是萎缩性胃炎。标本过浅未达黏膜肌层者，可参考黏膜层腺体大小、密度及间质反应情况推断是否萎缩，同时加上评注取材过浅的注释，提醒临床仅供参考。

（5）肠化生：肠化生区占腺体和表面上皮总面积的 1/3 以下为轻度；1/3 ~ 2/3 为中度；2/3 以上为重度。AB-PAS 染色对不明显肠化生的诊断很有帮助。用 AB-PAS 和 HID-AB 黏液染色区分肠化生亚型预测胃癌发生危险性的价值仍有争议。

（6）其他组织学特征：出现不需要分级的组织学变化时需注明。分为非特异性和特异性两类，前者包括淋巴滤泡、小凹上皮增生、胰腺化生和假幽门腺化生等；后者包括肉芽肿、集簇性嗜酸粒细胞浸润、明显上皮内淋巴细胞浸润和特异性病原体等。假幽门腺化生是泌酸腺萎缩的指标，判断时应核实取材部位，胃角部活检见黏液分泌腺者不能诊断为假幽门腺化生，只有出现肠化生，才是诊断萎缩的标志。有异型增生（上皮内瘤变）时应注明，分轻度、中度和重度异型增生（或低级别和高级别上皮内瘤变）。

（三）鉴别诊断

1. 消化性溃疡　虽也有上腹痛、嗳气、恶心、呕吐等症状发作的病史，溃疡病疼痛发生往往有周期和节律性，通过胃肠 X 线钡餐检查或胃镜检查可以区别。

2. 胆囊炎与胆石病　有上腹部胀闷不适、嗳气等症状，其症状发生多与进食肥腻食物有关，上腹疼痛往往较明显，可放射至胁肋及背部，兼有发热与黄疸时易分辨。可行胆囊 B 超、腹部 CT、MRI 或 MRCP 等检查以明确。

3. 胰腺炎　急性胰腺炎多为突然发作的腹痛腹胀，呈持续剧痛，痛时喜弯腰曲背，腹部压痛明显或有腹肌紧张。慢性胰腺炎诊断较困难，凡有腹痛、脂肪泻、消瘦、糖尿病者应考虑，根据病史、血、尿淀粉酶检查及腹部 CT 检查可明确诊断。

4. 胃癌　上腹疼痛无节律性，呈进行性加剧，伴有明显食欲减退，体重减轻，大便潜血持续阳性，后期在上腹部可触及包块，行 X 线钡餐检查或胃镜检查可以明确。

5. 心绞痛　老年患者尤其容易与胃痛相混淆，心绞痛一般不出现嗳气、恶心等消化道症状，往往有心慌等不适，可行心电图检查加以区别。

四、治疗

CAG 的治疗目标是延缓或阻滞病变的进展、降低癌变风险、改善患者的临床症状。

（一）一般治疗

CAG 患者应规律饮食，多食新鲜蔬菜、水果等，优质蛋白质饮食，饮食清淡、低盐，少食或忌食腌制、熏烤和油炸等食物。

（二）改善胃黏膜炎症，延缓进展

对于 Hp 阳性的患者，无论有无症状和并发症，根除治疗目前仍是 CAG 和肠化最基本的治疗。治疗根据我国第五次 Hp 感染处理共识推荐 Hp 根除方案为铋剂四联方案，即质子泵抑制剂（proton pump inhibitor，PPI）+铋剂+两种抗菌药物，疗程为 10 日或 14 日。Hp 根除治疗后所有患者均应常规行 Hp 复查，评估根除治疗的效果。最佳的非侵入性评估方法是尿素呼气试验（^{13}C/^{14}C）；评估应在治疗完成后不少于 4 周进行。

（三）改善胆汁反流

伴胆汁反流的 CAG 可应用促动力药和（或）有结合胆酸作用的胃黏膜保护剂。促动力药如盐酸伊托必利、莫沙必利和多潘立酮等可防止或减少胆汁反流。而有结合胆酸作用的铝碳酸镁制剂可增强胃黏膜屏障并可结合胆酸，从而减轻或消除胆汁反流所致的胃黏膜损伤。有条件时，可酌情短期应用熊去氧胆酸制剂。

（四）改善相关症状

以上腹痛和上腹烧灼感等症状为主者，可根据病情或症状严重程度选用胃黏膜保护剂、抗酸剂、H₂RA 或 PPI。以上腹饱胀、恶心或呕吐等为主要症状者可选用促动力药。具有明显进食相关的腹胀、纳差等消化功能低下症状者，可考虑应用消化酶制剂。

（五）改善精神心理状态

有消化不良症状且伴明显精神心理因素的慢性胃炎患者可应用抗抑郁药或抗焦虑药。抗抑郁或抗焦虑药物可作为伴有明显精神心理因素者和常规治疗无效及疗效差者的补救治疗，包括三环类抗抑郁药或选择性 5-羟色胺再摄取抑制剂等。

（六）预防胃癌

补充叶酸、维生素 C、β-胡萝卜素等可作为 CAG 预防胃癌的方法，但仍有争议。对于部分体内低叶酸水平者，适量补充叶酸可改善 CAG 病理组织状态而减少胃癌的发生。维生素 C 和 β-胡萝卜素是抗氧化剂，有研究认为其可降低胃癌的发生。

第四节　中医诊断与治疗

一、诊断

CAG 的临床表现多种多样，有以胃痛为主，有以痞胀为主，还有以纳呆、便溏、嗳气、泛酸等证为主，有时多种表现同时出现。

二、鉴别诊断

1.心痛　以心胸憋闷疼痛发作为典型表现，轻者仅感胸闷、呼吸欠畅；或表现为心胸憋闷疼痛时有发作，休息或用药后可以缓解。重症则疼痛剧烈，持续不解，可伴有面色苍白、心悸、四肢厥冷、大汗淋漓。无恶心、呕吐等消化道症状表现。

2.积聚　表现为腹内有包块，可伴有腹胀、腹痛。其中积证可见包块质硬、固定不移，聚证包块时聚时散。CAG一般腹部按之濡软，无包块。

三、辨证论治

（一）辨证要点

1.辨虚证、实证　凡胃痛胃胀渐发、起病缓慢者，多因脾胃虚、运化失职，胃络失其气血温养，不荣则痛；或土壅木郁而致肝胃不和、气滞血瘀、胃络瘀阻，不通则痛。凡胃痛胃胀暴作、起病急者，多因外受寒邪或恣食生冷、寒伤中阳、胃络痉挛或积滞不化，或因暴怒伤肝、肝气失于疏泄、胃络失和，或饮食失宜、食滞胃脘、胃失和降所致。

2.辨气络、血络　胃为多气多血之腑，胃痛胃胀有在气在血之分。一般初病在气，久病在血。凡痛胀属气络者，多见既胀且痛、以胀为主、痛无定处、时作时止，聚散无形为胃络失和，此乃无形之气痛。凡痛胀属血络者，多见持续性刺痛、痛有定处，多伴见口不渴或但欲饮水而不欲咽、舌质紫黯或有瘀斑瘀点，此乃瘀血阻络、病在血分之胀痛。

（二）治疗原则

1.健脾养胃　脾胃虚弱、胃络瘀阻是CAG的基本病机，因此治疗上应以健脾养胃通络为主，这是防治胃癌前病变的重要环节。CAG在发展演变过程中，并非是单一的某种证型，而是虚实并见、寒热交错，但其实质主要是正气内虚、胃络瘀滞。因此认为益气化瘀要贯穿治疗的全过程中，健运脾气可以使生化有源、脾气旺盛，才能推动血液运行；气虚则必然导致血瘀，如《读医随笔》所云："气虚不足以推血，则血必有瘀。"因此CAG应重视滋阴养胃、生津益血以治其本。

2.化瘀通络　胃络瘀阻则以化瘀通络法治之。CAG久病入络，常见脘痛绵绵、痛有定处等血瘀之症。叶天士提出："初病湿热在经，久则瘀热入络""其初在经在气，其久则入络入血"。在治疗上强调以辛为治，或润，或辛温，或辛咸等，使血络瘀滞得行，气机调畅，邪去正安。

（三）分证论治

1.肝郁气滞，胃络失和

主症：胃脘胀满，攻撑作痛，痛连两胁，胸闷嗳气，善太息，每因烦恼郁怒而痛作，苔多薄白，脉弦。甚则痛势急迫，心烦易怒，嘈杂吐酸，口干口苦，舌红苔黄，脉弦数。

证机：恼怒忧思，肝郁气滞，不得疏泄，则横逆犯胃，胃络失和，气机郁滞。气病多走窜，气郁日久化火，火热上熏则迫灼津液。

治法：疏肝理气，柔络止痛。

选方：柴胡疏肝散加减。

遣药：柴胡、枳壳、白芍、郁金、佛手、香附、苏梗、海螵蛸、甘草。

加减：痛甚者，加川楝子、延胡索；嗳气者，加白蔻仁、沉香、旋覆花；胃胀气甚者，加木香（后下）、砂仁（后下）；嘈杂、泛酸甚者，加黄连、吴茱萸；纳呆、大便不畅者，加厚朴、槟榔；口干口苦者，加黄芩、山栀子。

2. 脾胃虚寒，胃络失荣

主症：胃脘隐隐作痛，绵绵不断，喜温喜按，得食则减，时吐清水，纳少，乏力神疲，手足欠温，大便溏薄，舌质淡，脉细弱。

证机：胃痛日久不愈，脾阳虚，纳运不健，胃失温煦，胃络失荣。

治法：温阳益气，建中养胃。

选方：黄芪建中汤加减。

遣药：黄芪、桂枝、乌药、饴糖、甘草、生姜、大枣。

加减：泛吐清水多者，加陈皮、半夏、茯苓；吐酸水者，去饴糖，加左金丸；胃寒痛甚者，加良附丸；便黑者，加干姜炭、伏龙肝、白及、地榆炭。

3. 胃阴不足，胃络失养

主症：胃脘不适，隐约疼痛，烦渴思饮，口燥咽干，心烦嘈杂，饥而不欲食，干呕嗳气，大便秘结，舌质红、苔少或花剥，脉弦细或细数。

证机：胃痛日久，因寒邪化热，或气郁化火，或胃热素盛，或长期服用燥热耗津之药，或肝郁阴虚、肝阳亢而迫灼胃阴、下汲肾水而致胃液枯槁，胃津受伤，胃络失养，络脉拘急挛缩。

治法：滋阴养胃，荣络止痛。

选方：沙参麦冬汤合益胃汤加减。

遣药：沙参、麦冬、白芍、生地、太子参、甘草、延胡索。

加减：口干甚、舌红赤者，加天花粉、石斛；大便干结者，加玄参、火麻仁；纳呆者，加谷芽、乌梅、山楂；兼有瘀滞者，加丹参、桃仁。

4. 气滞血瘀，胃络瘀阻

主症：胃脘痛如针刺或刀割，痛处固定、拒按，或见吐血，黑便，舌质紫黯或有瘀斑，脉涩。

证机：胃痛反复发作，气滞血瘀，瘀血阻络，瘀痛日久，损伤络脉，血不循经而出。

治法：活血化瘀，通络止痛。

选方：失笑散加减。

遣药：五灵脂、蒲黄、三七、延胡索、乳香、郁金、枳壳、全蝎、水蛭。

加减：气虚者，加黄芪、党参；阴虚者，加生地、丹皮；便黑者，加血余炭、阿胶。

5. 痰凝血瘀，胃络痹阻

主症：胸脘痞闷，胃脘刺痛，牵及背部，纳少口黏，时吐清涎，舌紫苔腻，脉弦滑微涩。

证机：痰浊中阻，气机不畅，痰凝胃络，气滞血瘀，胃络瘀阻。

治法：消痰散结，化瘀通络。

选方：二陈汤合失笑散加减。

遣药：半夏、瓜蒌、当归、桃仁、红花、五灵脂、蒲黄、橘络、水蛭、僵蚕、炮甲、甘草。

加减：胃脘冷痛者加高良姜、吴茱萸、熟附片；气滞者加香附、川楝子、柴胡、郁金；气虚者加黄芪、党参、白术；夹湿者加佩兰、藿香、冬瓜子、生苡薏仁。

（四）转归、预后与预防

CAG 的进展和演变受多种因素影响，伴有上皮内瘤变者发生胃癌的危险性有不同程度的增加。反复或持续 Hp 感染、不良饮食习惯等均为加重胃黏膜萎缩和肠化生的潜在因素。水土中含过多硝酸盐，微量元素比例失调，吸烟，长期饮酒，缺乏新鲜蔬菜、水果和所含的必要营养素，经常食用霉变、腌制、熏烤和油炸等快餐食物，过多摄入食盐，有胃癌家族史，均可增加慢性萎缩性胃炎的患病风险或加重慢性萎缩性胃炎，甚至增加癌变的可能。

CAG 是重要的胃癌前疾病，定期随访监测可以明显提高早期胃癌的检出率，改善胃癌患者的生存率。随访的主要监测手段是胃镜和病理。OLGA 和 OLGIM 分级可作为萎缩和肠化的范围和严重程度的参考。对于不伴肠上皮化生和异型增生的 CAG 患者可酌情行胃镜和病理随访。有中–重度萎缩或伴有肠上皮化生的 CAG 患者应每 1 年左右随访 1 次。伴有低级别上皮内瘤变并排除取于癌旁或局部病灶者，根据胃镜及临床情况应缩短至 6 个月随访 1 次，或直接行内镜下切除。高级别癌变需立即复查胃镜和病理，证实后行手术治疗和胃镜下切除。

CAG 的预防概念需建立在患者的日常生活中。应建立良好的医患关系，对患者进行科普宣教，使其保持乐观向上的心态，采取健康的生活和饮食方式，正确认识 CAG 的风险，提高监测、随访的依从性。

第二十一章　慢性胰腺炎

慢性胰腺炎是多种原因引起的胰腺组织和功能不可逆改变的慢性炎症性疾病，胰腺慢性炎症、间质纤维化、钙化，胰管扩张等为其常见病理改变。临床主要表现为反复发作的腹痛、腹胀、呕吐等症状和胰腺内、外分泌功能不全，严重影响患者生存质量。酗酒、胆道疾病、高脂血症、自身免疫功能紊乱、胰腺先天性异常及胰管狭窄等是其常见病因。该病与中医"腹痛""脾心痛""胰瘅"等疾病密切相关。

第一节　西医病因病理

一、发病原因

（一）胆道系统疾病

胆道系统疾病为胰腺炎的常见病因，如胆囊或胆管结石、胆囊炎、胆道狭窄、肝胰壶腹括约肌功能障碍、胆管蛔虫等。

（二）酒精或药物中毒

长期酗酒不仅会刺激胰液的分泌，还会使胰液中蛋白质和胰酶的含量增加，从而阻塞胰管，导致胰腺结构发生改变，形成胰腺炎。服用某些含有噻嗪类利尿剂、L-天门冬酰胺酶、硫唑嘌呤、肾上腺皮质激素、四环素等的药物，也会对胰腺组织造成直接损伤，引发胰腺炎。

（三）感染

传染性单核细胞增多症、伤寒、病毒性肝炎、腮腺炎、败血症等疾病会引起胰腺炎。

（四）营养因素

脂肪、蛋白质、某些微量元素等摄入不足可能诱发胰腺炎。

（五）手术或外伤

有些患者因手术或创伤后致肝胰壶腹部括约肌痉挛或胰腺损伤等引发胰腺炎。

（六）高脂血症

过高的脂肪摄入或一些家族性高脂血症可诱发胰腺炎。

（七）其他因素

自身免疫因素、高钙血症、吸烟、手术、妊娠、动脉粥样硬化、基因突变等。

二、病理机制

正常情况下，胰液在其腺体组织中含有无活性的胰酶原。胰液沿胰腺管道不断地经胆总管（由奥狄氏括约肌控制）流入十二指肠，由于十二指肠内有胆汁存在，加上十二指肠壁黏膜分泌一种肠激酶，在二者的作用下，胰酶原开始转变成活性很强的消化酶。如果流出道受阻、排泄不畅，特别是胰酶被异常激活时，即可引起胰腺炎。当奥狄氏括约肌痉挛或胆管内压力升高，如结石、肿瘤阻塞，胆汁会反流入胰管并进入胰腺组织，此时，胆汁内所含的卵磷脂被胰液内所含的卵磷脂酶 A 分解为溶血卵磷脂，可对胰腺产生毒害作用；或胆道感染时，细菌可释放出激酶将胰酶激活，同样可变成能损害和溶解胰腺组织的活性物质。这些物质将胰液中所含的胰酶原转化成胰蛋白酶，此酶消化活性强，渗透入胰腺组织引起自身消化，即可引起胰腺炎症。当病因长期存在或反复胰腺炎症导致胰管引流不畅时，可发展为慢性胰腺炎。

第二节　中医病因病机

一、病因

慢性胰腺炎的中医病因可分为主要病因和次要病因。主要病因包括胆石、饮食不节、素体肥胖、虫积，次要病因包括创伤、外感六淫之邪、素体亏虚、情志失调等。

二、病机

慢性胰腺炎的基本病机为中焦腑气不通，络脉瘀阻成毒。其病理性质为本虚标实，以里实为主。病理产物为食积、酒毒、气滞、瘀血、痰浊、热毒等。由于各种致病因素导致脾胃升降失常，肝胆疏泄失职，中焦气机壅滞，痰浊内阻络脉，络脉不通，气血郁而化热成毒，发为本病。

1. 情志失调　抑郁恼怒，肝失条达，气机不畅；或忧思伤脾，或肝郁克脾，肝脾不和，气机不利，均可引起脏腑经络气血郁滞，引起腹痛。正如《证治汇补·腹痛》谓："暴触怒气，则两胁先痛而后入腹。"

2. 外邪入侵　六淫外邪，侵入腹中脉络，可引起本病。伤于风寒，则寒凝气滞，导致脏腑脉络气机阻滞，不通则痛。因寒性收引，故寒邪外袭，最易引起。如《素问·举痛论》曰："寒气客于肠胃，厥逆上出，故痛而呕也。寒气客于小肠，小肠不得成聚，故后泄腹痛矣。"

3. 饮食所伤　饮食不节，暴饮暴食，损伤脾胃络脉，饮食停滞；恣食肥甘厚腻辛辣，酿生湿热，蕴蓄肠胃；误食馊腐，饮食不洁，或过食生冷，致寒湿内停等，均可损伤脾胃，致腑气通降不利、气机阻滞而发生腹痛。正如《素问·痹论》所说："饮食自倍，肠胃乃伤。"

4. 阳气虚弱　素体脾阳不足，或过服寒凉，损伤脾阳，内寒自生，渐至脾阳虚衰，气血不足，或肾阳素虚，或久病伤及肾阳而致肾阳虚衰，均可致脏腑经络失养、阴寒内生、寒阻气滞而生腹痛。正如《诸病源候论·久腹痛》所说："久腹痛者，脏腑虚而有寒，客于腹内，连滞不歇，发作有时。发则肠鸣而腹绞痛，谓之寒中。"

第三节　西医诊断与治疗

一、临床表现

临床表现轻重不一，轻者可无症状或表现为消化不良，重者可见腹痛、腹胀、黄疸、发热等炎症坏死表现，久病反复者可见胰腺内、外分泌功能不足表现，如血糖代谢异常及脂肪泻等。

（一）腹痛

腹痛是最常见症状，常为上腹部疼痛，可向腰背部放射，可呈间歇性或持续性腹痛。腹痛在仰卧时加剧，屈膝位或俯卧位时可缓解，饮酒、进食油腻食物可诱发腹痛。后期胰腺内、外分泌功能下降，疼痛可能会减轻或消失。少数患者无腹痛症状。

（二）胰腺外分泌不足表现

早期可无临床症状，后期可出现食欲减退、腹胀、不耐油腻食物、体重减轻、营养不良、脂肪泻及维生素 A、维生素 D、维生素 E、维生素 K 缺乏等症状，如夜盲症、皮肤粗糙、肌肉无力、出血倾向等。

（三）胰腺内分泌不足表现

可表现为糖耐量异常或糖尿病，多数患者为隐匿性糖尿病，糖耐量实验结果异常，少数患者出现显著糖尿病症状，如多饮、多食、多尿、体重减轻等。

（四）体征

上腹部压痛，急性发作时可有后腹膜刺激征。并发巨大胰腺假性囊肿时，腹部可扪及表面光滑的包块。当胰头显著纤维化或假性囊肿压迫胆总管下段时，可出现持续或缓慢加深的黄疸。少数患者可出现腹水、胸腔积液、消化性溃疡、上消化道出血、多发性脂肪坏死、血栓性静脉炎等症状。

二、实验室检查

（一）粪便显微镜检查

粪便中含有未消化的肌肉纤维和脂肪滴。

（二）胰腺外分泌功能测定

分为直接和间接试验。直接试验为评估胰腺外分泌功能最特异的方法，但成本高且属侵入性检查，临床应用不多。间接试验特异性相对不足，包括粪便检测、呼气试验、尿液试验和血压检测。常用的检测方法有胰泌素试验、Lundh 试餐试验、血尿苯甲酰-酪氨酰-对氨基苯甲酸（BT-PABA）试验、胰月桂酸试验、粪便弹性蛋白酶-1 检测、^{13}C 混合三酰甘油呼气试验（^{13}C-MTG-BT）等。

（三）胰腺内分泌功能测定

胰腺内分泌功能测定包括糖耐量异常、胰岛素、C 肽和血浆胰多肽减少。

（四）血清胆囊收缩素（CCK）测定

胰腺炎患者可明显升高。

（五）其他实验室检查

急性期淀粉酶和脂肪酶可升高，CA19-9 也可增高，但增高幅度较小，如明显增高应警惕胰腺癌可能。其他指标如 IgG4、血脂、血钙、甲状旁腺激素、病毒等检查可有助于明确病因。脂溶性维生素、白蛋白、前白蛋白、镁、视黄醇结合蛋白等指标有助于判断机体营养情况。

三、诊断与鉴别诊断

（一）诊断要点

主要诊断依据：①典型临床表现，如反复发作上腹痛或急性胰腺炎等；②影像学检查提示胰腺钙化、胰管结石、胰管狭窄或扩张等；③病理学特征性改变；④胰腺外分泌功能不全表现。其中②或③可确诊，①+④拟诊。

（二）鉴别诊断

1. 胰腺癌　两者鉴别较为困难。可用的方法有：① CA19-9、CA125、CA242、CA50 在胰腺癌诊断中有一定的参考价值，但也存在假阳性；②胰液检查：ERCP 下检测出胰液中有癌细胞则可确诊，同时胰液 CA19-9 和 *K-ras* 基因检测有一定鉴别价值；③实时超声及 EUS 引导下细针穿刺发现癌细胞可确诊，但阴性不能排除诊断；④ CT、MRI 和 PET 有助于鉴别。

2. 消化性溃疡　十二指肠球部后壁穿透性溃疡可与胰腺粘连引起顽固性疼痛，易与胰腺炎混淆，内镜可鉴别。

3. 原发性胰腺萎缩　多见于 50 岁以上患者。无腹痛、脂肪泻、体重减轻、食欲减退和全身水肿等症状，超声和 CT 等检查可与之鉴别。

四、治疗

胰腺炎的治疗原则为去除病因、控制症状、改善胰腺功能、治疗并发症和提高生活质量等。

（一）病因治疗

胆道疾病引发的胰腺炎患者通常需要治疗胆道疾病。戒酒能使半数以上酒精性胰腺炎患者疼痛得到缓解，延缓胰腺组织破坏进展。硫唑嘌呤等药物引起胰腺炎应注意调整用药，必要时更换其他的药物。TG > 500 mg/dL 需服用他汀类药物控制血脂。感染、外伤、营养不良等因素引起的患者应积极治疗原发病。

（二）一般治疗

慢性胰腺炎患者须戒烟、戒酒，避免过量高脂、高蛋白饮食，以免增加胰腺负担。同时患有糖尿病的患者应保持低糖饮食，适当运动。

（三）药物治疗

1. 急性发作期治疗　禁食和胃肠减压、营养支持治疗、液体复苏、维持水电解质平衡、加强监护。合并感染者使用抗生素。生长抑素和生长激素联合疗法，促进蛋白合成，调节免疫和预防潜在的感染。重要脏器存在严重并发症时用糖皮质激素。如合并严重高脂血症（如 TG > 11.3 mmol/L）可实行血浆置换。

2. 胰腺外分泌功能不全的治疗　主要应用外源性胰酶制剂，首选含高活性脂肪酶的肠溶包衣胰酶制剂，建议餐中服用。疗效不佳者可试用 PPI、H_2RA 等抑酸剂。

3. 疼痛治疗　①胰酶制剂及生长抑素对缓解疼痛可能有效；②止痛药：根据世界卫生组织提出的疼痛三阶梯治疗原则，止痛药物选择由弱到强，尽量口服给药。第一阶梯首选对乙酰氨基酚，第二阶梯选用弱阿片类镇痛药如曲马多，第三阶梯选用阿片类止痛药。

第四节　中医诊断与治疗

一、诊断

中医学无慢性胰腺炎之病名，根据发病部位和临床特点，可归属为"腹痛""脾心痛""胰瘅"等范畴。主要临床症状表现为腹痛、胁痛、胃脘痛、纳差、腹泻等。病位在脾，与肝、胆、胃密切相关。

二、鉴别诊断

腹痛一证，牵涉甚广，如痢疾、霍乱、积聚、肠痈、疝气、蛔虫、妇科疾病等，均能出现腹痛。胰腺炎之腹痛可伴随呕吐、腹胀、大便不通、纳差、黄疸等，得食则甚。痢疾之腹痛是与里急后重、下利红白黏液同时出现。霍乱之腹痛是与上吐下泻交替发作。积聚之腹痛与腹中包块并见。肠痈之腹痛集中于右少腹部，拒按明显，转侧不便。疝气之腹痛是痛引睾丸。蛔虫之腹痛多伴有嘈杂吐涎、发作有时、睡中齘齿等。妇科之腹痛多见经、带、胎、产的异常，因此不难区分。

三、辨证论治

（一）辨证要点（病络机制要单列）

腹痛的临床辨证，主要根据病因、疼痛部位、性质等，辨其寒热虚实、在脏在腑、在气络血络。一般而言，实痛拒按，虚痛喜按；得热痛减则为寒，得寒痛减则为热；在腑者聚证多，在脏者积证多；气络病多胀痛，血络病常刺痛。

络脉瘀阻，腑气不通，不通则痛。因此针对病因，辨别出外感六淫、内伤七情或饮食所伤等造成的络脉瘀阻，再结合脏腑之功能特性，详加辨别，找出证结所在，才是病络机制辨证的关键。

（二）治疗原则

关于胰腺炎腹痛的治疗，应以"通"字立法。所为"通"并非指单纯攻下通利而言。如《医学真传》说："夫通则不痛，理也。但通之法，各有不同，调气以和血，调血以和气，通也；下逆者使之上行，中结者使之旁达，亦通也；虚者助之使通，寒者温之使通，无非通之之法也。若必以下泻为通，则妄矣。"因此治疗腹痛，虽然以通为立法，但是临证中却需要灵活掌握。叶天士云："久痛入络。"因此对于缠绵难愈的腹痛，均当从络病着眼，采取辛润活血、搜剔通络之治法，往往可取得较好疗效。

（三）分症论治

1. 气络壅遏证

证候：脘腹疼痛，胀满不舒，痛引两胁，时聚时散，攻窜不定，得嗳气、矢气则舒，遇忧思恼怒则剧，苔薄白，脉弦。

治法：疏肝和络，理气止痛。

基本方：柴胡疏肝散。

临证加减：方中柴胡、枳壳、香附、陈皮疏肝理气，芍药、甘草缓急止痛，川芎行气活血。气滞较重、胁肋胀痛者，加川楝子、郁金以助疏肝理气止痛之功。

2. 络脉拘急证

证候：腹痛急起，剧烈拘急，得温痛减，遇寒尤甚，恶寒身蜷，手足不温，口淡不渴，小便清长，大便自可，苔薄白，脉沉紧。

治法：温中理气，活络止痛。

基本方：良附丸合正气天香散。

临证加减：方中高良姜、干姜、紫苏温中散寒，乌药、香附、陈皮理气止痛。腹中雷鸣彻痛、胸胁逆满、呕吐、为寒气上逆者，加用附子、粳米以温中降逆；腹中冷痛、周身疼痛、内外皆寒者，加乌头、桂枝以温里散寒。

3. 络凝成积证

证候：脘腹胀痛，疼痛拒按，嗳腐吞酸，厌食，痛而欲泻，泻后痛减，粪便奇臭，或大便秘结，舌苔厚腻，脉滑。多有伤食史。

治法：消食导滞，通络止痛。

基本方：枳实导滞丸。

临证加减：方中大黄、枳实、神曲消食导滞，黄芩、黄连、泽泻清热化湿，白术、茯苓健脾和胃。尚可加木香、莱菔子、槟榔以助消食理气之力。食滞较轻、脘腹胀闷者，可用保和丸消食化滞。若食积较重，也可用枳实导滞丸合保和丸化裁。

4. 络虚不荣证

证候：腹痛绵绵，时作时止，痛时喜按，喜热恶冷，得温则舒，饥饿劳累后加重，得食或休息后减轻，神疲乏力，气短懒言，形寒肢冷，胃纳不佳，大便溏薄，面色不华，舌质淡、苔薄白，脉沉细。

治法：温中补虚，和络止痛。

基本方：小建中汤。

临证加减：方中桂枝、饴糖、生姜、大枣温中补虚，芍药、甘草缓急止痛。尚可加黄芪、茯苓、人参、白术等助益气健脾之力，加吴茱萸、干姜、川椒、乌药等助散寒理气之功。产后或失血后证见血虚者，可加当归养血止痛；食少、饭后腹胀者，可加谷麦芽、鸡内金健胃消食；大便溏薄者，可加芡实、山药健脾止泻。

（四）转归、预后与预防

慢性胰腺炎的转归及预后需要综合考虑病因、疾病性质、进展程度及患者的体质。一般来说，体质好、病程短、正气尚足者预后良好；体质较差、病程较长、正气不足者预后较差；身体日渐消瘦、正气日衰者难治。腹痛急暴，伴大汗淋漓、四肢厥冷、脉微欲绝者为虚脱之象，如不及时抢救则危殆立至。

慢性胰腺炎日常预防与调摄的大要是去烟酒、节饮食、适寒温、调情志。寒痛者要注意保温，虚痛者宜进食易消化食物，热痛者忌食肥甘厚味和醇酒辛辣，食积者注意节制饮食，气滞者要保持心情舒畅。

第二十二章　原发性胆汁性胆管炎

　　原发性胆汁性胆管炎（primary biliary cholangitis，PBC）是一种免疫介导、进展缓慢的胆汁淤积性肝病，是自身免疫性肝病的一种类型，以慢性阻塞性黄疸、血清抗线粒体抗体增加、组织病理学显示肝内小胆管慢性非化脓破坏性为特征的胆管炎，是一种与自身免疫紊乱相关的慢性非化脓性胆管炎症性疾病，未经适当治疗及管理则可进展为肝纤维化、肝硬化及失代偿期甚至终末期肝病。PBC呈全球性分布，其总体患病率为1.9/10万～40.2/10万。该病个体差异较大，小部分患者在疾病早期被发现并得到良好治疗应答，但多数患者药物应答不充分，病程持续数十年，经济负担及生活质量均欠佳。

　　PBC在中医古典医籍中没有明确病名，按照其临床表现，多归于瘙痒、黄疸、胁痛、积聚、臌胀、虚劳等范畴。PBC早期多见瘙痒，多属"瘙痒"或"痒风"范畴；进展期患者见目黄、身黄或胁肋部不适、疼痛时，属"黄疸""胁痛"范畴；晚期患者可见乏力、萎黄、腹中包块、腹胀如鼓等表现，属于"虚劳""积聚""臌胀"等范畴。

第一节　西医病因病理

一、发病原因

　　PBC属于自身免疫性肝病的一种类型，该病以慢性非化脓性小胆管炎症、血清抗线粒体抗体阳性为特征，发病机制十分复杂，与遗传因素、环境因素、自身免疫缺陷、感染等因素均相关。

　　（一）遗传易感性

　　PBC的遗传易感性主要体现在近亲高发病率和女性易感两个方面。据文献报道，同卵双胞胎同时患PBC的概率高达63%，一级亲属发病率达4%，且患病的妇女其姐妹发病风险是普通人的14倍。PBC女性患病率较高，男女比例为1：9。而与PBC有关的易感基因主要为人类白细胞抗原（human leukocyte antigen，HLA）和非HLA类，其中非HLA类又包括IL-12、IL-33、TNF等。目前已有20多项研究显示HLA与PBC的发生有关，其中以HLA Ⅱ *DRB1*08* 等位基因家族PBC的关联最强，此外还有多项研究发现，HLA Ⅱ *DQA1*0102*、*DQB1*0602*、*DRB1*13* 及 *DRB1*11* 可预防PBC发生。有报道显示，IL-12作为效应最强的NK细胞激活因子和T细胞诱导因子，其与PBC的关联仅次于HLA；敲除PBC小鼠的IL-12 *p40* 基因，可缓解该病病情。PBC的女性高发可能与X染色单体相关的免疫缺陷及雌激素水平变化有关。

（二）环境因素

丙酮酸脱氢酶 E2 亚单位（pyruvate dehydrogenase E2 complex，PDC-E2）作为人类自身主要的抗线粒体抗原，可能刺激人体产生 PBC 特征性抗体 AMA。研究显示，病毒、细菌、化学物质等可通过分子模拟解除机体对线粒体抗原的自身耐受，引发相关自身免疫反应。另外，烟草中的某些化学物质也可影响免疫耐受从而诱发 PBC。

（三）免疫耐受缺陷

免疫耐受缺陷是 PBC 发病的重要原因之一，Th1/Th2 比例失衡、CD8$^+$T 淋巴细胞浸润、Treg/Th17 失衡、自然杀伤性 T 细胞和 B 淋巴细胞水平升高等细胞免疫因素和 AMA、抗核抗体等体液免疫相关因素均参与 PBC 的发病。研究证实，PBC 患者 Th1 细胞活性明显增强，而经治 PBC 患者 Th2 细胞活性较治疗前明显增强，表明 Th1/Th2 比例失衡对 PBC 发生有重要作用。PBC 患者肝组织炎症部位中浸润的淋巴细胞主要是 CD8$^+$T 细胞，而 CD8$^+$T 细胞则可通过表达 Fasl 及分泌穿孔素引起胆管上皮细胞（BEC）的凋亡；此外，CD8$^+$T 细胞表面的阴离子交换蛋白（AE2）表达减弱或缺失也可诱发 PBC。有报道显示，PBC 患者的血清 B 淋巴细胞活化因子水平相比健康人群及丙型肝炎患者均显著升高，提示 B 淋巴细胞可能在 PBC 的发病过程中起重要作用。亦有研究发现，B 淋巴细胞表面表达的 CD20 与 PBC 患者胆管上皮细胞的损害相关。关于体液免疫，由于 PBC 患者中约有 5%AMA 阴性，故 AMA 是否为 PBC 的致病因素，仍有待进一步研究。1/3 以上的 PBC 患者可检出抗核抗体（ANA），其中 gp210、p62、SP100、PML 等对诊断 AMA 阴性的 PBC 患者具有较高的诊断价值。

二、病理机制

PBC 的病理机制可概括为免疫反应介导的胆管上皮细胞损伤，继而导致胆汁淤积和肝纤维化。其具体的病理机制涉及以下几方面：①通过 T 细胞和 B 细胞的相互作用产生特异性针对 PDC-E2 的抗线粒体抗体，其与 CD40/CD40L 分子共刺激促进 B 细胞活化。②部分由 JAK-STAT 和 NF-κB 信号介导的免疫细胞（包括巨噬细胞）激活，PPAR 信号可减少 NF-κB 激活。③活化的 T 细胞产生多种细胞因子，如 IFN-γ、TNF-α 和 IL-4，分别在促进细胞毒性 T 细胞活性、诱导 BEC 细胞凋亡或衰老、促进 B 细胞活化和抗体产生方面发挥作用。随着疾病进展，细胞毒性 T 细胞和 Th1 T 细胞主导的炎症浸润转向 Th17 阳性细胞的增加。细胞毒性 T 细胞通过 FasL-Fas 相互作用，并且释放穿孔素和颗粒酶 B 发挥作用；而 Th1 细胞则和细胞毒性 T 细胞均产生促细胞凋亡或衰老的 IFN-γ，分泌 IL-17 的 Th17 细胞出现较晚。④胆固醇 7-α-羟化酶 A1 和 A2（CYP7A1&2）等酶将胆固醇转化为胆汁酸（BA），然后通过胆盐输出泵输出。通过 FGFR4、PPAR-α 或 PPAR-δ 的连接，法尼酯 X 受体（FXR）或 FGF-19 可减少 BA 的产生。在健康方面，BA 由磷脂酰胆碱陪伴，由多药耐药蛋白 3 导出。⑤在 PBC 中，顶端 AE2 和碳酸氢盐分泌的活性受损导致无伴侣的 BA 直接干扰 BEC 膜，进而导致 BEC 易受到 BA 促衰老和促凋亡作用的影响；无伴侣的 BA 进一步抑制 AE 的活性。这进一步削弱了碳酸氢盐伞，诱导促进免疫反应的分子（CD40、HLA-DR 和 CXCL10）的表达，并通过可溶性腺苷酸环化酶促进细胞凋亡。⑥衰老和凋亡细胞均分泌激活肝星状细胞的介质（尽管 PPAR-γ 和 PPAR-δ 连接可能会减少这种激活），使肝星状细胞持续存在炎症，促进纤维化和进一步胆汁淤滞。肝窦内皮细胞、促炎巨噬细胞和其他细胞类型也有助于纤维化。BEC 死亡进一步释放 PDC-E2。

第二节　中医病因病机

一、病因

传统中医学认为 PBC 的发病与先天禀赋不足、感受外邪、饮食失调、情志不畅、久病体虚或劳倦内伤有关。从病络理论来讲，PBC 的发病是在络虚的基础上，外邪和内毒共同作用致络滞、络瘀甚至加重络虚的结果。

（一）先天禀赋不足、后天失养是 PBC 的发病基础

《素问·上古天真论》载："女子七七，任脉虚，太冲脉衰少，天癸竭，地道不通……"任脉为"阴脉之海"，冲为血海，故冲任虚衰则脾失运化、肝失藏血、肾主水藏精不行、阴血不足、络脉失于充盈，致络脉虚，导致病络。而本病多见于中老年女性，说明该病的发生与先天禀赋薄弱有关。此外，久病体虚或劳倦内伤亦可引起脾肾亏虚、肝不藏血，终致肝脾肾三脏俱损、阴血亏虚，致络脉虚，形成本病的发病之根。

（二）外邪直中胆络是 PBC 形成的重要外因

《医门法律》："小络，方为卫气所主。故外邪从卫而入，不遽入于营，亦以络脉缠绊之也。"可见络是邪入之必由，但络缠绊的生理特点是外邪不易突破的屏障，只有邪气骤盛或络中正气不足，邪气才能突破屏障，致使络之正常出入、开阖、沟通、联络、交换、调节、传递、表达的功能紊乱或破坏，邪气进而向内发展。《素问·缪刺论第六十三》云："今邪客于皮毛，入舍于孙络，留而不去，闭塞不通，不得入于经，流溢于大络，而生奇病也。"外感邪气或饮食失调，邪气留滞致使胆络之功能生变、削夺，胆络通降之职失司，肝失疏泄，故而见胆络功能失常引发 PBC。

（三）内生之毒是引发 PBC 的内因

胆络所受总为肝之余气，肝受脾胃游溢精气而发挥疏泄之能，其清轻者随血脉而至周身，其浊厚甚至有毒者，化为余气，下传胆络。若因某些原因，余气郁于胆络，卫气偏亢，不能为肝所疏泄，而致余气毒损胆络、卫气郁滞胆络，日久则均可生湿化热，导致胆络通降之职失司，引发 PBC 的胆络病变。

二、病位、病性与病机

PBC 的主要病位为肝、脾和肾，涉及胆络和肝络，而胆络是该病的特有病位。病性方面，疾病全程可见气虚和气滞证候要素，而疾病后期多见阴虚和血瘀，湿和热则在肝纤维化期较为突出。概括来讲，其病机特点为虚、滞、毒、瘀、湿、热。

PBC 无论是症状表现还是病理组织学改变均具有阶段性变化，基于该病最本质的微观病理表现，卫气郁滞胆络是该病的早期病机和全程推进因素，而毒损胆络则是疾病进展期的关键病机。《灵枢·口问》言："脉道不通，阴阳相逆，卫气稽留，经脉空虚，血气不次，乃失其常。"卫气郁滞，日久生湿化热，损伤胆络，胆络失于通利，故而引发胆络病变。络脉有常有变，常则通、变则病，

病则必有"病络"产生，"病络"生则"络病"成。胆络郁滞，进而导致胆络失畅，成为胆汁成毒的关键因素；胆毒内滞又进一步损伤肝络，而肝络受损将加重卫气在胆络的郁滞及化热。因此"毒损胆络"在 PBC 进展期扮演了极为重要的病机角色。病络同时也是一种病势的反映，标志着络种种结构或功能的改变，常则络为通，变则络气失和，毒损胆络则进一步加剧络郁、络结，从而引发络闭，耗伤机体正气，使肝脾肾三脏俱损，引发本虚标实，使病情更加复杂。综合来讲，其病机存在阶段性，即气滞胆络、脾气亏虚→毒损胆络、肝郁血瘀、脾虚生湿→毒闭胆络、气虚血瘀湿热、脾肝肾不足。

第三节　西医诊断与治疗

一、临床表现

PBC 以乏力和瘙痒为主要表现，早期 PBC 患者多数无明显临床症状，部分可有瘙痒、乏力等不适，随着病程进展，可出现皮肤和巩膜黄染、纳差、恶心等胆汁淤积及门静脉高压相关临床表现，部分合并口干、眼干、骨质疏松及其他自身免疫病相关表现。

（一）乏力

乏力见于50%～80%的PBC患者，是最常见的症状之一，可发生于任何阶段，影响生活质量。乏力的严重程度不一定与疾病分期相关，晚期患者通常症状较重。

（二）瘙痒

瘙痒发生率为20%～70%，随着早期无症状患者诊断的逐渐增加，发生率有所下降。可表现为局部或全身弥漫性皮肤瘙痒，常在接触衣物、炎热刺激或妊娠时加重，呈周期性，夜间较重；偏晚期患者反而减轻。

（三）胆汁淤积

胆汁淤积可表现为皮肤、巩膜、黏膜等部位黄染，伴粪色变浅。多出现于病程较长或发现时病情较晚期的患者，提示肝内胆管破坏严重，预后不佳。

（四）腹痛、腹胀

右上腹痛见于约 17% 的 PBC 患者，主要表现为右上腹轻度胀满、不适感，部分患者有口干、眼干、食欲下降、纳差、恶心、呕吐、腹泻、消化不良、体重下降等。

（五）门静脉高压

随着疾病发展，可出现肝硬化和门静脉高压的一系列并发症，如腹水、脾大、脾功能亢进、食管胃底静脉曲张破裂出血及肝性脑病等。也有部分患者门静脉高压出现在疾病早期，与肝硬化程度不平行，可能与门静脉内皮损伤、末支静脉闭塞导致的结节再生性增生有关。

二、自然病程

PBC 的自然史大致分为四个阶段：第一阶段为临床前期，此阶段可能仅有 AMA 等自身抗体阳性，无血清生物化学指标异常，该阶段通常在 10 年以上。第二阶段为无症状期，主要表现为生物化学指标异常，无明显临床症状，该阶段为 5～10 年。研究显示，患者从无症状发展为有症状的平均时间为 2～4.2 年，有症状者平均生存期为 7.5 年，无症状者平均生存期为 16 年。第三阶段为症状期，出现乏力、瘙痒等临床表现，从症状出现至进展为肝硬化的时间为 5～8 年。第四阶段为失代偿期，出现门静脉高压等肝硬化失代偿表现，生存期可能小于 3 年。

三、并发症及合并症

（一）并发症

1.胆汁淤积相关　①脂溶性维生素缺乏和脂肪泻：患者胆酸分泌减少可能导致脂类吸收不良，引起脂肪泻，并导致脂溶性维生素 A、维生素 D、维生素 E 和维生素 K 缺乏，严重时可引发夜盲、骨量减少、神经系统损害和凝血酶原活力降低等。②骨代谢异常：20%～35% 的患者可发生代谢性骨病，显著高于年龄、性别相匹配的健康人群，主要表现为骨质疏松和骨软化。其原因除脂溶性维生素 D 吸收障碍外，还可能与肝功能损伤、破骨细胞抑制因子产生减少、对破骨细胞抑制减弱等因素有关。③高脂血症和皮肤黄色瘤：患者常有高脂血症，胆固醇和甘油三酯均可升高，典型表现为高密度脂蛋白胆固醇（HDL）升高。血清胆固醇持续升高可导致皮肤黄色瘤。目前尚无证据表明 PBC 的高脂血症可增加动脉粥样硬化的危险性。

2.肝外脏器受累　除了肝脏受累，患者还可出现关节痛、肌痛、雷诺现象等非特异性表现，以及肺间质病变、肺动脉高压、心肌损伤、心律失常等心肺受累情况，甚至部分患者可以这些表现为首发表现。还有患者出现肾脏受累，肾穿刺活检病理可见到膜性肾病、膜增殖性肾小球肾炎、肾间质炎症等改变。

（二）合并症

1.自身免疫病　PBC 常与其他自身免疫病伴发，如干燥综合征（SS）、系统性硬化病（SSc）、系统性红斑狼疮、特发性炎性肌病、类风湿关节炎等，其中以 SS 最常见，此外，还包括自身免疫性甲状腺疾病、自身免疫性血小板减少症、溶血性贫血和 Crohn 病、溃疡性结肠炎等炎症性肠病，以及自身免疫性肝炎（AIH）等。

2.肝脏恶性肿瘤　PBC 患者发生肝细胞肉瘤的风险显著高于健康人群，尤其出现肝硬化的 PBC 患者患肝细胞肉瘤的风险升高了 18 倍。男性、对 UDCA 治疗反应欠佳、肝功能失代偿可能是高危因素。

四、辅助检查

（一）生化检查

该病以碱性磷酸酶（ALP）、谷氨酰转肽酶（γ-GT/GGT）升高为特点，伴或不伴丙氨酸转氨酶（ALT）和天冬氨酸转氨酶（AST）轻至中度升高。大多数患者可见 ALP 升高（多高于正常上限 2 倍以上），GGT 升高因受酒精、药物、肥胖等因素影响而特异性较 ALP 次之。中晚期患者可见胆红素水平升高。

（二）免疫学检查

多数患者血 IgM 可升高 2 ~ 10 倍，部分患者 IgG 轻度升高。对于 IgM 显著升高者需除外血液系统疾病。血清 AMA 抗体尤其 AMA-M2 亚型是该病的特异性抗体，其阳性率超过 90%，但抗体滴度与疾病严重程度及药物应答情况可能不相关。对于 AMA 阴性的 PBC 患者，约 30% 的患者可出现抗 Sp100 抗体、抗 Gp210 抗体阳性，但这些抗体阳性的患者可能病情进展较快，预后较差。另外，抗着丝点抗体也可见于 PBC 患者，与早发门静脉高压有一定相关性。超过 50% 的 PBC 患者存在抗核抗体阳性，以核包膜型、胞质型或核点型多见。

（三）影像学检查

肝脏 B 超常见弥漫性改变、回声增强等表现，合并门静脉高压者可见门脉增宽、脾大等。磁共振胰胆管成像或内镜逆行胆管胰管造影（ERCP）可协助排除诊断。

（四）肝脏病理学

肝穿刺活组织检查并非必须，对转氨酶异常升高而抗体阴性或治疗反应欠佳的 PBC 患者，可行肝穿刺活组织病理学检查明确诊断，除外其他如自身免疫性肝炎等疾病，或明确疾病分期、特点和预后。PBC 典型的组织学改变为累及小叶间胆管和间隔胆管的慢性非化脓性胆管炎，可伴见炎性浸润及坏死，部分可见上皮样肉芽肿；随着疾病进展，可逐渐出现小胆管缺失、胆汁淤积、肝纤维化和肝硬化。经典的 PBC 病理分为 4 期。

Ⅰ 期：胆管炎期。以汇管区淋巴细胞和浆细胞浸润为特点，多见直径 ≤ 100 μm 的小叶间胆管和 100 ~ 300 μm 的间隔胆管炎症和破坏。其中在胆管周围伴见肉芽肿者，称为旺炽性胆管病变，为 PBC 特征性病变。

Ⅱ 期：汇管区周围炎期。小叶间胆管数目减少，炎性细胞侵入临近肝实质而形成局灶性界板炎。可见两种形式的界板炎，一种是淋巴细胞碎裂性坏死，与 AIH 类似；另一种是胆汁性碎裂性坏死，汇管区周围毛细胆管反应性增生、周围水肿、中性粒细胞浸润伴间质细胞增生，导管周围纤维化，常伸入临近肝实质，破坏肝细胞，这些改变使汇管区不断扩大。

Ⅲ 期：肝纤维化期。汇管区及其周围的炎症、纤维化，使汇管区扩大，肝细胞扭曲伴大量纤维间隔形成并不断增宽，此阶段肝实质慢性淤胆加重，汇管区及间隔周围肝细胞可见显著的胆盐淤积改变。

Ⅳ 期：肝硬化期。主要表现为肝硬化伴再生障碍性结节。肝实质被纤维间隔分隔成拼图样结节，结节周围肝细胞胆汁淤积，可见毛细胆管胆栓。

五、诊断与鉴别诊断

（一）诊断要点

诊断标准：下述 3 条满足 2 条，可诊断为 PBC。
（1）ALP 升高等反映胆汁淤积的血清生物化学证据。
（2）血清 AMA/AMA-M2 或抗 SP100 抗体、抗 gp210 抗体阳性。
（3）肝脏组织病理学提示非化脓性破坏性胆管炎和小叶间胆管破坏等改变。

（二）鉴别诊断

需与药物性胆汁淤积、酒精性肝硬化、梗阻性胆汁淤积、结节病、AIH、PSC 等疾病鉴别，同时筛查有无合并其他系统性结缔组织病或器官特异性自身免疫病，如 SS、SSc、炎症性肠病等。

六、治疗

PBC 的治疗目的是减缓疾病进程、防止发展至终末阶段和改善症状，该病治疗的关键是抑制异常的免疫反应，促进胆汁排泄。

（一）基础治疗

目前 UDCA 是目前唯一被国际指南均推荐用于治疗 PBC 的药物。其主要作用机制为促进胆汁分泌、抑制疏水性胆酸的细胞毒作用及其所诱导的细胞凋亡，进而保护胆管细胞和肝细胞。推荐剂量为 13～15 mg/（kg·d），分次或 1 次顿服。如果同时应用消胆胺，二者应间隔 4 小时以上。UDCA 应长期服用，停药或大幅度减量可导致生物化学指标反弹和临床疾病进展。UDCA 的不良反应较少，主要包括腹泻、胃肠道不适、体质量增加、皮疹和瘙痒加重等。皮肤瘙痒的加重通常是一过性的，且发生率较低。另外，妊娠前及妊娠早期不推荐使用 UDCA。

（二）对 UDCA 生物化学应答欠佳的 PBC 的治疗

一般情况下，出现临床症状后才就诊、生物化学指标明显异常及自身免疫特征较多的患者，对 UDCA 应答欠佳。目前国际上有多种评价 UDCA 治疗后生物化学应答的标准，见表 22-1。对 UDCA 生物化学应答欠佳的患者，目前尚无统一治疗方案。布地奈德、贝特类降脂药及奥贝胆酸（obeticholic acid，OCA）在临床研究中对这类患者显示出一定疗效，但其长期疗效仍待验证。

表 22-1　多种 UDCA 治疗生物化学应答情况的判断标准

应答标准	定义
巴塞罗那标准	经 UDCA 治疗 1 年后，ALP 较基线水平下降 > 40% 或恢复至正常水平
巴黎 I 标准	UDCA 治疗 1 年后，ALP ≤ 3 × ULN，AST ≤ 2 × ULN，胆红素 ≤ 1 mg/dL
巴黎 II 标准	UDCA 治疗 1 年后，ALP、AST ≤ 1.5 × ULN，总胆红素正常
鹿特丹标准	治疗 12 个月后，TBIL ≥ 1 × ULN 和（或）ALB < 1 × ULN
多伦多标准	治疗 12 个月后，ALP > 1.67 × ULN
爱媛标准	GGT 下降 ≤ 70% 和 GGT ≥ 1 × ULN
罗切斯特标准	治疗 6 个月后，ALP ≥ 3 × ULN 或 Mayo 评分 ≥ 4.5

1. 布地奈德　布地奈德是第二代皮质类固醇激素，口服后 90% 的药物于肝内首过代谢。多项前瞻性随机对照研究报道，与常规单服 UDCA 相比，联合布地奈德 6 mg/d 或 9 mg/d 在改善生化指标、组织学方面效果更佳。然而仍尚需长期随访资料以确认其安全性及其在病死率及肝移植率方面的改善情况。目前对于 UDCA 应答的患者、有肝硬化或门静脉高压的患者，不建议加用布地奈德。

2. 贝特类药物 目前研究显示，贝特类药物（如非诺贝特、苯扎贝特等）在改善 PBC 患者 ALP、GGT、IgM 及甘油三酯、总胆固醇水平方面具有优势，而对瘙痒和病死率的改善欠佳；并且这类药物不良反应较高，故在治疗过程中应注意对不良反应的监测。

3. 奥贝胆酸 OCA 是 FXR 受体激动剂，该药改善 ALP、GGT、ALT 水平显著，然而 OCA 可导致皮肤瘙痒和高密度胆固醇降低等不良反应，而高密度胆固醇的降低是否会增加心脑血管事件的风险需进一步验证。

4. 其他免疫抑制剂 如肾上腺皮质激素、硫唑嘌呤、甲氨蝶呤、环孢素 A 等也进行了相关临床试验，然而这些药物对 PBC 的疗效并不确定，并可存在不良反应，尚待进一步研究。

5. 肝移植 肝移植是终末期 PBC 唯一有效的治疗方式，其基本指征与其他肝病相似，即预计存活时间少于 1 年者。其主要条件包括顽固性腹水、自发性腹膜炎、反复食管胃底静脉曲张破裂出血、肝性脑病、肝细胞癌或难以控制的乏力、瘙痒或其他症状造成生活质量严重下降等。

（三）症状和伴发症的治疗

1. 皮肤瘙痒 消胆胺是治疗胆汁淤积性疾病所致皮肤瘙痒的一线药物。其推荐剂量为 4 ~ 16 g/d，主要的不良反应包括腹胀、便秘等，因其影响其他药物吸收，故需与其他药物的服用时间间隔 4 小时。对于消胆胺不耐受或治疗无效的患者，可使用利福平，推荐剂量为 150 mg Bid，对治疗无效的患者可逐渐增加剂量至 600 mg/d。另外，昂司丹琼、舍曲林也可用于皮肤瘙痒的治疗，对不能控制的顽固性瘙痒可行肝移植手术。

2. 乏力 目前对于乏力尚无特效药物。莫达非尼是一种用于治疗日夜班转换所致白天嗜睡的药物，目前文献报道该药可能对改善乏力有效，进一步的大样本量安慰剂对照试验有待开展以验证其疗效。

3. 骨质疏松 PBC 患者伴发代谢性骨病（如骨量减少、骨质疏松等）的机制复杂，且骨折发生率较高。美国肝病学会建议明确 PBC 诊断后即应检测骨密度，以后每 2 年随访 1 次。双能 X 线吸收法是目前国际公认的骨密度检查方法。建议患者补充钙及维生素 D 预防骨质疏松。我国维生素 D 的成年人推荐剂量为 200 IU/d，老年人推荐剂量为 400 ~ 800 IU/d；而用于治疗骨质疏松时，剂量应该为 800 ~ 1200 IU/d。目前尚无统一的方案用于治疗 PBC 患者的骨质疏松。

4. 其他脂溶性维生素缺乏 对于维生素 A、维生素 E、维生素 K 缺乏的患者，应根据病情及实验室指标适当补充。

5. 干燥综合征 PBC 患者常合并干燥综合征，是自身免疫疾病累及外分泌腺体的表现，主要表现为口干燥症、干燥性角膜炎及其他部位的干燥。对所有 PBC 患者均应询问是否有眼干、口干及吞咽困难等症状，女性患者还需询问有无性交困难。治疗措施包括停止吸烟、饮酒、避免引起口干的药物，勤漱口、避免口腔念珠菌的感染。对于干眼症的患者，首选人工泪液，环孢霉素 A 眼膏是批准用于干眼症的处方药物。对于药物难治的病例，可行阻塞鼻泪管并联合应用人工泪液。

6. 甲状腺疾病 15% ~ 25% 的 PBC 患者合并有甲状腺疾病，且通常在 PBC 起病前即可存在。建议在诊断 PBC 时，均应检测甲状腺功能并定期监测。

7. 门静脉高压症 处理同其他类型的肝硬化。建议患者确诊肝硬化时即应筛查有无食管胃底静脉曲张。如发现存在静脉曲张，应采取措施预防出血。PBC 患者可在发展为肝硬化前出现窦前性门静脉高压，而且 β 受体阻滞剂对此种类型的门静脉高压的疗效有待证实。

8. 特殊情况的治疗

（1）AMA 阴性 PBC：对于 AMA 阴性 PBC 患者，其治疗方案同 AMA 阳性 PBC 患者。临床疑诊 PBC 但 AMA 阴性者，可行抗 Gp210 抗体及抗 Sp100 抗体检测以协助诊断。目前，对于临床高度怀疑 PBC 但 AMA 阴性的患者，进一步行肝穿刺病理活组织学检查仍是确诊的唯一手段。

（2）PBC-AIH 重叠综合征：PBC-AIH 重叠综合征的定义为一个患者同时具有 PBC 和 AIH 这两种疾病的主要特征。根据巴黎标准，若 AIH 和 PBC 3 项诊断标准中的各 2 项同时或相继出现，即可做出诊断。AIH 诊断标准：①血清 ALT ≥ 5×ULN；②血清 IgG ≥ 2×ULN 或血清 SMA 阳性；③肝脏组织学提示中-重度界面性肝炎。PBC 诊断标准：①血清 ALP ≥ 2×ULN 或血清 GGT ≥ 5×ULN；②血清 AMA 阳性；③肝脏组织学表现为汇管区胆管损伤。关于该病的治疗目前尚无标准治疗方案，文献报道较多的方案包括单用 UDCA 治疗、UDCA 联合免疫抑制剂（主要为泼尼松、泼尼松龙、硫唑嘌呤）治疗及 UDCA 单药治疗无效后加用免疫抑制剂治疗。

（3）妊娠：目前关于妊娠期 PBC 病程的研究较少。文献报道，大多数 PBC 患者在妊娠期间病情稳定，但产后常有生物化学指标恶化。皮肤瘙痒是妊娠期间最大的问题。UDCA 在妊娠期及哺乳期似乎都有较好的安全性。

第四节　中医诊断与治疗

一、诊断

1. 早期常无特殊不适，临床可表现为乏力，或皮肤瘙痒，轻重不一，夜间尤甚，或全身皮肤、黏膜黄染，尿色加深，大便颜色变浅，恶心、纳差，右上腹胀痛或不适，口、眼、皮肤干燥，雀盲；随着疾病进展临床表现为面色晦暗，手部朱砂掌，颈胸部见蛛纹赤丝，腹胀如鼓、腹壁青筋显露，双下肢肿胀，小便不利，或伴牙龈出血、皮肤紫癜等出血倾向。

2. 本病中老年女性高发，女性发病率明显高于男性。

二、鉴别诊断

（一）风瘙痒

风瘙痒是一种无原发性皮损而仅表现为皮肤瘙痒的皮肤病，常见皮肤自觉阵发性瘙痒，搔抓后可见抓痕、色素沉着和苔藓样变等继发性皮损。本病具有季节性特征，以冬季多发，且常见于老年及青壮年群体。而原发性胆汁性胆管炎患者多见于中老年女性，以乏力和瘙痒为典型表现，且伴随疾病进展可见皮肤及黏膜黄染、腹胀如鼓等临床表现，可资鉴别。

（二）胁痛

胁痛是指脉络痹阻或失于濡养，以引发一侧或两侧胁肋部反复发作性疼痛为主要表现的病证，而无皮肤瘙痒、乏力等表现，故可鉴别。

三、辨证论治

（一）辨证要点

1. 辨疾病阶段　区分疾病阶段，主要是为了辨别病属卫气郁滞胆络还是毒损胆络。疾病早期无特殊明显不适或症状轻微时，一般病属卫气郁滞胆络，此时虽有卫气郁滞，但病位多在表，其治法多以辛散为主，视寒热情形，或以辛凉或以辛热之剂，总归之于汗法范畴。本病同属卫气郁滞，当可试用辛散之法。但胆络在里，邪之所去当有出路，或借助胆络之通降，或借气血之疏散。而当患者出现胆汁淤积的表现时，病机多为毒损胆络，此时宜疏肝利胆，通畅胆络，给毒以出路，而可间断使用大黄、虎杖、蒲公英、地丁、枳实等药。熊去氧胆酸的起效正是因为其针对于毒损胆络的病机特点，故这一时期使用熊去氧胆酸往往可收获良效。而一旦疾病进入胆络瘀闭阶段，则单用疏肝利胆解毒之法难获良效，此时则需要考虑络虚、络瘀的病机特点。

2. 辨病理特点　病络体现的是各种病理状态的非线性动态演化，随着时、空间的序列递进，病邪种类产生的增多，势必增加维度和阶度，阶度增加导致证候要素组合形式增多，临床上出现的证候也相应增多。以络作为经线演化的证候系统，络是邪气深入的主干道和病情递进的晴雨表，在证候演变的过程中，以络为经线的入里布散，伴生的是一种复杂的动态病位变化，与病理因素的时、空间特性演变密切相关。

该病早期主要表现为气虚、气郁，而后期可见阴虚、血瘀、湿和热，其中湿和热在肝纤维化期较为突出。气虚、气郁在疾病全程均可见。依据疾病在不同阶段的病理特点进行降维升阶，将更加符合疾病的本质变化，从而实现更加精准的辨证施治。

（二）治疗原则

PBC 病性总属本虚标实，总体上看，治疗 PBC 要以祛邪扶正贯穿始终，但应注意两者有所侧重。具体地看，要针对不同时期的各种证型，辨证论治，灵活组方，综合运用各种治法。需要注意的是，在疾病早期要尽早通降胆络、疏肝利胆，否则一旦进入胆络瘀闭阶段则难以起到利胆解毒作用，鉴于此，中医在毒闭胆络阶段对该病的治疗，更倾向于调理脏腑阴阳气血。

（三）分证论治

1. 气滞胆络，脾气亏虚证

主症：体倦乏力，或无特殊不适，或伴食少纳差，面色萎黄，头身困重，腹胀，便溏或大便干结，舌淡胖、边有齿痕、苔薄白，脉弦缓或细。

证机：疾病早期，卫气郁滞胆络，胆络不畅，脾气亏虚，运化无力。

治法：疏肝理气，健脾益气，通畅胆络。

选方：柴胡疏肝散合四君子汤加减。

遣药：柴胡、芍药、川芎、枳壳、陈皮、甘草、香附、茯苓、白术、党参、茵陈。

药物加减：若兼皮肤瘙痒，加防风、连翘、荆芥、薄荷等辛散之品，虫类搜剔之药有通络之效，亦可试用；胆络郁滞较重而见 GGT、ALP 指标较高者，可加蒲公英、旋覆花、路路通等利胆通络之品。

2. 毒损胆络，肝郁血瘀证

主症：胁肋胀痛或刺痛，痛处不移，急躁易怒，喜太息，纳差或食后胃脘胀满，口干口苦，或咽部有异物感，乳房胀痛或结块，面色晦暗，口唇紫褐，头颈部、胸腹部可见红点赤缕，腹大坚满、按之硬，腹壁青筋显露，大便颜色发黑，舌苔白或薄黄、舌质紫黯、或带有瘀斑瘀点，脉细涩。

证机：胆络郁滞，肝失疏泄，肝之余气毒损胆络，胆络郁热，煎熬阴血日久化生血瘀。

治法：疏肝利胆，活血化瘀通络。

选方：疏肝化瘀汤加减（经验方）。

遣药：当归、红花、川芎、怀牛膝、赤芍、姜黄、制香附、丝瓜络、木香、柴胡、郁金、丹参。

药物加减：胁痛甚，加川楝子、延胡索、青皮等理气止痛；纳差，加用炒麦芽、炒谷芽、炒神曲等开胃健脾之品；黄疸者，加茵陈蒿汤以利湿退黄。

3.毒损胆络，脾虚生湿证

主症：神疲懒言，口淡不渴，食后腹胀，腹痛绵绵，恶心呕吐、脘闷、肠鸣，全身浮肿或下肢水肿，大便异常，舌质淡、舌体胖或有齿印、苔薄白，脉细弱。

证机：毒损胆络，肝胆气机郁滞，脾运不健，脾虚运化无力，湿浊内生。

治法：利胆通络，健脾运湿。

选方：参苓白术散。

遣药：人参、茯苓、炒白术、山药、炒白扁豆、莲子、炒薏苡仁、砂仁、桔梗、甘草。

药物加减：若下肢水肿或全身浮肿，可加泽泻、猪苓等利水消肿之品；久泻不止，中气下陷，伴见滑脱不禁甚或脱肛者，可用补中益气汤益气升清、健脾止泻；若大便泻下呈黄褐色，为内夹湿热，可于原方中加黄连、厚朴、地锦草等清热除湿。

4.毒闭胆络，气虚血瘀证

主症：神倦乏力，气短懒言，面色晦暗，口唇紫黯，头颈部、胸腹部可见红点赤缕，胁痛如刺、痛处不移，腹大坚满、按之硬，腹壁青筋显露，大便颜色发黑，舌质紫黯、或带有瘀斑瘀点、舌下静脉曲张，脉细涩。

证机：浊毒闭阻胆络，络气渐损，络虚津滞，进而见气滞血瘀。

治法：健脾益气，活血化瘀。

选方：膈下逐瘀汤合六君子汤。

遣药：当归、川芎、赤芍、红花、五灵脂、牡丹皮、乌药、延胡索、香附、枳壳、甘草、党参、白术、茯苓、陈皮、半夏。

药物加减：若胁下有积块，坚硬作痛，可用鳖甲煎丸或化积丸化瘀软坚散结；气虚不摄而见呕血、便血、衄血者，可酌减川芎、红花等理气活血之品，加三七、藕节、仙鹤草等止血活血。

5.毒闭胆络，肝胆湿热证

主症：巩膜、皮肤黄染，颜色鲜明，胸胁灼热胀痛，厌食或纳差，恶心呕吐，厌油腻，口干、口苦、口臭，头身困重，小便黄赤或伴有疼痛，便秘或黏腻不爽，舌质红、苔黄腻，脉弦数或滑数。

证机：毒闭胆络，气血津液运行、敷布失常，湿热蕴积，熏蒸肝胆，胆汁外溢。

治法：疏肝清热，利湿化浊。

选方：茵陈蒿汤加减。

遣药：茵陈、栀子、大黄、郁金、柴胡、虎杖、枳壳、蒲公英、丝瓜络、甘草。

药物加减：恶心呕吐者，加法半夏、藿香、陈皮、竹茹；黄疸明显者，加茵陈、丹参；食滞不化者，加神曲、莱菔子；腹胀甚者，加大腹皮、苏梗、广木香；皮肤瘙痒甚者，加刺蒺藜、地肤子。

6.毒闭胆络，肝肾阴虚证

主症：面色晦暗，乏力，腰酸腿软，口咽干燥，手足心热，尿黄量少，大便秘结，下肢水肿，肝脾大。舌质红、干燥无苔或花剥苔，脉沉细。

证机：浊毒蓄积日久，耗损胆络，影响人体气血津液的正常运行，引发脏腑功能紊乱、耗伤阴血而见肝肾阴虚。

治法：养阴柔肝，清热利胆。

选方：六味地黄丸合一贯煎加减。

遣药：生地、山药、山萸肉、茯苓、丹皮、泽泻、沙参、麦冬、知母、川楝子、地骨皮、怀牛膝、丹参、郁金。

药物加减：若见鼻衄、齿衄，重用生地，加山栀、藕节碳、丹皮；若皮肤瘙痒，加地肤子、荆芥；若胁肋刺痛、肝脾大、面色黧黑、舌质有瘀斑，加鳖甲、莪术、牡蛎；腹胀甚者，加香附、枳壳。

7.胆络痹阻，脾肾阳虚证

主症：身目萎黄或黄中带白，腹胀纳呆，泛吐清水，口淡不渴，形寒肢冷，大便清稀或完谷不化，小便短少或肢体浮肿。舌淡胖、边有齿痕、苔白滑，脉沉迟无力。

证机：胆络痹阻日久，机体正气耗损，阳气失于气化、温煦而见脾肾阳虚。

治法：温中补肾，化湿解郁。

选方：茵陈术附汤加减。

遣药：茵陈、党参、白术、苍术、茯苓、泽泻、怀牛膝、柴胡、熟附片、干姜、补骨脂、枸杞、炙甘草。

药物加减：见气短、心悸属水饮凌心者，加桂枝、泽泻、葶苈子；胁下痞块者，加鳖甲、牡蛎、莪术；皮肤瘙痒，加地肤子、浮萍；面浮肢肿者，加桔梗、五加皮、益母草、大腹皮。

（四）转归、预后与预防

PBC 是一种慢性自身免疫性肝病，该病起病隐匿，早期常因无特殊症状或症状轻微而被忽略，而该病若未经适当管理和治疗则有可能进展为肝硬化，预后不良。UDCA 是治疗该病公认有效的药物，研究显示长期服用熊去氧胆酸可以改善患者疾病预后和减缓肝纤维化、肝硬化的发生，而目前临床上仍有 40% 的患者对熊去氧胆酸无应答或应答不佳，且部分患者在临床应用 UDCA 中出现应答不良、胃肠道不良反应大、症状改善不明显等问题。多项研究显示中医药联合 UDCA 治疗 PBC 患者较单用 UDCA 显示出更好的疗效。

关于预后与转归，多数 PBC 患者尤其是发现较早、UDCA 应答良好、未出现合并症者，其生存期与健康人几乎无差异，预后较好。而对于发现较晚、UDCA 应答欠佳且二线治疗仍无法达到生化指标缓解、早期即出现门静脉高压或合并有重要脏器严重受累的自身免疫病、肝脏恶性肿瘤者，则预后较差。PBC 早期仅存在胆络郁滞，此时若及时疏肝利胆、通利胆络、疏散卫气郁遏，尚可减轻余毒对胆络的损伤，不致毒损胆络；若失于调治，日久胆毒内滞，毒损胆络，胆络郁热，耗伤肝阴肝血，化生湿热、血瘀，进一步加重病情进展；毒损胆络日久，终致肝、脾、肾三脏受损，气滞血瘀水停，肝肾阴虚、脾肾阳虚、气阴两伤。

调护方面，要注意休息，避免劳累；患病后一般思想顾虑较重，多虑易怒，且一些引起不适、严重影响生活质量的症状如瘙痒、乏力、不宁腿等，往往会致患者情志抑积、肝气不舒、加重病情，因此要保持心情愉快，并适当运动锻炼，愉悦心情；可高维生素、高蛋白质、低脂肪、低盐、少糖饮食，根据有无并发症，适当补充钙剂、维生素 D 及脂溶性维生素，忌吃辛辣刺激及坚硬食物，勿暴饮暴食；忌服损伤肝脏功能的药物及食物，戒酒。

第二十三章　原发性肝癌

　　原发性肝癌简称肝癌，主要由起源于肝细胞的肝细胞癌、起源于肝内胆管细胞的肝内胆管癌和肝细胞胆管细胞混合癌组成，肝细胞癌占85%～90%。原发性肝癌是我国常见的恶性肿瘤之一，每年的新发病例数及死亡病例数占全世界总例数的50%以上，其发病率和死亡率分别位居我国恶性肿瘤的第4位和第2位。尽管近年来随着乙型肝炎疫苗接种人群的增长及健康宣教的普及，我国原发性肝癌发病率开始呈现下降趋势，但患者的总体预后仍不能令人满意。原发性肝癌严重危害人民健康，进一步降低其发病率及死亡率的工作依然任重道远。

　　在中医古典医籍中没有明确原发性肝癌的病名，根据其右胁下肿块、右胁疼痛、皮肤巩膜黄染及腹部胀大等主要临床表现，属中医学之"肝积""脾积""肝着""黄疸""臌胀"等病证范畴，在古代医学文献中早有相关记载。《诸病源候论·积聚病诸候》云："诊得肝积，脉弦而细，两胁下痛，邪走心下，足胫寒，胁下痛引少腹……身无膏泽，喜转筋，爪甲枯黑。"《难经·五十五难》说："脾之积，名曰痞气，腹在如盘，久不愈，令人四肢不收，发黄疸，饮食不为肌肤。"原发性肝癌早期临床症状不明显，或偶有右胁下隐痛不适，更贴近于"肝着""胁痛"等病名；右胁下可触及肿块时，应以"肝积"命名；后期出现肝功能衰竭、腹腔积液者则更近似于"黄疸""臌胀"等病。

第一节　西医病因病理

一、发病原因

　　原发性肝癌的病因尚不完全清楚，可能是多因素协同作用的结果。根据流行病学的调查，多认为与下述易患因素有关。

（一）肝硬化

　　约70%的原发性肝癌发生在肝硬化的基础上，且多数是慢性乙型和慢性丙型肝炎发展而成的结节型肝硬化。虽然抗病毒治疗有助于阻止慢性乙型和慢性丙型肝炎进展为肝硬化，不过一旦形成肝硬化，即使采用规范的抗病毒治疗，其仍有进展为肝癌的风险。当乙型肝炎病毒（HBV）或丙型肝炎病毒（HCV）与酒精或代谢相关脂肪性肝病（MAFLD）并存时，肝癌发生的风险性更大。不同病因肝硬化诱发肝癌的机制不同。由酒精性肝病、MAFLD、原发性胆汁性胆管炎及血色病等导致的肝硬化也是肝癌发生的危险因素。

（二）病毒性肝炎

病毒性肝炎是原发性肝癌诸多致病因素中最重要的因素，其中以慢性乙型和慢性丙型肝炎最为常见。由于不同国家和地区病毒性肝炎的流行病学不同，故原发性肝癌患者肝炎病毒的检出率不同。我国肝癌患者 HBV 的检出率高达 90%，而在欧美及日本的肝癌患者中 HCV 的检出率最高。

（三）酒精性肝病

在西方国家酒精导致的肝损伤是慢性肝病和肝硬化的主要原因，如女性每天摄入＞ 50 g 酒精，男性每天＞ 80 g 酒精均足以导致肝硬化，而肝硬化又使发生肝细胞癌的危险升高。

（四）代谢相关脂肪性肝病

以往未将 MAFLD 作为肝癌发生的独立危险因素，认为其诱导肝硬化的概率小，所以很少导致肝癌。但近年研究发现 MAFLD 与代谢综合征协同作用可不经过肝硬化的病理过程而直接增加肝癌发生的风险。甚至有研究发现，MAFLD 是与患者年龄无关的肝癌发生的独立危险因素。

（五）家族史及遗传因素

在原发性肝癌的高发地区，家族史是原发性肝癌发生的重要危险因素，其生物学基础尚不清楚。流行病学调查表明某些具有诱发肝癌风险的阴性等位基因的存在可能与机体能否清除或抑制 HBV 感染相关；CYP450、GSTM1、NAT2 及 p53 基因遗传多态性也与肝癌的家族聚集现象有一定的关联。此外，携带低活性 Th1 细胞因子基因和高活性 Th2 细胞因子基因的个体肝癌发生的风险性明显增加。

（六）其他危险因素

长期受黄曲霉毒素 B1（AFB1）污染食物影响而发生的肝癌通常不经过肝硬化过程。AFB1 在肝脏中先经微粒体 CYP450 酶系代谢，然后再经谷胱甘肽转移酶和其他肝脏 2 相代谢酶类降解而完成生物转化过程。谷胱甘肽转移酶 M1（GSTM1）基因在遗传上的多态性使不同个体对摄入 AFB1 生物转化的能力存在差异。生活在 AFB1 高污染地区并存在 GSTM1 纯合子缺失者发生肝癌的风险性增加。

此外，某些化学物质和药物，如亚硝酸铵类、偶氮芥类、有机氯农药、雄激素及某些类固醇均是诱发肝癌的危险因素。HBV 或 HCV 感染者若长期服用避孕药可增加肝癌发生的风险性。其他被认为与肝癌发生尚存在一定关联的危险因素还包括某些遗传、代谢、血流动力学因素所引起的肝硬化及感染等。

二、病理机制

不同病因诱发肝癌的机制不同。HBV 诱发肝癌的机制复杂，目前多认为是由于 HBV DNA 与宿主 DNA 的整合、HBV 游离复制型缺陷病毒的存在，以及 HBV 的某些基因产物使宿主基因组丧失稳定性，激活或抑制包括癌基因和抑癌基因在内的细胞生长调控基因的表达，进而促进肝细胞癌变。HCV 的致癌机制不同于 HBV，其可能是通过表达基因产物间接影响细胞的增殖分化而诱发肝细胞恶变。基因 1 型 HCV 感染者较其他基因型感染者易发生肝癌；HBV/HCV 重叠感染或合并 HIV 感染者发生肝癌的风险性增加；血清肝炎病毒长期处于高水平者更易发展为肝癌。长期饮酒促进肝脏活性氧自由基的释放及核转录因子的产生，后者是炎症相关肿瘤的启动因子，可促进细胞间黏附分子-1、血管细胞黏附分子-1及血管内皮生长因子等促肿瘤生成或促肿瘤转移分子的表达。另外，长期大量饮酒还可通过诱发肝硬化的机制促进肝癌的发生。MAFLD诱导肝癌的病理生理学机制及相关的肝细胞损伤机制并不清楚，但已公认胰岛素抵抗及其相关的氧化应激是促进肝癌发生的重要危险因素。

第二节　中医病因病机

一、病因

肝癌的发生与机体感受外邪、情志不畅、饮食不节、脏腑虚损等因素相关，且与络脉病变密切相关。六淫外侵，邪客肌表，入舍阳络，留而不去，传入经脉，正邪相争，病在经气，迁延不愈，病久延虚，虚气留滞，津凝血瘀，阻滞阴络，痼结难解，布散在某一脏腑区域的阴络病变，集中体现该脏腑功能失常。而肝络病变则常表现为癥瘕积聚。结合临床实际，肝癌的病因可以概况为以下几个方面。

1. 外邪侵袭　湿热、湿毒之邪侵袭人体，正虚不能逐邪外出，湿热毒邪迁延留滞，气血运行受阻，清浊相混，隧道不通，湿毒瘀结成积，停于胁腹。

2. 情志内伤　长期抑郁恼怒致肝气郁结、气机不畅，一则出现气滞血瘀，一则可因肝郁乘脾、脾虚痰湿内生而出现痰瘀互结，日久入络，经脉阻滞，渐积成块停于胁下。

3. 饮食不节　长期饮食不节，或酗酒成性，或经常食用霉烂腐败之食物等损伤脾胃，脾胃虚弱，运化水谷、升清降浊不能，湿浊内停，土壅木郁，肝脾失和，湿郁中焦，日久化热，湿热蕴毒，湿毒瘀血致肝络瘀阻而发本病。

4. 脏腑虚弱　长期患病，脏腑虚损，阴阳失和，肝脾失调，气血瘀滞而为癥积；或兼外邪侵袭，饮食劳倦，情志所伤，则湿浊瘀血稽留肝络，络息成积，遂成肝癌之疾。

二、病机

1. 发病　本病起病隐匿，早期临床表现多不明显。一旦发病，往往以右胁疼痛为首发症状。

2. 病位　位在肝脾，关乎胆胃，可及肾肺，与肝内络脉密切关系。

3. 病性　本病性质为本虚标实。本虚以脾胃虚弱、肝肾阴血亏虚为主；标实以湿浊蕴结为主；在肝络可表现为肝络不荣的本虚表现，也可表现为肝络不通、瘀毒阻滞的标实表现。

4. 病势　本病虽发病多缓慢、隐匿，然而一旦发病则病情发展迅速，病机转化急剧。总的趋势是初期以气郁脾虚湿阻为主，进一步可致湿浊、湿热毒瘀互结，耗伤阴血，终至正衰邪实，病变弥散，经脉瘀阻，全身衰竭。

5. 病机转化　本病在形成初期、湿浊毒瘀聚而未成积块时，患者多无不适主诉，待临床发病之时，积聚已停胁下，肝络瘀滞，并将渐成顽坚之积证。因此，本虚标实、因虚致病、因邪致实为本病总的病机，在发病早期，正气虚衰之象尚不严重，此期多以脾虚肝郁气滞为主要病机，可兼有湿浊中阻、湿热内蕴或瘀血内停；随着癥积日益增大，毒热瘀血互结，耗伤气阴，脏腑功能进一步受损，虚象逐渐加重。同时湿毒瘀胶结之热更甚，胁下癥块坚硬如石，定而不移，疼痛加重；湿毒瘀阻肝胆，胆汁外溢发为黄疸；湿热毒邪耗伤阴血，肝肾阴亏，火热灼伤血络，迫血妄行而出现动血诸证。晚期则形成正虚邪实的恶性循环。

第三节　西医诊断与治疗

一、临床表现

原发性肝癌起病隐匿，早期症状常不明显，故也称亚临床期。出现典型的临床症状和体征时一般已属中、晚期。

（一）症状

1.肝区疼痛　多为肝癌的首发症状，表现为持续钝痛或胀痛。疼痛是癌肿迅速生长使肝包膜被牵拉所致。如肿瘤生长缓慢或位于肝实质深部也可完全无疼痛表现。疼痛部位常与肿瘤位置有关，若肿瘤位于肝右叶，疼痛多在右季肋部；肿瘤位于左叶时常表现为上腹痛，有时易误诊为胃部疾病；当肿瘤位于肝右叶膈顶部时，疼痛可牵涉右肩。癌结节破裂出血可致剧烈腹痛和腹膜刺激征，出血量大时可导致休克。

2.消化道症状　食欲减退、腹胀、恶心、呕吐、腹泻等消化道症状，可由肿瘤压迫、腹水、胃肠道淤血及肝功能损害而引起。

3.恶性肿瘤的全身表现　进行性乏力、消瘦、发热、营养不良和恶病质等。

4.伴癌综合征　指机体在肝癌组织自身所产生的异位激素或某些活性物质影响下而出现的一组特殊综合征，可与临床表现同时存在，也可先于肝癌症状。以自发性低血糖、红细胞增多症为常见，有时还可伴有高钙血症、高脂血症、类癌综合征、血小板增多、高纤维蛋白原血症等。

（二）体征

1.肝大　为中晚期肝癌的主要体征，最为常见。多在肋缘下被触及，呈局限性隆起，质地坚硬。左叶肝癌则表现为剑突下包块。如肿瘤位于肝实质内，肝表面可光滑，伴或不伴明显压痛。肝右叶膈面肿瘤可使右侧膈肌明显抬高。

2.脾大　常为合并肝硬化所致。肿瘤压迫或门静脉、脾静脉内癌栓也能引起淤血性脾大。

3.腹水　腹水常为草黄色或血性，多数是在肝硬化的基础上合并门静脉或肝静脉癌栓所致。肝癌浸润腹膜也是腹水的常见原因。

4.黄疸　多为晚期征象，以弥漫性肝癌或胆管细胞癌为常见。癌肿广泛浸润可引起肝细胞性黄疸。当侵犯肝内胆管或肝门淋巴结肿大压迫胆管时，可出现梗阻性胆汁淤积。

5.其他　由于肿瘤本身血管丰富，再加上癌肿压迫大血管，故可在肝区出现血管杂音。肝区摩擦音提示肿瘤侵及肝包膜。肝外转移时则有转移部位相应的体征。

（三）病理分型

病理学检查是诊断原发性肝癌的金标准，但需注重与临床相结合。具体分型如下。
1.弥漫型　小癌结节弥漫分布全肝。
2.巨块型　瘤体直径大于10 cm。

3. 块状型　瘤体直径在 5 ~ 10 cm 之间，根据肿块数量和形态，又分为单块型、融合块状型、多块状型。

4. 结节性　瘤体直径在 3 ~ 5 cm 之间，根据结节数量和形态，又可分为单结节型、融合结节型、多结节型。

5. 小癌型　瘤体直径小于 3 cm。

根据组织学特征可分为肝细胞型、胆管细胞型、混合型及特殊类型。肝细胞型占原发性肝癌的 90% 以上，胆管细胞癌不足 5%，混合型更少见，特殊类型如纤维板层型和透明细胞癌型罕见。

二、辅助检查

（一）血清生化标志物检查

甲胎蛋白（AFP）是最具有诊断价值的肝癌标志物，虽然单独应用时并不具有特异性和灵敏性，但与影像学检查相结合时对肝癌具有重要诊断意义。如果未发现肝脏局部病灶而仅有 AFP 增高时，应对患者进行每 3 个月 1 次的随访；若 AFP > 200 ng/mL，同时于肝脏发现 > 2 cm 病灶且在增强 CT 扫描时有"快进快出"强化现象，则高度支持肝癌的诊断。

其他血清生化学标志物与 AFP 联合应用对肝癌的诊断也具有意义，如异常凝血酶原和 AFP 异质体 AFP-L3 等。

（二）影像学检查

1. 超声显像　一般可显示直径 2 cm 以上肿瘤。除显示肿瘤大小、形态、部位及与血管的关系外，还有助于判断肝静脉、门静脉有无癌栓等。结合 AFP 检查，有助于肝癌早期诊断，因此也被广泛用于筛查肝癌。实时超声造影除显示占位病变外，还可分析病灶血供情况，对肝癌与肝囊肿及肝血管瘤的鉴别诊断具有参考价值，但超声造影受操作者水平及细致程度的影响。

2. 多层螺旋 CT　CT 的分辨率远远高于超声，图像清晰而稳定，能全面客观地反映肝癌的特性，已成为肝癌诊断的常规手段。

3. 磁共振成像（MRI）　MRI 具有高组织分辨率和多参数、多方位成像等特点，且无辐射影响，配合肝脏特异性 MRI 造影剂（如钆赛酸二钠）能够提高小肝癌检出率，而且对肝癌与肝脏局灶性增生结节、肝腺瘤等病变的鉴别亦有较大帮助。

4. 正电子发射计算机断层扫描（PET-CT）　PET-CT 是将 PET 与 CT 融为一体而形成的功能分子成像系统，即可利用放射性核素标记的配体与相应特异性受体结合，通过功能显像反映肝脏占位的生化代谢信息，又可通过 CT 形态显像进行病灶的精确解剖定位。此外，同时进行的全身扫描对评估转移、监测肿瘤的进展及选择治疗方案具有重要的指导意义。

5. 肝动脉造影　是目前诊断小肝癌的经典方法。采用超选择性肝动脉造影、滴注法肝动脉造影或数字减影肝血管造影可显示 0.5 ~ 1.0 cm 的微小肿瘤。但由于该检查有一定创伤性，一般不列为首选，适用于经其他检查后仍未能确诊的患者。

（三）活检

尽管肝癌是少数不通过病理即可确诊的肿瘤，但对于基于影像证据难以确诊的肝脏占位性病变，影像引导下的定位活检仍有其独特而直接的诊断价值。但应综合权衡活检带来的风险及获益。

三、诊断与鉴别诊断

原发性肝癌出现典型临床表现后疾病往往已处于中晚期。对于肝癌高危人群，如出现肝区疼痛、消瘦、进行性肝大、黄疸，应及时进行检查。肝癌的诊断手段包括 AFP 等肿瘤标志物、血清学检查、影像学检查和活组织检查。

（一）诊断要点

存在原发性肝癌的易患因素和临床特征，影像学检查显示有 > 2 cm 的肝癌特征性占位性病变时，诊断并不困难。若同时伴有 AFP > 200 ng/mL，对诊断更具有重要意义。小肝癌的诊断有时尚需要借助肝活体组织学检查。

中国原发性肝癌临床诊断标准：结合肝癌发生的高危因素、影像学特征及血清学分子标志物，依据路线图的步骤对肝癌做出临床诊断。

（1）有乙型病毒性肝炎或丙型病毒性肝炎或有任何原因引起肝硬化者，至少每隔 6 个月进行 1 次超声及血清 AFP 检测，发现肝内直径 ≤ 2 cm 的结节，动态增强 MRI、动态增强 CT、超声造影或肝细胞特异性对比剂 Gd－EOB－DTPA 增强 MRI 4 项检查中至少有 2 项显示动脉期病灶明显强化、门静脉期和（或）平衡期肝内病灶强化低于肝实质，即"快进快出"的肝癌典型特征，则可做出肝癌的临床诊断；对于发现肝内直径 > 2 cm 的结节，则上述 4 种影像学检查中只要有 1 项典型的肝癌特征，即可临床诊断为肝癌。

（2）有乙型病毒性肝炎或丙型病毒性肝炎或有任何原因引起肝硬化者，随访发现肝内直径 ≤ 2 cm 的结节，若上述 4 种影像学检查中无或只有 1 项检查有典型的肝癌特征，可进行肝病灶穿刺活检或每 2～3 个月的影像学检查随访并结合血清 AFP 水平以明确诊断；对于发现肝内直径 > 2 cm 的结节，上述 4 种影像学检查无典型的肝癌特征，则需进行肝病灶穿刺活检以明确诊断。

（3）有乙型病毒性肝炎或丙型病毒性肝炎或有任何原因引起肝硬化者，如血清 AFP 升高，特别是持续升高，应进行影像学检查以明确肝癌诊断；如未发现肝内结节，在排除妊娠、慢性或活动性肝病、生殖腺胚胎源性肿瘤及消化道肿瘤的前提下，应密切随访血清 AFP 水平及每隔 2～3 个月进行 1 次影像学复查。

（二）鉴别诊断

1. 肝硬化及慢性活动性肝炎　原发性肝癌多发生在肝硬化基础上，故两者有时在影像学上不易鉴别。肝硬化的局部病灶发展较慢，肝功能损害显著。少数活动性肝炎也可有 AFP 升高，但通常为一过性，且往往伴有转氨酶显著升高。肝癌患者则血清 AFP 持续上升，与转氨酶曲线可呈分离现象，甲胎蛋白异质体 AFP－L3 绝对值及比例均升高。

2. 继发性肝癌　继发性肝癌常有原发癌肿病史，以消化道恶性肿瘤最常见，其次为呼吸道、泌尿生殖系、乳腺等处的癌肿。与原发性肝癌比较，继发性肝癌病情发展较缓慢，症状较轻，除少数原发于消化道的肿瘤外，AFP 一般为阴性。确诊的关键在于发现肝外原发癌的证据。

3. 肝脏良性肿瘤　AFP 阴性肝癌尚需与肝血管瘤、多囊肝、包虫病、脂肪瘤、肝腺瘤等肝脏良性肿瘤相鉴别，主要依赖于影像学检查。

4. 肝脓肿　急性细菌性肝脓肿较易与肝癌鉴别，慢性肝脓肿吸收机化后有时不易与肝癌鉴别，但患者多有感染病史，必要时在超声引导下行诊断性穿刺。慢性肝脓肿经抗感染治疗多可逐渐吸收变小。

四、治疗

治疗方案应根据疾病的分期进行选择。至少应采用两种影像学检查手段对疾病进行分期评估，所有患者在治疗前均应进行肺部影像学检查以确定有无肺转移。肝癌治疗领域的特点是多种治疗方法、多个学科共存，而以治疗手段的分科诊疗体制与实现有序规范的肝癌治疗之间存在一定矛盾。因此，肝癌诊疗须加强重视多学科诊疗团队的模式，特别是对疑难复杂病例的诊治，从而避免单科治疗的局限性，促进学科交流。肝癌治疗方法包括肝切除术、肝移植术、局部消融治疗、肝动脉栓塞化疗、放射治疗、免疫治疗、靶向治疗、营养支持治疗、中医药治疗等多种手段，合理治疗方法的选择需要有高级别循证医学证据的支持，但也需要同时考虑地区经济水平的差异。

（一）外科治疗

肝癌的外科治疗是肝癌患者获得长期生存最重要的手段，主要包括肝切除术和肝移植术。

1. 肝切除术　是国内外普遍采用治疗小肝癌的首选方法。能否进行手术切除及切除的疗效不仅与肿瘤大小及数目有关，更重要的是与肝脏功能、肝硬化分期、肿瘤部位、肿瘤界限、包膜完整程度及有无静脉癌栓密切相关。

2. 肝移植术　适合于仅有 ≤ 5 cm 孤立病灶者或每个病灶 ≤ 3 cm、总体未超过 3 个病灶、不适合手术切除但全身状态尚好者。肝移植可视为特殊的肝癌根治治疗，但已出现静脉癌栓、肝内播散或肝外器官转移者则不适合肝移植。

（二）消融治疗

消融治疗是指在影像技术引导下局部直接杀伤肝癌细胞的一类治疗手段，目前以射频、微波消融及无水酒精注射最为常见。消融可经皮肤入路，也可在腹腔镜或开腹手术中应用。影像引导手段主要为超声和 CT。超声引导下经皮消融，具有微创、安全、简便、易行、费用低等显著优点。

（三）介入治疗

介入治疗指肝动脉栓塞化疗，是非手术治疗的首选方法。适用于不能手术切除的中晚期患者及由于其他原因不能或不愿意接受手术者。

（四）抗血管新生分子靶向药物治疗及免疫调节治疗

口服索拉非尼已被国际指南建议用于不适合手术和有远处转移的肝癌患者。其既可通过抑制血管内皮生长因子受体和血小板源性生长因子受体阻断肿瘤血管生长，又可通过阻断 RAF/MEK/ERK 信号传导通路抑制肿瘤细胞增殖。主要的不良反应有乏力、手足皮疹、痤疮和腹泻等。

以 PD-1 及 PDL-1 抑制剂为代表的免疫调节治疗，与靶向治疗联合，极大提升了晚期肝癌患者临床缓解率及生存期，是近年来最为重要的治疗进展。

该类药物的成功，再次掀起了免疫治疗的研究热潮，为肝癌的综合治疗提供了重要选择。目前基于基因调控、内分泌调控及干细胞等多种生物技术治疗肝癌的研究都在积极开展当中，其推广尚需更充分的循证医学证据。

（五）抗病毒治疗

在针对肝癌综合治疗的基础上，通过抗病毒治疗抑制 HBV/HCV 的复制、减少或延缓肝癌的复发、改善患者肝脏基础、提高患者生活质量、延长生存期是 HBV/HCV 相关性肝癌抗病毒治疗的总体目标。

（六）放射治疗

放射治疗属于姑息性治疗手段，其适应证为：

1. 肿瘤局限但因肝功能不佳不能进行手术切除、肿瘤位于重要解剖位置而无法手术切除或拒绝手术者。

2. 术后残留病灶。

3. 易导致并发症（胆管梗阻、门静脉和肝静脉瘤拴）的局部病灶。

4. 存在淋巴结、肾上腺及骨转移者。

（七）系统化疗

目前认为对于没有禁忌证的晚期肝癌患者，系统化疗优于最佳支持治疗。其主要适应证为：① 合并肝外转移者。② 不适合手术和肝动脉栓塞化疗治疗者。③ 合并门静脉主要癌栓者。

第四节　中医诊断与治疗

一、诊断

① 具有较长时间食欲减退、消瘦乏力、胁痛病史或黄疸、臌胀病史。

② 以右胁或上腹部疼痛、胀满，胁下癥块渐进性增大、质硬拒按，纳呆恶心乏力，形体消瘦为主症。

③ 腹部 B 超、CT 或 MRI 扫描、肝穿刺、血液生化检查如甲胎蛋白等，均有助于明确诊断。

二、鉴别诊断

1. 黄疸　主要以目黄、身黄、小便黄为主，主要发病机制为湿热熏蒸，起病有急缓，病程长短不一，黄疸有明暗之不同。肝癌以上腹部进行性增大、右胁下有质地坚硬之肿块且疼痛胀满、形体逐渐消瘦为特征，本病晚期可出现黄疸，主要为湿热瘀毒所致。

2. 胁痛　胁痛是以一侧或两侧胁肋部疼痛为主要表现，主因肝郁气滞或气滞血瘀而致。肝癌虽亦有胁痛，但以右胁为主，且有坚硬、增大之肿块，形体明显消瘦，病证危重，主要因湿热毒瘀内结成积而致。

3. 臌胀　臌胀虽为顽疾，但经适当治疗，病情常可缓解、相对稳定，肝癌晚期患者虽亦见腹胀大、皮色苍黄等症状，但患者腹部肿块坚硬、表明凹凸不平，且患者形体明显消瘦与臌胀病有别，同时患者病情进展恶化迅速亦为鉴别要点。

三、辨证论治

（一）辨证要点

1.抓主症，详分辨　本病以胁痛、胁下癥块、黄疸、臌胀、消瘦为中心证候。本病胁痛以右胁痛常见，多呈间歇性或持续性钝痛，且伴有胁下癥块日渐增大、按之疼痛、坚硬不平。在此基础上晚期可出现黄疸、臌胀，消瘦常呈进行性加剧。

2.辨病性　肝癌病位在肝，与脾胃肾有密切关系。临床症见以胁肋胀痛、纳少脘胀、心烦太息、脉弦为主者，属肝郁气滞；若伴有纳呆食少、大便溏泄、疲倦乏力、消瘦明显，属肝郁脾虚；若以脘腹作胀、食少便溏、神疲乏力为主，或伴肢肿、腹水、苔白腻，则属脾虚湿困；若兼有低热起伏、溲赤、苔黄腻，属脾虚湿热；若以胁肋胀痛或灼痛、胁下肿块、口苦、身黄目黄、小便黄赤、苔黄腻为主，为湿热蕴毒瘀滞肝胆所致；若以胁下癥块按之坚硬、疼痛日剧、固定不移及舌质紫黯或有瘀斑为主，则属血瘀毒结于肝络；若以癥块膨隆，疼痛难忍，身目俱黄，腹大如鼓，口干舌燥，头晕目眩，两目干涩，舌质红绛发紫、苔薄黄而干，脉弦细数为主，则属瘀热毒邪耗伤阴血，肝肾阴亏。

3.辨肝络虚实

肝癌多以积证论，为气血之凝滞，所在部位与肝络有密切关系。临床症见以情志抑郁、善太息、急躁易怒、胸胁胀痛、脉弦为主者，属肝络瘀滞；若伴有两目昏花、干涩、视物模糊、爪甲不荣，脉弦细，为肝络失荣；若以胁肋刺痛、入夜更甚、舌质紫黯，脉沉涩为主，属肝络瘀阻；若以腹大坚满、腹壁青筋显露、面色黧黑或晦暗、头面胸腹红点赤缕，胁下可触及积块，舌下青筋怒张、舌质暗红或有瘀斑，脉细涩为主，属络息成积；若伴有胁痛口苦，胸闷纳呆，目黄、身黄、小便赤黄，胁痛腹满，舌质红绛、苔黄而燥，脉弦滑数或细数，属热毒滞络。

（二）治疗原则

肝郁脾虚、湿热瘀毒内聚于肝为肝癌发病机制的核心。故疏肝健脾，清热祛湿、化瘀通络为其治疗大法。热毒伤及肝肾之阴时，又当以祛邪滋阴为要。

同时，临证时还应结合具体肝络表现，辨证论治。有肝络郁滞者，予疏肝理气、疏畅肝络；肝络血虚者宜滋补肝血，肝络阴虚者宜滋补肝阴；肝络瘀阻者，予祛瘀通络；络息成积者，当祛瘀通络、活血利水；热毒滞络者，予清热凉血、解毒通络。

（三）分证论治

1.肝郁脾虚

主症：上腹或右上腹部癥块，胀满疼痛，压之痛甚或不明显，胸闷叹息，纳呆食少，大便溏泄，倦怠乏力，面色萎黄或苍白或晦暗，形体消瘦，精神萎靡，舌红或淡红、苔薄白或薄黄腻，脉细弦。

证机：肝郁气滞，脾虚失运，瘀血阻络。

治法：疏肝健脾，祛瘀通络。

选方：逍遥散合六君子汤加减。

遣药：柴胡、香附、党参、白术、白芍、茯苓、郁金、丹参、莪术、鸡内金、焦山楂、八月札。

加减：胁痛甚者，加延胡索、三七粉、制乳香、制没药；腹胀重者，加枳实、大腹皮；口黏舌苔白腻者，加生炒薏苡仁；脾虚甚者，加人参；便溏甚者，加肉豆蔻、草果；身热、口苦、苔转黄腻者，去党参，加黄连、半枝莲、茵陈等。此外，还可加入白花蛇舌草、龙葵等药。

2. 湿热蕴毒

主症：胁下癥块质硬，胁胀灼痛，或腹胀膨隆，或身黄、目黄，或有发热，恶心纳少，便干溲赤，面色暗黑，形体消瘦，精神疲软，舌质红、边有瘀斑、苔黄腻，脉弦滑或弦涩。

证机：湿热内蕴，毒瘀阻络。

治法：清热利湿，解毒祛瘀通络。

选方：茵陈蒿汤加减。

遣药：茵陈蒿、栀子、大黄、半枝莲、赤芍、丹皮、赤小豆、泽泻、茯苓、猪苓、莪术、白英、白花蛇舌草。

加减：若胁肋胀痛甚，可加柴胡、郁金、三棱、莪术、桃仁；刺痛甚者，加制乳香、制没药、延胡索；若兼见便黑如酱，可加仙鹤草、地榆、黄明胶等；肿块坚硬者，可合用大黄䗪虫丸；舌红少津者，可加生地、天冬、麦冬等；纳差者，加焦山楂、鸡内金；若兼见大便时结时溏、苔白厚，为湿热瘀滞兼有脾虚，可减大黄、丹皮用量，加茯苓、薏苡仁、生黄芪、白术等；若臌胀、二便不利、腹胀难忍，可加商陆、车前子、牡蛎、柴胡等。

3. 血瘀毒结

主症：胁下癥块巨大、质硬压痛，胁腹胀痛日重、痛引腰背、固着不移，面唇晦暗，或腹部膨隆、青筋暴露，全身浮肿，不思饮食，大便秘结，舌质紫黯或有瘀斑瘀点，脉沉涩。

证机：久病入络，气滞血瘀，毒邪内蕴。

治法：行滞化瘀，解毒消癥通络。

选方：膈下逐瘀汤加减。

遣药：五灵脂、土鳖虫、桃仁、赤芍、大黄、牛膝、柴胡、枳实、牡蛎、莪术、当归、生黄芪、焦山楂、白花蛇舌草、半枝莲。

加减：气虚甚见神疲乏力、纳少气短者，减土鳖虫、莪术，加白术、党参；浮肿明显者，加茯苓、泽兰、葶苈子；若见舌红、恶寒发热、胁痛，减土鳖虫、莪术、枳实、生黄芪，加重当归、白芍，并加用金银花、山栀；黄疸者，加茵陈、车前草、萹蓄；胁痛甚者，加重延胡索，并加大莪术用量，另可用蟾蜍膏外贴；本证可加白英、重楼、漏芦、龙葵、青黛、夏枯草等以清热解毒。

4. 肝肾阴亏，热毒瘀滞

主症：癥块膨隆、腹大如鼓、叩之有波动感，形体羸瘦，胁肋胀痛，周身乏力，不思饮食或恶心欲吐，咽干口苦，头晕目眩，两目干涩，或低热盗汗，五心烦热，或鼻衄牙宣，皮下出血，或面目身黄，大便干结，小便短赤，舌质红或红绛发紫少津、苔少或光剥或薄黄而干，脉细弦数。

证机：肝肾阴亏，毒瘀阻络。

治法：养阴清热，解毒祛瘀通络。

选方：犀角地黄汤加减。

遣药：生鳖甲、生地、赤芍、水牛角、丹皮、女贞子、桑椹子、天花粉、金银花。

加减：鼻衄、牙宣者，加大小蓟、白茅根、茜草；大便干者，重用生地或加火麻仁、瓜蒌仁；口干明显者，加重天花粉用量，并加川石斛、麦冬、芦根或用西洋参泡茶；腹水者，加楮实、玉米须、车前子、陈葫芦；黄疸者，加虎杖、茵陈；出血多者，加三七、生槐花；出现神志模糊甚或昏迷者，可用安宫牛黄丸吞服或灌服；胃纳不佳、舌光苔少、脉细无力者，可加用太子参、麦冬、五味子、石斛、生谷麦芽；热毒较甚者，可加白花蛇舌草、蚤休、漏芦、半枝莲、白屈菜等。

（四）转归、预后与预防

原发性肝癌多起病隐匿，其病程病势差异较大，或病程或短促凶险，或病程长而多变，但总体而言，为肝病之恶疾，预后不良。影响其转归与预后的因素有发现早晚、肿块大小、生长部位、有无合并症及营养状况等。早期诊断及时治疗，有望控制疾病发展。一般中晚期患者预后多差，为消化道肿瘤患者中死亡率较高的一种。

本病预防首先应避免饮食不洁。饮用清洁水，如深井水、活水，而勿饮用塘沟污浊之水。避免进食霉变、腐败食物，其中玉米、花生最易污染黄曲霉素 B_1，尤须注意防潮保存。尽量少食用熏烤鱼肉类和腌泡制品。此外，注意饮食有节，少进肥甘厚味及有毒食品，戒除烟酒嗜好，以及调和情志，保持心情舒畅，生活有节，使脏腑气血阴阳保持平衡，提高抗病能力，对预防本病至关重要。对慢性肝病、胁痛、脘腹胀痛、疲乏消瘦诸症，应定期复查，积极调治，对预防肝癌具有重要意义。

第二十四章　慢性原发性肾小球肾炎

　　慢性肾小球肾炎一般指慢性原发性肾小球肾炎（CPGN），简称慢性肾炎，是指由一种或者多种病因引起的原发于肾小球的一组免疫性炎症性疾病，主要临床表现为不同程度的蛋白尿、血尿、水肿、腰痛、乏力、高血压等，病情迁延，病变缓慢进展，伴有不同程度的肾功能减退。其因发病隐匿，病程绵长，临床表现多样化，肾损害呈潜在进行性发展，最终发展至终末期肾脏病（ESRD），必须依靠透析或者肾移植来维持生命，已成为继心脑血管疾病、糖尿病之后的全球性公共健康问题。

　　慢性原发性肾小球肾炎基于1982年WHO制定及1995年修订的肾小球疾病的分类，以组织学改变作为病理分类的主要基础。自经皮肾脏穿刺活体组织检查技术（肾活检）开展以来，肾小球疾病的免疫病理及超微病理等现代检查成为可能，根据肾活检肾脏组织形态学改变，原发性肾小球疾病分为微小病变型肾病、膜性肾病、系膜增生性肾小球肾炎（系膜毛细血管性肾小球肾炎）、局灶性节段性肾小球硬化症。因此，慢性肾小球肾炎是一组临床综合征，包括上述肾活检病理诊断的五个肾小球疾病。因其在免疫学发病机制、病变范围、病变部位、形态学改变特点、临床表现治疗等方面，都有相通、相似之处，中医学对于本病病因病机、辨证论治的认识也更为相容相通，因此仍沿用慢性肾小球肾炎这一诊断术语。

　　根据其临床表现，慢性原发性肾小球肾炎属于中医学"水肿""肾风""慢肾风""肾水""虚劳""腰痛""血尿""尿浊"等范畴。《黄帝内经》提出的"水病""风水""肾风""水胀""石水"，《金匮要略》所云之"正水""石水"与本病引发的水肿极为相似。如《素问·水热穴论》有"水病下为胕肿大腹，上为喘呼，不得卧者，标本俱病"的记载；《素问·奇病论》指出："有病庞然如有水状，切其脉大紧，身无痛者，形不瘦，不能食，食少……病生在肾，名为肾风。"《素问·风论》曰："肾风之状，多汗恶风，面痝浮肿，脊痛不能正立，其色炲，隐曲不利，诊在颐上，其色黑。"又如《灵枢·水胀》云："水始起也，目窠上微肿……时咳，阴股间寒，足胫肿，腹乃大，其水已成矣。以手按其腹，随手而起……此其候也。"《金匮要略》在《黄帝内经》有关水病记载的基础上，又提出了"正水"与"石水"的概念与临床表现："正水其脉沉迟，外证自喘""石水其脉自沉，外证腹满不喘"。隋代医家提出"白浊"概念，如巢元方《诸病源候论·虚劳小便白浊候》有"胞冷肾损，故小便白而浊也"。金元医家朱丹溪提出了"赤白浊"概念，并在《丹溪心法·水肿》描述了阴水的临床表现："若遍身肿，不烦渴，大便溏，小便少，不涩赤，此属阴水。"明代医家虞抟在《医学正传·便浊遗精》中提出"便浊"概念："夫便浊之证，因脾胃之湿热下流，渗入膀胱，故使便溲或白或赤而混浊不清也"。其认为本病与湿热下注膀胱有关。这些描述均与慢性原发性肾小球肾炎之水肿、蛋白尿等临床表现极为相似。

第一节　西医病因病理

一、发病原因

慢性原发性肾小球肾炎的病因非常复杂，有许多因素参与，如感染、自身免疫、药物、遗传、环境等，但绝大多数慢性原发性肾小球肾炎病因尚不清楚，系由其他原发性肾小球疾病直接迁延发展而成。仅有少数慢性原发性肾小球肾炎由急性链球菌感染后肾小球肾炎发展而来。多因上呼吸道感染或其他感染如细菌及病毒感染而发，有报道乙型肝炎病毒感染也可引起慢性原发性肾小球肾炎。感染是免疫复合物性肾小球肾炎的重要病因。

大部分慢性原发性肾小球肾炎并非由急性肾小球肾炎迁延而来，其发病机制主要与原发病的免疫炎症损伤有关，在慢性化进程中与非免疫炎症因素如高血压、大量蛋白尿、高脂血症等因素密切相关。有研究表明，膜性肾病发病率逐年升高与空气污染有关，大气污染直接诱发足细胞 PLA2R 抗原的暴露，或因某种肾外抗原的暴露，产生自身抗体，从而诱发足细胞相关抗原的暴露而导致足细胞受损，进而导致发病。

二、病理机制

慢性原发性肾小球肾炎的病因和发病机制很复杂，尚未完全阐明，大量研究表明，感染、自身免疫、药物、遗传、环境等许多因素参与了发病，但免疫损伤是慢性原发性肾小球肾炎发生过程中的共同环节。肾脏对免疫介导的损伤高度敏感，机体对病原微生物、种植于肾小球的外来抗原或正常的自身组织成分产生过度的或不恰当的免疫应答，均会导致肾组织的免疫损伤。这些患者可由于免疫复合物在肾小球基底膜内皮下、系膜区和（或）上皮侧的沉积，活化补体，出现免疫损伤；也可能是一些种植在肾组织的抗原在原位与抗体形成免疫复合物，或者由于抗自身组织的抗体直接攻击自身成分。

肾组织的免疫应答效应，一方面，会导致 T 细胞、单核细胞等炎性细胞在肾组织浸润，这些细胞本身能分泌很多细胞因子，亦可介导肾组织损伤；另一方面，这些炎性细胞及其分泌的细胞因子又可刺激和激活肾脏固有细胞，使其表达各种趋化因子、细胞因子、生长因子、黏附分子和细胞外基质成分，直接或间接加重肾脏组织的损伤。

大多数肾小球肾炎中，体液免疫介导的损伤主要是由于肾小球内不同部位形成免疫复合物沉积，包括免疫球蛋白、补体和其他蛋白。体液免疫介导的损伤可由血循环中游离抗体与肾小球固有抗原或已种植于肾小球的外源性抗原相结合，在肾脏局部形成的原位免疫复合物引起；也可以是由于某些外源性抗原或内源性抗原刺激机体产生相应抗体，所产生的抗体与抗原在血循环中形成的循环免疫复合物引起。免疫复合物产生后激活补体，引起肾脏组织损伤。也可由沉积于肾小球局部的细菌毒素、代谢产物等通过"旁路系统"激活补体，从而引起一系列的炎症反应而导致发病。

大量研究表明，免疫机制是疾病的始发机制，在此基础上非免疫介导的肾脏损害也占有重要的地位。肾脏局部自由基产生增多或者清除减少及内皮细胞受损后，释放抗凝物质、抗炎因子和表达细胞黏附分子，进而趋化血小板与炎性细胞而引起肾小球硬化；感染、药物、毒物、代谢因素等引起的足细胞损伤，以及凝血机制的紊乱、血流动力学的改变（大量蛋白尿、血管活性物质的影响导致肾小球内高灌注、高跨膜压、高滤过压，引起肾小球进行性硬化）、高血压（肾小动脉血管硬化）、大量蛋白尿、高脂血症（使肾小球毛细血管内更易形成胆固醇血栓，加重肾小球内压力，从而促进炎性浸润）等皆为非免疫介导的肾损害因素。

1. 微小病变型肾病（MCD）

（1）免疫系统异常：该病的免疫异常，主要表现在由于细胞免疫和体液免疫异常而导致的肾小球基底膜对血浆蛋白的通透性增加。淋巴细胞是细胞免疫最主要的参与者，根据T淋巴细胞功能可分为辅助性T细胞（CD4+）和抑制杀伤性T细胞（CD8+），T辅助淋巴细胞（Th细胞）又可以划分成Th1细胞和Th2细胞。Th1细胞以分泌参与细胞免疫和炎症反应的IL-2等为主；Th2细胞主要分泌参与体液免疫的IL-4、IL-5、IL-6和IL-13。B细胞介导的体液免疫应答，是借B细胞分泌的抗体实现的。

（2）活性因子：在MCD患者外周血淋巴细胞存在一种可以增加血管通透性的活性因子，称之为血管通透因子，可能是MCD产生大量蛋白尿的原因。IL-2与IL-8均可导致血管通透性增加和大量蛋白尿，IL-8可减少硫酸肝素的合成，减少基底膜负电荷，MCD发病时这些因子增加，缓解时减少，与血管通透因子的改变一致，故这些活性因子也是MCD发病的相关因子。

（3）肾小球阴离子丢失：肾小球阴离子的丢失可能引发以下情况。①由于电荷屏障的破坏，阴离子滤过增加，原本不易通过滤过屏障的带有负电荷的血清白蛋白滤过增加，从而引起蛋白尿的发生；②足突的正常排列以及裂孔结构维持主要是通过肾小球上皮细胞阴离子间相互排斥实现的，若离子间互斥作用降低，即引起足突间的相互融合。由此推测MCD的发生与肾小球阴离子丢失有关。

2. 特发性膜性肾病（IMN）

（1）致病抗原：IMN是一种自身免疫性疾病，识别肾小球足细胞靶抗原的自身抗体与抗原的结合激活补体系统，形成膜攻击复合物，导致足细胞损伤及大量蛋白尿。PLA2R是存在于正常足细胞表面的膜蛋白，PLA2R和THSD7A自身抗原在足细胞的原位免疫损伤是IMN发生的根本原因。

（2）补体系统：经典途径、旁路途径和凝结素途径是补体活化的三种途径。C5b-9是补体活化三条途径的共同终产物。C5b-9在足细胞损伤和蛋白尿形成中具有至关重要的作用，大量C5b-9引发足细胞溶解，少量C5b-9则导致足突消失、微丝变形等非溶解性损伤；IgG4可能同时激活补体途径和凝集素途径。

（3）其他：IMN可能还与细胞介导的体液免疫功能的紊乱有关，并且Th2细胞免疫占据优势；还与MHC结构改变和（或）mRNA变化而导致的表达失常有关。

3. 系膜增生性肾小球肾炎（MsPGN）

（1）遗传因素：研究发现，HLA Bw5、HLA Bw35、HLA-DR4、ACE基因等可能与IgA肾病有关，进一步研究显示，IgA与3号染色体短臂（3p 23-24）、TGF-β、IL-1受体拮抗剂基因，Megsin基因突变等也存在着一定的联系。遗传性IgA动物模型的建立更加提示遗传因素的重要地位。

（2）免疫黏附功能异常：IgA存在于血清和体液中，是拮抗病毒或者细菌的主要免疫球蛋白。IgA肾病中IgA1是其沉积的主要亚型，由于糖基化异常的IgA1结构异常，导致它不易被肝细胞清除，而在血液循环中浓度增高，形成多聚IgA1或者IgA1免疫复合物，沉积在系膜区，从而诱导系膜细胞分泌炎症因子，活化补体，进一步加重肾病理损害。红细胞具有免疫黏附作用，可以通过与免疫复合物上的C3b结合使免疫复合物失去活性，最后被吞噬。当红细胞黏附功能下降时，就会有更多的免疫复合物沉积在系膜区。

（3）细胞因子失衡：IL-1、IL-6、TNF在IgA患者血清中含量明显升高。这些细胞因子导致活性氧被释放，电荷屏障的破坏，血管通透因子分泌增多，从而增加膜通透性，引起且加重蛋白尿。

4. 系膜毛细血管性肾小球肾炎（系膜增生性肾小球肾炎）（MPGN）　该病发病机制不明确，可能与免疫复合物有关，免疫复合物的分子量不同，就决定了它们的沉积部位不同，较小的可通过肾小球基底膜沉积于肾小球基底膜上皮侧，较大的由于不能通过肾小球基底膜只能沉积于系膜区，有部分可延伸达内皮与肾小球基底膜之间。现代研究认为该病与遗传有关，Ⅰ型 MPGN 患者具有特殊 B 细胞同种抗原，而Ⅱ型 MPGN 患者常出现 HLA－B7。除此以外，Ⅰ型可能为免疫复合物病；Ⅱ型可能为免疫复合物及自身抗体性疾病，免疫复合物的沉积使得补体系统被激活，因而引发了破坏性炎症和凝血。目前认为 C3 途径可能是其主要的发病途径。

5. 局灶性节段性肾小球硬化症（FSGS）

（1）遗传因素：FSGS 可能具有种族易感性，是非裔常见的病理类型。有人提出 HLA－A1、HLA－B8、HLA－DR3、HLA－DR7 为该病患者 HLA 的等位基因，还有报道称 FSGS 可能为定位于 19q13 上的常染色体疾病。

（2）血流动力学的改变：动物实验表明，5/6 肾切除或者单侧肾切除的动物模型，其残余肾单位代偿性肥大，肾小球毛细血管（包含入球小动脉）扩张，血浆流量和静水压增高，导致通过肾小球基底膜的可溶性分子增多。这样，肾小球长期处于高灌注、高滤过、高跨膜压的状态，进一步加重肾损害。损伤后的内皮细胞可发生局部凝血和透明变性，并且引起炎性浸润，激活各种细胞因子，刺激系膜细胞生成；渗透压的改变，导致蛋白漏出，使微血栓、微动脉瘤更易在肾小球内产生，进而引起系膜区的扩张、硬化。

（3）高脂血症与脂质过氧化物：当肾脏局部存在高浓度胆固醇低密度脂蛋白时，肾小球毛细血管内更易形成胆固醇血栓，加重肾小球内压力，从而促进炎性浸润。其中巨噬细胞可与某些变异的 LDL 结合，并吞噬入内，致细胞内脂质堆积，变成充满脂质的泡沫细胞。泡沫细胞死后释放的细胞毒可刺激炎症介质的产生，进一步加重损害。并且在机体缺氧或者缺乏抗氧化物的状态下，LDL 被系膜细胞和巨噬细胞衍生的自由基氧化，成为氧化修饰的低密度脂蛋白，也可促使炎症因子趋化。

（4）足细胞损伤：足细胞是一种增殖能力有限的高度分化细胞，是肾小球滤过屏障的重要组成部分，近来研究结果认为足细胞的损伤可能是 FSGS 发病的关键。

第二节　中医病因病机

一、病因

（一）外感六淫，风邪入络

六淫外邪侵袭人体，肺卫先受其邪，皮毛腠理闭塞，肺卫失和，以致津液不能宣发外达，进而外邪内舍于肺，致肺失肃降，不能通调水道、下输膀胱，以致风遏水阻，风水相搏，泛溢于肌肤，发为风水证。《黄帝内经》所谓肾风即因外感风邪而发病，如《素问·风论》谓："以冬壬癸中于邪者为肾风。"高世栻谓："病生在肾，水因风动，故名肾风。"

风邪为六淫之首，百病之长，寒、湿、热、毒等邪常依附于风邪侵犯人体，易致气络防御卫护功能失常，"孙络—玄府"开阖失度，外邪循经下传，损伤肾络而致病。如风寒束肺，卫阳被郁；风热袭肺，郁闭肌腠；风湿困表，卫气被郁，均可导致卫表失和，肺失宣降，风遏水阻，泛溢肌肤，而引起风水相搏证。正如《素问·水热穴论》所云："勇而劳甚则肾汗出，肾汗出逢于风，内不得入于脏腑，外不得越于皮肤，客于玄府，行于皮里，传为胕肿，本之于肾，名曰风水。"张景岳《类经》谓："肾主水，风在肾经，即名风水。"临床常见反复外感风邪或风邪久羁不散，其开泄之性下扰肾脏，肾之气络郁滞，肾关开阖失常，固摄失调，可致使蛋白尿持久难消。

若风寒、风热、风湿之邪入里化热，热盛蕴毒，或外感风热时毒之邪，循经脉入里，损伤肾气，封藏失职，精微失固，可引起蛋白尿；风湿热毒之邪循经伤及肾络，迫血妄行则致尿血。如《素问·气厥论》"肺移寒于肾为涌水"；《灵枢·邪气脏腑病形》"若醉入房，汗出当风，则伤脾……若入房过度，汗出浴水则伤肾"；《诸病源候论》"风邪入于少阴则尿血"。以上皆说明外感风寒湿邪或风湿热毒之邪，邪留肌腠，营卫失和，伤及肺、脾、肾而发水肿、尿血等症。

某些慢性原发性肾小球肾炎患者发病常以链球菌感染为前驱，在上呼吸道感染、急性扁桃体炎等感染后1~4周发病，或在病程中由于细菌、病毒感染而导致病情急性发作或加重，这些病原微生物即为风热毒邪，外邪从肺卫或口鼻而入，滞于咽喉，伤于肺卫，蕴结于肺，伤及肾络。

（二）饮食不节，痰湿阻络

若暴饮暴食，或饥饱不一，饮酒过度，或过食辛辣肥甘厚味，或饮食偏嗜，皆可损伤中焦脾胃。脾胃升降失常，则络气郁滞，津液输布代谢失常，津凝则为痰浊、水饮，痰浊多与瘀血互结，壅塞气机，阻滞脉络，肾络瘀阻，则出现蛋白尿，水饮停聚，则见胸腔积液、腹水、心包积液；津聚则化为水湿，水湿内停，泛溢肌肤，而发为水肿。《素问·至真要大论》说："诸湿肿满，皆属于脾。"《诸病源候论·水肿病诸候》曰："肾者主水，脾胃俱主土，土性克水。脾与胃和，相为表里，胃为水谷之海，今胃虚不能传化水气，使水气渗溢经络，浸渍腑脏，脾得水湿之气加之则病。脾病则不能制水，故水气独归于肾，三焦不泻，经脉闭塞，故水气溢于皮肤而令肿也。"

饮食不节，损伤脾胃，脾气亏虚，中气下陷，络气虚滞，气失固摄亦可发为尿浊。痰湿生于中焦，阻于皮里膜外、筋骨络脉，则引起慢性原发性肾小球肾炎诸多变证。痰湿郁久常常化热，痰湿阻滞、食积停饮、湿热内阻、痰热内蕴，既可困阻中焦，脾不升清而清浊俱下；又可扰乱下焦，致封藏失职，精微下泄致蛋白尿。

（三）情志内伤，络气郁滞

七情过极、识神过用常可引起体内阴阳、气血津液以及脏腑经络气机失调，导致气络气机升降逆乱，络气郁滞则血行不畅，络脉瘀阻、气阻水停，或久思伤脾，脾络气结，均可致水液运化失常，而发为水肿等证。《素问·举痛论》云"百病生于气也，怒则气上，喜则气缓，悲则气消，恐则气下……惊则气乱，劳则气耗，思则气结"，表明七情内伤，太过或不及，引起气机逆乱，导致脏腑功能紊乱，可引起多种病变。元代医家朱丹溪在《丹溪心法·赤白浊》中提出："人之五脏六腑，俱各有精，然肾为藏精之府，而听命于心，贵乎水火升降，精气内持。若调摄失宜，思虑不节，嗜欲过度，水火不交，精元失守，由是而为赤白浊之患。赤是心虚有热，因思虑得之；白浊肾虚有寒，过于淫欲而得之。"认为赤白浊的病因源于调摄失宜、思虑不节、嗜欲过度，心虚有热，肾虚有寒，均可导致清阳不升，浊阴不降，清浊混杂而下为病。

慢性原发性肾小球肾炎常伴有高血压，在病程中常常由于忧郁恼怒太过，肝失条达，肝气郁结，气郁化火，肝阴耗伤，引动风阳，阴虚阳亢，上扰头目，导致血压飙升，头痛或头目昏眩，下伤肾络，则加重肾小球损伤，蛋白尿、血尿增多。

（四）内伤劳倦，络虚不荣

先天禀赋薄弱，体衰多病，肾络素虚；或父母患有肾病，则先天肾精不足，真元之气亏虚；或后天失于调养，劳倦过度，后天之本不固，水谷之气生化乏源；或因生育不节，房劳太过，则肾气内伐，肾精亏耗；或因久病耗损，损伤正气等，皆可导致络气不足，络虚不荣，精不化血，则络血亏虚，而见肾性贫血。肾络失荣，气化失司，津血互换功能障碍，水液代谢紊乱，水湿泛溢，而成水肿。肾气不足，封藏失职，以致精气外，则出现蛋白尿。

隋代巢元方《诸病源候论·虚劳小便白浊候》有"胞冷肾损，故小便白而浊也"，认识到肾阳不足，精微不升，会导致小便白浊。金元刘完素《素问玄机原病式·六气为病》曰："是以精中生气，气中生神，神能御其形也，由是精为神气之本，形体之充固，则众邪难伤"，提出了精气神之间的互化互生关系，精能生气，气能生神，神能御邪而保护形体，若精亏则众邪难防。

（五）失治误治，药毒伤肾

常因病程长、疗效不佳而造成情志不畅，遍服中西药物，造成"药邪"内蕴，导致脏腑经络气机紊乱，气化异常，产生瘀血、水饮、浊毒等病理产物，以致肾脏络气郁滞，或络脉瘀阻（甚至络脉瘀塞），或络脉损伤，而使本病反复发作，病情缠绵难愈。当营卫之气交会生化失常，"孙络—玄府"处物质代谢与能量转化障碍，津血互换及营养代谢功能严重受损（甚则中止），脏腑组织代谢废物不能排出体外而形成溺毒，以致络衰而废，出现不可逆的病理损害，使患者陷于难治、危殆。失治误治，易伤正气，肾络失荣，或气虚血瘀，血瘀脉络，则气化失常，津血互换障碍，津渗脉外聚而成水，滞留络外而形成水肿，进一步影响络脉运行气血、渗灌濡养功能，而加重肾病进展，此即"血不利则为水"之证机。对某些肾气不足或已患肾疾者，药毒可直接克伐肾气，损伤肾络而致气化失司，水湿不行，泛溢肌肤，而成水肿。

二、病机

（一）病络病机

慢性原发性肾小球肾炎为本虚标实之候。本虚主要是肺、脾、肾三脏功能失调及气、血、精、阴、阳的亏损，标实主要是外感、水湿、瘀血、湿热、浊毒、热毒、湿毒、瘀毒等。肺、脾、肾功能失调，则上不能治节水源，中不能运化水湿，下不能通利水道，正如《类经》所说："上焦不治，则水泛高原；中焦不治，则水停中脘；下焦不治，则水乱二便"。水液代谢紊乱，湿浊无以运行，蕴积于体内，变生诸端。加之外感等邪侵扰，内外相合，形成本病。

慢性原发性肾小球肾炎是典型的络脉病变，其病络是由于内外之邪蕴结于脏腑，循经犯肾，或因正气亏虚，肾络不荣，或因禀赋薄弱，肾络本身的病变，导致肾络功能异常或形质改变，继而造成相关脏腑经络、组织器官的损伤，引起水肿、蛋白尿、血尿、高血压等。肾炎病络是肾脏络脉的病理过程，病机环节，病证产生的根源。

在生理上，肾络的结构特点决定了肾脏作为人体重要的代谢器官。气化活动将营卫气血津液渗灌、濡养周身后产生的各种代谢废物，通过肾络的交换、联络、调节、传导、出入等生理功能排出体外，这种作用是依赖于传导、表达、调节、协调、传递功能而实现的，因此，肾络是营卫气血津液正常交换、流转、代谢的基本结构，是代谢废物排出体外的"通道"。现代医学关于肾脏肾小球的滤过作用、肾小管的物质转运功能、肾交感神经、血管活性物质的调节作用以及各种细胞因子在免疫调节中的作用，都可以归属于肾络的濡养、交换、联络、调节、传导、出入的功能及络气对信息类物质的传导、表达、调节、协调、传递的功能。清代医家喻嘉言在《医门法律》中就络脉"络脉缠绊"的结构特点与病邪、废物出入的通道，抗御外邪的屏障作用有形象的描述："小络，方为卫气所主。故外邪从卫而入，不遽入于营，亦以络脉缠绊之也。至络中邪盛，则入于营矣。故曰：络盛则入于经，以营行经脉之中故也。然风寒六淫外邪，无形易入，络脉不能禁止，而盛则入于经矣。若营气自内所生诸病，为血、为气、为痰饮、为积聚，种种有形，势不能出于络外。故经盛入络，络盛返经，留连不已，是以有取于砭射，以决出其络中之邪。"由此可见，当骤感外邪或正气不足时，邪气才能突破屏障，致使络之正常出入、开阖、沟通、联络、交换、调节、传递、表达的功能紊乱或被破坏，营卫失和则气滞、血瘀、痰饮等由此而生，产生各种病理产物，形成各种病理状态（病络）。

基于上述肾络的结构与功能特点，在正气亏虚、络气不足的情况下，内外之邪易干犯肾络，如果不能驱邪外出，或清除内生之邪，则使肾络的出入、开阖、沟通、联络、交换、调节、传递、表达的功能低下、紊乱或被破坏，进而败坏其肾络缠绊结构，最终在临床表现为各种肾小球肾炎，反映出来的肾脏及其他脏腑组织功能和结构的改变，即为慢性原发性肾小球肾炎的核心病机——病络，基于"络有常有变，常则通，变则病，病则必有'病络'生，病络生则'络病'成"的原理，肾络病则络气失和，或络郁、络结，或络虚、络弛，或络急、络引，均可成为络脉不通之变，若肾络不能恢复"通道"、屏障（外城、兜络）功能，日久则会导致络损、络破、络弱、络衰、络废。

由上述肾脏的生理病理特点可见，本病的病络病机是络气亏虚，肾络痹阻，肾络损伤。肾络痹阻与损伤之病络是本病的关键病机。由于五脏之间有生克乘侮关系，脏腑之间有表里关系，五脏六腑又通过经络连属四肢百骸、五官九窍、皮肉筋骨，所以络脉亏虚有络气不荣与络血亏虚之分，临床不仅表现为肾脏的气血阴阳亏虚，且常常与其他脏腑的气血阴阳不足相兼并见，如脾肾络气亏虚、肝肾络阴不足、脾肾络阳不足等。肾络痹阻可因外感六淫，内生五气，或气血津液之变，由此产生的内外之邪（风、寒、湿、火、水、痰、郁、滞、虚、瘀、毒等）痹阻且损伤肾络而致病络成。

（二）病络病位

慢性原发性肾小球肾炎的病络病位在肾络，病变脏腑主要在肺、脾、肾三脏，以肾为中心，可涉及心、肝、胃等脏腑。

本病的病络病位在肾络，肾脏病络是慢性原发性肾小球肾炎的病理过程，病机环节，病证产生的根源，在本病的发生、发展、病理演变过程中，可表现为络虚不荣（肾络气虚、肾络阳虚、肾络阴虚）、络气郁滞、络脉瘀阻、络脉绌急、络风内动、毒损络脉、络衰而废等病络证候。

水肿是其主要临床表现之一，而水肿的发生，主要与肺、脾、肾三脏功能失调有关，肺、脾、肾之络脉的气化功能失调是水肿产生的关键病机。《素问·至真要大论》云："诸湿肿满，皆属于脾。"肾为主水之脏，《素问·水热穴论》曰："肾者，胃之关也，关闭不利，故聚水而从其类也，上下溢于皮肤，故为胕肿。胕肿者聚水而生病也。"张景岳对于水肿的病机做了高度概括："凡水肿等证，乃肺、脾、肾三脏相干之病。盖水为至阴，其本在肾。水化于气，故其标在肺。水惟畏土，故其制在脾。"肾为主水之脏，可调节全身水液代谢。水液代谢是指水液在肾气的蒸腾气化作用下，分为清浊两部分，清者回渗脉络，由脾气的转输作用通过三焦水道上腾于肺，重新经肺朝百脉而周流全身，浊者化为尿液，下输于膀胱，在肾与膀胱之气的推动作用下排出体外。正如《素问·经脉别论》所描述："饮入于胃，游溢精气，上输于脾，脾气散精，上归于肺，通调水道，下输膀胱。水精四布，五经并行。"这与现代医学肾小球是血液与组织细胞之间物质代谢的基本形态功能单位、肾小球毛细血管网滤过、肾小管毛细血管网重吸收存在生理上的同一性。

蛋白尿是慢性原发性肾小球肾炎的另一重要表现，古代医家以尿浊概之，其病理本质是由肺、脾、肾等脏腑功能失调，人体的精微物质不归正化，肾脏络气衰弱或血络结构异常而外溢所致。如肺为外邪所侵（主要为风邪），肺朝百脉、输精于皮毛之功障碍，脾气亏虚，清阳不升，中气下陷，气失固摄，或肾气亏虚，封藏失职，精关不固，均可导致蛋白精微失守，下泄尿中而发为尿浊。

心、肝、肾通过经络相互连接、联络贯通，当肾络的形质和功能发生改变，即"病络"形成之后，常会引起心、肝等脏的病理变化，反之亦然。如慢性原发性肾小球肾炎可因皮肤疮疡或感染性病灶而发病或急性加重，"诸痛痒疮皆属于心"，系心火偏亢，热毒壅盛，损伤肾络之病机。或者心中有火，移热小肠，伤及肾络，而致络脉损伤而尿血。本病久病不愈，常见肝肾阴虚、肝风内动、内风动络，可致络脉细急、络脉损伤或络脉瘀阻，而见血尿、蛋白尿增多、血压升高等症。

（三）病络病性与病机

本病的病络病性为本虚标实，以肾络失荣为本，风、寒、湿、热、火、水、痰、郁、滞、瘀、毒痹阻肾络为标。

1.病络虚证

（1）络气亏虚。

在临床中常可见到以脾肾亏虚为主的尿血。气为血之帅，气行则血行；血本阴精，尿血日久必伤阴，且血能载气，血伤则气不能独存而致气伤，如此反复以致病情缠绵。

因久病不愈，脾肾受损；或素体虚弱，脾肾不固，脾虚中气下陷；或因饮食不节，过度劳累，损伤脾肾，气血生化乏源，从而使肾络气虚，络脉不荣，失于固摄，精微下泄而产生蛋白尿，气不摄血则尿血。肾为先天之本，脾为后天之本，脾肾亏虚，正气不足，更易受到六淫外邪的侵袭，损伤络脉，阻滞气机，肾络瘀阻，络破血溢，则见蛋白尿或尿血不止。所谓"至虚之处便是留邪之地"，即是气络中运行的络气易发生虚滞。脾肾气虚，无力推动血行，则血流缓慢不畅，日久血留脉络而为瘀血；或脾肾气虚，脾肾气络气化失常，则导致津液代谢失调，易形成痰、饮、水等病理产物，进一步痹阻肾络，使本病的病机更趋复杂化，更加缠绵难愈。

（2）肾络阴虚。

肾为水火之宅，内寓元阴元阳，是人体一身阴阳之根本，《景岳全书》曰："五脏六腑之阴气，非此不能滋；五脏六腑之阳气，非此不能发。"肾中阴阳充足，五脏六腑得以充养才能各司其职，发挥各自的生理功能。肾为水脏，主一身之阴液。风邪循经入肾，耗伤肾阴，气虚阴亦常亏，在病程中应用中西利水药物常伤阴津，温阳亦易燥伤肾阴。若应用激素之类，更易助火伤阴。素体阴亏，或慢性肾小球肾炎反复发作日久，长期的蛋白尿致精微物质流失，日久则耗气伤阴，故本病常见肾阴不足或气阴两虚之证。肾阴不足影响肾络之气血阴阳，一方面，根据阴阳互根之理，阴络虚则阳络亏，导致肾脏气化功能低下，肾气不充，无以主水，可致阴虚水停，如《杂病源流犀烛·肿胀源流》所说："肾水不足，虚火烁金，小便不生而患肿。"另一方面，肾水不足不能上济心火，致坎离不济，而变生内热，与停水互结，而成阴虚水热互结之证，与湿热相互搏结则成阴虚湿热之证。热伤血络，阴络伤则尿血，正如《景岳全书》所云："此多以酒色欲念，致动下焦之火而然。常见相火妄动，逆而不通者……甚则见血。"再者，肾脏络阴亏虚，导致络中气、血、津液等物质代谢和能量转化异常，津凝为痰，血滞为瘀，痰瘀互结，化热成毒，从而继发瘀热痰毒等病理产物损伤肾络，出现肾络瘀滞、肾络阻塞、肾络损伤诸证。

（3）肾络阳虚。

肾阳为一身阳气之本，"五脏之阴气，非此不能发"，所谓"阳化气，阴成形"（《素问·阴阳应象大论》）。在慢性肾小球肾炎的病理过程中肾阳虚衰，阳虚不能制水而成水肿诸证的关键病机。

人体水液代谢过程虽然有肺、脾、肾、胃、膀胱、三焦等诸多脏腑的共同参与，但肾阳的蒸腾气化作用最为重要，肾主水的功能赖肾气的作用完成，若少阴阳虚，肾气不能温化水液，可导致水液泛滥。而肾虚水泛，上逆于肺，则肺气不降，通调失职，使肾气更虚，而加重水肿；脾虚不能制水，水湿内盛，必损其阳，久则导致肾阳亦衰；肾精（阴）亏虚，元阳无根，温煦蒸腾无力，不能温养脾土，脾肾俱虚，亦可使水肿加重。因此，肺、脾、肾三脏气虚阳衰，必然导致气化功能障碍，是本病发生水肿的病机核心。诚如清代医家喻嘉言《医门法律·水肿门》所言："经谓二阳结谓之消，三阴结谓之水……肾者，胃之关也，肾司开阖，肾气从阳则开，阳太盛则关门大开，水直下而为消；肾气从阴则阖，阴太盛则关门常阖，水不通而为肿。经又以肾本肺标，相输俱受为言，然则水病，以肺脾肾为三纲矣。"张景岳在《类经·藏象类》也提出："上焦不治，则水泛高原，中焦不治，则水停中脘，下焦不治，则水乱二便。"

若肺为风邪等外邪所侵，不能通调水道，水液无以下注，则出现风水相搏，水液泛溢肌肤，发为水肿。脾虚则土不治水，水液无以上承下达，水盛发为水肿。肾气亏虚则水液代谢异常，蓄积体内发为水肿。肺、脾、肾三脏之间亦相互影响，最终形成脾肾阳虚证、脾肾气虚证、肺肾气虚证等。脾肾阳虚，水湿内停则泛溢肌肤发为水肿；肾气亏虚，精关不固，蛋白精微失守则发为尿浊；脾气亏虚，中气下陷，气失固摄亦可发为尿浊。

元气是人体最根本、最原始、维持人体生命活动的原动力，肾脏内寄之元阳的温煦、推动、兴奋、气化作用，主导、推动着精、气、血、津液等精微物质经由络脉内及脏腑，外达皮腠，运送全身，完成脉络渗灌气血、濡养代谢、津血互换、排泄废物等功能。肾络阳虚，气络气化功能低下，进而影响所属脏腑主水功能，脾之运化、肺之宣肃和肾之蒸腾气化功能，而致水津内停。阳虚则寒，络气亦可因虚因寒而留滞，导致络气郁滞，气机不畅，水液不行，成痰化饮，或留而为水；寒胜则出现肾络绌急或肾络瘀阻、瘀塞等病理变化，加重肾络损害。《中藏经》曰："水者，肾之制也，肾者，人之本也。肾气壮则水还于海，肾气虚则水散于皮。"明代张景岳在《类经》提出了水气互化理论，认为精微物质下注与元气气化功能有关："水虽制于脾而实主于肾，盖肾本水脏，而元阳生气所由出。若肾中阳虚，则命门火衰，既不能自制阴寒，又不能温养脾土，阴阳不得其正，则化而为邪。夫气即火也，精即水也，气之与水，本为同类，但在于化与不化耳。故阳王则化，而精能为气；阳衰则不化，而水即为邪。凡火盛水亏则病燥，水盛火亏则病湿，故火不能化，则阴不从阳，而精气皆化为水，所以水肿之证多属阳虚"，指出精化为气，肾虚精不化气，阳气不足则为水为邪。水气互化理论很好地诠释了元阳亏虚、肾络不荣、络中气血津液等物质代谢和能量转化异常，而为饮、为水、为痰、为郁的病理机制。

2.病络实证

（1）风邪入络。

风邪入络是慢性肾小球肾炎的病络病机之一，风邪有内外之分，外风为外感六淫之风邪，多兼夹他邪为病，如风寒侵袭、风寒夹湿、风热外袭、风热夹湿、风水相搏等。《诸病源候论》曰："风邪入于少阴，则尿血。""风水病者……风气内入，还客于肾。""故水散溢皮肤，又与风湿相搏，故云风水也。"内风多由禀赋不足、年老体衰、劳累过度导致肾元亏虚，肝肾阴虚，络虚不荣，则继而引起肝气郁结、风阳内动，络气郁滞，或痰湿阻滞、络气瘀阻，皆可痹阻肾络，引起"风燥""肾风"之候。

慢性肾小球肾炎风邪入络的病络机制：①风邪外袭，首犯阳络，玄府闭塞，开阖失司，营卫气血津液在玄府、络脉的"宣通"受阻，肺失通调肃降，风遏水阻，而产生风水相搏证；若风热毒邪循经下注于少阴肾经，则肺病及肾，按阳络—经脉—阴络（脏腑）传变，而损伤肾脏阴络，产生血尿、蛋白尿。正如《素问玄机原病式》所云："若目无所见，耳无所闻……悉由热气怫郁，

437

玄府闭密，而致气液、血脉、荣卫、精神，不能升降出入故也。"②内伏（肾）之风邪，一旦遭遇外风之侵袭，同气相求，潜风鸱张，扰动肾络，是本病复发、加重及病程迁延难愈的原因。外风伤肾，肺先受邪，肺肾同病；内风扰肾，外风由表及里潜伏肾中，成为肾风。肾深居下焦，唯风易至，潜存于内，伏机待发；风邪内侵，干扰肾水与相火，形成肾中之风；风邪痹阻肾络，气滞血瘀，病情顽固；肾中风邪内扰，气化不健，封藏失职，故水肿、蛋白尿、血尿难以消除。③风邪在慢性原发性肾小球肾炎蛋白尿的发生中起重要作用，内外风邪常合风为病，风邪多与水湿、痰浊、水饮、瘀血相挟为患，风邪入络、肝风内动皆可导致肾络痹阻或损伤，使蛋白尿持久难消。肾络易滞易损，风邪蕴伏肾络不解，常使病情反复无常，病程迁延。

（2）寒湿滞络。

寒湿之邪多与风邪相合侵袭人体，易致气络防御卫护功能失常，气络充皮肤、司开阖、温腠理、防御卫护、温煦充养等功能低下，气络气机紊乱，营卫郁滞不通，玄府开阖失司，肺失通调肃降，风遏水阻，泛溢肌肤，而产生风水相搏证。正如《临证指南医案·痰饮》云："秋冬受冷，冷气深入，伏饮夹气上冲，为咳喘呕吐，疏肺降气不效者，病在肾络中也。"寒性凝滞、收引，易使气血津液凝结、收敛，腠理、经络、筋脉挛急，易致络气阻滞，脉络绌急；寒湿同为阴邪，肾为至阴之脏，寒湿相合为病，易使肾络凝滞、绌急，气滞血瘀，肾络瘀阻，而出现气、血、水互患之证。寒湿阻滞，影响气络气化功能，闭阻气络，气机不畅，致津凝为痰，停而为饮，留而为水，血滞为瘀，痰瘀水饮痹阻、损伤肾络，而见脘闷腹胀、胸腔积液、腹水、面目肢体水肿、泡沫尿、腰膝酸痛等症。寒为阴邪，易伤阳气，既可郁遏卫阳，损伤脾阳，也可直中少阴，导致肾阳虚衰，肾络失荣。

（3）水湿阻络。

久居湿地，或冒雨涉水，水湿之邪从阳络而入，致肺失通调，宣降失司；或水湿浸渍，或湿热、寒湿困脾，脾失健运，水湿内生；或劳倦内伤，久病不愈，肾精亏损，开阖失司，气化不利，或肾络受邪，风湿之邪从阴络而入，均可影响肺、脾、肾与三焦的气化过程，导致气血津液在脉络中的渗灌、转化、交换、代谢障碍，络中津液输布异常，络外津液不能还流络中而致水肿、尿浊等证。《金匮要略方论·水气病脉证并治第十四》中"血不利则为水，名曰血分"的观点，即是水湿之邪产生的另一途径，瘀血阻滞络脉，导致络气郁滞，气机不畅，络中津液输布异常，血瘀水阻，水停又可病血，瘀水互结，又加重肾络郁滞，形成恶性循环。

（4）痰浊蔽络。

痰浊为津液从浊所化，若肾病日久，年老体虚，肾精亏虚，元阳无根，温煦蒸腾无力，或过食肥甘，劳倦伤脾，脾不散精，清浊不分，均可导致津液不归正化，津聚为湿，湿凝为痰，清从浊化，脂由痰生，痰浊循行经脉，流走周身，浸淫络脉，络气郁滞，最终气滞、血瘀、痰凝胶结于肾络，导致肾络痹阻或损伤。正如《景岳全书》所云："饮食血气之病，湿由内而生者也。"又云："痰即人之津液，无非水谷之所化……但化得其正，则形体强，营卫充……若化失其正，则脏腑病，津液败，而气血即成痰涎。"随着病程的进展，痰瘀互阻，酿浊化毒，导致肾络受损，酿成慢性肾小球肾炎络病之证。本病常伴有脂质代谢紊乱，肾脏病中沉积的免疫复合物及异常的脂质都可视作痰浊。现代研究证实，当肾脏局部存在高浓度胆固醇低密度脂蛋白时，肾小球毛细血管内更易形成胆固醇血栓，加重肾小球内压力，从而促进炎性浸润。其中巨噬细胞可与某些变异的低密度脂蛋白结合，并吞噬入内，致细胞内脂质堆积，变成充满脂质的泡沫细胞。泡沫细胞死后释放的细胞毒可刺激炎症介质的产生，进一步加重损害。这一病理机制与中医学之痰瘀互结、肾络痹阻的病络病机高度一致。

（5）湿热蕴络。

朱丹溪云："六气之中，湿热为病，十居八九。"慢性原发性肾小球肾炎也概莫能外，湿热是本病常见的病理因素，在初发或病变活动期尤为突出。湿热的产生，或由外感六淫湿热之邪，或外感风寒湿邪从阳热化、入里化热，或外感燥、暑、火之类阳热之邪，与内生之湿邪相合而成。湿热之邪既可困阻中焦，脾不升清而清浊俱下；又可扰乱下焦，伤及肾络，致封藏失职，精微下泄致蛋白尿。湿热蕴蒸，气络气化失常，中焦升降不利，三焦水道不畅，而成水肿。外感湿热之邪，伤及阴络，下注膀胱，灼伤脉络，血溢脉外亦可致血尿。若外感温热疫疠之邪，或阳热之邪过极化毒，或感受暑热之邪，从阳络而入，"孙络—玄府"开阖失职，气化失司，而见水热互结之证。因阳毒湿热之邪伤人先犯肺与皮毛，郁于肌肤则成疮毒；温热邪毒从阳络而入，侵入血络，循经下传肾经，煎熬络中津血，可致血凝成瘀，瘀阻肾络，温热时毒之邪循经伤及肾络则尿血；火毒内攻，损伤肺、脾、肾之络脉，营卫失和，气血渗灌异常，水液运行气化失常，而引起水肿、蛋白尿之证。此即《景岳全书·肿胀》所云："凡外感毒风，邪留肤腠，则亦能忽然浮肿。"

因湿性黏滞，热邪易伤阴津，湿热壅遏脉络，易致络气郁滞，气机不畅，血行涩滞，营阴郁滞，则血液凝涩不行，致瘀血产生。叶传蕙认为肾脏免疫反应性炎症皆可归属于湿热。现代医学证实免疫反应可诱导血小板聚集，导致凝血系统功能的亢进，即肾脏免疫病变形成的同时伴有凝血系统的异常，故可认为湿热与瘀血并存是肾脏免疫性疾病的主要病机特点。在慢性原发性肾小球肾炎的整个进程中均贯穿着"湿热"与"瘀血"病理，而湿热常伤阴津，导致络脉阴津亏虚，阴虚常致络中血滞，加重肾络瘀阻，因此，阴虚、湿热、瘀血三者可互为因果、相互作用、相互促进，湿热可致血瘀，湿热伤阴，瘀血又使湿热之邪愈加缠绵难化，故有"湿热不除，蛋白难消"之说。

（6）瘀血阻络。

瘀血是慢性原发性肾小球肾炎病变过程中产生的病理产物，也是肾脏病加重、难愈的一个重要的致病因素。肾络瘀阻是本病的关键病络病机，是由功能性病变（病气络）发展为器质性损伤（病血络）的重要病理阶段，是络虚不荣（气虚、阴虚、阳虚）、络脉虚滞，或寒、热、湿、痰、气、火等致病因素损伤肾络的重要病理改变。若肾虚阴亏，津液不足，脉络空虚，脉络内有效血容量减少而血黏度增高，血流速度减慢而血滞脉络；若肾虚阳气不足，或脾肾气虚，则温煦、推动血液运行无力而血流运行减缓，瘀滞脉络；若肾中真阳衰竭，阳虚生内寒，寒则血凝，也可导致瘀阻脉络。正如王清任《医林改错》中说："元气既虚，必不能达于血管，血管无气，必停留而瘀。"张锡纯在《医学衷中参西录》中说："因气血虚者，其经络多瘀滞。"而络气郁滞、气机不畅、水湿内阻、湿热蕴结、痰浊阻滞、热毒壅盛则直接影响血液的正常运行而产生和加重血瘀。至于肾病日久，则必有瘀血。本病往往经年不愈，久病之后，病络病机演变规律多由气及血，由经到络，由功能病变（气络病变）到肾络形体损伤（血络病变），肾络瘀阻的病理变化随时间的推移而逐渐加重，蛋白尿或血尿持续存在，肾功能也进行性减退，直至络衰而废，肾衰竭。由于肾脏络脉结构细小，气血运行缓慢，有易滞易瘀、易入难出、易积成形的特点，故瘀血在病理演变过程中可作为新的致病因素，进一步导致脏腑功能失调、气机阻滞、络脉郁滞甚至瘀塞、水湿停聚等一系列病理变化，进一步损伤肾络，加重蛋白尿、血尿、水肿等症状。

（7）毒邪损络。

无论感受风、寒、湿、热、火等外邪，还是内生五邪，都会邪盛为毒，或郁久化毒，如风毒、热毒、火毒、湿毒、瘀毒、痰毒、浊毒等，正如《金匮要略心典》所言："毒者，邪气蕴蓄不解之谓。"毒邪既成，毒蕴肾络，则病络已成。各种毒邪常互因、互化、互结或相互兼夹为病，毒邪既成，浸淫营血，充斥络脉，而致络毒蕴结，毒损肾络，可致肾体大伤，肾功能逐渐减退，当肾脏络衰而废时，即进展至慢性肾衰竭。

① 热毒伤络：热毒多为外感六淫之邪入里化热，或病理产物久蕴成毒，如风湿热邪化热蕴毒、风寒入里化热生毒、郁火化毒、血瘀日久而成瘀毒、痰浊蕴久而为痰毒、浊邪内蕴酿成浊毒，毒蕴肾络，而成病络，可见络郁、络结、络损、络破等病理变化。临床常见于慢性肾小球肾炎初期或急性加重时，常因皮肤疮疡疖肿、乳蛾肿大、丹毒、猩红热等感染诱发或加重，即为风热邪毒客肺，热毒之邪沿足少阴肾经内传入肾，毒蕴肾络导致肾络损伤，络破血溢可见尿血，肺肾络伤，肺失通调，肾失蒸腾气化，则为水肿。正如《景岳全书》所云："外感毒风，邪留肤腠，则亦能忽然浮肿。"《素问·气厥论》曰："胞移热于膀胱，则癃溺血。"《灵枢·热病》中亦云："热病七日八日，脉微小，病者溲血。"也有因皮肤疮疡、感染病灶等外邪循经入肾，即时发病者，多为急性肾小球肾炎；而当不即时而发，邪气伏于内，再因"外邪乘之，触动邪气乃发"者，临床多表现为慢性原发性肾小球肾炎，即为"伏邪发病"。

② 药毒损络：在本病病程中，应用某些中西药物，如激素、细胞毒药物、非甾体抗炎药、氨基糖苷类抗生素及某些具有一定肾毒性的中药，易损伤肾络，影响津血互换，而使水肿、蛋白尿或血尿加重。在肾功能减退后，体内代谢废物的蓄积，或正常情况下属机体生理所需的物质超过正常阈值，也可引起肾络瘀滞或损伤，正常使用的药物也易蓄积为害，引起肾脏气机紊乱，气化失常，导致营卫之气交会生化失常，物质代谢与能量转化障碍，津血互换及营养代谢功能严重受损，脏腑组织代谢废物不能排出体外而形成内毒，内毒积蓄于体内又进一步损伤络脉导致病情迁延难治，肾体逐步受损，肾功能逐步减退，甚至进展至终末期肾衰竭（关格）。对某些肾气不足或已患肾疾者，药毒可直接克伐肾气，损伤肾络而致气化失司，水湿不行，泛溢肌肤，而成水肿。

③ 浊毒蕴络：当肾络瘀阻发展至络衰而废时，肾单位逐步毁损，进入肾衰竭期，由于肾脏不能排泄代谢产物，导致机体内肌酐、尿素氮等代谢产物蓄积，为湿邪、热邪、瘀血等病理产物蕴积于肾，久积不去，郁而所化之毒，即为"溺毒""浊毒"，"浊毒"进一步影响络脉沟通上下内外、畅流气血、运毒排毒的功能，损害肾脏功能，从而造成恶性循环，使本病病络病机趋于复杂多变，病情由轻渐重，甚至陷于深重难治。

慢性肾脏病病程日久必致瘀，阻于肾络，进一步影响肾络功能，反过来加重病情。吴以岭院士指出，络脉在体内的空间位置呈现出外（体表-阳络）、中（肌肉之间-经脉）、内（脏腑之络-阴络）的分布规律，既反映了一般疾病发展的普遍规律，又反映了多种迁延难愈难治性疾病由气及血、由功能性病变发展到器质性损伤的慢性病理过程。叶天士曰："初病在经，久痛入络，以经主气，络主血，则可知治气治血之当然也。"因此，从络论治慢性肾脏病有重要意义。

3.病络病机转归

慢性原发性肾小球肾炎起病隐匿，病程往往较长，易反复发作，具有难治性、反复性、缠绵性特点，常易转成痼疾。本病初发时以气络、阳络病变为主，随着病程的延长，时间与空间的序列递进，病络也逐渐波及阴络、血络，病邪的种类逐渐增多，病络的维度和阶度渐次增加，导致证候要素组合的形式也愈加繁杂，本虚标实并见，精气血阴阳无不涉及。络脉病变不仅在肾络，还影响多个脏腑的脉络，出现肺络、脾络、胃络、心络、肝络等络脉病变，且往往相互影响，或互为因果。如肾性高血压患者常因络阴亏虚（肝肾阴虚）、络瘀风动，肝阳上亢，可致肝络风动，而见头痛、眩晕等证。若水邪壅盛或阴水日久，脾肾衰微，水饮泛滥，可凌心犯肺，导致肺络、心络营卫交汇生化失常，瘀血水饮互患，肺络为瘀水壅塞，则为肺水肿；心络络息成积而出现心力衰竭。本病后期，肾阳衰败，浊毒内停，浊邪害清，可致脾胃之络功能异常，脾不升清，胃失和降，而见恶心、呕吐、口中尿味等症；肾络损伤，久损不复，渐至络衰而废，可进展至虚劳、关格。

第三节　西医诊断与治疗

一、临床表现

慢性肾小球肾炎以蛋白尿、血尿、高血压和水肿为基本临床表现。症状轻重不一，早期可有乏力、疲倦、腰膝酸痛、纳差等，水肿时有时无，血压正常或轻度升高。有些患者可无明显临床症状，肾功能有不同程度的减退，这种情况可持续数年甚至数十年，肾小球逐渐恶化并出现相应临床表现（贫血、代谢性酸中毒等），最终发展至终末期肾衰竭（尿毒症）。部分患者以高血压为突出表现。慢性肾小球肾炎患者有急性发作倾向，如在感染、过劳、腹泻脱水、使用肾毒性药物等诱因作用下出现明显的水肿，高血压和肾功能急剧恶化。经及时去除诱因和适当治疗后病情可有一定程度缓解，但也可由此进入不可逆性肾衰竭。

（一）微小病变型肾病

微小病变型肾病是儿童肾病综合征最常见的病因，占 10 岁以下患儿的 70% ~ 90%。患者以男性更为常见，男女比例为 2：1。发病高峰年龄在 2 ~ 4 岁，其中 80% 患儿发病年龄＜6 岁。大部分患者突然起病，也有患者存在感染，尤其是上呼吸道感染后起病。水肿是最常见的症状。一般无肉眼血尿，镜下血尿的发生率约为 13%。起病时大多血压正常，无氮质血症。患者表现为大量蛋白尿，低蛋白血症和高脂血症非常明显。水肿开始以晨起颜面及晚间踝周凹陷性水肿为特点。随着水肿加重，出现胸腔积液和腹水，其性质为漏出液。胸腔积液往往为双侧性，偶尔为单侧性。迅速发生腹水者可出现腹痛，此时应注意排除伴发腹膜炎、深静脉血栓和胰腺炎等的大量腹水者还可能出现的脐疝和腹股沟疝。可出现外阴部水肿。重度水肿可致皮下组织断裂，出现紫纹甚至渗液。微小病变型肾病在成人肾病综合征患者中占的比例较小，为 10% ~ 15%。成年人尤其是老年人，导致肾病综合征的肾组织学类型也与儿童不同，以局灶性节段性肾小球硬化症和膜性肾病较为常见，年龄＞70 岁患者中则以微小病变型肾病更为多见。成人临床表现与患儿相似，但镜下血尿、高血压和肾功能损害的发生率高。

（二）特发性膜性肾病

发病年龄以 40 岁以上多见，男女比例约为 2：1。特发性膜性肾病起病隐匿，一般无前驱感染和疾病，部分患者首发症状为进行性加重的外周水肿。大多数患者（70% ~ 80%）以肾病综合征起病，20% 的患者表现为无症状、非肾病范围的蛋白尿。膜性肾病患者 24 小时尿蛋白定量很少超过 15 g，且每天尿蛋白定量会有很大的波动。这种变化可能与患者蛋白摄入量、体位和活动量有关。约有一半患者有镜下血尿。13% ~ 55% 的成年患者起病时伴高血压。10% ~ 20% 的患者可只有单纯性蛋白尿，有 13% ~ 55% 的患者发病时伴有高血压，30% ~ 50% 的患者有镜下血尿，但肉眼血尿罕见。多数患者发病时无肾功能损害或损害较轻微，损害进展相对较隐匿。若突然进展至急性肾功能不全，可能存在新月体性肾小球肾炎、静脉血栓等合并症，膜性肾病患者，特别是在肾病综合征临床表现持续存在的情况下，静脉血栓的发生率明显高于其他肾小球疾病患者，临床主要表现为突发性的肉眼血尿、腰痛和肾功能恶化，少数为隐匿发生。

（三）系膜增生性肾小球肾炎

临床主要表现为蛋白尿和（或）血尿，30%的患者表现为肾病综合征。我国有30%～40%的病例起病前有感染，以上呼吸道感染多见，而西方国家患者无前驱感染等诱因。本病多数呈隐匿起病，以肾病综合征表现起病的约占25%，以急性肾小球肾炎综合征的占20%～25%，其余常以无症状的蛋白尿和（或）血尿起病。临床表现呈多样性，几乎所有原发性肾小球肾炎的临床表现均见血尿，本病血尿发生率为70%～90%，多数呈镜下血尿，其中20%～30%病例有反复发作的肉眼血尿。尿蛋白量多少不一，国内报道称肾病综合征者占24.7%～54%，蛋白尿通常为非选择性的。约30%的患者有轻度高血压。发病初期肾功能一般正常，有10%～25%的病例后期出现肾功能减退。

（四）系膜毛细血管性肾小球肾炎

临床表现多样，预后较差，是原发性肾小球疾病中进展最迅速的类型之一。半数以上患者出现肾病综合征，表现为大量蛋白尿、低蛋白血症、高脂血症和高度水肿。10%～20%患者以急性肾小球肾炎综合征为主要临床表现，部分有上呼吸道链球菌感染者，临床表现类似链球菌感染后肾小球肾炎，出现低补体血症、少尿、血尿、水肿、高血压及肾功能不全等症状。因此，临床诊断为急性肾小球肾炎患者经6～8周治疗后，如血尿、蛋白尿无明显改善，低补体血症未自行恢复，应考虑可能为系膜增生性肾小球肾炎，须进一步做肾脏病理检查，以明确诊断。

高血压是本病常见的首发症状（约见于1/3病例）。起初多为轻度高血压。血尿为常见的临床表现，为反复发作性肉眼血尿、无症状性镜下血尿或红细胞管型，绝大多数患者存在镜下血尿，尿沉渣镜检可见变形红细胞；少数表现为肉眼血尿，儿童肉眼血尿发生率显著高于成人。少数患者无肾脏损害的临床表现，仅在体检时发现尿沉渣镜检异常，进而经肾脏病理检查诊断为 I 型膜增生性肾小球肾炎。此类患者高血压相对较轻，较少出现蛋白尿和（或）肾功能损害，提示早期诊断及早期治疗可改善本病的预后。所有患者均有不同程度的蛋白尿，24 小时尿蛋白定量 0.3～3.5 g，或为肾病性蛋白尿（24 小时尿蛋白定量 > 3.5 g）。蛋白尿量多、持续时间长的患者，肾衰竭的发生率高，疾病进展速度快。约有80%的患者可出现低补体血症，血清补体 C3 和（或）总补体溶血活性 CH50 水平均降低，部分患者伴早期补体（C1q、C4）、P 因子和 B 因子水平降低。 I 型膜增生性肾小球肾炎通常伴慢性、进行性肾功能不全。病变初期，病情进展速度相对平缓，随着病程迁延，多数患者病情逐渐恶化，病程 5 年以后，病情进展速度明显加快，绝大多数病例最终进展为终末期肾衰竭。

（五）局灶性节段性肾小球硬化症

患者多以大量蛋白尿起病，尤其是儿童患者，表现为肾病综合征。男性患者多见，男女比为2.2∶1，常常伴镜下血尿、肾小管功能受损、高血压和肾功能不全。另外，患者蛋白尿的程度还与局灶性节段性肾小球硬化症的病理类型有关。如局灶性节段性肾小球硬化症为顶部病变、细胞型尤其是塌陷型者，超大量蛋白尿（> 10 g/24 h）的发生率明显高于表现为经典型的患者。肾脏局灶性节段性肾小球硬化症样病变可见于很多继发性病因，在这种情况下，蛋白尿的程度相对较轻，很多患者表现为非肾病范围的蛋白尿，低蛋白血症的发生率也较低。

二、实验室检查

1.尿常规+尿沉渣　可有蛋白尿和（或）血尿（每高倍视野大于 3 个）。蛋白尿多呈中等或中等以上程度（通常在 1 ~ 3 g/d）；血尿多表现为镜下血尿，偶有肉眼血尿出现。尿沉渣中红细胞以变形为主，可表现为靶形、出芽形、面包圈形，其中以棘形红细胞为特征性改变。

2.血常规　部分患者可有轻度贫血；若肾功能损害严重，可出现重度贫血。

3.肾功能　肾小球滤过率可正常或下降，血肌酐可正常或轻度上升。

4.B 型超声　早期双肾体积大小可正常，晚期可出现双侧对称性缩小，肾皮质变薄。

5.肾脏病理　肾脏病理可明确慢性原发性肾小球肾炎的病理及超微结构，有助于确定合适的治疗方案，判断预后。可表现为各种病理类型的肾小球疾病，病理检查对于指导治疗和评估预后具有重要价值。

三、诊断与鉴别诊断

（一）诊断要点

典型的慢性原性性肾小球肾炎诊断不难，一般以青年男性多见，起病缓慢，病情迁延。有尿检查异常，常有蛋白尿，可伴有血尿、水肿和高血压，也可有不同程度的肾功能损害。结合临床资料，找寻排除明确的继发因素，再通过肾脏病理光学显微镜下形态学、免疫荧光、免疫组化及电镜结果的分析，不难做出准确诊断。

慢性肾小球肾炎诊断要点如下。

① 起病缓慢，病情迁延，临床表现可轻可重，或时轻时重。随着病情发展，可有肾功能减退、贫血、电解质紊乱等情况出现。

② 可有水肿、高血压、蛋白尿、血尿及管型尿等表现中的一种（如血尿或蛋白尿）或数种。临床表现多种多样，有时可伴有肾病综合征或重度高血压。

③ 病程中可有慢性原发性肾小球肾炎急性发作，常由感染（如呼吸道感染）诱发，发作有时类似急性肾小球肾炎之表现。有些病例可自动缓解，有些病例出现病情加重。

④ 通过采集病史、查体、实验室和细致的病理学检查，排除所有的继发因素，包括免疫性疾病：系统性红斑狼疮、干燥综合征、1 型糖尿病等；感染或寄生虫病：乙型肝炎病毒、丙型肝炎病毒等；药物和毒素：金制剂、汞、青霉胺、非固醇类消炎药等；其他：肿瘤（消化道、甲状腺、纵隔肿瘤等）、肾移植、Castleman 病等。

各种原发性慢性肾小球肾炎的诊断要点如下。

1.微小病变型肾病

（1）症状和体征：儿童常表现为肾病综合征，以大量蛋白尿，低蛋白血症和高脂血症为主要临床诊断依据。常有水肿、胸腔积液和腹水。成人临床表现与患儿相似，但镜下血尿、高血压和肾功能损害的发生率高。成人表现为微小病变型肾病者大多为继发性的。

（2）肾脏病理：①光镜：肾小球很少有形态学改变或者基本正常。②电镜：足细胞肿胀，足突失去原有的散在栅形，融合成片状，滤孔闭塞，伴上皮细胞空泡变性、微绒毛形态、蛋白吸收低及溶酶体增加。③免疫荧光：多为阴性。临床上多见于儿童，成人也可以见到，以肾病综合征表现多见。

2. 特发性膜性肾病

（1）症状和体征：膜性肾病患者肾小球滤过功能减退，大量蛋白从体内流失。因此典型的临床表现是大量蛋白尿、低蛋白血症、高脂血症、水肿等。

（2）肾脏病理：以肾小球基底膜上皮细胞侧常有多数、规则的免疫复合物为其病理学特征。诊断要点包括毛细血管壁增厚，正常细胞构成，免疫荧光见 IgG（常以 IgG4 为主）和 C3 沿毛细血管壁分布以及电镜下见上皮下致密物沉积。电镜：足细胞肿胀，肾小球甚底膜增厚，可见钉突、上皮下电子致密物。

（3）免疫学检查：抗 PLA2R 抗体以及抗 THSD7A 抗体阳性。70% ~ 80% 的特发性膜性肾病患者存在针对 PLA2R 非连续表位的循环抗体，主要以 IgG4 亚型为主。而这种自身抗体在继发性膜性肾病患者体内罕见或缺如。因此，可作为非肾活检患者的诊断指标。

3. 系膜增生性肾小球肾炎

（1）发病特点：可见于任何年龄，但以青少年最常见，隐袭起病或在前驱上呼吸道感染后急性发病。

（2）临床特征：临床表现多样化，有蛋白尿、镜下或肉眼血尿，或肾病综合征表现，有肾病综合征时可有血尿。

（3）实验室检查：①血清 IgG 不高，表现为肾病综合征时 IgG 可以降低；②血清补体成分正常；③ IgM 肾病患者血清 IgM 升高；④部分患者血循环免疫复合物阳性；⑤血尿患者尿红细胞形态学检查变形红细胞血尿占 80% 以上。

（4）肾脏病理：在系膜区见到系膜细胞增生，系膜基质增多及 IgM、IgG、C3 沉积者，可确诊为非 IgA 系膜增生性肾小球肾炎。由于免疫病理的不同，系膜增生性肾小球肾炎可分为以 IgA 沉积为主的 IgA 肾病和以 IgM、IgG、C3 等非 IgA 沉积物的非 IgA 肾病。

4. 系膜毛细血管性肾小球肾炎

（1）临床特征：大量蛋白尿、低蛋白血症、高血压、高脂血症和高度水肿，伴慢性进行性肾功能不全。临床诊断为急性肾小球肾炎患者经 6 ~ 8 周治疗后，如血尿、蛋白尿无明显改善，低补体血症未自行恢复，应考虑可能为系膜毛细血管性肾小球肾炎（膜增生性肾小球肾炎）。

（2）实验室检查：均有不同程度的蛋白尿，可为亚肾病性蛋白尿或为肾病性蛋白尿。反复发作性肉眼血尿、无症状性镜下血尿，低补体血症，血清补体 C3 和（或）总补体溶血活性 CH50 水平均降低，部分患者伴早期补体（C19、C4）、P 因子和 B 因子水平降低。

（3）肾脏病理：光镜下较常见的病理改变为系膜细胞和系膜基质弥漫重度增生，可插入到肾小球基底膜和内皮细胞之间，使毛细血管祥呈"双轨征"。

5. 局灶性节段性肾小球硬化症

（1）临床特点：临床多表现为肾病综合征，或非肾病范围内的蛋白尿，多为非选择性蛋白尿，起病时就伴高血压和肾功能损害，约 2/3 患者可伴镜下血尿，FSGS 患者常伴有肾小管间质损伤，表现为尿 N−乙酰−β−氨基葡萄糖苷酶、视黄醇结合蛋白、尿溶菌酶水平升高，尿渗量下降；血清 IgG 水平明显降低，其下降幅度超过尿中 IgG 的丢失量；FSGS 患者对激素治疗的反应差。

（2）肾脏病理：为局灶性（< 50%）的肾小球受累、节段性（非累及整个肾小球）肾小球硬化性病变，常伴不同程度的肾小管间质损害。免疫荧光显示 IgM 及 C3 呈团块样沉积在肾小球病变区，电镜可见足突广泛融合。

（二）鉴别诊断

1.继发性肾小球肾炎

（1）狼疮性肾炎：狼疮性肾炎的临床表现与肾脏组织学改变均可与慢性肾小球肾炎相似，但红斑狼疮为一系统性疾病，好发于女性，存在发热、皮疹、关节炎等多系统器官损害特征。血细胞下降，免疫球蛋白增加，可查到狼疮细胞，血清中多种自身抗体阳性，抗核抗体阳性，低补体血症。肾活检显示肾脏组织中大量以 IgG 为主的免疫复合物广泛沉着于肾小球的各部位，常伴 C1q 沉积。免疫荧光检查常呈"满堂亮"表现。

（2）过敏性紫癜性肾炎：过敏性紫癜性肾炎与慢性肾小球肾炎均以血尿、蛋白尿为主要临床表现，前者常有紫癜性皮疹（尤以双下肢为主），有的患者伴有关节痛、腹痛和消化道出血，皮肤划痕症阳性。少数患者能找到明确的过敏原，如食用蟹、虾等海产品后发病。肾脏病理显示肾小球以 IgA 为主的免疫复合物沉积。上述特征可以与慢性肾小球肾炎鉴别。

（3）糖尿病肾病：糖尿病肾病临床常见的水肿、蛋白尿、肾小管功能减退与慢性肾小球肾炎相似，但结合糖尿病病史 10 年以上，眼底出现视网膜病变可初步诊断。糖尿病肾病肾活检早期肾脏肥大、肾小球滤过率增高，中晚期肾脏体积也较相同肾小球滤过率的慢性肾小球肾炎患者相对大一些。肾脏病理以 K-W 结节、透明变性纤维蛋白帽、毛细血管襻微血管瘤、肾小管肥大，以及出入球小动脉透明变性及动脉硬化等特点，与多数慢性肾小球肾炎的病理有区别。

2.原发性高血压肾损害 原发性高血压继发肾损害肾炎多见于 50 岁以上的中老年人，有长期缓慢进展的高血压病史，高血压持续 5～10 年后出现蛋白尿，24 小时尿蛋白排泄量较少，一般小于 1.5 g，且以中、小分子蛋白为主，可以出现少量红细胞和管型，但罕见持续性血尿和红细胞管型，肾小管功能损害（如尿浓缩功能减退、比重降低和夜尿增多）一般早于肾小球功能损害。同时，多伴有高血压其他靶器官损害（如心、脑）和眼底改变等。肾活检病理有助于鉴别诊断，早期肾脏大小正常，晚期可缩小。病理特征为肾脏小动脉如入球小动脉、小叶间动脉、弓形动脉内膜增厚、管腔狭窄，晚期出现肾小球硬化、肾小管萎缩和间质纤维化。

3.特发性膜性肾病与继发性膜性肾病（SMN）的鉴别 SMN 的原因比较多，有自身免疫性疾病（如系统性红斑狼疮、类风湿关节炎等）、感染性疾病（如乙型肝炎、丙型肝炎等）、恶性疾病（如肺癌、霍奇金淋巴瘤等）、药物或毒物（如金制剂、青霉胺等）和其他（如糖尿病、原发性胆汁性肝硬化、系统性肥大细胞增多症等）。在排除了上述引起 SMN 的主要原因后，才能诊断 IMN。肾脏病理是鉴别两者的重要依据：IMN 以毛细血管壁增厚，正常细胞构成，免疫荧光见 IgG 和 C3 沿毛细血管壁分布以及电镜下见上皮下致密物沉积为主要特征。电镜下，在系膜区、内皮下见到电子致密物及病毒颗粒等要考虑 SMN 的可能。

4.系膜增生性肾小球肾炎与 IgA 肾病的鉴别 两种疾病的病理特征均为光镜下显示系膜细胞及系膜外基质增多，均为我国常见的原发性肾小球疾病，且以中青年男性多见。但 IgA 肾病患者的年龄较 MsPGN 患者小。MsPGN 易发生水肿，平均尿蛋白定量、血胆固醇升高（包括血中浓度及升高比例），血浆白蛋白及 IgG 的降低（包括血中浓度及降低比例）均较 IgA 肾病明显，而 MsPGN 患者血尿、血中 IgA 升高、血压升高的发生率均明显低于 IgA 肾病患者。临床表现类型：MsPGN 除无急进性肾炎综合征外，其他原发性肾小球疾病的临床表现均可出现。MsPGN 以肾病综合征最常见，而 IgA 肾病以慢性肾小球肾炎最常见。血中 IgA 与血中 C3 水平之比对 IgA 肾病的诊断有帮助，IgA 肾病患者血中 IgA 水平以及 IgA/C3 比值均高于 MsPGN。

四、治疗

（一）慢性原发性肾小球肾炎的一般治疗

1.一般治疗　慢性原发性肾小球肾炎患者要注意休息；避免受寒，防止呼吸道、消化道及其他部位的感染，若有发热或感染，应尽快控制；不使用肾毒性药物。避免劳累和过量运动，避免精神紧张。若临床表现有水肿、蛋白尿、血尿、持续性高血压或有肾功能进行性减退，均应卧床休息和积极治疗。

2.饮食治疗

（1）钠盐的限制：水肿和高血压者，应限制食盐，食盐限量以 3～5 g/d 为宜，重度水肿者控制在 1～2 g/d，待水肿消退，盐量应逐渐增加。过分限制钠盐，易引起患者电解质紊乱并降低肾血流量。当患者肾功能明显减退时，过分限制钠盐，会加重肾功能减退。

（2）水分的限制：除了有明显水肿外，不必限制水分摄入，当患者肾功能有明显减退或重度水肿，要加以控制；过分限制水分，易引起其他并发症或代谢产物的滞留。

（3）蛋白质摄入：应根据肾功能的状况给予优质低蛋白饮食，一般限制在 0.6～1.0 g/（kg·d）。在进食低蛋白饮食时，应适当增加糖类的摄入以满足机体生理代谢需要的热量，防止负氮平衡，同时控制饮食中磷的摄入。肾功能不全患者在低蛋白饮食 2 周后可使用必需氨基酸或 α-酮酸（每日 0.1～0.2 g/kg）。

（二）慢性原发性肾小球肾炎的病因治疗

1.积极控制高血压　高血压尤其是肾内毛细血管高压是加速肾小球硬化、促进肾功能恶化的重要因素，积极控制高血压是十分重要的治疗措施之一。血压控制的目标值：尿蛋白 ≥ 1 g/d，血压应控制在 125/75 mmHg 以下；尿蛋白 < 1 g/d，血压应控制在 130/80 mmHg 以下。一般多选用 ACEI、ARB 或钙通道阻滞剂。如贝那普利 5～20 mg，1 次/日，或氯沙坦 50～100 mg，1 次/日。在此基础上可以配合服用长效钙通道阻滞剂（如硝苯地平控释片）、长效二氢吡啶类钙通道阻滞剂（如氨氯地平）和非二氢吡啶类钙通道阻滞剂（如维拉帕米），以及 β 受体阻滞剂、α 受体阻滞剂、血管扩张药及利尿剂等。血压控制欠佳时，可联合使用多种抗高血压药物将血压控制到靶目标值。

2.抗凝和血小板解聚药物　近年来多数研究显示，抗凝和血小板解聚药物对于某些类型肾炎（如 IgA 肾病）的临床长期随访和动物实验肾炎模型研究，显示有良好的稳定肾功能、减轻肾脏病理损伤的作用。慢性原发性肾小球肾炎应用抗凝和血小板解聚治疗并无统一方案，有明确高凝状态和某些易引起高凝状态的病理类型（如膜性肾病、系膜毛细血管增生性肾炎）可较长时间应用。

3.防治能引起肾损害的其他因素　对慢性肾小球肾炎患者应尽可能避免上呼吸道及其他部位的感染，以免加重，甚至引起肾功能急骤恶化。防止水及电解质和酸碱平衡紊乱。应非常谨慎使用或避免使用肾毒性和（或）易诱发肾功能损伤的药物，如氨基糖苷类抗生素、磺胺类药物及非固醇类消炎药以及有肾损害的中草药等。

（三）药物治疗

应根据肾活检病理类型进行针对性治疗，并给予防止或延缓肾功能进行性恶化、改善或缓解临床症状及防治严重合并症的综合防治措施。

1. 微小病变型肾病

（1）初发患者的治疗：

① 激素治疗：口服糖皮质激素是成人微小病变型肾病的一线治疗方案。2012 年 KDIGO 指南推荐初发成人微小病变型肾病使用激素治疗，起始治疗方案为口服泼尼松或泼尼松龙 1 mg/（kg·d）（最大 80 mg/d）或隔日 2 mg/kg（最大 120 mg/d）。

② 激素联合其他免疫抑制剂治疗：2012 年 KDIGO 指南建议，对激素不耐受或有禁忌证时考虑其他免疫抑制剂治疗，但激素治疗面临复发率高，药物副反应大等问题。近年来一些研究探索了激素联合其他免疫抑制剂方案来治疗初发成人微小病型变肾病综合征（MCNS），减少激素用量，试图平衡激素的获益和其不良反应。如静脉应用 10 日甲泼尼龙 0.8 mg/（kg·d）后，给予他克莫司治疗；或环孢素联合激素治疗新发成人 MCNS。

（2）复发患者的治疗：复发患者的治疗取决于其复发的频率。大多数患者系偶尔复发，对于非频繁复发患者 2012 年 KDIGO 指南建议其治疗与初发患者相同。对于频繁复发或激素依赖的成人微小病变型肾病患者，口服环磷酰胺 2.0 ~ 2.5 mg/（kg·d）（共 8 周），希望保留生育功能或在应用环磷酰胺后仍有复发的患者可选用环孢素或他克莫司。2014 年日本临床实践指南建议使用环孢素 1.5 ~ 3.0 mg/（kg·d）或环磷酰胺（50 ~ 100 mg/d）。吗替麦考酚酯、来氟米特对成人微小病变型肾病有效，但仍有药物依赖现象出现。近年来一些回顾性研究表明利妥昔单抗是一种安全有效的治疗方案，能明显减低复发率。

2. 膜性肾病

（1）对症支持治疗

① 低盐、低脂、低蛋白饮食：对大量蛋白尿者，低盐、低脂、低蛋白饮食可在一定程度上降低尿蛋白，延缓肾功能进一步恶化。

② 控制血压、减少尿蛋白、降低血脂：年龄较小、肾功能正常、24 小时尿蛋白定量 < 3.5 g，血浆白蛋白水平正常或轻度下降的患者，临床上一般不主张使用免疫抑制治疗，以减少免疫抑制剂不良反应对患者的影响。伴高血压的 IMN 患者应用血管紧张素转换酶抑制剂和血管紧张素受体拮抗剂类药物，不仅可降低血压，还可通过降低肾小球滤过压，提高肾小球基底膜对蛋白滤过的选择性，减少尿蛋白。血压正常的 IMN 患者应用血管紧张素转换酶抑制剂和血管紧张素受体拮抗剂类药物，仅可减少尿蛋白，不会引起血压下降。血脂水平增高可导致动脉粥样硬化，进一步加速肾小球硬化，伴高脂血症的 IMN 患者应长期应用他汀类药物等降低血脂。

③ 预防静脉血栓形成：膜性肾病患者血栓的发病率较高，尤以肾病综合征的 IMN 患者最常见，其中以肾静脉多见，故治疗时可使用肝素、尿激酶等药物预防。血清白蛋白降低显著（< 25 g/L），并伴有其他血栓危险因素，应考虑预防性抗凝（口服华法林）。在使用华法林抗凝之前可先使用足够剂量的肝素（低分子肝素）做短暂治疗以达到更好的抗凝效果。当血清白蛋白 > 30 g/L 时可以考虑停用华法林。

（2）免疫抑制治疗

KDIGO 指南建议表现为肾病综合征的膜性肾病患者经过 6 个月降尿蛋白治疗，但尿蛋白仍持续大于 4 g/d 或维持在高于基线水平 50% 以上，且无下降趋势；或存在肾病综合征相关的严重并发症；或 6 ~ 12 个月血清肌酐升高 ≥ 30% 者应启动免疫抑制治疗。

① 糖皮质激素联合烷化剂：初次治疗采用口服和静脉注射糖皮质激素及口服烷化剂，每月周期交替治疗，疗程为 6 个月。第 1 个月：静脉滴注甲泼尼龙（1 g），每日 1 次，连用 3 日，然后口服甲泼尼龙 0.5 mg/（kg·d），连用 27 日；第 2 个月：口服苯丁酸氮芥 0.15 ~ 0.20 mg/（kg·d）或口

服环磷酰胺 2.0 mg/（kg·d），30 日；第 3 个月：重复第 1 个月；第 4 个月：重复第 2 个月；第 5 个月：重复第 1 个月；第 6 个月：重复第 2 个月。

② 钙调磷酸酶抑制剂：患者符合激素和免疫抑制剂联合治疗指征，但拒绝选择意大利方案或有该治疗方案的禁忌证，可选择 6 个月的钙调磷酸酶抑制剂为初次治疗方案，此类药物主要包括环孢素 A（CsA）和他克莫司（FK506）。钙调磷酸抑制剂能抑制调节 T 淋巴细胞增殖、活化、分化过程中的相关细胞因子的产生，从而抑制免疫。环孢素 A 加糖皮质激素或他克莫司加糖皮质激素用法：CsA：3.5 ~ 5.0. mg/（kg·d），分两次口服，每 12 小时 1 次，与泼尼松 0.15. mg/（kg·d）合用，维持 6 个月。建议从推荐的小剂量开始，如果必要可逐渐增大剂量，避免急性肾毒性。对于 CsA 疗效敏感的患者，建议持续治疗至少 1 年。对于完全或部分缓解的患者，尤其高复发率者，可考虑长期低剂量维持用药 1.5 mg/（kg·d）。建议常规监测 CsA 血药浓度及肾脏功能，血药浓度在 104 ~ 146 nmol/L（谷水平）或 333 ~ 500 nmol/L（服药 2 小时后水平）被视为无毒。FK506：0.05 ~ 0.075 mg/（kg·d），分两次口服，每 12 小时 1 次，合用泼尼松，维持 6 ~ 12 个月。建议从推荐的小剂量开始，如果必要可逐渐增大剂量，避免急性肾毒性。

③ 吗替麦考酚酯：吗替麦考酚酯（MMF）是次黄嘌呤单核苷酸脱氢酶抑制剂，可抑制鸟嘌呤核苷酸经典合成途径，且主要经肝脏代谢，无明显肾毒性。MMF 每次 1 g，每日 2 次，可联合糖皮质激素治疗，维持 12 个月。

④ 利妥昔单抗：利妥昔单抗是一种针对 B 淋巴细胞表面抗原 CD20 的人鼠嵌合型单克隆抗体，可特异性地抑制 B 淋巴细胞增殖及其活性，抑制免疫复合物形成。

⑤ 雷公藤多苷：雷公藤的提取物雷公藤多苷在多种肾小球疾病如 MCD、MN 和 IgA 肾病的治疗中具有独特的功效，雷公藤具有显著的抗炎和免疫抑制、保护足细胞的功效。雷公藤多苷能有效减少膜性肾病患者蛋白尿，且患者的耐受性较好，不良反应少，是治疗特发性膜性肾病的有效方法。用量：20 ~ 40 mg，每日 3 次。

3. 系膜增生性肾小球肾炎

（1）积极防治感染灶，去除诱因：对上呼吸道感染等前驱症状应积极治疗，可用头孢哌酮舒巴坦 3.0 g 加入 5% 葡萄糖 100 mL，静脉滴注 2 次/日。对孤立性或反复发作性肉眼血尿可行扁桃体摘除术。

（2）调节免疫反应，减轻肾脏损害：包括使用激素、雷公藤多苷、环磷酰胺、硫唑嘌呤及氮芥等。表现为肾病综合征者可予标准激素和（或）环磷酰胺、雷公藤多苷片治疗。

（3）抑制系膜细胞增生及抑制系膜基质合成：这是治疗非 IgA MsPGN 的重要环节。除上述药物外，可用 ACEI、大黄酸、肝素等。

（4）对症处理：包括利尿、消肿、控制血压、应用抗凝剂等，包括使用双嘧达莫、华法林、肝素、尿激酶及腹蛇抗栓酶等。

（5）保护肾功能，延缓疾病进展：包括使用 ACEI、大黄酸、中草药及饮食治疗等。

4. 膜增生性肾小球肾炎

（1）糖皮质激素：对儿童特发性 MPGN 可采用长期隔日应用糖皮质激素治疗。但糖皮质激素治疗对于成人特发性 MPGN 的疗效尚存在争议，但在病情呈急速进展、肾活检显示新月体形成的患者中，大量糖皮质激素冲击治疗是有益的，无论是单用糖皮质激素，还是与硫唑嘌呤、环磷酰胺或吗替麦考酚酯联合应用。

（2）细胞毒药物及其他免疫抑制剂：对病情急速进展多伴有广泛新月体形成的患者，免疫抑制与大剂量静脉或口服激素联合应用。吗替麦考酚酯：起始最大剂量为 2 g/d，维持剂量为 1 g/d，疗程 18 个月。联用糖皮质激素治疗。

（3）抗血小板和抗凝治疗：对于成人MPGN，抗血小板治疗可延缓病变进展。药物有阿司匹林或双嘧达莫等。

（4）保守治疗方法：由于肾功能正常、没有活动性尿沉渣以及没有肾病范围蛋白尿的患者的长期转归相对良好，对这些患者可以采取保守治疗，应用血管紧张素Ⅱ受体阻滞剂以控制血压和减少蛋白尿。但必须密切随访，以早期发现肾功能的恶化。

5.局灶性节段性肾小球硬化症

（1）糖皮质激素：成人FSGS足量激素治疗的疗程为8周，最长不超过12周，总疗程为6个月。对于部分缓解的患者激素逐渐减量至30 mg/d [0.5 mg/（kg·d）]，同时加用雷公藤多苷片40 mg，每日3次，能使部分患者逐渐达到完全缓解。激素停用后用雷公藤多苷片（20 mg，每日3次）维持治疗1~2年，能巩固疗效，减少复发。

（2）其他药物：对于激素抵抗的患者可选用MMF、CsA或FK506，但CsA有降低肾小球滤过率，引起高血压和肾毒性的不良反应以及治疗后高复发率的缺点，FK506也有缓解后复发的问题，在临床应用时应注意其不良反应以及剂量和疗程。

（3）血浆置换和免疫吸附：FSGS患者在接受肾移植后短期内原发病复发被认为与循环因子的作用有关，在应用免疫抑制剂的同时血浆置换能有效缓解患者的症状。

第四节　中医诊断与治疗

一、诊断

1.起病缓慢，病情迁延，临床表现可轻可重或时轻时重。随病情发展可有肾功能逐渐减退，后期可出现贫血、电解质紊乱等情况。

2.有水肿、高血压、血尿、蛋白尿及管型尿等表现中的一种或数种。临床表现多种多样，有时可伴有肾病综合征或重度高血压。

3.病程中可有肾炎急性发作，常由感染（如呼吸道感染）诱发，发作时有类似急性肾小球肾炎的表现。一些病例可自行缓解，一些病例出现病情加重。

二、鉴别诊断

（一）急性肾小球肾炎

急性肾小球肾炎也以水肿、血尿、蛋白尿为主要临床表现，与慢性原发性肾小球肾炎相似，但急性肾小球肾炎急性起病，发病前1~2周常有乳蛾肿大、皮肤疮疖、猩红热、丹毒病史，几乎全部患者均有尿血，甚则B超肾脏无明显变化。慢性原发性肾小球肾炎病程长，多有不同程度的贫血及持续性高血压，B超检查可见慢性肾病表现或双肾体积缩小。

（二）肾病综合征

肾病综合征多以面目肢体水肿为首发症状，其有大量蛋白尿（>3.5 g/24 h）、低蛋白血症、高脂血症，可与本病鉴别。

（三）慢性肾盂肾炎

慢性肾盂肾炎晚期可见蛋白尿与高血压，有时与慢性肾小球肾炎易混淆。前者多见于女性，多有泌尿系感染史，临床可见小便频急、涩痛，或小便不爽、小便灼热感，或伴腰痛。肾功能的损害多以肾小管间质损害为主，而且肾功能减退进展缓慢。多次清晨中段尿细菌培养可发现致病菌，肾脏 CT、放射性核素肾图扫描、肾脏 B 超可发现两侧肾脏有不对称等，有助于诊断。

三、辨证论治

（一）辨证要点

1. 辨主症

（1）辨水肿。

首先应辨阳水、阴水：阳水病因多为风邪入络、疮毒内归、水湿浸渍、湿热蕴络、湿毒蔽络、药毒伤络为患，多表现为阳络、气络病证，其发病较急，每成于数日之间，肿多由面目开始，自上而下，继及全身，肿处皮肤绷急光亮，按之凹陷即起，兼有寒热等表证，属表、属实，一般病程较短，风水、皮水、肾风多属此类。阴水病因多为饮食劳倦、先天或后天因素所致的脏腑亏损、络虚不荣，多表现为阴络、血络病证，其发病缓慢，水肿多由足踝开始，自下而上，继及全身，肿处皮肤松弛，按之凹陷不易恢复，甚则按之如泥，属里、属虚或虚实夹杂，病程较长，《金匮要略》之正水、石水多属此类。

（2）辨蛋白尿。

① 辨邪扰肾络：外邪侵袭是慢性肾小球肾炎蛋白尿的主要诱发因素，凡风、寒、湿、热、火等六淫外邪乘虚循经下扰肾络所致之病络，可见发热、恶寒、咳嗽鼻塞、流涕等玄府开阖失司、卫表失和见症。若患者平素易患感冒，常有鼻塞流涕、头痛、神倦乏力、眼睑颜面浮肿、蛋白尿持续不退，为肺卫不固、风寒湿邪下扰肾络之象；若见咽喉肿痛、蛋白尿、面目浮肿、腰痛、血尿等症，为风热毒邪客咽、邪扰肾络之证；若见皮肤疮疖，为湿热郁于肌表、邪扰肾络之象；若见肢体水肿、口苦、呕恶、纳呆、尿急、尿频、小便多泡沫，为湿热阻滞中下焦，气络郁滞，清阳不升，浊阴不降，肾络气化失司之证。

② 辨肾络瘀阻：若见闷、胀、疼痛等症状，为气滞所致病络，络气郁滞常致络脉瘀阻，若蛋白尿经久不消，伴有身体局部刺痛，痛处固定不移、肿块，或局部青紫，面色紫黯，口唇、爪甲青紫，肌肤甲错等症，为肾络瘀阻证。若见大便黏腻臭秽，小便色黄，舌苔黄腻，脉滑，血脂、血糖升高，蛋白尿难消，为痰浊、浊邪壅阻肾络之证。

③ 辨络虚失荣：脾肾两虚、肝肾阴虚、心肾阴虚，均致肾络不荣，肾失封藏，脾络失养，清浊不分，精微外泄，而见水肿、蛋白尿及相应的脏腑亏损见症，宜详辨脏腑气血阴阳之虚损，肾络、脾络、肺络、肝络之病络表现，多属血络、阴络之变，亦可伴有气络、阳络之病络证候。

（3）辨血尿。

肾性血尿病性为本虚标实，本虚以脾肾亏虚为本，以气虚或阴虚居多；标实以热邪、瘀血为重，其中瘀血伴随疾病发展始终。临证当辨引起血尿的不同证机，如实火为热灼肾络、络破血溢所致，当辨风热、湿热、热毒、心火、肝火之异；虚火为肾络阴虚、虚火灼伤肾与膀胱络脉所致，宜辨脾肾气阴两虚、肝肾阴虚、心肾阴虚之不同；瘀血阻络、血溢肾络之外引起的血尿，当辨气络郁滞、肾络瘀阻、寒凝脉络之异；脾肾亏虚，失于固摄之血尿，宜辨肾络气虚、络虚不荣、气虚络瘀之不同。

2.辨病之不同 各种慢性原发性肾小球肾炎的临床表现有较大差异，其反映的病络病机、虚实证候也各有特点，在临床论治时当详辨病之不同证机特点。如微小病变型肾病只有一小部分表现为慢性原发性肾小球肾炎综合征（13.6%），大多数（83.3%）成人微小病变型肾病表现为肾病综合征，儿童及青年人常常因水肿而就诊，膜性肾病约80%患者临床表现为肾病综合征，余表现为无症状性蛋白尿，肾病综合征以水肿与大量蛋白尿为主要表现，提示在临床辨证论治时可以水肿为主要证候焦点，以蛋白尿为病络病机关键节点，辨病与辨证相结合。静脉血栓栓塞事件微小病变型肾病发生的风险最低，膜性肾病最高，静脉血栓栓塞即属于典型的脉络瘀阻、脉络阻塞之病络，临证时宜及早识别，早用活血通络药物以防患于未然。再如系膜增生性肾炎临床表现以血尿和蛋白尿为主，中医辨证以气虚、阴虚、气阴两虚、水湿、血瘀等证居多，病络以热伤肾络、湿阻肾络、络虚不荣、肾络瘀阻为主；局灶性节段性肾小球硬化其病机主要是正虚血瘀，以肾虚为主，病络证候多见脾肾络气亏虚、肝肾阴络亏虚、气虚络瘀、脾肾络阳亏虚等。不同病理诊断的慢性原发性肾小球肾炎其西医病理机制、临床表现各有特点，相应的中医病因病机、病络病机、病络证候也有一定的规律可循，在辨证论治中可以中西互参，使辨证更为精确，组方遣药更契合证机、更为精准。

3.辨标本虚实 本病病络病性有虚实两端，本虚为肾络气虚、肾络血虚、肾络阴虚、肾络阳虚，当结合涉及的脏腑审其气血阴阳虚损之异。就肾络气虚而言，多见脾肾络气亏虚、肺肾络气亏虚及心肾络气亏虚之证，血虚可见脾肾脉络气血不足、肝肾脉络精血亏损证；阴虚常见肝肾脉络阴虚、肺肾络阴不足；阳虚以脾肾脉络阳虚多见。标实有风、寒、湿、热、火、水、痰、郁、滞、瘀、毒等之分，为邪扰肾络、肾络痹阻之证机，可表现为风邪入络、寒湿阻络、水湿浸络、痰浊蔽络、湿热蕴络、瘀血阻络、毒邪损络（热毒蕴络、浊毒蔽络、药毒损络），临证时根据其临床表现，参考各种病络病因的致病特点，通过病络定性求其病因，审查脏腑络脉的虚实，以审证求因，审因论治。

需要注意的是，临证中本虚与标实病络病因常互为因果，相互影响，相互兼夹，常因病程长短及病情轻重不同，而各有侧重。如在病情减轻或缓解后，多以正虚为主，气络病变占主导地位，而当感受外邪而急性加重或复发时，则邪实成为主要证机，表现为虚实夹杂证，临床当治标为急。在疾病的发展过程中，虚实夹杂往往为常态，本虚与标实只是有主次之分。在疾病的发生进展过程中，也可出现由实转虚或因虚致实的情况，要全面分析，仔细辨清虚实主次。

（二）治疗原则

1.基本治则 针对本病的病络病机络气亏虚，肾络痹阻，肾络损伤，应遵循补虚益肾、祛邪通络的基本治则。因肾络痹阻之病络是本病的关键病机，故在辨证论治中始终贯穿祛邪通络之大法。根据本虚标实的病机特点，本虚者以扶正理虚、养脏和络为主，通过调理脏腑肝、脾、肺、肾之精气血阴阳，并结合气络升降出入的运行规律，注意调节气机的升降出入，以助通络；基于脾升胃降、肝之疏泄、肺之宣肃、肾之蒸腾气化、心主血脉等气机气化作用，恢复其阴阳交感、清升浊降、升降相因、出入有序的功能状态。针对邪实方面以祛邪通络为原则，即为《素问·汤液醪醴论》"去宛陈莝"之治则。风、寒、湿、水、痰、热、火、毒、瘀、浊诸邪是肾络痹阻的主要病络机制，通过祛风、散寒、燥湿、利水、化痰、清热、泻火、解毒、祛瘀、泄浊等治则治法，祛除内外之邪对相关脏腑功能的影响，恢复气络的气化功能，修复损伤之血络（肾络）。通络之法包括祛风通络、化瘀通络、利水通络、辛温通络、辛润通络、益气通络、辛甘通补、滋润通络等。

根据本病的主症，在疾病的不同阶段可采用相应的治则治法，针对水肿、血尿、蛋白尿分别采取治水、治血、治浊等法。

2. 治水　在本病初发或急性发作、复发，以水肿为主要临床表现时，可宗《素问·汤液醪醴论》"开鬼门，洁净府"，《金匮要略·水气病脉证并治》"诸有水者，腰以下肿，当利小便；腰以上肿，当发汗乃愈"之大法，以利水消肿、祛邪通络为原则。再根据不同的病络病机，分别采用祛风利水（疏风宣肺、祛风固表、祛风胜湿、祛风活血利湿、祛风清热利湿）、清热解毒利湿、活血利水、理气燥湿、利湿化浊、健脾利湿、温补脾肾利水、益气养血利湿等法，在消除水肿的同时以恢复各脏腑气络气机升降宣肃与肾脏脉络对精微津液物质的清浊交换、废物的排泄功能，各种治水治法不独有利水消肿作用，更重要的是有助于维持体内脏腑经络对气、血、津、液、精相互转化的物质交换过程，即机体物质代谢的"阳化气，阴成形"作用。

3. 治血　慢性原发性肾小球肾炎血尿为阴络损伤，《素问·调经论》曰："病在血，调之络"，故本病以血尿为主要表现者，治疗应以和络止血为原则，根据"热""虚""瘀"病络之不同，分别予以清热凉血、扶正补虚、活血通络之法。热灼血络尿血者，又有虚实之分，实热伤络者当清热凉血止血，风热外袭者当清热宣肺、凉血止血；虚热伤络者当滋阴降火、凉血止血；正虚者宜健脾益气、补肾固摄；血瘀者当行气活血化瘀。

属于脾肾两虚、脉络失荣、气虚不摄者，治宜遵循"络虚通补"治法，正如叶天士所云："大凡络虚，通补最宜"，故治疗应以补气行血、荣养通络为主。瘀血阻络所致的血尿，应以"络以通为用"为原则，以补益脾肾、行气通络为主，并佐以疏风清热、凉血止血、活血化瘀的方法来疏通肾络、透经达络及散结通络。因血液"贵流不贵滞"（张子和）、"离经之血必有瘀"，故治疗肾性血尿要注意止血不留瘀，"宜行血不宜止血"（缪仲淳），慎用止涩药物。正如《医学心悟》所说："凡治尿血，不可轻用止涩药，恐积瘀于阴茎痛楚难当也。"止血不留瘀始能使瘀血消散，经络疏通，新瘀不生，血络不破，尿血自止。

4. 治浊　几乎所有的慢性原发性肾小球肾炎均以不同程度的蛋白尿为主要临床表现，因小便多泡沫而浑浊，故属于中医学之尿浊范畴。蛋白尿是肾络损伤的重要病络标志，其病理因素几乎涉及本虚标实的所有节点，但正虚以脾肾虚衰、络虚不荣为主，治疗以补益脾肾、扶正荣络为原则；标实方面以外邪、水湿、湿热、瘀血痹阻肾络为主要病络机制，治宜以祛瘀通络为基本原则，再配以祛风、清热、化湿、解毒等法，注重祛邪通络、补虚通络、祛湿通络、活血通络、辛香通络、虫类通络的应用，以去除引起病络的原发或继发因素，恢复肾藏精、气化水液及肾络流行精气、分清泌浊、排泄废物之功能，则蛋白尿自消。

（三）分证论治

1. 病络实证

（1）风邪入络。

主症：眼睑、颜面浮肿，甚则全身水肿，恶寒，发热，鼻塞，流涕，肢节酸楚，小便不利。偏于风热者，咽喉红肿疼痛，舌质红，脉浮滑数。偏于风寒者，兼恶寒，咳嗽，痰白，舌苔薄白，脉浮或浮紧。多见于本病初发或者复发时，有血尿、蛋白尿。

证机：外感风邪夹寒、热、湿邪，内合于肺，下扰肾络，玄府开阖失司，肺失通调宣肃，肾络气化失司，肺卫失和，风水相搏。

治法：疏风宣肺，祛邪通络。

选方：越婢加术汤（《金匮要略》）合麻黄连翘赤小豆汤（《伤寒论》）加减。

遣药：麻黄 10 g，石膏 20 g，连翘 15 g，牛蒡子 15 g，蝉蜕 10 g，僵蚕 10 g，白术 15 g，赤小豆 30 g，白茅根 30 g，生姜 10 g，甘草 6 g。

加减：眼睑、颜面、四肢浮肿较剧者，合五皮饮以增强利水消肿、理气健脾宣肺之功；风热犯肺，肺失宣肃咳嗽者，加杏仁、芦根、枇杷叶、浙贝母清热宣肺、化痰止咳；风热毒上攻，客于咽喉见乳蛾肿大、咽喉肿痛者，加银花、薄荷、桔梗、板蓝根以疏风清热、解毒利咽；风热伤络见血尿者，可加大小蓟、茜草、赤芍、丹皮以清热凉血、化瘀止血。若为风寒犯肺，肺寒风水，风扰肾络，则可选用麻黄加术汤为主方，药用麻黄、桂枝、杏仁、白术、防风、茯苓、蝉蜕、僵蚕、生姜、甘草。

（2）寒湿阻络。

主症：腰部冷痛重着，或不仁，转侧不利，遇阴雨天加重，迁延难愈，舌苔白腻，脉沉或迟缓。

证机：外感风寒湿邪，气络失于温煦，气机紊乱，营卫郁滞，风遏水阻；或寒湿相合，闭阻气络，肾络凝滞，湿聚为水，津凝为痰为饮，寒凝血瘀，气、血、水互患。

治法：散寒行湿，温经通络。

选方：甘姜苓术汤（《金匮要略》）合真武汤（《伤寒论》）加减。

遣药：白术15g，干姜10g，茯苓30g，甘草6g，桂枝12g，防己10g，黄芪30g，怀牛膝15g，炮附子15g，生姜10g，赤白芍各15g。

加减：卫阳不足，水湿郁于肌肤，身肿而冷者，合防己茯苓汤以祛风固表而行水；寒邪偏胜，四肢不温者，可加当归、细辛、肉桂以温经散寒、养血通脉；湿邪偏重，肢体浮肿者，可加苍术、薏苡仁、车前子以利水消肿；瘀血阻络，瘀水互结，下肢水肿，皮肤瘀斑，舌质紫黯者，可加蜈蚣、全蝎、桃仁、猪苓、泽泻以搜风通络、化气行水。

（3）水湿困络。

主症：颜面或全身浮肿，下肢明显，按之没指，小便短少，身体困重，胸闷，纳呆，泛恶，舌质淡苔白润或白腻，脉濡或沉缓。

证机：外感水湿之邪，或肺、脾、肾与三焦气化失司，湿浊困阻络脉，气机不畅，水不循经，溢于络外，血瘀水阻，肾络郁滞。

治法：利水消肿，通阳利络。

选方：五皮饮（《医学心悟》）合胃苓汤（《丹溪心法》）加减。

遣药：茯苓皮30g，生姜皮10g，陈皮12g，大腹皮15g，苍术15g，茯苓10g，猪苓20，泽泻15g，桂枝12g，白术15g，益母草20g，水蛭6g，地龙15g。

加减：气虚水停，症见气短声低者，加人参、黄芪以健脾益气；腰以上肿甚兼风邪，见面目悉肿，恶风者，当加防风、羌活、桑白皮以散风除湿；腰以下肿甚，按之没指，为水湿下注、阴络郁滞者，加防己、草果、薏苡仁以利水消肿；湿困中焦，脘腹胀满者，可加川椒目、干姜、厚朴以温脾化湿。

（4）风湿瘀浊，阻滞肾络。

主症：眼睑、四肢水肿，泡沫尿，神疲乏力，或畏寒肢冷，腰膝酸软。舌质暗淡胖大，边有齿痕，苔白或白腻，脉沉无力或缓。病情反复，日久不愈，蛋白尿时有增加，或见血尿。

证机：风邪入里，蕴结于肾，气虚湿阻，因湿致瘀，水道不利，气滞血瘀，肾络痹阻，开阖失司，水液代谢失常，分清泌浊功能受损，精微下泄；或肾络损伤，血溢络外。

治法：补益脾肾，祛风通络，化瘀止血。

选方：益气祛风通络汤（自拟方）。

遣药：生黄芪60g，人参15g，炮附子20g，徐长卿20g，茜草15g，紫草15g，丹参20g，乌梅15g，益母草20g，地龙15g，泽泻15g。

加减：水湿内停，水肿较重者，加防己、猪苓、车前子以利水消肿；若肢体麻木、疼痛，为痰瘀阻络，宜加茯苓、法半夏、僵蚕以搜风化痰；久病入络，肾络瘀阻，蛋白尿较多而难消者，加青风藤、桃仁、水蛭以加强搜风通络之功；风湿瘀热之邪结阻肾络而见血尿者，加紫珠草、墨旱莲、丹皮、生地黄以凉血化瘀止血。

（5）湿热蕴络。

主症：颜面、全身浮肿，皮肤光亮，尿少色赤，或尿频、尿急、小便灼热，口苦，呕恶，纳呆，舌质偏红，舌苔薄黄、黄腻或垢腻，脉浮数或滑数。

证机：湿热弥漫三焦，肺、脾、肾三脏气络气机升降失常，气化失司，湿热之邪壅遏肾络，封藏失职，或血络损伤，血溢络外，可见蛋白尿、血尿。

治法：清热利湿，活血通络。

选方：清利通络汤（自拟方）。

遣药：苍术15g，土茯苓30g，石韦15g，赤芍15g，当归12g，地龙15g，益母草30g，泽泻15g，白花蛇舌草30g，萹蓄15g，白茅根30g，车前子30g（包）。

加减：脾虚湿盛，水肿较甚者，宜合四苓散、防己黄芪汤加减以益气健脾，利水渗湿；湿热俱重，身热、口苦口臭、小便短赤、大便溏垢者，加茵陈、滑石、通草、栀子、大黄以清热利湿，利尿通淋；若见小便频急、涩痛，淋沥不尽，为膀胱湿热，宜合八正散加减；风湿热蕴而皮肤瘙痒者，加苦参、地肤子、荆芥、防风以清热利湿止痒；热盛蕴结于大肠而见便秘者，加大黄、芒硝以通腑泄热；热伤血络而见尿血者，加大小蓟、荠菜花等；蛋白尿较多者，加黄蜀葵花、青风藤、蝉蜕、水蛭等以搜风活络。

（6）湿毒淫络。

主症：面目或肢体浮肿，皮肤疖肿、疮疡，咽喉肿痛，小便黄赤、灼热或涩痛不利，口苦或口干，舌质红或暗，苔黄或黄腻，脉数或滑数。

证机：痈疡疮毒，未能清解，疮毒内攻，内归脾肺，肺失通调，肾络受损，气血渗灌障碍，水液运行失常，湿毒蕴结。

治法：清热解毒，凉血通络。

选方：麻黄连翘赤小豆汤（《伤寒论》）合五味消毒饮（《医宗金鉴》）加减。

遣药：麻黄10g，桑白皮15g，赤小豆30g，金银花20g，野菊花15g，蒲公英30g，紫花地丁15g，土茯苓30g，薏苡仁30g，蝉蜕10g，地龙10g，穿山龙15g。

加减：火毒上攻咽喉，阳明热盛，而咽痛、牙龈肿痛者，加黄连、升麻、牛蒡子、丹皮以清热解毒、凉血利咽；若为猩红热、丹毒等感染而引发或加重者，加黄连、山栀、黄芩、生地、赤芍等以清热凉血解毒；若痄腮肿痛，或有淋巴结肿大疼痛者，加桔梗、黄芩、赤芍、玄参以凉血解毒散结；水肿明显者，加车前子、冬瓜皮、茯苓、大腹皮等以清热利水消肿；热伤血络、尿血较甚者，加茜草、大小蓟、三七粉以凉血止血；湿热毒蕴络、瘀血阻络较重，蛋白尿较多者，加白花蛇舌草、半边莲、僵蚕、地龙、莪术以清热解毒，活血通络。

（7）浊毒阻络。

主症：神疲乏力，纳呆脘胀，恶心呕吐，口苦口臭，浮肿尿少，或小便不利，大便不爽，舌质暗，苔白腻或黄腻，脉濡缓或沉缓。

证机：久病肾络瘀阻，络衰而废，肾功能衰竭，不能排泄代谢废物，浊毒蓄积，湿邪、热邪、瘀血阻络，胃失和降，浊邪害清，脾肾两虚，气血不足。

治法：益气通络，和胃降浊。

选方：大黄降浊汤（自拟方）。

遣药：大黄9g，黄连9g，苏叶10g，苏梗15g，葛根20g，川芎15g，地龙15g，牡蛎30g，黄芪30g，茯苓15g，草果10g，车前子30g，六月雪20g。

加减：脾肾两虚，水湿内停，水肿较甚者，合五苓散以化气利水；脾气虚较甚，气短懒言、面黄形瘦、食欲不振者，加党参、白术、山药、莲子以健脾益气；脾虚不能生血、肾精不足无以化血者，重用黄芪，加当归、白芍以益气养血；浊毒中阻，胃失和降，恶心呕吐者，加半夏、陈皮、石菖蒲、竹茹以理气和胃降浊；血虚生风，皮肤瘙痒者，加蝉蜕、地肤子以养血祛风止痒。

2. 病络虚证

（1）肺肾气虚。

主症：颜面浮肿或肢体肿胀，神疲乏力，气短懒言，平素易感冒，腰脊酸痛，舌质淡红，苔薄白或白润、边有齿痕，脉细弱或缓。

证机：肺肾气虚，卫外不固，肾络气虚，络脉不荣，失于固摄，精微下泄；肺肾气络气化失常，津液代谢失调。

治法：补益肺肾，益气通络。

选方：补肺通络汤（自拟方）加减。

遣药：人参15g，黄芪50g，熟地黄20g，五味子9g，地龙15g，蝉蜕10g，僵蚕15g，茯苓30g，防风10，白术15g，桑白皮15g，益母草20g。

加减：兼外感风寒表证者，加荆芥、苏叶、桂枝以疏风散寒；兼外感风热表证者，加连翘、金银花、薄荷、淡豆豉以疏风清热；风热毒邪上攻、咽喉肿痛者，加银花、蒲公英、牛蒡子、板蓝根以清热解毒利咽；络脉瘀阻较重、唇舌紫黯者，加生地黄、赤芍、红花、川芎以活血化瘀通络；水湿内停，水肿较重者，加猪苓、泽泻、车前子、冬瓜皮以淡渗利水；蛋白尿较多者，加金樱子、芡实以固涩敛精；气虚不摄、络血外溢而尿血者，加白茅根、茜草、紫珠草以益气敛阴、凉血止血。

（2）脾肾气虚。

主症：腰脊酸痛，倦怠乏力，或肢体浮肿，面色萎黄，纳少或脘腹胀满，大便不调，小便频数，或夜尿频多，舌淡红、边有齿痕，苔薄白，脉细或缓。多见于慢性肾小球肾炎水肿消退后，仍有中等量或大量蛋白尿，血浆白蛋白较低。

证机：脾气亏虚，中气下陷，络气虚滞，气失固摄；肾气不足，络气亏虚，络虚不荣，封藏失职，湿浊瘀血停滞，痹阻肾络。

治法：健脾益肾，利水通络。

选方：升阳益胃汤（《内外伤辨惑论》）加减。

遣药：黄芪50g，党参20g，桑寄生15g，白术15g，半夏10g，陈皮15g，茯苓15g，泽泻15g，羌活10g，独活10g，柴胡12g，水蛭9g，甘草6g。

加减：脾肾气虚、中气下陷、清阳不升者，加升麻、桔梗、枳壳、当归以益气升提；肾气亏虚、夜尿频数者，加益智仁、乌药、山药以补益肾气，缩尿固涩；水湿困脾、气机不畅而脘闷纳呆者，加藿香、佩兰、蔻仁、砂仁以醒脾化湿；水肿较重者，加猪苓、车前子、苍术、薏苡仁燥湿健脾、利水消肿；气虚兼湿热内蕴，见舌苔薄黄腻者，加黄连、厚朴、栀子、赤茯苓以清热化湿；大量蛋白尿者，加芡实、金樱子、莲子、水蛭、地龙以涩精通络。

（3）肝肾阴虚。

主症：腰痛腰酸，头晕耳鸣，目睛干涩，或视物模糊，五心烦热，或手足心热，口干咽燥，遗精，滑精，或月经失调，舌红少苔，脉弦细或细数。多见于本病水肿消退之后，有不同程度的蛋白尿或血尿。

证机：肝肾阴虚，阴虚火旺，目络、肾络失于滋润，络中气、血、津液等物质代谢和能量转化异常，阴虚水热互结，热伤血络；或津凝为痰，血滞为瘀，痰瘀互结，化热成毒，致肾络瘀滞、肾络损伤。

治法：滋养肝肾，活血通络。

选方：滋水清肝饮（《医宗己任编》）加减。

遣药：柴胡15g，白芍15g，熟地黄15g，山茱萸15g，山药30g，茯苓15g，丹皮15g，车前子30g（包），知母20g，黄柏20g，女贞子15g，墨旱莲20g。

加减：肝阴虚甚，肝络失养，见胁肋隐痛者，可加当归、制首乌、枸杞子以加强滋养肝阴之力；肾精亏虚，而见头昏健忘、足后跟痛、精少经闭者，加炙龟板、黄精、菟丝子滋养肾阴；兼心阴虚，见悸烦不宁、寐少梦多者，可加柏子仁、炒枣仁、玄参、五味子以养心安神；兼肺阴虚而干咳痰少，声音嘶哑者，可加沙参、麦冬、百合以养肺滋阴；兼有肝阳上亢，头痛眩晕，目胀耳鸣者，可加天麻、钩藤、石决明、僵蚕以平肝潜阳；兼有下焦湿热，而见小便短赤、涩滞不利者，可加萹蓄、瞿麦、石韦以清热利湿通淋；伴血尿者，可去熟地黄，加生地黄、大蓟、小蓟、白茅根以清热凉血止血；大便干结者，可加生大黄以泄热通便；络脉瘀阻较甚者加降香、旋覆花、乌梢蛇通络祛风。

（4）气阴两虚。

主症：周身乏力，少气懒言，面色无华，午后低热，或手足心热，腰膝酸软，口干舌燥，食少纳呆，手足心热，无浮肿或微有浮肿，舌淡红或舌尖赤，少苔或苔薄白，或苔白微腻，脉细数或滑。患者蛋白尿多持续难消。

证机：肺脾肾气虚，阴液不足，髓海空虚，阴虚内热，络气亏虚，气络气化失常，津液代谢失调，形成痰、饮、瘀、水痹阻肾络。

治法：益气养阴，润血通络。

选方：参芪地黄汤（经验方）加减。

遣药：熟地黄20g，山茱萸15g，山药20g，茯苓20g，泽泻15g，丹皮15g，黄芪50g，人参15g，芡实20g，金樱子20g，水蛭15g，地龙20g。

加减：大肠液亏而大便干者，可加白芍、柏子仁、生大黄以清热润肠通便；阴虚火旺较甚，见午后低热，或手足心热者，加知母、黄柏，改熟地黄为生地黄以养阴清热；阴虚动风头晕目眩者，可加炙龟板、炙鳖甲、牡蛎以滋阴柔肝息风；肾气虚甚、耳鸣健忘者，可加菟丝子、覆盆子、五味子以养肾气；络虚不荣而乏力、面黄、舌暗有瘀斑者，加桃仁、赤芍、檀香以辛润通络；兼下焦湿热，症见小便黄赤，涩滞不利，舌苔黄腻，脉滑兼数者，加车前子、土茯苓、白花蛇舌草、益母草以清利湿热。

（5）脾肾阳虚。

主症：全身浮肿，面色㿠白，畏寒肢冷，腰脊冷痛或酸痛，食欲不振，便溏甚至五更泄泻，精神萎靡，夜尿频多，小便清长，遗精、阳痿、早泄，或月经失调，苔白，舌嫩淡胖、有齿痕，脉沉细或沉迟无力。

证机：脾肾阳虚，脉络失于温煦，气络失荣，运化失调，气化失职，津血互换功能障碍，水液代谢紊乱；元阳衰微，封藏失职，精气下泄。

治法：温运脾肾，利水通络。

选方：金匮肾气丸（《金匮要略》）加减。

遣药：炮附子20g，桂枝12g，熟地黄20g，山萸肉15g，山药15g，党参15g，茯苓15g，地龙15g，干姜10g，丹皮10g，泽泻15g。

加减：脾肾阳虚较甚，形寒肢冷，大便溏薄者，可加补骨脂、肉桂、肉豆蔻以助温补脾肾之力；阳虚水停、全身水肿明显者，合五苓散、防己黄芪汤以通阳利水；水饮凌心犯肺、心悸喘促不得卧者，加葶苈子、防己、大枣以泻肺行水逐饮；腹水胀满者，可加大腹皮、槟榔、茯苓皮、陈皮以理气行水；瘀水互结，舌暗唇紫者，加桃仁、赤白芍、水蛭以活血通络、利水消肿；蛋白尿较多者加芡实、金樱子、玉米须。

（四）转归、预后与预防

1.转归　慢性原发性肾小球肾炎初发时多以邪实为主，常因外感风、寒、湿、热之邪而诱发或加重，导致肺、脾、肾三脏功能失调，肾之气络气化功能失调，进而导致津血互换障碍，或肾络损伤，血液溢于络外，而出现水肿、蛋白尿、血尿等症，此时病络是以气络、阳络病变为主。随着病情的进展，病程的延长，病络也逐渐波及阴络、血络，影响多个脏腑的脉络，病络病性也由实逐渐转虚，出现多个脏腑的虚候以及络虚不荣之象。发病初期，以肺脾气虚为主，病情发展为脾肾气虚，直至转化为脾肾阳虚，或发展为肝肾阴虚，气阴两虚。阴阳两虚、虚实夹杂、寒热错杂往往是疾病最后阶段出现的严重证候，即本病发生发展规律是由表及里、由浅入深、由气络到血络、由阳络到阴络的过程。本病后期，肾阳衰败，浊毒内停，肾络损伤，久损不复，渐至络息而废，可进展至虚劳、关格。

2.预后　本病为慢性进行性疾病，多数最终发展成为慢性肾衰竭，从发病到进展到终末期肾衰竭可历时 10～30 年。肾衰竭后，肾脏不能排泄代谢产物，导致机体内肌酐、尿素氮等"浊毒"产物蓄积。"浊毒"进一步损害肾脏功能，且多与热毒、湿毒、水毒、瘀毒等病理因素相互影响，互结为病，从而造成恶性循环，往往导致变证峰起，甚则危及生命。

3.预防　慢性肾小球肾炎发病隐匿，中医学治未病理论应作本病预防的纲领。首先，应避免和预防感冒及各种感染，如上呼吸道感染、牙龈炎、中耳炎、鼻窦炎、尿道感染、皮肤疖肿等，出现感染后应积极治疗，避免使用肾毒性药物（包括有肾脏损害的中草药）和毒物。其次，应减少盐的摄入，饮食清淡，合理膳食，忌暴饮暴食，尤其是动植物性蛋白质不可过多摄入，以免造成肾脏负担。生活起居应注意随天气变化增减衣服，注意休息，劳逸适度，避免剧烈运动，运动过度会伤肾气，休息可养精蓄神，但过于安逸会使气血运行迟滞，病情较轻和稳定者，可进行散步、太极拳、较轻的体力活动，大量蛋白尿、血压升高者，应卧床休息。避免情绪过度激动和波动，情绪的过大变化，可增加肾上腺素的分泌，引起血管收缩，减少肾脏血供，注意克服抑郁情绪，保持心情畅达。每年应定期检查尿常规和肾功能等。

第二十五章　肾病综合征

　　肾病综合征是指由多种病因和多种病理损害引起的，以大量蛋白尿（≥3.5 g/d）、低白蛋白血症（白蛋白≤30 g/L）、水肿和高脂血症为主要临床表现的一组临床综合征，其中大量蛋白尿及其导致的低白蛋白血症是肾病综合征诊断的必备条件。肾病综合征根据病因分为原发性和继发性两大类，前者是在原发性肾小球疾病中，具备以上特点的一组综合征；后者的原因很多，常见糖尿病肾病、狼疮性肾炎、过敏性紫癜、肾淀粉样变、肿瘤、药物、新生物及感染引起的肾病综合征。本病病情易反复，长期持续性大量蛋白尿，若不及时控制治疗，往往呈进行性发展，迁延难愈，随着病情的进展，将诱发感染、血栓栓塞、急性肾衰竭、蛋白质及脂肪代谢紊乱等并发症，部分患者将发展为终末期肾衰竭。

　　肾病综合征属中医学之"水肿""肾风""水病""腰痛""尿浊"等范畴。根据本病的主要临床表现，肾病综合征符合《黄帝内经》"水病"范畴，并根据水病的表现，有"风水""肾风""水胀""石水"之分。《金匮要略·水气病脉证并治》将其命名为"水气"病，以表里上下为纲，分为风水、皮水、正水、石水、黄汗五种类型，根据五脏发病机制及证候将水肿分为心水、肝水、肺水、脾水、肾水。中医学认为，本病的基本病理变化为肺失通调、脾失转输、肾失开阖、三焦气化不利，其病位在脾、肺、肾三脏。中医药治疗本病具有减少尿蛋白、改变脂质代谢异常、改善肾脏血液循环、减轻肾脏病理损害等作用。

第一节　西医病因病理

一、发病原因

　　肾病综合征按病因分为原发性和继发性两大类。原发性肾病综合征的病因为各种不同病理类型的肾小球疾病，临床病理类型包括微小病变型肾病、系膜增生性肾小球肾炎、膜性肾病、局灶节段性肾小球硬化症及系膜毛细血管性肾小球肾炎。其发病有许多因素参与，如感染、自身免疫、药物、毒物、代谢因素、遗传、环境等，均可导致足细胞、内皮细胞、系膜细胞损伤及自身功能与结构异常，最终引起肾小球结构破坏和肾小球硬化的发生。本章仅讨论原发性肾病综合征。

二、病理机制

（一）原发性肾病综合征的发病机制

肾病综合征的发病有许多因素参与，其中免疫损伤是本病发生过程中最重要的环节，免疫功能异常是引起蛋白尿最基本的病理机制，而大量蛋白尿的流失是继发低蛋白血症、水肿及高脂血症的根本原因。

1.蛋白尿　当原尿中蛋白含量超过肾小管的重吸收能力时，蛋白从尿中丢失，形成大量蛋白尿。肾小球滤过屏障自内向外依次由肾小球内皮细胞、肾小球基底膜、肾小球上皮细胞（足突细胞）三层结构组成，这种结构可以防止血清蛋白漏出。滤过屏障具有机械屏障和电荷屏障两种作用，上述滤过屏障功能破坏就会出现肾小球源性蛋白尿。肾小球上皮细胞损伤与系膜损伤及足细胞结构破坏也会引起蛋白尿。足细胞结构和功能的改变是肾小球滤过膜通透性增高和蛋白尿产生的重要原因。单纯型肾病的病理类型以微小病变型肾病为主，主要表现为肾小球足细胞的损伤；而肾炎型肾病的病理类型多样，包括系膜增生性肾小球肾炎、膜增生性肾小球肾炎、局灶节段性肾小球硬化症等，可以伴有足细胞损伤，也可以不以足细胞的损伤为主。

2.低白蛋白血症　肾病综合征时，尿液中丢失大量血浆白蛋白，同时，蛋白分解代谢增加，导致低蛋白血症。原尿中部分蛋白在近端肾小管上皮中被降解，即刺激肝脏代偿性增加蛋白合成，若超过肝脏代偿合成能力，就会出现低蛋白血症；而消化道黏膜水肿可导致食欲减退，使蛋白摄入不足，进一步加重低蛋白血症。长期大量蛋白的丢失会导致患者营养不良和儿童生长发育迟缓。激素结合蛋白随尿液的丢失会导致体内一系列内分泌和代谢紊乱。少数患者会在临床上表现出伴发于肾病综合征的甲状腺功能低下，并且其会随着肾病综合征的缓解而得到恢复。肾病综合征时，血钙和维生素D水平也受到明显的影响。血浆中维生素D水平下降，又同时使用激素或者有肾功能损害时，就会加速骨病的产生。由于免疫球蛋白和补体成分的丢失，肾病综合征患者的抵抗力降低，易患感染。B因子和D因子的丢失导致患者对致病微生物的易感性增加。

3.水肿　白蛋白是维持血浆胶体渗透压的主要成分，因此，血浆白蛋白的下降将导致血浆胶体渗透压的降低，血浆胶体渗透压的降低和随后的有效血容量减少是水肿形成的中心环节，同时有效循环血量的下降通过容量感受器和压力感受器使机体与保留钠水有关的神经体液因子活化，产生继发性的钠水潴留，加之肾脏对水、电解质调节机制的功能紊乱，临床出现水肿，甚至水分渗出至胸、腹腔出现体腔积液。部分患者有效循环血容量不足，肾素-血管紧张素-醛固酮系统激活和抗利尿激素分泌增加，可增加肾小管对钠的重吸收，进一步加重水肿。

4.高脂血症　高脂血症发生的主要原因是肝脏脂蛋白合成的增加和外周组织利用及分解减少。肝脏合成蛋白并无选择性，在增加白蛋白合成的同时，血脂合成也增加，脂蛋白分子量大，不易从尿中丢失而蓄积体内。而且，大量蛋白尿时，脂蛋白降解酶的辅因子因分子量小也从尿中丢失，使酶活性下降，脂蛋白降解减少。这双重因素就引发了高脂血症。高胆固醇血症的发生与肝脏合成过多富含胆固醇和载脂蛋白B的LDL及LDL受体缺陷致LDL清除减少有关。高甘油三酯血症在肾病综合征中也常见，其产生的原因更多是分解减少而非合成增多。

（二）原发性肾病综合征的病理类型及其发病机制

详见第二十四章慢性原发性肾小球肾炎相关内容。

第二节　中医病因病机

一、病因

（一）风邪侵袭

由于正气不足，肺脾肾亏虚，卫外不固，常易受到六淫之邪侵袭，且以风邪侵袭为主。风邪袭表，或从口鼻而入，或从皮毛而入，首先伤及皮肤阳络，影响卫气"温分肉，充皮肤，肥腠理，司开阖"的功能，而使腠理开张，气液外泄，而见卫分见症。风邪常兼夹寒、湿、热、火等外邪袭人肌表，并按阳络—经脉—阴络的顺序传变，风寒、风热之邪内合于肺，肺失宣降，则水道不通；风湿之邪内困脾土，阻遏气机，脾不制水；风火毒邪易燥伤肺络，耗伤阴津，伤及肾络，均可影响肺脾肾三脏的气络气化与气血津液的相互转化，而致水液代谢失调，精微物质随尿下泄，而见水肿、蛋白尿等症。如《素问·水热穴论》云："勇而劳甚，则肾汗出，肾汗出逢于风，内不得入于脏腑，外不得越于皮肤，客于玄府，行于皮里，传为胕肿，本之于肾，名曰风水"，指出风水是因外感风邪通过"玄府""客于皮里"所致。皮里当指皮部之阳络，风邪初入肺卫，使肺气不宣，则不能通调水道，而使水气停滞，留于体表、四肢、关节，故可见头面浮肿、骨节疼痛等症。

（二）湿邪内侵

时令阴雨、居住环境潮湿、湿衣裹身、涉水冒雨等致水湿之邪内侵，困遏脾阳，脾胃失其升清降浊之功，土不制水，湿浊内蕴，水液泛溢于肌表，则见头面、四肢、躯体一身悉肿。正如《素问·水热穴论》提出"诸湿肿满，皆属于脾"。《医宗金鉴·水气病脉证》曰："皮水，外无表证，内有水湿也。"湿属阴邪，易袭阴位，加之久居湿地、淋雨涉水等，易使湿邪缠身；湿邪凝滞，聚而成水，水溢肌表，肿而难消。

（三）湿热内蕴

湿热可因外感、内伤两大因素而成，外感因素多为肾病综合征患者外感六淫湿热毒邪，或感受风热之邪与体内的湿热相合为病，使湿热更盛。内伤因素多为饮食不节，过食肥甘厚味，嗜食辛辣，中焦湿热内生；或脾肾亏虚，水湿内生，郁久化热，而成湿热；或素体阴虚，当水湿产生之后与湿相合，即成湿热之证；或长期大剂量使用糖皮质激素及免疫抑制剂，导致脾胃运化功能受损，水谷之气及水湿不能正常运化，停留体内，酿湿生热，阻滞三焦。湿热一旦形成合邪，已不是单纯的湿，也不是单纯的热，而是湿遏热外，热动湿中，胶着蕴蒸，使病机变得更加复杂。正如薛生白《湿热条辨》所言："热得湿则愈炽，湿得热则愈横，湿热两分，其病轻而缓，湿热两合，其病重而速。"湿热内蕴，导致络气郁滞，易变生痰浊、瘀血等病理产物，湿热扰动，肾关不固，致大量蛋白从尿中排出；热伤血络，血溢络外，可见尿血；热邪内郁，则肉腐成脓，从而出现尿中脓细胞等；或湿浊化热，炼津成痰成瘀，则脂浊内生，并发高脂血症，或肾小球补体 C3 沉积、肾脏纤维化等病理变化。

（四）疮毒内归

肌肤患痈疡疮毒、乳蛾红肿、猩红斑疹、疮疹成脓等，均可致湿热毒邪弥漫三焦，内攻肺脾，致肺失通调，脾失健运，津液气化失常，水液停蓄，发为水肿。如《济生方·水肿》所云："年少血热生疮，变为水，肿满，烦渴，小便少，此为热肿。"热毒滞于脉络，导致肾络损伤，失于封藏，精微下泄，故见蛋白尿。本病在初发时或病程中常出现感冒、咽炎、扁桃体炎、鼻炎、皮肤感染、肺或尿路感染等多种合并症，多以火热毒邪为病。风寒湿邪郁而化火或风湿热毒之邪入侵既是上述合并症产生的原因，也是诱发本病反复发作和病情加重的重要因素。

（五）七情所伤

情志过激、识神过用常可引起体内阴阳、气血以及脏腑气机功能失调，导致气机逆乱、血行不畅、络气郁滞、气阻水停。因为人体精气血津液的敷布、代谢离不开脏腑之气的气机升降与气络司开阖功能，在生理上，肾脏通过气机的升降运动可升清降浊、司膀胱之开阖，不仅将水液中的清者复升至心肺再次利用，也将人体水液中的浊者和代谢后生成的废物下输至膀胱以尿液形式排出体外。而气机升降出入运动以"太阳为开，阳明为阖，少阳为枢"（《素问·阴阳离合论》)，故在病理上，肝失疏泄，则三焦气机失于调畅，水液代谢紊乱，气阻水停。正如张景岳在《类经》中所云："上焦不治，则水泛高原，中焦不治，则水留中脘，下焦不治，则水乱二便。三焦气治，则脉络通而水道利。"因肝肾同源，病久之后，肝气郁滞，化火伤阴，致肾失封藏而精气下泄，从而蛋白尿增多。

（六）饮食失节，劳逸失度

过食肥甘，嗜食辛辣，则湿热内生，中阻脾胃，下阻肾络；或因生活饥馑，久病不愈，营养不足，脾气失养，以致脾虚健运失职，胃肠传导分清泌浊、水湿运化转输功能失常，而生湿、酿痰、积水。如孙思邈《千金要方》所言："饮食过多则结积聚，渴饮过多则成痰癖。"《景岳全书·水肿》亦云："大人小儿素无脾虚泄泻等证，而忽而遍身浮肿，或小水不利者，多以饮食失节，或湿热所致。" 过于安逸，久坐少动，或食饱而卧等体力过逸，"久卧伤气"（《素问·宣明五气》)，易使脏腑形体功能减退，气络气化功能减退，内生痰浊、瘀血、水饮，变生水气病；也易导致气络瘀滞，甚至阻断不通，气络气化与气血津液的相互转化异常，而见水肿、蛋白尿等症状。

（七）禀赋不足，久病劳倦

先天禀赋薄弱，肾气亏虚，络虚不荣，气化失调，膀胱开阖不利，水湿泛滥，而致水液停聚。或因久病不愈，劳倦太过，生育不节，房劳过度，均损耗气络真元之气，真元之气不足则气络防御卫护、温煦充养、自稳调控等功能失常，外损形体，内伤脏腑，气络气化功能失常可导致水液代谢紊乱、气血津液敷布异常，同时产生痰浊、瘀血，成为本病发生的原因和加重的病理因素。劳神太过则易损伤心脾，房劳过度则易伤肾耗精，肾气内戕，损伤心脾肾气络致津血互换、渗灌气血等功能障碍，产生气滞、血瘀、水停等病络。因此，劳倦体虚也是诱使本病复发或加重的重要因素。《诸病源候论》曰："水病者，由肾脾俱虚故也，肾虚不能宣通水气，脾虚不能制水，故水气盈溢，渗液皮肤，流遍四肢，所以通身肿也。"

二、病机

（一）病络病机

本病为肾络病变，是肾脏络脉缠绊结构与功能异常，导致的气络与血络交互作用失衡，津血互换功能失常，病变部位涉及阳络、阴络、气络、脉络、孙络、玄府等，病变脏腑以肾为中心，与脾关系密切，也可涉及肝、肺、胃等脏腑。病络病机关键：络虚不荣、络气虚滞为发病之本，内外之邪侵犯肾络，导致络气失和，肾络痹阻，或肾络损伤为标，瘀阻肾络贯穿病程始终。

1. 络虚不荣为发病之本

《素问·刺法论》曰："正气存内，邪不可干。"《素问·评热病论》云："邪之所凑，其气必虚。"运行于气络的元气、宗气、卫气及脏腑经络之气，发挥着温煦充养、防御护卫、信息传导、调节控制、监视自稳的功能，其防御外邪卫护机体的作用，与现代免疫系统的防御监视作用极为相似，因此，气络承载着元气、宗气、卫气及脏腑经络之气，循三焦而历行五脏六腑，外行皮肤腠理之阳络，内行脏腑膜原之阴络，将五脏六腑、全身经络联通成完整系统，构成维持人体内环境稳定的网络系统。

若元气禀赋薄弱，或后天调摄失宜，都可导致络虚不荣。络气亏虚，卫外防御功能低下，易招致风、寒、湿、热、毒邪侵袭，影响营卫、气血、津液之间的交互作用，导致肺、脾、肾三脏的气络气化与气血津液的相互转化异常，而见水肿、蛋白尿等症状。络气亏虚，可导致免疫自稳功能异常，是引起本病脉络病变的基础。络虚不荣可见络气虚、络血虚、络阳虚、络阴虚等病络，都可导致气血津液运行失常，变生多种内生之邪，如气滞、血瘀、痰浊、水湿等，导致肾络痹阻、肾络瘀阻，可见络郁、络结、络虚、络弛等病络之变。其中络气虚以脾肾两脏络气亏虚为主，脾为后天之本，主运化、统血，脾虚则生化不足，水湿不能运化，而出现水肿、营养不良、尿血等症；肾为先天之本，主水、司开阖、藏精，肾络气虚不能化气行水，遂使膀胱开阖不利，水液内停，引成水肿；肾络损伤，封藏失职，精气不固，蛋白精微漏泄于尿则形成蛋白尿。因此，脾肾亏虚是本病产生水肿、大量蛋白尿、低蛋白血症、高脂血症等的病络之根。若气虚及阳，或全身脏腑阳气不足、功能减退影响及络脉，可致络中阳气亏虚，络阳虚以脾肾络阳虚为多见，因络阳虚可致气络气血津液的形气转化不足，则见水肿、瘀血等症，此为阳虚水停、阳虚血瘀之病络，也是络虚血瘀、络气虚滞等病络表现。本病因长期应用激素，或因火热毒邪、久病耗损阴液易致肝肾络阴不足，可见手足心热、口干咽燥、两目干涩、盗汗等症。本病常见因虚致实、虚实夹杂之候，即为络气虚滞，也是《仁斋直指方》所载之"虚气留滞"，是指元气虚衰、气血津液等流动物质发生郁滞的病理变化。

2. 络气失和，肾络痹阻为病络之标

肾脏络脉的缠绊结构是津血互换的场所，是气络和血络交会化生的终端结构，营行脉内，卫行脉外，营于血络中运行，卫在气络中运行，营卫之间借助络脉缠绊结构，实现营卫、气血、津液之间的交互，发挥调节、交换、沟通、联络、传递、表达等功能。若外感六淫或内生五邪，包括风、火、寒、燥、湿、虚、瘀、郁、滞、毒、痰、饮、水等，都可使调节、交换、沟通、联络、传递、表达功能发生异常，进而影响肺、脾、肾等脏腑功能和形体，导致肺、脾、肾络气失和，气络功能低下、紊乱，或络脉郁滞，或络脉瘀阻，或络脉损伤，其中以肾络痹阻、肾络损伤是关键病络。故络脉虚或络脉瘀是形成肾病综合征的基本维度。虚者有阴虚、阳虚、气虚、血虚之分，瘀有血瘀、瘀血、气郁、气滞之别，多与气关联，均可痹阻肾络，或致肾络损伤。

3. 瘀阻肾络贯穿病程始终

肾络是人体精气血津液正常流转的基本结构，肾络缠绊结构为"气之细络""血之细络"，是本病病理过程和病机环节的关键载体，具有易滞、易瘀的特点，凡气滞、痰浊、寒湿、湿浊、湿热、火热毒邪，或络虚不荣，都可导致血液流行不畅，而形成血瘀病络，故肾络痹阻常贯穿本病全病程，成为本病多种病络病证产生的根源。无论外感六淫之邪，还是五脏六腑功能失调，内生五邪，或因久病气血阴阳不足，均是产生瘀血病络的常见病因。

（1）外邪致瘀：外感风寒湿热疮毒等外邪，肺先受邪，继则波及脾肾，发为风水、皮水。如明代马莳《素问注证发微》所言："肺为邪结，则不能生肾水，而肾水虚弱，泛滥四肢。脾为邪结，则不能胜水气，而水气泛滥，周身浮肿故水证从是而作焉。"

（2）气滞致瘀：气滞气结，血滞涩脉道瘀塞可为瘀，如《张氏医通》所言："盖气与血，两相维附，气不得血，则散而无统，血不得气，则凝而不流。"《奇效良方》所谓："气塞不通，血壅不流，如大怒则可使气乱而逆，血失常度，也可致瘀血。"

（3）湿郁致瘀：湿邪久蕴，阻滞脉道，影响气机，气络气化不及，闭滞脉络，积而成瘀，如《黄帝内经》所云："孙络水溢，则经有留血"。

（4）湿热毒致瘀：湿热内蕴，血受湿热煎熬，久必凝滞为瘀；或本病郁久化热，热毒内结，损伤阴络，血溢于外而成瘀血。

（5）因虚致瘀：脾气亏虚，气虚不运，阳虚失于温化，阴虚则火旺，络中血稠而流动缓慢，均可致血行不畅而血滞为瘀。清代周学海《读医随笔·承制生化论》曰："气虚不足以推血，则血必有瘀。"清代王清任《医林改错》更明确指出"元气既虚，必不能达于血管"，血管无力，血液在血管中运行势必迟缓乃至滞阻。

（6）久病入络成瘀：本病病程长，往往缠绵难愈，而久病则入络，"久病致瘀，久病必瘀"，营卫气血运行迟涩，而致气血瘀阻。正如《素问·痹论》所云："病久入深，营卫之行涩，经络时疏，故不痛。"叶天士明确指出："久病气血推行不利，血络中必有瘀凝。"现代医学认为肾病综合征患者常存在血中的凝血因子异常，第Ⅷ因子相关抗原及纤维蛋白原明显增高，而体现血液抗凝及纤溶功能的抗凝血酶Ⅲ及纤维蛋白的溶酶原却显著降低，血小板黏附聚集及释放反应也呈强亢进，存在严重的高凝状态，这与中医"久病入络"、瘀血内停的认识相一致。

（二）病络病位与病性

肾病综合征的病络病位在肾络，病变脏腑主要在肺、脾、肾三脏，以肾为病变中心，可涉及心、肝、胃等脏腑。（详见第二十四章）

（三）络病病机特点

1. 水肿为本病重要的病络模式

《素问·经脉别论》云："饮入于胃，游溢精气，上输于脾，脾气散精，上归于肺，通调水道，下输膀胱，水精四布，五经并行。"《景岳全书·肿胀》指出"凡水肿等证，乃肺脾肾三脏相干之病，盖水为至阴，故其本在肾；水化于气，故其标在肺；水惟畏土，故其制在脾。今肺虚则气不化精而化水，脾虚则土不制水而反克，肾虚则水无所主而妄行"。由此可见，五脏六腑都参与了人体水液代谢，其中以肺、脾、肾三脏的气络气化最为重要，肺、脾、肾之气络气化功能失调在水肿中起着重要作用。气络承载元气、宗气、卫气及脏腑经络之气，气在经中为经气，经气入络为络气，络气入脏腑则为脏腑之气，并成为脏腑功能结构的有机组成部分。脏腑络气升降出入的气化作用，把经脉运行的气血津液输布、弥散、渗灌到五脏六腑、四肢百骸，再将代谢后的废物、废水排出体外，以维持正常的生命活动和保持人体内环境稳定。因此，气是津液化生的动力，故有"津液不能自生，气旺津液乃生"之论。气络气化异常则导致脏腑经络之气的气化功能障碍，即可引起脏腑络气升降出入异常及伴随而发生的气血津液精的形气转化失常，津液的代谢失调，易形成湿、痰、饮、水等病理产物，发为水肿等证，精气血的代谢失调，引起精微物质的流失，出现蛋白尿。

肺之络气的宣发作用有助于气络卫气外行六经皮部之阳络，发挥"温分肉，充皮肤，肥腠理，司开阖"的生理作用，有助于"孙络—玄府—气液"之于津血的交换；肺之络气的肃降作用有助于"肾络—膀胱—尿液"之于津血的交换。肺之络气的宣发肃降功能在维持全身水液代谢过程中发挥着重要作用。如因六淫外邪侵袭等原因，导致肺之络气宣发肃降功能失常，引起水液代谢障碍，使水气停滞，留于体表、四肢、关节，故见头面浮肿、骨节疼痛、恶风、脉浮等风水之证，为病在卫表、浮络、孙络、阳络，属于风水范畴。

脾之络气是维持脾主运化功能的主要动力和重要机制，《素问·奇病论》曰："夫五味入口，藏于胃，脾为之行其精气，津液在脾。"若外感风湿之邪与水邪相互搏结，搏结在肌肉、关节之间，则病络由肺及脾，为肺脾络气病变，临床表现为皮水证候，症见下肢先肿，下肢水肿后至全身水肿，脉浮而不恶风。水邪入里，体内阳气被水邪阻滞，中阳式微，脾络阳虚，清阳不升，运化失司，可发为里水，"里水者，一身面目黄肿，其脉沉，小便不利，故令病水。"

肾之气络是推动和调节肾功能活动的主要动力和调控机制，肾主水功能依赖肾之络气的气化作用，即肾之络气血津液相互转化的气化过程，正如《素问·灵兰秘典论》所云："膀胱者，州都之官，津液藏焉，气化则能出矣。"《素问·逆调论》曰："肾者水脏，主津液。"由此可见，人体内的水液代谢虽是在肺、脾、肾、胃、小肠、大肠、三焦、膀胱等多个脏腑参与下共同完成，但肾在其中起关键作用，肾的泌尿功能是在肾之气络与脉络的共同协调作用下而完成，肾之血络构成了肾小球与肾小管组成的络脉缠绊结构（"孙络—玄府"），是在肾之气络的神经内分泌调控作用下的"孙络—玄府"有序开阖，形成了尿液的滤过和原尿成分的再吸收。在本病水肿过程中，肾脏脉络病变是以络气虚、络阳虚、络气郁滞、络脉瘀阻为主要病络，肾络气虚可见腰膝酸软，神疲乏力，耳鸣失聪，小便频数而清，或尿后余沥不尽，遗尿，夜尿频多，或咳喘，呼多吸少，气不得续，动则喘息益甚，自汗神疲，声音低怯，舌淡苔白，脉沉弱等症；肾络阳虚可见腰膝酸软冷痛，形寒肢冷，神疲乏力，面色白或黧黑，大便稀溏，五更泄泻，或小便频数，或肢体浮肿，腰以下为甚，或心悸喘咳，小便短少，舌淡苔白或白滑，脉沉无力；肾络阴虚可见腰膝酸软而痛，眩晕耳鸣，形体消瘦，咽干舌燥，五心烦热，潮热盗汗，肢体浮肿，舌红少津，少苔或无苔，脉细数；络气郁滞可见小便量少，点滴而出，甚则闭塞不通，或小便频数、淋沥涩痛，小腹拘急引痛，或面浮身肿，腰以下为甚，按之凹陷不起等症。肾络气虚与肾络阳虚之水肿，当属于《金匮要略》水气病中的正水，以"脉沉迟""外证自喘"为主症；肾络阴虚与络气郁滞之水肿，则属于石水之证候，《金匮要略》言："石水，其脉自沉，外证腹满不喘。"《素问·大奇论》曰："肝肾并沉为石水。"故石水可为肝肾同病，或肝肾阴虚，脉络失荣，或伴肝郁气滞血瘀之证，为脉络郁滞之病络。

2. 蛋白尿是本病重要的病络标志

《素问·经脉别论》关于饮食水谷代谢的记载，明确指出人体与自然外界的物质能量交换、机体内部精气血津液的相互转化的生命运动，是由肺脾肾（膀胱）的气络气化功能完成的。饮食水谷是精气血津液的共同来源，运行于脉中的血液通过络脉末端之孙络渗于脉外则成为具有滋润作用的津液，饮食精微在体内的代谢和利用，离不开肺脾肾等脏腑的气络气化作用，通过气络气化运动使饮食水谷精微通过脾的运化上输达肺，再通过肺气宣肃敷布作用而发挥水精四布、五经并行的营养作用，代谢废物与水液则下输膀胱排出体外。

无论外感六淫或内生五邪，或者络虚不荣，都可导致气络气化异常，则影响精气血津液的正常转化代谢，形成外邪袭络、水湿阻络、痰浊蔽络、痰瘀阻络、热毒滞络等病络，进一步导致络气郁滞、络脉瘀阻、络脉瘀塞、络脉损伤等病理变化，这些病络的产生是引起蛋白尿的根源，病络涉及肺脾肝肾等脏腑，但以肾络痹阻或肾络损伤为病变中心。

　　3. 瘀水互结是本病突出的病络特征

　　《灵枢·邪客》说："营气者，泌其津液，注之于脉，化以为血"，说明津血同源，津液入于经脉，其血乃成。《素问·痹论》曰："病久入深，营卫之行涩，经络时疏，故不痛。"《中藏经》云："三焦壅塞，荣卫闭格，血气不从，虚实交变，水随气流，故为水病。"《素问·调经论》曰："孙络水溢，则经有留血……"，阐明了水病及血的机制。《金匮要略·水气病脉证并治》中提出"寸口脉沉而迟……经为血，血不利则为水，名曰血分"，在该篇中有"水分""气分""血分"之称。叶天士则明确指出："久病气血推行不利，血络中必有瘀凝。"《血证论》云："血与水本不相离。""病血者未尝不病水，病水者亦未尝不病血。"以上文献阐明水和血在生理病理上都密切相关，水血相因，水病可导致血病，血病也可导致水病。

　　水肿是由于脏腑脉络气化功能失常和血瘀脉络，津渗脉外聚而成水。络脉末端是津血互换的场所，血液渗于脉外则为津液，津液进入脉络则为血液的组成部分，当气化功能失常时，津血互换功能障碍，过多的血液渗出于脉外则为水肿，故清代唐容川《血证论》"瘀血化水，亦发水肿"即是瘀血阻滞络脉，导致络脉中的津液不能正常输布，脉外之津液不能还流络中所致。目前已公认肾病综合征存在高凝状态，机体的高凝状态会通过一系列复杂的生物学效应，进一步加重肾小球滤过膜结构异常和电荷改变，损伤肾功能，且其程度与肾小球病变的严重程度和活动性成正比。其常见而严重的并发症之一是各种深静脉血栓，如肺梗死、肾静脉及下肢静脉血栓形成等。轻者增加治疗难度，重者危及生命。这些病理机制与中医学的瘀水互结病机如出一辙。肾病综合征高凝状态，即是全身络脉瘀阻，外则瘀阻肢体肌肉脉管，而致下肢静脉血栓形成，不通则痛而见下肢疼痛，单侧肢体局部水肿；内则瘀阻肾络后出现腰痛等症，且使蛋白尿增多，或有尿血，其病络机制为瘀阻脉络，津血循行受阻，津渗脉外聚而为水所致。瘀血内滞，瘀血与水湿互为因果，水湿内停致气机不利而形成血瘀，瘀血内结可致水道不利发为水饮，即"血不利则为水"。气络气化运动是维持正常津液生成、输布、利用与排泄的主要机制，气虚、气滞、气结等气络气机紊乱可导致气络气化失常，气络气化异常则导致津液的代谢失调，易形成湿、痰、饮、水等病理产物，进而影响血液在脉络中的运行时速和状态，使血液运行不畅或停滞而成瘀血。水湿、痰浊、水饮、瘀血是气络气化异常的病理产物，又是导致肾络痹阻与损伤的继发性致病因素，故瘀水互结是导致本病多种病络证候的根源。因久患肾病迁延不愈，易致久病入络或水病及血，水邪易壅阻经络而导致络脉血液运行不利，最终会导致瘀阻水停而形成水湿、瘀血、毒热互结之机。

　　（四）病络病机转归

　　本病初期，可因邪气侵袭表浅之阳络而发病，或无外感因素而突发水肿，常表现为病络轻症，病在阳络、气络，以实证为主。此时若积极治疗，部分患者可渐趋缓解，乃至治愈；另一部分患者若不能缓解，会随着大量蛋白尿的流失，逐渐出现脾肾亏虚，络虚不荣，因虚致实，产生湿、痰、水、饮、瘀等病理产物，进一步损伤肾络，影响气络气化功能，病情随之加重，病机趋于复杂，病变由阳络波及阴络，由气络波及血络（脉络），此时之病络则表示病邪胶痼难除，病情迁延难愈，或发展为难治性肾病综合征。正如《临证指南医案·卷三·肿胀》所言："已属络病，难除病根。"病至后期，因肾阳久衰，可导致肾阴亏虚；肾阴久亏，水不涵木，可出现肝肾阴虚；脾虚日久，土不生金，可致肺气亏虚，肺气亏虚与肾气亏虚并见，则为肺肾气虚。

病邪深入，病程延长或者毒戾温热之邪侵袭络脉，病情危重。少数患者可出现脾肾衰败，络衰而废，进展至慢性肾衰竭。

第三节 西医诊断与治疗

一、临床表现

（一）原发性肾病综合征的临床表现

1.蛋白尿 24 小时尿蛋白定量 ≥ 3.5 g，尿蛋白主要成分为白蛋白，亦包括其他血浆成分，与尿蛋白的选择性有关。肾病综合征蛋白尿排出量的多少受到肾小球滤过率、血浆白蛋白浓度和蛋白摄入量等因素的影响，如肾小球滤过率降低时，蛋白尿排出会减少；严重低蛋白血症时，尽管肾小球滤过膜损坏程度没有变化，但尿蛋白排出量会减少；高蛋白饮食会使尿蛋白排出量增加。

2.低蛋白血症 血浆白蛋白 ≤ 30 g/L，主要原因是自尿中丢失白蛋白，但两者并不完全平行一致，因为血浆白蛋白是白蛋白合成与分解代谢平衡的结果。

3.水肿 患者水肿常渐起，最初多见于踝部，呈凹陷型。晨起时眼睑面部可见水肿。随着病情的发展，水肿发展至全身，可出现胸腔积液、腹水、心包积液、颈部以下水肿及纵隔积液，以致呼吸困难。

4.高脂血症 血浆胆固醇、甘油三酯明显增加。LDL 及 VLDL 增加，HDL 正常或稍下降。长期的高脂血症，尤其是 LDL 上升及 HDL 下降，发生动脉硬化的危险性增大，血液中凝集及凝集的各种前因子增强，而抗凝聚/凝集及纤溶作用的机制受损，增加血液黏稠度、促血小板聚集，脂蛋白（a）还能竞争抑制纤溶酶原激活剂，均易促进血栓形成。LDL、氧化 LDL 及脂蛋白对肾小球系膜细胞有刺激或毒性作用，能促进肾小球硬化，加速肾功能恶化。

（二）并发症

肾病综合征不仅迁延难愈，同时还易诱发患者出现一系列严重的并发症，常见的并发症如下。

1.感染 感染发生的常见部位有呼吸道、泌尿道、皮肤和腹膜等。与尿中免疫球蛋白的大量丢失、免疫功能紊乱、营养不良、激素和细胞毒药物的使用有关。感染存在常使肾病综合征难以缓解或者诱发肾病综合征复发。

2.血栓和栓塞 多种因素如尿中丢失大量抗凝物质、高脂血症、血液浓缩等可使血液黏滞度升高。利尿剂、激素的使用以及血小板功能亢进可进一步加重高凝状态。患者可发生静脉或动脉的血栓形成或栓塞，其中以肾静脉血栓形成最常见，可见下肢静脉血栓，甚至可出现肺栓塞。

3.急性肾损伤 有效循环血容量不足可致肾血流量下降，引起肾前性氮质血症，尤其是重度水肿的肾病综合征患者应用强力利尿治疗时更易发生。此外，肾间质高度水肿压迫肾小管、肾小管管腔内蛋白管型堵塞、肾静脉血栓形成、药物等因素亦可致急性肾衰竭。急性肾损伤常无明显诱因，临床主要表现为少尿或无尿，扩容及利尿治疗无效。肾活检病理检查肾小球常无明显病变，肾间质水肿明显，肾小管正常或有少数细胞变性、坏死，肾小管管腔内大量蛋白管型。

4.蛋白质和脂肪代谢紊乱 长期低蛋白血症可造成患者营养不良、机体抵抗力下降、生长发育迟缓、内分泌紊乱等。低蛋白血症还可导致药物与蛋白结合减少，游离药物增多，影响药物的疗效；同时，还可能增加部分药物的毒性作用。高脂血症是肾病综合征患者肾功能损害进展的危险因素之一，高脂血症可加重肾小球的硬化。肾病综合征患者并发冠状动脉粥样硬化、心肌梗死的风险增高。肾病综合征患者合并高甘油三酯血症是发生冠心病的独立危险因素。

（三）原发性肾病综合征的临床特点

1. 微小病变型肾病 又称微小病变性肾小球病，是一组临床上以单纯性肾病综合征为表现的疾病，好发于儿童，占儿童原发性肾病综合征的80%左右，占成人原发性肾病综合征的5%~10%，其中83.3%的成人微小病变型肾病表现为肾病综合征，13.6%表现为慢性原发性肾小球肾炎综合征，儿童及青年人常常因水肿而就诊，而老年患者（年龄 > 60岁）更容易合并高血压及肾损害。微小病变型肾病光镜下肾小球基本正常，偶见上皮细胞肿胀、空泡变性及很轻的系膜细胞增生，基质增宽，近端肾小管上皮细胞含有双折光的脂滴。免疫荧光多为阴性。电镜下足细胞足突广泛消失，有广泛的肾小球脏层上皮细胞足突融合，基底膜正常。90%患者经糖皮质激素治疗肾病综合征缓解，但易复发。本病大多数对激素治疗敏感，一般治疗10~14天开始利尿，蛋白尿在数周内转阴，血浆白蛋白逐渐恢复正常，但易复发。长期反复发作或大量蛋白尿未能控制，则需注意病理类型的改变，如系膜增生性肾小球肾炎或局灶性节段性肾小球硬化症。此外，5%左右的儿童患者会表现为激素抵抗，应积极寻找抵抗的原因并调整治疗方案。

2. 系膜增生性肾小球肾炎 一种以弥漫性肾小球系膜细胞增生为主要特征的病理类型，是我国原发性肾病综合征中常见的病理类型。在我国有30%~40%起病前有上呼吸道感染，临床表现为无症状的蛋白尿和（或）血尿，多数呈现镜下血尿，还有部分患者肉眼血尿反复发作。系膜增生性肾小球肾炎发病隐匿，可发生于任何年龄，多见于年龄较大儿童和青年人，发病高峰年龄为16~30岁。男性发病率高于女性。临床主要表现为蛋白尿或（和）血尿，约30%表现为肾病综合征。系膜增生性肾小球肾炎病理特征是光镜下可见肾小球系膜细胞和细胞外基质弥漫增生，可分为轻、中、重度。由于免疫病理的不同，系膜增生性肾小球肾炎可分为以IgA沉积为主的IgA肾病和以IgM、IgG、C3等非IgA沉积物为主的非IgA肾病。多数患者对激素和细胞毒药物有良好的反应，50%以上的患者经激素治疗后可获完全缓解。其治疗效果与病理改变的轻重程度有关，病理改变轻者疗效较好，病理改变重者则疗效较差。

3. 膜性肾病 成人肾病综合征常见病理类型，以肾小球毛细血管袢弥漫性增厚及上皮下免疫复合物弥漫性沉积为主要病理特征，约80%患者临床表现为肾病综合征，其余表现为无症状性蛋白尿。膜性肾病按病因可分为特发性膜性肾病（IMN）和继发性膜性肾病（SMN）。SMN多继发于系统性红斑狼疮、乙型肝炎、恶性肿瘤、药物或毒物暴露等。IMN占MN总发病率的75%~80%。ＩＭＮ病因不明，发病机制复杂，患者预后有较大差异，好发于中老年人，发病高峰年龄为40~50岁，男女比例约为2:1，成人与儿童比例约为26:1。膜性肾病起病较隐匿，可无前驱感染史。70%~80%的患者表现为肾病综合征。在疾病初期可无高血压，大多数患者肾功能正常或轻度受损。动静脉血栓的发生率较高，其中尤以肾静脉血栓最常见（10%~40%）。肾脏10年存活率约为75%。约有25%患者会在5年内自发缓解，约30%患者蛋白尿及肾功能等可保持稳定，30%~50%患者逐渐进展为终末期肾病。IMN光镜下的特征性表现为肾小球毛细血管基底膜弥漫性增厚。早期仅于肾小球基底膜可见细小的红色沉着物规律排列于上皮下（Masson染色），进而有钉突形成（嗜银染色），基底膜逐渐增厚，可伴有小管间质炎性细胞浸润及纤维化；免疫病理显示IgG和补体C3围绕毛细血管壁或基底膜弥漫颗粒样沉积，也可伴IgA和IgM的沉积。电镜下可见基底膜上皮下或基底膜内散在或规则分布的电子致密物沉积，上皮细胞广泛足突融合。激素和细胞毒药物治疗可使部分患者缓解，但长期和大剂量使用激素和细胞毒药物有较多的毒副作用，因此必须权衡利弊，慎重选择。此外，适当使用调脂药和抗凝治疗。IMN影响预后的因素有：持续大量蛋白尿、男性、年龄 50 岁以上、难于控制的高血压、肾小管萎缩和间质纤维化；合并新月体形成和（或）节段性肾小球硬化时，预后更差。

4. 局灶性节段性肾小球硬化症（FSGS）　以青少年多见，男性多于女性，占原发性肾病综合征的 20.9% ~ 25%。起病较为隐匿，临床主要表现为大量蛋白尿或肾病综合征，表现为肾病综合征的患者比非肾病综合征更快进展到终末期肾脏疾病。儿童和青年多发，男性多见，且发病率逐年攀升。多数患者伴有血尿，部分患者出现肉眼血尿；病情较轻者也可表现为无症状蛋白尿和（或）血尿。多数患者确诊时常伴有高血压和肾功能损害，且随着病情的进展而加重。FSGS 经典病理形态表现为光镜下肾小球局灶、阶段性硬化，相应的肾小管萎缩、肾间质纤维化。免疫荧光下，系膜区和毛细血管袢硬化部位可见节段性 IgM 和（或）补体 C3 呈颗粒状或者团块状分布。电镜下足细胞足突广泛消失，与肾小球基底膜分离，可见肾小球基底膜呈层状改变，在不正常的肾小球及硬化部位，有电子致密物沉积。本病对激素和细胞毒药物治疗的反应性较差，疗程要较其他病理类型的肾病综合征适当延长，但激素治疗无效者达 60% 以上。本病的预后与激素治疗的效果及蛋白尿的程度密切相关。激素治疗反应性好者，预后较好。

5. 系膜毛细血管性肾小球肾炎　又称为膜增生性肾小球肾炎，是以系膜细胞增生、毛细血管壁增厚及基底膜双轨为特点的病理类型。I 型膜增生性肾小球肾炎可发生于任何年龄，好发于年长儿童、青少年及青年，发病高峰年龄为 30 岁、2 岁以下及 50 岁以上者少见，也有 2 岁及 2 岁以下幼儿和 70 岁以上老年人发病。男女发病率无明显差异，白色人种发病率常高于其他种族人群。半数患者有上呼吸道的前驱感染史。50% 的患者表现为肾病综合征，30% 的患者表现为无症状性蛋白尿，常伴有反复发作的镜下血尿或肉眼血尿。20% ~ 30% 的患者表现为急性肾小球肾炎综合征。高血压、贫血及肾功能损害常见，常呈持续进行性进展，75% 的患者有持续性低补体血症，是本病的重要特征之一。膜增生性肾小球肾炎光镜下表现为肾小球细胞数增多，以系膜区为主，系膜细胞和系膜基质弥漫重度增生，可插入到肾小球基底膜和内皮细胞之间，使毛细血管呈现"双轨征"；免疫病理检查常见 IgG 和 C3 呈颗粒状在系膜区和内皮下沉积；电镜下系膜和内皮下可见电子致密物沉积。本病目前尚无有效的治疗方法，激素和细胞毒药物仅在部分儿童病例有效，在成年人效果不理想。本病预后较差，病情呈持续进行性发展，约 50% 的患者在 10 年内发展至终末期肾衰竭。肾移植术后常复发。

二、实验室检查

1. 尿液检查　尿常规+沉渣中尿蛋白定性多，可见其他有形成分的异常；24 小时尿蛋白定量大于 3.5 g；尿总蛋白/肌酐比值、尿微量白蛋白/肌酐比值均增高。

2. 血液生化检查　①血清白蛋白 < 30 g/L；②血清胆固醇、甘油三酯及低密度脂蛋白升高；③血清免疫球蛋白以 IgG 下降为主；④血清补体 C3 含量测定对膜增殖性病变的鉴别有意义，约 68% 病例在病初即见持续下降，在病程中又有 16% 也逐渐下降，其他类型肾病则不下降；④肾功能：多数正常，少数患者可出现不同程度的肾功能损害。

3. 影像学检查　肾脏 B 超、双肾 ECT 等检查有助于本病的诊断。

4. 肾活检　是确定病理类型的唯一手段，可为治疗方案的选择和预后估计提供可靠的依据。

三、诊断与鉴别诊断

（一）诊断要点

1. 诊断要点

①大量蛋白尿（> 3.5 g/24 h）；②低蛋白血症；③明显水肿；④高脂血症。其中①②两项为必备。如发生可疑，可以取任意尿测定尿蛋白/尿肌酐比率，大于3.5即为肾病综合征范围的蛋白尿。

（二）病理诊断

原发性肾病综合征的病理类型与特点详见临床表现。

（三）鉴别诊断

原发性肾病综合征的诊断需除外继发性和遗传性疾病，最好行肾活检明确病理类型，同时判定有无并发症。需排除以下常见引起继发性肾病综合征的病因。

1. 狼疮性肾炎　某些系统性红斑狼疮主要表现是肾病综合征，应予以鉴别。狼疮性肾炎以育龄女性多见，常有发热、皮疹、关节痛等多系统受损表现，易伴有心脏改变及胸膜炎反应；血清抗核抗体、抗 dsDNA 抗体、抗核体阳性，血清补体尤其是 C3 水平降低，肾活检免疫病理呈"满堂亮"。

2. 紫癜性肾炎　紫癜性肾炎往往具有肾病综合征的表现形式，临床表现除有皮肤紫癜、关节肿痛、腹痛、黑便外，多在皮肤紫癜出现后 1～4 周出现血尿和（或）蛋白尿。肾活检常见病理改变为弥漫系膜增生，免疫病理以 IgA 及 C3 为主要沉积物。

3. 糖尿病肾病　多发于 10 年以上的糖尿病患者，尿蛋白从早期的尿微量白蛋白排泄率增加，以后逐渐发展成大量蛋白尿，可逐渐进展为肾病综合征。眼底检查有微血管病变。肾活检提示肾小球基底膜增厚和系膜基质增生，典型损害为 K-W 结节形成，可资鉴别。

4. 肾淀粉样变性　好发于中老年，为一种全身性疾病，除肾受累外，尚有其他脏器（心、肝、脾等）受累的临床表现。早期可仅有蛋白尿，一般经 3～5 年出现肾病综合征，肾受累时体积增大，肾活检组织刚果红染色淀粉样物质呈砖红色，偏光显微镜下呈绿色双折射光特征。

5. 骨髓瘤肾病　好发于中老年，男性多见。部分骨髓瘤性肾病患者可出现肾病综合征。多发性骨髓瘤的特征性临床表现和确诊有利于鉴别诊断。

四、治疗

（一）一般治疗

1. 休息与活动　肾病综合征患者应适当注意休息，避免到公共场所，预防感染。病情稳定者宜适当活动，以防止静脉血栓形成。

2. 饮食治疗　因患者常伴胃肠道黏膜水肿及腹水，影响消化吸收。应进易消化、清淡、半流质食物。①钠盐摄入：水肿明显者应适当限制水钠摄入（Nacl < 3 g/d）。②蛋白质摄入：低蛋白饮食能减轻肾小球高滤过及由此引起的肾小球硬化，减轻肾组织钙磷沉积和肾小管代谢负荷，同时，可减轻高脂血症和对肾单位的损害。肾功能良好者以正常量［0.8～1.0 g/（kg·d）］的优质蛋白饮食为宜。③保证足够的能量摄入。④脂肪摄入：高脂血症应少进食含饱和脂肪酸（如动物油脂）的饮食，而多进食富含不饱和脂肪酸（如植物油、鱼油）及富含可溶性纤维的饮食。⑤饮食中应注意补充维生素。

3. 对症治疗

（1）水肿：一般患者在使用激素并限制水钠摄入后可达到利尿消肿的目的。对于水肿明显、经上述处理仍不能消肿者可适当选用利尿剂。常用利尿剂：①渗透性利尿剂：如低分子右旋糖酐、羟乙基淀粉等。②噻嗪类利尿剂：常用氢氯噻嗪，50～100 mg/d，分2～3次服用。③袢利尿剂：呋塞米，20～100 mg/d，口服或静脉注射，严重者可用100～400 mg静脉点滴。④潴钾利尿剂：螺内酯，20～120 mg/d，分2～3次服用。⑤白蛋白或血浆：多用于低血容量或利尿剂抵抗、严重营养不良的患者。

（2）控制血压：首选ACEI和ARB类药物，目前已公认该类药物可降血压、降低尿蛋白，有不依赖于降压作用的保护肾功能作用。若蛋白尿<1 g/d，血压控制靶目标值应<130/80 mmHg，若蛋白尿>1 g/d，血压控制靶目标值应<125/75 mmHg。

（3）控制血脂：高脂血症可加速肾小球疾病的发展，增加心、脑血管疾病的发生率，因此，肾病综合征患者合并高脂血症应使用调脂药治疗，尤其是有高血压及冠心病家族史、高LDL及低HDL血症的患者更需积极治疗。可选用他汀类药物调脂，降低冠心病、脑血管病的危险性，延缓肾功能的恶化。常用药物包括：①3-羟基-3-甲基戊二酰单酰辅酶A还原酶抑制剂：常用洛伐他汀20～60 mg/d，或辛伐他汀20～40 mg/d。疗程为6～12周。②纤维酸类药物：如非诺贝特，100 mg/次，每日3次；吉非贝齐，300～600 mg/次，每日2次。③普罗布考，0.5 g/次，每日2次，本品除有降脂作用外还具有抗氧化作用，可防止低密度脂蛋白的氧化修饰，抑制粥样斑块的形成，长期使用可预防肾小球硬化。KDIGO指南建议，低密度脂蛋白控制目标值<100 mg/dL（<2.6 mmol/L），甘油三酯<2.26 mmol/L。若使用他汀类药物最大剂量不能达到上述标准，至少要降低原基础的30%～40%。高密度脂蛋白目标值没有统一标准，男性>40 mg/dL（1.0 mmol/L），女性>50 mg/dL（1.3 mmol/L）较理想。

（4）抗凝治疗：IMN静脉血栓、栓塞比其他原因所致的肾病风险要高。血栓并发症常发生于静脉，也可发生于动脉。常见的静脉血栓为肾静脉血栓、下腔静脉血栓及肢体静脉血栓。静脉血栓可脱落而导致肺栓塞。KDIGO指南建议，IMN和肾病综合征患者，血浆白蛋白<25 g/L时，可考虑使用口服华法林行预防性抗凝治疗。也可口服抗血小板药如双嘧达莫、阿司匹林。已发生血栓形成、血管栓塞者应尽快溶栓（6小时内效果最佳，3天内仍可能有效），可给予尿激酶或链激酶静脉滴注，同时辅以抗凝治疗半年以上。治疗期间应密切观察患者的出血、凝血情况，避免药物过量而致出血。

（5）感染：肾病综合征患者由于免疫功能紊乱及营养不良很容易发生感染，严重的皮下水肿及腹水也使致病菌易侵入，并繁殖扩散。应用大剂量免疫抑制剂除可引起一般细菌感染及病毒感染外，还可导致严重的真菌感染或结核血行播散。因此，一旦发生感染就应及时选用敏感、强效和无肾毒性的抗微生物药物进行治疗，并加强支持疗法。对于经常发生感染者尚可配合应用免疫增强剂（如高免疫血清球蛋白、胸腺素等）。

（二）药物治疗

糖皮质激素和细胞毒药物仍然是治疗肾病综合征的主要药物，原则上应根据肾活检病理结果选择治疗药物及疗程。

1. 糖皮质激素　2012年KDIGO指南推荐糖皮质激素作为初发微小病变型肾病肾病综合征患者的初始治疗。建议泼尼松或泼尼松龙1 mg/kg每日顿服（最大剂量80 mg），或者2 mg/kg隔日顿服（最大剂量120 mg）。部分成人微小病变型肾病患者对泼尼松治疗反应缓慢，10%～25%的患者可在泼尼松治疗3～4个月后出现效果。指南建议起始的大剂量糖皮质激素至少维持4周（达到完全缓解的患者），但不超过16周（未达到完全缓解的患者）。达到缓解后，建议糖皮质激素在6个内缓慢减量。对于使用糖皮质激素有相对禁忌证或不能耐受大剂量糖皮质激素的患者（如伴有血糖未控制的糖尿病、精神疾病、严重的骨质疏松等），建议口服环磷酰胺或钙调磷酸酶抑制剂，与频繁复发微小病变型肾病的治疗方案相同。超过一半的成人微小病变型肾病患者可出现复发，约 1/3 的患者可能反复复发或者激素依赖。对非反复复发的患者，复发后重新使用糖皮质激素仍可取得缓解。对非频繁复发的患者，复发时建议采用初发微小病变型肾病相同的治疗方案，重新使用大剂量糖皮质激素直到获得缓解。糖皮质激素的使用原则：起始剂量要足，疗程要足够长，减药要慢，维持用药要久。目前常用的激素是泼尼松，肝功能损害或泼尼松治疗效果欠佳者可选用口服泼尼松龙或甲泼尼龙静脉滴注。

2. 烷化剂　临床常用 CTX。主要用于难治性肾病综合征（"激素依赖型"或"激素抵抗型"）。CTX 每日剂量为 1.0 g，分次口服或隔日静脉注射，累积剂量为 6 ~ 8 g。口服 CTX、CsA 均被证实能帮助部分成人频繁复发和（或）激素依赖型肾病综合征患者取得缓解。CTX 能有效帮助激素依赖型患者摆脱激素。CTX 主要副作用为骨髓抑制、肝功能损害、性腺抑制、出血性膀胱炎、胃肠道反应及脱发等，使用过程中应定期监测血常规和肝功能。CTX 通常与糖皮质激素泼尼松合用。氮芥、苯丁酸氮芥、硫唑嘌呤、塞替哌及长春新碱等现临床已较少应用。

3. 他克莫司（FK506）　是一种新型的免疫抑制剂，通过抑制 T 细胞的活化、白细胞介素-2 产生，抑制 T 辅助细胞，与细胞性蛋白质（FKBP12）相结合，阻断钙调磷酸酶的磷酸化，在细胞内蓄积产生效用，发挥抑制胞质内活化 T 细胞因子的核内异位、减少 B 细胞生成的抗体等生理作用，可有效改善难治性肾病综合征患者免疫介导情况。KDIGO 指南建议，对使用 CTX 后仍复发和希望保留生育能力的患者，建议使用 CsA 3 ~ 5 mg/（kg·d）或 FK506 0.05 ~ 0.1 mg/（kg·d），分次口服。通过前瞻性观察他克莫司和激素联合治疗难治性 IMN 的疗效、安全性发现，采用他克莫司联合使用激素治疗，缓解率达 62.25%，复发率、不良反应发生率均较低。FK506 联合激素治疗 IMN 的总缓解率优于 CTX 联合激素，起效更快、安全性好。

4. 环孢素（CsA）　CsA 可通过抑制钙调磷酸酶从而抑制 T 细胞从 G_0 进入 G_1 期及进一步分化，阻断 FSGS 的病变进程，可用于激素和细胞毒药物治疗无效的难治性肾病综合征。起始剂量为每日 3 ~ 5 mg/（kg·d），然后调整剂量达血中 CsA 谷值在 100 ~ 200 g/mL，治疗 6 个月时判定疗效。CsA 的不良反应主要为齿龈增生、多毛、肝功能损害，最严重且限制其应用的是肾毒性，但 CsA 引起的肾功能减退可能多出现在使用高剂量 CsA [> 5.5 mg/（kg·d）]，或治疗前就存在肾小球滤过率下降 [< 60 mL/（min·1.73 m²）] 和存在肾小管间质纤维化的患者。作为钙调磷酸酶抑制剂的 CsA 与 FK506，均存在复发率高和副反应多且费用昂贵等缺点。

5. 霉酚酸酯（MMF）　该药可高效、非竞争性、可逆性抑制次黄嘌呤单核苷酸脱氢酶而减少鸟嘌呤核苷酸的活性，从而抑制 T、B 淋巴细胞的增殖。可用于激素抵抗及细胞毒药物治疗无效的肾病综合征患者。推荐剂量为 1.5 ~ 2.0 g/d，分两次口服，共用 3 ~ 6 个月，减量维持半年。KDIGO 指南建议，不能耐受糖皮质激素、CTX 和钙调磷酸酶抑制剂的患者，建议使用 MMF 1 ~ 2 年（500 ~ 1000 mg/次，每日 2 次）。副作用如合并感染、胃肠道反应、肝酶升高、白细胞减少、皮疹、乏力等。

6. 利妥昔单抗（RTX）　近年来，RTX 在治疗肾病综合征时已成为一种新的选择，对于糖皮质激素和（或）其他免疫抑制剂治疗无效者更为适合。RTX 能够清除 CD20⁺B 细胞，增加 Treg 细胞稳态，保护足细胞，降低蛋白尿。在治疗过程中，监测抗 PLA2R 自身抗体有助于疗效评价及病情预测。

7. 雷公藤多苷　研究发现雷公藤具有抗炎及免疫抑制作用，在治疗肾病综合征大量蛋白尿时降低尿蛋白的作用明显。临床上采用双倍剂量雷公藤 [2 mg/（kg·d）] 分次口服治疗难治性肾病综合征，或以雷公藤多苷联合泼尼松治疗 IMN，有较好的疗效。

（三）病因治疗

针对患者不同病理类型的原发性肾病综合征，制定不同的治疗方案。

1. 微小病变型肾病　目前在治疗上糖皮质激素为首选药物，儿童缓解率为90%，成年人缓解率为80%左右，但易复发。临床常用泼尼松或泼尼松龙1 mg（kg·d），连用8～12周，然后缓慢减量。对激素依赖或大剂量激素治疗12周仍不缓解者，应加用细胞毒药物。对激素依赖或无效的肾病综合征患者可使用他克莫司或霉酚酸酯治疗。

2. 系膜增生性肾炎　病变较轻，系膜细胞增生较少、无广泛IgM和C3沉积者，可按微小病变型肾病激素治疗方案进行，但疗程需适当延长；病变较重，系膜细胞增生显著，激素依赖或无效者，需加用细胞毒药物；合并高血压者应积极控制血压，首选ACEI或ARB类降压药。

3. 局灶性节段性肾小球硬化症　KDIGO指南推荐只有表现为肾病综合征的特发性FSGS患者，才使用糖皮质激素和免疫抑制剂治疗，建议泼尼松1 mg/kg每日顿服（最大剂量80 mg）或2 mg/kg隔日顿服（最大剂量120 mg）。初始大剂量糖皮质激素使用至少4周，如果能耐受最长可用至16周，或直至完全缓解。达到完全缓解后，糖皮质激素在6个月内缓慢减量。使用糖皮质激素有相对禁忌证或不能耐受大剂量糖皮质激素的患者（如有未控制的糖尿病、精神疾病、严重的骨质疏松），首选钙调磷酸酶抑制剂。FSGS肾病综合征复发的治疗同成人微小病变型肾病复发的治疗。目前多用糖皮质激素和CTX（或FK506、MMF、CsA）交替使用6个月以上，疗效较好。成人原发性FSGS自发缓解率低，6个月疗程的激素治疗，完全缓解率也只有50%，取得完全缓解的平均时间为3～4个月。

4. 膜性肾病　经8周激素治疗后，约50%的膜性肾病可完全或部分缓解。大剂量激素既不能使本病蛋白尿明显减少，也不能保护肾功能，应与细胞毒药物CTX或FK506或MMF或CsA联合使用，可显著提高治疗效果，减少副作用。膜性肾病血栓栓塞并发症发生率较高，在治疗时应加强抗凝治疗。

5. 系膜毛细血管性肾小球肾炎　肾功能正常、无大量蛋白尿者，无须治疗。但应密切随访，每3～4个月监测肾功能、尿蛋白及血压。儿童患者蛋白尿明显和（或）肾功能受损者，可试用糖皮质激素（泼尼松40 mg/m²，隔日顿服6～12个月）治疗，无效则停用。成人有肾功能损害和蛋白尿者，推荐使用阿司匹林、双嘧达莫或两者合用，疗程12个月，无效则停用。

第四节　中医诊断与治疗

一、诊断

1. 水肿先从眼睑或下肢开始，继及四肢全身。

2. 轻者仅眼睑或足踝浮肿，重者一身尽肿；甚则腹大胀满，气喘不得平卧；更严重者可见尿闭或尿少，恶心呕吐，口有秽味，鼻衄牙宣，头痛，抽搐，神昏谵语等危象。

3. 可有乳蛾、心悸、疮毒及久病体虚病史。

二、鉴别诊断

（一）臌胀

水肿与臌胀二病均可见肢体水肿，腹部膨隆。臌胀的主症是单腹胀大，面色苍黄，腹壁青筋暴露，肚脐外突，面部红丝赤缕以及朱砂赤掌，四肢多不肿，反见瘦削，后期或可伴见轻度肢体浮肿。而水肿则头面或下肢先肿，继及全身，面色㿠白，由于反复感受外邪，也可出现胸腔积液和腹水，但腹部胀满不如臌胀，腹壁亦无青筋暴露。臌胀是由于肝、脾、肾功能紊乱，导致气滞、血瘀、水湿聚于腹中。水肿乃肺、脾、肾三脏气化失调，而导致水液泛滥肌肤。

（二）溢饮

溢饮以水饮流溢于四肢，多可见到四肢沉重或关节疼痛，无汗恶寒，口不渴，或兼有咳喘、痰多白沫等风寒表证，也可以出现四肢的浮肿。其发病机制也是由于肺、脾、肾的气化功能紊乱，而主要责之于肺。溢饮必有久咳之症状，往往由痰饮、肺胀、肺痿等肺部疾病转化而来，所以与水肿也易鉴别。

三、辨证论治

（一）辨证要点

1. 辨主症　参见慢性原发性肾小球肾炎相关内容。
2. 辨病之不同　参见慢性原发性肾小球肾炎相关内容。
3. 辨病络病性　肾病综合征病络病性有寒热虚实之分，寒热之间与虚实之间可以相互转化、相兼并见。病络的病理因素也常常互为因果，如络虚不荣日久可引起络瘀、络损，而络瘀、络损又会加重络虚，或引起新的络虚之候。病络虚证多是由于人体气血阴阳的虚衰引起的络脉的功能低下，络虚之证当辨络气虚、络阳虚、络血虚和络阴虚；病络实证是因风寒、风热、湿（浊）、瘀血、水饮、气滞、痰浊、毒邪等病理因素蕴结于络脉，痹阻肾络所致，根据其临床表现辨明相应的病络证候，并辨明病络虚证与病络实证所波及的脏腑，细查络气病变在肺、脾胃、肾、肝之差异。在明辨虚实的同时，要辨别病络证候的寒热属性，根据《素问·调经论》"阳虚则外寒，阴虚则内热，阳盛则外热，阴盛则内寒"分清是实寒还是虚寒之证。

在临床辨证论治时还应注意，本病现代医学治疗时常需应用大剂量糖皮质激素，激素属于"纯阳"之品，服用后会改变固有的证候特征与演变规律，长期应用会扰乱体内的阴阳调和。应用激素助阳化热易造成肾阴虚，撤停激素导致外源性阳热减少，而体内肾阳不足，无以温煦则加重肾阳虚，最终导致肾阴阳俱虚，当注意明辨证候寒热虚实的演变。

（二）治疗原则

病络病机关键是内外之邪侵犯肾络，导致络气失和，肾络痹阻，或肾络损伤为标，瘀阻肾络则贯穿病程始终。

因络虚不荣、络气虚滞为发病之本，本虚者以扶正理虚、养脏和络为主，根据其病络所表现的气血阴阳虚损的不同而虚则补之，因气虚所致的病络予以补肺固卫，健脾益气，或补益脾肾之气；因阴虚所致的病络，宜滋补肝肾，或补益肺肾，或滋养心肾；因血虚所致的病络，宜滋阴养血，或补养心脾，或补益肝脾；因阳虚所致的病络，当温阳补虚，或温补脾肾，或温补心肾。针对邪犯肾络，络气失和，肾络痹阻，或肾络损伤的病络标实证，应遵循祛邪通络的基本治则。通络之法包括祛风通络、化瘀通络、利水通络、散寒通络、清热通络、解毒通络、化痰通络、泄浊通络、益气通络、辛甘通补、滋润通络等，根据络虚与络实之候组合选用。

（三）分证论治

1.病络实证

（1）外邪犯肺，风水泛滥。

主症：眼睑、颜面浮肿，迅速波及全身，肢节酸楚，小便不利。偏于风热者，发热，咽喉红肿疼痛，舌质红，脉浮滑数。偏于风寒者，恶风寒，鼻塞，咳嗽，舌淡，苔薄白，脉浮紧。本证多见于肾病综合征初发，或病程中感受外邪而加重，或缓解后复发者。

证机：风邪夹寒、热、湿邪袭肺，肺卫失和，玄府开阖失司，肺失通调宣肃，肾络气化失司，风水相搏。

治法：疏风宣肺，行气通络。

选方：越婢汤（《金匮要略》）合五皮饮（《医学心悟》）加减。

遣药：麻黄9g，石膏30g，连翘15g，鱼腥草15g，桑白皮15g，大腹皮15g，茯苓皮15g，陈皮10g，牛蒡子15g，蝉蜕10g，桔梗10g，地龙15g。

加减：风热犯肺，肺失宣肃咳嗽者，加杏仁、芦根、浙贝母清热宣肺、化痰止咳；风热毒较盛，见乳蛾肿大、咽喉肿痛者，加银花、薄荷、板蓝根以疏风清热、解毒利咽；风寒偏胜者，可以麻黄加术汤为主方，药用麻黄、桂枝、杏仁、白术、防风、茯苓、蝉蜕、僵蚕、生姜、大枣、甘草。

（2）水湿浸渍，络气郁滞。

主症：全身浮肿，下肢明显，按之没指，小便量少，头身困重，胸闷，纳呆，呕恶或便溏，舌质淡，苔白腻或白滑，脉沉弱或沉缓。

证机：外感水湿，阻遏阳气，或肺、脾、肾与三焦气化失司，湿浊困阻络脉，气机不畅，水不循经，溢于络外，血瘀水停，肾络郁滞。

治法：健脾利水，通阳和络。

选方：五皮饮（《医学心悟》）合胃苓汤（《丹溪心法》）加减。

遣药：茯苓皮30g，桑白皮15g，陈皮12g，大腹皮15g，苍术15g，茯苓10g，猪苓20g，泽泻15g，桂枝12g，苍白术各15g，水蛭6g，地龙15g。

加减：神疲乏力，脾气虚者，加人参、黄芪以健脾益气；面肿，胸满，不得卧者，为水气凌心犯肺，加苏子、葶苈子、炮附子以泻肺逐饮；湿困中焦，脘腹胀满者，可加川椒目、干姜、厚朴以温脾化湿。

（3）气滞水停，络气郁滞。

主症：面目肢体肿，脘腹胀满，食后更甚，纳呆泛恶，嗳气不舒，或两胁疼痛，小便不利，或大便溏泄，舌苔薄白，脉弦滑。

证机：脏腑络气郁滞，气血津液气化失司，气滞而水停，水停又阻塞气机，水气同病。

治法：行气利水，通络导滞。

选方：大橘皮汤（《奇效良方》）加减。

遣药：陈皮10g，白术15g，肉桂6g，猪苓15g，茯苓20g，泽泻15g，滑石20g，槟榔10g，枳实12g，木香10g，地龙10g。

加减：肝郁气滞，情绪急躁，胁肋胀痛者，加柴胡、川芎、郁金以疏肝理气；胃气上逆而嗳气、呕恶者，加苏梗、旋覆花、半夏以理气和胃降逆。

（4）湿热壅盛，络脉阻滞。

主症：全身浮肿，皮肤润泽光亮，胸腹痞闷，烦热口渴，或大便干结，尿少色赤，或口苦，呕恶，纳呆，舌质偏红，苔薄黄或黄腻，脉浮数或滑数。

证机：湿热弥漫三焦，壅于皮肤经隧络脉之中，肺、脾、肾三脏气络气机升降失常，气化失司，湿热之邪壅遏肾络，肾络郁滞，封藏失职。

治法：清利湿热，祛瘀通络。

选方：甘露消毒丹（《温热经纬》）。

遣药：茵陈30 g，滑石30 g，藿香15 g，白蔻仁12 g，车前子30 g，土茯苓30 g，石韦15 g，黄芩10 g，连翘15 g，薄荷10 g，地龙15 g，乌梢蛇20 g。

加减：湿重于热，水肿较甚者，宜合四苓散以利水消肿；热重于湿，身热、口苦口臭、大便秘结者，加白花蛇舌草、栀子、大黄以清热利湿；小便频数短涩，淋沥不尽，属膀胱湿热者，加萹蓄、瞿麦、栀子利尿通淋；湿热伤阴耗气而气阴两虚，见神疲乏力、口干咽燥者，加黄芪、党参、地骨皮、麦冬益气养阴；大量尿蛋白者，加黄蜀葵花、青风藤、蝉蜕等以搜风活络。

（5）湿毒淫络，络脉损伤。

主症：面目或肢体浮肿，皮肤有疮疡疖肿，咽喉肿痛，小便黄赤、灼热或涩痛不利，口苦或口干，舌质红或暗，苔黄或黄腻，脉数或滑数。本证可见于大剂量激素治疗阶段，可与阴虚火旺证并见。

证机：痈疡疮毒，未能清解，疮毒从阳络入侵，湿毒淫络，络毒蕴结，肾络受损，气血渗灌失常，水液运行障碍。

治法：清热解毒，利湿通络。

选方：五味消毒饮（《医宗金鉴》）合利水渗湿汤（《丹台玉案》）加减。

遣药：金银花20 g，野菊花15 g，蒲公英30 g，紫花地丁15 g，苍术10 g，黄柏10 g，车前子30 g，赤茯苓30 g，白花蛇舌草30 g，蝉蜕10 g，地龙10 g，乌梢蛇15 g。

加减：火毒上攻，阳明热盛，而咽痛、牙龈肿痛者，加黄连、升麻、牛蒡子、石膏以清泻阳明、利咽解毒；热盛而大便秘结者，加大黄、芒硝以泄热通腑；湿胜而皮肤糜烂者，加苦参、土茯苓以清热解毒燥湿；湿热毒蕴络，瘀血阻络，血分热盛，舌质红绛者，加生地黄、牡丹皮、赤芍凉血通络；风胜而皮肤瘙痒者，加地肤子、白鲜皮、当归养血祛风止痒。

（6）瘀水互结，络脉瘀阻。

主症：水肿延久不退，肿势轻重不一，四肢或全身浮肿，以腰以下为主，腰部刺痛，皮肤甲错，或伴血尿，舌质紫黯，有瘀斑，苔白，脉沉细涩。

证机：脏腑脉络气化功能失常，津血互换功能障碍，津渗脉外；络脉血液运行不利，脉络瘀阻，肾络痹阻，瘀水互结。

治法：活血祛瘀，化气行水。

选方：桃红四物汤（《医宗金鉴》）合五苓散（《伤寒论》）加减。

遣药：桃仁10 g，红花10 g，当归10 g，芍药15 g，川芎15 g，益母草20 g，路路通15 g，水蛭6 g，地龙15 g，茯苓20 g，泽泻12 g，车前子30 g。

加减：脾肾阳虚，畏寒肢冷，便溏者，加附子、桂枝、草果以温补脾肾；伴气虚而神疲乏力，气短懒言者，加黄芪、党参、五味子以补益肺脾之气；若全身肿甚，气喘烦闷，小便不利，为血瘀水盛，肺气上逆，可加葶苈子、川椒目、泽兰以逐瘀泻肺。

2. 病络虚证

（1）脾肺两虚，肾络气虚。

主症：颜面浮肿或肢体肿胀，面色萎黄，神疲乏力，气短懒言，食欲不振，便溏，平素易感冒，腰膝酸痛，舌质淡红，苔薄白或白润、边有齿痕，脉细弱或缓。

证机：肺肾气虚，卫外不固；脾肾气虚，络脉不荣，失于固摄，精微下泄；肺肾气络气化失常，津血互换功能失常。

治法：补益肺脾，益肾通络。

选方：二仙补肺通络汤（经验方）加减。

遣药：人参15g，黄芪50g，熟地黄20g，五味子9g，地龙15g，蝉蜕10g，僵蚕15g，茯苓30g，莲子15g，白术15g，芡实15g，金樱子10g。

加减：肺气亏虚，卫外不固，平素易感冒、自汗者，加防风、白芍以实表固卫；肾络气虚，见耳鸣健忘，尿频或遗尿者，加菟丝子、覆盆子、五味子、枸杞子以补益肾气；肺肾气虚，症见咳喘，呼多吸少，气不得续，动则喘甚者，加附子、肉桂、山萸肉、诃子以温肾纳气；水湿内停，水肿较重者，加猪苓、泽泻、车前子、冬瓜皮以淡渗利水；络脉瘀阻较重、唇舌紫黯、蛋白尿较多者，加赤芍、莪术、川芎以活血化瘀通络。

（2）脾肾不足，络气亏虚。

主症：腰痛或腰酸膝软，倦怠乏力，面色萎黄，食欲不振，或胃脘胀满，大便稀软或溏泄，或肢体浮肿，小便频数或夜尿频多，舌淡红、边有齿痕，苔薄白，脉细或缓。激素维持量阶段多见本证型。

证机：脾肾络气亏虚，脾气亏虚，中气下陷，络气虚滞，气失固摄；肾气不足，络气亏虚，络虚不荣，封藏失职，肾络气化无力，水液内停，湿浊郁滞肾络。

治法：健脾益肾，补气通络。

选方：大补元煎（《景岳全书》）合四君子汤（《太平惠民和剂局方》）加减。

遣药：黄芪50g，人参20g，熟地黄15g，山萸肉9g，枸杞子15g，炒杜仲15g，茯苓15g，山药15g，炒白术15g，水蛭6g，当归10g，甘草6g。

加减：脾虚湿盛，水肿较重者，加猪苓、泽泻、车前子、薏苡仁燥湿健脾，利水消肿；脾肾亏虚，精微不固，大量蛋白尿者，加芡实、金樱子、莲子以收敛涩精；肾气亏虚、夜尿频数者，加补骨脂、菟丝子、女贞子、巴戟天以补益肾气；气虚兼湿热内蕴，见小便短赤、舌苔薄黄腻者，加赤茯苓、栀子、淡竹叶以清热化湿；气虚血瘀、络脉瘀阻较重者，加地龙、丹参、莪术以祛瘀通络。

（3）肝肾阴虚，肾络失养。

主症：腰膝酸痛，头晕耳鸣，头目昏眩，性情急躁，目睛干涩或视物模糊，手足心热，口干咽燥，尿赤，遗精，滑精，或月经失调，舌红少苔，脉弦细或细数。多见于足量激素治疗阶段，或水肿消退之后，有不同程度的蛋白尿或伴血尿。

证机：肝肾络阴亏虚，阴虚火旺，脉络失于滋润，络中气、血、津液等物质代谢和能量转化异常，络道干涩，血运不利，脏腑组织失于濡养，脑失所养，虚阳浮越，肾络不荣。

治法：滋补肝肾，祛瘀通络。

选方：一贯煎（《柳洲医话》）合二至丸（《医便》）加减。

遣药：生地黄15g，女贞子30g，墨旱莲15g，沙参15g，麦冬15g，当归10g，枸杞子15g，黄柏15g，知母20g，丹参20g，地龙15g。

加减：水肿较甚者加半边莲、白花蛇舌草、车前草（子）以清利湿热消肿；肝阳上亢，头痛眩晕，目胀耳鸣者，可加天麻、钩藤、石决明以平肝潜阳；肝火偏盛，头胀头痛，面红目赤者，加栀子、菊花、全蝎、僵蚕以清肝通络；目络失养，视物不清者，加决明子、石斛、菊花以清肝明目；肾精不足，封藏失职，见遗精、滑精者、加芡实、金樱子、莲子以涩精止遗；女子月经失调者，加赤白芍、川芎、益母草以和血调经。

（4）气阴两虚，肾络不荣。

主症：周身乏力，面色无华，少气懒言，食欲不振，午后低热，或手足心热，腰膝酸软，口干舌燥，或长期咽痛、咽部暗红，舌淡红或舌尖赤，苔少或苔薄白，脉细数。激素撤减阶段多见本证型。

证机：肺脾肾气虚，络阴不足，阴虚内热；络气亏虚，气络气化失常，脉络渗灌气血、濡养代谢、津血互换失常。

治法：益气养阴，润血通络。

选方：参芪地黄汤（经验方）加减。

遣药：黄芪30 g，人参15 g，熟地黄20 g，山茱萸15 g，山药20 g，茯苓20 g，泽泻15 g，丹皮15 g，丹参15 g，地龙15 g。

加减：肺气亏虚，易感冒者，加防风、白术益气固表；水湿偏盛，面目肢体水肿者，可加猪苓、车前子以利水消肿；虚火上攻，咽痛、咽部暗红者，加玄参、麦冬、僵蚕、蝉衣以利咽解毒；兼下焦湿热，见小便黄赤、涩滞不利、舌苔黄腻、脉滑数者，加车前子、土茯苓、白花蛇舌草、益母草以清利湿热；络脉瘀阻较甚，舌质紫黯有瘀斑者，加桃仁、莪术化瘀通络。

（5）脾肾阳虚，肾络失煦。

主症：全身浮肿，按之没指，甚至可伴胸腔积液、腹水，面色苍白，畏寒肢冷，腰酸痛或胫酸腿软，足后跟痛，神疲乏力，纳呆或便溏，或遗精、阳痿、早泄，或月经不调，舌嫩淡胖，苔白，脉沉细或沉迟无力。

证机：脾肾阳虚，脉络失于温煦，气络失荣，运化失调，气化失职，津血互换功能障碍，水液代谢紊乱；元阳衰微，封藏失职，精气下泄。

治法：健脾温肾，利水通络。

选方：济生肾气丸（《济生方》）合真武汤（《伤寒论》）加减。

遣药：炮附子15 g，肉桂9 g，熟地黄20 g，山萸肉15 g，山药15 g，茯苓15 g，泽泻15 g，车前子15 g，白芍15 g，白术15 g，川牛膝15 g，地龙15 g，生姜10 g。

加减：脾气亏虚，心不思食，食不知味，大便不调者，加黄芪、党参益气健脾；兼胸腔积液、腹水者，加葶苈子、防己、大腹皮、椒目以行水逐饮；肾络瘀阻较重，舌暗并大量蛋白尿者，选加桃仁、红花、丹参、全蝎、水蛭祛瘀通络；脾阳虚衰为主，水肿较著者，可选用实脾饮为主方加减；痰浊阻气，络脉郁滞，症见面目肢体浮肿，形体肥胖，痰涎壅盛，气低息促，舌苔白腻或黄腻，脉沉滑或滑数者，宜选用涤痰汤加减。

（四）转归、预后与预防

1.转归　本病发病初期，多因外感六淫或内生五邪，或者络虚不荣，导致气络气化异常，影响精气血津液的正常转化代谢，证候要素以病络实证为主，如外侵袭络、水湿阻络、痰浊蔽络、痰瘀阻络、热毒滞络、络气郁滞、络脉瘀阻、络脉瘀塞、络脉损伤等病络，随着病变的发展，病变由阳络、气络逐渐波及阴络、血络，病理性质由实转虚，以肺脾肾气虚为主，直至转化为脾肾阳虚，或发展为肝肾阴虚，气阴两虚，阴阳两虚，证候要素也以病络虚证为主，病延日久往往病络实证与虚证错杂出现，或者寒热错杂。本病为慢性进行性疾病，本病后期部分患者最终发展成为慢性肾衰竭，从发病到进展到终末期肾衰竭可历时 10～30 年。肾衰竭后，肾阳衰败，浊毒内停，肾络损伤，久损不复，可渐至络衰而废，因肾脏不能排泄代谢产物，导致机体内肌酐、尿素氮等"浊毒"产物蓄积。"浊毒"进一步损害肾脏功能，且多与热毒、湿毒、水毒、瘀毒等病理因素相互影响，互结为病，从而造成恶性循环，往往导致变证峰起，甚则危及生命。

2. 预后　影响肾病综合征预后的因素主要有：①病理类型：微小病变型肾病和轻度系膜增生性肾小球肾炎预后较好，重度系膜增殖性肾炎、局灶性节段性硬化性肾小球肾炎、膜增殖性肾炎易发生肾功能损害，进而发展为肾衰竭。早期膜性肾病也有一定的缓解率，晚期则难于缓解。②临床表现：有血尿、大量蛋白尿、严重高血压及肾功能损害者，预后较差。伴有尿 FDP 阳性及补体 C3 阳性者，一般对激素治疗反应差。③中西医治疗反应：激素敏感者预后相对较好，激素抵抗者预后差；早期给予中医药干预治疗的蛋白尿控制更好，也有较好的改善机体的免疫状态、预防并控制并发症或加重作用，或有效预防复发，或有效保护肾功能，因而可以改善预后。

3. 预防　肾病综合征患者从尿中丢失免疫球蛋白和补体成分，使机体免疫功能降低，加之长期激素的治疗，极易合并感染。感染的存在又伴随着抗原抗体反应及免疫复合物的形成，从而导致对激素治疗的不敏感，或肾病综合征反复发作，形成难治性肾病综合征。因此，提高患者抵抗力，发现与消除感染病灶，不仅有助于提高治疗效果，还是预防复发或加重的重要一环。因此，注意生活调理，起居有节，避免精神刺激与过度劳累，适寒温，防外感，积极参加体育活动，增强机体抗病能力，注意饮食宜忌，是预防的基本措施。

第二十六章　糖尿病肾病

糖尿病肾病是糖尿病最严重的慢性微血管病变并发症之一，长期高血糖可引起肾脏多种细胞功能障碍，最终导致肾衰竭的发生，这也是糖尿病患者重要的死亡原因。糖尿病肾病是由糖尿病引起的肾脏损伤，以往用 DN（diabetic nephropathy）表示，2007 年美国肾脏病基金会（NKF）制定了肾脏病生存质量指导指南，简称 NKF/KDOQI。该指南建议用 DKD（diabetic kidney disease）取代 DN。2014 年美国糖尿病协会（ADA）与 NKF 达成共识，认为 DKD 是指由糖尿病引起的慢性肾病，主要包括肾小球滤过率低于 60 mL/（min·1.73 m^2）或尿白蛋白/肌酐比值（ACR）高于 30 mg/g 持续超过 3 个月。糖尿病所致的慢性肾脏病（CKD）称为糖尿病肾脏疾病（diabetic kidney disease，DKD）目前 DKD 已成为世界范围内引起终末期肾病的主要原因。截止到 2017 年，全球 DKD 的年龄标化流行率在男性和女性人群中分别为 15.48/1000 和 16.50/1000。1 型和 2 型糖尿病的肾脏受累率约为 40%，晚期肾病患者中 50% 都伴随着 DN 的发生。糖尿病导致的肾损害几乎累及肾脏所有结构，从肾小球、肾小管到肾脏间质和血管。DN 早期表现为肾小球毛细血管功能障碍，肾小球内高压力、高灌注、高滤过，导致微量蛋白尿的形成；继而引起肾脏中相关细胞的生理病理变化，肾小球系膜细胞、肾小球足细胞、肾小球内皮细胞、肾小管上皮细胞的改变，尤其是肾小球毛细血管祥基底膜增厚和系膜基质增多，临床出现显性蛋白尿，病情进展加快；晚期发生弥漫性肾小球硬化和结节性肾小球硬化（K-W 结节），直至发为肾衰竭。

中医古代典籍中并没有确切的糖尿病肾病病名，而"糖尿病"属于祖国传统医学中"消渴病"范畴，早在《黄帝内经》时代就有了较为系统的阐述，在《素问·奇病论》中首见"消渴"之名；后代一直沿用至今。《仁斋直指方论·卷之十一·消渴方论》曰："热伏于下，肾受之，腿膝枯细，骨节酸痛，精走髓虚，引水自救，此渴水饮不多，随即溺下，小便多而浊，病属下焦，谓之消肾"，概括了糖尿病肾病的临床表现，提出了"消肾"病名。中医四部经典中与消渴关系密切的病名，分别为"食亦""肺消""膈消""消中""脾瘅""消瘅""消渴"等。根据本病的临床表现与病机特点，历代医家有关"水肿""胀满""腰痛""尿浊""漏微""吐逆""肾消"等病名，可归属于本病的范畴，其中"消肾""肾消"更准确地反映糖尿病肾病的病因病机、临床特点，与本病的吻合度较高。近代医家吕仁和教授总结大量古代经典及近代医学对糖尿病肾病的研究，提出"消渴病肾病"的病名，广为中医药界接受。糖尿病肾病早期没有特异性的临床表现，不经过临床实验室检查难以早期发现，进入临床期才开始出现泡沫尿、水肿、夜尿频多等症状，晚期则发展到恶心、呕吐、纳呆、少尿无尿等关格、虚劳表现。

第一节　西医病因病理

一、发病原因

糖代谢紊乱、高血糖是 DN 发生发展的关键因素，当机体长期处于高血糖状态，内脏器官无法进行正常的糖代谢，肾脏将接受 50% 左右的糖代谢压力，这明显超过了肾脏的承受能力，影响其正常功能。而高血压和其他代谢紊乱如高脂血症等，则是重要的加重因素。

糖尿病持续时间、视网膜病变、神经病变、高血压、年龄＞45 岁、高脂血症、男性性别、吸烟和烟龄、血糖控制不佳均是引起糖尿病肾病的高危因素。无论是 1 型还是 2 型糖尿病，有 40% 的 1 型和 2 型糖尿病患者将发展为糖尿病肾病，导致慢性肾脏病和潜在的器官衰竭。糖尿病肾病的发生率除了与血糖控制水平相关外，遗传因素及个体对肾病的易感性，在糖尿病肾病的发生中也起相当重要的作用。在糖尿病及糖尿病肾病的发生中致病基因与易感基因之间相互作用、相互影响，构成了复杂的糖尿病肾病基因发病原因与病理机制联系网络。糖尿病肾病的发生还有一定的家族聚集倾向，不同种族之间的患病率也存在很大差异。

糖尿病肾病的发病与遗传因素相关，且有家族病史发病率是无家族病史的 3 倍；存在肾脏疾病的 DM 患者其糖尿病肾病的发病概率是无此类疾病患者的 2.3 倍，由此表明了糖尿病肾病的发病受遗传因素影响。

长期高血糖状态被认为是糖尿病肾病患者体内代谢异常通路的始动因素，从多条途径，多个靶点造成肾组织、肾血管的损伤。但并不是所有糖尿病患者都有机会进展为糖尿病肾病，有研究表明在糖尿病患者中 10 年后的糖尿病肾病诊断率仅有 30.2%，说明导致糖尿病肾病发病的因素不仅仅是长期高血糖状态，而是家族、种族、居住环境、饮食习惯、生活条件等多种因素共同作用的结果。

二、病理机制

（一）高血糖及相关的糖代谢紊乱

高血糖环境可以使 PKC 通路激活，而激活的通路诱发体内超量产生细胞因子、生长因子，损伤内皮细胞功能，从而影响肾小球滤过屏障。另外，多元醇通路、糖基化终末产物（AGEs）、一氧化氮（NO）和内皮型 NO 合酶（eNOS）等的异常也参与了糖代谢紊乱，进而诱发 DN 的发生。DN 患者血清和肾组织中 AGEs 含量增高，导致肾小球发生一系列功能和形态改变，可使基底膜增厚和系膜基质堆积，引起血管内皮细胞功能障碍、一氧化氮合成减少等。AGEs 可破坏肾脏正常功能，AGEs 对糖尿病肾病病症的发生与进展起着推动作用。高浓度葡萄糖还可直接作用于肾小球系膜细胞和血管平滑肌细胞，通过氧自由基等作用使细胞骨架破坏，并使血管对缩血管活性物质的反应性降低，肾小球入球小动脉扩张，引起肾小球高血压。

在高糖状态下多元醇通路被激活，细胞内过剩的葡萄糖经由该通路生成大量山梨醇，随后山梨醇可被山梨醇脱氢酶转化为果糖，山梨醇和果糖堆积会激活氧化应激反应，同时，大量堆积的山梨醇升高了细胞内渗透压，导致细胞水肿和损伤，使肾小球硬化程度加重速度加快，并使肾小管纤维化加剧。并且细胞内下降的谷胱甘肽水平使细胞受到了渗透性损伤，结构及功能产生异常的细胞影响了肾小管及肾小球的功能，最终导致 GFR 降低、肾小球与近端肾小管损伤和蛋白尿等症状。

（二）肾小球血流动力学改变

糖尿病患者肾脏血流动力学的改变，尤其是肾小球高灌注、高压力和高滤过在糖尿病肾病的形成中起关键作用。肾小球高压是 DN 的典型特征，其形成后刺激肾脏系膜细胞增殖、肥大和基质增生，最终引起肾小球硬化引发 DN。机体高血糖时，促进肾脏释放多种血管活性介质（如 IGF-1、VEGF、NO），引起肾脏入球小动脉扩张；而出球小动脉由于 Ang Ⅱ、ET-1 局部升高而发生收缩。肾小球高滤过导致糖尿病肾病肾功能和形态学改变的机制：①肾小球高滤过，使小球毛细血管切流压增加，导致血管内皮细胞形态和功能将随之发生一系列变化。②肾小球内高压力，使肾小球毛细血管处于扩张状态，进而对系膜区也造成一种牵张力，促进细胞外基质产生增加，表现为系膜区增宽和肾小球基底膜增厚。③肾小球毛细血管扩张，使毛细血管表面积增加，导致附着其上的足细胞数目相对不足，表现为足细胞密度下降、附着力下降，导致足细胞凋亡、脱落，进而加速蛋白尿的产生和肾小球硬化的发生。④肾小球的高压力、高滤过，还能驱使血浆中一些大分子物质通过毛细血管壁渗出并滞留于肾脏，进一步加重系膜区基质堆积和肾小球基底膜增厚。血浆中大分子物质沉积于系膜区，还可刺激系膜细胞增殖，并使细胞外基质产生增加，足细胞足突融合、细胞质中充满内吞颗粒、足细胞从基底膜上脱落、系膜区增宽基底膜增厚。糖代谢紊乱、血管活性物质如内皮素、血管加压素（也称抗利尿激素、血管升压素）、缓激肽、心房利钠肽、前列环素、一氧化氮等，均参与了肾小球高滤过的形成。肾素-血管紧张素系统则在其中起核心作用。上述机制逐渐形成糖尿病肾病特征性的病理改变，如系膜区增宽、基底膜增厚和出现 K-W 结节等。

（三）氧化应激与炎症反应

氧化应激是指氧化物过量形成或抗氧化防御作用缺陷，致使细胞产生大量活性氧（ROS）。ROS 生成过多是 DN 发病的重要机制。当血糖水平过高时，糖酵解过程因 GADPH 活性下降受阻，使多元醇、氨基己糖、晚期糖基化终末产物等途径被激活。以上途径的激活导致 NADPH 下降，ROS 清除下降，最终产生大量的 ROS。过多的 ROS 可使线粒体内膜非特异转运通道开放，引起细胞内 Ca^+ 浓度升高，继而激活一系列凋亡酶及大量炎症介质导致肾小球足细胞损伤。此外，ROS 还可激活 PKC、p38MAPK 通路，促使 TGF-β 合成增多，进而提高细胞外基质增殖水平。以上变化可促使肾脏发生炎症和纤维化，最终导致 DN 的发生。氧化应激可改变肾脏血流动力学，损伤肾小球内皮细胞，导致基质在系膜细胞外沉积及增厚肾小球基底膜。

DN 是糖尿病的微血管并发症，与全身和肾脏局部炎症有关，免疫和炎症机制在 DKD 发生发展过程中起重要作用。参与 DKD 炎症反应的细胞包括肾脏固有细胞（如肾小球内皮细胞、肾小球系膜细胞、足细胞、肾小管上皮细胞、成纤维细胞与其他间质细胞）和进入肾脏的外来细胞（如中性粒细胞、巨噬细胞、血小板、淋巴细胞与肥大细胞等）。其他多种炎症细胞、分子和信号通路也参与 DN 进展，如促炎症细胞因子、趋化因子、黏附分子和 JAK-STAT 信号通路等也参与 DKD 炎症反应的发生过程。巨噬细胞是参与糖尿病肾损伤的主要炎症细胞。多种炎症因子可通过促进巨噬细胞浸润、诱导系膜细胞产生 ECM、损伤足细胞导致 DN。机体内血糖代谢紊乱、血糖水平超标以及肾脏血流动力学特征改变等诸多因素均会导致炎症介质与因子的生成，增大罹患糖尿病肾病的风险。CRP、MCP-1、IL-8 和 TNF 等各种释放增多的炎症因子，促使巨噬细胞浸润，引起肾小球基底膜生成增加和降解变少并且加剧肾小管纤维化，导致肾小球硬化增快。

（四）胰岛素抵抗

胰岛素抵抗是指由于包括肝脏等在内的胰岛素作用的靶器官对胰岛素敏感程度下降，这种状况将会严重影响机体内一氧化氮的正常生成，并干扰到肾小球血管的常规舒张与收缩，使其长期处于高压与高滤的非正常状态。胰岛素抵抗是 2 型糖尿病发病的重要原因，在糖尿病肾病的发生中也有重要作用。胰岛素抵抗和高胰岛素血症可通过多种途径引起血压升高：胰岛素增强肾小管对钠的重吸收，导致钠水潴留；刺激交感神经兴奋，使全身血管收缩和心排血量增加；胰岛素抵抗和高胰岛素血症影响血管内皮细胞的功能，进一步促进血流动力学的改变。胰岛素抵抗导致血管内皮功能障碍，其机制包括一氧化氮生物利用度减少，一氧化氮的下调进一步引起内皮细胞通透性增高、血管生成机制受损和细胞外基质堆积，胰岛素介导的内皮细胞依赖的血管舒张严重受损；血浆内皮素-1 水平增加；胰岛素抵抗和高胰岛素血症激活基质金属蛋白酶，以抑制肾细胞外基质降解。

（五）细胞因子的作用

在糖尿病肾病的发生和发展过程中，肾小球血流动力学改变、细胞外基质代谢、细胞增殖、细胞肥大等诸多方面，均有细胞因子的参与。相关的细胞因子有转化生长因子-β、结缔组织生长因子、血管内皮生长因子、胰岛素样生长因子、血小板源性生长因子、表皮生长因子-1、成纤维细胞生长因子、肿瘤坏死因子-α 等。

细胞因子可由多种细胞分泌，包括 B 淋巴细胞、T 淋巴细胞、肥大细胞、巨噬细胞、成纤维细胞、基质细胞以及肾脏肾小球细胞、内皮细胞、肾小管细胞和系膜细胞。细胞因子可以通过自分泌、旁分泌和内分泌途径而发挥作用，巨噬细胞、炎症细胞因子、炎症信号通路及其下游产物相互影响、相互制约，参与了糖尿病肾脏损伤。

（六）细胞自噬

自噬受损参与 DN 的发病机制，糖尿病肾脏细胞自噬能力降低，而大量细胞应激导致肾脏对自噬的需求增加，这一矛盾可能是 DN 发生发展的重要因素。自噬与凋亡密切相关，适当提高足细胞的自噬水平可保护肾脏细胞凋亡过程，而抑制其自噬水平会加重细胞损害。糖尿病状态下，足细胞自噬受损与足细胞丢失、大量蛋白尿产生有关。近年研究发现，足细胞自噬功能不全可能通过激活 DN 内皮损伤的内质网应激，导致足细胞损伤，产生大量蛋白尿。DN 的发病机制涉及多种信号通路，激活 mTOR 可以抑制自噬、促进炎症、促进氧化应激，导致 DN 的发生和发展。在高糖诱导的肾小球系膜细胞中，泛素连接酶 FBW7 表达下降，通过 mTOR 信号减少自噬，导致炎症和纤维化。

（七）遗传和表观遗传失调

遗传因素在糖尿病肾病的发生发展中起着重要作用。通过全基因关联研究发现 CARS 和 FRMD3、NLRP3 等多种基因与 DN 发生有明显相关性。机体高糖环境下可通过 DNA 甲基化、组蛋白翻译后修饰（PTMs）及 miRNA 的调节等途径改变表观遗传谱。临床研究发现，糖尿病组的 PTMs 较正常血糖组增强，并能通过调节 TGF-β1 及其下游促纤维化基因诱导 DN 的发生。以上途径均能上调 TGF-β1 的表达，引起基质扩张及肾小管纤维化，进而促进 DN 的发生。

近年研究发现，DN 的发病，受下列多种基因的影响。包括调节血管紧张素系统的 ACE 基因、AGEs 受体基因、AR 基因、导致脂代谢异常的 ApoE 基因、氧化应激反应的 HP 基因、引起各种炎

症因子释放增加的 *CCR5* 基因、*VEGFA* 基因和 *EPO* 基因等。在多基因的作用下一部分糖尿病患者肾脏受损。miRNA 在 DN 中过度表达，导致了 DN 患者出现蛋白尿、高血糖状态，进而导致疾病的发生及发展。

第二节　中医病因病机

一、病因

（一）饮食不节

长期嗜食肥甘厚味、辛辣醇酒，伤及脾胃，胃热内生，化燥伤津，脾失健运，湿浊内生，内热中满蓄积于脾，则生脾瘅，脾瘅既成，积热伤津，进而发展为消渴病。正如《素问·奇病论》所云："有病口甘者……此五气之溢也，名曰脾瘅。夫五味入口，藏于胃，脾为之行其精气，津液在脾，故令人口甘也。此肥美之所发也，此人必数食甘美而多肥也。肥者，令人内热；甘者，令人中满，故其气上溢，转为消渴。"清代《古今名医汇粹·三消》认为消渴病因是"然因乎饮食失节，肠胃干涸，而气液不得宣平。"消渴病阴虚燥热日久，导致气阴两虚，生痰致瘀，导致肾络瘀阻，或脏腑经络失养，肾络不荣，最终演变为糖尿病肾病。《素问·通评虚实论》指出："消瘅……肥贵人则膏粱之疾也。"孙思邈《备急千金要方·消渴》认为"凡积久饮酒，未有不成消渴"。宋代《圣济总录》也指出："消瘅者膏粱之疾也。"由此可见，饮食不节可发为脾瘅，转为消渴，而消渴是糖尿病肾病发生的必然过程。

（二）禀赋不足

早在《灵枢·本脏》中就提出："肾脆则善病消瘅易伤。"《灵枢·五变》曰："五脏皆柔弱者，善病消瘅。"认为本病病因与肾脆、五脏柔弱有关，先天禀赋不足，五脏虚弱，易罹患消渴病。《太平圣惠方》中有"三消者，本起肾虚"，认为肾为先天之本，肾虚是消渴病发生的病因。《圣济总录·消渴门》曰："消渴病久，肾气受伤，肾主水，肾气虚衰，气化失常，开阖不利，能为水肿。"五脏禀赋薄弱，先天不足以肾虚最为重要，肾精亏耗，肾失封藏，人体精微物质外泄，则出现蛋白尿；肾虚不能化气行水，则全身水液代谢障碍，而出现糖尿病肾病的水肿等症。

（三）情志失调，络气郁滞

精神紧张、过度忧思，肝失疏泄，肝气郁结，引起脏腑气机升降失常，导致络气郁滞，气血津液运行失常，郁火伤阴，或滋生痰浊、瘀血、热毒等致病因素，发为消渴、肾消。《灵枢·五变》云："怒则气上逆，胸中蓄积，血气逆留，髋皮充肌，血脉不行，转而为热，热则消肌肤，故为消瘅"，认为本病病因与怒而气逆、血脉不行、郁热有关。《儒门事亲·三消论》云："况消渴者，或饮食服饵失宜……或耗乱精神，过违其度……而燥热郁甚之所成也。此乃五志过极，皆从火化，热盛伤阴，致令消渴"，《临证指南医案·三消》云："心境愁郁，内火自燃，乃消症大病"，都强调情志失调，五志过极，郁而化火，耗伤阴血，消灼津液是引发本病的病因病机。

（四）劳逸过度，久病络虚

《黄帝内经》曰："久卧伤气，久坐伤肉。"《圣济总录》认为"消渴病多转变，此病久不愈，能为水肿"，又指出"消渴饮水过多，则泛溢妄行于皮肤肌肉之间，聚为浮肿胀满而成水也"。《古今录验》云："房事过度，致令肾气虚耗故也，下焦生热，热则肾燥。"《外台秘要》曰："房室过度，致令肾主虚耗，下焦生热，热则肾燥，肾燥则渴。"上述医论说明，安逸过度可造成肺脾肾亏虚，气血不足；房事过度，或劳伤太过可损伤肝肾，致肝阴肝血不足，肾精亏损。以上均可导致虚火内生，阴虚火旺，发为肾消。消渴病日久，火热益甚，阴液愈耗，脉络空虚，气血不运，肾络失养，或肾失封藏，精微下注，则发为糖尿病肾病。

（五）内外邪毒，壅滞肾络

外感六淫温热火毒之邪，或消渴病未得到有效控制、失治误治，迁延日久，均可形成湿、痰、饮、水、瘀浊等病理产物，积久不化，则酝酿成毒，各种邪毒影响络脉气血的渗灌运行及津液的流通输布，致使络失通畅或敷布失常，导致肾脏络病，肾络损伤，或络脉瘀阻。如《灵枢·五变》指出："百疾之始期也，必生于风雨寒暑，循毫毛而入腠理……或为消瘅。"明代秦景明在《症因脉治》中将消渴病分为外感三消和内伤三消，认为外感六淫，毒邪侵害能导致消渴病。清代《古今名医汇粹·三消》认为其病因是"或因大病，阴气损而血液衰虚，阳气悍而燥热益甚……亦有服金石丸散，积久实热结于下焦，燥甚于肾"。糖尿病肾病早期缺乏典型症状，患者无法有效察觉微量蛋白尿的出现，因此不能及时就医、早期治疗，或患消渴后依从性差而治疗不规范，可能延误预防和治疗的最佳时机，待患者出现水肿、乏力等症时，多已进展至临床期糖尿病肾病，此时肾功能损伤较为严重，且治疗不可逆，出现少量微型癥瘕后，随着病情进展形成"癥积"，最终进展至晚期糖尿病肾病。

二、病机

（一）络病始于消渴

糖尿病肾病是由消渴病进展而来，消渴迁延日久，致使气血津液亏耗，燥热内生，阴津不足，脏腑经络失养，脉络失荣及肾脏组织失于渗灌濡养，肾脏功能日渐虚羸，日久"五脏之伤，穷必及肾"，五脏六腑功能失调，变生燥热、瘀血、痰浊、水湿、热毒等病理产物，导致气络郁滞，脉络瘀阻，肾络损伤；肾脏虚衰，则水液蒸腾气化无权，水湿潴留，表现为水肿，或封藏失职，精微下泄，而见蛋白尿。故糖尿病肾病基本病机为络虚不荣，邪滞脉络，肾络损伤。病机特点为本虚标实、虚实夹杂，本虚指五脏内虚，气血阴阳津液亏虚，标实为燥热、瘀血、痰浊、水湿、热毒等。病位涉及三焦、五脏六腑、络脉，主病脏腑在脾、胃、肾，以肾为主，肾脏病络生，则致肾脏络病（糖尿病肾病）成。故本病在病理本质上是消渴病日久不愈，导致全身络脉的形质改变或功能异常，造成相应脏腑组织器官损伤，肾络损伤、络阻血瘀引起糖尿病肾病。虽然本病的病变脏腑主要在肾脏，但反映本病发生、发展、变化的主要病变节点在络脉，本病既是一个典型的肾脏络病，又是一个涉及全身脉络的络病。

（二）糖尿病肾病病络病机

络脉结构复杂，数目众多，纵横交错，分布广泛，沟通机体上下内外、五脏六腑、四肢九窍等，不仅具有卫外抗邪、通行气血、互渗津血、贯通营卫等作用，更加强了十二经脉中表里两经之间的联系，与经脉共同协调机体平衡，维持体内环境的稳定。这种广为接受的络脉理论对比现代医学肾脏生理理论，有许多相通之处。首先，肾脏是由大约 200 万个肾单位组成，每一个肾单位尤其是肾小球是由几个不同的微循环网组成，肾脏的血液供应特别丰富，静息状态下肾血流量约占每搏量的 20%，因此，肾小球毛细血管襻的内部结构，可以简单理解为血络的范畴。肾脏络脉有大络、系络、缠络、孙络、丝络之分，作为脏腑之间，脏腑与四肢、百骸之间联系的通路，构成了复杂的"三维立体网络系统"，即络的缠绊结构，具体到肾络末端的缠绊是气络和血络交会化生的终端结构，以实现营卫、气血之间的交互作用，发挥"气主煦之"的功能。由于营行脉内，卫行脉外，营于血络中运行，卫在气络中运行，这种机制可以看作是气络与血络交互作用完成的生理过程。如果说肾小球毛细血管丛、肾小囊、肾小管、肾间质构成血络的物质基础，那么调节肾脏血流量和肾小球滤过率的交感神经、球管反馈机制及参与肾脏生理病理过程的神经、内分泌、细胞因子、各种蛋白质组学与分子调控机制均可看作是气络的功能体现。血络中的气血津液等营养性物质，依靠气络传导、表达、调节、协调、传递、交换、出入的功能，完成渗灌气血津液，以濡养五脏六腑、四肢百骸的生理作用，发挥肾藏精、肾主水等生理功能。可知肾络结构和功能特点为双向流动，末端流通，面性弥散，血流缓慢，血流量大，津血互换，营养代谢，分清泌浊。

在糖尿病肾病早期阶段，肾小球滤过率增高，肾血流量、肾小球毛细血管灌注压及内压增高（Ⅰ期），肾小球的结构开始发生相应改变，肾小球基底膜增厚、系膜基质增加，肾小球滤过率一般正常（Ⅱ期），此时从中医学视角来看尚无证可辨，西医病理尚没有出现肾小球显著的结构性变化，也未出现糖尿病肾病的显性临床症状，临床以糖尿病的表现为主，但从神经-内分泌-免疫调节及内皮素、一氧化氮、胰岛素样生长因子、转化生长因子的参与机制来看，肾脏已经有功能性的变化了，可以根据病络理论，推出此时已经构成糖尿病肾病的病络状态，其表达的证候多为消渴病的气阴两虚，或阴阳两虚兼夹水湿、痰浊、水饮、热毒、瘀血等病理因素，此属气络病变。当糖尿病肾病进入Ⅲ期（早期糖尿病肾病），已出现明显的肾脏病理改变及临床症状，Ⅰ期、Ⅱ期的病络不仅产生了肾脏络病，还可同时产生其他络病（目络病症、四肢络脉病症等），此期是由气络病变向血络病变转化的节点，Ⅲ期之后，血络病变更为突出。病至糖尿病肾病Ⅳ期、Ⅴ期，肾脏结构与功能都出现明显的病理变化，临床症状也由轻转重，气络与血络病变俱现，各种络脉病变（络气郁滞、络脉瘀阻、脉络瘀塞、热毒滞络、脉络损伤、络虚不荣、络息成积）纷呈，其表达的证候本虚与标实互见，或寒热错杂，气血津液亏损与湿、痰、饮、水、浊、瘀胶结为病，糖尿病肾病病位由浅入深、由轻到重、由气络向血络、由阳络向阴络转化，最终导致肾阳衰微，脾肾俱虚，清浊不分，气机升降失常，以致浊毒内聚，壅滞三焦，络息成积，演变为关格、虚劳等痼疾。如糖尿病是临床上常见的代谢综合征，长期高血糖会造成全身性微血管损伤。

由此可见，糖尿病肾病是以络脉损伤为主的肾脏络病，消渴病时期及糖尿病肾病早期是处于病络阶段，而进入临床期糖尿病肾病则是典型的肾脏络病了。在糖尿病肾病发生、发展、演变的过程中，涵盖了络病机制的络气郁滞、络脉瘀阻、脉络损伤、络虚不荣、热毒滞络、络息癥废等多种络病病理变化过程。

（三）正虚络痹是病机关键

在消渴病阶段，主要病机是阴津亏损，燥热偏胜，而以阴虚为本，燥热为标，病变的脏腑着重在于肺、胃、肾，以肾为关键。正虚之中，气阴两虚、肝肾亏损往往贯穿病程的始终，后期则常出现阴阳两虚。消渴病日久，因络虚不荣，络气郁滞，三焦气络气化功能障碍，因虚致实，而产生湿、痰、饮、水、浊、瘀等多种病理产物，导致肾络痹阻，不通则脉络损伤，日久则络弱而衰，发为糖尿病肾病。其病机演变规律符合叶天士"久病入络"的理论："初为气结在经，久则血伤入络。"

脾胃为水谷之海、气血津液化生之源，脾失健运，脾络络气不足，无力推动脉络中运行的精气血津液，以致精微失布，则化为水湿、痰浊、瘀血，痹阻络脉，引发包括糖尿病肾病的多种络病。

肾为先天之本，主水而藏精，内寓元阴元阳，是生命之源，代谢与免疫功能的中枢。人的健康与否、人的寿命长与短、危重患者的预后吉与凶，都与肾脏关系密切。正如明代李中梓《医宗必读》中所说："肾为脏腑之本，十二脉之根，呼吸之本，三焦之源，而人资之以为始者也。"肾藏精主水，肾络主要指沿肾经分布深延于里的与肾功能密切相关的络脉，肾络作为络脉的一部分，在人体的生理病理中起重要的调控作用。先后天各种因素均可致肾阴、肾阳虚损，肾阴亏虚，阴虚火旺，耗伤脉络气血津液，可致络虚不荣，津亏血少，血少则脉道不充，血行不畅，而致瘀血内停；肾气不足，或肾精亏虚，封藏失职，则致水谷精微直趋下泄，随尿排出体外，故尿多甜味，尿蛋白增多，此为浊邪；肾阳亏虚，不能蒸腾气化水液，开阖失职，三焦气化不利，则水湿内停，或水饮停于胸腹，引发水肿、浆膜腔积液。肾之气化不仅能促进水液代谢，而且还能推动血行，且水停亦可病血，而致瘀水互结，痹阻肾络。病至后期，阴损及阳，阴阳俱虚，肾络瘀阻，发展为络衰而痿、络衰而废，肾衰竭，出入废则溺毒潴留，而成痼疾。

肺主气，司呼吸，肺朝百脉，敷布津液，为水之上源。外感六淫之邪，或燥热伤肺，宣发肃降失常，肺络损伤，气络郁滞，则不能通调水道，下输膀胱，水精不能四布，而聚湿成痰成饮。

在生理上"心主身之血脉""经脉者，所以行血气而营阴阳"，《医原》也提出"夫人周身经络，皆根于心"。因此肾络病变必然与心主血脉异常相关，糖尿病肾病后期常波及于心，又因心气不足、心络郁滞影响络脉的气血运行及津液输布，产生水饮、瘀血等病理产物，进而影响糖尿病肾病的病理演变、病情轻重与预后。

五志过极，热盛伤阴，可引发消瘅。《临证指南医案》云："心境愁郁，内火自燃，乃消症大病。"情志所伤，五志过极，均可导致肝失疏泄，气滞血瘀，气络郁滞，或脉络瘀阻。肝肾同源，消渴病肾阴亏虚，水不涵木，致肝肾阴虚，络脉失荣。

综上所述，脾、胃、肾、肺、心、肝多个脏腑长期的阴阳气血亏损或功能失调，是产生风、寒、湿、火、水、饮、痰、郁、滞、瘀、浊、毒等病理产物的主要病理机制，在糖尿病肾病不同的病理阶段，这些以内生之邪为主的病理产物是痹阻肾络的关键因素，是导致病络产生以及络病形成的根源，正虚与邪实的交错缠结，使络之正常出入、开阖、沟通、联络、交换、调节、传递、表达的脉络功能紊乱或被破坏，主导着糖尿病肾病五个阶段各种病理状态的非线性动态演化，随着时间、空间的序列递进，在疾病初发时病邪种类较少，表现为阴津亏损，燥热内盛，或气阴两虚，兼夹气滞、痰浊、瘀血阻滞脉络；随着病程的迁延、进展，病理产物逐渐增多，脉络损伤的加重，则病络的维度和阶度也随之逐渐增加，阶度的增加导致上述证候要素组合形式的增多，临床上出现的证候也相应增多，各种病理因素胶结难除，致使肾络痹阻日益加重，病变也由浅入深、由轻到重、由气络向血络递进，最终导致络衰而废，糖尿病肾病进展至终末期肾衰竭。

第三节　西医诊断与治疗

一、临床表现

（一）糖尿病肾病的主要临床表现

其包括肾小球滤过率增高，蛋白尿、水肿、肾病综合征、高血压和肾衰竭。肾衰竭时常出现心、脑血管及外周血管病变。冠状动脉疾病是糖尿病肾病患者主要的致死原因。糖尿病肾病时常见肾小管间质损害的表现，可表现为高钾血症和Ⅳ型肾小管酸中毒。

（二）糖尿病肾病的临床分期

DN 起病隐匿，进展缓慢，国际上统一把尿白蛋白排出率（UAE）在 20 ~ 200 μg/min（30 ~ 300 mg/24 h）定为微量白蛋白尿。

根据典型的 DN 的病理生理特点及演变过程，Mogensen 提出了针对 1 型 DN 的临床分期。

Ⅰ期：肾小球高滤过期。UAE 正常（< 20 μg/min 或 30 mg/24 h），以 GFR 增高，肾血流量、肾小球毛细血管灌注压及内压增高，肾体积增大为主要特征；肾小球基底膜、系膜正常，无病理组织学损害。上述改变在糖尿病确诊时即可存在，为可逆性的，经适当治疗可恢复。

Ⅱ期：正常白蛋白尿期或隐匿性 DN 期。持续微量蛋白尿，尿白蛋白排出率处于正常范围（< 20 μg/min 或 < 30 mg/24 h），GFR 正常或者增高，但此时肾小球的结构已经发生了相应改变，肾小球基底膜增厚、系膜基质增加，GFR 多高于正常，在受到应激或运动后肾小球滤过率会有所增加，去除诱因后恢复正常；血压多正常。应用胰岛素治疗，一般性控制血糖，糖尿病发病后 5 ~ 15 年进入该期。

Ⅲ期：早期 DN 期，又称微量白蛋白尿期。血压较正常值轻度升高。UAE 持续在 20 ~ 200 μg/min 或随意尿白蛋白/肌酐（ACR）为 30 ~ 300 mg/g，肾小球基底膜增厚，系膜基质增加明显，出现肾小球结节性和弥漫型病变及小动脉玻璃样变，肾小球荒废开始出现；GFR 仍轻度升高或在正常范围；血压多在正常范围但有升高趋势，部分患者血压昼夜节律发生改变。这一阶段通过降低血压可在一定程度上减少尿微量白蛋白的排出。糖尿病起病后 6 ~ 15 年进入该期。

Ⅳ期：临床 DN 期，或称显性糖尿病肾病期。蛋白尿排泄量增多，UAE 持续 > 200 μg/min 或尿蛋白 > 500 mg/24 h，大多数患者临床上开始出现高血压、低白蛋白血症和水肿，甚至出现一定程度的糖尿病眼底病变和氮质潴留；肾小球系膜基质进一步增加，基底膜进一步增厚，肾小球荒废明显，GFR 开始下降，一般每年下降约 10 mL/min。糖尿病发病后 10 ~ 15 年进入该期。

Ⅴ期：终末期肾衰竭。因肾小球荒废，尿蛋白排泄量减少，GFR < 10 mL/min，血肌酐、尿素氮升高，伴高血压、水肿、低白蛋白血症，甚至尿毒症的症状。肾小球毛细血管腔狭窄加重，肾小球基膜广泛增厚，造成更多的肾小球荒废，肾脏滤过功能进行性下降，导致肾衰竭。

2 型 DN 可以参考上述分期。

2014 年日本 DKD 联合委员会参考 T2DM 患者预后研究结果，结合 GFR 和尿白蛋白和（或）尿蛋白制定了新的 DKD 分期（表 26-1）。

表 26-1　2014 年日本 DKD 联合委员会关于 DKD 分期

分期	尿白蛋白 [mg/（g·Cr）] 或尿蛋白 [g/（g·Cr）]	GF R mL/（min·1.73 m²）
1 期（肾病前期）	正常白蛋白尿（< 30）	≥ 30
2 期（早期肾病期）	微量白蛋白尿（30 ~ 299）	≥ 30
3 期（显性肾病期）	大量白蛋白尿（≥ 300）或持续性蛋白尿（≥ 0.5）	≥ 30
4 期（肾衰竭）	任何尿白蛋白和（或）尿蛋白水平	< 30
5 期（透析期）	任何持续性透析状态	

二、实验室检查及其他检查

1.尿微量白蛋白　尿微量白蛋白持续出现，标志着机体存在肾损伤，而临床检测尿微量白蛋白，在早期诊断糖尿病肾病损害中可能发挥着重要作用。

2.血清学检测　血清学指标包括血清 D-二聚体、尿素氮、半胱氨酸蛋白酶抑制剂 C、血 β_2-微球蛋白等。半胱氨酸蛋白酶抑制剂 C 反映肾小球的滤过功能，β_2-微球蛋白异常升高可反映肾小球滤过功能，血清视黄醇结合蛋白可作为判断早期肾损害的一个重要指标。

3.超声检查　超声评估糖尿病肾病的方法包括彩色多普勒超声、超声造影、超声弹性成像等。彩色多普勒超声检查具有无创性，可准确评估肾脏血流分布情况，明确肾脏各级动脉血流动力学改变；超声造影可用于评估肾动脉狭窄、弥漫性肾病、肾衰竭等患者的肾血流灌注情况。

4.肾穿刺活检　糖尿病肾病的主要形态学改变包括肾小球肥大、肾小球基底膜增厚、系膜区增宽、基质增多、K-W 结节、透明变性纤维蛋白帽、肾小管肥大、肾小管基底膜增厚与分层，以及出入球小动脉透明变性及动脉硬化。

三、诊断与鉴别诊断

（一）诊断要点

1.DN 诊断要点

（1）糖尿病病史：是诊断 DN 的基础，较长的糖尿病病程提示出现 DN 的可能性较大。DN 的诊断有赖于有糖尿病病史，所以首先应对患者糖尿病进行确诊。1 型糖尿病患者在诊断后 5 年、2 型糖尿病患者诊断后即应每年筛查 DN，筛查内容包括尿白蛋白/肌酐比值、血清肌酐和 eGFR。

（2）蛋白尿：是诊断 DN 的主要依据。微量蛋白尿是 DN 的最早临床证据及筛选早期的 DN 的主要指标。早期 DN（微量白蛋白尿期）：AER 20～200 g/min 或 UAE 30～300 mg/24 h。微量白蛋白尿/肌酐比值 30～300 mg/g 为早期 DN。血糖急剧升高运动、泌尿系统感染、显著高血压、心力衰竭以及急性发生性疾病均可致尿白蛋白排出量短暂性升高，因而在 6 个月内需连续测 3 次尿，其中至少 2 次尿白蛋白排出量增加方可确诊早期 DN。

（3）GFR：与糖尿病肾病的严重程度及肌酐密切相关，GFR 反映糖尿病肾病的病变程度。现多采用血浆肌酐计算的方法，如改良的 MDRD。

（4）糖尿病视网膜病变：糖尿病视网膜病变与 DN 均为糖尿病的微血管并发症，出现 DR 常常提示 DN 的存在。通常情况下，若出现持续性或间歇性蛋白尿，若能排除其他原因引起的肾损伤且伴肾功能不全即要考虑 DN 的诊断，若伴有糖尿病特异性视网膜病变，DN 诊断可确定。

（5）肾脏病理：肾穿刺活检是临床确诊 2 型糖尿病合并肾脏损害、衡量病变程度的金标准。糖尿病主要引起肾小球病变，表现为肾小球系膜增生、基底膜增厚和 K-W 结节等，是病理诊断的主要依据。糖尿病还可以引起肾小管间质、肾微血管病变，如肾间质纤维化、肾小管萎缩、出球动脉透明变性或肾微血管硬化等，这些改变亦可由其他病因引起，在诊断时仅作为辅助指标。

2.NADKD 的诊断标准

近年来，越来越多的研究发现，无论是 1 型或是 2 型糖尿病都可以经历非蛋白尿途径发展为 DKD，而以 2 型糖尿病多见，且这种特殊类型 DKD 并不少见，被称为无蛋白尿型糖尿病肾脏疾病（NADKD）。NADKD 的诊断标准如下。

（1）WHO 或 ADA 最新制定的糖尿病诊断标准；

（2）eGFR < 60 mL/（min·1.73 m²）；

（3）6个月内至少两次 UAER < 20 μg/min，随机尿蛋白 < 17 mg/L，UAER < 30 mg/24 h（正常使用降压药物下），UACR < 30 mg/g；

（4）排除其他继发性肾脏病。

（二）鉴别诊断

1. 非糖尿病肾病 糖尿病合并肾脏疾病，肾活检发现的非 DN 部分，包括各种原发或继发性肾小球疾病、小管间质疾病及肾血管疾病统称为非糖尿病肾病（NDRD）。有下列情况之一者需要考虑存在 NDRD：①非糖尿病视网膜病变；②肾小球滤过率迅速下降；③蛋白尿急剧增多或突然出现肾病综合征；④顽固性高血压；⑤活动性尿沉渣表现（出现血尿、白细胞尿、管型尿等）；⑥出现其他系统性疾病的症状或体征；⑦ ACEI 或 ARB 治疗后，2～3 个月内 GFR 下降 > 30%。与 DN 患者相比，NDRD 患者的糖尿病病程较短，血尿发生率、血红蛋白、eGFR 水平更高，高血压发生率、DR 发生率、血压值、血肌酐值更低。

2. 非糖尿病肾病合并糖尿病肾病 DN 患者免疫荧光和电镜无免疫复合物及明显的补体沉积，若免疫荧光有颗粒状免疫球蛋白或电镜下有电子致密物在肾小球沉积，则通常提示存在 NDRD。NDRD 的病理类型以 IgA 肾病（3%～59%）最多见，其次为膜性肾病（7%～35%），局灶节段性肾小球硬化症及急性间质性肾炎也较常见。

四、治疗

（一）病因治疗

在糖尿病发病之初就应该积极预防 DN 的发生。2007 年 KDOQI 指出：针对 DN 患者，临床上主要是通过控制血糖、血脂、血压等方式治疗及用矿物质和维生素补充治疗。另外，鼓励患者培养健康的生活方式，如采用低蛋白饮食、加强自身的锻炼等，以此防止 DN 的发生和发展。大多数 2 型糖尿病患者往往合并其他并发症，尤其是心血管疾病，很多老年 DN 患者在发生终末期肾脏疾病之前就已死于心血管疾病，因此，在通过控制血糖、血脂、血压等方式治疗 DN 患者的同时，也应考虑其他危险因素及其对生存质量的影响。

（二）一般治疗

1. 生活方式干预 在糖尿病肾病早期对患者饮食、运动、用药进行指导，使患者掌握糖尿病肾病的相关知识，自觉采取健康生活行为能明显地减少和延缓糖尿病肾病的发生。体育锻炼和饮食疗法是糖尿病肾病治疗的两大基石。戒烟、戒酒、控制体重及加强运动均能有效预防和延缓疾病进展。Ⅲ期患者则要严格控制基础代谢紊乱，限制食盐的摄入；Ⅳ期患者必须开始采取糖尿病低蛋白饮食；对于Ⅴ期维持透析患者，饮食方面一定保持足够的营养摄入，适当的热量摄入及增加单不饱和脂肪酸含量尤为重要，不仅不会升高血糖，还有利于控制血脂。

2. 营养治疗

（1）总能量和糖类的摄入：总能量控制在每天每千克体重 125.5～146.5 kJ，但肥胖的 2 型糖尿病患者需适当限制热能（总热量摄入可比上述推荐量减少 1046～2092 kJ/d），直到达到标准体重。

（2）蛋白质摄入：糖尿病肾病患者应避免高蛋白饮食，严格控制蛋白质每日摄入量，不超过总热量的15%。微量白蛋白尿者每千克体重应控制在0.8~1.0g，显性蛋白尿者及肾功能损害者应控制在0.6~0.8g，大量蛋白尿（>3g/d）患者，则要适度增加蛋白的摄入量，每千克体重应控制在1.0~1.5g或以上；一般以每日每千克体重1.2~1.5g，且优质蛋白应占50%以上（鱼、瘦肉、牛奶、鸡蛋等）。

（3）脂肪摄入：糖尿病肾病患者应严格控制脂肪的摄入量，一般控制在每天每千克体重0.6g，占每日总热量的20%~25%。

（4）钠盐摄入：糖尿病肾病时，每日食盐的摄入量应在3g以下。

（5）维生素、微量元素摄入：糖尿病肾病患者应注意补充水溶性维生素，如维生素C、维生素B等；高血钾时，适当限制含钾高的食物，慢性肾衰竭患者应低磷饮食。

（三）药物治疗

1.控制血糖　严格控制血糖是DN早期干预的基础。血糖有效控制对糖尿病肾病预防、延缓进程等发挥重要作用。目前降血糖药物有磺脲类、格列奈类、双胍类、噻唑烷二酮类、二肽基肽酶（DPP-4）抑制药、α-糖苷酶抑制药、胰高血糖素样肽（GLP）-1类似物及胰岛素。其中，双胍类、DPP-4抑制药、GLP-1类似物及噻唑烷二酮类除了控制血糖外，还可以起到延缓DN发展、减少尿蛋白、保护肾脏的作用。糖尿病肾病患者应该尽早使用胰岛素，既能减少高糖毒性，也能减少对肝肾功能的损伤。对于肾功能正常者，降糖药物的使用可根据患者胰岛功能、血糖增高特点、肌酐清除率及体重是否超标等来综合选择，尽量做到个体化。当出现肾功能不全时，可优先选用较少经过肾脏代谢的药物，首选瑞格列奈，其次如格列喹酮、阿卡波糖、二甲双胍等均可酌情使用。糖尿病肾病患者的血糖控制目标应遵循个体化原则，HbA1c不超过7%，对中老年患者，HbA1c控制目标适当放宽至不超过9%。

2.控制血压　肾功能的减退往往会伴有血压的升高。而血压升高又会加重肾脏的损伤，因而合理控制血压有利于DN的治疗及预后。目前治疗早期DN多使用ACEI和ARB，可改善内皮功能、控制高血压、减少蛋白尿、延缓肾功能进展，还可提升血糖控制效果，改善胰岛功能。ACEI、ARB和CCB，均列为糖尿病肾病患者一线抗高血压药。糖尿病患者血压控制目标为140/90mmHg，对年轻患者或合并肾病者血压控制目标为130/80mmHg。

3.纠正脂代谢紊乱　在糖尿病和DN患者中脂代谢紊乱较为常见，高脂血症不仅损害胰岛β细胞，还可导致系膜细胞和足细胞的损伤，进而加重肾小管及肾小球的间质纤维化，因此在糖尿病肾病治疗中应加强血脂控制。他汀类药物为目前临床应用最为广泛的调脂类药物，他汀类药物能通过抑制细胞外基质形成和系膜细胞增生等来改善肾脏病变、减缓肾小球硬化形成。在应用他汀类药物时应尽量避免联合使用贝特类药物，以避免增加肌溶解的风险。治疗目标：LDL-C水平降至2.6mmol/L以下（并发冠心病降至1.86mmol/L以下），TG降至1.5mmol/L以下。

4.抗炎、抗氧化治疗　肿瘤坏死因子-α、白细胞介素-6等炎症因子具有促进糖尿病肾病发展的作用，故炎症可影响糖尿病的发展。磷酸二酯酶抑制剂可以提高机体的抗氧化能力，抑制TNF表达，产生抗炎和免疫调节作用。依帕司他是一种常见的醛糖还原酶抑制剂，可调节糖尿病肾病患者尿白蛋白与肌酐比值，减轻炎症反应，改善肾功能。罗格列酮又是胰岛素增敏剂，具有抗炎、抑制生长因子的作用，依帕司他联合罗格列酮对早期糖尿病肾病有保护作用。MMF具有抗炎及抗氧化作用，可通过降低MCP-1、ICAM-1等的表达来达到肾脏保护的作用，还能降低NF-κB的活性、抑制炎症因子和TGF-β的表达等来达到减少胶原沉积、成纤维细胞浸润而延缓DN进展的目的。噻唑烷二酮类药物可能是通过降低MCP-1、TNF-α、人巨噬细胞集落刺激因子mRNA的表达来改善炎症反应对肾脏的影响，从而发挥改善 DN 的作用。4-苯基丁酸也有抑制肾组织氧化应激反应的作用。

5. 减少蛋白尿、保护肾功能　无论是 1 型糖尿病还是 2 型糖尿病，ACEI/ARB 能减少糖尿病肾病患者尿蛋白的排泄，延缓其肾功能损伤的速度。不论患者有无高血压，ACEI/ARB 都能产生上述效果。舒洛地特是低分子量肝素和硫酸皮肤素的混合物，可抑制 TGF-β 的产生，通过抑制类肝素酶而减少肾小球基底膜蛋白多糖的降解，从而起到保护肾小球滤过屏障的作用，可降低尿白蛋白排泄率。雷公藤多苷具有抗炎、免疫抑制作用，能够显著减少包括糖尿病肾病多种肾脏病患者的蛋白尿，且所含雷公藤甲素对足细胞具有直接保护作用；每次 20～40 mg，每日 3 次。

（四）其他治疗

1. 抗凝及改善微循环治疗　前列地尔即前列环素 E_1，具有扩张血管、抑制血小板聚集、改善微循环灌注的作用，可通过改变患者血流动力学和血液流变学，增加肾血流量，抑制肾素-血管紧张素系统活性，改善肾脏血流动力学不足，缓解糖尿病肾病进展。胰激肽原酶肠溶片有改善微循环作用，主要用于微循环障碍性疾病，如糖尿病引起的肾病、周围神经病、视网膜病，脑出血及其他出血性疾病的急性期禁用。

2. 羟苯磺酸钙可用于糖尿病性微血管病变　用于视网膜病及肾小球硬化症（基-威氏综合征），严重肾功能不全需透析的患者应减量。

3. 肾脏替代治疗　糖尿病肾病患者进入尿毒症期常常需要行替代治疗，包括腹膜透析、血液透析、肾移植等。早期腹膜透析在生存率方面表现更有优势，但随着病情的发展血液透析生存率的优势逐渐高于腹膜透析。肾移植也是外科治疗糖尿病肾病发展到尿毒症阶段的一条途径，目前理论上最理想的方法是胰-肾联合移植。

第四节　中医诊断与治疗

一、诊断

1. 有消渴病病史，病程在 10 年以上，未能得到有效控制的患者。
2. 临床出现神疲乏力、口渴喜饮、尿频、多尿或尿甜、面目肢体水肿、蛋白尿、头晕目干、视物昏花、血压升高等症状，晚期出现肾衰竭表现。
3. 肾活检病理检查有助于明确诊断。

二、鉴别诊断

（一）水肿

水肿病也常有蛋白尿、高血压，本病中后期常伴有肢体水肿。水肿病没有消渴病病史，临床也无尿甜、多食、口渴多饮等症状，可资鉴别。

（二）慢性肾衰竭

糖尿病肾病后期可出现慢性肾衰竭表现，可以是慢性肾衰病的原发病变。两者皆有肾功能减退、浮肿、晚期恶心呕吐等症状，但慢性肾衰竭是由多种急慢性肾脏病或其他全身疾病演变而来，可由水肿、尿浊、癃闭、痹证、肾痹等病迁延不愈转变而成，结合病史及其特有的临床表现不难鉴别。

三、辨证论治

（一）辨证要点

1. 辨标本虚实　本病为本虚标实之肾脏络病，本虚是以肾虚为本，标实则以络脉痹阻为标。本虚常见气阴两虚、肝肾阴虚、脾肾气虚、脾肾阳虚、阴阳两虚之候；标实则可见气滞、血瘀、痰浊、水饮、水湿、热毒、溺毒等证候。一般初病本虚多以气阴两虚及阴虚火旺为主，标实可见气滞、血瘀、痰浊之证；中期本虚可见肝肾阴虚、脾肾气虚、脾肾阳虚证，标实可见血瘀、痰浊、水湿、热毒等证；晚期本虚可见阴阳两虚证，气滞、血瘀、痰浊、水饮、水湿、热毒、溺毒等诸种证候均可与本虚证兼夹出现，当注意辨其证候所属。

2. 辨气络血络病变　本病早中期多以气络病变为主，是络气运行输布障碍、升降出入失常的状态。临床以气虚络痹、精损络痹、络气郁滞、络脉瘀滞为络病特点；中后期则以血络病变为主，往往气络与血络证候并见，临床以脉络瘀阻、脉络瘀塞、热毒滞络、络脉损伤、络脉绌急、络脉失荣、络衰而痿、络衰而废为络病特点。气络病变与血络病变不是一成不变的，不同的病理阶段常常相互转化、相兼为病。

3. 辨本证与兼夹证　消渴病久延不愈常变证百出，在引起本病的同时常多种变证并存，肾络病变之外的变证都是兼夹证，需要明辨主次。

（1）若瘀血、痰浊、燥热、湿热、寒湿等病邪阻滞四肢组织、经脉、络脉，络道气血津液运行不畅，络脉阻滞，不通则痛；或因气阴两伤，气血不足，阴阳两虚而致筋骨肌肉失养，或营卫不通，血络凝涩，均可引起四肢厥冷、麻木、疼痛、痿软、瘙痒等症状，此为糖尿病周围神经病变，为络脉瘀阻、络脉瘀塞或络虚不荣之证。

（2）若因湿热痰浊内蕴，郁火伤津，或肝肾阴虚，气血不足，目络失养，或瘀血等实邪阻滞目络，而见两目干涩、视物昏花，或视物变形、视物色红，或如蛛丝漂浮，或如蚊蝇飞舞，或荧星满目等症，是为糖尿病视网膜病变（"云雾移睛""视瞻昏渺""血灌瞳神"），属于目络络病，为目络络虚不荣、目络损伤、目络绌急、目络瘀阻、目络瘀塞之证。

（3）若因气滞、血瘀、寒凝、血瘀致心脉痹阻，或因气血阴阳不足，营卫失和，致心络失养，均可导致心脉痹阻，不通则痛，或心脉失养，不荣则痛，而见胸中憋闷，疼痛时作，心悸气短，头晕目眩等症，此为糖尿病心脏病（"胸痹""真心痛""心悸""怔忡"），为心络郁滞、心脉瘀阻、心络损伤、心脉失养、心脉（络）绌急、心脉瘀塞之候。

（二）治疗原则

本病的病位在肾络，基本病机是肾络痹阻，故其治疗原则应以疏通肾络为主。根据本虚标实之病机特点，或予扶正荣络，或予祛邪通络，总以通络为大法。扶正之法根据气血阴阳津液之亏虚，分别采取益气养阴、滋阴降火、滋阴增液、补益肝肾、补益脾肾、补益气血、阴阳双补、调营益卫等法；祛邪则针对气滞、血瘀、痰浊、水湿、水饮、热毒、溺毒相应的病理因素，予以理气、活血、通瘀、化痰、祛湿、燥湿、利水、化饮、清热解毒、通腑泄浊排毒等法。正如《素问·至真要大论》载："谨守病机，各司其属，有者求之，无者求之，盛者责之，虚者责之，必先五胜，疏其血气，令其调达，而致和平"，指出通过扶正与祛邪之法调整脏腑经络气血，令其调和通达，以恢复脏腑经络营卫气血的调和、通达状态。

疏通肾络应为治疗本病的基本大法，且应贯穿从早期到晚期的全部治疗过程。疏通经络之法有二，实证以祛邪通络为主，包括辛温通络、辛润通络、辛香通络、虫蚁搜络、理气通络、活血通络、化痰通络、解毒通络等方法；虚证以补虚通络为主，包括补气通络、滋润通络、温补通络（辛甘通补）等方法；并注意调理脏腑气机升降出入，以助通络，使脾升胃降，肝之疏泄、肺之宣肃、肾之蒸腾气化正常，心主血脉功能正常也有助于通络。

（三）分证论治

1.气阴两虚，肾络不荣

证候：眼睑、足踝轻度浮肿，神疲气短，倦怠乏力，五心烦热，口干咽燥，头晕目眩，耳鸣，腰膝酸软，小便量多次频，舌淡红少苔，脉细弱。临床见微量白蛋白尿或中等量蛋白尿，伴或不伴有高血压。多见于Ⅰ～Ⅲ期患者。

证机：脾肾气虚，气虚失于固摄，精微物质流失；肝肾阴虚，阴虚火旺；土不制水，肾不主水；气虚、阴虚血瘀，肾络瘀阻。

治法：益气养阴，化瘀通络。

选方：加味参芪地黄汤（经验方）。

遣药：生黄芪30g，西洋参（或太子参）10g，熟地黄15g，山萸肉15g，山药15g，茯苓12g，泽泻12g，丹皮10g，莲子15g，芡实15g，金樱子10g，水蛭6g，地龙15g。

加减：颜面、四肢浮肿者，为气虚不能化气行水，加猪苓、车前子、益母草以利水消肿；肝肾阴虚，腰膝酸软，头晕耳鸣者，加女贞子、墨旱莲、制首乌、川牛膝以补益肝肾；肾络瘀阻较重，面色晦暗，舌质紫黯有瘀斑者，酌加土鳖虫、僵蚕、蜈蚣之属以搜络通瘀。

2.脾肾气虚，络气郁滞

证候：神疲乏力，气短懒言，食欲不振，大便溏软，头昏眼花，腰膝酸软，小便频数，尿多泡沫，眼睑足踝浮肿，舌淡红或暗红，有瘀点瘀斑，苔薄白或白腻，脉细弱或细缓。临床见中等量或大量蛋白尿，血压正常或升高。多见于Ⅰ～Ⅲ期患者，也可见于Ⅳ期患者。

证机：脾肾气虚，健运失职，气化不利，水湿内停；气虚血瘀，络气郁滞，肾络瘀阻。

治法：补益脾肾，理气燥湿，活血通络。

选方：苍术地黄通络汤（经验方）。

遣药：苍术15g，白术15g，人参9g，茯苓15g，生地黄15g，熟地黄15g，山萸肉15g，泽泻12g，葛根15g，川芎12g，水蛭9g，地龙15g。

加减：兼肺气亏虚，卫外不固，易感冒者，加黄芪、防风、白术以益气固表；自汗、盗汗者，为气阴亏虚，阴液不敛，加黄精、五味子、煅牡蛎以养阴敛汗。

3.肝肾阴虚，肾络不荣

证候：目睛干涩，两胁不适，或胁腹胀痛，头晕耳鸣，手足心热，腰背酸痛，口干咽燥，舌红少苔，脉弦细数。多见于Ⅲ、Ⅳ期糖尿病肾病患者，常伴有高血压、高脂血症、蛋白尿，或伴有贫血。

证机：五志过极，郁久化热，耗伤肝阴（血），或病久迁延，肾精（阴）亏损，肝肾阴虚，阴虚内热，肾络不荣，阴伤络瘀。

治法：滋补肝肾，活血通络。

选方：通络一贯煎（经验方）。

遣药：生熟地黄各 15 g，山茱萸 15 g，女贞子 15 g，墨旱莲 15 g，沙参 15 g，石斛 15 g，葛根 15 g，黄连 9 g，当归 10 g，赤芍 15 g，地龙 15 g。

加减：兼气虚而见神疲乏力、气短懒言者，加生黄芪、太子参、黄精以益气健脾；阴亏津伤而见口干口渴、舌红苔少者，加麦冬、玄参、山药、玉竹以滋阴生津；血压高而见头晕目眩、耳鸣者，加天麻、钩藤、石决明平肝潜阳；肝气郁结，症见情志抑郁不畅、两胁不适或胀痛者，加柴胡、川芎、香附、郁金以疏肝理气通络；肝火上炎，见烦热、尿赤，咽喉干痛，性情急躁者，加蒲公英、菊花、麦冬、蝉蜕以清肝泻火，利咽解毒；蛋白尿多者，加芡实、金樱子、丹参、益母草以活络敛精。

4. 脾肾阳虚，肾络失煦

证候：面色苍白，形寒肢冷，周身水肿，按之没指，可伴胸腔积液、腹水，纳差，腰膝酸软，甚者胸闷气急，不得平卧，小便短少，大便溏薄，舌质淡，舌体胖大有齿痕，苔薄白或白腻，脉沉细或沉迟无力。多见于糖尿病肾病Ⅳ、Ⅴ期，出现大量蛋白尿，多伴肾功能减退。

证机：脾肾阳虚，脾阳不运，肾失蒸腾气化，阳虚水泛；络脉失于温煦，络气郁滞，肾络阻滞。

治法：温脾补肾，化湿利水，活血通络。

选方：温阳利水通络汤（自拟方）。

遣药：附子 15 g，干姜 10 g，炙黄芪 30 g，党参 15 g，白术 15 g，茯苓 15 g，猪苓 15 g，泽泻 10 g，仙灵脾 20 g，菟丝子 15 g，怀牛膝 15 g，川芎 10 g，当归 10 g，水蛭 6 g，地龙 15 g。

加减：阳虚寒甚，四肢厥冷、大便溏薄者，可加肉桂（或桂枝）、补骨脂、鹿角霜、肉豆蔻以助温补脾肾之力；心胸憋闷不得卧，加葶苈子、大枣泻肺逐饮利水；络脉瘀阻重者，加全蝎、蜈蚣以加强通络之力；蛋白尿多者，加芡实、金樱子、五味子、莲子、黄精以健脾益肾敛精；肾衰竭者，加苏叶、苏梗、黄连、大黄、牡蛎、六月雪等以和胃化浊、清降泄浊。

5. 湿热内蕴，络脉阻滞

证候：身体困重，胸腹痞闷，烦热口渴而不欲饮，口苦，小便赤涩或量少，大便溏垢，胸脘满闷，纳呆呕恶，舌质红，苔黄或黄厚腻，脉弦数。多见于糖尿病肾病Ⅳ、Ⅴ期患者。

证机：湿郁化热，湿热蕴结，熏蒸三焦，湿热下注，阻滞肠胃，络气郁滞，络脉瘀阻；或络弱而痿、络衰而废。

治法：清热利湿，泄浊通络。

选方：四妙通络汤（自拟方）。

遣药：苍术 15 g，薏苡仁 20 g，黄柏 10 g，川牛膝 15 g，茯苓 15 g，泽泻 15 g，土茯苓 20 g，鬼箭羽 15 g，白花蛇舌草 20 g，丹参 15 g，赤芍 15 g，莪术 15 g，大黄 9 g。

加减：湿浊较盛，见胸脘痞满、恶心呕吐、纳呆者，加白蔻仁、藿香、佩兰以芳香醒脾化浊；见皮肤疮疡、痈疽红肿者为热毒偏胜，宜加银花、连翘、蒲公英、地丁以增强清热解毒功效；若肢体麻木、感觉异常、大量蛋白尿，属于络脉瘀阻较重，可选加水蛭、僵蚕、蜈蚣、地龙以搜风通络。

6. 痰瘀阻络

证候：胸闷或胸痛，心悸气短，痞满不舒，形体肥胖，或脘腹胀满，纳呆，呕恶，或便溏，腰部刺痛，尿少，头面浮肿，形寒肢冷，舌色紫黯，舌体胖大，苔白腻或白滑，脉沉弱兼涩，或沉缓兼涩。本证患者常伴高脂血症、冠心病，多见于糖尿病肾病Ⅳ、Ⅴ期患者。

证机：痰浊瘀血内蕴，胸阳不展，心络痹阻；中阳不振，痰阻中焦，升降失常；痰瘀痹阻肾络，络脉瘀阻、络衰而废。

治法：宽胸豁痰，活血化瘀，散结通络。

选方：四物涤痰通络汤（自拟方）。

遣药：瓜蒌30g，茯苓30g，陈皮15g，薤白15g，半夏10g，枳实15g，制南星10g，人参10g，当归10g，川芎15g，赤芍15g，地龙15g。

加减：痰浊瘀血化热而见苔黄腻，脉滑者，加黄芩、竹茹、鬼箭羽、六月雪以清热化痰；便秘者，加大黄以通腑泄热；心络瘀阻而心胸憋闷疼痛者，加丹参、檀香、砂仁以活血理气通络；气虚血瘀而见神疲乏力，面色晦暗，身有刺痛，且痛有定处者，加黄芪、党参、三七、水蛭以健脾益气，活血通络；见咳喘胸满不得卧、痰多白沫、面浮肢肿、四肢不温、舌质暗淡有瘀斑，脉沉迟或弦紧者为阳虚寒凝、饮邪内停支撑胸肺、肾络失煦所致，宜温化痰饮，活血通络，可选用肾气丸、苓桂术甘汤、葶苈大枣泻肺汤化裁。

7. 瘀水互结，脉络阻滞

证候：面目虚浮，四肢水肿，大便溏薄，小便不利或尿少，形寒肢冷，肌肤甲错，肌肤或现红丝赤缕，或见瘀点瘀斑，腰部刺痛，舌质紫黯，苔薄黄或薄腻，脉弦细涩。多见于本病Ⅳ、Ⅴ期，出现大量蛋白尿，肾衰竭。

证机：久病入络，脾肾阳虚，络气郁滞，水液不归正化，络脉瘀阻，气血不运，肾络阻滞、络衰而废。

治法：温补脾肾，理气活血，利水通络。

选方：四物桂苓通络汤（自拟方）。

遣药：桃仁12g，当归12g，红花10g，赤芍15g，川芎15g，桂枝10g，茯苓15g，益母草15g，黄芪30g，水蛭6g，地龙15g。

加减：若见面黄少华、纳少腹胀、大便溏薄等症，为脾阳不振、水湿逗留，治宜合实脾饮加减；若见下肢肿甚、按之如泥、腰腹胀满、尿少者，为肾阳亏虚、水湿泛滥，治当合真武汤加减；若见神倦欲睡、面色晦暗萎黄、口有尿味、恶心呕吐，属于阳虚水泛、浊毒上逆之证，治宜合大黄附子汤加减；若见大量蛋白尿，水肿严重，伴有血液高凝状态，宜重用辛温通络、辛香通络、虫蚁搜络之品，如石菖蒲、青风藤、全蝎、蜈蚣、僵蚕、地龙等。

8. 络瘀肾衰，浊毒壅滞

证候：面目、肢体浮肿，少尿甚则无尿，形神疲惫，倦怠嗜卧，面色晦暗，口中尿味；或夜尿频多，排尿困难，甚则小便点滴不出；或腰膝酸软，形寒肢冷，大便溏薄，舌质暗，脉沉涩或滑。多见于本病Ⅴ期，出现肾衰竭（慢性肾脏病G5期）。

证机：肾元虚损，气血阴阳俱虚，气、血、水、瘀、毒互结，阻滞肾络，致肾体大伤，络弱而痿，络衰而废，肾衰竭。

治法：补益脾肾，活血通络，通腑泄浊。

选方：大黄降浊汤（自拟方）。

遣药：炙黄芪30g，党参15g，紫苏15g，草果10g，半夏9g，陈皮10g，黄连9g，车前子（包）15g，川牛膝15g，大黄9g，地龙9g，茯苓15g，牡蛎30g，六月雪15g。

加减：面目肢体水肿严重、舌质紫黯有瘀斑者，为脾肾阳虚，失于温运，瘀水互结，酌加猪苓、泽泻、益母草、炒白术、水蛭活血利水；恶心呕吐、纳呆脘腹胀满者，为浊毒中阻，胃失和降，加枳实、竹茹、砂仁以理气和胃，芳化降浊；形寒肢冷、大便溏薄者，为阳虚温运失职，加炮附子、仙灵脾、菟丝子、鹿角霜温阳扶元；贫血较重而见神疲乏力、面色萎黄者，加当归、白芍、制首乌以滋阴补血；排尿困难，甚则小便点滴不出者，为肾阳衰惫，肾络瘀阻，加肉桂、山甲、桃仁、瞿麦以温阳化气，行瘀散结；小便频急，涩滞疼痛，余沥不尽，或红赤者，为膀胱湿热，肾络损伤，加萹蓄、滑石、琥珀粉、三七粉以利尿通淋，化瘀止血。

（四）转归、预后与预防

糖尿病肾病早期缺乏临床症状，一旦出现肾功能损害，其进展速度远快于非糖尿病肾病患者，且发展至终末期肾衰竭时，无论是透析还是肾移植，患者的远期预后均比其他肾脏疾病患者差。消渴病发展为本病一般历经 10 年病程，当糖尿病肾病进入 V 期后，常并见全身多个脏腑、组织的脉络病变，如心络痹阻则发为胸痹，脑络痹阻可发为中风偏瘫；病久络脉失养，肺络失养，可并发肺痿，肝肾络脉失养，经络之气不能上承耳目，可出现耳聋、雀目等。

糖尿病肾病继发于糖尿病，是慢性进行性疾病，一级预防是在糖尿病阶段积极、有效地治疗糖尿病，控制好血糖、血压、血脂，坚持健康的生活方式，建议糖尿病肾病患者接受营养专家的饮食指导和教育课程的信息，根据不同的病期与病情的严重程度，制定合适的糖类、蛋白质摄入量和盐、磷、钾及维生素等营养成分的摄入标准。同时戒除烟酒等不良嗜好，鼓励糖尿病肾病患者进行与其心血管健康状况和耐受性相适应的体力活动。二级预防即在已经发生糖尿病肾病时，早期诊断、早期治疗，预防及延缓糖尿病肾病由轻到重发展，本病在 I ~ III 期时，处于病络阶段，其病理改变是可逆的，此时积极治疗可以大大延缓其进展。发展到 III 期以后，其肾功能将进行性下降，如果施以恰当的治疗，可以延缓到肾衰竭终末期的进展速率。注意精神调护，避免情绪过激和波动，工作生活要劳逸适度，避免过劳（劳体、劳神）增加肾脏负担，增加卧床休息时间，鼓励轻度的运动，如饭后散步、练气功、打太极拳等。三级预防即在患者已经进展到肾衰竭阶段时，通过积极有效的治疗，推迟替代治疗的时间；或已经进入了终末期，积极防控各种并发症，降低或消除威胁生命的风险因素，减轻患者的痛苦，提高患者的生活质量。此时应严格优质低蛋白饮食，忌食坚果、高磷食品、高钾食品，注意避免感冒；避免服用对肾脏有损的药物。

第二十七章　狼疮性肾炎

狼疮性肾炎（LN）是自身免疫疾病系统性红斑狼疮（SLE）的肾脏损害，是系统性红斑狼疮最常见和最重要的内脏并发症，是我国最常见的继发性肾小球疾病，50%～70%的SLE患者可出现不同程度的肾脏损害，LN已成为SLE患者发病和死亡的主要危险因素。临床可出现水肿、血尿、蛋白尿、高血压、发热、皮疹等症状，是SLE主要的并发症和致死因素之一，也是急性肾损伤和终末期肾病的重要原因。狼疮性肾炎虽然受个体遗传背景、自身免疫状态等先天性因素影响，但后天的环境因素、性腺功能等也起重要作用。SLE是一种多因素（遗传、性激素、感染、药物、食物、环境等）参与的系统性自身免疫性疾病，患者突出表现为有多种自身抗体并通过免疫复合物等途径造成全身多系统受累，其免疫学异常的发生机制十分复杂，狼疮性肾炎的临床表现、病理及治疗也因此而复杂，犹如一个临床综合征。LN发病率存在种族差异。白色人种肾脏发病率较低，为12%～33%；黑色人种（非裔美国人，加勒比黑人）LN发病率相对较高（40%～69%）；拉丁裔为36%～61%；黄色人种（印度，中国）为47%～53%。与未累及肾脏的红斑狼疮患者相比，狼疮性肾炎患者预后较差。我国狼疮性肾炎发病率高，而且随着社会的工业化、环境污染加重，有不断增加的趋势。

在中医古典医籍中并没有明确狼疮性肾炎的病名，根据其水肿、蛋白尿、小便不利及慢性肾衰竭等主要临床表现，可归属中医学之"水肿""肾着""肾痹""阴阳毒""红蝴蝶疮""日晒疮""虚劳"等病证范畴。狼疮性肾炎虽然没有具体病名，然而在古代医学文献中却早有记载。如《普济方》曰："夫肾脏风毒流注腰脚者，其状腰脚沉重，筋脉拘急，或作寒热，或为疼痛，或发疮疡是也。"《素问·水热穴论》曰："肾者胃之关也，关门不利，故聚水而从其类也。上下溢于皮肤，故为胕肿。"狼疮性肾炎早期或肾外症状突出者，更贴近于"阴阳毒""红蝴蝶疮""日晒疮"等病名；有肾脏与关节疼痛等临床表现者，应以"肾着""肾痹"命名；后期出现肾功能不全或水肿、蛋白尿较剧者则更近似于"水肿""虚劳"等病。中医中药在改善患者的临床症状，缓解病情上有独特的作用。

第一节　西医病因病理

一、发病原因

系统性红斑狼疮是一种复杂的自身免疫性疾病，以出现多种自身抗体为特征。发病病因涉及遗传背景、环境因素、内分泌异常、免疫系统紊乱等多个方面。

（一）遗传背景

1. 基因和 LN

SLE 发病机制复杂，与遗传易感性和个体暴露在某些环境密切相关，最后导致免疫耐受降低和自身免疫系统紊乱。大量研究数据表明，SLE 具有很强的遗传基础。研究表明，LN 易感性的遗传基础主要表现在两个方面：①一些敏感性候选基因的等位基因与 LN 疾病的严重程度相关。②在肾脏存在一组特异性基因，可能导致 LN 的病理学改变，研究发现，HLA–DR2 和 HLA–DR3 与系统性红斑狼疮的易感性有关；HLA–Ⅱ类分子多态性还与抗 Sm 抗体、抗 SSA 抗体、抗 nRNP（抗核内核糖核蛋白）抗体及抗 dsDNA 抗体等自身抗体的产生有关。补体遗传缺陷也影响疾病易感性。补体活化能力降低，会破坏对自身和外源性抗原的清除能力，引发自身免疫性疾病。

2. LN 的表观遗传异常

表观遗传参与了多种自身免疫性疾病的发生，其中包括 N，它通过调节自身免疫力和自身抗体的产生来发挥作用。表观调控影响 LN 病理改变的同时也可能在 LN 的发病机制中起重要作用。表观遗传水平的改变以及环境因素可能共同参与 LN 的发病机制，表观遗传的现象主要包括 DNA 甲基化、组蛋白修饰、微小 RNAs（miRNAs）的表达等。

（二）环境因素

芳香胺、肼类药物（如普鲁卡因、肼屈嗪，烟草和香烟可产生肼类物质）及其他药物（氯丙嗪、异烟肼、苯妥英钠及青霉胺等），可诱发狼疮样综合征，尤其在乙酰化慢反应的个体中。彩色染发剂中包含的芳香胺可通过头皮吸收，长期使用可诱发系统性红斑狼疮。紫外线，尤其是紫外线 B，是很多系统性红斑狼疮患者的重要疾病触发因素，紫外线会改变皮肤组织中的 DNA 化学结构及 Ro 抗原和 nRNP 抗原，增加它们的免疫反应性。

（三）内分泌异常

男性和女性系统性红斑狼疮患者体内均存在性激素代谢异常，表现为雌激素 16α–羟化增多，16α–羟化雌酮浓度增加。雌激素可促进体液免疫反应，使 B 细胞增殖和抗体产生增多。雌激素还能上调系统性红斑狼疮患者 T 细胞钙调磷酸酶 mRNA 的水平和细胞表面 CD40 配体表达，间接活化 B 细胞。口服避孕药和激素行替代治疗者系统性红斑狼疮的发生风险增加，女性患者在月经周期雌激素大量分泌时容易复发，绝经后其活动性明显降低。

（四）免疫系统紊乱

正常人体中，调节性 T 细胞可以抑制抗原呈递细胞活化 T 辅助细胞，抑制 T 辅助细胞活化 B 细胞，抑制 B 细胞产生自身抗体。活动期系统性红斑狼疮患者外周血 $CD4^+CD25^+$ T 细胞缺乏，可能直接导致体内抑制自身免疫反应功能减弱。系统性红斑狼疮患者外周 $CD4^+CD25^+$ T 细胞减少，导致未致敏 $CD8^+$T 细胞成熟障碍，使其无法抑制 B 细胞产生多克隆免疫球蛋白。系统性红斑狼疮患者蛋白激酶 A–1 型同工酶缺陷，可以导致细胞内多种生物蛋白磷酸化异常，影响 T 细胞活性。系统性红斑狼疮患者体内 B 细胞增殖活化，外周分泌型 B 细胞增多。活化 B 细胞产生大量免疫球蛋白，引发自身免疫反应。抗 dsDNA 抗体滴度增高，多伴有补体下降，两者是临床系统性红斑狼疮活动的标志。系统性红斑狼疮患者持续低补体血症与补体活化和遗传缺陷有关。

二、病理机制

系统性红斑狼疮最典型的病理生理学机制是自体核抗原免疫耐受被打破。正常情况下，机体密切监视细胞死亡，区分细胞凋亡及细胞坏死，一旦发现死亡细胞，抗体、补体迅速与吞噬细胞表面结合，促进吞噬细胞快速吞噬死亡细胞，避免自体核抗原暴露于免疫识别受体；或通过免疫刺激促使 DNA 和 RNA 序列的甲基化从而实现自体核抗原的遮蔽。但若这一平衡被打破，细胞死亡与坏死细胞的清除失衡，循环颗粒里包含了具有免疫刺激作用的自体核抗原，就可导致 SLE 的发生。自身抗原分子结构发生改变，或与自身抗原有交叉成分的外来抗原侵入机体等，也可以导致机体对自体核抗原的免疫耐受被打破，导致 SLE 的发生。

（一）免疫复合物沉积

LN 的发病是由免疫复合物（IC）介导，肾小球 IC 沉积被认为是 LN 发病机制中的重要启动因素。近年研究发现 LN 患者肾脏内的 IC 主要是在肾脏局部形成。患者体内的自身抗体可直接与肾小球上固有的层粘连蛋白、Ⅳ型胶原蛋白、α-辅肌动蛋白等非 DNA 抗原成分，或种植于肾小球的抗原如组蛋白 H3 和 DNA 等发生交叉反应形成原位 IC 而致病。IC 一旦沉积于肾小球，可激活补体成分，或与带有 Fc 受体的细胞结合，进一步加重炎症反应。绝大多数狼疮性肾炎患者肾脏中可见免疫球蛋白和补体成分沉积于肾小球和肾小管。

（二）抗 dsDNA 抗体

肾脏 IC 的致病性自身抗体主要是核小体家族抗体。其中抗 dsDNA 抗体是发现最早的直接参与 SLE 患者肾损害的自身抗体，被认为是形成肾脏 IC 的主要自身抗体。抗 dsDNA 抗体通过膜联蛋白Ⅱ和 α-辅肌动蛋白等成分与肾脏固有细胞结合，诱导 IL-6、IL-1β、TNF-α 和 TGF-β1 的分泌及 PKC 活化，从而导致肾脏系膜区扩张、细胞增殖、凋亡增加、炎症和纤维化。抗 dsDNA 抗体通过与 α-辅肌动蛋白等足细胞蛋白结合而损伤肾脏足细胞，导致蛋白尿形成。抗 dsDNA 抗体还可直接穿透细胞核和细胞质，从而诱导巨噬细胞、系膜细胞等凋亡。而沉积于肾小管间质的抗 dsDNA 抗体免疫复合物，可导致肾小管间质炎症细胞浸润、炎症因子合成增加、肾小管萎缩及肾间质纤维化。

（三）补体系统异常

LN 患者常伴有低补体血症，且部分 SLE/LN 患者体内有 *C1q* 及 *C4* 基因缺陷。补体成分的缺失和功能异常，造成 IC 清除障碍。IC 在肾血管的堆积，引起补体经典途径的活化，导致 C1q、C4b 和 C3b 的沉积及可溶性 C3a、C4a 和 C5a 的释放。浸润的白细胞通过细胞表面补体受体与这些补体成分结合，释放炎症介质、活性氧、蛋白酶等，与攻膜复合物一起导致内皮细胞、肾小球基底膜和足细胞损伤，出现蛋白尿等狼疮性肾炎的表现。

（四）细胞因子

正常机体内 Th1 型细胞因子与 Th2 型细胞因子相互调节，保持动态平衡。Th1/Th2 细胞因子平衡失调在 LN 的发病过程中发挥重要作用。目前已证实 IL-6、IL-10、IL-12、IL-17、IL-18、IL-23 和 TNF-α 都与 LN 疾病活动度相关。LN 患者血清 IL-6、IL-12 和 IL-17 水平显著升高，且 IL-12 在肾小球单核细胞内的聚集与尿蛋白水平密切相关，而 IL-17 可促进 LN 自身反应性 T 细胞的活性，导致大量自身抗体的产生。TWEAK（TNF-like weak inducer of apoptosis）近来被证实在 LN

的发生发展过程中起非常重要的作用。TWEAK 是 TNF 超家族成员，其受体 Fn14 表达于系膜细胞、内皮细胞、足细胞和肾小管细胞，且在 LN 的肾组织中表达上调。TWEAK/Fn14 的相互作用可诱导多种炎症因子的表达，如 RANTES、MCP-1、IP-10 和 VCAM1，这些炎症因子均与 LN 的发病机制密切相关。TWEAK/Fn14 通路活化可放大肾脏部位炎症，增加系膜细胞及肾小管细胞的增殖程度，损伤滤过屏障并促进肾脏纤维化。

第二节 中医病因病机

一、病因

传统中医学认为，狼疮性肾炎的发病有内外二因，内因为先天禀赋不足，正气亏虚，肝肾亏损，其是发病的内在原始因素。正如《灵枢·百病始生》所云："风雨寒热不得虚，邪不能独伤人，卒然逢疾风暴雨而不病者，盖无虚。故邪不能独伤人。"外因多与外感六淫邪毒有关，七情内伤，劳累过度，阳光紫外线照射，湿热浊毒，饮食失节等是重要外因。内外两种病因常交互作用，变生痰、热、瘀、毒、湿等病理产物，内外之邪蕴聚于脏腑经络，发于外则为皮肤红斑、关节疼痛，损于内则脏腑受损。

（一）正气亏虚，肾精不足

正气不足是本病发病的内在原始因素，肾精亏损是发病的内在基础。外感六淫邪毒、七情内伤、劳累过度、阳光紫外线照射、湿热浊毒、饮食失节等因素均是导致正气亏虚的常见病因，而先天禀赋不足是狼疮性肾炎的重要病因。本病多发于育龄期女性，说明与女子元气禀赋薄弱、肾气不足密切相关。女性的经、孕、产、乳等特有功能，是以天癸、脏腑、经络、气血的生理活动为基础，天癸是肾中产生的一种能促进人体生长、发育和生殖的物质，《素问·上古天真论》："女子七岁，肾气盛，齿更发长，二七而天癸至，任脉通，太冲脉盛，月事以时下，故有子。" 先天禀赋薄弱，或后天所伤，都最终导致元气不足，肾精亏虚，成为本病发病的重要内因。

《素问·上古天真论》云："人之所有者，血与气耳。"《素问·六节藏象论》云："气和而生，津液相成，神乃自生。"气络与血络是从经脉支横别出、逐层细分、纵横交错、遍布周身、循行表里的空间网络结构，从而将经脉运行的精气血津液输布、弥散、渗灌到五脏六腑、四肢全身。气络与血络的这些温煦充养、防御卫护、调节控制作用与现代免疫系统的防御监视、信号转导等作用有异曲同工之妙。《素问·刺法论》："正气存内，邪不可干。"《素问·评热病论》："邪之所凑，其气必虚。"《论衡》也提出："天禀元气，人受元精。"运行于气络、血络的元气、卫气、宗气及脏腑经络之气都属于正气范畴。当正气亏虚，气血津液不能正常渗灌五脏六腑，外养皮肤腠理之阳络，内濡脏腑膜原之阴络，则络脉的卫护防御功能下降，不能有效防御外邪的侵袭，导致免疫自稳功能异常，内外合邪而发病。这与现代医学免疫自稳功能异常导致免疫应答异常，产生各种免疫性疾病的病理机制高度吻合。

（二）外邪侵袭，湿热毒瘀蕴结

外感六淫邪毒，日光曝晒，风湿热毒之邪乘虚入侵肌肤，痹阻络脉，分肉失养，气络、血络防御卫护功能受损，络热血瘀，燔灼营血，肾络损伤，发为本病。感邪之后，相继产生各种病理因素，如瘀血、痰浊、水湿等，络热血瘀，燔灼营血，热毒又易伤阴血，从而内外相因，致使本病症状涉及全身表里内外，证候复杂而多变。正如《温疫论》中所述："血为热搏，留于经络，败为紫血。"可见邪毒入侵是本病发病的重要条件。《医门法律》："小络，方为卫气所主。故外邪从卫而入，不遽入于营，亦以络脉缠绊之也。至络中邪盛，则入于营矣。故曰：络盛则入于经，以营行经脉之中故也。然风寒六淫外邪，无形易入，络脉不能禁止，而盛则入于经矣。若营气自内所生诸病，为血、为气、为痰饮、为积聚，种种有形，势不能出于络外。故经盛入络，络盛返经，留连不已，是以有取于砭射，以决出其络中之邪。"喻嘉言明确将络脉的功能指向屏障的功能所属，络脉是邪气出入之必由之路，络的这种如网、如幕的功能似外邪不易突破的屏障（"兜络""外城"），只有当络中正气不足或邪气过盛时，邪气才能突破屏障，先入阳络（外邪从卫而入），邪气盛则深入阴络，内入于营，致使络脉之正常出入、开阖、沟通、联络、交换、调节、传递、表达的功能紊乱或被破坏，邪气由浅入深、由外至内、由阳络到阴络发展。后世医家叶天士"初病在经，久痛入络，以经主气，络主血"进一步诠释了这一学术内涵，上述病络理论也高度拟真地解释了狼疮性肾炎的发病与病理演变过程。

二、病机

从狼疮性肾炎的病因及临床表现来看，本病是以正气亏虚、肝脾肾受损为本，热毒瘀血损伤肾络为标，肾络损伤是关键病理变化。由于体质异禀，元气不足，卫气亏虚，不能"温分肉，充皮肤，肥腠理，司开阖"（《灵枢·本脏》），以致络脉空虚，卫外防御功能低下，风湿热毒等外邪侵袭，损伤络脉，气络伤则引起发热、皮肤疮疡、皮肉筋骨关节疼痛、毛发枯槁脱落、肌肤麻木、肌痛无力等症状，血络伤则引起面部红斑、雷诺现象、血尿、蛋白尿等症状。

本病多由内、外合因而发病，病初以风湿热毒伤络为主要病理变化，《普济方·肾脏门》所云"夫肾脏风毒流注腰脚者，其状腰脚沉重，筋脉拘急，或作寒热，或为疼痛，或发疮疡是也"与狼疮性肾炎的临床表现与病机颇为相似，说明风湿热毒客于肾络，上攻下注，从而引起寒热、疼痛、浮肿、疮疡等症，是为急性期的临床表现与病机特点。随着疾病进展进入发展期、慢性期，最终可能出现肝肾阴虚、脾肾阳虚证。狼疮性肾炎迁延不愈，久病入络，致使五脏亏损，变生热毒、瘀血、水湿、痰浊等病理因素，进一步损伤肾络，促进病情进展。狼疮性肾炎既是全身病络之变，更是肾络之病。"足少阴之别，名曰大钟，当踝后绕跟，别走太阳；其别者，并经上走于心包下，外贯腰脊。"肾络循行于下肢内侧、腹部以及足跟，其一分支络于足太阳经，另一分支循本经上行，络于心包、腰脊等处。因此，本病的全身临床表现及肾脏症状都可以看作是肾络的异常之变，肾络病则必有"病络"生，病络生则"络病"成，即为肾络病变。肾络通畅，能升能降，能开能合，能出能入，能收能放，气血、水谷精微、津液、营卫等各种精微物质，输布于全身内外，以维护机体的各种生理功能。当风、湿、热、毒、痰、瘀诸多病理因素蕴结于五脏六腑，壅阻三焦，则气机不流贯，络气郁滞，肾之气络病，则津液气化失司，而见水肿、腹水、胸腔积液等症；气滞则血瘀，肾之血络瘀阻，阴络伤则见血尿、蛋白尿等症；肾络损伤，瘀塞不通，积热蕴毒，肾体大伤，络衰而废，则发展为肾衰竭、尿毒症。

狼疮性肾炎是肾络病变，随着时间、空间的序列递进，病情的渐次演变，病邪种类的逐渐增多，势必导致证候维度和阶度的增加，使证候要素组合形式多样化，临床上出现的证候也更趋复杂多变。狼疮性肾炎初期多与外感邪毒有关，热毒为患是关键，热毒伤阴，从而导致肝肾阴虚，阴虚火旺。日久则脏腑损伤，邪阻脉络，瘀血阻络，后期常阴损及阳，导致脾肾阳虚，水湿、浊毒（溺毒）壅塞三焦，正虚益甚，邪实愈强，陷于病情缠绵难愈状态。

狼疮性肾炎初病在阳络、气络，病进伤及阴络、血络，病久则由络入经，由气及血，由表入里，由经络内传脏腑，最终导致虚实夹杂，寒热错杂，发展为难证危病。这一病理演变过程与现代医学关于狼疮性肾炎是主要存在于肾脏的免疫性损伤，病理改变包括系膜细胞及基质的增加、毛细血管增生、肾小球免疫复合物沉积、炎性细胞浸润等，进而通过多种机制对肾小球造成损害，最终导致肾间质纤维化和肾小球硬化的病理过程极为相似。

第三节　西医诊断与治疗

一、临床表现

系统性红斑狼疮是全身性疾病，LN虽然以肾脏为主要受累器官，但常常伴有其他脏器的损害，整个疾病的过程特征性地表现为发作继之以不同程度的缓解，病程长期迁延。

（一）肾脏损害

LN临床表现多样化，程度轻重不一，30%～50%的SLE患者在疾病早期即出现肾脏损害的临床表现，主要包括蛋白尿、血尿、管型尿，部分患者可出现高血压、急性肾功能不全、慢性肾功能不全。其中肾脏损害以蛋白尿最为常见，占95%，其次是镜下血尿，肉眼血尿发生率低。1/4患者合并高血压及肾功能损害，部分患者还出现肾小管功能障碍，表现为肾小管性酸中毒及钾代谢紊乱。

（二）肾外损害

多数SLE患者病程中伴有不适、低热、纳差和消瘦等非特异性症状。患者还可出现脱发、黏膜溃疡、关节痛以及光敏感、雷诺现象、面部蝶形红斑等皮肤损害。部分患者出现胸腔积液或心包积液等浆膜腔炎表现，血液系统损害包括贫血、白细胞或血小板减少。神经系统病变是SLE患者最严重的肾外损伤，患者可出现持续性偏头痛、舞蹈病、神经麻痹、昏迷或精神病。

（三）病理分型

LN的病理分型主要根据肾小球光镜组织学、免疫荧光或电镜改变的特征。2003年ISN/RPS对1982年WHO修订的LN分型提出了修改，分型如下。

Ⅰ型：轻微系膜性狼疮性肾炎。

Ⅱ型：系膜增生性狼疮性肾炎。

Ⅲ型：局灶性狼疮性肾炎（ⅢA：活动性病变，局灶增生性狼疮性肾炎；ⅢA/C：活动性和慢性病变，局灶增生和硬化性狼疮性肾炎；ⅢC：慢性非活动性病变伴有肾小球硬化，局灶硬化性狼疮性肾炎）。

Ⅳ型：弥漫性狼疮性肾炎［Ⅳ-S（A）：活动性病变，弥漫性节段性增生性狼疮性肾炎；Ⅳ-G（A）：活动性病变，弥漫性球性增生性狼疮性肾炎；Ⅳ-S（A/C）：活动性和慢性病变，弥漫性节段性增生和硬化性狼疮性肾炎；Ⅳ-G（A/C）：活动性和慢性病变，弥漫性球性增生和硬化性狼疮性肾炎；Ⅳ-S（C）：慢性非活动性病变伴有硬化，弥漫性节段性硬化性狼疮性肾炎；Ⅳ-G（C）：慢性非活动性病变伴有硬化，弥漫性球性硬化性狼疮性肾炎］。

Ⅴ型：膜性狼疮性肾炎，可合并Ⅲ型或Ⅳ型病变。

VI型：严重硬化型狼疮性肾炎。

二、实验室检查

1.免疫学检查　血清自身抗体检查包括ANA、抗dsNDA、抗Sm、SSA、SSB、RNP、抗磷脂抗体、类风湿因子等；Ig、补体C3、补体C4等。

2.一般血液常规检查　血常规、红细胞沉降率（ESR）、抗"O"、C反应蛋白、血生化系列（肝功能系列、肾功能系列、血糖、血脂系列）。

3.尿液检查　尿常规+尿沉渣、24小时尿蛋白定量、尿蛋白/肌酐比值、尿微量白蛋白、β_2-MG、α_1-MG、尿IgG等。

4.肾活检　肾穿刺活检病理检查不但有助于确诊LN，尚提供病情活动性的资料，对指导治疗和判断预后极有意义。2012年美国风湿病学会建议对既往未经治疗的所有活动性LN患者均应进行肾活检，并制定了明确的肾活检指征。包括：①无明确病因（如脓毒症、低血容量或药物）的血清肌酐水平升高。②24小时尿蛋白定量≥1.0 g（或用随机尿蛋白/肌酐比值）。③出现以下两种情况不能用其他原因解释：a.蛋白尿（24小时尿蛋白定量>0.5 g）加血尿（红细胞>5个/HP）；b.蛋白尿（24小时尿蛋白定量≥0.5 g）加红白细胞尿、管型尿。

三、诊断与鉴别诊断

临床上应该根据临床表现、特异性的免疫学指标、肾活检病理、实验室检查做出综合性的诊断。

（一）诊断要点

LN是SLE的肾损害，故首先应确定SLE（美国风湿病学会拟定的诊断条件，11条中如有4条以上符合诊断即可成立），再加上肾小球疾病的证据就可能诊断为LN。按照临床表现、流行病学资料，结合实验室检查及肾活检病理进行综合性分析，可以做出诊断。

1.符合系统性红斑狼疮的诊断标准。

2.临床症状　肾脏损害的表现如水肿、尿检异常（蛋白尿、血尿、管型尿）、急性肾功能不全、慢性肾功能不全；全身表现如发热、关节炎、皮肤红斑、贫血、脱发及高血压。

3.育龄期女性多发，但儿童、青少年、老年及男性也可发病。

4.实验室检查　包括自身抗体、免疫功能等，ANA、抗dsDNA抗体、抗Sm抗体及抗磷脂抗体阳性，伴低补体血症（补体C3和补体C4降低）。

5.肾活检病理　病理学改变，包括LN的特征性"白金耳环"和"满堂亮"现象、毛细血管纤维素样坏死等；肾小球增生性病变明显，V型LN也有增生性病变；肾小管、肾间质和血管受累常较明显。

（二）鉴别诊断

临床表现典型、确诊的SLE患者伴有肾脏病变时，诊断不困难。但需排除同时合并其他病因引起尿检异常或肾损害，包括药物、肾盂肾炎等。对于表现不典型、未能确诊的SLE患者出现肾炎或肾病综合征表现时，应与其他风湿病引起的肾脏病变及原发性肾小球疾病进行鉴别，主要依靠特异性免疫学指标和相关临床表现。

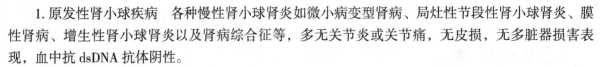

1. 原发性肾小球疾病　各种慢性肾小球肾炎如微小病变型肾病、局灶性节段性肾小球肾炎、膜性肾病、增生性肾小球肾炎以及肾病综合征等，多无关节炎或关节痛，无皮损，无多脏器损害表现，血中抗 dsDNA 抗体阴性。

2. 混合型结缔组织疾病　混合性结缔组织病常常呈现抗 U1RNP 抗体阳性，而抗 dsDNA 抗体、抗 Sm 抗体为阴性；类风湿关节炎具有关节僵硬畸形及关节影像学变化的证据，类风湿因子常为阳性。

四、治疗

LN 的治疗方案主要依据肾脏病理表现和分型、病情的活动性、累及的脏器、并发症、其他引起肾损伤的因素、对起始治疗的反映及治疗的副作用等方面来确立。其中以肾脏病理为主要参考因素，即应根据不同病理类型制定治疗方案，治疗一般包括"诱导阶段"及"维持阶段"，诱导阶段是针对早期活动性病变，迅速控制免疫性炎症及临床症状，应用较大剂量、作用较强的免疫抑制药物，诱导时间一般为 6～9 个月；维持阶段重在稳定病情，防止复发，用药剂量偏小。

（一）病因治疗

按照 WHO 分型（1982 年）或 ISN/RPS 分类法（2003 年），Ⅰ型及部分Ⅲ型狼疮性肾炎患者无须接受针对狼疮性肾炎的特殊治疗措施，只需按系统性红斑狼疮的全身治疗原则接受免疫抑制剂或糖皮质激素，但对于存在明显尿检异常的患者，仍按狼疮性肾炎接受治疗。

（二）一般治疗

一般治疗包括控制血压，可使用 ACEI 和（或）ARB，有助于减少蛋白尿、保护肾脏；对有高凝或高脂血症者，给予抗凝和降脂治疗；肾功能不全患者宜进行优质低蛋白饮食。2011 年 KDIGO 建议：各型 LN 患者，只要不存在特定的禁忌证，均建议接受羟氯喹治疗。SLE 患者在诊断 LN 之前就接受羟氯喹治疗能显著降低终末期肾脏病、心血管事件、血栓事件的发生率。羟氯喹可减缓 LN 患者的肾损害，指南推荐将羟氯喹作为 LN 的基础治疗药物。用量为 200 mg，每日 2 次。在用药时应注意观察其不良反应：心脏毒性、视网膜毒性和骨髓抑制。

（三）药物治疗

1. 药物治疗原则　美国风湿病学会将增殖型 LN（或合并膜性狼疮性肾炎）的治疗分为两个阶段，分别称为诱导缓解期和维持治疗期。同时提出，对于Ⅰ型和Ⅱ型的 LN 患者，一般不需要免疫抑制剂治疗，而对于Ⅵ型 LN 患者则以替代治疗为主，不再积极推荐使用糖皮质激素和免疫抑制剂治疗。诱导缓解期目前比较公认且有循证医学证据的治疗方式是通过大剂量糖皮质激素联合细胞毒药物迅速控制免疫炎症反应，以期缓解症状，减少并发症的发生；维持治疗期则是通过低剂量的免疫抑制剂控制疾病活动，降低复发率，改善长期预后。此外，来氟米特、霉酚酸酯、环孢素、他克莫司、利妥昔单抗等一系列新型免疫抑制剂，在治疗方面也取得了新的进展。

2. 糖皮质激素　糖皮质激素能够对 B 细胞向浆细胞转化进行抑制，促使 T 淋巴细胞、单核细胞、嗜酸性粒细胞减少，降低免疫球蛋白结合细胞表面受体的能力，对白细胞介素的合成、释放进行抑制，有利于血肌酐水平的恢复及补体成分、免疫球蛋白浓度的下降。无论是在 LN 的诱导期还是在缓解期，糖皮质激素都是基础药物之一。糖皮质激素常需联合其他免疫抑制剂应用，对病情较轻的患者，采用泼尼松口服即可，重症 LN 的患者，在诱导初期以大剂量激素 [口服 1 mg/（kg·d）

泼尼松或静脉滴注甲泼尼龙]，维持阶段逐渐减量，直到维持量（泼尼松 5 ~ 10 mg/d 或隔日）。甲泼尼龙剂量 0.5 g/d 静脉滴注，连续 3 日为一个疗程，必要时可重复一个疗程。冲击治疗后，续以泼尼松 0.6 ~ 0.8 mg/（kg·d）口服，4 周后逐渐减量，每 2 周减 5 mg/d 至 20 mg/d，再每 2 周减 2.5 mg/d 直到每日 10 mg 维持。

欧洲抗风湿病联盟认为，对电镜提示足细胞病或间质性肾炎的 I 型 LN 患者可考虑单用糖皮质激素治疗；对 24 小时尿蛋白 > 1 g 的 II 型 LN 患者如同时合并肾小球源性血尿则可给予低中剂量糖皮质激素［泼尼松 0.25 ~ 0.50 mg/（kg·d）］治疗；对于 III A 型或 III A/C 型和 IV A 型或 IV A/C 型（无论是否合并 V 型）均应使用标准量糖皮质激素联合免疫抑制剂治疗。糖皮质激素中使用较多的是泼尼松，起始剂量为 0.8 ~ 1.0 mg/（kg·d），在病情得到基本控制后（通常不超过 8 周）尽快减量，多数在 6 个月以内减量至 7.5 ~ 10 mg/d。对急进性肾小球肾炎者，可考虑使用甲泼尼龙 0.5 g/d 连续冲击治疗 3 天，再改为标准剂量泼尼松口服。糖皮质激素在治疗 LN 中虽可取得较好的效果，但单独大量使用会导致多种不良反应发生，如骨质疏松、糖代谢障碍、库欣综合征、感染等，因此应合理选择用药剂量或调整治疗方案，并在治疗期间对患者的骨密度定时检测，以降低不良反应发生率。

3.CTX　在诱导缓解期，通常采用静脉注射 CTX 每月 0.6 ~ 1.0 g，或每月 0.5 ~ 1.0 g/m²，连续 6 个月，每隔 3 个月再重复同等剂量，维持 1.0 ~ 1.5 年，之后可再选用硫唑嘌呤或 MMF 维持 3 ~ 6 个月，可有较好的远期疗效。近年来，也有部分患者采用口服 CTX 2.0 ~ 2.5 mg/（kg·d），最大剂量不超过 150 mg/d，持续使用 6 个月以上。CTX 与激素合用对于 IV 型 LN 有很好的疗效。在临床应用 CTX 时，应注意防控感染、骨髓抑制、肝功能损害、性腺不良反应、迟发肿瘤等。作为临床应用较多的烷化剂，在增生性 LN 中，和糖皮质激素一起可以迅速控制病情，且价格低廉。CTX 联合糖皮质激素治疗弥漫增生性 LN，在维持肾功能方面，依然是最有效的，但应注意免疫抑制过度诱发的并发症，尤其是性腺抑制、感染加重、出血性膀胱炎等。

4.硫唑嘌呤　硫唑嘌呤主要抑制 T 细胞，对系统性红斑狼疮的浆膜炎、血液系统改变及皮疹效果较好，在活动性病变的治疗中效果不如 CTX，但在静脉注射 CTX 后的维持治疗阶段有效，并可减少 CTX 的用量。常用剂量为 50 ~ 100 mg/d 或 2 mg/（kg·d），作为维持阶段的治疗剂量。

5.钙调磷酸酶抑制剂

（1）CsA：CsA 作用于 T 淋巴细胞，可抑制白细胞介素 -2 的产生，并抑制 T 淋巴细胞活化和 B 淋巴细胞合成自身抗体，由此影响免疫调控。起始剂量为 3 ~ 5 mg/（kg·d），分 2 次口服，一般疗程为 6 个月。不良反应有肝肾毒性、高血压、牙龈增生、胃肠道症状等。

（2）他克莫司：他克莫司能够阻断细胞内磷脂酶、钙调磷酸酶活性，从而阻止 T 淋巴细胞的活化和相关炎症反应的发生。他克莫司联合糖皮质激素、MMF 行多靶点治疗局灶增生性 LN、弥漫增生性 LN 及膜性 LN 效果良好，尤其在降低蛋白尿、提高血清白蛋白水平方面起效早，短期应用安全性较好。在诱导缓解期，起始剂量为 2 ~ 3 mg/d 或 0.05 mg/（kg·d），可逐渐增大剂量至 0.1 mg/（kg·d），建议维持药物谷浓度为 6 ~ 10 ng/mL；在维持治疗阶段建议维持剂量为 2 ~ 3 mg/d，药物谷浓度为 3 ~ 6 ng/mL。在使用的过程中应注意监测血药浓度，谨防肝肾毒性、胃肠道反应、血糖异常及神经毒性的发生。

6.来氟米特　来氟米特能够阻断嘧啶从头合成途径，并抑制酪氨酸激酶活性和 NF-κB 活化，具有抗炎及减少抗体分泌和产生的作用。应用来氟米特治疗弥漫增生性 LN 诱导缓解期初始剂量为 50 ~ 100 mg/d，连续 3 天后，改为 20 ~ 30 mg/d，至少治疗 6 个月。

7.MMF　MMF 为次黄嘌呤单核苷酸脱氢酶抑制剂，可抑制嘌呤从头合成，选择性地抑制淋巴细胞增殖。相较于非选择性免疫抑制剂 CTX，当后者出现严重不良反应或不能耐受时，可成为其替代品。MMF 可作为增生性 LN 的诱导缓解期的首选方案。

8.利妥昔单抗 利妥昔单抗是一种针对 CD20 抗原的特异性人鼠嵌合单克隆抗体，能选择性清除 B 淋巴细胞。对于活动期的 LN 进行诱导治疗时，在标准治疗的基础上加用利妥昔单抗，缓解率高，SLEDAI 评分明显降低。其用法多为在使用激素及免疫抑制剂的基础上加用利妥昔单抗 375 mg/m²，每周静脉滴注 1 次，共 4 周；或隔周使用 500 ~ 1000 mg，连续 2 次。近年研究表明利妥昔单抗能优先清除异常克隆 B 细胞，降低抗 dsDNA 抗体滴度，升高补体 C3 水平。CD20 单抗对难治性重症狼疮有效，可以降低狼疮活动度，改善狼疮患者临床症状。

9.硼替佐米 硼替佐米是可逆性蛋白酶体抑制剂，通过选择性地与蛋白酶体活性位点的苏氨酸结合，而可逆性地抑制哺乳动物细胞中的蛋白酶体 26S 亚单位的糜蛋白酶/胰蛋白酶活性。对于传统治疗方案无效的难治性狼疮，诱导治疗阶段在使用激素的基础上再给予 1 ~ 2 个周期的硼替佐米治疗后，其临床症状及血清学指标均有明显好转，并且患者有良好的耐受性。

10.中药制剂 雷公藤多苷、白芍总苷等药物均有抗炎、调节免疫的作用，在临床上也有一定程度的辅助作用。

（四）多靶点治疗

因为 LN 导致的组织损伤是通过多途径的免疫反应，因此近年来提出多靶点治疗的观点，即通过使用多种免疫抑制剂进行治疗，尽可能多通路地阻断免疫反应，增强疗效，降低不良反应。方案如糖皮质激素联合他克莫司及霉酚酸酯治疗Ⅲ/Ⅳ/Ⅴ/（Ⅲ+Ⅴ）/（Ⅳ+Ⅴ）型 LN；或糖皮质激素联合环磷酰胺、他克莫司，以及糖皮质激素联合环磷酰胺、来氟米特等。

第四节 中医诊断与治疗

一、诊断

1.临床表现 面目肢体浮肿，小便红赤灼热，红蝴蝶斑或周身皮疹时现，发热，脱发，或伴双手指漫肿，肌肉、筋骨、关节疼痛，或痛无定处，四肢麻木、重着、屈伸不利，或关节肿大灼热。

2.本病以孕龄期女性多发，女性患者发病率明显高于男性。日晒后病情常加重。

二、鉴别诊断

（一）痹证

痹证以肢体关节、肌肉疼痛，屈伸不利，或疼痛游走不定，甚则关节剧痛、肿大、僵硬、变形为主要临床表现，而无红蝴蝶斑、面目肢体浮肿、小便异常表现。

（二）水肿

二者均可见肢体浮肿。而水肿是以头面、眼睑、四肢、腹背，甚至全身浮肿为特征，而无小便红赤灼热，红蝴蝶斑，肌肉、筋骨、关节的疼痛、麻木、屈伸不利等症状，可资鉴别。

三、辨证论治

（一）辨证要点

1.辨病期病证　急性发作期为风湿热毒之邪客于肾经，肾络受损，出现寒热、疼痛、浮肿、疮疡等症，此时狼疮活动又有血尿、蛋白尿等表现，临床多表现为毒损气络、热毒滞络证，同时应注意辨别有无阴虚、血瘀、水湿等兼夹证；慢性活动期常本虚标实并见，蛋白尿经久不消，或伴镜下血尿，常见瘀血阻络、阴虚火旺等证；缓解期狼疮活动指标接近正常，有少量蛋白尿或血尿，或完全转阴，常以本虚为主，多见肝肾阴虚、气阴两虚、脾肾气虚、脾肾阳虚等证，标实多为邪滞脉络证；中后期出现肾衰竭，或多脏器衰竭，本虚标实俱重，可见脉络瘀塞、络衰而废，正虚与湿热、浊毒、血瘀夹杂，虚实寒热错杂。

2.辨气络、血络　病气络反映狼疮性肾炎的轻症（Ⅰ型、Ⅱ型、Ⅴ型）或缓解期的病理演变动态，以络气郁滞、瘀阻脉络、络气虚衰为常见证候，肾损害以中小量蛋白尿为主，或伴少量血尿；病血络反映狼疮性肾炎的重症（Ⅲ型、Ⅳ型、Ⅴ＋Ⅳ型）病理演变动态，以络气郁滞、瘀阻脉络、络气虚衰为常见证候，肾损害以毒滞脉络、脉络瘀阻、脉络瘀塞、络衰而废为主要证候，肾损害常伴有高血压、血尿、肾功能不全或全身系统性损害。临床上气络病证与血络病证常同时存在，相兼并见，错综复杂，应当细辨。

（二）治疗原则

本病当以解毒通络、扶正补虚为基本治则。针对本病肾络痹阻的病机关键，活血通络应贯穿治疗的全病程。

病气络者，多偏于功能的变化和丧失（急性发作期症状突出），少有形质异常（肾功能、肝功能、心肺功能尚正常），治疗原则当以治气为主，兼顾治血；而病血络者，则在功能明显变化的同时，多伴有形质的改变（多系统器质性损害，肾功能、肝功能、心肺功能异常），治疗原则当以治血为主，兼顾治气。本病虽属于肾络病证，但常有多系统受损，病变涉及多个脏腑、阴阳、气血津液和神志等功能与形质的多种变化，临床治疗时应按照风、寒、热、毒、火、郁、滞、瘀、痰、水、湿和阴虚、阳虚、气虚、血虚等虚实两类证候要素分别确立相应的治则治法，根据病络证候的不同分别予以祛风、散寒、清热、解毒、泻火、解郁、疏滞、活血通络、化痰、利水、燥湿及滋阴、温阳、益气、养血等治则治法。

本病属于顽症痼疾，难收速效，难于治愈，常需中西合璧，辨病与辨证相结合。在西医治疗诱导期主要为热毒、瘀血及虚热证，以清热解毒、化瘀通络、滋阴清热为主要原则；维持期则主要针对长期大量应用外源性糖皮质激素产生的各种并发症，该期以虚证与血瘀为主，治宜温补脾肾、滋养肝肾，兼以凉血化瘀、散结通络、清热解毒为主要原则；缓解期则以护肾培元、荣养气络、疏通脉络为主要原则。

（三）分证论治

1.毒蕴肾络，络气郁滞
主症：发热，关节肿胀疼痛，面部红斑，或肢体紫斑，小便黄赤，口腔溃疡，发热不退，舌质红，苔黄，脉滑数或数。
证机：急性活动期，热毒内侵，营血热盛，血为热搏，毒蕴肾络，络气郁滞。
治法：清热解毒，凉血化瘀，养阴通络。

选方：凉血四物解毒汤（自拟方）加减。

遣药：生地黄 15 g，当归 10 g，川芎 15 g，赤白芍 15 g，丹皮 10 g，地龙 15 g，水牛角 15 g，金银花 15 g，连翘 15 g，白花蛇舌草 20 g，土茯苓 20 g，石韦 15 g。

加减：因血热尿血者，加墨旱莲、茜草、大小蓟以凉血止血；肾络瘀阻，蛋白尿较多者，加水蛭、土鳖虫以活血通络；热结于大肠而大便秘结，加大黄以泄热通腑；心胃火盛，口腔溃疡者，加升麻、黄连、淡竹叶、通草以清泻心胃之火；湿热蕴结、血虚生风而关节红肿酸痛、皮肤瘙痒者，加石膏、防风、秦艽、蝉蜕、地肤子以清热利湿、祛风止痒。

2. 毒损血络，阴虚火旺

主症：腰背酸软，倦怠乏力，手足心热，面赤颧红，自汗盗汗，口燥咽干，肉眼血尿，或镜下血尿，蛋白尿，舌质红，苔少，脉弦细或细数。

证机：多见于亚急性活动期或轻度活动期，营血分热毒蕴结，药毒（激素）伤阴助火，耗气伤阴，毒损血络，阴虚火旺。

治法：益气养阴、清热通络。

选方：参芪四物养阴汤（自拟方）加减。

遣药：生黄芪 15 g，党参（或太子参）15 g，女贞子 15 g，墨旱莲 15 g，生地黄 15 g，当归 10 g，川芎 12 g，赤白芍各 15 g，丹皮 12 g，地龙 15 g，白花蛇舌草 30 g，鬼箭羽 15 g。

加减：水湿内停而水肿者，加车前子、茯苓、泽泻以利水消肿；肾络瘀阻，脾肾两虚，精微下泄而见大量蛋白尿者，加水蛭、芡实、金樱子、莲子以活血通络敛精；热迫血溢而伴血尿者，加白茅根、茜草、紫草以凉血止血；心胃火盛，火邪上攻而口舌生疮、咽痛者，加麦冬、蝉蜕、升麻、淡竹叶以清火利咽解毒；阴虚阳亢，肝火上炎而头晕目眩者，加枸杞子、菊花、桑叶清肝火，滋阴潜阳。

3. 肝肾阴虚，络虚不荣

主症：发脱齿摇，腰膝酸软，头晕耳鸣，或长期低热，面部红赤，盗汗，口燥咽干，两目干涩，五心烦热，小便黄赤，血尿、蛋白尿经久不消，舌质暗红，苔少，脉细数。

证机：缓解期激素减量，但激素使用量仍较大，热毒久羁，耗伤津液，肝肾阴虚，营阴不足，络脉亏虚，络虚不荣。

治法：滋补肝肾，养营和络。

选方：养阴四物汤（自拟方）加减。

遣药：女贞子 15 g，墨旱莲 15 g，生地黄 15 g，当归 10 g，川芎 15 g，白芍 15 g，枸杞子 15 g，菊花 12 g，山萸肉 15 g，丹皮 10 g，玄参 15 g，地龙 15 g。

加减：因虚火灼络兼血尿者，加茜草、紫珠草以祛瘀凉血止血；络虚而瘀，精微不敛而蛋白尿较多者，酌加莪术、五味子、芡实、金樱子、莲子以活血通络、收敛固精；因湿热毒蕴结，而见咽痛、皮肤疮疖者，加蒲公英、地锦草、白花蛇舌草、土茯苓以清热解毒利湿。

4. 脾肾气虚，瘀血阻络

主症：双下肢浮肿，尿少清长，周身乏力，腰膝酸软，纳少便溏，重者可见活动后气喘，舌胖大，边有齿痕，舌质淡，苔薄白微腻，脉细弱。

证机：狼疮性肾炎非活动期，或恢复期激素减至小量维持，脾肾气虚，气虚推动无力，致瘀血阻络；脾气亏虚，肾气不足，络脉不荣，瘀阻肾络。

治法：健脾益肾，补气养阴，活血通络。

选方：参芪四物汤（经验方）加减。

遣药：生黄芪30g，党参15g，熟地黄20g，当归10g，川芎12g，白芍15g，山萸肉15g，黄精15g，菟丝子15g，茯苓12g，地龙15g，丹参20g，莪术15g。

加减：脾不制水、肾不主水而水肿较重者，加猪苓、泽泻、车前子、白术以淡渗利水消肿；心脾两虚而见心悸气短者，加太子参、麦冬、五味子、酸枣仁以益气养血，养心安神；中焦气机郁滞而脘腹胀满者，酌加佛手、木香、大腹皮、香橼等以理气除满；腹水较多、大腹胀满者，加大腹皮、冬瓜皮、鸡内金以理气利水除胀。

5.脾肾阳虚，络衰而废

主症：颜面、头身、肢体浮肿，面色晦暗，倦怠乏力，腰膝酸软，畏寒肢冷，皮肤青紫或瘀斑，或恶心呕吐、口中氨味，纳少腹胀，小便量少，纳呆便溏，胸闷心悸不得卧，甚则胸腔积液，腹水、心包积液，舌体淡胖有齿痕，苔白腻，脉沉细。

证机：此型多见于LN中后期，出现多脏器衰竭，经年不愈，渐至气血阴精大亏，阴阳两虚，肾络大伤，络衰而废，溺毒、浊毒内蕴，浊邪害清。

治法：温补脾肾，活血通络，泄浊排毒。

选方：参芪桂枝茯苓汤（自拟方）。

遣药：黄芪30g，人参10g，桂枝10g，茯苓20g，猪苓20g，泽泻15g，桃仁12g，赤芍15g，水蛭6g，地龙15g，仙灵脾15g，车前子30g。

加减：脾虚湿盛而腹胀便溏者，加砂仁、草果、炒白术、薏苡仁以健脾燥湿止泻；血虚不荣，而见面色萎黄、贫血者，加当归、白芍、枸杞子以养血补血；肾气亏虚，夜尿频多者，加菟丝子、覆盆子、牡蛎以补肾气、缩小便；肾衰竭而见口中氨味，恶心呕吐者，酌加黄连、苏叶、苏梗、大黄、六月雪以和胃芳化，泄浊排毒；心功能不全，心包积液，胸闷心悸不得卧者，加附子、葶苈子、防己、大枣以振奋心阳，泻肺利水。

（四）转归、预后与预防

狼疮性肾炎发病率高，并发症多，治疗困难。在西医治疗的基础上结合中医辨证论治，辨病与辨证相结合，中西医治疗方法优势互补，治疗效果明显，可改善临床症状，减少血尿、蛋白尿，延缓肾功能的恶化，保护心肺等功能，降低复发率和死亡率，减少激素和免疫抑制剂的毒副作用，提高患者的生存质量，可以明显改善狼疮性肾炎患者的远期预后，使患者带病延年。狼疮性肾炎达到临床完全缓解可以明显改善远期预后。有利于缓解的因素包括血清肌酐低、尿蛋白少、病理改变轻、病变慢性化指数低等。

狼疮性肾炎的转归、预后往往与病理类型密切相关，Ⅰ型、Ⅱ型病情较轻，多属气络病证，病理以营卫气血变化为主，治疗效果一般较好，预后也好；Ⅲ型、Ⅳ型、Ⅴ型及由此衍生出来的亚型（如Ⅴ+Ⅳ、Ⅴ+Ⅲ）通常称为重型狼疮性肾炎，病情重，治疗效果差，全身多脏器损害严重，肾组织纤维化较重且肾小球快速硬化，肾脏病变重，慢性肾功能不全进展快，属于血络病变，气络、血络俱病，病及五脏六腑，易演变为虚劳、关格、癃闭、胸痹、心悸等证，治疗困难，预后较差或很差。

狼疮性肾炎是系统性红斑狼疮的并发症，在早期肾脏表现轻微或缺如，明确系统性红斑狼疮的诊断，及时行肾活检有助于早期发现、早期诊断、早期治疗，对于预防病变的进展、预防狼疮病理类型由轻型转变为重型有积极意义。狼疮性肾炎作为一种继发性的顽固慢性病，会给患者带来巨大的心理压力。所以要重视患者的心理调护，对患者进行适当的心理疏导，使其对本病有正确、完整、清晰的认识，树立战胜疾病的信心，增强治疗的依从性，有助于预防疾病由轻转重，延缓疾病进展。

第二十八章　慢性肾脏病

慢性肾脏病（CKD）不是一个独立的疾病，而是由一系列发生于泌尿系统的进行性发展的诸多肾系疾病日久迁延不愈而成，包括所有原发性、继发性，或先天性、遗传性慢性肾脏疾病所致的肾脏结构或肾功能异常，或肾小球滤过率下降，具有高患病率、高心血管病并发症、高死亡率和预后差的特点。CKD 与糖尿病、高血压及心脑血管疾病相互之间有密切关系。一方面，CKD 是导致上述疾病发生率高和病死率高的重要原因之一，随着 CKD 的不断进展，发生终末期肾病和心血管疾病的危险大大增加；另一方面，糖尿病、高血压及心脑血管疾病的发展又常常导致肾脏的继发性损害。CKD 已成为世界范围内的公共健康问题，早期 CKD 的发病率呈明显上升趋势，且起病隐匿，病情呈渐进性加重，多不可逆，晚期多发展为终末期肾衰竭。

根据慢性肾脏病的临床表现特征，本病应属于中医学"肾劳""虚劳""癃闭""水肿""关格""溺毒"等病证的范畴。目前对其中医命名尚未统一，多倾向于"虚劳"的诊断。慢性肾脏病具有病程冗长，病机复杂，虚实夹杂，寒热互见，难以治愈，症状反复等临床特点，中医药在治疗 CKD 中积累了丰富的经验，有其自身的优势。

第一节　西医病因病理

一、发病原因

CKD 病因多样、复杂，包括所有原发性、继发性，或先天性、遗传性慢性肾脏疾病所致的进行性肾功能损害。在我国仍是以 IgA 肾病为主的原发性肾小球肾炎最为多见，其次为高血压肾损害、糖尿病肾病、狼疮性肾炎、慢性肾盂肾炎以及多囊肾等。根据肾脏病理诊断的原发性肾小球疾病有 IgA 肾病、局灶节段性肾小球硬化症、膜增生性肾小球肾炎、膜性肾病等；继发性肾小球疾病有系统性血管炎肾损害、过敏性紫癜性肾炎、狼疮性肾炎、糖尿病肾病、多发性骨髓瘤肾损害、肾淀粉样变性、单克隆免疫球蛋白沉积病、良性/恶性高血压肾损害、妊娠相关性肾病、慢性间质性肾炎等。上述原发性或继发性肾小球疾病、肾小管间质性疾病、肾血管性疾病、代谢性疾病和结缔组织疾病性肾损害、感染性肾损害等都是导致 CKD 乃至推进发展至终末期肾病的原因。

二、病理机制

（一）慢性肾脏病进展的共同机制

1. 肾小球硬化 首先，肾小球内皮细胞的免疫性或非免疫性（血流动力学与代谢性）损伤，导致肾小球内皮细胞损伤与炎症，继而肾小球系膜细胞增生和（或）活化，最后出现肾小球硬化与纤维化。其次，肾小球高滤过是导致肾小球硬化的重要机制，各种病因引起的肾单位减少，导致健存肾单位代偿性肥大，残余肾的肾小球滤过率增高（高滤过）、血浆流量增高（高灌注）、毛细血管跨膜压增高（高球内压力），这种肾小球内血流动力学变化，引起肾小球细胞形态及功能异常，可能会加重肾小球纤维化速度，最终发展为肾小球硬化，加快 CKD 进展。最后，肾小球系膜细胞病变时，大分子物质（包括脂质）在肾小球系膜区与内皮下积聚，可以导致肾小球透明变性、肾小球毛细血管腔狭窄，直至闭塞和肾小球硬化。

2. 肾小管间质纤维化 肾小管间质纤维化涉及炎症、成纤维细胞增生、大量细胞外基质成分积聚，最终导致肾间质纤维化。在各种致病因素的作用下，受损的肾小管上皮细胞可以作为抗原呈递细胞、表达黏附分子、释放炎症介质、化学趋化因子、细胞因子和生长因子，最终使细胞外基质合成增加。炎性细胞释放一系列生长因子，并与肾间质成纤维细胞作用，活化成纤维细胞。基质金属蛋白酶抑制剂活化和纤溶酶原激活物抑制剂－1 活化，进一步促进细胞基质成分的合成与降解失衡，有利于细胞外基质积聚，出现不可逆性肾间质纤维化。

3. 血管硬化 与 CKD 进展相平行，但血管改变与全身高血压并不成正比。CKD 早期并没有严重全身高血压，但存在肾小动脉透明变性。入球小动脉透明变性在糖尿病肾病肾小球硬化发展中起重要作用，球后小动脉改变进一步加重了肾间质缺血与纤维化。肾小管周毛细血管病变、数量减少与功能障碍，可进一步加重肾间质缺血和纤维化。

（二）肾功能不全进展机制

1. 健存肾单位血流动力学的改变 对于各种病因引起的肾单位减少，肾脏病变过程中尚有工作能力的肾单位，需要超负荷工作清除代谢产物，导致健存肾单位代偿性肥大，单个肾单位的肾小球滤过率增加，形成肾小球高灌注、高压力和高滤过。这种肾小球内血流动力学变化，可进一步损伤、活化内皮细胞、系膜细胞，产生、释放血管活性介质、细胞因子和生长因子而加重肾单位肥大和肾小球内血流动力学变化，形成恶性循环，最终导致肾小球硬化，健存肾单位毁损速度加快，加速 CKD 进展。

2. 蛋白尿与肾损伤 尤其是大量蛋白尿，可以通过介导肾小管上皮细胞释放蛋白水解酶，引起免疫反应，造成肾单位梗阻，促进氮质代谢产物产生，刺激肾小管上皮细胞分泌内皮素，产生致纤维化因子，尿液中补体成分增加，肾小管产氨增多，活化补体，以及对肾小管上皮细胞直接产生毒性等多种机制，导致慢性肾间质纤维化、肾小管萎缩和疾病逐步进展。

3. 脂质代谢紊乱 高脂血症可促进肾脏动脉粥样硬化，使血液黏滞度升高、循环动力学异常；并且对肾脏细胞有直接毒性，特别是 LDL 和胆固醇增高可激活单核巨噬细胞，使巨噬细胞吞噬脂质增加，促进其向内皮下迁徙、聚集，促进炎症反应，加速肾动脉硬化；此外，血液黏稠度增加，促进凝血、血栓形成，肾脏组织缺血、缺氧，加重肾小球损害和硬化。肾小球毛细血管内皮损伤，可介导脂质在肾组织内沉积，肾小球系膜细胞摄取脂质后，可以通过释放活性氧而产生多种细胞因子，结果导致缩血管物质产生增加，舒血管物质产生减少，加重肾脏组织缺血。

4. 高血压 肾脏病变时，肾脏对高血压的自身调节障碍或缺陷，肾小球入球小动脉扩张，增加肾小球内压力，引起肾血管病变，导致肾缺血性损伤，进而引起肾小球硬化。

5. 肾小管高代谢　肾单位毁损后，溶质滤过负荷增加，脂质过氧化作用和多种酶活性增强，细胞内钙增多，使残存肾小管处于高代谢状态，引起氧自由基生成增多，使细胞组织损伤；同时近曲小管细胞增生、肥大、对钠离子重吸收增加，肾皮质耗氧量明显增加，造成肾单位损害进行性加重。

6. 肾小管间质损伤　炎症、缺血、大量尿蛋白、成纤维细胞增生、大量细胞外基质成分积聚，最终导致肾间质纤维化，从而引起以下情况。①肾小管萎缩，产生"无小管"肾小球；②肾小管周围毛细血管床减少引起肾小球毛细血管内压升高，导致肾小球硬化；③浸润的炎性细胞和肾小管上皮细胞分泌的细胞因子、生长因子加重肾组织炎症和纤维化；④肾小管上皮细胞在各种细胞因子、生长因子刺激下发生转分化，分泌细胞外基质而促进肾组织纤维化；⑤引发肾小管重吸收、分泌和排泄障碍，导致球管失衡、肾小球滤过率降低。肾间质浸润的巨噬细胞，可以通过自分泌和产生抗血管生成因子、致纤维化因子和直接的细胞毒性，介导肾小管周毛细血管减少，直至其耗竭。

7. 矫枉失衡　慢性肾衰竭时，肾脏清除能力下降，体内代谢废物积聚，机体为了纠正代谢失调，其结果又导致新的不平衡。如此往复循环，成为 CKD 进展的重要原因。

8. 肾素 – 血管紧张素 – 醛固酮系统作用　肾脏富含肾素 – 血管紧张素 – 醛固酮系统成分，血管紧张素 Ⅱ 升高可上调多种细胞因子、生长因子的表达，促进氧化应激反应，刺激内皮细胞纤溶酶因子释放，从而促进细胞增殖、细胞外基质积聚和组织纤维化。

9. 多肽生长因子和细胞因子的作用　慢性肾衰竭的进展与启动了细胞和细胞、细胞和基质相互作用的自我调节系统有关，多途径影响免疫应答的调节，并可产生一系列链锁放大效应，导致肾脏损害持续进行性加剧。

10. 高蛋白质饮食　饮食中蛋白质摄入过多可加重肾小球高滤过负荷，促进肾小球硬化；增加尿蛋白排泄而加重尿蛋白的损伤作用。

第二节　中医病因病机

一、病因

（一）外邪侵袭

外感六淫风寒湿热之邪，初病不解，郁久化热形成热毒；或外感温热邪毒，热毒客咽，或湿热下注膀胱，先犯阳络，留而不去，传入经脉，迁延不愈，阻滞阴络，伤及肾络，致肾脏络气郁滞，或肾络瘀阻，或肾络损伤，导致本病急性加重。现代医学认为，感染常为慢性肾脏病加剧的诱因，可表现为呼吸系统、泌尿系统和皮肤等部位各种感染。感染后既可见鼻塞、流涕、咽痛、咳嗽等肺卫症状，又因外邪侵袭体表阳络，郁遏肺卫，肺失通调水道，水湿停留，风邪与水湿热毒相互搏结于肌肤，或蕴结于下焦，而发为水肿。

（二）劳倦过度

素体虚弱，或久病不愈，劳倦过度，导致脾肾亏虚，络脉空虚，脾失健运，肾失蒸腾气化，日久因虚致实，致湿、痰、水、瘀结阻于络，气机阻遏，病理产物蓄积，损伤肾络，形成恶性循环。如《景岳全书》云："凡见此者，总由酒色伤肾，情欲伤精，以致阳不守舍，故脉浮气露元极如此，此则真阴败竭，元海无根，是亢龙有悔之象，最危之候也。"《内外伤辨惑论》曰："喜怒忧恐，劳役过度，而耗损元气。"

（三）饮食失节

五味不当，饮食偏嗜，或暴饮暴食，饥饱失常，以及药物戕伐脾胃，都可致脾胃损伤，一方面可助湿生痰；另一方面导致脾胃虚弱，气血化生无源，络脉气血不充，脏腑经络失养，日久形成虚劳。《素问·痹论》曰："饮食自倍，肠胃乃伤。"李东垣云："内伤脾胃，百病由生。"现代流行病学调查结果分析显示，高血压、糖尿病、年龄及性别是慢性肾脏病的重要危险因素，高血糖、高脂血症、高尿酸血症、高磷血症、肥胖、吸烟、妊娠（肾功能受损时）都会加快慢性肾脏病的进展速率。

（四）他病转归

水肿、肾风、癃闭、蝴蝶疮等病久治不愈，渐致正气日衰，脏腑虚损，肾用失司，致湿热瘀毒，水湿浊毒内停，痹阻肾络，正虚邪实，寒热错杂，诸症丛生，发展为本病。现代医学证实，引起肾脏损伤的基础疾病是决定CKD进展速率的重要因素。

（五）失治误治

久患慢性肾病，失于调治，或治不得法，失于调养，或误用、过用损伤肾气及肾体的药物，损伤脏腑气血经脉，而致久虚不复成劳，或久瘀不除成积，延至虚劳、络衰络废之疾。

（六）先天不足

先天禀赋薄弱，或禀赋有异，元气不足，体质偏移，易罹患消瘅、肾风、红蝴蝶疮等病，久病不愈，渐至气血阴阳亏虚，诸脏皆损，肾络瘀阻、损伤，渐致络衰而废，发为本病。清代吴谦《医宗金鉴·虚劳总括》说："虚者，阴阳、气血、荣卫、精神、骨髓、津液不足是也。损者，外而皮、脉、肉、筋、骨，内而肺、心、脾、肝、肾消损是也。"现代研究发现，新生儿产后无新的肾单位形成，出生时肾单位数量在决定慢性肾脏病进展速率方面起重要作用。在一些出生体重低的人群中，终末期肾衰竭发生率较高。此外，一些尚未确定的遗传因素也与疾病进展有关，如血管紧张素转换酶基因多态性等。

二、病机

（一）病络病机

先天禀赋不足，或后天调摄失养，如外感六淫、七情内伤、饮食劳倦，或生育房劳伤肾，或各种慢性疾病迁延不愈及肾，"久病及肾"，或各种疾病失治误治，均影响脉络渗灌气血、濡养脏腑、新陈代谢功能，导致气血津液物质代谢和转化异常，产生风、湿、痰、热、瘀等病理产物，诸邪相互搏结，或致络虚不荣，或致肾络痹阻、肾络损伤。若各种病理因素久羁不消，则酝酿成毒，而成风毒、湿毒、热毒、痰毒、瘀毒等毒邪，毒损脉络，肾络损伤，渐致络弱而衰，终致络衰而废，进展为终末期肾衰竭。故慢性肾脏病的基本病络病机为络虚不荣，毒损肾络，络衰而废。

（二）病络病位

本病的病络病位在肾络，关键病变脏腑在脾肾，可累及五脏六腑及气络、血络。肾络末端缠祥、独特的空间网络结构，是阴络、血络的典型代表结构，是肾脏实现其储存封藏精气和主持、调节人体津液代谢功能的主要功能单位，在藏精贮液时应密而不泄，利尿排毒时应泄而不藏。因此密而有泄，通中有涩，开阖适度，即是肾络的生理特点。由于其具备孙络络体细窄而密、网状分布、络中气血行缓的特点，因而其病理上易瘀滞、损伤而成病络。当内外各种病理因素影响肾脏气络功能与血络缠祥结构时，其气络渗灌气血、濡养代谢、津血互换功能便发生异常（即肾脏病络生），肾络气化功能障碍，其联络、调节、传导功能受损或低下，精气血津液的濡养、交换、代谢、出入的形气转化失常，病邪、废物出入的通道不畅，易形成湿、痰、饮、水等病理产物，进一步导致络气郁滞、络脉瘀阻、络瘀痰阻、络瘀水停、毒损络脉等病络病机的产生（主要为血络病变），此为慢性肾脏病的病络形成过程，也是所有慢性肾脏病的病理过程。

由于人体是一个有机的、统一的整体，五脏之间相互资生、相互制约，脏腑与经络之间相互络属，慢性肾脏病虽病位在肾络，但在其发生、发展过程中，几乎涉及所有脏腑，其中脾肾两脏是主要病变脏腑。在慢性肾脏病进展过程中，进入 G3 期之后脾胃功能失调往往是病变的重点，且贯穿慢性肾脏病的始终。早期（G3、G4 期）多见脾肾气虚，而见神疲乏力，腰膝酸软，面色萎黄，食欲不振等症状；继则脾胃升降失常，湿浊中阻，则可出现恶心呕吐，湿浊困脾，脾失健运，胃失纳降，不仅见恶心呕吐、纳呆、脘腹胀满、头身困重等症，且气血生化乏源，气血亏虚日甚。后期（G4、G5 期）脾肾衰败，脾胃气机升降失常更甚，恶心、呕吐、纳呆、腹胀更为明显，且因脾不治水，肾不主水而见水肿、腹水等症，甚至出现隆闭、关格之候；浊毒内蓄，清浊不分，浊气伤正，则出现口中尿臭味；脾虚不能摄血，或湿郁化热，迫血妄行，则见消化道出血；湿浊毒邪伤及消化道脉络，则产生口腔、食管、胃、结肠黏膜之水肿、出血和溃疡。慢性肾脏病患者消化系统症状的普遍性已为多年的临床实践与研究所证实，脾胃症状不仅包括慢性肾脏病各阶段消化系统的恶心、呕吐、纳呆食少、腹泻或便秘、口中异味等临床表现，还涵盖了血液系统、内分泌代谢系统、免疫系统、神经运动系统多系统紊乱的某些症状，诸如人体的水电解质平衡、酸碱平衡、蛋白质代谢、肝糖原合成、红细胞的生成等均与脾胃功能有密切的关系。上述多器官、多系统的临床症状或体征可表现为虚、实、寒、热等不同的脾胃证候。因此，本病的病变脏腑重点在脾肾，湿邪（或湿热）中阻，浊毒内蕴，脾胃升降失司，气机阻滞，脾肾气阴两虚是本病的重要病机环节。上述脾胃症状是脾脏气络气化失常，变生气络病变的外在表现，在慢性肾脏病进展过程中可出现脾胃络气不足、络血虚、络阴虚、络阳虚、络气虚滞等病络证候，且多与其他脏腑的病络相兼并见。

慢性肾脏病络病的病理机制涉及虚、瘀、痰、饮、湿、热、毒诸多方面，几乎所有脏腑参与了络病形成过程。除了脾肾之外，其病理过程与肺、肝、心关系密切。外邪犯肺，则肺失宣肃，气络气机升降出入失常，导致气血津液相互转化的气化运动异常，津液失于布散则水津内停，肺脾肾三脏气化功能失调，是湿、痰、饮产生的根源。各种原因致肝络气机郁滞，则脉络受阻，络血不畅，脉络郁滞而成瘀；或肝脏络阴亏虚，阴不制阳，阴虚阳亢，内风动越，可见头痛、眩晕等症。慢性肾脏病"水分"病变与"血分"病变往往相互影响，互为因果，当肺脾肾气化功能失调时，津血互换障碍，气血水相互交结，形成恶性循环，瘀血既可直接瘀阻脉络（包括心络），导致水液运行障碍，加重水肿，甚至水凌心肺，又可导致营卫气机郁滞，心血瘀阻，加剧营卫气化功能的失常，而水液潴留又无时不在阻滞营卫气机，造成血行无力，脉络瘀阻。故"心水""心积"是慢性肾脏病常见的临床并发症，与气（气虚、气滞）、血（血虚、血瘀）、水、饮密切相关。《伤寒论》曰："心下悸，头眩、身瞤动，振振欲擗地"，《金匮要略》云："假令瘦人脐下有悸，吐涎沫，而癫眩，此水也"，即描述了慢性肾衰竭中出现的心力衰竭相关症状。

（三）病络病性与病机

慢性肾脏病病机为正虚邪实已成共识。正虚包括气、血、阴、阳、脏腑的虚损，其中以脾肾虚衰为主；邪实包括痰、瘀、水、饮、湿、热、风、毒等病理因素。正虚为本，邪实为标，虚实寒热之间呈动态变化。

由外感、内伤各种病因均可导致脏腑功能失常，各脏腑所络属的气络自稳调控机制也随之紊乱，其渗灌血气、濡养代谢、津血互换等气络功能低下，其循行于脉络中的精气血津液等物质代谢障碍，即产生了痰、瘀、水、饮、湿、热、风、毒等病理因素，各种病理因素又伤耗正气，由实致虚，导致多脏腑络虚不荣，且进一步损伤肾络，加剧肾脏血络末端缠袢结构的损伤，促进慢性肾脏病的进展。在肾络损伤的病理过程中，虚者可见肾、脾、肝、肺等脏的络气虚、络阴虚、络血虚、络阳虚等病络证候；实者可见络气郁滞、络脉瘀阻、络脉瘀塞、络脉绌急、毒邪滞络、肾络损伤、络伤而衰、络衰而废等病络证候。

（四）肾络损伤是病络的中心环节

慢性肾脏病是由多种肾脏疾病转归所致，在引起慢性肾脏病的根底疾病发展过程中，就已经存在肾络损伤了，只是以气络损伤为主，或血络损伤较轻微，尚未严重影响肾功能。及至慢性肾脏病进展到 G3 期之后，气络与血络病变都较为突出，从 G3 期到 G5 期，气络与血络的损伤程度也与病情进展相吻合。本病早期以脾肾络虚不荣为主要病络形态，由于气血津液阴阳不足，脉络失荣，气络渗灌气血、濡养代谢、津血互换的功能障碍，而致脏腑组织失于渗灌濡养，影响相关脏腑气机的升降出入、营卫气血的运行及形气的转化代谢，产生痰、瘀、水、饮、湿、热等各种病理因素，病理产物一方面不能经由肾络、脾络、肺络的输布代谢排出体外，造成多个脏腑组织脉络形体的损伤；另一方面亦可使血行受阻，致脉络瘀阻或瘀塞不通，进一步损伤肾络，从而成为慢性肾脏病脉络病变的致病因素。因此络虚不荣与各种病理产物的蕴结是导致肾络损伤的根本原因，且肾络损伤又加重病理产物的蓄积。当慢性肾脏病久延不愈时，各种病理因素久蕴成毒，化为各种毒邪戕伐肾络，且病变波及多个脏腑经络，加速本病的进展与恶化，气络功能由低下逐渐发展为络气功能衰竭，肾络病变由肾络损伤演变为络损而衰，直至络衰而废，即进展至终末期肾衰竭。

（五）毒损肾络是本病的基本病机

1.毒损肾络机制　徐延祚提出"万病唯一毒""六淫之邪，无毒不犯人""精郁则为毒"等理念，并创外毒、内毒之说；《金匮要略心典》谓"毒者，邪气蕴蓄不解之谓"，后世医家有"邪盛谓之毒"之说，可见"毒"是有害于机体的致病因素，邪气亢盛、久稽不去、败坏形体即转化为毒，亦称毒邪。在慢性肾脏病病程中，因六淫之邪及时疫热毒侵袭机体，导致病情加重或进展的病理因素即为外毒为患。导致本病脏腑络脉损伤的毒邪以内毒为主，内生之毒来源于体内，是由精气血津液等在机体代谢过程中气化失常所产生的，风、湿、水、痰、热、火等各种病理因素未能及时、有效地清除并久留于体内，久郁或邪盛即转化为风毒、湿毒、水毒、痰毒、热毒、火毒、瘀毒、溺毒、粪毒等，还有药毒、食毒等都是对机体造成损害的一类毒性物质，是慢性肾脏病进展的基本要素。毒邪既是病理产物，又是新的致病因素，毒邪可随经脉、血液深入五脏六腑，损伤肾络，导致脏腑气机紊乱，气络气化功能低下，血络持续损伤，营卫之气交会生化失常，脉络末端物质代谢与能量转化障碍，津血互换及营养代谢功能严重受损甚则中止，脏腑组织代谢废物不能通过脉络排出体外而形成内毒，内毒积蓄于体内又进一步损伤脉络，形成恶性循环环链，导致病情迁延难治，肾功能渐进性减退，甚则危象迭出。

2.湿毒、浊毒壅滞　湿毒、浊毒犯胃，胃失和降，气机不畅，故见脘腹饱胀，纳呆，口臭而带氨味，便溏，恶心，呕吐等症状；湿浊邪毒困脾，则脾不升清，清气在下，清浊不分而致神疲乏力，食少便溏，身重水肿等症。如湿邪郁滞化热，湿热毒邪阻滞中焦，可见口苦，恶心呕吐，舌苔黄腻等证。毒邪常致三焦气机壅滞，湿毒、浊毒（溺毒与粪毒合称为浊毒）侵犯中焦，导致脾胃功能紊乱，出现厌食、恶心、呕吐等症状，为尿素性胃肠炎所致；尿毒症期水湿、水饮之邪常化为水毒，水毒凌心则发为尿素性心包炎，致心包积液；水毒袭肺则发为尿毒症肺，出现肺间质、肺泡水肿；侵及胸膜出现胸腔积液；浸淫肌肤可见全身水肿，肢困身重。如《证治汇补》所云："浊邪壅塞三焦，正气不得升降。"

3.痰毒、瘀毒内阻 外感六淫、内伤七情、饮食所伤、劳逸过度等致病因素均可导致络气郁滞或虚滞，营卫气血生化或运行失常进而酿生痰浊、瘀血，痰湿、瘀血蕴结不化，久蕴而成毒。痰毒主要源于脾胃功能失调，由湿邪痰浊久积而成，兼有痰和毒的两种致病特征，痰瘀之毒上犯清窍，或中阻脾胃，或下蔽肾络，临床可表现为头痛、眩晕、恶心、呕吐、痰多、胸脘满闷、心悸胸痛、苔腻脉滑等症。慢性肾脏病常见脂质代谢异常，血液黏滞度升高，循环动力学异常和高血压，促进凝血、血栓形成和炎症反应，这些病理变化即为痰毒、瘀毒互结之症。痰瘀之毒形成之后作为病理产物一方面不能经由脉络血运的输布代谢排出体外，造成肾络形体的损伤，导致慢性肾脏病进展；另一方面亦可使血行不畅，以致脉络瘀阻或瘀塞不通，从而成为胸痹等并发症的致病因素。

4.溺毒蕴蓄 慢性肾脏病进展至G4期时，随着肾络功能的衰竭，代谢废物的蓄积，浊毒中阻、溺毒内蓄，脾胃升降失常的表现日益突出，常见口中氨味、厌食、恶心呕吐等症状。当进展至G5期后，上述症状进一步加重，溺毒夺汗而出，病者身发尿臭味，并见尿素霜；溺毒夺肺而出，故呼出尿臭味；甚则溺毒犯脑，轻则头重昏蒙，重则神机错乱，而见神昏谵语等尿毒症性脑病症状；溺毒弥漫全身，可致气血津液代谢异常，出现胸部闷痛（尿素性心包炎），咳喘不得卧（尿毒症肺、心力衰竭），衄血、吐血、便血；阴阳失调，气机逆乱，浊阴上逆则呕逆，清气不升则腹胀形瘦；阳虚水无所制则水肿胀满，肝阳亢盛，阳化风动则抽搐震颤。清代名医何廉臣所著《重订广温热论》中就描述了尿毒症脑病的临床表现："溺毒入血，血毒上脑之候，头痛而晕，视力蒙，耳鸣耳聋，恶心呕吐，呼吸带有溺臭，间或猝发癫痫状，甚或神昏痉厥，不省人事，循衣摸床、撮空，舌苔起腐，间有黑点。"

5.粪毒结聚 因浊毒流布全身，怫郁不解，夺粪而出，是为粪毒。粪毒积于肠中，乱于肠胃，临床常见口臭口糜，大便臭秽，入于脾胃及肠腑，粪毒弥漫，清气不升，浊阴不降，故恶心、呕吐、呃逆；大肠主津，为传送之官，粪毒往往与糟粕及食积、痰饮、瘀血等病邪结聚于大肠，壅塞出入道路，气机郁滞不畅，易致腑气不通，毒聚而热生，热炽津伤，则肠失濡润，以致腹满肠燥便秘，灼伤血络则便血。

6.食毒、药毒损伤脾肾 在出现肾功能减退后，过量摄入蛋白质、高嘌呤食品（动物内脏、海产品等）、被污染的食品、馊腐变质的饮食物、本身有毒的食品（毒蘑、鱼胆等）皆可视为食毒。凡对肾脏有害的中西药物皆属于药毒，中药如过用附子等温燥药物，或用补益药不当，或误治（大苦大寒、攻逐水饮、配伍不当）等，既伤正气，戕伐脾胃，也伤肾体，使肾络损伤，病情进展或恶化。

（六）络衰而废是病络的最终结局

肾络损伤是慢性肾脏病的病机核心，贯穿慢性肾脏病始终，络虚不荣、络气郁滞、络气虚滞、络脉瘀阻、络瘀痰阻、络瘀水停、毒损络脉都是导致肾络损伤的重要病机，在慢性肾脏病不同的病理阶段扮演着不同的角色。络虚不荣是发病基础，也是慢性肾脏病进展到肾衰竭的病理结果；络气郁滞或虚滞是慢性肾脏病的始动病机，是多个脏腑气机紊乱及伴随发生的气化异常的基本病机，在肾脏血流动力学异常、系膜增生、肾小球毛细血管受损、肾小管损伤、肾脏纤维化、肾小球损伤、肾小球硬化等病理过程中，都是"血脉相传，脉道不通""营卫不通，血凝不流"的结果。具体到一个肾小球或肾单位的病理损伤，由络血壅滞不畅到塞而不通是不断发展加重的过程，壅滞不畅是肾脏络气功能失常，会引起肾络络体的损伤，肾络绌急、肾络瘀阻、络瘀痰阻、络瘀水停等病络病机的形成与演变，既是肾络损伤的病理过程，又伴随水、湿、痰、瘀等各种病理产物的蓄积，并久蕴成毒，毒邪持续损伤肾络；当病络进展到络塞不通时，即为肾络瘀塞，最终发展为络衰而废，肾单位毁损，肾功能恶化，当肾单位毁损超过 90% 时，即进展到尿毒症期。

第三节　西医诊断与治疗

一、临床表现

CKD 患者早期可以无临床症状，伴随原发疾病的进展逐渐出现血尿、蛋白尿、水肿、高血压、夜尿增多等一般肾脏疾病临床表现，以及原发疾病特有的临床表现。

（一）消化系统

食欲不振、厌食、恶心、呕吐、口有尿味、消化道炎症和溃疡、呕血、便血、腹泻等。晚期患者胃肠道的任何部位都可出现黏膜糜烂、溃疡，而发生胃肠道出血。

（二）心血管系统

1. 高血压和左心室肥大　钠水潴留、细胞外液增加引起的容量负荷过重，和肾素-血管紧张素-醛固酮系统活性增高、交感神经反射增强、NO 产生减少、内皮素分泌增加、贫血等均可致高血压。左心室肥厚或扩张性心肌病，是 CKD 患者最常见最危险的心血管并发症和死亡病因。

2. 冠状动脉粥样硬化和周围血管病　高血压、高同型半胱氨酸血症和脂质代谢紊乱促进动脉粥样硬化的发生。

3. 充血性心力衰竭　是 CKD 进展至慢性肾衰竭患者的重要死亡原因之一。水钠潴留、高血压、贫血、酸中毒、电解质紊乱以及心肌缺氧、心肌病变和心肌钙化参与了充血性心力衰竭的发生。

4. 心包炎　尿毒症性心包炎发生率 > 50%，早期表现为随呼吸加重的心包周围疼痛，伴有心包摩擦音。病情进展出现心包积液，甚至心包填塞。

（三）血液系统

1. 贫血　CKD 病程的不同阶段均可以合并不同程度的贫血，特点是早期 CKD 患者营养不良性贫血更为常见；肾性贫血的程度多与患者肾功能损害程度呈正相关，也有与肾功能损害程度不平行的；合并肾间质病变的 CKD 患者更易早期出现贫血，且贫血程度较重。导致 CKD 患者合并贫血的病因主要包括以下情况：①肾脏生成促红细胞生成素不足；②合并营养不良性贫血，其中以缺铁性贫血最为常见；③消化道出血、血液透析失血等引起的出血性贫血；④尿毒症毒素引起的骨髓微环境病变产生的造血障碍；⑤红细胞寿命缩短；⑥合并血液系统肿瘤等。

2. 出血倾向　因血小板功能异常，临床可见鼻出血、月经量增多、术后伤口出血、胃肠道出血及皮肤瘀斑，严重者可出现心包、颅内出血。

（四）神经系统

其发生与尿毒症毒素、水电解质酸碱平衡紊乱、感染、药物及精神刺激等有关，可出现乏力、精神不振、记忆力下降、头痛失眠、四肢发麻、肌痛、肌萎缩、情绪低落。晚期可出现扑翼样震颤、多灶性肌痉挛、手足抽搐，进而意识模糊、昏迷（尿毒症性脑病）。

（五）肾性骨病

其包括肾性骨软化症、纤维性骨炎、骨硬化症及转移性钙化等，临床分为高转化性骨病与低转化性骨病两种类型。多见于病程较长或接受长期透析者，这与继发性甲状旁腺功能亢进、活性维生素 D 合成障碍、慢性酸中毒有关。血甘油三酯升高。血浆白蛋白降低。继发性甲状旁腺功能亢进症和皮下组织钙化可导致皮肤瘙痒。

（六）内分泌代谢紊乱

晚期 CKD 患者经常合并甲状腺功能低下，大多数女性患者闭经、不孕；男性阳痿，精子缺乏和精子发育不良。

（七）水、电解质及酸碱平衡紊乱

1.水代谢紊乱　早期因肾小管的浓缩功能减退，出现多尿、夜尿增多，晚期肾小管的浓缩稀释功能严重损害，排出等张尿（尿渗透压与血浆渗透压相似），随后发展为肾小球滤过减少，出现少尿。

2.电解质紊乱　早期因肾小管重吸收钠能力减退而出现低钠血症，晚期因尿钠、钾、镁、磷排泄减少而出现高钠、高钾、高镁、高磷血症。因钙摄入减少和小肠吸收障碍、维生素 D 代谢改变及磷的蓄积等导致低血钙。

3.酸碱平衡紊乱　酸性代谢产物潴留、肾小管重吸收碳酸氢盐的能力降低、肾小管排 H^+ 减少、肾小管产氨能力下降是代谢性酸中毒的主要原因。常表现为乏力，反应迟钝、呼吸深大，甚至昏迷。酸中毒可加重高钾血症。长期的代谢性酸中毒能加重 CKD 患者的营养不良、肾性骨病及心血管并发症，严重的代谢性酸中毒是慢性肾衰竭患者的重要死亡原因。

（八）其他

CKD 患者常合并淋巴组织萎缩和淋巴细胞减少，并且由于酸中毒、高血糖、营养不良以及血浆和组织高渗透压，导致白细胞功能障碍。临床上可表现为呼吸系统、泌尿系统及皮肤等部位各种感染，是 CKD 患者重要的死亡原因。呼吸系统可出现过度换气，胸膜炎、肺钙化等，严重者可出现尿毒症肺。

二、实验室检查及其他检查

（一）血液检查

1.血常规和凝血功能检查　合并肾性贫血的患者可表现为正细胞正色素性贫血；白细胞数一般正常；血小板计数及凝血时间正常，出血时间延长，血小板聚集和黏附功能障碍。

2.肾功能检查：①SCr 和 Ccr：Ccr 重复性不佳，而 SCr 受种族、性别、年龄、营养状态等因素影响；②GFR 的评估：现多采用 MDRD 公式和（或）Cockcroft–Gault 公式，利用血清肌酐、尿素氮和白蛋白水平，经性别、种族、年龄和体表面积校正后计算。目前常用 CKD–EPI 公式和血清半胱氨酸蛋白酶抑制剂 C 相关方程来计算慢性肾脏病患者的 GFR，是评价肾功能损害的敏感、精确、可靠的指标。③放射性核素法：核素 ^{99}mTc–DTPA 肾动态显像与 ECT 检查：可精准测得分肾功能。

3.血液生化及其他检查 包括肾功能、血糖、血尿酸、血脂、甲状旁腺激素等。CKD 患者多见血浆白蛋白下降，酸中毒时，二氧化碳结合力下降，血气分析显示代谢性酸中毒；肾功能不全晚期常有低钙、高磷、高钾血症，甲状旁腺激素升高。

（二）尿液检查

可有蛋白尿、红细胞、白细胞或管型，也可以改变不明显，尿蛋白量因原发病不同而异；尿沉渣可见不同程度的红细胞、颗粒管型、蜡样管型；尿比重和尿渗透压低下。

（三）影像学检查

超声检查可以检测肾脏的大小、形态、对称性，区别肾实质性疾病、肾血管性疾病、先天性肾脏病及梗阻性肾病。肾衰竭时，双肾体积对称性缩小。

（四）肾活检

对于肾脏大小接近正常的 CKD 患者应实施肾活检病理学检查，可明确原发病因，有助于选择治疗方案。

三、诊断与鉴别诊断

（一）诊断要点

1.CKD 诊断标准

（1）肾脏损伤（肾脏结构或功能异常）≥ 3 个月，伴有或不伴有 GFR 下降，表现为下列之一：肾脏形态学和（或）病理异常；具备肾损害的指标，包括血、尿成分异常或肾脏影像学检查异常。

（2）GFR < 60 mL/（min·1.73 m^2）≥ 3 个月，有或无肾脏损害表现。

2.CKD 分期标准（表 28-1）

表 28-1 CKD 分期标准

分期	GFR［mL/（min·1.73 m^2）］	描述
G1	≥ 90	正常或增高
G2	60 ~ 89	轻度下降
G3a	45 ~ 59	轻至中度下降
G3b	30 ~ 44	中至重度下降
G4	15 ~ 29	重度下降
G5	< 15	肾衰竭

（二）鉴别诊断

1.急性肾损伤 慢性肾衰竭患者通常有慢性肾脏病病史，双肾体积缩小，BUN（mg/d）/SCr（mg/d）≤ 10，伴有严重贫血（睑结膜苍白）、钙磷代谢紊乱和肾性骨病等表现。急性肾衰竭通常有明确诱因或用药史，肾脏体积明显肿大，BUN（mg/dL）/SCr（mg/dL）> 10，贫血程度较轻，钙磷代谢紊乱程度轻，无肾性骨病的表现。但轻链沉积病、肾脏淀粉样变性、多囊肾及糖尿病肾病等疾病，引起的慢性肾衰竭，肾脏体积可不缩小或反而增大，易被误认为是急性肾衰竭，须加以鉴别。

2. 与相关疾病的鉴别　本病常累及全身各系统器官，临床可见全身各系统症状，故对于病史不明确，临床表现不典型的，应该与下列疾病相鉴别：如胃肠炎、溃疡病、贫血、出血性疾病、高血压、冠心病、糖尿病昏迷、癫痫等。在详细了解病史的同时，进行血生化、尿液及肾功能检查有助于确诊。

四、治疗

按照 CKD 的不同阶段，选择不同的防治策略，早期、系统、一体化防治。

（一）病因治疗

1. 治疗原发病　引起 CKD 的常见原发病有原发或继发性肾小球疾病、高血压肾损害、糖尿病肾病、狼疮性肾炎、过敏性紫癜性肾炎、系统性血管炎肾损害、多囊肾、慢性间质性肾炎等，积极合理地治疗这些原发疾病，可有效延缓 CKD 的进展。有些原发病是可以经积极治疗后得到逆转的，如狼疮性肾炎、结节性多动脉炎、过敏性血管炎、肾结核、镇痛性肾损害及新近几个月发生的尿路梗阻等，当其病变活动时，可引起或加重 CKD 的发展。如狼疮活动时可引起肾脏的明显损害而发生尿毒症。

2. 避免和消除 CKD 加剧的可逆因素　导致 CKD 进展的可逆因素如蛋白尿、高血压、肥胖、高血糖、高血脂、高尿酸血症、贫血、水电解质和酸碱平衡紊乱、高蛋白饮食、吸烟、嗜酒、肾毒性药物等，这些危险因素可直接或间接促进 CKD 的进展，应避免和减轻或消除这些危险因素。

（二）控制 CKD 进展的治疗

1. 营养治疗　营养治疗的核心是优质低蛋白质饮食。

（1）蛋白质及热量摄入：①非糖尿病肾病的 CKD 患者，在 CKD G1、G2 期推荐摄入 0.8 g/（kg·d）；G3 期起减至 0.6 g/（kg·d）；进入 G4 期后，进一步减至 0.4 g/（kg·d）左右。实施低蛋白质饮食治疗时，能量摄入量需维持在 147 kJ/（kg·d）；60 岁以上患者活动量较小、营养状态良好者可减少至 126～147 kJ/（kg·d）。②糖尿病肾病患者，从出现微量蛋白尿起即应减少饮食蛋白质，推荐蛋白质摄入量为 0.8 g/（kg·d），从 GFR 下降开始，即应实施低蛋白质饮食，推荐蛋白质摄入量 0.6 g/（kg·d）。实施低蛋白质饮食治疗时，患者的能量摄入量应基本与非糖尿病肾病患者相似，但对于肥胖的 2 型糖尿病患者需适当限制热量，直至达到标准体重。

（2）盐摄入：慢性肾脏病成人患者钠摄入量宜＜90 mmol/d（氯化钠 5 g/d）。

（3）其他营养物质摄入：脂肪摄入量不超过总热量的 30%，不饱和脂肪酸/饱和脂肪酸应为 2:1，胆固醇摄入量＜300 mg/d；磷摄入量限制在 800 mg/d 以下（合并高磷血症者应＜500 mg/d）。注意补充叶酸、水溶性维生素以及钙、铁、锌等矿物质。

2. 控制蛋白尿　过多的白蛋白等蛋白质在经肾小球滤过及肾小管重吸收过程中，可损伤肾小球滤过膜和肾小管细胞，促进肾小球硬化和肾小管间质纤维化。

（1）控制目标：糖尿病肾病患者蛋白尿目标值应控制在 AER＜30 mg/d，非糖尿病患者，蛋白尿目标值应控制在 PER＜300 mg/d。

（2）控制蛋白尿措施：①RAS 阻断剂：ACEI 和 ARB 具有降压及独立于降压之外的肾脏保护作用。尿白蛋白 30～300 mg/d 的糖尿病患者推荐使用 ACEI 或 ARB。尿白蛋白＞300 mg/d 时，无论是否存在糖尿病，均推荐使用 ACEI 或 ARB。②糖皮质激素及免疫抑制剂：多种原发性或继发性肾小球疾病，如膜性肾病或狼疮性肾炎，其发病机制主要由异常免疫反应所介导，需要使用糖皮质激素及免疫抑制剂治疗以达到蛋白尿持续缓解，常用的免疫抑制剂包括环磷酰胺、环孢素 A、他克莫司、吗替麦考酚酯、硫唑嘌呤、来氟米特等。应用时应根据病理类型和蛋白尿程度，并结合患者性别、年龄、体重、生育要求、有无相关药物使用禁忌证及个人意愿等，个体化地制定治疗方案。注意检测和防治相关药物的副反应。

3. 控制高血压 高血压本身可导致肾损害，也可促进 CKD 进展，还能引起心、脑及周围血管等靶器官损害，更使 CKD 患者预后不良。

（1）血压控制目标值：无论是否合并糖尿病，AER ≤ 30 mg/d 时，维持收缩压 ≤ 140 mmHg，舒张压 ≤ 90 mmHg；AER > 30 mg/d 时，维持收缩压 ≤ 130 mmHg，舒张压 ≤ 80 mmHg。

（2）血压控制措施：应根据患者病情合理选用降压药物，做到个体化治疗。无蛋白尿 CKD 高血压患者，可选择 ACEI、ARB、CCB 等；有蛋白尿的 CKD 高血压患者，首选 ACEI 或 ARB；严重高血压患者可选择 2 种或 2 种以上的抗高血压药物联合治疗。老年患者应综合考虑年龄、合并症等情况，并密切关注降压治疗相关不良事件，如电解质紊乱、急性肾损伤、体位性低血压等。

4. 控制高血糖 糖尿病肾病是糖尿病最常见的微血管并发症之一，无论是 1 型还是 2 型糖尿病，25% ~ 40% 的患者可出现肾脏受累。2 型糖尿病患者中，5% 在确诊糖尿病时就已出现肾损害。高血糖造成的肾脏血流动力学变化及代谢异常是肾损害的基础。

（1）血糖控制目标值：HbA1c 目标值为 7.0%；糖尿病患病时间短、预期寿命长、无心血管并发症并能很好耐受治疗者，可更加严格控制 HbA1c（< 6.5%）；预期寿命较短、存在合并症或低血糖风险者，HbA1c 目标值可放宽至 7.0% 以上。

（2）血糖控制措施：应根据 GFR 水平调整胰岛素及口服降糖药剂量，以防止低血糖及其他副反应的发生。GFR 为 10 ~ 50 mL/（min · 1.73 m^2）时胰岛素用量宜减少 25%，GFR < 10 mL/（min · 1.73 m^2）时，胰岛素用量应减少 50%。

5. 控制高血脂 血脂异常是促进 CKD 进展的重要因素，也是介导 CKD 患者心脑血管病变、肾动脉粥样硬化和靶器官损害的主要危险因素。升高的血脂成分和异常的脂质组分如氧化低密度脂蛋白、糖化低密度脂蛋白可损伤肾小球固有细胞和肾小管间质，促使细胞外基质产生增多，导致肾小球硬化和肾间质纤维化。

（1）控制目标：根据疾病的风险评估（CKD 分期，患者年龄，是否透析，是否肾移植，有无冠心病、糖尿病、缺血性脑卒中病史），而不是根据血浆胆固醇、低密度脂蛋白胆固醇的水平来确定治疗措施。

（2）控制措施：使用他汀类或加依折麦布，适用于 50 岁以上的 CKD 未透析（G1 ~ G5 期）患者、成人肾移植和开始透析时已经使用这类药物的患者。对 18 ~ 49 岁、未透析肾移植患者，他汀类用于有以下 1 项或以上者：冠心病（心肌梗死或冠状动脉重建术）、糖尿病、缺血性脑卒中、10 年间发生冠心病风险大于 10%。注意部分他汀类药物要根据 eGFR 调整剂量。对高甘油三酯血症患者，建议改变生活方式治疗，包括饮食、运动。

6. 高尿酸血症 高尿酸血症是心血管事件危险因素，也是肾功能损害的独立危险因素，可引起急性肾损伤（急性尿酸性肾病）、慢性尿酸性肾病及尿酸结石，并加速 CKD 的进展。而肾功能下降又使得痛风的发生风险增加。

（1）控制目标值：对于尿酸性肾病患者，血尿酸 < 360 μmol/L；对于有痛风发作的患者，血尿酸 < 300 μmol/L。对于 CKD 继发高尿酸血症患者，当血尿酸大于 480 μmol/L 时应接受干预治疗。

（2）控制措施：低嘌呤饮食，尿量正常者多饮水，适当碱化尿液，避免长期使用可能引起尿酸升高的药物（噻嗪类及襻利尿剂、烟酸、小剂量阿司匹林等）。降低尿酸的药物包括抑制尿酸合成的药物（别嘌呤醇、非布司他等）和增加尿酸排泄的药物（苯溴马隆、丙磺舒等），根据患者高尿酸血症的分型及 GFR 水平选择药物、调整用量：别嘌呤醇在 G3 期应减量，G5 期尽量避免使用；非布司他轻中度肾功能不全者无须调整剂量；当 GFR < 20 mL/（min·1.73 m^2）时应避免使用苯溴马隆。CKD 继发高尿酸血症患者应积极治疗慢性肾脏病。

7. 谨慎用药　应根据 GFR 调整慢性肾脏病患者的用药剂量。GFR < 45 mL/（min·1.73 m^2）患者在一些药物诱导下发生急性肾损伤风险增高时，应暂停有潜在肾毒性的药物和经肾排泄的药物，如 RAS 系统阻断剂、利尿剂、非甾体抗炎药、地高辛等。慢性肾脏病患者应在医生或药师的指导下使用非处方药或蛋白营养品。GFR < 45 mL/（min·1.73 m^2）患者行静脉内含碘造影剂造影时应坚持以下原则。①避免使用高渗造影剂；②尽可能使用最低剂量；③检查前后暂停具有潜在肾毒性的药物；④检查前、检查中和检查后充分水化；⑤检查后 48 ~ 96 小时检测 GFR。对于 CFR < 30 mL/（min·1.73 m^2）患者不建议使用含钆造影剂。

8. 慢性肾衰竭的药物治疗

（1）促进尿毒症性毒物的肠道排泄：可采用刺激肠蠕动、增加肠内渗透压及结合肠道内毒性物质等方式，达到促进尿毒症性毒物经肠道排泄的目的。可给予包醛氧淀粉、药用炭片、甘露醇、大黄制剂等。

（2）改善肾脏血循环药物：实验研究结果提示，抗血小板药、抗血栓素药、血栓素受体拮抗药及活血化瘀中药等，可能有减少肾微循环血栓形成、减轻肾组织损伤之作用。

（三）CKD 并发症的防治

1. 贫血　以下患者应行贫血评估：多数 CKD 贫血患者需要使用红细胞生成刺激剂（ESA）治疗，治疗 4 周后开始调整剂量，调整幅度在 25%。同时应对铁状态进行评估（主要指标包括铁蛋白和转铁蛋白饱和度）。对非透析 CKD 贫血成人患者中未接受铁剂治疗者，如转铁蛋白饱和度 ≤ 30%、铁蛋白 ≤ 500 mg/L，建议给予 1 ~ 3 个月口服铁剂治疗。ESA 治疗贫血过程中应注意以下 3 点：①血红蛋白水平低于 100 g/L 的非透析 CKD 患者，建议需根据其血红蛋白下降程度、先前对铁剂治疗的反应、ESA 治疗的风险和贫血合并症状，决定是否开始 ESA 治疗。②大多数 CKD 患者应用 ESA 时，血红蛋白维持在 100 ~ 120 g/L，不宜超过 130 g。③不推荐将 ESA 用于活动性恶性肿瘤或近期有恶性肿瘤病史者。

2. 心血管疾病　CKD 患者心血管疾病（CVD）风险增高，且两者相互影响，合理管理 CVD 将延缓 CKD 进展。应针对潜在的心脏疾病，采取与非 CKD 患者一样的筛查和处理措施；对存在动脉粥样硬化风险的 CKD 患者，除非出血风险大于心血管获益，应给予抗血小板聚集药物治疗；对 CKD 并发心力衰竭者，在治疗措施调整和（或）临床症状恶化时，应加强 GFR 和血清钾浓度的监测。此外应注意，脑钠肽在 G3a ~ G5 期患者中诊断心力衰竭和评估容量负荷的可靠性相应降低；不存在急性冠状动脉综合征的 CKD 患者血肌钙蛋白也可升高，肌钙蛋白用于诊断 CKD 患者急性冠脉综合征时需慎重。

3. 慢性肾脏病-矿物质-骨代谢异常　骨矿物质和钙磷代谢紊乱在 CKD 早期即出现，并随肾功能下降而进展，即慢性肾脏病-矿物质-骨代谢异常。对于 G3 期患者应限制磷摄入量为 800 ~ 1000 mg/d，若血磷水平仍高于目标值，应服用肠道磷结合剂。血钙浓度应维持在正常范围内。全段甲状旁腺激素目标水平建议控制在正常值上限的 2 ~ 5 倍。

4.酸中毒　当 CKD 患者血 HCO_3^- 浓度小于 22 mmol/L 时，应口服 $NaHCO_3$ 等碱制剂，使血 HCO_3^- 浓度维持在正常水平。

5.感染　CKD 患者感染风险是正常人的 3 ~ 4 倍，防治感染可有效减少 CKD 肾功能急剧恶化的风险，延缓 CKD 进展。平时应注意预防上呼吸道和泌尿道等部位各种感染，虽然 CKD 患者对疫苗反应性有所降低，但亦可从中获益，建议采用疫苗预防感染。除非有禁忌证，所有 CKD 成人宜每年接种流感疫苗；G4、G5 期患者和肺炎高危人群（如肾病综合征、糖尿病患者或接受免疫抑制剂治疗者）应接种多价肺炎疫苗，并在 5 年内复种；G4、G5 期患者应接种乙肝疫苗。

6.同型半胱氨酸血症　高同型半胱氨酸血症是冠心病、脑卒中等血管疾病的重要危险因素。CKD 患者尤其是终末期肾病患者血清同型半胱氨酸普遍升高，终末期肾病患者血清同型半胱氨酸每升高 1 μmol/L，心血管疾病的发生风险就可增加 1%。目前较常用的治疗方法是补充叶酸。

（四）终末期肾病的替代治疗

肾脏替代治疗方式包括透析（血液透析和腹膜透析）和肾移植。由于肾脏供体缺乏，目前大多数终末期肾病患者需要透析以维持生命。

1.透析时机：一般指征有尿毒症临床表现和体征，eGFR 下降至 5 ~ 8 mL/（min·1.73 m²）时应开始透析治疗。

2.紧急透析指征：①药物不能控制的高钾血症：血钾 > 6.5mmol/L；②水钠潴留、少尿、无尿、高度浮肿伴有心力衰竭、肺水肿、高血压者；③严重代谢性酸中毒者；④并发尿毒症性心包炎，胸膜炎，中枢神经系统症状如神志恍惚、嗜睡、昏迷、抽搐、精神症状等。

3.透析模式的选择：一般从患者病情、经济条件及医疗设备综合考虑选择透析方式。相对血液透析，腹膜透析更适合于婴幼儿；心功能差，有缺血性心脏病，常规血液透析易出现低血压或血压控制不满意、伴活动性出血等的患者；建立血管通路有困难的患者；想要更多行动自由的患者；要求在家透析，而不具备家庭血液透析条件的患者；糖尿病患者。血液透析和腹膜透析都无绝对禁忌证，相对禁忌证包括：①血液透析：休克或低血压；严重心肌病变导致的肺水肿、心力衰竭；严重心律失常；严重出血倾向或脑出血；晚期恶性肿瘤；肾衰竭患者；有精神病不能合作。②腹膜透析：各种原因引起的腹膜有效面积低于正常 50%；腹壁感染；腹腔、盆腔感染或肠造瘘术后有腹部引流；慢性阻塞性肺疾病呼吸功能不全；中、晚期妊娠或腹内巨大肿瘤；肠梗阻、肠粘连、肠麻痹等；腹腔手术后 3 日内；各种腹部疝未经修补者；严重腹部皮肤感染；严重高分解代谢；过度肥胖；严重营养不良不能补充足够蛋白与热量；晚期恶性肿瘤；有精神病不能合作；肝硬化腹水、多囊肾病患者一般也不以腹膜透析作为首选。

第四节　中医诊断与治疗

一、诊断

1.有慢性肾脏病病史，出现神疲乏力、食欲不振、恶心、呕吐、头痛或嗜睡等症状。

2.不明原因的高血压、贫血、肾功能减退等。

以上应考虑本病的可能，结合现代医学的相关检查，如血常规、尿液检查、血生化、肾小球滤过率、肾脏 B 超、双肾 ECT 等检查可明确诊断。

二、鉴别诊断

本病在 G4、G5 期阶段，可出现小便不通与呕吐并见的"关格"症状，当与癃闭鉴别。二者都有小便量少或闭塞不通，但癃闭以排尿困难为主要表现，一般不伴有呕吐，部分患者有水蓄膀胱之证候，以此可资鉴别。

三、辨证论治

（一）辨证要点

1. 辨邪正虚实　本病为本虚标实之证。本虚归于气血阴阳亏虚，虚证之中以脾肾气虚、脾肾阳虚、脾肾气阴两虚、肝肾阴虚、阴阳两虚、气血俱虚、阴阳气血俱虚、阴竭阳脱证居多；就病络而言，可有络气虚、络血虚、络阴虚、络阳虚的不同络虚不荣证候，应注意辨别。标实则以湿浊证、湿热证、水气证、血瘀证、风动证多见，从病络来看，可见络气郁滞、脉络瘀阻、脉络绌急、脉络瘀塞、热毒滞络、毒邪伤络、肾络损伤、络衰而废等证候，临证当细辨。

2. 辨病络证候　湿浊、湿热、痰浊、瘀血、水饮、热毒、浊毒、气虚、血虚、阴虚、阳虚是慢性肾脏病的常见病络证候，明辨这些证候的基本特征有助于临床准确辨证。肾络瘀阻者临床可见面色晦暗或黧黑，肌肤甲错，四肢麻木，腰痛固定，舌质紫黯有瘀点，脉涩等。痰浊阻络者可表现为素体肥胖，面黄目暗，头晕目眩，气喘咳痰，腰重如裹，下肢肿暗，舌苔白腻，脉滑等。湿浊蔽络的突出表现为恶心呕吐，纳呆，脘腹胀满，肢体水肿，舌苔白腻，脉濡或缓。湿热蕴络的特征为身体困重，胸腹痞满，烦热口渴，渴不欲饮，口苦或口中黏腻，小便赤涩，大便溏垢，舌红苔黄或黄腻，脉弦数。热毒袭络可见皮肤疖肿、疮疡，咽喉肿痛，小便黄赤、灼热或涩痛不利，口苦或口干，舌质红或暗，苔黄或黄腻，脉数或滑数。水饮困络可见颜面或全身浮肿，按之没指，小便短少，大腹胀满，胸闷、喘息不得卧，或心中悸动，舌质淡，苔白润或白腻，脉濡或沉缓。浊毒蔽络的特征有面色晦滞，口有尿味，恶心呕吐，纳呆腹胀，大便稀溏或便秘，尿少浮肿，皮肤瘙痒，舌质暗，苔浊腻或黄腻，脉濡缓或沉缓。络衰风动可见头痛、眩晕，视物昏花，头重足轻，甚至可见神昏痉厥、四肢抽搐等严重证候。本病虚证常见脾肾气虚、气阴两虚，肝肾阴虚，脾肾阳虚、阴阳两虚等证；其病络虚证以络气虚、络血虚、络阴虚、络阳虚均属常见之候，各有其临床特征，且往往与诸邪实之证错杂出现，临证当辨其标本主次、虚实夹杂，以助决定治疗的先后缓急。

3. 辨并发症　本病病机复杂，涉及多个脏腑组织经络，且病久难愈，渐进发展，病理过程中往往合并多种并发症，易演变为胸痹、心悸、心水、癃闭、骨痹、骨痿等多种兼变证，临证当细辨其兼证还是变证。合并心力衰竭、心包积液者当属"心水"范畴，如见心悸气短，活动后加重，夜间不能平卧，乏力，自汗懒言，舌质淡红，苔薄白，脉结代或细数，为心络气虚；如见心悸气短，喘憋不得卧，咳嗽咳痰，脘腹痞满，肢体水肿，舌苔黄腻，脉沉紧，为痰饮内停、水凌心肺、肺络壅阻之证。慢性肾脏病-矿物质-骨代谢异常属于"骨痹""骨痿"范畴，为肾虚髓亏，骨不得养，或脾肾亏虚，浊瘀阻滞，骨失所养所致，或肝肾精血两虚，筋不束骨，髓亏骨痿，故当辨其肝、肾、脾亏虚之证，精、气、血、髓不足之别。慢性肾脏病合并贫血、营养不良，而见神疲乏力，气短懒言，面色萎黄，皮肤枯燥，食欲不振、食后腹胀或大便溏薄、血红蛋白进行性下降等症状，应辨脾胃亏虚、脾不生血、气血双亏，还是肾精虚耗，阴虚阳乏；若见心慌心悸，动则气短等症，为气血亏虚、心失所养之象，若见女子经闭、视物昏花、爪甲不荣，则为肝肾精血亏虚，肝络失养之证。

（二）治疗原则

针对慢性肾脏病络虚不荣、毒损肾络、络衰而废的病机特点，当以络虚通补、祛毒通络为原则。对于病络虚候，根据清代叶天士《临证指南医案》"大凡络虚，通补最宜"的法则，依据气血阴阳络虚证候，分别予以补气、养血、滋阴、温阳。五脏虚候，尤以脾肾为重，故补虚扶正应以脾肾为核心，补益脾肾，养营和络应贯穿慢性肾脏病治疗的始终。补脾之法包括健脾补气、补中益气、健脾养血、健脾温阳等，补肾之法包括补益肾气、滋阴补肾、补肾填精、温补肾阳等。其他补虚之法如补肺气、润肺燥、养肺阴、补肝阴、养肝血、补心气、养心血、滋心阴、养胃阴等亦与健脾补肾法或祛邪法配合应用。慢性肾脏病病络实证，应以祛邪通络为原则，根据不同的邪实采用活血、祛瘀、燥湿、化痰、利水、行气、疏风、清热、降气、泄浊、祛毒、解毒等法。在诸邪实之中，又以毒损肾络为病机关键，因此应重视诸毒对肾络的损伤作用，针对瘀毒、湿毒、痰毒、热毒、风毒、浊毒、溺毒等采取祛毒、排毒、解毒、化毒等治法，祛毒与通络相辅相成，络通则毒减，毒去则络畅，祛毒、通络与补虚荣络配合应用，可截断肾络瘀塞发展为络衰而废的病理过程，减轻或消除肾络损伤，修复肾脏病络，恢复肾络的气化功能，从而有效保护肾功能，延缓慢性肾脏病进展。通络之法宗"络以通为用"的原则，根据不同的病络病机特点，予以辛温通络、辛香通络、辛润通络、搜风通络等法。

慢性肾脏病早期（G2、G3期）以脾肾气虚兼湿浊、血瘀为主要病机，故治疗当以健脾补肾、益气养阴、利湿化浊、通经活络为主；病至中后期（G4、G5期），脾肾衰败、浊毒内蓄为病机重点，治疗当以和胃泄浊、解毒通络、调补气血为主。此时虽有严重的脏腑亏损之候，但因有邪实蕴结，浊毒壅盛，往往虚不受补，峻补易滞脾碍胃，助长浊邪，应以平补为宜，且应注重祛邪解毒，随证采用通腑排毒、利湿化毒、化瘀解毒、祛痰排毒、清热解毒等法，在此基础上配合补益脾肾、滋阴助阳、调补气血等法。正如《石室秘录》中言治虚劳："不可用寒凉，又不可用辛热，不得已乃用温补之药，以中治之也。"《黄帝内经》云"劳者温之"，"温"法是治劳损病的一种平补之法，即谓其方用药平和，用以调发脾肾本身生生之气。

（三）分证论治

1.病络虚证

（1）脾肾气虚，络气虚滞。

主症：倦怠乏力，气短懒言，面色少华，食少纳呆，腰酸膝软，脘腹胀满，大便溏薄或不实，夜尿频多，口淡不渴，或伴浮肿，舌淡有齿痕，脉沉细。

证机：肾气不足，脾气亏虚，络气亏虚或虚滞，气化无力，水谷精微输布、运化、代谢失常，封藏失职，湿浊瘀血停滞，肾络损伤，络气衰竭。

治法：健脾益肾，利湿通络。

选方：大补元煎（《景岳全书》）合六君子汤（《校注妇人良方》）加减。

遣药：人参10g，炒白术15g，茯苓15g，熟地黄20g，山萸肉15g，大黄6g，陈皮10g，草果仁20g，半夏15g，当归10g，丹参15g，炙甘草6g。

加减：肾气虚甚，腰痛、耳鸣、尿频而清者，可选加仙灵脾、杜仲、川续断、怀牛膝、菟丝子、女贞子、枸杞子、五味子以补肾气，固肾络；脾虚湿盛，肢体浮肿，舌苔白腻者，加山药、苍白术、猪苓、车前子之类益脾络，助运化，健脾燥湿利水；中气下陷，腹泻，脏器下垂者，加黄芪、升麻、柴胡益气升提；脉络瘀阻而见肢体刺痛、麻木、肌肤甲错，唇舌紫黯，或有瘀斑者，加赤白芍、桃仁、六月雪、益母草以祛瘀通络。中气不足，统摄无权，症见纳少，脘腹胀满，大便或溏，肢体倦怠，精神疲乏，少气懒言，面色淡黄或萎黄，舌淡苔薄，舌边或见齿痕，脉缓或弱者，可选用升阳益胃汤合升降散加减以补中益气，健脾摄血。

（2）气阴两虚，络脉失养。

主症：面色少华，神疲乏力，腰酸膝软，口干咽燥，皮肤干燥，五心烦热，小便量少色黄，或夜尿清长，舌淡有齿痕，脉沉细。

证机：脾肾气虚，络脉失养，气络气化失司；肺肾阴虚，生热化燥，虚火灼络，津液代谢失调，形成痰、饮、瘀、水损伤肾络，络气衰竭。

治法：益气养阴，润燥通络。

选方：参芪地黄汤加减。

遣药：黄芪30 g，党参（太子参）15 g，熟地黄（生地黄）20 g，山萸肉15 g，山药15 g，茯苓12 g，泽泻12 g，丹皮10 g，当归10 g，丹参15 g，川牛膝15 g，六月雪15 g。

加减：肺气亏虚，卫外不固，易感冒者，加白术、防风、麦冬、五味子以补肺气，固卫表；脾气虚甚，面色萎黄，食欲不振者，加白术、炙甘草以健脾益气；肾气虚甚，腰痛，尿频者，加菟丝子、枸杞子、女贞子以补肾荣络；大肠液亏，大便秘结者，加白芍、大黄以清热润肠通便；络虚不荣，络脉瘀阻，见心悸、怔忡、面色晦暗、唇舌紫黯、舌有瘀斑者，加桃仁、红花、赤芍、降香以辛润通络。

（3）肝肾阴虚，络虚失荣。

主症：头晕，头痛，腰酸膝软，口苦咽干，目睛干涩，五心烦热，大便干结，尿少色黄，舌淡红少苔或无苔，脉弦细或细数。

证机：肝肾阴虚，肾络失荣，目络失养，骨耗髓亏，阴虚火旺，络中气、血、津液等物质代谢和能量转化异常，水、热、瘀互结，肾络损伤，络气衰竭。

治法：补益肝肾，滋阴荣络。

选方：六味地黄丸（《小儿药证直诀》）合二至丸（《医便》）加减。

遣药：生地黄15 g，山萸肉15 g，山药15 g，茯苓15 g，丹皮10 g，泽泻10 g，丹参20 g，枸杞子15 g，女贞子15 g，墨旱莲15 g，白芍15 g，当归10 g。

加减：兼心阴虚而见心悸、心烦、失眠者，加黄连、五味子、牡蛎以滋阴清心安神；阴虚阳亢而头晕、头胀、目眩者，加天麻、钩藤、生龙牡以平肝潜阳；阴虚热盛，大便干结者，加生大黄以泄热通腑；兼下焦湿热而见小便短赤灼热者，加石韦、瞿麦、六月雪以清热利湿通淋；络脉瘀阻，舌质紫黯者，加降香、旋覆花、乌梢蛇以辛香通络。

（4）脾肾阳虚，络脉失煦。

主症：畏寒肢冷，倦怠乏力，气短懒言，食少纳呆，腹胀便溏，腰酸膝软，腰部冷痛，大便溏泄或五更泄，夜尿频多，或小便清长，甚则畏寒肢冷，舌淡胖嫩有齿痕，脉沉细或沉弱。

证机：脾阳亏虚，脾络失于温煦，运化失职，气化失常，肾阳不足，命门火衰，气络失荣，封藏失职，精气下泄，津血互换功能障碍，肾络损伤，络气衰竭。

治法：补脾益肾，温脉通络。

选方：金匮肾气丸（《金匮要略》）加减。

遣药：炮附子15 g，桂枝10 g，熟地黄20 g，山萸肉15 g，山药15 g，丹皮10 g，茯苓15 g，泽泻15 g，菟丝子15 g，草果10 g，牛膝15 g，地龙15 g。

加减：肾阳虚甚，形寒肢冷，大便溏薄者，加补骨脂、肉桂、干姜以助温补脾肾之力；面目肢体水肿较重者，加猪苓、车前子、大腹皮等以健脾利水；上半身肿甚者，配伍桑白皮、杏仁等以宣肺行水；下肢肿甚者，加通草、淡竹叶等以淡渗利水；兼有胸腔积液者，加防己、葶苈子、大枣等以泻肺利水；兼有腹水者，加苍术、大腹皮、生薏苡仁等健脾行气利水；舌质紫黯，络脉瘀阻明显者，加用降香、水蛭等以辛香活血通络。

（5）阴阳两虚，络气衰竭。

主症：腰酸腿软，极度乏力，畏寒肢冷，手足心热，口干欲饮，大便偏溏或干结，小便黄赤，或夜尿清长，舌淡胖有齿痕，脉沉细。

证机：肾阴亏虚，日久阴损及阳，下元虚惫，肾失固摄，封藏失职；脉络失荣，气络失煦，运化失调，气化失职，精气血津液转化功能障碍，络气虚衰，代谢紊乱。

治法：阴阳两补。

选方：温脾汤（《备急千金要方》）合金匮肾气丸（《金匮要略》）加减。

遣药：黄芪30g，党参15g，茯苓12g，制附片15g，桂枝9g，熟地黄20g，山萸肉15g，山药15g，泽泻10g，丹皮10g，大黄6g，川芎12g。

加减：肾精亏损，耳轮干枯，阳痿遗精者，加淫羊藿、肉苁蓉、枸杞子、女贞子以补肾填精；肾失固摄，小便频数量多者，加菟丝子、益智仁、乌药以固肾缩尿；水液内蓄，肢体浮肿者，加车前子、冬瓜皮、大腹皮以利尿消肿；面目晦暗，唇舌紫黯，瘀阻较重者，加川芎、水蛭、地龙祛瘀通络；浊毒较甚，口臭尿浊，皮肤瘙痒者，加紫苏、草果、当归、地肤子以芳香化浊，养血止痒；浊毒中阻，恶心呕吐者，加半夏、陈皮、砂仁、石菖蒲理气和胃降浊。

2. 病络实证

（1）风湿内扰，络脉痹阻。

主症：头身、肌肉、周身肢节酸楚沉重，腰困、重、痛，大便黏滞，小便多泡沫，水肿，头身困重，腰痛，皮肤湿疹，瘙痒；或发热、咽喉红肿疼痛，舌苔厚腻或黄腻，脉浮紧或濡数。

证机：风湿之邪由表入里，蕴结脾肾，湿阻气滞，气滞血瘀，肾脉痹阻，开阖失司，水液代谢失常，分清泌浊功能受损，精微下泄；肾络损伤，络气衰竭，代谢废物蓄积。

治法：祛风胜湿，活血通络。

选方：祛风泄浊汤（自拟方）加减。

遣药：生黄芪30g，徐长卿15g，紫苏叶10g，制苍术15g，川芎15g，藿香15g，佩兰15g，半夏10g，陈皮10g，蝉蜕10g，穿山龙15g，六月雪15g。

加减：风湿蕴络，皮肤有湿疹、瘙痒者，加荆芥、防风、地肤子以加强祛风胜湿之功；外感风湿热邪，上攻咽喉，致咽喉红肿疼痛者，可酌加板蓝根、牛蒡子、金银花、连翘、半枝莲等以利咽解毒，透经达络；舌苔厚腻，大便黏滞者，加土茯苓、制大黄以通腑泄浊；水湿内停，肢体水肿者，加猪苓、车前子、泽兰淡渗利水。

（2）湿浊内蕴，阻滞络道。

主症：倦怠乏力，气短懒言，恶心呕吐，口干口苦，纳呆腹胀，腰酸而痛，面色晦暗，肢体麻木，大便不实，水肿，尿少，舌苔厚腻，脉弦滑或濡缓。

证机：肺、脾、肾与三焦气化失司，湿浊内生，困阻络脉，气机不畅，升降失司，血瘀水阻，脉络郁滞，肾络损伤，络气衰竭。

治法：燥湿健脾，通阳泄浊。

选方：温化泄浊汤（自拟方）加减。

遣药：炙黄芪30g，潞党参15g，紫苏15g，草果10g，半夏9g，陈皮10g，砂仁9g，石菖蒲15g，苍术15g，大黄6g，茯苓15g，六月雪15g。

加减：湿浊偏盛，浊毒中阻，而见呕恶脘胀，不欲饮食，口气秽味者，加藿香、佩兰、厚朴以辛香开散，除湿化浊；水湿壅盛，水肿，尿少者，加猪苓、泽泻、车前子、桂枝以通阳化气行水；

脉络瘀阻较重，面色晦暗，肌肤甲错者，加川芎、地龙、鬼箭羽以活血通络；水湿痰浊阻滞，症见恶心呕吐，纳差腹胀，身重困倦，肢体水肿，口中黏腻，舌苔厚腻者，可用温胆汤、胃苓汤加减，以通阳利水，化湿祛浊；湿浊内蕴，胃失和降，寒热错杂者，可选用半夏泻心汤、连朴饮加减。

（3）湿热内蕴，壅阻肾络。

主症：恶心欲吐，纳呆，口苦口黏，口有尿味，尿少色赤，小便频数，脘腹胀满，或肢体浮肿，舌质偏红，舌苔薄黄、黄腻或垢腻，脉濡数或滑数。

证机：湿热内蕴，弥漫三焦，肺、脾、肾三脏气络气机升降失常，气化失司，湿热之邪壅阻肾络，肾络损伤，以致络气衰竭。

治法：清热利湿，泄浊通络。

选方：黄连温胆汤（《备急千金要方》）合连朴饮（《霍乱论》）加减。

遣药：黄连9g，苏叶10g，苏梗15g，半夏9g，陈皮9g，茯苓15g，厚朴10g，石菖蒲15g，牡蛎30g，大黄9g，川芎15g，竹茹9g，积雪草15g。

加减：湿热阻于肠胃，脘痞、烦热口渴，大便秘结者，加薏苡仁、苍术、黄芩、芒硝以燥湿消痞，泄热通腑；湿热下注，小便灼热，或涩痛不利者，加滑石、石韦、淡竹叶以清热利尿通淋；湿热伤津耗气，见神疲乏力、口干口苦者，加党参、黄芪、山药、生地黄以益气生津，健脾益肾；风湿热蕴而皮肤瘙痒者，加苦参、地肤子、苍术、防风以清热利湿止痒；水邪壅盛，水肿较甚者，加猪苓、泽泻、赤小豆以清热利水消肿；肾虚而腰酸腰痛者，加川牛膝、桑寄生、山萸肉以补肾壮腰；瘀阻较甚、蛋白尿较多者，加地龙、丹参、鬼箭羽以活血通络。

（4）瘀血内结，肾络痹阻。

主症：面色晦暗甚至黧黑，或面色青晦不泽，肌肤不荣，恶心呕吐，肢体麻木，身体有固定痛处，夜间痛甚，肌肤甲错，肢体浮肿，舌有瘀点瘀斑，脉弦细或细涩。

证机：久病入络，瘀血内结，阻滞脉络，浊毒内蕴，阻蔽肾络，肾络损伤，络气衰竭，气血运行失序，水液代谢失常，分清泌浊功能受损，浊毒蕴蓄。

治法：活血通络，解毒泄浊。

选方：通络泄浊汤（自拟方）加减。

遣药：黄芪30g，丹参20g，川芎15g，当归9g，三七6g，葛根15g，黄连9g，制大黄9g，草果仁9g，苍术15g，半夏9g，陈皮9g，茯苓15g。

加减：浊毒中阻，胃失和降而恶心、呕吐，口中氨味者，加砂仁、石菖蒲、佩兰以和胃降逆，芳香化浊；大便秘结者，加芒硝以通腑泄浊排毒；瘀阻较甚而身体有固定痛处者，加水蛭、降香、桃仁以化瘀通络、辛香通络、辛润通络并用；水湿内停而肢体浮肿者，加猪苓、泽泻、车前子以利尿消肿；络瘀血热动血，血溢络外，见鼻衄、齿衄者，加参三七、大小蓟、茜草根以化瘀止血。

（5）水饮内停，凌心犯肺。

主症：全身水肿，尿少，胸腔积液，腹腔积液，心悸气短，胸满气急，气喘不能平卧，神疲乏力，畏寒肢冷，舌苔水滑，脉沉缓或沉迟。

证机：心脾肾阳气虚衰，气络气化功能失司，水饮内停，凌心犯肺，心肺络脉壅滞，气滞、血瘀、水饮互结。

治法：温阳通络，蠲饮利水。

选方：真武汤（《伤寒论》）合葶苈大枣泻肺汤（《金匮要略》）加减。

遣药：附子15g，白芍15g，赤芍15g，茯苓15g，猪苓15g，泽泻15g，白术15g，桂枝15g，葶苈子15g，人参15g，黄芪15g，炙甘草6g，大枣10g。

加减：水邪中阻，胃失和降，恶心呕吐者，加半夏、陈皮、生姜以和胃降逆；脉络瘀阻，唇舌紫黯者，加川芎、降香、丹参以活血通络。

（6）浊阴不降，毒邪滞络。

主症：神疲乏力，食欲不振，恶心呕吐，皮肤瘙痒，口中氨味，腹胀便秘，肢体浮肿，舌质暗淡，苔黄厚，脉弦滑。

证机：久病不愈，肾络损伤，络衰而废，不能排泄代谢废物，浊毒蓄积，湿邪、热邪、瘀血阻络，胃失和降，浊邪害清，脾肾两虚，气血不足。

治法：和胃化浊，升清降浊，通腑排毒。

选方：清降泄浊汤（自拟方）加减。

遣药：黄芪30 g，党参15 g，川芎15 g，苏梗15 g，苏叶15 g，葛根15 g，黄连9 g，制大黄9 g，草果仁9 g，半夏9 g，陈皮9 g，茯苓15 g，牡蛎30 g，六月雪15 g，车前子20 g（包）。

加减：肾气亏虚，腰膝酸软，尿频者，加桑寄生、菟丝子、仙灵脾以补益肾气；气血不足，面色不华，贫血较重者，加当归、枸杞子、炒白术以补益气血；浊毒内蓄，毒泄肌肤，皮肤瘙痒者，加地肤子、土茯苓、当归等以养血祛风、泄浊止痒。

（7）浊毒壅盛，上蒙清窍。

主症：头重昏蒙，嗜睡昏迷，面色晦滞，大便不通，口中尿臭，恶心呕吐，舌质紫黯，苔黄腻，脉弦滑。

证机：病至尿毒症期，肾络衰竭，络衰而废，浊毒内蓄，清阳不升，浊阴不降，毒邪上犯，壅闭清窍，脑络损伤，脑神失养，神机错乱。

治法：解毒泄浊，通络开窍。

选方：先灌服或鼻饲苏合香丸以开窍，再以涤痰汤（《济生方》）加减。

遣药：半夏9 g，陈皮10 g，茯苓15 g，胆南星9 g，石菖蒲10 g，枳实10 g，竹茹10 g，制大黄9 g，土茯苓15 g，六月雪15 g，地龙10 g，钩藤15 g，郁金15 g。

加减：血虚生风，见肌肤瘙痒、手足麻木、四肢抽搐者，加当归、炒白芍、甘草以养血息风；肝风内动，头痛、头晕、肢麻、抽搐者，加炙龟板、牡蛎、炙鳖甲、白芍以平肝潜阳、滋阴息风；痰涎壅盛，痰声漉漉者，加鲜竹沥、瓜蒌、皂角以化痰通络。

（四）转归、预后与预防

慢性肾脏病是一组进行性疾病，且肾功能损害，肾功能多呈进行性下降，最后进入终末期肾衰竭（关格、虚劳）；但其进展速度与原发病及其治疗有关。当遇到加重因素（如感染、劳累、过食高蛋白饮食等）后，肾功能有可能会急剧恶化，而进入尿毒症期。进入尿毒症期后，常并发高钾血症、重症代谢性酸中毒及急性充血性心力衰竭，常危及生命，是终末期肾衰竭常见的死亡原因。

预防应从整体上掌握疾病本质变化，根据慢性肾脏病不同阶段采用三级预防的方法。

一级预防又称早期预防，是指对已有的原发性肾脏疾病（如肾小球肾炎）或可能引起继发性肾脏损害的疾病（如糖尿病、高血压病）进行有效治疗，以防止慢性肾衰竭的发生，其中包括对肾脏病的普查。应积极治疗原发病、避免应用对肾脏有毒性的药物、合理饮食、补充水分、控制血压、进行卫生宣教（加强疾病预防的知识宣教，提高患者对疾病的认识，使患者保持良好的心态）。

二级预防是指对轻中度慢性肾衰竭患者进行及时治疗，不仅要积极控制某些影响疾病渐进性进展的因素，如积极纠正脂代谢紊乱、优质低蛋白饮食、控制高血压等，而且要避免可导致病情急剧加重的危险因素，适寒温，避风寒，避免感染，同时注意合理饮食和休息，以延缓慢性肾衰竭的进展。及时进行中医药治疗，可有效延缓慢性肾脏病的进展。

三级预防是对早期尿毒症的患者及早采取治疗措施，以防止危及生命的严重并发症发生，如高钾血症、心力衰竭、尿毒症脑病、严重感染、上消化道出血、严重代谢性酸中毒等，提高患者的存活率和生活质量。

第二十九章　糖尿病

糖尿病（diabetes mellitus，DM）是一组由多病因引起的以血浆葡萄糖水平增高为特征的代谢内分泌疾病。慢性血糖升高引起眼、肾、神经、心脏、血管等多组织器官进行性病变、功能减退，甚至脏器功能衰竭。当病情严重或应激时可发生急性严重代谢紊乱，如糖尿病酮症酸中毒、非酮症高渗昏迷等。

近年来，我国糖尿病患病率显著增加，1980年我国成人糖尿病患病率为0.67%，2010年达9.7%，2017年高达11.2%。糖尿病作为常见病、多发病，严重威胁着人民健康。我国糖尿病流行特点，以2型糖尿病（type 2 diabetes mellitus，T2DM）为主，1型糖尿病（type 1 diabetes mellitus，T1DM）和其他类型糖尿病少见，糖尿病人群中T2DM占90%以上。另外，我国未诊断的糖尿病比例较高，接受治疗的患者中糖尿病控制状况不理想。2013年全国调查结果显示新诊断的糖尿病患者占总糖尿病人数的62%，2017年这一比率为54%，较前有所下降。大规模流行病学调查显示糖尿病患者中糖尿病知晓率为36.5%，治疗率为32.2%，控制率为49.2%，处于较低水平。

糖尿病在中医学归为"消渴"范畴。亦有"消瘅""消中""肺消""膈消""风消"等称谓。该病以多食、多饮、多尿、消瘦、乏力或尿有甜味为主要临床表现。中医对本病的认识由来已久，最早记载见于《素问·奇病论》，指出"肥者令人内热，甘者令人中满，故其气上溢，转为消渴"，提出了过食肥甘厚味为此病的发病原因。东汉张仲景在《金匮要略》中对该病进行辩证论治，指出"男子消渴，小便反多，以饮一斗，小便一斗，肾气丸主之"，开创了从肾论治消渴病的先河。又据证因、阶段之别，分上、中、下三消，上消属肺，以多饮为主；中消属脾胃，以多食为主；下消属肝肾，以多尿为主。到了隋唐时期，巢元方在《诸病源候论·消渴病诸候》中将消渴归纳为消渴候、渴病候、大渴后虚乏候、渴利候、渴利后损候、渴利后发疮候、内消候、强中候八种类型，进一步完善了该病的辨证施治。到了唐宋及明清，历代诸家从不同角度发展补充了消渴病的病因病机理论和治法，归纳"阴虚为本，燥热为标"是消渴的病因病机，病位在肺、脾胃及肾。日久可阴损及阳，导致气血阴阳俱虚，脏腑受损，病邪入络，变证百出。

第一节　西医病因病理

一、发病原因

糖尿病病因复杂，目前仍未完全阐明。总的概括为遗传因素和环境因素共同参与发病。其病理基础为胰岛素绝对或相对缺乏。胰岛素由胰岛 β 细胞合成和分泌，由血液循环输送到体内各组织器官的靶细胞，与特异受体结合引发细胞内物质代谢效应，在这过程中任何一个环节发生异常均可导致糖尿病。

在糖尿病的发病过程中，大多患者都会经历以下 3 个阶段。

第一阶段：患者存在自身免疫性抗体阳性、胰岛素抵抗、胰岛 β 细胞功能缺陷等糖尿病相关的病理生理改变，但糖耐量仍正常；第二阶段：随病情进展出现空腹血糖受损和（或）糖耐量减退，该状态代表了正常葡萄糖稳态和糖尿病高血糖之间的中间代谢状态；第三阶段：进展至糖尿病。此外尚有少数糖尿病患者有其特有的病因和发病机制，可归于其他特殊类型。

（一）T1DM

绝大多数是自身免疫性疾病，遗传因素和环境因素共同参与发病。某些外界因素（如病毒感染、化学毒物和饮食等）作用于有遗传易感性的个体，激活 T 淋巴细胞介导的一系列自身免疫反应，引起胰岛 β 细胞破坏和功能衰竭、体内胰岛素分泌不足进行性加重，最终导致糖尿病。

1. 遗传因素　T1DM 遗传易感性涉及 50 多个基因，包括 HLA 基因和非 HLA 基因。其中 HLA-DQ 及 DR 抗原与 T1DM 关联最为紧密。HLA-DQ8、DQ2、DR3、DR4 为 T1DM 易感基因，易感基因有促进个体产生自身抗体和胰岛炎的倾向，但尚不足以引起显性糖尿病。其他基因可能也参与了 T1DM 的易感性，如 DQβ57 非天门冬氨酸和 DQα52 精氨酸。同时，表观遗传学调控影响基因表达和功能也可能在 T1DM 的发病中起重要作用。

2. 自身免疫　免疫反应参与 T1DM 的发病，包括特异性自身免疫反应（体液免疫和细胞免疫）和非特异性免疫反应（炎症细胞因子），其中特异性自身免疫性反应起主导作用。在具有遗传易感性的 1 型糖尿病患者中未找到明确的免疫因子激发胰岛细胞的自身免疫反应。

T1DM 自身免疫反应主要表现为循环血液中存在胰岛自身抗体，包括谷氨酸脱羧酶抗体、蛋白酪氨酸磷酸酶 2 抗体、胰岛素自身抗体及锌转运体 8 抗体等，其中谷氨酸脱羧酶抗体阳性率最高。出现两种抗体阳性，今后发生 T1DM 的可能性达 70%。

细胞免疫异常在 T1DM 发病中起更重要的作用。细胞免疫失调表现为致病性和保护性 T 淋巴细胞比例失衡及其所分泌细胞因子作用紊乱，一般认为发病经历了 3 个阶段：①免疫系统被激活；②免疫细胞释放各种细胞因子；③当免疫系统被激活后，免疫细胞释放各种细胞因子激活 T 细胞，共同特异性攻击胰岛 β 细胞，诱发胰腺炎，导致 β 细胞凋亡或坏死，引起糖尿病。

（二）T2DM

T2DM 也是由遗传因素、环境因素及不良生活方式共同作用而引起的多基因遗传性疾病，主要在基因缺陷的基础上存在胰岛素抵抗和胰岛素分泌障碍两个环节。

1. 环境因素　随着近年来工作和生活节奏的加快，高热量食物摄入增多，活动相对较少，能量过剩引起肥胖，特别是中心性肥胖，导致胰岛素抵抗。此外，游离脂肪酸增加，使巨噬细胞促炎（M1）与抗炎（M2）处于失衡状态，游离脂肪酸与巨噬细胞 Toll 样受体结合，促进细胞极化，极化的巨噬细胞和辅助性 T 淋巴细胞诱导机体产生慢性低度炎症，参与 2 型糖尿病的病理生理过程。

2. 遗传因素　遗传特点：①参与发病的基因很多，分别影响糖代谢有关过程中的某个中间环节，而对血糖值无直接影响；②每个基因参与发病的程度不等，大多数为次效基因，可能有个别为主效基因；③每个基因只是赋予个体某种程度的易感性，并不足以致病，也不一定是致病所必需；④多基因异常的，总效应形成遗传易感性；⑤胰岛素抵抗的遗传基础为胰岛素基因突变形成结构异常或生物活性降低的胰岛素、胰岛素受体基因点突变或片段缺失、葡萄糖运载体 4 基因表达降低、胰岛 α 及 β 细胞对胰岛素抵抗；⑥β 细胞功能基因缺陷如 MODY1、MODY2、MODY3 型及线粒体 DNA 缺陷；⑦胰岛素作用遗传缺陷如胰岛素基因突变及胰岛素受体缺陷等。

3. β 细胞功能障碍　T2DM 发病的共同机制为 β 细胞对胰岛素抵抗的失代偿。β 细胞功能缺陷的主要表现为①胰岛素分泌量的缺陷：T2DM 早期空腹胰岛素水平正常或升高，葡萄糖刺激后胰岛素分泌代偿性增多；随着疾病进展，胰岛素最大分泌水平降低。②胰岛素分泌模式异常：静脉注射葡萄糖后第一时相胰岛素分泌减弱或消失；口服葡萄糖耐量试验中早时相胰岛素分泌延迟、减弱或消失；疾病早期第二时相（或晚时相）胰岛素分泌呈代偿性升高及峰值后移。病情进一步发展则对葡萄糖和非葡萄糖刺激反应均减退。胰岛素脉冲式分泌缺陷：胰岛素快速分泌减弱及昼夜节律紊乱。③胰岛素分泌质的缺陷：胰岛素原/胰岛素的比例增加。目前造成胰岛 β 细胞缺陷的病因和易感因素可能与基因相关；糖脂毒性、氧化应激、内质网应激等则为 β 细胞缺陷的始动因素；而糖脂毒性、氧化应激和内质网应激、胰岛炎症、糖基化终末产物在胰岛堆积、胰岛脂肪和（或）淀粉样物质沉积等，导致 β 细胞对葡萄糖的敏感性下降、β 细胞低分化（或转分化）和（或）过度凋亡等使 β 细胞功能进一步减退。

4. 胰岛 α 细胞功能异常和分泌缺陷　胰岛 α 细胞功能异常和胰高血糖素样肽-1 分泌缺陷在 T2DM 发病中也起重要作用。胰高血糖素样肽-1 具有葡萄糖依赖的胰岛素促泌作用，抑制胰高血糖素分泌，促进 β 细胞增殖和减少 β 细胞凋亡，延缓胃排空。正常情况下，进餐后血糖升高可刺激早时相胰岛素分泌和胰高血糖素样多肽-1 分泌，抑制 α 细胞分泌胰高血糖素，使肝糖输出减少，防止出现餐后高血糖。T2DM 患者由于胰岛 β 细胞数量明显减少，α 细胞相对增多，使 α/β 细胞比例显著增加；α 细胞对葡萄糖的敏感性下降，从而导致胰高血糖素分泌增多，肝糖输出增加，产生餐后高血糖。

5. 年龄因素　随着年龄的增加，出现胰岛素合成、结构及性质改变，胰岛素受体作用缺陷，同时胰岛细胞对葡萄糖的敏感性降低，胰岛素抵抗，研究表明 60 岁以上的老年人葡萄糖耐量异常的发生率增高，每增加 10 岁空腹血糖增高 $1 \sim 2$ mg/dL。同时随着年龄的增加而活性氧增加是老年糖尿病的原因之一。

（三）特殊类型糖尿病

1. 胰腺外分泌病　如胰腺炎症、外伤、手术或肿瘤等。
2. 内分泌疾病　如肢端肥大症、库欣综合征、胰高糖素瘤等。
3. 药物或化学品导致的糖尿病　如杀鼠药、烟草酸、糖皮质激素、甲状腺激素、苯妥英钠等。
4. 风疹病毒、腮腺炎病毒、柯萨奇病毒、脑心肌炎病毒和巨细胞病毒的化学和构型与 β 细胞相似，它们可向 β 细胞发动免疫攻击，迅速、大量破坏 β 细胞，导致 β 细胞数量显著减少甚至消失，引起胰岛素分泌显著下降或缺失。
5. 化学毒物因素　如链脲佐菌素、四氧嘧啶和吡甲硝苯脲样化学物质通过非免疫介导 β 细胞急性破坏或免疫介导 β 细胞小剂量、慢性损伤。

（四）妊娠期糖尿病

妊娠期糖尿病是指在妊娠期发现的糖尿病，但不排除于妊娠前原有糖耐量异常而未被确认者，已知是糖尿病的患者妊娠时不属此型。多数患者于分娩后可恢复正常，近 30% 的患者于 $5 \sim 10$ 年随访中转变为糖尿病。

二、病理机制

胰岛素绝对或相对不足是糖尿病发病的主要机制，T1DM 多见胰岛素分泌绝对不足，T2DM 多见胰岛素分泌相对不足。T1DM 患者每日胰岛素分泌量少，空腹及糖刺激后峰值明显低于正常。

T2DM 患者血浆胰岛素基线或糖刺激后高峰均高于正常且伴高峰延迟。各型糖尿病发病机制相差较大，以下简述 T1DM 和 T2DM 发病机制。

（一）T1DM

1. 遗传因素　糖尿病为多基因遗传性复杂疾病，其发病机制至今未完全阐明。HLA-DQ 及 DR 抗原与 T1DM 关联最紧密，HLA-DQ8、DQ2、DR3、DR4 与 T1DM 易感性相关，DQ6、DR2 与其保护性相关。

2. 自身免疫　病毒或病毒以外的物质的化学构型与 β 细胞相似，该抗原产生的抗体可向 β 细胞发动免疫攻击。巨噬细胞经辅助 T 细胞识别后，即对该抗原发动强烈而持久的免疫反应，产生针对该抗原的特异抗体和免疫活性细胞。针对外来抗原的抗体与 β 细胞结合后，吸引巨噬细胞、补体和自然杀伤细胞，巨噬细胞将自身抗原有关信息传递给辅助 T 细胞，后者进一步扩大针对自身抗原的免疫反应，杀伤 β 细胞，引起糖尿病。

（二）T2DM

1. 胰岛素抵抗　胰岛素抵抗是指机体对一定量胰岛素的生物学反应低于预计正常水平的一种现象。此阶段的患者血胰岛素水平可正常或高于正常，但胰岛素与胰岛素受体的结合能力及结合后的效应均减弱，肌肉和脂肪组织摄取葡萄糖的能力降低，同时肝脏葡萄糖生成增加。为了克服这种情况，胰岛素分泌率增高，最终会导致高胰岛素血症，而高胰岛素血症则加重糖尿病发病过程中心脏和血管系统的损伤。

2. β 细胞分泌缺陷　主要表现为胰岛 β 细胞对胰岛素的分泌量减少和分泌模式异常。胰岛素分泌减少主要指胰岛素最大分泌水平下降。胰岛素分泌模式异常主要表现为第一分泌相缺失或减弱，第二个胰岛素高峰延迟，并维持在较高浓度而不能恢复到基线水平，导致在此阶段出现餐后低血糖。基因异常可能是导致 β 细胞分泌缺陷的主要因素；糖脂毒性、氧化应激、胰沉淀素过度沉积等则是 β 细胞分泌缺陷的始动因素。

第二节　中医病因病机

一、病因

糖尿病的病因复杂，禀赋不足、饮食失宜、情志失调、劳逸失度等为糖尿病发生的原因。禀赋不足为内因，饮食、情志、劳逸为外因，内外因相合而致糖尿病的发生。

（一）禀赋不足，五脏柔弱

《灵枢·五变》说："五脏皆柔弱者，善病消瘅。"先天禀赋不足是引起消渴的内在因素，先天禀赋不足致津液化生不充；禀赋不足，脉道不利，经气运行不畅，阴络阳络或郁或滞，津液运行不畅，导致疾病发生。

（二）饮食失宜

饮食过量，嗜食肥甘，超出机体的运化能力，则会损伤脾胃等脏腑的功能，《千金要方》言："饮食过多则结积聚，渴饮过多则成痰澼"，指出饮食过量可引起脾胃运化和胃肠的受纳、传导、分清泌浊等功能失常，致络脉气化失常而生湿、生痰、化热、化燥伤津、消谷耗液，发为消渴。

（三）情志失调

《素问·举痛论》云："百病生于气也，怒则气上，喜则气缓，悲则气消，恐则气下……"长期情志失调，或郁怒伤肝，肝络郁结，肝失疏泄，则中焦脾络阻滞；或思虑忧郁，脾络气结，脾胃运化失常，饮食壅而生热、滞而生痰，痰郁化热，热灼阴津，既为消渴。正如《临证指南医案》所说："心境愁郁，内火自燃，乃消证大病。"

（四）劳逸失度

中医认为过劳包括劳力过度和房劳过度。劳力过度最易耗伤人体之气致络脉气机耗摄。房劳过度损耗肾中精气，虚火内生，导致虚火上炎，火因水竭益烈，水因火烈而益干，终致肾虚肺燥胃热俱现，发为消渴，如《外台秘要·消渴消中》谓："房劳过度，致令肾气虚耗，下焦生热，热者肾燥，肾燥则渴。"《素问·宜阴五气》曰"久卧伤气"，即过逸伤气，过度安逸，活动减少，脾气呆满，运化失常；脾气既耗，胃气也伤，脾胃虚弱。精微物质运化无度，则为湿、为痰、为浊，日久化热，导致消渴发生。

二、病机

1. 消渴初期阴虚燥热，日久气阴两虚，或两者并存后期致阴阳俱虚。病变在肺、脾、肾，主要与脾肾有关，因脾胃为水谷之海、津液化生之源，肾为水脏，主一身之阴液。燥热与阴虚互为因果、互相影响，燥热愈盛则阴虚愈重，燥热日久则伤气，表现为阴虚燥热、气虚，或偏重或并存。

2. 痰、湿、瘀积留于体内致变证百出。阴虚、燥热、气阴不足、阴阳俱虚，均可影响气、血、津液的运行，导致气滞、津停、血瘀，引起痰、湿、瘀内生，故痰、湿、瘀既是病理产物，又是致病因素。

3. 病络是糖尿病的中心环节

（1）糖尿病进行性发展，迁延难愈，病及络脉，邪侵络脉，早期络脉功能失常，病进则夹杂络脉形质受损，络滞络瘀贯穿疾病全程，易入难出、易积成形成为疾病发展的趋势，络虚络滞是为疾病的必然转归。

（2）络脉既具有支横别出、逐层细分、网状分布的空间结构特点，又具有气血流缓、面性弥散、双向流动的气血运行特点。络脉既是气血运行的通道。也是病邪传变的通道。病邪入侵，伤及络脉，形成病络，病位渐深，由络至经，最后进展损及脏腑阴络，形成病机演变过程。无论情志失调、饮食失宜，或药石不当，或禀赋因素，或痰、湿、瘀为患，形成病络，络中气血的运行及津液的输布失常，均可致络失通畅、渗灌失常。

（3）络脉是从经脉支横别出、逐层细分、广泛分布于脏腑组织间的网络结构，是气血津液输布环流的通路。络中承载着由经脉而来的气血，随着络脉的逐级细分使在经脉中线性运行的气血面性弥散渗灌，并在其末端完成津血互换和营养代谢。消渴日久病络丛生，气、血、水输布环流障碍导致气滞、血瘀、水停为病。

4.膏浊之变及日久所致脾失健运引发的消渴，均与脾之病络气化功能异常导致人体精微物质摄入排出不平衡密切相关。脏腑受损，病邪入络，络损脉损，变证百出，如阳络为病而见皮肤的痈疽肿疖等。

5.消渴病久延不愈，络脉广泛受损，可出现多种并发症。可因气血不通而出现瘀证、痛证；或血热互结，迫血妄行，而出现血证；络脉气滞血瘀或湿、瘀结阻于络，凝聚日久而成积聚；阴虚燥热，炼液成痰，血脉瘀滞，痰瘀阻络，蒙蔽脑窍，则为中风偏瘫；病久络脉失养导致肺络失养，可并发肺痨，肝肾络脉失养，经络之气不能上承耳目，可出现耳聋、雀目。

第三节　西医诊断与治疗

一、临床表现

糖尿病临床表现可分为两大类，一是与代谢紊乱相关的表现，即临床常见"三多一少"，即多尿、多饮、多食和体重减轻；二是各种急性、慢性并发症表现。

（一）代谢紊乱综合征表现

以"三多一少"为典型症状，即多尿、多饮、多食和体重减轻。往往多见于1型糖尿病，2型糖尿病症状不典型。1型糖尿病在各个年龄组均可发病，但多发生于儿童及青少年时期，"三多一少"症状较2型糖尿病突出，发病初期往往有较明显的体重下降，且起病迅速，常有酮症倾向，易出现酮症酸中毒，表现为食欲减退、恶心、呕吐、头痛、烦躁、呼吸深快及尿量减少等症状，甚至出现昏迷。2型糖尿病患者常有轻重不等的症状，往往因体检发现空腹血糖、餐后血糖高峰超过正常标准或尿糖阳性。部分患者有典型"三多一少"及皮肤瘙痒症状。

（二）慢性并发症的临床表现

1.大血管病变　长期慢性高血糖可导致全身大血管受损，主要累及主动脉、冠状动脉、脑动脉、肾动脉、肢体动脉等，常引起心、脑、肾的严重并发症，周围动脉尤其是下肢足背动脉等硬化可引起严重坏疽。

2.微血管病变　糖尿病导致的微血管病变非常广泛，主要累及肾脏、视网膜、眼底、心肌组织、神经及皮肤的微血管病变。从光镜及电镜下显示糖尿病的微血管病变以毛细血管基膜增厚为特征。①糖尿病肾病（diabetic nephropathy，DN）多发于10年以上糖尿病患者。以肾小球基底膜外足细胞数目和密度减少，肾小球及肾小管周围伴有巨噬细胞浸润，肾脏毛细血管基膜增厚，血管通透性增高，小分子蛋白漏出形成微量白蛋白尿，晚期可出现大量蛋白尿和肾脏损害为特点。糖尿病肾病以结节性肾小球硬化型、弥漫性肾小球硬化型、渗出性肾小球硬化型为主要类型。②糖尿病性视网膜病变。糖尿病患者长期血糖控制不佳可出现不同程度的视网膜病变。Ⅰ期：微血管瘤，小出血点。Ⅱ期：出现硬化性渗出。Ⅲ：棉絮状软性渗出。Ⅳ：新生血管形成，玻璃体出血。Ⅴ期：纤维血管增殖，玻璃体机化。Ⅵ：牵拉性视网膜脱落。③糖尿病心脏病变：除心壁内外冠状动脉及其壁内分支广泛动脉粥样硬化等病变外，还伴有心肌病变。主要表现为心肌细胞内肌丝明显减少，大量肌原纤维蛋白丧失，严重时心肌纤维出现灶性坏死。

3. 神经系统病变　全身神经均可累及。以中枢神经、周围神经和自主神经受损为主。中枢神经受损可导致脑老化加速，周围神经病变病理表现为星鞘膜水肿、变性、断裂而脱落；轴突变性、纤维化、运动终板肿胀。临床表现为手套样麻木、针刺、虫爬、灼热、疼痛过敏或迟钝，感觉异常通常为对称性。运动神经受累出现肌张力减弱、肌力减弱甚至肌萎缩。自主神经受损多影响消化系统、泌尿系统、心血管系统，临床表现为胃轻瘫；神经源性膀胱、尿潴留或尿失禁；心律失常，严重可出现心源性猝死。

二、实验室检查

（一）尿

1. 尿糖测定　尿糖阳性是诊断糖尿病的重要依据，但是 T2DM 患者尿糖阴性不能排除糖尿病。
2. 蛋白尿　一般无并发症患者蛋白尿阴性或偶有白蛋白尿；微量白蛋白尿患者白蛋白尿排泄率在 30 ~ 300 mg/d，表明患者已有早期糖尿病肾病；白蛋白尿排泄率 > 300 mg/d 时，称临床或大量白蛋白尿，每日丢失蛋白质可在 3 g 以上（正常人 < 30 mg/d），同时常规尿检尿蛋白相当于 4+，常引起严重低蛋白血症和肾病综合征。
3. 酮尿　见于重症或饮食失调伴酮症酸中毒时，也可因感染、高热等或进食少引起。
4. 管型尿　往往与大量蛋白尿同时发现，多见于弥漫型肾小球硬化症，大都属透明管型及颗粒管型。
5. 镜下血尿及其他　偶见于合并高血压、肾小球硬化、肾小动脉硬化症、肾盂肾炎、肾乳头炎伴坏死或心力衰竭等患者。有大量白细胞者常提示有尿路感染或肾盂肾炎，往往比非糖尿病患者多见。

（二）血生化

1. 血糖　T2DM 中轻症病例空腹血糖可正常，餐后常超过 11.1 mmol/L，血糖控制不佳；T1DM 则显著增高，通常在 11.1 ~ 22.0 mmol/L 范围内。
2. 血脂　尤以 T2DM 肥胖患者多见甘油三酯（TG）及低密度脂蛋白（LDL）升高、高密度脂蛋白（HDL）降低，但有时消瘦的患者亦可发生。甘油三酯可自正常浓度上升 4 ~ 6 倍，游离脂肪酸自正常浓度上升 2 倍余，总胆固醇、磷脂、低密度脂蛋白（IDL）均明显增高。高密度脂蛋白尤其是亚型 2 降低，ApoA1、ApoA2 亦降低。
3. 血酮、电解质、酸碱度、CO 结合力与尿素氮等变化与酮症酸中毒、高渗昏迷、乳酸性酸中毒和肾病变相关。

（三）抗体检查

胰岛细胞抗体（ICA）、胰岛素抗体、谷氨酸脱羧酶抗体，其中以谷氨酸脱羧酶抗体的价值最大。

（四）HbA1c 测定

HbA1c 正常值为 3.2% ~ 6.4%，糖尿病患者高于正常值，反映近 2 ~ 3 个月中血糖情况，对糖代谢控制状况和与糖尿病慢性并发症的相关性优于血糖测定结果。

（五）果糖胺和糖化血清白蛋白测定

反映近 2～3 周中血糖情况，糖尿病患者高于正常指标，并与 HbA1c 相平行。

（六）血清胰岛素和 C 肽水平

2 型糖尿病早期或肥胖型血清胰岛素正常或增高，随着病情进展，胰岛功能减退，分泌胰岛素能力下降。对这部分患者需估计其胰岛素抵抗、β 细胞功能或血糖控制情况时，可做空腹血浆胰岛素测定、胰岛素释放试验、C 肽测定进行评估。

三、诊断与鉴别诊断

（一）诊断要点

空腹血糖受损：空腹血糖(fasting plasma glucose，FPG)≥ 110 mg/dL(6.1 mmol/L)但 < 126 mg/dL（ 7.0 mmol/L ）称为空腹血糖受损（ impaired fasting glucose，IFG ）。

糖耐量异常：口服葡萄糖耐量试验（OGTT）中 2 小时静脉血浆葡萄糖（2 h PG ）≥ 140 mg/dL（ 7.8 mmol/L ）但 < 200 mg/dL（ 11.1 mmol/L ）称为糖耐量异常（ impaired glucose tolerance，IGT ）。

糖尿病诊断标准：

① 糖尿病症状（多尿、多饮和无原因体重减轻）加随意静脉血浆葡萄糖（不考虑上次进食时间的任一时间的血糖）≥ 200 mg/dL（ 11.1 mmol/L ）。

② 空腹（禁热量摄入至少 8 小时）静脉血浆葡萄糖 ≥ 126 mg/dL（ 7.0 mmol/L ）。

③ OGTT（成人口服相当于 75 g 无水葡萄糖的水溶液，饮第一口开始计时，5 分钟内服完），2 小时静脉血浆葡萄糖（2 h PG ）≥ 200 mg/dL（ 11.1 mmol/L ）。

对于无糖尿病症状、仅一次血糖值达到糖尿病诊断标准者，应在非同日复查核实以明确诊断。若复查结果未达到诊断标准，则应定期复查。

（二）鉴别诊断

1. 其他原因出现的尿糖阳性

（1）非葡萄糖尿：如乳糖尿见于哺乳或孕妇及幼婴果糖及戊糖尿偶见于进食大量水果后，为非常罕见的先天性疾病。发现尿糖阳性后，应联系临床情况分析判断，行生化及发酵试验等进行鉴别。

（2）非糖尿病性葡萄糖尿：①饥饿性糖尿：当饥饿数日后，忽进食大量糖类食物，胰岛素分泌失调，可产生糖尿或糖耐量异常，鉴别时应关注饮食史、进食总量，空腹血糖常正常甚至偏低，必要时可给糖类每日 250 g 以上，3 日后重复糖耐量试验。②食后糖尿：糖尿发生于摄食大量糖类食物后，或因吸收太快、血糖浓度升高暂时超过肾糖阈而发生糖尿，但空腹血糖及糖耐量试验正常。

2. 药物性血糖升高　糖皮质激素，噻嗪类利尿剂，β 受体阻滞剂，水杨酸制剂，磺胺类，茶碱类，口服避孕药，某些抗精神抑郁药物及抗病毒药，他克莫司、环孢素 A 等免疫抑制药，铂类、门冬酰胺酶、甲氨蝶呤、环磷酰胺化疗药，他汀类调脂药都可抑制胰岛素释放或对抗胰岛素的作用，引起糖耐量降低、血糖升高。但均有相应的服药史，停药后血糖可恢复正常。

3. 继发性糖尿

（1）肾性糖尿：由于肾小管再吸收糖的能力减低、肾糖阈低下、血糖虽正常而有糖尿，少数妊娠妇女有暂时性肾糖阈降低时，须进行产后随访，以资鉴别。肾炎、肾病等也可因肾小管再吸收功能损伤而发生肾性糖尿，应与糖尿病性肾小球硬化症鉴别。此类患者空腹血糖及糖耐量试验完全正常，可行肾糖阈测定、肾小管最大葡萄糖吸收率测定等以资鉴别。

（2）应激性糖尿：见于脑出血、大量消化道出血、脑瘤颅骨骨折、窒息、麻醉时，偶有血糖暂时升高伴尿糖，可于病情随访中加以鉴别。

（3）甲亢、胃空肠吻合术后，因糖类吸收快，可引起餐后 0.5～1 小时血糖升高伴尿糖，但 FPG 正常或偏低，餐后 2～3 小时血糖正常或低于正常。

四、治疗

由于糖尿病病因及发病机制仍未阐述清楚，目前仍缺乏病因治疗。

糖尿病治疗的近期目标是控制血糖和相关的代谢紊乱以消除糖尿病症状，防止急性严重代谢紊乱；远期目标是预防及延缓糖尿病远期并发症，提高患者的生活质量，降低病死率，延长寿命。

（一）一般治疗

控制血糖是糖尿病治疗的基本内容，降糖治疗主要采用饮食控制、合理运动，适时选用各类药物、血糖检测和糖尿病自我管理教育。糖尿病患者多并发动脉粥样硬化、高血压、肥胖、脂肪肝、高血脂等，故糖尿病患者也需降压、调脂和减肥。

饮食治疗是糖尿病的基本治疗方法，各种类型的糖尿病患者都应该坚持科学合理的饮食，使之配合运动和药物的作用，良好控制血糖血脂。饮食治疗的原则：控制每日摄入的总热量；均衡饮食，合理安排各种营养成分；规律、定量饮食，少食多餐；与运动、药物治疗密切配合；个体化饮食治疗，满足生长发育，妊娠、哺乳妇女的特殊需要；并应严格遵守，长期坚持。

运动疗法主要适用于肥胖轻中度 T2DM 患者，可增强组织对胰岛素的敏感性；调节糖代谢，降低血脂；有利于血糖的控制，加速脂肪分解，降低体脂和控制肥胖；改善心肺功能，降低血压；改善凝血功能，降低心血管患病风险；促进心理健康，改善睡眠，提高机体的适应性。运动疗法禁用于各种急性感染、心功能不全或心律失常、严重糖尿病慢性并发症、空腹血糖大于 14 mmol/L、立位低血压、糖尿病急性并发症患者。

（二）药物治疗

临床上多数患者需口服降糖药，且常常需要多种降糖药联合治疗。目前临床使用的口服抗糖尿病药主要包括非促胰岛素分泌剂（双胍类、α-葡萄糖苷酶抑制剂和噻唑烷二酮类）和促胰岛素分泌剂（磺酰脲类、格列奈类）；二肽基肽酶4抑制剂可减少胰高血糖素样肽-1的降解；钠-葡萄糖共转运蛋白2抑制剂抑制葡萄糖重吸收，降低肾糖阈，促进尿葡萄糖排泄。上述药物的作用机制是针对2型糖尿病各种不同的病理生理过程。临床中应据降糖效应、安全性、副作用、耐受性、依从性，患者是否发生近远期并发症及胰岛损伤和胰岛素抵抗的程度、经济状态等，综合平衡多方面因素后选择个体化降糖方案。

（三）注射剂

胰岛素注射剂是针对 T1DM、各种类型糖尿病口服降糖药血糖控制不佳、严重糖尿病急性或慢性并发症、手术、妊娠、分娩等病证重要且有效的治疗方案。根据来源及化学机构的不同将胰岛素分为动物胰岛素、人胰岛素和胰岛素类似物。按照作用起效的快慢和维持时间可分为短效、中效、长效和预混胰岛素。

短效胰岛素皮下注射后发生作用快，但持续时间短，短效胰岛素或速效胰岛素类似物皮下注射主要控制一餐饭后高血糖。中效胰岛素主要有低精蛋白胰岛素，提供基础胰岛素，可控制两餐饭后高血糖。长效制剂有精蛋白锌胰岛素注射液和长效胰岛素类似物，长效胰岛素无明显作用高峰，主要提供基础胰岛素。

传统的胰岛素制剂使用方式包括静脉滴注、皮下注射两种。随着胰岛素应用技术不断完善与推广，吸入胰岛素（肺吸入、颊黏膜吸入等）、口服胰岛素、胰岛素泵（持续性皮下胰岛素输注、腹腔内植入型胰岛素输注泵）在临床中逐步应用，并取得较好的临床效果。

（四）手术治疗

手术治疗包括胰腺移植、胰岛细胞移植或胰岛干细胞移植、胃旁路术等。

第四节　中医诊断与治疗

一、诊断

1.口渴多饮、多食易饥、尿频量多、形体消瘦或尿有甜味等具有特征性的临床症状，是诊断消渴的主要依据。

2.有的患者"三多"症状不著，但若中年后发病，且嗜食肥甘厚味、醇酒炙煿，以及病久并发眩晕、肺痨、胸痹心痛、中风、雀目、疮痈等病证，应考虑消渴的可能性。

3.由于本病的发生与禀赋不足有较为密切的关系，故消渴病的家族史可供诊断参考。

二、鉴别诊断

（一）消渴与口渴症

口渴症是指口渴饮水的一个临床症状，可出现于多种疾病过程中，尤以外感热病为多见。但这类口渴各随其所患病证的不同出现相应的临床症状，不伴多食、多尿、尿甜、消瘦等消渴的特点。

（二）消渴与瘿病

瘿病中气郁化火、阴虚火旺的类型，伴情绪激动、多食易饥、形体日渐消瘦、心悸、眼突、颈部一侧或两侧肿大为特征。其中的多食易饥、消瘦，类似消渴病的中消，但眼球突出、颈前瘿肿有形则与消渴有别，且无消渴多饮、多尿、尿甜等症。

（三）消渴与脾瘅

消渴是以口渴多饮、多食而瘦、尿多而甜为典型症状的病证。脾瘅可见口甘欲饮、口吐浊唾涎沫、或小便甜而浊、肥胖、舌苔厚腻。无症状糖尿病患者，则需要进行理化检查来鉴别。

三、辨证论治

（一）辨证要点

1.辨其病机关键　消渴病的主要病机为阴津亏损，燥热偏盛，以阴虚为本，燥热为标。病变脏腑主要在肺、脾、肾，三脏之中，既有所偏重，又互相影响。肺络受燥热所伤，"病络"生则疾病成，津液不能敷布而直趋向下，随小便排出，故小便频多，络脉已伤无法输布津液故口渴。脾络受燥热所伤，伴胃火炽盛、脾阴不足，故多食善饥，脾络已伤故脾胃运化水谷精微输布无途，向下流注入小便，故小便味甘。燥热伤及肾络，肾失濡养，开阖固摄失权，下泄水谷精微排出体外，故见小便量多。根据症状偏重辨消渴病肺、脾、肾病位偏重。

2.辨本症与并发症　多饮、多食、多尿和消瘦是消渴病本症的基本临床表现，而消渴日久，内生邪气积累，邪蕴成毒，侵袭阴络，传至阳络，广泛络脉功能受损，病络丛生，变证百出，易发生很多并发症是本病的一大特点。一些患者先见本症，随病情发展而出现并发症。但也有少数患者与此相反，常常因为眼疾、痈疽、心脑病证就诊而发现本病。

3.辨络形络色　甲襞微循环观察是临床常用的观察人体微循环动态的窗口，可反映的微循环清晰度、流速、流态及其微血管周围状态等，是反映微循环灌流状态的重要指标，中医通常以甲襞微循环辨别体表阳络状态。高血糖可致凝血因子增高、红细胞变形能力减低和血小板功能亢进，使血流失畅而影响微循环灌注，即络脉功能受损，病络既生，以血管增殖、毛细血管基底膜增厚和微血栓形成为特点。甲襞微循环表现为交叉、畸形及红细胞聚集、渗出甚至出血的形态改变，患者"孙络-微血管"病变特征以病络滋生为主。通过对糖尿病患者与健康人的舌下络脉进行对比观察，发现糖尿病患者舌下络脉异常的出现概率明显高于健康人，糖尿病大血管病并发症与舌下络脉的粗张、曲张相关，糖尿病微血管并发症的发病与舌下络脉的瘀丝、瘀点相关，提示舌下络脉异常对于推断糖尿病及其慢性并发症发生发展具有重要临床意义。

（二）治疗原则

本病的主要发病机制是阴虚为本，初起气阴两虚，络脉功能失调，痰、湿、瘀等病理产物阻滞络脉所致，为本虚标实之证，脉络痰阻甚至闭塞贯穿，为本病的关键病理环节，病络丛生是诸多并发症的根源，因此治疗时应以"络以通为用"为总的治疗原则，所以临床上应尽早给予活血通络药物治疗，预防并发症的发生，故通络应贯穿糖尿病的治疗始终。

（三）分证论治

1.主症

（1）痰浊阻络。

证候：形体肥胖，嗜食肥甘，脘腹满闷，胸闷纳呆，肢体沉重，呕恶眩晕，恶心口黏，头重嗜睡，舌质淡红、苔白厚腻，脉弦滑。

证候分析：消渴患者部分形体肥胖，素体脾虚湿盛，脾失运化，聚湿成痰；痰阻中焦则脘腹满闷，痰饮停于肢体脉络，可见肢体沉重；湿阻络气，胃失和降，见呕恶、恶心；痰浊上犯于口可见口黏；痰蒙清窍则见眩晕、头重；舌质淡红、苔白厚腻，脉弦滑为痰浊阻络之征。

治法：化痰通络。

方药：二陈汤（《太平惠民和剂局方》）加减。

陈皮12g，茯苓12g，半夏12g，枳实10g，水蛭6g，丹参15g，当归12g，甘草3g。

方解：方中陈皮理气宽中，燥湿化痰；半夏、枳实理气化痰，和胃降逆，枳实兼有疏畅络气之功；茯苓健脾益气；水蛭化瘀通络；丹参化瘀通脾络；当归辛润通络；甘草调和诸药。诸药合用，共奏化痰通络之良效。

加减：若口渴喜饮，加生石膏、知母；脘腹胀满加广木香、枳壳、炒莱菔子；恶心口黏加砂仁、荷叶；若咳痰色白者为寒痰，加干姜、细辛；咳痰色黄质黏稠、苔黄厚腻者为热痰，加黄芩、桑白皮、海浮石；咳痰色白稀水样、易咳出者为湿痰，加桂枝、炒白术；无形之痰头眩晕重者加泽泻、白术、天麻；吞酸胃疼者加用左金丸（《丹溪心法》）、煅瓦楞、乌贼骨、白及；若见伴口干、舌红少苔、胃部灼痛，加石膏、麦冬、蒲公英；纳差食少明显者加茵陈、鸡内金；便秘不畅，加蒲公英、大黄、玄参、知母清胃泻火，润肠通便；胸闷脘痞，加枳实、厚朴、木香行气宽中；疲乏无力，大便稀薄，加党参、黄芪、白术、茯苓、干姜益气健脾，温中化湿；舌质暗红或绛红，加丹参、郁金、赤芍、鬼箭羽清热凉血，化瘀通络。

（2）肝郁气滞证。

证候：口干口苦欲饮，消谷善饥或食纳不佳，心烦易怒，抑郁，善太息，失眠多梦，胸部满闷，脘闷嗳气，大便不畅或便秘。苔薄腻或薄黄，脉弦或弦细略数。

证候分析：消渴日久，阴络受损，津液不能上承，则口干欲饮；肝气乘脾犯胃，脾络失运，则食纳不佳，脘闷嗳气，大便不畅；肝郁气滞，胁络不畅，则胸胁胀痛，抑郁，善太息；气郁化火，则心烦易怒，消谷善饥，口苦便秘；热扰心络，则失眠多梦；苔薄腻或薄黄，脉弦或弦细略数均为肝郁气滞之征。

治法：疏肝理气。

代表方：柴胡疏肝散（《景岳全书》）加减。

柴胡、枳实、香附、郁金、川楝子疏肝解郁；白芍、甘草柔肝缓急；川芎、丹参活血通络；陈皮、木香、白术运脾和中。

方解：患者肝气郁结，不得疏泄，气郁导致血滞，故见胁肋疼痛诸症。方用四逆散去枳实，加陈皮、枳壳、川芎、香附，增强疏肝行气、活血止痛之效，故服后肝气条达、血脉通畅，则痛止而诸症亦除。

加减：口干口苦，加砂仁、葛根行气升津；小便频数，加菟丝子、补骨脂益气固肾；心情抑郁，善太息，加合欢花、佛手、绿萼梅解郁调气；失眠多梦，加酸枣仁、远志、珍珠母养心安神；心烦易怒，大便秘结，加龙胆草、丹皮、栀子、大黄泻火通便；疲乏无力，加太子参、黄芪益气健脾；气滞血瘀，肌肤麻木刺痛者，加丹参、郁金、地龙活血通络。

（3）痰热阻滞。

证候：形体肥胖，嗜食肥甘，口干口苦，脘腹满闷，胸闷纳呆，肢体沉重，呕恶眩晕，恶心口黏，头重嗜睡，小便频数色黄，痰多稠黏、色黄难咳，胸闷烦躁，失眠多梦，大便干结。舌红、苔黄腻，脉弦滑。

证候分析：形体肥胖为形体症状，素体脾虚湿盛，脾失运化，聚湿成痰；消渴日久，阴津亏虚，虚火灼津成痰而成痰热阻滞；阴津亏虚，虚火灼津则口干；胃热痰火内盛，则口苦、大便干结；痰浊之邪无处不到，痰停中焦则脘腹满闷；痰停肢体脉络阻滞可见肢体沉重；湿阻络气，胃失和降，见呕恶、恶心；痰浊上犯于口可见口黏；痰蒙清窍则见眩晕、头重；肾虚火旺，固涩失职，则小便频数色黄；痰热内盛，灼伤津液，则痰多稠黏、色黄难咳；痰热内扰，心神失养，则失眠多梦、胸闷烦躁、舌红、苔黄腻，脉弦滑为痰热内盛之征。

治法：清热化痰，养阴润燥。

方药：黄连温胆汤（《六因条辨》）加减。

黄连12 g，山栀12 g，竹茹12 g，半夏9 g，胆南星9 g，全瓜蒌9 g，陈皮12 g，生姜6 g，枳实12 g，麦冬12 g，天花粉12 g，石斛12 g，石膏9 g，知母9 g。

方解：方中黄连、山栀苦寒泻火，清心除烦；竹茹、半夏、胆南星、全瓜蒌、陈皮清化痰热；生姜、枳实下气行痰；麦冬、天花粉、石斛、石膏、知母养阴清热润燥。诸药合用，共奏清热化痰通络之良效。

加减：失眠多梦，加远志、菖蒲、酸枣仁、生龙骨、生牡蛎宁心安神；痰多稠黏、色黄难咳，加黄芩、瓜蒌皮、浙贝母、海蛤壳清热化痰散结；胸闷烦躁或胸痛气短者，加地龙、丹参、枳实、薤白、瓜蒌活血化瘀，豁痰泄浊；大便干结，加大黄、莱菔子、厚朴、大腹皮、火麻仁通腑泄热；吞酸胃疼者加用左金丸（《丹溪心法》）、煅瓦楞、乌贼骨、白及；若见伴口干、舌红少苔、胃部灼痛，加石膏、麦冬、蒲公英；纳差食少明显者加茵陈、鸡内金。

（4）阴虚内热，络脉失养。

证候：烦渴喜饮，多食善饥，尿量频多，消瘦乏力，五心烦热，小便色黄量多，大便秘结。舌质红、苔薄黄，脉细数或弦数。

证候分析：阴虚内热，耗液伤津，故烦渴喜饮；肺失治节，水津不化，水液直趋而下，则小便频数量多；胃热消谷，则多食善饥；脾胃运化功能失调，水谷精微不能化生气血，形体四肢肌肉失养，则消瘦乏力；阴虚燥热，则五心烦热；阴津亏虚，肠腑失润，则大便干燥或闭结；舌质红、苔薄黄，脉细数或弦数均为阴虚燥热之征。

治法：清热养阴生津。

方药：沙参麦冬汤（《温病条辨》）合六味地黄汤（《小儿药证直决》）加减。

沙参12 g，麦冬12 g，花粉12 g，生地12 g，怀山药12 g，山萸肉12 g，丹皮9 g，茯苓9 g，泽泻9 g，葛根15 g，荔枝核12 g，知母12 g，黄连12 g，丹参12 g。

方解：阴虚内热多见于糖尿病早期阶段，患者有多饮、多尿、多食典型的"三多"症状，其病机为阴虚内热、耗津伤气、脾络失养、功能异常，既不能输津达肺致口渴多饮且不解其渴，又不能为胃行其津液，饥而多食反而消瘦。阴津亏耗燥热偏盛为病机之标，脾失运化精微失布为病机之本，清热养阴生津治法为针对阴虚燥热的病机而设。方中沙参、麦冬养肺津，花粉生津解渴，生地滋阴增液，茯苓健脾渗湿，丹皮、泽泻清热利湿，山萸肉补肝肾，山药补益肺脾肾，伍以荔枝核行滞气，解肝之郁以助脾土、畅达脾气，葛根之气轻浮，鼓舞脾胃之气，有助脾升清输津之功，黄连清胃热，知母清热除烦，丹参活血通脾络。诸药相合，共奏滋阴清热之良效。

加减：大便秘结不行者，加大黄、火麻仁，或用增液承气汤润燥通腑，"增水行舟"；头晕目眩，消瘦乏力者，加黄芪、太子参、菟丝子益气养阴；皮肤发生疮疖痈疽者，可用五味消毒饮加黄柏、苦参、地肤子、丹皮、赤芍等清热解毒，化湿消痈。

（5）气阴两虚。

证候：口干口渴欲饮，消瘦乏力，气短懒言，自汗或盗汗，五心烦热，心悸失眠，肢体麻木，脘腹胀满，腰膝酸软，大便溏稀，尿频量多或小便浑浊。舌质红少津、苔薄或少苔，脉弦细或虚细无力。

证候分析：消渴日久，阴络已伤，阴虚及气，肺虚及脾肾形成气阴两虚。脾络失运，津液不能上承肺，肺津无以输布，则口干口渴欲饮、五心烦热；脾虚水谷精微下泄或肾虚开阖失司，则尿频量多或小便浑浊；水谷精微不能濡养肌肉、形体、筋脉、心神，故形体消瘦、神疲倦怠、心悸失眠。脏腑之络气亏虚均可见到神疲乏力之症，如肺之络气虚可见神疲乏力伴气短、胸闷、自汗；心之络气虚常见健忘乏力、心悸失眠等表现；脾之络气虚则见神疲乏力伴肌肉酸软无力、脘腹胀满；肾之络气虚可见神疲乏力伴腰膝酸软，虚浮便溏；阴虚则盗汗、五心烦热；舌质红少津、苔薄或少苔，脉弦细或沉细无力为气阴两虚之征。

治法：益气养阴，健脾运津，疏通脾络。

方药：参芪地黄汤（《沈氏尊生书》）加减。

党参 15 g，黄芪 30 g，熟地 15 g，山茱萸 15 g，山药 15 g，茯苓 15 g，丹皮 9 g，泽泻 9 g，麦冬 12 g，黄精 30 g，苍术 9 g，丹参 15 g，川芎 12 g，知母 9 g，黄连 6 g。

方解：参芪地黄汤中，党参、黄芪补气健脾，使脾气旺而运化有力，气旺则津生，合六味地黄丸滋补肝肾；麦冬、黄精滋脾养阴，助党参健脾气生津，则脾运得健；黄连清热燥湿泻火而兼清湿热，知母滋阴降火、清热止渴，既助清热，又防伤阴；苍术功善燥湿解郁运脾，使脾运健旺，水津四布而无流失之患；同时鉴于脾运久滞，津凝为痰，瘀阻脉道，血瘀络阻，加用丹参、川芎以祛瘀生新、活血通络，血行则津液自易输布。

加减：倦怠乏力甚重用黄芪；口干咽燥甚重加麦冬、石斛；口渴引饮，能食与便并见，或饮食减少者，可用七味白术散益气健脾，生津止渴；气虚气陷者，用补中益气汤补中升阳益气；便秘者去山药，加玄参、火麻仁、生白术润肠通便；阴虚内热者，加知母、黄柏、鳖甲或知柏地黄丸滋阴清热；心悸失眠者，加酸枣仁、远志、夜交藤养心安神；肢体麻木者，加鸡血藤、当归补血养筋；自汗或盗汗者，加麻黄根、浮小麦、龙骨、牡蛎固涩敛汗。

（6）阴阳两虚。

证候：小便频多，浑浊如脂如膏，甚至饮一溲一，面白无华，形寒肢冷，耳轮干枯，耳鸣如蝉，视物模糊，腰酸腿软，大便溏薄，或水肿尿少，或阳痿早泄。舌质淡嫩胖、苔薄白或白滑，脉沉细无力。

证候分析：久病元阴元阳亏虚，命门火衰，肾络受邪，津液失于固摄，故尿频量多、浑浊如脂如膏，甚则饮一溲一；阴虚日久及阳，终至阴阳两虚，阳虚失于温煦，故形寒肢冷，面白无华；脾肾阳虚，不能运化水湿水谷，故大便溏薄，尿少水肿；肾主骨，开窍于耳，腰为肾之府，肾虚故耳轮干枯，肝肾阴虚，精血不能上养耳目，故见耳鸣如蝉，视物模糊；腰为肾府，肾虚腰膝失养，故腰酸腿软；肾虚精关不固则阳痿早泄；舌质淡嫩胖、苔薄白或白滑，脉沉细无力为阴阳两虚之象。

治法：温阳滋阴，补肾固摄。

方药：金匮肾气丸（《金匮要略》）加减。

生熟地各 12 g，怀山药 12 g，山萸肉 30 g，茯苓 12 g，丹皮 12 g，制附子（先煎）3 g，肉桂 3 g，淫羊藿 12 g，白术 12 g，丹参 30 g。

方解：消渴病阴阳两虚是在气阴两虚或阴虚基础上发展而来，临床多见脾肾两虚的症状，往往因阴虚燥热过用寒凉而导致。治疗上需脾肾兼补，观张仲景金匮肾气丸以干地黄八两配附桂各一两，乃水中一点火，取少火生气之意。妙在补肾方中配伍山药、茯苓健脾化湿，于治肾当中兼健脾助运之意，颇启后世治肾健脾之法门。张景岳《景岳全书》云："善补阳者，必于阴中求阳，则阳得阴助，而生化无穷；善补阴者，必于阳中求阴，则阴得阳长，而泉源不竭。"故金匮肾气丸温阳药和滋阴药并用，以六味滋阴补肾，并用附子、肉桂温补肾阳。金匮肾气丸加减生熟地、山药、山萸肉、茯苓、牡丹皮补肾阴为主，附子、肉桂、淫羊藿温扶肾阳，丹参活血化瘀通络。方中在配伍茯苓、山药的基础上加用白术，治肾兼以健脾，以防脾肾病变相互影响终致脾肾两亏之困局，是为消渴病后期调治之圭臬。

加减：尿量多而浊者，加益智仁、桑螵蛸、覆盆子、金樱子等益肾收摄；畏寒肢冷，四肢不温者，加桂枝、细辛、鹿角片温通经脉；大便溏薄，加肉豆蔻、补骨脂、赤石脂、干姜温中健脾，固涩止泻；水肿尿少者，加车前子、川牛膝、猪苓利水渗湿；身体困倦，气短乏力者，加党参、黄芪、黄精、菟丝子益气补肾；耳鸣如蝉，视物模糊者，加菊花、谷精草、密蒙花、青葙子、决明子、磁石养肝明目；肝肾阴虚，瘀血阻滞，耳目失养，见雀盲、白内障、耳鸣者，用杞菊地黄丸或明目地黄丸加三七、丹参、当归、僵蚕滋补肝肾，活血化瘀；肝肾阴虚，肝阳化风，见眩晕耳鸣、头痛肢额、口舌或偏身麻木者，用天麻钩藤饮加龟甲、鳖甲、牡蛎、麦冬。

2.兼证　络脉瘀阻。

证候：口干多尿，形体消瘦，或肢体麻木刺痛，入夜尤甚，或肌肤甲错，口唇青紫，或心胸刺痛，中风偏瘫，或语言謇涩，眼底出血，舌质紫黯、有瘀点或瘀斑，或舌下青筋怒张、苔白或少苔脉沉涩或弦。

证候分析：消渴日久，津伤气耗，络气虚滞或痰瘀阻滞而引起络气运行不畅，形体经脉失养，故口干多尿，形体消瘦，肢体麻木刺痛，入夜尤甚；瘀血阻滞，肌肤失养，故见肌肤甲错，口唇青紫；心主血脉，心络痹阻，心失所养，故见胸闷心悸，心胸刺痛；脑络阻滞，神机不用则中风偏瘫或语言謇涩；眼络阻滞，血行脉外则眼底出血。舌质紫黯、瘀点或瘀斑，或舌下青筋怒张、苔白或少苔，脉沉涩或弦均为瘀血阻滞之征。

治法：活血化瘀通络。

方药：化瘀通络汤（自拟方），送服通心络胶囊。

水蛭 6 g，土鳖虫 12 g，当归 12 g，桃仁 12 g，降香 9 g，炙乳香 5 g。

方解：络脉瘀阻贯穿 2 型糖尿病"起于中焦，及于上下"的全过程。化瘀通络汤集虫药通络、辛香通络、辛润通络之中药而成。虫类通络药性善走窜，剔邪搜络，是中医治疗络病功能独特的一类药物。病络之初，络气郁闭，辛香草木之品疏畅络气奏效尚速，而久病久痛久瘀入络，凝痰败瘀混处络中，病络诸邪沉结，非草木药物之攻逐可以奏效，虫类通络药则独擅良能。从功能特性区分，虫类通络药物基本分为两大类：一类为化瘀通络药；另一类为搜风通络药。前者主要适用于久病久痛络脉瘀阻，闷痛刺痛，部位固定，或结为癥积，或中风偏枯，或虚劳干血，肌肤甲错，常用药物有水蛭、土鳖虫、虻虫、鼠妇、蛴螬等。化瘀通络汤中重用水蛭、土鳖虫化瘀通络，同时配伍辛香通络之降香、乳香，辛润通络之当归尾、桃仁。诸药合用，共奏化瘀通络之良效。

加减：若疼痛兼有胀满等络气郁满者，加降香、香附；伴身倦乏力，少气懒言者加人参、黄芪；若兼见出血，加三七粉、血余炭；兼见肢体浮肿者加泽兰、车前子；兼见癥积者加三棱、莪术；肢体麻木刺痛，加鬼箭羽、鸡血藤、海风藤、地龙、僵蚕活血祛风，通络止痛；胸闷心悸，心胸刺痛，加丹参、郁金、降香、枳实、薤白理气宽胸，活血止痛；肢体、肌肤麻木刺痛，气短疲乏，用补阳还五汤加忍冬藤、全蝎、乌梢蛇等益气活血，祛风通络；瘀积日久，形体羸瘦，肌肤甲错，面色黧黑者，用大黄䗪虫丸。

（四）其他治疗

中医治疗糖尿病除传统中草药外，针灸、艾灸、推拿、穴位注射等多种方法在治疗糖尿病及其并发症方面也有着积极意义。

1.针刺治疗　《针灸甲乙经》中首先记载了消渴病的针刺选穴。早在《备急千金药方》中就提出针灸治疗本病的观点。针灸治疗糖尿病多选肾俞、脾俞、胰俞、足三里、气海、三阴交、地机、尺泽、中脘、曲池等穴位，口渴甚加支沟，善食易饥加中脘、天枢，多尿加关元，糖尿病合并周围神经病变以太溪、三阴交、足三里为主。研究表明针灸对血糖的控制及并发症的缓解均有积极意义。

2.艾灸治疗　《丹溪心法》中记载消渴病日久"腿膝枯细，骨节酸疼"。《王旭高医案》曰："消渴日久，但见手足麻木，肢凉如冰。"指出糖尿病日久损伤气血，气血不行，瘀阻脉络，从而发生四肢冰凉麻木的病机。艾灸是中医学用于温通经络的治疗方法，艾条灸双侧足三里、双太溪、双三阴交对消渴日久伴发的四肢乏力麻木的症状有着显著疗效。同时艾灸可与针灸配合治疗糖尿病并周围神经病变，疗效更佳。

3. 推拿治疗　推拿治疗作为中国传统医学中的重要组成部分，对糖尿病血糖的调控也有积极作用。用一指禅推、按、揉、点、擦、推、振等法推拿全腹部、膈俞、胰俞、肝俞、胆俞、脾俞、胃俞、肾俞、命门、三焦俞、大椎、中脘、梁门、气海、关元、神阙、曲池、足三里、三阴交、涌泉等穴位对血糖的调控有一定作用。推拿配合药物治疗对轻、中度糖尿病患者具有较好疗效，对于重症患者仍应以药物治疗为主。

4. 中药熏蒸　中药熏蒸即用中草药煎液，用药液熏蒸局部的治疗方法。中药熏蒸对于治疗糖尿病周围神经病变具有较好的疗效。中药熏蒸多选用活血通络、化瘀止痛的药材，通过加热雾化熏蒸，能够起到温通经络、祛寒除痹之功，能够显著改善微循环，加快血液流速，改善周围神经缺氧状态，帮助修复受损神经。

5. 耳穴埋豆　耳穴埋豆是采用针刺或其他物品（如王不留行等）刺激耳郭上的穴位或反应点，通过经络传异，达到防治疾病目的的一种操作方法。主穴取胰、胆、内分泌，同时依据患者上、中、下三消的症状，分别加用肺、脾、肾三穴。配穴取缘中、肾上腺、交感、渴点、饥点等穴位，经研究表明耳穴埋豆有确切的降糖效果。

6. 其他疗法　中医对于糖尿病的治疗方法多种多样。耳穴治疗通过耳针肺、胰、胆、脾、肾、变感、内分泌、三焦、渴点、饥点等穴调控血糖；使用维生素 B_1 等穴位注射足三里、三阴交能够显著改善下肢神经传导功能；研究表明，中医养生功法、情志疗法、中药足浴等中医特色疗法均对血糖的调控及糖尿病并发症具有一定的改善作用。

（五）转归、预后与预防

1. 转归　部分患者在糖尿病前期阶段的糖代谢异常是可逆的，经过干预能恢复正常；反之，若此阶段不加干预，20 年后绝大多数发展为糖尿病。但糖代谢紊乱在进入糖尿病阶段后，其病变一般是不可逆性的，虽发展缓慢，但为进行性，经数年至十几年后，出现不同程度的慢性并发症，而且往往是多种并发症同时或先后发生。但三级预防能防止或延缓并发症的发生与发展。目前威胁糖尿病患者生命最严重的病理为心血管病变，长期处于高血糖状态，70% 以上患者死于心血管性病变的各种并发症；血管病变非常广泛，不论大中小血管、动脉、毛细血管和静脉，均可累及，常并发许多脏器病变，特别是心血管、肾、眼底、神经、肌肉、皮肤等的微血管病变。

（1）动脉粥样硬化：见于 70% 左右患者，长期高血糖主要累及主动脉、冠状动脉、脑动脉等，常引起心、脑、肾严重并发症而致死。周围动脉尤其是下肢足背动脉等硬化可引起坏疽。

（2）微血管：糖尿病导致的病变微血管包括毛细血管、微动脉、微静脉，微血管病变的特征为毛细血管基膜增厚，血管通透性增高，小分子蛋白漏出形成微量白蛋白尿，以致蛋白尿和晚期肾病变。并可发生眼底视网膜病变和动脉硬化症等。

（3）肾脏：长期血糖控制不佳可引起糖尿病肾病，可分结节型、弥漫型及渗出型 3 种。随病变加重，出现肾功能恶化。

（4）心脏：糖尿病长期高血糖状态可引起心肌病变。表现为心肌细胞内肌丝明显减少，大量肌原纤维蛋白丧失，严重时心肌纤维出现灶性坏死，导致心功能减低。

（5）神经：以周围神经病变最为常见，星鞘膜水肿、变性、断裂而脱落；轴突变性、纤维化、运动终板肿胀等。自主神经呈染色质溶解，胞质空泡变性及核坏死，呈念珠状或梭状断裂等。

2. 预后　糖尿病的预后取决于干预效果，早期治疗和长期的血糖、血压、血脂、体重的良好控制一方面可明显降低致残率，延缓和防治近期及远期并发症的发生与发展；另一方面，积极的治疗可显著提高患者的生活质量，延长生存寿命。严格的血糖控制可避免出现高血糖危象（酮症酸中毒和高渗状态）及感染，明显减少微血管并发症的发生；长时间严格控制血糖（可能10年以上）可保护早期糖尿病的大血管。动脉粥样硬化性血管病是糖尿病的首位死因。但急性并发症或高血糖危象治疗过晚、处理不力或病情危重，亦可导致死亡或致残。

3. 预防

（1）日常养护：中医理论认为，人与自然界密切相连，日常起居和生活环境直接影治疗和康复。所以在患者住院期间，要保持室内光线充足、空气清新、整洁安静；并注意防寒保暖，防止受凉；勤换洗衣服被褥及鞋袜；按时按医嘱服用降糖药物或注射胰岛素。

（2）情志调护：中医理论指导下，人体是一个有机统一体，五脏与五情对应，情志异常可伤及五脏，直接影响脏腑气机，糖尿病患者应正确认识疾病，放松心态，保持心情舒畅。

（3）饮食调护：饮食调护是治疗糖尿病最基本的方法。糖尿病期的饮食要以凉性、清淡为主，营养要充足，禁高糖，忌肥甘厚味、酒及炙烤、辛辣煎炒的食物。患者可以多食粗粮和粗纤维食品，像蔬菜、粗面、南瓜等；根据患者体质，指导食用有降糖作用的食物，如苦瓜、洋葱、玉米须、山药等；有痈疽、疮疡、皮肤瘙痒等症的患者，忌食鱼、虾、蟹、牛肉等腥发之物；平时注意控制饮食量，如常有饥饿感，可用新鲜蔬菜或豆类等低热量食物补充；口渴比较严重的患者，可选用芦根、天花粉、麦冬、葛根等药物泡茶饮用。

（4）运动调护：运动是糖尿病的另一种重要治疗手段。在患者病情稳定后，即可指导患者开始适当的活动，注意量要适当，开始时以散步为宜，以后可根据具体情况灵活采用各种活动方式。如打太极拳、做健身操、跑步等，以餐后1～1.5小时开展为宜。注意避免空腹运动，运动时要准备糖，发生心慌、自汗等低血糖反应时及时补充糖分，以及时纠正低血糖。运动前应有5～10分钟的热身，而体质较弱的患者，在静养的同时可以配合床上或室内适当活动，以不感疲劳为原则。

（5）限酒：不推荐糖尿病患者饮酒。若饮酒应计算酒精中所含的总能量。女性每天饮酒的酒精量不超过15 g，男性不超过25 g（15 g酒精相当于450 mL啤酒、150 mL葡萄酒或50 mL低度白酒）。每周不超过2次。应警惕酒精可能诱发的低血糖，避免空腹饮酒。

（6）戒烟：吸烟有害健康。吸烟与肿瘤、呼吸系统疾病、心脑血管系统疾病、糖尿病大血管病变、糖尿病微血管病变、过早死亡的风险增高相关。研究表明新发2型糖尿病患者戒烟有助于改善代谢指标、降低血压和白蛋白尿。为此，应劝诫吸烟的糖尿病患者停止吸烟或停用烟草类制品，对患者吸烟状况及尼古丁依赖程度进行评估，提供咨询、戒烟热线，必要时加用药物等帮助戒烟。

第三十章　代谢综合征

代谢综合征（metabolic syndrome，MS）系因体内的脂肪、糖类、蛋白质等物质发生代谢紊乱出现中心性肥胖、血脂紊乱、高血压、糖耐量异常、胰岛素抵抗及糖尿病等临床慢性病。这些病相互影响，常在同一个体聚集存在，这一临床现象称为代谢综合征。MS 发病涉及脂肪细胞病理改变、血脂紊乱和胰岛素抵抗等多个环节，主要后果为心脑血管损害，已成为影响人类健康和生命最主要的慢性非传染性疾病。近年来 MS 的发病率以惊人的速度上升，在欧美国家已达 20%～25%，中国患病率为 16.5%，随年龄的增加呈递增趋势，且存在性别、地域的差异。男性高于女性、北方高于南方、城市高于农村的特点，代谢综合征导致病残、丧失劳动能力、增加了社会和家庭的负担。我国成年人代谢综合征的患病率呈上升趋势，已成为影响国民健康的公共卫生问题。

代谢综合征临床表现复杂多样，在中医学中没有专门病名，根据其临床表现大多归类于"湿阻""肥满""消渴""脾瘅""眩晕""胸痹""心悸"等范畴。《灵枢·卫气失常》记载："膏者，多气而皮纵缓，故能纵腹垂腴。"指出"膏人"的特征为"纵腹垂腴"，即腹部肥厚松软，多有气虚表现，这与 MS 腹型肥胖的表现基本一致。肥胖是 MS 的核心组分，可衍生出 MS 的其他组分如 2 型糖尿病、心脑血管疾病等。中医学对此也有明确记载，《素问·通评虚实论》有云："凡治消瘅、仆击、偏枯、痿厥、气满发逆、肥贵人，则膏粱之疾也。"其中，消瘅类似现代医学中的 2 型糖尿病，仆击、偏枯和痿厥类似心脑血管疾病，气满发逆、肥贵人类似肥满，上述几种疾病都属于膏粱之疾，相互关联，相互影响。

第一节　西医病因病理

一、发病原因

代谢综合征的病因包括遗传因素和环境因素：①遗传易感性：携带相关组分遗传基因的人群较常人更易发病，由于代谢综合征的多组分性，目前认为其遗传亦是多基因遗传；②宫内营养不良：母亲孕期营养缺乏导致胎儿宫内营养不良，出生后容易引起糖脂代谢异常等问题；③不良的生活方式如高脂高盐高糖饮食、缺乏锻炼、长期处于高压力状态等极易发生物质代谢紊乱。

二、病理机制

（一）肥胖与脂质损伤假说

高脂饮食容易引起血液循环中的游离脂肪酸增多，当其超过机体氧化或转化为脂肪储存的能力时，会在各个组织形成脂质的过度沉积，对相应组织造成损害。当沉积在胰岛素作用的靶器官

（如肝脏、肌肉等）时，一方面会降低胰岛素对糖原分解的抑制，造成肝糖原分解增加；另一方面由于糖代谢、脂代谢有着共同的通道即乙酰辅酶 A（乙酰 CoA），当游离脂肪酸增多，其氧化增加时，乙酰 CoA 堆积，抑制了葡萄糖氧化的三羧酸循环，造成葡萄糖的摄取和利用障碍，二者共同促进了血糖的升高。当沉积在脂肪组织时，脂肪细胞由于体积增大、数目增多，细胞膜表面的胰岛素受体密度相对降低，引起脂肪组织的胰岛素抵抗，即脂肪细胞对于促脂肪合成的胰岛素不敏感，而对促脂肪分解的激素敏感，进一步增加了血液中游离脂肪酸的浓度。当脂质沉积在心肌组织时，心肌组织不能将其全部氧化利用，诱导产生心肌损害因子如白细胞介素 -6、肿瘤坏死因子 -α 等炎症因子及活性氧等，造成心肌损伤，影响心脏的正常功能。

（二）胰岛素抵抗

胰岛素抵抗是由于胰岛素基因突变、胰岛素受体缺陷及血液中存在拮抗胰岛素的物质引起机体胰岛素敏感性下降，导致产生的生物效应低于正常水平。目前研究认为胰岛素抵抗与肥胖无必然的因果关系，可能与遗传有关。在糖代谢方面，胰岛素抵抗可引起高胰岛素血症，进而发展为糖尿病。在脂代谢方面，胰岛素抵抗可引起脂质合成与分解异常、游离脂肪酸增多，导致相应组织产生脂毒性损害。目前高血压与胰岛素抵抗的确切关系尚未完全阐明，推测高水平胰岛素对血管产生的非代谢作用影响血管阻力，进而引起高血压。

（三）中枢调节异常

中枢调节异常分为下丘脑 - 垂体 - 肾上腺轴（HPA 轴）调节异常和中枢胰岛素抵抗两部分。HPA 轴主要调控以皮质醇为主的糖皮质激素的分泌，由于交感神经中枢与 HPA 轴中枢位置相近，交感神经的兴奋性往往与 HPA 轴的激活呈正向关系。当 HPA 轴调节异常时，交感神经兴奋，促进肾素的释放引起高血压；HPA 轴可动员交感神经递质儿茶酚胺，引起脂质代谢紊乱。此外，HPA 轴调节异常可收缩骨骼肌血管，减少骨骼肌内血流量，引起葡萄糖利用障碍，导致骨骼肌胰岛素抵抗。近年来研究发现，胰岛素不仅存在于外周血液中，还存在于脑内，且中枢胰岛素的相关信号通路也参与了外周血液中高胰岛素血症、胰岛素抵抗的形成。中枢胰岛素抵抗能促进摄食引起肥胖，还能通过影响 HPA 轴和交感神经的兴奋性引起血压的异常。

（四）其他

神经 - 体液因素及炎症和氧化应激等也可引起代谢综合征。瘦素、脂联素、抵抗素、胰岛素样生长因子 -1（IGF-1）等神经 - 体液因子的异常可导致糖脂代谢紊乱，进而引起代谢综合征。炎症和氧化应激参与代谢综合征病理过程。肥胖是一种慢性炎症状态，研究显示，MS 人群血浆中炎症标记物 C 反映蛋白、白细胞介素 -6、肿瘤坏死因子水平明显升高。这些炎症介质通过影响胰岛素受体磷酸化，降低葡萄糖转运蛋白 4 基因的表达，干扰血脂代谢，升高游离脂肪酸而影响胰岛素的作用及葡萄糖代谢。氧化应激是 MS 发病的重要机制，有研究对 MS 患者和正常对照组进行糖耐量试验，检测各时相点氧自由基及抗氧化酶活性，结果显示，MS 组 120 分钟氧自由基明显增多，而抗氧化酶谷胱甘肽过氧化物酶活性明显低于对照组。提示氧化应激是 MS 重要的病理生理基础。此外，炎症反应与氧化应激相互影响，氧化应激可触发炎症反应，而炎症反应进一步增强氧化应激。MS 可通过不同的机制诱导炎症反应和氧化应激，炎症反应和氧化应激可进一步促进胰岛素抵抗和加重 MS 相关的危险因素，形成互为因果的恶性循环。

第二节　中医病因病机

一、病因

中医学认为先天禀赋不足、脾肾虚弱、素体多痰湿、饮食不节、过食肥甘、少动多卧、忧思郁怒、劳伤心脾、肝胆失舒、年老体衰和肾气不足等多种病因导致脏腑气机失调是变生 MS 的重要原因。气化作用是机体新陈代谢的基本过程，贯穿五脏六腑气机升降出入之中，参与络中脏腑精、气、血、津液等物质的转化、输布、利用和排泄。上述各种原因引起络气郁（虚）滞、脏腑之气功能异常、津血互换障碍、输布代谢失常，津聚化为水湿，津凝变生痰浊，血滞则为瘀血，痰湿瘀浊相互为病，郁阻血脉络道，形成复杂难愈的 MS。络脉功能受损，进一步引起脏腑气机失常，正常生理功能受到影响，加之恣食肥甘厚味导致脾运失健、水谷精微不从正化反聚为痰湿之邪、痰阻血滞为瘀，加重了病情的发展。

（一）禀赋不足，体质因素

MS 是由遗传因素和生活方式共同作用的结果。真气不足、痰湿体质、素体肥胖等家族遗传史的患者，往往是 MS 的易感及高危人群。清代陈修园云："言禀赋之盛，从无所苦，惟是痰湿颇多"，《石室秘录·痰病》曰："肥人多痰，乃气虚也，虚则气不运行，故痰生之"，皆言肥人体质多痰多湿。肥胖者往往阳气不足，运化无力，易发为 MS。中医学认为，父母生殖之精气的盛衰，决定着子代禀赋体质的厚薄强弱。故禀赋不足，络中真气亏虚，脏腑组织失于濡养，脾肾两虚运化无力，易聚湿生痰，是导致气化失常、气机失调、代谢功能紊乱的内因。

（二）过食少动，损伤脾胃

《黄帝内经》曰："素嗜肥甘，好酒色，体肥痰盛"，指出了饮食与肥胖的关系。过食是摄入热量过多，一为食量过大；二为恣食肥甘。"肥者令人内热，甘者令人中满"，皆可阻碍中焦气机，引起脾胃升降枢机不利，最终导致脾气郁滞、运化失常。"久卧伤气，久坐伤肉"，脾主四肢肌肉之功能懈怠，脾胃呆滞，气机失司，脾不能为胃行其津液，脾不散精，物不归正化反为痰、为湿、为浊、为脂而发 MS。张锡纯言："迨至脖病累及于脾，致脾气不能散精达肺则津液少，不能通调水道则小便无节，是以渴而多饮多溲也。"膏浊之变及日久致脾失健运引发消渴，均与脾之气络气化功能异常导致人体精微物质摄入、排出不平衡密切相关。

（三）情志失调，肝胆失利

肝主疏泄、助运化，脾胃布散水谷精微的功能有赖于肝的疏泄，受抑郁、焦虑、恼怒、悲愤等情志刺激，使肝失条达，肝之络气升降出入乖乱而引起气化异常，导致气血津液不能正常相互转化形成代谢废物蓄积于体内，痰浊瘀血可阻滞络脉导致痰湿阻络、血瘀阻络等病理变化引发 MS。若肝旺乘脾、肝郁脾虚，导致脾之络气运化功能失调、水谷精微及水液代谢受阻，导致膏脂聚集、痰浊内生而发生 MS。肝郁化火，郁火灼津，炼液为痰，均引发 MS 一系列临床表现。朱丹溪曾说："气郁而湿滞，湿滞而成热，热郁而成痰，痰滞而血不行，血滞而食不化。"《济生方》亦云："若三焦气塞，脉道壅闭，则水饮停聚，不能宣通，聚而成痰饮，为病多端。"

（四）劳逸失度，年老体衰

过度的体力或脑力劳动，耗伤气血，终日坐卧少动，导致气血流缓，均可影响脏腑气化功能，使机体代谢紊乱，导致 MS。

肾为五脏六腑之本，年老体衰，肾气亏虚，不能濡养脏腑经络，脏腑虚衰，脉络瘀滞，引发 MS 诸症。肾有蒸化水液、分清泌浊的作用，肾气亏虚，水液蒸腾气化失司，水湿泛滥，导致痰浊内生，引发肥胖、脂质代谢紊乱；肾的开阖固摄失权，水谷精微直趋泻下，随尿液排出体外，尿液发甜味且饮一溲二，成为消渴。若房事不节，劳欲过度，肾脏精血亏虚，阴虚生内热，阴愈虚燥热愈盛，燥热愈盛阴愈虚，阴虚燥热互为因果，亦可发为消渴。

二、病机

MS 的病位在脾、肝、肾三脏，病性为本虚标实，肾虚脾弱为本虚，痰、浊、瘀、热等病理产物为标实。MS 的病理过程可概括为先天禀赋不足，长期饮食不节，过食肥甘和少动，脾气郁滞，运化不及，生膏生脂，引发肥胖；肥胖生中满，中满生内热，脾失健运，枢机不利，气机郁滞；情志不畅，肝气郁结，血行艰涩，水液输布排泄障碍，进而化热、化湿、化痰、化浊、化瘀；体内代谢紊乱，久之则导致脏腑功能虚损、气血逆乱或衰败、阴阳失调，形成虚实夹杂病证。

MS 是一个逐步发展的慢性病理过程，符合中医络病"久病入络"的病机特点。MS 中的各个组分如肥胖、糖尿病或糖耐量受损、高血压、高脂血症等均存在内毒致病、损伤络脉的病机特点，而后期均表现为脾肾亏虚，致使络脉失养。气的升降出入运动是人体新陈代谢活动的根本，气化失调是 MS 的基本病机，气络失调、络气郁滞、络气虚滞贯穿本病始终。肝脾肾三脏功能失调，行血化津祛浊无力，从而变生血瘀痰浊，郁阻血脉络道。病程日久，脏腑气化失调未及时纠正，痰浊血瘀郁久化热，郁热耗气伤阴，造成气阴两伤为始，进而阴损及阳、阴阳两虚；气血逆乱，络枯脉损，脏腑衰败，虚实夹杂，变证丛生。由此可见，肝失条达是 MS 发生、发展的重要环节；痰浊内生、痰瘀互结是其病理变化并贯穿病程始终；内毒侵袭是终末阶段；虚损变证是其不良结局。

（一）肾虚脾弱，痰浊膏脂内生

"肥人多痰"是中医基本观点，腹型肥胖是 MS 的重要始动因素，也是 MS 综合征的中心环节，因此痰邪是 MS 形成的重要病理基础。

张景岳认为："夫人之多痰，悉由中虚而然，盖痰即水也，其本在肾，其标在脾。"指出正气不足、脾肾虚弱是 MS 的内在因素。痰湿体质之人因先天禀赋不足，肾气亏虚，阴阳失调，开阖失度，水不归源；火不温土，脾阳亦虚，水谷运化失司；水不生木，肝失调达，水湿失于输布；加之长期过食肥甘、静坐少动等不良的生活方式，导致水湿运化无权、聚湿生痰、水谷精微不布、痰浊膏脂堆积、聚于中焦而致腹部肥厚；侵淫脉络而引起血脂、血糖异常；堆积于肌肤之下则是形体肥胖之因；溢于脉络之络，以致脉管僵硬变脆、血压升高，更甚者脉络破损、血溢脉外。脾不能输精达肺则口渴多饮，不能为胃行其津液则多食消瘦，不能充养肾精则脾肾皆亏，饮一溲二，引起消渴。

（二）肝失条达，郁久化热

情志不舒，肝失条达，络气郁滞，血行艰涩，水液代谢受阻，进而化热、化湿、化浊、化痰、化瘀。中焦枢机本已运行不畅，加之肝主疏泄功能失常，木郁乘土，或土虚木乘，更伤中焦后天之本，致肝胃不和或肝脾失调，或肝气郁而化火，烧灼津液。若胃阴不足、口渴多饮、消谷善饥、气盛而溲数则发为中消；若肝胆火盛则口苦咽干、目眩、胸胁胀满、心烦易怒；若肝阳上亢则头晕头胀；若热传下焦则肠燥便秘。

热与湿浊痰瘀等病理产物结合，虽可耗气伤阴、有气阴不足的症状，但绝非矛盾的主要方面。故治疗上应本着气由热损、津由热耗的理念，以大力清热为主，佐以养阴生津，热清而气阴自复。

（三）痰瘀互结，络脉瘀阻

痰湿瘀浊与代谢紊乱密切相关，在 MS 的过程中起着重要的作用，它们既是病理产物，又是促进病情发展甚至是对靶器官造成危害的致病因素，并贯彻疾病的始终。

痰湿是脾失健运、水液在输布和排泄过程发生障碍、聚集体内而成，痰浊壅塞，阻碍气机升降，使肝失疏泄、络气郁滞、络中气血流缓，造成痰瘀互结、膏脂流溢皮下、积于脉道、瘀久化热、损伤脉络，日久气血阴阳亏虚，从而出现 MS 的一系列病证。络脉易滞易瘀的病机特点，使得痰湿、瘀血等浊毒贯穿 MS 的始终，两者在疾病发生过程中相互影响，密不可分。《外证医案汇编》："蓄则凝结为痰，气渐阻，血渐瘀，流痰成矣。"

痰瘀形成后，又可变成致病的病邪，引起多种病理变化，阻滞心络，则心脉痹阻，可见胸闷胸痛之症；阻滞经络，则经络气血运行不畅，出现肢体麻木，甚至半身不遂中风之症；阻滞清窍，清窍受扰，可见眩晕头痛之症；阻滞肌肤体内可见肥胖之症；阻滞上中下三焦可致化火伤津而见上中下三消之症。

（四）虚损变证

或因虚极而脏腑受损，或因久病入络、络瘀脉损而成，疾病后期根本在于络损（微血管病变）、脉损（大血管病变），以此为基础导致脏腑器官的损伤。

瘀和虚是成为病机的主要方面，痰浊瘀热内阻、流窜经络，使脏腑功能虚损以致气血逆乱或衰败、阴阳失调、体内各种代谢失衡，出现各种变证。如痰湿瘀血留滞心脉，心脉痹阻，则出现胸痹、心痛、心悸、怔忡等变证；阻于脑络，清窍失养，则见眩晕口僻、中风偏瘫、严重者阴竭阳亡出现昏迷、四肢厥逆、脉微欲绝等危象；留于肾络，肾气受损，开阖不利，则可见腰痛、水肿、尿浊等变证；阻滞耳目，郁热灼伤阴液，耳目失养，可发生视瞻昏渺、爆盲、耳聋等变证；瘀阻四肢，血脉失养，经络不和，可见四肢麻木疼痛，下肢发凉、肿胀，甚至溃烂日久不愈。MS 的变证对人体造成极大的生存威胁，因此，这种不良结局应通过早期防治而尽力避免。

第三节　西医诊断与治疗

一、临床表现

（一）与心血管病有关的组成成分

1. 肥胖，尤其是内脏型肥胖　内脏型肥胖的脂肪堆积以腹部为主，包括腹部皮下脂肪、网膜和系膜脂肪及腹膜后脂肪，主要表现为腰围的增加，可能与遗传因素、年龄及不健康的饮食、生活方式有关。内脏型肥胖的患者体内脂质分布异常，过度的脂质沉积在外周组织，通过产生胰岛素抵抗、引起糖脂代谢紊乱进而导致心血管事件，此外内脏型肥胖也容易通过促进高血压、高脂血症、糖尿病的形成，进而导致冠状动脉粥样硬化。

2.胰岛素抵抗，可伴代偿性高胰岛素血症　胰岛素抵抗是代谢综合征的核心组成成分，高胰岛素血症是机体在胰岛素抵抗状态下，为了维持血糖的正常水平而形成的代偿反应。在胰岛β细胞功能、胰岛素的代谢清除率等正常时，血浆胰岛素的水平在一定程度上可以反映胰岛素抵抗的情况。当糖尿病患者胰岛β细胞功能障碍时，也有可能出现胰岛素抵抗已经十分严重，但血浆胰岛素不高或降低的情况。高胰岛素血症不但可以促进高脂血症和高血压的发生发展，间接导致心血管问题，还能直接促进动脉粥样硬化。多项不同地区不同人种的研究显示，高胰岛素血症作为动脉粥样硬化的危险因素，不但在心血管疾病发生之前发生，甚至还在动脉粥样硬化的某些危险因素（如糖尿病）发生之前发生。综上，高胰岛素血症和动脉粥样硬化之间有着密切的关系。

3.高血糖，包括糖尿病及糖调节受损　血糖升高会引起糖代谢紊乱综合征，最典型的表现是"三多一少"，即多尿、多饮、多食及体重减轻。血糖升高导致渗透性利尿，出现多尿的表现，进而出现口渴多饮。机体对葡萄糖的利用障碍，能量缺乏，为了维持正常的生理活动，机体容易产生饥饿感，同时葡萄糖的利用障碍导致脂肪、蛋白质的分解代偿性增多，引起消瘦。而糖尿病是心血管病变的独立危险因素，可引起糖尿病性心肌病、冠心病及糖尿病心脏自主神经病变等，有研究显示，70%以上的2型糖尿病患者死于心血管相关并发症。

4.血脂紊乱　血脂代谢的紊乱主要表现在甘油三酯升高、低密度脂蛋白升高、高密度脂蛋白降低及载脂蛋白比值异常等方面。血脂主要指血浆中的胆固醇及甘油三酯，二者不溶于水，通过与载脂蛋白结合形成脂蛋白被运输和利用。血浆脂蛋白中的低密度脂蛋白、高密度脂蛋白与动脉粥样硬化有一定的相关性。低密度脂蛋白由极低密度脂蛋白和中间密度脂蛋白中的甘油三酯水解形成，能够转运胆固醇到外周组织，导致血浆胆固醇水平的升高。高密度脂蛋白由肝脏和小肠合成，将外周组织中的胆固醇转运到肝脏并代谢排出体外。ApoA是高密度脂蛋白中的主要载脂蛋白，ApoB是低密度脂蛋白中的主要载脂蛋白，血脂代谢紊乱时，ApoA浓度降低，ApoB浓度升高，ApoA/ApoB比值降低，进而影响高密度脂蛋白与低密度脂蛋白的浓度，使血浆中的甘油三酯、胆固醇增高，外周组织中胆固醇过度沉积，导致动脉粥样硬化。

5.高血压　大多数患者起病隐匿，症状不明显，多在体检或因其他疾病接受治疗时发现。初期可出现头痛、头晕、肢体麻木等症状，后期可随着心、脑、肾等靶器官的损伤而出现相应的症状。胰岛素抵抗是原发性高血压的独立危险因素，通过继发性的高胰岛素血症，引起电解质代谢紊乱，导致细胞内钠和钙的升高，引起水钠潴留和血管收缩；还能提高血中儿茶酚胺、内皮素水平，降低前列腺素水平，导致血管舒缩障碍，进而引起高血压。代谢综合征的高血压组分治疗时，单纯降压效果往往不明显，需要同时治疗其他代谢综合征组分，才能取得较好的效果及心血管获益。

6.高尿酸血症　是由尿酸生成过量和（或）肾脏尿酸排泄减少或两者共同存在而引起。原发性高尿酸血症常由先天性嘌呤代谢异常引起，多与肥胖、糖脂代谢紊乱、高血压、动脉粥样硬化及冠心病中的一项或几项共同出现。高尿酸血症的典型症状是痛风性关节炎、痛风石及肾脏病变，但大多数原发性高尿酸血症患者典型症状不明显，通常有代谢综合征其他组分的表现。

7.血管内皮功能缺陷、低度炎症状态及凝溶异常（微量白蛋白尿、CPR及PAI-1增高等）　微量白蛋白尿的出现提示肾小球的通透性增加，这可能与动脉血压升高、内皮功能紊乱及激素的作用有关。无论是糖尿病患者还是非糖尿病患者，微量白蛋白尿的出现都提示着心血管疾病发生的高风险；肥胖本身就是一种炎症状态，长期低水平的炎症状态可诱发胰岛素抵抗，进而发生代谢紊乱；代谢综合征的患者中，机体凝血与抗凝系统失衡，向血栓形成前期状态位移。主要表现为血凝增加，纤维蛋白溶解功能减退，内皮阻抗血栓形成的功能减低，血小板反应性增强，容易形成血栓，患心血管疾病的风险性也因此增加。

（二）可伴代谢综合征的疾病

1.非酒精性脂肪肝病，可发展至非酒精性脂肪肝炎　是指除外酒精和其他明确的肝损害因素所致的，以肝脏脂肪变性为主要病理特征的临床综合征。高脂饮食、长期久坐少动状态、肥胖、2型糖尿病、高脂血症、代谢综合征等均可单独或共同导致非酒精性脂肪肝的发生。临床通常起病隐匿，仅有乏力、肝区轻度不适等症状，严重时可出现黄疸、呕恶等情况，后期可发展为肝硬化。

2.多囊卵巢综合征　是指以雄激素升高、持续性无排卵和卵巢多囊改变为特征的常见妇科内分泌疾病，常伴有胰岛素抵抗和肥胖。可能与雄激素过多、神经内分泌系统失调、代谢性紊乱、遗传因素及环境因素有关。临床表现有月经失调、不孕、多毛、痤疮、脱发及肥胖等。

3.痛风　是指血尿酸水平过高导致尿酸结晶沉积在关节内，引起关节及关节周围疼痛的一种疾病，是高尿酸血症的进一步发展阶段，通常与代谢综合征的一项或多项组分同时出现。

4.遗传性或获得性脂肪萎缩症　是临床上的罕见病，指皮下脂肪组织的完全性或部分性萎缩，伴或不伴非萎缩部位的脂肪堆积，常合并胰岛素抵抗、糖脂代谢紊乱及高血压等共同出现。目前机制尚不明确，可能与基因相关。

二、实验室检查

（一）常规检查

1.血糖　①空腹血糖(fasting plasma glucose, FPG)：监测停止饮食8～12小时以内的血糖；FPG <6.1 mmol/L为正常血糖；6.1～7 mmol/L为空腹高血糖，即糖尿病的前期阶段；≥7 mmol/L即可诊断糖尿病。②口服葡萄糖耐量试验：是诊断糖尿病的一种实验室检查方法，OGTT应在无摄入任何热量8小时后，清晨空腹进行，现多采用WHO推荐的75 g葡萄糖进行标准OGTT试验。即试验当日将75 g葡萄糖溶于250～300 mL水中5分钟内饮完，分别检测空腹血糖和开始饮葡萄糖水后2小时静脉血浆葡萄糖。儿童服糖量按每千克体重1.75 g计算，总量不超过75 g。③糖化血红蛋白A1测定：反映8～12周平均血糖水平，是监测糖尿病病情的重要指标。≥6.5%有助于糖尿病的诊断，尤其对于血糖波动较大的患者有独特的诊断意义。

2.血脂　主要测定血浆或血清TC、TG、LDL-C和HDL-C，检查前应空腹（禁食12～14小时），最后一餐忌食高脂食物和禁酒。

3.血压　诊室测量的血压值，采用经核准的汞柱式或电子血压计，测量安静休息坐位时上臂肱动脉部位血压，一般需非同日测量3次血压值收缩压和（或）舒张压平均值均达到相应诊断标准即可诊断。或可采用动态血压监测（ABPM），有助于评估血压升高程度、短时变异和昼夜节律等。

4.肥胖相关指标　①身体质量指数（BMI）：测量身体肥胖程度，BMI（kg/m^2）=体重（kg）/［身高^2（m^2）］。成人BMI数值：轻体重，BMI < 18.5；健康体重，18.5 ≤ BMI < 24；超重，24 ≤ BMI < 28；肥胖，28 ≤ BMI。②腰围（WC）：受试者站立位，双足分开25～30 cm，使体重均匀分配；腰围测量髂前上棘和第12肋下缘连线的中点水平。腰围是WHO推荐的用于评价中心型肥胖的首选指标，与CT测量的内脏脂肪含量有显著相关性。③腰臀比：臀围测量环绕臀部的骨盆最突出点的周径，其与腹部内脏脂肪堆积的相关性低于腰围。

（二）代谢有关的其他指标

1.体脂分布异常　全身体脂分布、中心性脂肪分布、脂肪组织生理指标（瘦素、脂联素）、肝脏脂肪含量；除高 TC 和低 HDL-C 外引起动脉粥样硬化的血脂异常的指标：ApoA、ApoB（或非HDL-C）、小 LDL-C 颗粒。

2.胰岛素抵抗（空腹血糖升高除外）　空腹胰岛素/胰岛素原水平、胰岛素抵抗（HOMA 稳态模型法或 Bergman 微小模型法）、游离脂肪酸增加（空腹或 OGTT 时）、钳夹 M 值。

3.血管功能紊乱（高血压除外）　内皮功能失调、微量白蛋白尿。

4.前炎症状态　高敏 C 反应蛋白增加、炎性因子增加（如 TNF-α，IF-6）、血浆脂联素水平下降。

5.血栓形成前状态　纤溶因子（PAI-1 等）、凝血因子（纤维蛋白原等）。

6.激素相关因子　垂体-肾上腺轴的激素相关因子。

三、诊断与鉴别诊断

（一）诊断要点

国内外多个权威结构均对代谢综合征进行了深入细致的研究并提出多个诊断标准，目前还没有国际公认的统一标准，但其基本组分都包括了中心型肥胖、动脉粥样硬化性血脂异常、血压升高和血糖升高，并强调了由于代谢综合征的存在大大增加了发生动脉粥样硬化性心血管病的风险。

代谢综合征的概念最早在国外被提出，国外相关诊断标准目前为止共有 6 种。1998 年世界卫生组织关于糖尿病定义的咨询小组第一次提出了代谢综合征诊断的工作定义，并强调了胰岛素抵抗的重要性。1999 年欧洲胰岛素抵抗研究小组同样也强调了胰岛素抵抗的重要性，但将糖尿病排除在初选人群之外。2001 年国家胆固醇教育计划成人治疗小组 Ⅲ（ATP Ⅲ）引入了定义代谢综合征的替代临床标准，由于当时直接测量胰岛素抵抗的手段比较困难且无统一标准，故 NCEP-ATP Ⅲ 并未继续强调胰岛素抵抗的重要性。2003 年美国临床内分泌学家协会修改了 ATP Ⅲ 标准，2005 年国际糖尿病基金会（IDF）再次修改了 ATP Ⅲ 的定义，强调了中心型肥胖的重要性。同年，IDF 标准发表后，美国心脏协会/国家心肺血液研究所（AHA/NHLBI）根据 IDF 标准对 NCEP-ATP Ⅲ 标准做出了一些细微的修改，进行了数值的更新并引入了 IDF 的人种分类判断是否肥胖的标准。

我国最早提出代谢综合征诊断标准的是 2004 年的中华医学会糖尿病学分会，未将中心型肥胖作为先决条件，故能在不肥胖的患者中发现代谢综合征患者，在此方面比 IDF 标准略有优势。此外，2007 年《中国成人血脂异常防治指南》制定联合委员会及 2010 年《中国高血压防治指南》修订委员会亦提出了诊断标准，将肥胖的评判指标由 BMI 变成了腰围且有性别差异，有利于更好地诊断代谢综合征。代谢综合征的诊断标准也随着各组分指南（主要是糖尿病、血脂异常和高血压）的更新而更新。

目前常采用的诊断标准主要有以下几种。

1.2005 年国际糖尿病基金会标准

（1）中心型肥胖：华人男性腰围≥90 cm，华人女性腰围≥80 cm，其他人种有各自特定的数值。

（2）以下 4 项中满足任意 2 项及以上

①甘油三酯水平升高：＞1.7 mmol/L（150 mg/dL）或已经针对此项血脂异常进行治疗；②高密度脂蛋白胆固醇降低：男性＜1.0 mmol/L（40 mg/dL），女性＜1.3 mmol/L（50 mg/dL）或已经针对此项血脂异常进行治疗；③血压升高：收缩压≥130 mmHg 或舒张压≥85 mmHg 或已经诊断为高血压并接受治疗；④空腹血糖升高：≥5.6 mmol/L（100 mg/dL）或已经诊断为 2 型糖尿病，如果空

腹血糖高于 5.6 mmol/L（100 mg/dL），强烈推荐进行口服葡萄糖耐量试验检查，但口服葡萄糖耐量试验检查对诊断代谢综合征无必要。

2. 更新的 2020 年的中华医学会糖尿病学分会标准

以下具备 3 项或 3 项以上即可诊断。

（1）腹型肥胖（即中心型肥胖）：腰围男性 ≥ 90 cm，女性 ≥ 85 cm。

（2）高血糖：空腹血糖 ≥ 6.1 mmol/L 或糖负荷后 2 小时血糖 ≥ 7.8 mmol/L 和（或）已确诊为糖尿病并接受治疗者。

（3）高血压：血压 ≥ 130/85 mmHg 和（或）已确认为高血压并接受治疗者。

（4）空腹甘油三酯 ≥ 1.70 mmol/L。

（5）空腹高密度脂蛋白胆固醇 < 1.04 mmol/L。

（二）鉴别诊断

代谢综合征相关疾病包括糖尿病、高血压、血脂代谢紊乱、肥胖等，应注意鉴别诊断。

1. 高血压

（1）肾实质性疾病：原发或继发性肾脏实质病变（如急、慢性肾小球肾炎），是常见的继发性高血压病因之一。肾实质性的高血压主要有以下特点：①有肾脏实质性疾病病史；②蛋白尿、血尿及肾功能异常多在高血压之前或同时出现；③体格检查往往有肾区叩击痛或肾区肿块、贫血貌等。

（2）原发醛固酮增多症：肾上腺腺瘤、单侧或双侧肾上腺增生会导致肾上腺病理性分泌过多醛固酮，造成水钠潴留，进而导致高血压。其临床特点有：①轻至中度高血压，且常用降压药降压效果一般；②多尿尤其夜尿增多，口渴，蛋白尿增多；③发作性肌无力或瘫痪，肢端麻木，手足搐搦。凡高血压伴上述 3 条临床表现，并有低钾血症无法解释的，可考虑本病之可能。

（3）嗜铬细胞瘤：临床表现为持续性或阵发性高血压，伴典型的嗜铬细胞瘤三联征，即阵发性"头痛、多汗、心悸"。CT、MRI 可发现位于肾上腺附近的肿瘤。其诊断主要依据发作后血液或尿液中的儿茶酚胺含量及其代谢物。

（4）肾动脉狭窄：某些肾脏疾病（如肾动脉粥样硬化）的主干或分支狭窄，导致肾缺血、肾素-血管紧张素系活性明显升高，进而引起高血压。

2. 高血糖　主要与其他原因引起的血糖增高和特殊类型糖尿病相鉴别。

（1）肾性糖尿：为肾糖阈降低所致，虽尿糖呈阳性，但血糖及 OGTT 正常，常有肾脏相关疾病病史。

（2）药物引起高血压：糖皮质激素、噻嗪类利尿剂、β 受体阻滞剂、水杨酸制剂、磺胺类、口服避孕药都可抑制胰岛素释放或对抗胰岛素的作用，引起糖耐量降低、血糖升高。但均有相应的服药史，停药后血糖可恢复正常。

（3）其他：甲状腺功能亢进、胃空肠吻合术后、弥漫性肝病及急性应激状态时均可出现血糖升高的表现。

3. 血脂异常　主要与其他疾病引起的继发性血脂异常相鉴别。

（1）甲状腺功能减退：甲状腺激素分泌减少会影响脂质相关因子的合成、转运和摄取。对 TG、LDL-C 影响最大，对 HDL-C、VLDL 影响较小，多表现为单纯高胆固醇血症或混合型高脂血症。其特异性的诊断指标主要为血清促甲状腺激素（TSH）水平升高及甲状腺激素（T3、T4）水平降低。

（2）库欣综合征：肾上腺糖皮质激素可动员脂肪、促进 TG 分解，同时还可刺激胰岛 β 细胞分泌胰岛素，促进脂肪合成，其促进脂肪合成能力更强，故可导致血脂异常表现。临床表现除高血压外，还有向心性肥胖（满月脸、水牛背）、多血质外貌、皮肤紫纹、毛发增多，以及血糖增高等表现。其诊断主要依据生化检测中的糖皮质激素分泌异常。

（3）肾病综合征：肾病综合征的低蛋白血症可导致脂蛋白合成增加，进而导致几乎所有血脂和脂蛋白成分均增加。其特异性的诊断指标主要为大量蛋白尿（> 3.5 g/d）和低蛋白血症（< 30 g/L）。

（4）系统性红斑狼疮（SLE）：SLE造成的免疫炎症反应可抑制脂蛋白酶的活性，进而减慢VLDL的清除，导致血脂异常。其特异性的诊断指标主要为自身抗体的阳性，如抗核抗体、抗双链脱氧核糖核酸（dsDNA）抗体、抗可溶性抗原（ENA）抗体等。

4. 肥胖　主要与药物引起的继发性肥胖相鉴别。通常有服用抗精神病药、糖皮质激素等用药史。

（1）下丘脑性肥胖：下丘脑本身或垂体的病变影响了下丘脑腹内侧核，破坏了与摄食有关的饱中枢，同时还破坏了饱中枢对摄食中枢的抑制，引起多食，进而引起肥胖。

（2）原发性甲状腺功能减退：肥胖多为代谢减慢而引起黏液性水肿所致。常伴有面容臃肿，皮肤呈苍白色，反应迟钝，表情淡漠。特异性生化指标见上。

（3）多囊卵巢综合征：多囊卵巢综合征会引起体内多种激素水平的紊乱，导致人体内的脂肪重新分布，进而导致肥胖。除肥胖外其特征性的表现还有月经失调、多毛、痤疮、女性型脱发和油脂性皮肤等。超声、性激素六项、血液生化等检查有助于进一步的明确诊断。

四、治疗

代谢综合征的治疗原则是针对代谢综合征包括的各种组成疾病进行治疗。减少相互作用的各种危险因素，以达到降低心血管疾病和糖尿病发生、发展的风险。积极且持久的生活方式干预是达到上述目标的重要措施，原则上是先启动生活方式治疗，然后是针对各种危险因素的药物治疗。

（一）生活方式干预

代谢综合征的主要目标是预防临床心血管事件和 2 型糖尿病的发生，以及对已有心血管病者进行药物治疗并降低其心血管事件再发、病残及死亡率的风险。生活方式干预主要针对两种人群（代谢综合征高危人群和已确诊代谢综合征人群）。健康积极且持久的生活方式管理是这两类人群预防心血管疾病发生的重要措施，具体方式如下。

1. 合理膳食　①强调新鲜蔬菜、水果、豆类、坚果、全谷物和鱼类的摄入；②限制过高胆固醇摄入；③用不饱和脂肪代替饱和脂肪；④应避免摄入反式脂肪（酸）；⑤限制过多钠摄入，每日食盐不超过 5 g；⑥糖类占摄入供给每日能量的 50% ~ 55%。中国营养学会建议的"中国居民平衡膳食"模式强调食物多样化，并注意能量平衡，每日摄入大米、小麦、玉米、马铃薯等谷薯类食物 250 ~ 400 g（其中全谷物和杂豆类 50 ~ 150 g、薯类 50 ~ 100 g），蔬菜 300 ~ 500 g，水果 200 ~ 350 g，鱼、禽、蛋、瘦肉 120 ~ 200 g（其中蛋类 40 ~ 50 g，相当于 1 个鸡蛋），奶类 300 g。合理膳食可增加纤维素、维生素、钾等摄入量，降低血脂、改善心血管健康。

2. 身体活动　①青壮年应进行每周 3 ~ 5 次、每次 30 ~ 60 分钟的有氧运动，高龄患者应进行每周 2 ~ 3 次、每次 20 ~ 30 分钟有氧运动；②对于因疾病或身体状态等无法达到上述推荐活动量的成人，低于推荐量的有氧运动也有助于预防心血管疾病；③减少静态生活方式可能有助于预防心血管疾病。

3. 控制体重　超重和肥胖者，推荐采用限制热量摄入、增加身体活动等综合管理措施减轻并维持体重，体重建议在 1 年内减轻 7% ~ 10%，争取使 BMI < 25 kg/m²；腰围 < 90/85 cm（男性/

女性）。体重减轻 7% ~ 10% 的超重或肥胖个体，将显著提高胰岛素敏感性，降低周围血浆胰岛素浓度，改善胰岛素抵抗。

4. 戒烟及控制酒精摄入。

5. 保持健康睡眠　有助于降低患心血管病风险。

6. 保持良好的心理状态　有助于降低患心血管病风险。

（二）病因治疗

目前各指南对于代谢综合征的治疗建议是针对代谢综合征的各个组分进行多环节联合治疗，通过减少单个组分的相关风险而降低总体的心血管疾病和 2 型糖尿病风险，治疗强调个体化的重要性。治疗目标如下：①体重在 1 年内减轻 7% ~ 10%，争取达到正常体质指数和腰围；②血压：糖尿病患者 < 130/80 mmHg，非糖尿病患者 < 140/90 mmHg；③低密度脂蛋白胆固醇 < 2.60 mmol/L，TG < 1.70 mmol/L，HDL-C > 1.04 mmol/L（男）或 > 1.30 mmol/L（女）；④空腹血糖 < 6.1 mmol/L，糖负荷后 2 小时血糖 < 7.8 mmol/L 及糖化血红蛋白 < 7.0%。

（三）药物治疗

1. 调节血脂　越来越多的证据显示 LDL-C 降低越多、持续时间越长，ASCVD 风险降低越多，二者呈线性相关。研究未发现 LDL-C 降低的无效阈值，也未发现 LDL-C 降低本身的不良反应，因此推荐强化降脂。但在确定 LDL-C 治疗目标时，要考虑降脂的成本效益。指南建议的降脂目标：糖尿病合并 ASCVD 高风险的患者，LDL-C 目标为 < 1.8 mmol/L（70 mg/dL）或较基线下降 > 50%；非糖尿病的 ASCVD 高危患者 LDL-C 目标为 < 2.6 mmol/L（100 mg/dL）。降脂药物根据机制主要分为三大类：抑制胆固醇合成的他汀类药物、抑制胆固醇吸收的依折麦布及抑制 LDL 受体降解的 PCSK9 抑制剂。其相关治疗指南如下：①所有 ASCVD 中高危人群均需生活方式干预；②中等强度他汀类药物治疗作为降脂达标的起始治疗（他汀类药物是降胆固醇治疗的基础，但鉴于其剂量增加时收益有限却加大了不良反应的风险，结合我国人群对大剂量他汀耐受差的特点，不建议使用高强度大剂量他汀，推荐起始使用中等强度他汀）；③中等强度他汀类药物治疗 LDL-C 不能达标者联合依折麦布治疗；④ LDL-C > 4.9 mmol/L 且合并其他心血管病危险因素的患者，中等强度他汀类药物治疗联合依折麦布不能达标者，应考虑联合前蛋白转化酶枯草杆菌蛋白酶/kexin 9（PCSK9）单克隆抗体治疗（鉴于 PCSK9 单克隆抗体的价格较高，不推荐起始即应用此药）；⑤不能耐受他汀类药物治疗的 ASCVD 中高危患者应考虑使用依折麦布进行治疗；⑥不能耐受他汀类药物的 ASCVD 高危患者可考虑使用 PCSK9 单克隆抗体进行治疗。此外，有研究显示，TG 升高亦与 ASCVD 风险增加相关，若 ASCVD 高危人群接受中等剂量他汀类药物治疗后 TG > 2.3 mmol/L，应考虑给予大剂量二十碳五烯酸乙酯（IPE）（2 g，每日 2 次）或给予非诺贝特进一步降低 ASCVD 风险。

2. 控制血压　根据高血压患者的总体风险制定相应的降压方案，能够降低心血管并发症和死亡率。具体降压目标为：一般高血压患者的最佳血压目标为 < 130/80 mmHg，基本血压目标值为 < 140/90 mmHg，糖尿病患者的降压目标为 < 130/80 mmHg，高龄老年高血压患者的血压控制在 < 140/90 mmHg（虚弱老年高血压患者的血压目标需根据患者的耐受性做个体化判断）。五大类降压药物包括利尿剂、β 受体阻滞剂、钙通道阻滞剂（CCB）、ACEI 和血管紧张素 II 受体阻滞剂（ARB）。指南推荐 ACEI 和 ARB 优先应用，该两类药物降血压同时提高胰岛素的敏感性，并降低新发糖尿病的危险性。常用药物如卡托普利、依那普利、氯沙坦等，也可以选用钙拮抗剂。

3. 控制血糖　2 型糖尿病是 ASCVD 的主要危险因素，理想的血糖控制目标为：空腹血糖 < 6.1 mmol/L，糖负荷后 2 小时血糖 < 7.8 mmol/L 及糖化血红蛋白 < 7.0%。成年 2 型糖尿病患者，

启动生活方式干预并启用二甲双胍作为一线治疗以改善血糖及降低心血管事件风险；合并其他 ASCVD 危险因素的成年 2 型糖尿病患者，在改善生活方式和二甲双胍治疗的基础上，也可考虑选择具有心血管获益的钠 – 葡萄糖共转运蛋白 2（SGLT-2）抑制剂（如恩格列净、卡格列净及达格列净）或胰高糖素样肽 –1（GLP-1）受体激动剂（如利拉鲁肽、阿必鲁肽、司美格鲁肽、度拉糖肽）以降低心血管病风险。

4.抗血小板治疗　阿司匹林的二级预防的应用被广泛认可，其主要获益为降低心肌梗死事件的风险，尤其是非致死性心肌梗死，降低缺血性卒中发生风险，但消化道出血风险会明显增加。临床需评估患者抗血小板治疗的获益和风险，可小剂量使用肠溶阿司匹林。

第四节　中医诊断与治疗

一、诊断

1.以腹型肥胖、体重超重为核心特征。

2.临床表现为体型肥大、脘腹胀满、多食、倦怠乏力，或口渴喜饮或不欲饮、胸胁胀满，或刺痛、头痛、心悸、气短、头晕目眩、心烦易怒、夜寐不安等。

3.多见于痰湿体质人群，多有饮食不节、情志内伤、劳逸失度、年老体虚等病史。

二、鉴别诊断

（一）水肿

水肿严重时，体重亦增加，腹水患者也可见腹部胀满，均可出现肥胖的伴随症状，鉴别要点首先在于水肿有阳水与阴水之别，水肿以颜面及四肢浮肿为主，或从头面部肿起，或从下肢肿起，严重者可见腹部胀满、全身皆肿，特点是压之常可形成凹陷。而肥胖以全身肥满或腹部肥满多见，压之不形成凹陷。其次，水肿经病理性水湿排出体外后，体重可迅速减轻，下降至正常；肥胖者体重减轻则相对缓慢。

（二）臌胀

臌胀以腹部胀大为主，外形类似于 MS 的腹型肥胖，鉴别要点在于腹部停积病理产物及兼证的不同，臌胀因肝脾肾受损，气血水互结于腹部，而 MS 主要是脾肾虚弱，水谷精微不从正化反聚湿生痰生脂，膏脂堆积腹部而成中心性肥胖；其次，臌胀兼有腹部胀大如鼓、皮色苍黄、腹部青筋暴露等。而肥胖的腹部皮肤松弛、皮色不变、无青筋。

（三）瘿病

在 MS 的消渴阶段，可出现上消、中消、下消的证候，需与瘿病鉴别。瘿病中气郁化火、阴虚火旺的类型，以情绪激动、多食易饥、形体日渐消瘦、心悸、眼突、颈部一侧或两侧肿大为特征。其中的多食易饥、消瘦，类似消渴病的中消，但眼球突出，颈前瘿肿有形则与消渴有别，且无消渴病的多饮、多尿、尿甜等症。

三、辨证论治

（一）辨证要点

1. 辨病与辨证结合　MS 中医诊断以肥胖为核心，久之演变为眩晕、消渴、胸痹等严重疾病，同时需按照中医理论辨证论治，找出病因，随证治之，辨病与辨证相结合治疗 MS。

2. 辨病期　疾病早期，机体功能旺盛，以实证为主，属郁、热阶段；疾病中晚期由实到虚，由盛而衰，由脾胃伤及肝肾，痰浊、血瘀等病理产物与脏腑虚损同时出现，阴阳、气血、津液、脏腑多功能失调，虚实夹杂，病机复杂。

3. 辨虚实　MS 为本虚标实之证。一般病之初期以实证为主，病久则虚实夹杂。虚者因阴液不足，或阳气亏虚，络脉失荣；实者为郁、热、痰、浊、瘀阻滞络脉，或使络脉绌急，更进一步加重络脉的郁滞。故临证必须注意辨病证之虚实、脏腑阴阳气血之盛衰，治疗或先去实，或先补虚，或虚实同治。

4. 辨邪之性质　瘀血、痰浊、水湿、郁热在本病中常兼夹为患，但有主次先后之别。痰、湿均为阴邪，常相互夹杂，痰湿盛者多见形体肥胖、胸闷憋喘、脘腹痞满、头晕呕恶、头身困重、大便黏腻、舌淡苔薄白、脉弦涩；痰湿之邪易与热结而为痰热、湿热，患者常出现咽中黄黏痰、口气臭秽、口干口苦、饥不欲食、烦躁多梦、大便干结或稀溏、肛门灼热、小便短黄、舌红苔黄腻、脉滑数；瘀血重者多见胸闷胸痛、夜间尤甚、固定不移、肌肤甲错、面色晦暗、目眶黧黑、口唇发绀、舌质暗或伴舌下瘀斑瘀点、苔薄白，脉沉弦而涩。

（二）治疗原则

1. 预防为主，早期干预　因 MS 病变早期的隐匿性、病变过程的复杂性、疾病晚期的严重性，临床治疗应遵循预防为主、早发现、早干预的原则，根据"治未病"的理论，发挥中医中药防治结合的优势。中医认为脏腑功能失调是发病的内因，故病之早期应该以调理脏腑功能为主，阻止或延缓疾病发展。

2. 异病同治，扶正祛邪　脾弱肾虚、肝失疏泄、痰瘀互结是 MS 共同的病机，治疗时要把人看作一个整体，治病必求于本。同时，从正虚、邪实两个方面考虑问题，分清矛盾主次，标本兼顾。偏正虚者，以健脾益肾扶正为主，兼以调肝、活血、化瘀、通络；痰瘀盛者，以涤痰化瘀祛邪为主，兼以调节脏腑功能、扶助正气，并将这种治疗方法贯穿疾病始终。

3. 病之早期注意健脾益肾调肝　MS 以肾虚脾弱、脏腑功能失调为本，故治疗时当治病求本、脾肾兼顾以调理脏腑功能；肝失疏泄是本病的重要病理环节，故应顺其舒达之性，适其柔弱之性，调畅情志、滋助肝血、涵养肝阴，使肝气条达、肝体丰固。脾升胃降，纳化有常，中焦健运，枢机得畅，气血和调，正气渐复，肝木得养，使气血充足，痰无所生，血行通畅，湿邪得化，湿去热除。

4. 重视祛痰除瘀　由于痰浊、瘀血既是 MS 病程演变中的病理产物，又是疾病发展的致病因素，可进一步导致"变证""坏证"的发生，所以，解决好痰瘀互阻的问题是至关重要的，在诊治中应把握病机，将从痰论治、从瘀论治贯穿始终。

（三）分证论治

1. 肝胃郁热，络脉绌急

证候：胸胁脘腹胀满，面赤，体胖，心下满痛或心下痞硬，心烦易怒，口干口苦口渴口臭，多饮多食，大便干结，小便短赤，舌质红、苔黄，脉弦数。

证候分析：五志过极，扰动肝火，逆乱气机，使络脉细急不柔。肝失疏泄，胃失和降，络气郁滞，则脘腹痞满、胸胁胀闷、心下痞硬；气滞精微水液运化输布失常，停聚体内则形体肥胖；肝主藏血，肝火扰动脉络，血液运行失常，则面赤、心烦、易怒；肝火上炎则见口苦口干；肺肾热盛则见口干口渴、小便短赤；胃肠热盛则口臭多饮多食、大便干结；肝火上冲则脉数，络脉细急则脉弦。

治法：解郁清热，柔脉通络。

方药：大柴胡汤（《金匮要略》）加减。

柴胡 15 g，黄芩 9 g，半夏 9 g，枳实 9 g，白芍 9 g，大黄 6 g，生姜 10 g。

方解：大柴胡汤具有清泄少阳、和胃降逆的功效，是小柴胡汤与小承气汤两方加减合成，是和解与泄下并用的方剂。方中柴胡为君药，疏肝气解郁滞，配臣药黄芩疏泄肝胆郁热，以除少阳之邪；合芍药养肝阴而柔络脉，一散一收，调理肝气；轻用大黄配枳实泄阳明热结，行气消痞；半夏化痰散结，降逆和胃；配伍生姜，治呕逆不止。诸药合用，发挥和解少阳、内泄热结之用，使少阳与阳明合病得以双解。

加减：痰湿重者加陈皮理气化痰燥湿，茯苓健脾利湿；膏脂秽浊蓄积加五谷虫、红曲、生山楂泄浊降脂；瘀血内阻重者加桃仁、水蛭粉活血祛瘀。

2. 肝胆湿热，络气郁滞

证候：胸胁苦满，呕恶腹胀，纳呆口苦，头晕心烦，燥热面红，大便时溏时结，小便短赤，舌红、苔黄腻，脉弦滑数。

证候分析：湿性重着黏滞，易阻滞中焦气机，导致脘腹胀满；湿热之邪郁蒸于肝胆，则胸胁苦满、口苦；湿热下注，热扰膀胱，则小便短赤；热扰清窍，则头晕心烦、燥热面红；脾失健运，胃失和降，则纳呆呕恶；湿热阻滞大肠，肠道运化功能失司，则大便时溏时结。

治法：疏肝利胆，清热利湿。

方药：龙胆泻肝汤（《太平惠民和剂局方》）加减。

龙胆草 10 g、黄芩 10 g、栀子 9 g、泽泻 10 g、木通 9 g、车前子 10 g、当归 10 g、生地 10 g、柴胡 10 g、生甘草 6 g。

方解：龙胆草大苦大寒，上泻肝胆实火，下清下焦湿热，是本方泻火除湿两擅其功的君药；善清肝胆实火，利肝胆湿热；黄芩、栀子苦寒泻火、燥湿清热；泽泻、木通、车前子清热利湿，导邪下行；肝为藏血之脏，肝胆实火易伤阴耗血，用生地、当归滋阴养血，使标本兼顾；柴胡与当归、生地养肝体而助肝用，甘草调和诸药。综观全方，泻中有补，利中有滋，使热清火降、湿浊分清。

加减：肝胆实火较盛，去通草、车前子，加黄连增清热泻火之力；湿盛热轻，去黄芩、生地，加滑石、薏苡仁利水渗湿。

3. 脾虚痰浊

证候：脘闷腹胀大，四肢倦怠乏力，面色萎黄，食欲不振，口中黏腻感，呕逆，便溏，舌体胖大、舌质淡、有齿痕、舌苔腻，脉滑。

证候分析：脾虚运化无力，则纳呆、腹胀；脾虚失运，湿注肠道，不能分清泌浊，则便溏；脾主四肢，气血生化乏源，无以滋养四肢肌肉，则四肢倦怠乏力，无以上荣于面则面色萎黄；脾不能为胃行其津液，则痰饮水湿聚集，停于中焦，胃失和降则呕逆，上泛于口则口中黏腻，舌淡苔腻、有齿痕。

治法：益气健脾，泄浊化痰。

方药：六君子汤（《太平惠民和剂局方》）加减。

人参 10 g，白术 15 g，茯苓 12 g，陈皮 10 g，半夏 10 g，炙甘草 9 g。

方解：六君子汤由四君子汤加半夏、陈皮组成。具有健脾益气、和胃化痰的功效。以四君子汤益气健脾，脾气健运则气行湿化，以杜生痰之源。重用白术，增强四君子汤燥湿化痰之力；半夏辛温而燥，为化湿痰之要药，并能降逆和胃止呕；陈皮既可调理气机以除胸脘痞闷，又能止呕以降胃气，还能燥湿化痰以消湿聚之痰，达到"气顺而痰消"的目的。诸药合用以益气健脾配伍燥湿化痰之法，达到补泻兼施、标本兼治的目的。

加减：呕吐、不思饮食加生姜、砂仁、木香和胃降逆止呕；胸腹胀满加苍术、厚朴燥湿下气除满。

4. 湿困脾胃，络郁湿阻

证候：胸胁脘腹胀满，头身困重，体胖腹满，多食，易倦怠，舌苔厚腻，脉弦或稍滑。

证候分析：津液的生成、排泄、运输离不开气的推动，若气机运行不畅，可导致络气郁滞引起脏腑气机运行不畅，气络形气转化的物质能量交换异常，脾失健运，不能正常运化水谷精微，津液输布失常，滋生痰湿，困遏清阳则头身困重；痰浊阻滞筋脉则容易疲劳；湿浊之邪阻滞脾胃，则胸胁脘腹胀满；痰湿滞于肌表，则形体肥胖。若过食肥甘厚味，则更阻滞脾的运化功能，痰浊易于化生。舌苔厚腻、脉弦或略滑为湿困脾胃、络郁湿阻之征。

治法：行气化湿，导滞通络。

方药：四逆散（《伤寒论》）合平胃散（《太平惠民和剂局方》）加减。

柴胡 12 g，陈皮 9 g，赤芍 12 g，半夏 10 g，茯苓 15 g，厚朴 9 g，枳实 10 g，苍术 9 g，泽泻 10 g，荷叶 10 g，神曲 10 g，甘草 9 g。

方解：四逆散是治疗气机阻滞、气血阴阳之气不相顺接的名方。方中柴胡疏肝郁，升发真阳回四逆；枳实破气除痞；赤芍清肝热，化瘀血；甘草和其不调之气。平胃散是治疗湿滞脾胃的方剂，有"治脾圣药"的美誉。具有燥湿化痰、行气健脾的功效。方中陈皮理气化痰，半夏化痰散结，厚朴除湿散满、行气消胀，苍术芳香燥烈，长于燥湿健脾。两方相合，共奏舒畅络气、行气化湿的功效。在此基础上加茯苓、泽泻、荷叶健脾利水渗湿，使脾得健运；神曲消食和胃。

加减：肝络气滞，两胁灼热、胀痛偏重者，加决明子、夏枯草清肝泄热，川楝子、延胡索行气止痛；胃脘灼痛加生石膏、黄连清胃泻火；便秘加生大黄泄热通腑；兼有血瘀加丹参凉血化瘀，郁金行气化瘀。

5. 痰瘀互结，脉络瘀阻

证候：胸闷，胸胁刺痛，脘腹痞满，头身困重，四肢酸楚沉重，面唇紫黯，肢体倦怠，舌质暗、有瘀斑瘀点，脉弦或沉涩。

证候分析：痰湿凝结，交阻于络脉之中，使气机阻滞、血运不畅而为血瘀，日久痰瘀互结，胸胁痹阻，则有胸胁刺痛；痰湿停聚中焦脾胃，阻滞气机，则胸胁脘腹胀满；困遏清阳，则头晕头痛；困遏卫阳，则四肢酸楚沉重；面唇紫黯，舌质暗、有瘀斑瘀点，脉弦或沉涩均为痰瘀互结、脉络瘀阻之征。

治法：祛痰化瘀，通络止痛。

方药：二陈汤（《太平惠民和剂局方》）合桃红四物汤（《医宗金鉴》）加减。

橘红 10 g，半夏 12 g，茯苓 10 g，桃仁 9 g，红花 6 g，川芎 15 g，当归尾 12 g，赤芍 12 g，生地 10 g。

方解：二陈汤为燥湿化痰的基础方，方中半夏、橘红皆以陈久者良，而无过燥之弊，故方名为"二陈"。半夏辛温性燥，善能燥湿化痰，且又和胃降逆，为君药；橘红为臣，既可理气行滞，又能燥湿化痰。两者等量合用，相辅相成，增强燥湿化痰之功，体现了治痰先理气、气顺则痰消之意。配以茯苓健脾渗湿，渗湿以助化痰之力，健脾以杜生痰之源。桃红四物汤功用养血活血，具有化瘀生新的功效。方中当归尾具有辛润通络的功效，且养血活血之力强；生地滋阴清热；赤芍养血和营；川芎为"血中之气药"，辛温走窜，善能活血利气、祛瘀止痛，配地、芍、归等滋补药，使补而不滞、养血而不留瘀；桃仁、红花为强有力的活血破血药物。诸药合用，共成祛痰化瘀、补血调血之功。

加减：眩晕加天麻、白术息风止痉；胸闷加瓜蒌涤痰散结；大便黏滞加槟榔行气导滞；胸中烦热、痞满胀痛，加黄连、半夏、瓜蒌清热化痰，宽胸散结。若络气郁滞严重出现疼痛者，加降香、香附入肝经，发挥疏肝理气作用，且降香有行气活血、止痛止血的功效，能明显改善胸闷气短、胸胁刺痛的症状。若病程日久，瘀血阻滞络脉，加用水蛭、土鳖虫，虫类通络药性善走窜、剔邪通络，能起到很好的化瘀通络作用。少气懒言者加人参、黄芪补肺健脾益气。

6. 脾肾气虚，络气虚滞

证候：神疲乏力，少气懒言，纳呆腹胀，腰膝酸软，头晕耳鸣，夜尿频多，尿浊如脂，或下肢水肿，阳痿遗精，大便溏泄，舌淡胖、苔薄白或嫩，脉沉细或细弱无力。

证候分析：脾主运化，为后天之本，气血生化之源、气机升降之枢纽，脾气亏虚，运化无力则纳呆腹胀便溏；肾藏精、主水，肾气虚，精髓不充，则腰膝酸软、头晕耳鸣；肾脏开阖失司，精微下注，则夜尿频多、尿浊如脂，阳痿遗精；气化无权，水液泛滥，则下肢水肿。

治法：补脾益肾，荣脉通络。

方药：四君子汤（《太平惠民和剂局方》）合右归丸（《景岳全书》）加减。

人参9g，白术9g，茯苓9g，黄芪10g，山药12g，山萸肉9g，熟地15g，菟丝子15g，枸杞9g，肉桂6g，炙甘草6g。

方解：四君子汤具有健脾益气的功效，常用于脾胃络气虚证者。方中人参性甘温，益气健脾；配白术、茯苓，健脾燥湿，加强益气助运之力；炙甘草益气和中，调和诸药。右归丸填精益髓，温补肾阳，是补肾益精之品。方中菟丝子、肉桂加强温阳补肾之功，山药补益脾肾，枸杞、山萸肉滋阴养血，契合《景岳全书》所说"善补阳者，必于阴中求阳"的理论，黄芪补肺健脾益气。诸药共奏温补肾阳、补脾益肾、荣脉通络的功效。

加减：腰膝酸痛加炒杜仲、补骨脂补肾强骨；下肢水肿加茯苓皮、大腹皮利水消肿；畏寒肢冷加桂枝、生姜温阳散寒；纳差者加陈皮、木香、砂仁化湿理气健脾；声低气怯，中气下陷，予补中益气汤补中益气，升阳举陷；伴出血者，加侧柏叶、三七粉化瘀止血，联合归脾汤补益心脾，养血安神。

7. 气阴两虚，络脉失荣

证候：气短懒言，自汗，神疲乏力，口干多饮，大便干结，舌质淡红、少苔，脉沉细或细数。

证候分析：病程日久郁积化热，伤津耗气；气虚则神疲乏力、气短懒言，气虚卫外不固则自汗；阴虚内热，灼烁津液，则咽干口燥多饮；阴虚火旺，肠道津液亏虚，则大便干结；舌红少苔、脉沉细或细均为气阴两虚之征象。

治法：益气养阴，和营荣络。

方药：生脉散（《丹溪心法》）合防己黄芪汤（《金匮要略》）加减。

太子参10g，麦冬10g，五味子10g，黄精10g，山萸肉10g，黄芪15g，汉防己15g，白术9g，茯苓10g，炙甘草9g。

方解：生脉散适用于耗气伤阴、气阴两虚之证，具有益气生津、敛阴止汗的作用。方中太子参补肺气，生津液，为君药；麦冬甘寒，养阴清热，润肺生津，为臣药，两者合用，益气养阴之功益彰。五味子酸温，敛肺止汗，生津止渴，为佐药，三药合用，一补一润一敛，益气养阴，生津止渴，敛阴止汗，使气复津生、汗止阴存、气充脉复，故名"生脉"。防己黄芪汤具有益气祛风、健脾利水的功效，方中防己祛风行水，黄芪益气固表且能行水消肿，两者配伍达到扶正祛邪、标本兼顾的目的；炒白术补气健脾；黄精、山萸肉益肾精、荣络脉；茯苓健脾渗湿，甘草培土和中、调和诸药。诸药相和，益气养阴、脾气健运、络脉通利。

加减：纳差加陈皮、焦山楂、炒神曲健脾理气，消食和胃；胃脘胀闷加苍术、厚朴行气消滞；口干多饮加天花粉、知母生津止渴；若见五心烦热、腰膝酸软、头晕耳鸣、口干口渴、大便干结等可用知柏地黄汤（山药、丹皮、白茯苓、山茱萸、泽泻、黄柏、熟地、知母）滋阴泻火。

（四）其他治疗方法

1. 穴位埋线　MS 具有病程长、邪气深的特点，需要深纳而久留针，故穴位埋线更适用于治疗 MS。穴位埋线能有效改善肥胖，显著降低血压、血糖、血脂水平，且无毒副作用、安全、有效。MS 临床常见分型及取穴如下。主穴选取天枢、中脘、水道、带脉；随症加用配穴：①肝郁气滞加期门、膻中、太冲等，②脾虚痰盛取脾俞、丰隆、太白等，③痰瘀互结取膈俞、丰隆、内关等，④脾肾阳虚取三焦俞、关元、命门等。

2. 针灸治疗　针灸具有减肥效果，通过刺激穴位、疏通经络、调节气血、平衡阴阳、扶正祛邪、协调脏腑，进而调节机体神经、血液循环、内分泌代谢活动，控制食欲，减轻体重，对血压、血糖、血脂、血液黏稠度及胰岛素水平等也均具有改善作用。主穴选足三里和天枢，随症加用配穴：①脾虚湿盛者加中脘、阴陵泉、丰隆、气海，②湿热阻胃者加曲池、上巨虚、合谷、支沟，③肝气郁滞者加太冲、肝俞，④肾虚脾弱者加脾俞、肾俞、命门，⑤阴虚内热者加水道、三阴交。

3. 中医禁食法（辟谷疗法）　辟谷限食的理论与现代医学中热量限制的疗法本质相同，但辟谷疗法不是单纯不进食任何食物，而是减少谷物及肉类等食物的摄入，本质是改善膳食结构，通过服饵或服气达到"气足不思食"，有节制地饮食，限制热量摄入，有利于减轻胃肠道负担，增强肠胃消化吸收能力，从而调节肥胖者体内菌群，调整人体功能，进而有利于消耗脂肪、减轻体质量，调节血压、糖脂代谢及胰岛素敏感性，有效改善代谢综合征。

4. 推拿、气功　推拿和气功具有疏通经络、调畅气血、协调脏腑功能的作用，可通过调节自主神经功能、血液黏度及血压、血脂、血糖和胰岛素水平，达到减肥的功效。推拿以推、拿、掖等为主要手法，结合摩、捏、按、合、分、刺等辅助手法。频繁的按摩可加速局部血液循环，使脂肪组织间隙血管增生，脂肪细胞分解代谢增加，从而达到减脂减重的目的。气功减肥相当于古代气功的导引、吐纳等，通过自我按摩和活动关节的方法，双向调节新陈代谢，改善消化系统功能，控制食欲，减少饥饿感。除了能减轻体重，还能促进身心平衡，使生命处于最佳状态，即所谓"内练精气神，外练筋骨皮"。

（五）转归、预后与预防

1. 转归与预后　MS 早期综合治疗，可获痊愈，但非药物治疗方法，如控制饮食、运动锻炼必须持之以恒，否则容易复发。病程久者，降低体重较困难，最终易并见消渴、眩晕、头痛、胸痹、中风、痹证等多种病证，因此必须早期治疗。

2. 预防　MS 可引发如 2 型糖尿病、冠心病、高血压、脑卒中等重大危险的并发症，对人体健康威胁极大，且本病治疗不易，给患者及其家属造成沉重的负担，故早期预防很重要，预防应从儿童开始。预防 MS 的关键是形成并保持良好的生活方式、平衡饮食、合理运动、调控情志，可有效预防代谢紊乱。

（1）平衡饮食：平衡饮食是 MS 的基础和一线治疗。应忌肥甘厚味、辛香燥烈等高热量饮食，宜清淡、低脂、低盐饮食，合理摄入糖类、脂肪、蛋白质、膳食纤维、维生素和微量元素及养成良好的饮食习惯，以达到控制血糖、降低血脂和血压、维持标准体重的目的。食疗讲究营养均衡、粗细搭配、荤素搭配、定时定量。根据"五味"特性，将食物分为寒凉、温热、平性三大类，在 MS 的不同时期，可根据患者的体质及证候表现选用不同的食材。

（2）合理运动：增强体育锻炼能减少脂肪组织，改善营养物质代谢转化，维持能量平衡等，从而有效地防治 MS，减少心血管危险因素。适度运动是 MS 的运动治疗原则，包括四方面：适当的运动方式、适当的运动强度、适当的运动时间、适当的运动目标。少量多次、规律运动、持之以恒。推荐的运动方式包括：快走、太极拳、八段锦、站桩、六字诀等。根据患者的身体情况采用不同的运动方式。

（3）调控情志：情志失调是 MS 发生的重要病因之一，在 MS 的不同阶段，身体的不适也可使患者产生各种心理危机，继而出现抑郁、焦虑、恐惧、悲伤等心理。因此，调控情志是治疗 MS 的重要环节。首先应加强患者及其家属的健康教育，使其正确认识和对待 MS，减轻心理负担，树立康复信心；另可采用运动、音乐等干预方式转移患者注意力，调畅情志。

第三十一章 糖尿病周围神经病变

糖尿病周围神经病变（diabetic peripheral neuropathy，DPN）是糖尿病最常见的慢性并发症之一，其发病率可高达60%～90%，其发生的风险与糖尿病病程、血糖控制情况等有关，性别差异不明显，男女发病率相当。临床上糖尿病周围神经病变可累及多个神经产生运动和感觉障碍，已成为导致糖尿病患者丧失劳动能力的主要原因之一。其临床表现早期以肢体感觉障碍为主，出现肢体远端及躯干部分麻木、发凉、蚁行感、疼痛等症状，呈袜子样或手套样，严重者伴有刺痛、钻凿痛，以双下肢为甚，日久不愈可发生肌肉萎缩、腱反射减弱或消失等，严重影响糖尿病患者的生活质量。DPN作为最常发生的糖尿病神经病变，影响到30%的住院糖尿病患者和25%的社区糖尿病患者。糖尿病诊断10年内常有明显的临床DPN发生，神经功能检查发现60%～90%的患者有不同程度的神经病变，其中30%～40%的患者无症状。

糖尿病周围神经病变归属于中医学"消渴""痹证""痿证""脉痹"等范畴，而现代中医学习惯将其命名为"消渴病痹证"。吴以岭指出：糖尿病周围神经病变属于中医"络病"范畴。其典型临床表现在中医古籍中多有记载，如《普济方》云："肾消口干，眼涩阴痿，手足烦疼。"元代朱丹溪《丹溪心法》云："肾虚受之，腿膝枯细，烦疼。"清代《王旭高医案》曰："消渴日久，但见手足麻木，肢凉如冰。"本病的发生主要与瘀血阻滞脉络有密切关系，多因消渴病日久不愈、脏腑功能失调、邪客络脉，影响络中气血运行及津液输布，致使络失通畅或渗灌失常，导致瘀血滞络。此外，又因脾失健运、痰湿蕴结，进而引起痰瘀交结、阻于脉络。《类证治裁》云："诸气血凝滞，久而成痹。"《秘传证治要诀》中亦有曰："三消久之，精血既亏，或目所见，或手足偏废如风疾，非风也。"清代医家唐容川亦在《血证论》中提出："内有瘀血，故全不得通。"均说明消渴病日久导致的痹证是以虚与瘀为病理基础，故治疗应以扶正补虚、化痰祛瘀、通络导滞为原则。

第一节 西医病因病理

一、发病原因

糖尿病周围神经病变的发病是多因素相互作用的结果，主要涉及代谢障碍、微血管病变、氧化应激、神经生长因子缺乏、自身免疫反应、遗传等因素。高血压、高血糖、脂代谢紊乱等危险因素也作用于神经病变发展的不同阶段，其中高血糖是所有发病机制的中心环节。

（一）代谢紊乱学说

1.多元醇代谢通路增强　进入神经组织后的葡萄糖，其代谢途径有两条：其一也是最主要的一条代谢途径即在己糖激酶的作用下，葡萄糖直接转化成6-磷酸葡萄糖；其二是在醛糖还原酶的作用下使葡萄糖还原为山梨醇，然后在山梨醇脱氢酶的作用下氧化为果糖，最后，果糖在己糖激酶的作用下转化为 6–磷酸葡萄糖，这条代谢途径即为多元醇通路。在正常情况下，因醛糖还原酶的活性很低，仅约 30% 的葡萄糖经过多元醇途径代谢，约 70% 葡萄糖以己糖激酶的途径代谢为主。但在持久的高血糖环境中，活性很低的醛糖还原酶活性增强，多元醇通路被激活，葡萄糖在醛糖还原酶作用下转化为山梨醇和果糖增多，由于这两种转化产物不易透过细胞膜且难以降解，而神经组织内缺乏果糖激酶，导致山梨醇和果糖在神经组织内大量堆积，引发一系列病理反应。山梨醇过分增多使神经细胞内产生高渗状态，从而使神经细胞变性以致罹难、显著减缓神经传导速度，以及促使神经纤维节段性脱髓鞘。此外，由于在神经细胞内大量积聚了由山梨醇经山梨醇脱氢酶氧化而生成，与神经组织蛋白的结合力要远胜于葡萄糖的果糖，导致了神经细胞骨架蛋白糖化加速并干扰了轴浆运输，从而深度危及神经结构与功能。

2. 肌醇代谢紊乱　肌醇具有与维生素相类似的作用，对细胞内含磷脂类而言是不可或缺的物质。肌醇调节神经组织细胞功能主要通过合成磷酸肌醇来实现。由于葡萄糖的立体结构与肌醇结构相似，一方面高血糖通过竞争性抑制调控肌醇运输的钠依赖性载体，使细胞对肌醇的摄取减少；另一方面在高糖状态下，醛糖还原酶被激活，必然造成细胞内山梨醇大量堆积而干扰了肌醇代谢，减少了细胞外肌醇的摄取，以致细胞内肌醇耗竭，从而使细胞合成磷脂酰肌醇下降，后者是神经髓鞘的重要组成部分。肌醇减少，不但导致神经信息的合成传递减少出现传导障碍，而且其转换分解生成的二脂甘油（DG）及三磷酸肌醇（IP）也相应减少，导致 Na^+–K^+–ATP 酶活性降低，使神经传导速度减慢。

3. 糖基化终末产物生成　持续的高糖状态会导致葡萄糖与蛋白质分子 ε–氨基发生非酶促聚合反应增多，形成不可逆的糖基化终产物（AGEs）增加。同时随着糖尿病病程迁延、患者免疫力低下等均会导致 AGEs 在体内蓄积，故 DPN 患者体内 AGEs 含量较正常人显著升高。AGEs 可引起细胞间分子的连接，造成细胞外基质蛋白不可逆的异常改变，刺激机体产生细胞因子和氧自由基。一方面可导致神经髓鞘蛋白异常交联，影响微管依赖性神经结构与功能；另一方面细胞因子引起神经内膜滋养血管病变，导致神经缺血、缺氧，促进和加重了糖尿病神经病变的进程。

4. 氧化应激反应增强　氧化应激反应增强是指 DPN 发生后，机体受到有害刺激导致氧化系统失衡，抗氧化作用增强，氧自由基和活性氧族等氧化中间产物大量形成。后者能改变机体原有的正常氧化还原反应，引起细胞代谢通路损伤，直接或间接诱导血管通透性改变，引发血管舒张功能障碍，损害血管内皮细胞，诱导神经细胞凋亡。研究表明，机体在持续的高血糖状态下，体内 AGEs 及多元醇增多，两者能激活蛋白激酶 C 途径，三者均能增加活性氧簇的生成，增强体内氧化应激反应。神经内膜氧化应激产生的 ROS 对神经组织的直接毒性作用可能是糖尿病周围神经病变进展的另一机制。氧化应激也可直接引起神经元 DNA 信号转导，损害神经元蛋白和脂质，阻碍轴突运输。此外，氧化应激还可造成神经生长因子、睫状神经营养因子等多种神经营养因子减少，从而减弱了受损神经纤维的再生能力。

5. 脂质代谢障碍　脂质代谢障碍是 DPN 发生的高危因素。人体脂类中含有多种不饱和脂肪酸，其中亚油酸和亚麻酸属于人体内不能合成的必需脂肪酸，而由这些必需脂肪酸转化生成的二十碳多烯酸则为合成前列腺素及其衍生物的重要原料。糖尿病状态下，脂肪酸去饱和障碍，亚油酸–6 脱饱和缺陷使体内 γ–亚麻酸减少，进而花生四烯酸减少，而致体内必需脂肪酸的缺乏，必然会导致前列腺素代谢的紊乱。前列腺素及其衍生物对微循环有强烈的调节作用，其结果是出现缺血、缺氧性神经损害。游离脂肪酸还能直接抑制神经肽如 P 物质的合成和释放，对神经系统有直接的细胞毒性作用，引起神经组织缺血、缺氧，降低许多酶的活性，如抑制 Na^+–K^+–ATP 酶和 Ca^{2+}–ATP 酶的活性，从而导致神经功能受损。此外，血脂代谢紊乱产生的脂毒性在高糖状态下能加速施旺细胞的凋谢，进一步推进 DPN 的发展进程。

6. 维生素缺乏　糖尿病患者因长期控制饮食、消耗增多，存在不同程度的维生素（尤其是 B 族）缺乏，这可能会导致 DPN 的发生。有研究表明，采用甲钴胺（甲基维生素 B_{12}）干预糖尿病周围神经病变的大鼠模型，可抑制醛糖还原酶活性和多元醇代谢通路活性，使神经组织 Na^+-K^+-ATP 酶活性增强，提示维生素 B_{12} 可能对神经保护有作用。在临床实践中，甲钴胺具有缓解麻木、疼痛和改善神经传导速度的作用，已成为治疗神经炎的一线用药。此外，维生素 D 通过与胰岛细胞内的受体相互作用来改善胰岛素抵抗、增强胰岛素敏感性。维生素 D 缺乏还会减少 DPN 患者体内胰岛素的合成。同时，神经胶质细胞中也存在维生素 D 受体，其在一定程度上也参与神经营养因子的合成，并调节脂代谢。

（二）微血管损害学说

糖尿病导致全身血管损坏，无论大血管还是微血管都会累及。尤其是滋养神经的小动脉和毛细血管也同样会因长期高血糖而引起病理改变。例如出现基底膜增厚、血管内皮细胞增生、血管壁脂肪和多糖类堆积，导致血管管腔狭窄。另一方面，由于血黏度增高，神经的营养血管更易出现纤维蛋白和血小板聚集，加重血管堵塞、微循环障碍。受损血管无法正常滋养神经，进而出现神经营养障碍和变性，使受损神经的再生增加难度。

1. 血液流变学异常　正常人要维持微循环的有效灌注，必须有正常的红细胞变形能力，而糖尿病患者易出现血液流变学异常，并出现如下异常变化：血小板黏附及聚集能力增强，红细胞变形能力减弱，血液中凝血物质增多，组织纤溶酶原抑制物增多及激活物减少，从而使血液呈现高凝状态，极易形成血栓，进而造成神经组织缺血缺氧引发病变。由此可见，血液流变学不仅是神经病变发生的重要原因，并且与其严重程度密切相关。

2. 血管结构障碍　针对糖尿病血管病变，特别是微血管病变，经组织病理学研究证实其主要病理改变是随着毛细血管基底膜不断增厚，血管内皮细胞不断增生、透明变性，糖蛋白不断沉积，使管腔变得狭窄，加大了形成血栓的概率；而神经外膜血管出现硬化，促使微血管发生舒张功能障碍，导致灌注不足，引起神经纤维缺血、缺氧，进而出现神经功能异常。可见，高血糖导致血管结构障碍是产生糖尿病神经病变的另一个重要原因。

（三）神经营养因子学说

1. 神经营养因子缺乏　神经营养因子是一类具有促进神经细胞生长发育、维持内皮细胞存活、加强神经纤维再生的蛋白质因子，包括神经生长因子及胰岛素样生长因子等。神经生长因子能诱导蛋白磷酸化并促进神经递质生成，以维持正常神经元的生理功能，并可作用于交感神经，使其内皮细胞生长。在高糖状态下，神经生长因子缺乏可降低神经损伤后的修复能力，加重 DPN 恢复难度。胰岛素样生长因子表达减少，亦会对神经的修复再生长功能产生负面影响，且不利于胚胎发育。

2. 神经递质传递异常　去甲肾上腺素可刺激受损的周围神经出现芽生现象，从而导致疼痛发生。这已在动物实验中得到证实，据此可以推断血浆中去甲肾上腺素水平与疼痛性糖尿病多发性神经病变的发生有直接关联。疼痛性糖尿病多发性神经病患者，其血浆去甲肾上腺素水平远高于非神经病变糖尿病患者，而且血浆去甲肾上腺素水平升高的浓度与患者的疼痛程度成正比。

（四）免疫学说

近年来，糖尿病周围神经病变的产生与免疫因子的相关研究不断深入。有研究发现糖尿病神经病变患者血液中存在磷脂抗体，且比率在此类患者中占88%，揭示了神经受损与免疫的相关性。高血糖能破坏神经血管屏障，促使机体对某些神经组织产生免疫反应，这可能是产生神经组织自身免疫性损伤的原因。在腓肠活检实验中发现，神经束膜和神经内膜处有免疫球蛋白IgG、IgM和C3沉积，这正好支持了上述观点。此外，有研究已证实糖尿病神经病变患者血液中神经节抗体和谷氨酸脱羧酶65抗体增高，而C肽水平减少。自身抗体如单唾液酸神经节苷脂等抗体对促进远端对称性神经修复、改善神经轴突再生具有积极意义，注射免疫球蛋白在一定程度上可延缓疾病发展。综上所述，自身免疫机制参与了糖尿病神经病变的发生，但其具体作用尚需进一步深入探讨。

（五）炎症反应

炎症反应造成的血管内皮损伤会导致炎性细胞浸润，并产生大量炎性因子，如肿瘤坏死因子-α（TNF-α）、CRP、白细胞介素系列（IL-1）等。TNF-α作为一种对少突胶质细胞具有神经毒性和脱髓鞘作用的高表达促炎细胞因子，能抑制一氧化氮诱导的微血管扩张，影响血流状况。另外，TNF-α的表达与神经病理性痛阈密切相关，阻断该炎性因子的表达能显著降低痛觉过敏。

（六）遗传学说

在临床实践中常发现有些病程时间长，血糖指数居于高位的糖尿病患者没有或只有轻度的神经病变。但有些处于发病初期的患者，却显露出明显的甚至比较严重的神经病变症状。这说明糖尿病的病情轻重并不是糖尿病周围神经病变发生、发展及病情轻重的决定因素。上述这种现象提示个体遗传易感性在糖尿病周围神经病变中起到了一定作用。但是，有关遗传因素参与糖尿病周围神经病变发生的具体关系有待进一步探索。

二、病理机制

糖尿病周围神经病变的病理改变广泛分布于坐骨神经、正中神经、腓神经、胫后神经等活检的周围神经，首先累及感觉神经元。光镜下可见神经束膜下水肿或神经束减少。电镜下可见轴索内微管扩张，形成空泡，髓鞘变形，板层结构不明显；病情较重者可见髓鞘板层破坏、溶解。在神经纤维变性的同时，可见有髓和无髓纤维再生，雪旺细胞增生。神经微血管受累时，表现为神经纤维间毛细血管数目减少，内皮细胞增生、肥大；血管壁增厚，管腔变窄，透明变性。严重者发生小血管闭塞。

第二节　中医病因病机

一、病因

糖尿病属中医"消渴"范畴，糖尿病周围神经病变是在消渴日久、脾运久滞、气阴两伤的基础上出现久病入络、络脉瘀阻的病变结果。中医学认为本病主要由于素体阴虚，复因病久失治、外邪侵袭、饮食不节、情志失调、劳欲过度等因素导致。

（一）病久失治

《王旭高医案》云："消渴日久，但见手足麻木。"消渴病久失治，阴液亏虚，虚火上炎，津液重伤，燥热甚则阴愈虚，阴愈虚则燥热愈甚，阴耗气伤，肌肤经络失养；或病程日久，阴损及阳，阳气虚弱，寒从内生，血凝不畅；或虚热消蒸津液，血行瘀滞，瘀血阻络，虚实错杂，这是糖尿病周围神经病变发生的主要因素。

（二）外邪侵袭

《证治汇补·外体门》中有"痿属血虚，木属气虚，二者均谓之痹，皆不足病也，其症不痛，惟风寒湿三气杂至为痹者，乃有余之病，故多痛。有气血俱虚，但麻而不木者，有虚而感湿，麻木兼作者，有因虚而风寒湿三气乘之，周身掣痛，麻木并作者，古称之曰周痹""在手多兼风湿，在足多兼寒湿"的论述，阐明风寒湿三邪侵袭，直入络脉，致气络郁滞阳络为病，则气血不能畅行以濡养肢体筋脉，故表现为肢体麻木、痹痛。

（三）饮食不节

长期过食肥甘、醇酒厚味，致脾胃运化失司、积热内蕴、化燥耗津。《千金要方·消渴》指出："饮啖无度，咀嚼酢酱，不择酸咸，积年长夜，酣兴不懈，遂使三焦猛热，五脏干燥，木石犹且干枯，在人何能不渴?"《丹溪心法·消渴》云："酒面无节，酷嗜炙煿? ……于是炎火上熏，腑脏生热，燥热炽盛，津液干焦，渴饮水浆而不能自禁。"饮食不节，损伤脾胃，生化乏源，肌肤经络失养，故见肢体麻木不仁。

（四）情志失调

郁怒不畅，肝失条达，气失疏泄，肝气郁结，久则化火，消烁肺胃阴津。《儒门事亲·河间三消论》曰："耗乱精神，过违其度，……之所成也。"《临证指南医案·三消》云："心境愁郁，内火自燃，乃消症大病。"故五志过极，气机郁结，血行瘀滞，瘀血阻络，不通则痛，故见肢体疼痛不适。

（五）劳欲过度

素体阴虚，复因房事不节，劳欲过度，损耗阴精，阴虚火旺，上蒸肺、胃。《备急千金要方·消渴》云："凡人生放恣者众，盛壮之时，不自慎惜，快情纵欲，极意房中，稍至年长，肾气虚竭……此皆由房室不节之所致也。"《外台秘要·消渴消中》云："房室过度，致今肾气虚耗故也，下焦生热，热则肾燥，肾燥则渴。"说明房事过度，耗伤肾精，肾燥精虚，久则阴阳俱虚，是糖尿病周围神经病变发病的根本因素。

二、病机

糖尿病周围神经病变是因消渴日久、脾失健运，致气血津液化生失常，而发阴虚燥热，甚则气阴两伤，又因正衰积损、邪气乘虚而入、众邪蕴结、滞于络脉，引起气络郁滞、气遏血壅，即气络不通久则致脉络瘀阻。本病属络脉为病，又内及脾、肝、肾等脏腑。脏腑经络气化失常，代谢废物蓄积于体内形成痰浊瘀血而成本虚标实之证。本虚为气虚、阴虚，标实为痰浊、瘀血。气、血、痰、瘀既可单独致病，又可互结为患。其中气阴两虚是糖尿病周围神经病变的主要病理基础，贯穿病变始终，不同病程阶段亦有以阴虚、阳虚为主者。痰瘀阻络则是其发病的关键，瘀血、痰浊等病理产物阻滞脉络，脉络功能失调，血液不能渗灌濡养，气络失养而发为本病。络脉是遍布全身、广泛分布于脏腑组织间的网络系统，广义的络脉分为气络和血络。血络与西医学的滋养神经的中小血管、微血管特别是微循环的概念相吻合。糖尿病周围神经病变是典型的由气络病变致血络病变的病理过程。

（一）营卫失调，络气虚滞

消渴病日久，脾脏受邪，失其中焦枢纽之职，不能转化水谷精微为营卫之气，使营卫不充而失调，则络气虚滞，久则络脉瘀滞而发为消渴病痹证，以麻木、疼痛、发凉、乏力四大症状为主要临床表现。

《灵枢·本藏》曰："卫气者，所以温分肉，充皮肤，肥腠理，司开阖者也。"《素问·痹论》云："荣者水谷之精气也，和调于五脏，洒陈于六腑，乃能入于脉也，故循脉上下贯五脏，络六腑也。"《灵枢·营卫生会》云："中焦亦并胃中，出上焦之后，此所受气者，泌糟粕，蒸津液，化其精微，上注于肺脉乃化而为血，以奉生身，莫贵于此，故独得行于经隧，命曰营气。"从《黄帝内经》到后世医家的论述，卫气的主要功能包括防御卫护、监视自稳，充皮肤、温分肉，肥腠理、司开阖，熏于肓膜、散于胸腹，昼行于阳经与阳络，发挥温养皮肤分肉、防御外邪的作用，夜行于阴经与阴络，发挥温煦脏腑、气化津液的功能。《素问·逆调论》云："荣气虚则不仁，卫气虚则不用，荣卫俱虚则不仁且不用。"消渴病日久致气虚、痰浊瘀血，外感六淫等致病因素阻滞脉络，致使气络温煦充养、信息传导等功能失常，或脉络渗灌濡养功能障碍，导致营卫失调、络气虚滞，从而发生消渴病痹证之麻木。消渴病痹证之疼痛是络脉阻滞、气血运行不畅所致。清代程国彭《医学心悟》所说"通则不痛，痛则不通"，指出了气血壅滞不通是导致疼痛的主要原因。当营卫不足、气络失养，出现络阳亏虚。络阳亏虚一方面导致气络的气血津液精气化不足、机体功能低下，表现为神疲乏力；另一方面，络阳虚致气络温煦充养功能不足，则阳虚生寒，机体没有足够的热能来维持生理需要，可出现全身畏寒或局部皮温降低发凉。

（二）络气郁滞，血络瘀阻

外邪侵袭、情志刺激、生活起居异常等多种致病因素均可引起元宗卫气、脏腑经络之气郁滞不畅，进而导致络气郁滞、脉络阻滞，不通则痛。清代医家何梦瑶《医碥》所言："一有怫郁，当升不升，当降不降，当化不化，或郁于气，或郁于血，病斯作矣。"糖尿病患者久病肝气郁滞，或平素肝气不畅，情志不遂，或因肾虚水不涵木，肝气失于疏泄，导致气滞血瘀、脉络瘀阻、疼痛较剧，或头面部肌肉麻痹或挛急。

（三）脾失健运，痰湿阻络

脾为后天之本、气血生化之源，与胃一同完成人体对饮食的消化和吸收过程。胃主受纳腐熟，脾主运化输布。《素问·经脉别论》云："饮入于胃，游溢精气，上输于脾，脾气散精……水津四布，五经并行。"饮食中的水谷精微有效地输送到全身，充分利用的过程正是"脾气散精"的过程，只有脾气健运，才能"受气取汁"，将饮食中的水谷变成气血精微，布散至五脏九窍、四肢百骸，使气血得以充分利用、濡养。而脾的转输功能失常，则上不能输津达肺，中不能为胃行其津液，下不能充养肾精，从而导致消渴的发生。可见，消渴病虽有上中下三消之分，实皆与脾有关。

上消者渴饮无度，已饮而燥热依然。肺为水之上源，通调水道，而脾主运化、布散功能失常，则难以散精至肺，肺无津液以敷布周身，致燥热内生，故出现口渴多饮。若脾之转输功能正常，则入胃之水源源不断、达肺之津续续而来，则肺津可布而燥渴得止。

中消者消谷善饥，形体消瘦。中消的病机为胃强而脾弱。胃强者，胃中有热是也。《灵枢·经脉》："气盛则身以前皆热，其有余于胃，则消谷善饥，溺色黄。"《金匮要略·消渴小便不利淋证》云："趺阳脉浮而数，浮即为气，数即消谷而大坚……""趺阳脉数，胃中有热，即消谷引食，大便必坚，小便即数"。趺阳脉以候脾胃，此处专指胃，浮脉、数脉均主热，即胃热炽盛能消谷引食，即消谷善饥之意。胃主受纳腐熟水谷，饮食入胃，须靠胃的腐熟功能才能消化水谷，若胃中热邪过盛则腐熟作用太过，导致"胃热则消谷，消谷则善饥"的病理状态。脾弱者，脾阳不足是也。脾为太阴湿土，胃为阳明燥土，两者以膜相连、表里相合、燥润相济、升降有序、脾为胃运化水谷精微，达于五脏六腑、四肢百骸，充养肌肤。脾阳不足，失其健运之职，不能散精而为胃行其津液，水谷精微难以达于四肢则筋骨肌肉无以充养，故形体日渐消瘦。

下消者，尿多且甜，病位及肾。肾为先天之本，主藏精、司固摄而寓元阴元阳，且久病入肾，脾虚日久必累及肾元，先后天俱损。《张氏医通》曰："三消久而小便不臭，反作甜味，此脾气下脱，为病最重。"肾失濡养，开阖固摄失权，则水谷精微直驱下泄，随尿而出，尿多且甜。

综上所述，上中下三消皆与脾的病理变化有关，故而张锡纯《医学衷中参西录》云："消渴古虽有上、中、下之分，其证皆起于中焦而极于上下，中焦膵脏而累及脾，脾气不能散精达肺则津液少，不能通调水道则小便无节，是以渴而多饮多尿。"此处膵脏，类似现代解剖学中的胰腺。近代关乎脾的实质探讨已表明，中医学的脾系统包括现代解剖学中的脾和胰，胰腺的生理功能与糖尿病的发生密切相关。因此从脾论及消渴病的发生及病理变化，是有西医学病理生理基础的。脾胃的气络气机出入而发生的人体与自然外界的物质能量交换主要以饮食形式来进行，唐代著名医药学家孙思邈《千金要方》指出"饮食过多则结积聚，渴饮过多则成痰澼"，指出饮食过量可引起脾胃运化和胃肠的受纳、传导、分清泌浊等功能失常，致气络气化失常而生湿、生痰、化热、成积等，变生脾气络病变，而成脾失健运、痰湿阻络之证，这是消渴病痹证的主要发病机制。脾运失健水谷精微不从正化，反聚为痰湿之邪，加之过食肥甘厚味愈加壅滞脾运、化生痰浊、阻滞络脉。故四肢络脉阻滞可见肢体麻木、疼痛等症。

（四）痰瘀互结，络脉痹阻

络脉是从经脉支横别出、逐层细分、纵横交错、遍布全身、广泛分布于脏腑组织间的网络系统，发挥着"行血气而营阴阳，濡筋骨，利关节"的生理功能，是维持生命活动和保持人体内环境稳定的网络系统。络脉包括从经脉分出的所有络脉，至少包含着气络和血络，气络运行经气，血络运行血液，经气的温煦充养、防御卫护、信息传导、调节控制作用涵盖了西医学神经内分泌免疫调节功能，血络则与西医学从大血管依次分出的中小血管、微血管特别是微循环的解剖学形态相吻合。

糖尿病周围神经病变属糖尿病微血管并发症之一，也是典型的由气络病变引起血络病变的病理过程。痰瘀互结、络脉痹阻是消渴病痹证的发病关键。消渴病初期脾虚气弱，阴损气耗，气虚则无力推动血液运行而致血瘀，故血液黏滞不畅；阴虚燥热，煎熬津液，津亏液少，不能载血运行，导致瘀血内停；津液不能正常输布而津凝为痰，痰阻脉道，致痰瘀阻络。此外，气络气机升降出入乖戾，则气血津液不能正常相互转化，形成代谢废物蓄积于体内而成痰浊瘀血。加之过食肥甘厚味瘀滞脾运，津液代谢障碍进一步加重，津凝则聚而为痰浊，痰浊阻滞脉络凝滞血行，致痰湿阻络、血瘀阻络等病理变化。正如叶天士所云："病久气血推行不利，血络之中，必有瘀凝，故致病气缠绵不去""久发、频发之羔，必伤及络，络乃聚血之所，久病病必瘀闭"。瘀滞之邪，久存脉络，络中气血阻滞不通，必猝然而痛。《素问·举痛论》曰："经脉流行不止，环周不休……泣而不行，客于脉外而血少，客于脉中则气不通，故卒然而痛。"络脉瘀阻，气血运行不畅，不通则痛；络中气血阴阳不足，不能温煦濡养气络，络虚不荣，不荣则痛。久痛入络后期阴损及阳可致阴阳两虚，更加重瘀血阻络，久而久之则形成恶性循环，甚则引起脉络完全闭塞不通即脉络瘀塞。因此消渴日久则有"手足麻木，肢凉如冰"（《王旭高医案》），四肢疼痛麻木，或有刺痛，或有蚁行感，肌肤失养，出现肌肤干燥粗糙甚则肌肤甲错、肌肉瘦削之症。

（五）气阴两虚，络虚失荣

脾为后天之本，气血津液皆赖以生化，脾失健运，生化乏源，常可导致气血不足、津液匮乏。消渴病初期多为阴津亏损、燥热偏盛，但消渴病病程漫长、缠绵难愈，病久耗损，致正气耗伤、损及阴液而成气阴两虚之候，亦有初期即出现神疲气短、不耐劳作、虚胖无力或日渐消瘦等脾虚气弱征象者。大样本的临床研究证实，气阴两虚是糖尿病患者最常见的病理证型。消渴病初期，络阴虚，阴虚燥热，以肺胃热盛为主，燥热伤阴突出，并伴有脾气虚损；中期，燥热耗伤络气，出现气阴两伤，气络承载元宗卫气、脏腑经络之气，气络耗伤致络阳亏虚，气络不能布散阳气于周身，致温煦充养、防御卫护功能不足，则见自汗恶风，畏寒肢冷之症；后期，消渴久病耗损阴液或火热之邪灼伤阴液累及络脉，可致络脉阴液亏虚，除可见全身性的低热、盗汗等症状，还可因阴虚络道干涩、血运不利、脏腑组织失于濡养而出现局部麻木、疼痛、肌肤干燥粗糙等症，且后期病情易反复迁延，络阴阳两虚，营卫不通，血凝不流，络虚不荣，导致肢体痿软乏力，是糖尿病周围神经病变最易出现的临床症状之一。

"三多一少"证候主要反映阴虚的病理，实际上在消渴病的病程发展变化过程中，病程的不同阶段，临床表现、病机特点均不同，如燥热、湿热、寒湿、瘀血等皆有其阶段性，而唯有气阴两虚、络虚失荣的病理贯穿其始终，也成为消渴病痹证的病理基础。

（六）络阳虚损，寒瘀阻络

气虚及阳，全身脏腑阳气不足，导致脏腑功能减退，可使络中阳气虚损。络阳虚损则络气络属调节、温煦充养、防御卫护、信息传导、自稳调控失常。若久病络阳虚致气络温煦充养功能不足则阳虚生寒，患者出现畏寒或四肢不温、疼痛、麻木、感觉减退等症状。严重者出现肢端青紫、苍白、冷痛、僵硬、肿胀等糖尿病周围神经病变的终末表现。《王旭高医案》指出消渴病久，可见"手足麻木，肢凉如冰"，且"不通则痛""不荣则痛""痛久入深"，更加重瘀血阻络，久而久之则形成恶性循环。

第三节　西医诊断与治疗

一、临床表现

糖尿病周围神经病变又称多发性神经病变或末梢神经病变，常累及股神经、坐骨神经、正中神经、桡神经、尺神经、腓肠神经及股外侧皮神经等。病变部位以下肢多见，病情较隐匿，进展缓慢，与糖尿病病程及血糖控制不良有关。部分病例无典型糖尿病症状而以神经病变为首发表现。DPN的临床表现分为以下两个方面。

（一）双侧对称性周围神经病变

双侧对称性周围神经病变以四肢末端感觉障碍为主，下肢多于上肢，多以感觉异常和对称性的疼痛为主要表现。感觉异常往往先于疼痛出现，常见麻木、蚁行、虫爬、发热、怕冷和触电样感觉，从四肢末端上行，呈对称性"手套"和"袜套"样感觉减退，感觉障碍严重的患者可出现下肢关节病及溃疡。疼痛表现为对称性、针刺样、烧灼感或钻凿样疼痛，夜间加重，白天或行走后可减轻，病情严重时疼痛剧烈，难以忍受。后期累及运动神经，出现肌张力减退、肌力减弱以至肌萎缩或瘫痪。查体体征可见触觉、痛觉、振动觉、位置觉减弱或消失，跟腱反射、膝反射减弱或消失。

（二）单侧非对称性周围神经病变

单侧非对称性周围神经病变以四肢远端，尤其是下肢损害为主，神经损害多以运动神经受累为主。由于运动神经受累，常导致肌力出现不同程度的减退，严重者伴有肌肉萎缩或瘫痪，局部肢体尤其是下肢活动受限、肢体软弱无力、行走困难。

二、实验室及其他检查

（一）实验室检查

1. 血清抗神经节苷脂抗体　本检测可了解 DPN 患者自身免疫状况，对 DPN 早期诊断。对病情及疗效判定有参考价值。

2. 血浆 β-内啡肽（β-EP）检测　β-EP 下降，痛阈也下降，且 β-EP 的水平与正中神经运动传导速度呈正相关，可作为 DPN 筛选指标之一。

（二）神经电生理检测

神经电生理检查（neural electrophysiological test，NET）为早期诊断多发性神经病变的金标准，能够区分轴突和脱髓鞘的病理改变，并对神经肌肉系统的电生理变化进行客观测量。在 DPN 患者 NET 的临床应用中又以神经传导速度（nerve conduction velocity，NCV）测定最为重要，但此项检查主要检测有髓大神经纤维的功能，对小神经纤维及无髓神经纤维的病变不够敏感。而诊断小纤维受累的金标准为皮肤活检定量表皮内神经纤维密度，但皮肤或神经活检均为有创性检查，不易被患者接受。近年来 DPN 非侵入性的检测技术不断出现，为临床早期诊断 DPN 及评估疗效提供了多种可选择的方法。

1. 神经传导速度　NCV 是目前公认较准确的诊断方法，末端运动潜伏期可反映周围神经病变的脱髓鞘特性。临床上用于测量正中神经及尺神经的 NCV、腓总神经运动传导速度和有症状肢体感觉神经传导速度。

2. 单纤维肌电图　本检查可较全面反映大、小纤维的失神经后神经再支配，其主要参数是颤抖和纤维密度。

3. 定量感觉检查　本检查是通过定量进行某种感觉刺激来测定神经感觉阈值，从而推断神经感觉功能是否存在异常的一种检查方法，可反映神经受损程度，还可直接反映小神经纤维功能，且敏感度高，是诊断 DPN 的简单敏感方法。

4. 诱发电位测定　是一种无创伤性检查手段，有助于早期了解神经系统受损情况，主要测定电位为双下肢诱发电位和运动诱发电位。

5.高频超声检查 高频超声具有短波长的特点，因此高频超声可以较清晰地显示周围神经的走行及形态，同时具有较高空间分辨率，对 DPN 的形态学研究方面具有重要的价值。但超声对于神经回声的强弱及横断面积等检测，会受到神经周围结构的影响，以及根据所测平面不同而产生差异，要求医师具备高水平的操作技能。

（三）感觉检查方法

1.浅感觉 分别检查触觉、温觉、痛觉变化。

（1）10 g 尼龙丝触觉检查：取特制的 10 g 尼龙丝一头接触患者的大足趾、足跟和前足底内外侧，双足 8 个点，用手轻压使其弯曲，接触皮肤 1～1.5 秒，产生一定压力，患者能感觉到足底尼龙丝则为正常，否则为异常。

（2）40 g 压力针头刺痛觉检查：临床上常用 40 g 压力针头刺下肢和腿部的局部皮肤，以评判患者对疼痛的感觉。

2.深感觉 主要检查关节位置觉、音叉振动感、压觉、痛觉、触觉。

感觉阈值检查：①音叉（128 Hz 音叉）检查：128 Hz 的音叉可筛查糖尿病周围神经病变。让患者闭目，足放在平面上或椅子上，敲击音叉，将音叉放在双侧大拇指表面的骨隆突处，医师将手指置于患者大脚趾下同时感觉振动，振动的时间大于 10 秒，让患者告知何时感觉不到振动，由操作者读出音叉的振幅刻度（0～8），若刻度 ≥ 4，则患者的振动感正常，若刻度 < 4，则患者的振动感异常，各测试 2 次，取平均值。②振动感觉阈值检查：是定量感觉检查中的一种，是通过振动刺激评估本体感觉传导通路的功能检查，它反映的是皮下离散神经末梢特定的神经传导通路的情况。

三、诊断与鉴别诊断

（一）诊断要点

1.病史 有糖尿病病史或诊断糖尿病的证据，诊断糖尿病时或之后出现的周围神经病变，排除导致周围神经病变的其他原因。

2.临床表现 症状：临床主要表现为麻木、疼痛、感觉异常等。有感觉神经和运动神经障碍的临床表现，通常为对称性，下肢较上肢严重。早期先出现感觉神经障碍的临床表现，首先出现肢端感觉异常，分布如袜子或手套状，伴麻木、针刺、灼热、蚁行感、发凉或如踏棉垫感，有时伴有痛觉过敏。随后有肢痛，呈隐痛、刺痛或烧灼样痛，夜间及寒冷季节加重。晚期则出现运动神经障碍的临床表现：肌张力减弱、肌力减弱以至肌萎缩、瘫痪。肌萎缩多见于手、足小肌肉和大腿肌。无临床症状者，结合体征、理化检查进行评价。

体征：腱反射减弱或消失，尤以跟腱反射为著。振动感减弱或消失，触觉、温度觉、针刺痛觉、压力觉有不同程度减退。患者可有足部或手部小肌肉的无力和萎缩，但通常出现较晚。

3.其他 肌电图检测：在临床症状出现前，神经电生理检查可发现 F 波异常、感觉神经传导速度和运动神经传导速度减慢、动作电位波幅下降、远端潜伏期延长；筛查量表：采用密歇根糖尿病神经病变计分法、多伦多临床评分系统进行计分，得分有一定的升高。

4.除外其他神经病变 颈腰椎病、格林 - 巴利综合征、脑梗死、动静脉血管病变、肾功能不全引起的代谢性毒物作用及化学药物等引起的神经毒性作用。

（二）鉴别诊断

1. 中毒性末梢神经炎　中毒性末梢神经炎是指化学毒物所致的周围神经病，可表现为单神经炎或多神经炎。常有药物中毒或农药接触史，患者表现为乏力、肢体麻木、发凉、疼痛，且疼痛症状较突出，皮肤感觉异常，常有针刺、蚁走、电灼、麻木感，呈对称性周围神经损害表现。运动障碍也以远端为重，多表现为肌张力降低、腱反射减弱和肌肉萎缩，其他还可伴自主神经功能障碍、肢体远端皮肤温度降低、皮肤黏膜发绀、多汗、水肿等。有机磷化合物引起的迟发性神经毒性多表现为接触有机磷化合物后出现靶酯酶活性抑制和老化、共济失调、四肢瘫痪。根据典型中毒史、临床表现及体征，结合脑脊液等相关检查可协助诊断。

2. 急性感染性多发神经根炎　急性感染性多发神经根炎在临床上也被称为格林–巴利综合征，是程度较严重的神经系统疾病，在临床上以儿童患者更为常见。病因尚未完全清楚，多认为是由病毒感染等引起的由免疫细胞介导的自身免疫性疾病。细胞免疫起主导作用，体液免疫起重要作用，补体也参与发病。多种感染因素如巨细胞病毒、非洲淋巴瘤病毒、肺炎支原体、乙型肝炎病毒及人类免疫缺陷病毒等可能引起本病。常急性或亚急性起病，病前多有呼吸道或肠道感染史，临床表现为四肢对称性迟缓性瘫痪，呈进行性加重；身体下运动神经瘫痪或不受控，同时伴随有末梢感觉障碍，通常运动障碍较重，感觉障碍轻，1～2周后有明显的肌萎缩，重症病例短期内出现延髓麻痹、呼吸肌麻痹，病死率、致残率皆高。实验室检查可见脑脊液蛋白定量增高，细胞数正常或轻度升高。

3. 结节性多动脉炎　结节性多动脉炎是一种累及中、小动脉全层的坏死性血管炎，伴或不伴动脉瘤。本病好发于血管分叉处，可导致微动脉瘤形成、血栓形成、动脉瘤破裂出血及器官的梗死。全身各组织器官均可受累，以皮肤、关节、外周神经最为常见，肺通常无病变。结节性多动脉炎的病因尚不明确，可能与感染（病毒、细菌）、药物及注射血清等有一定关系，尤其是乙型肝炎病毒感染。随受累动脉的部位不同，临床表现多样，以肾脏、心脏、神经及皮肤受累最常见。累及四肢者，肢端疼痛，可伴其他器官损害症状，常见为发热、皮疹、肌肉和关节疼痛、肾小球肾炎等，皮肤和肌肉活检可明确诊断。

四、治疗

（一）病因治疗

针对DPN的发病机制，临床主要针对抑制醛糖还原酶活性、抗氧化应激、营养周围神经、改善微循环病变等方面治疗。

1. 醛糖还原酶抑制剂　醛糖还原酶抑制剂对醛糖还原酶活性具有可逆性抑制作用，且能显著改善细胞内山梨醇和果糖的堆积，避免神经细胞发生坏死，减少神经纤维脱髓鞘并保护其结构完整性，其代表药物为依帕司他等。杨冰等通过实验证明，依帕司他能通过抑制聚醇代谢通路异常，减少山梨醇的转化与堆积，显著降低患者疼痛感，并减少羧甲基赖氨酸产物水平，对神经纤维再生具有促进作用。

2. 抗氧化应激药物　α–硫辛酸作为三羧酸循环中的重要辅助因子，其特有的双硫键分子结构具有强抗氧化作用，能清除体内活性氧和氧自由基，并协助其他抗氧化剂的产生，是临床最常用的天然抗氧化应激药物。同时，α–硫辛酸可以通过抑制蛋白糖基化和脂质过氧化来减少血管内皮细胞损伤、增加神经微循环血流量、改善神经性疼痛的同时，促进受损神经纤维修复再生。另外，维生素C和维生素E在软化血管壁并消除血浆自由基水平、改善神经认知功能障碍等方面均有积极意义。

3.神经营养及修复药 神经营养及修复药主要涵盖维生素 B 族类药物、神经节苷脂、神经生长因子等。甲钴胺是对神经纤维具有特异性亲和力的具有生物活性的维生素 B$_{12}$ 衍生物，其可以进入神经细胞内并加快合成脂质卵磷脂、蛋白质和核酸等，对受损髓鞘结构和神经轴突的修复起帮助作用。甲钴胺还参与中枢神经系统的甲基转化反应，并能加快微循环流速、减轻代谢障碍、降低 DPN 病变的危险性。动物实验显示，鼠神经生长因子作为神经组织再生的重要组成部分，其合成与分泌对神经轴索的转运能力具有促进作用，适当补充此物质能刺激轴突再生且能作为神经营养因子，该物质对神经系统分化、发育及维持功能状态均有积极意义。神经节苷脂作为神经细胞的主要构成成分，对提高其传导速度、保护正常功能效果显著。

4.改善神经微循环药物 糖尿病微血管病变是糖尿病的特征性表现，主要表现在毛细血管微动脉、微静脉基膜增厚，微血栓形成，造成管腔狭窄，从而导致微循环血供不足、缺血缺氧，使末梢神经纤维变性，继以节段性或弥漫性脱髓鞘改变，进而影响神经传递系统。通过扩张血管、改善血液高凝状态和微循环、提高神经细胞的血氧供应，可有效改善糖尿病神经病变的临床症状。临床常用抗血小板聚集、扩血管药物及钙拮抗剂等。阿司匹林主要通过减少血栓素 A2 的生成来对血小板聚积黏附产生不可逆抑制，同时其能降低血液黏稠度，对 DPN 的治疗及预防均有积极意义。己酮可可碱作为非选择性磷酸二酯酶抑制剂，是一种新型血管扩张药物，其能有效减少 CAMP 转化为 AMP、恢复红细胞膜的顺应性、抑制红细胞聚集，并促进纤维降解、改善血液高凝状态的同时增加周围神经微循环灌注。尼莫地平作为钙拮抗剂，因其安全有效，临床使用较多。该药能防止钙离子内流、减少细胞去极化及神经异常活动，并建立毛细血管侧支循环以改善血流，在促进糖类有氧代谢、改善胰岛素敏感性方面具有一定作用。

（二）一般治疗

DPN 发病机制目前尚不完全清楚，但其病因与胰岛素缺乏和血糖代谢紊乱有关的观点已经达成共识。循证医学证据显示，早期严格控制血糖是目前预防及延缓 DPN 发展的最有效手段。糖尿病患者体内糖代谢紊乱，高血糖导致神经细胞内葡萄糖、果糖、山梨醇糖和渗透压升高，进而导致细胞肿胀、变性，产生神经纤维脱髓鞘样改变，从而影响神经传导而出现周围神经系统改变。因此，有效控制血糖并减少血糖波动是治疗 DPN 的基础和关键，早期严格控制血糖能延缓或减少 DPN 的发生、发展。

此外，其他因素如高血压、高血脂、肥胖、动脉粥样硬化等均与 DPN 发生发展有关，对此，戒烟及血糖、血压、血脂、体重等良好的代谢管理等是预防糖尿病神经病变发生的重要措施，尤其是血糖控制至关重要。定期进行神经病变的筛查及评估，所有 2 型糖尿病患者确诊时和 1 型糖尿病患者诊断 5 年后，均应进行糖尿病周围神经病变筛查。随后至少每年筛查 1 次，此外，对于已合并眼底病变、肾病等微血管病变患者，应每隔 3~6 个月进行复查。加强足部护理，以降低足部溃疡的发生风险。

（三）糖尿病疼痛对症治疗

药物治疗主要针对糖尿病周围神经病变的疼痛管理，包括以下几类。

1.非甾体类抗炎药 对于 DPN 轻度疼痛，一般采用非甾体类抗炎药，如布洛芬、双氯芬酸二乙胺等。

2.抗抑郁药物 中重度疼痛可使用抗抑郁药物，主要包括度洛西汀、文拉法辛、阿米替林、丙米嗪和西肽普兰等。度洛西汀可以作为疼痛的初始治疗药物，其主要通过抑制疼痛感受器提高疼痛阈值以减轻患者痛感。

3. 抗惊厥药　可用于抗抑郁药物效果不佳或无效的患者。包括普瑞巴林、加巴喷丁、丙戊酸钠和卡马西平等。普瑞巴林（或加巴喷丁）可以作为初始治疗药物，改善症状。研究发现普瑞巴林和加巴喷丁在缓解 DPN 疼痛的同时还能改善睡眠障碍。

4. 阿片类药物　曲马多和羟考酮等。由于其具有成瘾性且发生其他并发症的风险较高，阿片类药物不推荐作为治疗痛性神经病变的一、二线药物。

第四节　中医诊断与治疗

一、诊断

1. 明确的消渴病病史。
2. 在诊断消渴病时或之后出现肢体麻木、冰凉、瘙痒或疼痛，或如蚁行，或步如踩棉、感觉减退，甚至肌肉萎缩等神经症状。
3. 排除脉痹、痿证等其他疾病。

二、鉴别诊断

（一）肢痹与脉痹

二者的症状均可见肢体麻木、疼痛等。肢痹疼痛多为刺痛、烧灼痛、闪电痛，并伴有四肢冷凉、皮肤蚁行感、袜套感，晚期肌肉可发生萎缩。脉痹以下肢间歇性跛行为主要表现，疼痛症状较为突出，可表现为夜间静息痛，抬高患肢加重，下垂肢体减轻，桡动脉或足背动脉搏动减弱。

（二）痹证与痿证

二者的症状主要表现在肢体关节、肌肉。鉴别要点首先在于痛与不痛，痹证以筋骨、肌肉、关节疼痛为主要临床表现，痿证以肢体筋脉弛缓不收或痿弱不用、肌肉瘦削为特点，多无疼痛。

三、辨证论治

（一）辨证要点

该病病程较长，病势缠绵难愈，应根据病程的不同阶段、临床表现、病机特点进行分期论治。初期以肺胃热盛为主，燥热伤阴突出；中期燥热伤阴耗气，出现气阴两伤；后期，病情反复迁延，导致阴阳两虚，神经严重受损。虚和瘀是该病发生发展的基本病理，虚以阴虚、气阴两虚、阴阳两虚为主，且气阴两虚贯穿始终；瘀为瘀血、痰浊等病理产物阻滞脉络、气血不能正常渗灌濡养而致络脉失养。

1. 辨虚实主次　本病为消渴日久所致，属本虚证，往往虚中夹实。由于脏腑虚损导致气络虚，络脉失荣，以隐痛、麻木不仁等虚证为主要表现。络脉阻滞，痰瘀痹阻，以麻木、剧痛等实证为主要表现。糖尿病周围神经病变有时表现多种症状如凉、麻、痿、痒等，要根据主要症状的性质来分清虚实。

2. 辨病位、病性　糖尿病周围神经病变病证损伤表现于外周肢体气络，病机根本与脏腑气络虚损有关，初期以肺脾肾的络气虚伴络阴虚为表现，后期出现肝肾阴虚、脾肾阳虚，并伴随瘀血、痰浊等各种病理产物结聚阻滞于络脉，形成本虚标实之证。要关注络脉瘀阻贯穿糖尿病周围神经病变之始终。

3. 辨病情症状　糖尿病周围神经病变患者多有凉、麻、痛、痿、痒等症状。据其病情症状来辨气络病变的阴阳虚实。以麻木为主者，临床可见手足麻木时作时止，或如蚁行，或步如踩棉、感觉减退等症状，多由于肺燥津伤或胃热伤阴耗气，致气阴两虚、络气阻滞、不能行血、肢体失荣；疼痛为主者，多为气虚血瘀、阴虚血瘀、寒凝血瘀，痰瘀痹阻，导致络脉不通则痛，即有刺痛、钻凿痛，夜间加重，甚至彻夜难眠。消渴病络脉虚滞，络中气血不足，机体失于温煦濡养则痛势绵绵、动后痛剧、休息痛减、喜按喜揉；络气郁滞所致疼痛多见胀痛而走窜，遇情志刺激则加重；络脉瘀阻之痛多见痛如锥刺、固定不移、入夜加重；而络阳虚也可致气络信息传导功能不足，则见肢体疼痛、麻木、感觉减退，浅表处青紫或肢端苍白、冷痛、僵硬、肿胀等症；当气损及阳，阳虚失于温煦，出现肢体发凉，即使棉衣加身甚至烫伤也不觉温。

4. 辨理化检查　消渴患者，多有感觉减退，无口渴、多食易饥饿等症状出现，因此要定期常规检查神经感觉如感觉阈值测定，并配合肌电图检查，辨其感觉神经传导速度。神经传导速度减慢伴有麻木、疼痛等症状者，多为气络瘀阻为实；运动传导速度减慢伴有乏力、肌肉萎缩等症状者，多为络虚失荣为虚。

5. 辨病络机制　糖尿病周围神经病变外邪侵袭所致病络机制，多是外邪直入络脉，阳络为病再内传经脉脏腑阴络；内生邪气导致的病络机制多是阴络最先发生而后波及脏腑经脉传至阳络。在病络层次上，先是气络首当其冲，温煦卫外功能失常，出现发凉、四肢不温，在治疗时当以治气为主，兼顾治血；气络郁滞嗣后波及血络，而趋病血络者，则在功能变化的同时，多伴有形质的改变，在治疗时当以治血为主，兼顾治气。同时注意多种病邪因素作用下本病的虚实气血侧重。

（二）治疗原则

本病主要为消渴病久、气络损伤、脾失健运、气阴两伤、痰瘀阻滞脉络所致，属于本虚标实之证。本虚以阴虚、气阴两虚、阴阳两虚为主；标实为瘀血、痰浊等病理产物阻滞脉络。虚与瘀为发病的关键病理基础。因此在扶正补虚的基础上辅以化痰祛瘀、通络导滞，可达到标本同治的效果。

（三）分证论治

1. 气阴两虚，络气虚滞

证候：以肢体麻木为主症，伴口干，气短，倦怠乏力，汗出，肢体麻木不仁；或如蚁行，或步如踩棉，手足拘挛，手足心热，口渴多饮，夜寐不安，舌淡苔薄，脉细无力或细数。

证候分析：消渴日久，耗气伤阴，气虚则乏力、气短，阴虚则口干、多汗；"气不至则麻""血不至则木"，气阴两虚，经络失于濡养，络气虚滞，故肢体麻木不仁，或如蚁行、步如踩棉；阴虚筋脉失濡养则手足拘挛；气虚固摄无力，阴虚虚热内生，迫津外出故动则汗出；气虚生化乏源，加之阴虚内热以致口渴多饮；阴虚生内热则手足心热，虚热扰心神故夜寐不安；舌淡苔薄、脉细无力或细数也为气阴两虚之征。

治法：益气养阴，补虚通络。

方药：黄芪桂枝五物汤（《金匮要略·血痹虚劳病》）合生脉散（《内外伤辨惑论》）加减。

黄芪 15 g，桂枝 12 g，赤芍 12 g，生姜 25 g，当归尾 10 g，地龙 10 g，川芎 10 g，人参 10 g，麦冬 20 g，五味子 10 g。

方解：黄芪桂枝五汤出自《金匮要略》，即桂枝汤去甘草、倍生姜、加黄芪而成，乃治疗肌肤麻木不仁之血痹主方。《医方集解》描述生脉散："人有将死脉绝者，服此能复生之，其功甚大。"具有益气生津、敛阴止汗之效，多用于治疗气阴两虚之证。生黄芪合人参大补脾肺之气，气旺则血行，祛瘀而不伤正；配桂枝以益气通阳、温通经脉，引诸药达于四肢、入于络脉而止疼痛；赤芍凉血散血、养阴柔肝，能缓筋脉之拘挛，与桂枝相伍酸甘化阴，是补阴虚、缓筋急的最佳药对；此外增辛温之生姜，加强温经散寒、和营通络之功；麦冬甘寒，养阴生津、清虚热而除烦；当归养血活血，二者合用而生津养血；赤芍、川芎活血祛瘀；地龙通经活络；五味子酸收，敛肺止汗、生津止渴。诸药共奏益气养阴、舒筋通络之效。

加减：气虚者重用人参或西洋参大补元气；阴虚重者加生地、玄参等增液滋阴；疼痛较剧者加姜黄、羌活、独活等行气止痛；偏于上肢者加桑枝、桂枝温阳通络；偏于下肢者加木瓜、牛膝、地龙等引药下行，舒筋通络。并可送服通心络胶囊。

2. 络阴亏虚，瘀血阻络

证候：以抽搐样疼痛为主症，四肢挛急抽搐、麻木疼痛、痛如针刺、如电灼、昼轻夜重，皮肤粗糙，伴口干口苦，头晕目眩，耳鸣健忘，五心烦热，腰膝酸软，视物模糊，舌暗红少苔、有瘀点瘀斑，脉弦细或细数。

证候分析：消渴日久，燥热亢盛，耗损阴液，致络脉阴液亏虚，脉络干涸成瘀，不通则痛，故见四肢拘挛抽搐、手足麻木疼痛；阴液不足，肌肤失养故皮肤粗糙，津不上承故口干口渴；阴虚生内热则烦热口苦，精气不能上荣于脑，则头晕、耳鸣、健忘；腰为肾之府，膝为筋之府，肝肾阴虚则腰膝酸软；肝开窍于目，肝肾阴虚，精气不能上注于目则视物模糊；舌暗红少苔、脉弦细为络阴亏虚、瘀血阻络的表现。

治法：滋阴润络，通络止痛。

方药：大补阴丸（《丹溪心法》）加减，送服通心络胶囊。

熟地 18 g，龟板 18 g，黄柏 12 g。知母 12 g，天冬 12 g，降香 10 g，水蛭 6 g，土鳖虫 10 g，全蝎 6 g，蜈蚣 10 g，制乳香 10 g，炒枣仁 20 g。

方解：本方以滋阴降火立法，即朱丹溪所述："阴常不足，阳常有余，宜常养其阴，阴与阳齐，则水能制火。"故方中重用熟地为主，甘温滋肾以填真阴；龟甲血肉有情之品擅补精血，二药合用，意在大补真阴、壮水制火以培其本。黄柏善清肾火，知母为滋肾水、润肺阴、降虚火之要药，张秉成《成方便读》说："火有余则少火化为壮火，壮火食气，若仅以滋水配阳之法，何足以导其猖獗之势，故必须黄柏、知母之苦寒入肾，能直清下焦之火者，以折服之"，辅以天冬养阴濡络，使筋脉得养则脚挛急自伸，肝阴足则拘急自愈。水蛭化瘀通络，土鳖虫活血通络，佐水蛭搜剔络中之瘀；全蝎搜风通络，蜈蚣搜风解痉，止络脉之绌急；赤芍凉血散血，酸枣仁养血安神以防逐瘀伤正。诸药合用起滋阴润络、化瘀通络止痛之效。

加减：筋脉痉挛疼痛剧烈者加白芍、木瓜等缓急止痛；肌肉疼痛重者加桑枝、丹参通经止痛；头晕者加天麻、钩藤息风止痉，平肝潜阳；腰膝酸软加女贞子、墨旱莲补肾填精；血瘀动风者重用全蝎、地龙、僵蚕息风通络等。

3. 痰瘀痹阻，络脉瘀塞

证候：以麻木、肌肉萎缩为主症。体倦乏力，形体肥胖，气短懒言，手足麻木、沉重、酸痛无力，肢体痿软或肌肉萎缩，行走困难，食少便溏，舌质紫黯或有瘀斑、苔白腻，脉滑或细。

证候分析：消渴日久，灼津为痰，烁液成瘀，痰瘀交结，痹阻络脉，脉络末端渗灌濡养功能受阻，故见手足麻木、沉重、酸痛无力；肌肉失养则痿软无力，甚或因肢体失用而肌肉萎缩、行走困难；痰蕴于肢体，故可见肥胖、懒言；痰阻于中，脾虚失运则食少便溏；舌质紫黯或有瘀斑、苔白腻，脉滑或细，均为痰瘀痹阻、脉络瘀塞之表现。

治法：健脾祛痰，化瘀通络。

方药：涤痰汤（《奇效良方》）合化瘀通络汤（《络病学》）加减。

橘红 12 g，茯苓 16 g，半夏 20 g，枳实 16 g，胆南星 20 g，甘草 4 g，水蛭 6 g，土鳖虫 12 g，当归尾 12 g，桃仁 12 g，降香 9 g，炙乳香 5 g。

方解：方中橘红理气燥湿，使气顺则痰消；半夏燥湿化痰且可和胃降逆，枳实理气化痰兼有流畅络气之功；胆南星祛除胶结之顽痰；茯苓健脾益气；甘草调和诸药。消渴病痹证为久病、久痛、久瘀入络，凝痰败瘀混处络中，非草木药物之攻逐可以奏效，需虫类通络药起效。本方中重用水蛭、土鳖虫化瘀通络，同时配伍辛香通络之降香、乳香，辛润通络之当归尾、桃仁。诸药合用，共奏健脾祛痰、化瘀通络之效。

加减：湿盛，恶心呕吐，加川厚朴、苍术、白术健脾燥湿；肢体麻木、蚁行感重者，加川芎、独活、僵蚕行气祛湿；麻痛病位不定者有风痰，加制南星、白附子、竹沥等祛风化痰；气阴两虚者加黄芪、生地益气养阴；痰瘀化热者加竹茹、瓜蒌清热化痰等。

4.络气郁滞，络脉瘀阻

证候：四肢麻木、拘挛疼痛或活动不利，疼痛走窜不定、疼痛较剧、如针刺感，急躁易怒、胸胁疼痛，头晕目眩，单侧面目肌肉挛急、无力，舌暗红或有瘀斑、苔少，脉弦细或弦数。

证候分析：早在《黄帝内经》中即有关于肝与消渴发病的关系记载。《灵枢·本藏》云："肝脉微小为消瘅""肝脆则善病消瘅易伤"。清代叶天士《临证指南医案·郁证》指出："气郁久则必见热，热郁则津液耗而不流，升降之机失度，初伤气分，久延血分。"因此，络气郁滞，日久必延及血分，致气滞血瘀，不通则痛。肝为风脏，善行而数变，则见肢体麻木疼痛、如针刺、走窜不定；肝主疏泄，喜条达而恶抑郁，肝失疏泄则肝气郁滞不畅，可见急躁易怒、胸胁疼痛；肝郁化火化风、上犯头部，头面部络脉阻滞，可见头面部肌肉挛急或无力，多见于中老年糖尿病患者并发单侧的颅神经病变，常见单侧动眼神经受累及四肢单侧四肢神经病变，如股神经、坐骨神经、正中神经、尺神经等损害；舌暗红或有瘀斑、脉弦细或弦数均为络气郁滞、脉络瘀阻的表现。

治法：疏畅络气，活血通络。

方药：四逆散（《伤寒论》）合旋覆花汤（《金匮要略》）加减。

柴胡 12 g，枳实 12 g，白芍 12 g，旋覆花 12 g，香附 12 g，郁金 12 g，当归 12 g，川芎 9 g，桃仁 9 g，红花 9 g，川牛膝 15 g，地龙 9 g。

方解：四逆散为《伤寒论》治疗阴阳之气不相顺接四逆证的名方，《素问·阴阳应象大论》曰："清阳实四肢"。消渴日久，络气郁滞则阳气不能交接于四末，故用柴胡清透升阳以舒郁而回四逆，佐枳实下气破结，与柴胡合而升降，调气而除郁热，芍药、甘草酸甘化阴缓肝之急以解拘挛疼痛。旋覆花汤出自汉代张仲景《金匮要略》，其曰："肝着，其人常欲蹈其胸上，先未苦时，但欲饮热，旋覆花汤主之。"原方用以治疗胸胁肝络气血痹阻、着而不行，其病在血，用此方下气散结、活血通络；旋覆花咸温下气散结，新绛后人多以茜草或藏红花代之用以活血祛瘀，青葱通阳散结、辛香祛浊开痹。本方体现了流畅络气、辛温通阳、活血通络之络病治法，被后世推崇为行气通络的祖方，诚如清代叶天士所言"新绛一方，乃络方耳"，为叶天士"络以辛为泄"的治法及辛温、辛香、辛润通络药物应用的学术渊源。四逆散合旋覆花汤加减，香附、郁金乃叶天士辛味通络之要药，又有当归、白芍养血柔肝缓急；川芎、桃仁活血祛瘀；牛膝、地龙行血舒络，通痹止痛。诸药合用，全方共奏疏畅络气、化瘀通络之功效。

加减：视物模糊加枸杞、密蒙花养肝明目；胸胁痛甚者加香附、郁金、延胡索理气止痛；肢体发凉疼痛者加桂枝、细辛温经止痛。

5. 络阳虚损，寒瘀阻络

证候：以凉痛为主症，手足恶冷如冰，喜温恶寒，腰膝酸软，面色㿠白，肢体麻木，冷热感迟钝，针刺样、钻凿样疼痛，夜间加重，行走减轻，口唇足色紫黯，舌质有瘀斑，脉沉细。

证候分析：消渴病日久，阴损及阳，脾肾阳虚，寒从内生，失于温化，且脉络中阳气虚损，无力推动血行，故血行凝滞，则寒凝血瘀、阻滞络脉，肢体失于温煦则手足恶冷如冰、喜温恶寒；腰为肾之府，肾阳不足，则见腰膝酸软、面色㿠白；寒性凝滞、寒邪痹阻，故肢体麻木疼痛；"阳气者，精则养神，柔则养筋"，阳虚筋脉失于濡养故冷热感迟钝；络脉运行不畅则有针刺样、钻凿样疼痛；夜间阴寒更甚、阳气不足故加重，动能生阳则活动减轻；口唇足色紫黯、舌质有瘀斑、脉沉细均为阳虚寒凝瘀阻之表现。

治法：温阳煦络，活血通脉。

方药：当归四逆汤（《伤寒论》）加减。

当归 12 g，桂枝 9 g，芍药 9 g，细辛 3 g，通草 6 g，甘草 6 g。

方解：成无己云："手足厥寒者，阳气外虚，不温四末；脉细欲绝者，阴血内弱，脉行不利。"本方当归合芍药养血活血，桂枝合细辛除内外之寒，更加通草通经脉，甘草益气血。诸药合用，有温阳煦络、活血通脉之功。

加减：畏寒重者加附子、干姜温经散寒；瘀血重者加鸡血藤、桃仁、红花等活血祛瘀；气血不足者加黄芪、党参等益气补血。

（四）其他治疗方法

1. 中药熏洗治疗　采用祛瘀通脉汤（黄芪、丹参各30 g，莪术、三棱、桃仁、红花、地龙、桂枝、乳香、没药、水蛭、牛膝、炮姜各10 g，川芎20 g，细辛6 g）或外洗方［川芎、桂枝、生姜、麻黄、艾叶、透骨草、（制）川乌］，水煎3次，每次30分钟，取混合药液约5000 mL熏洗双足，每次30分钟，每日2次。中药熏洗治疗通过局部加温改善血液循环，又可通过皮肤吸收药液起到治疗作用，针对糖尿病周围神经病变中肢体发凉、畏寒的患者尤为适用。但应用熏洗法需注意水温，由于糖尿病周围神经病变多伴有触觉及温度觉的感觉迟钝，因此，泡足时水温不可过高，以控制在35～40 ℃为宜，否则患者知觉不敏感，长时间浸泡于温度过高的水中容易烫伤皮肤，造成皮肤溃疡，甚至发展为糖尿病足。

2. 穴位贴敷治疗　通常选用中脘、天枢、足三里、脾俞、肾俞、太溪、涌泉等穴位进行穴位贴敷治疗，还可通过辨证施治选择贴敷中药，同时根据病情选用贴敷穴位，使药物通过经脉聚集的穴位起效。

3. 中药膏摩治疗　对于瘀热型痛性糖尿病周围神经病变，可选用生大黄、侧柏叶、牡丹皮等活血解毒中药制成油膏剂涂抹患处，并在治疗部位的体表施以力量适中的推拿按摩手法，从而达到以手法和药物相结合的综合疗效。

4. 针灸治疗　针灸治疗可采用针刺治疗、埋线疗法和耳针等。①针刺治疗：通常选用足三里、三阴交、曲池、肝俞、阳陵泉、合谷、肾俞、太溪、脾俞、太冲、气海、关元等穴位进行针刺治疗；②埋线疗法：取脾俞、肾俞、足三里、三阴交等穴位埋线；③耳针：取胰、内分泌、肺、胃、肾、膀胱等穴行耳针治疗或耳穴埋针、压丸。

5.物理治疗　采用高压氧、红外光照射、低能量激光血管照射等治疗。

6.穴位注射治疗　穴位注射治疗是一种将针刺、药物、穴位联合起来发挥综合治疗效果的治疗手段，其中针刺穴位将产生经络效应，之后药物沿着穴位经络直达病灶而发挥药力。糖尿病周围神经病变通常选用如香丹注射液、天麻注射液、甲钴胺、维生素 B_1、东莨菪碱注射液等中西医药物进行穴位注射治疗，可获佳效。

（五）转归、预后与预防

1.转归与预后　DPN 的转归预后较差，若不及时治疗，疾病范围将不断扩大，神经损伤将不断加重，严重者成为痛性神经病变，如合并感染形成糖尿病足，可以并发难治性溃疡、急慢性骨髓炎，甚至出现败血症、肌肉萎缩、瘫痪、关节畸形等，严重影响糖尿病患者的生活质量，是糖尿病患者致残的主要原因。

本病起病比较隐匿，病程较长，在诊断糖尿病后至少每年 1 次，在糖尿病专科筛查 DPN，早发现、早预防、早治疗为好。如果出现感觉减退及肢体麻木、发凉、刺痛、乏力等症状应予重视，及时检查治疗。

2.预防与养护　在日常生活中，运动、饮食、情志和足部护理是进行 DPN 预防和养护的必备要素。运动方面，持续时间以 30 分钟至 1 小时为宜，运动方式和强度可根据患者的自身情况灵活选择，如散步、太极拳、易筋经、八段锦等；对于体弱者，如合并心功能、肾功能不全等病情较重时，应以静为主，在床上行内养功、放松功等轻度活动；待症状减轻后，再循序渐进地恢复活动。饮食方面，按照糖尿病低脂、低盐饮食要求合理地安排每日膳食，保证营养均衡，限制粮食、油脂的摄入，忌食糖类，戒烟、酒、浓茶及咖啡。情志方面，保持乐观情绪，及时疏泄不良情绪，排除抑郁、焦虑等负性情绪，使 DPN 患者保持情志调畅，则血脉通达，络通而病易愈。足部护理方面，每天坚持足部按摩，早晚各 10 分钟，以促进血液循环；同时注意日常的鞋袜尺寸松紧要适宜，软硬适中，舒适合脚，运动时要避免足部受伤；若有感觉减退，须慎用热水袋、火炉、电热毯等给足部取暖，防止发生烫伤。

第三十二章　甲状腺结节

　　甲状腺结节是正常甲状腺组织中出现的局限性肿块，它可以是无功能性的（"冷结节"），也可以是有功能的（自主结节），不伴有（"热结节"）或伴有甲状腺激素分泌增多（毒性结节）。大多数甲状腺结节患者没有临床症状。合并甲状腺功能异常时，可出现相应的临床表现。部分患者由于结节压迫周围组织，出现声音嘶哑、气促、呼吸及吞咽困难等压迫症状。甲状腺结节是最常见的甲状腺疾病之一。通过触诊，成人甲状腺结节的检出率为 5%～7%，借助高分辨率超声的检出率可高达 20%～76%。甲状腺结节大多以良性居多，但仍有 5%～10% 的恶变率。甲状腺结节经药物及手术治疗后，预后较好，但未予重视者亦可发展成甲状腺癌。

　　甲状腺结节可归于中医"瘿病""瘿瘤"的范畴。历代医家对该病有详细的记载。《外台秘要·瘿病方》说："瘿病者，始作与瘿核相似。其瘿病喜当颈下，当中央不偏两边也。"《圣济总录》："瘿之初结，胸隔满闷……颈项渐粗，囊结不解。"此为医家对瘿病病位与症状的认识。《针灸甲乙经》论述："气行不畅，有所郁结，形成瘤瘿。"《济生方·瘿瘤论治》说："大抵人之气血，循环一身，常欲无滞留之患，调摄失宜，气凝血滞，为瘿为瘤。"《医宗金鉴》："瘿者，如缨络之状……内因七情，忧恚怒气，湿痰瘀滞，山岚水气而成，皆不痛痒。"表明瘿病的病机主要为气、血、痰三者相互搏结，阻滞于颈下络脉而发病。因此，中医治疗当以理气化痰、消瘿散结为基本原则。

第一节　西医病因病理

一、发病原因

　　病因和发病机制目前仍未明确。良性结节包括结节性甲状腺肿、结节性甲状腺炎及甲状腺腺瘤、囊肿。恶性甲状腺结节大部分为甲状腺癌，少数为原发性甲状腺淋巴瘤或转移性淋巴瘤等。

（一）良性甲状腺结节

1.单纯性甲状腺肿伴结节

　　病史一般较长，往往在不知不觉中渐渐长大，于体检时偶然被发现，是引起结节性甲状腺肿最常见的病因。结节是腺体在增生和代偿过程中发展而成的，大多数呈多结节性甲状腺肿，少数为单个结节性。大部分结节为胶性，其中有因发生出血、坏死而形成囊肿者；久病者部分区域内可有较多纤维化或钙化，甚至骨化。由于结节的病理性质不同，它们的大小、坚度、外形不一。甲状腺出血往往有骤发肿痛史，触诊腺体内有囊性肿块感；有胶性结节者，质地较硬；有钙化及骨化者，质地坚硬。

2.甲状腺炎伴结节

（1）亚急性甲状腺炎：结节的大小视病变范围而定，质地可较硬。有典型的病史，包括起病较急，有发热、咽痛及显著甲状腺区疼痛和压痛等表现。急性期，显像多呈"冷结节"，甲状腺摄^{131}I率降低，血清T_3和T_4升高，呈"分离"现象，有助于诊断。

（2）慢性淋巴细胞性甲状腺炎：为对称弥漫性甲状腺肿，有时由于肿大不对称和表面有分叶，可状似结节，硬如橡皮，无压痛。此病多起病缓慢，呈慢性发展过程，但与甲状腺癌可同时并发，临床上不易做出鉴别，须引起注意。抗甲状腺球蛋白和微粒体抗体及抗甲状腺过氧化物酶抗体滴度常升高。甲状腺细针穿刺细胞学检查有助诊断。

（3）侵袭性纤维性甲状腺炎：结节坚硬且与腺体外邻近组织粘连固定。起病和发展过程缓慢，可有局部隐痛和压痛，伴以明显压迫症状，其临床表现如甲状腺癌，但局部淋巴结不大，摄^{131}I率正常或偏低。

3.甲状腺腺瘤

甲状腺腺瘤可见于任何年龄，且以女性多见。腺瘤大小和组织学特征各不相同，一般有完整的包膜，分三种主要类型：乳头状、滤泡性和Hürthle细胞性。根据滤泡的大小又将滤泡性腺瘤分为巨滤泡性或胶质性，胎儿性或小滤泡性及胚胎性，还有非典型腺瘤。乳头状瘤较少见，多呈囊性，又称乳头状囊腺瘤。滤泡性腺瘤最常见，组织高度分化接近正常组织。有些腺瘤不能浓聚^{99m}Tc或^{131}I，甲状腺核素显像为功能丧失或"冷结节"，可致误诊为癌。事实上起初怀疑为癌的"冷结节"大部分为低功能腺瘤、出血性腺瘤和腺瘤囊肿变。临床上除触及颈部肿块外并无特殊表现。极少数较大的腺瘤可压迫气管，但罕见喉返神经受损。部分腺瘤可有浓聚^{131}I的功能，扫描示"温结节"。血清甲状腺激素和TSH水平正常。随着时间的推移，结节进一步增大，甲状腺激素增加并足以抑制垂体TSH分泌，结节外甲状腺组织萎缩。显像时在结节区有放射性^{99m}Tc或^{131}I的浓聚呈"热结节"，其中部分患者可能有甲亢表现，称高功能或毒性腺瘤。高功能腺瘤极少癌变。治疗上通过手术摘除腺瘤。对高功能腺瘤也可予^{131}I治疗，剂量较一般甲亢者大。但有时腺瘤由于出血、坏死、囊性变，可致功能部分或全部丧失。

4.甲状腺囊肿

囊肿内含血液或清澈液体，与周围甲状腺组织分界清楚，可相当坚硬，直径很少>3 cm，一般无压痛，无摄^{131}I或摄^{99m}Tc能力，故在甲状腺显像图上系一种"冷"的结节，超声波检查常有助于诊断。临床上除甲状腺肿大和结节外，大多无功能方面的改变。

（二）恶性甲状腺结节

1.甲状腺癌　可发生在任何年龄，多见于年长者，高峰年龄出现于49～69岁的阶段，但年轻女性也不少见，女性发病数比男性高约3倍。恶性程度高的甲状腺癌少见于<40岁的人，但年龄>40岁后，甲状腺癌发生转移和死亡数上升。在单结节中远比多结节甲状腺肿多见。根据病理分为以下四种：乳头状癌、滤泡细胞癌、未分化癌、髓样癌。

2.甲状腺淋巴瘤

甲状腺淋巴瘤罕见，占甲状腺癌的1%～2%，男：女为1：3。可在桥本甲状腺炎基础上发病，是淋巴瘤中唯一以女性发病为主的肿瘤。这与桥本甲状腺炎多发生于女性有关。病理间质内异型淋巴细胞呈弥漫性浸润，淋巴滤泡生发中心萎缩消失，淋巴细胞成堆或环状浸润，甲状腺滤泡上皮呈瘤样损害，在滤泡腔内血管壁浸润，尤其在肌层小血管壁淋巴细胞浸润。临床上桥本甲状腺炎或甲亢患者有迅速增大的甲状腺肿块，甲状腺扫描呈"冷结节"，免疫球蛋白标记为轻链单克隆者要考虑是否是本瘤，需进一步检查明确诊断。甲状腺淋巴瘤易与以小细胞为主的未分化癌混淆，须镜检病理鉴别。

二、病理机制

目前对甲状腺结节发病机制的认识尚未明确。研究发现缺碘、高碘、自身免疫、年龄、性别、辐射暴露、基因突变等因素均可以导致甲状腺结节发病。碘作为合成甲状腺激素的主要物质之一，当机体缺碘时，甲状腺激素合成减少，负反馈于下丘脑–垂体–甲状腺轴，从而导致促甲状腺激素分泌代偿性增多，从而作用于甲状腺滤泡上皮细胞，代偿性引起甲状腺增生肥大，形成分布不均匀的结节；当碘过量时，甲状腺内过氧化物酶被竞争性抑制，以及高碘所导致的阻碘效应，故而导致甲状腺激素和总三碘甲状腺原氨酸合成减少，进而促甲状腺激素释放增加，最终导致甲状腺的增生肥大。随着年龄增长，甲状腺功能减退，反应性刺激甲状腺增生，甚至可见结节；女性因受体内雌孕激素影响，可直接或间接刺激甲状腺增生；而辐射暴露可破坏甲状腺滤泡细胞，诱发促甲状腺激素分泌，从而导致甲状腺增生肿大。此外，长期接受核辐射会导致基因突变，从而导致恶性甲状腺结节的发生。

第二节　中医病因病机

瘿病病位在颈前，多种因素致气络气机升降出入乖乱而引起形气转化的气化异常，气血津液不能相互转化，气化太过或不及而致病。

一、病因

瘿病的病因主要是情志内伤、饮食及水土失宜，亦与体质因素密切相关。

1. 情志内伤　《诸病源候论》指出："瘿者由忧恚气结所生。"由于长期忿郁恼怒或忧思郁虑，使肝络气机郁滞、肝气失于条达。津液的正常循行及输布均有赖于气的统率，络气郁滞，气机不畅，则津液易于凝聚成痰。气滞痰凝，壅结颈前，络脉阻滞，络息成积，则形成瘿病。痰气凝滞日久，使气血的运行也受到障碍而产生血行瘀滞，则可致瘿肿较硬或有结节。

2. 饮食失调　饮食过量可引起脾胃运化和胃肠的受纳、传导、分清泌浊等功能失常，致气络气化失常而生湿、生痰、化热、成积等，变生气络病变。唐代医药学家孙思邈《千金要方》指出"饮食过多则结积聚，渴饮过多则成痰澼"，影响气血的正常运行，痰气瘀结颈前则发为瘿病。

3. 水土失宜，痰浊阻络　居住在高山地区、水土失宜、生活起居异常等多种致病因素均可引起元宗卫气、脏腑经络之气郁滞的病变，导致络气郁滞、气化功能失调，一方面影响脾胃的功能，使脾失健运，不能运化水湿，聚而生痰；另一方面影响气血的正常运行，痰气瘀结颈前则发为瘿病。在古代瘿病的分类名称中即有泥瘿、土瘿之名。

4. 体质因素，络气阻滞　妇女的经、孕、产、乳等生理特点与肝经气血有密切关系，遇有情志、饮食等致病因素，导致气络气机升降出入乖乱而引起的形气转化的气化异常，气血津液不能正常相互转化而作为代谢废物蓄积于体内，痰浊瘀血可阻滞络脉导致痰湿阻络、血瘀阻络等病理变化，常引起气郁痰结、气滞血瘀及肝郁化火等病理变化，故女性易患瘿病。另外，素体阴虚之人，痰气郁结之后易于化火，更加伤阴，易使甲状腺功能亢进病情缠绵，而先天不足或后天失养、气化无权、代谢失常，水谷精微不能输布五脏、脾肾亏虚均可诱发甲状腺功能减退。体质偏于阳热者，病从热化，而见发热、汗出、烦躁易怒、心慌心悸、食欲亢进等一派阳热证候，病久火热耗伤气阴，见失眠多梦、盗汗等阴虚火旺证候。体质偏于虚寒者，病易从寒化，而出现神疲乏力、形寒怕冷、困倦嗜睡、脱发、动则自汗、手足发凉、月经量少色淡等一派脾肾虚寒证候。

5.失治或误治、手术创伤或药物中毒，气络损伤　由于施行甲状腺切除手术或服用某些有毒药物（如治疗甲状腺功能亢进的西药），损伤人体正气，致使脏腑失养、功能衰退；气络气化异常则导致津液的代谢失调，形成湿、痰、饮、水等病理产物，可表现出一系列虚损证候。如放射性 ^{131}I 核素治疗甲状腺功能亢进唯一的不良反应就是甲状腺功能减低（主要指永久性甲状腺功能减低、甲状腺功能减退）。

6.外邪侵袭，毒损瘿络　多见风热毒邪从口鼻入侵，损伤瘿络，使气络升降失常，毒邪结于颈前，则见咽部及颈前肿、痛；若过用寒凉之物，内伤阳气，卫气耗损，气络升出入受阻、气络气化运动失常，虽颈部热毒祛除、疼痛消失，但可见发音低沉、怕冷，甚至浮肿等症。

二、病机

瘿病功能亢进或减退，与机体气络气化作用太过与不及密切相关。气化作用是生命活动最基本的特征，其作用于机体主要是通过物质和能量相互转化的过程实现。而气络司开阖，脉络末端之孙络为营养代谢处所。气络气机升降出入，不仅维持着人体与自然外界的物质能量交换的平衡，同时维持着机体内部气血津液精的相互转化的生命运动。气络气化功能失常，导致内分泌代谢病变、甲状腺功能异常（亢进与减退）。体内精气血津液相互转化障碍，导致痰浊瘀毒病理性产物蓄积，使气血的运行也受到障碍而产生血行瘀滞，痰浊瘀结于颈前，而致瘿肿较硬或有结节，同时导致甲状腺代谢功能失调。

气络气化作用异常可分为四类：阳化太过、阳化不及、阴化太过、阴化不及。①阳化太过，即阳气产生的变化太过，故机体功能亢进，分解代谢过于旺盛，呈现瘿病高代谢的证候，即甲状腺功能亢进，临床上多见易饥、烦躁、汗出等，但阳化太过也会引起阴化相对不足，出现消瘦。②阳化不及，是由于先天不足或后天因饮食、情志、久病导致，通常表现为水谷精微运化活动下降，表现为瘿病分解代谢不足证候，即甲状腺功能减退。③阴化太过，是一方面由于摄入超出其所需的能量，剩余的物质堆积于体内；另一方面由于素体虚寒导致脾失健运，水谷精微滞留，临床上表现为肥胖、水谷不化、水湿不化、痰饮等。④阴化不及，多由于脾阳不足或脾胃虚寒，精微物质化生障碍，导致机体能量不足，故见消瘦、营养不良、贫血等。

1.气化无权，代谢失常　气络气化作用异常是产生瘿病的内在因素。各种致病因素影响气络气化。甲状腺功能异常出现阳化太过或阳化不及。阳化太过，即阳气产生的变化太过，由于"阳化气""气有余便是火"，故甲状腺功能亢进分解代谢过于旺盛。气化不足，阳化不及，甲状腺功能减低，表现为能量代谢降低，分解代谢不足，故见肥胖、纳呆、阳虚水泛等，治疗上从中焦入手，在健脾基础上，加少量附子能少火生气，可温化助阳、促进气络气化。如瘿病（甲状腺功能减退），与其气络阳化不及、阳气升发不足、阴精不能输布有关。

2.络气郁滞，肝气不舒，气络瘀阻，痰凝壅结　由于情志内伤、饮食失调等导致肝气损伤、肝旺克脾、脾失健运、肝络气机郁滞、肝气不舒、气机不畅、津聚痰瘀、痰气互结、壅结颈前而成瘿瘤，凝结于目则成目突。

3.肝火旺盛，肝络阻滞　肝火旺盛、肝络阻滞是瘿病发生加剧的必要因素，肝络郁滞，郁而生火气，火气上攻到头部，使得患者脾气急躁易怒、口苦咽干，经常会面红耳赤、精神恍惚；肝气郁结化为火气，肝火旺盛，肝络阻滞，进而灼伤患者胃部，使其阴气缺失，导致食欲不振。同时，运化无权，阴化不及，日久使得患者身体消瘦、四肢乏力。

4.络阴亏虚，痰瘀阻络　患者肝火旺盛、郁火伤阴，心肾之阴络阴亏虚，就会导致出现胸闷、心悸、多汗及失眠多梦、消谷善饥等症状；肝阴不足，络阴亏虚，阴虚内热，就会出现怕热，甚至灼伤阴血、口干目涩；肝阴虚极，气络失养，风阳内动，则手指颤抖；邪热内迫，津液外泄，则见恶热、自汗。晚期阴虚及肾，出现女子闭经、男子阳痿、性欲减退等肾精亏损之证。重症患者可出现烦躁不安、高热、脉疾等危重证候。阴虚血瘀，燥热炼津成痰，必然导致痰瘀阻滞瘿络，壅结成瘿瘤、瘿肿。

5.络阳虚损，气化无权　络阳虚损，气化无权是甲状腺功能减退发生的根本机制。禀赋不足，或后天失调、体质虚弱，或久病失治，或积劳内伤、络阳虚损、气络阳化不及、气化无权所致，也可涉及心脾。多有水肿、畏冷、反应迟缓等功能减退症状，是气络气化功能下降，气血津液精的相互转化作用减退所致。饮食水谷是气血津液精的共同来源，运行于脉中的血液通过络脉末端之孙络渗于脉外则成为具有滋润作用的津液，同时气是津液化生的动力。由于络阳虚、络气阻滞，无以化湿运血，可夹杂有痰湿、瘀血等病理产物，壅滞于颈前成瘿瘤。脾肾阳虚，火不暖土，后天生化不足，气虚亏气络失荣，故见乏力、皮肤干燥粗糙。痰湿不化，见咽中有痰、肢冷、黏液性水肿、舌质暗、脉沉细之痰瘀互结证候。

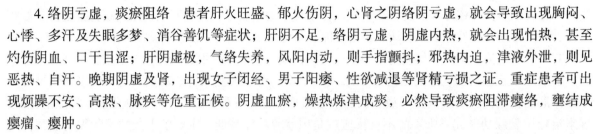

第三节　西医诊断与治疗

一、临床表现

1.单纯性甲状腺肿伴结节　临床上一般无明显症状。甲状腺呈现轻、中度肿大，表面平滑，质地柔软。重度肿大的甲状腺可引起压迫症状，出现咳嗽、气促、吞咽困难或声音嘶哑等。胸骨后甲状腺肿可使头部、颈部和上肢静脉回流受阻。

2.甲状腺炎伴结节

（1）亚急性甲状腺炎：起病前1～3周常有病毒性咽炎、腮腺炎、麻疹或其他病毒感染的症状。甲状腺区发生明显疼痛，可放射至耳部，吞咽时疼痛加重。可有全身不适如食欲减退、肌肉疼痛、发热、心动过速、多汗等。体格检查发现甲状腺轻至中度肿大，有时单侧肿大明显，甲状腺质地较硬、显著触痛，少数患者有颈部淋巴结肿大。

（2）慢性淋巴细胞性甲状腺炎：又称桥本甲状腺炎。临床分三期：亚临床期、甲亢期、甲减期。早期无特异性临床表现，多以甲状腺肿大或甲减首次就诊。主要表现是甲状腺对称性弥漫性肿大，有时由于肿大不对称和表面有分叶，可形似结节、质地坚硬、无疼痛，部分患者有颈部压迫感。

（3）侵袭性纤维性甲状腺炎：又称为木样甲状腺炎。病变多从甲状腺一侧叶开始，向另一叶发展，肿块硬度超过甲状腺恶性肿瘤，界限不清，可无疼痛或轻度局部疼痛，邻近器官有压迫症状。

3.甲状腺腺瘤　甲状腺腺瘤多单发，呈圆形或椭圆形，局限在一侧腺体内。质地较周围甲状腺组织稍硬，表面光滑，无压痛，能随吞咽上下移动。腺瘤生长缓慢，大部分患者无任何症状。腺瘤发生囊内出血时，肿瘤体积可在短期内迅速增大，局部出现胀痛。

4.甲状腺囊肿　囊肿内含血液或清澈液体，与周围甲状腺组织分界清楚，质地柔软或坚硬，直径很少大于3 cm，一般无压痛。

5.甲状腺癌 乳头状癌和滤泡状癌的初期多无明显症状，前者有时可因颈淋巴结肿大而就医。随着病程进展，肿块逐渐增大、质硬，吞咽时肿块移动度减低。未分化癌上述症状发展迅速，并侵犯周围组织，晚期可产生声音嘶哑、呼吸困难、吞咽困难。颈交感神经节受压，可产生 Horner 综合征。颈丛浅支受侵犯时，患者可有耳枕、肩等处疼痛。可有颈淋巴结转移及远处脏器转移。髓样癌除有颈部肿块外，由于癌肿产生 5-羟色胺和降钙素，患者可出现腹泻、心悸、脸面潮红和血钙降低等症状。

总而言之，甲状腺结节是甲状腺腺体内的独立病灶。虽然该病灶可以被触及或在超声检查下被发现，但是超声检查未能证实的结节，即使可以触及，也不能诊断为甲状腺结节。因为绝大部分的甲状腺结节并无明显的临床症状，所以注重询问患者病史和体格检查，并重点触诊甲状腺和颈部淋巴结。

二、实验室及其他检查

1.血清学检查 所有甲状腺结节的患者均应进行甲状腺功能的检查，应特别关注血清促甲状腺激素的水平。①单纯性甲状腺肿：血清 TT_4、TT_3 正常，TT_4/TT_3 的比值常增高。血清甲状腺球蛋白（Tg）水平增高，增高的程度与甲状腺肿的体积呈正相关。血清 TSH 水平一般正常。②亚急性甲状腺炎：根据实验室结果本病可以分为三期，即甲状腺毒症期、甲减期和恢复期。甲状腺毒症期表现为血清 T_3、T_4 升高，TSH 降低。甲减期为血清 T_3、T_4 逐渐下降至正常水平以下，TSH 回升至高于正常值。恢复期时，血清 T_3、T_4、TSH 可恢复至正常。③桥本甲状腺炎：甲状腺功能正常时，TPOAb 和 TgAb 滴度显著增高，是最有意义的诊断指标。发生甲状腺功能损伤时，可出现亚临床甲减（血清 TSH 增高，TT_4、FT_4 正常）和临床甲减（血清 TSH 增高，血清 FT_4、TT_4 减低）。

2.血清降钙素检查 检测该指标可以早期诊断甲状腺 C 细胞异常增生和甲状腺髓样癌。

3.超声检查 甲状腺超声是确诊甲状腺结节的首选检查。它可确定甲状腺结节的大小、数量位置、质地（实性或囊性）、形状边界、包膜、钙化、血供和与周围组织的关系等情况，同时评估颈部区域有无淋巴结和淋巴结的大小、形态和结构特点。此外，通过彩色多普勒血流显像技术可探及恶性肿瘤的血流信号，一般而言，结节越大血流信号越丰富，且分布凌乱。因此，临床实践中彩色多普勒血流显像必须与灰阶超声共同使用，以诊断甲状腺结节性质。通过超声造影检查亦可帮助鉴别良恶性结节。以下超声征象提示甲状腺癌的可能性大：①实性低回声结节；②结节内血供丰富（TSH 正常情况下）；③结节形态和边缘不规则，晕圈缺如；④微小钙化，针尖样弥散分布或簇状分布的钙化；⑤同时伴有颈部淋巴结超声影像异常。

4.甲状腺核素检查 经典使用的核素是 ^{131}I 和 $^{99m}TcO_4$。根据甲状腺结节摄取核素的多寡，划分为"热结节""温结节"和"冷结节"。良性结节和甲状腺癌均可表现为"冷"或"凉结节"，所以核素扫描对甲状腺结节的良恶性鉴别诊断价值不大，仅对甲状腺自主高功能腺瘤（"热结节"）有诊断价值。后者表现为结节区浓聚核素，结节外周和对侧甲状腺无现象，这类结节多是良性的。

5.术前通过甲状腺细针抽吸细胞学检查（FNAC） 诊断甲状腺癌的敏感度为 83%，特异度为 92%，假阴性率和假阳性率均为 5% 左右。操作者和病理诊断医师的经验对 FNAC 的诊断准确性有很大影响。根据国际相关标准及国内相关报道，FNAC 结果可分为以下五类：取材无法诊断或不满意、良性、不确定、可疑恶性和恶性。多结节甲状腺肿与单发结节具有相同的恶性风险，此时应在超声引导下选择具有癌性征象的结节进行 FNAC。需注意，FNAC 无法区分甲状腺滤泡状癌和滤泡细胞腺瘤。

6.颈部 CT 和 MRI 作为术前检查，可提供结节或肿块的影像及甲状腺与周围组织的解剖学关系，但不推荐作为甲状腺结节的常规检查。

三、诊断及鉴别诊断

（一）诊断

1.病史 多数患者并无症状，仅在理化检查时偶然发现。少数患者以甲亢或甲减症状首次就诊。此外，有些患者可有局部症状，如短期内突然发生的甲状腺结节增大，则可能是腺瘤囊性病变出血所致；若过去存在甲状腺结节，近日突然快速、无痛地增大，应考虑癌肿的可能。一般来讲，对于甲状腺结节，男性更应重视。有分化型甲状腺癌家族史者，发生癌肿的可能性较大。双侧甲状腺髓样癌较少见，但有此家族史者应十分重视，因该病为自主显性遗传型。

2.理学检查 甲状腺结节的诊断主要依靠甲状腺超声。即使触诊时发现甲状腺结节也需要通过甲状腺超声证实。明确结节诊断后，进一步结合患者病史、血清学检查及甲状腺核素扫面等辅助检查明确结节发生的原因，并且对结节的良恶性进行全面评估。

综上所述，除少部分甲状腺结节患者有吞咽不适等症状外，多数患者都无临床症状。良性甲状腺结节的诊断需结合病史、症状和体征、实验室检查和甲状腺超声检查等进行全面评估。超声引导下 FNAC 可对结节的良恶性进行有效、准确的判定。对于 FNAC 不确定的结节，癌基因突变组合或 GEC 检测有助于进一步明确诊断。

（二）鉴别诊断

1.甲状腺功能亢进 二者均可见甲状腺肿大。但大多数甲亢患者表现为甲状腺对称性、弥漫性肿大，无压痛，肿大随吞咽上下移动，可触及震颤，闻及血管杂音。此外，甲亢患者有特异性的高代谢综合征的临床表现，如怕热多汗、皮肤潮湿、低热、多汗易饥、体重锐减、疲乏无力等，或伴有精神神经系统、心血管系统等多系统变化。血清 TT_3、FT_3、TT_4、FT_3 增高，TSH 减低。

2.甲状腺舌骨囊肿 肿块位于颈部正中，位置较低，常在胸锁关节上方；一般不随吞咽动作上下移动，但随伸舌动作上下移动。

3.颈部淋巴结肿大 二者均可出现颈前肿块，但二者的具体位置及肿块大小均不同。淋巴结肿大多位于颈项两侧或颌下，肿块约黄豆大小，可有压痛或无压痛。

四、治疗

多数良性甲状腺结节仅需针对病因治疗或定期随访，无须特殊治疗。少数情况下，可选择手术治疗、TSH 抑制治疗、放射性碘治疗，即 ^{131}I 治疗，或其他治疗手段。而针对恶性甲状腺结节，则首选手术治疗，然后临床医生根据患者具体情况选择 TSH 抑制治疗和（或）^{131}I 治疗。治疗的总体发展趋势是个体化的综合治疗。

（一）良性甲状腺结节的治疗

1.一般治疗 ①单纯性甲状腺肿伴结节患者，可通过加碘食盐改善碘缺乏状态，特别是妊娠及哺乳期妇女，但需防止碘过量的倾向。②轻型亚急性甲状腺炎可予非甾体类抗炎药，中、重型可予激素对症缓解甲状腺疼痛。③自身免疫性甲状腺炎患者，限制碘摄入量在安全范围可有助于阻止甲状腺自身免疫破坏的进展。

2.TSH 抑制治疗 应用 $L-T_4$ 将血清 TSH 水平抑制到正常低限甚至低限以下，以求通过抑制 TSH 对甲状腺细胞的促生长作用，达到缩小甲状腺结节的目的。在碘缺乏地区，TSH 抑制治疗可能有助于缩小结节、预防新结节出现、缩小结节性甲状腺肿的体积。在非缺碘地区，TSH 抑制治疗虽也可能缩小结节，但其长期疗效不确切，停药后可能出现结节再生长。TSH 部分抑制方案（TSH 控制于正常范围下限，即 0.4～0.6 mmIU/L）与 TSH 完全抑制方案（TSH 控制于 < 0.1 mmIU/L）相比，减小结节体积的效能相似。但长期抑制 TSH 可导致亚临床甲亢（TSH 减低，FT_3、FT_4 正常），引发不适症状和一些不良反应，如心率增快、心房颤动、左心室增大、心肌收缩性增加、舒张功能受损等，造成绝经后妇女的骨密度降低。因此，不建议常规使用 TSH 抑制疗法治疗良性甲状腺结节；可在小结节性甲状腺肿的年轻患者中考虑采用。如要使用，目标为 TSH 部分抑制。

3. 放射性 ^{131}I 治疗　^{131}I 治疗主要用于治疗有自主摄取功能并伴有甲亢的良性甲状腺结节。对虽有自主摄取功能但不伴甲亢的结节，^{131}I 治疗可作为选择之一。出现压迫症状或位于胸骨后的甲状腺结节，不推荐 ^{131}I 治疗。处于妊娠期或哺乳期是治疗 ^{131}I 的绝对禁忌证。疗效方面，^{131}I 治疗后 1 个月，有自主功能的结节可逐渐缩小，甲状腺体积平均减少，伴有甲亢者在结节缩小的同时，甲亢症状、体征和相关并发症可逐渐改善，甲状腺功能指标可逐渐恢复正常。如 ^{131}I 治疗 4～6 个月后甲亢仍未缓解、结节无缩小，应结合患者的临床表现、相关实验室检查和甲状腺核素显像复查结果，考虑再次给予 ^{131}I 治疗或采取其他治疗方法。^{131}I 治疗后，约 10% 的患者于 5 年内发生甲减，随时间延长甲减发生率逐渐增加。因此，建议治疗后每年至少检测一次甲状腺功能，如监测中发现甲减，要及时给予 L-T$_4$ 替代治疗。

4. 手术治疗　良性甲状腺结节的手术指征：①出现与结节明显相关的局部压迫症状；②合并甲状腺功能亢进，内科治疗无效者；③肿物位于胸骨后或纵隔内；④结节进行性生长，临床考虑有恶变倾向或合并甲状腺癌高危因素。因外观或思想压力过重影响正常生活而强烈要求手术者，可作为手术的相对适应证。

良性甲状腺结节的手术原则为在彻底切除甲状腺结节的同时，尽量保留正常甲状腺组织。建议慎重使用全甲状腺切除术式。后者的适应证为结节弥漫性分布于双侧甲状腺，导致术中难以保留较多正常甲状腺组织。术中应注意保护甲状旁腺和喉返神经。内镜甲状腺手术因其良好的术后外观效果，可作为良性甲状腺结节的手术手段之一。手术径路包括胸骨切迹上径路、锁骨下径路、前胸壁径路、腋窝径路和其他径路。建议选择手术径路时，应尽量减少创伤，并且避免非 Ⅰ 类切口入路。手术治疗后，应观察手术并发症，如出血、感染、喉返神经损伤、甲状旁腺损伤等的发生情况。如果术者有丰富的甲状腺手术经验（年甲状腺手术量超过 100 例），并发症的发生率会明显降低。由于切除了部分或全部甲状腺组织，患者术后有可能发生不同程度的甲状腺功能减退，伴有高滴度甲状腺过氧化物酶抗体和（或）甲状腺球蛋白抗体者更易发生甲减。接受甲状腺全切术者，术后即应开始左甲状腺素替代治疗，此后定期监测甲状腺功能，保持 TSH 水平在正常范围。保留部分甲状腺者，术后也应定期监测甲状腺功能（首次检测时间为术后 1 个月），如监测中发现甲减，要及时给予 L-T$_4$ 替代治疗。良性甲状腺结节术后，不建议采用 TSH 抑制治疗来预防结节再发。

5. 其他疗法　其他治疗良性甲状腺结节的非手术方法包括：超声引导下经皮无水乙醇注射、经皮激光消融术和射频消融等。其中，经皮无水乙醇注射对甲状腺良性囊肿和含有大量液体的甲状腺结节有效，不适用于单发实质性结节或多结节性甲状腺肿。

（二）恶性甲状腺结节的治疗

甲状腺癌确诊后，一般均需手术治疗。术前用甲状腺激素进行抑制性治疗，使手术操作变得容易，也可减少肿瘤扩散的可能。手术中应行冰冻切片，以决定是否做根治手术，术后应做石蜡切片以求准确病理结果。甲状腺癌肿患者应进行甲状腺全切除及其他根治手术，并在术后 4 周时，行 ^{131}I 全身扫描，在甲状腺及转移病灶中搜索放射性活性。手术治疗后的处理主要是放射性碘和甲状腺激素抑制治疗。对于疑似肿瘤而又不能或不愿做活检者，则可使用甲状腺激素抑制肿瘤 3 个月。肿瘤中结节缩小，则应长期继续用药；如结节未缩小或更增大，应即考虑手术治疗；如结节有功能，虽无恶性证据，也应手术治疗。

全切除术后，血清甲状腺球蛋白仍增高，提示有残余癌组织。如发现甲状腺部位尚有具吸碘功能的病变残留，即可使用大量放射性碘以去除残余甲状腺组织。按病灶情况，一般剂量在 50～150 mCi，次日继以甲状腺激素充分抑制治疗，使血清 TSH 降至测不出水平。甲状腺液素每天需用 300 ug 以上，或甲状腺干制剂每天 120～240 mg。患者每 2～3 个月详细检查 1 次，包括甲状腺球蛋白测定及全身 [131]I 扫描，因为接受抑制治疗的患者血清甲状腺球蛋白值升高表示存在转移灶。如无转移灶发现，继续甲状腺激素治疗，直至下一次 [131]I 扫描检查前 4 周，改用总三碘甲状腺原氨酸，后者在扫描前 10 天停用。如有复发，则需再用较前更大剂量的放射性碘，总剂量宜在 500 mCi 左右。有些患者，[131]I 扫描没有可证明的病灶转移，但血清甲状腺球蛋白升高，有条件者可用 [18]FDG-PET 扫描检查以查明分泌甲状腺球蛋白的转移癌的部位。

第四节　中医诊断与治疗

一、诊断

1. 以颈前喉结两旁结块肿大为临床特征。初作可如樱桃或指头大小，一般生长缓慢，大小不一，大者可如囊如袋，触之多柔软、光滑，病程日久则质地较硬或可扪及结节。

2. 多发于女性，常有饮食不节、情志不舒的病史，或发病有一定的地域性。

3. 早期多无明显的伴随症状，发生阴虚火旺的病机转化时，可见低热、多汗、心悸、眼突、手抖、多汗易饥、面赤、脉数等表现。

二、鉴别诊断

（一）瘿病与瘰疬

瘿病与瘰疬均可在颈项部出现肿块，但二者的具体部位及肿块的性状不同，瘿病肿块在颈部正前方，肿块一般较大。正如《外台秘要·瘿病》所说："瘿病喜当颈下，当中央不偏两边也。"瘰疬的病变部位在颈项的两侧或颔下，肿块一般较小，每个约黄豆大，个数多少不等，如《素问病机气宜保命集·瘰论》说："夫瘰疬者，经所谓结核是也。或在耳前后，连及颐颔，下连缺盆，皆为瘰病。"《外科正宗·瘰疬论》言："瘰疬者，累累如贯珠，连接三五枚。"

（二）瘿病与消渴

瘿病中的阴虚火旺证型，应注意与消渴病鉴别。消渴病以多饮、多食、多尿为主要临床表现，三消的症状常同时并见，尿中常有甜味，而颈部无瘿肿。瘿病中的阴虚火旺证虽有多食易饮，但无多饮、多尿等症，而以颈前有瘿肿为主要特征，并伴有烦热心悸、急躁易怒、眼突、脉数等症。

（三）瘿囊与瘿瘤

瘿囊颈前肿块较大，两侧比较对称，肿块光滑、柔软，主要病机为气郁痰阻，若日久兼瘀血内停者，局部可出现结节。瘿瘤表现为颈前肿块偏于一侧，或一侧较大，或两侧均大，整肿大小如桃核，质较硬。病情严重者，肿块迅速增大，质地坚硬，表面高低不平。

三、辨证论治

（一）辨证要点

该病病程较长，病程的不同阶段、临床表现、病机特点均不同，应分期论治，标本兼顾。初期，病之初起以实为主，肝郁化火、气滞痰凝、痰瘀阻滞瘿络，以肝胃热盛、火邪内炽、阳热偏盛为主，燥热伤阴突出，多数患者早期表现为性情急躁、心烦易怒、容易激动、心悸、汗出、怕热、消谷善饥、脉数等，故其基本治法以清肝泻火、化痰通络为主。中期，燥热伤阴耗气，出现气阴两伤，多见口渴、乏力。后期，病情反复迁延，脾肾两虚；络脉阻滞，脏腑失养，治疗必须固护正气，常加入滋阴及补气之品。

1. 辨虚实主次　早期肝郁化火、气滞痰凝为实，证见性情急躁易怒、眼球突出、久病火毒伤阴、阴虚阳亢、阴虚动风和气阴两虚为虚实夹杂，症见手指颤抖、面部烘热、口苦、口渴、多食。后期见阴阳两虚、脾肾亏虚、脏腑虚损、络虚不荣之肢冷发凉、乏力等虚象，要根据主要症状的性质来分清虚实。

2. 辨阴阳虚损　气虚及阳或全身脏腑阳气不足功能减退影响络脉，可致络中阳气虚损。络阳虚则络气络属调节、温煦充养、防御卫护、信息传导、自稳调控失常；致气络温煦充养功能不足则阳虚生寒，可有全身畏寒或局部皮温降低；致气络信息传导功能不足，则有疼痛、麻木、感觉减退、浅表处青紫或肢端苍白、冷痛、低硬肿胀等症；气络气血津液精的形气转化不足，则有水肿、瘀血等症。若外邪偏盛或正气虚极，可致气虚极而脱，阳虚极而亡，而见四肢逆冷、冷汗淋漓等症。瘿病日久每易郁而化火，应综合症状和舌脉辨别其有无火热，若有，则应辨别火热的程度。阴虚火旺、气化过盛病变的患者，则出现低热、多汗心悸、多食易饥、面赤、激动易怒、脉数等症状，多为甲状腺功能亢进；反之，面白畏冷、食欲不振、反应迟缓多为甲状腺功能减退。

3. 辨络损部位　瘿的病位，在颈前喉结两侧的颈𩩲部，即甲状腺部。颈前属任脉所主，任脉起于少腹中极穴之下，沿腹和胸部正中线直上，抵达咽喉，再上至峡部，经过面部进入两目颈部也属督脉，盖督脉其循少腹直上者，贯脐中央，上贯心，入喉；任督两脉皆系于肝肾，且肝肾之经脉，皆循喉咙。故颈前部位与任、督、肝、肾经络有一定的联系。在瘿病治疗中，结合病位的经络所属辨证施治。据患者瘿病结于颈前，多与肝、肾、督、任、心经络脉相连，有心悸、心慌不宁者，多病及心之气络；胸闷不舒，多病及任脉的络气运行阻滞；胁胀不适多病及肝之气路；肝气过亢、脾湿不化可见突眼之症。

4. 辨理化指标　随着气络气机升降，进行气化运动，完成物质交换与能量代谢，形成气络与形气转化—气血津液精—神经内分泌代谢系统。神经内分泌代谢系统是由内分泌腺和散于全身的激素分泌细胞或细胞团及其分泌的激素，包括激素受体、受体激动剂和拮抗剂等组成，主要通过一系列激素调节轴，实现对人体多器官功能的内分泌调节。甲状腺是人体最大的内分泌腺体，其主要功能是合成甲状腺激素，调节机体代谢。若其功能减低，它生成的甲状腺激素就会减少，从而导致甲状腺功能减退、能量消耗减慢、机体代谢速度变慢、脏腑功能减退；反之，若甲状腺功能旺盛，释放过多的甲状腺激素，造成甲状腺功能亢进，就会加快机体代谢过程，造成机体气化功能过盛。目前，实验室常规开展的甲状腺功能检测项目包括下丘脑-垂体-甲状腺轴的外周部分，即靶腺（甲状腺）激素总三碘甲状腺原氨酸（TT_3）、总甲状腺素（TT_4）、游离三碘甲腺原氨酸（FT_3）、游离甲状腺素（FT_4）、血清反 T_3（rT_3）及脑垂体促甲状腺激素水平等。TT_3 是查明早期甲状腺功能亢进、监控复发性甲状腺功能亢进的重要指标。TT_4 是构成下丘-垂体-甲状腺调节系统完整性不可或缺的成分，可用于甲状腺功能亢进、原发性和继发性甲状腺功能减退的诊断。当甲状腺功能亢进时，血 T_4、T_3 及 rT_3 均增高，而甲状腺功能减退时，三者均低于正常值。FT_4、FT_3 是甲状腺代谢状态的真实反映，FT_3 含量对鉴别诊断甲状腺功能是否正常、亢进或低下有重要意义，而 FT_4 测定可作为甲状腺抑制治疗的监测手段。TSH 是测试甲状腺功能非常敏感的特异性参数，特别适合于早期检测或排除下丘脑-垂体-甲状腺中枢调节环路的功能紊乱，血清 TSH 升高可见于原发性甲状腺功能减退、异位 TSH 分泌综合征（异位 TSH瘤）、垂体 TSH 瘤等，降低可见于继发性甲状腺功能减退。因此，瘿病进行甲状腺功能的检查亦是气络病变理化检查的重要内容。根据患者基础代谢率、血清总甲状腺素、促甲状腺激素等试验，有助于鉴别瘿病的不同类型及了解病情的不同程度，辨别是否为机体气化过盛或脏腑功能减退。

（二）治疗原则

瘿病以理气化痰、通络散结为基本治则。瘿肿质地较硬及有结节者，应适当配合活血化瘀；肝火亢盛及火热伤阴者，则当以清肝泻火及滋阴降火为主；气血亏虚者益气补血、荣养络脉；络阴亏虚、痰瘀阻络宜滋阴活血、化痰通络；络阳虚损、气化无权则温补脾肾、温阳煦络。

（三）分证论治

1. 肝络郁滞，肝气不舒

证候：颈前正中肿大、质软不痛，颈部觉胀，胸闷，善太息或兼胸胁窜痛，病情的波动常与情志因素有关，苔薄白，脉弦。

证候分析：络气郁滞，津液不布，易于凝聚成痰；气滞痰凝，壅结颈前，则形成瘿病；气结于胸，则胸闷、善太息。

治法：疏肝理气，疏畅肝络。

方药：柴胡疏肝散（《景岳全书》》）加减。

柴胡 12 g，香附 9 g，枳壳 9 g，陈皮 12 g，川芎 9 g，芍药 9 g，甘草 6 g，佛手 9 g，郁金 12 g，当归 10 g，天花粉 20 g，黄药子 10 g。

方解：方中以柴胡、枳壳、陈皮疏肝理气；黄药子散结消瘿，清热解毒；川芎、芍药活血通络；天花粉清郁热，当归活血养肝血。

加减：胸闷、胁痛者，加柴胡、郁金、川楝子、延胡索、香附理气解郁止痛；气郁化火者去川芎，加丹皮、黄连、山栀清热祛火；肝气犯胃，脘腹胀满、恶心呕吐者加半夏、陈皮、藿香、砂仁；咽颈不适，加桔梗、牛蒡子、木蝴蝶、射干利咽消肿；震颤明显加僵蚕、桑枝；头晕加天麻、黄芩、远志。

2. 肝火旺盛，瘿络阻滞

证候：颈前轻度或中度肿大，触之柔软、光滑，烦热，易出汗，性情急躁易怒，眼球突出，手指颤抖，面部烘热，口苦，消谷善饥，舌质红、苔薄黄，脉弦数。

证候分析：肝气郁结，肝郁最容易化火，肝火旺盛，火炼津成痰，痰火阻络，瘿络阻滞，壅结颈前则颈前肿大；火气上攻到头部，故脾气急躁易怒、眼球突出、面部烘热；肝火化风则手指颤抖；肝气横逆犯胃，胃火炽盛则口苦、多食；肝气横逆犯脾，脾失健运，运化无权，使得患者身体消瘦、四肢乏力。

治法：清肝泻火，理气通络。

方药：栀子清肝汤（《外科正宗》）合藻药散（《证治准绳·疡医》）加减。

柴胡 10 g，白芍 10 g，栀子 10 g，川芎 10 g，当归 10 g，牛蒡子 10 g，丹皮 10 g，茯苓 10 g，枳实 10 g，海藻 5 g，黄药子 10 g，甘草 3 g。

方解：栀子清肝汤中，以柴胡、芍药疏肝解郁清热；枳实破气除痞；茯苓、甘草健脾益气；当归、川芎养血活血；栀子、丹皮清泻肝火；配合牛蒡子散结利咽消肿。藻药散以海藻、黄药子消瘿散结，黄药子且有凉血降火的作用。

加减：肝火亢盛，烦躁易怒、脉弦数者，可加龙胆草、夏枯草清肝泻火；风阳内盛，手指颤抖者加石决明、钩藤、白蒺藜、牡蛎平肝息风；胃热内盛出现消谷善饥者，加生石膏、知母清泄胃热。也可配合龙胆泻肝丸口服清泻肝火。

3.络阴亏虚，痰瘀阻络

证候：多食易饥，口渴，消瘦，急躁易怒，心惊不宁，心烦少寐，怕热多汗，手指颤动，眼干目眩，腰酸乏力，舌质红、舌体颤动，脉弦细数。

证候分析：络阴亏虚，阴虚燥热，燥热伤胃阴，胃火炽盛故多食易饥、口渴、消瘦；肝肾阴虚，虚阳上扰心神，则见心悸不宁、心烦少寐；肾阴虚则腰膝酸软；阴虚火旺则怕热多汗；阴虚阴不敛阳，肝火上炎则急躁易怒；阴虚动风，虚风内动则手指震颤、舌体颤动；肝开窍于目，肝肾阴虚，脉络失养则眼干目眩；舌质红、脉弦细数为络阴亏虚内热之象。

方药：天王补心丹（《校注妇人良方》）合二陈汤（《太平惠民和剂局方》）加减。

酸枣仁 30 g，柏子仁（炒）30 g，当归 15 g，天冬 12 g，麦冬 12 g，生地 15 g，人参 15 g，丹参 15 g，玄参 15 g，茯苓 15 g，五味子 30 g，远志 15 g，桔梗 8 g，柴胡 10 g，白芍 10 g，栀子 10 g，陈皮 15 g，半夏 15 g，僵蚕 10 g，水蛭 6 g。

方解：方中重用甘寒的生地入心养血，入肾而滋阴，玄参、麦冬、天冬养阴清热；酸枣仁、柏子仁养心安神；当归补血润燥，合生地滋阴补血；人参益气以生血；茯苓、远志养心安神；五味子酸敛安心神；丹参清心活血，桔梗载药上行；水蛭化瘀通络；柴胡、陈皮疏肝健脾理气；白芍养血柔肝，敛阴收汗；栀子清肝热；半夏、僵蚕化痰散结。

加减：肝阴亏虚，肝经不和而见胁痛隐隐者，可仿一贯煎加枸杞子、川楝子养肝疏肝；虚风内动，手指及舌体颤动明显者，加钩藤、白蒺藜、白芍平肝息风；脾胃运化失调致大便稀溏、便次增加者，加白术、薏苡仁、怀山药、麦芽健运脾胃；肾阴亏虚而见耳鸣、膝软者，酌加龟板、桑寄生、牛膝、菟丝子滋补肾阴；病久正气伤耗，精血不足而见妇女月经少或经闭，男子阳痿者，可酌加黄芪、山茱萸、熟地、枸杞子、制首乌等补益正气，滋养精血。

4.气虚血亏，气络失荣

证候：面色苍白无华，神疲懒言，心慌气短，眩晕肢软，纳差、腹胀、便秘，记忆力减退，畏冷，舌淡苔薄，脉细。

证候分析：先天不足，后天失调，则脾虚气弱，气血化源不足，精血虚少，肌肤失荣，则神疲肢软、面色苍白；脑失充养，髓窍空虚，则眩晕、记忆力减退；气虚血少，心肺失养，则心慌气短；脾虚纳运失常则纳差、腹胀、便秘；气虚损阳，阳气渐弱而畏冷；舌淡苔薄、脉细为气血两虚之征。

治法：益气养血，养血荣络。

方药：八珍汤（《丹溪心法》）加减。

人参 10 g，茯苓 10 g，白术 10 g，熟地 10 g，赤芍 10 g，当归 10 g，川芎 10 g，炙甘草 10 g，砂仁 10 g。

方解：方中人参配熟地益气养血，共为君药。砂仁化湿开胃，白术、茯苓健脾渗湿，助人参益气补脾；当归、白芍养血和营，助熟地补益阴血，均为臣药。佐以川芎活血行气，使之补而不滞。炙甘草益气和中，调和诸药。

加减：心血不足出现心慌、心悸，加远志、茯神、龙眼肉；夹痰加贝母、陈皮、半夏化痰；瘿肿加夏枯草、牡蛎、三棱、莪术；祛湿加苍术、薏苡仁等。

5. 络阳虚损，气化无权

证候：全身明显浮肿，畏寒肢冷，面色萎黄，倦怠乏力，纳呆身重，神情淡漠，嗜卧，智力减退，皮肤粗糙，毛发脱落，腰膝酸软，阳痿不孕，或伴胸闷、心悸及气促，舌淡胖、苔白，脉沉细或沉迟。

证候分析：气虚及阳或全身脏腑阳气不足、功能减退影响络脉，可致络中阳气虚损。络阳虚损则络气调节、温煦充养、防御卫护、信息传导、自稳调控失常；致气络温煦充养功能不足则阳虚生寒，可有全身畏寒或局部皮温降低、纳呆身重、嗜卧；致气络气血津液精的形气转化不足、水谷不化、水湿潴留、泛滥肌肤则有水肿、瘀血等症。若外邪偏盛或正气虚极，可致气虚极而脱、阳虚极而亡，见四肢逆冷、冷汗淋漓等症；络阳虚损，真元不足，精血失充，脑髓失养，元神失主，则神情淡漠、嗜卧、智力减退；脏腑肌肤失养，则面色萎黄、倦怠乏力、皮肤粗糙、毛发脱落、腰膝酸软；水气凌心则心悸气促；命门火衰，则阳痿不孕、形寒肢冷；舌质淡胖、苔白，脉沉细或沉迟，均为络阳亏虚之征。

治法：滋脾补肾，温阳煦络。

方药：金匮肾气丸（《金匮要略》）合温阳煦络汤（自拟方）加减。

干地黄 24 g，山药 12 g，山茱萸 12 g，茯苓 9 g，泽泻 9 g，丹皮 9 g，人参 8 g，桂枝 5 g，附子 9 g，白术 6 g，炮姜 9 g，白芍 9 g，甘草 3 g。

方解：肾气丸中君药干地黄滋补肾阴，填精益髓。肾阴为肾阳生化的物质基础。肾阴或曰肾气之生成，源于心肾相交，即心火下达于肾，以求水火既济，心火交于肾水而生肾阳；肾中真阳来源于君火，心火为君火，一身阳气之大主，根于先天乾阳，故以桂枝补心阳、壮心火，桂枝、甘草辛甘化阳，方用茯苓将心火下引于脾土，泽泻利水消肿。白术、山药滋脾固肾，重在滋补脾阴。炮姜温中健脾，中焦健运化行，既可辅助心火下行，又可增强运化之力，以后天补先天。山茱萸味酸性敛，酸乃肝之本味，故可补肝；酸味性敛故可敛心阳入肾，以求固肾气，使本虚之肾气得固。丹皮活血兼以清热，泻血中伏火，使肝血活化，肝气得疏而条畅。温阳煦络汤方中附子温阳祛寒，助阳需先益气，辅以人参补益元气，甘草补益中气，合附子以益气温阳，桂枝辛温通络，使人身之阳气流行敷布。诸药合用，达到滋脾补肾、温阳煦络的作用。

加减：纳食少者加鸡内金、山楂；腹胀加大腹皮、木香、砂仁；黏液性水肿加川芎、黄精、泽兰；妇女月经过多加墨旱莲、阿胶。

（四）其他治疗

1. 针灸治疗　针刺能调节机体脏腑功能，疏导痰瘀气滞，平复阴阳气血。针灸治疗甲状腺功能亢进选肾俞、肝俞、心俞、颈部阿是穴、合谷、太溪、三阴交、血海、阴陵泉、复溜、太冲等穴位。采用平补平泻法。目突眼胀者加风池、鱼腰、球后、攒竹、睛明，每次取 2 ~ 3 个穴，均用泻法不留针。甲状腺肿硬者加水突、扶突、天鼎，每次取 1 ~ 2 个穴。甲状腺功能减退选取人迎、肾俞、脾俞、太溪、足三里、关元。肾阳虚甚者，加命门、气海等穴；浮肿者，加阴陵泉、三阴交；智力减退者，加百会、心俞。针刺以温补手法为主。

2.灸法　灸法治疗甲亢疗效显著。《千金要方》记载："瘿上气短气，灸肺俞百壮。"采用艾灸法治疗甲亢，取风门、肺俞、风府、大椎、风池等穴为主，再根据病情结合辨证施治选用配穴。

3.穴位埋线　穴位埋线是根据针灸学理论，通过针具和药线在穴位内产生刺激经络、平衡阴阳、调和气血、调整脏腑的效果，达到治疗疾病目的的一种治疗方法。甲状腺结节可选肾俞、肝俞、足三里、三阴交穴位埋线。

4.耳穴疗法　耳穴压丸是采用王不留行籽贴压于耳郭上的穴位或反应点，通过其疏通经络、调整脏腑气血功能、促进机体阴阳平衡，达到防治疾病、改善症状目的的一种操作方法。耳穴取神门、内分泌、皮质下为主穴。每次治疗主穴必用，随症配穴。

5.中药外敷　对于甲状腺功能亢进的治疗，中药多选用黄药子外敷，发挥化痰散结功效。甲状腺功能减退外治法以肉桂、吴茱萸适量研末，药末同生姜汁调膏，敷神阙穴，隔日1次。

（五）转归、预后与预防

1.转归与预后　瘿病主要由情志内伤、饮食及水土失宜引起，且与体质有密切关系。病理性质以实证居多，久病则可见气虚、阴虚等虚候或虚实夹杂之候。本病的病变部位在肝脾，与心相关。在本病的病变过程中，常发生病机转化。如痰气郁结日久可化火，形成肝火亢盛证；火热内盛，耗伤阴津，导致阴虚火旺之候；气滞或痰气郁结日久则深入血分，血液运行不畅，形成痰结血瘀之候。因此，在本病的治疗中应仔细辨证，根据不同的病机和疾病所处的不同阶段用相对应的治法及方药。

瘿肿小而质软，治疗及时者多可治愈。但瘿肿大者不易完全消散。若肿块坚硬、移动性差而增大迅速，则预后不良。肝火旺盛及心肝阴虚的轻、中症，疗效较好。当出现烦躁不安、谵妄神昏、高热、大汗、脉疾等症状时，为病情危重的表现，重症患者预后不良。若肿块在短期内迅速增大、质地坚硬、结节高低不平，可能恶变，预后不佳。

2.预防与养护　甲状腺功能亢进患者大部分易怒、脾气暴躁，不仅影响治疗效果，对其工作能力与社会功能等也不利，降低了患者生活质量。本病要早期发现及时治疗，否则影响预后。及时治疗，预后良好可以治愈。如果治疗不及时，则会出现心律失常、心力衰竭或甲状腺危象，可能影响生活质量，严重者危及生命。

通过科普宣教，使患者对该病的病因、发病机制、治疗的必要性有全面的了解，以减少其不必要的担心，保持精神愉快，防止情志内伤，鼓励患者尽情宣泄焦虑、急躁等负面情绪，对患者耐心讲解甲亢治疗药物的使用方法、不良反应、并发症的发生、戒除烟酒及运动与饮食等方面注意事项。饮食方面多食新鲜蔬菜、水果及豆制品等，主要以高蛋白、高维生素及高热量食物为主；禁食生冷、辛辣、浓茶、含碘丰富食物及烟酒；谨慎食用卷心菜、花椰菜、甘蓝等；要限制饮食中的海带、海鲜、紫菜等易导致甲状腺功能亢进的食物。可多食用一些粗粮、水果等，如芹菜、空心菜、黄豆和燕麦、大枣、花生等有丰富纤维素的食物。

针对水土因素，注意饮食调摄，是预防瘿病的两个重要方面。在容易发生瘿病的地区常食用海带及采用碘化食盐（食盐中加入千分之一的碘化钠或碘化钾）预防。生活上要养成良好的生活规律，注意劳逸结合。如果是因用药而导致的甲状腺炎，禁止乱服用含碘药物，可完全防止出现医源性的甲状腺功能亢进。虽然预防甲状腺功能亢进是有难度的，但只要饮食有节、起居有常、不劳累、精神愉快是可以预防此病的。还要多参加一些适当的体育锻炼，舒畅络气，增强自身的体质，加强抗病能力。

甲状腺功能减退患者养护主要注意饮食合理、防寒保暖、坚持服药，有症状及时就诊治疗。因患者代谢低，临床常表现为腹胀、食欲不振、便秘、厌食等，因此，饮食要以高蛋白、低钠盐、丰富维生素及铁元素食物为主；变换食物烹调方法，注重食品多样化，以增加食欲；多以粗纤维食物为主，多食用蔬菜、水果，以此促进胃肠蠕动。便秘患者适当按摩腹部，多喝水，必要时给予缓泻剂等，维持大便通畅。由于低代谢，常常为脾肾阳虚，要注意防寒保暖，适当添加衣服、毛毯，加盖棉被等，冬季外出戴手套，避免四肢暴露在冷空气中。

坚持用药，不可随意更换药物及剂量，必须要按时服药；正确指导患者自我监测甲状腺激素服用期间的症状，定期2~3个月复查甲状腺功能；若出现失眠、多汗、水肿等症状应及时就诊。慢性淋巴细胞性甲状腺炎患者，可增加饮食中碘的含量，提高患者血液中碘的浓度。

第三十三章　类风湿关节炎

　　类风湿关节炎（rheumatoid arthritis，RA）是一种以多关节的慢性侵蚀性滑膜炎为主要表现的自身免疫性疾病。其特征是对称性多关节炎，以双手、双腕、双肘、双膝、双踝和双足关节的疼痛、肿胀及晨僵为常见，还可见发热、贫血、皮下结节、血管炎、心包炎及淋巴结肿大等关节外表现，血清中可出现多种自身抗体。基本病理变化是关节滑膜炎症，随着病情进展可出现软骨和骨质的破坏，最终导致关节畸形及功能丧失。类风湿关节炎分布于世界各地，患病率约为 1%，在我国的患病率为 0.26% ~ 0.5%。类风湿关节炎可发生于任何年龄，以女性多发，男女之比约为 1∶3，以 20 ~ 60 岁多发。

　　类风湿关节炎属于中医"痹证"范畴（痛痹、痛风、历节、白虎历节病、骨痹、尪痹、热痹、顽痹等），以肢体筋骨关节疼痛、重着、酸楚、麻木或关节屈伸不利、僵硬、肿大、变形等为主要临床表现。病性是本虚标实，肝肾脾虚为本，风寒湿痰瘀阻为标。基本病机是素体本虚，气血不足，肝肾亏损，风寒湿邪痹阻脉络、流注关节，若久痹不已，可内舍于脏腑。中医诊治本病的历史有数千年，以辨证论治为特色，积累了大量丰富有效的预防和治疗该病的方药和措施。在治疗上以扶正祛邪之"宣通"为共同治法，宗寒者热之、热者寒之、虚者补之的原则，使气血流通、营卫复常，痹痛可持久缓解，逐渐痊愈。

第一节　西医病因病理

一、发病原因

类风湿关节炎的确切病因尚不清楚，涉及内分泌、遗传、环境、感染和免疫等多方面因素。

（一）感染

近年来的研究发现，RA 患者对某些微生物的高免疫反应现象，提示和本病的发病有关。主要的致病原如 EB 病毒、逆转录病毒、结核杆菌、支原体等。有研究认为，细菌在尿路中（尤其是女性）的持续存在为机体提供了持久的免疫原，最后导致 RA 的发生。

（二）遗传

家系调查和孪生子患病率的研究发现，RA 的发病有一定的家族聚集倾向和孪生子共同患病现象，提示遗传因素在 RA 的发病中起一定作用。大量的研究也表明，RA 确与 HLA 某些表型相关联，而且在许多种族中得到证实。

（三）雌激素

绝经前的妇女 RA 发病率显著高于同龄男性，妊娠、使用避孕药可减轻 RA 的严重程度或可防止发病，提示雌激素在本病发病中的作用。

（四）其他因素

劳累、受寒受潮、营养不良、外伤、精神刺激可诱发本病。

二、病理机制

类风湿关节炎的发病机制不清楚，其启动很可能在临床症状出现前就开始了，天然免疫的反复激活可能就是类风湿关节炎的最早期阶段。目前有多种假说来解释该病的起始。

（一）分子模拟学说

外来抗原在分子结构和（或）在抗原上与机体某种抗原相似，产生对自身抗原的交叉反应。免疫反应一旦建立，即使外来抗原被去除，自身免疫反应也可因其自身抗原的存在而继续进行导致自身免疫病。

（二）IgG 糖基化缺陷

IgG 糖基化发生于每条 γ 链的 CH2 区，在 RA 体内乳糖低聚糖增加，造成 β 半乳糖转化酶的活性降低。从而减少了 IgG 的唾液酸半乳糖低聚糖，故推测 IgG 半乳糖化缺陷与 RA 发病有关。

（三）MHC Ⅱ 类分子表达过度

在外来抗原刺激下，免疫反应被激活并诱导局部组织细胞表面 MHC Ⅱ 类分子表达，使某种原先不能被递呈的自身抗原暴露出来，并将抗原信息传递给自身免疫性 T 淋巴细胞，从而诱发自身免疫反应。

本病的基本病理改变为滑膜炎，这种炎症为非感染性炎症，由急性转为慢性。在疾病发展过程中，滑膜首先出现炎症渗出和炎症细胞浸润，以后滑膜增生、肉芽组织形成，滑膜细胞增生形成肉芽血管翳，血管翳释放某些水解酶，对关节软骨、骨、韧带和肌腱的胶原基质产生侵蚀作用，最终导致关节腔被破坏、相对面融合，发生纤维强直、错位甚或骨化。RA 关节外的临床表现，多数是局灶性血管炎或血管周围炎的结果。类风湿血管炎不少见，也是本病基础病变之一。类风湿结节多见于受压力或摩擦部位的皮下或骨膜上，其中心是一团坏死组织，含有纤维素和免疫复合物沉积，边缘为栅状排列的组织细胞，外层为有单核细胞浸润的肉芽组织。关节外血管炎的临床表现，可呈甲床的裂片样出血（末梢动脉炎）、下肢皮肤慢性溃疡、周围神经炎、无菌性骨坏死等。

第二节　中医病因病机

"最虚之处便是安邪之地""邪之所凑其气必虚"。中医认为寒冷、潮湿、疲劳、创伤及精神刺激、营养不良等均可成为本病诱因。除寒冷、潮湿等外因外，荣血不足、气血虚弱、肝肾亏损是本病的主要内在因素。因此，外因感受风寒湿热之邪、居处潮湿、冒雨涉水、气候骤变、冷热交错等，以致邪侵入体，注于经络，留于关节，痹阻气血而发病；内因禀赋素亏，荣血虚耗，气血不足，肝肾亏损，或病后、产后机体防御能力低下，再若劳后汗出当风或汗后冷水淋浴等，外邪乘虚而入。

一、禀赋不足，本虚标实

本病多由先天禀赋不足而致营卫、气血不足，脏腑经络组织功能低下。在临床上常见本虚而标实，如素体阳气偏虚，则卫阳不固，风寒湿邪入侵，阻滞经络，凝滞关节，则形成风寒湿痹；或素体阴血不足，内郁有热，与外邪搏结形成湿火，耗伤肝肾之阴，使筋骨失去濡养；或风寒湿邪郁久化热，熏蒸津液，饮食积聚为痰浊，壅滞经络关节，形成风湿热痹。

二、劳逸失度，正虚邪实

劳力过度则伤及营卫气血，阳气不足，腠理空虚，卫外不固，邪气留注经络、关节、肌肉，可致本病。房劳过度则肾气内消，精气日衰，邪易妄入；过逸则正虚，尊荣之人，筋骨脆弱，致肝肾虚损，气虚血不足，稍有不当则邪易乘虚而入，与血相搏，则阳气痹阻，经络不畅，瘀痰内生，流注关节。

三、营卫功能失调

由于人体正气防御卫护功能失常，营卫功能失调，感受风、寒、湿、热等邪气，致使气血痹阻，经络、骨节、脏腑失于濡养，导致肢体筋肉、骨节出现疼痛、肿胀、酸楚、麻木，或关节屈伸不利、变形、僵直等症状，重者可累及脏腑。本病的性质是本虚标实，肝肾脾胃为本，风寒湿痰瘀阻为标。本病基本病机是素体本虚，气血不足，肝肾亏损，风寒湿邪痹阻脉络，流注关节。若久痹不已，可内舍于脏腑而致肝、脾、肾三脏受损，使脏腑气血阴阳随之而亏。本病病位在骨、关节、筋脉、肌肉。本病初起，外邪侵袭，多以邪实为主。病久邪留伤正，可出现气血不足、肝肾亏虚之候，并可因之造成气血津液运行无力而痰阻或成瘀。而风寒湿等邪气留于经络关节，直接影响气血津液运行，也可导致痰瘀形成。痰瘀互结可使关节肿大、强直、变形。

第三节　西医诊断与治疗

一、临床表现

类风湿关节炎的临床表现以对称性累及手足小关节的多关节炎症表现为主，可累及大关节；未控制的滑膜炎可导致关节严重畸形、功能丧失。全身表现包括类风湿结节、肺部受累、血管炎、浆膜炎和眼部病变。

（一）关节病变

手关节受累几乎见于所有类风湿关节炎患者，近端指间关节、掌指关节和腕关节最为常见，且往往是类风湿关节炎最早出现症状的关节。肘关节受累见于约半数类风湿关节炎患者，肘关节受累早期出现伸直受限，随着病情进展，肘关节的侧方稳定性丧失，可造成严重的畸形。类风湿关节炎肩部病变不仅累及肩关节的滑膜，而且累及锁骨远端的1/3、滑膜囊、肩袖及颈部和胸壁的多组肌肉。肩袖受累也是类风湿关节炎患者发病的主要原因。1/3以上的类风湿关节炎患者有明显的足部病变，其中跖趾关节受累常见。类风湿关节炎患者膝关节受累很常见，临床上以疼痛、肿胀和活动受限为主要表现。大约半数类风湿关节炎患者出现髋关节受累，临床上表现为髋关节活动时疼痛、内旋受限或腹股沟区疼痛。类风湿关节炎患者主要累及颈椎中的寰枢关节，可导致寰椎向前、向后和垂直半脱位，临床表现为疼痛且向上放射到枕部。严重者可出现缓慢进展的四肢痉挛性瘫痪和一过性脊髓功能障碍。胸锁关节和肩锁关节均为具有关节盘的滑膜关节，在类风湿关节炎患者中常可累及。环杓关节属于一个可动的滑膜关节，类风湿关节炎患者可因环杓关节的炎症，使关节活动受限，出现声音嘶哑或咽痛。类风湿关节炎患者常可累及颞颌关节，主要表现为局部疼痛、肿胀和张口受限。

晨僵是关节的第一个症状，常在关节疼痛前出现。关节僵硬，开始活动时疼痛不适，关节活动增多则晨僵减轻或消失。关节僵硬早晨明显，午后减轻，这是因为睡眠时趾或指关节不活动，水肿液积聚于炎性关节内。当关节及肌肉活动时，促使水肿液及炎性产物被淋巴管及微静脉吸收入循环，晨僵消失。

（二）关节外病变

关节外病变是类风湿关节炎全身表现的一部分或是其并发症。

1.类风湿结节　见于15%~20%的类风湿关节炎患者，最常见于关节的伸侧面或受压部位的皮下，如鹰嘴突和尺骨近端及跟腱。质地从柔软不定型可活动的组织到橡胶样、紧贴骨膜、不易活动的坚硬块状物不等。血清类风湿因子强阳性者皮下类风湿结节更常见。除有明显关节症状外，往往有其他全身并发症。

2.眼　不足1%的类风湿关节炎患者可出现巩膜炎、巩膜外炎，或两者均出现。

3.血液系统　大部分活动性类风湿关节炎都有轻度的正细胞正色素性贫血，并与病情活动性相关。类风湿关节炎患者常见血小板增多，与类风湿关节炎关节外症状和疾病活动性明显相关。

4.血管炎　类风湿血管炎发生在很少一部分较严重的类风湿关节炎患者中，表现为远端动脉炎、皮肤溃疡、周围神经病、内脏的动脉炎（包括心、肺、肠、肾、肝、脾、胰、淋巴结和睾丸）。病理特点为全动脉炎，血管壁各层都有单核细胞浸润，活动性病变可见纤维蛋白样坏死。血管炎是疾病严重的表现，常伴有高滴度类风湿因子，阳性率在90%以上，伴血补体降低、血小板增多。血管炎是循环免疫复合物沉积所致。

5.肾病　肾在类风湿关节炎中很少直接受累，常因治疗用药而间接受损。

6.肺部疾病　①慢性纤维性肺炎：较常见，肺小血管发生纤维蛋白样坏死及单核细胞浸润，引起发热、呼吸困难、咳嗽及胸痛。X线检查从肺门向两侧肺野有扇形网状浸润。②弥漫性肺间质纤维化：细支气管及肺泡区纤维化，病变发展则出现呼吸困难、发绀及杵状指。③结节性肺病：肺部小结节呈多发性，可互相融合成块状；也有单发的肺部圆形结节，直径1~2cm，后期可发生空洞或合并感染。④类风湿性胸膜炎：尸解半数以上有粘连性胸膜炎，常见于严重晚期患者，也有在病变早期发生短暂胸膜炎者。发生胸膜炎者90%为男性，几乎都在45岁以上。胸膜炎有渗液时可感胸痛，可闻及胸膜摩擦音，常同时伴有弥漫性或结节性肺病。

7.心血管系统　类风湿关节炎患者可并发多种心血管疾病，包括动脉粥样硬化、心包炎、心肌炎、心内膜炎、传导阻滞、肉芽肿性主动脉炎和瓣膜病变等，并出现相应的临床症状。

二、实验室及其他检查

（一）血常规

有正细胞正色素性贫血，淋巴细胞及血小板增多为活动期表现。嗜酸细胞增多是类风湿关节炎伴严重全身性并发症的象征。病变后期常发生血栓性血小板减少性紫癜。Felty 综合征患者可见嗜中性粒细胞减少。

（二）高黏滞综合征

高丙种球蛋白血症可增加血浆黏度，以巨球蛋白（如 IgG）最明显。血黏度增加，血流缓慢，可引起周围神经病变、心力衰竭、腹痛、肠系膜动脉栓塞、皮肤紫癜和溃疡等。类风湿因子 IgM 和 IgG 复合物均可形成黏性聚集物，引起高黏滞综合征。

（三）类风湿因子

类风湿关节炎患者关节滑膜中的淋巴细胞和浆细胞能产生大量的类风湿因子，有 IgM 型、IgG 型、IgA 型和 IgE 型。其中以 IgM 型类风湿因子含量较多，故目前多测定 IgM 类风湿因子。类风湿因子阴性并不意味着不存在本病，因为它可被其他血清蛋白所掩蔽，或在血清中与有高度亲和力的抗体结合而不易检出。

（四）红细胞沉降率（血沉）和 C 反应蛋白

红细胞沉降率（血沉）和 C 反应蛋白均为 RA 非特异性指标，但可作为判断其活动程度和病情缓解程度的指标。在活动期，红细胞沉降率（血沉）增快，C 反应蛋白升高，经治疗缓解后下降。

（五）X 线检查

关节 X 线摄片可见到关节面模糊，有侵蚀性损害。在疾病早期近关节处骨质疏松、软组织肿胀、骨质有侵蚀现象，晚期关节软骨坏死可使关节间隙变狭窄及纤维化。

三、诊断与鉴别诊断

（一）诊断要点

类风湿关节炎的诊断须依据病史、体格检查、实验室检查，并除外其他诊断。目前常用的为 1987 年美国风湿病协会诊断标准（表 33-1）和 2010 年 ACR/EULAR 类风湿关节炎分类标准（表 33-2）。

表 33-1　1987 年美国风湿病协会诊断标准

诊断要点	表现
晨僵	关节内或关节周围晨僵，每日持续至少 1 小时，持续至少 6 周
3 个或 3 个以上关节区关节炎	14 个关节区（双侧近端指间关节、掌指关节、腕关节、肘关节、膝关节、踝关节和跖趾关节）中，至少有 3 个同时出现肿胀或积液（不是单纯的骨质增生），持续至少 6 周
手部关节炎	腕关节、掌指关节和近端指间关节区中至少 1 处肿胀，持续至少 6 周

诊断要点	表现
对称性关节炎	身体双侧相同关节区同时受累（近端指间关节、掌指关节、跖趾关节区可以不是完全对称）
类风湿结节	关节伸侧、关节周围或骨突出部位的皮下结节
类风湿因子	阳性
影像学改变	手及腕部前后位摄片示骨质侵蚀或骨质疏松

注：符合以上 7 项中的 4 项者便可以诊断为类风湿关节炎。

表 33-2　2010 年 ACR/EULAR 类风湿关节炎分类标准

受累关节	得分（0~5 分）
1 个大关节	0 分
2~10 个大关节	1 分
1~3 个小关节（伴或不伴有大关节受累）	2 分
4~10 个小关节（伴或不伴有大关节受累）	3 分
超过 10 个关节（至少 1 个小关节）	5 分
血清学	得分（0~3 分）
RF 和 ACPA 均阴性	0 分
RF 和 ACPA，至少有 1 项是低滴度阳性	2 分
RF 和 ACPA，至少有 1 项是高滴度阳性	3 分
急性期反应物	得分（0~1 分）
CRP 和 ESR 均正常	0 分
CRP 或 ESR 异常	1 分
症状持续时间	得分（0~1 分）
＜6 周	0 分
≥6 周	1 分

注：依据分类标准评分，≥6 分为类风湿关节炎。大关节：肩关节、肘关节、髋关节、膝关节和踝关节。小关节：掌指关节、近端指间关节、第 2~5 跖趾关节、拇指指间关节和腕关节。低滴度阳性：指国际单位值高于正常值上限，但是低于或等于正常值上限的 3 倍。高滴度阳性：指国际单位值高于正常值上限 3 倍。

（二）鉴别诊断

类风湿关节炎须于以下疾病相鉴别。

1.骨关节炎　骨关节炎是成年人最常见的关节病。这种退行性变的非炎症特征（如短暂的晨僵、无滑膜肿胀或全身症状）和关节的受累形式很容易与 RA 鉴别。骨关节炎的典型表现为远端指间关节、近端指间关节和第一腕掌关节的疼痛和骨性肥大。与 RA 相反，骨关节炎最常见于老年人。

2.痛风　另一种常见且易与 RA 相混淆的常见关节病是痛风。典型的痛风见于男性和绝经后女性，表现为一系列不可预测的单关节炎或寡关节炎的急性炎症发作。起初，累及下肢关节（如跖趾关节、踝、膝、趾），但随着发作频次增加，痛风也可表现为多关节炎，可以累及上肢关节（如腕、肘部、手指）。痛风石可出现在皮下组织或关节周围，常与 RA 的结节混淆。然而，这两种关节炎的不同之处在于痛风表现为间歇性关节肿痛，与血清尿酸水平升高有关。

3. 反应性关节炎　反应性关节炎的经典三联征包括关节炎、尿道炎和结膜炎。发病时，半数以上的患者有性病或痢疾后出现的急性、间歇性、有时是慢性的、不对称性少关节炎。在少见的情况下，这些患者会表现出类似 RA 的对称性多关节炎。反应性关节炎的诊断需根据关节受累特征（即有或没有背痛和骶髂关节炎的非对称性少关节炎）及所出现的关节外特征，包括炎性眼病（如结膜炎、葡萄膜炎）、尿道炎或宫颈炎、指甲剥离和脓溢性皮肤角化病（足底和手掌的无痛性、鳞状、丘疹样皮疹）。

4. 银屑病关节炎　属血清阴性关节炎，伴有银屑病的皮肤表现。关节病变多发生在手指远端指间关节、拇指指间关节及足趾间关节，骶髂关节和脊柱也常受侵。当皮肤病变发展到指甲时，指间关节炎相继发生。早期的关节病变就可呈强直性变，后期累及骶髂关节及脊柱。脊柱中以颈椎较多见。无皮下结节，但红细胞沉降率加快，有时血尿酸增高，在诊断银屑病关节炎时，首先应肯定银屑病的诊断。

四、治疗

类风湿关节炎的治疗目的是减轻关节的炎症反应，抑制病变发展及不可逆的骨质破坏，尽可能保护关节和肌肉的功能以达到病情完全缓解。

（一）一般治疗

对类风湿关节炎的患者需要考虑到多种治疗干预的措施，如患者教育、物理治疗、锻炼、职业康复等咨询。

（二）药物治疗

1. 非甾体消炎药　NSAIDs 是类风湿关节炎治疗中最常用的一类药物，通过抑制促使前列腺素生成的环氧化酶的途径发挥抗炎作用，同时也会产生不良反应。主要不良反应为胃肠道反应和心血管毒性。此类药物只有缓解症状的作用，并不能阻止疾病的进展。最常用药物有双氯芬酸钠、洛索洛芬、布洛芬等。尽管这些药物在治疗与类风湿关节炎相关的疼痛和炎症症状方面是有效的，但它们不能改变疾病的自然进程。

2. 改变病情抗风湿药　DMARD 主要有甲氨蝶呤、柳氮磺吡啶、羟氯喹、来氟米特、青霉胺、雷公藤多苷等，用于控制病变进展。其都有不同程度的毒副作用，包括骨髓抑制、肝功能损伤、肾毒性、胃肠道反应、皮疹、口炎、肺间质纤维化、感染等，在应用时需按时随访，根据用药方案严密观察药物副作用。艾拉莫德为新型 DMARD，是一种新型口服抗风湿药物，常见的不良反应主要有血白细胞减少和胃肠道反应。

3. 激素　糖皮质激素具有强大的抗炎作用，能有效地减轻炎症和缓解病情。其有较大的内分泌、代谢、骨质疏松等不良反应。目前主张小剂量糖皮质激素联合 DMARD 作为部分类风湿关节炎患者的初始"诱导"治疗，以迅速控制病情，在 DMARD 起效后逐渐减停。

4. 生物制剂　生物制剂的应用使得类风湿关节炎的治疗从非特异性免疫调节治疗转向了特异性阻断细胞因子或免疫调节因子的精准治疗。因其作用迅速有效而大大提高了类风湿关节炎患者的疗效，其副作用主要有诱发感染、肿瘤等。在应用前应严格筛选，应用中密切随访。目前上市的生物制剂主要有依那西普、英夫利西单抗、阿那白滞素、阿达木单抗、阿巴西普、利妥昔单抗、赛妥珠单抗、戈利木单抗、托珠单抗。

5. 靶向合成改善病情药物　托法替布、巴瑞替尼是靶向合成的 DMARD，是一种新型的口服 JAK 抑制剂，是用于类风湿关节炎的小分子药物。用于甲氨蝶呤及其他传统控制病情药物治疗不佳的中、重度活动性类风湿关节炎患者，也可作为生物制剂疗效不佳的二线用药。其不良反应主要有严重感染、恶性肿瘤及血栓形成等。

（三）其他疗法

药物疗效不佳时可考虑滑膜切除；晚期关节畸形、强直、功能严重障碍时可施行关节成形术或人工关节置换术等。

第四节　中医诊断与治疗

一、诊断

类风湿关节炎是西医学的一个诊断名词，是西医学根据临床表现和实验室检查做出的诊断。中医学中没有类风湿关节炎的名称，一般属痹证、历节、尪痹等范畴。临床以"对称性关节疼痛、肿胀、僵硬、活动受限"为主要表现，常发生于中青年人群，以女性为多见，男性患者较少，症见手、腕、肘、颞颌、膝等多动关节对称性肿胀，晨起关节僵硬，关节强直固定，晚期出现关节畸形等。

二、鉴别诊断

痹证与痿证相鉴别：痹证是由风、寒、湿、热之邪流注肌腠经络，痹阻筋脉关节而致。鉴别要点首先在于痛与不痛，痹证以关节疼痛为主，而痿证则为肢体力弱，无疼痛症状；其次要观察肢体的活动障碍，痿证是无力运动，痹证是因痛而影响活动；再者，部分痿证病初即有肌肉萎缩，而痹证则是由于疼痛甚或关节僵直不能活动，日久废而不用导致肌肉萎缩。

三、辨证论治

（一）辨证要点

1. 分病因之主次　主要从风、寒、湿、热、燥等方面辨别治疗，区别风寒湿热燥的孰轻孰重，抑或是互相兼夹为患。风性轻扬善行，故其疼痛多游走，无一定处，临床所见风邪致病者一般多在上肢。但本病风邪见证者较少。寒性凝滞，痛处固定拘引，疼痛剧烈，因寒而据，得热痛减。湿性重浊黏滞，痛处常沉重酸胀，或关节肿胀，苔多白腻。热性急迫，易灼炼津液，一是留聚成痰邪为病；一是伤耗津液，使筋脉失养，可见关节红肿热痛、触之痛剧，舌红苔黄，脉滑数。燥邪为病，常见组织失润症状，如口眼皮肤干燥、阴道干涩、舌红无苔、脉细数。

诸邪往往先后而至，合而为患。必须掌握上述病邪特点，临床才能分清主次，治疗方可突出重点。

2.辨邪正之虚实　本病无论是何种因素引起，日久脏腑损伤，正气亏虚，进而生痰成瘀，痰瘀互结，成为缠绵难愈甚至恶化的主要原因。临床必须明确邪正之虚实，或补虚为主，或祛邪为先，或扶正以祛邪，或祛邪以扶正，或扶正祛邪兼顾。一般而言，病之初期，外邪侵袭，闭阻经络气血，以邪实为主；如反复发作而不愈，经络长期为邪气所壅阻，营卫不行，湿聚为痰，血滞成瘀，络脉瘀阻，痰瘀互结，多为虚实互见、正虚邪实之证；病邪久羁，气血亏耗，肝肾虚损，筋脉关节失养，则成正虚邪恋之候，以正虚为主。

3.明病位之所在　本病病位主要在筋骨、关节，在脏首先伤及于肾，其次为肝、脾胃、心、肺。如见关节周围肿胀、拘急僵硬，以关节疾病为主，为痰瘀阻于关节所致；如见关节畸形肿大、强直不能活动，则以筋骨病变为主；当然，本病之筋骨、关节病变常互相交叉，只不过孰轻孰重、先后缓急之区别。在肾则见腰膝酸软甚至弯腰驼背；在肝则有筋肉跳动、关节酸软；在脾胃见面色萎黄、身体虚浮、便溏纳呆；在心见心悸失眠、胸闷胸痛；在肺见气短息微、咳吐痰涎；病之早期，邪在筋骨、关节，病久方见诸脏的病理改变。临证只有明辨疾病所在的脏腑经络，才能确保用药精当，有的放矢。

4.识痰瘀之特征　本病过程中，因气血运行长期不畅，在病因作用下，往往形成瘀血痰饮。痰留关节，瘀阻络脉，更加重痹阻的程度，加之气血失养，则见疼痛、麻木、肿胀，甚者关节变形、活动受限。此时治疗非一般祛风散寒除湿所能奏效，必须辨明痰瘀之特征，并有针对性地治疗。

一般而言，本病日久，必有痰瘀。在治疗时用一般方法效果不佳者，也要考虑痰瘀的存在。临床见证，关节肿痛多为痰瘀互结病变。若湿未成痰，多为漫肿，按之柔软，疼痛一般不剧烈；痰瘀互结，则按之较硬，肢体麻木，疼痛剧烈。另外，瘀血之脉细涩，舌有瘀斑瘀点；痰浊则舌白厚腻，脉濡滑。可资识别。

5.察疾病之分期　本病的病变有过程性。现代医学按临床分期为急性期、亚急性期、慢性期、缓解期、稳定期；按病变程度分为早、中、晚期；按病理分期为滑膜炎期、血管翳形成期、纤维化期、硬化期。近年来按相应分期进行中医药的分证治疗，取得可喜成绩。事实上，结合现代医学的分期进行中医辨证治疗，临床往往可收事半功倍之效。这也是辨病辨证有机结合的体现。

具体临床工作中，每种疾病往往是本虚标实、寒热虚实错杂或数证兼有，临证一定要辨清阴阳虚实、标本主次、病性病位，谨察病机，药证相当，方可取效。

（二）治疗原则

类风湿关节炎以关节疼痛为主要表现，其病机为风寒湿热燥邪痹阻络脉、流注关节所致，故祛邪扶正通络宣痹为本病的共同治法。又因本病为本虚标实之候，其本为肝肾、气血亏虚，在外邪为风寒湿热，在内邪为痰凝血瘀，故治疗时应据疾病之新久，辨邪正之虚实，明病位之所在，察疾病之分期，识痰瘀之特征；新病邪实以祛风、散寒、除湿、清热、润燥为主，久病正虚以补益肝肾、益气养血为先，同时兼以化痰、逐瘀。总以气血流通、营卫复常、络脉通利为目的。

本病往往呈不规则的发作性，一般来讲，在急性、亚急性期以散寒、除湿、清热、祛邪为主；在慢性期、缓解期和稳定期则以辨证调营卫、养气血、补肝肾扶正为主，病久兼化痰逐瘀。

（三）分证论治

1.寒湿互结，络脉痹阻

证候：关节和肌肉冷痛重着，痛处较固定，晨僵明显，关节疼痛剧烈，甚或关节屈伸不能，遇冷疼剧，得热稍减，舌淡胖、苔白或腻，脉弦或沉紧。

证候分析：寒湿流注关节肌肉，络脉痹阻，气血运行不畅，不通则痛，故见关节肌肉疼痛重着，僵硬而屈伸不利；寒湿为阴邪，同气相求，故遇冷痛剧，得热稍减；舌淡苔白或腻为湿邪留滞之象；脉弦沉紧为寒邪之证。

治法：温经散寒，通络止痛。

方药：乌头汤（《金匮要略》）加减。

乌头（先煎1小时）6g，麻黄10g，黄芪15g，白芍30g，炙甘草9g，蜂蜜（烊化）30g，全虫粉（冲服）22g，蜈蚣粉（冲服）2g。

方解：方用乌头搜风散寒，温经止痛；麻黄发汗宣卫，散寒行痹；黄芪益卫气而固肌表；芍药理血滞而通络痹；全虫、蜈蚣搜剔通络而止痛；甘草与芍药相伍缓急止痛且又可调和诸药；煎药时加蜂蜜既可养血润筋、缓急止痛，又可制乌头燥热之毒。诸药相伍，共奏温经散寒、通络止痛之效。

加减：关节肿大、湿盛者加五积散；有瘀滞者，酌加乳香、没药、桃仁、红花、穿山甲以活血通络；若有发热、恶寒表证，可合用防风汤或防己黄芪汤。

2. 湿热蕴结，络脉痹阻

证候：关节红肿热痛，得凉稍舒，关节活动受限，晨僵，口渴或渴不喜饮，尿黄，大便不爽，患者多兼有发热，舌红、苔黄腻，脉滑数。

证候分析：湿热侵袭关节，络脉痹阻不畅，故见关节红肿热痛，得凉热邪稍减故感觉稍舒；混为阴邪，重浊黏滞，留滞关节故有活动受限，晨僵；影响肠道气机升降，则大便不爽；湿热外袭，故多见有发热；热邪伤津故口渴，湿邪黏滞故不喜饮；尿黄、舌脉皆湿热留滞之象。

治法：清热除湿，宣痹通络。

方药：宣痹汤（《温病条辨》）加减。

防己12g，蚕沙10g，薏苡仁30g，赤小豆15g，连翘12g，栀子12g，滑石15g，半夏9g，杏仁9g。

方解：方中防己清热利湿，通络止痛；蚕沙、薏苡仁、赤小豆祛湿通络；连翘、栀子、滑石增清热利湿之力；半夏化痰，杏仁宣肺，增利湿通络之效。全方共奏清热化湿、宣痹通络之功。

加减：发热甚者可合用白虎加桂枝汤；热甚加生石膏、生地以清泄热邪；湿盛者加土茯苓、木瓜、木通以通利水湿，兼以清热；痛甚者加全蝎、地龙、露蜂房、白芍以搜剔通络，缓急止痛；屈伸不利加木瓜、伸筋草以舒经和络。

3. 痰瘀互结，络脉痹阻

证候：关节肿痛变形，活动受限，痛处不移，肢体顽麻，关节附近肌肤紫黯，或有肌肉萎缩，面色黧黑，或有皮下结节，舌质暗红或有瘀斑瘀点、苔薄白，脉弦涩。

证候分析：痰邪与瘀血互结于关节之处，络脉痹阻，气血瘀滞，故有关节重痛变形，活动受限，痛处不移，肌肤紫黯；肢体失却气血濡养，故见肢体顽麻，甚则肌肉萎缩；血不养面则面色黧黑，痰凝瘀血结于皮下，则有皮下结节；舌质暗红或有瘀斑瘀点、脉弦涩皆瘀血阻滞之表现。

治法：活血祛瘀，化痰通络。

方药：身痛逐瘀汤（《医林改错》）合小活络丹（《太平惠民和剂局方》）加减。

桃仁12g，红花9g，当归9g，五灵脂12g，地龙12g，川芎12g，没药9g，香附9g，羌活12g，秦艽12g，怀牛膝30g，甘草5g。

方解：方中以桃仁、红花、当归活血化瘀；五灵脂、地龙祛瘀通络；川芎、没药、香附理气活血止痛；羌活、秦艽祛风湿；牛膝强壮筋骨；甘草调和诸药；小活络丹温散风寒，化痰通络祛瘀。诸药相伍，使痰化瘀祛、络脉通畅，疾病自然可愈。

加减：痛剧加乳香、延胡索、地鳖虫以增加活血通络止痛之力；肿胀明显且伴淋巴回流受阻者，加莪术、水蛭、泽兰、蜈蚣以搜剔通络、活血利湿；面色黧黑者可合用大黄䗪虫丸。

4.气血亏虚，络脉失荣

证候：形体消瘦，关节变形，骨节酸痛，时轻时重，以屈伸时为甚，面色少华，心跳短气，体倦乏力，自汗，食少便溏，舌淡、苔薄白，脉细微或濡弱。

证候分析：本证多见于疾病之缓解或稳定期，病之既久，耗伤气血，肢体关节失于滋濡，络脉失于荣养，痰瘀结于关节周围，故见形体消瘦，体倦乏力，关节变形，骨节酸痛，时轻时重；动则耗伤气血，故关节屈伸时为甚；气血不能荣养，故面色少华；不能滋养心脏则心跳气短，气虚表卫不固则自汗；中焦不健则食少；脾气不运，精微下趋则便溏；舌淡苔白、脉细微或濡弱乃气血亏虚之反映。

治法：补气养血，通络宣痹。

方药：黄芪桂枝五物汤（《金匮要略》）加减。

黄芪 30 g，桂枝 9 g，白芍 12 g，人参 9 g，川芎 12 g，生地 12 g，茯苓 15 g，白术 12 g，当归 12 g，炙甘草 5 g，生姜 9 g，大枣 12 g。

方解：方中以黄芪补气，桂枝通经，白芍通络宣痹，生姜、大枣健脾和中；十全大补以益气养血。诸药相伍，使气血充足，肌体得充，络脉得荣，经络通畅，正气存内，邪气自除。共奏补气养血、通络宣痹之效。

加减：偏寒者加制附子以温阳散寒；偏热者加秦艽，桂枝改桑枝以减温热之弊而增加清热通络之力；湿重便溏去地黄，加薏苡仁、苍术以健脾利湿；若见舌红少苔、口眼干燥等阴虚失润之证，加黄精、石斛以润燥荣络，去茯苓，减黄芪量；瘀滞重者加全虫、蜈蚣、土鳖虫以搜剔通络，活血祛瘀。

5.肝肾同病，阴阳两虚

证候：关节变形，形体消瘦，肌肉萎缩，骨节疼烦，僵硬及活动受限，筋脉拘急。伴面色淡白少华，腰膝酸软无力，形寒肢冷，心悸，气短；或潮热盗汗，持续低热，舌红苔白，脉沉细或细数。

证候分析：本证多见于疾病的后期，肝肾阴阳两虚，肢体失于濡养，故见形体消瘦、肌肉萎缩、骨节疼烦、面色少华；腰为肾府，膝为筋会，肝肾亏虚不能滋养，故有腰膝酸软无力之症；阳气失于温煦则形寒肢冷，心脏失于充养则心悸、气短；若阴虚为主，阴虚生热，则见潮热盗汗、持续低热；病久络脉阻滞，痰凝血瘀结于关节，故见关节变形、僵硬及活动受限；舌脉皆为阴阳两虚之候。

治法：滋补肝肾，通络止痛。

方药：独活寄生汤（《备急千金要方》）加减。

独活 12 g，桑寄生 15 g，川牛膝 30 g，杜仲 15 g，熟地 12 g，细辛 9 g，桂枝 6 g，川芎 12 g，当归 12 g，白芍 9 g，党参 12 g，茯苓 15 g，秦艽 12 g，防风 9 g，炙甘草 5 g。

方解：方中独活、桑寄生祛风通络止痛；川牛膝、杜仲、熟地补肝肾、强筋骨；细辛、桂枝温经散寒，通络止痛；川芎、当归、白芍养血活血；党参、茯苓、甘草健脾益气；秦艽、防风祛风除湿。全方共奏滋补肝肾、通络止痛之功。

加减：偏阴虚者，见耳鸣、失眠、盗汗烦热、颧红，加左归丸治之；偏阳虚者，见畏寒肢冷、手足不温、关节冷痛，加右归丸治之。

（四）转归、预后与预防

本病病情变化较多，约10%的患者能自然缓解，症状自行消退；10%的患者病程呈进行性；大多数患者的病情波动、不稳定、时起时伏、反复发作，经及时治疗，其临床症状也能逐渐减轻，关节功能得到改善。有以下情况之一者易复发：①不规范诊治，随意加减或停药者；②过度劳累，生活不规律者；③任何部位的感染不能及时控制消除者；④情志因素：悲观失望，人际关系差，心情长期不佳者。如果能避免这4种情形，规范诊治，一般能长期稳定不复发、少复发或复发轻，易控制达到临床完全缓解。预后差的因素有如下几种：①女性患者比男性患者预后差；②年老比年轻差；③早期有关节积液者差；④早期有皮下结节者差；⑤伴有关节外症状如血管炎、神经病变或侵及多系统、多脏器者差；⑥早期类风湿因子滴度计数越高，预后越差；⑦病情发展呈急进型者愈后差；⑧延误治疗者预后差。

类风湿关节炎患者首先要注意防寒、防潮，关节部位不可用电扇或空调直接吹拂；要房事有节，劳逸结合；有关节畸形或僵硬者要注意关节的锻炼。可视情况积极参加各种体育运动，以增强体质，提高机体对外邪的抗御能力。类风湿关节炎急性期主张安静休息，但避免绝对卧床休息。亚急性和慢性期主张动静结合休息，坚持治疗性锻炼，以保持良好的姿势和关节功能位置，尽可能减少体力消耗与关节融和强直而致劳动能力丧失。稳定期积极进行康复和职业训练，保持关节功能位置，恢复关节功能的训练。此外，还应注意心理调摄。

第三十四章　强直性脊柱炎

强直性脊柱炎（ankylosing spondylitis，AS）是脊柱关节炎中常见的临床类型，是一种慢性炎症性疾病，主要侵犯骶髂关节、脊柱骨突、脊柱旁软组织及外周关节，并可伴发关节外表现。该疾病患病率在各国报道不一，我国患病率初步调查为 0.3% 左右。本病男女之比为（2～3）∶1，女性发病较缓慢且病情较轻。发病年龄通常在 13～31 岁，高峰为 20～30 岁，40 岁以后及 8 岁以前发病者少见。

强直性脊柱炎属于脊柱关节炎范畴。脊柱关节炎是一组慢性炎症性风湿性疾病，具有特定的病理生理、临床、放射学和遗传特征。炎性腰痛伴或不伴外周关节炎，加之一定的关节外的特征是这类疾病特有的症状和体征。这一类疾病包括经典代表强直性脊柱炎、银屑病关节炎、反应性关节炎、炎性肠病性关节炎、未分化脊柱关节病和幼年慢性关节炎等。脊柱关节病是一组相互关联但又各具异质性的疾病，而非某一单一疾病的不同临床表现。

强直性脊柱炎属于中医"痹证"范畴，古人称之为"龟背风""竹节风""骨痹"，晚期又称"大偻"等。《黄帝内经》对本病的概念、病因、病机、病位、症状、鉴别、预后等有较详尽的记载。《素问·痹论》指出："所谓痹者，各以其时重感于风寒湿之气也""风寒湿三气杂至，合而为痹也。其风气胜者为行痹，寒气胜者为痛痹，湿气胜者为着痹也""饮食居处，为其病本"。本病可起于先天禀赋不足或后天调摄失调、房事不节、惊恐、郁怒、病后失调等，遂致肾肝亏虚，督脉失荣，风寒湿邪乘虚侵袭，深入骨骱、脊柱。肾肝精血亏虚，使筋挛骨弱而邪留不去，渐致痰浊瘀血相互胶结而成。

第一节　西医病因病理

一、发病原因

强直性脊柱炎的病因未明，发病机制也尚不清楚，现主要认为与遗传、感染、免疫、环境因素等密切相关。强直性脊柱炎的发病不完全是由基因决定，同时也受环境因素（如特异性微生物感染，类似反应性关节炎）或随机事件（如感染、毒物接触、基因突变）的影响。遗传因素在强直性脊柱炎的发病中具有重要作用。已证实，强直性脊柱炎的发病和人类白细胞抗原 I 类分子 B27（HLA－B27）密切相关，并有明显家族聚集倾向。据流行病学调查，强直性脊柱炎患者 HLA－B27 阳性率高达 90%～96%，而普通人群 HLA－B27 阳性率仅为 4%～9%；HLA－B27 阳性者强直性脊柱炎发病率为 10%～20%，而普通人群发病率为 1%～2%。有报道，强直性脊柱炎患者一级亲属患强直性脊柱炎的危险性比一般人高出 20～40 倍。国内调查强直性脊柱炎患者一级亲属患病率为 24.2%，比正常人群高出 120 倍。所有这些均说明，HLA－B27 在强直性脊柱炎发病中是一个重要的因素。但是应当看到，一方面 HLA－B27 阳性者并不全部都发生脊柱关节病；另一方面，有 5%～20% 的脊柱关节病患者检测 HLA－B27 呈阴性。提示除遗传因素外，还有其他因素影响强直性脊柱炎的发病，因此，HLA－B27 在强直性脊柱炎表达中是一个重要的遗传因素，但并不是影响本病的唯一因素。

二、病理机制

强直性脊柱炎的病理变化主要表现为炎症、骨侵蚀和异位骨化三个阶段。

1. 附着点炎　本病早期的组织病理特征为肌腱、韧带骨附着点病变，也可发生一定程度的滑膜炎症。常以骶髂关节发病最早，以后可发生关节粘连、纤维性和骨性强直。组织学改变为关节囊、肌腱、韧带的慢性炎症，伴有淋巴细胞、浆细胞浸润。邻近的骨组织内也可有慢性炎性病灶，但其炎性病灶与滑膜的病变过程无关，关节和关节旁组织、韧带、椎间盘和环状纤维组织有明显钙化趋势。骶髂关节炎是强直性脊柱炎的病理标志，也常是其最早的病理表现之一。骶髂关节炎的早期病理变化包括软骨下肉芽组织形成，组织学上可见滑膜增生和淋巴样细胞及浆细胞聚集、淋巴样滤泡形成，以及含有 IgG、IgA 和 IgM 的浆细胞。骨骼的侵蚀和软骨的破坏随之发生，然后逐渐被退变的纤维软骨替代，最终发生骨性强直。脊柱的最初损害是椎间盘纤维环和椎体边缘连接处的肉芽组织形成。纤维环外层可能最终被骨替代，形成韧带骨赘，进一步发展将形成 X 线所见的竹节样变。脊柱的其他损伤包括弥漫性骨质疏松、邻近椎间盘边缘的椎体破坏、椎体方形变及椎间盘硬化。

2. 骨侵蚀　强直性脊柱炎骨侵蚀的特点是滑膜增生、淋巴样浸润和血管翳的形成，随之造成骨骼侵蚀和软骨破坏。

3. 异位骨化　强直性脊柱炎晚期典型表现为椎体方形变、韧带钙化、脊柱竹节样变等脊柱强直畸形，活动受限，甚则残废。其中脊柱周围韧带、关节囊等组织纤维化及异位骨化是导致脊柱和关节强直的直接原因。强直性脊柱炎异位骨的损害部位常是椎间盘和纤维环，韧带骨赘顺着前纵韧带形成并连接椎间的间隙，最终导致脊柱僵直。骨赘最先出现于椎体上终板，并继续向上生长，随后与椎体下终板向下生长的骨赘相连，逐渐形成骨桥。骨桥最早形成于椎骨后外侧缘，可能与此处骨赘优先形成有关，与此同时，椎骨间隙其他尚未完全形成的骨桥也在同步发展，并最终包绕、连接、关闭椎骨间隙，使脊柱失去弹性而僵直。

第二节　中医病因病机

一、病因

强直性脊柱炎的病因，从中医理论来分析，本病可起于先天禀赋不足或后天调摄失调、房事不节、惊恐、郁怒、病后失调等，遂致肾肝亏虚、督脉失荣，风寒湿邪乘虚侵袭，深入骨骼、脊柱。肾肝精血亏虚，使筋挛骨弱而邪留不去，渐致痰浊瘀血相互胶结而成。总之，本病多以素体阳虚、肾肝阴精不足、督脉亏虚为内因，风寒湿邪寒湿偏盛为外因，互为因果而成。

（一）先天不足

先天禀赋不足，阴阳失调，肾气亏虚，外邪乘虚而入，"邪入于阴则痹"。若兼房事不节、命相火妄，水亏于下，火炎于上，阴火消烁，真阴愈亏；病久阴血暗耗，阴损及阳，时有外感风寒湿邪，寒湿深侵肾肝，筋骨失荣。

（二）肾督亏虚

《素问·逆调论》中说："肾者水也，而生于骨，肾不生则髓不能满，故寒甚至骨也……病名曰骨痹，是人当挛节也。"《素问·脉要精微论》指出："腰者肾之府，转摇不能，肾将惫矣。"说明肾虚会使人腰部活动困难。肾主骨生髓，肾气不足，寒湿内盛，兼受寒湿之邪乘虚内侵，内外合邪，使气血运行不畅，不通则痛。因脊柱乃一身之骨主，骨的生长发育又全赖骨髓的滋养，而骨髓乃肾中精气所化生，故肾中精气充足骨髓充盈，则骨骼发育正常、坚固有力；肾中精气不足，骨髓空虚，则骨质疏松、酸软无力。督脉"循背而行于身后，为阳脉之总督，督之为病，脊强而厥"，督脉"贯脊属肾"，其为病"脊强反折"，肾虚寒湿深侵，肾气不足，督脉失养，脊骨受损而致本病。

（三）感受外邪

风寒湿邪由腠理而入，经输不利，营卫失和，气血阻滞脉络，经脉痹阻，不通则为病。如《素问·痹论》云："所谓痹者，各以其时，重感于风寒湿之气也。"指出了风寒湿邪是本病病因。《济生方·痹》曰："皆因体虚，腠理空疏，受风寒湿气而成痹也。"说明痹证也可由体虚感受外邪而致。

二、病机

本病的基本病机是禀赋不足、素体虚弱、肾肝精血不足、肾督亏虚，风寒湿之邪乘虚内侵肾督，致筋脉失调、痰瘀互结、筋骨失荣、骨质受损而致脊柱伛偻。其性质为本虚标实，肾督亏虚为本属内因，风寒湿邪为标，是本病的外因，病邪作用于人体产生瘀血痰浊，瘀血痰浊既阻滞气血经脉，又相互影响，成为顽痹，迁延时日，久痹入络，经久不愈。寒湿之邪深侵入肾督，督脉受病，又可累及全身多个脏腑。

第三节　西医诊断与治疗

一、临床表现

强直性脊柱炎的临床特点可归纳为：①男性多见，且一般较女性严重。②发病年龄多在10~40岁，以20~30岁为高峰。③多有炎性腰背痛。④脊柱可自下而上发生运动受限、强直和畸形，最终呈竹节样变。⑤外周关节炎特点为下肢大关节如髋、膝、踝关节非对称性、反复发作的炎症。⑥足跟痛及肌腱端炎为本病的特征之一。⑦X线显示单侧或双侧骶髂关节炎、椎体方形变、椎小关节模糊及竹节样脊柱。⑧HLA-B27阳性率大于90%，RF阴性。

（一）全身症状

本病发病隐匿。本病的全身表现轻微，少数重症者有发热、疲倦、消瘦、贫血或其他器官受累。

（二）脊柱症状

患者逐渐出现腰背部或骶髂部疼痛和（或）晨僵，半夜痛醒，翻身困难，晨起或久坐后起立时腰部晨僵明显，但活动后减轻。部分患者有臀部钝痛或骶髂部剧痛，偶尔向周边放射。咳嗽、打喷嚏、突然扭动腰部时疼痛可加重。疾病早期，臀部疼痛多为一侧呈间断性或交替性疼痛，数月后疼痛多为双侧呈持续性。多数患者随病情进展由腰椎向胸椎、颈椎发展，则出现相应部位疼痛、活动受限或脊柱畸形。

（三）髋关节症状

25%的强直性脊柱炎患者累及髋关节，髋关节受累是强直性脊柱炎预后不良的重要因素。髋关节受累的临床表现为髋部、腹股沟的疼痛，并逐渐出现髋关节屈伸、内旋、外展活动受限，负重、站立、行走时疼痛加重，最终可导致受累髋关节僵直，关节周围如臀部及下肢肌肉萎缩。髋关节病变常为隐匿起病，早期症状不典型，可为单侧或双侧髋关节间歇性疼痛，但肌腱端炎和滑膜炎在不断地发展。当出现明显的髋关节疼痛甚至活动受限时，髋关节已出现破坏、关节间隙已狭窄。严重髋关节损害的后期，往往使患者致残，可使患者部分或完全丧失生活自理能力。因此，在强直性脊柱炎的诊治中，需要注意了解患者是否有髋关节疼痛、严重程度和持续时间，以判断髋关节损害的程度。

（四）外周关节症状

24%～75%的强直性脊柱炎患者在病初或病程中出现外周关节病变。强直性脊柱炎累及关节非常广泛，几乎可以遍及全身各个关节和肌腱附着端。AS累及外周关节除髋关节以外，还可累及四肢关节如膝关节、踝关节、肩关节、肘关节、腕关节等，但以下肢关节多见，较少累及小关节。可反复出现受累关节肿胀、疼痛、关节积液。膝关节的大量积液可形成膝关节腘窝囊肿。与类风湿关节炎不同，除髋关节以外，本病较少出现关节局部骨质侵蚀、破坏和关节畸形。外周关节病变多为非对称性，常只累及少数关节或单关节，下肢大关节的关节炎为本病外周关节炎的特征之一。

（五）附着点炎

正常的关节是由多种结缔组织组成，包括肌肉、肌腱、韧带、滑膜及关节囊、软骨、骨等。肌腱附着点是指肌腱、韧带、滑囊、筋膜和骨连接的部位，包括插入点的结构和附着处的骨结构。附着点炎是脊柱关节炎的特征性病理改变，其他疾病较少出现。在脊柱，附着点炎可见于滑囊和韧带的附着处，也见于椎间盘、肋椎关节和肋横突关节，脊柱关节的疼痛、僵硬和活动度受限多源自附着点炎。附着点炎也累及很多中轴外部位，表现为相应部位的局部肿痛，常见部位有足跟部（包括跟底或跟腱部位）、膝关节周边的局部肿痛、坐骨结节、髂前上棘、耻骨联合及肋骨软骨连接处。病情进展，上述炎症部位可出现纤维化和骨化，而致关节变形、强直、活动受限。

（六）其他系统表现

葡萄膜炎是脊柱关节炎最常合并的眼部损害，文献报道，约25%的患者可发生眼葡萄膜炎等，单侧或双侧交替，可反复发作甚至可致视力障碍。强直性脊柱炎心脏受累的常见表现包括心脏瓣膜功能不全（主动脉瓣和二尖瓣反流）、不同程度的心脏传导系统功能异常和左心室功能不全。胸椎强直、肋椎及胸肋关节的炎症使得胸廓扩张受限。AS 的肺部受累较其他结缔组织病明显少，强直性脊柱炎最常见的肺胸膜受累是双上肺的纤维化病变，发生率可达 1.3% ~ 30%。强直性脊柱炎的肾脏病变最常见的是继发淀粉样变性，临床以蛋白尿、血尿多见，严重者可发展至肾功能不全，一般需肾脏活检才能明确诊断。由于 AS 累及整个脊柱，导致脊柱竹节样改变、脊柱强直、椎体骨质疏松，易导致脊柱骨折、椎间盘突出，甚则椎体滑脱或马尾神经综合征等。颈椎骨折，严重者可导致高位截瘫。椎间盘突出，可压迫脊髓导致肢体相应部位的麻木、疼痛甚则活动不利。马尾神经综合征在 AS 中虽然少见，一旦累及，可出现臀区或下肢的感觉障碍、大小便失禁、膀胱和直肠感觉迟钝、踝反射消失。

二、诊断与鉴别诊断

（一）诊断要点

1.临床线索　对本病的诊断主要基于患者的症状、体征、关节外表现和家族史。强直性脊柱炎最常见的和特征性的早期主诉为下腰背僵痛。由于腰背痛是普通人群中极为常见的一种症状，但大多数为机械性非炎性背痛，而本病则为炎性疼痛。2009 年国际强直性脊柱炎评估工作组（ASAS）判断炎性背痛标准为以下 5 项中至少满足 4 项：①发病年龄 < 40 岁；②隐匿起病；③症状活动后好转；④休息时加重；⑤夜间痛（起床后好转）。符合上述 5 项指标中的 4 项，诊断为强直性脊柱炎炎性背痛。其敏感性为 79.6%，特异性为 72.4%。

2.体格检查　骶髂关节和椎旁肌肉压痛为本病早期的阳性体征。随病情进展可见脊柱各个方向活动受限，胸廓扩展范围缩小，颈椎后凸。以下几种方法可用于检查骶髂关节压痛或脊柱病变进展情况：①枕壁距：患者靠墙直立，双足跟贴墙，双腿伸直，臀部、背部贴墙，收颌，眼平视，测量枕部、耳屏与墙之间的水平距离。健康人后枕部应贴近墙壁而无间隙，而颈僵直和（或）胸椎段畸形后凸者该间隙增大至几厘米以上，致使枕部不能贴壁。②胸廓活动度：在第 4 肋间隙水平测量深吸气和深呼气时胸廓扩展范围，两者之差的正常值不小于 2.5 cm，而有肋骨和脊椎广泛受累者则胸廓扩展减少。③ Schober 试验：于双髂后上棘连线中点上方垂直距离 10 cm 处做一标记，然后嘱患者弯腰（保持双膝直立位）测量脊柱最大前屈度，正常移动增加距离在 5 cm 以上，脊柱受累者则增加距离小于 4 cm。④骨盆按压：患者侧卧，从另一侧按压骨盆可引起骶髂关节疼痛。⑤ Patrick 试验（"4"字试验）：患者取仰卧位，一侧下肢伸直，屈曲对侧膝关节并将对侧足置于伸直侧的膝上，检查者向下压屈曲的膝关节及对侧的髂骨前部，如患者不能完成此动作或有明显抵抗或疼痛，为阳性。有膝或髋关节病变者也不能完成"4"字试验。

3.影像学检查　强直性脊柱炎最早的变化发生在骶髂关节。X 线片显示骶髂关节软骨下骨缘模糊、骨质糜烂、关节间隙模糊、骨密度增高及关节融合。按 1984 年强直性脊柱炎的纽约标准，X 线骶髂关节炎分 5 级，即 0 级：正常；Ⅰ级：有可疑异常；Ⅱ级：有轻度异常，可见局限性侵蚀、硬化，但关节间隙正常；Ⅲ级：明显异常，呈中度或进展性骶髂关节炎，伴有以下 1 项或 1 项以上改变：侵蚀、硬化、关节间隙增宽、狭窄或部分强直；Ⅳ级：严重异常，完全性关节强直。脊柱的 X 线片表现有椎体骨质疏松和方形变、椎小关节模糊、椎旁韧带钙化及骨桥形成。耻骨联合、坐骨结节和肌腱附着点（如跟骨）的骨质糜烂，伴邻近骨质的反应性硬化及绒毛状改变，可出现新骨形成。对于临床早期或可疑病例，可选择 CT 或 MRI 检查。

4. 实验室检查　活动期患者可见 ESR 增快、CRP 增高、轻度贫血和免疫球蛋白轻度升高。RF 多为阴性，但 RF 阳性并不排除强直性脊柱炎的诊断。虽然强直性脊柱炎患者 HLA－B27 阳性率达 90％左右，但无诊断特异性。

5. 诊断标准　目前临床上最常用的诊断标准为 1984 年修订的纽约标准（表 34-1）；ASAS 的中轴型及外周型脊柱关节炎分类标准（表 34-2）也在临床中得到应用。

表 34-1　强直性脊柱炎的纽约修订标准

项目	内容
临床指标	①下腰痛至少持续 3 个月，活动后减轻，休息后不缓解。②腰椎前屈、侧屈和后伸活动受限。③扩胸度范围较健康同龄人和同性别者减少
放射学标准	①单侧骶髂关节炎 3 ~ 4 级。②双侧骶髂关节炎 2 ~ 4 级
诊断	①肯定强直性脊柱炎：满足放射学标准和临床标准①～③中的任何 1 条。②可能强直性脊柱炎：符合 3 项临床标准；或符合放射学标准而不具备任何临床标准，除外其他原因所致骶髂关节炎者

表 34-2　ASAS 分类标准

ASAS 中轴脊柱关节炎分类标准	
脊柱关节病特点	炎性腰背痛；关节炎；跟腱炎；眼葡萄膜炎；指（趾）炎；银屑病；克罗恩病/结肠炎；NSAIDs 治疗有效；脊柱关节病家族史；HLA－B27 阳性；CRP 升高
影像学骶髂关节炎	MRI 显示的活动性(急性)炎症,高度提示与脊柱关节病相关的骶髂关节炎;或 X 线显示符合修订的纽约标准的明确骶髂关节炎
诊断	影像学骶髂关节炎加上至少 1 条脊柱关节病的特点或 HLA－B27 阳性加上至少 2 条脊柱关节病的特点
ASAS 外周脊柱关节炎分类标准	
关节炎或肌腱端炎或指（趾）炎	
加 ≥ 1 项脊柱关节病临床特征	眼葡萄膜炎、银屑病、克罗恩病/结肠炎、既往感染史、HLA－B27 及影像学所示骶髂关节炎
加 ≥ 2 项其他的脊柱关节病临床特征	关节炎、肌腱端炎、指（趾）炎、炎性背痛（病史）、脊柱关节病家族史

（二）鉴别诊断

1. 腰椎间盘退行性变　是引起腰背痛的常见原因之一。该病限于脊柱，无疲劳感、消瘦、发热等全身表现，局限于腰部疼痛，活动后加重，休息缓解。触诊在脊椎骨突有 1 ~ 2 个触痛扳机点。所有实验室检查均可正常，可通过 CT、MRI 或椎管造影检查得到确诊。

2. 弥漫性特发性骨肥厚　发病多在 50 岁以上男性，也有腰背痛、僵硬感及逐渐加重的脊柱运动受限，其临床表现和 X 线所见常与强直性脊柱炎相似。但该病 X 线检查可见韧带钙化，常累及颈椎和低位胸椎，经常可见连接至少 4 节椎体前外侧的连续钙化与骨化，而骶髂关节和脊椎骨突关节无侵蚀、晨起僵硬感不加重、红细胞沉降率正常及 HLA－B27 阴性。

3. 髂骨致密性骨炎　多见于中、青年女性，尤其是有多次怀孕、分娩史或从事长期站立职业的女性。主要表现为慢性腰骶部疼痛，劳累后加重，有自限性。临床检查除腰部肌肉紧张外无其他异常。诊断主要依靠前后位 X 线片，典型表现为在髂骨沿骶髂关节的中下 2/3 部位有明显的骨硬化区，呈三角形者尖端向上，密度均匀，不侵犯骶髂关节面，无关节狭窄或糜烂，界限清楚，骶骨侧骨质及关节间隙正常。

4.其他　强直性脊柱炎是脊柱关节炎的原型，在诊断时必须与骶髂关节炎相关的其他脊柱关节炎如银屑病关节炎、炎性肠病性关节炎或赖特综合征等相鉴别。此外，脊柱骨关节炎、类风湿关节炎和结核累及骶髂关节或脊柱时，需进一步根据相关的其他临床特征加以鉴别。

（三）疾病评估

由于强直性脊柱炎临床表现的多样性，判定其疾病活动性尤为困难。目前尚无国际公认的评价强直性脊柱炎病情活动的金标准。常用于评价强直性脊柱炎病情活动性的指标如 ESR、CRP、强直性脊柱炎病情活动指数（BASDAI，表34-3）有诸多局限性。2009 年 ASAS 制定了一个新的用于评价强直性脊柱炎病情活动性的指标——强直性脊柱炎病情活动度评分（ASDAS，表34-4），是第一个综合患者主观评价及 ESR、CRP 的病情活动评分系统。

表34-3　评价强直性脊柱炎疾病活动度的 BASDAI（Braun J，2003 年）

1.总体而言，你的疲劳程度如何	无 ~ 非常严重
2.总体而言，强直性脊柱炎引起的颈、背或者髋部疼痛程度如何	无 ~ 非常严重
3.颈、背或者髋部，其他部位疼痛/肿胀程度如何	无 ~ 非常严重
4.有触痛或压痛的部位引起的不适有多严重	无 ~ 非常严重
5.你醒来后的晨僵有多严重	无 ~ 非常严重
6.你醒来后的晨僵持续多长时间	0 ~ 0.5、 0.5 ~ 1、 1 ~ 1.5、 1.5 ~ 2 小时或更长

注：每项分数 0 ~ 10 分，总分为前 4 项之和，加上 5、6 项的平均值，再将总分除以 5，一般 4 分以上提示病情活动。

表34-4　强直性脊柱炎新的疾病活动性指数 ASDAS（2009 年）

ASDAS1	0.122* 腰背痛 +0.061* 晨僵持续时间 +0.119* 患者总体评价 +0.210* 红细胞沉降率的平方根 +0.383*（C 反应蛋白 +1）的自然对数
ASDAS2	0.079* 腰背痛 +0.069* 晨僵持续时间 +0.113* 患者总体评价 +0.086* 外周关节疼痛/肿胀 +0.293* 红细胞沉降率的平方根
ASDAS3	0.121* 腰背痛 +0.058* 晨僵持续时间 +0.110* 患者总体评价 +0.073* 外周关节疼痛/肿胀 +0.579*（C 反应蛋白 +1）的自然对数
ASDAS4	0.152* 腰背痛 +0.069* 晨僵持续时间 +0.078* 疲倦 +0.224* 红细胞沉降率的平方根 +0.400*（C 反应蛋白 +1）的自然对数
计算值	病情活动度
< 1.3	不活动
< 2.1	中度活动
< 3.5	高度活动
≥ 3.5	非常活动

注：腰背痛、患者总体评价、晨僵持续时间、外周关节疼痛/肿胀及疲倦采用 10 cm 的 VAS 来衡量，评分 0 ~ 10 分；腰背痛、患者总体评价和疲倦分别为 BASDAI 第 2 个、第 6 个和第 1 个问题。

三、治疗

强直性脊柱炎的治疗目标：①最大限度地减轻症状；②最大限度地恢复患者身体功能；③防止关节损伤；④提高患者生活质量。

（一）一般治疗

对患者及其家属进行疾病知识的教育。劝导患者要合理和坚持进行体育锻炼，以取得和维持脊柱关节的功能，增强椎旁肌肉和增加肺活量，游泳和陆上运动都有益。站立时应尽量保持挺胸、收腹和双眼平视前方的姿势。坐位也应保持胸部直立。应睡硬板床，多取仰卧位，避免促进屈曲畸形的体位。对疼痛或炎性关节或软组织给予必要的物理治疗。建议吸烟者戒烟。

（二）药物治疗

1. 非甾体消炎药　对早期或晚期强直性脊柱炎患者的症状治疗都是首选用药，可以控制炎症、减轻疼痛，甚至可减缓 AS 的新骨形成及结构破坏的发生。活动期患者推荐连续给药，稳定期患者推荐按需给药。但对于早期强直性脊柱炎、无更多合并症及更可能出现脊柱强直的患者建议持续用药。医师应针对患者的具体情况选用一种药物，即个体化用药。要评估某个特定非甾体消炎药是否有效，应持续规律使用同样剂量至少 2 周，如足量服用 2 ~ 4 周仍无效，则应考虑换另一种非甾体消炎药。不主张联合应用非甾体消炎药，其疗效不仅不优于单用，反而有增加不良反应的可能。非甾体消炎药不良反应中较多见的是胃肠不适，少数可引起溃疡；其他较少见的有心血管风险，可伴头痛、头晕，肝、肾损伤，血细胞减少，水肿及变态反应等。

2. 生物制剂　生物制剂即选择性地以参与免疫反应或炎症过程的分子或受体为靶目标的单克隆抗体或天然抑制分子的重组产物。生物制剂针对风湿病的发病机制，比传统免疫抑制治疗更具特异性，该类药物的出现使脊柱关节炎治疗进入到一个崭新的阶段。抗肿瘤坏死因子（TNF-α）类生物制剂对脊柱关节炎具有很好的疗效。TNF-α 拮抗剂包括依那西普、英夫利昔单抗、阿达木单抗、戈利木单抗等。依那西普推荐用法为：50 mg 皮下注射，每周 1 次，或 25 mg 皮下注射，每周 2 次，两种用法对强直性脊柱炎的疗效相近。阿达木单抗推荐用法为皮下注射 40 mg，每 2 周 1 次。英夫利昔单抗推荐用法为：5 mg/kg，静脉滴注，首次注射后于第 2、第 6 周重复注射相同剂量，此后每隔 6 周注射相同剂量。该类药物起效快、疗效好，大多数患者的病情可迅速获得显著改善。在足量使用该类制剂 3 个月病情得到控制后，可以逐渐拉长用药间隔时间。TNF-α 拮抗剂最主要的不良反应为输液反应或注射点反应，如恶心、头痛、瘙痒、眩晕到低血压、呼吸困难、胸痛等。其他的不良反应有增加感染风险、使隐性感染患者病情活动或活动性乙型病毒性肝炎加重、使原有充血性心力衰竭加重及个别患者出现神经脱髓鞘病变等。应用该类制剂可降低人体对结核杆菌的抵抗力，在准备使用前必须对患者进行有关结核感染的筛查，包括询问是否有结核病史、肺部影像学检查和结核菌素纯蛋白衍化物试验，有条件者可进行 γ 干扰素释放试验检查。用药期间要定期复查血常规、红细胞沉降率、肝功能、肾功能等。

目前已有一些其他非 TNF-α 拮抗剂的生物制剂能有效治疗强直性脊柱炎，如 IL-17 单克隆抗体、IL-23 拮抗剂、IL-12/IL-23 拮抗剂等。

3. 柳氮磺吡啶　可改善强直性脊柱炎的关节疼痛、肿胀和僵硬，并可降低血清 IgA 水平及其他实验室活动性指标，特别适用于改善强直性脊柱炎患者的外周关节炎。本品对强直性脊柱炎中轴关节病变的治疗作用及改善疾病预后的作用缺乏证据。通常推荐用量为每日 2.0 ~ 3.0 g，分 2 ~ 3 次口服。本品起效较慢，通常在用药后 4 ~ 6 周。为了增加患者的耐受性，一般以 0.25 g、每日 3 次开始，以后每周递增 0.25 g，直至 1.0 g，每日 2 次，也可根据病情或患者对治疗的反应调整剂量和疗程。本品的不良反应包括消化系统症状、皮疹、血细胞减少、头痛、头晕及男性精子减少、精子形态异常（停药可恢复）。磺胺过敏者禁用。

4. 糖皮质激素　一般不主张口服或静脉全身应用皮质激素，因其不良反应大，且不能阻止强直性脊柱炎的病程。顽固性肌腱端病和持续性滑膜炎可能对局部皮质激素治疗反应好。眼前葡萄膜炎可以通过扩瞳和激素点眼得到较好控制。对难治性虹膜炎可能需要全身用激素或免疫抑制剂治疗。对顽固性外周关节炎可行关节腔内注射糖皮质激素治疗，重复注射应间隔 3 ~ 4 周，每年一般不超过 2 ~ 3 次。对顽固性的骶髂关节痛患者，可选择骶髂关节内注射糖皮质激素。肌腱端病也可局部注射糖皮质激素来进行治疗。

5. 其他药物　部分男性难治性强直性脊柱炎患者应用沙利度胺后，临床症状、ESR 及 CRP 均明显改善。初始剂量为每晚 50 mg，每 2 周递增 50 mg，至每晚 150 ~ 200 mg 维持。其不良反应有嗜睡、口渴、血细胞下降、肝酶增高、镜下血尿及指端麻刺感等。因此在用药期间应监测血常规、尿常规和肝功能、肾功能等。对长期用药者应定期做神经系统检查，以便及时发现可能出现的外周神经炎。对上述治疗缺乏疗效的患者，强直性脊柱炎外周关节受累者可使用甲氨蝶呤和其他慢作用抗风湿药，但它们对中轴关节病变的疗效不确定。

（三）外科治疗

关节畸形可选择外科手术关节矫正或置换，如髋关节受累引起的关节间隙狭窄、强直和畸形是本病致残的主要原因，人工全髋关节置换术是最佳选择，置换术后绝大多数患者的关节痛得到控制，部分患者的功能恢复正常或接近正常。

第四节　中医诊断与治疗

一、诊断

强直性脊柱炎是西医学的一个诊断名词，是西医学根据临床表现和实验室检查做出的诊断。中医学中没有强直性脊柱炎的名称，一般属痹证、历节、大偻等范畴。临床以腰骶脊柱僵痛为主要表现，常发生于中青年人群，青年男性多见，女性患者较少，症见腰骶、胯疼痛、僵直不舒，沿脊柱由下而上渐及胸椎、颈椎、生理弯度异常、僵硬如柱、俯仰不能，腰弯、背突、颈重、肩随、形体羸，或见关节肿痛、屈伸不利，可见"尻以代踵，脊以代头"之征象。

二、鉴别诊断

痹证与痿证相鉴别：痹证是由风、寒、湿、热之邪流注肌腠经络，痹阻筋脉关节而致。鉴别要点首先在于痛与不痛，痹证以关节疼痛为主，而痿证则为肢体力弱，无疼痛症状；其次要观察肢体的活动障碍，痿证是无力运动，痹证是因痛而影响活动；再者，部分痿证病初即有肌肉萎缩，而痹证则是由于疼痛甚或关节僵直不能活动，日久废而不用导致肌肉萎缩。

三、辨证论治

（一）辨证要点

1. 辨病因

（1）感受外邪：风寒湿热为最常见的外在致病因素。如居处潮冷，久卧寒湿之地；或因工作关系风餐露宿，跋涉水湿；或夏季贪凉，汗出当风；或劳累汗出，感受风寒等，外邪侵入机体，凝滞脉络而发病。

（2）正气亏虚：各种原因导致的正气亏虚，是导致本病发生的一个重要因素。首先，先天禀赋不足，肾气亏乏，督脉空虚，或因房劳过度伤肾，导致筋骨失养而发病。其他诸如病后体虚、强力劳累或忧思恼怒、暗耗气血等均可导致机体阴阳气血的失调而引起本病的发生。

（3）外伤：跌仆瘀血、跌仆损伤、高处坠落等外伤因素也可以损伤筋骨关节，导致瘀血停着而诱发本病。

2. 辨病位

（1）肾虚督空为本，感受外邪为标：本病的发病部位主要是腰骶部和脊背部，与肾和督脉关系最为密切。肾为先天之本，主骨生髓。诚如唐容川云："骨内有髓，骨者髓所生，周身之骨，以脊背为主，肾系贯脊。肾藏精，精生髓，髓生骨，故骨者肾之所合也。"肾气充则骨髓充满，筋骨强劲。督脉挟脊贯腰中，总督一身之阳，与肾脏关系尤为密切。而本病发病年龄多在 20～30 岁，40 岁以后发病者少见。此时正当肾气充盛、精充髓满之时，出现腰背疼痛、膝软乏力甚则驼背强直，说明先天禀赋不足，肾气亏乏是导致本病的首要因素。此外本病多见于男性，男性主阳气，而督脉总督一身之阳，肾中之阳又可鼓舞一身之阳气，所以阳气不足、督脉空虚也是发病的一个重要原因。总之，先天肾气不足，不能填充骨髓、濡养经络，导致筋骨失养，临床可见腰酸腿软、隐隐作痛，随着肾气亏乏渐重或有邪气入侵，常可诱发本病或导致症状加重。其他如房劳过度、久病体虚等，也可引起或加重肾虚使病情加重。外邪以风、寒、湿、热为多见，侵入机体，痹阻脉络，致气血运行不畅、不通则痛而出现症状。外邪是在正气亏虚的情况下诱发本病，肾元亏虚，不能鼓舞卫气护身抗邪，机体抵抗力下降，所以如有外邪引发即可发病。概括起来讲，本病总的病机是肾虚为本、邪实为标、内外合邪而发病。

（2）肾虚为本，牵连其他脏器：本病病位在肾，但与其他的脏腑也有密切的联系。肝与肾同源，在体合筋，主束骨、利关节，肾脏一虚，水不涵木，可致肝阴亏虚、筋脉失养、不能束利关节，可以出现筋脉蜷屈、关节挛缩之症。肝又开窍于目，肝阴不足，目睛失于濡润，可以出现干涩疼痛等症状。心为火脏，肾水不足，不能上滋心阴，心神失养或心火旺盛，可以出现惊悸、怔忡或烦躁不安等症状。又因金水相生，子病及母，肾脏病变可影响肺脏，肺主气、司呼吸，肺气不利或肾虚不能纳气，气逆于上，可以出现咳嗽、咳痰、胸闷、气短等症状。另外，脾主中州，主四肢肌肉，脾阳赖肾阳温煦，肾阳不足，脾阳亦虚，水谷精微运化失权、气血不足，临床可见形体瘦削、肌肉萎缩、乏力头晕等症。总之，本病病位在肾，主要累及肝脏，其他脏腑也可涉及。

（3）体质不同，寒热从化有异：患者体质因素与本病的发生发展有比较重要的关系。多数患者禀赋不足，所以正气亏虚贯彻疾病始终，但疾病早中期，正气尚能与外邪抗争，所以临床出现较明显的正邪交争的症状，到疾病后期，机体以正虚为主，适应性增强，反应性降低，正邪交争的表现反而不明显。

3. 辨病性　在疾病早期，多数患者以阳虚为主，所以外邪侵入后可从寒化，临床可见畏寒肢冷、关节冷痛等表现；有些患者则为素体阴虚，外邪侵入后可以热化，则可见发热、关节红肿热痛等症状。但随着病情的发展，到中后期，阳损及阴、阴虚化热，可以出现五心烦热、腰酸腿软、盗汗乏力等症。在疾病晚期，阴阳俱虚，就可以出现寒热错杂的表现。有时患者寒热症状可以不突出，没有明显的阴阳偏盛偏衰，这时应当详审患者舌脉，以此作为临床处方用药的依据。

（二）治疗原则

在疾病不同阶段准确辨证分型，本病为本虚标实之候，其本为肝肾、督脉气血亏虚，在外邪为风寒湿热，在内邪为痰凝血瘀，故治疗时应据疾病之新久选择不同治法。新病以祛风、散寒、除湿、清热、润燥为主，久病以补益肝肾、通督益气养血为先，同时兼以化痰、逐瘀。总以气血流通、营卫复常、络脉通利为目的。

（三）分证论治

1. 肾虚督寒，督络阻滞

证候：腰骶、脊背疼痛，痛连颈项，背冷恶寒，肢节游走性疼痛、酸楚重着，或晨起腰骶、项背僵痛，或僵硬弯曲、活动不利、得温痛减，舌苔薄或白，脉沉弦或细迟。

证候分析：患者素体肾气不足累及督脉。督脉与足太阳经在风门交会，辅助太阳经起卫外作用。督脉通，卫阳振，腠理致密，邪不能犯。肾气不足，风寒湿邪乘虚而入，郁而不化，影响督脉致气血凝滞、经脉痹阻，故发为腰背疼等症状。临床上除太阳经症状外，还有项背牵急、为冷为痛等督脉受累的特征。正如《黄帝内经》所述"督脉为病脊强反折"。此为本病的早期阶段，以肾虚为本、寒盛为标，属本虚标实之证。寒邪入肾，内舍于督，故治以补肾强督、祛寒、化湿通络之法。

治法：补肾强督，温经散寒，活血化瘀通络。

方药：补肾强督治尪汤（《焦树德方剂十讲》）加减。

川续断 15 g，金狗脊 40 g，淫羊藿 10 g，炒杜仲 15 g，鹿角霜（或胶）10 g，制附片 12 g，桂枝 10 g，骨碎补 10 g，生熟地各 12 g，赤白芍各 10 g，生薏苡仁 30 g，伸筋草 30 g，白僵蚕 12 g，土鳖虫 10 g，知母 15 g，麻黄 3 g，干姜 6 g，羌独活各 10 g，草乌 6 g，防风 10 g，怀牛膝 18 g。

方解：方中以熟地味甘性温，质重而沉，能补肾肝二经，生血填精，长骨中、脑中之髓；金狗脊补肾健骨，益血滋督脉，强脚壮腰；淫羊藿补肾阳、坚筋骨、除风冷、益气力，共为主药。骨碎补补肾活血，壮骨接骨，善祛肾风；附片善补肾命真火，祛在里之寒湿；羌活辛温散风，入太阳、督脉二经主治脊强而厥；独活善搜少阴肾经伏风而治脊痉湿痹；续断补肝肾、壮腰脊、强筋骨，共为辅药。以桂枝温太阳经而通血脉；白芍养肝缓筋急；知母润肾滋阴，能防辛燥之药化热；土鳖虫搜剔血积，接骨疗伤；防风祛风胜湿，善治背项强痛；麻黄散寒祛风；干姜逐寒温经，共为佐药。怀牛膝引药入肾，治腰膝骨痛，为使药。

加减：指关节痛者加桑枝；脊背疼痛甚者加重羌活；腰痛明显者，加桑寄生；肩背发僵者加片姜黄；有化热者减草乌；病很久者，加活血药，如泽兰，或七厘散 0.6 g，内服，1 日 2 次。

2. 肝肾两虚，络虚失荣

证候：腰背疼痛，腰骶及项背强直畸形，活动功能障碍，胸廓不张，低热形羸，腰膝酸软，头晕目糊，耳鸣耳聋，畏寒肢冷，阳痿，面色苍白，舌质略红、少苔或薄白，脉沉细数尺脉弱。

证候分析：本病的病程长，病变逐渐发展，气血耗伤严重，脏腑功能受到明显影响，特别是肝肾功能损伤严重。督脉属肾，为阳脉之海，肾主骨，肾虚则精少、髓空、骨失荣养，肾督亏虚，阳损及阴，气血凝滞而骨痹难除。肝肾不足，阴虚火旺，久致痰瘀胶结则尪羸不化，故见以上诸症。正虚邪恋，当以扶正为主，兼以祛邪。

治法：滋补肝肾，补虚荣筋。

方药：健步虎潜丸（《伤科补要》卷三）加减。

骨碎补 20 g，补骨脂 10 g，羌独活各 10 g，生熟地各 12 g，赤白芍各 10 g，白蒺藜 10 g，山萸肉 10 g，乌梢蛇 10 g，蜈蚣 3 条，炙山甲 9 g，威灵仙 12 g，桂枝 12 g，络石藤 30 g，鸡血藤 30 g，寻骨风 10 g，松节 15 g，川续断 18 g，制附片 10 g，伸筋草 30 g，土鳖虫 9 g，炒黄柏 10 g，红花 10 g，怀牛膝 15 g。

方解：方中以生熟地味甘性温又凉，能补肾肝二经，生血凉血填精；骨碎补和补骨脂补肾活血，壮骨接骨，善祛肾风；附片善补肾命真火，祛在里之寒湿，补肾健骨，强腰脊，共为君药。羌活辛温散风，入太阳、督脉二经，主治脊强而厥；独活善搜少阴肾经伏风而治脊痉湿痹；续断补肝肾壮腰脊，强筋骨，共为辅药。以桂枝温太阳经而通血脉；白芍养肝缓筋急；知母润肾滋阴，能防辛燥之药化热；乌梢蛇、蜈蚣、炙山甲、土鳖虫搜剔血积、通络除痹、接骨疗伤；防风祛风胜湿，善治背项强痛；威灵仙、络石藤、鸡血藤、寻骨风、伸筋草等藤类善通络走窜，散寒祛风除湿，共为佐药。怀牛膝引药入肾，治腰膝骨痛，为使药。

加减：化热重者加大生地用量，另加丹皮、忍冬藤、秦艽；湿重者加防己、生薏苡仁、茯苓；痰瘀互结者加半夏、南星、丹参。

3. 督脉邪壅，络郁化热

证候：背脊钝痛，腰、尻、髋部酸着重滞，甚或掣痛欲裂，脊柱强直、畸形、活动严重障碍，形体消瘦，五心烦热，或有低热、口干、肌肉触之热感，肢体喜放被外、不久又怕冷，大便干，小便黄，舌质红、舌苔黄厚而腻，脉象滑数或弦滑数。

证候分析：此为本虚标实、标邪郁久化热或服温肾助阳药后，阳气骤旺、邪气从阳化热之证，故见五心烦热或低热、舌红、脉数等证候。故宜暂投补肾壮督清热之法，待标热得清后，再逐渐转为补肾强督、祛寒活络之法。

治法：益肾壮督，清热活络。

方药：补肾清热治尪汤（《名医治验良方》）加减。

生地 18 g，川续断 15 g，地骨皮 12 g，骨碎补 18 g，秦艽 20 g，赤白芍各 12 g，知母 12 g，炒黄柏 12 g，忍冬藤 30 g，威灵仙 15 g，羌独活各 9 g，炙山甲 10 g，土鳖虫 9 g，蚕沙 10 g，络石藤 30 g，透骨草 20 g，红花 10 g，制乳没各 6 g。

方解：方中以生地补肾壮水，黄柏坚肾清热，川续断补肾壮筋骨，骨碎补补肾祛骨风，共为主药；地骨皮益肾除劳热，威灵仙祛风湿除痹痛，羌独活搜肾、膀胱二经风湿，共为辅药；以白芍养血以缓急，知母降火清热、除蒸消烦，忍冬藤络石藤通经络、祛风热，红花活血通经，乳没化瘀定痛，山甲通经活络、有虫蚁搜剔之能，桂枝温阳宣痹，配羌独活之辛温，可以免除方中凉药抑阳涩滞之弊，为佐药；以桑枝通达四肢，祛风利湿关节，共为使药。

加减：腰痛明显者加杜仲、桑寄生；脊柱僵直、弯曲变形者加白僵蚕、金狗脊、鹿角霜；湿热重者加生薏苡仁，另加大炒黄柏用量。

（四）转归、预后与预防

大部分患者预后较好，本病在疾病任何阶段都有自然缓解和复发相交替。因其病情发展缓慢、持续，要经过 10～20 年后才发展为脊柱强直，约有 65% 的患者经过恰当治疗，能坚持正常生活和工作；少数病情重笃，畸形严重，可造成残疾，若经手术治疗仍能生活自理；很少有死亡情况，除非有合并症，有可能死于心力衰竭或淀粉样肾病、尿毒症及颈椎骨折并发截瘫。

病邪由表入里，正气由盛转衰。早期病变在太阳经，则导致太阳经输不利、卫外不固、营卫不和，出现背冷恶寒、项背、腰骶强痛。督脉与足太阳经在风门交会，辅助太阳经起到卫外的作用。当风寒湿邪久郁而不解，影响督脉致气血凝滞、经脉痹阻，临床上可由太阳经证渐渐而出现项背挛急、为冷为痛等督脉受累症状。督脉有病更加重肾虚，脊柱为督脉所过，督脉总督一身之阳，与肾相联，督脉受病，则更加重肾虚。肾督同病则见腰骶、项背僵痛，脊柱活动不同程度受限，腰膝酸软无力，畏寒肢痛等症。肾督两虚转为肝肾俱虚，"肝肾同痹""肾为肝之母"，痹证日久不愈，必损及下焦肝肾，连及奇经。督脉属肾，为阳脉之海，肾主骨，肾虚则精少髓空、骨失荣养，肾督亏虚，阳损及阴，气血凝滞而骨痹难除；肝肾不足，阴虚火旺，痰瘀胶结则尪痹不化。

　　加强营养，适当进食高热量、高蛋白质和维生素类的食物；补肾壮督，防止房事过劳，使肾气盛、精足髓满、筋骨强壮；及时有效地控制感染病灶，阻断引起不正常的免疫反应；适当休息，主动运动，以免加重关节强直和肌肉萎缩；避免外感，尤其是风寒湿邪的侵袭，特别是罹患关节更应保暖防寒；早期预防，早期诊断，早期治疗，矫正不良姿势，坚持活动及各种锻炼。卧床患者，应鼓励参加日常活动和工作，每日按时做体操锻炼，加强脊椎旁肌肉功能，以维持直立姿势；要适当活动各关节，定期做扩胸运动、挺直躯干及深呼吸运动；睡觉应仰卧于木板床上，不用枕或用薄枕；要消除患者精神压力，医患密切配合，树立战胜疾病的信心；如畸形进展时，可用支架或器械矫正；可配合药浴或物理疗法。

第三十五章　痛　风

日常饮食下，非同日两次空腹血尿酸水平＞ 420 μmol/L（7 mg/dL）即可诊断为高尿酸血症。痛风是由于嘌呤代谢紊乱致血尿酸增高引起的一组疾病，主要见于中老年男性和少数绝经后女性，常有家族遗传史。主要病理是尿酸盐结晶（MSU）沉积于以关节、肾脏为主的身体各组织部位。临床上以高尿酸血症、特征性急性关节炎反复发作、痛风石沉积、痛风性慢性关节炎和关节畸形、肾小球和肾小管等实质性病变和尿酸结石形成为特点。血尿酸升高还与内分泌代谢、心脑血管等系统疾病的发生和发展有关。患者早期积极降尿酸治疗可延缓或阻止关节毁损和脏器损害。欧洲及北美高尿酸血症患病率为 2%～18%，世界各地痛风总患病率介于 13%～15.3% 之间。目前我国高尿酸血症整体患病率为 13.2%～21.04%；痛风的整体患病率约为 1.33%。

中医学中"痛风"病名，"独活……主治百节痛风无久新者"，最早见于梁代陶弘景的《名医别录》。金元时期《东垣十书》《丹溪心法》将痹证中的痛痹或痛痹与行痹并列称为痛风或白虎历节风。现代大多数医家根据其受累关节红肿热痛反复发作的临床特点，将其归属中医学"痛风病""痹证""痛风痹""热痹"等。本病之主要病因为湿热，病机特点为本虚标实、虚实夹杂，实证者治以清热利湿、缓急止痛，虚证、虚实夹杂者，治疗重在调补脾肾、祛湿化痰。

第一节　西医病因病理

一、发病原因

痛风发病的先决条件是高尿酸血症。在血液 pH 值为 7.4 的情况下，血中尿酸以尿酸钠离子形式存在，故高尿酸血症即高尿素钠血症。痛风的一切临床表现，皆由其钠盐从超饱和的细胞外液析出并沉积于组织引起。痛风的肾脏病变除尿酸盐结晶作用，尚有少数病例是尿酸本身的结晶沉淀所致，如急性尿酸性肾病。许多尿酸性肾结石，亦系尿酸结晶所致。

尿酸是人类嘌呤代谢的中间产物。嘌呤合成有两条途径：①主要途径，肝内非嘌呤基前体物质如氨基酸、二氧化碳、磷酸核糖与 ATP 共同作用形成磷酸核糖焦磷酸，并在谷氨酰胺作用下形成氨基磷酸核糖。在甘氨酸及磷酸核糖焦磷酸酰胺转换酶催化下形成次黄嘌呤核苷酸，而后转换成腺嘌呤核苷酸（AMP）或鸟嘌呤核苷酸，最终生成尿酸。②补救途径，直接在脑或骨骼等组织内，利用游离的嘌呤或嘌呤核苷合成嘌呤核苷酸参与嘌呤代谢。

人体内通常蓄积着约 1200 mg 的尿酸，称为尿酸池。每日产生约 750 mg，排出 500～1000 mg，正常浓度的尿酸对维持人体细胞膜结构及功能起到一定的保护作用。人体内尿酸的来源有两种：①食物中核苷酸分解而来的属外源性，约占体内尿酸的 20%；②由体内氨基酸磷酸核糖及其他小分子化合物合成或核酸分解而来的属内源性，约占体内总尿酸的 80%。约 2/3 是以游离单钠尿酸盐形式由肾脏经尿液排泄。另 1/3 由肠道排出或被肠道内细菌分解，这部分尿酸的排泄方式在肾功能不全时有重要代偿意义。肾脏排泄尿酸有赖于肾小球滤过，近端肾小管再吸收（98% ~ 100%）、分泌（50%）和分泌后再吸收（40% ~ 44%），最终尿酸的排泄量仅占肾小球滤过的 6% ~ 12%。正常人每日产生的尿酸与排泄的尿酸量维持在平衡状态，此时血尿酸保持稳定水平。如尿酸产生增加和（或）肾排泄尿酸不足则可产生高尿酸血症。

二、病理机制

痛风可分为原发性痛风和继发性痛风。原发性痛风有一定的家族遗传倾向，是由先天性嘌呤代谢紊乱导致尿酸增多引起的，其中少部分已查明是由于酶的缺损引起，此外大多原因不明。原发性痛风常以嘌呤合成过多、过速或尿酸排泄过少、过缓为引起高尿酸血症的病理基础，其中以嘌呤合成过速、尿酸生成过多为主要原因。

引起继发性痛风的常见原因，大体包括 5 种情况：①饮酒及经常进食富含嘌呤的食物，如动物内脏中肝、肾、心、脑及蚝、蛤、虾、蟹、浓肉汁、鱼子、沙丁鱼、海参、贝类等。②继发于先天性代谢性疾病引起的代谢紊乱，导致尿酸生成过多，如糖原累积病 I 型，是葡萄糖–6–磷酸酶缺乏所致，可伴同嘌呤合成增加、尿酸合成过多和排泄减少而发生高尿酸血症。Lesch–Nyhan 综合征，是由于次黄嘌呤–鸟嘌呤磷酸核糖转移酶完全缺乏，导致尿酸生成过多。③继发于其他非代谢性疾病致尿酸生成增多，如银屑病、骨髓增生性疾病和淋巴增生性疾病（如红细胞增多症、白血病、多发性骨髓瘤、淋巴瘤）、慢性溶血性贫血、癌，以及肿瘤化学治疗和放射治疗后。④继发于其他疾病致尿酸排出减少，如肾脏实质性病变、心血管病变、高血压导致肾功不全时，肾小球滤过率降低，可引起血清尿酸含量升高。另外，糖尿病酮症酸中毒、乳酸性酸中毒、酒精性酮症，以及肥胖症饥饿疗法等，可导致过多的有机酸对肾小管分泌尿酸起竞争性抑制作用而使尿酸排出减少，导致高尿酸血症，但发展为痛风者少见。⑤继发于长期服用某些药物，可使尿酸排出减少：如使用噻嗪类利尿药氢氯噻嗪、呋塞米、乙胺丁醇、小剂量阿司匹林、吡嗪酰胺及乙醇、烟酸、肿瘤化疗药品等。肾移植术后患者由于使用抗排斥药物环孢霉素也可能使痛风患病率增加。

第二节 中医病因病机

一、病因

痛风的发病过程是正邪相争、脾肾功能失调的过程。痰浊内蕴，复感风、寒、湿、热之邪，或饮酒伤食，过度疲劳，七情内伤，或外伤、手术等诱因，内外合邪，浊瘀邪毒闭阻经脉，流注关节，发为痛风。主要的病因有以下三方面。

（一）内因

正气亏虚，脾肾失养，脾肾功能紊乱。脾主运化，脾运失司，湿浊内生；肾主水，主持调节人体的水液代谢，肾脏失司，则影响排泄，湿浊内停，化生痰瘀，凝滞关节，筋骨失养，经脉闭阻，气血运行不畅而发为本病。脾肾功能失调为痛风的发病基础。

（二）外因

感受风、寒、湿、热之邪，如居住湿地或水中作业，或冒雨涉水，或汗出当风，或环境湿冷等原因，在正气不足且卫外不固之时，风寒湿邪或湿热之邪即可入侵人体经脉，留着肢体、筋骨、关节之间，闭阻不通，发为本病。

（三）诱因

正虚邪侵，受寒劳累；或饮食不节，酗酒厚味；或复感外伤，或手术，或关节损伤等，均可加重经脉痹阻，致气血通行不畅诱发本病。

二、病机

痛风发病之病机主要是先天禀赋不足，正气亏虚，脾的运化和肾的气化功能失调；或湿浊排泄减少，凝滞关节；或感受外邪，邪痹经脉，气血运行不畅；或逢酗酒食厚味，内外合邪而发病；均致关节、筋骨、肌肉肿胀、疼痛、红热、重着、屈伸不利。本病急性期多为湿热蕴结，恢复期则多为寒湿阻络。久病不愈则血脉瘀阻，津液凝聚，痰浊瘀血闭阻经络而关节肿大、畸形、僵硬，关节周围瘀斑、结节。后期可内损脏腑，可并发有关脏腑病证，尤以肾气受损多见。肾元受损，气化失司，则水湿内停、外溢肌肤而成水肿。湿浊内停，郁久化热，湿热煎熬，可成石淋。若肾气衰竭，水毒潴留，可为肾劳之证。

第三节　西医诊断与治疗

一、临床表现

痛风患者的自然病程及临床表现大致可分为四期：①无症状高尿酸血症期；②急性痛风性关节炎发作期；③痛风发作间隙期；④慢性痛风性关节炎期。

1.无症状高尿酸血症　血清尿酸浓度随年龄增长而升高，且有性别差异。在儿童期男女无差别，性成熟后男性高于女性，至女性绝经期后两者又趋接近。因此男性在发育年龄即可发生高尿酸血症，而女性多发生于绝经期后。其中不少高尿酸血症可以持续终生不发生痛风，称为无症状高尿酸血症。仅有 5%～12% 的高尿酸血症患者最终表现为痛风发作，血清尿酸浓度愈高，持续时间愈长，则发生痛风和尿路结石的机会愈多。

2.急性痛风性关节炎　痛风最常见的首发症状，好发于下肢关节，第一次发作在第一跖趾关节者占 60%，典型发作起病急骤，往往夜间因疼痛剧烈而惊醒，数小时内症状发展至高峰。关节及周围软组织出现明显的红、肿、热、痛。大关节受累时可有关节积液，可伴有头痛、发热、周身不适等全身症状。多数患者在发病前无前驱症状，但部分患者发病前可有疲乏、周身不适及关节局部刺痛等先兆。半数以上患者首发于第一跖趾关节，其次为踝关节、足背、膝关节及手指、腕、肘关节，而肩、髋、脊椎等关节则较少发病。初次发病常常只影响单个关节，反复发作则受累关节增多。85%的患者能找到促发因素，如饮食过度、局部外伤、体力或脑力劳动过度、受冷潮湿、过度激动、感染、外科手术及某些药物应用（如丙磺舒、利尿剂、肾上腺皮质素、汞剂、酒石酸、麦角胺）等。痛风发作持续数日至数周可自然缓解，关节活动可完全恢复，仅留下炎症区皮肤色泽改变等痕迹。

3. 痛风发作间隙期　间歇期即两次发作之间的一段静止期。痛风急性期后进入无症状的间隙期，历时数月、数年甚至十余年不发。多数患者于一年内复发，此后每年发作数次或数年发作一次，偶有终生仅发作一次者。相当一部分患者有越发越频的趋势，受累关节越来越多，引起慢性关节炎及关节畸形，只有极少数患者自初次发作后没有间隙期，直接发展到慢性关节炎期。

4. 慢性痛风性关节炎期　尿酸盐结晶可在关节内及关节附近肌腱、腱鞘及皮肤结缔组织中沉积，形成隆起赘生物即痛风石，可小如芝麻、大如鸡蛋或更大，常发生于耳轮、手、足、肘部等处。发生时间较短的质软结节在限制嘌呤饮食、应用降尿酸药物后可以逐渐缩小甚至消失，但发生时间长的质硬结节，由于纤维增生严重不易消失，可引起关节骨质侵蚀、缺损及周围组织纤维化，使关节发生僵硬、畸形、活动受限，并可破溃形成瘘管，可有乳白色豆腐渣样物排出。由于尿酸盐有抑菌作用，继发感染较少见，瘘管周围组织呈慢性炎症性肉芽肿，不易愈合。在慢性病变的基础上仍可有急性炎症反复发作，使病变越来越重，严重影响关节功能。个别患者急性期症状轻微，待出现关节畸形后才被发现。少数慢性关节炎可影响全身关节包括肩、髋等大关节及脊柱关节等。病程愈长，发生痛风石的机会愈多。

5. 肾脏病变　慢性痛风患者中约 1/3 有肾脏损害，表现为 3 种形式。

（1）慢性痛风性肾病：慢性肾脏病变是痛风最常见的表现之一，占痛风患者的 20% ~ 40%。临床表现其一是以肾小球病变为主，即所谓痛风性肾炎。这些患者的间质损害相对较轻，平均发病年龄为 55 岁，在急性痛风发作后 15 ~ 25 年多见，也可见于痛风发作前。尿酸盐结晶沉积于肾组织引起间质性肾炎，表现为轻度肾区酸痛，早期可仅有间歇性微量蛋白尿和镜下血尿，易被遗漏。随着病程进展，蛋白尿转为持续性，肾浓缩功能尤易受损，出现夜尿增多、尿比重偏低等现象。若病情进一步发展，终将导致慢性肾衰竭。

（2）急性肾衰竭：一次大量的尿酸沉积于集合管和输尿管，导致尿流梗阻而产生急性肾衰竭。这类病可见于痛风患者中嘌呤代谢明显增加者、剧烈运动和癫痫大发作后，但更多见于白血病和淋巴瘤患者。

（3）尿路结石：结石在痛风患者中比较常见。在一般人群中尿酸盐结石的发生率为 0.01%，而在原发性痛风患者中尿酸性尿路结石为 20% ~ 25%。出现结石的平均年龄为 44 岁，比初次痛风发作年龄迟 2 年，部分患者肾结石的症状早于关节炎的发作。继发性高尿酸血症者尿路结石的发生率更高。细小泥沙样结石可随尿液排出而减轻症状，较大者常引起肾绞痛、血尿及尿路感染等症状。纯尿酸结石能被 X 线透过而不显影，但混合钙盐较多者可于尿路平片上被发现。

二、实验室检查

1. 血尿酸测定　痛风患者多伴有血尿酸的增高，急性发作期可有血尿酸一过性降低。另外，受饮水或某些治疗药物等因素影响，血尿酸可以正常，须排除影响因素后反复检查。多种检测方法中，以尿酸氧化酶法特异性较高。当血尿酸浓度超过可溶性浓度的上限时即为绝对性高尿酸血症。我国人群尿酸高限参考值为：男性：420 mmol/L（7 mg/dL）；女性：360 mmol/L（6 mg/dL）。国内人群尿酸平均值为：男性：（4.4 ± 1.0）mg/dL；女性：（3.4 ± 0.9）mg/dL。因此，测得体内尿酸值在平均值与高限之间可认为是相对性高尿酸血症。

2. 尿尿酸测定　普通膳食 24 小时尿尿酸排出量为 800 ~ 1000 mg，在无嘌呤饮食及未服影响尿酸排泄药物的情况下，正常男性成人 24 小时尿尿酸总量应 < 3.6 mmol/（600 mg/24 h）。尿尿酸测定有助于区分尿酸排泄减少抑或尿酸生成增多，对指导降尿酸用药十分重要。在摄取低嘌呤饮食 5 日

后，若24小时尿尿酸排泄少于600 mg（3.6 mmol）则定义为尿酸排泄减少型，24小时尿尿酸排泄超过800 mg（4.8 mmol）定义为尿酸产生过多型。也有学者建议采用尿酸排泄分数来分型，按下式计算尿酸排泄分数（FEUA）：FEUA =（血肌酐 ×24 小时尿尿酸）/（血尿酸 ×24 小时尿肌酐），以百分数表示。根据尿酸排泄分数结果将高尿酸血症和痛风分为3型：排泄减少型（FEUA < 7%）、混合型（7% ≤ FEUA ≤ 12%）及生成增多型（FEUA > 12%）。该指标更能反映肾脏排泄尿酸的情况。

3. 滑液组织及痛风结节内容物检查关节腔　穿刺抽取滑液，或对痛风结节进行活检，或穿刺吸取其内容物，或从皮肤溃疡处采取黏稠物质涂片进行偏振光显微镜检查，可见双折光的针形尿酸钠晶体，具有诊断意义。

4. X线检查　早期急性关节炎除软组织肿胀外，关节显影多正常，反复发作后才有骨质改变，首先为关节软骨缘破坏，关节面不规则，关节间隙狭窄，病变发展则在软骨下骨质及骨髓内可见痛风石沉积，骨质呈凿孔样缺损，其边缘均锐利，缺损呈半圆形或连续弧形，骨质边缘可有骨质增生反应。

5. 关节超声　高分辨率超声可用于评估软骨和软组织尿酸盐结晶沉积、滑膜炎症、痛风石及骨侵蚀。受累关节软骨靠近关节腔表面出现条线状强回声，与软骨下骨皮质形成无回声软骨周围的双层平行强回声，该现象是尿酸盐结晶在关节软骨表面沉积所造成，称为"双轨征"。关节腔积液内出现不均质的细小点状回声，类似云雾状，称为"暴雪征"，该征象代表关节液中尿酸盐结晶的形成。关节内点状强回声及强回声团伴声影同样也是痛风石的常见表现。"暴雪征"和"双轨征"是痛风性关节炎最有特征性的超声表现，对痛风诊断有很高的特异性。

6. 双能CT　双能CT是近年痛风影像学研究领域的新技术，是两个X线放射管在两种不同能量水平获得两组组织图像，而后进入CT站的处理。通过组织的化学成分不同导致的对不同能量的X线吸收差别，以此区分不同的组织。双能CT可以更特异地识别尿酸盐晶体或痛风石的沉积，还可以定量测量关节内和关节周围的MSU晶体，可以检测深层解剖结构（如脊柱等），有助于痛风性关节炎的诊断。

三、诊断与鉴别诊断

（一）诊断要点

中青年男性，突然发生第一跖趾、踝、膝等单关节红、肿、热、痛，伴血尿酸增高，即应考虑痛风性关节炎可能。一般诊断并不困难，但由于本病表现多样化，有时症状不典型，如关节炎发作期血尿酸水平不高、偏振光显微镜查找尿酸钠晶体应用不普及，以及关节液标本难获得等诸多原因，给临床诊断带来一定难度。一般参考美国风湿病学会（ACR）1977 年制定的诊断标准；随着新的影像学技术的发展及在临床的应用，2015 年 ACR/欧洲抗风湿病联盟（EULAR）发布了 ACR/EULAR 痛风分类标准，见表 35-1、表 35-2。

表 35-1　1977 年 ACR 诊断标准

1. 滑囊液中查见特异性尿酸结晶

2. 痛风石经化学方法或偏振光显微镜检，证实含尿酸钠结晶

3. 或具备下列临床实验室和 X 线征象 12 项中的 6 项者：
（1）一次以上的急性关节炎发作
（2）炎症反应在一天内达高峰
（3）单关节炎发作
（4）患病关节皮肤暗红色
（5）第一跖趾关节疼痛肿胀
（6）单侧发作累及第一跖趾关节
（7）单侧发作累及跗骨关节
（8）有可疑痛风石
（9）高尿酸血症
（10）X 线示关节非对称性肿胀
（11）X 线片示骨皮质下囊肿不伴骨质侵蚀
（12）关节炎发作期间关节液微生物培养阴性

注：此标准常用于急性痛风性关节炎的诊断。

表 35-2　2015 年 ACR/EULAR 痛风分类标准

分类		评分
第一步：纳入标准（只在符合本条件情况下，采用下列的评分体系）	至少 1 次外周关节或滑囊发作性肿胀、疼痛或压痛	
第二步：充分标准（如果具备，则可直接分类为痛风而无须下列其他"要素"）	有症状的关节或滑囊中存在 MSU 晶体（如在滑液中）或痛风石	
第三步：标准（不符合"充分标准"情况下使用）		
临床表现		
症状发作曾累及的关节/滑囊	踝关节或中足（作为单关节或寡关节的一部分发作而没有累及第一跖趾关节）	1
	累及第一跖趾关节（作为单关节或寡关节发作的一部分）	2
关节炎发作特点（包括以往的发作） 受累关节"发红"（患者自述或医师观察到） 受累关节不能忍受触摸、按压 受累关节严重影响行走或无法活动	符合左栏 1 个特点 符合左栏 2 个特点 符合左栏 3 个特点	1 2 3
发作或者曾经发作的时序特征 无论是否抗炎治疗，符合下列 2 项或 2 项以上为一次典型发作 到达疼痛高峰的时间＜24 小时 症状缓解≤14 日 发作间期症状完全消退（恢复至基线水平）	一次典型的发作 典型症状复发（即 2 次或 2 次以上）	1 2

续表

分类		评分
临床表现		
痛风石的临床证据： 透明皮肤下的皮下结节有浆液或粉笔灰样物质，常伴有表面血管覆盖，位于典型的部位：关节、耳郭、鹰嘴黏液囊、指腹、肌腱（如跟腱）	存在	4
实验室检查		
血尿酸：通过尿酸氧化酶方法测定。 理想情况下，应该在患者没有接受降尿酸治疗的时候和症状发生 4 周后进行评分（如发作间期），如果可行，在这些条件下进行复测，并以最高的数值为准	＜ 4 mg/dL（＜ 0.24 mmol/L）	−4
	6 ~ ＜ 8 mg/dL（0.36 ~ ＜ 0.48 mmol/L）	2
	8 ~ ＜ 10 mg/dL（0.48 ~ ＜ 0.60 mmol/L）	3
	≥ 10 mg/dL（≥ 0.60 mmol/L）	4
有症状关节或滑囊进行滑液分析（需要由有经验的检查者进行检测）	MSU 阴性	−2
分类		
影像学		
尿酸盐沉积在（曾）有症状的关节或滑囊中的影像学证据：超声中"双轨征"的或双能 CT 显示有尿酸盐沉积	存在（任何一个）	4
痛风相关关节损害的影像学证据：双手和（或）足在传统影像学表现有至少 1 处骨侵蚀	存在	4

注：2015 年 ACR/EULAR 痛风分类标准在继承了既往痛风诊断中 MSU 晶体阳性作为金标准的基础上，纳入临床参数、实验室参数和影像学参数综合分析，通过权重评分累计的方法，提高了痛风分类标准的敏感度和特异度。判定标准：当表中分值相加≥ 8 分时，即可分类为痛风。

（二）鉴别诊断

痛风需与类风湿关节炎、化脓性关节炎、创伤性关节炎、假性痛风、丹毒等相鉴别。详见以下。①类风湿关节炎：多见于青中年女性，好发于手指近端指间关节和腕、膝、踝等对称性多个关节，伴晨僵，可引起关节畸形。在慢性病变基础上反复急性发作，易与痛风混淆，但血尿酸不高，有高滴度的类风湿因子或抗 CCP 抗体阳性，X 线示关节间隙狭窄，甚至关节面融合，与痛风性凿孔样缺损有明显不同。②化脓性关节炎与创伤性关节炎：痛风初发时常易与化脓性关节炎或创伤性关节炎混淆，但后两者血尿酸不高，滑囊液检查无尿酸盐结晶，创伤性关节炎常有创伤史，化脓性关节炎滑囊液内含大量白细胞，培养可得致病菌，可作为鉴别。③蜂窝织炎：痛风急性发作时，关节周围软组织常呈明显红、肿、热、痛，如忽视关节本身的症状，极易误诊为蜂窝织炎，后者血尿酸盐不高，畏寒、发热及白细胞增高等全身症状更突出，而关节疼痛往往不甚明显。④假性痛风：为关节软骨钙化所致，多见于老年人，以膝关节最常累及，急性发作时症状酷似痛风，但血尿酸不高，关节滑囊液检查含焦磷酸钙盐结晶，X 线片示软骨钙化。

四、治疗

本病临床治疗要求达到以下四个目标：①尽快终止急性关节炎发作；②防止关节炎复发；③纠正高尿酸血症，防治尿酸盐沉积于肾脏、关节等所引起的并发症；④防止尿酸肾结石形成。

2012 年 ACR 颁布的痛风治疗指南和 2016 年 EULAR 颁布的痛风治疗建议是目前临床最常参考的治疗指南。两者均提出降尿酸的达标治疗：痛风患者尿酸水平至少应该降至 6 mg/dL，对于有痛风石的患者，应该降至 5 mg/dL 以下，而所有患者均不建议降至 3 mg/dL 以下。另外，除长期服用降尿酸药物外，推荐初始降尿酸治疗后就应该使用药物预防痛风发作，以应对关节内尿酸盐结晶快速溶解而诱发的急性痛风。

1. 急性发作期治疗　目的是迅速控制关节炎症状，尽早给予药物控制急性发作，越早治疗效果越佳。秋水仙碱或非甾体消炎药是急性关节炎发作的一线治疗药物，上述药物有禁忌或效果不佳时可考虑选择糖皮质激素。急性发作累及 1~2 个大关节，全身治疗效果不佳者，可考虑关节内注射短效糖皮质激素。

（1）非甾体消炎药：为治疗急性痛风性关节炎的首选药物，其作用机制主要为抑制环加氧酶的活性，从而发挥抗炎作用。包括非选择性环氧化酶（COX）抑制剂和 COX-2 抑制剂两种，常用的药物有双氯芬酸钠、吲哚美欣、布洛芬、依托考昔等，若无禁忌推荐早期足量使用非甾体消炎药速效制剂。非选择性 COX 抑制剂存在消化道溃疡、胃肠道穿孔、上消化道出血等主要胃肠道不良反应，对于不耐受非选择性 COX 抑制剂的患者可选用 COX-2 抑制剂，其胃肠道不良反应可降低 50%，但活动性消化道溃疡或出血，或既往有复发性消化道溃疡或出血病史为所有非甾体消炎药使用禁忌证。COX-2 抑制剂可能引起心血管事件的危险性增加，合并心肌梗死、心功能不全者避免使用。非甾体消炎药使用过程中需监测肾功能。

（2）秋水仙碱：是临床治疗急性痛风性关节炎的常用药物，能有效改善患者的肿痛症状。通过抑制白细胞趋化、吞噬作用及减轻炎症反应发挥止痛作用。推荐在痛风发作 12 小时内尽早使用，超过 36 小时后疗效显著降低。传统服用方法为首次服用 1 mg，此后每 1 小时服用 0.5 mg 或每 2 小时服用 1 mg，直至患者关节疼痛症状缓解或出现胃肠道不良反应如恶心呕吐、腹痛腹泻等，才予以停药。虽然大剂量的秋水仙碱能有效缓解急性痛风性关节炎患者的症状，但是其不良反应发生率较高，故临床上已不推荐大剂量用法。目前国际指南及我国痛风诊疗指南均推荐低剂量用法，即每次口服 0.5 mg，每天 3 次，或首次口服给药 1 mg，1 小时后服用 0.5 mg，12 小时以后每天 2~3 次，每次 0.5 mg，其治疗效果与大剂量用法相仿，且不良反应明显减少。秋水仙碱的不良反应随剂量增加而增加，常见有恶心、呕吐、腹泻、腹痛等胃肠道反应，症状出现时应立即停药。少数患者可出现肝功能异常，转氨酶升高超过正常值 2 倍时须停药。肾脏损害可见血尿、少尿、肾功能异常，肾功能损害患者须酌情减量。秋水仙碱可引起骨髓抑制，使用时注意监测血常规。

（3）糖皮质激素：主要用于严重急性痛风发作伴有较重全身症状，秋水仙碱、非甾体消炎药治疗无效或使用受限的患者及肾功能不全患者。全身给药时，口服泼尼松 0.5 mg/（kg·d），连续用药 5~10 日停药；或以 0.5 mg/（kg·d）开始，用药 2~5 日后逐渐减量，7~10 日内停药。使用糖皮质激素应注意预防和治疗血压升高、血糖升高、感染等不良反应，避免使用长效制剂。急性发作仅累及 1~2 个大关节，全身治疗效果不佳者，可考虑关节腔内注射短效糖皮质激素，避免短期内重复使用。

（4）新药治疗：非甾体消炎药、秋水仙碱或激素治疗无效的难治性急性痛风或当患者使用上述药物有禁忌时，可以考虑 IL-1 受体拮抗剂治疗，如卡纳单抗、利纳西普等。

2.降尿酸治疗　慢性痛风治疗以降低血尿酸水平为主要目的，可分为非药物治疗和药物治疗。

（1）非药物治疗：饮食控制对痛风或高尿酸血症患者很重要，建议痛风患者应避免进食动物内脏、高果糖饮料和酒，限制肉、海鲜和甜点的摄入，鼓励多食蔬菜。痛风患者应注意控制体重，保持健康的生活方式，控制体重，多饮水以利尿酸排出，每日尿量在 2000 mL 以上，慎用抑制尿酸排泄的药物如利尿剂。考虑到小剂量阿司匹林对心脑血管疾病的获益，在高尿酸血症或痛风患者中仍可继续使用。避免过度劳累、紧张、受冷、受湿及关节损伤等诱发因素。

（2）降尿酸药物治疗：2017 年《中国高尿酸血症相关疾病诊疗多学科专家共识》推荐分层、达标治疗原则。

① 抑制尿酸生成药物：该类药物通过抑制黄嘌呤氧化酶活性，减少尿酸合成。代表药物包括别嘌醇和非布司他等。别嘌醇：成人初始剂量为 50 ~ 100 mg/d，未达标患者每次可递增 50 ~ 100 mg，最大剂量为 600 mg/d。别嘌醇可引起皮肤变态反应及肝肾功能损伤，严重者可发生致死性剥脱性皮炎等超敏反应。$HLA-B*5801$ 基因阳性、应用噻嗪类利尿剂和肾功能不全是别嘌醇发生不良反应的危险因素。$HLA-B*5801$ 基因在中国（汉族）、韩国、泰国人中阳性率显著高于白色人种，推荐在服用别嘌醇治疗前进行该基因筛查，阳性者禁用。非布司他：新型黄嘌呤氧化酶选择性抑制剂，其有效性和安全性均较别嘌醇更具有优势。初始剂量为 20 ~ 40 mg/d，2 ~ 5 周后血尿酸不达标者，逐渐加量，最大剂量为 80 mg/d。因其主要通过肝脏清除，在肾功能不全和肾移植患者中具有较高的安全性，轻中度肾功能不全（G1 ~ 3 期）患者无须调整剂量，重度肾功能不全患者慎用。不良反应包括肝功能损害、恶心、皮疹等。

② 促尿酸排泄药物：苯溴马隆通过抑制肾小管尿酸转运蛋白-1，抑制肾小管尿酸重吸收而促进尿酸排泄，降低血尿酸水平。成人起始剂量为 25 ~ 50 mg/d，2 ~ 5 周后根据血尿酸水平调整剂量至 75 mg/d 或 100 mg/d，早餐后服用。可用于轻中度肾功能异常或肾移植患者。服用时须碱化尿液，将尿液 pH 调整至 6.2 ~ 6.9。不良反应有胃肠不适、腹泻、皮疹和肝功能损害等。

③ 新型降尿酸药物：尿酸氧化酶，将尿酸分解为可溶性产物排出，主要有拉布立酶和普瑞凯希。拉布立酶是一种重组尿酸氧化酶，主要用于预防和治疗血液系统恶性肿瘤患者的急性高尿酸血症，尤其适用于放化疗所致的高尿酸血症。普瑞凯希是一种聚乙二醇重组尿酸氧化酶，适用于大部分难治性痛风，可用于其他药物疗效不佳或存在禁忌证的成年难治性痛风患者。普瑞凯希主要不良反应包括严重心血管事件、输液反应和免疫原性反应。

3.碱化尿液治疗　应用降尿酸药物尤其是促尿酸排泄药物治疗的患者及尿酸性肾石症患者，推荐将尿 pH 值维持在 6.2 ~ 6.9，以增加尿中尿酸溶解度。尿 pH 值过高增加磷酸钙和碳酸钙等结石形成风险。

（1）碳酸氢钠：适用于慢性肾功能不全合并高尿酸血症和痛风患者。起始剂量为 0.5 ~ 1 g，口服，每日 3 次，与其他药物相隔 1 ~ 2 小时服用。主要不良反应为胀气、胃肠道不适，长期应用需警惕钠负荷过重及高血压。

（2）枸橼酸盐制剂：包括枸橼酸氢钾钠、枸橼酸钾和枸橼酸钠。枸橼酸盐是尿中最强的内源性结石形成抑制物，同时可碱化尿液，增加尿尿酸溶解度，溶解尿酸结石并防止新结石的形成。枸橼酸氢钾钠起始剂量为 2.5 ~ 5 g/d，服用期间需监测尿 pH 值以调整剂量。急性肾损伤或慢性肾衰竭（eGFR < 30 mL/min）、严重酸碱平衡失调、肝功能不全患者禁用。

4.手术治疗　目前，各国指南并未将手术治疗作为急性痛风性关节炎的首选治疗方案，但临床上对于药物治疗效果不佳的患者，采用手术治疗后取得了一定疗效。与药物保守治疗相比，关节镜下清理术能直接有效地去除沉积在关节中的 MSU 晶体，迅速缓解关节炎性反应。痛风石手术治疗的目的是解除痛风石对关节、组织和神经的压迫及其可能造成的进一步损害或去除破溃后长期不能愈合的痛风石，另外也适用于痛风石过大、影响外观，积极要求手术的患者。手术去除痛风石可有利于提高患者的生活质量并改善其关节功能。

第四节　中医诊断与治疗

一、诊断

临床以关节红肿热痛为主要表现，多见于中年老年男子，可有痛风家族史；症见单个趾指关节猝然红肿疼痛，逐渐疼痛剧如虎咬、昼轻夜甚、反复发作，可伴发热、头痛等症；常因劳累、暴饮暴食、吃高嘌呤食物、饮酒及外感风寒等诱发；初起可单关节发病，以第一跖趾关节多见，继则足踝、跟、手指和其他小关节出现红肿热痛，甚则关节腔可有渗液，反复发作后，可伴有关节周围及耳郭、耳轮及趾、指骨间出现"块瘰"（痛风石）。

二、鉴别诊断

痛风发病部位以单侧足部关节为多见，局部痛剧、红热，可伴有发热，需与足部丹毒相鉴别。痛风以足大趾关节肿痛最为多见，起病急骤，多于一日之内猝然红肿疼痛，常因肉食、饮酒、受寒、激动而诱发，初次发病多可见自行缓解；足部丹毒多有足癣或足部外伤史，发病前多有受累部位皮疹或皮损，可有瘙痒、水疱、糜烂等表现，起病较痛风缓慢，多无明显自愈倾向。

三、辨证论治

（一）辨证要点

1.辨兼夹　本病之主要病因为湿热，兼夹之邪，一是外邪，如起居不慎、外感风寒、嗜食膏粱厚味、内聚湿热均可诱发。二是痰浊瘀血、湿热聚而生痰，痰凝则影响气血流通，而气滞血瘀；湿热与痰、瘀俱为有形之邪，常胶结一处，故在辨证方面须掌握其不同特征，以便了解何者为主，何者为次。如瘀滞甚者，局部皮色紫黯，疼痛夜重；痰浊甚者，局部皮色不变，但却有肿胀表现；湿热也能引起肿胀，但局部有灼热感等。

2.辨虚实　本病多虚实兼见，虚证为气血亏虚证多见，重者则见肝肾亏虚证。气虚证的表现是倦怠乏力，面色苍白，食少，便溏，短气，自汗，舌淡，脉弱。血虚证的表现是面色少华，头晕，心悸，多梦，失眠，爪甲色淡，疼痛呈游走性，舌淡，脉细。肝肾不足者则多头晕，心悸，腰痛，耳鸣，舌淡（阴虚火旺则舌质红），脉细弱。本病在早期以实证为主，中晚期则多虚实兼见，甚至以虚证为主。

（二）治疗原则

先天禀赋不足，脾的运化和肾的气化功能失调，平素嗜食膏粱肥甘，内生湿热蕴于关节、脏腑，若逢酗酒食厚味或感受外来湿热之邪，内外合邪而发病。实证主要表现为痰、湿、热、瘀，辨证多属湿热蕴结，治以清热利湿、缓急止痛。虚证、虚实夹杂，辨证以脾肾两虚、痰湿瘀滞为主，治疗重在调补脾肾、祛湿化痰。

（三）分证论治

1. 下焦湿热证

证候：膝以下关节及其周围组织突发性疼痛，疼痛昼轻夜重，疼痛剧烈，足不能履地，呈游走性，局部肿胀灼热，舌质红、苔黄腻，脉滑数。

治法：清热燥湿，利湿化浊。

方药：四妙散（《医学正传》）加味。

苍术 12 g，黄柏 10 g，薏苡仁 12 g，牛膝 10 g，独活 10 g，防己 10 g，威灵仙 10 g，土茯苓 30 g，蚕沙 10 g（包煎）。

方解：方用苍术燥湿、黄柏清热为主药，薏苡仁、土茯苓、蚕沙、防己淡渗利湿，清化湿浊，牛膝、独活、威灵仙通络止痛，俾湿热分清，气血流通，则肿痛自愈。

加减：若下焦热盛者，加黄柏；痛剧者加炙没药，肿甚酌加大腹皮、槟榔、泽泻、穿山龙；痰多加制南星、法半夏、炒白芥子。

2. 寒湿阻络证

证候：肢体关节疼痛剧烈，红肿不甚，关节屈伸不利，局部有冷感，舌淡红、苔白，脉弦紧。

治法：温经散寒，祛风化湿。

方药：乌头汤（《金匮要略》）加味。

川乌头、麻黄各 6 g，黄芪 20 g，炒白芍、鸡血藤、当归、生薏苡仁、萆薢各 15 g，甘草 9 g，桂枝 5 g，细辛 3 g，土茯苓 30 g，生姜 3 片。

方解：寒湿留于关节，经络痹阻不能，气血运行不畅，故关节剧烈疼痛，不能屈伸。治以乌头汤温经祛寒，除湿解痛。方中麻黄、桂枝、细辛、生姜发汗宣痹；乌头祛寒解痛；芍药、甘草缓急舒筋；同时黄芪益气固卫，助麻黄、乌头以温经止痛，又可防麻黄过于发散；当归、鸡血藤养血活血；生薏苡仁、萆薢、土茯苓化湿泄浊。诸药配伍，能使寒湿之邪微汗而解，病邪去而正气不伤。

加减：关节肿胀重者加车前子、白芥子；便溏者加炒山药、炒白术、干姜；关节漫肿难消，甚有结节肿块者，加莪术、皂角刺、穿山甲、三七粉；小便清长，夜尿多，加益智仁、锁阳、乌药；伴腰膝酸软加杜仲、桑寄生、牛膝。

3. 瘀血阻络证

证候：手足关节疼痛剧烈，如针刺刀割，甚至手不能触，夜重昼轻，局部皮色发暗或舌有瘀斑、瘀点，脉涩。

治法：活血化瘀，宣痹止痛。

方药：桃红四物汤（《太平惠民和剂局方》）加减。

生地 12 g，当归 10 g，赤芍 10 g，川芎 10 g，威灵仙 10 g，秦艽 10 g，鸡血藤 10 g，防风 10 g，徐长卿 12 g，桑枝 10 g。

方解：方用四物汤养血活血，鸡血藤行血补血、通经活络，威灵仙、桑枝、防风、徐长卿等宣通经络，合奏活血、宣痹之功。

加减：痛甚加姜黄、海桐皮；夹痰加制南星、白芥子；瘀滞日久，其痛日轻夜重，局部暗黑者，可配服活络效灵丹（当归、丹参、乳香、没药），以增强活血化瘀的作用。

4. 痰瘀阻络证

证候：痛风性关节炎反复发作，局部痛风石沉积，关节肿大畸形，每因劳倦、运动、饮食不节而发作，时轻时重，固定不移，迁延日久难以缓解。或有刺痛，皮色暗、红或不红、舌淡暗或暗红、苔白腻或黄，脉弦或沉涩。

治法：消痰行瘀，蠲痹通络。

方药：二陈汤（《太平惠民和剂局方》）和桃红饮（《类证治裁》）加减。

加减：若有局部皮温高触之热，可加土茯苓、蒲公英、苦参；痛风石明显者，可加皂角刺、夏枯草、白芥子；关节痛久不缓，加僵蚕、地龙。

5. 气血两虚证

证候：倦怠乏力，短气自汗，食少便溏，多痰或饭后腹胀，面色苍白，目眦色淡，头昏心悸，舌淡、苔根部黄腻，脉细弱。

治法：行气养血为主。

方药：圣愈汤（《兰室秘藏》）加减。

黄芪 30 g，党参 20 g，熟地 12 g，当归 10 g，山药 15 g，白术 10 g，川芎 10 g，白芍 12 g。

方解：方用参、芪补气，熟地、当归、川芎、白芍养血活血，山药、白术健脾。

加减：夹风湿者，可酌加羌活、防风、稀莶草、桑枝；夹湿热者，加酒炒黄柏；夹痰浊者加制南星、姜汁；病久肾阴不足加龟甲、肉苁蓉、怀牛膝。

6. 肝肾亏虚证

证候：痛风日久，关节肿胀畸形，不可屈伸，重者疼痛，腰膝酸软，肢体活动不便，遇劳、遇冷加重，时有潮热盗汗，或畏寒喜暖，舌淡少津、苔薄或无苔，脉沉细数或沉细无力。

治法：补益肝肾，除湿通络。

方药：独活寄生汤（《备急千金要方》）加减。

独活、防风、川芎各 10 g，秦艽、当归、生地、白芍、杜仲、川牛膝、茯苓、鸡血藤各 15 g，细辛 3 g，肉桂、人参各 5 g，甘草 6 g，桑寄生 20 g。

方解：方中用独活、桑寄生祛风除湿，养血和营，活络通痹，为主药。牛膝、杜仲、地黄补益肝肾，强壮筋骨，为辅药。川芎、当归、白芍、鸡血藤补血活血；人参、茯苓、甘草益气扶脾，均为佐药，使气血旺盛，有助于祛除风湿。又佐以细辛以搜风治风痹，肉桂祛寒止痛。使以秦艽、防风祛周身风寒湿邪。各药合用，是为标本兼顾、扶正祛邪之剂。对风寒湿三气着于筋骨的浊瘀痹，为常用有效的方剂。

加减：潮热明显者加青蒿、秦艽；盗汗明显者加五味子、生牡蛎；伴痰瘀结节者加白芥子、炮山甲。

（四）转归、预后与预防

预防痛风要从人们的日常生活开始，全民健康教育和普及防治知识于易患人群，加强自我防护意识显得尤为重要。养成良好的饮食习惯和生活方式，有劳有逸，避免精神紧张，再加以积极的运动锻炼，不仅可稳定患者病情，还可极大提高患者生活质量，是最主动的防治措施。由于痛风病程长，易导致肾功能改变，所以要做到早期预防，控制病情发展。对家庭中有痛风史者，其家属应定期到医院行血尿酸检测，尿酸过高、经饮食控制而未能恢复正常者，即使未出现关节肿痛、肾结石或肾功能不全表现，亦需要用降尿酸药物，使血尿酸维持在正常范围。

大多数患者如能改变不良饮食、生活习性，及早诊断，及时治疗，可如同正常人一样生活、工作。慢性期合并有痛风石患者，需加强宣教，强调达标治疗和综合治疗，只有这样才能缩小痛风石，减少体内尿酸负荷，改善关节功能和肾功能，预防和治疗并发症，提高患者生活质量。若不治疗或伴发心血管疾病、糖尿病、其他肾病，这不仅加重关节内的病理进程，同时也使肾功能、心功能恶化，而使日常生活能力下降甚至危及生命。痛风患者应防止过度疲劳，不熬夜，不参加过度劳累及剧烈的体力活动，保持劳逸结合、张弛有度、有规律的生活习惯；适度控制性生活，特别是老年痛风患者或伴有肾功能损害者更要注意节制；同时注意尽量避免外伤等。只要坚持治疗，调养得当，就能促进病情好转与身体康复。

第三十六章　血管性痴呆

血管性痴呆（vascular dementia，VaD）是一组由脑血管疾病导致的智能及认知功能障碍综合征，是老年性痴呆的常见病因之一。20世纪90年代Bowler和Hachinski提出血管性认知障碍（vascular cognitive impairment，VCI），指出VCI是指在高血压、糖尿病和高脂血症等脑血管病危险因素的存在下，由明显（如脑梗死和脑出血等）或不明显的脑血管病（如白质疏松和慢性脑缺血）引起的，以轻度认知功能下降到痴呆的一大类综合征，涵盖了血管源性认知损害从轻到重的整个发病过程。VCI的概念是在重新认识VaD概念的基础上提出的，目的是早发现血管病变导致的认知变化，进行早期干预，以延缓甚至阻止痴呆的发生，认知障碍归属于痴呆的早期范畴，和痴呆只是认知功能损害程度的差异。流行病学研究表明，我国65岁以上老年人VaD的患病率为1.1%～3.0%，年发病率在（5～9）/1000人，但还缺乏完整可靠的VCI流行病学资料。随着人口老龄化的提高，若不及时采取干预措施，约1/3的人将会患卒中和（或）痴呆。卒中后64%的患者存在不同程度的认知障碍，1/3的人会发展为明显的痴呆。VaD已成为仅次于阿尔茨海默病的导致老年期痴呆的第二大病因，长期以来受到广泛关注。

血管性痴呆属中医"呆病"范畴，中医学认为痴呆是由髓减脑消、神机失用导致的一种神志异常的疾病，以呆傻愚笨、智能低下、善忘等为主要临床表现。其轻者可见神情淡漠、寡言少语、反应迟钝、善忘；重则表现为终日不语，或闭门独居，或口中喃喃、言辞颠倒、行为失常、忽笑忽哭，或不欲食、数日不知饥饿等。中医古籍中有关痴呆的专论较少，散见于"呆病""善忘""郁证""文痴""癫证"等病证中，"痴呆"一词最早见于《华佗神医秘传》；《景岳全书·杂证谟》有"癫狂痴呆"专篇，指出了本病由郁结、不遂、思虑、惊恐等多种病因积渐而成，临床表现具有"千奇万怪""变易不常"的特点，并指出本病病位在心及肝胆二经，关于预后则认为，本病"有可愈者，有不可愈者，亦在乎胃气元气之强弱"。陈士铎《辨证奇闻》立有"呆"门，对呆病症状描述甚详，认为其主要病机在于肝郁乘脾，胃衰痰生，积于胸中，盘踞心窍，使神明不清而成。陈氏还提出本病治疗以开郁逐痰、健胃通气为主要方法，立有洗心汤、转呆丹、启心救胃汤等，至今仍十分常用。

当代著名中医内科学家王永炎院士认为：痴呆的发病多由脏腑功能受损、运化功能失常，导致风火痰瘀等病理产物在体内长期蓄积，日久蕴化成为浊毒，从而闭阻脑络、败坏脑髓发为本病。

第一节　西医病因病理

一、多梗死性痴呆

（一）病因及发病机制

动脉粥样硬化、动脉狭窄和动脉硬化斑块不断脱落，引起反复多发性脑梗死，是导致多发梗死性痴呆的直接原因。当梗死脑组织容积超过 80 ~ 150 mL 时临床可出现痴呆表现，额叶、颞叶及边缘系统等特定部位血管源性损害易导致痴呆，颈内动脉或大脑中动脉主干等大血管受累，动脉粥样硬化使管腔狭窄、内膜增厚、血栓形成或栓子（多次或一次多个）脱落可导致大脑皮质和半球内多发大面积梗死病灶，多发性梗死病灶使脑组织容积明显减少，导致脑萎缩及双侧侧脑室扩张。

（二）病理

脑血管性病变是多发梗死性痴呆的基础，脑实质内可见出血性或缺血性损害，缺血性多见。常见的病变是多发性腔隙性病变或大面积梗死灶，以及颈内动脉、大脑中动脉主干和皮层支等大血管动脉粥样硬化病变，导致管腔狭窄、内膜增厚，可见血栓形成或栓子脱落。脑组织呈弥漫性病灶、多个局限性病灶或多发腔隙性病灶，以皮质或皮质下损害为主。多发性梗死病灶形成可导致脑萎缩，脑白质萎缩可引起双侧侧脑室扩张。

二、单发性脑梗死性痴呆

（一）病因及发病机制

大面积脑梗死灶的体积达 50 ~ 60 mL 以上，可使一侧额叶或颞叶甚至大脑半球功能大部分损毁，出现局灶性定位体征和痴呆。痴呆与病灶部位有关，丘脑、角回、额底部及边缘系统等与痴呆关系密切，双侧丘脑及丘脑底部病灶可形成丘脑性痴呆，临床较罕见。

（二）病理

重要功能部位的脑梗死引起痴呆，梗死体积可能只有数毫升，多在大脑后动脉供血区，包括丘脑和海马等。一般认为，优势半球丘脑、角回、额叶深部梗死易引起痴呆，也与脑萎缩的程度、脑室周围白质病变的体积有关。

三、皮质下动脉硬化性脑病

（一）病因及发病机制

本病的病因及发病机制不清，Fisher（1989 年）在 72 例病理确诊的皮质下动脉硬化脑病患者中发现 94% 的患者有高血压病史，提出本病可能与高血压及白质内深穿小动脉玻璃样变性有关。Schmidt 对 273 例老年人进行为期 3 年的随访研究，通过 MRI 观察脑白质异常变化，发现 49 例

（17.9%）有脑白质改变。估计本病的基因作用约占 73%，引起脑白质改变的基因可能与高血压基因相关，ApoE 和超氧化酶基因可能是脑白质病变的危险因素。

（二）病理

脑沟和脑回大致正常，可见中、重度动脉粥样硬化，脑切片病变主要累及脑白质，可见白质萎缩、双侧脑室扩大、脑室旁白质多发腔隙性梗死灶，有时可见胼胝体变薄。镜下可见大脑、脑桥、基底节等小动脉丰富处白质空泡样变性，伴有髓纤维数量减少。半球深层白质动脉和小动脉特别是穿髓小动脉呈玻璃样变性，深层白质髓鞘脱失主要位于枕叶、颞叶及与额叶联系纤维，皮质和皮质下 U 形纤维保留完好，胼胝体常不受累。

四、低灌注导致的痴呆

低灌注导致的痴呆是血管性痴呆少见的特殊类型，为高血压、小动脉硬化或长期低血压，供血区脑组织长期处于低灌注及缺血缺氧状态，与认知功能有关部位神经元大量坏死所致。低灌流状态时主干血管间吻合支边缘带首先受累，严重缺血时引起脑梗死。

五、伴有皮质下梗死和白质脑病的常染色体显性遗传性脑动脉病（CADASIL）

（一）病因

Tournier–Lasserve 等（1993 年）对两个不相关家系的基因连锁分析发现，本病遗传基因定位于染色体 19q12 位点。用微卫星标志物将基因位点局限到 2 cm 区域（Ducrosetal，1996 年），确认伴有皮质下梗死和白质脑病的常染色体显性遗传性脑动脉病（CADASIL）的病因是 Notch3 基因突变（Jouteletal，1996 年）。

（二）病理

已报道的 17 例 CADASIL 病理报告中，大体除轻度均匀脑萎缩、额顶叶明显外，2 例小脑萎缩明显，2 例有大块脑血肿，无特征性改变。Willis 环可有轻度动脉粥样硬化和小动脉硬化，血管无闭塞。脑室周围白质、基底节、丘脑、中脑和脑桥可见多发腔隙性病灶，皮质下白质通常较好，脑室明显扩张。10 例患者中少数可见冠状动脉和主动脉粥样硬化斑。镜下白质髓鞘染色呈弥漫性和局灶性苍白，深部白质、内囊可见腔隙性病灶及梗死巨噬细胞反应，轻中度胶质增生，在罕见的病例中新皮质存在老年斑。白质及软脑膜血管壁特征性纤维透明蛋白使管壁增厚。Sourander 报道 3 例广泛闭塞性血管内层透明变性，2 例血管闭塞，内膜纤维素性坏死。血管肌细胞核丢失，球形细胞或分散的清晰胞浆气球样肌细胞使中膜呈模糊颗粒样外观，Guttiierez–Mo–lina 等（1994 年）称为小动脉颗粒样变性。Estes（1991 年）电镜研究首先发现脑白质、软脑膜血管颗粒样嗜锇物（granular osminophilic material，GOM），以后许多学者报告 GOM。GOM 由大量电子致密物细胞外颗粒样沉积物组成，大小从难以测出到 0.2 ~ 0.8 mm。GOM 围绕血管平滑肌细胞（VSMCs），由 10 ~ 15 nm 的粒状物组成。脑穿通支和脑膜动脉 VSMCs 明显破坏，脑白质、大脑及小脑皮质、视神经、视网膜 VSMCs 不能识别，皮肤、肌肉和神经活检 VSMCs 均可见这种改变，GOM 的性质尚未确定。

六、伴有皮质下梗死和白质脑病的常染色体隐性遗传性脑动脉病

（一）病因及发病机制

本病病因不明，主要表现为脑白质血管病变、肌肉内小动脉病变，结合秃头和腰痛，推测血管病变为炎症性。秃头的特点是整个头部脱发，类似放射性损伤或系统性红斑狼疮的秃头，后者的病变本质是细小动脉病变，与炎症机制有关。本病的骨骼系统退行性变提示血管性因素导致缺血和早老性改变，如用一元论解释脑、毛发和骨骼病变，可能是血管性因素与先天性中胚叶发育异常所致。亦有认为是变态反应导致脑内动脉坏死性血管炎，伴有皮质下梗死和白质脑病的常染色体隐性遗传性脑动脉病是否仅见于青年人及遗传基因尚待研究。

（二）病理

主要病变是脑白质广泛脱髓鞘，U 形纤维保存，少突胶质细胞及星形胶质细胞减少。不同病例的脑白质病变可在额叶、额顶及枕叶或颞顶叶，胼胝体亦可见萎缩及多数软化灶，病变可沿锥体束累及大脑脚和脑桥基底部。白质和基底节可见多发散在小软化灶，脑白质直径为 $100 \sim 400\ \mu m$ 的小动脉及细小动脉可见内膜纤维化、玻璃样变、内弹力层断裂、管径狭窄及闭塞等。脑底部大血管无异常或轻度动脉粥样硬化，颞动脉活检直径为 $800\ \mu m$ 的小动脉可见内膜肥厚，动脉壁中性粒细胞浸润等。静脉多无改变。

七、出血性痴呆

脑实质内出血、蛛网膜下腔出血后引起的痴呆。出血病灶常累及壳核、内囊、丘脑、脑叶等部位，导致痴呆。丘脑出血导致认知功能障碍和痴呆常见。脑淀粉样血管病（cerebral amyloid angiopathy，CAA）是老年人出血性痴呆比较常见的病因，30% 的 CAA 患者晚期出现痴呆，患者有不同程度的认知障碍和行为异常，表现为记忆力、定向力、综合分析能力和语言障碍，也可伴有各种精神症状。硬膜下血肿也可以导致痴呆，常见于老年人，部分患者认知障碍可以缓慢出现。

缺血性卒中、出血性卒中、白质疏松、慢性脑缺血、脑血管病危险因素（高血压、糖尿病和高血脂等）均可导致痴呆。其主要原因是脑血管病或其危险因素引起的病变涉及额叶、颞叶及边缘系统，或病变损害了足够容量的脑组织，导致记忆、注意、执行功能和语言等高级认知功能的受损。

第二节　中医病因病机

血管性痴呆为脑络病变，脑络分为脑之气络与血络，其气络包括高级神经中枢语言、思维及运动功能等，其血络主要为脑部中小血管、微血管及微循环，为气络活动的物质基础。故气血亏虚，脑之气络失养或脑之血络瘀塞，失其渗灌濡养之功能，则脑神失用引发痴呆。脑之血络功能异常导致痴呆涵盖了现代医学之血管性认知功能障碍，该病是指由缺血性卒中、出血性卒中和造成记忆、认知和行为障碍等脑区低灌注的脑血管疾病所致的严重认知功能障碍综合征。现代中医学者对血管性痴呆病因病机的认识已趋于统一，认为本病的病位在脑络，与肾的关系最为密切，并与心肝脾等脏腑功能失调有关，病性多属本虚标实，本虚乃气血阴阳的衰少（气络病），标实则多为气、

火、痰、瘀等病理产物的堆积（血络病），而脑髓不足、神机失用是发病的基本病机。脑络瘀阻直接损伤脑髓，气血精气难以上输，导致脑乏清阳之助、津液之濡；痰瘀浊气杂于脑髓，酿生浊毒，损伤脑络，败坏脑髓，致使元神失养、神机失统、灵机记性皆失而出现神思迟钝、遇事善忘等呆傻症状，而浊毒损伤脑络是主要病理环节。

一、病因

（一）根于肾虚，损及脑络

血管性痴呆以脑髓受损、髓海空虚、神机失用为气络病的主要病机所在，中医传统理论认为，肾与脑髓的关系非常密切，又因本病多发于老年患者，因而认为其病之根本在于肾气亏虚，脑髓失养。其病位在脑络，其本在肾，肾气亏损，脑海失养；或兼肾水不足，水不涵木，肝阳夹痰火上扰神明；或兼有肾气亏损，火不生土，脾虚不运，痰湿内盛，导致清阳不升，浊阴不降，蒙蔽脑络，以致为患；再就是肾精衰枯，精血少，脑络空虚，阴虚火旺，心肾不交，或痰蒙清窍，上扰脑络而发为痴呆。

（二）痰瘀内阻，脑络失养

痴呆的发生往往脏腑虚损在先，继而气血津液运行失常，而致痰瘀内生、邪热内蕴、阻滞脑络、脑络失养、神机失用而成痴呆。

肾虚为主的五脏虚衰是脑衰老、老年痴呆发生的关键，痰浊、瘀血是加速脑衰老导致痴呆发生的重要病理因素。《黄帝内经》云："人过四十，阴气自半。"人至老年，脏器虚衰，尤以肾脏之元气精血亏损为主，以致髓海空虚，脑络失养，元神无主；或因脾胃功能下降，气血不足，致气虚血瘀、痰浊蕴留、痰瘀滞脑、蒙蔽脑络而致痴呆。胆气不足，痰浊阻络；或胆火内炽，痰热上扰脑络。

痴呆中晚期以内风、邪热、痰浊、瘀血、腑实为突出。总之年老体衰、脏气虚损、痰瘀内生、痹阻脑络、蒙蔽清窍致神明失灵，是痴呆发病的重要原因。

（三）毒损脑络，神机失用

"毒"，泛指对机体有不利影响的物质。浊毒则指内生之痰浊、瘀血等病理产物蕴积日久而转化为对人体脏腑经络造成严重损害的致病因素，属内生之毒，其致病特点是败坏形体。"毒"的致病力较强，内损脏腑、外伤络脉、耗伤阴精而使形体受损，或表现为筋肉枯萎，或表现为脏腑功能失调甚至衰减。脑为清灵之府，邪不可受，最忌秽浊之气。如痰浊瘀血等病理产物蕴积于脑，则成为重要致病因素。王永炎院士在长期从事脑病研究的基础上进一步提出了"浊毒损伤脑络"的病理机制，认为年迈之人，脏腑渐虚，髓海渐衰，虚气流滞，水津失布，痰瘀内生互结，郁蒸腐化，浊毒内生，败坏形体，络脉结滞，脑络痹阻，神机失统而发为脑病。即提出"浊毒损伤脑络"是痴呆病的主要病机之一，因此，浊毒是血管性痴呆的重要致病因素。

二、病机

血管性痴呆是在久病入络、肾精亏虚、痰瘀内阻的基础上，虚、痰、瘀互相影响转化，痰浊壅滞，化热生风，酿生浊毒，损伤脑络致神明失用、灵机记忆皆失而形成。

（一）肾精气虚，痰瘀互结，阻滞脑络

肾为先天之本，水火之藏，寓真阴真阳，是一身阴阳之根本，五脏阴阳赖以滋润、温化的源泉，肾中精气盛衰，在生长壮老已一生过程中起主导作用。肾藏精、生髓，脑为髓海，赖肾精以发育形成，并受肾所藏之先天之精及五脏六腑之精的濡养。人至老年，肾精渐亏，复因饮食、劳逸、情志调摄失宜，至内伤积损、精气亏虚，脏腑阴阳气血不足，脑髓亦渐失所养。然脏腑功能失调，气血运行受阻，津液敷布失常致痰浊、瘀血内停，及久病入络入血，痰瘀互结阻滞脑络，则气血津液运行输布受阻，脏腑百骸渐失濡养，痰瘀内结阻于脑络，脑失所养，则神明渐失所用，灵机记性可渐丧失，因此认为肾虚、痰瘀阻络是血管性痴呆发生的病理基础。

（二）痰瘀蕴积，酿生浊毒，蚀络消髓

肾虚、痰瘀互为因果，既是血管性痴呆发生的前提，亦是加速血管性痴呆进程的内在因素。肝肾阴亏或脾肾不足，若遇情志相激，饮食劳倦调摄失宜，脏腑阴阳严重失衡，则或为阴亏阳亢，内风旋动，风痰瘀血上逆痹阻脑络；或为脾肾不足，痰浊内生，蒙窍阻络，均可使痰瘀互结之势加重，诸邪蓄结，壅积不解，化热生风，酿生浊毒，浊毒诸邪阻络伤络，败坏脑髓，损伤脏腑经络则元神被扰，神机失统，神明失用发为痴呆。

可见，血管性痴呆是在虚滞痰瘀、络脉阻痹的基础上，痰瘀互结、蕴积化毒，损坏脑络、脑髓致神明失用、灵机记忆丧失的疾病。其病位在脑络，与心肾肝脾密切相关。病性为本虚标实，本虚以肾精气虚、肝肾精亏、脾肾不足为主，标实则为痰瘀风火毒。虚痰瘀互结阻络贯穿疾病始终。

综上所述，血管性痴呆是以神情呆滞、反应迟钝、善忘、懒动少言、肢体笨拙为主要表现的疾病。久病入络，肾虚、痰瘀内阻为其发病基础，痰浊壅滞、化火生风是病情波动的影响因素，痰浊瘀血及风火诸邪壅积、酿生浊毒、损伤脑络、败坏脑髓形体是导致灵机记性丧失的关键。

第三节　西医诊断与治疗

一、临床表现

VaD 是脑血管病变所致的痴呆，因此其临床表现包括认知功能障碍及相关脑血管病的神经功能障碍两个方面。VaD 的临床特点是痴呆可突然发生、阶梯式进展、波动性或慢性病程、有卒中病史等。VaD 可分为多发梗死性、关键部位梗死性、皮质下性、低灌注性、出血性、遗传性、AD 合并VaD 或混合性痴呆等多种类型。下面介绍前三类的临床表现。

1. 多发梗死性痴呆　为最常见的类型，主要为脑皮质和皮质-皮质下血管区多发梗死所致的痴呆。常有高血压、动脉硬化、反复多次缺血性脑血管事件发作的病史。典型病程为突然（数天至数周）发作、阶梯式加重和波动性的认知功能障碍。每次发作后遗留或多或少的神经与精神症状，最终发展为全面和严重的智力衰退。典型临床表现为一侧的感觉和运动功能障碍，突发的认知功能损害、失语、失认、失用、视空间或结构障碍。早期可出现记忆障碍但较轻，多伴有一定程度的执行能力受损，如缺乏目的性、主动性、计划性、组织能力减退和抽象思维能力差等。

2. 关键部位梗死性痴呆　是与高级皮质功能有关的特殊关键部位缺血性病变引起的梗死。这些损害常为局灶的小病变，可位于皮质或皮质下。皮质部位包括海马、角回和扣带回等，皮质下部位可包括丘脑、穹隆、基底节等。患者可出现记忆障碍、淡漠、缺乏主动性和忍耐力、发音困难、意识障碍等。

3.皮质下血管性痴呆或小血管性痴呆 皮质下血管性痴呆包括腔隙状态和Binswanger病，与小血管病变有关，以腔隙性梗死、局灶和弥散的缺血性白质病变和不完全性缺血性损伤为特征。皮质下VaD多发生于前额皮质下区域。皮质下综合征是其主要的临床表现，可表现为纯运动性偏瘫、延髓体征和构音障碍、步态障碍、抑郁和情绪不稳，执行功能缺失明显等。影像学常表现为多灶腔隙和广泛的白质损害，而临床仅表现为持续时间较长的TIA或反复发作的TIA（多为小卒中），不遗留神经症状或仅有轻微的局灶表现（如反射不对称、步态障碍等）。

皮质下血管性痴呆早期认知综合征的特点是：①执行障碍综合征，包括信息加工减慢；②记忆障碍（可轻度）；③行为异常及精神症状。执行功能减退，包括制定目标、主动性、计划性、组织性、排序和执行能力、抽象思维等能力下降，记忆障碍较AD轻。特点是回忆损害明显而再认和提示再认功能相对保持完好，遗忘不太严重；行为异常和精神症状包括抑郁、人格改变、情绪不稳、情感淡漠、迟钝、尿便失禁及精神运动迟缓。起病常隐袭，病程进展缓慢、逐渐加重。

二、辅助检查

1.神经影像学 脑部CT扫描显示脑血管病变的征象，如不同部位的梗死灶及白质疏松。CT表现为相应部位的低密度，脑部MRI则显示为相应部位的长T1、长T2信号，病灶周围可见局限性脑萎缩。白质损害常为小血管病变所致，但也可见于其他痴呆如AD。

2、神经心理学检查 可了解认知功能损害的情况。常用的有简易精神状态量表、蒙特利尔认知评估量表、长谷川痴呆量表、Blessed痴呆量表、日常生活功能量表、临床痴呆评定量表、Hachinski缺血量表等。

三、诊断与鉴别诊断

（一）诊断

目前VaD的诊断标准很多，尚缺乏一致的认识。以下是使用较广的四种诊断标准：美国精神疾病统计和诊断手册第4版（DSM-Ⅳ）、WHO疾病分类第10修订版、美国加州AD诊断和治疗中心标准及NINDS-AIREN等。

这些诊断标准的共同特点都包括三个步骤：①先确定有无痴呆；②再确定脑血管病尤其是卒中是否存在；③最后确定痴呆是否与脑血管病相关。但以上各标准中有关痴呆的诊断主要依据AD的特征性症状，如记忆力下降和一个或多个认知功能损害、症状明显影响日常生活能力等。这些标准往往偏重于记忆障碍，而VaD的记忆力减退相对于AD较轻或不是主要症状，但可有严重认知功能损害。这些标准易漏掉一些认知功能已受脑血管病影响，但未达到明显痴呆程度的轻型VaD患者，甚至常将伴有轻微脑血管损害的AD诊断为VaD。VaD患者通常因执行功能障碍而非记忆障碍影响生活质量，但以上标准所用的简易精神状态量表等却很难查出执行功能障碍。

2002年中华医学会神经病学分会血管性痴呆诊断标准草案要点如下。

1.临床很可能为血管性痴呆

（1）痴呆符合DSM-Ⅳ-R的诊断标准。

（2）脑血管疾病的诊断：临床和影像学表现支持。

（3）痴呆与脑血管病密切相关，痴呆发生于卒中后3个月内，并持续6个月以上；或认知功能障碍突然加重，或波动，或呈阶梯样逐渐进展。

（4）支持血管性痴呆诊断：①认知功能损害的不均匀性（斑块状损害）；②人格相对完整；③病程波动，有多次卒中史；④可呈现步态障碍、假性延髓麻痹等体征；⑤存在脑血管病的危险因素。

2. 可能为血管性痴呆

（1）符合上述痴呆的诊断。

（2）有脑血管病和局灶性神经系统体征。

（3）痴呆和脑血管病可能有关，但在时间或影像学方面证据不足。

3. 确诊血管性痴呆　临床诊断为很可能或可能的血管性痴呆，并由尸检或活组织检查证实不含超过年龄相关的神经原纤维缠结（NFTs）和老年斑（SP）数，以及其他变性疾患组织学特征。

4. 排除性诊断（排除其他原因所致的痴呆）

（1）意识障碍。

（2）其他神经系统疾病所致的痴呆（如阿尔茨海默病等）。

（3）全身性疾病引起的痴呆。

（4）精神疾病（抑郁症等）。

（二）鉴别诊断

（1）阿尔茨海默病（AD）：AD起病隐匿，进展缓慢，记忆等认知功能障碍突出，多数无偏瘫等局灶性神经系统定位体征，神经影像学表现为显著的脑皮质萎缩，Hachinski缺血量表≤4分（改良Hachinski缺血量表≤2分）支持AD诊断。

（2）Pick病：起病较早（多在50～60岁），进行性痴呆，早期即有明显的人格改变和社会行为障碍、语言功能受损，记忆等认知功能的障碍相对较晚。CT或MRI主要是显著的额叶和（或）颞叶萎缩。

（3）路易体痴呆（dementia with Lewy bodies，DLB）：三大核心症状，即波动性的认知障碍、反复生动的视幻觉、锥体外系症状。DLB伴有短暂的意识障碍、反复跌倒及晕厥可被误诊为VaD，但影像学上无梗死灶，神经系统检查无定位体征。

（4）帕金森病痴呆（Parkinson disease dementia，PDD）：帕金森病痴呆早期出现锥体外系受累症状如静止性震颤、肌强直、运动迟缓等表现。认知功能的损害一般出现在晚期，而且以注意力、计算力、视空间、记忆力等受损为主。一般无卒中病史，无局灶性神经系统定位体征，影像学上无梗死、出血及白质病变等。

（5）正常颅压脑积水：当VaD出现脑萎缩或脑室扩大，常需与正常颅压脑积水鉴别。后者表现为进行性智力衰退、共济失调步态、尿失禁三大主症。发病比较隐匿，无其他的卒中史（除蛛网膜下腔出血史外），影像学缺乏脑梗死的证据而主要是脑室扩大。结合临床与CT或MRI两者可以鉴别。

四、治疗

VaD如能早期诊断，预后相对较好。治疗主要包括脑血管疾病及危险因素治疗、脑保护治疗、改善认知功能和对症治疗、康复治疗。

1. 脑血管疾病及危险因素治疗　预防和治疗脑血管病及其危险因素是VCI治疗最根本的方法。包括调脂，控制高血压、血糖在一个合理区间；抗血小板聚集、降纤、扩张血管、抗凝等治疗，使血液流动在一个正常的参数范围；再就是改变不良的生活方式：低盐饮食、适度运动、控制体重、戒烟控酒合理膳食、保持良好的精神状态。

2. 脑保护治疗　①钙拮抗剂如尼莫地平和氟桂利嗪；②兴奋性氨基酸受体拮抗剂如硫酸镁和MK801；③自由基清除剂如维生素 E、维生素 C、银杏叶制剂等。

3. 改善认知功能和对症治疗　胆碱酯酶抑制剂多奈哌齐和非竞争性 NMDA 受体拮抗剂美金刚对 VaD 患者的认知功能可能有改善作用，但这些药物对 VCIND 患者的疗效尚不清楚。吡拉西坦、尼麦角林等可能有一定的辅助治疗作用。出现的抑郁症状，可选用选择性 5 - 羟色胺再摄取抑制剂；出现幻觉、妄想、激越和冲动攻击行为等，可短期使用非典型抗精神病药物如奥氮平、利培酮等。

4. 康复治疗　由于血管性痴呆认知功能的损害常呈斑片状或非全面性，伴局灶性神经体征康复治疗常可收到良好的效果。当然康复治疗要有针对性，包括日常生活能力训练，肌肉关节活动度训练和语言障碍康复等，情绪低落和自发性淡漠会加速痴呆的进展，应使患者多与外界接触，力所能及地参加社会交流和公共活动使之回归社会。

第四节　中医诊断与治疗

一、诊断

1. 以记忆力减退、记忆近事及远事的能力减弱，特别是近期记忆严重受损，判定认知人物、物品、时间、地点能力减退，计算力与识别空间位置结构的能力减退，注意力不集中，理解别人语言和有条理地回答问题的能力障碍等为主症。伴性情孤僻，表情淡漠，语言重复，自私狭隘，顽固固执或无理由的欣快，易于激动或暴怒。其抽象思维能力下降，不能解释或区别词语的相同点和不同点，道德伦理缺乏，不知羞耻，性格特征改变。

2. 起病隐匿，发展缓慢，渐进加重，病程一般较长。但也有少数病例发病较急。患者可有中风、头晕、外伤等病史。

二、鉴别诊断

1. 痴呆与郁病　郁病是以情志抑郁、情绪不宁、悲伤欲哭，或胸胁胀痛、易怒、烦躁或咽中如有异物不适为特征的疾病。郁病多发于青中年女性，也可见于老年人，多在精神因素的刺激下呈间歇性发作，不发作时可如常人，且无智能、人格、情感方面的变化。而痴呆多见于老年人，男女发病无明显差别，且病程迁延，其心神失常症状不能自行缓解，并伴有明显的记忆力、计算力减退甚至人格情感的变化。

2. 痴呆与癫病　癫病属于精神失常的疾病，以沉默寡言、情感淡漠、语无伦次、静而多喜为特征，以成年人多见。而痴呆则属智能活动障碍，是以神情呆滞、愚笨迟钝为主要临床表现的神志异常疾病，以老年人多见，在痴呆的进程中，部分患者出现感知障碍及思维障碍，产生各种妄想如关系妄想、被害妄想、疑病妄想、嫉妒妄想、被偷窃及贫穷妄想，还有的患者会产生焦虑或抑郁情绪。另一方面，痴呆的部分症状可自制，治疗后有不同程度的恢复。但须指出：重症痴呆与癫病在临床症状上有许多相似之处，临床难以区分。

3.痴呆与健忘　健忘是以记忆力减退、遇事善忘为主症的一种病证，而痴呆则以神情呆滞或神志恍惚、告知不晓为主要表现。痴呆与健忘都有记忆力减退，但痴呆和健忘在反映问题、回答问题的能力上有明显区别，痴呆重点在呆、健忘重点在忘，痴呆根本不晓前事，而健忘则晓其事却易忘，且健忘不伴有智能减退、神情呆钝。痴呆之不知前事或问事不知等表现与健忘之善忘前事有根本区别。健忘可以是痴呆的早期临床表现，这时可不予鉴别。外伤、药物所致健忘，一般经治疗后可以恢复，颅脑CT或MRI检查有助于两者的鉴别诊断。

三、辨证论治

（一）辨证要点

1.辨阴阳与虚实　本病虚实夹杂，虚见五脏亏虚而以肾虚为主，或为脾肾阳虚，阳不能行水，痰浊内生，或为肾精亏虚，真精不足，阴不能滋养络脉，实则为痰浊或瘀血阻滞脑络为实，疾病发展中可以阴阳相互转化、虚实夹杂。

2.辨病势与病程　本病隐袭起病，起病缓慢，逐渐加重，急症少见。本病病程或长或短，短则几个月，长则几十年。

3.辨风火与痰瘀　风证多由于肝阳化风和浊毒生风，其表现主要为头晕目眩、肢体抽搐及头与四肢末端不自主的颤动；火多为肝火，上扰脑络，元神不宁则心绪不宁、急躁易怒或便干口苦；脾肾阳虚，水谷津液不归正化，或变为湿浊，或凝聚为痰，表现为头晕头重头沉、嗜卧懒动、目光呆滞等；水湿凝聚日久或痰或浊，痰阻络脉，血涩为瘀，瘀阻脑络则头目刺痛或肢体痛楚，眶周紫灰。

4.辨病情与病期　血管性痴呆起病隐袭、病程漫长、病机不断演化，依据临床自然病程可分为平台期、波动期、下滑期。平台期病情稳定，多见于病情早期，仅表现为轻度的认知功能下降，常被忽视。波动期病情多不稳定，痴呆的核心症状加重或显化，常有诱发因素如感冒、感染或情绪波动。下滑期痴呆症状明显加重，呈急性下滑趋势，认知功能严重下降，生活已不能自理。

（二）治疗原则

遵循病络辨证论治思维，本病是本虚标实病证，治疗应该以扶正祛邪、补虚泻实、标本兼治为主，补虚主要补五脏之虚，尤其是肾虚，祛实要祛痰浊、瘀血之实，治疗目标要达到络脉阴阳平衡、气血调和，另外，要注意本病病在脑络，"络以通为用"，故要通畅络脉，既要使脑络充实，又要祛瘀塞之毒邪，使补而不滞、泻而不空、络脉调和、气血通畅才为治疗之目的；同时，智能和功能训练与锻炼亦不可忽视。

（三）分证论治

1.阳亢风动，脑络失和

证候：神情淡漠，注意力不集中，反应迟钝，言语迟缓，精神委顿，步履蹒跚，常伴有头目眩晕，口舌歪斜，舌强麻木，吞咽呛咳，面部拘急，颈项强直，肢体拘挛，肢体抽搐，肢体笨拙，半身不遂，舌质红、苔黄，脉弦或数。

证候分析：肝属厥阴风木之脏，体阴用阳，肝阴亏虚、阴不潜阳则肝阳亢进而动肝风。肝风上扰于头，脑络失和，神情淡漠，注意力不集中，反应迟钝，言语迟缓，精神委顿或头目眩晕；肝主筋，肝阴不足，宗筋失养则步履蹒跚，面部拘急，颈项强直，肢体拘挛，肢体抽搐，肢体笨拙，半身不遂；阳亢风动、脑络失和则口舌歪斜，舌强麻木，吞咽呛咳；舌质红、苔黄，脉弦或数皆风阳内动之证。

治法：平肝息风，开窍和络。

方药：六味地黄丸合天麻钩藤饮加减。

山药15 g，山萸肉12 g，熟地24 g，天麻12 g，全蝎12 g，钩藤30 g，石决明30 g，川牛膝15 g，山栀子6 g，杜仲12 g，桑寄生15 g，茯神12 g，夜交藤30 g，益母草30 g，当归12 g，益智仁30 g，石菖蒲12 g，远志12 g。

方解：六味地黄丸合天麻钩藤饮。六味地黄丸滋肾水而育肝阴，阴复则能潜阳；天麻钩藤饮为平肝潜阳之方，可选用方中天麻、钩藤、牛膝、生石决明等合入方中。两方合用，共达育阴潜阳之功效，其中天麻、全蝎合用息风通络效果极佳。

加减：若头晕耳鸣，毛发枯焦较甚，加首乌、黄精以补肾精；若腰膝酸软明显，加桑寄生、川断以壮腰膝；若心慌心悸，神思不敏，夜寐不安，加枣仁、柏子仁、玉竹以补心养脑安神；如四肢无力较重加桑寄生、杜仲，增强补肾壮筋的作用；若见阴虚症状，可加麦冬、五味子等药物补阴润络；若见肢体活动不利，可加用鸡血藤、桑枝等药物活血通络，帮助恢复肢体功能。

2、心肝火旺，脑络绌急

证候：神情呆滞、反应迟钝、善忘、失算失认、定向障碍等痴呆核心症状，认知障碍时好时坏，伴有心烦不宁、坐卧不安，急躁易怒，面红目赤，耳鸣，口干口苦，尿赤便干，舌质红或红绛、舌苔薄黄或黄厚、干燥、灰黑，脉弦数或滑数。

证候分析：患者平素多性格内向，或所欲不遂，或因恼怒伤肝，肝郁化火，上扰心神，脑络绌急，则有神情呆滞、反应迟钝、善忘、失算失认、定向障碍等痴呆核心症状，认知障碍时好时坏；肝火旺上扰心神则心烦不宁、坐卧不安；急躁易怒，火热上扰，则口干口苦、面红目赤、耳鸣；舌质红、苔黄，脉弦数，均为肝火内扰、热邪灼津之征；便干尿赤、舌苔黄燥、脉弦滑数皆实热内盛之象。

治法：清肝泻火，益智通络。

方药：龙胆泻肝汤和天蝎散加减。

龙胆草15 g，黄芩12 g，山栀子6 g，泽泻12 g，当归12 g，生地24 g，柴胡12 g，丹参30 g，郁金12 g，益智仁30 g，天麻12 g，全蝎12 g，白芍30 g，甘草6 g。

方解：方中龙胆草、黄芩、栀子清肝泻火；泽泻泄肝经湿热，导热下行，使热邪从水道而去；当归、生地养阴血而和肝，使邪去而不伤正；柴胡疏肝胆之气；肝胆实火、肝火上炎之重症，可见彻夜不寐、头痛欲裂、头晕目眩、大便秘结者，可改服当归龙荟丸，以清泻肝胆实火；丹参、郁金活血理气、通络开窍；益智仁益智安神；天麻、全蝎息风通络；白芍甘草缓急和络。

加减：肝火扰动心神，症见失眠、烦躁者，加磁石、龙齿、珍珠母、琥珀末（冲服），清肝热且安神；肝火化风，肝风内动，肢体麻木、颤震，欲发中风者，加蜈蚣、地龙、僵蚕平肝息风、止痉；热盛伤阴者，加知母、龟甲、墨旱莲养阴清热；若见肢体活动不利，可加用鸡血藤、桑枝等药物活血通络，帮助恢复肢体功能。

3.痰瘀阻络，脑神呆滞

证候：以呆傻愚笨、智能低下、善忘、嗜睡、嗜卧懒动、双目无神等为主要临床表现，轻者可见神情淡漠、寡言少语、反应迟钝、善忘；重则表现为终日不语，或闭门独居，或口中喃喃、言辞颠倒、行为失常、忽笑忽哭，或不欲食、不知饥饿、头晕头重、脘腹胀满、口多黏痰、口角流涎、喉间痰鸣、呃逆、恶心呕吐等，舌质淡、苔腻或水滑、厚腻，脉滑或濡。

证候分析：元气亏虚或阴液不足，精虚气弱，运血无力，血脉滞涩，加之体虚或恣食肥甘，痰浊内生，阻滞脉道，阻滞脑络，脑络瘀阻，气络失于血液濡养，脑神失用则见呆傻愚笨、智能低下、善忘、嗜睡、嗜卧懒动、双目无神，轻者神情淡漠、寡言少语、反应迟钝、善忘；重则表现为终日不语或闭门独居，或口中喃喃、言辞颠倒、行为失常、忽笑忽哭；痰阻脑络则见头晕头重；痰阻中焦则脘腹胀满、不欲食、不知饥饿；胃气上逆则呃逆、恶心、呕吐；脾虚湿盛、肺气上逆则口多痰涎；舌质淡、苔腻，脉滑或濡为痰浊阻络、脑神失养之象。

治法：化痰祛瘀，开窍醒神。

方药：化痰通络汤、通窍活血汤加减。

半夏 9 g，白术 12 g，茯苓 15 g，胆南星 12 g，天竺黄 12 g，香附 12 g，丹参 30 g，天麻 12 g，大黄 6 g，川芎 12 g，赤芍 15 g，桃仁 12 g，红花 6 g，麝香（冲服）1 g，石菖蒲 12 g，郁金 12 g。

方解：方中半夏、茯苓、白术健脾燥湿；胆南星、天竺黄清热化痰；天麻平肝息风；香附疏肝理气；丹参活血化瘀；大黄通腑泄热；桃仁、红花、川芎、赤芍活血化瘀；麝香温通窍；石菖蒲、郁金理气化痰醒络开窍。全方合而有化痰息风、通络开窍之功。

加减：眩晕甚者，可酌加全蝎、钩藤、菊花以平肝息风；烦躁不安、舌苔黄腻、脉滑数者，可加黄芩、栀子以清热泻火；若兼见神疲乏力，少气懒言，脉细弱无力，为气虚血瘀，治宜益气活血化瘀，可酌加黄芪、党参等补气以助血行；若头痛剧烈，可酌加虫类搜风通络之品，如僵蚕、蜈蚣、全蝎、地龙等；若头重如裹、哭笑无常、喃喃自语、口多涎沫，加半夏、礞石、瓜蒌等豁痰理气之品；若痰郁久化火，蒙蔽清窍，扰动心神，症见心烦躁动、言语颠倒、歌笑不休甚至反喜污秽等，宜用涤痰汤涤痰开窍，并加黄芩、黄连、天竺黄、竹沥以增强清化热痰之力。

4. 浊毒滞络，蒙蔽脑神

证候：神情呆滞，思维迟钝，记忆力低下，注意力不集中，语言不利，行动不稳，失眠多梦；体胖痰多，则身重困乏、心胸闷痛；瘀血阻络，则头痛头昏、四肢不利；肝阳上亢，则头晕目眩耳鸣、面赤心烦等。舌黯紫，脉涩。

证候分析：外界污染或内生浊物，导致血浊血涩，上达于脑，浊阻脑络，蒙蔽脑神，脑浊不清，神机失用，而致痴呆、思维迟钝、记忆力低下、注意力不集中；脑神统语言，脑浊不清，则语言不利；脑神主运动，脑浊不清，则行动不稳；体胖痰多，血黏而稠，浊液污渍，蒙窍秽脑，使脑神不清，故以体胖头身困重为特点；瘀血内阻，久瘀入络，脑络不通，则脑浊不明，故以头痛刺痛、肢体不利为主症；肝阳上亢，挟风挟痰，尚见头晕目眩耳鸣、烦躁易怒等症。

治法：化浊解毒，开窍通络。

方药：化浊清脑汤和黄连解毒汤加减。

半夏 9 g，黄芩 12 g，茯苓 15 g，柴胡 10 g，山栀子 6 g，黄连 12 g，大黄 6 g，黄柏 12 g，龙齿 30 g，石菖蒲 12 g。

方解：半夏辛温，入脑、胃、脾、肺经，功能燥湿化痰、降逆止呕、消痞散结，用治痰浊上蒙清窍所致的痴呆以祛除痰邪；黄芩苦、寒，入脑、心、肝、胆经，功能清热燥湿、泻火解毒；茯苓甘、平，入脑、心、脾、肺经，功能健脾利湿、养脑安神；柴胡苦、辛、微寒，入脑、肝、心、胆经，功能疏肝解郁、退热升阳，以疏畅脑络；栀子苦、寒，入心、肺、胃、三焦经，功能泻火除烦凉血，用于郁热扰脑。黄连、黄柏、大黄清热燥湿、泄浊解毒。菖蒲辛、温，入脑、心、肝经，化痰开壅、开窍通闭、和中辟浊，用于痰浊上蒙清窍诸证，《神农本草经》曰："开心孔，补五脏，通九窍，明耳目，轻身不忘。"本品平和入脑，清脑化浊。远志辛、苦、温，入脑、心、肺经，功能养脑安神、豁痰开窍，《药性论》曰："治心神健忘，坚壮阳道，主梦邪"，助菖蒲开窍化浊清脑而安神。龙齿甘、涩、凉，入脑、心、肝经，功可平肝潜阳、镇静安神、收敛固涩，具有较强安神之功，用治惊痫、心悸、失眠、多梦症。本方温凉并用，清化兼施，共奏化浊清脑醒神之效。

加减：若体胖痰多，身重困乏，心胸闷痛，则加苍术、白术、豆蔻、厚朴等；若瘀血阻络，头痛头昏，四肢不利，加地龙、僵蚕、全蝎、川芎、红花、桃仁等；若肝阳上亢，头晕目眩耳鸣，面赤心烦，则加天麻、钩藤、石决明、白蒺藜等。

5.髓海空虚，脑络失荣

证候：智能减退，记忆力、计算力、定向力、判断力明显减退，神情呆钝，词不达意，头晕耳鸣，懈惰思卧，齿枯发焦，腰酸骨软，步履艰难，舌瘦色淡、苔薄白，脉沉细弱。

证候分析：脑为髓海，髓海空虚，脑络失荣，则神机失灵而表现为智能减退，记忆力、计算力、定向力、判断力明显减退，神情呆钝，词不达意，头晕耳鸣，懈惰思卧。肾藏精，主骨生髓，其华在发，髓海空虚常常肾虚在先，齿枯发焦，腰酸骨软，步履艰难。舌瘦色淡、苔薄白，脉沉细弱，为肾虚髓海空虚之象。

治法：补肾益髓，填精养神。

方药：龟鹿二仙膏加减。

鹿角12g，龟板30g，当归12g，人参9g，枸杞子12g，制何首乌30g，黄精30g，天麻12g，全蝎12g，钩藤30g。

加减：肝肾阴虚，年老智能减退，腰膝酸软，头晕耳鸣者，可去人参、白术、紫河车、鹿角胶，加怀牛膝、生地、枸杞子、女贞子、制首乌；兼肾阳亏虚，症见面白无华、形寒肢冷、口中流涎、舌淡者，加熟附片、巴戟天、益智仁、仙灵脾、肉苁蓉等；兼言行不经，心烦溲赤，舌红少苔，脉细而弦数，是肾阴不足、水不制火而心火妄亢，可用知柏地黄丸加丹参、莲子心、菖蒲等清心宣窍。

6.肝肾阴虚，脑络失润

证候：记忆和认知能力下降，焦虑，易激惹，头晕或头痛、耳鸣，夜间汗出，五心烦热，舌质红、苔黄，脉沉细弱。

证候分析：肝藏血，肾藏精，精血同源，肝肾同源，年老肾精亏虚，血液失去肾气的气化，生成不足，而肾精又赖于血液的滋养，日久精血不足，肝肾亏虚，脑络无精血充盛和滋养，则见记忆和认知能力下降；水不涵木则见焦虑、易激惹、头晕或头痛、耳鸣；阴虚火旺则见夜间汗出，五心烦热；舌质红、苔黄，脉沉细弱乃为肝肾亏虚、脑络失润之象。

治法：滋补肝肾，祛风通络。

方药：左归丸和加味定志丸加减。

知母12g，黄柏12g，熟地10g，山茱萸12g，山药12g，丹皮10g，茯苓12g，泽泻12g，天麻12g，钩藤12g，全蝎6g，僵蚕6g。

方解：知母、黄柏滋阴降火；熟地、山茱萸平补肝肾；山药、茯苓、泽泻健脾摄精；天麻、钩藤、丹皮平肝息风；全蝎、僵蚕搜风通络。

加减：若气阴两虚，伴困倦、气短、舌淡红，酌加党参、黄芪等益气之品；若盗汗严重可加地骨皮、胡黄连等养阴敛汗之品。

7.脾肾阳虚，脑络凝滞

证候：神疲倦怠，表情呆滞，行动迟缓，记忆力减退，失认失算，口齿不清，少气懒言，嗜卧懒动，面色㿠白，气短乏力，胸闷太息，活动时心悸，腰膝酸软，尿少，尿后余沥，咳笑时遗尿，食少纳呆，流涎，大便溏，大便初硬后溏，肢体瘫软，手足肿胀，四肢欠温，四末发凉，舌质淡，舌体胖大或边有齿痕，脉沉、沉细弱等。

证候分析：脾胃为后天之本，肾为先天之本，脾之健运，化生精微需借助于肾阳的温煦，而肾中精气有赖于水谷精微的培育和充养，两者相互滋生、相互促进，或年老肾气不足或恣食肥甘厚味伤及脾脏，最终导致脾肾两虚。水谷精微输布不利，精血化生无源，肾中精气不足，温煦生发不够，脾肾阳虚，脑络既无精血充盈又无肾气鼓动，则出现表情呆滞、行动迟缓、记忆力减退、失认失算、口齿不清；脾虚见食少纳呆、少气懒言、面色㿠白、流涎、肾虚见腰膝酸软；舌淡体胖、苔白，脉沉弱乃为脾肾两虚、脑络失充之征象。

治法：温补脾肾，温通脑络。

方药：还少丹（《仁斋直指方论》）加减。

熟地 15 g，枸杞子 12 g，山萸肉 12 g，肉苁蓉 15 g，巴戟天 12 g，茴香 6 g，杜仲 15 g，怀牛膝 15 g，山药 15 g，当归 10 g，丹参 15 g，菖蒲 12 g，大枣 2 枚。

方解：熟地、枸杞子、山萸肉滋补肾阴，水足则济火；肉苁蓉、巴戟天能入肾经血分；茴香能入肾经气分，两者可同补命门，火旺则土强而脾能健运；杜仲、怀牛膝、山药补腰膝以助肾；当归、丹参活血通络，使补而不滞；菖蒲开窍醒神，大枣补气益血、强脾助达。

加减：夜寐不安者加远志、合欢花、夜交藤；怕冷明显可加附子、肉桂等温补脾肾之品；若见气短懒言，四肢乏力，加黄芪、白术益气健脾。食少纳呆、头重如裹、时吐痰涎、头晕时作、舌苔腻者，酌减滋肾之品，加陈皮、半夏、生薏苡仁、白蔻仁健脾化湿和胃，也可配伍藿香、佩兰芳香化湿；纳食减少、脘痞、舌红少苔者，可去肉苁蓉、巴戟天、小茴香，加天花粉、玉竹、麦冬、石斛、生谷芽、生麦芽养阴生津；伴有腰膝酸软，颧红盗汗，耳鸣如蝉，舌瘦质红、少苔，脉沉弦细数者，是为肝肾阴虚、阴虚火旺之证，当改用知柏地黄丸，佐以潜阳息风之品；脾肾阳虚者，用金匮肾气丸加干姜、黄芪、白豆蔻等。

8. 心肺气虚，脑络瘀滞

证候：血管性痴呆晚期重症，智能损害严重，伴发情感人格改变，可见语声低怯、终日不语、闭户独处、不知饥饿、不避危险、生活需人照料；面容憔悴，心悸气急，咳声无力，呼吸急促，动则喘息，舌苔灰黑，脉虚无力等。

证候分析：血管性痴呆一旦表现为心肺气虚证，说明疾病已到晚期阶段，是心肺两脏气虚所表现的证候。多为久病伤络、耗伤心肺之气所致，肺主呼吸，心主血脉，赖宗气的推动作用，以协调两脏的功能。肺气虚弱，宗气生成不足，可使心气亦虚。反之，心气先虚，宗气耗散，亦能致肺气不足。心气不足，不能养心，则见心悸。肺气虚弱，肃降无权，气机上逆，为咳喘。气虚则气短乏力，动则耗气，故喘息亦甚。肺气虚，推动功能减弱则可见语声低怯，终日不语。不知饥饿、不避危险是神机失用之表现。肺气虚，血脉气血运行无力或心脉之气不续，则见脉沉弱或结代。

治法：补益心肺，醒神开窍。

方药：益气通络醒脑汤加减。

人参 9 g，炙黄芪 60 g，山药 15 g，山萸肉 15 g，茯苓 15 g，白术 12 g，石菖蒲 12 g，远志 12 g，郁金 12 g，天麻 12 g，全蝎 10 g，益智仁 30 g，川芎 15 g，赤芍 12 g。

方解：人参味甘、微苦，性微温，归肺、脾、心经，大补元气、补脾益肺、安神益智；炙黄芪味甘，性微温，能补脾益气、补肺固表；山药味甘，性平，归脾、肺、肾经，益气养阴、补脾肺肾、固精；山萸肉酸、涩，微温，补益肝肾、涩精止汗，用于肝肾不足之头晕目眩；茯苓味甘、淡，性平，归心、肺、脾、肾经，利水消肿、渗湿、健脾宁心；白术味苦、甘，性温，归脾、胃经，健脾益气、燥湿利水；以上主要共起补益心肺之作用。石菖蒲味辛、苦，性微温，归心、肝、脾经，化痰开窍，主治神昏、痰厥、健忘；远志味苦、辛，性温，归心、肾、肺经，具有安神益智、祛痰功效；郁金味辛、苦，性寒，归肝、胆、心经，活血止痛、行气解郁、清心凉血；天麻、全蝎祛风通络健脑；赤芍、川芎活血祛瘀、通络活络，既可使脑络通畅、脑神得养，又可使补而不滞；益智仁味辛、温，无毒，温脾暖肾、固气涩精，刘完素曰其"开发郁结，使气宣通"。

加减：心阳不足，形寒肢冷者，加桂枝、附子；大汗出者，重用人参、黄芪，加煅龙骨、煅牡蛎；兼见水饮内停者，选加葶苈子、五加皮、大腹皮、车前子、泽泻、猪苓；兼见阴伤者，加麦冬、玉竹、五味子；若心阳不振，以心动过缓为著，酌加炙麻黄、补骨脂、附子；如大汗淋漓，面青唇紫，肢冷脉微，喘憋不能平卧，为亡阳征象，当急予独参汤或参附汤，送服黑锡丹或参附注射液静脉推注或静脉滴注，以回阳救逆。

四、转归、预后与预防

本病预后与引起血管损害的基础疾病和颅内血管的病灶部位有关，平均生存期限为 8～10 年，主要死亡原因是肺部感染和心脑血管疾病。精神调摄、智能训练、调节饮食起居既是预防措施，又是影响预后的重要环节。患者应养成有规律的生活习惯，饮食宜清淡，少食肥甘厚味，多食具有补肾益精作用的食疗之品，如核桃、黑芝麻、山药等，并戒烟酒。医护人员应帮助患者正确认识和对待疾病，解除思想顾虑。对轻症患者应耐心细致地进行智能训练，使之逐渐掌握一定的生活及工作技能，多参加社会活动或练习气功、太极拳等，避免过逸恶劳。对重症患者则应注意生活照顾，防止因大小便自遗及长期卧床引发褥疮、感染等。要防止患者自伤或伤人。

第三十七章 动脉粥样硬化性血栓性脑梗死

动脉粥样硬化性血栓性脑梗死是脑梗死最常见的类型，是脑动脉主干和皮质支动脉粥样硬化导致血管增厚、管腔狭窄闭塞和血栓形成，使脑局部血流减少和供血中断、脑组织缺血缺氧，导致软化坏死，出现局灶性神经系统症状体征。其疾病特点为发病突然、进展迅速、病情危重，又因多发生于老年人，易合并多脏器功能损伤，预后不佳，死亡率较高。脑血管病是中老年人的常见病，与心脏病、癌症同为目前世界三大死亡原因。其中，缺血性脑血管病约占所有脑血管病的70%，故其危害性较其他脑血管疾病更大。我国脑血管病患者约有600万，每年新发患者约150万，每年死于脑血管病者约100万，存活的患者中约75%不同程度地丧失劳动力，40%重度致残。目前我国60岁以上老年人口比例占10%以上，并呈逐年上升趋势，因此缺血性脑血管病，尤其是脑梗死成为研究的热点。动脉硬化性脑梗死是脑梗死中最常见的原因，约占所有脑梗死的70%左右。

本病在中医中称为中风，又称卒中，是以半身不遂、肌肤不仁、口舌歪斜、言语不利，甚则突然昏仆、不省人事为主要表现的病证。因其发病骤然、变化迅速，有"风性善行而数变"的特点，故名中风。中风发病率高、病死率高、致残率高，严重危害着中老年人的健康。

春秋战国时期，有关本病始称"仆击""偏枯""薄厥""大厥"，认为本病发生与虚邪外袭、膏粱饮食、情绪失控等有关。如《灵枢·刺节真邪》云："虚邪偏客于身半……发为偏枯。"《素问·通评虚实论》云："仆击、偏枯……肥贵人则膏粱之疾也。"《素问·生气通天论》云："大怒则形气绝，而血菀于上，使人薄厥。"其病机乃"血之与气，并走于上"所致，预后多不良。如《素问·调经论》云："血之与气，并走于上，则为大厥。厥则暴死。气复反则生，不反则死。"东汉时期，张仲景的《金匮要略·中风历节病脉证并治》始有"中风"病名及其专篇，对中风的病因病机、临床特征、诊断和治疗有了较为深入的论述。就病因学发展而言，唐宋以前，多以"内虚邪中"立论。

如《金匮要略·中风历节病脉证并治》认为"夫风之为病，当半身不遂""络脉空虚，贼邪不泻"，并有"邪在于络""邪在于经"和"邪入于腑""邪入于脏"之分类。

唐宋以后，尤其金元时期，以"内风"立论。如刘河间《素问玄机原病式·六气为病（四）火类》力主"心火暴甚"，李东垣《医学发明·中风有三》认为"正气自虚"，朱丹溪《丹溪心法·论中风》主张"湿痰生热"，王履《医经溯洄集·中风辨》提出"因于风者，真中风也。因于火、因于气、因于湿者，类中风"。

延至明清，张景岳《景岳全书·非风》明确提出"中风非风"说，认为中风乃"内伤积损"所致。李中梓《医宗必读·卷六》又将中风重症分为闭证和脱证。清代医家叶天士、沈金鳌、尤在泾、王清任分别提出了"水不涵木""因痰而中""肝风内动""气虚血瘀"等中风的病因病机及其治法。

近代医家张伯龙、张山雷、张锡纯进一步认识到本病的发生主要是肝阳化风、气血上逆、直冲犯脑。当代对中风的诊断、治疗、康复、预防等方面逐步形成了较为规范的方法，疗效也有了较大提高。

　　王永炎院士认为"急性中风后常有内生瘀毒、热毒、瘀热互结，毒邪损伤脑络，浸淫脑髓，这些毒性病理产物，继发成为重要的致病因素"。"毒损脑络"理论的提出，是对中风病发病机制的重要认识，脏腑虚损为本，气血逆乱，痰、瘀、火、毒蕴结，营卫失和，化毒损络是中风病的核心病理机转。

第一节　西医病因病理

一、发病原因

　　动脉粥样硬化是本病的根本病因。脑动脉粥样硬化主要发生在管径 500 μm 以上的动脉，以动脉分叉处多见，如颈总动脉与颈内、外动脉分叉处，大脑前、中动脉起始段，椎动脉在锁骨下动脉的起始部，椎动脉进入颅内段，基底动脉起始段及分叉部。动脉粥样硬化随着年龄增长而加重，高龄、高血压、高脂血症、糖尿病、吸烟等是其重要的危险因素。脑动脉粥样硬化的病理变化，从动脉内中膜增厚形成粥样硬化斑块，到斑块体积逐渐增大、血管狭窄甚至闭塞。粥样硬化斑块分为易损斑块和稳定斑块两种类型。易损斑块又称不稳定斑块或"罪犯斑块"。其特点为斑块表面溃疡、破裂、血栓形成，斑块内出血，薄纤维帽，大脂质核及严重血管狭窄等。目前认为易损斑块破裂是动脉粥样硬化导致血栓栓塞事件的重要原因。斑块破裂导致血管胶原暴露，血小板黏附于胶原表面，被胶原激活后发生肿胀和变形，随后释放血小板颗粒，再从颗粒中释放出 ADP、血小板第Ⅳ因子、血栓素 A_2、5-HT 等物质，使血液中的血小板不断在局部黏附和聚集，并随着内源性和外源性凝血途径的启动，凝血酶将纤维蛋白原转变为纤维蛋白，后者与受损内膜基质中的纤维连接蛋白结合，使黏附的血小板堆固定于受损的内膜表面，形成不可逆血小板血栓。动脉粥样硬化血管内皮损伤及血小板激活并在受损的内皮上黏附和聚集是动脉血栓形成的基础，血流缓慢（尤其是产生涡流时）和血液凝固性增高在血栓形成中也起着重要作用。脑动脉阻塞后是否导致脑梗死，与缺血脑组织的侧支循环和缺血程度有关，也与缺血持续时间和缺血脑组织对缺血的耐受性有关。

　　大动脉粥样硬化型脑梗死有多种发病机制：①原位血栓形成：是大动脉粥样硬化型脑梗死最主要的发病机制。血栓性阻塞导致大动脉急性闭塞或严重狭窄，发展相对较慢，其症状常在数小时或数天内不断进展，临床主要表现为大面积脑梗死。②动脉-动脉栓塞：相当常见，为动脉粥样硬化血管壁上的血栓栓子发生脱落，阻塞远端的动脉。脑梗死在主干病变血管的供血区域内，一般梗死灶较小，症状较局限。③斑块内破裂出血：单纯斑块内破裂出血导致血管急性完全闭塞较少，常合并局部血栓形成导致脑梗死，或导致血管严重狭窄，在合并低灌注时出现局部脑缺血核心区梗死，或在缺血核心区发生梗死的同时出现血管交界区分水岭梗死。④低灌注：大动脉粥样硬化导致的严重血管狭窄没有明显改变，但合并低灌注导致血管交界区发生分水岭梗死。⑤载体动脉病变堵塞穿支动脉：动脉粥样硬化病变或血栓形成累及载体动脉分支开口，导致穿支动脉闭塞发生脑梗死。

二、病理机制

　　颈内动脉系统脑梗死占80%，椎-基底动脉系统脑梗死占20%。闭塞好发的血管依次为颈内动脉、大脑中动脉、大脑后动脉、大脑前动脉及椎-基底动脉等。闭塞血管内可见动脉粥样硬化改变、血栓形成或栓子。局部血液供应中断引起的脑梗死多为白色梗死（即贫血性梗死）。如果闭塞的血管再开通，再灌流的血液可经已损害的血管壁大量渗出，使白色梗死转变成红色梗死（即出血性梗死）。脑梗死首先表现为凝固性坏死，然后是坏死组织液化，最后有可能形成囊腔。脑细胞死亡有坏死性细胞死亡和细胞凋亡（程序性细胞死亡）两种方式。最早的形态学改变发生在细胞死亡12～24小时后，其典型神经元凝固性坏死的形态学改变为神经元核裂解，细胞质嗜伊红，称红色神经元。与凋亡性细胞死亡不同，缺血坏死性细胞死亡与细胞质和线粒体肿胀相关联，并在随后出现细胞膜的分解。这两种细胞死亡方式可以并存，通常坏死性细胞死亡主要发生在脑梗死发病数小时内，而凋亡在发病数周内都可出现。脑梗死1天后，梗死灶开始出现边界模糊水肿区，并出现大量炎性细胞浸润。梗死1～2天后，大量毛细血管和内皮细胞增生，中性粒细胞被巨噬细胞替代。脑梗死3～5天脑水肿达高峰，大面积梗死时脑组织高度肿胀，可向对侧移位，导致脑疝形成。在脑梗死发生的数天内，巨噬细胞数量迅速增加，吞噬大量细胞和组织碎片，并最终返回血液循环。7～14天脑梗死的坏死组织转变为液化的蜂窝状囊腔。3～4周后，小病灶形成胶质瘢痕，大病灶可形成中风囊。

局部脑缺血由中心坏死区及周围缺血半暗带组成。中心坏死区由于脑缺血非常严重，已达到致死性缺血缺氧程度，因而脑细胞很快出现死亡；缺血半暗带的神经功能受损，且随着缺血时间延长和缺血程度加重，将会进一步发生梗死；但如果能在短时间内，迅速恢复缺血半暗带血供或采用其他有效治疗，则该区脑组织的损伤是可逆的，神经细胞有可能存活并恢复功能。一般中心坏死区定义为血流量在"膜泵衰竭"的血流阈值以下［即 rCBF < 10 mL/（100 g·min）］的缺血区域；而缺血半暗带为"突触传递衰竭"的血流阈值以下［即 rCBF < 20 mL/（100 g·min）］的缺血区域。缺血半暗带具有动态的病理生理学过程。随着缺血时间的延长和严重程度的加重，中心坏死区越来越大，缺血半暗带越来越小。大部分缺血半暗带存活的时间仅有数小时，因此急性脑梗死的治疗必须在发病早期进行。如果脑组织已经发生坏死，这部分脑组织的功能必然出现损害，以后所有的治疗方法都将无济于事或只能让周围健存的脑组织进行有限的部分功能代偿。脑梗死闭塞的血管发生自然再开通十分常见。脑组织一旦发生缺血，即使很快恢复供血，还会发生一系列"瀑布式"缺血级联反应，继续造成脑损害。目前已明确一系列导致神经细胞损伤的神经生化学和分子生物学机制，如神经细胞内钙超载、兴奋性氨基酸细胞毒性作用、自由基和再灌注损伤、神经细胞凋亡等，并针对这些机制设计了许多神经保护药物。挽救缺血半暗带是急性脑梗死治疗的一个主要目的；而恢复缺血脑组织的供血和对缺血脑组织实施保护是挽救缺血半暗带的两个基本治疗途径，有效挽救缺血半暗带脑组织的治疗时间，称为治疗时间窗。目前研究表明，在严格选择病例的条件下，急性缺血性脑卒中溶栓治疗的时间窗一般不超过6小时；机械取栓的治疗时间窗一般不超过8小时，个别患者可延长至24小时。如果血运重建的时间超过其治疗时间窗，则不能有效挽救缺血脑组织，甚至可能因再灌注损伤和继发脑出血而加重脑损伤。

第二节　中医病因病机

一、病因

中风的发生主要因内伤积损、情志过极、饮食不节、体态肥盛等，引起虚气留滞，或肝阳暴张，或痰热内生，或气虚痰湿，引起内风旋动、气血逆乱、横窜经脉、直冲犯脑，导致血瘀脑脉或血溢脉外，发为中风。

1.摄养不当　年龄老化，元气自亏，或慢病久病，或恣情纵欲，或劳逸失度，损伤五脏之气阴，气虚则无力运血，脑脉瘀滞不通；再就是长期暗耗阴血，阴虚则不能制阳，内风动越，突发本病。如明代李东垣《医学发明·中风有三》云："凡人年逾四旬，多有此疾。"明代张介宾《景岳全书·非风》指出："本证多见卒倒，卒倒多由昏愦。本皆内伤积损颓败而然……"

2.七情过极　人有喜怒悲恐惊，这是正常人体对外界的情绪反应，七情所伤，肝气郁结，久而化火，或暴怒伤肝，阳气暴张，风动于内，或心火暴甚，风火相扇，血随气逆，引起气血逆乱、上冲犯脑、血瘀脑络而发为中风，尤以暴怒引发本病者最为多见，即《素问·生气通天论》所谓："大怒则形气绝，而血菀于上，使人薄厥。"

3.过食肥甘　渐伤脾胃，酿生痰热，痰瘀互阻，内蕴成毒，脑脉瘀滞、腐蚀脑络而发中风。如《素问·通评虚实论》所云："仆击、偏枯……膏粱之疾也。"近人张山雷《中风斠诠·论昏瞀猝仆之中风无一非内因之风》所谓："肥甘太过，酿痰蕴湿，积热生风，致为暴仆偏枯，猝然而发，如有物击使之仆者，故仆击而特著其病源，名以膏粱之疾。"

4.体态肥胖　肥胖之人多痰湿内盛，日久化浊，阻碍气血，气血郁滞，又因风阳上窜而致血瘀脑络，发为中风。清代沈金鳌《杂病源流犀烛·中风源流》也云："肥人多中风……人肥则腠理致密而多郁滞，气血难以通利，故多卒中也。"

本病一年四季均可发生，但与季节变化有关。入冬猝然变冷，寒邪入侵，可影响血脉运行。《素问·调经论》谓："寒独留，则血凝泣，凝则脉不通"，是以容易发中风。现代研究发现，寒冷等环境因素也是导致中风高发的诱因，即古人所谓中风之"外因"，但从临床来看，本病以"内因"为主。

二、病机

大动脉粥样硬化性血栓性脑梗死，其病位在脑之络脉，脑络分为气络与血络，气络司精神、意识、思维、感觉、运动等，血络布散于脑髓中运行血液对脑之气络发挥荣养作用。本病证是由于脑之血络痹阻使气不运血布津、血不养气荣脑，使脑神失用而致神志、语言、吞咽及肢体运动、感觉、反射功能等诸种障碍。依据其病变环节可表现为痰浊滞络、瘀阻血络、热毒滞络、络脉损伤及络虚不荣等多种病理机制。

（一）痰浊滞络

痰浊滞络是中风发病的始动环节，常因虚而滞。脑之络病变的形成是由功能病变到器质损伤的慢性病理过程，痰浊滞络往往是这一病变的起因。除饮食结构与运动因素外，社会心理应激因素亦为重要发病因素，精神压力成为本病证的高危因素之一。络气自稳对于血络内环境的稳定发挥着重要作用，络气郁滞或虚滞常伴有营卫交会、生化失司或气机升降出入失常，导致血络末端气血津液物质代谢与能量转换失常，滋生痰浊、瘀血、热毒等继发性致病因素；亦导致血络之舒缩功能障碍，引发血络绌急。可见本病证初期在气，表现为络脉郁滞、气机紊乱、阴阳失调、气化失常，痰浊混处血中，血液凝滞运行缓慢。

（二）瘀阻血络

血络瘀阻是各种危险因素导致缺血性脑血管病的中间环节，伤及血络形质。往往在络气郁滞（或虚滞）久病不愈基础上发展而来，络气郁滞或虚滞，气机气化功能异常，营卫交会生化障碍，导致血液运行涩滞或津血互换失常，津凝为痰，血滞为瘀，代谢废物蓄积为毒，痰浊、瘀血、热毒等病理产物作为继发性致病因素损伤形体引起脉道狭窄而发为血络瘀阻。本过程为长期渐进的病理过程，外感六淫、内伤七情、饮食所伤、劳逸过度等致病因素均可导致络气郁滞或虚滞，进而导致营卫气血生化或运行失常，酿生痰浊、瘀血，"毒"亦在此渐进过程中产生并积累起来，相互影响形成发病过程中的恶性病理循环链，或阻滞血络或损伤血络形体，形成缺血性脑血管病。

（三）热毒伤络

热毒伤络是热毒留滞损伤络脉功能结构的病理过程。缺血性脑血管病患者，多为脏腑虚损、久病入络之人，多呈现肾水渐亏、肝木失柔、心火失济，在烦劳、郁闷、恼怒状态下，极易致肝失条达、肝阳暴张或心火暴盛、风火相煽、气血逆冲、挟痰挟瘀、瘀塞脑络、毒由内生，伴随着气机紊乱，特别是营卫之气交会生化失常，内毒蓄积又进一步损伤络脉，形成恶性循环，这也是中风病程长、病机复杂、弥久难治的原因之一。络脉瘀塞后，热毒物质蓄积，损伤脑络功能与形质，造成脑神失用而出现中风偏瘫、语言謇涩、神昏谵语诸症。

（四）络虚不荣

络虚不荣是指气血阴阳不足、血络失荣及脏腑组织失于渗灌营养的病理改变，是缺血性脑血管病发病的基本环节。脑之络脉气、血、阴、阳的损伤，可使脑失于荣养则出现各种病证。

久病耗损或劳累过度，后天生化乏源皆可损伤正气，使脑络之气不足，《医论十三篇》有"气不虚不阻"之说，络气虚则运血无力；先天禀赋不足，精不化血或思虑过度暗耗阴血，或血瘀络中，新血不生均可使络中血虚，而致弥散乏源、濡养失职；气虚及阳或脏腑阳气不足，使血络中阳气亏虚、气化功能减退，致血络气血运行不畅及挛缩发作；久病耗损阴液或热毒灼伤阴液累及血络，可致血络阴液亏虚、络道干涩、血运不利。血络是实现气血弥散灌注的功能单位，上述因素皆可致血络瘀阻，形成"虚而留滞"络虚失荣的病理状态。

（五）气络损伤

动脉粥样硬化性血栓性脑梗死所引起的血络损伤常为血络瘀塞的继发性病理损害。血络瘀塞后气络紊乱，特别是营卫之气交会生化失常，稳态失衡，毒损血络，导致血络功能失常、破损、坏死，甚则发生血溢脉外、瘀堵气络，中医认为血溢脉外即是瘀血。而一旦发生气络损伤，其功能恢复就非常困难，超过一定的时间窗，即使血络瘀塞或血络绌急缓解，气络功能也很难恢复，故保护气络功能的完整性是治疗中风病的关键环节。

第三节　西医诊断与治疗

一、临床表现

1.共性特征　动脉粥样硬化型脑梗死多见于中老年人。多在安静或睡眠中发病，部分病例有TIA前驱症状如肢体麻木、无力等，局灶性神经功能缺损多在发病后10余小时或1~2日达到高峰，临床表现取决于梗死灶的大小和部位，以及血管储备和侧支循环的代偿能力。发病后一般意识清楚，如果发生在基底动脉血栓或大面积脑梗死时，可出现意识障碍，甚至危及生命。

2. 不同脑血管闭塞的临床特点

（1）颈内动脉闭塞：严重程度差异较大。症状性闭塞可表现为大脑中动脉和（或）大脑前动脉缺血症状。当大脑后动脉起源于颈内动脉而不是基底动脉时，这种血管变异可使颈内动脉闭塞时出现整个大脑半球的缺血。颈内动脉缺血可表现为单眼一过性黑蒙，偶见永久性失明（视网膜动脉缺血）或 Horner 征（颈上交感神经节后纤维受损）。颈动脉触诊可发现搏动减弱或消失，听诊可闻及血管杂音，高调且持续到舒张期的血管杂音提示颈动脉严重狭窄，但血管完全闭塞时血管杂音消失。

（2）大脑中动脉闭塞

1）主干闭塞：导致三偏症状，即病灶对侧偏瘫（包括中枢性面舌瘫和肢体瘫痪）、偏身感觉障碍及偏盲，伴双眼向病灶侧凝视，优势半球受累出现失语，非优势半球受累出现体象障碍，可出现意识障碍，大面积脑梗死出现严重脑水肿时可并发脑疝导致死亡。

2）皮质支闭塞：①上部分支闭塞导致病灶对侧面部、上下肢瘫痪和感觉缺失，但下肢瘫痪较上肢轻，而且足部不受累，双眼向病灶侧凝视程度轻，伴 Broca 失语（优势半球）和体象障碍（非优势半球），通常不伴意识障碍；②下部分支闭塞较少单独出现，导致对侧同向性上四分之一视野缺损，伴 Wernicke 失语（优势半球），急性意识模糊状态（非优势半球），无偏瘫。

3）深穿支闭塞：最常见的是纹状体、内囊梗死，表现为对侧中枢性均等性轻偏瘫、对侧偏身感觉障碍，可伴对侧同向性偏盲。优势半球病变出现皮质下失语，常为基底节性失语，自发性言语受限、音量小、语调低、持续时间短暂。

（3）大脑前动脉闭塞

1）分出前交通动脉前的主干闭塞：可因侧支循环代偿而不出现症状，如果双侧动脉起源于同一个大脑前动脉主干，可造成双侧大脑半球的前、内侧梗死，导致双下肢截瘫、二便失禁、意志缺失、运动性失语和额叶人格改变等。

2）分出前交通动脉后的大脑前动脉远端闭塞：导致对侧足和下肢的感觉运动障碍，而上肢和肩部的瘫痪轻，面部和手部不受累。两点辨别觉丧失为主，也可不出现。可以出现尿失禁（旁中央小叶受损）、淡漠、反应迟钝、欣快和缄默等（额极与胼胝体受损），对侧出现强握和吸吮反射及痉挛性强直（额叶受损）。

3）皮质支闭塞：导致对侧中枢性下肢瘫，可伴感觉障碍（胼周和胼缘动脉闭塞）；对侧肢体短暂性共济失调、强握反射及精神症状（眶动脉及额极动脉闭塞）。

4）深穿支闭塞：导致对侧中枢性面舌瘫、上肢近端轻瘫（内囊膝部和部分内囊前肢受损）。

（4）大脑后动脉闭塞：因血管变异多和侧支循环代偿差异大，故症状复杂多样。主干闭塞可以出现皮质支和穿支闭塞的症状，但其典型临床表现是对侧同向性偏盲、偏身感觉障碍，不伴有偏瘫，除非大脑后动脉起始段的脚间支闭塞导致中脑大脑脚梗死才引起偏瘫。

1）单侧皮质支闭塞：引起对侧同向性偏盲，上部视野较下部视野受累常见，黄斑区视力不受累（黄斑区的视皮质代表区为大脑中、后动脉双重供应）。优势半球受累可出现失读（伴或不伴失写）、命名性失语、失认等。

2）双侧皮质支闭塞：可导致完全型皮质盲，有时伴有不成形的视幻觉、记忆受损（累及颞叶）、不能识别熟悉面孔（面容失认症）等。

3）大脑后动脉起始段的脚间支闭塞：可引起中脑中央和下丘脑综合征，包括垂直性凝视麻痹、昏睡甚至昏迷；旁正中动脉综合征，主要表现是同侧动眼神经麻痹和对侧偏瘫，即 Weber 综合征（病变位于中脑基底部，动眼神经和皮质脊髓束受累）；同侧动眼神经麻痹和对侧共济失调、震颤，即 Claude 综合征（病变位于中脑被盖部，动眼神经和结合臂）；同侧动眼神经麻痹和对侧不自主运动和震颤，即 Benedikt 综合征（病变位于中脑被盖部，动眼神经、红核和结合臂）。

4）大脑后动脉深穿支闭塞：丘脑穿通动脉闭塞产生红核丘脑综合征，表现为病灶侧舞蹈样不自主运动、意向性震颤、小脑性共济失调和对侧偏身感觉障碍；丘脑膝状体动脉闭塞产生丘脑综合征（丘脑的感觉中继核团梗死），表现为对侧深感觉障碍、自发性疼痛、感觉过度、轻偏瘫、共济失调、手部痉挛和舞蹈手足徐动症等。

（5）椎-基底动脉闭塞：血栓性闭塞多发生于基底动脉起始部和中部，栓塞性闭塞通常发生在基底动脉尖。基底动脉或双侧椎动脉闭塞是危及生命的严重脑血管事件，引起脑干梗死，出现眩晕、呕吐、四肢瘫痪、共济失调、肺水肿、消化道出血、昏迷和高热等。脑桥病变出现针尖样瞳孔。

二、实验室检查

（一）实验室检查

①全血细胞计数、PT、INR 和 APTT；②血糖；③肝肾功能、电解质、血脂；④肌钙蛋白、心肌酶谱等心肌缺血标志物；⑤氧饱和度。

蛋白 C、蛋白 S、抗凝血酶Ⅲ等化验可用于筛查遗传性高凝状态。糖化血红蛋白、同型半胱氨酸、抗凝脂抗体等其他化验检查有利于发现脑梗死的危险因素，对鉴别诊断也有价值。

（二）辅助检查

1. 脑 CT　急诊脑 CT 平扫可准确识别绝大多数颅内出血，并帮助鉴别非血管性病变（如脑肿瘤），是疑似脑卒中患者首选的影像学检查方法。多数病例发病 24 小时后脑 CT 逐渐显示低密度梗死灶，发病后 2～15 日可见均匀片状或楔形的明显低密度灶。大面积脑梗死有脑水肿和占位效应，出血性梗死呈混杂密度。病后 2～3 周为梗死吸收期，由于病灶水肿消失及吞噬细胞浸润可与周围正常脑组织等密度，CT 上难以分辨，称为"模糊效应"。增强扫描有诊断意义，梗死后 5～6 日出现增强现象，1～2 周最明显，约 90% 的梗死灶显示不均匀强化。头颅 CT 是最方便、快捷和常用的影像学检查手段，缺点是对脑干、小脑部位病灶及较小梗死灶分辨率差。

2. 多模式 CT　灌注 CT 等多模式 CT 检查可区别可逆性和不可逆性缺血，帮助识别缺血半暗带，但其在指导急性脑梗死治疗方面的作用目前还没有确定。

3. MRI　普通 MRI（T_1 加权、T_2 加权及质子相）在识别急性小梗死灶和后颅窝梗死方面明显优于平扫脑 CT。MRI 可清晰显示早期缺血性梗死，梗死灶 T_1 呈低信号、T_2 呈高信号，出血性梗死时 T_1 加权像有高信号混杂。MRI 弥散加权成像（DWI）在症状出现数分钟内就可显示缺血灶，虽然超早期显示的缺血灶有些是可逆的，但在发病 3 小时以后显示的缺血灶基本代表了脑梗死的大小。灌注加权成像（PWI）可显示脑血流动力学状况和脑组织缺血范围。弥散灌注不匹配（PWI 显示低灌注区而无与其相应大小的 DWI 异常）可提示可能存在的缺血半暗带大小。T_2 加权梯度回波磁共振成像（GRE-T_2·WI）和磁敏感加权成像可以发现脑 CT 不能显示的无症状性微出血。MRI 还有无电离辐射和不需碘造影剂的优点。缺点有费用较高，检查时间较长，一些患者有检查禁忌证（如有心脏起搏器、金属植入物或幽闭恐惧症等）。

4. 血管病变检查　常用检查方法包括颈动脉双功超声、经颅多普勒（TCD）、磁共振血管成像（MRA）、CT 血管成像（CTA）和数字减影血管造影（DSA）等。颈动脉双功超声对发现颅外颈动脉血管病变，特别是狭窄和斑块，很有帮助。TCD 对评估颅内外血管狭窄、闭塞、痉挛或侧支循环有一定帮助，也用于检查微栓子和监测治疗效果，缺点是受操作人员技术水平和骨窗影响较大。CTA

和 MRA 可以发现血管狭窄、闭塞及其他血管病变，如动脉炎、脑底异常血管网病（烟雾病）、动脉瘤和动静脉畸形等，以及评估侧支循环状态，为卒中的血管内治疗提供依据，但 MRA 对远端或分支显示不清。DSA 是脑血管病变检查的金标准，缺点为有创和存在一定风险。

5.其他检查　对心电图正常但可疑存在阵发性心房纤颤的患者可行动态心电图监测。超声心动图和经食管超声可发现心脏附壁血栓、心房黏液瘤、二尖瓣脱垂和卵圆孔未闭等可疑心源性栓子来源。

三、诊断与鉴别诊断

（一）诊断要点

第一步，需明确是否为卒中。中年以上的患者，急性起病，迅速出现局灶性脑损害的症状和体征，并能用某一动脉供血区功能损伤解释，排除非血管性病因，临床应考虑急性脑卒中。

第二步，明确是缺血性还是出血性脑卒中。CT 或 MRI 检查可排除脑出血和其他病变，帮助进行鉴别诊断。当影像学检查发现责任梗死灶时，即可明确诊断。当缺乏影像学责任病灶时，如果症状或体征持续 24 小时以上，也可诊断急性脑梗死。

第三步，需明确是否适合溶栓治疗。卒中患者若在溶栓治疗时间窗内，应迅速进行溶栓适应证筛查，对有指征者实施紧急血管再灌注治疗。此外，还应评估卒中的严重程度（如 NIHSS 卒中量表），了解脑梗死发病是否存在低灌注及其病理生理机制，并进行脑梗死病因分型。

（二）大动脉粥样硬化型脑梗死的 TOAST 分型诊断标准

① 血管影像学检查证实有与脑梗死神经功能缺损相对应的颅内或颅外大动脉狭窄 > 50% 或闭塞，且血管病变符合动脉粥样硬化改变；或存在颅内或颅外大动脉狭窄 > 50% 或闭塞的间接证据，如影像学（CT 或 MRI）显示大脑皮质、脑干、小脑或皮质下梗死灶的直径 > 1.5 cm，临床表现主要为皮质损害体征，如失语、意识改变、体象障碍等，或有脑干、小脑损害体征。

② 有至少一个以上动脉粥样硬化卒中危险因素（如高龄、高血压、高血脂、糖尿病、吸烟等）或系统性动脉粥样硬化（如斑块、冠心病等）证据。

③ 排除心源性栓塞所致脑梗死。

（三）鉴别诊断

鉴别诊断主要需与以下疾病相鉴别：

（1）脑出血：脑梗死有时与脑出血的临床表现相似，但活动中起病、病情进展快、发病当时血压明显升高常提示脑出血，CT 检查发现出血灶可明确诊断。

（2）脑栓塞：起病急骤，局灶性体征在数秒至数分钟达到高峰，常有栓子来源的基础疾病如心源性（心房颤动、风湿性心脏病、冠心病、心肌梗死、亚急性细菌性心内膜炎等）、非心源性（颅内外动脉粥样硬化斑块脱落、空气、脂肪滴等）。大脑中动脉栓塞最常见。

（3）颅内占位病变：颅内肿瘤、硬膜下血肿和脑脓肿可呈卒中样发病，出现偏瘫等局灶性体征，颅内压增高征象不明显时易与脑梗死混淆，须提高警惕，CT 或 MRI 检查有助于确诊。

四、治疗

"时间就是大脑"，挽救缺血半暗带，减轻或避免原发性脑损伤，是急性脑梗死治疗的最根本目标。对有指征的患者尽早实施再灌注治疗。临床医师应重视卒中指南的指导，根据患者发病时间、病因、发病机制、卒中类型、病情严重程度、伴发的基础疾病、脑血流储备功能和侧支循环状态等具体情况，制定适合患者的最佳个体化治疗方案。

早期康复治疗应制订短期和长期康复治疗计划，分阶段、因地制宜地选择治疗方法。卒中发病24小时内不应进行早期、大量的运动。在病情稳定的情况下应尽早开始坐、站、走等活动。卧床者注意良肢位摆放，尽量减少皮肤摩擦和皮肤受压，使用特定的床垫。应重视语言、运动和心理等多方面的康复训练，对无禁忌证的卒中后抑郁患者进行抗抑郁治疗，目的是尽量恢复患者日常生活自理能力。

早期开始二级预防，不同病情患者卒中急性期长短有所不同，通常规定卒中发病2周后即进入恢复期。对于病情稳定的急性卒中患者，应尽可能早期安全地启动卒中的二级预防，并向患者进行健康教育。

（一）病因治疗

主要是针对危险因素治疗。

（二）一般治疗

（1）吸氧和通气支持：必要时可给予吸氧，以维持氧饱和度＞94%。对脑干梗死和大面积脑梗死等病情危重患者或有气道受累者，需要气道支持和辅助通气。轻症、无低氧血症的卒中患者无须常规吸氧。

（2）心脏监测和心脏病变处理：脑梗死后24小时内应常规进行心电图检查，有条件者可根据病情进行24小时或更长时间的心电监护，以便早期发现阵发性心房纤颤或严重心律失常等心脏病变；避免或慎用增加心脏负担的药物。

（3）体温控制：对体温＞38 ℃的患者应给予退热措施。对中枢性发热患者，应以物理降温为主（冰帽、冰毯或乙醇擦浴），必要时予以人工亚冬眠治疗，如存在感染应给予抗生素治疗。

（4）血压控制：约70%的脑梗死患者急性期血压升高，主要原因：病前存在高血压、疼痛、恶心呕吐、颅内压增高、尿潴留、焦虑、卒中后应激状态等。多数患者在卒中后24小时内血压自发降低。病情稳定而无颅内高压或其他严重并发症的患者，24小时后血压水平基本可反映其病前水平。急性脑梗死血压的调控应遵循个体化、慎重、适度原则。

①准备溶栓者，血压应控制在收缩压＜180 mmHg、舒张压＜100 mmHg。

②发病72小时内，通常收缩压≥200 mmHg或舒张压≥110 mmHg，或伴有急性冠脉综合征、急性心衰、主动脉夹层、先兆子痫/子痫等其他需要治疗的合并症，才可缓慢降压治疗，且在卒中发病最初24小时内降压一般不应超过原有血压水平的15%。可选用拉贝洛尔、尼卡地平等静脉药物，避免使用引起血压急剧下降和不易调控血压的药物，如舌下含服短效硝苯地平。

③卒中后若病情稳定，持续血压≥140 mmHg/90 mmHg，可于发病数天后恢复发病前使用的降压药物或开始启动降压治疗。

④对卒中后低血压和低血容量，应积极寻找和处理原因，必要时采用扩容升压措施，可静脉输注0.9%氯化钠溶液纠正低血容量，纠正可能引起心输出量减少的心律失常。

（5）血糖：脑卒中急性期高血糖较常见，可以是原有糖尿病的表现或应激反应。血糖超过10 mmol/L时应给予胰岛素治疗，并加强血糖监测，注意避免低血糖，血糖值可控制在7.7～10 mmol/L。发生低血糖（＜3.36 mmol/L）时，可用10%～20%的葡萄糖口服或静脉注射纠正。

（6）营养支持：卒中后呕吐、吞咽困难等可引起脱水及营养不良，导致神经功能恢复减慢。应重视卒中后液体及营养状况评估。急性脑卒中入院7天内应开始肠内营养，对营养不良或有营养不良风险的患者可使用营养补充剂。不能正常经口进食者可鼻饲，持续时间长者（＞2～3周）可行经皮内镜下胃造口术（PEG）管饲补充营养。

（三）药物治疗

1. 特异性治疗　指针对缺血损伤病理生理机制中某一特定环节进行的干预。

（1）静脉溶栓：是目前最主要的恢复血流措施，rtPA 和尿激酶是我国目前使用的主要溶栓药。

1）rtPA 静脉溶栓：发病 3 小时内或 3～4.5 小时，应按照适应证和禁忌证严格筛选患者，尽快给予 rtPA 静脉溶栓治疗。使用方法：rtPA 0.9 mg/kg（最大剂量为 90 mg）静脉滴注，其中 10% 在最初 1 分钟内静脉推注，其余持续滴注 1 小时。溶栓药用药期间及用药 24 小时内应严密监护患者，定期进行血压和神经功能检查。如出现严重头痛、高血压、恶心和呕吐或神经症状体征明显恶化，考虑合并脑出血时，应立即停用溶栓药物并行脑 CT 检查。

适应证：①有急性脑梗死导致的神经功能缺损症状；②症状出现＜3 小时；③年龄≥18 岁；④患者或家属签署知情同意书。

禁忌证：①既往有颅内出血史；②近 3 个月有重大头颅外伤史或卒中史；③可疑蛛网膜下腔出血；④已知颅内肿瘤、动静脉畸形、动脉瘤；⑤近 1 周内有在不易压迫止血部位的动脉穿刺，或近期颅内、椎管内手术史；⑥血压升高：收缩压≥180 mmHg 或舒张压≥100 mmHg；⑦活动性内出血；⑧急性出血倾向，包括血小板计数低于 100×10^9/L 或其他情况，如 48 小时内接受过肝素治疗（APIT 超出正常范围上限），已口服抗凝药且 INR＞1.7 或 PT＞15 秒，目前正在使用凝血酶抑制剂或 Xa 因子抑制剂，各种敏感的实验室检查异常（如 APTT、INR、血小板计数、ECT、TT 或恰当的 Xa 因子活性测定等）；⑨血糖＜2.7 mmol/L；⑩CT 提示多脑叶梗死（低密度影＞1/3 大脑半球）。

相对禁忌证：①轻型卒中或症状快速改善的卒中；②妊娠；③痛性发作后出现的神经功能损害症状；④近 2 周内有大型外科手术或严重外伤；⑤近 3 周内有胃肠或泌尿系统出血；⑥近 3 个月内有心肌梗死史。

2）尿激酶静脉溶栓：如没有条件使用 rtPA 且发病在 6 小时内，对符合适应证和禁忌证的患者，可考虑静脉给予尿激酶。

使用方法：尿激酶 100 万～150 万 IU，溶于生理盐水 100～200 mL，持续静脉滴注 30 分钟。

适应证：①有急性脑梗死导致的神经功能缺损症状；②症状出现＜6 小时；③年龄在 18～80 岁；④意识清楚或嗜睡；⑤脑 CT 无明显早期脑梗死低密度改变；⑥患者或家属签署知情同意书。禁忌证同 3 小时内 rtPA 静脉溶栓。

（2）血管内介入治疗：包括动脉溶栓、桥接、机械取栓、血管成形和支架术等。采用 rtPA 标准静脉溶栓治疗，大血管闭塞的血管再通率较低（ICA＜10%，MCA＜30%），疗效欠佳。对 rtPA 标准静脉溶栓治疗无效的大血管闭塞患者，在发病 6 小时内给予补救机械取栓，对非致残性卒中患者（改良 Rankin 量表评分为 0～2），如果有颈动脉血运重建的二级预防指征，且没有早期血运重建的禁忌证时，应在发病 48 小时至 7 天之间进行颈动脉内膜切除术（CEA）或颈动脉血管成形和支架置入术（CAS），而不是延迟治疗。

（3）抗血小板治疗：常用的抗血小板聚集剂包括阿司匹林和氯吡格雷。未行溶栓的急性脑梗死患者应在 48 小时之内尽早服用阿司匹林（150～325 mg/d），但在阿司匹林过敏或不能使用时，可用氯吡格雷替代。一般 2 周后按二级预防方案选择抗栓治疗药物和剂量。如果发病 24 小时内，患者 NIHSS 评分≤3 分，应尽早给予阿司匹林联合氯吡格雷治疗 21 天，以预防卒中的早期复发。

（4）抗凝治疗：对于合并高凝状态、有形成深静脉血栓和肺栓塞风险的高危患者，可以使用预防剂量的抗凝治疗。对于大多数合并房颤的急性缺血性脑卒中患者，可在发病后 4 ~ 14 天之间开始口服抗凝药治疗，进行卒中二级预防。

（5）脑保护治疗：脑保护剂包括自由基清除剂、阿片受体阻断剂、电压门控性钙通道阻断剂、兴奋性氨基酸受体阻断剂、镁离子和他汀类药物等，可通过降低脑代谢、干预缺血引发细胞毒性机制减轻缺血性脑损伤。他汀类药物在内皮功能、脑血流、炎症等方面发挥神经保护作用，近来研究提示脑梗死急性期短期停用他汀与病死率和致残率增高相关。

（6）扩容治疗：纠正低灌注，适用于血流动力学机制所致的脑梗死。

（7）其他药物治疗：①降纤治疗：疗效尚不明确，可选药物有巴曲酶、降纤酶和安克洛酶等，使用中应注意出血并发症；②中药制剂：临床上常应用丹参、川芎嗪、三七和葛根素等，以通过活血化瘀改善脑梗死症状，但目前尚缺乏大规模临床试验证据；③针灸：中医也有应用针刺治疗急性脑梗死，但其疗效尚需高质量大样本的临床研究进一步证实；④丁基苯酞、人尿激肽原酶是近年国内开发的两个新药，对脑缺血和微循环均有一定改善作用。

2. 急性期合并症处理

（1）脑水肿和颅内压增高：治疗目标是降低颅内压、维持足够脑灌注（脑灌注压 > 70 mmHg）和预防脑疝发生。可使用 20% 甘露醇每次 125 ~ 250 mL 静脉滴注，每 6 ~ 8 小时 1 次；对心、肾功能不全患者可改用呋塞米 20 ~ 40 mg 静脉注射，每 6 ~ 8 小时 1 次；可酌情同时应用甘油果糖每次 250 ~ 500 mL 静滴，1 ~ 2 次/日；还可用注射用七叶皂苷钠和白蛋白辅助治疗。对于发病 48 小时内、60 岁以下的恶性大脑中动脉梗死伴严重颅内压增高患者，施行去骨瓣减压术是有效挽救生命的措施。60 岁以上患者手术减压可降低死亡和严重残疾。对具有占位效应的小脑梗死患者施行去骨瓣减压术可有效防治脑疝和脑干受压。

（2）梗死后出血：脑梗死出血转化发生率为 8.5% ~ 30%，其中有症状的为 1.5% ~ 5%。症状性出血转化应停用抗栓治疗等致出血药物，症状性出血病情稳定数天或数周后开始抗血小板治疗；无症状性脑出血转化一般抗栓治疗可以继续使用。除非合并心脏机械瓣膜，症状性脑出血后至少 4 周内应避免抗凝治疗。

（3）感染：脑卒中患者（尤其存在意识障碍者）急性期容易发生呼吸道、泌尿系等感染，感染是导致病情加重的重要原因。口腔卫生护理可降低卒中后肺炎的风险。适当的体位、经常翻身叩背及防止误吸是预防肺炎的重要措施。肺炎的治疗主要包括呼吸支持（如氧疗）和抗生素治疗；尿路感染主要继发于尿失禁和留置导尿，尽可能避免插管和留置导尿，间歇导尿和酸化尿液可减少尿路感染。一旦发生感染应及时根据细菌培养和药敏试验应用敏感抗生素。

（4）癫痫：不推荐预防性应用抗癫痫药物。孤立发作 1 次者或急性期病性发作控制后，不建议长期使用抗癫痫药物。卒中后 2 ~ 3 个月再发的癫痫，按常规进行抗癫痫长期药物治疗。

（5）深静脉血栓形成（deep vein thrombosis，DVT）和肺栓塞（pulmonary embolism，PE）：高龄、严重瘫痪和房颤均增加 DVT 风险，DVT 增加 PE 风险。应鼓励患者尽早活动，下肢抬高，避免瘫痪侧静脉输液。对发生 DVT 和 PE 风险高的患者可给予较低剂量的抗凝药物进行预防性抗凝治疗，如低分子肝素 4000 IU 左右，皮下注射，1 次/日。

（6）上消化道出血：对高龄和重症脑卒中患者，建议常规应用静脉抗溃疡药；对已发生消化道出血的患者，应进行冰盐水洗胃、局部应用止血药（如口服或鼻饲云南白药、凝血酶等）；出血量多引起休克者，必要时输注新鲜全血或红细胞成分输血，以及进行胃镜下止血或手术止血。

（7）吞咽困难：约 50% 的卒中患者入院时存在吞咽困难。为防治卒中后肺炎与营养不良，应重视吞咽困难的评估与处理。患者开始进食、饮水或口服药物之前应筛查吞咽困难，识别高危误吸患者。

（8）心脏损伤：脑卒中合并的心脏损伤是脑心综合征的表现之一，主要包括急性心肌缺血、心肌梗死、心律失常及心力衰竭。应密切观察心脏情况，必要时进行动态心电监测和心肌酶谱检查，及时发现心脏损伤并及时治疗。

第四节　中医诊断与治疗

一、诊断

1.急性起病，发展迅速，具备"风性善行而数变"的特点。

2.具备突发半身不遂、肌肤不仁、口舌歪斜、言语謇涩、神志昏蒙主症中 2 项，或主症 1 项加次症 2 项，如头晕、目眩、头痛、行走不稳、呛水呛食、目偏不瞬。

3.症状和体征持续 24 小时以上。

4.多发于年龄在 40 岁以上者。

头颅 MRI 或 CT 扫描发现责任病灶，有助于本病的诊断。

二、鉴别诊断

1.口僻　以口眼歪斜、口角流涎、言语不清为主症，常伴外感表证或耳背疼痛，并无半身不遂、口舌歪斜等症。不同年龄均可罹患。

2.厥证　昏仆不省人事时间一般较短，多伴有面色苍白、四肢逆冷，一般移时苏醒，醒后无半身不遂、口舌歪斜、言语不利等症。

3.痉证　以四肢抽搐、颈项强直、角弓反张甚至昏迷为特征，但无半身不遂、口舌歪斜、言语不利等症状。

4.痿证　一般起病缓慢，多表现为双下肢痿躄不用或四肢肌肉萎缩、痿软无力，与中风之半身不遂不同。

三、辨证论治

（一）辨证要点

1.辨病期病情　中经络急性期为发病后 2 周以内，中脏腑可至 1 个月；恢复期指发病 2 周后或 1 个月至半年以内；后遗症期通常是指中风发病半年以上肢体运动、感觉、语言、吞咽、尿便功能尚未恢复者。一般来说，无意识障碍，只具有半身不遂、口眼歪斜、语言不利者，此谓中经络，病情轻。发病后即出现昏不知人或神志昏蒙，伴见肢体不用，此谓中脏腑，病情重。

2.辨闭证脱证　闭证属实证，症见神志昏迷、口噤不开、牙关紧闭、两手握固、肢体强痉、呼吸急促、便闭、脉数等。脱证属虚证，症见神志昏愦无知、目合口开、手撒、肢冷汗多、四肢松懈瘫软、呼吸微弱、二便自遗、脉虚弱无力等，两者临床不难鉴别。

3. 辨阴阳顺逆　阴闭有寒湿痰浊之征象，阳闭有瘀热痰火之象，中风急性期中脏腑者有顺势和逆势之象。起病即中脏腑，或突然神昏、四肢抽搐不已，或背腹骤然灼热而四肢发凉，甚至手足厥逆，或见戴阳及呕血，均属逆象，病情危重，预后不良。若神志转清，病情由中脏腑向中经络转化，病势为顺，预后多好。

4. 辨络病机转　缺血性脑血管病的血络病变有络脉郁滞、血络瘀阻、血络瘀塞、血络挛急、热毒伤络、气络损伤及络虚不荣几种基本病理变化，临床上往往是这些基本病理的组合。络脉郁滞是初期表现形式和始动因素，临床症状表现轻微，常与血浊气滞证候相伴随，亦可没有明显症状。血络挛急常因受寒或情志刺激而诱发，病情发作前有外感史或精神刺激史，表现为阵发性头晕头痛、一过性失语、突然半身麻木，休息后如常人，在短暂脑缺血发作中常可出现。血络瘀阻，临床影像学可见动脉斑块及动脉狭窄，并多见全身血瘀体征如头痛，面色晦暗，舌质紫黯或有瘀点、瘀斑等。血络瘀塞是缺血性脑血管病的标志性病理改变，脑之血络气血阻绝，神机不用，出现半身不遂、口舌歪斜、偏身麻木、言语謇涩甚则神志不清，临床影像学可见脑部梗死灶。热毒伤络，临床可见颅内压升高或脑梗死后出血等表现。络虚不荣，可贯穿疾病的全过程，表现在脏腑百骸失其荣养的病理改变，临床多见于恢复期和后遗症期。

（二）治疗原则

中风急性期，当急则治其标，以祛邪为主，解毒通络为主要治法，依据内风、火热、痰浊、血瘀、腑实等标实的不同而采用平肝息风、清热涤痰、泄热通腑、活血化瘀配合治络诸法施治，早期用药以尽快缓解血络瘀塞及热毒滞络，避免进一步血络损伤的发生。恢复期以后侧重在"本虚"，多见气虚与阴虚，以气虚更多见，标实常为风痰、瘀血、阻络，治疗采用益气活血、健脾化痰、滋阴潜阳等，配合治络诸法，缓解半身不遂、言语不利及口眼歪斜等后遗症。

中脏腑者，当以醒神开窍为治则，闭证宜清热开窍或化痰开窍，脱证则回阳固脱，如内闭外脱并存，则醒神开窍与扶正固本兼用。

多数患者经过积极治疗后，病情可逐渐恢复或缓解。但也有部分患者留有半身不遂、肌肤不仁、言语不利、吞咽困难等后遗症，辨证多见虚实夹杂，治宜攻补兼施。如中风瘫痪可见肢体强痉而屈伸不利之硬瘫，常用建瓴汤，以育阴息风、养筋缓急；若肢体瘫软而活动不能，常用补阳还五汤，以益气活血、强筋振痿。调理气血、滋补肝肾、祛瘀化痰、息风通络可用大活络丹。若舌强言謇，或言语不清，或舌暗不语，伸舌多偏斜，舌窍不利，可用神仙解语丹以祛风除痰开窍。

（三）辨证治疗

1. 络脉空虚，风邪入中

证候：手足麻木，肌肤不仁，或突然口舌歪斜，言语不利，口角流涎，甚则半身不遂，对侧单眼一过性黑蒙。或兼见恶寒、发热、肢体拘急、甚至关节酸痛等症。舌苔薄白，脉浮弦或弦细。

证候分析：属外邪诱发的中风中经络证候，病情较轻。正气不足，血络空虚，卫外不固，络气虚滞，风邪乘虚入中血络，气血痹阻，导致血络绌急甚则瘀塞，脑府、九窍、肌肤筋脉失其濡养，出现麻木不仁、口舌歪斜、语謇偏瘫等症。因感受外邪可伴营卫失和、正邪相争之恶寒发热、关节酸痛等症。

治法：祛风活血通络。

方药：天蝎散合大秦艽汤加减。

天麻 12 g，全蝎 6 g，僵蚕 10 g，土鳖虫 10 g，水蛭 6 g，秦艽 20 g，鸡血藤 15 g，当归 10 g，川芎 10 g，防风 10 g，赤芍 10 g，丹参 10 g，威灵仙 30 g，独活 10 g，白芷 10 g，细辛 3 g，生地 15 g，甘草 6 g。

方解：方中秦艽、威灵仙、防风、白芷、独活、细辛祛风通络；当归、川芎、鸡血藤、生地养血通络；僵蚕、天麻、全蝎搜风解痉通络；水蛭、土鳖虫、丹参、赤芍活血化瘀通络；甘草调和诸药。

加减：有风热表证者，宜去独活、羌活、细辛等辛温之品，加菊花、薄荷、银花、连翘等疏风清热透络之品；挟痰者则去生地，加半夏、胆南星开窍化痰；体弱气虚者，加黄芪益气；咳嗽胸闷者加桔梗、前胡、厚朴以理气化痰。

2. 痰浊瘀血，痹阻血络

证候：半身不遂，口角伸舌歪斜，言语含糊不清或不流利或不语，偏身麻木，或手足拘挛，头晕头昏沉、视物昏花或目眩，痰多而黏，舌质白腻或黄腻，脉弦滑。

证候分析：属中风中经络，在急性期、恢复期都可出现。肝风挟痰留滞血络，血络挛急，甚则瘀塞不通，神机失用，故出现半身不遂、口舌歪斜、言语謇涩不利或不语、偏身麻木；风痰扰动清阳则见头晕目眩或视物昏花；痰浊内蕴，气机不畅则胸闷痰多。

治法：息风化痰，活血通络。

方药：半夏白术天麻汤和桃红四物汤加减。

天麻 10 g，半夏 6 g，茯苓 15 g，白术 12 g，胆南星 12 g，竹茹 10 g，桃仁 10 g，红花 10 g，丹参 30 g，赤芍 15 g，地龙 10 g，酒大黄 6 g，威灵仙 30 g，乌梢蛇 12 g，柴胡 12 g，甘草 6 g。

方解：天麻、地龙平肝息风，通络止痉；半夏、茯苓、白术健脾化痰；胆南星、竹茹清化痰热；丹参、赤芍活血化瘀；柴胡疏肝理气，调畅气机；大黄通腑泄热，以防腑实形成；威灵仙、乌梢蛇祛风除湿，通络止痉；甘草调和诸药。

加减：发病初期，病情波动或渐进加重，风动之征明显者，可加重平肝息风之力，加用钩藤、生石决明、羚羊角粉等；病情平稳后，以痰瘀阻络为主，重在活血通络，加用鸡血藤、桃仁、红花、土鳖虫等；在恢复期，渐显气虚之象时，注意及早加用益气之品如人参、黄芪、黄精之类；舌苔黄腻、烦躁不安者加黄芩、山栀子以清热泻火。

3. 气虚血瘀，痹阻血络

证候：半身不遂，口角歪斜，肢体松软，偏身麻木，舌强、言语不利，手足肿胀，气短乏力，心悸自汗，面色淡白，舌质淡暗、苔白，脉细缓无力或细涩。

证候分析：属中风中经络，常多见于中风病恢复期和后遗症期。络气虚滞，血络自稳调节功能失常，血液瘀滞，气血逆乱，痹阻血络，神机不用，故见半身不遂，偏身麻木，舌强、言语不利；络虚不荣，故见肢体软弱、手足肿胀；气短乏力、心悸自汗、面色淡白、舌质淡暗、脉细涩或细缓均为气虚血瘀、痹阻血络之征。

治法：益气活血通络。

方药：补阳还五汤、天蝎散加减。

炙黄芪 60 g，人参 6 g，赤芍 12 g，当归 12 g，川芎 12 g，桃仁 9 g，红花 9 g，鸡血藤 30 g，天麻 12 g，全蝎 6 g，水蛭 6 g，地龙 12 g，威灵仙 30 g，黄芩 12 g。

方解：方中重用人参、黄芪补气通络；桃仁、红花、水蛭、赤芍化瘀通络；威灵仙、全蝎、地龙搜风解痉通络；当归、川芎、鸡血藤养血活血，荣养血络；为防止温性药物可加用黄芩等清热药。

加减：小便失禁，加山药、桑螵蛸、益智仁、山萸肉、乌药等补肾收涩之品；下肢瘫软无力，加杜仲、桑寄生、川牛膝、川断等滋肾补络；上肢偏废者，加桑枝、桂枝、羌活温经通络；兼见言语不利，加郁金、菖蒲、远志以祛痰利窍；兼口眼歪斜，加白附子、僵蚕、地龙等祛风通络。

4. 瘀毒阻络，痰热腑实

证候：半身不遂，口舌歪斜，言语謇涩或不语，偏身麻木，腹胀便秘，口黏痰多，午后面红烦热，舌质暗红、苔黄腻，脉弦滑或偏瘫侧脉弦滑而大。

证候分析：本证多见于半身不遂兼有便秘者，多见于中风急性期病情较重的患者。肝阳暴盛之体，饮食不节，聚湿生痰，内风夹痰，阻滞血络，导致血络瘀塞、热毒滞络，引起半身不遂、口舌歪斜、言语謇涩或不语、偏身麻木之症；痰热壅滞中焦，传导功能失司，升清降浊受阻，腑气不通则腹胀便秘；清阳不升则口黏痰多；阳明腑实证易出现午后面红烦热，舌质暗红，苔黄腻，脉弦滑均为痰热内阻之征。

治法：清热解毒，化瘀通络，通腑泄热。

方药：黄连解毒汤、天蝎散和星蒌承气汤加减。

牛黄（冲）0.3 g，胆南星 8 g，天竺黄 10 g，黄芩 12 g，瓜蒌 15 g，大黄 6 g，水蛭 6 g，全蝎 6 g，珍珠母 15 g，天麻 9 g，黄连 12 g，枳实 12 g。

方解：方中牛黄、珍珠母、天麻、全蝎清心火、平肝风、通络脉；胆南星、天竺黄、瓜蒌清化痰热；大黄通腑泄热；水蛭化瘀通络；黄芩、黄连主要是清热解毒。

加减：若痰涎较多，可合用竹沥汤，即竹沥、生葛汁、生姜汁相合；若头晕较重，加钩藤、菊花；若舌质红而烦躁不安，彻夜不眠，加生地、麦冬、柏子仁、首乌藤；少数患者服用星蒌承气汤后仍腑气不通，痰热腑实甚者，可改投大柴胡汤治疗。大黄的用量以大便通泄为度；腑气通后改用清热化痰等法治疗；用药后大便已通但舌苔剥脱、舌质红或红绛，改用清热养阴法。

5. 毒瘀阻络，痰火闭窍

证候：突然昏仆，不省人事；鼻鼾痰鸣，身热气粗，躁扰不宁，甚则抽搐，偶见呕血，兼见半身不遂，口舌歪斜，肢体强痉拘急，舌质红绛、舌苔黄腻，脉弦滑数。

证候分析：此为中风中脏腑，为闭证，此属阳闭，见于中风急性期，重症患者发病即可出现，亦可由痰热腑实演化而来。肝阳暴张或心火暴盛，风火相煽，气血逆冲，兼痰挟瘀，致血络瘀塞，热毒滞络，血络损伤，痰热内蕴，蒙蔽清窍，故见神识昏蒙、半身不遂、口舌歪斜、肢体强痉拘急、躁扰不宁甚则抽搐等症；痰热内闭出现身热气粗、鼻鼾痰鸣；热甚迫血妄行，则可见呕血。

治法：清热化痰，醒神开窍。

方药：羚羊角汤配合灌服或鼻饲安宫牛黄丸。

羚羊角（先煎）30 g，珍珠母（先煎）30 g，竹茹 12 g，天竺黄 15 g，石菖蒲 12 g，远志 12 g，夏枯草 30 g，丹皮 12 g，黄连 12 g，山栀子 6 g。

方解：方中羚羊角、珍珠母、竹茹、天竺黄清热化痰，石菖蒲、远志豁痰开窍宁神，夏枯草、牡丹皮清肝凉血，黄连、栀子可清泻心火，以清心醒神；配合安宫牛黄丸加强清热化痰、醒神开窍之力。

加减：若痰盛神昏，可合用至宝丹或清宫汤；若热闭神昏兼有抽搐，可加全蝎、蜈蚣或合用紫雪丹。临床还可选用清开灵注射液或醒脑静注射液静脉滴注。腹胀，大便数日未行，加大承气汤以通腑泄热；伴抽搐者，加僵蚕、全蝎、蜈蚣息风解痉；热甚迫血妄行者，加生地、大黄、水牛角。临床上可配合应用清开灵注射液或醒脑静注射液，如热证明显者选用清开灵；而窍闭神昏明显者选用醒脑静。

6.毒瘀阻络，痰湿蒙窍

证候：发病神昏，半身不遂，口舌歪斜，痰鸣漉漉，面色晦垢，静卧不烦或嗜睡，肢体瘫软不温，周身湿冷，舌质紫黯、苔白腻，脉沉滑缓。

证候分析：属中风中脏腑，见于中风急性期。素体阳虚湿痰偏盛，风夹湿痰之邪上壅，壅塞脑络，导致血络瘀塞，化毒滞络，血络损伤，痰湿内蕴，蒙蔽清窍，故见神志昏蒙、半身不遂、口舌歪斜；痰湿内盛可见痰鸣漉漉；痰湿内阻，阳虚于内则面色晦垢、静卧不烦或嗜睡、肢体瘫软不温、周身湿冷。

治法：燥湿化痰，醒神开窍。

方药：涤痰汤合用苏合香丸。

半夏12g，陈皮12g，茯苓15g，枳实12g，胆南星12g，竹茹12g，石菖蒲12g，郁金12g，丹参30g，地龙12g。

方解：方中半夏、陈皮、茯苓、胆南星、竹茹燥湿理气，化痰通络；石菖蒲、郁金开窍豁痰；地龙息风止痉通络；丹参活血通络；枳实降气和中，气降则痰消。配合苏合香丸加强芳香开窍之力。

加减：寒象明显者，加桂枝温阳化饮通络；肢体抽搐者，加天麻、钩藤平肝息风；痰鸣漉漉，舌苔厚腻，加紫苏子、瓜蒌以化痰降浊。若见戴阳，乃属病情恶化，宜急进参附汤、白通加猪胆汁汤鼻饲，或参附注射液静脉滴注。

7.元气败脱

证候：突然神昏或昏愦，目合口张，鼻鼾息微，四肢松懈瘫软，肢冷汗多，二便自遗，舌淡紫或萎缩、苔白腻，脉微欲绝。

证候分析：属中风中脏腑，是中风危候。血络瘀塞及损伤，致脑神失养，脏腑功能失常，病情进展出现正气虚脱，五脏之气衰弱欲绝，故见昏愦不知、目合口张、鼻鼾息微、四肢松懈瘫软、二便自遗等症；尚可见汗多不止、四肢冰冷、脉微欲绝等阴阳离决之象。

治法：益气回阳固脱。

方药：参附汤急煎灌服或鼻饲。

人参（单煎）10g，附子（先煎）10g，生姜6g。

方解：人参大补元气，附子回阳救逆，二药合用以奏益气回阳固脱之功。

加减：若汗出不止，可加炙黄芪、生龙骨、煅牡蛎、山茱萸、醋五味子；阳气恢复后，如又见面赤足冷、虚烦不安、脉极弱或突然脉大无根，是由于真阴亏损、阳无所附而出现虚阳上浮欲脱之证，可用地黄饮子，或参附注射液或生脉注射液静脉滴注。

四、转归、预后与预防

（一）转归

急性缺血性脑血管病患者的转归取决于其病情轻重、体质强弱、正气的盛衰及诊疗的正确及时与否、调养是否得当等。本病发病30天内的病死率为5%～15%，致残率达50%以上。存活者中40%以上复发，且复发次数越多病死率和致残率越高。预后受年龄、伴发基础疾病、是否出现合并症等多种因素影响。

（二）预后

起病以半身不遂、口舌歪斜、言语謇涩为主症而无神志昏蒙者，属中经络，病位较浅，经治疗可逐渐恢复，但大约 3/4 的患者遗留言语不利、半身不遂、偏身麻木、饮水呛咳等后遗症。部分患者虽起病时神志清楚，但病情呈进展性，3~5 日内病情加重，出现急性期病情变化迅速，中脏腑者若救治及时得当，一般一星期内神志转清；若治疗不当或邪实亢盛，迅速耗伤正气，转化为内闭外脱、阴阳离决而危及生命。病情可在数天后趋于稳定，一般在发病 2~3 周时患者渐显正气不足之象，进入恢复期。在恢复期和后遗症期，如出现郁证，可影响肢体、言语功能的康复；如渐致反应迟钝、神情淡漠可发展为痴呆；若调摄不当，致阴血亏虚、阴不敛阳，多有复中危险；若复中的病情重，则预后差。

（三）调护

重视调护是提高临床治愈率、减少合并症、降低死亡率和病残率的重要环节。急性期重症患者多有五不会，即翻身、咳痰、说话、进食、大小便均不能自主。要严密观察，注意神志、呼吸、瞳孔、体温、脉搏、血压等情况；对抽搐、高热、呕血、便血、呃逆等症状表现仔细观察并记录汇报；注意保持呼吸道通畅，鼓励患者咳嗽，咳嗽困难而多痰者，可鼻饲竹沥水清化痰热；注意对皮肤、口腔及尿道的护理，按时翻身并用红花酒按摩受压部位，避免出现褥疮和感染等；尽量增加瘫痪肢体的活动，定时体位变换以避免出现深静脉血栓和肺栓塞；注意调整患者饮食，以清淡为原则，对重症病例鼻饲混合乳及菜汤等。

患者病情稳定后，配合康复训练，并指导患者自我锻炼促进肢体功能的恢复。注意在护理过程中应加强心理护理，对情绪低落的患者注意及时发现和治疗，保持患者情绪稳定平静；如脉象本属气虚脉缓者，骤然脉弦劲而数，多有复中可能，均应细察。

第三十八章 癫痫

癫痫是多种原因导致的脑部神经元异常高度同步化放电所致的一过性脑功能障碍的临床综合征。临床表现具有发作性、短暂性、刻板性、可逆性的特点。由于异常放电神经元的位置不同及异常放电波及的范围差异，导致患者的发作形式多种多样，可表现为感觉、运动、意识、精神、行为、自主神经功能障碍或兼有之。每次发作或每种发作的过程称为痫性发作，一个患者可有一种或数种形式的痫性发作。在癫痫发作中，一组具有相似症状和体征特性所组成的特定癫痫现象统称为癫痫综合征。流行病学资料显示癫痫的年发病率为（50～70）/10万，患病率约为5‰，死亡率为（1.3～3.6）/10万，为一般人群的2～3倍。我国约有900万以上癫痫患者，每年新发癫痫患者为65万～70万，约30%为难治性癫痫，我国的难治性癫痫患者至少在200万以上。据WHO报告，发病高峰有一定的年龄规律，即10岁以前和60岁以后。癫痫是可治性疾病，多数患者经过正规的抗癫痫药物治疗，80%的患者可以完全缓解，其余20%在适应证明确癫痫灶定位确切的情况下可以考虑外科治疗。

本病属中医学"痫证"范畴，又有"癫痫""羊痫风"之称。秦汉时期有关本病的病名记载最早见于马王堆汉墓出土的《五十二病方》，其中对"婴儿病痫"的描述，较为详细地介绍了运用雷丸药浴治疗痫病的方法。《黄帝内经》中虽无癫痫的专门记载，但类似论述较多，称为"巅疾"，对其病因及临床表现均有记载，如《素问·奇病论》曰："人生而有病巅疾者，病名曰何，安所得之？岐伯曰：名为胎病，此得之在母腹中时，其母有所大惊，气上而不下，精气并居，故令子发为巅疾也。"在症状描述方面，《灵枢·癫狂》曰"癫疾始作，而引口啼呼喘悸"及"癫疾始作，先反僵，因而脊痛"，类似癫痫大发作。在治疗上，多以针刺为主，《黄帝内经》载方生铁落饮给后世治痫很大启发。《诸病源候论·癫狂候》载："癫者，卒发仆地，吐涎沫，口歪，目急，手足缭戾，无所觉知，良久乃苏……人禀阴阳之气而生，风邪入并于阴则为癫。"《诸病源候论·痫候》曰："痫者，小儿病也十岁以上为癫，十岁以下为痫。其发病之状，或口眼相引，而目睛上摇，或手足掣纵，或背脊强直，或颈项反折，诸方说痫，名证不同，大体其发之源，皆因三种。三种者，风痫、惊痫、食痫是也。"《备急千金要方》在证候分类上，按癫痫发作的特点分为五脏痫，即肝痫、脾痫、肺痫、肾痫、心痫。根据牲畜的声音，划分为六畜痫，即马痫、牛痫、羊痫、猪痫、犬痫、鸡痫。还列举了13首方和23种灸法对后世影响很大，不少被后世医家用来治疗癫痫，如镇心丸、大黄汤、龙胆汤等。

宋金元时期，众多医家认识到本病的发生不但与先天因素有关，而且还有其他因素导致脏气不平，阴阳失调，神乱而病，儿科专著《颅囟经》设"惊痫癫证治"专篇，立方5首，用药有钩藤、琥珀、龙齿、大黄、牛黄、犀角等，至今仍是治疗癫痫常用的药物。宋代钱乙《小儿药证直诀》中称癫痫为痫，并立"五痫"专篇，创立了五色丸等方剂。金代刘完素论癫痫病机强调火热，其火热的病因为壅怫闭郁，对后世影响很大。张从正认为本病与肝经热盛有关，主张以汗、吐、下三法并行治痫。朱丹溪从痰论治，《丹溪心法》云"痫症有五……以其病状偶类之耳，无非痰涎壅塞，迷闷孔窍"，提出治疗痫大率行痰为主，宜以星香散加全蝎3条治疗，补前人之未及。

明清时期，各家争鸣，将癫、狂、痫三证分而论之，大大充实了中医对痫病的认识，基本形成从风、火、痰、瘀、惊、虚辨证治痫的理论体系。清代程国彭《医学心悟》设癫狂痫篇，云："重阴为癫，重阳为狂。而痫症，则痰涎聚于经络也。"并创立著名治痫方剂——定痫丸。

近现代医家师法前人，参以己意，或从阴阳辨证，或以虚实立论，或中西并重。张锡纯治疗癫痫对强直阵挛发作且久治不愈者，主张中西并重，其"西药为麻醉脑筋之品，能强制脑筋使不发痫，治标之药也；中药为健脾、利痰、泻火镇惊、养神之品，治本之药也。标本并治，所以能随手奏效"，创立愈痫丸和朱砂黄丹白矾丸。现代更有诸多名家，继承创新，并结合现代医学技术手段，对本病有了进一步的认识。

本病病位在脑，病因多为先天遗传，与后天脏腑功能失调有关，脏气不平，气机升降出入失常，导致气络乖乱、神机失用、元神失控而发。

第一节　西医病因病理

一、发病原因

（一）继发性癫痫的病因

1. 皮质发育障碍　皮质发育障碍引起癫痫发作最常见的原因是神经元异位和局灶性皮质发育不良。前者是由于多种原因造成神经元迁移受阻，使神经元不能到达正常部位，不能形成正常功能所必需的突触联系，反而在局部形成异常神经网络引起癫痫发生。皮质发育不良往往有皮质结构和细胞学的异常，如无脑回脑裂、多脑回及局灶性巨脑回等。

2. 脑瘤　流行病学调查显示，癫痫患者中有4%系肿瘤所致。脑瘤患者中癫痫的发病率为35%，慢性耐药性癫痫行手术治疗的患者中，17%是肿瘤所致。无论是原发还是继发，无论是良性还是恶性脑肿瘤都可能引起癫痫发作。

3. 颅脑外伤　颅脑外伤是癫痫的常见病因，可出现在急性期或头伤后的恢复期，流行病学调查显示颅脑外伤后癫痫的发病率为2%～5%。颅脑外伤合并脑出血或有早期癫痫发作者，有10%出现晚发性癫痫，其中开放性脑外伤比闭合性更易导致癫痫发作。婴幼儿的颅脑外伤性癫痫常与产伤有关，而滞产、器械助产都是产伤的重要危险因素。

4. 颅内感染　颅内感染中有24.3%的患者出现癫痫发作或癫痫持续状态。结核性脑膜炎急性期出现癫痫发作的发病率平均为38.5%（5.9%～74.0%）；细菌性脑膜炎也是癫痫的常见病因，其发病率平均约为24.7%；儿童（23.9%～47.4%）高于成人（17.4%～26.5%）；神经梅毒、病毒感染均引起癫痫发作。

5. 寄生虫感染　长江上游主要为脑型肺吸虫，中下游以血吸虫为主，北方以猪囊虫寄生引起癫痫多见。寄生在中枢神经系统的囊虫以皮质运动区为多。囊虫变性坏死或钙化后则可出现癫痫。

6. 脑血管疾病　1986年我国六城市流行病学调查发现卒中后癫痫发病率为16.4%，以缺血性脑血管病为主。在60岁以上新诊断的癫痫患者约45%的病因与脑血管病有关。

7. 遗传代谢性疾病　许多神经遗传病中有癫痫发作。脑内表皮样囊肿、小儿神经蜡样脂褐质沉积症、Ⅱ型唾液酸苷酶贮积病、溶酶体贮积病、黑蒙性痴呆等都常引起癫痫发生。

8. 神经系统变性疾病　发生在中枢神经系统的多种变性疾病是症状性癫痫的常见病因之一。5%的多发性硬化患者病程中有癫痫发作，运动神经元病、Alzheimer病、帕金森病的晚期也常有癫痫发生。

9. 其他 ①缺氧缺血性脑病，以新生儿和成人最为常见，其中约 6.0% 的患者可发生癫痫；②尿毒症性脑病中约 1/3 的患者在其急性期或严重慢性肾衰竭时有癫痫发作，多以全身性发作为主要表现，部分性发作也比较常见；③ CO 中毒，国内的流行病学调查发现 CO 中毒患者中癫痫发生率为 11.4%，其中 25% 发生在急性期，75% 为迟发性脑病的表现。

（二）特发性癫痫的病因

特发性癫痫应是病因不清楚的癫痫，一旦明确病因就应归于继发性癫痫中。特发性癫痫另一个主要特征是到目前为止，人类仍然没有发现其脑部有足以引起癫痫发作的结构性损伤或生化异常，只知道可能与遗传因素有关。

（三）癫痫的发病机制

癫痫发病机制仍不完全清楚，但一些重要发病环节已为人类所知。目前有几种主要学说受到研究者们的关注。

1. 离子通道学说　神经元高度同步化异常放电是产生癫痫的病变基础，而异常放电的原因系离子异常跨膜运动所致，后者的发生则与离子通道结构和功能异常有关，调控离子通道的神经递质或调质功能障碍又是引起离子通道功能异常的主要原因，离子通道蛋白和神经递质多数是以 DNA 为模板进行代谢的基因表型产物，因而，其异常往往与基因表达异常有关。

2. 异常网络学说　癫痫是一种慢性疾病，国际抗癫痫联盟认为患者脑部存在着能导致癫痫反复发作的易感性是癫痫最为突出的病理生理特征。

电刺激带有不同颜色荧光的转基因鼠的杏仁核，借助倒置荧光显微镜和双光子激发荧光成像术，可在经特殊磨具处理颅骨后的活体鼠中见到，随着每一次点燃，带有黄色荧光标志的神经突触末端都向下位或邻近神经元突延，并与其形成新的突触联系，随着癫痫的反复发作，初期可逆性的突触异常连接逐渐成为固定的新连接，病理学研究发现这些伴随着真核细胞死亡的神经元间新连接的主要成分是苔藓纤维"芽生"。用电生理方法可以记录到这些新连接网络内有异常电流，表明癫痫患者脑内出现了导致癫痫反复发作的神经异常网络，而突触可塑性是这种异常神经网络形成的基础。

3. 脑电图上痫性放电与临床发作　单个神经元异常放电并不足以引起临床上的癫痫发作。但这种异常神经元放电进入到局部神经网络，并在其中传播时，可受到网络内兴奋或抑制神经元的增益或抑制，使这种异常电流增大或降低。当异常电流增加到一定程度，并可通过脑电图记录到时，就表现为脑电图上的痫性放电。当电流增加到足以冲破脑部的抑制功能，或脑内对其抑制作用减弱时，就会沿"电阻"最小径路传播，引起临床上的癫痫发作。

二、病理机制

癫痫的病因错综复杂，病理改变亦呈多样化，我们通常将癫痫病理改变分为两类，即引起癫痫发作的病理改变（即癫痫发作的病因）和癫痫发作引起的病理改变（即癫痫发作的后果），这对于明确癫痫的致病机制及寻求外科手术治疗具有十分重要的意义。

目前关于癫痫的病理研究，大部分来自难治性癫痫患者手术切除的病变组织，在这类患者中，海马硬化具有一定的代表性。它既可以是癫痫反复发作的结果，又可能是导致癫痫反复发作的病因，与癫痫治疗成败密切相关。海马硬化肉眼观察表现为海马萎缩、坚硬；组织学表现为双侧海马硬化病变，多呈现不对称性，往往发现一侧有明显的海马硬化表现，而另一侧海马仅有轻度的神经元脱失；

此外，也可波及海马旁回、杏仁核、钩回等结构。镜下典型表现是神经元脱失和胶质细胞增生，且神经元的脱失在癫痫易损区更为明显，比如CA1区、CA3区和门区。

苔藓纤维出芽是海马硬化患者另一重要的病理表现。颗粒细胞的轴突称为苔藓纤维，正常情况下只投射至门区及CA3区，反复癫痫发作触发苔藓纤维芽生，进入齿状回的内分子层（主要是颗粒细胞的树突）和CA1区，形成局部异常神经环路，导致癫痫发作。

海马硬化患者还可发现齿状回结构的异常。而对于非海马硬化的患者，反复的癫痫发作是否一定发生神经元脱失等海马的神经病理改变，尚无定论。国外有学者收集癫痫患者的尸检标本发现，长期反复发作的癫痫患者并不一定有神经元的显著脱失。随着分子生物学等基础学科的迅速发展，癫痫发作所引起的细胞超微构架损伤及分子病理机制将逐步朗明化。

第二节 中医病因病机

一、病因

痫证的病因可分为先天因素和后天因素两大类。先天因素主要为先天禀赋不足或禀赋异常，后天因素包括情志失调、饮食不节、跌仆外伤或患他病致脑窍损伤等。二者均可造成脏腑功能失调，风、火、痰、瘀闭塞清窍，积痰内伏，偶遇诱因触动，则脏气不平、阴阳失衡而致气络逆乱、元神失控而发病。

二、病机

1.禀赋异常 痫证之始于幼年者多见，与先天因素有密切关系，所谓"羊癫风，系先天之元阴不足"。前人多责之于"在母腹中时，其母有所大惊"。若母体突受惊恐，则导致气机逆乱，一则导致精伤而肾亏，所谓"恐则精却"。脑为元神之府，精气之所聚，神机之所用。母体精气耗伤，胎儿先天不足，精不化气，神机失用；气络不荣，气化失权，致使胎儿发育异常，出生后，脑神失养，元神失控，脑神督络调控机制失常则易发病病。

2.情志失调 七情常易影响人体气络气机升降出入而发病，七情中主要责之于惊恐，如《素问·举痛论》云："百病生于气也，怒则气上，喜则气缓，悲则气消，恐则气下，惊则气乱……思则气结。"阐明了气络气机紊乱是疾病发生的基本病因。七情过极、神识过用导致脏腑之间协调平衡功能失常，恐惧伤肾，肾络固摄功能失常，气泄于下，元神失养，脏腑功能失调，亦可致络气虚滞或络气郁滞。由于突受大惊大恐，造成气机逆乱，进而损伤脏腑，肝肾受损，则易致阴不敛阳而生热生风，脾胃受损，则易致精微不布，痰浊内聚，经久失调，一遇诱因，痰浊或随气逆，或随火炎，或随风动，蒙闭心神清窍，是以痫证作矣。小儿脏腑娇嫩，元气未充，神气怯弱，更易因惊恐而发生本病。

3.饮食不节 过食肥甘厚味，损伤脾胃，脾失健运，聚湿生痰，痰浊内蕴；或气郁化火，火邪炼津成痰，积痰内伏，一遇诱因，痰浊蒙蔽元神清窍，壅塞经络，发为痫病。

4.脑窍损伤 由于跌仆撞击，或出生时难产，或患他病，如温疫（颅内感染）、中毒或脑部手术等均能导致颅脑受伤，使脑窍受伤、瘀血阻络、脑神失用而见神志逆乱、昏不知人，脑神督络神经调控机制失常则见手足抽搐，遂发痫证。

总之，本病的发生，多由于先天禀赋不足，或外感六淫之邪，或七情失调，或过劳伤气，或饮食失宜，脾胃损伤，痰湿阻络；或脑部外伤，瘀血阻络，或患他病之后，使脏腑失调，脏气不平，损伤气络，气机升降出入失常，痰浊阻滞，内风引动伏痰，气机乖乱，神机失用，脑神督络失控而发癫痫。

癫痫发作病在脑之气络，常由痰湿阻于脑络，络气郁闭，气闭则血行不畅、瘀血内生、瘀血阻络，进一步导致气络病变，造成脑之气络损伤、脑神失用而出现神志不清，脑神督络失控则见手足抽搐而发癫痫等。因痰生瘀，因瘀生痰，痰瘀互结，渐成痼疾。又有环境污染或感染特异病毒，或内生"瘀毒"或"浊毒"，毒损脑络气络而致脑神失用，出现神志逆乱而发癫痫。

第三节　西医诊断与治疗

一、临床表现

癫痫临床表现丰富多样，但都具有如下共同特征：①发作性，即症状突然发生，持续一段时间后迅速恢复，间歇期正常；②短暂性，即发作持续时间非常短，通常为数秒钟或数分钟，除癫痫持续状态外，很少超过半小时；③重复性，即第一次发作后，经过不同间隔时间会有第二次或更多次的发作；④刻板性，指每次发作的临床表现几乎一致。

（一）部分性发作

部分性发作是指源于大脑半球局部神经元的异常放电，包括单纯部分性、复杂部分性、部分性继发全面性发作三类，前者为局限性发放，无意识障碍，后两者放电从局部扩展到双侧脑部，出现意识障碍。

1.单纯部分性发作　发作时程短，一般不超过1分钟，发作起始与结束均较突然，无意识障碍。

2.复杂部分性发作　占成人癫痫发作的50%以上，也称为精神运动性发作，病灶多在颞叶，故又称为颞叶癫痫，也可见于额叶、嗅皮质等部位。由于起源、扩散途径及速度不同，临床表现有较大差异，可表现为：①仅表现为意识障碍；②意识障碍和自动症；③意识障碍与运动症状。

3.部分性发作继发全面性发作　单纯部分性发作可发展为复杂部分性发作，单纯或复杂部分性发作均可泛化为全面性强直阵挛发作。

（二）全面性发作

最初的症状学和脑电图提示发作起源于双侧脑部，多在发作初期就有意识丧失。

1.全面强直-阵挛发作（generalized tonic-clonic seizure，GTCS）　意识丧失、双侧强直后出现阵挛是此型发作的主要临床特征。可由部分性发作演变而来，也可在疾病开始即表现为全面强直-阵挛发作。早期出现意识丧失、跌倒，随后的发作分为以下三期。

（1）强直期：表现为全身骨骼肌持续性收缩。眼肌收缩出现眼睑上牵、眼球上翻或凝视；咀嚼肌收缩出现张口，随后猛烈闭合，可咬伤舌尖；喉肌和呼吸肌强直性收缩致患者尖叫一声，呼吸停止；颈部和躯干肌肉的强直性收缩致颈和躯干先屈曲，后反张；上肢由上举后旋转为内收旋前，下肢先屈曲后猛烈伸直，持续10~20秒钟后进入阵挛期。

（2）阵挛期：肌肉交替性收缩与松弛，呈一张一弛交替性抽动，阵挛频率逐渐变慢，松弛时间逐渐延长，本期可持续 30 ~ 60 秒或更长。在一次剧烈阵挛后，发作停止，进入发作后期。以上两期均可发生舌咬伤，并伴呼吸停止、血压升高、心率加快、瞳孔散大、光反射消失、唾液和其他分泌物增多；Babinski 征可为阳性。

（3）发作后期：此期尚有短暂阵挛，以面肌和咬肌为主，导致牙关紧闭，可发生舌咬伤。本期全身肌肉松弛、括约肌松弛，尿液自行流出可发生尿失禁。呼吸首先恢复，随后瞳孔、血压、心率渐至正常，肌张力松弛，意识逐渐恢复。从发作到意识恢复历时 5 ~ 15 分钟。醒后患者常感头痛、全身酸痛、嗜睡，部分患者有意识模糊，此时强行约束患者可能发生伤人和自伤。GTCS 典型脑电图改变是，强直期开始逐渐增强的 10 次/秒棘波样节律，然后频率不断降低，波幅不断增高，阵挛期弥漫性慢波伴间歇性棘波，痉挛后期呈明显脑电抑制，发作时间愈长，抑制愈明显。

2. 强直性发作　见于弥漫性脑损害的儿童，睡眠中发作较多。表现为与强直-阵挛性发作中强直期相似的全身骨骼肌强直性收缩，常伴有明显的自主神经症状，如面色苍白等，如发作时处于站立位可剧烈摔倒。发作持续数秒至数十秒。典型发作期 EEG 为暴发性多棘波。

3. 阵挛性发作　几乎都发生在婴幼儿，特征是重复阵挛性抽动伴意识丧失，之前无强直期。双侧对称或某一肢体为主的抽动，幅度、频率和分布多变，为婴儿发作的特征，持续 1 分钟至数分钟。EEG 缺乏特异性，可见快活动、慢波及不规则棘-慢波等。

4. 肌阵挛发作　表现为快速、短暂、触电样肌肉收缩，可遍及全身，也可限于某个肌群或某个肢体，常成簇发生，声、光等刺激可诱发。可见于任何年龄，常见于预后较好的特发性癫痫患者，如婴儿良性肌阵挛性癫痫；也可见于罕见的遗传性神经变性病及弥漫性脑损害。发作期典型 EEG 改变为多棘-慢波。

5. 失神发作　分典型和不典型失神发作，临床表现、脑电图背景活动及发作期改变、预后等均有较大差异。

（1）典型失神发作：儿童期起病，青春期前停止发作。特征性表现是突然短暂的（5 ~ 10 秒）意识丧失和正在进行的动作中断，双眼茫然凝视，呼之不应，可伴简单自动性动作，如擦鼻、咀嚼、吞咽等，或伴失张力如手中持物坠落或轻微阵挛，一般不会跌倒，事后对发作全无记忆，每日可发作数次至数百次。发作后立即清醒，无明显不适，可继续先前活动，醒后不能回忆。发作时 EEG 呈双侧对称 3 Hz 棘-慢综合波。

（2）不典型失神：起始和终止均较典型失神发作缓慢，除意识丧失外，常伴肌张力降低，偶有肌阵挛。EEG 显示较慢的（2.0 ~ 2.5 Hz）不规则棘-慢波或尖-慢波，背景活动异常。多见于弥漫性脑损害患儿，预后较差。

6. 失张力发作　是姿势性张力丧失所致。部分或全身肌肉张力突然降低导致垂颈（点头）、张口、肢体下垂（持物坠落）或躯干失张力跌倒或猝倒发作，持续数秒至 1 分钟，时间短者意识障碍可不明显，发作后立即清醒和站起。EEG 示多棘-慢波或低电位活动。

二、实验室检查

（一）脑电图

脑电图（EEG）是诊断癫痫最重要的辅助检查方法。EEG 对发作性症状的诊断有很大价值，有助于明确癫痫的诊断和分型及确定特殊综合征。近年来广泛应用的 24 小时长程脑电监测和视频脑电图使发现痫样放电的可能性大为提高，后者可同步监测记录患者发作情况及相应脑电图改变，可明确发作性症状及脑电图变化间的关系。

（二）神经影像学检查

神经影像学检查包括 CT 和 MRI，可确定脑结构异常或病变，对癫痫及癫痫综合征诊断和分类颇有帮助，有时可做出病因诊断，如颅内肿瘤、灰质异位等。MRI 较敏感，特别是冠状位和海马体积测量能较好地显示海马病变。国际抗癫痫联盟神经影像学委员会于 1997 年提出以下情况应做神经影像学检查：①任何年龄、病史或脑电图提示为部分性发作；②在 1 岁以内或成人不能分型的发作或明显的全面性发作；③神经或神经心理证明有局限性损害；④一线抗癫痫药物无法控制发作；⑤抗癫痫药不能控制发作或发作类型有变化及可能有进行性病变者。功能影像学检查 SPECT、PET 等能从不同的角度反映脑局部代谢变化，辅助癫痫灶的定位。

三、诊断与鉴别诊断

（一）诊断要点

癫痫是多种病因所致的疾病，其诊断需遵循三步原则：首先明确是否为癫痫发作，其次是哪种类型的癫痫或癫痫综合征，最后明确发作的病因是什么。

1. 癫痫的临床诊断　主要根据癫痫患者的发作病史，特别是可靠目击者所提供的详细的发作过程和表现，辅以脑电图痫性放电即可诊断。

2. 脑电图　脑电图是诊断癫痫最常用的一种辅助检查方法，40%～50% 癫痫患者在发作间歇期的首次 EEG 检查可见棘波、尖波或棘-慢波、尖-慢波等痫性放电波形。癫痫发作患者出现局限性痫样放电提示局限性癫痫，普遍性痫样放电提示全身性癫痫，但是少数患者可多次检查 EEG 始终正常。

3. 神经影像学检查　可确定脑结构性异常或损害，脑磁图、SPECT、PET 等可帮助确定癫痫灶的定位。

（二）鉴别诊断

1. 晕厥　为脑血流灌注短暂全面下降，缺血缺氧所致意识瞬时丧失和跌倒，多有明显的诱因，如久站、剧痛、见血、情绪激动和严寒等，胸腔内压力急剧增加，如咳嗽、哭泣、大笑、用力、憋气、排便和排尿等也可诱发。常有恶心、头晕、无力、震颤、腹部沉重感或眼前发黑等先兆。与癫痫发作比较，跌倒时较缓慢，表现为面色苍白、出汗，有时脉搏不规则，偶可伴有抽动、尿失禁。少数患者可出现四肢强直-阵挛性抽搐，但与痫性发作不同，多发作于意识丧失 10 秒钟以后，且持续时间短、强度较弱。单纯性晕厥发生于直立位或坐位，卧位时也出现发作，多提示痫性发作。晕厥引起的意识丧失极少超过 15 秒，以意识迅速恢复并完全清醒为特点，不伴发作后意识模糊，除非脑缺血时间过长。

2. 假性癫痫发作　又称癔症样发作，是一种非癫痫性的发作性疾病，是由心理障碍而非脑电紊乱引起的脑部功能异常。可有运动、感觉和意识模糊等类似癫痫发作症状，难以区分。发作时脑电图上无相应的痫性放电和抗癫痫治疗无效是鉴别的关键。但应注意，10% 假性癫痫发作患者可同时存在真正的癫痫，10%～20% 癫痫患者中伴有假性发作。

3. 发作性睡病　可引起意识丧失和猝倒，易误诊为癫痫。根据突然发作的不可抑制的睡眠、睡眠瘫痪、入睡前幻觉及猝倒症四联征可鉴别。

4.基底动脉型偏头痛　因意识障碍应与失神发作相鉴别，但其发生缓慢，程度较轻，意识丧失前常有梦样感觉；偏头痛为双侧，多伴有眩晕、共济失调、双眼视物模糊或眼球运动障碍，脑电图可有枕区棘波。

5.短暂性脑缺血发作　TIA多见于老年人，常有动脉硬化、冠心病、高血压、糖尿病等病史，临床症状多为缺失症状（感觉丧失或减退、肢体瘫痪），肢体抽动不规则，也无头部和颈部的转动，症状常持续15分钟到数小时，脑电图无明显痫性放电；而癫痫见于任何年龄，以青少年为多，前述危险因素不突出，癫痫多为刺激症状（感觉异常、肢体抽搐），发作持续时间多为数分钟，极少超过半小时，脑电图上多有痫性放电。

6.低血糖症　血糖水平低于2 mmol/L时可产生局部癫痫样抽动或四肢强直发作，伴意识丧失，常见于胰岛β细胞瘤或长期服降糖药的2型糖尿病患者，病史有助于诊断。

四、治疗

（一）药物治疗

传统AEDs：

1.苯妥英钠　对GTCS和部分性发作有效，可加重失神和肌阵挛发作。胃肠道吸收慢，代谢酶具有可饱和性，饱和后增加较小剂量即达到中毒剂量，小儿不易发现毒副反应，婴幼儿和儿童不宜服用，成人剂量为200 mg/d，加量时要慎重。半衰期长，达到稳态后成人可日服1次，儿童日服2次。

2.卡马西平　是部分性发作的首选药物，对复杂部分性发作疗效优于其他AEDs，对继发性GTCS亦有较好的疗效，但可加重失神和肌阵挛发作。由于对肝酶的自身诱导作用，半衰期初次使用时为20～30小时，常规治疗剂量为10～20 mg/（kg·d），开始用药时清除率较低，起始剂量应为2～3 mg/（kg·d），一周后渐增加至治疗剂量。治疗3～4周后，半衰期为8～12小时，需增加剂量维持疗效。

3.丙戊酸钠　是一种广谱AEDs，是全面性发作，尤其是GTCS合并典型失神的首选药，也用于部分性发作。胃肠道吸收快，可抑制肝的氧化、结合、环氧化功能，与血浆蛋白结合力高，故与其他AEDs有复杂的交互作用。半衰期短，联合治疗时半清除期为8～9小时。常规剂量成人为600～1800 mg/d，小儿为10～40 mg/（kg·d）。

4.苯巴比妥　常作为小儿癫痫的首选药物，较广谱，起效快，对GTCS疗效好，也用于单纯及复杂部分性发作，对发热惊厥有预防作用。半衰期长达37～99小时，可用于急性脑损害合并癫痫或癫痫持续状态。常规剂量成人为60～90 mg/d，小儿为2～5 mg/（kg·d）。

5.扑痫酮　经肝代谢为具有抗痫作用的苯巴比妥和苯乙基丙二酰胺。适应证是GTCS，以及单纯和复杂部分性发作。

6.乙琥胺　仅用于单纯失神发作。吸收快，约25%以原型由肾脏排泄，与其他AEDs很少相互作用，几乎不与血浆蛋白结合。

7.氯硝西泮　直接作用于GABA受体亚单位，起效快，但易出现耐药使作用下降。作为辅助用药，小剂量常可取得良好疗效，成人试用1 mg/d，必要时逐渐加量；小儿试用0.5 mg/d。

（二）手术治疗

患者经过长时间正规单药治疗或先后用两种 AEDs 达到最大耐受剂量，以及经过一次正规的联合治疗仍不见效，可考虑手术治疗。同前所述，20%~30% 的癫痫发作患者用各种 AEDs 治疗难以控制发作，如治疗 2 年以上、血药浓度在正常范围之内，每月仍有 4 次以上发作、出现对 AEDs 耐药者，考虑难治性癫痫。应当采用适当的手术治疗来减轻患者的发作，并有机会使患者获得发作的完全控制。

手术适应证：效果比较理想的多为部分性发作，主要是起源于一侧颞叶的难治性复杂部分性发作，如对致病灶靠近大脑皮质、可为手术所及且切除后不会产生严重的神经功能缺陷者，疗效较好。目前认为，癫痫病灶的切除术必须有特定的条件，基本点为：①癫痫灶定位须明确；②切除病灶应相对局限；③术后无严重功能障碍的风险。癫痫手术治疗涉及多个环节，需要在术前结合神经电生理学、神经影像学、核医学、神经心理学等多重检测手段进行术前综合评估，对致痫源区进行综合定位，是癫痫外科治疗成功与否的关键。

常用的方法有：①前颞叶切除术和选择性杏仁核、海马切除术；②颞叶以外的脑皮质切除术；③痫病病灶切除术；④大脑半球切除术；⑤胼胝体切开术；⑥多处软脑膜下横切术。除此之外，还有迷走神经刺激术、慢性小脑电刺激术、脑立体定向毁损术等，理论上对于各种难治性癫痫都有一定的疗效。

第四节　中医诊断与治疗

一、诊断

1.慢性、反复发作性、短暂性神情恍惚，甚则突然仆倒，昏不知人，口吐涎沫，两目上视，肢体抽搐，或口中怪叫，移时苏醒，一如常人，且苏醒后对发作时情况全然不知。

2.任何年龄、性别均可发病，但多在儿童期、青春期或青年期发病。

3.发作前可有眩晕、胸闷、叹息等先兆症状，发作后常伴疲乏无力。

4.多有家族史或产伤史或脑部外伤史，老年人可有中风史，每因惊恐、劳累、情志过极等诱发。

二、鉴别诊断

1.中风　痫证典型大发作与中风均有突然仆倒、昏不知人等症状，但痫证有慢性、反复发作史，发时口吐涎沫、两目上视、四肢抽搐，或口中怪叫，可自行苏醒，无半身不遂、口舌歪斜等症状，而中风无口吐涎沫、两目上视、四肢抽搐，或口中怪叫等症状，醒后常有半身不遂等后遗症。

2.厥证　厥证除见突然仆倒、昏不知人等症状外，还有面色苍白、四肢厥冷，而无痫证之口吐涎沫、两目上视、四肢抽搐和口中怪叫等症状，临床上不难区别。

3.痉证　两者都具有时发时止、四肢抽搐拘急的症状，但痫证多兼有口吐涎沫、口中怪叫、醒后如常人，多无发热，而痉证多见身体强直、角弓反张、不能自止，常伴发热，多有原发疾病的存在。

三、辨证论治

（一）辨证要点

1. 辨特发与继发　小儿发病者多属先天不足，与遗传因素有关，多属特发性癫痫；成人发病者多属后天因素，或外感六淫，或内伤七情，或饮食所伤，或感疫疠之气，或外伤等，多属继发性癫痫。

2. 辨病情轻重　痫证发作有轻重之别。判断本病之轻重，可从以下几个方面加以区分。从时间方面看，一是病发持续时间之长短，一般持续时间长则病重，短则病轻；二是发作间隔时间之久暂，即间隔时间短则病重，间隔时间长则病轻。从症状方面看，轻者仅有呆若木鸡，不闻不问，不动不语，可无抽搐，或见筋惕肉𥆧，可突然中断活动，手中物体突然落下，或头突然向前倾下而又迅速抬起，或短暂时间眼睛上翻，或两目上视，经数秒钟或数分钟后即可恢复。重者则来势迅急，猝倒嚎叫，四肢抽搐，小便自遗，昏不知人。从病机方面看，病情轻重与痰浊浅深和正气盛衰密切相关，病初正气未衰，痰浊不重，病情相对较轻，多易愈。如若反复发作，正气衰弱，痰浊不化，愈发愈频，正气更衰，互为因果，病情亦渐重。

3. 辨病性虚实　痫证发病初期多属实证，反复发作日久则为虚实夹杂。发作期多实或实中夹虚，休止期多虚或虚中夹实。阳痫发作多实，阴痫发作多虚。实者当辨风、痰、火、瘀之别，如来势急骤，神昏猝倒，不省人事，口噤牙紧，颈项强直，四肢抽搐者，属风；发作时口吐涎沫，气粗痰鸣，木呆无知，发作后或有情志错乱，幻听错觉，或有梦游者，属痰；如猝倒啼叫，面赤身热，口流血沫，平素或发作后有大便秘结，口臭苔黄者，属火；发作时面色潮红、紫红，继则青紫，口唇发绀，或有颅脑外伤、产伤等病变者，属瘀。虚者则当区分脾虚不运、心脾两虚、心肾两虚、肝肾阴虚等不同。

4. 辨阳痫与阴痫　痫证发作时有阳痫、阴痫之分。发作时牙关紧闭，伴面红、痰鸣声粗、舌红、脉数有力者多为阳痫；面色晦暗或萎黄、肢冷、口无怪叫或叫声低微者多为阴痫。阳痫发作多属实，阴痫发作多属虚。

5. 辨脏腑络气　本病病位在脑之气络，但多与心、肝、脾、肾络气有关。脑主元神，心主识神。若心悸气短、活动后加重、脉细弱或结代，兼见面色白、神疲体倦、自汗、少气、舌淡苔白等症状，多属心之络气虚滞；若见胸中憋闷，其人常欲捶打其胸，或未发作欲饮热水，善太息，遇情志刺激胸闷加重，纳少，腹胀不得平卧，肢冷唇绀，苔白舌青，脉弦等症，则多为心之络气郁滞。癫痫若见情志抑郁、胸胁胀痛、善太息等症，多为肝之络气郁滞；若情志亢奋，常表现为急躁易怒、失眠多梦、头胀头痛、面红目赤等症，多属肝之络气上逆之证；若有胁痛口苦，胸闷纳呆，恶心呕吐，目赤或目黄、身黄、小便黄赤，或发病急骤，见高热烦渴、胁痛腹满、神昏谵语，或见衄血、便血，或肌肤出现瘀斑，舌质红绛、苔黄而燥，脉弦滑数或细数等症，则多属湿热阻滞肝之络气；若见腹胀纳少，不思饮食，食后胀甚，肢体倦怠，神疲乏力，少气懒言，吐血、便血、尿血、肌衄，妇女月经过多、崩漏等，舌淡苔白，脉虚弱等症，则属脾之络气亏虚；见脘腹胀满，纳呆食少，嗳气频频，便溏不爽，肠鸣矢气，舌苔白或腻，脉弦，或见脘腹痞闷，食少便溏，泛恶欲吐，头身困重，舌淡红、苔白腻，脉濡缓，则属络气阻滞；若见腰膝酸软，神疲乏力，耳鸣失聪，小便频数而清或尿后余沥不尽、遗尿、夜尿频多，或咳喘、呼多吸少、气不得续、动则喘息益甚，自汗神疲，声音低怯，舌淡苔白，脉沉弱等症，则属肾气亏虚。

（二）治疗原则

在"络以通为用"的原则下，按病之新久急缓施治。临证时大凡痫病初发，多为阳痫，治以豁痰息风、开窍定痫法。痫性发作时以治标为要，平时病缓以补虚治其本，是谓本病治疗之大法。同时还要明确病情缓急，病发既急，以开窍醒神治其标，综合运用化痰、息风、化瘀、通窍之法，休止期和久治不愈者应重视行痰、调理气机，使气顺痰消，气行血行风可自灭；癫痫反复发作最容易伤及元神之府，补元气可使脑神得充、元神得用，发挥正常的督络调节功能，宜用通畅络气、补虚荣络、化痰通络、泻火通络等法。而调养精神、注意饮食、劳逸适度，临床也不可忽视。

（三）辨证治疗

1. 发作期

（1）阳痫

证候：突然昏仆，不省人事，牙关紧闭，面色潮红、紫红转为青紫或苍白，口唇发绀，两目上视，四肢抽搐，口吐涎沫，或喉中痰鸣，或怪叫，移时苏醒如常人。病发前多有眩晕、头痛而胀、胸闷乏力、喜欠伸等先兆症状。平素情绪急躁，心烦失眠，口苦咽干，便秘尿黄，发作时甚至二便自遗。舌质红、苔多白腻或黄腻，脉弦数或弦滑。

证候分析：阳痫多为风痰阻络所致，感受热邪、毒邪或五志过极，络气郁闭，热邪伤阴，虚风内动，风为百病之长，易与痰结合，内风挟痰横窜气络，气血逆乱于胸中，心络郁滞，络气郁闭，肝风内动，挟痰横窜，气血逆乱于胸中，心神失守，故突然昏仆、不省人事；阳气受遏或血行瘀阻，使清气不得入，浊气不出，故面色潮红、紫红转青紫或苍白，口唇发绀；内风窜扰筋脉，引动伏痰，气机乖乱，脑神失用，督络功能异常故两目上视，牙关紧闭，四肢抽搐，喉中痰鸣，口吐涎沫，并发出怪声等；舌质红属热，苔腻主湿盛，苔黄为内蕴痰热；其脉弦滑为风痰内盛之征。风痰聚散无常，故反复发作而醒后如常人。

治法：急以开窍醒神，继以泻热涤痰息风。

方药：黄连解毒汤合定痫丸加减。

黄连12g，黄芩12g，黄柏9g，栀子6g，川贝母3g，胆南星12g，半夏6g，茯苓15g，陈皮12g，天麻12g，全蝎12g，僵蚕12g，琥珀（冲服）0.5g，石菖蒲12g。

急以针刺人中、十宣、合谷等穴以醒神开窍。或以清开灵注射液静脉滴注。

方解：方中黄连、黄芩、黄柏、栀子泻上、中、下三焦之火；取贝母、胆南星苦凉性降，用以清化热痰，贝母甘润苦燥而不伤阴；半夏、茯苓、陈皮、生姜相合，燥湿化痰，兼以健脾开胃，以加强祛痰之力；天麻、全蝎、僵蚕相合偏温，长于息风止痉；琥珀偏凉质重而镇心；石菖蒲辛温芳香与远志相合，能化痰浊、开心窍，一则可加强方中化痰之力，二则能增强方中开窍之功。诸药相配，寒热相宜，燥中有润。

加减：热甚者加清开灵注射液或灌服安宫牛黄丸以清热醒脑开窍，或灌服紫雪丹清热镇静。兼大便秘结者加生大黄、芒硝、枳实、厚朴等；热势明显、昏迷不醒者加牛黄、犀牛角以清热解毒开窍；痰多色黄者加川贝母、竹沥、天竺黄以化痰热；因情绪激动而引起者加龙胆草、柴胡、香附以疏肝理气。

（2）阴痫

证候：发痫时面色暗晦萎黄，手足清冷，双眼半开半阖而神志昏愦，僵卧拘急或颤动，抽搐时发，口吐涎沫，一般口不啼叫或声音微小。也可仅表现木呆无知，不闻不见，不动不语，但一日十数次或数十次频作，醒后全身疲怠瘫软，数日后逐渐恢复。平素食欲不佳，神疲乏力，恶心泛呕，胸闷咳痰，大便溏薄。舌质淡、苔白而厚腻，脉沉细或沉迟。

证候分析：多因阳痫病久，频繁发作，使正气日衰，痰结不化，脾肾先后受损，一则气血生化乏源，再则命火不足，气化无力，寒水上泛，故发痫时面色暗晦萎黄，手足清冷；湿痰上壅脑之气络，蒙蔽神明，故双眼半开半阖，神志昏愦；先天不足，阳气虚衰，气络不荣或痰湿痹阻筋脉，气络不通，则见偃卧、拘急或抽搐时作；口吐涎沫乃内伏痰湿壅盛随气逆而涌出；口不啼叫或叫声微小，是虽有积痰阻窍而正不胜邪所致；呆木无知是神明失灵之象；舌质淡、苔白而厚腻，脉沉细迟，均属阳虚湿痰内盛之征。

治法：除痰开窍，顺气定痫。

方药：天蝎散合涤痰汤加减。

天麻 12 g，全蝎 12 g，胆南星 12 g，半夏 9 g，白附子 9 g，茯苓 15 g，枳实 12 g，代赭石 30 g，石菖蒲 12 g，郁金 12 g，黄连 12 g，远志 12 g。

方解：方中天麻、全蝎辛温，具有平肝息风止痉之功；胆南星、生半夏、生白附子辛温除痰，半夏兼以降逆散结，胆南星兼祛痰解痉，白附子祛风痰，逐寒湿；枳实、代赭石降气顺气化痰，共奏温阳、除痰、定痫之功；石菖蒲、郁金、远志理气化痰开窍，黄连苦寒清热解毒，与天麻、全蝎合用具有搜风祛毒之功，同时防温性药物太过以诱风而作。

加减：痫病重症，持续不省人事，频频抽搐，偏阳衰者，伴面色苍白，汗出肢冷，鼻鼾息微，脉微欲绝，予参附注射液静推或静滴；偏阴竭者，伴面红身热，躁动不安，息粗痰鸣，呕吐频频，予清开灵或参脉注射液静滴；抽搐甚者，予紫雪丹；喉中痰鸣者，灌服鲜竹沥；抽搐频繁者加僵蚕、蜈蚣、石决明息风止痉；痰涎壅盛，喉中痰鸣者加白芥子、皂荚、白附子、橘红以化痰开窍。

2.间歇期

（1）肝郁不舒，络气郁滞

证候：意识丧失或神情呆滞，不动不语、仿如愣神，或动作中断，或手中物件落地，或头突然前倾，又迅速抬起，数秒钟即可恢复，一日可发作数次或数百次，病发后对上述症状全然不知，一日多频发。舌淡红、苔薄白，脉弦。

证候分析：情志不舒，肝气不平，络气郁闭，则见意识丧失或神情呆滞，不动不语、仿如愣神；气络络气不平，运行不畅，传导失司，则可出现动作中断，手中物件落地，或头突然向前倾下，又迅速抬起，数秒钟即可恢复；舌淡红、苔薄白，脉弦为络气郁滞之征。

治法：疏肝解郁，疏通络气。

方药：四逆散合菖蒲郁金汤加减。

柴胡 12 g，枳实 12 g，白芍 12 g，半夏 6 g，胆南星 12 g，远志 12 g，橘红 12 g，石菖蒲 12 g，黄连 12 g，郁金 12 g，甘草 6 g。

方解：四逆散为《伤寒论》治疗气机郁滞、阴阳之气不相顺接四逆证的名方，所谓"凡厥者，阴阳气不相顺接……手足逆冷者是也"，方中用枳实破结气而除里热，用柴胡升发真阳而回四逆，芍药收其失位之阴，甘草和调络气，半夏、胆南星、橘红以祛痰燥湿；石菖蒲、郁金、黄连、远志化痰开窍、解毒开窍。

加减：若肝络气滞，胸胁胀痛偏重，加川楝子、前胡行气止痛；心络气滞、胸中窒闷者加桂枝、薤白、川芎；肺络气滞咳痰胸闷者加桔梗、杏仁、苏梗；脾（胃）络气滞、脘腹胀满者加厚朴、木香；寒邪内侵、络气郁滞者加桂枝、吴茱萸、小茴香；久痛入络、耗伤阴血者加当归须、桃仁、柏子仁；抽搐频繁者加僵蚕、蜈蚣、全蝎、石决明；眨眼、点头频作加僵蚕、石决明、琥珀；精神恍惚者加茯神、珍珠母、龙骨、牡蛎；头痛者加川芎、僵蚕；大便干燥者加大黄；心火上炎者加牛黄清心丸。

（2）脾失健运，痰湿阻络

证候：平素倦怠乏力，胸闷，眩晕，纳差，便溏。发作时面色晦滞或㿠白，四肢清冷，蜷卧拘急，呕吐涎沫，啼声低怯。舌质淡、苔白腻，脉濡滑或弦细滑。

证候分析：脾虚生化乏源，气血不足，故平素倦怠乏力；脾虚不运，聚湿生痰，痰湿内蕴，故胸闷、纳差；升降失司，清气不升，浊气不降，故眩晕、便溏；舌质淡、苔白腻，脉弦细滑，均为脾虚痰盛之征。发作时多表现为阴痫。

治法：健脾化痰，除湿通络。

方药：六君子汤加减。

党参15 g，白术12 g，茯苓15 g，半夏6 g，陈皮12 g，甘草6 g。

方解：方中党参、白术、茯苓、甘草健脾益气；半夏、陈皮理气化痰。

加减：痰多加制南星、瓜蒌；若咳痰色白者为寒痰，加干姜、细辛；咳痰色黄质黏稠、苔黄厚腻者为热痰，加黄芩、桑白皮、海浮石；咳痰色白稀水样、易咳出者为湿痰，加桂枝、炒白术；咳痰色白量少或咳出如米粒状痰、涩而难出者为燥痰，加枇杷叶、天花粉；无形之痰头晕重者加泽泻、白术、天麻；神昏癫狂者加天竺黄、礞石；呕者加竹茹、旋覆花；便溏者加薏苡仁、白扁豆、神曲；如精神不振、久而不复，当大补精血、益气养神，宜常服河车丸。

（3）肝肾阴亏，络脉不荣

证候：痫病频发之后，神思恍惚，面色晦暗，头晕目眩，兼见两目干涩，耳轮焦枯不泽，健忘失眠，腰酸膝软，大便干燥，舌质红、苔薄白或薄黄少津，脉细数或弦数。

证候分析：痫病频发，日久不愈，则气血先虚，肝肾俱亏，肾精不足，髓海失养，故神思恍惚、面色晦暗、健忘失眠；肝血不足则两目干涩；血虚肝旺则头晕目眩；肾开窍于耳，主腰膝，故肾精虚亏则耳轮焦枯不泽、腰膝酸软；阴亏大肠失其濡润则大便干燥；舌质红、苔薄少津，脉细数或弦数，均为精血不足之象。

治法：滋养肝肾，荣通络脉。

方药：大补元煎加减。

熟地24 g，山茱萸15 g，枸杞子12 g，当归12 g，杜仲15 g，山药15 g，党参15 g，龟板胶12 g，鹿角胶12 g，阿胶12 g，生牡蛎30 g，醋鳖甲30 g。

方解：方中熟地、山茱萸、枸杞子、当归、杜仲滋补肝肾，滋阴养血；山药、党参益气健脾；龟板胶、鹿角胶、阿胶等补髓养阴；牡蛎、鳖甲滋阴潜阳。

加减：五心烦热明显者加地骨皮、黄柏；盗汗明显者加山萸肉、麻黄根，或五倍子研末，醋调敷肚脐；心中烦热者加竹叶、灯心草清热除烦；心阴虚内热、心烦失眠者合黄连阿胶汤；胁肋隐痛者合一贯煎；肾阴虚火旺明显者加黄柏、元参或合用知柏地黄丸；肺阴虚干咳少痰者加沙参、麦冬、桑白皮、浙贝母；大便干燥者加肉苁蓉、火麻仁润肠通便。

（4）瘀阻脑络，神机失灵

证候：脑部外伤或脑部手术或中风急性期：反复发作头晕眩仆头痛，痛有定处，神志不清，四肢抽动，口吐涎沫，伴有头痛或肢体疼痛并且部位固定，面色黧黑，大便干结，舌红或见瘀点，脉弦滑或细涩。恢复期或后遗症期：反复发作头晕眩仆，神志不清，四肢抽动，口吐涎沫，或伴有头痛且部位固定，疲倦乏力，自汗，舌淡暗或见瘀斑、瘀点，脉沉涩。

证候分析：中医关于"伤必致瘀"的观点，《黄帝内经》已有记载。急性期：急性脑部外伤，气络损伤，或血溢外出，留着不去，或脑中风急性期，瘀血阻络，络气不畅，闭塞脑窍，神机失用则出现头晕眩仆、神志不清；神机逆乱则四肢抽动、口吐涎沫，伴有头痛或肢体疼痛并且部位固定；瘀血留着不去而成瘀毒，瘀毒化热伤阴，无水以行舟，而见大便干结；面色黧黑、舌红或见瘀点、脉弦滑或细涩为血瘀之征。

治法：活血化瘀，息风通络。

方药：通窍活血汤加减。

桃仁 12 g，红花 9 g，赤芍 12 g，川芎 12 g，石菖蒲 12 g，远志 12 g，全蝎 12 g，地龙 12 g，僵蚕 12 g，龙骨 30 g，牡蛎 30 g。

方解：方中桃仁、红花活血祛瘀、消肿止痛；川芎、赤芍活血行气、祛风止痛；石菖蒲、远志化痰开窍；全蝎、地龙、僵蚕息风通络；龙骨、牡蛎镇静安神。

加减：肢体麻木酸胀重者加香附、鸡血藤；二便失禁者加益智仁、肉桂；肝阳上亢者，加钩藤、石决明、白芍；痰涎偏盛者，加半夏、胆南星、竹茹；纳差乏力、少气懒言、肢体瘫软者，加黄芪、党参、白术；腰膝酸软、站立行走无力者加狗脊、肉苁蓉；畏寒肢冷、肢体发凉者加炮附子、细辛；若头重如裹，加半夏、白术、天麻。

四、转归、预后与预防

痫病的转归与预后取决于患者的体质强弱、正气的盛衰与感邪的轻重。由于本病有反复发作的特点，病程一般较长，少则一两年，甚则终身不愈。因此，体质强、正气尚足的患者，如治疗恰当，痫发后再予以调理，可控制发作，但尚难根治；体质较弱、正气不足、痰浊沉痼者，往往迁延日久，缠绵难愈，预后较差。若反复频繁发作，少数年幼患者智力发育受到影响，出现智力减退，甚至成为痴呆，或因昏仆跌伤造成后遗症，或因发作期痰涎壅盛，痰阻气道，易致痰阻窒息等危症，必须进行及时抢救。痫病初发或病程在半年以内者，尤应重视休止期的治疗和精神、饮食的调理。如能防止痫病的频繁发作，一般患者预后较好；如调治不当或经常遇到情志不遂、饮食不节等诱因的触动，可致频繁发作，则病情由轻转重。

妇女在怀孕前积极治疗原发病，避免胎儿头颅外伤、颅内感染等发生。休止期患者应避免近水、近火、近电、高空作业及驾驶车辆，以免突然发病时发生危险。调理饮食、情志和起居，饮食宜清淡，多吃素菜，少食肥甘之品，切忌过冷过热、辛温刺激的食物，如羊肉、酒浆等，以减少痰涎及火热的滋生，可选用山药、薏苡仁、赤小豆、绿豆、小米煮粥，可收健脾化湿化痰之功效。应针对患者病后存在不同程度的正虚参以调补，如调脾胃、和气血、健脑髓、顺气涤痰、活血化瘀等，切忌不加辨证，一概投入参、鹿茸大补之品或其他温燥补品。痫病发作时注意保持呼吸道畅通，解开衣领，将头歪向一侧，去掉假牙，放置物垫，以防窒息和咬伤。可针刺人中、太冲、合谷、涌泉等穴，以促苏醒，终止发作。

第三十九章 帕金森病

帕金森病（Parkinson disease，PD），又名震颤麻痹，是一种常见于中老年的神经系统变性疾病，临床上以静止性震颤、运动迟缓、肌强直和姿势平衡障碍为主要特征。由英国医师詹姆士·帕金森于 1817 年首先报道并系统描述。我国 65 岁以上人群患病率为 1700/10 万，与欧美国家相似，患病率随年龄增加而升高，男性稍高于女性。

中医文献将本病称为"振掉""颤振""震颤"。《黄帝内经》对本病已有认识。《素问·至真要大论》曰："诸风掉眩，皆属于肝。"《素问·脉要精微论》有"骨者，髓之府，不能久立，行则振掉，骨将惫矣"之论，《素问·五常政大论》又有"其病摇动""掉眩巅疾""掉振鼓栗"等描述，阐述了本病以肢体摇动为其主要症状，符合中医风的致病特点，与肝、肾阴虚、水不涵木有关，为后世对颤证的认识奠定了基础。明代楼英《医学纲目·颤振》说："颤，摇也；振，动也。风火相乘，动摇之象，比之瘛疭，其势为缓。"还指出"风颤者，以风入于肝脏经络，上气不守正位，故使头招面摇，手足颤掉也""本证多由风热相合，亦有风寒所中者，亦有风夹湿痰者，治各不同也"。王肯堂《证治准绳·颤振》进而指出："此病壮年鲜有，中年以后乃有之，老年尤多。夫老年阴血不足，少水不能制盛火，极为难治""病之轻者，或可用补金平木、清痰调气之法，在人自斟酌之。中风手足弹拽，星附散、独活散、金牙酒，无热者宜之；摧肝丸，镇火平肝，消痰定颤，有热者宜之；气虚而振，参术汤补之；心虚而振，补心丸养之；夹痰，导痰汤加竹沥；老人战振，宜定振丸"；中肯地论述了本病的发病特点、预后和治疗。孙一奎《赤水玄珠·颤振门》又提出气虚、血虚均可引起颤证，治法为"气虚颤振，用参术汤""血虚而振，用秘方定心丸"。此外又指出："木火上盛，肾阴不充，下虚上实，实为痰火，虚则肾亏。"治法宜"清上补下"。至今上述治法仍有临床价值。迨至清代，张璐《张氏医通·颤振》在系统总结了前人经验的基础上，结合临床实践，对颤证的病因病机、辨证治疗及其预后有了较全面的阐述，认为本病多为风、火、痰、瘀、虚所致，并载列相应的治疗方药十余首，使本病的理法方药认识日趋充实。总之，颤证是以头部或肢体摇动颤抖不能自制为主要临床表现的一种病证。

第一节 西医病因病理

一、发病原因

目前关于 PD 的发病原因尚未完全明了，可能与下列因素有关。

1. 环境因素 20 世纪 80 年代初发现一种嗜神经毒 1-甲基 4-苯基 1，2，3，6-四氢吡啶（MPTP），在人和灵长类均可诱发典型的帕金森综合征，其临床、病理、生化及对多巴替代治疗的敏感性等特点均与人类帕金森病甚为相似。MPTP 在脑内经单胺氧化酶 B（MAO-B）催化转变为强毒性的1-甲基-4-苯基-吡啶离子，后者被多巴胺转运体（DAT）选择性地摄入黑质多巴胺能神经元内，抑制线粒体呼吸链复合物Ⅰ活性，使ATP生成减少，并促进自由基产生和氧化应激反应，导致多巴胺能神经元变性、丢失。MPTP在化学结构上与某些杀虫剂和除草剂相似，有学者认为环境中与该神经毒结构类似的化学物质可能是帕金森病的病因之一，并且通过类似的机制造成多巴胺能神经元变性死亡。机体内的物质包括多巴胺代谢也会产生某些氧自由基，而体内的抗氧化功能（如还原型谷胱甘肽、谷胱甘肽过氧化物酶等）可以有效地清除这些氧自由基等有害物质。可是在帕金森病患者的黑质中存在复合物Ⅰ活性和还原型谷胱甘肽含量明显降低，以及氧化应激增强，提示抗氧化功能障碍及氧化应激可能与帕金森病的发病和病情进展有关。

2. 遗传因素　20世纪90年代后期发现在意大利、希腊和德国的个别家族性帕金森病患者中存在α-突触核蛋白基因突变，呈常染色体显性遗传，其表达产物是路易小体的主要成分。到目前至少发现有23个单基因（Park 1～23）与家族性帕金森病连锁的基因位点，其中6个致病基因已被克隆，即α-synuclein（Park 1，4q22.1）、Parkin（Park 2，6q26）、UCH-L1（Park 5，4p13）、PINK1（Park 6，1p36.12）、DJ-1（Park7，1p36.23）和LRRK2（Park8，12p12）基因。o-synuclein和LRRK2基因突变呈常染色体显性遗传，Parkin、PINK1、DJ-1基因突变呈常染色体隐性遗传。UCH-L1基因突变最早报道于一个德国家庭的2名同胞兄妹，其遗传模式可能是常染色体显性遗传。绝大多数上述基因突变未在散发性病例中发现，只有LRRK2基因突变见于少数（1.5%～6.1%）散发性帕金森病。迄今已经发现许多基因易感性可能是帕金森病发病的易感因素。目前认为约10%的患者有家族史，绝大多数患者为散发性。

3. 神经系统老化　帕金森病主要发生于中老年人，40岁以前发病少见，提示神经系统老化与发病有关。有资料显示30岁以后，随年龄增长，黑质多巴胺能神经元始呈退行性变，多巴胺能神经元渐进性减少。尽管如此，但其程度并不足以导致发病，老年人群中患病者也只是少数，所以神经系统老化只是帕金森病的促发因素。

4. 多因素交互作用　目前认为帕金森病并非单因素所致，而是在多因素交互作用下发病。除基因突变导致少数患者发病外，基因易感性可使患病概率增加，但并不一定发病，只有在环境因素、神经系统老化等因素的共同作用下，通过氧化应激、线粒体功能紊乱、蛋白酶体功能障碍、炎症和（或）免疫反应、钙稳态失衡、兴奋性毒性、细胞凋亡等机制导致黑质多巴胺能神经元大量变性、丢失，才会导致本病的发生。

二、病理机制

1. 基本病变　主要有两大病理特征，其一是黑质致密区多巴胺能神经元及其他含色素的神经元大量变性丢失，出现临床症状时丢失至少达50%以上。其他部位含色素的神经元，如蓝斑、脑干的中缝核、迷走神经背核等也有较明显的丢失。其二是在残留的神经元胞质内出现嗜酸性包涵体，即路易小体，由细胞质蛋白质所组成的玻璃样团块，其中央有致密的核心，周围有细丝状晕圈。α-突触核蛋白、泛素、热休克蛋白是形成路易小体的重要成分，阐明这些重要成分的改变在帕金森病发病机制中的作用已成为目前的研究热点。近年来Braak提出了帕金森病发病的六个病理阶段，认为病理改变并非由中脑黑质开始，而是始于延髓Ⅸ、Ⅹ运动神经背核、前嗅核等结构，随疾病进展，逐渐累及脑桥→中脑→新皮质。近来的研究提示可能是始于肠腔，故提出脑肠学说，甚至基于α-突触核蛋白在外周多部位（包括胃窦部、结肠、下颌下腺、周围神经等）异常聚积而提出帕金森病可能是一全身性疾病。这对于进一步深刻认识帕金森病的早期病理改变，了解其发病特征，寻找到该病的早期生物标志物，实现对疾病的早期预警和早期诊断及有效的神经保护治疗具有重要的意义。

2. 生化改变 黑质多巴胺能神经元通过黑质-纹状体通路将多巴胺输送到纹状体，参与基底核的运动调节。由于帕金森病患者的黑质多巴胺能神经元显著变性丢失，黑质-纹状体多巴胺能通路变性，纹状体多巴胺递质水平显著降低，降至70%以上时则出现临床症状。多巴胺递质降低的程度与患者的症状严重程度呈正相关。

纹状体中多巴胺与乙酰胆碱两大递质系统的功能相互拮抗，两者之间的平衡对基底核运动功能起着重要调节作用。纹状体多巴胺水平显著降低，造成乙酰胆碱系统功能相对亢进。这种递质失衡及皮质-基底核-丘脑-皮质环路活动紊乱和肌张力增高、动作减少等运动症状的产生密切有关。中脑-边缘系统和中脑-皮质系统的多巴胺水平的显著降低是智能减退、情感障碍等高级神经活动异常的生化基础。多巴胺替代治疗药物和抗胆碱能药物对帕金森病的治疗原理正是纠正这种递质失衡。

第二节 中医病因病机

一、病因

1. 年老体衰 中年之后，脾胃渐损，肝肾亏虚，精气暗耗，气络失养；或禀赋不足，肾精虚损，脏气失调；或罹患沉疴，久病体弱，脏腑功能紊乱，气血阴阳不足，气络失养，虚风内动。

2. 七情过极 情志失调，郁怒忧思太过，脏腑气机失于调畅。郁怒伤肝，肝气郁结不畅，气滞而血瘀，气络失养；或肝郁化火生风，风阳暴张，窜经入络，扰动气络；若思虑太过，则损伤心脾，气血化源不足，气络失养；或因脾虚不运，津液失于输布，而聚湿生痰，痰浊流窜经络，扰动气络。

3. 摄食不当 恣食膏粱厚味或嗜酒成癖，损伤脾胃，聚湿生痰，痰浊阻滞经络而动风；或滋生内热，痰热互结，壅阻经脉而动风；或因饥饱无常，过食生冷，损伤脾胃，气血生化乏源，致使络脉失养而发为颤证。

4. 劳逸过度 行役劳苦，动作不休，使肌肉筋膜损伤疲极；或房事劳欲太过，肝肾亏虚，阴血暗损，虚风内动；或贪逸少动，使气缓脾滞而气血日减，气络失于调畅而不得任持自主，发为颤证。

二、病机

颤证病在筋脉，与肝、肾、脾等脏关系密切。上述各种原因，导致气血阴精亏虚，不能濡养筋脉；或痰浊、瘀血壅阻经脉，气血运行不畅，筋脉失养；或热甚动风，扰动筋脉，致肢体拘急颤动。

1. 肾亏髓消，气络失养 本病病位在脑，脑为髓海，肾亏则髓海不足、脑髓失充，元神藏于脑，元神通过脑神督络支配五脏六腑、四肢百骸。肾亏髓消，气络失养则导致脑神督络-脏腑络气-皮肉筋骨脉系统病变。《灵枢·本藏》曰："经脉者，所以行血气而营阴阳，濡筋骨，利关节者也。"经脉是运行气血的通道，"濡筋骨，利关节"，必须通过支横别出、逐层分支、循行于筋骨关节中的络脉，才能发挥温煦调控、渗灌濡养的生理作用。张景岳《类经·十二经筋结支别》进一步指出"经筋所行之部，多与经脉相同，然其所结所盛之处，则惟四肢溪谷之间为最，以筋会于节也"。可见经筋本身功能的发挥有赖于气络的络属调控。而络脉既是构成经脉与脏腑络属关系的网络系统，又是经筋与经脉乃至脏腑发生联系的网络系统，同时也维系、支持着脑髓督（脉）络之气络通过经筋调控四肢百骸协调运动，颤证患者以肌肉挛急、张力增高为主，正是脑髓失充，气络失养，温煦调控、渗灌濡养失司，经筋调控四肢百骸运动协调功能失常所致。

2.浊毒阻络，气络失控　人到老年，脏腑功能渐衰，气血生化乏源，脏腑功能衰弱以脾肾阳虚多见，脾肾阳虚则运化水谷无力，水谷不能腐化为精微，渐至痰浊内生，继而妨碍血行，瘀血内生。精微不足，气血乏源，络脉虚滞，以致筋脉失于温煦濡养而致四肢无力，气络绌急，阳虚生风而震颤。气络失养，络脉瘀阻，筋骨不宁。肾主一身之阳，肾阳（气）亏虚必致五脏虚损，瘀血痰浊并病，蕴于体内渐成浊毒，毒滞络脉，损伤络气，加重气机失常，气络温煦调控、渗灌濡养的生理作用下降，筋脉肌肉失养而发为颤证。加之内生之邪风、火、痰、瘀、虚引动，病情常随着五脏亏虚加重，渐成顽疾，为临床难治之症。

王永炎院士认为"虚气留滞"导致的气滞、痰阻、血瘀、经络壅滞的病理过程，是帕金森病发病的病机关键，"虚气"是帕金森病发病的基础，"留滞"是帕金森病的发病依据。临床所见，本病发生主要为肝肾阴虚和内风痰瘀，阻滞脑络使然。

第三节　西医诊断与治疗

一、临床表现

发病年龄平均55岁，多见于60岁以后，40岁以前相对少见。男性略多于女性。隐匿起病，缓慢进展。

1.运动症状　常始于一侧上肢，逐渐累及同侧下肢，再波及对侧上肢及下肢，呈"N"形进展。

（1）静止性震颤：常为首发症状，多始于一侧上肢远端，静止位时出现或明显，随意运动时减轻或停止，情绪紧张或激动时加剧，入睡后消失。典型表现是拇指与示指呈"搓丸样"动作，频率为4~6 Hz。令患者一侧肢体运动如握拳或松拳，可使另一侧肢体震颤更明显，该试验有助于发现早期轻微震颤。少数患者可不出现震颤，部分患者可合并轻度姿势性震颤。

（2）肌强直：被动运动关节时阻力增高，且呈均匀一致性，类似弯曲软铅管的感觉，故称"铅管样强直"；在有静止性震颤的患者中可感到在均匀的阻力中出现断续停顿，如同转动齿轮，称为"齿轮样强直"。颈部躯干、四肢、肌强直可使患者出现特殊的屈曲体姿，表现为头部前倾，躯干俯屈，肘关节屈曲，腕关节伸直，前臂内收，髋及膝关节略为弯曲。

（3）运动迟缓：随意运动减小，动作缓慢、笨拙，早期以手指精细动作如解或系纽扣、系鞋带等动作缓慢，逐渐发展成全面性随意运动减少、迟钝，晚期因合并肌张力增高，导致起床、翻身均有困难。体检可见面容呆板，双眼凝视、瞬目减少，酷似"面具脸"；口、咽、腭肌运动徐缓时，表现为语速变慢、语音低调；书写字体越写越小，呈现"小字征"；做快速重复性动作如拇、示指对指时表现运动速度缓慢和幅度减小。

（4）姿势步态障碍：在疾病早期，表现为走路时患侧上肢摆臂幅度减小或消失，下肢拖曳。随病情进展，步伐逐渐变小变慢，起步、转动身体时步态障碍尤为明显，自坐位、卧位起立时困难。有时行走中全身僵住，不能动弹，称为"冻结"现象。有时迈步后，以极小的步伐越走越快，不能及时止步，称为前冲步态或慌张步态。

2.非运动症状　也是十分常见和重要的临床症状，可以早于或伴随运动症状而发生。

（1）感觉障碍：疾病早期即可出现嗅觉减退或睡眠障碍，尤其是快速眼动期睡眠行为异常。中、晚期常有肢体麻木、疼痛。有些患者可伴有不安腿综合征。

（2）自主神经功能障碍：临床常见，如便秘、多汗、溢脂性皮炎（油脂面）等。吞咽活动减少可导致流涎。疾病后期也可出现性功能减退、排尿障碍或体位性低血压。

（3）精神和认知障碍：近半数患者伴有抑郁，并常伴有焦虑。15%～30%的患者在疾病晚期发生认知障碍乃至痴呆及幻觉，其中视幻觉多见。

二、实验室检查

1.血、唾液、脑脊液　常规检查均无异常。在少数患者中可以发现血DNA基因突变；可以发现脑脊液和唾液中α-突触核蛋白、DJ-1蛋白含量有改变。

2.嗅棒及经颅超声　嗅觉测试可发现早期患者的嗅觉减退；经颅超声可通过耳前的听骨窗探测黑质回声，可以发现绝大多数PD患者的黑质回声异常增强（单侧回声面积＞20mm^2）；心脏间碘苄胍闪烁照相术可显示心脏交感神经元的功能，研究提示早期PD患者的总MIBG摄取量减少。

3.分子影像　结构影像如CT、MRI检查无特征性改变；分子影像PET或SPECT检查在疾病早期甚至亚临床期即能显示异常，有较高的诊断价值。其中以^{123}I-β-CIT、^{11}C-CFT、^{99m}Tc-TRODAT-1作为示踪剂行多巴胺转运体功能显像可显示显著降低，以^{18}F-多巴作为示踪剂行多巴摄取PET显像可显示多巴胺递质合成减少；以^{123}I-IBZM作为示踪剂行D$_2$多巴胺受体功能显像其活性在早期呈失神经超敏，后期低敏。

4.病理　外周组织，如胃窦部和结肠黏膜、下颌下腺、周围神经等部位可以检见α-突触核蛋白异常聚积。

三、诊断与鉴别诊断

（一）诊断要点

国际帕金森病及运动障碍学会及我国帕金森病及运动障碍学组和专委会制定了帕金森病临床诊断标准（2016版）。

诊断标准（必备条件）：

1.运动迟缓　启动或在持续运动中肢体运动幅度减小或速度缓慢。

2.至少存在下列1项　肌强直或静止性震颤。

支持标准（支持条件）：

（1）患者对多巴胺能药物的治疗具有明确且显著的效果。在初始治疗期间，患者的功能可恢复或接近正常水平。在没有明确记录的情况下，初始治疗的显著应答可定义为以下两种情况：

1）药物剂量增加时症状显著改善，剂量减少时症状显著加重。以上改变可通过客观评分（治疗后UPDRS-Ⅲ评分改善超过30%）或主观描述（由患者或看护者提供的可靠而显著的病情改变）。

2）存在明确且显著的［开/关期］症状波动，并在某种程度上包括可预测的剂末现象。

（2）出现左旋多巴诱导的异动症。

（3）临床体检观察到单个肢体的静止性震颤（既往或本次检查）。

（4）以下辅助检测阳性有助于特异性鉴别帕金森病与非典型性帕金森综合征：存在嗅觉减退或丧失，或头颅超声显示黑质异常高回声（＞ 20 mm²），或心脏间碘苄胍闪烁显像法显示心脏去交感神经支配。

排除标准（不应存在下列情况）：

（1）存在明确的小脑性共济失调，如小脑性步态、肢体共济失调或小脑性眼动异常（持续的凝视诱发的眼震、巨大方波跳动、超节律扫视）。

（2）出现向下的垂直性核上性凝视麻痹或向下的垂直性扫视选择性减慢。

（3）在发病后 5 年内，患者被诊断为高度怀疑的行为变异型额颞叶痴呆或原发性进行性失语。

（4）发病 3 年后仍局限于下肢的帕金森样症状。

（5）多巴胺受体阻滞剂或多巴胺耗竭剂治疗诱导的帕金森综合征，其剂量和时程与药物性帕金森综合征相一致。

（6）尽管病情为中等严重程度（即根据 MDS‑UPDRS，评定肌强直或运动迟缓的计分大于 2 分），但患者对高剂量（不少于 600 mg/d）左旋多巴治疗缺乏显著的治疗应答。

（7）存在明确的皮质复合感觉丧失（如在主要感觉器官完整的情况下出现皮肤书写觉和实体辨别觉损害），以及存在明确的肢体观念运动性失用或进行性失语。

（8）分子神经影像学检查突触前多巴胺能系统功能正常。

（9）存在明确可导致帕金森综合征或疑似与患者症状相关的其他疾病，或基于全面诊断评估，由专业评估医师判断其可能为其他综合征而非帕金森病。

警示征象（支持判断其他疾病）：

（1）发病后 5 年内出现快速进展的步态障碍，以至于需要经常使用轮椅。

（2）运动症状或体征在发病后 5 年内或 5 年以上完全不进展，除非这种病情的稳定是与治疗相关。

（3）发病后 5 年内出现球部功能障碍，表现为严重的发音困难、构音障碍或吞咽困难（需进食较软的食物，或通过鼻胃管、胃造瘘进食）。

（4）发病后 5 年内出现吸气性呼吸功能障碍，即在白天或夜间出现吸气性喘鸣或频繁的吸气性叹息。

（5）发病后 5 年内出现严重的自主神经功能障碍，包括：

1）体位性低血压，即在站起后 3 分钟内，收缩压下降至少 30 mmHg 或舒张压下降至少 20 mmHg，并排除脱水、药物或其他可能解释自主神经功能障碍的疾病。

2）发病后 5 年内出现严重的尿潴留或尿失禁（包括女性长期存在的低容量压力性尿失禁），且不是简单的功能性尿失禁（如不能及时如厕）。对于男性患者来说，尿潴留必须不是由于前列腺疾病引起的，且伴发勃起障碍。

（6）发病后 3 年内由于平衡障碍导致反复（＞ 1 次/年）跌倒。

（7）发病后 10 年内出现不成比例的颈部前倾或手足挛缩。

（8）发病后 5 年内不出现任何一种常见的非运动症状，包括嗅觉减退，睡眠障碍（睡眠维持性失眠、日间过度嗜睡、快动眼期睡眠行为障碍），自主神经功能障碍（便秘、日间尿急、症状性体位性低血压），精神障碍（抑郁、焦虑、幻觉）。

（9）出现其他原因不能解释的锥体束征。

（10）起病或病程中表现为双侧对称性的帕金森综合征症状，没有任何侧别优势，且客观体检亦未观察到明显的侧别性。

临床确诊的帕金森病需要具备：①不存在绝对排除标准；②至少存在两条支持性标准；③没有警示征象。

临床很可能的帕金森病需要具备：①不符合绝对排除标准；②如果出现警示征象则需要通过支持性标准来抵消：如果出现 1 条警示征象，必须需要至少 1 条支持性标准抵消；如果出现 2 条警示征象，必须需要至少 2 条支持性标准抵消；如果出现 2 条以上警示征象，则诊断不能成立。

（二）鉴别诊断

本病需与其他原因引起的帕金森综合征鉴别。

1. 原发性 原发性帕金森病、少年型帕金森综合征。

2. 继发性（后天性、症状性）帕金森综合征。

感染：脑炎后、慢病毒感染。

药物：神经安定剂（吩噻嗪类及丁酰苯类）、利血平、甲氧氯普胺、α-甲基多巴、锂、氟桂嗪、桂利嗪。

毒物：MPTP 及其结构类似的杀虫剂和除草剂、一氧化碳、锰、汞、二硫化碳、甲醇、乙醇。

血管性：多发性脑梗死、低血压性休克。

外伤：拳击性脑病。

其他：甲状旁腺功能异常、甲状腺功能减退、肝脑变性、脑瘤、正常颅压性脑积水。

3. 遗传变性性帕金森综合征 常染色体显性遗传路易小体病、亨廷顿病、肝豆状核变性、泛酸激酶相关性神经变性病、多系统萎缩-小脑型、脊髓小脑变性、家族性基底节钙化、家族性帕金森综合征伴周围神经病、神经棘红细胞增多症。

4. 多系统变性（帕金森叠加综合征） 进行性核上性麻痹、多系统萎缩-帕金森症型、帕金森综合征-痴呆-肌萎缩性侧索硬化复合征、皮质基底节变性、阿尔茨海默病、偏侧萎缩-偏侧帕金森综合征。

5. 继发性帕金森综合征 共同特点是有明确病因可寻，如感染、药物、中毒、脑动脉硬化、外伤等，相关病史是鉴别诊断的关键。继发于甲型脑炎后的帕金森综合征，目前已罕见。多种药物均可引起药物性帕金森综合征，一般是可逆的。拳击手中偶见头部外伤引起的帕金森综合征。老年人基底核区多发性腔隙性梗死可引起血管性帕金森综合征，患者有高血压、动脉硬化及卒中史，步态障碍较明显，震颤少见，常伴锥体束征。

6. 伴发于其他神经变性疾病的帕金森综合征 不少神经变性疾病具有帕金森综合征表现。这些神经变性疾病各有其特点，有些有遗传性，有些为散发性，除程度不一的帕金森样表现外，还有其他征象，如不自主运动、垂直性眼球凝视障碍（进行性核上性麻痹）、小脑性共济失调、早期出现且严重的痴呆和视幻觉（路易体痴呆）、角膜色素环阳性（肝豆状核变性）、皮质复合感觉缺失和锥体束征（皮质基底核变性）等。另外，这些疾病所伴发的帕金森症状，常以强直、少动为主，震颤少见，一般为双侧起病（除皮质基底核变性外），对左旋多巴治疗不敏感。

7. 其他 PD 早期患者尚需鉴别下列疾病：临床较常见的原发性震颤，1/3 有家族史，各年龄段均可发病，姿势性或动作性震颤为唯一表现，无肌强直和运动迟缓，饮酒或服用普萘洛尔后震颤可显著减轻。抑郁症可伴有表情贫乏、言语单调、随意运动减少，但无肌强直和震颤，抗抑郁药治疗有效。早期帕金森病症状限于一侧肢体，患者常自诉一侧肢体无力或不灵活，若无震颤，易误诊为脑血管病，仔细体检易于鉴别。

四、治疗

（一）病因治疗

在继发性帕金森综合征中应考虑去除明确的病因，如锰中毒者，应脱离中毒环境，用一些金属络合剂驱除体内积蓄的锰。拳击性脑病者，应避免拳击训练。但在原发性帕金森病中，其原因为变性病，也即病因尚不明了。故目前只能是症状性治疗，本病无根治方法。各种药物治疗虽能使患者的症状在一定时间内获得不同程度的好转，但皆不能阻止本病的自然进展。

（二）一般治疗

应鼓励患者尽可能多地进行体力活动，继续工作，培养业余爱好。用体疗训练患者可使其更好地进行行走、进食等日常活动。做一些适宜的劳动和业余爱好活动或社会服务，防止忧郁和记忆力减退的早期出现。注意适当饮食，保持大便通畅；帕金森病患者中糖尿病和糖耐量异常的发生率高，应注意血糖，有血糖异常者，避免高糖饮食。大便秘结者可应用酚酞、番泻叶、芦荟胶囊。

（三）药物治疗

用药原则：以达到有效改善症状、提高工作能力和生活质量为目标。提倡早期诊断、早期治疗，不仅可以更好地改善症状，而且可能达到延缓疾病进展的目的。坚持"剂量滴定"以避免产生药物急性不良反应，力求实现"尽可能以小剂量达到满意临床效果"的用药原则，可避免或降低运动并发症尤其是异动症的发生率；治疗应遵循一般原则，也应强调个体化特点，不同患者的用药选择需要综合考虑患者的疾病特点（是以震颤为主，还是以强直少动为主）和疾病严重度、有无认知障碍、发病年龄、就业状况、有无共病、药物可能的不良反应、患者的意愿、经济承受能力等因素。尽量避免、推迟或减少药物的不良反应和运动并发症。

1. 早期 PD 治疗

（1）疾病一旦发生将随时间推移而渐进性加重，疾病早期阶段较后期阶段进展快。目前的观点是早期诊断、早期治疗。早期治疗可以采用非药物治疗（运动疗法等）和药物治疗。一般开始多以单药治疗，但也可小剂量两药（体现多靶点）联用，力求疗效最佳，维持时间更长而运动并发症发生率更低。

（2）首选药物原则

1）老年前（＜65岁）患者且不伴智能减退，可有如下选择：①非麦角类 DR 激动剂；② MAO-B 抑制剂或加用维生素 E；③金刚烷胺：若震颤明显而其他抗 PD 药物效果不佳则可选用抗胆碱能药；④复方左旋多巴＋儿茶酚-氧位-甲基转移酶（COMT）抑制剂，即达灵复；⑤复方左旋多巴一般在①、②、③方案治疗效果不佳时加用。

首选药物并非完全按照以上顺序，需根据不同患者的情况而选择不同方案。若顺应美国、欧洲治疗指南应首选①方案，也可首选②方案，或可首选④方案；若由于经济原因不能承受高价格的药物，则可首选③方案；若因特殊工作之需，力求显著改善运动症状，或出现认知功能减退，则可首选⑤或④方案，或可小剂量应用①、②或③方案时，同时小剂量合用⑤方案。

2）老年（≥65岁）患者或伴智能减退：首选复方左旋多巴，必要时可加用 DR 激动剂、MAO-B 抑制剂或 COMT 抑制剂。苯海索尽可能不用，尤其老年男性患者，因有较多副作用，除非有严重震颤并明显影响患者的日常生活能力。

（3）治疗药物

1）抗胆碱能药：主要有苯海索，用法为 1 ~ 2 mg，3 次 / 日。此外有丙环定、甲磺酸苯扎托品、东莨菪碱、环戊哌丙醇和比哌立登。主要适用于震颤明显且年轻患者，老年患者慎用，闭角型青光眼及前列腺肥大患者禁用。主要副作用有口干、视物模糊、便秘、排尿困难、影响认知，严重者有幻觉、妄想。

2）金刚烷胺：用法为 50 ~ 100 mg，2 ~ 3 次 / 日，末次应在下午 4 时前服用。对少动、强直、震颤均有改善作用，对改善异动症有帮助。副作用有下肢网状青斑、踝部水肿、不宁、意识模糊等。肾功能不全、癫痫、严重胃溃疡、肝病患者慎用，哺乳期妇女禁用。

3）复方左旋多巴（苄丝肼左旋多巴、卡比多巴左旋多巴）：是治疗本病最基本、最有效的药物，对强直、少动、震颤等均有良好疗效。初始用量为 62.5 ~ 125 mg，2 ~ 3 次 / 日，根据病情而渐增剂量至疗效满意和不出现不良反应为止，餐前 1 小时或餐后 1 个半小时服药。以往主张尽可能推迟应用，因为早应用会诱发异动症；现有证据提示早期应用小剂量（400 mg/d 以内）并不增加异动症的产生。复方左旋多巴有标准片、控释片、水溶片等不同剂型。①复方左旋多巴标准片：有美多芭和卡左双多巴控释片；②复方左旋多巴控释剂：有美多芭液体动力平衡系统和卡左双多巴控释片，特点是血药浓度比较稳定，且作用时间较长，有利于控制症状波动，减少每日的服药次数，但生物利用度较低，起效缓慢，故将标准片转换为控释片时，每日首剂需提前服用，剂量应相应增加；③弥散型美多芭：特点是易在水中溶解，便于口服，吸收和起效快，且作用时间与标准片相仿。适用于晨僵、餐后"关闭"状态、吞咽困难患者。

不良反应有周围性和中枢性两类，前者为恶心、呕吐、低血压、心律失常（偶见）；后者有症状波动、异动症和精神症状等。活动性消化道溃疡者慎用，闭角型青光眼、精神病患者禁用。

4）DR 激动剂：目前大多推崇非麦角类 DR 激动剂为首选药物，尤其用于早发型患者。因为这类长半衰期制剂能避免对纹状体突触后膜 DR 产生"脉冲"样刺激，可以减少或推迟运动并发症的发生。激动剂均应从小剂量开始，渐增剂量至获得满意疗效而不出现副作用为止。副作用与复方左旋多巴相似，不同之处是症状波动和异动症发生率低，而体位性低血压和精神症状发生率较高。DR 激动剂有两种类型，麦角类包括溴隐亭、培高利特、α-二氢麦角隐亭、卡麦角林和麦角乙脲；非麦角类包括普拉克索、罗匹尼罗、吡贝地尔、罗替高汀和阿扑吗啡。麦角类 DR 激动剂会导致心脏瓣膜病变和肺胸膜纤维化，现已不主张使用，而非麦角类 DR 激动剂没有该副作用。目前国内上市的非麦角类 DR 激动剂有：①吡贝地尔缓释片：初始剂量为 25 mg，每日 2 次，第 2 周增至 50 mg，每日 2 次，有效剂量为 150 mg/d，分 3 次口服，最大不超过 250 mg/d。②普拉克索：有常释剂和缓释剂。常释剂的用法：初始剂量为 0.125 mg，每日 3 次，每周增加 0.125 mg，每日 3 次，一般有效剂量为 0.5 ~ 0.75 mg，每日 3 次，最大不超过 4.5 mg/d；缓释剂的用法：每日的剂量与常释剂相同，只需每日 1 次服用。③罗匹尼罗：有常释剂和缓释剂，国内仅有缓释剂，起始剂量为 2 mg，第 2 周开始剂量增至 4 mg，若不能有效控制症状，则可渐增剂量，每次增加日剂量 2 mg，每次间隔 1 周或更长，直至达到 8 mg/d。一般有效剂量为 4 ~ 8 mg/d，最大日剂量为 24 mg。国内上市的麦角类 DR 激动剂有：①溴隐亭：0.625 mg，每日 1 次，每隔 5 天增加 0.625 mg，有效剂量为 3.75 ~ 15 mg/d，分 3 次口服；②α-二氢麦角隐亭：2.5 mg，每日 2 次，每隔 5 天增加 2.5 mg，有效剂量为 30 ~ 50 mg/d，分 3 次口服。

上述 5 种药物之间的剂量转换为：吡贝地尔 : 普拉克索 : 罗匹尼罗 : 溴隐亭 : α-二氢麦角隐亭 =100 : 1 : 5 : 10 : 60。

5）MAO-B 抑制剂：其能阻止脑内多巴胺降解，增加多巴胺浓度。与复方左旋多巴合用可增强疗效、改善症状波动，单用有轻度的症状改善作用。目前国内有司来吉兰和雷沙吉兰。司来吉兰的用法为 2.5 ~ 5 mg，每日 2 次，应早、中午服用，勿在傍晚或晚上应用，以免引起失眠，或与维生素 E 2000 IU 合用；雷沙吉兰的用法为 1 mg，每日 1 次，早晨服用；新剂型 zydis selegiline（口腔黏膜崩解剂）的吸收、作用、安全性均好于司来吉兰标准片，用法为 1.25 ~ 2.5 mg/d，目前国内尚未上市。胃溃疡者慎用，原则上禁与 5-羟色胺再摄取抑制剂合用。

6）COMT 抑制剂：恩他卡朋和托卡朋通过抑制左旋多巴在外周的代谢，使血浆左旋多巴浓度保持稳定，并能增加其进脑量。托卡朋还能阻止脑内多巴胺降解，使脑内多巴胺浓度增加。COMT 抑制剂与复方左旋多巴合用，可增强后者的疗效，改善症状波动。恩托卡朋每次 100 ~ 200 mg，服用次数与复方左旋多巴次数相同，若每日服用复方左旋多巴次数较多，也可少于复方左旋多巴次数，须与复方左旋多巴同服，单用无效。托卡朋每次 100 mg，每日 3 次，第一剂与复方左旋多巴同服，此后间隔 6 小时服用，可以单用，每日最大剂量为 600 mg。副作用有腹泻、头痛、多汗、口干、转氨酶升高、腹痛、尿色变黄等。托卡朋有可能导致肝功能损害，须严密监测肝功能，尤其在用药前 3 个月。

2. 中晚期 PD 治疗　中晚期 PD 尤其是晚期 PD 的临床表现极其复杂，其中有疾病本身的进展，也有药物副作用或运动并发症的因素参与。对中晚期 PD 患者的治疗，一方面继续力求改善运动症状，另一方面需要妥善处理一些运动并发症和非运动症状。

（1）运动并发症的治疗：运动并发症（症状波动和异动症）是中晚期患者常见的症状，也是最棘手的治疗难题。

1）症状波动的治疗：症状波动主要有两种形式：①疗效减退或剂末现象：指每次用药的有效作用时间缩短，症状随血药浓度波动而发生波动，可增加每日服药次数或增加每次服药剂量，或改用缓释剂，或加用雷沙吉兰或恩他卡朋（治疗剂末现象的 A 级证据），也可加用 DR 激动剂；②"开-关"现象：指症状在突然缓解（"开期"）与加重（"关期"）之间波动，"开期"常伴异动症，可应用长效 DR 激动剂，或微泵持续输注左旋多巴甲酯或乙酯。

2）异动症的治疗：异动症又称为运动障碍，常表现为不自主的舞蹈样、肌张力障碍样动作，可累及头面部、四肢、躯干。主要有三种形式：①剂峰异动症：常出现在血药浓度高峰期（用药 1 ~ 2 小时），与用药过量或多巴胺受体超敏有关，可适当减少复方左旋多巴单次剂量（若此时运动症状有加重可加用 DR 激动剂或 COMT 抑制剂），加用金刚烷胺或氯氮平，若在使用复方左旋多巴控释剂，则应换用常释剂，避免控释剂的累积效应。②双相异动症：发生于剂初和剂末，若在使用复方左旋多巴控释剂应换用常释剂，最好换用水溶剂，可以有效缓解剂初异动症；加用长半衰期的 DR 激动剂或加用延长左旋多巴血浆清除半衰期、增加曲线下面积的 COMT 抑制剂，可以缓解剂末异动症，也可能有助于改善剂初异动症；微泵持续输注 DR 激动剂或左旋多巴甲酯或乙酯更有效。③肌张力障碍：表现为足或小腿痛性肌痉挛，多发生于清晨服药之前，可在睡前服用复方左旋多巴控释剂或长效 DR 激动剂，或在起床前服用弥散型多巴丝肼或标准片；发生于"关"期或"开"期的肌张力障碍可适当增加或减少复方左旋多巴用量。

3）步态障碍的治疗：有些 PD 患者会出现开步及转身困难（冻结步态），也是摔跤的最常见原因，目前缺乏有效的治疗措施，MAO-B 抑制剂和金刚烷胺对少数患者可能有帮助。主动调整身体重心、踏步走、大步走、听口令、听音乐或拍拍子行走或跨越物体（真实的或假想的）等可能有益。必要时使用助行器甚至轮椅，做好防护。

（2）非运动症状的治疗：

1）睡眠障碍：睡眠障碍主要包括失眠、快速眼动期睡眠行为异常、白天过度嗜睡（EDS）。频繁觉醒可能使得震颤在浅睡眠期再次出现，或夜间运动不能而导致翻身困难，或夜尿增多。若与夜间 PD 症状相关，加用左旋多巴控释剂、DR 激动剂或 COMT 抑制剂会有效。若正在服用司来吉兰或金刚烷胺，尤其在傍晚服用者，需纠正服药时间。有些患者则需用镇静安眠药。EDS 可与 PD 的严重程度和认知功能减退有关，也与抗 PD 药物 DR 激动剂或左旋多巴应用有关。若在每次服药后出现嗜睡，则需减量，有助于改善 EDS，也可用控释剂代替常释剂，可能有助于避免或减轻服药后嗜睡。

2）感觉障碍：主要有嗅觉减退、疼痛或麻木、不宁腿综合征。其中嗅觉减退最常见，多发生在运动症状之前多年，尚无措施能够改善嗅觉障碍。疼痛或麻木在晚期患者中也较多见，如果在抗 PD 药物治疗"开期"疼痛或麻木减轻或消失，"关期"复现，则提示由 PD 所致，可以调整治疗以延长"开期"；如果"开期"不能改善有可能由于其他疾病或原因引起，可以选择相应的治疗措施。对伴有 RLS 的 PD 患者，在入睡前 2 小时内选用 DR 激动剂或复方左旋多巴等治疗有效。

3）自主神经功能障碍：最常见的有便秘，其次有泌尿障碍和体位性低血压等。对于便秘，增加饮水量和高纤维含量的食物对大部分患者行之有效，停用抗胆碱能药，必要时应用通便药。有泌尿障碍的患者需减少晚餐后的摄水量，也可试用奥昔布宁、莨菪碱等外周抗胆碱能药。体位性低血压患者应适当增加盐和水的摄入量，睡眠时抬高头位，穿弹力裤，不宜快速改变体位，α-肾上腺素能激动剂米多君治疗有效。

4）精神障碍：精神症状表现形式多种多样，如生动的梦境、抑郁、焦虑、错觉、幻觉、欣快、轻躁狂、精神错乱和意识模糊等。治疗原则：若与抗 PD 药物有关，则须依次逐减或停用抗胆碱能药、金刚烷胺、司来吉兰或 DR 激动剂，待症状明显缓解乃至消失为止。对经药物调整无效的严重幻觉、精神错乱、意识模糊可加用非经典抗精神病药如氯氮平、喹硫平、奥氮平等。对于认知障碍和痴呆，可应用胆碱酯酶抑制剂，如利斯的明、多奈哌齐、加兰他敏或石杉碱甲。

第四节　中医诊断与治疗

一、诊断

（1）头部及肢体颤抖、摇动，不能自制，甚者颤动不止，四肢强急。
（2）常伴动作笨拙，活动减少，多汗流涎，语言缓慢不清，烦瞬不寐，神识呆滞等症状。
（3）多发生于中老年人，一般呈隐袭起病，逐渐加重，不能自行缓解。部分患者发病与情志有关，或继发于脑部病变。

二、鉴别诊断

颤证与瘛疭的鉴别：瘛疭即抽搐，多见于急性热病或某些慢性疾病急性发作，抽搐多呈持续性，有时伴短阵性间歇，手足屈伸牵引，弛纵交替，部分患者可有发热、两目上视、神昏等症状；颤证是一种慢性疾病过程，以头颈、手足不自主颤动、振摇为主要症状，手足颤抖动作幅度小、频率较快，而无肢体抽搐牵引和发热、神昏等症状，再结合病史分析，二者不难鉴别。

三、辨证论治

（一）辨证要点

1.辨标本虚实　肝肾阴虚、气血不足为病之本，属虚；风、火、痰、瘀等病理因素多为病之标，属实。一般震颤较剧，肢体僵硬，烦躁不宁，胸闷体胖，遇郁怒而发者，多为实证；颤抖无力，缠绵难愈，腰膝酸软，体瘦眩晕，遇烦劳而加重者，多为虚证。但病久常标本虚实夹杂，临证需仔细辨别其主次偏重。

2.辨病情病期　颤证初期，本虚之象并不明显，病情较轻，可无任何症状和体征，或仅单侧身体受影响，肢体功能减退很轻或无减退，颤证中期往往出现身体双侧或躯干受影响，肢体平衡功能正常，常见风火相煽、痰热壅阻之标实证；若发病日久且年老体弱，其脏腑亏虚、气血不足等本虚之象逐渐突出，则病情较重、病势缠绵，可表现为姿势反射受损及严重的肢体功能残疾。

3.辨络脉阴虚与阳虚　颤证日久，在外表现为阴不制阳，而见面赤烦躁、易激动，心情紧张时颤动加重，舌质红、苔黄，脉弦等多肝肾阴虚之象；得病日久或失养，五脏虚损，阴损及阳，阳气虚衰，致血络空虚，失于温煦，而见头摇肢颤，筋脉不用可见头摇肢颤，筋脉拘挛，畏寒肢冷，四肢麻木，脾阳匮乏，心悸、气短、懒言，舌质淡、苔薄白，脉沉细弱属虚寒之象。

（二）治疗原则

本病的初期，本虚之象并不明显，常见风火相煽、痰热壅阻之标实证，治疗当以清热、化痰、息风为主；病程较长，年老体弱，其肝肾亏虚、气血不足等本虚之象逐渐突出，治疗当以滋补肝肾、益气养血、调补阴阳为主，兼以息风通络。由于本病多发于中老年人，多在本虚的基础上导致标实，因此治疗更应重视补益肝肾，治病求本。

（三）分证论治

1.络脉瘀阻，风阳内动

证候：肢体颤动粗大、程度较重、不能自制，眩晕耳鸣，面赤烦躁、易激动，心情紧张时颤动加重，伴有肢体麻木，口苦而干，语言迟缓不清，流涎，尿赤，大便干，舌质红、苔黄，脉弦。

证候分析："诸风掉眩，皆属于肝"，肝郁阳亢，化火生风，扰动筋脉而出现肢体颤动粗大、程度较重、不能自制；肝肾亏虚可见脑髓失养而见眩晕耳鸣；阴不制阳而见面赤烦躁、易激动，心情紧张时颤动加重；舌质红、苔黄，脉弦为肝血亏虚、风阳内动之征象。

治法：镇肝息风，通络止颤。

方药：天麻钩藤饮和四虫汤。

桑寄生30g，天冬30g，赤芍15g，白芍15g，炒枣仁30g，山萸肉30g，葛根30g，夏枯草15g，泽泻15g，黄芩10g，丹参30g，天麻15g，钩藤12g，生龙骨30g，生牡蛎30g，全蝎6g，蜈蚣2条，地龙12g，乌梢蛇12g。

方解：方中桑寄生滋补肝肾，天冬滋肾阴而养肝体，赤白芍敛肝阴，炒枣仁、山萸肉养肝体而安心神，葛根升清气而舒脑络，夏枯草清火平肝，泽泻化湿利水，黄芩清热泻火，丹参活血通络，天麻、钩藤平肝息风，全蝎搜风解痉以除脑络之绌急，龙骨、牡蛎重镇潜阳，蜈蚣、地龙、乌梢蛇搜风通络，诸药相合，共奏养阴息风、平肝清脑之效。

加减：若肝火偏盛，焦虑心烦，加龙胆草；痰多者加竹沥、天竺黄；肾阴不足，虚火上扰，眩晕耳鸣较重，加知母、黄柏、牡丹皮等。

2.痰热交阻，气络失控

证候：头摇不止，肢麻震颤，重则手不能持物，头晕目眩，胸脘痞闷，口苦口黏，甚则口吐痰涎，舌体胖大、有齿痕、舌质红、舌苔黄腻，脉弦滑数。

证候分析："百病皆由痰作祟"，内生风痰之邪，生风动血。痰风交阻，风木内动可见头摇不止，肢麻震颤，重则手不能持物，头晕目眩；痰湿中阻，可见口苦口黏，甚则口吐痰涎；舌体胖大、有齿痕、舌质红、舌苔黄腻，脉弦滑数等均为痰热交阻，肝风内动证之征象。

治法：清热化痰，息风通络。

方药：导痰汤、羚角钩藤汤合天蝎散。

半夏15 g，胆南星10 g，竹茹10 g，川贝母10 g，黄芩9 g，羚羊角10 g，桑叶15 g，钩藤（后下）10 g，菊花10 g，生地10 g，白芍10 g，橘红15 g，茯苓15 g，枳实10 g，水蛭6 g，地龙10 g，天麻12 g，全蝎6 g，甘草6 g。

方解：半夏、胆南星、竹茹、贝母、黄芩、橘红、茯苓、枳实清热燥湿、化痰顺气，羚羊角、钩藤凉肝息风、清热解痉，桑叶、菊花清泄上焦之热，加强息风之效，生地、白芍养阴增液以柔肝舒筋，水蛭、地龙搜风通络止痉，天麻、全蝎息风通络，甘草调和诸药。

加减：若痰湿内聚，症见胸闷恶心，咳吐痰涎，苔厚腻，脉滑者，加皂角、白芥子；震颤较重者，加珍珠母、生石决明、全蝎；心烦易怒者，加天竺黄、牡丹皮、郁金；胸闷脘痞，加瓜蒌皮、厚朴、苍术；肌肤麻木不仁，加丝瓜络、竹沥；神识呆滞，加石菖蒲、远志。

3.血脉瘀滞，筋急风动

证候：头摇肢颤，面色晦暗无光泽，表情淡漠，神疲乏力，纳呆，便秘，舌质紫黯、舌苔薄白或薄黄，脉沉涩无力。

证候分析：年老得病日久，肾虚脑空，气络虚滞，血脉不通，血络虚滞，筋骨关节失于温煦而痉挛绌急，见头摇肢颤；肾虚血亏则面色晦暗无光泽；气络虚滞不能布散络气于全身，脏腑络气不通可见表情淡漠，神疲乏力，纳呆便秘等；舌质紫黯、舌苔薄白或薄黄，脉沉涩无力为血脉瘀滞、筋急风动之征象。

治法：活血化瘀，畅气通络。

方药：天蝎散合血府逐瘀汤（《医林改错》）加减。

桃仁10 g，红花10 g，赤芍12 g，川芎10 g，生地10 g，当归12 g，白芍10 g，柴胡10 g，枳壳10 g，木瓜15 g，鸡血藤20 g，女贞子10 g，枸杞10 g，天麻12 g，全蝎6 g。

方解：赤芍、当归、川芎、桃仁、红花活血祛瘀，当归、白芍、生地养血活血、荣养络脉，柴胡、枳壳疏肝理气、通畅络气，女贞子、枸杞子补肾祛风、柔筋止颤，木瓜、鸡血藤活血通络，天麻、全蝎平肝、搜风通络。

加减：气虚运化无力，湿聚成痰，应化痰通络止颤，加半夏、白芥子、胆南星；血虚心神失养，症见心悸、失眠、健忘，加炒枣仁、柏子仁；肢体疼痛麻木，加丹参、地龙。

4.髓海不足，络脉失养

证候：头摇肢颤，持物不稳，腰膝酸软，心烦失眠，头晕耳鸣或脑鸣，善忘，或伴有认知功能下降，舌质红、舌苔薄白或红绛无苔，脉象细数。

证候分析：脑为髓之海，髓海不足，肾精不足，脑络空虚，神机失养，肢体筋脉失主而见头摇肢颤、持物不稳、腰膝酸软；脑络失养而见失眠心烦、头晕耳鸣或脑鸣、善忘或伴有认知功能下降；舌质红、舌苔薄白或红绛无苔，脉象细数此为髓海不足之征象。

治法：填精益髓，息风通络。

方药：龟鹿二仙膏合天蝎散。

龟板30 g，鹿角（研末）6 g，人参9 g，枸杞子12 g，刺五加12 g，天麻12 g，全蝎6 g，水蛭9 g，胆南星12 g，炙甘草12 g。

方解：方中鹿角胶通督脉，龟板通任脉，一善通阳，一善通阴，则肾髓化生有源，人参大补中气，气足则能化精生髓，枸杞子滋补肝肾，四味合用，有填精益髓之功。天麻、全蝎具有息风通络之用，水蛭既能化浊又能息风通络，胆南星醒脑化浊，刺五加补中益精，炙甘草调和诸药，诸药合用，共奏益精填髓、化瘀通络、息风止痉之良效。

加减：若兼见五心烦热，躁动失眠，便秘溲赤，加黄柏、知母、丹皮；肢体拘急强直，加木瓜、僵蚕、地龙，白芍、甘草以加强柔筋缓急之功效；肢体僵硬者加羚羊角粉冲服。

5.阴阳两虚，筋脉失养

证候：表情呆板，头摇肢颤，项背僵直，或肢体拘急，语言謇涩，失眠健忘，或畏寒怕冷，面色㿠白，四肢麻木，心悸气短懒言，动则汗出，小便清长或自遗，大便溏薄，舌质淡、舌苔薄白，脉沉迟无力。

证候分析：先天不足或后天失养，或病久不愈，损阴及阳或损阳及阴，最终导致阴阳两虚，肾阴不足，脑髓失充、脑神失养，则表情呆板、语言謇涩、失眠健忘；阳气虚衰，肢体失于温养，筋脉不用可见头摇肢颤、筋脉拘挛、畏寒怕冷、四肢麻木；脾肾阳虚可见心悸气短懒言、动则汗出、小便清长或自遗、大便溏薄；舌质淡、舌苔薄白，脉沉迟无力为阳气虚衰、筋脉失养之征象。

治法：补肾助阳，温煦筋脉。

方药：济生肾气丸合四君子汤、芍药甘草汤加减。

熟地15 g，山药15 g，山萸肉10 g，熟附子9 g，肉桂6 g，党参10 g，白术20 g，茯苓15 g，白芍10 g，甘草6 g，天麻12 g，全蝎12 g。

方解：附子、肉桂补肾阳；山萸肉、熟地、山药补益肾阴，此所谓阴中求阳，阳气得复，气阳充足，气络绌急得缓，络气通畅；党参、白术、茯苓健脾益气，通畅络气；白芍、甘草柔筋止痉；天麻、全蝎息风通络。

加减：若尿多清长，可加补骨脂、益智仁，以温固下元；大便稀溏者，加干姜、肉豆蔻；心悸者，加用远志、柏子仁。

（四）预后与调护

1.预后　本病是一种慢性进展性疾病，尽管有很多药物和不断改进的手术疗法，特别是随着分子生物学的进展，细胞移植、基因治疗给患者带来新的希望，但就目前治疗现状来看尚不能根治。多数患者在发病早期尚能继续工作，生活基本自理，到疾病晚期，会出现严重肌强直，全身僵硬而完全卧床。一切需他人照顾。本病并不直接危及生命，最后常死于肺炎等各种并发症。

2.调护

（1）饮食调护：颤证患者日常护理首先要注重饮食，平时多吃奶类及豆类食品，其含有缓解颤证的一种物质，多吃对本病有一定的预防作用。忌食辛辣刺激食品，忌肥甘厚腻之品，忌烟酒。多吃新鲜蔬菜水果，多食瓜子、杏仁、芝麻等，多饮绿茶。复方左旋多巴制剂应在进餐前1小时服用，进餐时缓慢进食，防止吸入性肺炎。

（2）在安全保障下注重锻炼：本病早期，患者运动功能无障碍，能保持一定的劳动，应引导患者尽力参加各种方式的活动，进行针对两上肢和两下肢各关节的功能锻炼。随着病情的进展，患者运动功能发生一定程度的阻碍，生活能力显著减低。此时需要注意患者活动中的安全问题，走路时持手杖助行。平时参加力所能及的体育活动，如太极拳、八段锦、内养功等。

（3）保持心情舒畅及良好心态：本病患者生活要有规律，保持心情愉快和情绪稳定。房间应保持安静，通风好，温湿度宜人。

（4）家庭护理：对卧床不起的患者，注意帮助患者翻身，经常进行肢体按摩，以防发生压疮，一旦发生压疮，要及时处理，按时换药，保持创口干燥，使压疮早日愈合。

第四十章　偏头痛

　　偏头痛是临床常见的慢性原发性头痛，多为偏侧、中重度、搏动样头痛，其特征是发作性，持续4~72小时可缓解，常可伴有恶心、呕吐，声、光刺激或日常活动均可诱发或加重头痛，处于安静环境或休息睡眠后头痛可缓解。少数病例发作前可有视觉、感觉、运动障碍等先兆，可有家族遗传史，是一种常见的慢性神经血管性疾病。近年流行病学调查资料显示：全球偏头痛患病率约为10%，终生患病率约为14%。

　　中医将慢性头痛称为头风，是以自觉头部疼痛为特征的一种常见病证。头痛既可单独出现，亦可伴见于多种疾病的过程中。有关头痛病名、病因病机的论述首载于《黄帝内经》。如《素问·风论》云："风气循风府而上，则为脑风。"《素问·五脏生成》曰："头痛巅疾，下虚上实，过在足少阴、巨阳，甚则入肾。"这些论述奠定了头痛病证的理论基础。

　　东汉张仲景在《伤寒论》中论述了太阳、阳明、少阳、厥阴头痛的各型证候及治疗，如《伤寒论·辨厥阴病脉证并治》曰："干呕，吐涎沫，头痛者，吴茱萸汤主之。"丰富了头痛从经络辨治的理论体系。

　　金元医家李东垣《兰室秘藏·头痛门》将头痛分为外感和内伤两类，并补充了太阴、少阴头痛，主张分经用药，如"太阳头痛，恶风脉浮紧，川芎、羌活、独活、麻黄之类为主"。朱丹溪强调痰与火在头痛发病中的地位，如《丹溪心法·头痛》云："头痛多主于痰，痛甚者火多，有可吐者，可下者"，将头痛病机分痰厥、气滞之别，并提出头痛"如不愈各加引经药"。至今仍对临床具有指导意义。

　　明清医家对头痛的辨证论治进一步深入。明代王肯堂《证治准绳·头痛》云："浅而近者名头痛，其痛猝然而至，易于解散速安也，深而远者为头风，其痛作止不常，愈后遇触复发也。"此论述与西医学偏头痛极为近似。张介宾对头痛的辨证要点进行了归纳总结。《景岳全书·头痛》云："凡诊头痛者，当先审久暂，次辨表里，盖暂痛者必因邪气，久病者必兼元气……暂痛者，当重邪气；久病者，当重元气，此固其大纲也。"清代王清任倡导瘀血之说，以血府逐瘀汤治疗头痛顽疾，深具新意。《医林改错·血府逐瘀汤所治之症目》云："查患头痛者，无表证，无里证，无气虚、痰饮等证，忽犯忽好，百方不效，用此方一剂而愈。"可谓中医对头痛的认识已日趋丰富和完善。

第一节　西医病因病理

一、病因与发病机制

（一）病因

偏头痛的病因尚不明确，可能与下列因素有关。

1.遗传因素　偏头痛具有遗传易感性，约60%的偏头痛患者有家族史，其亲属出现偏头痛的风险是一般人群的3～6倍。家族性偏瘫性偏头痛（familial hemiplegic migraine，FHM）呈高度外显率的常染色体显性遗传，根据突变基因FHM分为3类，突变基因依次为CACNA1A基因、ATP1A2基因和SCN1A基因。此外，与神经系统兴奋性相关的基因突变与偏头痛的常见类型有关，提示偏头痛与大脑神经细胞的兴奋性紊乱相关。本病女性居多，常在青春期发病，月经期容易发作，妊娠期或绝经后发作减少或停止。这提示内分泌和代谢因素参与偏头痛的发病。

2.环境因素　环境因素也参与偏头痛的发作。偏头痛发作可由某些食物和药物诱发。食物包括含酪胺的奶酪、含亚硝酸盐的肉类和腌制食品、含苯乙胺的巧克力、含谷氨酸钠的食品添加剂及葡萄酒等；药物包括口服避孕药和血管扩张剂如硝酸甘油等。另外，强光、过劳、应激及应激后的放松、睡眠过度或过少、禁食、紧张、情绪不稳等也是偏头痛的诱发因素。

（二）发病机制

偏头痛的发病机制尚不十分清楚，目前主要有以下学说。

1.血管源学说　该学说认为偏头痛是原发性血管疾病，由血管舒缩功能障碍引起。颅内血管收缩引起偏头痛先兆症状，随后颅外、颅内血管扩张导致搏动性的头痛产生。颈动脉压迫、血管收缩剂麦角生物碱如麦角胺可缓解头痛支持这一学说。但是，新近的多个影像学研究包括氙CT脑血流成像、SPECT、PET及fMRI等证实，偏头痛发作时并非一定存在血管扩张。目前认为，血管扩张只是偏头痛发生的伴随现象，而非必要条件。

2.皮质扩散抑制学说　该学说认为偏头痛是原发性神经功能紊乱性疾病。偏头痛先兆是由皮质扩展性抑制（cortical spreading depressing，CSD）引起。CSD是指各种有害刺激引起的起源于大脑后部皮质（枕叶）的神经电活动抑制带，此抑制带以2～5mm/min的速度向邻近皮质扩展，并伴随出现扩展性血量减少；两者均不按照脑动脉分布扩展，而是按大脑皮质细胞构筑模式进行，向前扩展一般不超越中央沟。CSD能很好地解释偏头痛先兆症状。另外，5-HT能神经元家族广泛地分布于脑中，许多有效抗偏头痛药可作为中枢性5-HT受体激动剂或部分激动剂起作用，这提示神经功能紊乱参与偏头痛的发作过程。

3.三叉神经血管学说　该学说近年来受到广泛重视。颅内痛觉敏感组织的周围神经纤维随三叉神经眼支进入三叉神经节，或入第1、2颈神经（C1、C2）后根至C1、C2脊神经节，然后发出神经纤维至三叉神经血管复合体，换元后发出神经纤维，经脑干交叉后投射至丘脑。当三叉神经节及其纤维受刺激后，可引起P物质、降钙素基因相关肽（calcitonin gene-related peptide，CGRP）和其他神经肽释放增加。这些活性物质作用于邻近脑血管壁，可引起血管扩张而出现搏动性头痛，还可使血管通透性增加、血浆蛋白渗出，产生无菌性炎症，刺激痛觉纤维传入中枢，形成恶性循环。已有研究显示，5-HT受体激动剂曲普坦类制剂可通过作用于三叉神经血管复合体和丘脑腹后内侧核的5-HT受体，终止偏头痛急性发作；CGRP受体拮抗剂微量渗入三叉神经血管复合体可有效抑制三叉神经血管系统痛觉信息的传递。提示三叉神经血管复合体与丘脑的神经功能紊乱也参与偏头痛的发病。

4. 视网膜丘脑皮质机制　偏头痛是一种与感觉模式失调有关的疾病，如偏头痛患者在发作前后对光、声、触觉和嗅觉敏感。近来，对盲人偏头痛的研究发现从视网膜神经节细胞到丘脑后部的一条非影像形成视觉通路的激活可能是光线调节偏头痛的机制之一。

二、病理生理

偏头痛是由于血管神经调节功能障碍而引起的头痛，是非器质性病变，脑血流图显示血管紧张度增高、弹性降低、供血减少；颅脑CT、MRI及颈椎CT、鼻窦摄片、脑电图、血常规检查未发现器质性疾病，故无特殊的病理生理改变。

目前认为偏头痛是神经血管功能紊乱所致，有先兆的偏头痛与皮质扩散性抑制有关。遗传学及电生理研究表明偏头痛是一种中枢性离子通道病，也是遗传与环境因素相互作用的非单一因素疾病。脑干神经元功能异常可能与偏头痛发病有关。头痛发作间歇期皮质信息处理功能缺陷及线粒体能量储存减免可能是偏头痛遗传易感性的标志。

第二节　中医病因病机

一、病因

头痛的发生不外乎外感、内伤两类。若感受风、寒、湿、热等六淫之邪，上犯巅顶，阻遏脑络；或内伤诸疾，导致脏腑功能失衡、气血逆乱、痰瘀阻络；或外伤久病，导致气滞血瘀或气血亏虚、脑部络脉失养，皆可引发头痛。常见原因有外感六淫、内伤七情、脏腑功能紊乱导，致气血津液生成不足或内生痰浊瘀血、颅脑络脉失和，进而发生头痛。

1. 外感六淫　起居不慎或睡眠时卫气入营不能抵御外邪，风、寒、湿、热等邪气乘虚而入，尤以风邪为主。如《素问·太阴阳明论》云："伤于风者，上先受之。"外邪自肌表侵袭于经络、直犯巅顶，致清阳之气受阻、气血不畅、清窍壅滞、脑络不通或络脉挛急而发为头痛。风为百病之长，常兼夹时气而致病。

若"寒气客于脉外则脉寒，脉寒则缩蜷，缩蜷则脉细急，细急则外引小络，故卒然而痛"，同时，"寒气入经而稽迟，泣而不行，客于脉外则血少，客于脉中则气不通，故卒然而痛"，寒邪不只可直接导致脑络细急而痛，又可通过血液虚滞、气机阻遏、气血逆乱导致脑络细急而发为头痛。

若风热中于阳络，热毒滞络，灼伤阴液，血络失去濡润而滞涩，瘀阻不通，气络无以充养，加上风邪相加而发为络脉细急，故卒然而痛；再则，热迫血行，脑络充胀，收缩失制，发为痉挛扭曲而引发疼痛不得缓解。

风湿客于脑络，留滞于里，阻滞气机，脑络瘀阻不通，津凝成痰，血滞为瘀血，气血不行，痰瘀阻络，气机不畅，加上湿邪重浊、黏滞、缠绵络体，脑络拘急不舒，痉挛而痛。

2.情志失衡 随着工业化、信息化的快速发展,紧张、焦虑、竞争、工作压力不断影响着人们的情绪,久则致情志失衡,伤及络脉。《素问·举痛论》云:"百病生于气也,怒则气上,喜则气缓,悲则气消,恐则气下,惊则气乱,思则气结";气为血之帅,气行血行,而七情内伤造成气机紊乱同时而引起血络血液运行失常,气滞血瘀,气逆则血上,气陷则血脱,因络脉细小,易滞易瘀,极易变形,随着情绪的变化,或充胀或空虚或痉挛,直接造成脑络绌急而痛。而情志变化中肝郁气滞最易导致本病。

郁久化火,或暴怒伤肝,引发肝火上炎,或情志所伤,五志过极化火,肝火上冲,肝之阳气生发太过,而阳主动,脑络气血充胀,发为头胀痛。

也有思虑过度,伤及脾胃,脾胃虚弱,化生气血的功能减退,以致肝血不足,不能濡养脑络,脑络失荣,不荣则痛,或肝阴不足、阴不制阳,肝之阳气升浮亢逆,或肾阴不足,水不涵木,而导致肝阳上亢,阳极化火,火损脑络,加之热迫血行无常,脑络运行受扰,痉挛而发为疼痛。

3.过度劳损 网络时代不断地改变人们的生活方式,过劳已成为一种常态,过劳包括体力过度、用神过度和性事过度。体力过度最易耗伤人体之气,劳伤脾气则气血生化乏源,可致血虚气少、血络失养,脾不运津,聚而酿生水湿,结聚血络而壅阻不通,绌急而痛,或伤及肾气,蒸腾失司,清阳不升。用神过度,神疲失控,络脉挛急。性事过度易耗伤肾精,肾虚精亏不能化生血液,血络失养。正如清代叶天士《临证指南医案》所说:"精血衰耗,水不涵木,木少滋荣,故肝阳偏亢,内风时起。"尤其目前人们超负荷脑力劳动及精神压力过大,是造成目前本病发生率急剧上升的主要因素。

4.浊瘀阻络 因"脑为髓之海""十二经脉,三百六十五络,其血气皆上于面而走空窍"。外感六淫、内伤七情、饮食所伤、劳力过度等致病因素均可导致脏腑功能失调、气血运行逆乱而发生络气郁滞或虚滞,营卫气血生化或运行失常进而酿生痰浊、瘀血,痰瘀积聚体内,蕴结日久,凝而不散,内化为毒。痰瘀浊毒形成之后作为病理产物,一方面不能经由血络输布代谢排出体外,造成血络自身形体的损伤;另一方面亦可使血行受阻,致血络瘀阻或瘀塞不通从而引发血络绌急病理过程。

二、病机

本病或为外邪,或为内伤所致,久病络血暗耗,最终导致脑络"不通则痛""不荣则痛",形成虚实夹杂、纷繁复杂的病因病机。本病病位在脑,常涉及肝、脾、肾诸脏。外感头痛一般起病较急,痛势剧烈,病程较短,多属实证,预后较好。内伤头痛多为脏腑功能失调所致,常起病较慢,痛势较缓,病程较长,临床有实证、虚证,且虚实在一定条件下可相互转化。若头痛日久不愈,则可由实转虚或见本虚标实、虚实夹杂证候。内伤头痛还常常因情志、劳倦、饮食等诱而反复发作,缠绵不愈。各种头痛若迁延不愈,可致久病入络,多见本虚标实之瘀血头痛。

第三节 西医诊断与治疗

一、临床表现

偏头痛多起病于儿童和青春期,女性多见,中青年期为发病高峰,男女患者比例为1:3~1:2,常有遗传背景,常见偏头痛主要类型及临床表现如下。

1.有先兆偏头痛 约占偏头痛患者的 10%。发作前数小时至数日可有倦怠、注意力不集中和打哈欠等前驱症状。在头痛之前或头痛发生时，常以可逆的局灶性神经系统症状为先兆，表现为视觉、体感、言语和运动的异常。最常见为视觉先兆，如视物模糊、暗点、闪光亮点亮线或视物变形；其次为感觉先兆，言语和运动先兆少见。先兆症状一般在 5~20 分钟逐渐形成，持续不超过 60 分钟；不同先兆可以接连出现。头痛在先兆同时或先兆后 60 分钟内发生，表现为一侧或双侧额颞部或眶后搏动性头痛，常伴有恶心、呕吐、畏光或畏声、面色苍白或出汗、多尿、易激惹、气味恐怖及疲劳感等。睡眠后可缓解头痛。头痛可持续 4~72 小时，消退后常有疲劳、倦怠、烦躁、无力和食欲差等，1~2 日后常可好转。

（1）典型先兆偏头痛：为最常见的先兆偏头痛类型，先兆表现为完全可逆的视觉、感觉或言语症状，无肢体无力表现。与先兆同时或先兆后 60 分钟内出现符合偏头痛特征的头痛，即为典型先兆伴头痛。当先兆后 60 分钟内不出现头痛，则称为典型先兆不伴头痛。

（2）脑干先兆性偏头痛：也称基底型偏头痛，先兆症状起源自脑干，临床可见眩晕、耳鸣、构音障碍、听力减退、复视、双眼鼻侧及颞侧视野同时出现视觉症状、共济失调、意识障碍、双侧同时出现感觉异常，但无运动无力症状。在先兆同时或先兆 60 分钟内出现符合偏头痛特征的头痛，常伴恶心、呕吐。

（3）偏瘫性偏头痛：临床少见。先兆除必须有运动无力症状外，还应包括视觉、感觉和言语三种先兆之一，先兆症状持续 5 分钟至 24 小时，症状完全可逆，在先兆同时或先兆 60 分钟内出现符合偏头痛特征的头痛。如在偏瘫性偏头痛患者的一级或二级亲属中，至少有一人具有包括运动无力的偏头痛先兆，则为家族性偏瘫性偏头痛；若无，则称为散发性偏瘫性偏头痛。

（4）视网膜性偏头痛：为反复发生的完全可逆的单眼视觉障碍，包括闪烁、暗点或失明，并伴偏头痛发作，在发作间期眼科检查正常。与基底型偏头痛视觉先兆症状常累及双眼不同，视网膜性偏头痛视觉症状仅局限于单眼，且缺乏起源于脑干或大脑半球的神经缺失或刺激症状。

2.无先兆偏头痛 是最常见的偏头痛类型，约占 80%。临床表现为反复发作的一侧或双侧额颞部疼痛，呈搏动性，疼痛持续时伴颈肌收缩，可使症状复杂化。常伴有恶心、呕吐、畏光、畏声、出汗、全身不适、头皮触痛等症状。本型发作频率高，可严重影响患者工作和生活，常需要频繁应用止痛药治疗，易合并出现新的头痛类型如药物过度使用性头痛。本型偏头痛常与月经有明显的关系。

3.慢性偏头痛 每月头痛发作超过 15 天，连续 3 个月或 3 个月以上，且每月至少有 8 天的头痛具有偏头痛性头痛特点，并排除药物过量引起的头痛，可考虑为慢性偏头痛。

4.偏头痛并发症

（1）偏头痛持续状态：偏头痛发作持续时≥72 小时，而且疼痛程度较严重，但其间可有因睡眠或药物应用获得的短暂缓解期。

（2）无梗死的持续先兆：指有先兆偏头痛患者在一次发作中出现一种或多种先兆症状持续 1 周以上，多为双侧性；本次发作其他症状与以往发作类似；需神经影像学排除脑梗死病灶。

（3）偏头痛性脑梗死：极少数情况下在偏头痛先兆症状后出现颅内相应供血区域的缺血性梗死，此先兆症状常持续 60 分钟以上，而且缺血性梗死病灶为神经影像学所证实，称为偏头痛性脑梗死。

（4）偏头痛先兆诱发的痫性发作：极少数情况下偏头痛先兆症状可触发痫性发作，且痫性发作发生在先兆症状中或后 1 小时以内。

5.常为偏头痛前驱的儿童周期性综合征。可视为偏头痛等位症，临床可见周期性呕吐、反复发作的腹部疼痛伴恶心呕吐及腹型偏头痛、良性儿童期发作性眩晕。发作时不伴有头痛，随着时间的推移可发生偏头痛。

二、实验室及辅助检查

实验室及脑部 CT、CTA、MRI、MRA 检查可以排除器质性病变。

三、诊断与鉴别诊断

（一）诊断要点

主要依据国际头痛协会 ICHD－3 偏头痛诊断标准。

1.无先兆偏头痛诊断标准

（1）符合（2）～（4）特征的至少 5 次发作。

（2）头痛持续 4～72 小时（未经治疗或治疗无效）。

（3）至少有下列中的 2 项头痛特征：①单侧性；②搏动性；③中或重度头痛；④日常活动（如步行或上楼梯）会加重头痛，或头痛时会主动避免此类活动。

（4）头痛过程中至少伴有下列 1 项：①恶心和（或）呕吐；②畏光和畏声。

（5）不能归因于其他疾病。

2.有先兆偏头痛诊断标准

（1）符合（2）～（4）特征的至少 2 次发作。

（2）至少出现以下一种完全可逆的先兆症状：①视觉症状，包括阳性表现（如闪光、亮点或亮线）和（或）阴性表现（如视野缺损）；②感觉异常，包括阳性表现（如针刺感）和（或）阴性表现（如麻木）；③言语和（或）语言功能障碍；④运动症状；⑤脑干症状；⑥视网膜症状。

（3）至少满足以下 2 项：①至少 1 个先兆症状逐渐发展时间 ≥ 5 分钟，和（或）至少 2 个先兆症状连续出现；②每个先兆症状持续 5～60 分钟；③至少 1 个先兆症状是单侧的；④头痛伴随先兆发生，或发生在先兆之后，间隔时间少于 60 分钟。

（4）不能归因于其他疾病，且排除短暂性脑缺血发作。

3.慢性偏头痛诊断标准

（1）每月头痛（紧张型头痛性或偏头痛性）≥ 15 天，持续 3 个月以上，且符合标准（2）和（3）。

（2）患者至少有 5 次发作符合无先兆偏头痛标准的（2）～（4）和（或）有先兆偏头痛诊断标准的（2）和（3）。

（3）头痛持续 3 个月以上，每月发作 ≥ 8 天且符合下列任 1 项：①无先兆偏头痛标准的（3）和（4）；②有先兆偏头痛诊断标准的（2）和（3）。

（4）不能归因于其他疾病。

（二）鉴别诊断

1.丛集性头痛　是较少见的一侧眼眶周围发作性剧烈疼痛，持续 15 分钟至 3 小时，发作从隔天 1 次到每日 8 次。本病具有反复密集发作的特点，但始终为单侧头痛，并常伴有同侧结膜充血、流泪、流涕、前额和面部出汗和 Horner 征等。

2.紧张型头痛　是双侧枕部或全头部紧缩性或压迫性头痛，常为持续性，很少伴有恶心、呕吐，部分病例也可表现为阵发性、搏动性头痛。多见于青、中年女性，情绪障碍或心理因素可加重头痛症状。

3. 症状性偏头痛 缘于头颈部血管性病变的头痛如缺血性脑血管疾病、脑出血、未破裂的囊状动脉瘤和动静脉畸形；缘于非血管性颅内疾病的头痛如颅内肿瘤；缘于颅内感染的头痛如脑脓肿、脑膜炎等。这些继发性头痛在临床上也可表现为类似偏头痛性质的头痛，可伴有恶心、呕吐，但无典型偏头痛发作过程，大部分病例有局灶性神经功能缺失或刺激症状，颅脑影像学检查可显示病灶。缘于内环境紊乱的头痛如高血压危象、高血压脑病、子痫或先兆子痫等，可表现为双侧搏动性头痛，头痛在发生时间上与血压升高密切相关，部分病例神经影像学检查可出现可逆性脑白质损害表现。

4. 药物过度使用性头痛 属于继发性头痛。头痛发生与药物过度使用有关，可呈类偏头痛样或同时具有偏头痛和紧张型头痛性质的混合性头痛，头痛在药物停止使用后 2 个月内缓解或回到原来的头痛模式。药物过度使用性头痛对预防性治疗措施无效。

四、治疗

（一）病因治疗

偏头痛的治疗目的是减轻或终止头痛发作，缓解伴发症状，预防头痛复发。治疗包括非药物治疗和药物治疗两个方面。非药物治疗主要是加强宣教，帮助患者树立科学、正确的防治观念和目标，保持健康的生活方式，寻找并避免各种偏头痛诱因。

（二）发作期治疗

偏头痛通常应在症状起始时立即服药。治疗药物包括非特异性止痛药如非甾体类抗炎药和阿片类药物，特异性药物如麦角制剂和曲普坦类药物。药物选择应根据头痛程度、伴随症状、既往用药情况等综合考虑，可采用阶梯法分层选药，进行个体化治疗。

（1）轻中度头痛：单用 NSAIDs 如阿司匹林、萘普生、布洛芬、双氯芬酸等可有效，如无效再用偏头痛特异性治疗药物。阿片类制剂如哌替啶对偏头痛急性发作亦有效，因其具有成瘾性，不推荐常规应用，但对于有麦角制剂或曲普坦类应用禁忌的病例，如合并有心脏病、周围血管病或妊娠期偏头痛，则可给予哌替啶治疗以终止偏头痛急性发作。

（2）中 - 重度头痛：严重发作可直接选用偏头痛特异性治疗药物以尽快改善症状，部分患者虽有严重头痛但以往发作对 NSAIDs 反应良好者，仍可选用 NSAIDs。麦角制剂为 5-HT1 受体非选择性激动剂，半衰期长、头痛的复发率低，适用于发作持续时间长的患者，曲普坦类为 5-HT1B/1D 受体选择性激动剂。复方制剂如麦角胺咖啡因合剂可治疗某些中 - 重度的偏头痛发作。麦角类和曲普坦类药物不良反应包括恶心、呕吐、心悸、烦躁、焦虑、周围血管收缩，大量长期应用可引起高血压和肢体缺血性坏死。因具有强力的血管收缩作用，严重高血压、心脏病和孕妇患者均为禁忌。另外，如麦角类和曲普坦类药物应用过频，则会引起药物过量使用性头痛，建议每周用药不超过 2 ~ 3 天。

近年来发展起来的 CGRP 受体拮抗剂有望成为终止偏头痛急性发作安全有效的特异性药物。

（3）伴随症状：恶心、呕吐者有必要合用止吐剂（如甲氧氯普胺 10 mg 肌内注射），严重呕吐者可给予小剂量奋乃静、氯丙嗪。伴有烦躁者可给予苯二氮䓬类药物以促使患者镇静和入睡。

（三）预防性治疗

适用：①频繁发作，尤其是每周发作 1 次以上严重影响日常生活和工作的患者；②急性期治疗无效或因副作用和禁忌证无法进行急性期治疗者；③可能导致永久性神经功能缺损的特殊变异型偏头痛，如偏瘫性偏头痛、基底型偏头痛或偏头痛性梗死等。药物治疗应从小剂量单药开始，缓慢加量至合适剂量，同时注意副作用。偏头痛发作频率降低 50% 以上可认为预防性治疗有效。有效的预防性治疗需要持续约 6 个月，之后可缓慢减量或停药。

第四节　中医诊断与治疗

一、诊断

（1）以头部疼痛为主要症状，可发生在前额、两颞、巅顶、枕项或全头等部位，头痛较甚者，可伴见恶心呕吐、畏光、烦躁等症。

（2）一般起病较急、病势较剧，呈掣痛、跳痛、灼痛、重痛或痛无休止，且有外感史并伴外感表证，为外感头痛；一般起病缓慢、反复发作、病程较长，呈胀痛、刺痛、空痛、昏痛或隐隐而痛，多无外感史，为内伤头痛。外伤性头痛多有头部外伤史。

必要时进行精神和心理检查，同时结合头颅 CT 或 MRI 检查、脑电图检查及腰椎穿刺脑脊液检查等，有助于对头痛原因的鉴别。

二、鉴别诊断

1. 真头痛　为头痛的一种特殊类型，病情危重，常呈突发性剧烈头痛，持续不解且阵发加重，多伴有喷射状呕吐，甚者可见肢厥、抽搐等症。本病凶险，应与一般头痛相区别。

2. 中风　以突发半身不遂、肌肤不仁、口舌歪斜、言语不利，甚则突然昏仆、不省人事为主要表现，可伴有头痛等症，但头痛无半身不遂等兼症。

三、辨证论治

（一）辨证要点

1. 辨外感内伤　外感头痛多为感受风、寒、暑、湿所致，头痛一般病程较短，发病较急，痛势较剧，痛无休止。内伤头痛，除肝气郁结所致起病较急外，一般病程较长，起病较缓，痛势较轻，时作时止，其发作及加重每与劳累、紧张、恼怒等因素有关。尤其是压力过大所引发的头痛，以内伤头痛多见。

2. 辨虚实寒热　内伤头痛时作时止，遇劳加剧，以气虚、肾虚、血虚较为常见，或虚热虚寒，痛势绵绵。实证头痛为风邪所致，发病较急；夹热则见火热头痛，痛势剧烈；夹湿则见头痛而兼昏蒙；痰浊头痛常有恶心呕吐；肝气郁结者，则胸胁胀痛；还有虚实夹杂者，如肝肾阴虚之肝阳上亢证，可见头痛而眩，怒则加剧，脉弦有力、按之细数，病情发展中虚实夹杂，寒热不定。

3. 辨络脉瘀阻与络脉细急　外邪侵犯脑络，多为实证。风为阳邪，发病较急，不及传里，则引起络脉痉挛，细急而痛；肝气郁结、络气郁滞所致的内伤头痛，多与气血相关，从而引发络脉拘挛而发为头痛。外邪入里，久病入络，或五脏虚损，代谢产物堆积，痰瘀阻滞脑之血络，血络充胀，络体受损也可细急而痛，所以内伤头痛可为脑之血络瘀阻而引发的细急痛，由气血亏虚、脑髓渐空、脑之血络虚滞、气络失养导致的不荣则痛也不少见。因此头痛病证时时发生变化，且不可拘泥，要灵活辨证才可施以治疗，方得其效。

（二）治疗原则

头痛的治疗原则主要是活络通脉，扶正祛邪，调整阴阳。邪祛正复，阴阳平衡，诸症自愈。实证中以外邪为主者则以祛风除邪活络为主，对肝气郁结者重在疏肝理气活络、调达气机，对内伤所致的标实证则以潜阳、泻火、化痰、逐瘀为主加以活络；虚证以肾精亏虚、气血衰少居多，精虚者填精生髓、滋补肝肾；气血虚者宜益气养血，调补脾肾荣络。本病病在脑络，治疗中不忘"络宜通补"之说，做到祛邪不伤络，补益不滞络，否则难奏其效。

（三）分证论治

1. 风邪上犯，脑络细急

证候：头痛突然发作，遇风尤剧，或痛连项背，畏寒，口不渴，苔薄白，脉浮或浮紧；或发热，面红目赤，口渴喜饮，大便不畅，尿黄，舌质红、苔黄，脉浮数；或肢体困重，胸闷纳呆，小便不利，大便溏泻，苔白腻，脉濡。

证候分析：头为诸阳之会，最容易感受风邪，故"伤于风者，上先受之"。而风邪善挟寒、挟热、挟湿。风寒外袭，循太阳经上犯巅顶，"寒气客于脉外则脉寒，脉寒则缩蜷，缩蜷则脉细急，细急则外引小络，故卒然而痛"，故寒邪可直接导致脑络细急而痛。太阳主表，为六经之藩篱，其经脉上行巅顶、循项背，故其痛连及项背，风寒束于肌表，卫阳被遏，不得于表，故恶风畏寒、遇风尤剧；寒为阴邪，无热则口不渴；苔薄白、脉浮或浮紧为风寒在表之征。热为阳邪，其性炎上，若风热外袭，易伤脑络，灼伤阴液，热毒滞络，血络失润而滞涩、瘀阻不通，发为血络细急，故头胀痛，甚则如裂；面红目赤为热邪上炎之征，风热犯卫，故发热恶风；热盛耗津不能上呈，则口渴欲饮；津伤不能下润大肠，故大便排除困难；尿黄、脉浮数均为风热邪盛之象。湿为阴邪，其性重浊，最易阻滞气机，若风湿外邪，上犯巅顶，脑络为邪阻遏，脑络瘀阻不通，气血不行，湿邪浊毒瘀阻脑络，络脉细急，故头痛如裹；脾主四肢，湿浊中阻，脾阳为湿所困，故见肢体困重、胸闷纳呆；湿邪内壅，不能分清泌浊，故小便不利、大便或溏；苔白腻、脉濡为湿邪中阻之象。

治法：祛风散邪，缓急活络止痛。

方药：川芎茶调散和天蝎散加减。

荆芥 10 g，防风 12 g，当归 12 g，川芎 12 g，赤芍 15 g，蜈蚣 2 条，全蝎 6 g，天麻 12 g，桂枝 6 g，白芷 12 g，白芍 15 g，甘草 6 g。

方解：方中荆芥、防风、白芷温通祛风、散邪止痛；当归、川芎、赤芍活血理气；蜈蚣、全蝎搜风通络解痉；天麻息风止痉；白芍、甘草缓急止痛。

加减：偏风寒者加细辛、麻黄祛风散寒；偏风热者加石膏、菊花、黄芩祛风散热；偏风湿者加茯苓、薏苡仁祛风除湿；若巅顶头痛、连及项背，可加吴茱萸、藁本；若大便秘结、口鼻生疮，则加黄连、大黄等苦寒降火，通腑泄热；若热甚伤津，症见口渴、舌红少津者，可加知母、石斛、天花粉等生津止渴；若恶心呕吐则加半夏、生姜等降逆止呕；若见纳呆、便溏则加苍术、厚朴等燥湿宽中。

2. 肝火上炎，扰动血络

证候：头痛且晕、其势较剧，目赤口苦，胸胁胀痛，烦躁易怒，寐少多梦，小便黄，大便干结，舌红苔黄，脉弦数。

证候分析：或平素易紧张、焦虑，或因社会因素诸如社会竞争、工作压力导致或加重紧张焦虑情绪，久则七情内伤，或因肝郁气滞、郁而化火，而致肝火上冲；或因暴怒伤肝、肝气暴张引发肝火上升；或因情志所伤，五志过极化火，心火亢盛，引动肝火，向上生发太过，冲击脑络，发为绌急而痛，且来势迅猛、不得缓解并伴目赤口苦；心火亢盛则见胸胁胀满，烦躁易怒、寐少多梦、小便黄；肝火灼伤阴液则大便干；舌红苔黄、脉弦数乃是肝火上炎之征象。

治法：清肝泻火，通畅脑络。

方药：龙胆泻肝汤加减。

龙胆草15 g，栀子6 g，黄芩12 g，柴胡12 g，泽泻12 g，车前子10 g，生地24 g，当归12 g，白芷10 g，菊花10 g，藁本10 g，全蝎6 g，蜈蚣2条，炙甘草6 g。

方解：方用龙胆草、栀子、黄芩清肝泻火；柴胡、甘草疏肝清热调中；泽泻、车前子清利湿热；生地、当归滋阴养血，荣养络脉；白芷、菊花、藁本平肝息风；全蝎、蜈蚣活血止痉，通络止痛。

加减：若热盛伤津，大便秘结、腹部胀满者，加大黄、芒硝以泄热通便；若心中烦热较重加知母、酸枣仁以清热安神；若兼胃失和降，症见恶心呕吐者，可加陈皮、半夏、砂仁以宽胸理气、和胃止呕。

3.脾虚湿盛，痰浊阻络

证候：头痛、头昏或头重如裹，胸脘痞闷，时有恶心，舌苔腻厚，脉弦滑。

证候分析：劳力过度最易耗伤人体之气，劳伤脾气不足，而气血生化乏源可致血虚气少、血络失养，脾不运津，聚而酿生水湿，结聚血络而壅阻不通，绌急而痛；脾失健运，痰浊中阻，上蒙清窍，清阳不展，加之痰浊形成后会随气机升降而流行，故"百病多由痰作祟"，阻滞于脑络，则见脑络瘀阻不通；痰湿为重浊之邪，则见头痛昏蒙如裹；痰浊停留于肠胃则见胸脘痞闷，时有恶心；舌苔腻厚、脉弦滑为痰浊上蒙、脑络瘀阻之象。

治法：燥湿健脾，疏通脑络。

方药：半夏白术天麻汤加减。

半夏15 g，天麻12 g，白术10 g，茯苓12 g，全蝎6 g，僵蚕6 g，陈皮12 g，厚朴12 g，甘草6 g，生姜2片，大枣5枚。

方解：方中二陈汤理气调中，燥湿祛痰，配白术补脾除湿，天麻养肝息风，厚朴宽胸理气除湿，全蝎、僵蚕活血通络，甘草、生姜、大枣健脾和胃，调和诸药。

加减：头晕头胀、多寐、苔腻者，加藿香、佩兰、石菖蒲等醒脾化湿开窍；呕吐频繁，加代赭石、竹茹和胃降逆止呕；脘闷、纳呆、腹胀者，加白蔻仁、砂仁等理气化湿健脾；耳鸣、重听者，加葱白、郁金、石菖蒲等通阳开窍。

4.气虚血瘀，脑络瘀阻

证候：头痛经久不愈、反复发作，多于劳累或月经前后加重，头痛如针刺、痛处固定，或头痛以夜间为甚，疲乏无力，面色无华，伴郁闷不乐，喜叹息，或胸胁胀痛，妇女月经不调，舌质紫黯或有瘀点、苔薄，脉沉弦或涩。

证候分析：久病入络或各种原因造成瘀血内停，阻滞于脑络则见脑络瘀阻不畅，瘀血致痛，多为刺痛且痛处固定不移，也以夜间为重，故脑络瘀阻则见头痛如针刺、痛处固定或头痛以夜间为甚的症状；瘀血阻滞于胸胁，则见郁闷不乐、喜叹息或胸胁胀痛、妇女月经不调；舌质紫黯或有瘀点、苔薄，脉沉弦或涩为瘀血阻窍、脑络瘀阻之征象。

治法：活血化瘀，通窍活络。

方药：四君子汤合通窍活血汤加减。

党参15 g，茯苓15 g，白术12 g，炙甘草6 g，赤芍15 g，川芎10 g，桃仁10 g，红花10 g，全蝎6 g，水蛭6 g，当归12 g，大枣2枚。

方解：方中用四君子汤补气以通络，赤芍、川芎、桃仁、红花活血化瘀通络；麝香芳香走窜，开窍散结止痛；全蝎、水蛭走窜，通络以助血行；大枣甘温益气，缓和药性，配合活血化瘀、通阳散结开窍之品，以防耗伤气血。全方共呈活血化瘀、通窍活络之功。

加减：若久病气血不足加黄芪、当归补气养血；若疼痛明显则加郁金、菖蒲、白芷理气温经止痛；头痛如裹加藿香、羌活；头晕目眩加白术、天麻；痛在顶部加蔓荆子；痛在太阳穴加白芷；痛在颈部加葛根、威灵仙。

5. 肾虚精空，脑络失养

证候：头空痛或跳痛，眩晕耳鸣，腰膝酸软，畏寒肢冷，遗精带下，舌质淡苔薄，脉沉细。

证候分析：脑为髓之海，其主在肾，肾虚髓不上荣，脑海空虚，脑络失养，故见头空痛、眩晕、耳鸣；水不涵木，肝阳偏亢，亦可见头跳痛；腰为肾之腑，阳虚不温，肾虚精关不固而出现畏寒肢冷、遗精带下；舌质淡苔薄、脉沉细则为肾虚精空、脑络失养之征象。

治法：补肾填精，滋养脑络。

方药：六味地黄汤合天蝎四虫汤。

熟地 24 g，山药 15 g，山萸肉 12 g，牡丹皮 12 g，茯苓 15 g，泽泻 12 g，天麻 12 g，全蝎 6 g，水蛭 6 g，地龙 15 g，僵蚕 12 g，蜈蚣 2 条。

方解：方中用熟地滋肾填精为主，辅以山萸肉养肝肾而涩精，山药补益脾阴而固精，三药合用，以达到三阴并补之功；茯苓淡渗脾湿，以助山药之益脾，泽泻清泻肾火，并防熟地之滋腻，丹皮清泻肝火，并治山萸肉之温；天麻平肝潜阳息风止痛，全蝎、地龙息风通络，水蛭化瘀通络，僵蚕、蜈蚣息风止痉、祛风止痛、解毒化痰散结以通脑络。

加减：若畏寒明显则加附子、肉桂温补肾阳，填补精血；心烦少寐者加炒枣仁以养血安神；肢体麻木者加鸡血藤、桑枝活血通络；舌苔厚腻者加胆南星、半夏或合用导痰汤祛痰利湿。

（四）预后与调护

由于许多因素可诱发偏头痛，故在生活起居中要注意调护，避免这些因素对身体的侵袭，慎起居，调理饮食、情志在一定程度上可以预防偏头痛发作。

1. 生活调理

（1）注意气候的影响：风、燥、湿热、暴风雨、明亮耀眼的阳光、寒冷、雷声等均可诱发偏头痛发作。湿热气候容易使人情绪波动、烦躁、食欲减退等，从而引起自主神经功能紊乱而并发血管舒缩功能障碍；食欲差时，镁摄入减少，血镁降低，而镁是人体内重要的阳离子，具有镇痛、解除血管痉挛、改善脑血管舒缩功能的作用。在天气变化的时候注意避风寒、保暖，不要暴晒淋雨，防止诱发致病。

（2）注意睡眠、运动或过劳的影响：过多的睡眠或不足、眼睛疲劳或强光刺激或条纹图案刺激、长期安静休息后进行运动等对敏感的患者易引起偏头痛。因此注意规律的睡眠、运动，加强工作计划性、条理性，注意劳逸结合，注意眼睛的调节、保护，对敏感患者来说是重要的预防措施。

（3）注意吸烟及变态反应疾病的影响：吸烟、被动吸烟及一些接触特异性过敏原也可诱发偏头痛，因此积极戒烟、宣传戒烟和注意室内通风、避免接触过敏原等也可以预防偏头痛发作。

（4）注意药物的影响：避免服用一些可诱发偏头痛的药物如避孕药、硝酸甘油、组胺、利血平、肼苯达嗪、雌激素、过量维生素 A 等，以免诱发致病。

2. 饮食调理

（1）血管性头痛饮食所忌：食物可促发偏头痛。促发偏头痛的食物主要是：①含高酪胺的食物，如咖啡、巧克力、奶制品；②动物脂肪，其诱发偏头痛者占全部食物因素的49.8%，严格控制此类食物可防止偏头痛发作；③酒精饮料（特别是红色葡萄酒、白酒）、柠檬汁、柑橘、冰淇淋等；④含亚硝酸盐、谷氨酸盐、天门冬酸等的食物，如牛肉香肠、肉类腌制品、酱油等。避免食用这些食物（食品）、饮料，可大大减少偏头痛的发作。

（2）头痛的食疗原则：可以作为饮食治疗的药材与食物很多，配合适当的饮食疗法，也可防治偏头痛的发作，现介绍如下几种方法。① 实证头痛：饮食宜清淡，除米、面主食外，可多食青菜、水果类食物。② 虚证头痛：可多食富有营养的食物，如母鸡、猪肉、猪肝、蛋类及桂圆汤、莲子汤等。③ 有热者：更宜吃新鲜蔬菜、水果、绿豆汤、赤豆汤等。④ 禁忌烟、酒和公鸡、螃蟹、虾等发物。

（3）常用食疗方

① 参附鸡汤：党参 30 g，附片 30 g，生姜 30 g，母鸡半只。母鸡去毛及肠脏，洗净，入锅与党参、附片、生姜块共炖汤，炖 2 小时，用葱、盐、味精等调味。每日分 2 次佐餐食，连服 15 日。治疗阳虚头痛。症见头脑空痛、眩晕耳鸣、腰膝酸痛乏力、神疲、失眠等。

② 草决明海带汤：海带 20 g，草决明 10 g，煎汤饮，每日 2 次，连服数日。治疗肝阳上亢之头痛，常偏一侧，伴有心烦易怒、失眠多梦、面红目赤等。

③ 天麻陈皮炖猪脑：天麻 10 g，陈皮 10 g，猪脑 1 个。将猪脑、陈皮、天麻洗净，置砂盅内，加清水适量，隔水炖熟。分次服食，连服 10 日。治疗痰浊头痛，症见头痛昏蒙、平素多痰、胸脘满闷时有恶心或呕吐痰涎。

④ 杞菊地黄粥：熟地 15 g，枸杞子 15～20 g，菊花 10 g，粳米 100 g。将熟地、枸杞先煎，后下菊花，取药汁与粳米煮稀粥服食。治疗肝阳头痛，头痛而眩，常偏重一侧，心烦易怒。

⑤ 夏枯草粥：夏枯草 30 g，菊花 15 g，决明子 10 g，粳米 50～100 g，冰糖少许。先将决明子入锅内炒至微有香气，取出待冷却后，与菊花、夏枯草同煎取汁，去渣，然后与粳米煮粥，粥将熟时加入冰糖，稍煮即可食用。治疗肝火上炎、肝阳上亢之头痛。

⑥ 益气粥：人参 3 g，黄芪 10 g，白术 10～15 g，甘草 10 g，粳米 50～100 g，白糖适量。先将人参洗净切片，与黄芪、白术、甘草同煎用汁，去渣，入粳米煮粥，将熟时加入白糖即可。治疗气虚头痛，头痛绵绵，过劳益甚。

⑦ 香附川芎茶：香附子 3 g，川芎 3 g，茶叶 3 g，上药共为粗末，沸水冲泡，代茶频饮。治疗肝气郁滞导致的慢性头痛。

3. 精神调理　情绪不稳和精神紧张、焦虑是最常见的偏头痛诱发因素，这在女性患者中尤为明显。因此经常保持舒畅、平和的心情（即俗语之"平常心"），训练自己的性格，则可减少发作机会，避免诱发致病。

第四十一章　运动神经元病

　　运动神经元病（motor neuron disease，MND）是一系列以上、下运动神经元损害为主要表现的慢性进行性神经系统变性疾病。临床表现为上、下运动神经元损害的不同组合，特征表现为肌无力和萎缩、延髓麻痹及锥体束征，通常感觉系统和括约肌功能不受累。多中年发病，病程为 2～6 年，亦有少数病程较长者。患病男女比例为（1.2～2.5）：1。目前关于确切致病机制尚未明了，一致的观点是在遗传背景基础上的氧化损害和兴奋性毒性作用共同损害了运动神经元，影响到线粒体和细胞骨架的结构和功能。起病隐匿，缓慢进展，偶见亚急性进展者。损害仅限于脊髓前角细胞，表现为无力和肌萎缩而无锥体束征者，为进行性肌萎缩；单独损害延髓运动神经核而表现为咽喉肌和舌肌无力、萎缩者，为进行性延髓麻痹；仅累及锥体束而表现为无力和锥体束征者为原发性侧索硬化；如上、下运动神经元均有损害，表现为肌无力、肌萎缩和锥体束征者，则为肌萎缩侧索硬化（amyotrophic lateral sclerosis，ALS）。但在疾病早期有时较难确定属哪一类型。目前尚无特效的治疗方法，其治疗主要包括病因治疗、对症治疗及各种非药物支持治疗。

　　中医学的痿证和本病临床表现极为相似，痿证是指肢体筋脉弛缓、软弱无力，不能随意运动或伴有肌肉萎缩的一种病证。《黄帝内经》对本病论述颇详，《素问·痿论》指出本病的主要病机是"肺热叶焦"，肺燥不能输精于五脏，因而五体失养，肢体痿软。还将痿证分为皮、脉、筋、骨、肉五痿，以示病情的浅深轻重及与五脏的关系。在发病原因上，《素问·痿论》指出了"热伤五脏""思想无穷""焦虑太过""有渐于湿"及远行劳倦、房劳太过等，《素问·生气通天论》又指出："因于湿，首如裹，湿热不攘，大筋软短，小筋弛长，软短为拘，弛长为痿。"认为湿热也是痿证成因之一。在治疗上，《素问·痿论》提出"治痿者独取阳明"的基本原则。隋唐至北宋时期，将痿列入风门，较少进行专题讨论。直到金元，张子和《儒门事亲·风痹痿厥近世差玄说》云："四末之疾，动而或痉者为风，不仁或痛者为痹，弱而不用者为痿，逆而寒热者为厥，此其状未尝同也。"朱丹溪承张子和之说，力纠"风痿混同"之弊，提出了"泻南方，补北方"的治疗原则。明清以后对痿证的辨证论治日趋完善。《景岳全书·痿论》指出，痿证实际上并非尽是阴虚火旺，认为："元气败伤则精虚不能灌溉，血虚不能营养者，亦不少矣，若概从火论，则恐真阳衰败，及土衰水涸者有不能堪，故当酌寒热之浅深，审虚实之缓急，以施治疗，庶得治痿之全。"《临证指南医案·痿》邹滋九指出本病为"肝肾肺胃四经之病"。

第一节 西医病因病理

一、发病原因

关于 MND 的病因和发病机制，目前有多种假说：遗传机制、氧化应激、兴奋性毒性、神经营养因子障碍、自身免疫机制、病毒感染及环境因素等。虽然确切致病机制迄今未明，但目前较为统一的认识是，在遗传背景基础上的氧化损害和兴奋性毒性作用共同损害了运动神经元，主要影响了线粒体和细胞骨架的结构和功能。老年男性、外伤史、过度体力劳动（如矿工、重体力劳动者等）都可能是发病的危险因素，还有以下可能有关的因素。

1. 遗传因素 本病大多为散发 5% ~ 10% 的患者有家族史，遗传方式主要为常染色体显性遗传。最常见的致病基因是铜（锌）超氧化物歧化酶基因，约 20% 的家族性 ALS 和 2% 的散发性 ALS 与此基因突变有关。近年来，研究者又发现 1 号染色体上 TAR DNA 结合蛋白（TAR DNA binding protein，TDP-43）基因突变与家族性和散发性 ALS 均相关；9 号染色体 *C9ORF72* 基因非编码区 GGGGCC 六核苷酸重复序列与 25% 左右的家族性 ALS 有关。这些研究为揭示 ALS 的发病机制带来了新的希望。

2. 金属元素 有学者认为 ALS 发病与某些金属中毒或某些元素缺乏有关。有不少人注意到 MND 患者有铝接触史，并发现患者血浆和 CSF 中铝含量增高。Canaradi 认为铝的逆行性轴索流动可引起前角细胞中毒，导致 ALS。环境中金属元素含量的差异可能是某些地区 ALS 地理性高发病率的原因。

3. 感染和免疫 有学者认为 ALS 发病与朊病毒、人类免疫缺陷病毒有关。免疫功能测定有发现 ALS 患者 CSF 免疫球蛋白升高，血中 T 细胞数目和功能异常，免疫复合物形成，抗神经节苷脂抗体阳性，甚至检测到乙酰胆碱受体的抗体，推测 ALS 的血清可能对前角细胞等神经组织存在毒性作用。

4. 营养障碍 Poloni 等发现 ALS 患者血浆中维生素 B_1 及单磷酸维生素 B_1 均减少，Ask-Upmark 报道 5 例患者胃切除后发生 ALS，提示营养障碍可能与 ALS 发病有关。

5. 神经递质 ALS 患者 CSF 中抑制性神经递质 GABA 水平较对照组明显降低，而去甲肾上腺素较对照组为高，病情越严重，这种变化越明显。近年来的研究认为兴奋性氨基酸（主要是谷氨酸和天门冬氨酸）的神经细胞毒性作用在 ALS 发病中起着重要作用。

总之，目前对本病的病因及发病机制仍不明确，可能为各种原因引起神经系统有毒物质堆积，特别是自由基和兴奋性氨基酸的增加，损伤神经细胞而致病。

二、病理机制

肉眼可见脊髓萎缩变细。光镜下脊髓前角细胞变性脱失，以颈髓明显，胸腰髓次之；大脑皮质运动区的锥体细胞也发生变性、脱失。ALS 患者的神经元细胞胞质内有一种泛素化包涵体，研究发现其主要成分为 TDP-43，是 ALS 的特征性病理改变。脑干运动神经核中以舌下神经核变性最为突出，疑核、三叉神经运动核、迷走神经背核和面神经核也有变性改变，动眼神经核则很少被累及。病变部位可见不同程度的胶质增生，吞噬活动不明显。脊神经前根变细，轴索断裂，髓鞘脱失，纤维减少。锥体束的变性自远端向近端发展，出现脱髓鞘和轴突变性。有时还可见到其他传导束的变化，如皮质的联系纤维、后纵束、红核脊髓束及脑干和脊髓内多种其他传导束。肌肉呈现失神经支配性萎缩。在亚急性与慢性病例中可见肌肉内有神经纤维的萌芽，可能为神经再生的证据。晚期，体内其他组织如心肌-胃肠道平滑肌亦可出现变性改变。

第二节　中医病因病机

一、病因

运动神经元病起病隐匿，目前病因及发病机制尚不明确。中医病因病机对本病的认识上，目前主要以本虚立论，肝脾胃肾诸脏亏损、气血不足为主，或虚实夹杂。正如明代张景岳《景岳全书·痿证》论述："痿证之义……如丹溪之论治，诚得之矣，然细察经文。又曰：悲哀太甚则胞络绝，传为脉痿，思想无穷，所愿不得，发为筋痿，有渐于湿，以水为事，发为肉痿之类……"运动神经元病病变部位涉及大脑锥体细胞、脑干运动神经元、脊髓前角细胞及锥体束，其解剖结构与中医奇经尤其督脉循行极为相似。外感温热毒邪、内伤情志、饮食劳倦、先天不足、房事不节、跌打损伤及接触神经毒性药物等，均可致五脏受损、精津不足、气血亏耗、络脉失养、肌肉筋骨失养而发为痿证。

1.温毒上受，损伤肺络　温热毒邪内侵或病后余邪未尽，低热不解或温病高热持续不退或病后余热燔灼，伤津耗气，肺热叶焦，损伤肺络，津液失布，不能润泽五脏，遂致四肢筋脉失养，痿弱不用。此即《素问·痿论》"五脏因肺热叶焦，发为痿躄"之谓也。

2.湿热浸淫，络脉瘀滞　久处湿地或涉水冒雨，感受外来湿邪，湿热浸淫血络，营卫运行受阻，或郁遏生热，或痰热内停，蕴湿积热，也有饮食不节、过食肥甘或嗜酒或多食辛辣，损伤脾胃内生湿热，湿热相蒸，浸淫络脉，气血运行不畅，致筋脉失于滋养而成痿。正如《素问·痿论》所言："有渐于湿，以水为事，若有所留，居处相湿，肌肉濡渍，痹而不仁，发为肉痿。"

3.浊毒积聚，损伤络脉　素体脾胃虚弱，或劳倦思虑过度，或久病致虚，中气受损，脾胃受纳、运化、输布水谷精微的功能失常，气血津液生化之源不足，无以满养五脏，以致筋骨肌肉失养；脾胃虚弱，不能运化水湿，聚湿成痰，痰湿内停，客于络脉；或饮食不节，过食肥甘，嗜酒辛辣，损伤脾胃，运化失职，湿热内生，灼伤络脉，均可致痿。此外，服用或接触毒性药物，损伤气血经脉，经气运行不利，络脉失畅，亦可致痿。

4.久病房劳，络脉失养　先天不足，或久病体虚，或房劳太过，伤及肝肾，精损难复，络脉失养；或劳役太过而伤肾，耗损阴精，肾水亏虚，络脉失于灌溉濡养，久而成痿。

5.跌仆瘀阻，络脉不利　跌打损伤，瘀血阻络，新血不生，经气运行不利，络脉失养，脑失神明之用，发为痿证；或产后恶露未尽，瘀血流注于腰膝，以致气血瘀阻不畅，络脉不利，四肢失其濡润滋养。

二、病机

1.奇经亏损，督脉失养　奇经为任、督、冲、带、阴维、阳维、阴跷、阳跷八脉的总称。它们与十二正经不同，既不直属脏腑又无表里配合，其生理功能主要对十二经脉的气血运行起着蓄溢和调节作用。从中医理论分析，运动神经元病的病机根本为奇经亏损、八脉失养，从督脉的循行和功能来看，督脉的病变与运动神经元病关系最为密切。督脉贯穿脊、上通于脑，为阳脉之海，具有总督主导其他经络的作用。督脉虚损，奇阳虚乏，不仅统率、督促全身阳气的作用减弱，其循行部位受累尤甚，脊髓与脑皆失温养而发病。奇经之督脉亏损，则阳气虚衰，推动无力（正压），表现为肢体无力、行走困难、表情淡漠、少气懒言倦怠等。气属阳血属阴，特别是卫阳具有护卫肌表、保持体温、抵御寒冷的作用，奇阳虚损，其温煦功能减退，则出现恶寒怕冷之症；气除具有推动作用外还有固摄（负压）作用，气的固摄作用减退，则易出现自汗、盗汗的现象。"阳化气，阴成形"，元气不足，鼓动无力，经气化生乏源，必造成络脉气虚，因虚而滞生，络脉虚滞，无力充养肌肉皮肤，故出现全身肌肉消瘦的现象。《素问·生气通天论》云："阳气者，精则养神，柔则养筋。"阳气虚衰，筋脉失于温煦濡养，寒邪易袭，筋脉不舒，故可见腰脊冷痛，肌张力增高，腱反射活跃，遇寒加重，得温则舒。就舌象、脉象而言，临床常见舌淡苔白、脉沉迟或沉细，亦为阳气亏损、络气虚滞之征象。

冲脉、任脉与督脉"一源而三歧"，关系密切，尤其是冲任脉的循行和生理功能特点，决定了其病变与运动神经元病出现延髓麻痹和呼吸功能不全有直接联系；冲任为病，脉气不和，影响脾胃和肺气升降功能而出现升降失调的系列症状，如构音不清、饮食呛咳、吞咽困难、咀嚼无力、呼吸不利等。从冲脉循行来看，冲脉起于胞中、根系于肾下、气居胸中，足少阴肾主纳气，冲脉平和，呼吸平稳。而一旦寒客于冲脉，脉气不通，气逆于上，受阻关元，则常见呼吸功能不全，冲脉病变，不但可出现咽喉不利、构音困难，而且可见下肢肌肉萎缩、足背屈无力等。带脉起于季胁，绕身一周，功能约束督、任、冲三脉。故带脉虽未直接与脑髓相连，但在生理上与督任冲三脉联系密切，在病理上亦与三脉互相影响。失血过多或生化乏源，冲任虚损，气血不足，带脉失养，肢体不能自收持，下肢痿软，腰脊不举；督脉虚亏，阳气不足，带脉失于温养而失去约束收引作用，亦可导致下肢痿软不用从而出现痿证。阴维、阳维脉主要是维持人体阴阳平衡和运动功能的协调一致，不和则出现相应的病变。《难经·二十九难》云："阴阳不能自相维，则怅然失态，溶溶不能自收持。"指出了阴阳二维不用的主要表现为阴阳不和、失去维系则行动失态、步态不稳。阳跷起于足跟外侧，伴足太阳上行，阴跷脉起于足跟内侧，随足少阴肾经上行，它们分别循行，交会于目内眦，共同调节肢体的运动和眼睑的开阖功能。张洁古认为："阳在肌肉之上阳脉所行，通贯六府，主持诸表，故名为阳之络。阴在肌肉之下，阴脉所行，通贯五脏，主持诸里，故名为阴之络。阴为病，阴急则阴厥胫直，五络不通。"脉与络脉、肌肉关系密切，其表现出的肢冷胫直与运动神经元病肢端发凉、肌肉痛性痉挛和下肢肌张力增高极为相似。

如上所述，奇经亏损、八脉失养是运动神经元病临床表现的主要原因，是本病的中医病机根本。当然，提出从奇经论治运动神经元病，并不否定五脏在本病中的作用。把奇经病变与五脏病变有机结合起来进行综合分析，更能反映本病的中医病机变化，更有利于指导治疗。奇经与五脏六腑关系非常密切。奇阳主一身之阳，奇阳虚损，五脏之阳亦受累，脾阳、肾阳、心阳、肝阳都无一例外，气属阳，则心气、肺气、肾气、脾胃之气不能幸免，周身气血津液、肌肉筋骨均可累及。心主血脉，肺主呼吸，心肺同居上焦，宗气积于胸中，贯心脉以行呼吸，心肺气虚，则少气懒言、声音嘶哑，甚则可见呼吸困难之危象。脾胃共居中焦，为气机升降之枢纽，脾主升清，胃主降浊，气机乖乱，清阳陷于下，浊气积于上，则上有饮食呛咳、吞咽困难，下有四肢困顿，甚则卧床不起。肝主筋，肝阴不足，筋脉失养，常可见筋脉不舒甚至挛急，出现肌张力增高、腱反射活跃诸症。肾元亏虚，真元颓败，"骨痿不能起于床"，常伴形寒肢冷。肝肾与奇经八脉关系密切，故有"八脉隶于肝肾"之说。

2.络脉虚滞，肌腠失荣　经络为气血运行的通道，络脉从狭义角度又可分为经络之络（气络）和血络之络（血络），经络之络运行经气，血络之络运行血液。络脉空虚，气血营养的布散受到影响，肌肉筋骨失去气血的温煦和濡润而日见萎缩无力。《素问·八正神明论》指出："月始生，则血气始精，卫气始行；月廓满，则血气实，肌肉坚；月廓空，则肌肉减，经络虚，卫气去，形独居。"可见痿证的肌肉萎缩与经络气血亏虚有关。正如明代张景岳《景岳全书·痿证》论述："痿证之义……元气败伤则精虚不能灌溉，血虚不能营养者亦不少矣。"多种原因导致络脉气血衰少或络脉阻滞，血气不能上注于脑髓，则脑髓失其正常功能。近代张锡纯《医学衷中参西录》云"血之注于脑者过少，无以养其脑髓神经，其脑髓神经亦恒至失其所司"，明确了络脉之气血虚滞不能荣养脑髓神经，则其所支配的肌肉失其所司而丧失运动功能，肌肉失于濡养而渐萎缩，遂成痿证。临床可见，偶遇风寒，患者病情会加重。外邪入侵，内邪滋生，最终导致经络阻滞、经气失畅、络虚失运。患病日久，病情缠绵难愈、反复无常。

综上所述，奇经亏损、八脉失养是运动神经元病中医病机的根本，贯穿本病之始终，而络脉虚滞、肌腠失养是奇经虚损的病理结果，同时又是运动神经元病缠绵难愈和进一步发展的症结所在，两者互相影响，共同形成了运动神经元病的中医病理机制。从奇经理论和络病学说入手论治运动神经元病既符合中医理论关于本病的论述，又有继承创新。痿证病变部位在筋脉肌肉，但根本源于五脏虚损。肺主皮毛，脾主肌肉，肝主筋，肾主骨，心主血脉，五脏病变，皆能致痿。上述各种致病因素，耗伤五脏精气，致使精血津液亏损，而五脏受损、功能失调、生化乏源，又加重了精血津液的不足，筋脉肌肉因之失养而弛纵，不能束骨而利关节，以致肌肉软弱无力、消瘦枯萎，发为痿证。

痿证病变累及五脏，且常常相互传变。如肺热叶焦，精津失其宣布，久则五脏失濡而致痿；热邪内盛，肾水下亏，水不制火，则火灼肺金，又可加重肺热津伤；脾气虚而不运与湿热蕴积也可互为因果；湿热亦能下注于肾，伤及肾阴；温热毒邪，灼伤阴津，或湿热久稽，化热伤津，易致阴津耗损；脾胃虚弱，运化无力，又可津停成痰，痹阻经脉；肝肾阴虚，虚火内炽，灼伤津液，而致津亏血瘀，血络失畅，致使病程缠绵难愈。

一般而言，本病以热证、虚证为多，虚实夹杂者亦不少见。外感温邪、湿热所致者，病初阴津耗伤不甚，邪热偏重，故属实证；但久延肺胃津伤，肝肾阴血耗损，则由实转虚或虚实夹杂。内伤致病，脾胃虚弱，肝肾亏损，病久不已，气血阴精亏耗，则以虚证为主，但可夹湿、夹热、夹痰、夹瘀，表现本虚标实之候。故临床常呈现因实致虚、因虚致实和虚实错杂的复杂病机。

久痿虚极，脾肾精气虚败，病情危笃。足少阴脉贯行舌根，足太阴脉上行夹咽、连舌本、散于舌下。脾肾精气虚损则舌体失去支持，脾气虚损，无力升清，肾气虚衰，宗气不足，可见舌体瘫软、呼吸和吞咽困难等凶险之候。

第三节　西医诊断与治疗

一、临床表现

1.肌萎缩侧索硬化　为最多见的类型，也称为经典型，其他类型称为变异型。大多数为获得性，少数为家族性。发病年龄多在 30 ~ 60 岁，多数 45 岁以上发病。男性多于女性。呈典型的上、下运动神经元同时损害的临床特征。常见首发症状为一侧或双侧手指活动笨拙、无力，随后出现手部小肌肉萎缩，以大、小鱼际肌，骨间肌，蚓状肌为明显，双手可呈鹰爪形，逐渐延及前臂、上臂和肩胛带肌群。随着病程的延长，肌无力和萎缩扩展至躯干和颈部，最后累及面肌和咽喉肌。少数病例肌萎缩和无力从下肢或躯干肌开始。受累部位常有明显肌束颤动。双上肢肌萎缩，肌张力不高，但腱反射亢进，Hoffmann 征阳性；双下肢痉挛性瘫痪，肌萎缩和肌束颤动较轻，肌张力高，腱反射亢进，Babinski 征阳性。患者一般无客观的感觉障碍，但常有主观的感觉症状，如麻木等。括约肌功能常保持良好。患者意识始终保持清醒。延髓麻痹一般发生在本病的晚期，在少数病例中可为首发症状。舌肌常先受累，表现为舌肌萎缩、束颤和伸舌无力，随后出现腭、咽、喉、咀嚼肌萎缩无力，以致患者构音不清、吞咽困难、咀嚼无力。由于同时有双侧皮质延髓束受损，故可有假性延髓性麻痹。面肌中口轮匝肌受累最明显。眼外肌一般不受影响。预后不良，多在 3 ~ 5 年内死于呼吸肌麻痹或肺部感染。

2. 进行性肌萎缩　发病年龄在 20 ~ 50 岁，多在 30 岁左右，略早于 ALS，男性较多。运动神经元变性仅限于脊髓前角细胞和脑干运动神经核，表现为下运动神经元损害的症状和体征。首发症状常为单手或双手小肌肉萎缩、无力，逐渐累及前臂、上臂和肩胛带肌群。少数病例肌萎缩可从下肢开始。受累肌肉萎缩明显，肌张力降低，可见肌束颤动，腱反射减弱，病理反射阴性。一般无感觉和括约肌功能障碍。本型进展较慢，病程可达 10 年以上或更长。晚期发展至全身肌肉萎缩、无力，生活不能自理，最后常因肺部感染而死亡。

3. 进行性延髓麻痹　少见。发病年龄较晚，多在 40 岁或 50 岁以后起病。主要表现为进行性发音不清、声音嘶哑、吞咽困难、饮水呛咳、咀嚼无力，舌肌明显萎缩，并有肌束颤动，唇肌、咽喉肌萎缩，咽反射消失。有时同时损害双侧皮质脑干束，出现强哭强笑、下颌反射亢进，从而真性和假性延髓麻痹共存。病情进展较快，多在 1 ~ 2 年内因呼吸肌麻痹或肺部感染而死亡。

4. 原发性侧索硬化　临床上罕见。多在中年以后发病，起病隐袭。常见首发症状为双下肢对称僵硬、乏力，行走呈剪刀步态。缓慢进展，逐渐累及双上肢。四肢肌张力呈痉挛性增高，腱反射亢进，病理反射阳性，一般无肌萎缩和肌束颤动，感觉无障碍，括约肌功能不受累。如双侧皮质脑干束受损，可出现假性延髓麻痹表现。进展慢，可存活较长时间。

不少病例先出现一种类型的表现，随后又出现另一类型的表现，最后演变成 ALS。因此，在疾病早期有时较难确定属哪一类型。

临床观察确实发现了一小部分 MND 患者出现了运动系统以外的表现，如痴呆、锥体外系症状、感觉异常和膀胱直肠功能障碍等，少部分患者中还可出现眼外肌运动障碍。习惯上，将伴有这些少见表现的 MND 称为不典型 MND。

二、实验室与辅助检查

1. 肌电图　有很高的诊断价值，呈典型的神经源性损害。ALS 患者往往在延髓、颈、胸与腰骶不同神经节段所支配的肌肉出现进行性失神经支配和慢性神经再生支配现象。主要表现为静息状态下可见纤颤电位、正锐波，小力收缩时运动单位时限增宽、波幅增大、多相波增加，大力收缩时募集相减少，呈单纯相；运动神经传导检查可能出现复合肌肉动作电位（compound muscle action potential，CMAP）波幅减低，较少出现运动神经传导速度异常，感觉神经传导检查多无异常。

2. 脑脊液检查　腰穿压力正常或偏低，脑脊液检查正常或蛋白有轻度增高，免疫球蛋白可能增高。

3. 血液检查　血常规检查正常。血清肌酸磷酸激酶活性正常或轻度增高而其同工酶不高。免疫功能检查，包括细胞免疫和体液免疫均可能出现异常。

4. CT 和 MRI 检查　脊髓变细（腰膨大和颈膨大处较明显），余无特殊发现。

5. 肌肉活检　可见神经源性肌萎缩的病理改变。

三、诊断与鉴别诊断

（一）诊断

根据中年以后隐袭起病、慢性进行性加重的病程，临床主要表现为上、下运动神经元损害所致肌无力、肌萎缩、肌束震颤、延髓麻痹及锥体束征的不同组合，无感觉障碍，肌电图呈神经源性损害，脑脊液正常，影像学无异常，一般不难做出临床诊断。

世界神经病学联盟于 1994 年在西班牙首次提出该病的 EI Escorial 诊断标准，2000 年又发表此标准的修订版，具体如下。

1. 诊断 ALS 必须符合以下 3 点

（1）临床、电生理或病理检查显示下运动神经元病变的证据。

（2）临床检查显示上运动神经元病变的证据。

（3）病史或检查显示上述症状或体征在一个部位内扩展或从一个部位扩展到其他部位。

2. 同时必须排除以下 2 点

（1）电生理或病理检查提示患者有可能存在导致上、下运动神经元病变的其他疾病。

（2）神经影像学提示患者有可能存在导致上述临床或电生理变化的其他疾病。

（二）鉴别诊断

根据不同的解剖部位，ALS 需要与多种疾病进行鉴别。

1. 颈椎病或腰椎病　颈椎病可有手部肌肉萎缩，压迫脊髓时还可致下肢腱反射亢进、双侧病理反射阳性等上、下运动神经元病变的症状和体征。亦可呈慢性进行性病程，两者鉴别有时较困难。但颈椎病的肌萎缩常局限于上肢，多见手肌肉萎缩，不像 ALS 那样广泛，常伴上肢肩部疼痛，客观检查常有感觉障碍，可有括约肌障碍，无延髓麻痹表现；腰椎病也常局限于单下肢，伴有腰或腿部疼痛。胸锁乳突肌及胸椎椎旁肌针极肌电图检查无异常。颈椎 X 线、CT 或 MRI 显示颈椎骨质增生、椎间孔变窄、椎间盘变性或脱出，甚至脊膜囊受压，有助于鉴别。对于老年人颈椎病同时合并腰椎病时，临床予肌电图更易与 ALS 混淆，此时后者胸椎椎旁肌针极肌电图异常自发电位有助于鉴别。

2. 延髓和脊髓空洞症　临床上也常有双手小肌肉萎缩，肌束颤动，可进展为真性延髓性麻痹，也可出现锥体束征。但临床进展缓慢，常合并其他畸形，且有节段性分离性感觉障碍。MRI 可显示延髓或脊髓空洞，有助于鉴别。

3. 多灶性运动神经病（multifocal motor neuropathy，MMN）　呈慢性进展的局灶性下运动神经元损害，推测是与 GM1 抗体相关的自身免疫性疾病。MMN 临床表现多为非对称性肢体无力、萎缩、肌束颤动，而感觉受累很轻。腱反射可以保留。节段性运动神经传导测定可显示有多灶性运动传导阻滞，血清抗 GM1 抗体滴度升高，静脉注射免疫球蛋白有效，可与之鉴别。

4. 颈段脊髓肿瘤　可有上肢肌萎缩和四肢腱反射亢进，双侧病理反射阳性。但一般无肌束颤动，常有神经根痛和传导束性感觉障碍。腰穿可发现椎管阻塞，脑脊液蛋白含量增高。椎管造影、CT、MRI 显示椎管内占位病变有助于确诊。

5.上肢周围神经损伤　可有上肢的肌无力和肌萎缩，但多累及一侧，且有感觉障碍，可与之鉴别。

6.良性肌束颤动　正常人有时可出现粗大的肌束颤动，但无肌无力和肌萎缩，肌电图检查正常。

7.脊肌萎缩症（spinal muscle atrophy，SMA）　是一组遗传性疾病，大部分为隐性遗传，与5号染色体上的运动神经元存活基因相关。临床上以进行性对称性近端肌无力萎缩为主要表现，选择性累及下运动神经元，没有上运动神经元受累。其中最严重的SMA发病在婴儿期，多数2岁内死亡。起病于儿童、青少年或成人的SMA则预后良好。

四、治疗

MND的治疗包括病因治疗、对症治疗和各种非药物治疗。必须指出的是，MND是一组异质性疾病，致病因素多样且相互影响，故其治疗必须是多种方法的联合应用。期望用单个药物或单种治疗完全阻断疾病的进展是不现实的。

当前病因治疗的发展方向包括抗兴奋性氨基酸毒性、神经营养因子、抗氧化和自由基清除、新型钙通道阻滞剂、抗细胞凋亡、基因治疗及神经干细胞移植。利鲁唑具有抑制谷氨酸释放的作用，每次50 mg，每天2次，服用18个月，能延缓病程、延长延髓麻痹患者的生存期。自由基清除剂依达拉奉在一定条件下可以延缓疾病的进程。也有试用泼尼松、环磷酰胺等治疗本病，但必须定期复查血象和肝功能，用药后延髓麻痹症状在部分病例中可改善，但对四肢无力、肌萎缩的患者帮助不大。

对症治疗包括针对吞咽、呼吸、构音、痉挛、疼痛、营养障碍等并发症和伴随症状的治疗。吞咽困难者应鼻饲饮食。有呼吸衰竭者可行气管切开并机械通气。在对症治疗的同时，要充分注意药物可能发生的不良反应。临床应用时需仔细权衡利弊、针对患者的情况个体化用药。

第四节　中医诊断与治疗

一、诊断

（1）肢体筋脉弛缓不收，下肢或上肢、一侧或双侧软弱无力，甚则瘫痪，部分患者伴有肌肉萎缩。

（2）由于肌肉痿软无力，可有睑废、视歧、声嘶低暗、抬头无力等症状，甚则影响呼吸、吞咽。

（3）部分患者发病前有感冒、腹泻病史，有的患者有神经毒性药物接触史或家族遗传史。

二、鉴别诊断

1.痿证与偏枯　偏枯亦称半身不遂，是中风症状，症见一侧上下肢偏废不用，常伴有语言謇涩、口眼歪斜，久则患肢肌肉枯瘦，其瘫痪是由于中风而致，二者临床不难鉴别。

2.痿证与痹证　痹证后期，由于肢体关节疼痛，不能运动，肢体长期废用，亦有类似痿证之瘦削枯萎者。但痿证肢体关节一般不痛，痹证则均有疼痛，其病因病机、治法也不相同，应予鉴别。

三、辨证论治

（一）辨证要点

1. **辨常证与变证** 常证肌肉萎缩无力，病情发展平缓，肌跳增加不明显，无生命危险。变证多见于呼吸衰竭，常因进食呛咳窒息，感染后痰涎增多阻塞气道，引起呼吸功能衰竭，症见呼吸气短、喘息不能平卧、口唇发绀、大汗淋漓、神情紧张等，严重者可迅速转变，出现脱证或闭证而死亡。

2. **辨病情轻重** 轻者仅以一侧肢体萎缩无力为主，肌跳少或无，全身症状不明显，一般没有延髓麻痹症状。重者多全身症状重，消耗明显，甚至恶病质样表现，呼吸气短、肌跳明显，延髓麻痹症状突出。

3. **辨脏腑病位** 痿证初起，症见发热、咳嗽、咽痛，或在热病之后出现肢体软弱不用者，病位多在肺；凡见四肢痿软、食少便溏、面浮、下肢微肿、纳呆腹胀，病位多在脾胃；凡见下肢痿软无力明显，甚则不能站立、腰脊酸软、头晕耳鸣、遗精阳痿、月经不调、咽干目眩，病位多在肝肾。

4. **辨病性虚实** 痿证以虚为本或本虚标实。因感受温热毒邪或湿热浸淫者，多急性发病，病程发展较快，属实证。热邪最易耗津伤正，故疾病早期就常见虚实错杂。内伤积损，久病不愈，主要为肝肾阴虚和脾胃虚弱，多属虚证，但又常兼夹郁热、湿热、痰浊、瘀血而虚中有实。跌打损伤、瘀阻血络或痿证日久，气虚血瘀，也属常见。

5. **辨气络与血络** 久处湿地或冒雨露，湿浊内侵，或过食肥甘、嗜酒过度，脾失健运，湿浊内蕴，酿湿生热，无论外湿内湿均易伤脾，病邪多在气络；急性发病者湿热熏蒸，肺热叶焦，四肢痿软无力，甚者呼吸困难危及生命；肝肾亏虚，髓枯筋萎，出现下肢痿软无力、腰膝酸软不能久立伴耳聋耳鸣，病多在血络。

（二）治则治法

痿证的治疗，虚证宜扶正补虚为主，肝肾亏虚者，宜滋养肝肾；脾胃虚弱者，宜益气健脾。实证宜祛邪和络，肺热伤津者，宜清热润燥；湿热浸淫者，宜清热利湿；瘀阻血络者，宜活血行瘀。虚实兼夹者，又当兼顾之。《黄帝内经》提出"治痿者独取阳明"，是指从补脾胃、清胃火、祛湿热以滋养五脏的一种重要措施。

根据从奇经和络病论治运动神经元病的新理论，治疗本病当以"扶元起痿，养荣生肌，益气通络"为治法，应贯穿治疗始终。运动神经元病多迁延日久，治疗用药时应宗叶天士"奇经为病，通因一法，为古圣贤之定例""大凡络虚，通补最宜"之说。补益奇经的药物，当重补元阳和元气，用温和之品，可重用血肉有情之物。络气虚滞的药物治疗"当以通补入络"，使补中有通。治疗奇经络病必须言补则寓之以通，拟通则假之以补，方合阴阳开阖之理，正如李时珍所云："用补药必兼泻邪，邪去则补药得力，一辟一阖，此乃率妙。"

（三）分证论治

运动神经元病是变性疾病，其临床表现属中医痿证范畴，临床上以虚证多见，奇经亏虚、督脉受损、络气虚滞、五体失养贯穿疾病始终。临床应结合运动神经元病这一病机特点，灵活辨证施治。

1. **肺热叶焦，损伤肺络**

证候：病起发热或热后突然出现肢体软弱无力、咳呛少痰、咽干不利，可较快发生肌肉瘦削，皮肤干燥，心烦口渴，小便黄赤或热痛，大便干燥，舌质红、苔黄，脉细数。

证候分析：温热之邪犯肺，肺脏气阴两伤，肺不能布散全身津液，五脏失润，筋脉失养，出现肢体软弱无力、皮肤干燥；热邪伤津，故心烦口渴、小便黄赤或热痛、大便干燥；肺津不能上润肺系，故咳呛少痰、咽干不利；舌质红、苔黄，脉细数为肺热盛伤津之象。

治法：清热润燥，养阴生津。

方药：清燥救肺汤《医门法律》加减。

北沙参 15 g，西洋参 12 g，麦冬 15 g，生甘草 6 g，阿胶（烊化）12 g，胡麻仁 12 g，生石膏 30 g，桑叶 6 g，苦杏仁 12 g，炙枇杷叶 12 g。

方解：本方有清热润燥、养阴宣肺的作用，适用于温燥伤肺、气阴两伤之证。北沙参、西洋参、麦冬、生甘草甘润生津养阴；阿胶、胡麻仁养阴血以润燥；生石膏、桑叶、苦杏仁、炙枇杷叶清热宣肺。

加减：身热未退、高热，口渴有汗，可重用生石膏，加银花、连翘、知母以清气分之热，解毒祛邪；咳嗽痰多，加瓜蒌、桑白皮、川贝母宣肺清热化痰；咳呛少痰，咽喉干燥，加桑白皮、天花粉、芦根以润肺清热；身热已退，兼见食欲减退、口干咽干较甚，此胃阴亦伤，宜用益胃汤加石斛、薏苡仁、山药、麦芽。

2.湿热浸淫，气络郁滞

证候：四肢痿软，身体困重，口干口苦，胸痞脘闷，手足烦热，步履艰难，肢体僵硬，肌张力增高，腱反射活跃，小便黄赤或涩痛，舌红、苔黄腻，脉滑数。

证候分析：素体脾胃虚弱，湿邪内生，郁久化热，或摄生不慎，感受湿热浸淫，脾虚湿困，故见四肢痿软、身体困重；脾虚不能健运，无力布散津液上承，故见口干口苦；湿热困阻，气机不畅，故见胸痞脘闷；"湿热不攘，大筋软短，小筋弛长，软短为拘，弛长为痿"，故可见步履艰难、肢体僵硬、肌张力增高、腱反射活跃；湿热困阻，则手足烦热、小便黄赤或涩痛；舌红、苔黄腻，脉滑数均为湿热瘀阻之象。

治法：清热祛湿，活血通络。

方药：四妙散（《成方便读》）、三仁汤（《温病条辨》）和天蝎散加减。

苍术 12 g，白术 9 g，黄柏 15 g，川牛膝 6 g，藿香 10 g，菖蒲 9 g，白蔻仁 6 g，薏苡仁 12 g，滑石（包煎）10 g，黄芩 6 g，忍冬藤 15 g，天麻 12 g，全蝎 12 g。

方解：方中合用苍术、白术，一燥湿一健脾，共达湿去脾健、脾旺湿除之功效；藿香、白蔻仁芳香化湿，宣畅气机以达湿热交结，先祛其湿；黄柏、黄芩寒以胜热，苦以燥湿，合用以祛上下二焦湿热；薏苡仁、滑石甘淡性寒，利湿清热，疏导下焦，给邪以出路，使湿热从小便而出；菖蒲活血，川牛膝不仅可壮腰膝、健筋骨，还有活血之功；忍冬藤清热活血，藤以通络；天麻、全蝎息风通络。诸药合用，共奏湿去热清、活血通络之功。

加减：湿邪偏盛，胸脘痞闷，肢重且肿，加厚朴、茯苓、枳壳、陈皮以理气化湿；夏令季节，加藿香、佩兰芳香化浊，健脾祛湿；热邪偏盛，身热肢重，小便赤涩热痛，加忍冬藤、连翘、公英、赤小豆清热解毒利湿；湿热伤阴，兼见两足焮热、心烦口干、舌质红或苔中剥、脉细数，可去苍术，重用龟板，加玄参、山药、生地；病史较久兼有瘀血阻滞者，肌肉顽痹不仁、关节活动不利或有痛感、舌质紫黯、脉涩，加丹参、鸡血藤、赤芍、当归、桃仁；热甚者可去苍术，加麦冬、玄参、知母；肢体麻木，关节运动不利，可加姜黄、赤芍、桃仁、红花以活血通络，根据痰瘀相关，可加祛痰通络药如白芥子等；痰热瘀结者酌加清热化痰、祛瘀通络药，如胆南星、竹茹、川贝、丹皮、郁金、丹参、地龙、全蝎、土鳖虫等。

3. 脾肾阳虚，浊阻血络

证候：肢体痿软无力，肌肉萎缩，举头无力或颈垂，畏寒肢冷，精神疲惫，饮食不香，涎唾淋漓，腰膝酸软，小便清长，阳痿早泄或月经失调，舌淡胖、凹凸不平、苔薄白，脉沉细。

证候分析：本病多发于中老年，或因久病体弱后脾肾两虚、脾虚不能运化水谷精微以荣养肌肉，故见肢体痿软无力、肌肉萎缩、精神疲惫；脾虚不能摄唾，肾虚不能固缩，故见涎唾淋漓、小便清长；浊阻督脉，经气不畅，则见举头无力或颈垂、畏寒肢冷，男子则阳痿早泄，女子则月经失调；舌淡苔薄、脉沉细无力皆为督脉亏损、脾肾两虚之象。

治法：健脾益肾，扶元起痿。

方药：右归丸（《景岳全书》）合化浊通络汤加减。

人参（另煎）6g，制附子（先煎）6g，肉桂6g，熟地24g，山药15g，杜仲12g，山萸肉15g，白术12g，菟丝子12g，鹿角霜10g，天麻12g，泽泻12g，全蝎12g，乌梢蛇12g。

方解：方中人参、白术大补元气，健脾益气；肉桂、附子温肾散寒，扶助元气；熟地、山药、山萸肉滋阴补肾，益精填髓，有阴中求阳之妙；杜仲、菟丝子温补肾阳，使元阳得以归元；更用鹿角霜血肉有情之品，温肾中之阳，大补元气；泽泻化浊祛湿；天麻、全蝎、乌梢蛇搜风通络。诸药合用，共奏阴阳双补、刚柔相济、健脾益肾、扶元起痿之功效。

加减：脾胃虚者，易兼夹食积不运，当健脾助运、导其食滞，酌佐谷麦芽、山楂、神曲；气血虚甚者，重用黄芪、党参、当归，加阿胶；气血不足兼有血瘀、唇舌紫黯、脉兼涩象者，加丹参、川芎、川牛膝；肥人痰多或脾虚湿盛，可用六君子汤加减；腰膝酸软、竖颈困难或垂头者加桂枝、肉苁蓉；兼有湿热者加石斛、薏苡仁；肌肉萎缩明显者加紫河车、龟板、鳖甲；瘀滞明显者加全蝎、僵蚕、蜈蚣。

4. 肝肾阴虚，络脉失养

证候：肢体肌肉萎缩，形体消瘦，大肉陷下，筋骨拘挛，肌肉瞤动，握固无力，动作益衰，甚至步履全废，遗精或月经失调，情绪不稳，夜眠梦多，大便干结，舌红少苔、舌体痿软、薄瘦，脉沉细。

证候分析：本病多发于中老年人，或因久病耗伤致肝肾两亏、精血不足、四肢筋骨肌肉失养，故见肢体肌肉萎缩、大肉陷下、形体消瘦、握固无力甚至步履全废；肝阴虚不能濡养，虚风内动，故见筋骨拘挛、肌肉瞤动；肝肾两亏，精血不旺，故见男子遗精、女子月经失调；肝血不足，疏泄失职，肾精亏虚，脑神不用，魂魄不藏，故见情绪不稳，夜眠梦多；舌红瘦少苔、脉沉细皆为肝肾阴虚、精亏髓减之象。

治法：滋补肝肾，益精填髓，濡养筋脉。

方药：六味地黄丸（《景岳全书》）合虎潜丸《丹溪心法》加减。

熟地15g，山药9g，山萸肉6g，牡丹皮12g，茯苓15g，泽泻12g，当归6g，白芍9g，黄精15g，桑椹10g，鸡血藤12g，牛膝6g，龟甲15g，紫河车（冲服）2g，锁阳10g。

方解：方中重用熟地滋肾益精，以填真阴；山萸肉养肝滋阴，益精填髓；山药补脾益阴，滋肾固精，黄精、桑椹与三药合用，加重滋补肝肾、益精填髓之功；菟丝子、牛膝益肝肾，强腰膝，健筋骨；当归、白芍合用补血滋阴，养阴舒筋；当归与鸡血藤合用又可活血通络，濡养筋脉；龟甲、紫河车为血肉有情之品，峻补精髓；锁阳壮肾阳，有阳中求阴之义；牡丹皮、茯苓、泽泻有泻浊通络之意。诸药合用，共奏滋阴补肾、养肝舒筋、填精益髓、濡养筋脉之效。

加减：病久阴损及阳、阴阳两虚，兼有神疲、怯寒怕冷、阳痿早泄、尿频而清、妇女月经不调、脉沉细无力，不可过用寒凉以伐生气，去黄柏、知母，加仙灵脾、鹿角霜、附子、肉桂，或服用鹿角胶丸、加味四斤丸；若症见面色无华或萎黄、头昏心悸，加黄芪、党参、首乌、龙眼肉以补气养血；腰脊酸软，加续断、补骨脂、狗脊补肾壮腰；热甚者，可去锁阳，加牛骨髓、鹿角胶、枸杞子滋阴补肾以去虚火；阳虚畏寒，脉沉弱，加右归丸加减；肌肉跳动明显者加重白芍用量，再加柴胡、桑椹子；大便秘结可加枳实、瓜蒌仁、胡麻仁；咳痰无力可加桔梗、升麻、柴胡。

5. 肺肾气虚，摄纳无权

证候：四肢及肋间肌肉萎缩，呼吸气短不足以息或呼吸微弱，咳嗽无力，咳嗽少痰或痰黏不易咳出，构音不清，声音嘶哑，舌肌萎缩瘦小、苔薄白，脉细弱。常见于运动神经元病延髓麻痹出现呼吸衰竭。

证候分析：久病之后，肺肾两虚，宗气下陷，肺虚不能主气司呼吸，肾亏不能摄纳真气，故见呼吸气短不足以息或呼吸微弱；肺肾气虚，升降失职，故见咳嗽无力或有痰不易咳出；肺气不足，无气以行息道，津液不能上承，故见构音不清、声音嘶哑；舌瘦苔白、脉细弱均为肺肾两虚、大气下陷之象。

治法：补肺益肾，升补宗气。

方药：保元汤（《兰室秘藏》）合升陷汤（《医学衷中参西录》）加减。

人参（另煎）6 g，黄芪 18 g，五味子 6 g，山萸肉 3 g，生地 12 g，麦冬 9 g，知母 10 g，升麻 6 g，柴胡 9 g，白术 12 g，茯苓 6 g，山药 6 g，川贝母 9 g，桔梗 6 g，蛤蚧粉（冲服）2 g，紫河车（冲服）2 g。

方解：方中重用人参、黄芪大补肺气，扶助元气，二药与白术、茯苓、山药合用，健脾益气助运，有补土生金之妙；麦冬、知母补肺滋阴；生地、山萸肉、五味子益肾养阴，山萸肉与五味子合用还可摄纳肾气，收摄浮散之气；升麻、柴胡合用，升阳举陷；桔梗引药上升，有舟楫之用；川贝母清肺化痰以祛邪扶正；蛤蚧粉、紫河车为血肉有情之品，大补肺肾之气，以扶助元气，使宗气源泉不竭。诸药合用，共奏补肺益肾、升补宗气之功。

加减：大气下陷，呼吸气促，不足以续，或呼吸困难，有似于喘，加大生黄芪、人参用量等；倘若肺气虚衰，百脉不能来朝，又出现瘀阻经络之证，见有四肢痿废或麻木不仁、唇紫舌青、脉涩不利者，治宜益气活血、行瘀通络，加桃仁、红花、赤芍、穿山甲、川芎、三七粉。

6. 脾虚血亏，络脉失荣

证候：全身消瘦，面色苍白或萎黄，肌力下降，肢体痿软，肌张力减低，腱反射减弱或消失，身体困重，纳少脘闷，伸舌无力或伸舌不出，舌质淡、苔白，脉细弱。

证候分析：久病大病之后，气血耗伤，肌腠失于荣养，可见全身消瘦、面色失华；气血亏虚，肢体筋脉失濡，故肌力下降、肢体痿软、肌张力减低、腱反射减弱或消失；脾为气血生化之源，气血不足，脾气必虚，湿邪困阻，故见纳少脘闷、身体困重；舌质淡、苔白、脉细弱均为气血亏虚之象。

治法：健脾益气，养荣生肌。

方药：人参养荣汤加减。

人参（另煎）6 g，黄芪 18 g，白术 10 g，茯苓 6 g，熟地 12 g，山萸肉 6 g，当归 12 g，白芍 15 g，川芎 9 g，丹参 12 g，阿胶（烊化）12 g，枸杞子 6 g。

方解：方中人参与熟地相配，前者大补元气，后者味厚养血，合用气血双补；白术、茯苓健脾渗湿，协助人参益气补脾，黄芪助人参大补肺脾之气；当归、白芍养血和营，助熟地补益阴血；川芎活血行气，使补而不滞；一味丹参，功同四物，补血活血；阿胶、枸杞子滋阴养血。诸药合用，共奏气血双补、荣养肌腠之效。

加减：失眠梦多，头晕目眩，加龙眼肉、酸枣仁、合欢皮；肌跳明显，情绪不稳易怒，加龙骨、牡蛎、合欢皮、琥珀粉等。

7.络脉瘀阻，筋脉失养

证候：久病体虚，四肢痿弱，肌肉瘦削，手足麻木不仁，四肢青筋显露，可伴有肌肉活动时隐痛不适、舌痿不能伸缩、舌质暗淡或有瘀点、瘀斑，脉细涩。

证候分析：气虚血瘀，阻滞经络，筋脉失养则四肢痿弱、肌肉瘦削、手足麻木不仁、四肢青筋显露，可伴有肌肉活动时隐痛不适、舌痿不能伸缩。舌质暗淡或有瘀点、瘀斑，脉细涩是气虚血瘀、络脉瘀滞之象。

治法：益气养营，活血行瘀。

方药：圣愈汤合补阳还五汤加减。

人参6 g，黄芪45 g，当归12 g，川芎15 g，熟地24 g，白芍15 g，地龙12 g，天麻12 g，全蝎12 g，川牛膝15 g，桃仁12 g，红花9 g，鸡血藤30 g。

方解：圣愈汤益气养血，用于气血亏虚、血行滞涩、经脉失养证；补阳还五汤补气活血通络，用于气虚无力推动血行、经脉瘀阻证。人参、黄芪益气；当归、川芎、熟地、白芍养血和血；川牛膝、地龙、桃仁、红花、鸡血藤活血化瘀通脉。

加减：手足麻木，舌苔厚腻者，加橘络、木瓜；下肢痿软无力，加杜仲、锁阳、桑寄生；若见肌肤甲错、形体消瘦、手足痿弱，为瘀血久留，可用圣愈汤送服大黄䗪虫丸，补虚活血，以丸图缓。

（四）预后与调护

运动神经元病多隐匿起病，呈进行性加重，其中最常见的肌萎缩侧索硬化症的生存期一般为半年到15年不等，平均为3年左右，5年的存活率为20% ~ 40%，10年存活率为8% ~ 13%。常因延髓麻痹、吞咽困难或合并肺部感染致呼吸功能衰竭而死亡。患者应注意从生活、饮食和精神调理，劳逸结合，起居有时，适当锻炼身体，增强体质，严格预防感冒及胃肠炎等各种感染，合理调配饮食结构，避免产生悲观失望情绪，乐观积极，配合治疗，延缓病情发展，提高生存质量。

第四十二章 特发性面神经麻痹

特发性面神经麻痹又称 Bell 麻痹，是因茎乳孔内面神经非特异性炎症而导致的周围性面神经麻痹，也是神经系统常见的疾病，主要表现为患侧口角下垂、流涎，口角向健侧歪斜，额纹消失或变浅，眼裂变大，不能皱额、蹙眉，眼睑不能闭合，闭眼时眼球向上、外转动，可露出白色巩膜。该病可发于任何年龄，但以 20～40 岁最为多见，绝大多数为一侧性，双侧者甚少。发病与季节无关，通常有受风寒病史，急性起病，多见一侧面部表情肌突然瘫痪，48 小时内病情达到高峰。有的患者在起病前有同侧耳后、耳内、乳突区或面部的轻度疼痛或有疱疹出现，常于清晨洗漱时发现或被他人发现口角歪斜。

特发性面神经麻痹，属中医"面瘫""口僻"等范畴，目前多称为"面瘫"。关于发病原因，古人多有描述，如明代《医学入门》云："伤风口歪是体虚受风。"《类证治裁》云："口眼歪斜，血液衰涸，不能荣润筋脉也。"综合面瘫的发病特点，本病因人体气络正气不足，卫阳功能失司，血络空虚，风邪挟寒、热、痰乘虚侵袭面部络脉，故有"至虚之处，便是容邪之所"，致使面部营卫失和、血络瘀阻、气血痹阻，从而导致其筋脉失养、肌肉迟缓不收等症状，属典型的病络疾病范畴。

第一节 西医病因病理

一、发病原因

确切的病因未明，长期以来认为本病与嗜神经病毒感染有关。受凉或上呼吸道感染后发病，可能是茎乳孔内的面神经急性病毒感染和水肿所致神经受压或局部血液循环障碍而产生面神经麻痹。多数人认为，本病亦属一种自身免疫反应。部分患者可由带状疱疹病毒引起膝状神经节炎。

二、病理机制

主要是面神经水肿，髓鞘肿胀、脱失，晚期可有不同程度的轴突变性，以在茎乳孔和面神经管内的部分尤为显著。

第二节　中医病因病机

中医学认为本病多由于人体正气不足，络脉空虚，风邪乘虚入中头面阳明血络，使颜面一侧营卫不和、气血痹阻、经脉失养而发病。《诸病源候论·偏风口㖞证》指出："偏风口㖞是体虚受风，风入于夹口之筋边，是阳明之筋，上夹于口，其筋偏虚，而风因乘之，使其经筋急而不调，令口㖞僻也。"说明本病是由络脉空虚、风邪入中而得。风邪为六淫之首、百病之长，风邪入中经络，易与寒、热、痰等邪为患，且久病致瘀，瘀血阻滞，病程迁延。此外，鉴于外风与内风之间常可相互影响，外风可引动内风，内风亦可兼夹外风，故内外合邪为患，亦是本病发生和转归的又一发病特点。

一、正气不足，卫阳不固

气络承载的元宗卫气、脏腑经络之气均属于中医正气的范畴，其中卫气的主要功能是防御卫护、防御外邪侵袭。六淫外侵，肺卫皮肤首当其冲，卫气充养皮肤温煦肌腠，统摄于肺，肺主皮毛，因此，卫气成为人体抗御外邪侵袭的第一道屏障，卫气充盛则腠理致密，外邪难以入侵，卫气虚乏则腠理开泄，成为外邪侵入的通路。卫气阳络防御功能下降，风邪乘虚侵袭面部血络，卫阳因虚失职，营血无力运行而停滞，阴阳失衡。免疫卫护能力下降是疾病发病之根本。

二、风邪侵袭，血络瘀阻

人体卫外防御功能下降，肌表不固，外邪入侵。所谓外邪，不外乎外感六淫之邪。六淫是自然界风、寒、暑、湿、燥、火六气异常变化致病而成。风为阳邪，其性开泄，善袭阳位，头面部卫气循行于皮肤分肉阳络，最易受侵，阳络受邪后弛张而不收，络气虚滞、易瘀，加之风邪善挟热、寒、痰乘虚而入面部血络，阻滞络脉，致血络瘀阻不通、筋脉失养、肌肉迟缓不收，进而发生口眼歪斜、面部肌肉痿软不用。面瘫急性期应积极逼邪外出，以防病邪继续进展入里，必要时扶正祛邪并重，防治正虚邪恋而导致的顽固颜面瘫痪遗留症状。

总之，本病发生多为"内虚邪中"，经络空虚，风邪入中，痰浊瘀血痹阻经络，以致气络正气不足，卫阳不固，经气运行失常，气血失和，经筋失于濡养，纵缓不收而发面瘫。

第三节　西医诊断与治疗

一、临床表现

任何年龄均可发病，以 20 ~ 40 岁最为多见，男性略多。绝大多数为一侧性，双侧者甚少。发病与季节无关。通常急性起病，表现为口角歪斜、流涎、讲话漏风，吹口哨或笑时尤为明显。48 小时内病情可达到高峰。有的患者在起病前几天有同侧耳后、耳内、乳突区或面部的轻度疼痛。体格检查时，可见患侧面部表情肌瘫痪、额纹消失、眼裂扩大、鼻唇沟平坦、口角下垂、面部被牵向健侧。面部肌肉运动时，因健侧面部的收缩牵引，使上述体征更为明显。患侧不能做皱额、蹙眉、闭目、露齿、鼓气和吹口哨等动作。闭目时瘫痪侧眼球转向内上方，露出角膜下的白色巩膜，称 Bell 现象。鼓气和吹口哨时，因患侧口唇不能闭合而漏气。进食时，食物常滞留于患侧的齿颊间隙内，并常有口水自该侧流出。泪点随下睑外翻，使泪液不能正常吸收而致外溢。

不同部位的面神经损害临床症状不同：①膝状神经节前损害，因鼓索神经受累，出现舌前 2/3 味觉障碍；镫骨肌分支受累，出现听觉过敏、过度回响。②膝状神经节病变除表现有面神经麻痹、听觉过敏和舌前 2/3 味觉障碍外，还有耳郭和外耳道感觉迟钝、外耳道和鼓膜上出现疱疹，称亨特综合征，系带状疱疹病毒感染所致。③茎乳孔附近病变，则出现上述典型的周围性面瘫体征和耳后疼痛。

面神经麻痹患者通常在起病后 1 ～ 2 周内开始恢复，大约 80% 的患者在几周及 1 ～ 2 个月内基本恢复正常。1/3 患者为部分性麻痹，2/3 为完全性麻痹。后者，约有 16% 不能恢复。面神经炎如果恢复不完全，常可伴发瘫痪肌的挛缩、面肌痉挛或联带运动。瘫痪肌的挛缩，表现为患侧鼻唇沟加深、口角反牵向患侧、眼裂缩小。但若让患者做主动运动如露齿时，即可发现挛缩侧的面肌并不收缩，而健侧面肌收缩正常，患侧眼裂更小。临床常见的联带征系指患者瞬目时即发生患侧上唇轻微颤动，露齿时患侧眼睛不自主闭合，试图闭目时患侧额肌收缩，进食咀嚼时患侧流泪伴颞部皮肤潮红、局部发热及汗液分泌等表现。这些现象可能是病损后再生的神经纤维长入邻近其他神经纤维通路而支配原来属于其他神经纤维的效应器所致。

二、辅助检查

检测面神经兴奋阈值和复合肌肉动作电位能估计预后。①兴奋阈值测定：一般在病后 7 天内检查。健康人应用持续时间为 0.1 秒的恒定电流刺激双侧面神经，双侧面神经的兴奋阈值差异不大于 2 mA。如兴奋阈值在正常范围，或健侧与患侧之间兴奋阈值差在 3 ～ 5 mA 则预后良好；兴奋阈值差 ≥ 10 mA 则预后差；兴奋阈值差为 5 ～ 10 mA，其预后介于二者之间。② CMAP 波幅测定：发病 3 周内患侧 CMAP 波幅下降为健侧的 30% 以上，可能在 2 个月内恢复；下降为健侧的 10% ～ 30%，在 2 ～ 8 个月恢复；下降为健侧的 10% 以下，恢复较差，需 6 个月至 1 年。

肌电图的面神经传导速度测定，对鉴别面神经是暂时性传导障碍，还是永久性失神经支配有帮助。

三、诊断与鉴别诊断

（一）诊断

1. 本病为急性起病，数小时至数天内瘫痪症状达到高峰。

2. 临床表现主要为一侧面部表情肌瘫痪、患侧额纹消失、眼裂扩大、鼻唇沟变浅、口角下垂、露齿时口角歪向健侧。

3. 排除中枢性病变引起的表情肌瘫痪。

（二）鉴别诊断

根据起病形式和典型的临床特点，周围性面瘫的诊断并不困难，但需与能引起周围性面神经麻痹的其他疾病相鉴别。

1. 吉兰-巴雷综合征　有肢体对称性下运动神经元瘫痪，常伴有双侧周围性面瘫及脑脊液蛋白-细胞分离现象。

2. 莱姆病　伯氏螺旋体感染导致的面神经麻痹，多经蜱叮咬传播，伴慢性游走性红斑或关节炎史。可应用病毒分离及血清学试验证实。

3. 糖尿病性神经病变　常伴其他脑神经麻痹，以动眼、外展及面神经麻痹居多，可单独发生。

4. 继发性面神经麻痹　腮腺炎或腮腺肿瘤、颌后化脓性淋巴结炎、中耳炎及麻风均可累及面神经，但多有原发病的特殊表现。

5. 后颅窝病变　桥小脑角区肿瘤、多发性硬化、颅底脑膜炎及鼻咽癌颅内转移等原因所致的面神经麻痹，大多起病较慢，有其他脑神经受损或原发病的特殊表现。

四、治疗

应设法促使局部炎症、水肿及早消退，并促进面神经功能的恢复。

1. 皮质激素　可用地塞米松 5 ~ 10 mg/d 静脉注射；或泼尼松 20 ~ 30 mg/d，晨一次顿服，1 周后渐停用；由带状疱疹引起者，皮质激素联合阿昔洛韦 0.2 g，每日 5 次，连服 7 ~ 10 天。

2. B 族维生素　维生素 B_1 100 mg，维生素 B_{12} 500 μg，肌内注射，每日 1 次。

3. 理疗及针刺治疗　茎乳突附近给予热敷或红外线照射或短波透热疗法。针灸宜在发病 1 周后进行。

4. 物理治疗　患者自己对镜用手按摩瘫痪面肌，每日数次，每次 5 ~ 10 分钟。当神经功能开始恢复后，患者可对镜练习瘫痪的各单个面肌的随意运动。

5. 保护暴露的角膜及预防结膜炎，可采用眼罩、滴眼药水、涂眼药膏等方法。

6. 手术治疗　面神经减压手术对部分患者有效。对长期不愈者可考虑面–舌下神经、面–副神经吻合术，但疗效不肯定。

第四节　中医诊断与治疗

一、诊断

1. 患者常有睡眠中受风吹的病史，以男性居多，以 20 ~ 40 岁患者多见。
2. 突然出现口角歪斜、眼裂闭合困难、患侧额纹消失、面颊常有食物残留、患侧口角流涎等。
3. 可有轻微的恶寒发热、饮食乏味、纳呆等表现。

二、鉴别诊断

1. 中风　中风往往有口眼歪斜、舌强语謇或意识不清，伴肌肉不仁不用，病久关节挛缩、肌肉萎缩，多一侧肢体为主。口僻则主要见口眼歪斜、眼睑闭合不全且意识清楚。

2. 痿证　痿证是指肢体筋脉弛缓，软弱无力，日久因不能随意运动而致肌肉萎缩的一种病证，可见眼睁闭困难，无口角歪斜，主要见于四肢、躯干肌肉，与口僻局限于面部肌肉有所不同。

三、辨证论治

（一）辨证要点

1.辨病期　病程在 1 周以内为急性期，重在解毒通络，以祛风解毒为主，佐以通络牵正药；病程在 1 周至 1 个月以内为恢复期，重在化痰通络；病程在 1 个月以上为后遗症期，重滋补肝肾、养血通络。

2.辨标本缓急　早期邪气入侵人体肌表阳络，起病突然，外感风、痰、瘀为主，此时标实为主，本虚为辅，若病情日久不愈则邪气入里、损伤络脉，病程漫长，可出现肝肾阴虚或气虚之候，此时以本虚为主，邪实为辅。

3.辨寒热虚实　早期若风寒阻遏阳络，除面瘫外可兼有恶寒发热，头痛，咳嗽，流涕，舌淡红、苔薄白，脉浮紧等；若风热损伤阳络，除面瘫外可伴发热头痛咽干，关节疼痛，舌尖红、苔白或薄黄，脉浮或数等；若病情日久不愈入里，内生痰瘀之邪，损伤络脉，则出现寒热交杂、虚实夹杂，病势缠绵难愈。

4.辨病辨证结合　面瘫临证，一定要病证互参，切不可盲目补虚祛邪。同时应结合现代医学的辅助检查手段，如头颅 CT 或 MR 等相关检查，避免失治或误诊、误治，同时辨证与辨病相结合，治疗用药常取得更好更确切的疗效。

（二）治疗原则

本病治疗以调整阴阳、补虚泻实、祛风散寒、疏通经络、调和气血为原则。急性期（病程 1 周以内）重在解毒通络，以祛风解毒为主，佐以通络牵正药。恢复期（1 周至 1 个月以内）重在化痰通络，此期患者因风邪外袭，毒瘀未去，络滞络细，气血津液循行不畅，留而为痰为瘀。痰瘀阻络为病机关键，治疗重在祛风化痰通络。后遗症期（病程在 1 个月以上）重滋补肝肾，养血通络。此期患者部分遗有面肌挛缩或抽搐，或面肌联合动作，此即肝肾亏虚、血虚失养之证，治疗重在滋养肝肾、养血通络。如有动辄乏力、胃纳不佳、自汗耳鸣等气血不足之症，治疗应该补益气血、疏通经络。

（三）分证论治

1.风寒袭络

证候：突然口眼㖞斜，眼睑闭合不全，伴恶风寒、发热，肢体拘紧，肌肉关节酸痛，舌质淡红、苔薄白，脉浮紧或浮缓。

证候分析：风寒阻遏阳络，气血痹阻，筋脉失养，肌肉迟缓不收，发生口眼歪斜，同时兼风寒表证如恶寒发热、头痛，咳嗽，流涕，舌淡红、苔薄白，脉浮紧等。

治法：祛风散寒，通营和络。

方药：麻黄附子细辛汤加味。

炙麻黄 9 g，熟附子 10 g，细辛 3 g，桂枝 9 g，防风 12 g，白芷 10 g，白芍 15 g，川芎 9 g，秦艽 18 g，甘草 6 g。

方解：炙麻黄、桂枝、防风、白芷祛风散寒；熟附子、细辛温里散寒；白芍、川芎调气血、和营卫；秦艽祛风通络；甘草调和诸药。

加减：表虚自汗者去炙麻黄加黄芪 30 g、白术 10 g 以益气固表；兼头痛者加羌活 10 g、葛根 30 g 以疏风解痉、清利头目；兼痰浊阻络者加胆南星 10 g、白芥子 10 g 以化痰通络。

2. 风热阻络

证候：突然口眼㖞斜，眼睑闭合不全，伴口苦，咽干微渴，肢体肌肉酸楚，舌边尖微红、舌苔薄黄，脉浮数或弦数。

证候分析：风热损伤阳络，气血痹阻，筋脉失养，肌肉迟缓不收，而发生口眼歪斜，同时兼有表证如恶寒发热、头痛，咳嗽，流涕，舌淡红、苔薄黄，脉浮数等。

治法：祛风清热，活血通络。

方药：大秦艽汤加减。

秦艽18 g，川芎9 g，当归9 g，赤芍12 g，石膏30 g，羌活9 g，防风9 g，细辛3 g，黄芩12 g，生地18 g，僵蚕6 g，全蝎6 g，甘草6 g。

方解：方中以黄芩、石膏、生地清热；秦艽、羌活、防风、细辛祛风散邪；僵蚕、全蝎辛温行散之品以息风止痉；当归、川芎、赤芍以通络活血；甘草调和诸药。诸药合用，共奏祛风清热、活血通络之功。

加减：若风热表证明显，可去细辛、羌活，加桑叶9 g、蝉蜕6 g以加强疏散风热之力；兼头晕目赤者，加夏枯草18 g、栀子12 g以清肝泄热；兼风痰阻络者，加白附子6 g、胆南星12 g祛风化痰。

3. 风痰阻络

证候：突然口眼㖞斜，眼睑闭合不全或面部抽搐，颜面麻木或胀，伴头重如蒙，胸闷或呕吐痰涎，舌胖大、苔白浊或腻，脉弦滑。

证候分析：外感或内生风痰之邪损伤血络，气血痹阻，筋脉失养，肌肉迟缓不收，发生口眼歪斜，同时兼有痰湿中阻之证如头身困重，胸闷脘痞，舌体胖大、苔白腻，脉弦滑等。

治法：祛风化痰，止痉通络。

方药：牵正散加味。

白附子6 g，白僵蚕10 g，全蝎9 g，白芥子15 g，胆南星12 g，防风12 g，白芷10 g，天麻15 g，陈皮6 g。

方解：白附子、白芥子、胆南星化痰止痉；天麻、全蝎、白僵蚕息风通络止痉；防风、白芷祛风；陈皮理气化痰。

加减：若面肌抽搐频发，加地龙10 g、蜈蚣5 g以息风通络止痉；若病久见瘀血之象，加桃仁12 g、鸡血藤30 g、川芎15 g以活血化瘀。

4. 瘀血阻络

证候：口眼㖞斜，日久不愈（或有外伤史），面肌僵硬、时有抽搐或面部疼痛，舌质紫黯、有瘀斑，脉沉涩。

证候分析：患病日久或失养，经络失荣而痉挛，可见口眼㖞斜、面肌抽搐，舌质紫黯、有瘀斑，脉沉涩为瘀血阻络之征象。

治法：活血祛瘀，通络止痉。

方药：桃红四物汤合天蝎散加减。

桃仁10 g，红花10 g，赤芍15 g，当归12 g，川芎12 g，熟地24 g，天麻12 g，全蝎6 g，僵蚕10 g，丹参15 g，白附子6 g，甘草6 g。

方解：桃仁、红花、赤芍、当归、川芎、熟地养血活血通络；天麻、全蝎、僵蚕、白附子祛风通络；丹参活血祛瘀；甘草调和诸药。

加减：如属顽痰阻络者，加白芥子、胆南星；日久不愈者，酌加水蛭以破血逐瘀；若见眉毛脱落、肌肤粗糙，加当归、何首乌。

5.气血亏虚

证候：口眼㖞斜，眼睑闭合不全，日久不愈，面肌时有抽搐，舌质淡黯、苔薄白，脉细涩或细弱。

证候分析：疾病经久不愈，血络失养挛缩，筋脉失养，肌肉迟缓不收，发生口眼歪斜，同时具有气血不足症状如面色无华，伴声低懒言、乏力、自汗，或有腰膝酸软，舌淡红、苔白，脉虚无力等。

治法：益气活血，通络止痉。

方药：补阳还五汤加减。

黄芪45 g，党参15 g，鸡血藤30 g，归尾12 g，川芎9 g，桃仁12 g，川红花9 g，白芍15 g，地龙10 g，全蝎9 g，僵蚕10 g。

方解：黄芪、党参益气活血；鸡血藤、归尾、川芎、桃仁、川红花活血化瘀；白芍养血柔筋；地龙、全蝎、白僵蚕息风通络止痉。

加减：偏寒者加桂枝10 g、细辛6 g以加强辛温解表散寒之力；兼痰浊者加白芥子15 g、半夏12 g、胆南星10 g以助化痰之功。

（四）分期辨治

1.急性期（病程1周以内）

病机特点：此期患者为血络空虚，风邪入中所致。"高巅之上，惟风可到"，故风邪为致病先导，除风邪外多有兼夹，或夹风寒，或夹风热，尤以兼夹风热为多。此类患者除口眼歪斜、言语不清等症外，多兼耳后乳突压痛，恶风发热，肢体拘急，关节酸痛，舌质红、苔薄黄，脉浮缓。其病机为络脉空虚，风热内侵，毒瘀内聚，血络不通，筋脉弛缓。故患侧口角下垂，活动不遂。

治则：清热祛风，解毒通络。

处方：翘防通络汤加减。

连翘30 g，防风12 g，黄芪30 g，刘寄奴30 g，忍冬藤30 g，鸡血藤30 g，丹参30 g，川芎10 g，甘草6 g。

方解：方中黄芪配鸡血藤、丹参、防风、川芎有益气养血、祛风通络之效，兼寓"祛风先活血，血行风自灭"之意；忍冬藤、连翘配丹参、川芎则有解毒通络之功。本方经动物实验证实对面神经水肿具有较好的消退作用，临床应用效果较好。若患者兼见恶寒无汗、苔薄白、脉浮紧，辨证属风寒者，可在本方基础上酌加羌活、桂枝以协辛温通络之效。

2.恢复期（病程1周至1个月以内）

病机特点：此期患者因风邪外袭，毒瘀未去，经络不通，气血津液循行不畅，留而为痰为瘀。痰瘀阻络为病机关键，治疗重在祛风化痰通络。

治则：祛风化痰通络。

处方：丹蛭牵正散加减。

全蝎10 g，僵蚕15 g，白附子10 g，黄芪30 g，丹参30 g，鸡血藤30 g，川芎15 g，水蛭10 g，白芥子10 g，胆南星10 g，甘草6 g。

方解：方中以牵正散加水蛭、丹参、川芎祛风化痰，化瘀通络；白芥子祛皮里膜外之痰；黄芪合鸡血藤有益气养血之功。

3.后遗症期（本病病程在1个月以上）

病机特点：此期患者部分遗有面肌挛缩或抽搐，或面肌联合动作，认为此即肝肾亏虚、血虚失养之证。故治疗重在滋养肝肾、养血通络。

治则：滋养肝肾，养血通络。

处方：六味地黄丸加减。

熟地 10 g，山茱萸 12 g，枸杞子 10 g，当归 20 g，白芍 20 g，川芎 15 g，制何首乌 15 g，炒山药 30 g，天麻 20 g，鸡血藤 30 g。

方解：方中熟地、山茱萸、枸杞子、制何首乌、炒山药补益肝肾；当归合白芍有养血之效；川芎、天麻配鸡血藤使通络之功更著。

经临床证实此方不但可用于面神经炎，还对各种神经损伤均有较好的修复作用。

（五）预后与调护

1. 预后　本病的预后与病邪的轻重和正气的强弱及早期是否得到及时正确的治疗有关，年轻人发病后治疗及时和调护恰当，一般预后好。临床观察此病 1 ~ 2 周开始恢复，1 ~ 2 个月明显好转而痊愈，75% 以上患者在几周内可基本恢复。年老和体虚患者预后较差，若病程在半年以上、逾期未恢复，多为病久正不胜邪、风痰瘀血胶着不去，往往可能继发面部肌肉痉挛等后遗症。

2. 调护

（1）自我防护：面部应避免再受风邪，尤其是患侧注意出门佩戴口罩，嘱患者劳逸结合，不宜熬夜。本病多因劳累之后正气虚惫致病，故在治疗期间不宜再度疲劳。

（2）情志护理：因面瘫患者有悲观情绪，故要安慰患者，以实际行动影响患者，使之树立坚定的治疗信心，生活要有规律，保持心情愉快和情绪稳定，避免面部睡眠时受风。

（3）加强锻炼：平时注意加强肢体功能锻炼，适当参加力所能及的体育活动，如太极拳、八段锦、内养功等，房间应保持安静、通风好、温湿度宜人。

（4）理疗按摩：按摩指导，协助患者正确按摩，从而改善局部血液循环，以助面部肌肉的恢复。教会患者自我按摩面部，特别重视对眼部的按摩。眼部穴位按摩是指患者面对镜子以指腹对睛明、丝竹空、四白等穴位，先行揉按穴位后，以指力按压，使之产生酸、麻、胀的感觉为佳。同时兼顾面部肌肉的功能恢复，常嘱患者用双手摩擦至手心发热，以掌面揉按患侧面颊部，由内下方向外上方轻推 7 ~ 9 次。

第四十三章　肺　癌

原发性支气管肺癌，简称肺癌，是最常见的恶性肿瘤，包括非小细胞肺癌和小细胞肺癌（SCLC）两大类，绝大多数起源于支气管黏膜或腺体，严重危害人民生命和健康。2012 年，肺癌是全球肿瘤相关死亡的主要原因，在部分发达国家超过乳腺癌成为女性肿瘤死亡的主要原因。2020 年估计肺癌发病人数约为 81 万人，死亡 71 万人。因此肺癌流行病学、早期预防、诊断治疗和康复是目前肺癌防治的热点。

本病类属于中医学的"肺积""痞癖""咳嗽""咯血""胸痛"等范畴。如《素问·奇病论》说："病胁下满气上逆……病名曰息积，此不妨于食。"《灵枢·邪气脏腑病形》说："肺脉……微急为肺寒热，怠惰，咳唾血，引腰背胸。"《素问·玉机真藏论》说："大骨枯槁，大肉陷下，胸中气满，喘息不便，内痛引肩项，身热脱肉破䐃。"《难经·论五脏积病》说："肺之积曰息贲……久不已，令人洒淅寒热，喘热，发肺痈。"以上这些描述与肺癌的主要临床表现有类似之处。宋代一些方书载有治疗咳嗽见血、胸闷胸痛、面黄体瘦等肺癌常见证候的方药。金代李东垣治疗肺积的息贲丸，所治之证颇似肺癌症状。明代张景岳《景岳全书·虚损》说："劳嗽，声哑，声不能出或喘息气促者，此肺脏败也，必死。"这同晚期肺癌的临床表现相同，并明确指出预后不良。《杂病源流犀烛·积聚癥瘕痃癖痞源流》所提到的"邪积胸中，阻塞气道，气不宣通，为痰，为食，为血，皆得与正相搏，邪既胜，正不得而制之，遂结成形而有块"，则说明了肺中积块的产生与正虚邪侵、气机不通、痰血搏结有关，对于后世研究肺癌的发病和治疗均具有重要的启迪意义。《诸病源候论·咳嗽病诸候·久咳嗽脓血候》记载："肺感于寒，微者，则成咳嗽，咳嗽极甚，伤于经络，血液蕴结，故有脓血，气血俱伤，故连滞积久，其血黯瘀，与脓相杂而出。"《济生方·癥瘕积聚门》云："息贲之状，在右胁下，大如覆杯，喘息奔溢，是为肺积。诊其脉浮而毛，其色白，其病气逆背痛，少气喜忘，目瞑肤寒，皮中时痛，或如虱缘，或如针刺。"《医学入门·积聚门》载："气不能作块成聚，块乃痰与食积、死血有形之物，而成积聚痞痕也。"《医彻·杂症》云："若久嗽不已，则脏腑精华，肌肉血脉，俱为耗伤，消竭于痰，此之脱气、脱血，何多逊矣，独不观久嗽者，始而色瘁，继而肉消，继而骨痿，皆津液不能敷布乃至此，夫岂容渺视哉！"

肺癌以人体正气亏虚为内在发病原因，因脏腑气血不足或感受外邪或内伤致病，日久形成气滞、血瘀、痰凝、毒聚等有形实邪，聚于肺脏发病，与肺脾肾密切相关，为本虚标实、虚实夹杂之证。正虚以气血亏虚、阴阳失衡为主，治以补益气血、调理阴阳，邪实当以辨明气滞、血瘀、痰凝、毒聚，或理气化瘀，或化痰解毒，或诸法合用。

第一节　西医病因病理

一、发病原因

（一）吸烟

吸烟是目前公认的肺癌病因，吸烟显著增加肺癌的发病风险。美国约30%的恶性肿瘤患者死亡与吸烟相关。分析显示，吸烟者患肺癌的风险为不吸烟者的2.77倍。被动吸烟（二手烟）也可显著增加肺癌患病风险。Meta分析显示，非吸烟者妻子因丈夫吸烟而患肺癌的风险提高30%。我国学者检索了1987—2020年间公开发表的关于中国非吸烟人群二手烟暴露与肺癌的研究文献，分析显示，二手烟暴露者患肺癌的风险为无二手烟暴露者的1.33倍。吸烟越早，时间越长，吸烟量越大，患肺癌危险性越高。吸烟指数（吸烟年数 × 每天吸烟支数）大于400被认为是肺癌的高危人群。

（二）生物学因子

很多基因与肺癌的易感性相关。近年来的研究发现肺癌的发生与衍变往往涉及多条染色体的异常变化，包括第1、3、11、13和17号染色体，使得原癌基因如 *RAS*、*RAF*、*FUR*、*MYC* 等突变活化，或抑癌基因如 *P53*、*Rb* 等丢失，导致细胞生长失去调控或提高发生癌变的有利条件，导致癌变。非小细胞肺癌中常见 *RAS* 家族基因过度表达，而小细胞中，C-MYC、L-MYC、N-MYC和RAF均过度表达。目前也证实肺癌存在遗传成分。

（三）职业暴露

主要包括职业接触石棉、氡、铍、铬、镉、镍、硅、煤烟和煤烟尘。

（1）石棉：研究发现，接触石棉的不吸烟工人、未接触石棉的吸烟工人和接触石棉的吸烟工人，患肺癌的风险分别为未接触石棉且不吸烟工人的1.70倍、5.65倍和8.70倍。

（2）氡：室内空气中氡的来源主要有建筑物地基（土壤和岩石）、建筑材料、生活用水、天然气和煤的燃烧等。一项涉及31项病例对照研究的荟萃分析显示，当氡浓度 > 100 Bq/m³ 时，每增加 100 Bq/m³ 的氡暴露，患肺癌的风险升高14.0%。

（3）铍：铍是一种碱性稀有金属，广泛应用于航天、通信、电子及核工业等方面。铍和铍化合物已被美国国家毒物学办公室列为已知的人类致癌物。

（4）铬：职业接触六价铬的人群，肺癌死亡风险是非职业接触六价铬人群的1.99倍。

（5）镉：职业接触镉的人群，患肺癌的风险是未接触镉人群的1.21倍。

（6）镍：金属镍及其化合物被广泛应用于工业生产过程中，如镍精炼和电镀。IARC于1987年将镍确认为I类致癌物。体外研究发现，镍化合物（如氯化镍）可激活体内肺癌细胞中的TLR4信号途径，而TLR4/MyD88的信号转导促进了镍诱导的肺癌细胞的侵袭能力。

（7）二氧化硅：有研究发现，每年二氧化硅暴露水平为 1.0 mg/m³ 和 6.0 mg/m³ 的人群，患肺癌的风险分别为非暴露人群的1.22倍和1.84倍。

（8）煤烟和煤烟尘：家庭用煤与肺癌风险显著升高115%相关；在非吸烟女性中，有煤烟暴露者肺癌的发病风险为无煤烟暴露者的 2.93 倍。

（四）肺既往病史

肺结核、肺纤维化、慢性阻塞性肺疾病患者患肺癌的风险均有显著增加。COPD 是由慢性炎症引起的气道病变，可导致肺泡破坏、支气管腔狭窄、终末期不可逆性肺功能障碍，伴随修复反应增加最终导致肺癌发生，多个研究证实 COPD 是肺癌的独立预测因子。有结核病史的男性和女性患肺癌的危险是正常人群的 5 倍和 10 倍，病理类型主要以腺癌为主。

（五）饮食与营养

流行病学数据显示，饮食的种类不足和过量摄入会增加肺癌患病风险。进食新鲜蔬菜水果可减少各种组织类型肺癌的风险。原因可能是遏制或捕获自由基，促进 DNA 甲基化等抑制肿瘤形成。

（六）遗传因素

遗传因素在肺癌的发生和发展中具有重要作用。一项涉及 28 项研究的荟萃分析显示，一级亲属（父母、子女、兄弟姐妹）中有人患肺癌，其肺癌风险显著升高 88%。有研究发现，相比于一级亲属中没有人患肺癌的人群，有 1 ~ 2 人和至少 3 人患肺癌的人群，患肺癌的风险分别升高了 157% 和 324%。此外，一级亲属中，不同的人患肺癌，对其他人的影响也不同。父母中有肺癌者，患肺癌的风险为父母无肺癌者的 1.60 倍；兄弟姐妹有肺癌者，患肺癌的风险为兄弟姐妹无肺癌者的 1.78 倍；子女有肺癌者，患肺癌的风险是子女无肺癌者的 1.95 倍。

二、病理机制

在各种理化因素作用下，支气管黏膜或腺体细胞在基因层面上，这些常见基因包括 RAS 基因家族、表皮生长因子受体家族（EGFR）、MYC 基因、SOX 基因、P53 基因、P16 基因突变及 ALK 基因融合等，导致这些细胞失去对其生长的调控，最终发生癌变。肿瘤因生长部位和起源细胞不同，因此肺癌划分为不同分类及病理类型。

（一）病理和分类

1. 按解剖部位分类
（1）中央型：发生在段支气管以上至主支气管的癌称为中央型，以鳞癌及小细胞肺癌为主。
（2）周围型：发生在段支气管以下的癌称为周围型，以腺癌为多见。
2. 按组织学分类
肿瘤细胞发生过程中。多能干细胞向不同方向分化，从而使肺癌在组织学上有明显的异质性。同一种肿瘤可出现两种或两种以上组织形态，即使同一类型癌组织中细胞分化程度也可不同。
（1）腺癌：①浸润性腺癌，包括贴壁为主型腺癌、腺泡为主型腺癌、乳头为主型腺癌、微乳头为主型腺癌、实性为主型腺癌；②浸润性腺癌变型，包括浸润性黏液腺癌、胶样腺癌、胎儿型腺癌、肠型腺癌；③微浸润性腺癌；④浸润前病变，主要包括不典型腺瘤样增生、原位腺癌。
（2）鳞状细胞癌：①鳞状细胞癌三种亚型：角化型、非角化型和基底细胞样亚型；②浸润前病变，鳞状上皮不典型增生和原位癌，是鳞状细胞癌的前驱病变。

（3）大细胞癌：是一种未分化的非小细胞癌，缺乏小细胞、腺癌或鳞癌细胞的分化和结构特点，以及相对应的免疫标记特征，属于一种排除性诊断的未分化非小细胞癌。

（4）腺鳞癌：显示鳞状细胞癌和腺癌两种成分的癌，每种成分至少占全部肿瘤的10%。

（5）肉瘤样癌：①多形性癌、梭形细胞癌、巨细胞癌；②癌肉瘤；③肺母细胞瘤。

（6）其他未分类癌：①淋巴上皮样癌；②睾丸核蛋白癌。

（7）肺神经内分泌肿瘤：肺神经内分泌肿瘤是一个独特肿瘤亚群，它们具有相似的形态和免疫组化特征，主要包括以下几类：①小细胞癌；②大细胞神经内分泌癌；③类癌；④弥漫性特发性肺神经内分泌细胞增生。

（二）病理生理

1. 血管生成与肺癌

肿瘤血管新生是肿瘤十大特征之一（图43-1）。与正常组织一样，肿瘤需要营养物质和氧气形式的维持，以及排出代谢废物和二氧化碳的能力。由血管生成过程产生的肿瘤相关新血管系统满足了这些需求。在胚胎发生期间，脉管系统的发育除从现有血管发芽（血管生成）外，还涉及新内皮细胞的诞生及其组装成管（血管发生）。在这种形态发生之后，正常的脉管系统在很大程度上变得静止。在成人中，作为生理过程（如伤口愈合和女性生殖周期）的一部分，血管生成被开启，但只是短暂的。相比之下，在肿瘤进展过程中，"血管生成开关"几乎总是被激活并保持开启状态，导致正常静止的脉管系统不断萌发新血管，帮助维持不断扩大的肿瘤生长。

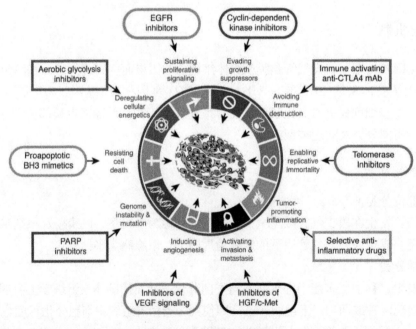

图43-1 肿瘤十大特征

（引用 BAUDINO T A.Targeted cancer therapy：the next generation of cancer treatment［J］.Curr Drug Discov Technol，2015，12（1）：3-20.）

1971年Folkman教授提出抗血管生成假说，认为抑制肿瘤内血管生长可以延长肿瘤休眠期，提高患者生存率，并且副作用小。随后Folkman教授和他的团队报道了大量新发现，确定了肿瘤血管新生"开关"的性质，提高了对于调节病理、生理过程中存在促血管和抗血管生成因素的认识。

2.西医对肿瘤新生血管的认识

正常的血管系统的动态平衡是靠血管调节因子共同作用而维持，调节血管生成的因子有两类，即血管生成促进因子和抑制因子，当两者之间的平衡被打破时，就会启动血管生成和退化。

肿瘤生长转移对血管的依赖使之成为肿瘤治疗的合理靶点。血管生成促进因子当中大家最为熟悉的就是血管内皮生长因子（VEGF）家族及其受体，贝伐珠单抗是FDA批准的第一种抗血管生成的大分子靶向药物。贝伐珠单抗的作用机制就是与VEGF-A因子竞争阻断其与VEGFR受体结合达到抗血管生成的目的。

临床研究发现VEGF抑制剂有以下作用：（1）肿瘤微血管密度及肿瘤血流量的减少。VEGF阻断作为单一治疗已经明确显示对动物和人体肿瘤具有直接和快速的抗血管作用，推测这可能是通过剥夺肿瘤血管供给和抑制内皮细胞增殖来实现的（图43-2）。

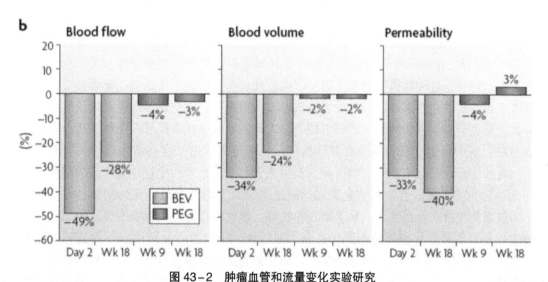

图43-2　肿瘤血管和流量变化实验研究

（引用ELLIS L M，HICKLIN D J.VEGF-targeted therapy：mechanisms of anti-tumour activity［J］. Nat Rev Cancer，2008，8（8）：579-591.）

（2）血管正常化。血管正常化是指抗血管生成药物可使肿瘤内血管及其微环境由原来的结构和功能紊乱状态向正常状态转变，使得肿瘤细胞从缺氧状态中解脱出来，从而改善肿瘤的内环境。在临床上观察到贝伐珠单抗联合化疗使用似乎比用作单药治疗更有效，提示阻断VEGR可以导致肿瘤血管反常的暂时性"正常化"，可以选择性剪接形成异常的血管，暂时改善肿瘤内血流及氧供，便于抗肿瘤药物到达肿瘤内部，反过来增强抗肿瘤的作用。在肺癌脑转移肿瘤中，由于新生的肿瘤血管内皮较为疏松，血管渗出严重，血管渗漏伴随后续的水肿可能使颅内压升至危险水平，出现相应症状，甚至可以形成脑疝引起大脑损伤并显著增高患者死亡率。影像学发现，使用贝伐珠单抗治疗脑肿瘤患者，通过血管正常化作用使血脑屏障得到一定程度的恢复，降低胶质母细胞瘤患者的血管渗漏和水肿，并可能伴有神经功能状态改善，但需要指出的是这也会降低化疗药物治疗效果（图43-3）。

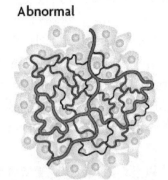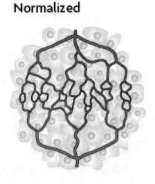

图 43-3 抗血管生成治疗的机制示意
（引用 ELLIS L M，HICKLIN D J.VEGF-targeted therapy：mechanisms of anti-
tumour activity［J］.Nat Rev Cancer，2008，8（8）：579-591.）

　　在肿瘤生长的最初阶段，肿瘤细胞可以通过扩散方式吸收营养，但肿瘤细胞体积达到 2 ~ 3 mm³ 时，由于缺乏足够营养和氧气，其生长受到限制，此时肿瘤细胞增殖和死亡达到平衡状态，几乎不会发生转移，这种状态可能维持数年之久。此后在某些因素（缺氧、基因突变等）诱导下，肿瘤再次生长，扩散的方式难以维持肿瘤供氧，缺氧情况下，促进肿瘤细胞和内皮细胞及巨噬细胞合成释放大量血管生成相关因子，肿瘤细胞产生大量的血管生成前信号及受体刺激血管生成，最终平衡被打破，肿瘤细胞在获得足够营养和氧气后快速增长。由于这些新生血管是非生理功能下形成的，因此在形成的过程中并无规律可循，新生血管与正常血管相比往往过于迂曲紊乱，存在血管盲端和动静脉短路现象，且与正常血管相比缺乏平滑肌和结缔组织等复杂结构，内皮和基底膜不连续，内皮细胞松散、通透性高、易于膨胀和收缩，导致肿瘤组织供氧极不稳定。

　　肿瘤内部血管紊乱导致部分组织仍存在无血管区，正常组织血管可以根据实际情况发生相应改变，提供组织所需氧气，但在肿瘤组织中，由于血管本身结构存在异常，其代偿性的改变有限，导致肿瘤缺氧持续存在，这就形成了肿瘤微环境低氧状态。肿瘤缺氧又会进一步刺激血管生成因子释放，这会进一步加重肿瘤新生血管畸形状态，畸形的新生血管无法有效给肿瘤组织提供氧气后又会刺激血管生成，最终形成恶性循环。

　　低氧状态又导致肿瘤细胞在氧气不足的情况下以无氧酵解方式供能，无氧酵解会产生大量乳酸，大量乳酸导致肿瘤细胞出现酸性环境，酸性环境又反过来选择性促进肿瘤细胞继续增长。

　　目前肺癌抗血管生成治疗已经取得较好的临床疗效，是非鳞状非小细胞肺癌的治疗方案之一。目前除大分子抗血管生成药物如贝伐珠单抗外，多靶点小分子酪氨酸激酶抑制剂如安罗替尼、阿帕替尼在肺癌的后线治疗中取得一定的临床效果，目前仍有较多的肺癌临床试验正在进行中，未来可能有更多针对新生血管的治疗药物面世，随着肿瘤免疫治疗的发展，临床上抗血管生成药联合免疫治疗也开展了临床试验，相信未来抗血管生成治疗会有更多突破。

第二节　中医病因病机

　　肺主气，为宗气出入之所，司呼吸，为气机升降之枢纽。《黄帝内经》曰："宗气积于胸中出于喉咙，以贯心脉而行呼吸焉。"肺主气，司呼吸，与大气相通。肺在内，助心以行气血，为全身脏腑活动生化动力。而肺又为娇脏，外合皮毛，极易受外感、内伤之邪气侵扰。感受春温、暑湿、秋燥或烟毒之气，致肺失于宣降、清肃则发为气逆。毒热过盛，正不胜邪，易致温毒内陷，热毒酿痰，痰热壅肺，肺失宣降。而忧思脾伤、肥甘厚味累及脾脏或肺病及脾，脾失健运，聚湿生痰，肺气壅塞，气津失布，血行不利，致肺痰凝血瘀。在外感、内伤、饮食等因素作用下，肺气失于宣降，致津液失布、津凝为痰、血行不畅、痰凝血瘀、痰热壅肺等多种病理因素胶结，日久形成肺部积块。肺癌是因虚而得病，因虚而致实，是一种全身属虚、局部属实的疾病。

一、病因

（一）六淫之邪

中医学所说的六淫之邪，即风、寒、暑、湿、燥、火自然界中六种不同的正常气候，发生异常急骤的变化，加之人体正气不足，六气成为致病的因素，故称为六淫。历代文献记载，癌瘤的发生与六淫邪气侵袭有关，当然肺癌也不例外。现代医学研究的所谓物理的、化学的及病毒等致癌因素，由于历史条件的限制，古人无法提出这些确切的病因，所以用六淫邪气来概括外在的致癌物质。

（二）饮食劳逸

饮食劳逸是人类生存和保持健康的必要条件。饮食是机体摄取营养的主要来源，是维持机体生命活动的关键。但饮食要节制，劳逸要适度，否则会影响人体生理功能，导致气机紊乱或正气损伤而产生疾病。

（三）七情内伤

中医学所指的七情，即喜、怒、忧、思、悲、恐、惊七种情志变化，属于精神致病因素。七情内伤扰及气血，可致气郁、气滞、血虚、血瘀等。在七情损伤或其他因素引起的脏腑亏虚、气血失调等内虚的情况下，致癌因素作为变化的条件，通过"内虚"，内外合邪，引起人体气虚血瘀、气滞血瘀、痰凝毒结而形成癌瘤。

二、病机

肺癌发病是一个复杂而漫长的动态变化的过程，由于肺脏本身的生理病理特点，决定了肺癌整个病程中病机演变的复杂和证候变化多样。

肺朝百脉，轻如羽，娇脏也，在外感六淫、烟毒浸淫、七情内伤相互作用下，再加之素体俱虚、年迈体弱、慢病久病之体，脏腑功能失常，气血津液耗伤，诸邪丛生，经年累月，病因积累，正衰积损，众邪蕴结，滞于络脉，结于络脉，或邪蕴成毒，毒犯络脉，引起络脉气络郁滞，气络壅遏，郁气化火，火壅成毒；或血络壅滞，气遏血壅，气遏为火，血壅为瘀，火瘀交结，成毒成肿。序贯发生系列变化，或气聚而成鼓，邪聚而成形，或滞而成结，实而成阻，虚而成绌急等。更有先天异禀，气血乖戾，蕴生多邪，邪气蕴积，伤气络，损血络，络脉异生，息而成积，变生癌肿。

《杂病源流犀烛》曰："邪积胸中，阻塞气逆，气不得通，为痰……为血，皆邪正相搏，邪既胜，正不得制之，遂结成形而有块。"无论是正气内虚、脏腑失调，还是外邪侵肺、寒热太过，均经过肺气贲郁、积聚成痰的病理过程。痰结于肺是肺癌发生发展的基础。脾为生痰之源，肺为贮痰之器，肺脾气虚，阴阳失和，受风寒或风热之邪，初未能成积聚，正虚祛邪不力，日久留滞成痰，痰气胶结，气滞血瘀乃成肺积。痰瘀化热，灼伤血脉，则咳唾痰血。痰凝着于皮下，则见缺盆结核，流着于骨，则成骨痹，流于脑，则头痛目瞑。肺癌的脏腑病机与肺、脾二脏密切相关，涉及心、肝、肾，痰作为病理因素贯穿肺癌由原发到转移的整个病程。

（一）正气亏虚

"正气存内，邪不可干""邪之所凑，其气必虚"。正气内虚，脏腑阴阳失调，是肺癌发生的基础。《医宗必读·积聚》说："积之成者，正气不足，而后邪气踞之。"年老体衰，多慢性肺部疾病，肺气耗损而成不足；或七情所伤，气逆气滞，升降失调；或劳累过度，肺气、肺阴亏损，外邪乘虚而入，客邪留滞不去，气机不畅，终致肺部血行瘀滞，结而成块。

（二）痰湿阻肺

痰湿是脏腑功能失调、水液代谢局部障碍而引起的病理产物，在肺癌的发生发展过程中，痰湿阻肺是其主要的病理机制之一。脾为生痰之源，肺为贮痰之器。脾主运化，脾虚运化失调，水谷精微不能生化输布，致湿聚生痰，留于脏腑；或饮食不节，水湿痰浊内聚，痰贮肺络，肺气宣降失常，痰凝气滞；或肾阳不足，失于蒸化水饮，水饮上犯于肺，酿湿生痰，进而导致气血瘀阻，毒聚邪留，郁结胸中，肿块逐渐形成。

（三）热毒内结

在肺癌的病变过程中，热毒内结是其常见的病变机制。热，为阳盛所致，《素问·阴阳应象大论》曰："阳盛则热。"火，则为热之甚者，在致病过程中，两者有共同的特点。热之所生，既可由外邪如风热、暑热入侵人体而致，亦可由脏腑功能失常、阴阳气血失调而内生，如肝火亢盛、肺经郁热等。此外，过食辛热厚味或不良嗜好，亦可致火热内生，如嗜酒、长期吸烟。《顾氏医镜》认为："烟为辛热之魁，酒为湿热之最。"长期吸烟，热灼津液，阴液内耗，烟酒之热燥内蕴于体内，遂成癌瘤，若结于肺，则为肺癌。

（四）气阴两虚

肺主气，其性喜润恶燥，其质娇脆，易为病邪所伤，风、热、燥、烟毒、疫疠等外邪内犯，或宿疾如痨瘵等，或因药石攻伐、治疗失当，均易造成肺之气阴耗损。清代顾松园认为"烟为辛热之魁，酒为湿热之最"，长期吸烟，热灼津液，阴液内耗，致肺阴不足，久则气阴亏虚。另外邪毒、痰浊、瘀血在肺中相互搏结，积蓄日久而成，常化热化火、耗伤肺中气阴，故气阴两虚是肺的重要病机之一。

由于肺癌为痰瘀邪毒互结形成，故必耗损人体之气阴，气阴受损则见神疲乏力，呼吸气促，喘咳无力，声音低怯，自汗，盗汗，咳嗽少痰，午后潮热，口干不喜饮，形体消瘦等。

（五）气滞血瘀

肺朝百脉，肺之气机不畅，则血行涩滞，百脉皆瘀。再者，寒热之邪或痰饮阻遏，血运失畅；又或心阳虚衰，血脉失于温煦，也可致血行瘀滞，瘀阻于胸内。气滞血瘀，积留不去，癌瘤乃成。

总之，肺之病络的形成主要责之于外感六淫、七情内伤，导致正气虚损、阴阳失调，邪毒乘虚入肺、邪滞于肺，导致肺脏功能失调，肺气敛郁，宣降失司，气机不利，血行瘀滞，津液失于输布，津聚为痰，痰凝气滞，瘀阻络脉，络脉功能失司，渐致痰瘀毒胶结，日久形成肺部积块。因此，肺癌是因虚而得病，因虚而致实，是一种全身属虚、局部属实的疾病。肺癌之虚以阴虚、气阴两虚为多见，实则不外乎气滞、血瘀、痰凝、毒聚之病理变化。其病位在肺，但因肝主疏泄，脾主运化水湿，肾主水之蒸化，心脉通于肺，宗气贯心脉而行呼吸，肾脉上络于心，心阳根于命门之火，心中阳气盛衰与肺肾关系密切，故肺癌晚期肺气亏虚，亦可累及心阳，与心、肝、脾、肾四脏相关。

三、肺癌与病络关系

病络，即为病态或异常的络脉，肺癌是人体内的一种新生物，而恶性肿瘤的重要特征是无限增殖能力，要维持肿瘤的生长增殖需要，同样需要血管（络脉）发挥交通内外、渗濡灌注、贯通营卫等作用，为其供应气血。肺癌是正气亏虚，痰、瘀、毒等邪积胸中，阻塞气逆，气不得通，络脉气血运行受阻，遂结成形而有块；邪正相搏，邪既胜，正不得制之，邪气沿肺中络脉侵袭人体，症见胸闷，胸痛，背痛，痛处不移、痛而拒按、甚者如针刺刀割，唇甲青紫，痰中见暗红血丝或血块，肌肤甲错，舌质青紫或有瘀斑瘀点，脉涩等。

络脉作为从经脉支横别的出网状分支，是经络系统中内脏与外在肌腠相连的部分，络脉承递着经脉运行的气血，借助其逐级细化、网络全身的独特组织结构，实现气血向内在脏腑和外在肌腠的渗濡灌注。因此，广义角度讲，运行气血也是络脉的基本功能，但由于其本身独特的生理组织结构，络脉除具有经络所共有的通行气血、沟通表里等作用之外，还具有下述独特功能。①渗濡灌注作用：《灵枢·本藏》曰："经脉者，所以行血气而营阴阳，濡筋骨，利关节者也。"经脉的这种作用，主要通过络脉来实现，特别是孙络，具有一种渗濡灌注的作用，将经脉中运行的气血渗注到全身脏腑组织中去，以发挥"气主呴之，血主濡之"（《难经·二十二难》）的功能。《灵枢·小针解》曰："节之交三百六十五会者，络脉之渗灌诸节者也"，即指此而言。②沟通表里经脉作用：络脉中十五别络从本经别出后，走向相表里的经脉，有沟通表里经脉的作用。③贯通营卫作用：营卫由于其性质不同，一行于脉外，一行于脉内，但营卫之气并不是互不相涉、各自为政，二者通过络脉相通，以实现"阴阳相贯，如环无端"的生理常态。④津血相互渗灌作用：津血同源而异流，在运行过程中二者可通过孙络互渗互化，血液在经脉中运行，从络脉渗出脉外，与脉外的津液化合以濡润皮肤，皮肤腠理津液亦可由孙络渗入经脉之中，与经脉中运行的血液化合，在心脏作用下化赤为血。络脉既是气血运行的通路，也是病邪侵袭人体的通道，由于络脉细小、血流缓慢，发病不像经脉那样快速传变，而是呈现以络脉不通为突出特点，或发生络脉瘀阻相关的疼痛、积聚；或引起络脉绌急相关的猝然疼痛；或络脉损伤而导致出血，在肺癌里主要表现为咯血或痰中带血等出血征。肺癌初期，络脉受累不显著，后期咳喘日久，痰饮久羁，水饮内停，瘀血阻络进一步伤及肺气，肺气不足，无力推动血液运行，心气虚衰，血行不畅，心脉瘀阻，络脉失于灌注濡养，可见心悸气短、面唇青紫、舌质紫黯。肺病日久，子盗母气，损及脾脏，脾气亏虚，水谷精微不足以奉养肺脉，络脉失养，肺失濡养，肺虚咳喘更甚。久病伤络，络脉无法与津血相互渗灌，津血溢于络脉之外无法回流，则可发为膈间支饮、喘满、心下痞坚、面色黧黑；又或短气不得卧，其形如肿，发为支饮。总之，肺癌导致络脉功能失司，致脏腑失于濡养、无法相互沟通，久而久之络脉成病，谓之病络。

第三节　西医诊断及治疗

一、临床表现

肺癌表现是多种多样的，症状和体征因为原发病灶部位和大小、压迫和侵犯邻近器官程度及转移情况不同而各异。

（一）原发肿瘤引起的症状

1. 咳嗽　为较早期症状，肿瘤细胞在较大气道会引起刺激性干咳，容易和伤风感冒混淆，当病灶影响较大支气管引流，会产生黏液状痰，如果继发感染会出现脓痰，肺泡细胞癌可以有大量白色泡沫痰。

2. 咯血　癌灶表面破溃或溃疡引起血管破裂会有血痰或咯血，以中央型肺癌常见。

3. 喘鸣　肿瘤引起支气管狭窄，造成部分阻塞，可产生局限性喘鸣音，听诊器下更加明显。

4. 胸闷、气急　主要是肿瘤引起支气管狭窄，造成部分阻塞所致。肿瘤转移至纵隔或肺门淋巴结，从而压迫主支气管或隆突；转移至胸膜或心包引起大量胸腔或心包积液；或有上腔静脉压迫主支气管；或膈肌麻痹及肺内广泛转移；或发生气胸，均可引起肺功能障碍，造成通气或换气障碍发生胸闷气促。

5. 发热　肿瘤影响或阻塞支气管管腔，分泌物排出困难，导致继发感染引起发热，抗炎治疗可以退热，但是梗阻并未解除可再度发热，晚期肿瘤因为肿瘤坏死、毒素入血引起发热，抗生素治疗无效。

6. 体重下降　肿瘤毒素和消耗原因，并合并感染，疼痛造成食欲减退，表现为消瘦或恶病质。

（二）肿瘤局部扩散引起的症状

1. 胸痛　肿瘤位于胸膜附近，表现为钝痛、隐痛且随着呼吸及咳嗽加重，侵犯骨质及肋间神经会引起持续性疼痛，有压痛点，疼痛与呼吸及咳嗽无关。肩背部持续疼痛提示上肺叶内侧近纵隔处有肺癌外侵可能。

2. 呼吸困难　肿瘤压迫气道出现吸气性呼吸困难。

3. 吞咽困难　肿瘤侵犯压迫食道可能会影响吞咽。

4. 声音嘶哑　肿瘤直接压迫或转移纵隔淋巴结压迫喉返神经，造成声带麻痹导致声音嘶哑。

5. 上腔静脉压迫　肿瘤直接侵犯或纵隔淋巴结压迫上腔静脉，可导致上腔静脉回流受阻，造成胸壁静脉曲张和上肢、颈面部水肿。严重者皮肤紫黯、球结膜水肿、视物模糊、头晕头痛伴喘憋。

6. Pancoast综合征　Pancoast综合征是由于肺尖肿瘤侵袭邻近结构而引起的肩部及上胸部疼痛。主要侵犯胸壁及第1、第2肋骨引起，也可侵犯横突和上胸椎体引起。癌肿侵犯或压迫颈交感神经可以引起Hornor综合征，表现为患侧眼睑下垂、瞳孔缩小、眼球内陷、同侧额部或胸壁无汗或少汗、感觉异常。

（三）肿瘤远处转移引起症状。

1.神经系统症状 肺癌中枢神经系统转移常见于小细胞肺癌、腺癌，可转移至脑、脑膜或脊髓。导致颅压升高产生恶心、头疼、呕吐、精神异常和中枢定位症状，如癫痫发作、偏瘫、小脑障碍或失语。脊髓转移压迫可导致截瘫。

2.骨转移 肺癌引起骨转移多为溶骨性骨转移改变，常见有肋骨、脊椎、骨盆及四肢长骨。导致转移部位持续性疼痛，侵犯脊髓可压迫椎管，产生脊髓压迫症状。任何部位骨转移都可能会发生病理性骨折。

3.腹腔脏器转移 小细胞肺癌常发生肝转移，患者表现出食欲减退、肝区疼痛、黄疸、腹水等。也可转移至肾上腺、胰腺、腹膜后淋巴结等处。

（四）副肿瘤综合征

副肿瘤综合征是由于肿瘤的产物，包括异位激素的产生，或异常的免疫反应，包括交叉免疫、自身免疫和免疫复合物沉积等，或其他不明原因，引起内分泌、神经、消化、肾脏、皮肤及骨关节系统发生病变，造成相应的症状。临床表现不是由于原发肿瘤或转移灶所在部位直接引起，而是通过上述途径间接造成的，10%~20%的肺癌患者会有相应副肿瘤综合征表现。

1.内分泌综合征

（1）高钙血症：高钙血症的发病率约为12.5%。肺癌患者高钙血症常伴有骨转移，但无骨转移患者中更为常见。鳞癌是最常发生高钙血症的类型。癌性高钙血症患者血液中甲状旁腺激素活性增强，可刺激骨骼和肾脏远曲小管对钙质重吸收。临床症状与血钙离子浓度相关。早期症状有恶心、呕吐、疲乏、嗜睡、肌无力、便秘、皮肤瘙痒、多尿烦渴。如不干预治疗，血钙继续升高，可出现意识模糊、反应迟钝、抽搐昏迷等神经症状，以及心动过缓和心律失常。血钙浓度超过13 mmol/dL或已经有高血钙症状通常需要治疗。

（2）抗利尿激素分泌异常综合征：最常见于小细胞肺癌，引起稀释性低钠血症，临床表现为食欲不佳、恶心、呕吐、乏力、嗜睡等水中毒症状。

（3）异位ACTH：近5%的小细胞肺癌可以引起库欣综合征，表现为肌力减退、水肿、高血压、尿糖升高。

（4）神经综合征：相对罕见，多在肺癌未确诊时已出现，小细胞是最常见的组织类型。其发生可能与自身免疫过程相关，肿瘤分泌与神经系统相类似的分泌物。可有小脑皮质、脊髓小脑变性及周围神经病变、重症肌无力、肌病。

（5）肺癌相关皮肤综合征如黑棘皮症、全身黑变病、皮肌炎等。

（6）其他：小细胞肺癌可产生其他激素样物质，如促性腺激素可导致男性乳房发育，释放生长激素引起肢端肥大，5-羟色胺分泌过多引起类癌综合征，表现为哮鸣样支气管痉挛、阵发心动过速、水样腹泻、皮肤潮红等。

2.其他肺外表现

（1）多发周围神经炎：伴有混合型感觉、运动障碍。

（2）肌无力样综合征：多见于小细胞肺癌，与神经终末部位的乙酰胆碱释放缺陷有关，临床表现为类似肌无力症状，随意肌力减退。70%患者对新斯的明试验反应欠佳，肌电图低频反复刺激显示动作电位波幅递减，而高频刺激时可引起暂时性波幅增高，可与重症肌无力相鉴别。

（3）肥大性肺性骨关节病：常见于肺癌和肺转移癌，表现为杵状指和肥大性骨关节病，多见于非小细胞肺癌。

二、实验室与辅助检查

（一）影像学检查

1. 胸部 X 线　胸部 X 线存在 5% 的假阳性率，因此胸片提示异常后需要选用 CT、MRI、支气管镜或造影进一步明确肿块或结节的形态及位置、与周围组织关系等。

2. CT 检查　胸部 CT 目前已成为肺癌筛查最常用的检查手段，可以明确胸腔内肺癌侵犯程度及范围，明确肺部分期。与胸部 X 线相比优点是可以发现小于 1 cm 和常规 X 线难以发现的位于重叠肿瘤部位的肺部病变，更加清晰地判断肺癌与周围组织器官的关系，对肺门及纵隔淋巴结显像比 X 线更加清晰，对于高危人群推荐使用低剂量螺旋 CT 检查。低剂量螺旋 CT 可以使肺癌相关死亡率降低 20%，总死亡率降低 7%。

3. MRI　由于 MRI 空间分辨率低，钙化难以显示，图像受运动伪影及血管搏动影响，肺实质信号较低，因此 MRI 在诊断肺癌及其分期应用方面受到限制，但对于神经系统转移和骨质破坏诊断率高。

4. PET/CT　PET 利用 18-氟-脱氧葡萄糖作为示踪剂进行扫描显像，PET/CT 是将 PET 与 CT 两种设备有机地结合在一起，PET 可以显示病理生理特征，容易发现病灶；CT 可以精准定位，显示病灶结构变化，PET/CT 是两者的优势结合，可对受检者全身显像，灵敏地探测疾病早期的代谢异常。除了发现原发部位病变，PET/CT 还可以检测到全身各部位软组织器官及骨骼有无转移病，对诊断肿瘤分期非常有利。

（二）细胞学检查

肺癌表面脱落的癌细胞可以随支气管分泌物或痰液咳出，通过痰细胞学检查不但可以找到癌细胞、明确诊断，还能判断病理类型，准确率可以达到 80% 以上。临床上对怀疑肺癌患者，应连续数日重复送检痰液进行检查。

对于有胸腔积液的肺癌患者，在胸腔积液满足引流条件时，可以通过胸腔积液送检，取其沉淀涂片找到胸腔积液中脱落癌细胞进行确诊。

（三）纤维支气管镜

支气管镜检查对中心性肺癌诊断阳性率较高，可在支气管镜下观察肿瘤，并取得小块组织或穿刺组织找癌细胞，进行病理检查确诊肺癌，并对术前治疗病灶进行标记，便于后期手术。

（四）纵隔镜

纵隔镜可以直接观察两侧纵隔内淋巴结肿大情况，并可以切除或钳取淋巴结组织进行病理检查，明确纵隔内淋巴结是否转移并进行鉴别诊断，协助肺癌分期。

（五）穿刺活检

经胸壁肺穿刺活检或转移灶活检，针对周围型肺癌及由远处转移病灶诊断率高，但可能会出现气胸、胸腔内出血或感染。用于有远处转移不能进行手术治疗，或其他诊断手段未确诊，或不能耐受气管镜等检查的患者。

（六）胸腔镜

其他检查未取得病理诊断时，可考虑胸腔镜检查。目前胸腔镜在肺癌诊断、鉴别诊断、分期中发挥了重要作用，其适应证主要为胸膜病变、恶性胸腔积液、肺外周孤立性结节切除活检等。但胸腔镜是有创性检查，一般在其他非创伤性检查未取得病理诊断条件下才考虑应用。

（七）肿瘤标志物检查

目前临床研究的较多、相对比较认同的肺癌相关肿瘤标志物有 CEA、NSE、CA125、CYFRA21-1、VEGF 等。

以上肿瘤标志物血清浓度与肺癌细胞病理类型及临床分期密切相关，尤其是肺鳞癌及远处转移者，数种肿瘤标志物联合检测肺癌组织病理分型，在病情监测和疗效判断方面有较高的特异性和敏感性。

1. 癌胚抗原（carcinoembryonic antigen，CEA） 是一种结构复杂的糖蛋白，在部分恶性肿瘤患者的血清中又可发现 CEA 含量有异常升高。70% 的肺癌患者可出现 CEA 升高，不同病理类型的敏感性不同。

2. 癌抗原 125（cancer antigen 125，CA125） 为一种糖蛋白性肿瘤相关抗原，存在于卵巢肿瘤的上皮细胞内。当患有上皮性卵巢癌和子宫内膜癌时，患者血清 CA125 水平明显升高。晚期肺癌患者血清 CA125 也升高，其血清浓度随肺癌的进展而增加，同时需要排除心衰或浆膜腔积液患者。

3. 神经元特异性烯醇化酶（neuron specific enolase，NSE） 由神经细胞、神经内分泌组织及肿瘤细胞分泌，而小细胞肺癌被认为属摄取胺前体脱羧细胞肿瘤。小细胞肺癌患者 NSE 水平高出其他类型肺癌的 5～10 倍，灵敏度达 80%，特异性达 80%～90%，而其他组织型肺癌仅 10%～20% 的患者 NSE 升高。因此它可以作为小细胞肺癌特异性和高灵敏度的标志物。

4. 鳞状上皮细胞癌抗原（squamous cell carcinoma antigen，SCC） 是一种新发现的肿瘤标志物，是肿瘤相关抗原 TA-4 的亚型，是一种糖蛋白。SCC 存在于子宫、子宫颈、肺、头颈等鳞状上皮细胞癌的细胞质中。肺鳞癌患者 SCC 升高，SCC 对鳞癌的敏感性低而特异性高，25%～75% 的肺鳞癌患者血清 SCC 升高。如果 SCC 高浓度提示预后不良。

5. 细胞角蛋白 19 片段抗原 21-1（cytokeratin 19 fragment antigen 21-1，CYFRA21-1） 是细胞角蛋白 19 亚单位的可溶性片段。细胞角蛋白 19 广泛分布于正常组织表面，如复层上皮和鳞状上皮及单层上皮细胞，如乳腺导管、气管、子宫内膜等。CYFRA21-1 是目前研究非常活跃的一种新的肺癌标记物，尤其适用于非小细胞肺癌，血清 CYFRA21-1 的浓度及敏感性随病情进展而升高，CYFRA21-1 对肺癌的敏感性为 40%～60%，从组织学角度看，其对鳞癌的敏感性高于腺癌及小细胞肺癌。

6. 胃泌肽前体（gastrin releasingpeptide，GRP） 广泛分布于哺乳动物的神经系统、胃肠道和呼吸道。目前认为，GRP 通过自分泌或细胞间相互作用参与肿瘤的生长、转移过程，且在小细胞肺癌中呈高表达。胃泌素释放肽前体（pro-gastrin releasing peptide，ProGRP）半衰期长，较 GRP 更为稳定且易检测。ProGRP 是 SCLC 的特异性肿瘤标志物，但其水平升高还可见于小部分非小细胞肺癌患者。但这些患者的血清 ProGRP 浓度明显低于 SCLC 患者。ProGRP 血清浓度与肿瘤浸润程度有关，当 ProGRP 血清浓度 > 150 pg/mL 时提示 SCLC 的可能性高达 93%。

三、诊断与鉴别诊断

（一）诊断要点

肺癌治疗疗效与预后、诊断密切相关，因此，大力提倡早期诊断、早期治疗以提高治愈率和生存率。重点排查有高危因素人群及可疑征象者：无明显诱因的刺激性咳嗽持续2周以上，治疗无效；原有慢性呼吸道疾病，咳嗽性质改变；短期内有持续或反复的痰中带血或咯血，无明确原因可以解释；反复发作的同一部位肺炎，特别是肺段性肺炎；原因不明的肺脓肿，无中毒症状，无大量脓痰，无异物吸入病史，抗炎治疗效果不显著；原因不明的四肢关节疼痛及杵状指（趾）；影像提示局限性肺气肿或段、叶性肺不张；孤立性圆形病灶和单侧性肺门阴影增大；原有肺结核病灶已经稳定，形态及性质发生改变；无中毒症状的胸腔积液，尤其是血性胸腔积液进行性增加者；肿瘤标志物 CEA、SCC、Cyfer211、NSE 和 ProGRP 等明显升高，且排除其他相关疾病。有上述表现之一，需进行必要的辅助检查或支气管镜、穿刺活检等，进行细胞学和病理学检查，确诊肺癌。

肺癌的临床分期可以较为准确地评估病情，对制定合理治疗方案和预计预后有很大帮助，一般按照非小细胞肺癌和小细胞肺癌分期，目前非小细胞肺癌临床分期采用美国癌症联合委员会和国际抗癌联盟第八版肺癌 TNM 分期，不在此赘述。而小细胞肺癌分期很难适应 TNM 分期，多数病例确诊时已有远处转移，因此多采用美国退伍军人医院制定的局限期和广泛期方法，对于早期可接受外科手术患者可采用 TNM 分期。其中局限期病变局限于一侧胸腔、纵隔、前斜角肌及锁骨上淋巴结，但不能有明显上腔静脉压迫、声带麻痹和胸腔积液。广泛期是超出同侧胸腔、纵隔或伴有胸腔积液或有明显远处转移。

（二）鉴别诊断

1.肺结核

（1）肺门淋巴结结核、锁骨下浸润型肺结核球、空洞形成、粟粒样改变、胸腔积液都可与肺癌类似。但肺结核多见于老人或儿童，常有低热、盗汗等结核菌素中毒症状，结核菌素试验阳性，抗结核治疗有效。肺癌中的弥漫性细支气管肺泡癌发病年龄多在40岁以上，咳嗽、胸闷、气急等呼吸道症状明显。结核球需要与周围型肺癌鉴别，结核球多位于上叶尖后段，密度较高，不均匀可有钙化，边缘光滑，稍有毛刺，常伴有卫星灶，空泡征和胸膜牵拉征少见，而周围型肺癌部位不定，密度相对均匀，边缘呈毛刺或分叶，无卫星灶，可有胸膜增厚和胸膜牵拉征，空洞多为厚壁偏心空洞。

（2）肺泡细胞癌需要与粟粒性肺结核鉴别。粟粒性结核特别是亚急性粟粒性结核呈广泛的粟粒样结节状阴影，分布均匀、大小均匀、密度均匀。肺泡癌的病灶多分布在两肺中下野，呈大小不等、密度较高的结节，分布不均匀，但二者均具有低热、咳嗽、咯血等表现，不易区分。

2.肺炎　周围型肺癌需要与炎性假瘤鉴别。炎性假瘤是非特异性炎症所致，病变局灶化而形成的肺内瘤样改变，其病理改变相当于瘢痕形成。按组织学改变可分4型：①浆细胞肉芽肿型，②假性淋巴瘤型，③纤维组织细胞型，④假乳头状瘤。X线表现为肺野外周部或靠近胸膜处，边界清楚的圆形或椭圆形肿块影，以下叶外基底段多见，内部密度不均匀，无分叶毛刺，亦无纵隔及肺门淋巴结肿大，病灶长期内无变化，而肺癌如靠近胸膜生长，短期内即可出现胸膜腔积液。

3.肺脓肿　肺脓肿多起病急骤，伴有寒战高热、大量腥臭脓痰，白细胞和中性粒细胞分类增高。空洞多位于上叶后段和下叶背段，但有组织坏死，空洞内可见液平，空洞周围大片炎性浸润，引流支气管影少见。而肺癌空洞以中老年多见，伴痰中带血，癌性空洞在肿瘤肿块基础上形成，壁厚、呈偏心性，内壁凹凸不平，可有分叶，周围无浸润性病灶，可通过穿刺或痰培养鉴别。

4.肺结节病　结节病是一种多系统多器官受累的肉芽肿性疾病，90%出现肺部病变，40岁以下多见。肺结节病常无明显症状和体征，体检时才发现，如累及皮肤可出现结节性红斑，累及关节出现多发性关节炎，眼部受损则可出现虹膜睫状体炎、角膜-结膜炎等。X线表现为双侧肺门对称性肿大。结节病抗原试验阳性，血清血管紧张素转化酶活性升高。而肺癌多伴同侧肺门、纵隔淋巴结肿大。

5.纵隔内肿瘤　位于右上叶前段外周部的肺癌可深入纵隔，类似纵隔肿瘤。纵隔肿瘤一般多无症状，体检发现或压迫邻近脏器时出现症状，主要表现为肿块中心大部分在纵隔内，边缘光滑，恶性者可见大分叶，特殊肿瘤如畸胎瘤可见骨骼等高密度影。而肺癌多有呼吸道症状，边缘毛糙伴毛刺或分叶，病灶小于纵隔肿瘤，多通过影像学检查鉴别。

四、治疗

（一）非小细胞肺癌手术治疗

目前肺癌治疗提倡多学科综合治疗，即手术、放疗、化疗、免疫、分子靶向等治疗。根据患者身体情况、肿瘤病理类型、分化程度、相关基因结构和功能变化、病变侵犯范围和发展趋势，以及癌细胞分子生物学行为等制定个体化治疗方案，使各种治疗手段相互配合、补偿，合理而有计划地进行治疗，对于Ⅰ、Ⅱ期肺癌首选手术治疗，Ⅲ期肺癌需要多学科协作，有计划、合理安排，Ⅳ期肺癌以全身治疗为主。但对于部分晚期肺癌可在多学科综合讨论后予以手术治疗：①Ⅳ期N0M1a，对侧肺孤立肺结节转移，如均可切除治愈，按照双肺原发肿瘤治疗。②Ⅳ期M1b，孤立脑转移结节，肺部按照TNM分期是可治愈的，可行手术或伽马刀治疗脑部转移结节，肺部病灶行手术切除。③孤立的肾上腺转移结节，肺内病灶按照TNM分期是可治愈的，可行手术切除，肺部病灶行手术切除。

1.手术治疗原则　外科手术仍然是非小细胞肺癌最有效的治疗手段，其治疗目的是彻底切除肺部原发癌病灶和局部淋巴组织。减少肿瘤复发与转移，并尽可能保留最大量的健康肺组织，保证患者良好的生活质量。术前对患者的全身状态进行评估。

2.手术后生存率　ⅠA期肺癌患者手术后5年生存率超过70%，ⅠB期可达60%，而ⅡA期患者经过手术及辅助化疗后，5年生存率约为50%，ⅡB期则为30%~40%，ⅢA期患者规范治疗后5年生存率约为30%。

（二）化疗

化疗仍然是肺癌重要的治疗方式，目前主要包括新辅助化疗、辅助化疗及姑息性化疗，化疗主要目的是清除体内残存肿瘤细胞，降低患者肿瘤负荷，改善患者症状，延长生存期。

1.新辅助化疗　新辅助化疗的主要目的是提高肿瘤切除率，评价化疗疗效，提高肺癌5年生存率。2014年Lancet发表的包含15项随机对照研究的非小细胞肺癌Meta分析，纳入了2385例患者，结果显示：在ⅠB~ⅢA期患者中，新辅助化疗可以显著改善患者总生存时间、至远处转移的时间、无复发生存期，5年生存率从40%提高至45%。总体来讲，非小细胞肺癌术前新辅助化疗结果不完全一致，目前仍有问题需要解决，如哪些患者更需要术前新辅助化疗，与术前新辅助化疗相比，术前治疗到底是否有相同的临床意义，哪种治疗方案更好，如何评估靶向药物用于新辅助化疗的地位，仍然需要大样本临床研究来进一步证实。

2. 辅助化疗　手术是早中期非小细胞肺癌的首选治疗方法，但术后仍然存在复发，即使是ⅠA期患者，术后的5年生存率仍然未达到100%。手术失败的原因多是胸腔外器官转移，提示需要采用全身化疗，控制和消灭残存或微小转移灶。大量临床研究及Meta分析显示，对于非小细胞肺癌术后辅助化疗目前基本上持肯定态度。以铂类为基础的化疗能给根治术后患者带来生存获益，尤其是Ⅱ～Ⅲ期患者，对于ⅠA期患者目前普遍不主张新辅助化疗，ⅠB期患者，术后辅助化疗的地位目前存在争议，目前国内外指南推荐对于有高危因素的ⅠB期患者可以考虑选择性地进行辅助化疗，高危因素主要包括分化差、神经内分泌癌、脉管侵犯、楔形切除、肿瘤直径＞4 cm，脏层胸膜受累和淋巴结清扫不充分等。

3. 姑息性化疗　对于没有驱动基因的晚期非小细胞肺癌，缺乏有效靶向药物，化疗仍然是重要的治疗方案，多项研究结果显示，含铂双药治疗晚期非小细胞肺癌整体疗效相似，中位生存时间为8～10个月，客观缓解率维持在20%～40%，1年生存率只有30%～40%。

（三）放疗

1. 非小细胞肺癌

对于可完全切除及有治愈可能的患者都应考虑进行外科手术治疗，绝大多数Ⅰ期、Ⅱ期和部分Ⅲ期患者都可以接受手术治疗。对于不适合手术的患者，放射治疗是并发症最少也是最有效的治疗方法。临床上，大约只有1/3非小细胞肺癌患者适于手术治疗，其余患者均应首选放射治疗，如因其他原因无法手术或拒绝手术的Ⅰ期和Ⅱ期患者，局部晚期无法切除的Ⅲ期患者和为了减轻症状的Ⅳ期患者。放射治疗与手术、化疗的联合应用可治愈某些局部晚期的非小细胞肺癌患者。

由于放射线在杀灭肿瘤细胞的同时，会给肿瘤周围正常组织带来不同程度的损伤，因此在进行放射治疗前，应综合考虑患者的病情和肿瘤分期，选择最佳治疗方案，在最大程度地治疗肿瘤的同时，最大限度地保护正常组织。

放疗前应根据患者的病期、病理类型和全身状况，制定其治疗方案，确定放射治疗的目的。放疗的目的包括：根治性放疗，姑息性放疗，联合手术的放疗，联合化疗的放疗等。决定放疗目的的最主要因素是肿瘤的精确分期，伴有恶性胸腔积液和心包积液的患者禁忌放射治疗。

2. 小细胞肺癌对放射线非常敏感，常常是中等剂量的放疗即可使病变得到控制，但大多数患者在短期内出现复发和远处转移。化疗对小细胞肺癌也非常有效，同时也存在缓解时间短、局部复发率高的问题。

（1）治疗原则：小细胞肺癌的治疗以全身化疗为主，辅以局部放射治疗。小细胞肺癌对放射线敏感，放疗是小细胞局部治疗的有效方法。

对于局限期患者，可手术者应首选手术切除，术后行全身化疗和（或）全脑预防照射。病变较大或原发灶不大但肺门和（或）纵隔转移灶较大不宜手术者，应行全身化疗和（或）放疗。广泛期患者应以化疗为主，酌情考虑姑息放疗。

（2）胸部放射治疗：胸部放射治疗的目的主要是控制肺部原发灶的局部复发。总剂量要达到50 Gy，才可获得较为理想的局部控制率。另外，增加胸部放射剂量会增加骨髓抑制及肺和食道的放射性损伤，尤其是同步放化疗，这种损伤更加严重。

每日两次或三次放射治疗（即超分割放射治疗）在理论上可以降低远期肺损伤，同时又维持治疗的抗肿瘤作用。小细胞肺癌似乎是超分割治疗的理想肿瘤类型，其具有生长分数较高，细胞周期时间较短等特点。

放射治疗技术：照射野应当包括肺部原发肿瘤、双侧纵隔转移淋巴结、患侧肺门及存在淋巴结转移的锁骨上区。序贯放化疗时，目前提倡按照化疗后肺部肿瘤的体积勾画靶区，这样可以减少正常肺组织的受照射体积。有研究认为，按化疗前后肿瘤体积所勾画的不同靶区，对患者的中位生存期和缓解期没有显著的影响。

（3）脑部放射治疗：大约有 10% 的小细胞肺癌患者在就诊时发现脑转移，在没有接受脑部放疗的患者中，存活超过 2 年的患者中有 50%～80% 出现脑转移。美国的尸检报告这类患者脑转移的概率大约为 65%。其中的原因可能是放化疗联合治疗使小细胞肺癌患者生存期延长，同时由于化疗药物不能通过血脑屏障，脑转移得不到有效的控制。

正因为脑转移是小细胞肺癌治疗失败的主要原因之一，所以控制脑转移尤为重要。目前国内外的许多研究认为，脑预防照射可降低脑转移率，但是不提高生存率。在美国一项对 1977 年至 1995 年间大约 1000 例患者的研究中，笔者发现首程治疗效果达到 CR 的患者，接受全脑预防照射 24～40 Gy 后，比未接受脑预防照射的患者脑转移率明显降低，且有延长无病生存期的趋势。但是再提高照射剂量对生存没有显著改善。

（四）靶向治疗

随着分子生物学技术不断提高和在细胞受体及增殖调控的分子水平对肿瘤发病机制的进一步认识，肺癌治疗开始了针对细胞受体、关键基因和调控分子为靶点的治疗，即分子靶向治疗。分子靶向药物不是将杀伤肿瘤细胞作为目标，而是将肿瘤细胞膜上或细胞内特异性表达的分子作为作用靶点，阻断肿瘤细胞的生长、转移或诱导其凋亡，而且还同时降低对正常细胞的误伤作用。

1. *EGFR* 基因突变　*EGFR* 是 Erb-B 家族成员之一。*EGFR* 由细胞外区、跨膜区和细胞内区构成，通过细胞外区结合配体（如 EGF、TGF-α 和 HGF）而被激活。配体与 EGFR 结合导致细胞内区域自动磷酸化，以及细胞内酪氨酸激酶活性的激活，配体–受体复合物介导下游信号导致不同信号通路激活。现已有多种抗 EGFR 单克隆抗体，小分子酪氨酸激酶抑制剂（TKI）作为抗癌药物应用于临床，包括大分子单体西妥昔单抗，小分子 TKI 吉非替尼、厄洛替尼、达克替尼、奥希替尼等。目前多项 Ⅲ 期临床研究证实：*EGFR* 突变阳性患者与一线化疗相比，小分子 TKI 药物显著提高客观缓解率，延长无进展生存时间，改善患者生存质量，奠定了在 *EGFR* 突变阳性患者中的治疗地位，使肺癌治疗进入靶向治疗时代。

2. 血管内皮生长因子　VEGF 是血管内皮细胞存活必不可少的主要调控因子，并且是一种潜在性内皮细胞特异性促进生长因子。目前已生产一系列能抑制血管生成的 VEGF 单克隆抗体及合成某些能抑制微管、微丝的小分子，起到抑制血管内皮细胞生长的作用。目前临床应用最广的大分子单克隆抗体是贝伐珠单抗。在 ECOG4599 研究中贝伐珠单抗联合含铂双药化疗与单纯化疗相比，在有效率、无进展生存时间和中位生存时间均有显著改善，但血液学毒性更为常见。目前针对非小细胞肺癌和小细胞肺癌抗血管生成治疗的小分子酪氨酸激酶抑制剂安罗替尼的临床研究取得较好的临床效果，对于晚期肺癌可以延长生存期，提高生活质量，毒性可耐受。因此抗血管生成治疗是晚期肺癌重要治疗手段。

3. *ALK* 基因融合　非配体依赖二聚体引起 ALK 激活。ALK 信号可以通过 RAS-MEK-ERK、JAK3-STAT3 和 PI3K-AKT 信号通路导致细胞增殖和分化。非小细胞肺癌，ALK 易位与腺癌组织学、印戒细胞、年轻患者及不吸烟等临床病理特征相关，发生率约为 5%。克唑替尼目前被国内外指南推荐作为 ALK 重拍患者标准一线治疗。

4. KRAS 和 NRAS　*KRAS* 基因编码一种细胞膜结合的鸟苷酸三磷酸酶（GTPase），它与 GTP 结合时处于激活状态，而与 GDP 结合时处于失活状态。鸟苷酸交换因子（GEF），比如 SOS1 蛋白，可促使 RAS 蛋白转化为 GTP 结合的激活状态。KRAS 的激活状态就像 "细胞开关"，当其被细胞外刺激 "打开开关"，将激活下游信号通路，关键致癌相关的通路包括 MAPK、PI3K、RalGEF 通路，这些通路与细胞增殖、细胞周期调节、代谢改变、细胞存活与细胞分化相关。随着近年研究不断进展，针对 KRAS G12C 突变的靶向药物 Sotorasib（AMG510）在 2021 年 5 月 29 日获得 FDA 加速批准上市，用于治疗至少经过一次系统治疗的 KRAS G12C 突变的非小细胞肺癌。

5. ROS1　ROS1 融合为致癌驱动突变，在非小细胞肺癌（非小细胞肺癌）中占 1%～2%。高达 40% 的 ROS1 融合阳性非小细胞肺癌在诊断时发现中枢神经系统转移。克唑替尼为晚期 ROS1 融合阳性非小细胞肺癌的一线用药，但其中枢神经系统渗透性较差，近半数经治患者初次疾病进展为中枢神经系统孤立性的进展。

恩曲替尼为小分子 ROS1 抑制剂，可穿过血脑屏障，临床前研究中已显示出中枢治疗活性。既往 3 项 I / II 期临床研究（ALKA-372-001，STARTRK-1，STARTRK-2）合并分析结果中，恩曲替尼治疗 ROS1 融合阳性非小细胞肺癌的 ORR 为 77%，mDOR 为 24.6 个月；具有中枢转移的患者，颅内 ORR 为 55%，中位颅内 DOR 为 12.9 个月；药物安全可耐受。

6. BRAF　BRAF 基因是一种重要的原癌基因，位于第 7 号染色体的长臂上（7q34），编码 BRAF 蛋白。在非小细胞肺癌患者中，约有 1%～3% 的患者有 BRAF 蛋白突变，但 V600E 突变类型约占整个 BRAF 突变的 50%。这些患者急需适合的治疗，因为 BRAF V600E 突变肿瘤恶性程度更高，更容易导致较差的预后结果。

BRAF 突变有 3 个功能类别：1 类 BRAF V600E 突变不依赖 RAS，并以单体形式促进下游信号传导；BRAF 非 V600E 突变分为 2 类和 3 类突变，2 类突变不依赖 RAS，并以二聚体形式促进下游信号传导；3 类突变增强了与 RAS 的结合，并作为 RAS 依赖的二聚体促进下游信号传导。

目前在 BRAF 突变的研究中，维罗非尼对于 V600E 突变的治疗可以达到 42% 的有效率，但对于 BRAF 非 V600E 突变治疗均无效。而达拉非尼单药对于 V600E 突变的治疗只有 33% 的有效率，没有达到靶向药物的有效率期望值（≥50%）。

达拉非尼联合曲美替尼疗法是一种针对有 BRAF V600E 突变的癌症患者的治疗方法，二者分别靶向 RAS/RAF/MEK/ERK 通路中丝氨酸/苏氨酸激酶家族 BRAF 和 MEK1/2 中的不同激酶，适合治疗涉及这一通路的非小细胞肺癌、黑色素瘤，并且两药同时使用的效果比单独使用其中一种要好。2020 版 CSCO 诊疗指南也将双靶联合治疗列入 BRAF V600E 阳性的黑色素瘤、结直肠癌及肺癌的推荐用药。

7. HER-2　非小细胞肺癌中 HER-2 变异主要有两种形式：一是 HER-2 基因扩增，可以通过 FISH 检测和免疫组化确定（HER-2 在肺腺癌里的扩增频率是 2%～5%，HER-2 基因扩增更多地发生在吸烟的男性患者群体）；二是 HER-2 基因激活突变（HER-2 基因突变在肺腺癌出现的频率是 2%～3%，而在 EGFR/ALK/ROS1 均阴性的非小细胞肺癌中，突变率高达 6.7%，HER-2 基因突变更多的是发生在不吸烟的女性患者群体）。常见的形式就是 20 号外显子突变，以 p.A775_G776insYVMA 多见。非小细胞肺癌中几乎很少同时存在 HER-2 基因扩增和 HER-2 基因突变的情况。继曲妥珠单抗在 HER-2 过表达和（或）扩增乳腺癌中的成功历史之后，非小细胞肺癌中 HER-2 靶向药物的开发主要集中在靶向 IHC 检测的蛋白表达或 FISH 检测的 HER-2 扩增上。对于非小细胞肺癌患者，如果是 HER-2 扩增，而且扩增倍数较高，可以使用曲妥珠单抗联合化疗方案。对于 HER-2 突变的非小细胞肺癌患者，曲妥珠单抗治疗效果不佳。

8. RET　RET 基因融合通常出现在约 2% 的非小细胞肺癌、10%～20% 的乳头状甲状腺癌及 <1% 的其他癌症中。RET 融合在年轻患者中更为常见，特别是年轻的非吸烟肺腺癌患者，其发生率高达 7%～17%。RET 基因可以与 CCDC6、KIF5B、NCOA4 和 TRIM33 等易位融合，其中 KIF5B

是最主要的融合基因，有 7 种突变形式。这一突变导致的非小细胞肺癌患者出现脑转移的风险比较高，有研究认为这个比例在 50% 左右。

NCCN 指南建议凡德他尼和卡博替尼用于 RET 阳性的非小细胞肺癌患者。另外一些新药如 RXDX-105、LOXO-292 和 BLU-667 等仍在研发或临床试验当中。

（五）免疫治疗

肿瘤发生不仅是肿瘤细胞本身的特征，与免疫系统之间的相互作用也起着重要的作用。由于基因和表观遗传学差异，癌细胞抗原的表达不同于宿主细胞抗原表达。免疫系统清除癌细胞的第一步就是能够识别肿瘤细胞。随后，肿瘤细胞抗原提呈给 T 细胞，激活 T 细胞从而杀灭肿瘤细胞。目前针对免疫检查点的免疫治疗成为肺癌的治疗热点，针对程序性死亡蛋白 1 （programmed death 1，PD-1）及其配体的单克隆抗体已经广泛地应用于肺癌治疗中，并取得了很好的临床疗效。肺癌免疫检查点抑制剂治疗改变了肺癌治疗方式，开启了肺癌治疗的新纪元。FDA 已经批准 PD-1 抗体 Pembrolizumab 和 nivolumab 用于一线治疗转移性非小细胞肺癌，无论是免疫检查点抑制剂单药治疗或联合化疗，均获得较高的客观缓解率和较长的持续缓解时间。

（六）姑息性治疗

大多数肺癌患者早期缺乏典型症状，就诊时处于晚期，失去手术治疗机会，并且患者身体状态差、高龄等因素难以耐受化疗等治疗，因此姑息性治疗对缓解肿瘤引起的症状和提高患者生存质量非常重要。

1. 气道阻塞　肺癌确诊时，约 30% 的患者有气道阻塞，其症状取决于肿瘤生长的部位与阻塞的程度，以气管和隆突部位的肿瘤症状明显；炎症肿胀、分泌物潴留和出血可加重阻塞与缺氧程度，通常采用经支气管镜途径治疗气道阻塞，如机械性切除、支架植入、近距离放疗、电灼、冷冻等。

2. 上腔静脉压迫　肺癌是导致 SVCS 最常见的原因，占 70%~79%，尤其是小细胞肺癌，而肺癌患者病程中 SVCS 发生率为 4%~12%。保守治疗患者应卧床，取头高脚低位，以减少回心血量及降低静脉压；吸氧，缓解呼吸困难，限制钠盐及液体的摄入量。使用利尿剂减轻水肿和激素控制水肿、减轻压迫，但疗效不确切。主要采用放疗，最初 2~4 次予以 34 Gy，尤其是症状较重、一般状态差的患者。

3. 脊柱转移压迫　当肿瘤侵犯到椎体，侵蚀椎体引起骨折或椎体变形，压迫脊髓时会出现脊髓压迫综合征，是肿瘤最常见的紧急放疗或手术指征。最初表现为神经根痛或感觉障碍，可以为单侧或双侧的间歇性疼痛，相应神经支配区域的束带感、肢体麻木、刺痛、发冷、发热感，有的还伴肌力下降；病变水平以下感觉丧失，肢体瘫痪，自主神经功能障碍（如便秘、尿失禁、尿潴留）。神经系统恢复程度取决于放疗前功能状态。激素可以减轻疼痛、改善神经功能，常用地塞米松 10 mg，静脉注射，然后 4 mg，3~4 次/天。放疗有效率为 40%~60%，靶区在受累椎体和上下两个椎体。标准放疗方法是 30 Gy，分 10 次，放疗期间联用激素可以保护和改善神经功能，对化疗敏感的小细胞肺癌可以联合化疗。对于可耐受手术、椎体破坏、脊柱不稳定或截瘫患者可进行手术治疗并进行固定。

4. 脑转移　约有 1/3 的非小细胞肺癌和 40% 的小细胞肺癌存在脑转移。主要治疗方法有全身皮质激素、全脑放疗、外科切除、立体定向放射治疗。全身激素治疗可以缓解脑水肿，短期内改善神经症状。对于孤立性脑转移病灶可以采取外科手术切除、常规放疗和立体定向放射治疗或联合治疗。全脑放疗期间，应用地塞米松可以缓解脑水肿，在放疗停止后减量。

5.骨转移　20% ~ 40% 的肺癌患者会发生骨转移。最常见的转移部位是脊柱、骨盆和股骨。详见骨转移章节。

6.疼痛控制　约 70% 的晚期肺癌患者存在躯体疼痛。有效的止痛治疗可以使 90% 的患者症状缓解，治疗方案应遵循个体化给药，口服给药优先，按阶梯给药，定时给药，并注意细节。

（七）小细胞肺癌的治疗

小细胞肺癌（SCLC）综合治疗优于单一治疗方式，放化疗近期疗效都较好，有效率可达80%，有 20% ~ 30% 的患者在治疗后可以达到病灶完全缓解，但维持时间较短，远期疗效差。

目前小细胞肺癌主要按照美国退伍军人管理肺研究小组（Veterans Administration Lung Study Group，VALSG）局限期（肿瘤局限于一侧胸腔和一个放射野并且无恶性胸腔或心包积液）和广泛期分期法。TNM 分期可以从解剖学提供更加准确的病灶大小、淋巴结分期、预后信息。VALSG 分期无法区分（T_1-T_2，N_0-N_1，M_0）和（any T，N_2-N_3，M_0）。因此，使用 TNM 分类有助于确定临床试验中的最佳治疗策略。但无论如何分期，SCLC 均需要化疗，Ⅱ ~ Ⅲ 期推荐化疗同步胸部放疗，极少部分 Ⅰ 期 SCLC 手术患者术后需要化疗，晚期或广泛期患者更依赖化疗，一般推荐含铂双药化疗，由于小细胞肺癌易耐药，倍增时间较短，需要化疗足量、按周期准时进行，不推荐长期治疗。对于缓解某一急症也可以使用放疗。

局限期 SCLC 以化疗联合放疗为主，化疗方案以依托泊苷联合顺铂的方案（EP）或伊立替康联合顺铂的方案（IP）为主，同步放化疗由于序贯放化疗。放疗以 2 次/天的放疗局部控制率最优。脑转移是 SCLC 最常见的治疗失败原因，尸体解剖中超过 80% 的患者会出现脑转移。美国肿瘤研究所随机研究结果显示，早期原发灶切除后即行脑部放疗，可以降低脑转移发生率，但对延长患者生存时间无益。化疗达到完全缓解后再行脑部预防性照射与不行脑照射的患者相比，前者 5 年生存率更高。EP 方案是最常用的初始联合化疗方案，联合放疗缓解率可达 94%，化疗复发后有效率也可达到 44%。在联合胸部放疗时，EP 使食管炎、肺部毒性和血液学毒性的风险增加。抗血管生成治疗研究中，贝伐珠单抗联合放化疗因食管瘘发生率高而终止。对于广泛期 SCLC，贝伐珠单抗联合化疗延长了患者无进展生存时间，但未改善患者总生存时间。

由于一线化疗有效后复发率高，广泛期 SCLC 中，后线治疗仍然十分必要。一线治疗有效且复发大于 90 天，这类患者属于敏感复发，二线疗效相对较好。复发时间小于 90 天，一般二线治疗效果较差，而复发时间超过 6 个月，可以继续应用原方案。免疫联合化疗在广泛期 SCLC 中获得一定突破，但生存时间仍有较大提升空间，对于部分缓解患者，免疫维持治疗可以获得较长时间的缓解，延长生存期。但针对 SCLC 的免疫治疗有大量临床试验还在进行中，期待有更好的突破。

第四节　中医诊断与治疗

一、辨证要点

肺居胸中，主气，司呼吸；肺朝百脉，主宣发肃降、通调水道，外合皮毛，开窍于鼻。故肺癌的常见症状为咳嗽、血丝痰、胸痛、气促等。人体各脏腑之间，在生理上具有相互资生、相互制约的关系，以维持整体功能的正常。在病理过程中，当肺脏发生病变，不仅表现本脏的证候，而且在一定条件下，可影响到其他脏腑发生病变而出现证候。

二、治疗原则

肺癌以人体正气亏虚为内在发病原因，因脏腑气血不足或感受外邪或内伤致病，日久形成气滞、血瘀、痰凝、毒聚等有形实邪，聚于肺脏发病，与肺脾肾密切相关，为本虚标实、虚实夹杂之证。正虚以气血亏虚、阴阳失衡为主，治以补益气血、调理阴阳，邪实当以辨明气滞、血瘀、痰凝、毒聚，理气化瘀，化痰解毒。临证强调以辨证为基础，谨守病机，结合辨病治疗，辨证施治首辨整体邪正虚实盛衰，再辨正虚之脏腑，最后结合邪实的致病特点，权衡扶正与祛邪之利弊，以扶正为主，坚固祛邪，合理遣方用药。

三、辨证治疗

（一）肺癌的辨证分型及中药治疗

肺居胸中，主气，司呼吸；肺朝百脉，主宣发肃降、通调水道；肺主气，外合皮毛，开窍于鼻。故肺癌的常见症状为咳嗽、血丝痰、胸痛、气促等。人体各脏腑之间，在生理上具有相互资生、相互制约的关系，以维持整体功能的正常。在病理过程中，当肺脏发生病变，不仅表现本脏的证候，而且在一定条件下，可影响到其他脏腑发生病变而出现证候。现仅介绍肺癌辨证中常见且较为典型的证候。

1. 气虚痰湿证

证候：咳嗽，痰多、质黏色白易咳，气憋，胸闷胸痛，甚则气喘痰鸣，神疲乏力，纳呆腹胀，大便溏薄，面色萎黄，舌质淡胖或有齿印、舌苔白腻，脉濡缓或濡滑。

治法：健脾益气，化痰散结。

方药：六君子汤。

党参15g，白术12g，茯苓12g，陈皮10g，法半夏10g，甘草6g。

加减：可酌加重楼20g，瓜蒌皮20g，白花蛇舌草20克，生南星30~60g，蜈蚣5条。痰多者，加橘红6g，海浮石15g；咳嗽甚者，加紫菀12g，前胡12g，桔梗10g；汗多气短者，加生黄芪20g，红参（蒸兑）10g，麦冬15g，五味子10g，冬虫夏草4g；胸腔积液难消者，加葶苈子30g，大枣30g，龙葵15g，车前子（布包）12g；痰湿蕴而发热，咳痰黄稠，苔黄腻，脉滑数者，加川贝10g，桑白皮30g，瓜蒌皮20g，黄芩20g，鱼腥草30g；高热者，加生石膏（打碎，先煎）30g，知母15g，水牛角（先煎）30g。

2. 阴虚热毒证

证候：咳嗽，无痰或少痰而黏或痰中带血，声音嘶哑，咽干燥，胸闷胸痛气促，心烦寐差，口干，大便干结，小便短黄，潮热，低热盗汗，五心烦热，舌质红、舌苔薄黄或黄白或花剥或光绛无苔，脉细数。

治法：养阴清热，解毒散结。

方药：滋阴解毒散结方（自拟方）。

南北沙参各30g，生地15g，前胡10g，天麦冬、地骨皮各15g，桃仁、杏仁、川贝各10g，炙鳖甲15g，全瓜蒌、半枝莲、白花蛇舌草、石见穿各30g，徐长卿20g，山海螺30g。

加减：本方可酌加百合15g，熟地15g，玄参15g，白芍12g，当归10g，桔梗10g，甘草6g，重楼20g，瓜蒌皮20g，生南星30~60g，蜈蚣5条。痰中带血者，可加仙鹤草30g，藕节炭30g，侧柏叶15g，白及10g，云南白药（冲服）2g；低热者，可酌加银柴胡12g，白薇

12 g，青蒿 20 g；气短乏力者，可加党参 15 g，生黄芪 20 g；咳嗽痰黄者，可加鱼腥草 30 g，川贝 10 g，桑白皮 15 g，黄芩 15 g。

3. 气阴两虚证

证候：咳嗽，痰稀或痰少而黏或痰中带血，咳声低弱，气短喘促，神疲乏力，少气懒言，面色白，恶风，自汗或盗汗，口干少饮，舌质红或淡红、有齿印、苔薄，脉细弱。

治法：益气养阴。

方药：益气养阴方（自拟方）。

西洋参、黄芪、山药、沙参、麦冬、石斛、天冬、玉竹、阿胶、仙鹤草、生小蓟。

加减：若见畏寒、四末不温、小便清长、脉迟等阳虚之象，可酌用人参、黄芪、制附片、干姜、肉桂、山药、淫羊藿等；咳嗽气喘甚，加苏子、川贝、天竺子。

4. 气血瘀滞证

证候：咳嗽不畅，胸闷气憋，胸痛有定处，如锥如刺，大便干结，或痰血暗红，口唇紫黯，舌质紫黯或有瘀斑、苔薄，脉弦或涩。

治法：活血化瘀。

方药：化瘀丸。

桃仁、水蛭、王不留行、重楼、生牡蛎、白芷、当归、郁金、陈皮、夏枯草、赤芍、红花。共研末，炼蜜为丸，每丸 6 g，每次 1 丸，每日 3 次。

加减：咳嗽不畅加全瓜蒌、檀香；便干加麻子仁、郁李仁。

（二）其他治疗

1. 艾迪注射液

（1）主要成分：黄芪、刺五加、人参、斑蝥。

（2）实验研究：影响癌细胞的 DNA 和 RNA 的生物合成，诱导癌细胞凋亡，影响癌基因表达，抗癌细胞侵袭及转移，诱导癌细胞分化，化疗预防作用。

（3）临床应用：各种恶性肿瘤。

（4）不良反应：局部刺激。

2. 康莱特注射液

（1）主要成分：薏苡仁油。

（2）实验研究：对多种移植性肿瘤均有明显的抑瘤作用。免疫增强作用镇痛。

（3）临床应用：肝癌、肺癌。200 mL 每日，21 天为 1 疗程。

（4）不良反应：一过性血脂升高，轻度静脉炎。

3. 榄香烯注射液

（1）主要成分：温郁金的有效成分。

（2）实验研究：降低肿瘤细胞有丝分裂能力。直接作用于细胞膜，使肿瘤细胞破裂诱导凋亡。

（3）临床应用：增加放、化疗敏感性，癌性胸腹水腔内用药。注意止痛。

（4）不良反应：静脉炎、发热、局部疼痛、过敏反应、轻度消化道反应。出血倾向慎用。

四、预后与调护

（一）预后

总体而言，肺癌的预后仍然很差，预后取决于是否可以早期诊断和及时治疗。化疗治疗时代，双药化疗方案疗效有限，有效率约为 30%，中位生存时间为 8 ~ 10 个月，1 年生存率不超过 50%，2 年生存率不超过 15%。而小细胞肺癌预后更差，未行治疗的小细胞肺癌患者生存时间仅为 6 ~ 17 周，平均生存时间为 3 个月。靶向治疗时代，针对 EGFR 及 ALK 抑制剂的靶向治疗显著改善了肺癌预后。EGFR 突变阳性的非小细胞肺癌接受针对 EGFR 靶向药物治疗的中位生存时间可达 4 年，而针对所有有驱动基因且接受相应靶向治疗的肺癌患者生存时间为 3.5 年。随着肺癌患者生存时间的不断延长，合理、有序、全程管理在肺癌治疗中显得格外重要。

小细胞肺癌在近 20 年中的治疗未有重大突破。广泛期小细胞肺癌 5 年生存率小于 5%，化疗患者的 2 年生存率为 8% ~ 12%。多因素分析发现局限期为预后良好因素，其中无纵隔淋巴结转移患者相比于有纵隔淋巴结转移患者的中位生存时间更长。小细胞肺癌缺乏显著驱动基因，因此，靶向治疗在小细胞肺癌中仍有很大的探索空间，针对 VEGFR 的抗血管生成治疗在后线治疗中获得一定突破。免疫检查点抑制剂联合化疗的临床研究显示，免疫联合化疗相比单纯化疗，生存时间有一定延长，但也仅为数周时间。

肺癌是严重危害人类生命健康的主要恶性肿瘤之一，病因目前基本明确，但当前对中晚期肺癌尚无有效的治疗方法，因此预防是最有效的对策，即开展大规模反对吸烟、公共场所禁烟的一级预防和对高危人群进行化学预防和普查的二级预防，将有助于降低肺癌发病率。低剂量螺旋 CT 扫描可以使高危人群肺癌相关死亡率下降 20%，总体死亡率降低 7%。目前一些非侵袭性生物标志物等在肺癌早期筛查中显示了良好的前景，为肺癌早诊提供新的手段，期待未来与其他手段共同提高肺癌早期诊断率，改善肺癌患者预后。

（二）调护

整体而言，肺癌患者无论是术后、放化疗过程中、治疗间期或是康复阶段，日常调护对提高患者生活质量、减少并发症非常重要，日常生活中要做到避风寒、调饮食、慎起居、畅情志和活筋骨。

1. 精神调护　肺癌特点是病程较长，可能起症突然，甚至来势凶险，放化疗后体质虚损，精神压力大。患者治疗时，应给患者以信心，积极配合医生治疗，定期复查，规律治疗。日常保持乐观的生活态度，思想静娴。《黄帝内经》曰："恬淡虚无，真气从之，精神内守，病安从来。"

2. 生活调理　生活要有规律，顺从自然节气变化规律，适应自然环境四季更替。《黄帝内经》曰："顺四时而适寒暑""服天气，而通神明""逆之则灾害生。从之则苛病不起"。所以肺癌患者，尤其是术后、放化疗过程中的患者，在日常生活中要注意气候变化，增减衣物，避免感冒、感染等，尤其是在流行性疾病多发的春秋季节，远离公共场所，避免感染。日常穿衣、饮食起居应根据天气适当安排，避风寒、慎起居。

3. 饮食调护　肺癌多虚实夹杂，本虚标实，加之久病虚损，五脏俱虚，因此日常饮食中保证充足营养，摄入宜清淡、少油腻，慎吃寒凉、辛辣刺激食物，多食温补平缓之品，达补益之功，亦不可过于温补，脾虚不受补则加重胃肠负担。

4. 适度活动锻炼　肺癌患者肺气亏虚、脏器虚损，需加强休息、避免过度运动。但并不是绝对卧床静止，适当活动、锻炼可减少下肢血栓形成，并可以增强机体免疫，提高肺活量，对肺气恢复有一定帮助。

第四十四章　乳腺癌

　　根据 2020 年度全球肿瘤流行病学研究，乳腺癌已超越肺癌成为发病率最高的瘤种，2020 年新发病例达 230 万，占比为 11.7%，死亡率位居第五（6.9%），其中，发展中国家的乳腺癌死亡率要远远高于发达国家（15.0/10 万人 vs. 12.8/10 万人）。从发病分布情况来看，乳腺癌高发于欧洲西部、北部，澳大利亚/新西兰和北美洲，南美、加勒比地区和北非次之，撒哈拉沙漠以南的非洲和亚洲地区最低。相对而言，中国属于乳腺癌发病率较低的地区，但随着城市化水平的加快和生活方式的改变，我国女性面临的工作、生活等方面的压力日益加重，我国乳腺癌发病率呈现出整体上升的趋势，并且具有明显年轻化的特点。我国乳腺癌发病年龄高峰较西方国家早 10 年，为 40 ～ 49 岁，在 30 岁以后就会有明显的增加。在国内的大城市中，北京、上海、天津及沿海一些大城市的发病率较高。

　　乳腺癌是乳腺导管上皮细胞在各种内外致癌因素的作用下失去正常特性的异常增生，以致超过自我修复限度而发生的疾病。临床以乳腺肿块为主要表现，与其他恶性肿瘤相比，具有发病率高、侵袭性强但病情进展缓慢、自然生存期长等特点。年龄、家族史、遗传和内分泌因素对乳腺癌的发生有较大的影响，饮食、饮酒和外源激素的应用（避孕及激素替代疗法）对乳腺癌的发生也有影响。微观上特殊基因的突变，尤其是 BRCA-1 和 BRCA-2 在乳腺癌的发展上起着重要作用。

　　中医学对乳腺恶性肿瘤有着丰富的记载。在中医典籍中，乳腺癌通常被命名为"乳石痈""乳岩""炻乳""乳癌""乳栗""乳痞""妒乳""乳痛坚""乳毒""苟抄乳""石榴翻花发"等。东晋时期著名方士葛洪在其所著的《肘后备急方》中记载："痈结肿坚如石，或如大核，色不变，或作石痈不消""若发肿至坚而又根者，名曰石痈"。而"乳岩"一词首见于《刘涓子鬼遗方》："大痈七日，小痈五日，其自有坚强色诊宁生破发背及乳岩，热手近不得者，令人之热熟，先服王不留行散……"隋代巢元方《诸病源候论》第 140 篇为石痈候："石痈之状，微强不甚大，不赤，微痛热，热自歇，是足阳明之脉，有下于乳者……谓之乳石痈。"根据北宋时期的《圣济总录》记载："乳痈大坚硬，赤紫色，衣不得近，痛不可忍。"与现代医学中的炎性乳癌的表现非常相似。朱丹溪则将乳腺癌称为"奶岩"，并提出了"乳子之母浓味""乳子膈有滞痰"导致乳生结核的理论。而到明清时期，对乳腺癌的称呼逐渐固定化为"乳岩"。明代朱棣在《普济方》中详细记录了乳腺癌的自然病程："初结如核桃，渐次浸长至如拳如椀，坚硬如石，数年不愈，将来溃破，则如开石榴之状，又反转外皮，名审奶花"，同时提到"年四十以下，间有可治者；五十以上，有此决死"，说明年长患者预后相对较差。《外科正宗》同样记录了男子罹患乳腺癌的可能："又男子乳节与妇人微异，女损肝胃，男损肝肾"，揭示了男女乳岩的病机差异。

第一节　西医病因病理

一、发病原因

乳腺癌发病是一个多因素、多步骤、多基因参与的过程，是机体内因与饮食、环境、疾病、生活习惯等多因素相互作用的结果。

（一）遗传易感性

乳腺癌有家族聚集倾向，可能与以下 2 种机制相关：一是由于多种基因的改变而产生；二是由于某一单一基因突变而发生遗传性乳腺癌。目前研究可能与乳腺癌有关的基因有 *P53*、*BRCA-1* 和 *BRCA-2*。*BRCA-1* 和 *BRCA-2* 是重要的抑癌基因，在维持基因组完整性及转录调控方面发挥重要作用。遗传性 *BRCA* 突变会导致 BRCA 等位基因失活，在这类人群中，青春期，乳腺上皮细胞会在雌激素的作用下，发生快速细胞复制和增殖，这一变化对 DNA 修复系统施加了巨大压力，导致部分细胞死亡，而部分 *BRCA-1/2* 突变的细胞能够得以存活，从而产生相应的蛋白质，影响负责细胞周期检查点激活的基因，如 *P53*，细胞从而可以无限增殖，进而癌变。

（二）女性生殖因素

乳腺癌的发生与多种生殖因素相关。初潮年龄小或月经周期短的妇女患乳腺癌的概率大，11 岁之前开始月经的女孩患乳腺癌的风险比 13 岁开始月经的女孩高约 20%；而停经年龄晚是也是乳腺癌的重要危险因素，55 岁及以上绝经的女性比 50 ~ 54 岁绝经的女性风险高 12%，这表明卵巢内源性激素的合成及生殖总年数的延长在乳腺癌的发生中起着促进作用。第 1 胎足月妊娠年龄流行病学调查发现，未育妇女患乳腺癌的可能性要比生育过的妇女大，而妇女第 1 胎正常妊娠年龄越小，患乳腺癌的概率也越小，这种差异主要体现在 40 岁以后诊断为乳腺癌的妇女中；母乳喂养也可降低乳腺癌的发病率，母乳喂养 1 年或以上可降低女性患乳腺癌的总体风险（每 12 个月母乳喂养可降低 4%）。

（三）内分泌及激素因素

补充外源性雌激素会增加罹患乳腺癌的概率，如长期应用激素或避孕药等。而部分处于更年期的女性，会使用激素疗法来控制更年期症状，雌激素和孕激素联合治疗会增加患乳腺癌的风险，也有研究表明，单独使用雌激素与乳腺癌的发病呈明显正相关。

（四）乳腺良性疾病

乳腺的良性疾病与乳腺癌的关系尚存异议，多数认为乳腺的良性疾病可增加发生乳腺癌的危险性。非典型增生性病变（即非典型导管增生和非典型小叶增生），其风险比平均乳腺癌风险和无非典型增生性病变（即导管增生和纤维腺瘤）高 4 ~ 5 倍，比平均风险高 1.5 ~ 2 倍。

（五）生活方式

饮食结构不合理、运动习惯较差与肥胖，以及少食蔬菜的女性患乳腺癌的危险性增加；体质量增加与乳腺癌有关，尤其在绝经后女性群体更为明显，另外在少年时长期高热量饮食促使生长发育和月经提前，加之运动量少、体质量增加，最终导致疾病产生；酒精也是影响乳腺癌发病的重要因素，每天饮酒 3 次以上的妇女患乳腺癌的危险性增加 50% ~ 70%，由于大多数与饮酒有关的乳腺癌属于 ER + 亚型，机制可能与酒精增加血液中雌激素水平的能力有关。

（六）环境因素

环境因素对肿瘤发生的影响随年龄增加而增大。国际癌症研究中心确认的苯并芘是人类致癌物。它广泛存在于多种环境介质中，如烟草、烟雾、内燃机尾气及烹饪油烟等，可经皮肤、黏膜、呼吸道进入体内，有致癌和致突变的作用。研究表明，初次怀孕前即开始吸烟的女性，罹患乳腺癌的风险会增加 21%。

（七）其他因素

长期接触电离辐射等因素，长期从事美容、制药、化学、油漆工、理发师、溶剂等工作的女性发生乳腺癌的危险性增加。

二、病理机制

它通过与位于细胞核（由 ESR1 编码）的 ER（一种由配体激活的转录因子）结合从而发挥作用。在青春期、月经和怀孕期间，荷尔蒙会刺激乳房发育。在月经周期中，雌激素和黄体酮之间的不平衡会促进细胞增殖，并可能导致 DNA 损伤积累。随着该过程在每个周期的重复，可能出现一个有缺陷的修复过程，导致癌前和癌化突变。在这个阶段，雌激素刺激这些细胞的生长和支持癌症发展的基质细胞的增殖。当 ER 被配体结合激活时，它可以通过与位于特定基因启动子区域的雌激素反应元件相互作用来调节基因表达。细胞外信号也可以在没有雌激素的情况下刺激 ER 的表达和激活。此外，ER 还可以直接与 EGFR 等蛋白相互作用，增强与细胞增殖和生存相关的基因表达。

在 13% ~ 15% 的乳腺癌中，会发生 ERBB2 扩增导致的 HER2 通路活化。HER2 与表皮生长因子受体 HER1、HER3 和 HER4 均为人类表皮生长因子家族的成员。这些蛋白包括一个胞外配体结合域、一个跨膜域和一个胞内酪氨酸激酶催化域。HER2 的活化是通过配体结合后的二聚反应来实现的，目前还未发现针对 HER2 的特异性配体。HER2 信号通过不同的途径，如 RAS、PI3K - AKT、MAPK 通路等，促进细胞增殖、存活、黏附。

第二节　中医病因病机

一、病因

（一）外感六淫

经络以通为用，通则脏腑之精、气血津液得以荣肤充身泽毛，养五官，濡九窍，贯通脏腑、经络，传导信息，协调气血阴阳。若经络闭阻不通，气血运行不畅，则瘀血凝滞，痰块痞结。吴鞠通的"初病在络"理论意为外感六淫或疫疠之邪初病即可引起络病的发生，并指出"外感之邪入络当由毛窍而溪，溪，肉之分理之小者；由溪而谷，谷，肉之分理之大者；由谷而孙络，孙络，络之至细者；由孙络而大络……"《灵枢·九针论》谓："四时八风之客于经络之中，为瘤病也。"提出了六淫外邪停留经络，久蓄不去可致瘤病的发生。《诸病源候论·妇人杂病诸候》曰："有下于乳者，其经虚，为风寒气客之，则血涩结成痈肿。而寒多热少者，则无大热，但结核如石，谓之乳石痈。"经脉素虚，若邪气乘虚伏内，结聚于乳络，阻塞经脉，可致气血运行不畅、瘀血内停、积久成形而致乳岩。

（二）情志失调

情志失调是引起乳岩的重要因素。《外科全集》："乳岩是阴寒结痰，因哀哭忧愁，患难惊恐所致。"陈实功《外科正宗》中记载："忧虑伤肝，思虑伤脾，积想在心，所愿不得志者，致经络痞涩，聚结成核。"朱丹溪认为："乳岩是人有忧怒抑郁，朝夕积泉，脾气消阻，肝气横逆，遂成隐核如棋子。"乳络细窄，气血运行缓慢，易成郁滞。乳癌患者多情志不遂，则络中郁滞多因肝经气郁而成。肝为风木之脏，主疏泄、调畅气机。肝气郁结则失条达，脏腑之气郁影响至经络，足厥阴肝经气机升降失常，循行至乳中导致其所属络脉气机不畅，易形成气滞。络气郁滞，气滞无法推动水液、阴血运行，则气、血、津、液输布障碍，日久痰瘀阻滞乳络，发为乳岩。

（三）机体素虚

乳络中气血贯行，气为人体之正气。《素问·刺法论》云："正气存内，邪不可干。"正气的作用包括抗病、祛邪、调节、修复等能力，正气充足，则机体抵御外邪能力强，病邪不易侵袭。晚清余听鸿在《外科医案汇编》中言："正气虚则为岩。"正气亏虚，乳络空虚，则运行于乳络内的营卫之气不足，难以防御病邪入侵；再因乳络空虚，病邪入侵后停滞盘踞，致使络脉渗灌失常，日久则乳络受损，伤及乳房组织，发为乳岩。

（四）络息成积

《灵枢·百病始生》论述积之形成时言："虚邪之中人也，始于皮肤……留而不去……留着于脉，稽留而不去，息而成积，或着孙脉，或着络脉。"指出邪气久聚络脉、稽留不去、息而成积的病理变化。乳络中血气充盛，血行通畅，邪不易留，则可维持机体平和；或因阳气不足，血失温通；或因气机失调，血失其帅，都会引起瘀血阻滞乳络，日久成积，发为乳岩。

二、病机

脉络受致病因素阻滞，气血流通不畅，津液停滞，血液流缓，加速了痰瘀的形成，痰瘀胶结阻于乳络，导致乳络受损，功能失常。痰瘀既是致病因素，又是新的致病产物，进一步加重乳络的损害，即所谓愈滞愈虚，愈虚愈滞，最终胶结于乳络形成癥积。《诸病源候论》说："乳中隐核，不痛不痒""乳中结聚成核，微强不甚大，硬若石状"。乳腺癌的生长、扩张，淋巴转移，血行转移，由小到大，由表及里，直至牵及脏腑发病，病邪深锢难愈，积久成瘀，瘀久化毒，这与病络机制之"瘀、虚、毒"的病机要素相符合。乳腺癌潜伏期长、易转移，与气络发病缓慢、病在血分、阴气为病的沉疴顽疾相吻合。正如叶天士所言："初病气结在经，久则血伤入络""病久则入血络"。因此，乳腺癌的发病机制属于典型的病络机制。

根据病络学说，乳头属足厥阴肝经，肝脉络胸胁，宜疏泄调达，郁怒伤肝，肝失疏泄则胸胁脉络气机不利。乳房属胃，脾胃互为表里，脾伤则运化无权而痰浊内生，以致无形之气郁与有形之痰浊相互交凝，经络痞涩，日积月累，结滞乳中而成本病。

（一）少阳脉络不通

《临证指南医案》曰："乳房为少阳脉络经行之所，此经气血皆少，由情怀失畅，而气血郁痹，有形而痛，当治在络。"少阳为枢机，主疏泄、主决断，与肝经相表里，对脾胃升降及情志活动有调节作用。足少阳胆经下胸贯膈、循胁里、络肝属胆，其经脉循行不畅，可致脾胃升降失调，肝之疏泄失常。手少阳三焦经为水谷之通路，通水道，其脉络痹阻不畅，可致诸多水液内停之症。乳腺癌患者术后并发上肢水肿是由淋巴回流障碍和血液回流障碍引起的，其发生与手少阳三焦经脉受阻、通水道功能失调有关。总之，少阳脉络不通，脾胃升降失常，肝失疏泄，致痰湿内停、气滞血瘀、日久胶结于乳络而发为乳岩。

（二）厥阴络瘀血阻

足阳明胃经行贯乳中，足厥阴肝经上膈布胸胁，绕乳头而行，乳房经络分属肝胃，其疾病发生多与肝胃关系密切。《格致余论》曰："若不得于夫，不得于舅姑，忧怒郁闷，昕夕积累，脾气消阻，肝气横逆，遂成隐核。"《灵枢·百病始生》曰："若内伤于忧怒则气上逆，气上逆则六输不通，温气不行，凝血蕴裹而不散，津液涩渗，著而不去，而积皆成矣。"指出情志内伤可致气机逆乱而经脉不通、气血运行不畅，故凝血日久则瘀而成积。王清任《医林改错》曰："元气既虚，必不能达于血管，血管无力，必停留而瘀。"血液瘀滞，则壅塞络脉；络脉受损，则气血不能正常运行，容易产生瘀血，两者相互影响。说明乳腺癌多因情志所伤而肝经循行不畅或肝脉受损、肝失疏泄、气滞血结而致血瘀，瘀阻络脉，日久损伤正气，正虚邪盛，诸邪阻于乳络而成。

（三）久虚毒邪滞络

《素问·评热病论》曰："邪之所凑，其气必虚。"《临证指南医案·产后》曰："最虚之处，便是容邪之处矣。"恶性肿瘤日久则痰瘀互结、变生毒邪，毒邪滞络是指毒邪留滞损伤乳络结构功能的过程，病邪累及络脉日久，血瘀痰凝，瘀滞络中，壅塞络道，痰瘀互结，久则凝聚为"瘀毒"或"浊毒"。这种毒邪形成之后，难以经由络脉传输排出脉外，毒滞络脉日久而损伤络脉，毒滞、毒损、毒伤，启动系列病络机制，成为乳岩发展、加重的重要因素。乳腺癌迁延日久则耗伤正气，正虚则诸邪循经侵入乳络，络气失和，血行不畅，气滞血瘀，日久化为癌毒。

第三节　西医诊断与治疗

一、临床表现

乳腺肿块为乳腺癌的首发症状，当肿瘤细胞继续生长，侵及局部相邻组织时，可引起一系列相应临床症状或体征。

1.乳房肿块　常为乳腺癌的最常见体征，80%以上的乳腺癌患者以乳腺肿块为首发症状。多数患者为无意中触知，不伴或偶伴疼痛、多为单发、质地较硬、增大较快、可活动，如侵及胸肌或胸壁则活动差或固定。肿块表面皮肤可呈橘皮样改变。

2.乳头改变　乳头脱屑和糜烂是Paget病特有的表现，乳头内陷为癌侵及皮肤和乳头的表现，部分患者可见乳头血性溢液，有溢液患者适宜行乳腺导管内镜检查。

3.区域淋巴结肿大　腋窝和锁骨上淋巴结、质硬、活动、融合或固定。

4.晚期乳腺癌表现　血行转移至肺、肝、骨、脑而出现相应的临床表现。

二、实验室与辅助检查

（一）体格检查

体格检查用于乳腺癌的初筛，判断初诊患者是否存在乳房异常迹象，以及淋巴结的情况。形成肿物后可被触及，临床查体中应注意观察有无皮肤颜色改变、局部隆起、酒窝征、橘皮征、乳头内陷、乳头溢液及乳头乳晕区皮肤糜烂、结痂或脱屑等。通过乳腺专科医师在临床中以双手触诊方式全面进行乳房、腋窝、锁骨上下区的结节及皮肤增厚、乳头内陷与乳头溢液等症状的检查和分析，检查过程中，一旦发现乳腺部位存在肿块，需要对肿块大小及硬度、活动度、有无压痛、与周围组织关系等情况进行粗略判断后，开展进一步检查与诊断分析，以及时进行乳腺癌疾病的有效筛查和诊断确认。

（二）肿瘤标志物检查

糖类抗原153（carbohydrate antigen153，CA153）是一种变异的乳腺细胞表面糖蛋白，当细胞发生癌变时，细胞膜上蛋白酶和唾液酶的活性增强，破坏细胞骨架，细胞膜成分释放入血，血液中CA153含量升高，所以CA153是乳腺癌的常用特异性标志物，据报道，30%～50%的乳腺癌患者的血清CA153水平显著升高，而80%的转移性乳腺癌患者都有CA153的高表达，并且其含量的变化与乳腺癌的治疗效果密切相关，目前临床上把CA153作为乳腺癌患者早期诊断、病情监测和术后复发情况、疗效观察的首选指标。

也有研究发现，乳腺癌细胞也存在并可释放糖类抗原125（carbohydrate antigen125，CA125），对无症状绝经后女性的乳腺癌筛查有一定的判断和预防价值。癌胚抗原，作为一种广谱肿瘤标志物，主要与消化道及肺癌、乳腺癌有关，其升高常见于结肠癌、胃癌、胰腺癌、乳腺癌及甲状腺髓样癌等许多癌症晚期。但吸烟、妊娠、非特异性肠炎、糖尿病等疾病患者也有部分表现为CEA增高。因此CEA不是某种特定肿瘤的标记物，敏感性和特异性都不优良，故其往往与其他肿瘤标记物联合使用，对疾病的临床分期、治疗效果及预后起辅助诊断的作用，而在预测及鉴别乳腺癌肝转移及良性肝病中有十分有效的判断价值。

（三）影像学检查

1.X线摄影检查　是乳腺癌疾病筛查应用最为广泛的方法之一，并且其在乳腺癌筛查应用的价值作用受到普遍认可，尤其是进行无肿块表现的乳腺癌筛查中，其作用优势更加显著。X线的发展从干法乳腺X线照相术到胶片屏幕乳腺X线照相术、数字乳腺X线照相术，再到三维乳腺X线照相术。其中钼靶X线摄片检查是目前临床筛查乳腺癌最常用的方法。它可以较全面地观察乳腺内部组织结构，有效识别异常的软组织及密度，可靠地鉴别乳腺良性病变和恶性肿瘤，也能对不同乳腺实质进行分型，划分危险程度，从而指出需要重点监测的人群范围。钼靶X线对微小钙化及恶性肿块较为敏感，检出率高。

临床采用X线技术进行乳腺癌筛查，其中数字化乳腺断层摄影检查的应用效果最为显著，可以通过多次小剂量射线从多个角度进行影像数据采集，在三维图像重建等技术支持下实现对患者乳腺部位更多解剖结构与形态细节的观察，对致密型乳房组织中微小浸润性癌病变进行检查发现，以对其病变性质进行准确判断，为乳腺癌临床诊断的准确性与全面性提供支持。但也有研究指出，传统X线摄影检查对病灶内存在钙化情况的导管原位性癌检查敏感性较高，但对致密型乳房组织中存在的微小浸润性癌检查诊断准确率较低，导致其临床检查中容易出现一定的误诊或漏诊情况，同时受乳腺腺体组织重叠影响，导致其临床应用存在一定的局限性，而采用数字化乳腺断层摄影X线检查能够明显提升对乳腺癌病变各种征象诊断检查的敏感性，从而减少对接受筛查女性的回访率，具有较为显著的作用效果。

2. 超声检查　临床进行乳腺癌筛查的超声检查方法主要包括彩色多普勒超声检查及超声造影检查、超声弹性成像检查等，其在乳腺癌早期诊断中的价值作用十分显著。采用超声检查方法进行乳腺癌筛查诊断，能够对乳腺肿块的位置、大小、边界、内部回声、边缘等情况进行清晰显示，为乳腺肿块性质判断提供清晰、可靠的影像学支持，确保其临床筛查与诊断结果的准确性。与普通的超声检查相比，乳腺超声造影检查方法在乳腺癌筛查诊断中，能够对乳腺肿块微小及低速血流情况的显示率进行明显改善和提升，以清晰显示其相应部位的血流分布与形态变化，为临床诊断提供更加可靠的超声影像支持。有研究显示，采用彩色多普勒超声检查联合超声造影检查进行乳腺癌筛查诊断，其敏感性与特异性分别为94%和89%。此外，超声弹性成像检查是以二维超声与彩色多普勒超声检查技术为基础，其在乳腺癌筛查诊断中应用，能够对小乳腺癌、囊性乳腺癌与转移性淋巴结等疾病情况的诊断提供可靠的依据和支持。有研究显示，采用超声弹性成像检查方法进行乳腺癌筛查，其检查诊断的灵敏性与特异性分别为83.0%和91.0%，效果较为显著；其中，对直径在1 cm及以下的乳腺病变诊断中，其检查诊断的敏感性与特异性分别为88.0%和83.0%，对直径在1 cm以上的乳腺病变诊断敏感性达到100.0%。由此可见，超声检查在乳腺癌疾病筛查与诊断中具有十分显著的价值作用。

3. MRI检查　MRI是早期发现乳腺癌最敏感的成像技术，能有效地检测藏在乳房组织内的微小结节，它利用静脉造影剂显示血液在乳房内流动，突出肿瘤的外形，并对软组织进行详细的成像，从形态学、血流动力学、组织细胞扩散程度等多方面分析病变，从而区分病灶的良恶性。研究显示，MRI诊断乳腺癌的敏感性约为90%，特异性约为72%。乳房MRI的不足之处在于检查昂贵又耗时，受医疗条件的限制，还有造影剂过敏的风险。此外，MRI是肾病患者和特定移植如起搏器或人工耳蜗等患者的禁忌，对幽闭恐惧症患者也具有挑战性。目前，乳房MRI检查尚未成为乳房筛查的常规手段，但可作为乳腺X线检查、乳腺临床体检或乳腺超声检查发现疑似病例的补充检查措施，也可与乳腺X线联合用于BRCA-1/2基因有突变携带者的乳腺癌筛查中，而对于非高危人群的女性而言，MRI作为附加筛查项目的利弊尚不确定。

4. CT、PET/CT检查　PET/CT是将PET与CT两种设备有机地结合在一起，PET可以显示病理生理特征，容易发现病灶；CT可以精准定位，显示病灶结构变化。PET/CT是两者的优势结合，对受检者全身显像，从分子水平上反映机体存在的病理生理变化，灵敏地探测疾病早期的代谢异常，可以发现处于可切除和可治疗期的早期癌症，能比传统检查技术提前数月甚至数年发现病变。除了发现原发部位病变，PET/CT还可以检测到全身各部位软组织器官及骨骼有无转移病，对诊断肿瘤分期非常有利。研究表明，PET/CT诊断乳腺癌的阳性预测值、阴性预测值、灵敏度、特异度分别为93.5%、61.5%、92.1%、66.7%，检查结果与手术病理结果一致，且多见于一期。但是对于PET/CT作为无症状人群癌症筛查手段仍具有争议，它的辐射量、检测效果、社会经济效益的评价仍有待商榷，它的价值取决于个人对其潜力和局限性的判断。

5. 病理学检查　目前超声引导下空心针穿刺活检（core needle biopsy，CNB）应用较广泛，已成为术前明确病理诊断的首选方法。超声引导下CNB可动态观察穿刺针与病变的位置关系，避开血管及液性暗区，提高穿刺活检的阳性检出率，具有较高的敏感度、特异度及准确率。超声引导下

CNB 除可诊断乳腺癌外，还能提供肿瘤相关信息，包括预测预后因素，尤其是肿瘤的组织学类型、分级和分子特征，对于制定乳腺癌综合治疗方案具有至关重要的作用。

乳腺 X 线立体定位穿刺活检适用于临床症状、体征及乳腺 X 线摄影难以确诊的可疑早期乳腺癌病灶，尤其对临床触诊阴性的乳腺微小病变如微小钙化有较高诊断价值，但当病变位于极其致密或非均匀致密的乳腺组织内时，常发生误诊。

MRI 引导定位及活检能够发现乳腺 X 线摄影、超声及临床扪诊阴性的早期乳腺癌，是对乳腺 X 线摄影和乳腺超声引导定位活检的重要补充，尤其对于微小乳腺病灶的定位具有较大优势。其缺点在于价格昂贵，且接受培训的技术人员和医务人员较少，需使用对比剂，耗时长、操作烦琐，临床尚未广泛应用。

6. 基因检测检查　基因检测是通过血液、体液或细胞对 DNA 进行检测的技术。由特定设备对被检测者细胞中的 DNA 分子信息做检测分析，获得基因所传递的疾病信息，预知身体患病的风险，从而达到提前预防、早发现、早治疗的作用。乳腺癌靶向基因的研究目前包括 *BRCA-1/2*、主要组织相容性复合体 I 类相关基因 A(*mica* 基因)、DNA 甲基化相关基因、微小 RNA(microRNA 或 MIR)等。乳腺癌发病存在家族聚集现象，5% ~ 10% 的乳腺癌与遗传因素有关，在早发性乳腺癌（年龄 < 35 岁）的人群中有 25% ~ 40% 由遗传因素导致。因此，在高危人群中使用基因检测筛查，便于实施精准的预防措施，从而有助于降低乳腺癌等相关肿瘤的发生率，进而提高生存率。NCCN 指南建议：对符合特征的个人及家庭癌症病史标准的个人进行基因检测，对于家族史与 BRCA-1/2 突变风险增加无关的妇女，不应进行常规的遗传咨询或 BRCA 检测。中国乳腺癌基因检测专家共识中也指出，建议对有高风险家族史者进行基因检测。因此，对重点人群进行基因检测筛查对乳腺癌的防治具有重要意义。

三、诊断与鉴别诊断

（一）诊断要点

1. 症状与体征

（1）乳腺肿块：对肿块的发生时间、生长速度、生长部位、肿块大小、质地、活动度、单发或多发、与周围组织关系及是否伴有区域淋巴结肿大需进行详细记录。

（2）乳头溢液：乳头溢液可以是浆液性、水样或乳汁样的，可以是澄清的、黄色或绿色的，也可以是血性、液性、混合或单纯血水样。

（3）乳腺肿瘤的皮肤改变：最常见的是皮肤粘连，典型表现是酒窝征，皮肤浅表静脉怒张、皮肤发红、局部温度升高、皮肤水肿和橘皮样变，晚期乳腺癌浸润皮肤可致皮肤溃疡。

（4）乳头和乳晕异常：乳腺良性疾病的乳头皱缩常可以拉出恢复原状，而乳腺癌所引起的乳头凹陷很少能拉出恢复原状。乳头糜烂是乳腺湿疹样癌的典型症状，但早期仅见乳头上皮增厚、变红。随着病程的进展，乳头表面变得十分粗糙，逐渐出现糜烂，有时有浆液性或血性渗出，有时渗出减少，结有干痂或脱屑，貌似愈合，但干痂脱落后仍可见糜烂面。当整个乳头受累后，可以逐渐侵犯乳晕，甚至超过乳晕范围，形成大片糜烂，整个乳头可被肿瘤侵蚀而消失。

（5）乳房疼痛：乳腺癌尤其在早期阶段并没有疼痛表现。良性乳腺肿瘤和乳腺癌通常是无痛的，一般只有在伴有炎症时才会出现疼痛和压痛。晚期乳腺癌直接侵犯神经，导致乳房疼痛。

2. 辅助检查　乳腺癌可通过筛查获得早期诊断进而改善预后，建议女性 40 岁以后每年进行 1 次机会性筛查。乳腺癌的诊断应遵循临床-影像-病理"三结合"的形式，常规影像学检查包括乳腺超声、乳腺钼靶和乳腺增强磁共振检查。对临床触诊阴性的患者建议结合年龄、乳房类型选择恰当的影像学检查方法；对临床怀疑恶性或乳腺影像报告和数据系统 4 类以上的病变应进行病理活检诊断，推荐影像引导的空心针穿刺活检。对病理活检诊断与临床诊断不相符的病例，应密切随访或手术切除肿物进行活检，以排除乳腺癌的可能。

（二）鉴别诊断

1. 乳腺良性增生 乳腺良性增生病是乳腺组织中常见的病变，多见于 30～50 岁，青春期及绝经后少见。其病因主要与体内雌激素水平升高及雌、孕激素水平比例失调有关。乳腺良性增生在临床上主要表现为乳房疼痛。①显著周期性乳房疼痛：疼痛与月经周期有关，有时整个月经周期都有疼痛感，常无固定部位，月经来潮后疼痛缓解；可在乳房的外上象限有触及结节感或局部增厚感，部分患者乳房疼痛可放射至上臂中部；该病在钼靶上没有特异性表现；②非周期性疼痛：疼痛通常有固定的位置，以单侧乳房外上象限居多，多为针刺感牵拉感或烧灼感，月经来潮后不缓解。多数病例可根据典型的临床表现确诊；因肿块形成难与纤维腺瘤和乳腺癌相区别时，需结合必要的辅助检查进行诊断。

2. 导管内乳头状瘤 乳腺导管内乳头状瘤是发生于乳腺导管内上皮的良性肿瘤。自发性乳头溢液是乳腺导管内乳头状瘤最常见和最主要的临床症状，乳头溢液的诊断与鉴别诊断对于诊断乳腺导管内乳头状瘤具有重要的意义。首先应除外乳头内陷、内翻所存的少量分泌物和乳头湿疹样病变、糜烂、感染及炎性乳晕瘘管假性溢液。乳腺导管内乳头状瘤需与早期仅表现为乳头溢液的乳腺癌相鉴别：乳腺癌早期临床上常触及不到乳腺肿块或仅有小片状腺体增厚，早期乳腺癌或其他类型乳腺癌侵犯导管时可引起各种性质的乳头溢液，但以清水样、浆液性、浆液血性和血性乳头溢液多见，若乳头溢液伴随相应区域的乳房内有浸润性肿块，则提示恶性肿瘤可能大。

3. 浆细胞性乳腺炎 浆细胞性乳腺炎是乳腺组织的化学性非细菌性炎性病变，炎性细胞以浆细胞为主。哺乳障碍、乳房外伤、炎症、内分泌失调及乳房退行性变等各种原因引起的乳腺导管阻塞，乳腺导管内脂性物质溢出管外，进入管周组织而造成无菌性炎症。慢性浆细胞性乳腺炎需与乳腺癌相鉴别：前者好发于 30～50 岁的非哺乳期或绝经期妇女，常有哺乳障碍史，肿块多位于乳晕区，长轴与乳腺导管走行一致，边界不清，与皮肤粘连，有触痛，早期可有腋下淋巴结肿大，有触痛、活动，随病程的进展可消退；乳腺癌好发年龄为 40～59 岁，表现为边界不清的无痛性肿块，实性、质地较硬，可伴有同侧腋下肿大的淋巴结、质硬，甚至融合成团、固定，可通过空心针穿刺或手术活检明确诊断。急性期浆细胞性乳腺炎需与炎性乳腺癌相鉴别：炎性乳腺癌临床上表现为乳房弥漫性增大、变硬和触痛，乳房皮肤广泛红肿热痛、变厚及出现橘皮样外观，肿块穿刺物为鱼肉样组织颗粒，细胞学检查可查到癌细胞，病情进展迅猛，恶性程度高；急性浆细胞性乳腺炎患者大多有急性炎症的病史，表现为红肿热痛，肿块较大时皮肤可呈橘皮样水肿，乳头溢液可为首发症状，常为浆液性、脓性或血性，同侧腋窝淋巴结肿大，表现为质地较软、压痛明显、随病程进展可逐渐消退。二者鉴别可通过空心针穿刺或手术活检来明确。

四、治疗

（一）外科治疗

对临床分期较早，如 0、Ⅰ、Ⅱ及部分ⅢA 期且无手术禁忌证的患者可考虑直接手术；对部分临床分期较早，有保乳意愿但因肿块较大等因素不适合保乳的患者，可先给予新辅助化疗而后再行手术；三阴性乳腺癌和 HER-2 过表达型乳腺癌，因新辅助化疗达到 pCR 患者的预后优于未达到 pCR 者，故临床可结合肿块大小和淋巴结转移情况综合考虑是否行新辅助化疗后再进行手术；Ⅲ B、Ⅲ C 期乳腺癌应先予全身治疗后再考虑手术。

1. 全乳切除的乳腺根治性手术

适应证：符合 TNM 分期 0、Ⅰ、Ⅱ 期及部分Ⅲ期而无手术禁忌证的患者。

禁忌证：

全身性的禁忌证：①肿瘤已有远处转移；②一般情况差，有恶病质者；③重要脏器有严重疾病，不能耐受手术者；④年老体弱，不适合手术者。

局部病灶的手术禁忌证：有以下情况之一者：①橘皮样水肿，超出乳房面积一半以上；②皮肤有卫星结节；③肿瘤直接侵犯胸壁；④胸骨旁淋巴结肿大证实为转移者；⑤锁骨上淋巴结肿大证实为转移者；⑥患侧上肢水肿；⑦炎性乳腺癌。有以下 5 种情况中任何 2 项以上者：①肿瘤溃破；②皮肤橘皮样水肿占全乳面积 1/3 以上；③肿瘤与胸大肌固定；④腋窝淋巴结最大直径超过 2.5 cm；⑤淋巴结彼此粘连或与皮肤或深部组织粘连。

乳腺癌根治术：切除整个患侧乳房，包括胸大、小肌及全部腋窝淋巴结，适用于临床Ⅱ、Ⅲ期乳腺癌、肿瘤与胸大肌或其筋膜有粘连、临床腋淋巴结有明显肿大或胸肌间淋巴结受累的患者。实施改良根治术过程中，若发现肿瘤与胸肌粘连或腋淋巴结肿大并证实为转移者，可改变术式为根治术；对于接受了新辅助化疗的局部晚期乳腺癌患者，一般均建议实施根治术。

乳腺癌改良根治术：改良根治术适用于临床Ⅰ、Ⅱ 及Ⅲ A 浸润性乳腺癌，对临床Ⅰ期及部分Ⅱ A 期病例，可以考虑做保乳手术或改良根治术。

2. 乳腺癌保乳手术

保乳治疗的目标是通过保乳手术及放疗使乳腺癌患者达到根治性手术相同的生存率，同时要求患侧乳房复发率低，并且有良好的美容效果。几项大样本的临床随机试验均把乳腺癌保乳治疗与根治性手术进行比较，两治疗组的生存率相似，说明局部治疗方法的差异并不影响大多数乳腺癌患者的生存率。

保乳治疗的绝对和相对禁忌证：绝对禁忌证：①多原发病灶，位于乳房不同象限或钼靶摄片提示乳房内弥漫性微小钙化，伴有恶性特征；②患侧乳腺曾接受放射治疗；③保乳手术标本切缘阳性，经扩大切除，仍无法达到切缘阴性者；④妊娠是进行乳腺放射治疗的绝对禁忌证，但是可以在妊娠后期进行保乳手术，待分娩后进行放射治疗。相对禁忌证：①胶原血管病变、硬皮病、活动性的系统性红斑狼疮患者不能耐受放射治疗，所以被认为是保乳治疗的相对禁忌证；②乳腺同一象限的多原发肿瘤及原发肿瘤周围存在性质不明的钙化灶。

保乳手术的原则：保乳手术的目标之一是减少肿瘤局部复发的机会，其二是使患侧乳房保持良好的外形。保乳手术原发灶的术式最常用的是肿瘤广泛切除；另一种术式为象限切除，需要切除肿瘤所在部位的区段乳腺组织、表面覆盖的皮肤、下方的胸肌筋膜。肿块广泛切除手术中的关键步骤是准确评估是否完全切除了病灶。除肉眼观察标本外，必须获得手术切缘的组织学诊断。在手术标本的上、下、内、外与基底各切缘进行定向标记，不仅有利于病理检查，而且某一侧切缘阳性时，可以避免再次切除原手术残腔周围大量正常组织。腋窝淋巴结清扫仍是保乳手术的关键组成部分。

保乳手术后的辅助放疗：有 6 个随机临床试验比较了早期乳腺癌单纯保乳手术与保乳手术+放疗的疗效。结果显示，手术+放疗组较单纯手术组局部复发率平均减少了 75%，同时，放疗组的生存率优于未放疗组。

术后辅助内科治疗将在内科治疗中详细阐述。

前哨淋巴结的处理：前哨淋巴结（sentinel lymph node，SLN）活检是用于评估恶性肿瘤区域淋巴结转移状态的一种微创外科技术，在乳腺癌新辅助化疗中也存在一定的临床价值。SLN 的定义是指从原发肿瘤向淋巴池引流的第一个或数个淋巴结。SLN 包括蓝染淋巴结、蓝染淋巴管直接指向的淋巴结、具有放射性热点的淋巴结、SLN 活检中发现的任何病理可疑淋巴结。热点指注射点以外的腋窝放射性计数最高的点，以及最高计数 10% 以上的淋巴结，术中未发现蓝染淋巴结或蓝染淋巴管指向淋巴结，腋窝淋巴结清扫标本中仍未发现放射性热点者，定义为活检失败。SLN 阴性时，其他淋巴结受侵的机会很小；SLN 有肿瘤累及时，腋窝其他淋巴结受累的概率约为 40%。

3.乳房重建

若患者有乳房修复或重建的需求，在有条件的医院可开展即刻乳房修复与重建或乳房延迟重建。

（二）内科治疗

1.新辅助治疗

适应证：①肿块较大（＞5 cm）；②腋窝淋巴结转移；③ HER-2 阳性；④三阴性；⑤有保乳意愿，但肿瘤大小与乳房体积比例大难以保乳者。若乳房原发肿物大小在 2.0 ~ 5.0 cm 之间，应综合其他生物学指标选择是否先行药物治疗。

（1）HER-2 阳性乳腺癌新辅助化疗。

Ⅰ级推荐：TCbHP（紫杉类＋卡铂＋曲妥珠单抗＋帕妥珠单抗）；THP（紫杉类＋曲妥珠单抗＋帕妥珠单抗）。

Ⅱ级推荐：抗 HER-2 单抗联合紫杉类为基础的其他方案或其他科学、合理设计的临床研究。

临床研究证明，HER-2 阳性患者新辅助化疗、曲妥珠单抗联合化疗与单用化疗相比能够显著提高 pCR 率，奠定了曲妥珠单抗在 HER-2 阳性乳腺癌新辅助化疗中的标准地位。目前，在新辅助化疗阶段，凡是符合单靶向治疗的患者都可以考虑双靶向治疗。

KRISTINE 研究证明 TCbHP 方案在新辅助治疗中的有效性和安全性，TRAIN-2 研究显示在 TCbH 基础上增加帕妥珠单抗并不增加患者的心脏毒性。因此，术前治疗可以首选 TCbHP 方案。NeoSphere 研究证实了 TH 基础上增加帕妥珠单抗可以进一步提高 HER-2 阳性患者 pCR 率。PEONY 研究验证了亚洲人群中 THP 方案的有效性和安全性。因此 THP 可以作为 HER-2 阳性患者的新辅助化疗方案。此外，有研究表明新辅助化疗中白蛋白紫杉醇比溶剂型紫杉醇有更高的 pCR，同时能够改善患者 DFS，故白蛋白紫杉醇也可以在新辅助化疗中进行使用。

（2）HER-2 阴性乳腺癌新辅助化疗。

Ⅰ级推荐：选择同时包含蒽环类和紫杉类的治疗方案联合使用：TAC（紫杉类＋蒽环类＋环磷酰胺）方案（1A）、AT（蒽环＋紫杉类）方案（2A）。

Ⅱ级推荐：①以蒽环和紫杉为主的其他方案。②年轻、三阴性，尤其 BRCA 基因突变的患者，可选择紫杉联合铂类的方案。

蒽环联合紫杉治疗有效者，应按照既定方案完成新辅助化疗，并及时和患者商定手术时机和合理的术式。但那些疗效欠佳的可手术患者，可考虑更换化疗方案；如部分初始使用 AT 方案效果欠佳的患者，可选择 NP（长春瑞滨＋铂类）方案；序贯治疗疗效仍欠佳时应调整治疗策略，及时手术。三阴性患者完成术前治疗后未达 pCR 者，术后可给 6 ~ 8 周期的卡培他滨。

已有研究显示铂类可以提高三阴性乳腺癌患者术前化疗的 pCR 率，但是目前尚缺乏充分的Ⅲ期随机对照数据，因此，不推荐将含铂方案作为三阴性乳腺癌新辅助化疗，年轻、三阴性患者，尤其有 BRCA 突变时，可考虑术前采用含铂方案。

PD-1抑制剂近年来在肿瘤治疗中取得了显著成效，KEYNOTE-522研究提示，三阴性乳腺癌患者新辅助化疗中，加用PD-1抑制剂可提高患者的pCR率，因此，对于接受前述治疗方案效果不佳的患者，可以参加严格设计的相关临床试验。

（3）激素受体阳性乳腺癌新辅助化疗。

术前内分泌治疗的适宜人群：需要术前治疗而又不适合化疗、暂时不适合手术或无须即刻手术的激素依赖型患者，可考虑术前内分泌治疗。

对于绝经后激素受体阳性患者，术前内分泌治疗推荐第三代芳香化酶抑制剂，包括阿那曲唑、来曲唑、依西美坦；部分不适合芳香化酶抑制剂的患者（如骨密度T<-2.5），可考虑使用氟维司群。绝经前激素受体阳性患者，术前内分泌治疗可选卵巢功能抑制联合芳香化酶抑制剂。对于部分需要接受新辅助内分泌治疗的晚期患者，也可考虑内分泌联合CDK4/6抑制剂或参加临床研究。

术前内分泌治疗一般应每2个月进行1次疗效评价，治疗有效且可耐受的患者，可持续治疗至少6个月。完成术前内分泌治疗后，接受手术治疗，根据术后病理，选择后续治疗方案（详见"术后辅助治疗"部分）。绝经前患者术前内分泌治疗与术前化疗比较的临床研究结果尚有限，除临床研究外，目前原则上不推荐对绝经前患者采用术前内分泌治疗。

2. 辅助治疗

（1）新辅助化疗后HER-2阳性乳腺癌患者的辅助治疗。

对于进行了新辅助化疗的HER-2阳性乳腺癌患者，根据新辅助化疗方案的不同，术后辅助治疗的方案也有差别。

在新辅助化疗过程中，仅使用了曲妥珠单抗的患者，取得pCR，其术后辅助治疗Ⅰ级推荐仍为使用曲妥珠单抗，Ⅱ级推荐为HP方案（曲妥珠单抗+帕妥珠单抗）。而对于病理学未取得pCR的病例，Ⅰ级推荐为HP方案或使用曲妥珠单抗-美坦新偶联物（T-DM1），Ⅱ级推荐为使用曲妥珠单抗。

而在新辅助化疗过程中，使用了HP方案的患者，取得pCR，可继续使用HP方案（Ⅰ级推荐）或单独使用曲妥珠单抗（Ⅱ级推荐）；未达pCR的患者，可考虑使用T-DM1（Ⅰ级推荐）、HP方案（Ⅱ级推荐）。

手术病理评估是术前新辅助化疗疗效评估的重要手段，术后是否达到pCR，对评价新辅助化疗效果、决定术后辅助治疗方案具有重要参考价值。pCR的定义有两种：①一般是指乳腺原发灶中找不到恶性肿瘤的组织学证据或仅存原位癌成分；②严格意义上是指乳腺原发灶和转移的区域淋巴结均无恶性肿瘤的组织学证据或仅存原位癌成分。

临床研究证明，曲妥珠单抗联合帕妥珠单抗的双靶向治疗，优于单用曲妥珠单抗，而KATHERINE研究结果显示，术前治疗使用曲妥珠单抗未达到pCR的患者，术后辅助治疗使用T-DM1可以进一步改善预后。因此，术前抗HER-2治疗仅使用曲妥珠单抗的患者，若未达到pCR，可考虑T-DM1。但目前为止并无T-DM1优于HP双靶向治疗的阳性结果，且T-DM1为新药，故HP方案优先级更高。

（2）未行新辅助化疗的HER-2阳性乳腺癌患者的辅助治疗。

1）腋窝淋巴结阳性患者：对于此类患者，Ⅰ级推荐为AC-THP方案（蒽环类+环磷酰胺+紫杉类+曲妥珠单抗+帕妥珠单抗）、TCbHP方案（紫杉类+卡铂+曲妥珠单抗+帕妥珠单抗）；Ⅱ级推荐为AC-TH方案（蒽环类+环磷酰胺+紫杉类+曲妥珠单抗）、TCbH方案（紫杉类+卡铂+曲妥珠单抗）；Ⅲ级推荐为曲妥珠单抗后序贯来那替尼。APHINITY研究结果显示，与使用含曲妥珠单抗的方案相比，使用含帕妥珠单抗和曲妥珠单抗的双靶向治疗方案能够降低19%的iDFS事件（HR=0.81；95%CI=0.66~1.00；P=0.045），4年iDFS提高1.7%，其中淋巴结阳性患者获益最显著。因此，对于有高危复发风险，尤其是腋窝淋巴结阳性的患者，推荐使用帕妥珠单抗和曲妥珠单抗双靶向治疗。

2）腋窝淋巴结阴性但伴高危因素：高危因素包括肿瘤大于 2 cm，其他危险因素如 ER 阴性，此类患者的 I 级推荐为 AC-TH 方案、TCbH 方案。II 级推荐为 AC-THP 方案、TCbH 方案；III 级推荐仍为曲妥珠单抗后序贯来那替尼。

3）腋窝淋巴结阴性且肿瘤 ≤ 2 cm：I 级推荐为 TC（紫杉类+环磷酰胺）+H（曲妥珠单抗）；II 级推荐为 TH 方案（紫杉类+曲妥珠单抗）；III 级推荐为化疗后再使用曲妥珠单抗。腋窝淋巴结阴性的 HER-2 阳性乳腺癌患者曲妥珠单抗辅助治疗适应证：① T1c 及以上患者应该接受曲妥珠单抗辅助治疗。② T1b 患者可推荐曲妥珠单抗辅助治疗。③ T1a 患者可考虑曲妥珠单抗辅助治疗，尤其伴高危因素患者，如激素受体阴性、分级差、Ki-67 高等。目前尚无 HER-2 阳性的微浸润患者能从靶向辅助治疗中获益的明确证据，因此这部分患者不在辅助治疗人群的讨论范围内。但当病理诊断为微浸润时，应严格遵循病理诊断标准，避免将 T1a 诊断为微浸润造成低估，必要时可以再次进行病理检测。

4）激素受体阳性且无须化疗患者：

建议患者进行内分泌治疗的同时，使用曲妥珠单抗。

术后患者尽量早期使用曲妥珠单抗辅助治疗，对于辅助化疗时没有及时联合曲妥珠单抗的患者，化疗后应尽早开始使用曲妥珠单抗治疗；即使辅助化疗已经结束，但 5 年内尚未出现复发转移的患者，仍可以考虑使用曲妥珠单抗。目前对于 1 年内未复发转移的患者，曲妥珠单抗仍是标准辅助治疗。

由于曲妥珠单抗可能增加心脏毒性，不建议与蒽环类化疗药同时使用，但可与辅助放疗、辅助内分泌治疗同时使用。BCIRG006 确立了，TCbH 方案（多西他赛、卡铂联合曲妥珠单抗）也优于 AC-T，可作为辅助治疗方案的另一个选择，该研究经 10 年长期随访显示，TCbH 和 AC-TH 两种方案的远期疗效相似，但 TCbH 方案心功能不全发生率较低，因此对于心脏安全性要求更高的患者，可以选择 TCbH 方案。对于激素受体阳性患者，如低危则无须化疗，或虽需化疗但无法耐受化疗的患者，可以考虑内分泌联合靶向治疗。

（3）HER-2 阴性乳腺癌的辅助化疗。

考虑辅助化疗的因素（具备以下之一者）：①腋窝淋巴结阳性。②三阴性乳腺癌。③ HER-2 阳性乳腺癌（T1b 以上）。④肿瘤 > 2 cm。⑤组织学分级为 3 级。

辅助化疗的相对禁忌证：①妊娠期患者，应慎重选择化疗。②年老体弱且伴有严重内脏器质性病变患者。

辅助化疗原则：①早期乳腺癌辅助化疗的目的是争取治愈，所以要强调标准、规范的化疗，包括标准的药物、剂量、治疗周期和治疗疗程。②化疗药物的选择、剂量和应用及相关毒性的处理很复杂，考虑到毒性反应、个体差异及合并症等因素，可根据患者危险程度、耐受程度、个人意愿并结合临床研究的背景选择化疗乳腺癌的术后辅助治疗方案，并制定预防呕吐、骨髓抑制的管理方案。③化疗时应注意化疗药物的给药顺序、输注时间和剂量强度，严格按照药品说明和配伍禁忌使用。④若无特殊情况，一般不建议减少标准化疗计划周期数。⑤辅助化疗一般不与内分泌治疗或放疗同时进行，化疗周期结束后再开始内分泌治疗，放疗与内分泌治疗可先后或同时进行。

1）高复发风险患者：符合以下条件之一的患者为高复发风险患者：①腋淋巴结 ≥ 4 个阳性；②淋巴结 1 ~ 3 个阳性，并伴有其他复发风险；③三阴性乳腺癌。对于此类患者，I 级推荐为 AC-T 方案或剂量密集型 AC-T 方案；II 级推荐为 TAC 方案或 FEC-T 方案（5-氟尿嘧啶+表柔比星+环磷酰胺序贯多西他赛）；III 级推荐为 FAC 方案（5-氟尿嘧啶+蒽环类+环磷酰胺）。

2）低复发风险患者

符合以下条件之一的患者为低复发风险患者：①淋巴结 1 ~ 3 个（Luminal A 型）；② Ki–67 高表达（≥ 30%）；③肿瘤大于 2 cm；④年龄小于 35 岁。对于此类患者，Ⅰ级推荐为 AC 方案（蒽环类＋环磷酰胺）、TC 方案（紫杉类＋环磷酰胺）；Ⅱ级推荐为 AC–T 方案。

（4）激素受体阳性乳腺癌的辅助内分泌治疗。

绝经状态的定义：由于卵巢功能的判断对辅助内分泌治疗方案的选择非常重要，无论患者是否化疗，均应于全身治疗前了解患者的月经状况，判定患者的卵巢功能状态，制定患者的全程辅助治疗方案。绝经的定义：绝经可分为自然绝经和人工绝经，一般是指月经永久性终止，提示卵巢合成的雌激素持续性减少。满足以下任意一条者，都可认为达到绝经状态：①双侧卵巢切除术后。②年龄 ≥ 60 岁。③年龄 < 60 岁，自然停经 ≥ 12 个月，在近 1 年未接受化疗、三苯氧胺、托瑞米芬或卵巢去势的情况下，FSH 和雌二醇水平在绝经后范围内。④年龄 < 60 岁、正在服用三苯氧胺或托瑞米芬的患者，FSH 和雌二醇水平连续 2 次在绝经后范围内。

1）绝经后乳腺癌患者辅助内分泌治疗策略

初始治疗阶段：使用 AI（芳香化酶抑制剂）5 年是ⅠA 类推荐，此外，对于开始使用 TAM（他莫昔芬）的患者，治疗期内可换用 5 年 AI 治疗。

初始辅助 AI 治疗已满 5 年且耐受性良好的患者，符合以下条件之一可考虑延长内分泌治疗：①淋巴结阳性；② G3；③其他需要行辅助化疗的危险因素，如 Ki67 > 30%，临床建议继续 AI 的使用。MA17R 研究结果显示，对于使用了 3 ~ 5 年 TAM 后使用 5 年 AI 的患者，如继续 5 年 AI，即 AI 治疗时间达 10 年，较安慰剂组进一步降低了复发风险；NSABP–B42 研究中，对于使用了 5 年 AI 的患者或 2.5 年 TAM 换用 2.5 年 AI 的患者，继续 5 年 AI 治疗，较安慰剂组降低了乳腺癌复发风险。为选择 AI 延长治疗提供了证据。

2）绝经前乳腺癌患者辅助内分泌治疗策略

初始治疗阶段：对于复发风险低的患者，全部满足以下条件：①淋巴结阴性，② G1，③ T ≤ 2 cm，④低 Ki–67，推荐使用 TAM 5 年；满足以下危险因素之一者：① G2 或 G3，②淋巴结阳性 1 ~ 3 个，③ T > 2 cm，推荐患者接受 OFS（卵巢功能抑制治疗）+TAM 5 年（Ⅰ级推荐），OFS+AI5 年（Ⅱ级推荐），TAM（Ⅲ级推荐）；淋巴结 4 个及以上阳性的患者，推荐患者接受 OFS+TAM 5 年（Ⅰ级推荐），OFS+AI 5 年（Ⅱ级推荐），TAM（Ⅲ级推荐）。

初始治疗已满 5 年且耐受性良好的患者，符合以下条件之一可考虑延长内分泌治疗：①淋巴结阳性，② G3，③诊断时年龄小于 35 岁，④ Ki–67 高，⑤ pT2 及以上。对于确定绝经的患者，可采用序贯 AI 治疗作为Ⅰ级推荐；未绝经患者可继续使用 TAM 治疗。ATLAS、TTom 两项大型随机对照研究，共同证实了 10 年 TAM 治疗较 5 年 TAM 治疗可降低乳腺癌复发率。如初始治疗已经选择了 TAM 治疗，且完成 5 年 TAM 治疗后仍未绝经的患者，需要延长治疗的患者，推荐延长 TAM 治疗至满 10 年。

3. 晚期乳腺癌的解救治疗

（1）HER–2 阳性晚期乳腺癌的治疗

对于未使用曲妥珠单抗的患者，首选仍然是使用以曲妥珠单抗为核心的治疗方案，包括 1A 类方案 THP 方案（紫杉类＋曲妥珠单抗＋帕妥珠单抗）、TXH 方案（紫杉类＋卡培他滨＋曲妥珠单抗）；2A 类方案曲妥珠单抗联合化疗（紫杉类、长春瑞滨、卡培他滨等）。对于符合曲妥珠单抗的再使用要求的人群，同样适用前述治疗方案，曲妥珠单抗的再使用人群的条件为：①新辅助化疗有效；②辅助治疗结束 1 年以后复发；③解救治疗有效后停药。

对于曲妥珠单抗治疗失败的患者：尽管曲妥珠单抗治疗后疾病进展，但是持续抑制 HER–2 通路能够持续带来生存获益。因此一线曲妥珠单抗病情进展后，推荐二线继续使用抗 HER–2 靶向治疗。此外，PHENIX 研究结果显示，对于紫杉类和曲妥珠单抗治疗失败的患者，吡咯替尼联合卡培他滨较单用卡培他滨可提高 ORR 和 PFS，因此吡咯替尼＋卡培他滨也是此类患者的 1A 类方案。根据 EGF100151 研究和 GBG26 研究的结果，曲妥珠单抗进展后，患者可考虑的治疗策略：拉帕替尼联合卡培他滨（Ⅱ级推荐）治疗，EMILIA 研究证实，相对于拉帕替尼联合卡培他滨，单药 T-DM1 治疗有显著的 PFS 和 OS 获益，因此本方案是国际上标准的抗 HER-2 二线治疗方案。

（2）HER-2 阴性晚期乳腺癌的解救化疗

解救化疗的适应证，具备以下 1 个因素即可考虑首选化疗：①激素受体阴性。②有症状的内脏转移。③激素受体阳性，但对内分泌治疗耐药。

解救化疗的治疗原则

① 推荐的首选化疗方案包括单药化疗或联合化疗。与单药化疗相比，联合化疗通常有更高的客观缓解率和无疾病进展时间，然而联合化疗的毒性较大且生存获益有限，因此，仅需要使肿瘤迅速缩小或症状迅速缓解的患者才选择联合化疗，而以耐受性和生活质量作为优先考虑因素的患者，首先选择单药化疗。

② 对于既往蒽环类术前／辅助治疗失败的复发转移性乳腺癌患者，通常优选紫杉类药物为基础的方案，一线治疗可选择单药或联合方案。其他可选的药物包括卡培他滨、吉西他滨、长春瑞滨、多柔比星脂质体、紫杉醇脂质体等。

③ 对于蒽环类和紫杉类术前／辅助治疗均失败的复发转移性乳腺癌患者，目前并无标准的化疗方案，可以考虑的药物有卡培他滨、长春瑞滨、吉西他滨、铂类、艾立布林、优替德隆、另一类紫杉（如白蛋白紫杉醇等）和多柔比星脂质体药物，可以考虑单药或联合方案。

④ 每个方案的持续时间（周期数）和能否接受多线化疗，应根据患者的具体情况进行个体化选择。对于联合化疗有效的患者，完成 6~8 个周期数后，可考虑维持治疗策略。

1）对于蒽环类药物治疗失败的乳腺癌患者：首选使用紫杉类药物单药化疗或联合其他药物进行化疗，如 TX（紫杉类＋卡培他滨）方案、GT（吉西他滨＋紫杉类）方案、TP（紫杉类＋铂类）方案。

2）对于蒽环类、紫杉类药物均治疗失败的乳腺癌患者：Ⅰ级推荐为卡培他滨、长春瑞滨、吉西他滨的单药化疗，双药联合方案为 NP（长春瑞滨＋铂类）方案、GP（吉西他滨＋铂类）方案、NX（长春瑞滨＋卡培他滨）方案。

紫杉类、蒽环类治疗失败的定义，是紫杉类、蒽环类药物解救治疗过程中发生疾病进展（至少完成两个周期）或辅助治疗结束后 12 个月内发生复发转移。以下患者可考虑紫杉类药物再使用：①紫杉类药物新辅助化疗有效；②紫杉类药物辅助治疗结束 1 年以后复发；③紫杉类药物解救治疗有效后停药。

3）其他药物：Impassion130 研究显示，PD-L1 抗体联合白蛋白紫杉醇一线治疗转移性或不可切除局部晚期三阴性乳腺癌，可显著提高 PFS，特别是在 PD-L1 表达阳性的人群中，取得了 OS 的获益。OlympiAD 研究显示，对于存在 BRCA-1/2 胚系突变的 HER-2 阴性晚期乳腺癌患者，奥拉帕利相较于化疗可显著延长 PFS（7 个月 *vs.* 4.2 个月）。304 研究显示，对于蒽环类和紫杉类治疗失败的晚期乳腺癌患者，艾立布林较长春瑞滨可明显延长 PFS 和 ORR，且不良事件发生率相似，成为蒽环类和紫杉类治疗失败的晚期乳腺癌新的治疗选择。BG01-1312L 研究显示，对于蒽环类和紫杉类治疗失败的晚期乳腺癌患者，优替德隆联合卡培他滨对比卡培他滨单药可明显延长 PFS 和 OS，为蒽环类和紫杉类治疗失败的晚期乳腺癌提供了新的治疗机会。因此，治疗效果不理想的患者也可选择参加上述药物的严格临床试验。

（3）激素受体阳性晚期乳腺癌的内分泌治疗：

晚期乳腺癌内分泌治疗的适合人群：①原发病灶或复发转移病灶病理检查激素受体（ER/PR）阳性。②肿瘤进展缓慢。③既往内分泌治疗获益，包括术后辅助治疗足疗程结束后进展、辅助治疗中无疾病进展期长（如2年以上）和复发转移治疗曾经获益的患者。④已有数据显示，内分泌联合靶向治疗的疾病控制率和无进展生存期并不亚于化疗，因此专家认为，即使是对于一些肿瘤负荷较大的乳腺癌患者（如伴有内脏转移），内分泌联合靶向治疗（CDK4/6抑制剂、HADC抑制剂）也可作为治疗选择。

1）绝经后激素受体阳性晚期乳腺癌内分泌治疗：① 对于既往未接受过内分泌治疗的患者，首选AI+ CDK4/6抑制剂治疗，Ⅱ级推荐为AI或氟维司群。Ⅲ期的FALCON研究证实，晚期未经内分泌治疗的患者，氟维司群较第三代AI延长了无疾病进展时间，差异具有统计学意义。因此，晚期一线内分泌治疗可以推荐选择氟维司群。② 对于既往TAM治疗失败的患者，Ⅰ级推荐为AI+CDK4/6抑制剂、AI+ HADC抑制剂或氟维司群+CDK4/6抑制剂；Ⅱ级推荐为单用AI或氟维司群。③ 对于既往AI治疗失败的患者，首选氟维司群+CDK4/6抑制剂，MONARCH2研究中约有70%患者为经AI治疗进展，结论证实CDK4/6抑制剂联合氟维司群较单药氟维司群明显延长PFS（16.4个月 vs. 9.3个月，HR=0.55，P < 0.001）。而既往使用非甾体类AI治疗失败的患者，首选甾体类AI+HDAC抑制剂，HDAC抑制剂西达本胺联合依西美坦较单药依西美坦可显著延长PFS（7.4个月 vs. 3.8个月），客观缓解率和临床获益率方面也明显优于单药依西美坦。研究表明，西达本胺联合AI，可用于治疗既往内分泌治疗失败的晚期乳腺癌。

2）绝经前激素受体阳性晚期乳腺癌内分泌治疗：可采取有效的卵巢功能抑制手段如药物卵巢功能抑制，包括戈舍瑞林、亮丙瑞林，或卵巢手术切除。

（三）放射治疗

放疗时机：无辅助化疗指征的患者，术后放疗建议在术后8周内进行（术后早期术腔体积存在动态变化，特别是有术腔血肿的患者，故不推荐术后4周内开始放疗）。接受辅助化疗的患者应在末次化疗后2～4周内开始放疗，内分泌治疗可与放疗同时进行。接受曲妥珠单抗治疗的患者只要心功能正常即可同时进行放疗，但需谨慎考虑内乳照射适应证。值得注意的是，左侧乳腺癌患者尽可能采用三维治疗技术，以减少心脏照射体积。

适应证：原则上所有保乳术后的患者均应接受放疗；原发肿瘤最大径 ≥ 5 cm，肿瘤侵及乳房皮肤、胸壁，有腋窝淋巴结转移的患者应接受放疗。

禁忌证：详见保乳手术。

第四节　中医诊断与治疗

一、诊断

乳癌常为乳房内触及的肿块，边界不清、质地坚硬、表面不光滑、不易推动，常与皮肤粘连呈现酒窝征，可伴乳头血性或水样溢液。后期随着癌种逐渐增大，产生不同程度的疼痛；乳头内缩或抬高，偶可见皮肤溃疡，晚期出现乳房肿块溃烂，中央凹陷似岩穴。结合钼靶、超声、MRI、手术切除病理检测，予以最终诊断。

二、鉴别诊断

1. 乳核　乳核多见于20～30岁女性，多为单发，也可有多个，圆形或卵圆形，边缘清楚，表面光滑，质地坚实，生长缓慢，推之可移。一般无疼痛，无粘连，乳头正常，无分泌物，无淋巴结肿大。

2. 乳衄　乳衄常见于40～50岁女性，多发于乳头附近，呈绿豆大小，圆形肿块，边缘清楚，质地软或中等。无疼痛、粘连，乳头形态正常，溢出血性分泌物，无淋巴结肿大。

3. 乳癖　乳癖好发于25～45岁女性，常为多个，双侧乳房散在分布，形状多样，可为片状、结节、条索状，边缘清或不清，质地软或韧或有囊性感。疼痛多与月经周期或情绪变化有关。乳头形态正常，部分有分泌物溢出或挤压后才有，多为乳汁样或浆液样，常为双侧多孔。无皮肤粘连、无淋巴结肿大。

三、辨证论治

（一）治疗原则

1. 原发乳腺癌患者以化瘀通络为要　早期乳腺癌往往不具备典型的症状和体征，当出现典型的临床表现如乳腺肿块、乳头溢液等时多已不属于早期。恶性肿瘤患者普遍存在高凝状态，现代医学认为可能与肿瘤细胞诱发血小板聚集、肿瘤血管通透性强等有关。中医认为，因体内肿物阻碍气血循环或因津亏不足以载血运行，终致血行不畅而发为瘀。乳中积块乃瘀滞不通之征，不通则痛，少数患者会伴有隐痛或刺痛。此类患者多表现为面色黧黑、肌肤甲错、舌质紫黯等，对此，应多采用活血化瘀通络法治疗，常用药物有鸡血藤、三七、桃仁、水红花子、赤芍、丹参、蒲黄等。

2. 术后患者以补益充络为要　手术切除术后的患者多气血不足，以致络脉空虚，此时机体抵抗力差，易为病邪所侵，因此要及时补充气血，充实络脉，增强抵御外邪的能力。同时，扶正有利于消积，气血的恢复有助于控制肿瘤的复发和抑制肿瘤的转移。此类患者多表现为神疲乏力、纳谷不馨、舌淡脉细等，对此类患者应多采用益气养血充络法治疗。常用药物有党参、炒白术、茯苓、炙甘草、熟地、炒白芍、当归、川芎、肉桂、黄芪等。

3. 放化疗、内分泌及靶向治疗患者以理气通络为要　对于接受现代医学辅助治疗的患者，其机体受外界射线或内服药物干预调控，在防治肿瘤复发转移的同时会引起骨髓抑制、胃肠道不适、过敏及神经毒性等不良反应。这些不良反应是由于峻猛之品窜行络中，导致络脉气机紊乱、闭塞不通，从而使患者表现出焦虑抑郁、胸闷不适、舌红脉弦等症状，当治以理气解郁通络。常用药物有枳实、陈皮、郁金、佛手、香附、川芎等。

4. 转移癌患者以引经入络为要　当出现转移灶，则乳腺癌已进展到晚期，肿瘤的转移与络脉循行及弥散渗灌不无关系，此时不仅需要扶助正气、解毒抗癌，更需要佐以引经药将药力引入至络脉深处，加强君臣药效。乳腺癌骨转移常使用归肾经的中药，如淫羊藿、仙茅、枸杞子等；肺转移常辅助归肺经的药物，如桔梗、生黄芪、麦冬等。

5. 顾护脾胃、调畅情志　《黄帝内经》有云："有胃气则生，无胃气则死。"脾胃为后天之本，气血生化之源，也是人体正气的来源。脾胃功能失调，正气生成不足，则机体抵御病邪的能力下降，同时因脾失健运，痰浊不化，凝滞成毒，趁虚侵袭人体，从而导致各种肿瘤疾病的发生。而在乳腺癌的临床治疗中，放化疗都可能对脾胃之气造成不同程度的损伤，故在使用解毒抗癌药物时更应注意避免苦寒败胃，以保后天之本。

情志因素极大地影响着乳腺癌的发生和发展，且与预后密切相关。明代薛己在《薛氏医案》中提出："乳岩乃七情所伤，肝经血气枯槁之证。"七情是人正常的情感、情绪反应和认知行动，本身并不会致病，但当情志变动扰乱脏腑之气，便会引起气血津液失调、阴阳失衡，发而为病。通过改善情绪，从内调畅气机，可加强药物的行气通络能力。在治疗乳腺癌患者时，应常耐心倾听、细细讲解，注重引导患者正确面对疾病，安抚患者放松心情，减轻患者心理负担，努力将情志因素对病情的影响降到最低。

（二）治疗方法

1. 辛香通络法　陈实功用八珍汤、十全大补汤、益气养荣汤治疗乳岩，乳岩病早期以疏肝行气为主，至后期，宜补益气血、益气养荣，佐以疏肝行气。"脾胃虚弱，更兼补托。溃而不敛，脓水清稀，肿痛不消，大补气血。"而益气养荣汤"治郁怒伤肝，七情内结，以致乳中生核，不疼不痒，日久方痛，甚者胸胁不利，吞酸呕吐，头目昏眩，四肢倦怠，或已破溃，脓水清稀，不能收敛，饮食减少，口淡无味，自汗盗汗，肢体羸瘦者并效。"

2. 化瘀通络法　《临证指南医案》曰："大凡经主气，络主血，久病血瘀，瘀从便下，诸家不分经络，但忽寒忽热，宜乎无效。试服新绛一方小效，乃络方耳""积伤入络，气血皆瘀……久病当以缓攻，不致重损。桃仁、归须、降香、小茴香、穿山甲、白蒺藜、片姜蚕、煨木香。"常用的药物有当归尾、桃仁、延胡索、茺蔚子、苏木、姜黄、新绛、蜀漆等。乳岩为瘀毒互结而成，手术损伤脉络，由血及气，更易形成瘀血，且乳腺癌患者在手术前后有较长的病程，其证候各异，然久病多瘀，采用化瘀通络法，既可化瘀祛邪，又能祛滞通络。

3. 虫蚁搜络法　《临证指南医案》曰："是初为气结在经，久则血伤入络……故寒温消克，理气逐血，总之未能讲究络病功夫。考仲景于劳伤血痹诸法，其通络方法，每取虫蚁迅速飞走诸灵，俾飞者升，走者降，血无凝著，气可宣通，与攻积除坚，徒入脏腑者有间。"叶天士认为唯有血肉有情之虫类药，方可搜剔络中之邪、深入病所，使痹窒瘀着之气血得以宣通。有全蝎、僵蚕、土鳖虫、水蛭、九香虫、地龙等。乳腺癌手术伤及脉络，更致瘀阻、瘀水互结、不通则痛，症见局部肿胀疼痛，用虫类药入血分而善走窜、通络脉而止疼痛。

4. 补虚通络法　"正虚则成岩"，乳岩发病的根本在于乳络虚而受邪，脏腑阴阳失调，痰瘀毒聚，阻于乳络。《临证指南医案》曰："大凡络虚，通补最宜""通达经络而不滞，濡润血络而不凝"，寓通于补，补而不留瘀，通而不伤正，刚柔相济，相反相成，共奏补虚通络之效。主张"气虚则补中以行气，血衰则养营以通络"。乳腺癌到后期，患者表现为精神萎靡、面色苍白、形体消瘦等，在治疗时要调补气血，因纯补无功，故在补益时加入通络之品，方可收效。

（三）分证论治

1.肝失疏泄，气滞阻络

证候：乳房内单发肿块或结块如石，伴或不伴胀痛，两胁胀痛，痛无定处，易怒易躁，情志抑郁或喜叹息，嗳气或呃逆，胸胁苦满，饮食不振，舌苔薄黄或薄白、舌红有瘀点，脉弦有力。

证机概要：此类患者平素情志失调，精神压力大，肝失调达，则气机郁滞，故症见易烦易怒。肝郁太过则克伐脾土，则脾胃失健运，故见饮食不振、嗳气或呃逆。足厥阴肝经、足阳明胃经循行均过乳腺，故症见胸胁胀满。故治法当以疏肝健脾、行气通络为主。

治法：疏肝健脾，行气通络。

方药：逍遥散《太平惠民和剂局方》加减。

柴胡 10 g，当归 10 g，白芍 10 g，茯苓 10 g，白术 10 g，橘核 10 g，瓜蒌 10 g，山慈菇 10 g，土贝母 10 g，薄荷 10 g。

加减：气滞不舒，胁痛加剧者加青皮、枳壳、八月札、香附增强疏肝理气之力；纳差加剧者可加陈皮、鸡内金、焦三仙辅助脾胃运化；伴腰膝酸软、月经不调者加仙茅、菟丝子、熟地调节冲任。

2.癌毒炽盛，热蕴乳络

证候：心烦发热或身微热，乳房肿块红硬增大、溃烂疼痛、有恶臭，便干尿黄，口苦咽干，口渴饮冷，头痛失眠，面红目赤，可伴疮疡痈肿，舌质红绛无苔或有芒刺，脉滑数有力。

证机概要：本证患者平日急躁易怒或嗜食辛辣，肝火上炎，循经上扰，与癌毒灼于乳络，故见乳房肿块红硬增大、溃烂疼痛，治法当以清热解毒、凉血通络为要。

治法：清热解毒，凉血通络。

方药：五味消毒饮（《医宗金鉴》）加减。

金银花 10 g，野菊花 10 g，紫花地丁 10 g，山慈菇 10 g，土鳖虫 4 g，天葵 6 g，蒲公英 10 g，重楼 10 g，生薏苡仁 15 g，白花蛇舌草 15 g，象贝母 10 g，海藻 10 g，甘草 10 g。

加减：热盛痰多者加生南星、生半夏、瓜蒌；高热者加丹皮、生地、水牛角；瘀血明显加乳香、没药、桃仁、红花；伴阴血损伤者加当归、生地、玄参、女贞子、墨旱莲、鸡血藤；毒热炽盛者可加蜈蚣、全蝎、壁虎等解毒之品。

3.痰瘀互结，乳络不通

证候：胸脘痞闷，恶心纳呆，呕吐痰涎，乳房包块，刺痛固定，肌肤甲错，或见口渴少饮，头身困重，面色黧黑，唇甲青紫，阴道出血暗瘀或夹血块；舌胖嫩或舌质暗、苔白滑或少苔、苔厚腻或脓腐苔，脉滑或沉弦、弦涩、结代。

证机概要：局部络气不通，津液不能正常运行，湿聚成痰，痰凝成结，化生痰毒，积于乳络，与气郁结合为痰气交阻，与血瘀结合为痰瘀互结，故症见乳房包块、刺痛固定。治法当以活血逐瘀、化痰通络为主。

治法：活血逐瘀，化痰通络。

方药：三子养亲汤（《皆效方》）合桃红四物汤（《医宗金鉴》）加减。

紫苏子 10 g，白芥子 10 g，莱菔子 10 g，桃仁 10 g，红花 10 g，川芎 10 g，当归 10 g，陈皮 10 g，半夏 10 g，瓜蒌仁 10 g，黄芩 10 g，茯苓 10 g。

加减：便秘者，加大黄、柏子仁；眠差者，加夜交藤、炒枣仁。

4.气血亏虚，乳络失养

证候：头晕耳鸣，倦怠乏力，形体消瘦，心悸气短，面色无华，夜寐不安，乳腺肿块未切除可出现乳房结块溃烂、色暗、时流污水；或乳腺根治术后多脏器转移，少气懒言，舌质黯淡、苔白，脉细或细弱、沉细、无力。

证机概要：本证患者平素身体虚弱，多由长期的饮食不节，或劳倦过度，或攻伐太过，或久病失养而损伤脾胃。脾胃为人体后天之本，气血生化乏源，气血亏虚，气络和血络不荣，治当以补气养血为主。

治法：补气养血。

方药：八珍汤（《正体类要》）合归脾汤（《济生方》）加减。

党参10g，白术10g，茯苓10g，甘草10g，黄芪30g，龙眼肉10g，大枣10g，当归10g，香附10g，白芍10g，鸡血藤10g，桂枝10g。

加减：失眠、心烦不寐者加远志、酸枣仁、茯神；转移肿块增大者加白花蛇舌草、石见穿、山慈菇、龙葵；痛甚者加乳香、没药、三七粉（冲服）；红肿溃烂者加重楼、凤尾草、蒲公英、紫草、醒消丸（吞服）；出血甚者加阿胶、地榆炭、蒲黄炭。

5.络阴亏虚，肝肾不足

证候：月经紊乱，伴有腰膝酸软，头晕目眩，耳鸣，身倦乏力，经前期乳房胀痛，乳肿结块或坚硬如石、推之不移，舌质暗、苔薄，脉弦细或无力。

证机概要：本证患者常先天禀赋不足，或因饮食不节、惊恐、郁怒，使肝肾精血亏虚、血络失充，致营卫气血涩滞不行，治当以补益肝肾为要。

治法：滋补肝肾，益阴养络。

方药：知柏地黄丸（《医宗金鉴》）加减。

知母10g，黄柏10g，熟地30g，山药10g，山茱萸10g，茯苓10g，丹皮10g，泽泻10g。

加减：乳房结块坚硬者加全瓜蒌、夏枯草、山慈菇；气血虚衰者加熟地、鸡血藤、党参、黄芪；腰膝酸软、月经不调者加菟丝子、熟地；脾肾阳虚，大便溏泄、身倦乏力、畏寒肢冷，加黄芪、党参、白术、附子、干姜；肝肾阴虚，五心烦热、头晕目眩、耳鸣，加熟地、茯苓、丹皮、知母；失眠、盗汗、潮热加龟板、鳖甲、地骨皮等药物。

（四）西医治疗期的中医治疗

1.术后中医治疗

（1）气血亏虚，络脉失养

证候：神疲乏力，气短懒言，面色淡白或萎黄，头晕目眩，唇甲色淡，心悸失眠，便不成形或有脱肛下坠，舌淡脉弱。

治法：补气养血。

方药：八珍汤加减（《正体类要》）。

加减：兼痰湿内阻者，加陈皮、半夏、薏苡仁；若畏寒肢冷，食谷不化，加补骨脂、肉苁蓉、鸡内金；若动则汗出，有怕风等表虚不固证，加防风、浮小麦。

（2）脾胃虚弱，络脉失养

证候：纳呆食少，神疲乏力，大便稀溏，食后腹胀，面色萎黄，形体瘦弱，舌质淡、苔薄白。

治法：健脾益胃。

方药：补中益气汤（《脾胃论》）加减。

加减：若胃阴亏虚，加沙参、石斛、玉竹；若兼痰湿证，加茯苓、半夏、薏苡仁、瓜蒌。

2. 化疗结合中医治疗

（1）脾胃不和，络脉不荣

证候：胃脘饱胀、食欲减退、恶心呕吐，腹胀或腹泻，舌体多胖大、舌苔薄白、白腻或黄腻。

治法：健脾和胃，降逆止呕。

方药：旋覆代赭汤（《伤寒论》）加减或橘皮竹茹汤（《金匮要略》）加减。

加减：若脾胃虚寒，加吴茱萸、党参、焦白术；若肝气犯胃，加炒柴胡、佛手、白芍。

（2）气血亏虚，络脉失养

证候：疲乏、精神不振、头晕气短，纳少，虚汗，面色淡白或萎黄，脱发，或肢体肌肉麻木，月经量少，舌体瘦薄或舌面有裂纹、苔少，脉细虚无力。

治法：补气养血。

方药：八珍汤加减或当归补血汤加减。

加减：兼痰湿内阻者，加半夏、陈皮、薏苡仁；若畏寒肢冷，食谷不化，加补骨脂、肉苁蓉、鸡内金。

（3）络脉亏虚，肝肾不足

证候：腰膝酸软，耳鸣，五心烦热，颧红盗汗，口干咽燥，失眠多梦，舌红苔少，脉细数。

治法：滋补肝肾。

方药：六味地黄丸（《小儿药证直诀》）加减。

加减：若阴虚内热重者，加墨旱莲、女贞子、生地；若阴阳两虚，加菟丝子、杜仲、补骨脂；兼脱发者，加制首乌、黑芝麻。

3. 放疗结合中医治疗

（1）气阴两虚，络脉失养

证候：神疲乏力，少气懒言，口干，纳呆，干咳少痰或痰中带血，胸闷气短，面色淡白或晦滞，舌淡红或胖、苔白干或无苔，脉细或细数。

治法：益气养阴。

方药：百合固金汤（《医方集解》）加减。

加减：纳呆者，加鸡内金、焦三仙；阴虚盗汗，手足心热者，加鳖甲、地骨皮、牡蛎、浮小麦；兼血虚者，加阿胶、丹参；久病阴损及阳者，加菟丝子、肉桂。

（2）热毒瘀结，焦灼乳络

证候：发热，皮肤黏膜溃疡，咽喉肿痛，或见胸痛，呛咳，呼吸困难，呕吐，呕血，或见高热，头痛，恶心呕吐，大便秘结，舌红、苔黄或黄腻，脉滑数。多见于放射性肺炎、皮炎。

治法：清热化痰，活血解毒。

方药：清气化痰汤（《医方考》）合桃红四物汤（《医宗金鉴》）加减。

加减：上臂肿胀者，加络石藤、桑枝、路路通；局部皮肤破溃流脓者，加芦根、冬瓜仁；便秘者，加大黄、柏子仁；眠差者，加夜交藤、炒枣仁。

4. 内分泌治疗结合中医治疗

阴津亏耗，热灼乳络

证候：月经紊乱，头目晕眩，耳鸣，烘热汗出，五心烦热，腰膝酸软，皮肤干燥，舌红少苔，脉细数。

治法：滋阴清热。

方药：丹栀逍遥丸（《太平惠民和剂局方》）合二至丸（《医方集解》）加减。

加减：若头痛较甚，加天麻、钩藤。

（五）转归、预后与预防

随着诊疗技术的不断进步，乳腺癌总体的 5 年存活率超过 80%，但是，影响乳腺癌预后的因素极其复杂，包括以下几点。

1.乳腺癌的分期　乳腺癌的分期主要由原发肿瘤大小、区域淋巴结状况及是否存在远处转移决定，乳腺癌肿块越大，腋窝淋巴结转移越多，出现远处转移都与不良预后密切相关。

2.乳腺癌的组织病理学类型　乳腺癌的组织病理学类型可分为非浸润性癌及浸润性癌，前者指局限于导管基地内膜的浸润前期癌，其预后远好于浸润性癌。非浸润性癌可分为导管内癌、小叶原位癌（预后良好）。导管内癌可进一步分为粉刺型、筛状型和乳头状型三种亚型，以粉刺型预后最差。而对于浸润型癌，预后相对较好的包括腺管样癌、浸润性筛样癌、黏液样腺癌、分泌型癌；预后不良的包括化生性乳腺癌、印戒细胞癌、炎性乳腺癌、富脂质癌、髓样癌。

3.激素受体表达情况　激素受体阳性的乳腺癌对内分泌治疗敏感，发生内脏转移的概率较低，激素受体阴性的乳腺癌预后较差。

4.相关基因表达情况　目前认为 HER-2 基因扩增或其蛋白过度表达是乳腺癌预后不良因素之一。除此之外，BRCA-1 也是预后不良的标志基因之一。

乳腺癌的预防措施，主要包括检测高危人群、自我检查、纠正不良习惯。高危人群是指具有乳腺癌家族史、相关基因如 BRCA 阳性、既往有乳腺非典型增生的患者。女性也需重视自我检查，可在月经后 1 周，利用指端掌面轻柔地进行乳房各部位触摸，从外上象限开始，顺时针进行触摸。日常生活方面注重调畅情志，饮食避免油腻、宜清淡，尽量避免酒精、尼古丁等。

第四十五章　结直肠癌

　　癌症已经成为导致全球人口死亡的主要原因，作为提高预期寿命的最重要障碍，是世界各国面临的重大公共卫生问题。2017年中国有近221万人死于癌症，占全国总死亡人数的24.85%，结直肠癌作为高发肿瘤占据主要比例，严重影响人民群众的生命健康和生活质量。随着城市化水平的加快和生活方式的改变，中国正面临着结直肠癌发病率迅速飙升的压力，中国人口基数庞大，老龄化的问题日益严重，发病与病死绝对例数增加趋势更为明显。

　　结直肠癌是全球最常见的癌症之一，全球癌症统计数据显示结直肠癌发病数以180万例（10.2%）新发病例位居第三，死亡人数以88万例（9.2%）居第二位（WHO IARC 2018）。男性新发病例为100万例，占10.9%，发病率在男性常见恶性肿瘤中居第三位，女性新发病例为80万例，占9.2%，发病率在女性常见恶性肿瘤中居第二位；男性死亡病例为484 224例，占9.0%，死亡率在男性常见恶性肿瘤中居第四位，女性死亡病例为396 568例，占9.5%，死亡率在女性常见恶性肿瘤中居第三位。预计到2030年，全球结直肠癌癌症负担将增加60%，新增病例将超过220万例，死亡人数将超过110万例。

　　不同地区、不同年龄、不同种族、不同性别的结直肠癌发病率存在差异。在北美、西欧、澳大利亚等发达国家和地区的发病率最高，可达36/10万~61/10万，结直肠癌发病率和死亡率居所有恶性肿瘤的第二位；在中美洲、东欧、东南亚、非洲等地发病率则较低；发展中国家与发达国家结直肠癌发病率的差距在缩小，我国结直肠癌的发病率约为16/10万。人口老龄化对结直肠癌的发病有着直接的影响。<30岁人群的发病率为1/10万，>70岁老年人的发病率达到190/10万，是30~44岁年龄组的36倍，是45~59岁年龄组的近6倍。全球31%的结直肠癌发生在75岁以上的老年人中。在种族的分布上，既往认为白色人种更易患肠癌，但对移民的调查研究结果显示，人种差异并不显著。因此除种族的遗传因素外，饮食习惯和饮食结构等生活方式是导致结直肠癌发病的重要因素。全球癌症数据显示，在发病率方面，结肠癌男女性别比为1.11，直肠癌为1.57。这种差异也同样存在于其他地区和国家，结肠癌男女性别比的范围为0.95~1.16，而直肠癌男女性别比的范围为1.06~1.70。可以看出，男性比女性更容易发生直肠癌，而结肠癌方面，男性和女性之间差异很小。

　　结直肠癌是在环境和遗传等多种致癌因素的刺激下，因肠黏膜上皮或腺体上皮失去正常生长机制，过度增生及分化异常而形成的恶性肿瘤。50%~70%的结直肠癌是由腺瘤发展而来，整体病程长达10~15年。结肠腺瘤是绝大多数结直肠癌发生的必经前体，因此，结肠腺瘤阶段的筛查对结直肠癌防治至关重要。大部分结直肠癌临床症状没有特异性，常见为便血、腹痛、排便习惯改变、腹部包块等，严重者甚至会出现肠梗阻；而多数患者在确诊时已属于中晚期，当肿瘤侵犯浸润、转移到不同部位时，会出现相应的症状，右侧病变通常表现为出血和贫血，左侧病变通常表现为梗阻症状（如腹部绞痛）。

　　癌症是一种与年龄密切相关的慢性疾病，近60%的癌症死亡可以通过规避常见的危险因素来避免，如不健康的生活方式：吸烟、饮酒、缺乏运动和不平衡的饮食习惯（高热量、高脂肪、低膳食纤维的饮食）等。随着结直肠癌筛查普及率的升高和诊疗技术的进步，部分发达国家和地区的发病率呈现下降或保持稳定的趋势。结直肠癌筛查和危险因素控制可以有效预防和早期诊断结直肠癌，降低发病率和死亡率。因此，确立和完善结直肠癌早筛早诊体系和针对癌前病变的预防和控制等相关措施尤为关键。《中国结直肠肿瘤早诊筛查策略专家共识》推荐结直肠癌筛查人群年龄为40~74岁，并建议将城市人群作为优先筛查对象，尤其是有典型家族病史者。

中医古籍文献中无结直肠癌的确切病名，但对肠癌的认识最早可追溯至《黄帝内经》，肠癌在古籍中记载为"积聚""肠澼""肠溜""肠覃""癥瘕""下痢""肠风""脏毒""锁肛痔""肠积""腹痛伏梁"等，早期记载和解释多从字面上理解，常注解为"结聚于筋的赘瘤""腹中肠道的肿瘤""此瘤坚硬"等。《灵枢·刺节真邪》描述"肠溜"云："有所结，气归之，卫气留之，不得反，津液久留，合而为肠溜，久者数发乃成。"《灵枢·水胀》描述"肠覃"提到："肠覃者，寒气客于肠外，与卫气相搏，气不得荣，因有所系，癖而内著，恶气乃起，息肉乃生。"《灵枢·五变》中描述"肠中积聚"曰："人之善病肠中积聚者，何以候之？少俞答曰：皮肤薄而不泽，肉不坚而淖泽。如此，则肠胃恶，恶则邪气留止，积聚乃伤脾胃之间，寒温不次，邪气稍至。蓄积留止，大聚乃起。"《外科大成》描述"锁肛痔"云："锁肛痔，肛门内外如竹节锁紧，形如海蜇，里急后重，便粪细而带扁，时注臭水，此无法治。"描述"脏痈痔"为："肛门肿如馒头，两边合紧，外坚而内溃，脓水常流。"《医学衷中参西录》有云："夫人之肠中可生肠覃，肠覃即瘤赘也。"葛洪在《肘后备急方》中描述晚期肠癌的表现，曰："凡瘕坚之起，多以渐生，如有卒觉便牢大，自难治也。腹中癥有结节，便害饮食，转羸瘦。"古籍中叙述肠癌多从临床表现、病程变化特点、病因病机等角度展开，同时也描述出肠癌的恶性程度、难治性和预后不良的特点。

第一节　西医病因病理

一、发病原因

结直肠癌发病是一个多因素、多步骤、多基因参与的过程，是机体内因与饮食、环境、疾病、生活习惯等多因素相互作用的结果。多种因素的改变导致细胞维持正常生长、增殖、修复和死亡的关键途径被破坏，复杂的遗传调控紊乱最终在细胞水平上促使腺瘤或癌的发生，甚至进一步发展。

（一）遗传易感性

结直肠的癌前损害通过原癌基因或抑癌基因的遗传学改变而发展为肿瘤，这称为"腺瘤-癌"过程。遗传性结直肠癌发病率约占结直肠癌总体发病率的6%，其中家族性腺瘤性息肉病、林奇综合征是最常见的遗传性结直肠癌，黑斑息肉综合征、家族性幼年性息肉病、Turcot综合征、Gardner综合征、遗传相关的慢性溃疡性结肠炎等则较为少见。家族性腺瘤性息肉病是一种常染色体显性遗传病，表现为多发性结肠腺瘤，主要为腺瘤性息肉病基因（结直肠癌抑癌基因）发生胚系突变所致，因此对有家族史的人群进行基因检测和肠镜监测尤为重要。

（二）饮食结构及生活方式

饮食：肥胖是多种肿瘤公认的癌症风险因素，高脂肪饮食通过刺激胆汁酸代谢，促进肠道微生物群将胆汁酸转化为促进肿瘤的脱氧胆酸来增加结直肠癌患病风险。当食物被分解进入肠道后，肠道内表面的肠道干细胞与它们相互作用，并通过细胞内的高脂肪传感器分子感知脂肪水平并做出反应。高脂肪饮食通过增加肠道干细胞的数量和增殖直接作用于肠道干细胞，从而提高患结直肠癌的风险。多项流行病学研究表明，动物蛋白质和脂肪摄入过多，特别是红肉和加工肉类，会增加患结直肠癌的风险，而纤维可以防止结直肠肿瘤发生。纤维摄入量与结直肠癌风险表现出线性剂量负相关，膳食纤维刺激肠道微生物群的丁基生活性，提供大量丁酸盐，具有广泛的抗肿瘤作用。

酒精：乙醇和乙醇的代谢物乙醛可能会改变代谢途径和细胞结构，导致肠道菌群破坏、炎症和免疫抑制等，从而增加患结直肠癌的风险。乙醛可以造成 DNA 损伤，阻止 DNA 的合成和修复，增加患癌风险。

烟草：吸烟和结直肠癌的发生率和死亡率密切相关。2009 年国际癌症研究机构确定了吸烟致癌性与结直肠癌风险之间的联系。吸烟人群结直肠癌患病风险增加了 15% ~ 20%，患癌风险随吸烟强度和持续时间线性增加，此外，吸烟的结直肠癌幸存者的死亡风险比不吸烟幸存者要高两倍以上。

体育活动：久坐的生活方式被认为是导致结直肠癌的危险因素。加强体育活动与结直肠癌死亡率的显著降低相关。然而，运动介导这种抗癌作用的机制尚不清楚。

（三）肠道慢性炎症

炎症形成了促进肿瘤发育的微环境，炎症细胞衍生的细胞因子直接或间接刺激癌细胞的生长。肠息肉史、慢性腹泻、溃疡性结肠炎、克罗恩病、阑尾手术史等均能形成肠道炎性微环境。相关结直肠癌是基于"炎症－异型增生－癌变"模式发生的，在慢性炎症转化为结直肠癌期间，会出现各种异常表观遗传变化，包括 DNA 甲基化、组蛋白修饰、染色质重塑和非编码 RNA 调节。这些变化不仅加速了转化，还通过激活致癌信号通路导致癌症的进展和转移。

二、病理机制

（一）基因突变与结直肠癌的发病机制

1. *RAS* 基因点突变　KRAS 和 NRAS 是由 RAS 家族成员基因编码的两种 GTP 酶蛋白，参与表皮生长因子受体的信号转导，调控细胞生长、分化、增殖和存活。40% ~ 50% 的结直肠癌患者存在 *KRAS* 点突变；3.8% 的结直肠癌存在 *NRAS* 基因点突变。需要检测的位点包括 *KRAS* 和 *NRAS* 基因的第 2、3、4 号外显子。目前已有多项临床研究表明，RAS 野生型的晚期结直肠癌患者能从抗 EGFR 单抗治疗中获益，患者的总生存期明显延长。尤其对于原发灶位于左半结肠和直肠的患者，接受化疗联合抗 EGFR 单抗治疗的患者中位生存期可达到 55 个月以上。对于这部分患者，首选化疗联合抗 EGFR 单抗治疗方案。对于 *RAS* 基因突变患者，应用抗 EGFR 单抗则无明确获益。一般采用化疗联合 VEGF 单抗治疗。

2. *BRAF* 基因点突变　*BRAF* 基因作为 RAF 原癌基因家族的成员，位于 RAS 基因下游，是 RAS–RAF–MEK 激酶通路上的关键成员。在亚洲结直肠癌患者中，*BRAF* 突变率为 5.4% ~ 6.7%。另有研究显示，*BRAF* 基因突变的转移性结直肠癌患者中，90% 为 *BRAF V600E* 突变。NCCN 指南和 CSCO 指南对 *BRAF V600E* 突变的 mCRC 患者的二线治疗均推荐西妥昔单抗＋伊立替康＋维莫非尼（BRAF 抑制剂）或西妥昔单抗＋BRAF 抑制剂 ±MEK 抑制剂的联合方案。BRAF 基因状态对结直肠癌的预后评估也具有指导意义。*BRAF V600E* 突变的结直肠癌患者相比其他患者预后更差，生存时间更短。另外对于林奇综合征的诊断，*MLH1* 突变患者必须加做 MLH1 甲基化或 *BRAF V600E* 突变检测，如果有 *BRAF V600E* 突变则不能确诊为林奇综合征。

3. 微卫星不稳定状态和错配修复蛋白表达　微卫星不稳定（microsatellite instability，MSI）状态和错配修复（mismatch repair，MMR）蛋白表达是包括结直肠癌在内的泛瘤种免疫检查点抑制剂效果的预测指标。根据微卫星的不同状况可将患者分为 3 种：高度微卫星不稳定（MSI-H）、低度微卫星不稳定（MSI-L）和微卫星稳定（micro-satellite stable，MSS）。通常采用美国国家癌症研究所推荐的 5 个微卫星位点进行检测，当 ≥ 2 个微卫星位点显示 MSI，即可诊断为 MSI-H；1 个显示 MSI，可诊断为 MSI-L；没有任何位点显示 MSI，即 MSS。MMR 蛋白需同时检测 4 个常见 MMR 蛋白（MLH1、MSH2、MSH6 和 PMS2）的表达。其中 ≥ 1 种蛋白表达缺失，判定为错配修复基因缺陷（*dMMR*），全部阳性则判定为错配修复基因完整（*pMMR*）。一般而言，*dMMR* 相当于 MSI-H，*pMMR* 相当于 MSI-L 或 MSS。MSI-H 状态的 Ⅱ 期和 Ⅲ 期结直肠癌患者，其预后一般优于 MSS 患者。MSI-H 的 Ⅱ 期患者，一般预后较好，且不能从氟尿嘧啶类单药化疗中获益，所以建议 Ⅱ 期患者术后常规进行 MSI 检测。此外，免疫检查点抑制剂对转移性 MSI-H/*dMMR* 患者疗效较好。Checkmate142 研究表明，纳武单抗对 MSI-H/*dMMR* 患者有效率为 31%，而非 MSI-H/*dMMR* 患者有效率较低。KEYNOTE-177 研究表明，MSI-H/*dMMR* 患者姑息一线应用帕博利珠单抗，客观缓解率为 43.8%，而标准化疗靶向组显著较低，为 33.1%。MSI/MMR 状态对于遗传性结直肠癌的诊断也具有较大的意义，尤其是对林奇综合征的诊断，*MMR* 基因的胚系突变是确诊的金标准。

4. Her-2　*Her-2* 是 *EGFR* 基因家族成员，其作为结直肠癌的原癌基因之一，可通过激活 RAS-RAF-MEK 和 PI3K-AKT-mTOR 通路，抑制肿瘤细胞凋亡，促进肿瘤新生血管形成。结直肠癌中 *Her-2* 扩增/过表达的总体发生率约为 5%，与 KRAS、NRAS 和 BRAF 突变存在相互排斥，且在原发肿瘤与转移瘤之间高度一致。

5. NTRK 基因融合　NTRK 基因融合在结直肠癌中比较罕见，发生率为 0.35%。NTRK 抑制剂仅对携带 NTRK 融合的患者有效，而对突变患者无效。

6. PIK3CA 突变　在中国，人群中 *PIK3CA* 突变率仅为 3.5%，与 RAS 信号通路共同构成 EGFR 下游两条平行通路。与 *RAS* 和 *BRAF* 基因突变的排他性不同，*PIK3CA* 突变可与 *RAS* 突变共同存在。研究显示，*PIK3CA* 突变可能是对阿司匹林治疗有效的预测标志物。

（二）炎症与结直肠癌的发病机制

炎症影响结直肠癌发生的各个阶段，并调节肿瘤微环境中细胞的极化及相应的细胞因子环境。针对肿瘤微环境中各种免疫细胞类型的组合方法目前正在试验中。外部因素，如环境暴露、饮食习惯、共生和致病微生物，可以直接和间接地改变肿瘤细胞及微环境内细胞的行为，这也影响疾病进展和对治疗的反应。根据炎症影响结直肠癌发病的时间点，可将其分为三种类型：先于肿瘤发生的慢性炎症、肿瘤诱发的炎症和治疗诱导的炎症。它们都有一个共同的特点，即天然免疫细胞的促肿瘤性激活和免疫抑制性肿瘤微环境的建立。

炎症相关的肿瘤发生：由感染、异常免疫反应或环境因素（如吸烟、吸入污染物或饮食因素）引发的慢性炎症显著增加了肿瘤发展的风险。长期且控制不佳的炎症性肠病及不良饮食习惯导致的胃肠道慢性炎症是主要的危险因素。营养不良和肥胖对炎症和免疫反应都有显著影响。尽管只有 5% 的结直肠癌是在明显的慢性炎症环境下发生的，但炎症相关肿瘤发生的小鼠模型，特别是偶氮甲烷/葡聚糖硫酸钠模型，对肿瘤发生的各种机制的鉴定提供了非常丰富的信息，其中许多机制也被证明与散发性肿瘤发生有关。

肿瘤引起的炎症：尽管炎症可能是肿瘤起始的一个强有力的驱动因素，但绝大多数癌症发生之前都没有明显的炎症。然而，散发性肿瘤可以引起炎症，它们强烈依赖于肿瘤微环境内的细胞和细胞之间的相互作用，以促进局部肿瘤生长和远处转移的形成。在结直肠癌发病过程中调节先天和适应性免疫反应及基质细胞激活的一些机制已经被发现。此外，在肿瘤生长过程中，肿瘤的大小超过了血液供应，缺氧和缺乏足够的营养会导致坏死细胞死亡并分泌促炎症损伤相关的分子模式，如 HMGB1、IL-1、尿酸或 ATP。

治疗引起的炎症：另一种对结直肠癌过程有显著影响的炎症类型是治疗性炎症。放疗和化疗诱导肿瘤细胞死亡及肿瘤微环境内的改变，从而诱导细胞伤口愈合反应。治疗诱导炎症是治疗反应和复发的一个重要决定因素，根据不同的背景，它可能具有抗肿瘤和致肿瘤作用。死亡的肿瘤细胞可以释放与损伤相关的分子模式（包括 ATP、双链 DNA、钙素和 HMGB1），募集并激活抗原呈递细胞。结合从死亡细胞中释放肿瘤新抗原，这可能激活新生 T 细胞反应并提高免疫监视。

（三）肠道微生物与结直肠癌的发病机制

近年来，研究发现结直肠癌的发生发展往往伴随着肠道微生物组成的改变。拟杆菌属、副拟杆菌属、另枝菌属和阿克曼菌属等肠道菌群种属丰度的上升可能与结直肠癌的发生呈正相关，而梭菌属、双歧杆菌属、乳杆菌属和瘤胃球菌属等种属丰度的下降可能进一步加剧结直肠癌。此外，结肠黏膜表面微生物生物膜的形成为结肠细胞的癌变创造了有利条件，并与散发性结直肠癌风险的增加相关。越来越多的证据表明，一些细菌，例如核梭杆菌或脆弱拟杆菌与结直肠癌的发生有关。这种影响可能是由于肠道微生物群本身、细菌可能产生的毒素和（或）发酵副产物形成的代谢物造成的，所有这些都会深刻影响肠道内稳态，导致促炎或抗炎免疫反应及随后的结直肠癌发展。肠道微生物群驱动的炎症状态被认为对结直肠癌的发育和进展有影响。细菌及其代谢物具有遗传毒性，可直接转化 IECs。其次，肿瘤表面屏障功能的丧失可以触发共生细菌诱导的促肿瘤炎症。另外，致病菌可引起结肠炎症，从而发生肿瘤。通常，结直肠癌是逐渐发展的过程，导致遗传和表观遗传变化的积累。当肠上皮增生发生时，会失去其特征结构和功能，并发展为增生异常，形成腺瘤，最终可能会侵入黏膜下成为癌。微生物群已被证明在腺瘤到癌症、肿瘤形成和进展路径中发挥着关键作用。

真菌群落的变化及其对宿主生理和病理的相关影响也与结直肠癌相关，通过比较不同的人类真菌群落的真菌组成研究，发现差异较大，Aspergillus、Candida、Cladosporium、隐球菌属、Galactomyces、Malassezia、酵母菌属和 Trichosporon 属的种类相对较少，呈现出更一致的丰度。真菌可以通过从受污染食品中的致病菌（曲霉属、青霉属和镰刀菌属）中提取的霉菌毒素（如黄曲霉毒素、sterigmatocystin、伏马菌素 B、赭曲霉毒素 A、trichocenes 和 patulin）直接促进癌变，常与胃肠道肿瘤的发生有关。

（四）铜与结直肠癌发病机制

癌细胞通过独特的代谢过程来满足对增殖和生存的不懈需求。如今，独特的新陈代谢被认为是癌症的标志。早期研究反复观察到恶性组织中某些重金属水平的变化，肠癌患者的血清和组织中的铜水平升高。除其作为关键代谢酶的辅助因子外，铜还通过充当信号分子（如 MEK1）的辅助因子直接促进肿瘤生长，如 MEK1 将致癌性 BRAF 信号转导至 ERK1/2。

铜主要存储在肝脏中，以蛋白质结合的形式将其释放到血液中，而胆汁中则分泌出过量的铜。作为一种有毒的重金属，铜的含量受一系列转运蛋白、伴侣蛋白和酶的调控。组织细胞通过铜转运蛋白 Ctr1 从血清中吸收铜。Ctr1 运送亚铜（Cu Ⅰ），但不运送铜（Cu Ⅱ）。当铜以 Cu Ⅱ 形式提供时，这种吸收机制需要 Ctr1 与金属还原酶协同作用。铜吸收的这一两步式研究表明，癌细胞需要操纵转运蛋白和还原酶的表达才能调节细胞内铜的水平。

第二节　中医病因病机

一、病因

1.外感邪气　外邪侵袭机体，风寒暑湿燥火皆为致病邪气，《素问·至真要大论》："夫百病之生也，皆生于风寒暑湿燥火，以之化之变也。"王冰注曰："风寒暑湿燥火，天之六气也。静而顺者为化，动而变者为变，故曰之化之变也。"结直肠癌的主要致病因素与风、寒、湿相关。风邪发病，入络伤血，则成肠风泻血不止，《圣济总录》云："肠风下血者，肠胃有风，气虚挟热。血得热则妄行，渗入肠间，故令下血。"寒邪致病，络中之气血凝滞，为腹中积聚形成的首要因素，《灵枢·百病始生》云："积之始生，得寒乃生，厥乃成积也。"湿邪着络，重滞黏滑，致气血不和，《医学入门》云："湿火滞于肠中，故名滞下。"

2.情志不畅　情志与肿瘤发病密切相关，"百病皆生于气"。忧思抑郁，情志不畅，则气机怫郁，滞于络脉；肝气不舒，木克脾土，横逆犯脾络，运化失常，湿热痰浊内生，久而瘀滞肠道，息而成积。《灵枢·百病始生》云："内伤于忧怒，则气上逆，气上逆则六输不通，温气不行，凝血蕴里而不散，津液涩渗，著而不去，而积皆成也。"《千金要方》云："七气者，寒气、热气、怒气、恚气、忧气、愁气，此之为病皆生积聚。"七情所伤，抑郁、焦虑、忧伤、暴怒等皆伤气血，引起积聚生于肠道。

3.饮食不节　《卫生宝鉴》曰："凡人脾胃虚弱，或饮食过常或生冷过度，不能克化，致成积聚结块。"饮食不节包括饮食过饥过饱、肆食酒面炙煿、黏滑难化之物，或饮食不节，损伤肠胃，致肠络气不充或络血不营，致饮食不化，久而成积。《素问·痹论》曰："饮食自倍，肠胃乃伤。"《素问·生气通天论》曰："因而饱食，筋脉横解，肠澼为痔。"长期过度饱食，致肠道经络不畅，出现肠胃横满，导致食物在胃肠内郁积，生化湿热，湿郁遏气血，热灼伤肠络。郁积过久，导致胃肠筋脉横解，形成如同直肠静脉曲张的临床疾病，诱发下利脓血等病证。因结滞不散或饮食不节，久泻久痢，息肉虫积，损伤脾胃，湿热痰浊内生，与气血结聚于肠道而成肿瘤。

4.素体亏虚　素体本虚可因虚致邪，因虚致积。《备急千金要方》曰："夫众病积聚，皆起于虚，虚生百病。积者，五脏之所积，聚者，六腑之所聚。"正虚由先天禀赋不足、年老久衰或后天失养，致脾肾亏虚、正虚感邪、正邪斗争而正不胜邪，导致邪气踞之，损伤气络血络，络脉原有生理功能紊乱，致痰浊、瘀血、邪毒等壅遏络脉，络息成积。《活法机要》曰："壮人无积，虚人则有之。脾胃怯弱，气血两衰，四时有感，皆能成积。"

二、病机

结直肠癌是由于素体正虚、感受外邪、情志饮食所伤甚至宿疾日久不愈等引起正气亏虚，脏腑失和，经络不利，邪气留恋于肠腑，气、痰、湿、瘀形成，下注大肠，损伤肠络，致大肠传导失司，气络血络功能失常，气滞、血瘀、痰浊蕴结于腹内，久积成癌，癌邪和伏毒随络脉循行，致络脉异生、络虚络瘀，随行入正虚之脏腑，渐成转移，以腹内结块或胀或痛、甚则羸弱为主要临床特征。

《灵枢·上膈》指出："喜怒不适，食饮不节，寒温不时，邪气胜之，积聚以留。"《景岳全书·积聚》有言："积之始成也，或因暴怒喜悲思恐之气，或伤酸甘辛咸之味，或停温凉寒热之饮，或受风寒暑湿燥火之邪，其初甚微……若久而延之，留滞不去，遂成五积。"《医学入门》曰："积聚、癥瘕、痞满，皆太阴湿土之气。始因外感、内伤、气郁，医误补而留之以成积。"文献中均提到多种因素共同作用而成肠癌，内外因相合加之长久刺激共同影响病变过程，体现出肠中积聚形成和发展的复杂病理环境。总之，湿热、痰浊、瘀血、邪毒搏结成癌肿，积于肠腑是病变之标，而正气不足、脾肾亏虚为病变之本。

古代医家对结直肠癌的病因病机有"伤风犯胃飧泄，久而湿毒成癖，注于大肠，传于少阴，名曰肠癖"（《医学入门》），"肠风者，邪气并入，随感随见；脏毒者，蕴积毒久而始见"（《丹溪心法》），"凡脾肾不足及虚弱失调之人，多有积聚之病"（《景岳全书》），"忧思郁怒，气机不和，日久聚而成积"（《儒门事亲》）等相关认识。肠癌的发生外因为饮食、外邪等，内因为七情六淫、禀赋不足等，形成湿毒、气滞、血瘀等病理因素，病理表现为肠中气络、血络功能受损，在不同病理阶段呈现出络虚不荣、气络郁滞、络脉瘀阻、络脉瘀塞、络息成积、络脉异生的病证。

肠癌的发生发展是由气及血入络的复杂的渐变过程。肠腑为"传导之官"，大肠主传化糟粕，主津与肺相表里，肠腑可影响肠道传导和水液代谢功能，大肠气络与传化功能最为相关，大肠血络与主津功能最为相关。湿热、邪毒、食积等内蕴，搏结肠中气血，致使肠道通降传导失司，血络受损溢出络外，肠络发生病变，出现排便习惯改变、粪便性状改变、大便秘结或泄泻、腹痛、腹内结块、便血等症状。若湿热蕴结于大肠，湿邪阻滞络气运行，热邪灼伤津液，损伤肠黏膜，肠中血络虚滞，肠道失润，出现腹痛、里急后重、大便秘结等症状。若邪毒胶结深入肠络，致经络阻滞，肠络失和，日久肠络瘀塞，癌栓形成，出现腹中肿块坚硬而固定不移，持续腹痛不解，形成转移微环境。肠癌末期，机体正气亏虚严重，络虚不荣，邪毒内盛，更加损耗气血，机体失养，出现乏力消瘦、声低气怯、纳差脘痞、易感外邪等表现。

第三节　西医诊断与治疗

一、临床表现

结直肠癌患者早期症状不明显，临床表现主要为肠道症状，当病情发展到一定程度，肿瘤发展到中晚期，随着肿瘤增长和转移情况的变化，临床表现有所差异。左右半结肠和直肠在解剖学和生理功能上存在差异，因此临床表现上有所不同。左半结肠癌（横结肠左半部、乙状结肠癌）和直肠癌多表现为便血和肠梗阻，容易早期发现和诊断；右半结肠癌（盲肠、升结肠癌、横结肠右半部）多以贫血为主要表现，容易忽视和延误诊断。临床常见的症状如下。

1.排便习惯改变　排便习惯改变常常是早期出现的症状，多表现为排便次数改变（腹泻、便秘、腹泻便秘交替），常伴随里急后重、排便不尽或排便困难的感觉。这是肿瘤对肠道的刺激或堵塞肠腔、浸润肠管所致。若病情持续进展，可发生肠管狭窄引起肠梗阻。

2.大便性状改变　便血是最常出现的症状之一，是粪便与肿瘤摩擦或肿瘤表面溃烂出血所致。血便常呈现肉眼血便，可为鲜红色、暗红色、柏油色等；或未见肉眼血便，大便潜血试验阳性。血便的颜色与肿瘤位置相关，一般来说，当肿瘤位置靠近近端肠道，血便颜色常呈柏油色或暗褐色，当肿瘤位置靠近远端肠道，血便颜色常呈鲜红色和暗红色。当肿瘤部位继发感染，周围组织发生炎性浸润，肠癌粪便可混杂脓血、黏液及坏死组织等。此外，肿瘤增长致肠管狭窄、大便通过困难，大便外形可发生改变，如大便变细或带状便等。

3. 腹痛或腹部不适　结直肠癌初期腹痛不明显，常表现为腹胀、隐痛等不适症状。晚期肿瘤侵犯到转移部位可引起相应部位的疼痛。由于肿瘤部位糜烂，炎性因子刺激肠道，常为定位不确切的持续性隐痛。直肠癌进展至肿瘤蔓延到直肠周围，侵犯骶丛神经，可出现剧痛。

4. 腹部肿块　肿瘤生长到一定体积可在触诊时扪及腹部肿块，50% 左右的结肠癌患者确诊时可发现腹部包块。癌细胞侵及肠壁后形成癌肿，或与邻近的脏器、肠腔或网膜粘连形成腹部肿块。肿块质硬、不规则，可随肠管有一定的活动度，晚期结直肠癌由于癌肿浸润较深、粘连严重，包块可固定。

5. 肠梗阻相关症状　肠癌常常围绕肠腔环周生长，当肿瘤体积生长到相当体积可引起肠腔狭窄，同时引起肠道平滑肌运动障碍，可引起完全性肠梗阻和不完全性肠梗阻，一般发生于肠癌晚期，多表现为低位不完全肠梗阻，出现腹胀、腹痛、便秘等症状。由于左半结肠癌肠腔较窄，肠内粪便较右半结肠干硬，因此更容易发生肠梗阻。

6. 慢性消耗性症状　癌症晚期，多数患者出现贫血、消瘦、乏力、低热等慢性消耗性表现。结直肠癌患者存在机体代谢异常（糖、脂肪和蛋白质代谢异常）、营养摄入不足和丢失增加、肠道慢性失血及肿瘤溃烂引起的内毒素吸收等问题，会进一步加重慢性消耗症状，甚至出现恶病质，肿瘤恶病质患者生存期会明显缩短。

腹痛、便血、排便习惯的改变及贫血是最常见的主要症状，但往往还伴随其他的消化道症状。当出现腹胀、体重下降和呕吐时常常提示疾病加重或进展。当结直肠癌伴随远处转移发生时，可出现转移相关的症状，如肠癌在盆腔广泛浸润时，可出现腰骶部酸痛、坠胀感等；转移至肝脏，可出现肝区疼痛或闷胀不适。

二、检查检验

1. 体格检查　结直肠癌转移到腹盆腔，直肠指检可在膀胱直肠窝或子宫直肠窝内扪及块状物；肿瘤在盆腹腔播散，肠管、腹壁等形成粘连，触诊腹硬。严重的肠癌肝转移，可见腹大、移动性浊音阳性，肝功能障碍时伴见黄疸。肠癌经淋巴管转移至左锁骨上淋巴结和腹股沟淋巴结时，可扪及肿大质硬的淋巴结。髂血管旁淋巴结肿大可压迫髂静脉，引起下腔静脉回流受阻，导致下肢水肿和会阴部水肿等。

2. 大便潜血试验检查　肠道少量出血时，非肉眼可见血便，表现为大便潜血试验阳性。大便潜血试验有助于早期诊断大肠癌，降低 15% ~ 33% 的大肠癌死亡率，可作为肠癌普查初筛方法和诊断的辅助检查。然而，大规模筛查中仍有 1/3 肠癌病例因潜血阴性而漏诊，无论化学法或免疫法潜血试验，均未能解决大肠肿瘤间歇性出血带来的假阴性问题。大便潜血试验的阳性预测价值较低，超过 80% 的潜血阳性者并未发现大肠肿瘤。

3. 肿瘤标志物检查　癌胚抗原（CEA）作为消化道肿瘤实验室常规检测的标志物，对于结直肠癌的诊断有较大的参考意义。结直肠癌患者在诊断、治疗前、疗效评价、病情随访监测时需检测外周血 CEA。人的血清 CEA 正常浓度参考值为 0 ~ 5 ng/mL，97% 的健康成人血清 CEA 浓度在 2.5 ng/mL 以下。CEA 水平的升高通常预示着几个月后病情的发展，并且可能是潜在的治疗后复发的信号。CEA 提示结直肠癌复发情况的灵敏度大约为 80%，特异性大约为 70%。手术前异常的 CEA 值和疾病复发的高危性及不良的预后有关。其他肿瘤标志物如 CA19-9、CA-242 等亦可协助诊断结直肠癌，联合测定可提高诊断的敏感性和阳性预测价值。有肝转移患者建议检测 AFP；疑有腹膜、卵巢转移患者建议检测 CA125。

4. 直肠指诊 　直肠指诊可发现距肛门 7～8 cm 之内的中下段直肠肿物，对疑似直肠癌者必须常规做直肠指检。了解直肠肿瘤大小、形状、质地、占肠壁周径的范围、基底部活动度、肿瘤下缘距肛缘的距离、肿瘤向肠外浸润状况、与周围脏器的关系、有无盆底种植等，同时观察有无指套血染。对于女性直肠癌患者，怀疑肿瘤侵犯阴道壁者，推荐行三合诊，了解肿块与阴道后壁的关系。

5. 内镜检查 　包括直肠镜、乙状结肠镜、纤维结肠镜。直肠镜和乙状结肠镜适用于病变位置较低的结直肠病变。乙状结肠镜可减少直肠及远端结肠 60% 的腺癌发生率，降低 80% 的死亡率。然而乙状结肠镜并不能够观察到近端结肠的病变情况，此外，约 30% 的大肠肿瘤发生在近端结肠，因此对于高危人群及在近端结肠或直肠发现腺瘤或肿瘤的患者，建议行进一步的全结肠镜检查。结肠镜即全结肠镜，目前结肠镜检查仍是大肠肿瘤诊断的金标准，所有疑似结直肠癌患者均推荐全结肠镜检查。但可除外一般状况不佳、难以耐受者；急性腹膜炎、肠穿孔、腹腔内广泛粘连者；肛周或严重肠道感染者。肠镜检查最常出现的并发症是出血和穿孔，出血的发生率为 0.07%～0.1%，穿孔发生率为 0.2%～0.3%。

6. 影像学检查

（1）CT：对于结肠病变患者，CT 检查被认为是一种安全性最高、依从性最好、一次性检查患者受益率最高的检查方法，具有检查时间短、病变发现敏感性高等优点，被广泛用于临床检查。CT 由于空间分辨率相对较低，显示黏膜微细病变不如常规胃肠道检查，因此不能完全取代内镜检查，但 CT 的主要特点是可同时显示腔内、外病变。CT 可清晰显示原发灶的位置、形态（肿块型、肠壁浸润型）、环周受累程度。对于少数肿瘤显像不明显者，需结合肠镜、多平面重建等寻找原发灶。此外，还可以通过肿瘤浸润深度判断肿瘤分期。推荐行胸部/全腹/盆腔 CT 增强扫描检查，用于以下几个方面：①结肠癌 TNM 分期诊断；随访中筛选结直肠癌吻合口复发灶及远处转移瘤；②判断结肠癌原发灶及转移瘤辅助治疗或转化治疗效果；③鉴别钡剂灌肠或内镜发现的肠壁内和外在性压迫性病变的内部结构，明确其性质；④有 MRI 检查禁忌证的直肠癌患者。但需了解 CT 评价直肠系膜筋膜状态的价值有限，尤其对于低位直肠癌患者。

CT 诊断不作为直肠癌早期的诊断，但 CT 可以判断直肠癌的分期，了解周围组织转移情况。CT 检查作为对晚期直肠癌诊断及复发性的手术估计有较大意义。通过胸部 CT 或胸部 X 线检查，可以了解肺部、胸膜、纵隔淋巴结等有无转移；通过腹盆腔 CT，可了解肿瘤的部位、与邻近结构的关系、直肠周围及腹盆腔其他部位有无转移。

（2）MRI：磁共振成像技术是通过气体、水或顺磁性、超顺磁性氧化铁微粒悬浮液经口服和（或）经直肠灌入，标记肠道和静脉注射钆对比剂增强等检查方法。研究发现磁共振增强扫描技术对诊断结直肠癌病变的敏感性为 100%。MRI 在某些方面（如无电离辐射）有着绝对优势，但 MRI 检查时间长、操作不如 CT 简单易行。在诊断方面，MRI 空间分辨力低，对结肠运动伪影较为敏感并且不能进行病灶活检和内镜微创治疗。MRI 检查被推荐作为直肠癌常规检查项目，判断直肠癌的术前分期，评价肝转移的发生，评估腹膜及肝被膜下的病灶。对于局部进展期直肠癌患者，需在新辅助治疗前、后分别行基线、术前 MRI 检查，评价新辅助治疗的效果。临床或超声/CT 检查怀疑肝转移时，推荐行肝脏增强 MRI 检查。

磁共振检查对直肠癌的监管会更有意义，但是磁共振目前还缺少技术完善，对磁共振所提供的图像认识也应该进一步深化。进行盆腔磁共振检查，了解肿瘤的部位及与周围邻近结构的关系，有助于术前临床准确地分期，制定合理的综合治疗策略。对于结肠癌，推荐行全腹+盆腔 CT（平扫+增强）

扫描，可兼顾肿瘤病灶及转移瘤好发部位（如肝脏）。对于直肠癌，推荐盆腔 MRI 检查。

（3）超声：普通超声可以协助判断结直肠癌肝转移和腹腔淋巴结情况。超声内镜检查能显示直肠壁各层，即黏膜-黏膜肌层、黏膜下层和固有肌层，有助于确定肿瘤的浸润深度和肠旁淋巴结情况，其准确率为 64%～96%，但超声内镜局限性体现在对较小的淋巴结或远离肿瘤的淋巴结检出能力有限。超声内镜可以完成诊断、穿刺活检、注射治疗等诊治过程，为结直肠癌的早期诊断及术前对肿瘤原发灶及转移灶、淋巴结和有无远处转移分期诊断提供参考。

（4）X 线：气钡双重 X 线造影可作为诊断结直肠癌的检查方法，但不能应用于结直肠癌分期诊断。如疑有结肠梗阻的患者应当谨慎选择。气钡双重对比显示结肠的轮廓和黏膜，肿瘤部位定位准确，操作简单，并发症发生率低，被认为是一种安全有效的检查方法。但因气钡双重 X 线造影不能直接观察肠壁各层（黏膜层、黏膜下层及浆膜层）而对深处病变的检出能力受到限制，对其病理分期情况及对肿瘤的 TNM 分期亦受到很大影响；另外肠道内粪便及肠道重叠也可能影响检查结果，且不能对病灶进行活检。气钡双对比灌肠检查对直径为 0～9 mm 的息肉漏诊率高达 87%，直径 9 mm 以上的息肉则达 67%。

（5）PET/CT：全身的 PET/CT 对于检测局部和远处复发具有高度敏感性，可对靶点准确定位，聚焦最高代谢活跃区域，进行肿瘤定性、定量分析，但由于（18FDG）PET/CT 分辨率低，以及胃肠道本身的生理摄取、炎性等良性病变都能造成高摄取，使肠道检查时假阳性率增加，此外难以对原发性结直肠癌浸润深度进行评价。PET/CT 并不是结直肠癌首选和主要诊断方法，目前主要用于对结肠癌的复发和转移的评估和监测。不推荐常规使用，但对于病情复杂、常规检查无法明确诊断的患者可作为有效的辅助检查方法。

7. 病理学检查　结直肠癌病理标本包括内镜活检标本、内镜下黏膜切除术标本、内镜下黏膜剥离术标本和外科手术切除标本、脱落细胞等。病理活检报告是结直肠癌治疗的根本依据。活检诊断为浸润性癌的病例行规范性结直肠癌的治疗。

三、诊断与鉴别诊断

（一）诊断要点

1. 疾病史和家族史　存在结直肠癌易感基因致病性突变的个体发生结直肠癌的风险很高，疾病史和家族史也是结直肠癌筛查的重要内容。结直肠癌的发病可能与溃疡性结肠炎、结直肠息肉、结直肠腺瘤、克罗恩病、血吸虫病等疾病相关。

遗传性结直肠癌发病率约占结直肠癌的总体发病率的 6%，相关家族史包括：林奇综合征、家族性腺瘤性息肉病、黑斑息肉综合征等。当有一名一级亲属患有结肠癌时，该个体罹患结肠癌的风险比为 2.24，当家族中有两名亲属患有结肠癌时，风险比将增至 3.97。

2. 症状和体征　出现排便习惯改变（便频、腹泻或便秘，伴或不伴里急后重、肛门坠胀）、大便性状改变（变细、血便、黏液便等）、腹痛或腹部不适、腹部肿块（以右半结肠癌多见）、肠梗阻（以左侧结肠癌多见）、全身消耗性症状（如贫血、消瘦、发热、乏力等）等表现；存在触及腹部包块、直肠指诊触及肿块等体征。

3. 辅助检查　疑似结直肠癌患者推荐全结肠镜检查及病理组织学检查，直肠癌强调肛门指诊。进行影像学评价，结肠癌患者推荐行全腹+盆腔 CT（平扫+增强）检查，直肠癌患者推荐行盆腔 MRI 检查。结直肠癌患者在诊断、治疗、随访全程检测外周血 CEA、CA19-9。PET/CT 不作为常规推荐使用，但对于病情复杂、常规检查无法明确诊断的患者可作为有效的辅助检查。推荐结直肠癌患者进行 MMR 表达或 MSI 检测，用于林奇综合征筛查、预后分层及指导免疫治疗等；有条件者推荐行 *KRAS*、*NRAS* 基因突变检测，用于指导肿瘤靶向治疗。

（二）鉴别诊断

1.肠易激综合征　以腹痛、腹部不适、大便习惯和性状改变为特征的功能性肠病，目前病因尚未明确，没有特定的诊断试验。患者符合肠易激综合征诊断标准且不存在警报症状时，患有器质性病变的可能性不大。但对于年龄大于 50 岁的患者，结肠镜或影像学检查是有必要的。

2.溃疡性结肠炎　直肠和结肠的慢性非特异性炎症，病变累及黏膜及黏膜下层，呈弥漫性分布。腹泻和便血是本病最常见和突出的症状，大便次数及便血的程度反应病情轻重及活动性。本病可伴有多种肠外表现，包括关节、皮肤、口腔、眼等。结肠镜检查可见病变呈连续性、弥漫性分布，活组织检查可予以鉴别。

3.阑尾炎　由阑尾慢性炎症或梗阻引起，起病隐匿，症状发展缓慢，间断发作，病程持续较长，常表现为反复发作的右下腹痛、间断性隐痛或胀痛，时重时轻，部位比较固定。多数患者在饱餐、运动、劳累、受凉和长期站立后，诱发腹痛发生。压痛是唯一的体征，X 线钡剂灌肠检查或超声检查可予以鉴别。

4.肠结核　可有肠外结核病的病史，特别是活动性肺结核，好发于中青年人。临床表现为腹泻、腹痛、腹块，伴有结核中毒症状。肠结核多为环形溃疡，好发于回盲部，结核菌素试验阳性和活检抗酸杆菌染色可找到抗酸杆菌，抗结核治疗（2～6 周）有效。

5.克罗恩病　一种胃肠道慢性炎性肉芽肿性疾病，病变累及全消化道。临床表现为腹痛、腹泻和体重下降，伴发热等全身症状，可有肠梗阻、腹腔脓肿等并发症，可见多种肠外表现。结肠镜、X 线胃肠钡餐检查、活检是诊断的主要手段，表现为纵行溃疡、卵石征溃疡，活检见非干酪样肉芽肿，各项检查均为典型表现可确立诊断。

6.缺铁性贫血　由于体内铁缺乏，不能满足红细胞合成需要，与膳食中缺铁或慢性失血病史有关，细胞学检查表现为小细胞低色素性贫血。右半肠癌初发时常表现为贫血，为肠道失血所致。

7.慢性细菌性痢疾　由于急性细菌性痢疾治疗不当演变而成，患者常有不同程度的腹部症状，常引起左下腹痛，常为发作性痉挛，伴里急后重和黏液脓血便。诊断主要根据过去急性病史和大便培养检查确定。

8.痔疮　内痔多以便血为主要症状，便血一般发生于排便时，呈喷射状流出或在便后滴鲜血。便血是由于排便时腹内压增高，致痔内静脉丛血压升高、痔破损而起，可伴有肛门异物感或肛门疼痛。通过临床表现和肛管镜检查较易判断。

四、治疗

结直肠癌的治疗采取个体化治疗的原则，根据患者的全身状况和各个脏器功能状况、肿瘤的位置、肿瘤的临床分期、病理类型及生物学行为等决定治疗措施，临床上一般采取以手术为主的综合治疗，合理结合现有治疗手段，以期最大程度地根治肿瘤、最大程度地保护脏器功能和改善患者的生活质量。结肠癌的治疗主要有手术治疗、放射治疗、化学治疗、靶向治疗及免疫治疗。

（一）外科治疗

1.结肠癌的外科治疗原则

① 全面探查，由远及近。必须探查并记录肝脏、胃肠道、子宫及附件、盆底腹膜，以及相关肠系膜和主要血管旁淋巴结和肿瘤邻近脏器的情况。

② 推荐常规切除足够的肠管，清扫区域淋巴结并进行整块切除，建议常规清扫两站以上淋巴结。

③ 推荐锐性分离技术。

④ 推荐遵循无瘤手术原则。

⑤ 对已失去根治性手术机会的肿瘤，如果患者无出血、梗阻、穿孔症状或压迫周围脏器引起相关症状，则根据多学科会诊评估确定是否需要切除原发灶。

⑥ 结肠新生物临床诊断高度怀疑恶性肿瘤及活检报告为高级别上皮内瘤变，如患者可耐受手术，建议行手术探查。

（1）早期结肠癌 $cT_1N_0M_0$ 的治疗：建议采用内镜下切除、局部切除或肠段切除术。侵入黏膜下层的浅浸润癌，可考虑行内镜下切除，决定行内镜下切除前，需要仔细评估肿瘤大小、预测浸润深度、肿瘤分化程度等相关信息。术前内镜超声检查属 T_1 或局部切除术后病理证实为 T_1，如果切除完整、切缘（包括基底）阴性且具有良好预后的组织学特征（如分化程度良好、无脉管浸润），则无论是广基还是带蒂，不推荐再行手术切除。如果具有预后不良的组织学特征或非完整切除，标本破碎切缘无法评价，推荐追加肠段切除术加区域淋巴结清扫。

行内镜下切除或局部切除必须满足如下要求：① 肿瘤大小 < 3 cm；② 肿瘤侵犯肠周 < 30%；③ 切缘距离肿瘤 > 3 mm；④ 活动，不固定；⑤ 仅适用于 T1 期肿瘤；⑥ 高 – 中分化；⑦ 治疗前影像学检查无淋巴结转移的征象。

注：局部切除标本必须由手术医师展平、固定、标记方位后送病理检查。

（2）T_{2-4}，N_{0-2}，M_0 结肠癌：

1）首选的手术方式是相应结肠肠段的切除加区域淋巴结清扫。区域淋巴结清扫必须包括肠旁、中间和系膜根部淋巴结。建议标示系膜根部淋巴结并送病理学检查；如果怀疑清扫范围以外的淋巴结、结节有转移推荐完整切除，无法切除者视为姑息切除。

2）家族性腺瘤性息肉病如已发生癌变，根据癌变部位，行全结直肠切除加回肠储袋肛管吻合术、全结直肠切除加回 – 直肠吻合术或全结直肠切除加回肠造口。尚未发生癌变者可根据病情选择全结直肠切除或肠管节段性切除。林奇综合征患者应在与患者充分沟通的基础上，在全结直肠切除与节段切除结合肠镜随访之间选择。

3）肿瘤侵犯周围组织器官建议联合脏器整块切除。术前影像学报告为 T_4 的结肠癌，在 MDT 讨论的前提下，可行术前化疗或放化疗再施行结肠切除术。

4）行腹腔镜辅助的结肠切除术建议由有腹腔镜经验的外科医师根据情况酌情实施。

5）对于已经引起梗阻的可切除结肠癌，推荐行 I 期切除吻合，或 I 期肿瘤切除近端造口远端闭合，或造口术后 II 期切除，或支架植入术后限期切除。如果肿瘤局部晚期不能切除，建议给予包括手术在内的姑息性治疗，如近端造口术、短路手术、支架植入术等。

2.直肠癌的外科治疗原则

直肠癌手术的腹腔探查处理原则同结肠癌。

（1）直肠癌局部切除：

早期直肠癌（$cT_1N_0M_0$）的治疗处理原则同早期结肠癌。$cT_1N_0M_0$ 如经肛门切除（非经腔镜或内镜下）必须满足如下要求：① 肿瘤大小＜3 cm；② 肿瘤侵犯肠周＜30%；③ 切缘距离肿瘤＞3 mm；④ 活动，不固定；⑤ 距肛缘 8 cm 以内；⑥ 仅适用于 T_1 期肿瘤；⑦ 无血管淋巴管浸润或神经浸润；⑧ 高 - 中分化；⑨ 治疗前影像学检查无淋巴结转移的征象。

注：局部切除标本必须由手术医师展平、固定、标记方位后送病理检查。

（2）直肠癌（cT_{2-4}，N_{0-2}，M_0）：推荐行根治性手术治疗。中上段直肠癌推荐行低位前切除术；低位直肠癌推荐行腹会阴联合切除术或慎重选择保肛手术。中下段直肠癌切除必须遵循直肠癌全系膜切除术原则，尽可能锐性游离直肠系膜。尽量保证环周切缘阴性，对可疑环周切缘阳性者，应追加后续治疗。肠壁远切缘距离肿瘤 1~2 cm，直肠系膜远切缘距离肿瘤≥5 cm 或切除全直肠系膜，必要时可行术中冰冻，确定切缘有无肿瘤细胞残留。在根治肿瘤的前提下，尽可能保留肛门括约肌功能、排尿和性功能。治疗原则如下：① 切除原发肿瘤，保证足够切缘，远切缘至少距肿瘤远端 2 cm。下段直肠癌（距离肛门＜5 cm）远切缘距肿瘤 1~2 cm 者，建议术中冰冻病理检查证实切缘阴性。直肠系膜远切缘距离肿瘤下缘≥5 cm 或切除全直肠系膜。② 切除直肠系膜内淋巴脂肪组织及可疑阳性的侧方淋巴结。③ 尽可能保留盆腔自主神经。④ 术前影像学提示 cT_{3-4} 和（或）N+ 的局部进展期中下段直肠癌，建议行术前放化疗或术前化疗，术前放化疗与手术的间隔时间见放化疗部分。⑤ 肿瘤侵犯周围组织器官者争取联合脏器切除。⑥ 合并肠梗阻的直肠新生物，临床高度怀疑恶性，而无病理诊断、不涉及保肛问题并可耐受手术的患者，建议剖腹探查。⑦ 对于已经引起肠梗阻的可切除直肠癌，推荐行Ⅰ期切除吻合，或 Hartmann 手术，或造口术后Ⅱ期切除，或支架植入解除梗阻后限期切除。Ⅰ期切除吻合前推荐行术中肠道灌洗。如估计吻合口瘘的风险较高，建议行 Hartmann 手术或Ⅰ期切除吻合及预防性肠造口。⑧ 如果肿瘤局部晚期不能切除或临床上不能耐受手术，推荐给予姑息性治疗，包括选用放射治疗来处理不可控制的出血和疼痛、近端双腔造口术、支架植入来处理肠梗阻及支持治疗。⑨ 术中如有明确肿瘤残留，建议放置金属夹作为后续放疗的标记。⑩ 行腹腔镜辅助的直肠癌根治术建议由有腹腔镜经验的外科医师根据具体情况实施手术。

（二）内科治疗

1. 化学治疗

对于局灶性结肠癌，外科根治性手术是其标准治疗方案。根治性手术要求无论是肉眼还是镜下，切缘都是阴性。但是，对已失去根治性手术机会的肿瘤，如果患者无出血、梗阻、穿孔症状，则根据 MDT 讨论评估确定是否需要切除原发灶。

有 25%~40% 的肝及肺转移患者是可能通过手术根治的。由于外科技术的成熟和影像学检查的进步，适合该手术类型的患者能够更容易地被挑选出来。但这类具有可切除远处转移灶的患者在进行择期手术之后，还需要选择最佳化疗方案进行化疗。

对于具有不可切除转移灶的Ⅳ期患者或不能耐受手术的患者，治疗只是一种缓解病情而不是治愈疾病的方法，其治疗目的是延长生存期和改善生活质量。只接受最佳支持治疗的晚期结肠癌患者的中位生存时间约为 6 个月。而选择 5-FU/CF 进行姑息化疗的患者生存期可延长到 10~12 个月，选择奥沙利铂+5-FU/CF 方案（FOLFOX）或伊立替康+5-FU/CF 方案（FOLFIRI）的话则可达到 20~21 个月。患者选择 5-FU 或卡培他滨作为一线治疗方案的话，二线治疗方案可选择 FOLFOX 方案或 FOLFIRI 方案；若一线选择 FOLFOX 方案，二线方案则可选择 FOLFIRI 方案。

内科药物治疗的总原则：必须明确治疗目的，确定属于术前治疗、术后辅助治疗或姑息治疗；必须在全身治疗前完善影像学基线评估，同时推荐完善相关基因检测。推荐对临床确诊为复发或转移性结直肠癌的患者进行 K-ras、N-ras 基因突变检测，以指导肿瘤靶向治疗。BRAF V600E 突变状态的评估应在 RAS 检测时同步进行，以对预后进行分层，指导临床治疗。推荐对所有结直肠癌患者进行 MMR 蛋白表达或 MSI 检测，用于林奇综合征筛查、预后分层及指导免疫治疗等。MLH1 缺失的 MMR 缺陷型肿瘤应行 *BRAF V600E* 突变分子和（或）MLH1 甲基化检测，以评估发生林奇综合征的风险。

一些结直肠癌抗 HER2 治疗临床研究获得了可喜的成果，但目前尚无规范的检测判读标准，有条件的单位可适当开展相关工作。在治疗过程中必须及时评价疗效和不良反应，并在多学科指导下根据患者病情及体力评分适时地进行治疗目标和药物及剂量的调整。重视改善患者生活质量及合并症处理，包括疼痛、营养、精神心理等。

（1）直肠癌的新辅助治疗

新辅助治疗的目的在于提高手术切除率，提高保肛率，延长患者无病生存期。推荐新辅助放化疗仅适用于距肛门 < 12 cm 的直肠癌。

1）直肠癌术前治疗推荐以氟尿嘧啶类药物为基础的新辅助放化疗。

2）$T_{1-2}N_0M_0$ 或有放化疗禁忌的患者推荐直接手术，不推荐新辅助放化疗。

3）T_3 和（或）N+ 的可切除直肠癌患者，原则上推荐术前新辅助放化疗；也可考虑在 MDT 讨论后行单纯新辅助化疗，后根据疗效评估决定是否联合放疗。

4）T_4 或局部晚期不可切除的直肠癌患者，必须行术前放化疗。治疗后必须重新评价，MDT 讨论是否可行手术。新辅助放化疗中，化疗方案推荐首选卡培他滨单药或持续灌注 5-FU 或 5-FU/LV，在长程放疗期间同步进行化疗。放疗方案请参见放射治疗原则。

5）对于不适合放疗的患者，推荐在 MDT 讨论下决定是否行单纯的新辅助化疗。

（2）T_{4b} 结肠癌术前治疗：

1）对于初始局部不可切除的 T_{4b} 结肠癌，推荐化疗或化疗联合靶向治疗方案。必要时，在 MDT 讨论下决定是否增加局部放疗。

2）对于初始局部可切除的 T_{4b} 结肠癌，推荐在 MDT 讨论下决定是否行术前化疗或直接手术治疗。

（3）结直肠癌肝和（或）肺转移术前治疗

结直肠癌患者合并肝转移和（或）肺转移，转移灶为可切除或潜在可切除，具体参见相关章节。如果 MDT 讨论推荐术前化疗或化疗联合靶向药物治疗。靶向药物包括西妥昔单抗（推荐用于 *K-ras*、*N-ras*、*BRAF* 基因野生型患者或联合贝伐珠单抗。化疗方案推荐 CapeOx（卡培他滨 + 奥沙利铂），或 FOLFOX（奥沙利铂 + 氟尿嘧啶 + 醛氢叶酸），或 FOLFIRI（伊立替康 + 氟尿嘧啶 + 醛氢叶酸），或 FOLFOXIRI（奥沙利铂 + 伊立替康 + 氟尿嘧啶 + 醛氢叶酸）。建议治疗时限为 2 ~ 3 个月。

治疗后必须重新评价，并考虑是否可行局部毁损性治疗，包括手术、射频和立体定向放疗。

（4）结直肠癌辅助治疗

辅助治疗应根据患者原发部位、病理分期、分子指标及术后恢复状况来决定。推荐术后 4 周左右开始辅助化疗（体质差者适当延长），化疗时限为 3 ~ 6 个月。在治疗期间应该根据患者体力情况、药物毒性、术后 TNM 分期和患者意愿，酌情调整药物剂量和（或）缩短化疗周期。有放化疗禁忌的患者不推荐辅助治疗。

1）I 期（$T_{1-2}N_0M_0$）结直肠癌不推荐辅助治疗。

2）II 期结肠癌的辅助化疗。

II 期结肠癌，应当确认有无以下高危因素：组织学分化差（III 或 IV 级）且为错配修复正常（pMMR）或微卫星稳定（MSS）、T_4、血管淋巴管浸润、术前肠梗阻/肠穿孔、标本检出淋巴结不足（少于 12 枚）、神经侵犯、切缘阳性或无法判定。

①无高危因素者，建议随访观察或单药氟尿嘧啶类药物化疗。

② 有高危因素者，建议辅助化疗。化疗方案推荐选用以奥沙利铂为基础的 CapeOx 或 FOLFOX 方案或单药 5-FU/LV、卡培他滨，治疗时间为 3 ~ 6 个月。

③ 如肿瘤组织检查为错配修复缺陷（dMMR）或高水平微卫星不稳定性（MSI-H），不建议术后辅助化疗。

3）Ⅱ期直肠癌，辅助放疗参见放疗章节。

4）Ⅲ期结直肠癌的辅助化疗。

Ⅲ期结直肠癌患者，推荐辅助化疗。化疗方案推荐选用 CapeOx、FOLFOX 方案或单药卡培他滨、5-FU/LV 方案。如为低危患者（$T_{1-3}N_1$），也可考虑 3 个月的 CapeOx 方案辅助化疗。

5）直肠癌辅助放化疗。

T_{3-4} 或 N_{1-2} 距肛缘 < 12 cm 直肠癌，推荐术前新辅助放化疗，如术前未行新辅助放疗，根据术后病理情况决定是否行辅助放化疗，其中化疗推荐以氟尿嘧啶类药物为基础的方案。放疗方案请参见放射治疗原则。

6）目前不推荐在辅助化疗中使用伊立替康、替吉奥、雷替曲塞及靶向药物。

（5）复发/转移性结直肠癌全身系统治疗

目前，治疗晚期或转移性结直肠癌使用的化疗药物：5-FU/LV、伊立替康、奥沙利铂、卡培他滨、曲氟尿苷替匹嘧啶和雷替曲塞。靶向药物包括西妥昔单抗（推荐用于 *K-ras*、*N-ras*、*BRAF* 基因野生型患者）、贝伐珠单抗、瑞戈非尼和呋喹替尼。

1）在治疗前推荐检测肿瘤 *K-ras*、*N-ras*、*BRAF* 基因及微卫星状态。

2）联合化疗应当作为能耐受化疗的转移性结直肠癌患者的一、二线治疗。推荐以下化疗方案：FOLFOX/FOLFIRI ± 西妥昔单抗（推荐用于 *K-ras*、*N-ras*、*BRAF* 基因野生型患者），CapeOx/FOLFOX/FOLFIRI/ ± 贝伐珠单抗。对于肿瘤负荷大、预后差或需要转化治疗的患者，如一般情况允许，也可考虑 FOLFOXIRI ± 贝伐珠单抗的一线治疗。对于 *K-ras*、*N-ras*、*BRAF* 基因野生型需转化治疗的患者，也可考虑 FOLFOXIRI + 西妥昔单抗治疗。

3）原发灶位于右半结肠癌（回盲部到脾曲）的预后明显差于左半结肠癌和直肠（自脾曲至直肠）。对于 *K-ras*、*N-ras*、*BRAF* 基因野生型患者，一线治疗右半结肠癌中抗 VEGF 单抗（贝伐珠单抗）联合化疗的疗效优于抗 EGFR 单抗（西妥昔单抗）联合化疗，而在左半结肠癌和直肠癌中抗 EGFR 单抗联合化疗疗效优于抗 VEGF 单抗联合化疗。

4）三线及三线以上治疗患者推荐瑞戈非尼或呋喹替尼或参加临床试验，也可考虑曲氟尿苷替匹嘧啶。瑞戈非尼可根据患者病情及身体情况，调整第一周期治疗初始剂量。对在一、二线治疗中没有选用靶向药物的患者也可考虑西妥昔单抗 ± 伊立替康治疗（推荐用于 *K-ras*、*N-ras*、*BRAF* 基因野生型）。

5）一线接受奥沙利铂治疗的患者，如二线治疗方案为化疗 ± 贝伐珠单抗时，化疗方案推荐 FOLFIRI 或改良的伊立替康 + 卡培他滨。对于不能耐受联合化疗的患者，推荐 5-FU/LV 方案或卡培他滨单药 ± 靶向药物。不适合 5-FU/LV 的晚期结直肠癌患者可考虑雷替曲塞治疗。

6）姑息治疗 4 ~ 6 个月后疾病稳定但仍然没有 R0 手术机会的患者，可考虑进入维持治疗（如采用毒性较低的 5-FU/LV 或卡培他滨单药或联合靶向治疗或暂停全身系统治疗），以降低联合化疗的毒性。

7）对于 *BRAF V600E* 突变患者，如果一般状况较好，可考虑 FOLFOXIRI + 贝伐珠单抗的一线治疗。

8）对于 dMMR 或 MSI-H 患者，根据患者的病情及意愿，在 MDT 讨论下可考虑行免疫检查点抑制剂治疗。

9）晚期患者若一般状况或器官功能状况很差，推荐最佳支持治疗。

10）如果转移局限于肝和（或）肺，参考肝/肺转移治疗部分。

11）结直肠癌术后局部复发者，推荐进行多学科评估，判定能否有机会再次切除、放疗或消融等局部治疗，以达到无肿瘤证据状态。如仅适于全身系统治疗，则采用上述晚期患者药物治疗原则。

（6）其他治疗

晚期患者在上述常规治疗不适用的前提下，可以选择局部治疗，如介入治疗、瘤体内注射、物理治疗或中医中药治疗。

（7）最佳支持治疗

最佳支持治疗应该贯穿患者的治疗全过程，建议多学科综合治疗。最佳支持治疗推荐涵盖下列方面：

1）疼痛管理：准确完善疼痛评估，综合合理措施治疗疼痛，推荐按照疼痛三阶梯治疗原则进行，积极预防处理止痛药物的不良反应，同时关注病因治疗。重视患者及家属疼痛教育和社会精神心理支持，加强沟通随访。

2）营养支持：建议常规评估营养状态，给予适当的营养支持，倡导肠内营养支持。

3）精神心理干预：建议有条件的地区由癌症心理专业医师进行心理干预和必要的精神药物干预。

（三）结直肠癌放射治疗

1.结直肠癌放射治疗适应证

直肠癌放疗或放化疗的主要模式为新辅助/辅助治疗、根治性治疗、转化性治疗和姑息治疗。

新辅助放疗的适应证主要针对 II ~ III 期中低位直肠癌（肿瘤距肛门 < 12 cm）：长程同步放化疗结束后，推荐间隔 5 ~ 12 周接受根治性手术；短程放疗联合即刻根治性手术（在放疗完成后 1 周手术）推荐用于 MRI 或超声内镜诊断的可手术切除的 T_3 期直肠癌；而短程放疗联合延迟根治性手术，且在等待期间加入新辅助化疗的模式，推荐用于具有高危复发因素的 II ~ III 期直肠癌。辅助放疗主要推荐用于未行新辅助放疗，术后病理分期为 II ~ III 期且为高危局部复发的直肠癌患者。不具备放疗设备和条件的医疗单位，对需要术前或术后放疗的患者，应推荐至有放疗设备和条件的医疗单位做放疗。

低位直肠癌有强烈保肛意愿的患者，可建议先放化疗，如果肿瘤对放化疗敏感，达到临床完全缓解，可考虑等待观察的治疗策略；未达临床完全缓解，建议行根治性手术。对于复发/转移但具有根治机会的直肠癌患者，如直肠病灶局部复发且切除困难，在之前未接受放疗的前提下，可考虑局部放疗使之转化为可切除病灶再行手术切除；直肠癌患者姑息放疗的适应证为肿瘤局部区域复发和（或）远处转移灶或某些不能耐受手术者，无法通过放疗和综合治疗达到治愈效果。结肠癌姑息切除手术后，置标记，也可考虑术后放疗。

（1）I 期直肠癌放疗：I 期直肠癌局部切除术后，有高危因素者，推荐行根治性手术；如因各种原因无法进一步行根治性手术，建议术后放疗。

（2）II ~ III 期直肠癌新辅助放化疗：临床诊断为 II ~ III 期直肠癌，局部检查首选直肠 MRI；如果患者不能接受 MRI 检查，推荐行直肠腔内超声检查。推荐根据肿瘤位于直肠的位置，并结合 MRI 提示的复发危险度进行分层治疗。

（3）II ~ III 期直肠癌辅助放化疗：未行新辅助放化疗且术后病理诊断为 II ~ III 期的直肠癌，依据 TME 手术质量、环周切缘状态、肿瘤距肛缘距离等予以分层治疗推荐。

（4）等待观察策略：对于保留肛门括约肌有困难的低位直肠癌（cT_1N_0、cT_2N_0、cT_{3-4} 或 N+），如患者有强烈保肛意愿，建议行术前同步放化疗，如果放化疗后获得临床完全缓解（cCR）可采取等待观察策略。cCR 的评价时间建议在同步放化疗后 8 ~ 12 周，并且建议每 1 ~ 2 个月随访，持续 1 ~ 2 年。cCR 的评价项目强烈推荐包括直肠指诊、肠镜、直肠 MRI、血 CEA 水平，所有项目均需达到 cCR 评判标准。

（5）Ⅳ期直肠癌：对于转移病灶可切除或潜在可切除的Ⅳ期直肠癌，建议化疗 ± 原发病灶放疗或手术切除；若放疗，可在放疗后 4 周重新评估可切除性；转移灶必要时行立体定向放疗或姑息减症放疗。

（6）局部区域复发直肠癌：局部区域复发患者，若既往未接受盆腔放疗，建议行术前同步放化疗，放化疗后重新评估，并争取手术切除；若既往接受过盆腔放疗，应谨慎评估二程放疗的高风险，建议多学科会诊决定治疗方案。

2. 直肠癌放射治疗规范

根据医院具有的放疗设备选择不同的放射治疗技术，推荐采用三维适形或调强放疗技术，相比二维放疗技术具有更好的剂量覆盖、均匀性、适形性，并降低邻近危及器官的受量，从而降低放疗相关不良反应的发生率，提高患者对放疗的耐受性。推荐 CT 模拟定位，如无 CT 模拟定位，必须行常规模拟定位。如果调强放疗，必须进行计划验证。局部加量可采用术中放疗、腔内照射或外照射技术。放射性粒子植入治疗不推荐常规应用。

3. 结直肠癌转移病灶的放射治疗

结直肠癌转移灶的放射治疗推荐多个学科的医生共同讨论，最终制定出最合理的治疗方案。一般根据以下几方面判断：

（1）转移灶大小、个数、具体部位；

（2）患者接受其他治疗的情况；

（3）转移器官如肝脏本身的功能状态；

（4）其他部位肿瘤的控制情况。结直肠癌转移灶的放射治疗主要的获益是可以减轻局部症状，对数目少或孤立的病灶起到根治作用。

第四节　中医诊断与治疗

一、诊断

1. 在腹中部位出现的可触或未可触的进行性增大的包块，以腹胀、腹痛、大便异常为主要表现。

2. 前期病程缓慢，无明显诱发因素，可有便血、腹泻等早期症状，后期肿块迅速增大，机体虚损症状日益加重，证候表现程度加重且复杂多变。

3. 结合腹部 X 线、CT、MRI、大便常规和血清肿瘤标志物等检查可发现肠腔内病变与异常，根据病理活检，予以最终诊断。

二、鉴别诊断

1. 与腹痛鉴别　腹痛是指胃脘以下、耻骨毛际以上部位发生的以疼痛为主要表现的一种脾胃肠病证。多种原因导致脏腑气机不利、经脉气血阻滞、脏腑经络失养，皆可引起腹痛。而肠积证候表现多样，并不单以疼痛为主症，并有明确的腹内快速增长的包块，最终引起机体消耗衰竭，可以进行明确的疾病诊断。

2.与痢疾鉴别　痢疾是因外感时行疫毒、内伤饮食而致邪蕴肠腑、气血凝滞、传导失司、脂膜血络受损；以腹痛腹泻、里急后重、下痢赤白脓血为主要临床表现的具有传染性的急性外感肠道疾病，多发于夏秋季节，大便或病变部位分泌物培养可有痢疾杆菌生长。而肠积的病程较长，证候表现相对平缓，以形成腹内结硬包块为主要特点，实验室检查和影像学检查有明显差异。

3.与内痔鉴别　发生于直肠较低部位的肠积常需与内痔鉴别，内痔是在肛门齿状线以上、黏膜下的静脉丛发生扩大曲张所形成的柔软静脉团，为血络的迂曲扩张，以便后出血，不同程度脱垂、疼痛、黏液与瘙痒、便秘为主要特点。与肠积均有肠道肿物形成，内痔肿物触之柔软，随排便、下蹲动作等程度加剧，肠积肿物触之坚硬不可移动，易出现溃疡、表面附着黏液脓血等。

4.与便血鉴别　凡血从大便而下、大便前后下血或单纯下血者，统称便血。病机大多与气和火有关，便血证候单纯，无里急后重、脓血等表现。肠积属便血的范畴，肠积证候多样，便血是多数确诊患者的首发异常症状，经检查发现腹内包块，但大多数肠积患者证候表现不明显。

5.与疝气鉴别　腹壁疝气为腹腔内容物向外突出，为荣卫虚弱、筋脉弛缓、寒湿气滞所致，常由于咳嗽、喷嚏、用力过度、腹部肥胖、用力排便、妊娠、小儿过度啼哭、老年腹壁强度退行性变等原因引起腹内压增高，迫使腹腔内的游离脏器通过缺损、孔隙突出腹壁。肠管等脏器向外突出，质地柔软，无有形包块，回纳后腹壁无异常，B超和X线可予以鉴别。

三、辨证论治

（一）辨证要点

1.辨癌邪性质　机体修复、调节功能异常，邪循络脉影响气机和血运，导致气血津液运行失常，脏腑功能障碍，加上毒邪刺激，在肠腑胶结形成气滞、血瘀、痰结、湿聚、热毒等一种或多种病理产物，发为肠积。毒邪受病理产物影响，表现出不同的癌邪性质，寒性收引凝滞，侵袭阳络，阳不制阴，导致阳络阳气被驳，脏腑阳气不充盈，生理活动迟缓凝滞，可见疼痛、肢冷等症。湿性重浊黏滞，趋下阻遏气机，导致气络气行不畅、血络黏稠缓行，水湿浸渍肠络，络中清气不生，清浊不分，可见泄泻、腹胀等症。痰为津液凝聚而生或热邪蒸灼而成，成于气络，引起络气滞涩，成于血络，与血瘀滞肠腑，可见肿块、硬结形成。瘀为气血壅滞而成，常伴气郁气滞日久，与痰与毒相胶结，血络不畅，导致血溢脉外或络脉异生，可见大便附着黏液脓血、癌肿血供丰富。毒邪为各种不良因素刺激，机体正常的生长机制被打破，形成癌毒，癌毒炽烈，受其他病邪影响，如热邪可发展迅速，疼痛、肿胀等症状明显，可致毒邪随经络流窜，引起转移癌。

辨别明确癌邪性质对于梳理结直肠癌所致机体功能障碍的机制十分重要，癌邪致病，病因病机各异，辨证论治也各不相同。因此，要分清致病邪气的性质，以利于抓住主要病邪诊治。

2.辨病邪部位　辨在气络、血络：病邪侵犯机体有着先后顺序，邪气依次侵犯气络、血络。在气络病邪尚浅，络气郁闭，阳气不能外达，阴气闭塞于里，可见手足逆冷，气机不畅，进一步影响血络；络气虚滞，则气化不足，气机紊乱，可见乏力、腹部垂坠感。在血络为病邪深入，邪伤血行和血质，癌毒阻滞，脉络不通，血行不畅，入脏腑易成瘀滞，影响全身脏腑功能，可见疼痛；当络脉闭塞不通，气络功能异常，通路易处，可促使脉异生；癌毒散于血络，随行而入各脏腑至虚之处，毒邪损络，定植于各处，形成转移。病在气络，尚可解郁补虚，恢复气络温煦充养，调节防御的功能，则血络自安。病在血络，需要同时调和气络和血络的功能，恢复气血运行、传导渗灌的功能。

辨在肺肠、在肝肾、在脾胃：气络、血络分布全身，支横别出，逐层细分，病变可影响全身脏腑功能。络病在肺肠，肺与大肠通过经脉络属形成表里关系，肺中络气司呼吸、行百脉，肺中气络虚滞、郁滞可引起全身气和血液的循环障碍，通过络脉连接影响肠腑功能，可见气喘、便秘等症。络病在肝肾，肝中络气受情志影响常疏泄不及或太过，可影响络血运行迟缓或疾而致血浑浊，肝中血络藏血丰富，更易伤血，因此肠癌容易在肝中发生转移，可见肝内包块形成、胁肋部胀闷等症；肾中精气由经络运行周身，肾中气络调节水液代谢，血络滋养肾中精气，络脉病变可致肾元亏虚、水湿浸渍，可见肠寒溏泄、小便清长。络病在脾胃，脾胃络脉病变，则络气虚陷、气血生化乏源，可见腹胀、便溏、消瘦等症。

3. 辨病理阶段

初期：由七情内伤、饮食失节、脏腑失调、外来邪毒等致癌毒引发，引起气络气机紊乱，出现温煦充养、防御护卫、信息传导、自稳调节等功能异常，病邪进入血络，出现渗灌气血、濡养代谢、津血互换等功能障碍，最终引起毒性产物蓄积，加剧癌毒的恶性程度，机体出现病理状态。初期机体正气尚足，可调和紊乱的状态，癌毒受病邪（痰湿、瘀血等）影响，在肠道内持续积聚，癌肿缓慢增长，此阶段多以单纯的癌邪为主，需辨明主要的病邪性质，予以行气通络、活血通络、祛痰通络等。

中期：随病情发展，癌邪混杂交合，病机出现多种癌邪夹杂致病的特点。初期以气滞为主要癌邪的肠癌，逐渐出现气滞血瘀、气虚血瘀等证；初期以痰湿为主要癌邪的肠癌，逐渐出现气郁痰阻、寒痰湿阻、脾肾阳虚等证；初期以浊毒为主要癌邪的肠癌，随着机体体质的变化，可寒化和热化，出现热毒损络、气郁毒结等证。此阶段邪毒混杂，癌毒走窜、暴戾之性更为严重，在机体至虚之处搜寻适宜定植之处，此阶段易发生转移癌。在病程变化中根据癌邪的致病特性予以防治，避免邪毒混杂，治疗上恐怕难获成效。

末期：如《肘后备急方》所述："凡症见之起，多以渐生，如有卒觉便牢大，自难治也。腹中症有结节，便害饮食，转羸瘦。"此阶段正气严重亏损，癌毒内炽，耗夺精微物质，表现为腹中包块坚硬如石、腹壁硬、消瘦，处于恶性肿瘤终末期。末期癌毒难治，难有抵抗有效的内科治疗，仅以改善症状、提高生活质量为主要目标。

4. 辨虚实、寒热　癌毒与病邪夹杂，出现寒热虚实的不同表现，综合肠癌的症状、舌脉表现进行分析。寒证常见患者畏寒肢冷、大便稀溏、小便清长等表现，热证常见里急后重、大便黏腻、口渴烦躁等表现。虚证常见乏力气短、心悸自汗、舌胖、脉虚等表现，实证常见腹痛腹胀、便秘、舌苔腻、脉沉等。寒证又分实寒和虚寒，热证分热毒和阴虚内热，甚至会出现上热下寒、真寒假热、真虚假实等复杂表现，需要仔细鉴别。

（二）治疗原则

1. 解络之浊毒　癌毒结聚，为肠癌的根本病理因素，解毒通络为常用的治法。代表药物有白花蛇舌草、黄芩、半枝莲、山慈菇等。药理机制方面，解毒通络药物多与抑制癌细胞增殖、抗肿瘤血管生成、免疫调节相关。

2. 散脉络之痰结　化痰散结法能够开痰浊凝聚之处，内行脏腑，外走经络。常用药物有夏枯草、莪术、全蝎等，其中虫类药对于早期息肉、结节有恶变倾向者有较好的疗效。药理机制方面，主要与抗炎、抗肿瘤、抗纤维组织增生等相关。

3. 通血络之瘀滞　活血通络，常通过辛散活血之品，驱除脉络、脏腑之瘀滞。常用药物有丹参、桃仁、红花、赤芍、水蛭等。药理机制方面，与抗凝血、抗血栓、影响微循环等相关。

4.补气络之气，养血络之血　气血亏虚、致络脉空虚、管腔狭窄，通过补益药补养肝脾肾，以振奋气血。此外，络深入髓，可补先天之不足。常用药物有人参、黄芪、淫羊藿、熟地、当归、白芍等。药理机制方面，与调节免疫、改善代谢、抗衰老有关。

（三）分证论治

1.寒湿侵络，水浸肠凝

证候：腹中冷痛、腹硬、包块固定，腹壁与肠腔粘连，腹胀泄泻甚至下利清谷，或大便夹杂少量黏液和血，畏寒肢冷，纳食不佳，不欲饮水，小便清长，面色㿠白，舌质淡、舌苔白滑或带灰，脉弦滑或细或紧。

证机概要：本证患者多素体阳虚，寒属阴，易伤人体阳气，寒邪直中伤于肠中气络，则络气郁滞不行。湿为阴邪，重浊黏滞，阻遏络中清阳。积聚日久，中虚失运，内寒生而湿留之，湿邪内生从寒而化，寒湿凝滞肠道，致气络阻滞，血络凝滞缓行，久则循经致脾肾阳损。寒湿之邪内伏，致阳气不能外达，宜温阳、宜疏利，治当以温阳散寒、祛湿通络为要。

治法：温阳散寒，祛湿通络。

方药：桂枝姜附汤加减（《温病条辨》）。

桂枝12g，干姜9g，白术9g，熟附子9g，茯苓9g，生薏苡仁30g，补骨脂10g。

加减：若腹中冷痛剧烈，加花椒、全蝎等温阳通络；若腹中拘急，加鸡血藤、桃仁以通经活络；若肠鸣下利，加苍术、白芍以燥湿通络。

2.湿热阻络，熏蒸肠体

证候：腹中积块，腹中痛热，大便质黏臭秽，便下脓血，里急后重，伴见发热，口中黏腻、渴不多饮，肢体困重，舌质红、苔黄腻，脉濡数或滑数。

证机概要：本证患者平素饮食不节，恣食膏粱厚味、酒酪之品，或暴饮暴食，损伤脾胃、滋生水湿，水湿趋下加食积易从热化，下注肠络，与肠中之糟粕交阻，络气不畅，熏蒸肠体，损伤肠中血络，致肠腑功能失调。治当以清利湿热、通络安肠为要。

治法：清热利湿，通络安肠。

方药：葛根芩连汤加减。

黄芩9g，黄连9g，厚朴10g，白芍10g，败酱草30g，炙甘草10g。

加减：若小便不利可加车前子加强利湿；若热甚，加栀子加强清热燥湿；若腹满而疼痛，加大黄、枳壳以理气止痛；若下痢脓血，加白头翁、马齿苋清热解毒除湿。

3.气郁血瘀，滞塞肠络

证候：腹中积块痞软，腹部刺痛或胀痛，攻窜有时，脘腹不适，难有便意，情绪急躁易怒或抑郁，舌暗红或有瘀斑瘀点、苔薄白或黄，脉弦或涩。

证机概要：本证患者素有情志不畅、情绪抑郁等表现，肝失于疏泄，致气络郁滞，久而血行不畅、瘀血内停，循行至肠络，与癌毒胶结，反复加重，形成肠络瘀塞。

治法：行气活血，化瘀通络。

方药：膈下逐瘀汤加减。

当归9g，川芎6g，桃仁9g，丹皮9g，赤芍9g，乌药6g，延胡索9g，甘草9g，香附9g，红花9g，枳壳9g，五灵脂6g。

加减：若气滞明显，加柴胡以行气解郁；若肠癌术后疼痛不适，可加莪术、三七粉以活血化瘀。

4.痰结络脉，阻遏肠络

证候：腹部包块，大便形状改变、粪便变细或扁、里急后重，胸腹满闷，恶心嗳气，呕吐痰涎，舌苔薄腻，脉滑或弦滑。

证机概要：痰为有形之邪，可与他邪兼夹，是形成肠癌的重要物质基础。局部络气不通，津液不能正常运行，湿聚成痰，痰凝成结，化生痰毒，积于肠腑，与气郁结合为痰气交阻，与血瘀结合为痰瘀互结。治当以涤痰降浊、散结通络为要。

治法：涤痰降浊，散结通络。

方药：二陈汤加减。

半夏9g，茯苓9g，莪术9g，苏子9g，海蛤壳9g，花椒9g，甘草9g。

加减：若气郁明显，加柴胡、香附行气通络；若瘀滞明显，加红花、丹参活血通络。

5.络虚络瘀

（1）虚象明显。

1）络气虚滞，络血不足。

证候：腹部隐痛，大便溏泻，肛门重坠，面色萎黄或苍白，气短乏力，头晕心悸，纳呆痞满，消瘦或虚胖，舌质淡、舌体胖大有齿痕、苔薄白，脉濡缓或细弱无力。

证机概要：本证患者素体脾胃虚弱，多由长期的饮食不节，或劳倦过度，或攻伐太过，或久病失养，从而损伤脾胃。脾胃为人体后天之本，气血生化乏源，气血亏虚，气络和血络不荣，治当以益气养血、健脾通络为要。

治法：益气养血，健脾通络。

方药：八珍汤加减。

人参15g，白术9g，茯苓9g，当归15g，川芎9g，白芍20g，熟地20g，甘草9g。

加减：若以血虚为主，眩晕心悸明显，可加阿胶或鹿角胶等；以气虚为主，气短乏力明显者，可倍用人参，加黄芪；出现不寐者，可加酸枣仁、五味子。

2）络阳虚弱，脾肾阳虚。

证候：腹部冷痛下坠，腹内包块，喜温喜按，下利清谷，畏寒肢冷，腰膝酸软，少气乏力，舌淡暗或淡胖、苔薄白，脉沉细弱。

证机概要：脾肾为人体正气来源和充实的重要脏器，脾肾阳气相互资生，相互促进，脾主运化、布精微、化水湿，有赖命门火之温煦，肾阳亏损，火不生土，则脾肾阳虚、阴寒内生，治当以温补脾肾为要。

治法：温补脾肾，补阳通络。

方药：附子理中汤加减。

附子9g，人参9g，干姜9g，炙甘草9g，白术9g，淫羊藿9g。

加减：若脘闷，饮食不香，加白蔻仁10g，砂仁6g；腰酸腿软明显者，加怀牛膝15g，枸杞子10g；若心悸失眠，加五味子、酸枣仁各12g，远志6g以养心安神，交通心肾。

3）络阴亏虚，肝肾亏虚。

证候：腹部冷痛下坠，腹内包块，喜温喜按，下利清谷，畏寒肢冷，腰膝酸软，少气乏力，舌淡暗或淡胖、苔薄白，脉沉细弱。

证机概要：本证患者常先天禀赋不足，或因饮食不节、惊恐、郁怒，使肝肾精血亏虚、血络失充，致营卫气血涩滞不行，治当以补益肝肾为要。

治法：补益肝肾，补阴营络。

方药：知柏地黄丸加减。

加减：若头晕目眩，加石决明、钩藤；腰酸明显者，加川续断、牛膝；若神疲乏力明显，加黄芪、白术；若阴虚火旺明显，加鳖甲、地骨皮等。

（2）瘀象明显。

1）癌毒损络。

证候：腹部拒按或腹内结块质硬，便血色紫黯，面色晦暗，或有肌肤甲错，舌质紫黯或有瘀点、瘀斑，脉涩。

证机概要：络毒结滞，气血凝结，则化积成块，耗精伤血。癌毒有暴戾、流窜的特点，随血络流溢，内至脏腑形成转移，毒邪恶性程度重，肿瘤进展快。

治法：解毒通络。

方药：攻癌夺命汤（李可）。

海藻、生甘草、木鳖子、醋鳖甲、白花蛇舌草、夏枯草、蚤休、海蛤壳、黄药子、生半夏、鲜生姜、玄参、牡蛎各30克，浙贝母15克，山慈菇、山豆根各10克，全蝎12只，蜈蚣4条，明雄黄1g（研粉吞服）。

2）络脉异生。

证候：久病体弱，积块坚硬，日益增大，消瘦乏力，肌肉瘦削，面色萎黄或黧黑，或有便血，舌质淡紫、舌光无苔，脉细数或弦细。

证机概要：癥积日久，中虚失运，气血衰少。络脉通行荣卫，渗灌周身之气血，亦即气机升降出入最为活跃之所。故邪久化毒，正气耗伤，脉络空虚，瘀毒乘虚蕴结络体，终致络体增生、络道挛急；或亢变无制，化生新络。络体败坏与毒合邪，化生络毒。新生之络与气血相通，气血流溢新络，荣卫失其常度，正不胜邪，络毒亢变，亢害无制。新生之络亦即络毒蕴结之处，所谓留邪之处，便是正气极虚之所。亢变之络毒，随络流溢，内连脏腑，外达肢节。损伤脏腑，败坏形体经脉，形成恶性病理循环。

治法：活血调络。

方药：失笑散加减。

加减：若气滞较甚，可合金铃子散，以行气止痛；兼寒者，加炮姜、小茴香，以温经散寒；兼血虚者，可合四君子汤，养血营络；络体增生严重，伴局部瘀滞严重者，加当归、丹参、赤芍、川芎、全蝎等。

（四）转归、预后与预防

1. 转归

由于外科手术技术的进步、新辅助化疗和辅助化疗应用的增加及对无症状人群的筛查，结肠癌的生存率在不断升高。结肠癌根治手术后5年生存率在40%～60%之间。生存不足5年的病例中，90%以上的患者出现了局部复发和（或）淋巴结转移，术后2年内复发者占71%，术后5年则上升到91%。

结直肠癌患者需要定期复查随访，掌握近期治疗后的并发症、早期发现复发和转移病灶、发现和去除多原发肿瘤及潜在的可切除转移灶。

Ⅰ期肿瘤：没有常规行影像检查的指征。影像检查仅用于有症状的患者和临床担心肿瘤复发或转移时。

Ⅱ/Ⅲ期肿瘤：胸部、腹部和盆腔CT，每6～12个月1次（随访间隔＜12个月是2B类证据），随访时间总共持续5年。没有指征行PET/CT。

Ⅳ期肿瘤：胸部、腹部和盆腔CT，每3～6个月1次（随访间隔＜6个月是2B类证据），随访 2 年，然后每 6 ~ 12 个月 1 次，随访时间总共持续 5 年。

2. 预后

影响结肠癌预后的因素是综合性的，主要包括以下几点。

（1）年龄：青年患者（小于 30 岁者）的预后较中老年患者为差，其原因可能与黏液癌较多、肿瘤生长较快、淋巴结转移较早有关。

（2）瘤体的大小：这直接关系到浸润的深度及转移的有无。

（3）淋巴结转移情况：结肠癌转移可累及很多邻近的肠系膜边缘淋巴结。淋巴结转移强烈提示预后不良，一旦肿瘤扩散到淋巴结，5 年生存率明显下降。而且淋巴结受累数目越多预后越差。

（4）组织类型：分化程度越低的 5 年生存率也越低。

（5）肠管受累的程度：肿瘤浸润肠壁的深度对预后影响较大，未穿透肌层的与穿透肌层的 5 年生存率相差悬殊，可能与浆膜层拥有丰富的淋巴管和血管、肿瘤一旦侵透肌层进入浆膜下极易加速淋巴道和血道传播有关。

（6）肿瘤分期：影响预后最重要的因素是肿瘤的分期，这取决于肿瘤在肠壁的侵犯深度和淋巴结的转移状况。根据相关报道，结肠癌 5 年生存率与分期明显相关。Ⅰ期患者的 5 年生存率在 93% ~ 97% 之间，Ⅱ期患者在 72% ~ 85% 之间，Ⅲ期患者在 44% ~ 83%，Ⅳ期患者则低于 8%。

其他如癌周围宿主反应、血管和神经周围是否被侵犯、外科手术的后果等，均可在不同程度上影响预后。

3. 预防

结直肠癌预防提出专家共识。

（1）散发性结直肠腺瘤一级预防：① 高膳食纤维可能降低结直肠癌的患病风险，证据等级为Ⅱb，推荐等级为 B；② 减少红肉和加工肉类的摄入可能降低结直肠癌患病风险，证据等级为Ⅱb，推荐等级为 B；③ 长期吸烟是结直肠癌发病的高危因素，证据等级为Ⅱa，推荐等级为 B；④ 长期大量饮酒是结直肠癌发病的高危因素，证据等级为Ⅱb，推荐等级为 B；⑤ 肥胖是结直肠癌发病的潜在高危因素，证据等级为Ⅱa，推荐等级为 B；⑥ 合理体育锻炼可以降低结直肠癌的患病风险，证据等级为Ⅱa，推荐等级为 B；⑦ 结直肠腺瘤的筛查可发现结直肠肿瘤的高危人群、降低结直肠癌的发病率，证据等级为Ⅰ，推荐等级为 A；⑧ 阿司匹林、环氧合酶 2 抑制剂等非甾体抗炎药可减少结直肠腺瘤初发，但存在潜在的不良反应，证据等级为Ⅱa，推荐等级为 B；⑨ 叶酸干预可预防散发性结直肠腺瘤的发生，证据等级为Ⅱa，推荐等级为 B；⑩ 维生素 D 的摄入和循环 25 羟维生素 D 水平在一定程度上与结直肠腺瘤的发生呈负相关，证据等级为Ⅱb，推荐等级为 B；⑪ 其他饮食来源的抗氧化类维生素对预防结直肠腺瘤初发尚需进一步大规模临床研究验证，证据等级为Ⅱc，推荐等级为 C。

（2）散发性结直肠腺瘤的二级预防：① 摘除结直肠腺瘤可明显降低结直肠癌的发病率，但摘除后再发率较高，证据等级为Ⅰ，推荐等级为 A；② 改善生活习惯和调整饮食结构可能降低腺瘤摘除后再发率，证据等级为Ⅱb，推荐等级为 B；③ 阿司匹林和环氧合酶 2 抑制剂等非甾体抗炎药具有减少腺瘤再发的作用，证据等级为Ⅰ，推荐等级为 A；④ 阿司匹林和环氧合酶 2 抑制剂等非甾体抗炎药在发挥预防作用的同时，具有一定的不良反应，证据等级为Ⅰ，推荐等级为 A；⑤ 钙剂具有减少结直肠腺瘤再发的作用，证据等级为Ⅰ，推荐等级为 A；⑥ 维生素 D 对结直肠腺瘤的再发有一定的预防作用；联合应用钙剂和维生素 D 预防结直肠腺瘤再发的作用更明显，证据等级为Ⅱa，推荐等级为 B；⑦ 对于腺瘤再发预防，叶酸的作用尚未定论，证据等级为Ⅰ，推荐等级为 A；⑧ 二甲双胍可能具有预防腺瘤再发的作用，需要更多研究验证，证据等级为Ⅱb，推荐等级为 C；⑨ 来源于天然植物的药物和调节肠道微生态预防结直肠腺瘤再发值得深入研究，证据等级为Ⅲ，推荐等级为C。

（3）炎症性肠炎相关性结直肠癌预防：① 溃疡性结肠炎是结直肠癌的癌前疾病，尤其与病程超过10年的全结直肠病变，以及反复炎性反应者关系更为密切，要重视对炎症性肠病患者的定期内镜筛查，证据等级为Ⅱa，推荐等级为B；② 氨基水杨酸仅在溃疡性结肠炎炎性反应控制和延长缓解期时应用有预防癌变的作用，在CD中的作用尚未明确，证据等级为Ⅱb，推荐等级为B；③ 硫唑嘌呤能提高黏膜愈合质量，可能具有一定预防炎症性肠炎癌变的作用，证据等级为Ⅱb，推荐等级为B；④ 原发性硬化性胆管炎是炎症性肠癌癌变的独立危险因素，但目前不推荐使用熊去氧胆酸预防炎症性肠炎的癌变，证据等级为Ⅱb，推荐等级为B；⑤ 微生态制剂在预防炎症性肠炎癌变中的作用有待进一步研究，证据等级为Ⅲ，推荐等级为C；⑥ 全结直肠切除适用于癌变、伴有高级别上皮内瘤变者，对伴低级别上皮内瘤变的患者可推荐内镜监测，证据等级为Ⅱb，推荐等级为B。

（4）家族性结直肠肿瘤的预防：① 林奇综合征等家族性结直肠瘤患者和家族成员应进行遗传学监测；林奇综合征患者、基因突变携带者和未行基因检测的家族成员，应接受结肠镜随访和肠外肿瘤监测；结肠镜检查并内镜下切除息肉可以降低林奇综合征患者因结直肠癌死亡的风险，证据等级为Ⅱb，推荐等级为B；② 结肠切除术是林奇综合征患者基本的治疗方式，结肠部分切除术后患者仍应每1~2年进行1次肠镜随访，证据等级为Ⅱb，推荐等级为B；③ 对以下可疑为腺瘤性息肉综合征的患者建议行相关基因检测，主要筛查基因为结肠腺瘤性息肉病基因和mutY DNA糖基化酶基因：结直肠腺瘤性息肉超过10枚；有腺瘤性息肉综合征家族史；结直肠腺瘤患者，且有家族性腺瘤性息肉病相关肠外表现，证据等级为Ⅲ，推荐等级为C；④ 从10~12岁开始，对家族性腺瘤性息肉病患者、基因突变携带者和未行基因检测的家系成员每1~2年进行1次结肠镜筛查，证据等级为Ⅱb，推荐等级为B；⑤ 根据家族性腺瘤性息肉病患者年龄、息肉的负荷和患者情况综合考虑行结直肠切除时间，证据等级为Ⅲ，推荐等级为C；⑥ 对家族性腺瘤性息肉病患者、基因突变携带者和未行基因检测的家系成员，相关结直肠外肿瘤应从25~30岁开始随访，证据等级为Ⅲ，推荐等级为C。

第四十六章 肿瘤心脏病学

随着肿瘤治疗药物和多学科诊治的发展，肿瘤幸存者的数量每年都在增加。然而，部分抗肿瘤治疗药物会引起心血管并发症，影响肿瘤患者的生存预后和生活质量。因此，有必要选择兼顾癌症患者预后和生活质量的治疗方法，并采取相应措施解决相关心血管并发症问题。目前对蒽环类药物、靶向药物、免疫抑制剂等高危药物的心脏毒性机制还不清楚，有效的治疗药物相对匮乏，建立预防、早诊体系对心血管并发症的治疗至关重要。本章主要介绍心血管并发症的西医病理生理、诊治手段及中医学对该类疾病的病因病机及诊治体系。

2019 年，*Nature* 建议随着癌症幸存者人数的增加，需关注抗肿瘤治疗的远期疗效及对患者生活质量的影响。据统计，2018 年全球癌症患者新发病例 1810 万，死亡病例 960 万，肿瘤以及心血管疾病已经成为我国城镇居民死亡的前两位原因。此外，更有相关文献报道两类学科具有交叉性，长期存活的肿瘤患者最终可能死于心脏病而并非肿瘤，心脏疾病已经成为肿瘤患者非癌症相关死因的首要原因。肿瘤疾病和心脏疾病具有部分共同的危险因素，并且在临床实践中部分抗癌治疗可引起短期或长期的心脏毒性，因此肿瘤心脏病学也应运而生，ESMO、ASCO、ESC 及我国临床肿瘤学会相继出台相关指南共识，以防治癌症治疗过程中的心血管疾病。2008 年，国外学者首次提出"肿瘤 – 心脏病学（Onco–cardiology）"或"心脏 – 肿瘤学（Cardio–oncology）"概念，但此概念可被误解为"心脏的肿瘤"，因此将其定义为"癌症患者的心血管疾病（cancer treatment related cardiovascular disease，CTRCVD）"。ESC 将癌症治疗引起的心血管疾病分为九大类：心功能不全、冠状动脉疾病、心脏瓣膜疾病、心包疾病、心律失常、高血压、血栓栓塞、外周血管疾病和中风、肺动脉高压，也有学者关注到肿瘤引起的心脏恶病质问题。由于在肿瘤治疗学中心脏损伤的机制不同，在临床实践中仍有许多空白需要持续深入研究。

中医学对抗肿瘤药物心脏毒性无相关记载，但根据患者临床表现如胸闷胸痛、气短、乏力、喘憋等症状，结合现代医学研究成果，其可归纳于中医学"心衰病""水肿""胸痹""心悸""喘证""痰饮"等范畴。《灵枢·五邪》中记载"邪在心，则病心痛"。化疗药、靶向药物等外来药物在中医病因归类上可归属于"毒邪"范畴。毒的本意是指毒草，考《说文解字》载："毒，厚也，害人之草，往往而生。"中医历代古籍中有关毒的论述十分广泛，主要包括以下 4 个方面：一是指病因，如热毒、湿毒等；二是指病名，如丹毒等；三是指药物属性，根据毒性强弱药物分为上品、中品、下品三大类；四是指治法，如解毒、攻毒、泄毒等。抗肿瘤药物是利用攻法的典型代表，然而并非所有应用药物的患者都会出现心脏毒性反应，疾病的发生为内外因相互作用的结果，故药毒入侵后是否发病又与人体禀赋、当时的状态密切相关。抗肿瘤治疗手段如化疗、靶向、免疫等药毒可直接入络，而络脉分布广泛，遍布肢体脏腑关节，沟通上下内外，具有运行气血、沟通表里、卫外抗邪、保证经气环流灌注、维持气血津液相互渗透贯通等功能，在人体气血津液的输布环流中，起着重要的枢纽和桥梁作用。并且络脉络道狭小，具有易滞易瘀、易入难出、易积成形的特点。"诸邪之在于心者，皆在于心之包络。"而放疗可直接损伤络脉，败坏形质，损伤脏腑，使功能受损，毒邪为甚，因此在肿瘤心脏病学方面，毒邪客络是学科重要的理论基础。

第一节　西医病因病理

一、发病原因

尽管经过了几十年的研究，在抗肿瘤治疗的心血管毒性的分子和病理生理机制方面取得了重大进展，但心脏毒性的病因仍未完全阐明，原因可能为心脏储备功能、年龄、心血管疾病史、肿瘤的进展不同，以及多种化疗药物的联合使用等相关。有相关研究报道蒽环类诱导的心肌损伤存在一定的性别差异，男性比女性更易受蒽环类药物心脏毒性的影响，可能与男性、女性之间的线粒体代谢不同相关，如阿霉素治疗后男性心磷脂的含量相比女性明显减少，女性具有更长酰基链的心磷脂相比男性显著升高，提示女性心磷脂酰基链的重塑可能为蒽环类药物毒性提供更好的保护。也有学者提出基因易感性，但仍需进一步验证。由于目前缺乏明确的病因学说，因此需要关注其危险因素以尽可能预防心脏毒性，应关注传统的心血管危险因素如代谢紊乱、心血管家族史、不良生活习惯等。

二、病理机制

ASCO强调在肿瘤治疗的全程中需要识别高危患者，随着指南方针的发展和完善，应确保在不影响抗肿瘤治疗的前提下保护心脏。本节将简述抗肿瘤治疗导致心功能不全、心律失常、缺血性心脏病、心肌炎、心脏恶病质的流行病学及作用机制。

（一）心功能不全

1.蒽环类化疗药物相关心功能不全：蒽环类药物可引起时间及剂量依赖性的心脏毒性，导致心功能不全。根据发病时间分为急性、慢性和迟发性。急性心脏毒性在几天内出现，发病率低于1%，通常是可逆的；慢性心脏毒性在1年内发生，但其心肌损伤不可逆且预后较差；迟发性心脏毒性可在化疗结束后数月甚至数年发生。氧化应激是目前研究最广泛的机制，阿霉素通过线粒体电子传递链上的NADH脱氢酶和内皮特异性一氧化氮合酶还原酶途径产生大量活性氧，引起细胞损伤；减少ABCB8蛋白表达，使细胞内铁离子浓度升高，引起无效的氧化还原循环；活化钙离子/钙调蛋白依赖性蛋白激酶，引起钙离子从肌质网漏出导致钙超载，促进心肌细胞凋亡；调节自噬启动基因上游AMP依赖的蛋白激酶和西罗莫司靶蛋白信号并引起自噬基因 LC3-II、Beclin-1 和 Atg-5；可与心肌细胞TOPⅡβ交联形成DNA-TOPⅡβ-Dox复合物，激活P53相关基因表达，导致心肌细胞死亡。阿霉素处理后心脏组织可出现空泡化、间质性纤维化改变。TGF-β/SMAD3信号通路是启动心肌纤维化和重塑的关键，多柔比星处理心肌细胞可引起TGF-β、SMAD2/4水平升高，抑制TGF-β/SMAD3信号转导可降低纤维化和心肌重塑。

2.抗HER2靶向药物相关心功能不全：抗HER2药物可精准靶向细胞表面HER2蛋白，干扰下游信号传导，抑制新生血管生成，代表药物包括曲妥珠单抗、帕妥珠单抗、TDM-1，然而近年该类药物的心脏毒性问题受到人们关注。与蒽环类药物不同，曲妥珠单抗引起的心力衰竭临床特征无剂量相关性，通过电镜可观察到心肌细胞超微结构异常，无显著细胞坏死，通常是可逆的，恢复期为2~4个月，被称为Ⅱ型心脏毒性相关药物。5%的曲妥珠单抗患者在接受药物治疗时表现出心脏毒性，联合紫杉醇治疗心脏毒性发生率为 13%，联合蒽环类药物治疗时可高达 27%，而双靶联合治疗时 LEVF 较基线下降 > 10% 的发生率为 3.8%，但 T-DM1 单药治疗时 3 级以上 LVEF 下降发生率仅为 0.71%，因此尽量选择非蒽环类组合方案，评估治疗的整体受益与风险。其目前发病机制仍未明确，考虑与 HER2 信号通路的情况与心肌细胞存活情况相关。正常心肌中表达 HER2 并在心室压力改变时维持心肌细胞的存活，当大鼠心肌特异性 HER2 敲除后可表现心功能降低、左心室扩张和心室壁变薄。

3. 抗血管药物相关心功能不全：抗血管生成治疗也是抗肿瘤治疗的重要手段之一，主要包括单克隆抗体 VEGF 和 TKI。贝伐单抗是一种人源化单克隆抗体，与 VEGF 结合并抑制下游通路，治疗晚期恶性肿瘤，在 III 期 BEATRICE 研究中，2% 的患者出现心功能不全，NYHA3 级及以上的心力衰竭发病率为 1%，VEGF 在血管的稳态中起重要作用，*VEGF* 基因缺失后微血管密度受损，心室壁变薄，收缩功能减低，此外也会引起微血管生成的改变及毛细血管密度的降低，引起心功能的改变。2015 年，一项 Meta 分析评估了 FDA 批准的 TKI 类抗肿瘤药物的心力衰竭风险，包括舒尼替尼、索拉非尼、帕唑帕尼、阿西替尼、凡德他尼、卡博替尼、普纳替尼和瑞戈非尼，共从 16 项 III 期临床研究及 5 项 II 期临床研究中纳入 10 647 例患者，研究结果表明心力衰竭的发病风险为 2.69%，但是严重心力衰竭的发病风险为 1.19%。多靶点 TKI 作用于 VEGFR1、PDGFα、CFI-1 等受体，改变冠状动脉循环的完整性，降低冠状动脉血供储备，而高度依赖血供的心脏易受到血流动力学的改变，引起内皮细胞的损伤，导致心功能障碍。

（二）心律失常

放射治疗和癌症药物治疗会导致各种类型的心律失常，包括 QTc 延长（QTP）、心房颤动、窦性心动过缓，甚至是尖端扭转型室性心动过速和猝死。既往研究提示达沙替尼、5-Fu 以及瑞博西尼可引起 QTP，虽然发病率并不高，但是由于 QTP 和 VT 可引起心源性猝死，因此仍需在临床中重视。目前对 QTP 的发病因素及机制仍尚未阐明。抗微管类药物紫杉醇可引起无症状窦性心动过缓（29%）、I 度房室传导阻滞（25%），机制主要与刺激组胺释放 H1 及 H2 受体，引起心肌传导延迟，心室异位起搏点激动相关。心房颤动是抗肿瘤治疗常见的并发症，一项研究共纳入 24 125 名肿瘤患者，基础心房颤动的患病率为 2.4%，新诊断患者的发病率为 1.8%。其中顺铂是最常见的引起心房颤动的药物，发病率为 8%，当胸膜腔内注射时发病率可高达 32%。化疗药物可引起短暂的外向性钾离子电流、钠离子电流、L 型钙通道电流发生变化，缩短动作电位时长及有效不应期，重塑心脏电生理。钙离子 / 钙调蛋白依赖性蛋白激酶异常可导致钙稳态失系，导致内质网钙离子释放增加，损伤内质网及线粒体，引起细胞凋亡。炎症在肿瘤的发生发展中发挥重要作用，TNF-α、IL-1β 等可引起心房重构。TKI 药物依鲁替尼引起患者发生心房颤动的发病率可高达 38%，是健康人或者未接受依鲁替尼治疗患者发病率的 15 倍，其发病风险随着依鲁替尼药物治疗的疗程及用量而增加。机制可能与抑制 Bruton's 酪氨酸激酶蛋白和 Tec 家庭蛋白酪氨酸激酶，导致 PI3K-Akt 通路蛋白活性降低相关。

（三）缺血性心脏病

随着年龄的增长，心肌缺血和肿瘤疾病的发病率呈上升趋势，并且某些抗肿瘤药物与血管内皮之间存在密切的相互作用。氟尿嘧啶类药物是引起心脏毒性仅次于蒽环类的化疗药物，心肌缺血发生率可波动在 0.6%～34.6%，机制与直接损伤血管内皮、破坏线粒体动态平衡、血管痉挛、心脏内皮细胞周期停滞、细胞因子释放引起斑块破裂和血小板活化相关。靶向、放疗、激素治疗等多种抗肿瘤治疗均可引起动脉粥样硬化发生率增高，癌症幸存者在接受化疗 5 年后可表现出较高的缺血性心脏病风险，直接损伤内皮细胞导致炎性改变，增加单核细胞黏附性，损伤微血管引起炎症反应及血栓，导致微循环受阻，心肌细胞缺血、纤维化及坏死。

（四）心肌炎

随着肿瘤精准医疗的发展，免疫治疗成为肿瘤治疗的重要治疗方法，PD-1及PD-L1单克隆抗体在肿瘤治疗中表现出良好疗效，然而免疫相关不良事件问题也接踵而至。据报道，其引起的不良事件虽然不足1%，但它的死亡率高达50%。最常见的心脏免疫相关不良事件是心肌炎，尸检可见炎性细胞浸润，心肌细胞凋亡，CD4[+]、CD8[+]T细胞浸润。但发病机制仍未明确，有文献指出，PD-1/PD-L1信号可维持心血管内稳态，在PD-1敲除的小鼠中可发现存在扩张型心肌病或自身免疫性心肌病。MRL小鼠模型中PD-1/PD-L1的缺失也将导致致命性自身免疫性心肌炎。也有相关基础研究表明伊匹木单抗和纳武利尤单抗促进NLRP3炎症小体、趋化因子和白三烯发挥心脏毒性和促纤维化作用。

（五）心脏恶病质

肿瘤恶病质是癌症患者死亡的重要原因，约占癌症患者死亡原因的20%。它不仅引起骨骼肌的萎缩，还可引起心肌细胞萎缩，导致心脏恶病质的发生。其特征是心脏萎缩、纤维化和心肌功能障碍。患病率为10%～39%，预后差，18个月内死亡率高达50%，病理特征表现为高纤维化、肌节结构受损。在肠癌、胰腺癌等多种荷瘤小鼠中，均可观察到心脏重量的减少。在C26肠癌模型中，小鼠的心脏重量下降可达20%，心脏室间隔厚度可减少28%，左室后壁厚度减少30%。研究提示荷瘤小鼠心脏收缩蛋白α-MyHC表达降低，肌球蛋白轻链、α肌动蛋白降解，影响心肌收缩功能，胶原蛋白沉积引起心肌纤维化，导致舒张功能障碍；荷瘤小鼠心脏的线粒体不仅含量下降，还出现结构受损，影响能量供应；肿瘤释放炎性细胞因子的长期慢性刺激可改变心脏代谢，是引发心力衰竭的关键机制。IL-6、TNF-α、Fn14、Ataxin-10等促进肌肉萎缩，引起心脏胰岛素抵抗并增加氧化应激；同时由于癌症状态下蛋白质合成减少、分解增加，自噬Akt/mTORC1通路激活减少，导致肌肉萎缩。

第二节　中医病因病机

抗肿瘤药物是利用攻法的典型代表，化疗药、靶向药等外来药物在中医病因归类上可归属于"毒邪"范畴。其中化疗药物以败坏形质、损伤脏腑、功能受损为鲜明特点，毒邪为甚。虽然古代缺乏相关实践，但根据出现的症状，结合文献相关认识，肿瘤治疗相关的心脏毒性可归属于中医学"心悸""胸痹""喘证""痰饮""心水"等范畴。然而并非所有应用药物的患者都会出现心脏毒性反应，疾病的发生为内外因相互作用的结果，故药毒入侵后是否发病又与人体禀赋、当时的状态密切相关。络脉是从经脉逐层细分出来后广泛分布于脏腑组织间的三维立体网络系统。气血津液在络脉中按一定的时速与常速疏布、弥散、渗灌到全身，络体细小迂曲，气血环流缓慢，病则易滞易瘀，易入难出，易积成形。络脉又分为有形之血络和无形之气络，经络之络为气络，脉络之络为血络，两者相伴而行，发挥着"气主煦之，血主濡之"的生理功能。而心主血脉，毒邪可循络脉入心，亦可直接侵袭心络，"诸邪之在于心者，皆在于心之包络"。因此毒邪客络是重要的病因病机学说。

肿瘤患者经历周期性治疗后，药毒残留血脉之中，络脉以其自身特点，极其容易受损，尤其心主血脉，心之络脉出现气血逆乱、痰瘀互结等一系列病变。不同药毒造成的络脉损伤偏重不一，例如曲妥珠单抗造成的心脏损伤多为可逆性的非结构性病变，其药毒所致的脉络受损以心气虚损为主，早期主要伤在络气。蒽环类药物可导致不可逆的结构性改变的心脏损伤，所致心脏毒性多以血瘀为主，伤在络血，血为气之母，血瘀运行不畅亦可导致气机阻塞不通。放疗所致的心脏毒性主要耗伤心阴，行左侧胸壁放疗时，"火毒"直接侵害心之脉络，耗损津液，致络阴不足，心失所养。

一、病因

（一）情志不畅

心悸多因情志不调，如《素问·举痛论》所云"惊则心无所倚，神无所归，虑无所定"；或体虚劳倦，或药物、食物、外邪等。患者或属气郁体质，或因得病后郁郁寡欢，脉络气机不畅，温煦充养、防御护卫、信息传导、自稳调节等功能异常，毒邪易客于脉络，出现渗灌气血、濡养代谢、津血互换等功能障碍，最终引起毒性产物蓄积，加重脉络受损。

（二）饮食失调

肿瘤患者长期抗肿瘤治疗，药毒不仅客络，损伤胃肠气机，造成食欲下降，久之引起胃络瘀滞，并且可引起恶心呕吐，影响水谷精卫摄入。脾胃乃后天之本，气血化生之源，药毒不仅损伤了气血的生成，更以其热毒暗耗阴血，加重了脉络空虚，使药毒更易残留，形成易滞易瘀的局面。

（三）素体亏虚

如《医宗金鉴》云："六气之邪，感人虽同，人受之而生病各异者，何也？盖以人之形有厚薄，气有盛衰，藏有寒热，所受之邪，每从其人之藏气而化，故生病各异也。"药毒多为热邪，但若患者素体阳虚，心阳不足，脉络失去温煦，一方面，药毒更易残留；另一方面，毒从寒化，水饮内生，阻碍气血津液运行，提升辨证论治的难度，影响疾病预后。

二、病机

当药毒亢盛、正气不敌之时，邪气入络，阻碍心脉，出现不同心系症状，逐渐发展丰富的络病理论及对心血管疾病的证治经验对现代心脏毒性的防治提供了良好的理论基础和治疗思路。需要强调，由于抗肿瘤药物的特殊性背景，病期不同，病机各异。化疗毒物作用于人体，机体的阴阳气血也在不断地与之应对，形成"邪气时时所熵，正气时时所殃；邪气时时所亢，正气时时所防"的一种邪正消长、阴阳平衡的状态。以蒽环类药物为例，其心脏损害病程迁延，甚至数年后发作，正如尤在泾《金匮要略心典》曰："毒，邪气蕴结不解之谓"，其心脏毒性可以分为急性、慢性和迟发性。急性蒽环类药物性心脏毒性临床常表现为心悸气短，或动则心悸频作，乏力，心烦失眠，口干，或伴五心烦热，盗汗，舌淡红，苔薄白或苔少，脉细数无力。主要因毒邪多夹热，毒生络病，气阴耗损，故出现心悸、气短、心烦、失眠、五心烦热等症。慢性和迟发性蒽环类药物性心脏毒性临床常表现为心悸、胸闷、气短、面色白、形寒肢冷、下肢浮肿、小便短少、舌淡苔薄、脉象虚弱或沉细而数；甚则喘促不能平卧，胸胁痞满，或渴不欲饮，呕恶痰涎，舌苔白滑，脉弦滑；或见心痛时作，或见唇甲青紫，舌质紫黯或有瘀斑，脉涩或促结代。主因久病阴损及阳，导致心阳不振，甚则损及脾肾，脾运化失司，遂生痰，痰浊阻络，日久成瘀，而致痰瘀阻滞脉络，肾气化无力，水饮内停，上凌心肺，所伤在心，涉及肺、脾、肾，病属虚实夹杂，以阳气虚为本，痰浊、血瘀阻滞为标。虽然毒邪性质不一，但纵观心脏毒性患者的表现多经历由实转虚，由气及血，阴损及阳，阴阳两衰的历程。

1.早期　起病隐匿，暗耗气血，毒滞气机，气络郁滞或绌急不利。

《素问·举痛论》云："百病生于气。"肿瘤患者大多存在气机失于调达的基础，"肝主疏泄"，若素体情志不畅，肝气失于疏泄，则全身之气机升降紊乱。药毒可进一步扰乱气机的通达，加重气滞，在心则胸痹心痛也。

2.中期　毒瘀痰结，络脉瘀滞。

《丹溪心法》云："痰挟瘀血，遂成窠囊。"《疡科心得集》云："癌瘤者，非阴阳正气所结肿，乃五脏瘀血浊气痰滞而成。"分析病机均说明痰瘀与肿瘤的发生发展关系密切。反复多次的抗肿瘤治疗，尤其是化疗的毒性累积，既可通结散瘀，又可与痰瘀搏结，阻滞心脉，导致脉络气血运行不畅，"不通则痛"，患者多表现出舌暗，苔厚，脉象弦滑或涩。

3.中晚期　虚实夹杂，气血两虚，络虚夹实。

心藏神，气血是神藏的重要物质基础。神以心为舍宇，以心中气血为保护，因此，心中气血亏虚，不能司保护之职，心中神明不能自主，则心悸作矣。病理上，肿瘤药物作为猛攻强力之药，易耗伤气血，气血亏虚则会神志不潜，而发心病。脾胃是气血生化之海，肿瘤药物在中医学上多属攻法，多见食欲下降、呕吐等不良反应，脾胃升降、受盛化物等功能失调，进一步导致气血两虚。

4.晚期　气阴两虚，络虚失荣。

药毒性质多偏阳热，以辛行温通、走窜不定的特点，具有散结抗瘤的作用，"阳盛则阴病"，故耗伤人体气阴脉，导致经络气血阻滞。心气、阴虚则心悸、脉结、舌偏红。证候学研究显示，肿瘤化疗后以虚证为主，其中气阴两虚证是最常见的证候，既是恶性肿瘤的基本病机之一，也是化疗药物心脏毒性的基本病机，例如蒽环类药物吡柔比星引起的心脏毒性常表现为胸闷不舒、心悸和脉结代，证属气阴两虚。因此多数学者将气阴两虚认为是此病的主要核心病机，进一步提出益气养阴、调畅气血是本病的基本治疗大法。

5.终末期　心阳亏虚，毒从寒化。

药物属于药毒，毒邪具有从化性。因素体阳气不足或病程日久、正气亏虚，虚寒内生，而毒从寒化，凝于心脉。患者素体多具心阳不足、虚寒内盛的基础。毒从寒化，寒凝血脉，经脉气血运行不通，则胸痹而痛。

第三节　西医诊断及治疗

一、临床表现

当抗肿瘤治疗引起无症状心功能不全时，仅有射血分数的下降，无临床不适症状，此外，不同药物引起的心脏毒性疾病的不同，其表现也具有差异性，主要表现为心功能不全、心律失常、心肌炎等，出现呼吸短促困难甚至端坐呼吸、劳力性呼吸困难及夜间阵发性呼吸困难、咳嗽咳痰、体力下降、双下肢水肿、乏力虚弱甚至意识模糊、记忆力下降、焦虑失眠等精神症状，心悸、胸闷痛甚至晕厥、猝死等症状。

二、实验室检查

（1）血清生物标志物：心肌肌钙钙白和 BNP、心肌酶谱是传统心脏标志物，有助于心肌梗死及心力衰竭辅助诊断。心肌肌钙蛋白包括肌钙蛋白 T、肌钙蛋白 I、肌钙蛋白 C，其升高提示心肌损伤。BNP 和 BNP 的氨基末端片段（NT-pro-BNP），是目前 ESC 和 AHA 对所有疑似心力衰竭患者唯一推荐的 IA 类生物标志物，有助于心力衰竭诊断和预后预测。据报道 50 岁以下患者化疗 1 周期后 NT-pro-BNP > 45 pg/mL 可预测 4 周期后无症状射血分数下降，灵敏度为 100%，特异性为 67%。肌酸激酶同工酶特异性不高，临床参考价值有限，可联合心肌肌钙蛋白、BNP 诊断。近年逐渐有新的心肌损伤标志物被发现用于早期诊断，如 miRNA、生长分化因子-15 等，仍需要进一步研究。

（2）心脏电生理检查：主要包括常规心电图、动态心电图、电生理检查等，是诊断心律失常的重要手段，心电图适合心律失常发作期、缺血性心脏病患者的诊断，电生理检查可主动诱发心律失常，对指导药物治疗具有一定临床意义。

（3）超声心动图：超声心动图可全面评估整体收缩舒张功能、室壁运动功能、瓣膜及心包的病变，便于床旁及重复检查，为治疗效果及长期的监测随访提供客观指标。

（4）放射性核素心室造影：可评估心室功能、冠状动脉等在静息或运动时的射血分数及局部心肌运动情况，对心肌缺血具有辅助作用。

（5）心脏磁共振检查：心脏磁共振检查可评估左心室、心肌组织特征、主动脉搏动速度，在无创影像学检查中被评为评估左室心功能和体积的金标准。

（6）其他：冠脉 CTA 和冠状动脉造影是诊断缺血性心脏病的金标准，心内膜活检是心肌疾病的金标准，具有有创性。心率变异性对于心脏不良事件的结局以及肿瘤治疗的疗效、预后均具有一定的预测价值，可辅助诊断。

三、诊断与鉴别诊断

（一）诊断要点

由于不同抗肿瘤治疗药物引起的心脏毒性疾病不同，诊断要点也具有差异性，但均需结合患者的病史、体征、临床表现及实验室检查确定。

心内膜心肌活检是诊断心肌疾病的金标准。目前心功能不全的定义及诊断标准未统一，我国《蒽环类药物心脏毒性防治指南（2013 年版）》推荐诊断标准为具有下面一项或多项表现：①充血性心功能不全症状、体征；② LVEF 降低；③有心力衰竭症状体征患者，LVEF 较基线降低至少 5%，并且绝对值 < 55%；④无心力衰竭症状或体征患者，LVEF 较基线下降至少 10%，且绝对值 < 55%。ESMO 则建议 LVEF 较基线下降 10%，尤其是 LVEF < 50% 时，考虑心脏毒性，ESC 建议诊断标准为 LVEF < 50%。ESC 专家共识建议肿瘤治疗后整体纵向应变比基线下降 > 15% 为高危因素；心律失常的诊断应根据患者的病史及心电检查确定，如心房颤动窦性 P 波消失，可见 f 波，频率 350 ~ 600 次 / 分，QT 间期延长 > 500 ms 或较基线改变 > 60 ms，提示与室性心律失常发生相关，需停止治疗。缺血性心脏病可结合患者心绞痛的发病特征、病史、排除其他原因，根据冠状动脉 CTA 或冠状动脉造影的结果明确；免疫相关性心肌炎，据既往文献记载，危重症爆发性心肌炎诊断定义为急性疾病、血流动力学不稳定性、需要血流动力学支持、多病灶心肌炎。组织学检查可见巨噬细胞等炎性细胞浸润。心脏恶病质目前尚无明确诊断标准，可参考肿瘤恶病质诊断及超声心动图评估，诊断标准为在患者无主观绝食的情况下，6个月内体重下降大于5%，或BMI指数小于20且6个月内体重下降大于2%，或四肢骨骼肌发生肌肉衰减症且体重下降大于2%。

（二）鉴别诊断

（1）支气管哮喘：左心心力衰竭以呼吸困难为主要表现，可与肺部疾病如支气管哮喘等鉴别。支气管哮喘以双肺哮鸣音为主，可伴哮鸣音，而心源性哮鸣音是由于严重心力衰竭引起的支气管痉挛，患者可合并大汗、端坐位、粉红色泡沫痰甚至濒死等征象，可通过检测BNP辅助诊断。

（2）心脏神经症：心脏神经症患者常诉胸痛，但为短暂性数秒至数小时的隐痛，并伴随喜深吸气或叹气性呼吸，胸痛部位常在左胸乳房下心尖附近，或经常变动，多在疲劳或情绪波动后出现，适度体力劳动甚至可减轻不适，含服硝酸甘油后症状无缓解，冠状动脉CTA及冠状动脉造影未见异常，可与缺血性心脏病鉴别。

（3）病毒性心肌炎：病毒心肌炎患者具有典型的前驱感染史，也可出现心力衰竭、心律失常的症状与体征，心肌酶学及心脏磁共振可提示心肌损伤证据，但确诊仍需心肌活检可见病毒、病毒抗原，可结合病毒血清学检测、红细胞沉降率、高敏C反应蛋白等检测。

四、治疗

由于多种抗肿瘤治疗以及肿瘤自身引起的心脏毒性的分子机制尚未明确，因此，治疗心血管并发症主要参照心力衰竭、心律失常等疾病的治疗，应当强调预防，尽最大限度地保护心脏功能，使其为抗肿瘤的治疗保驾护航。

（一）病因治疗

抗肿瘤治疗相关心脏损伤考虑与抗肿瘤治疗药物相关，因此诊断明确时需要评估心功能情况，停用抗肿瘤药物，而采取有效的预防措施及定期监测心功能状态具有重要意义。筛选出易感人群，有心脏毒性风险高危患者（有高血压病史者、原有心血管疾病者、先前接受过蒽环类药物化疗或放射治疗者、年龄＞65岁者、女性及21三体综合征患者等）慎用。改变药物的输注速度及剂型，化疗周期前后都要监测心功能，尤其在治疗结束1年内，或使用转换剂型如阿霉素纳米粒、表阿霉素、阿霉素脂质体等时。并且针对常见诱因如感染、电解质紊乱、贫血等疾病纠正病因治疗，控制血糖、血脂、体重等危险因素。

（二）一般治疗

（1）监测体重：如果患者短期内体重突然增加2 kg以上，需考虑液体潴留，需要调整利尿剂用量。如果患者长期处于恶病质状态，则需要调整饮食，适量予营养支持治疗，包括予血清白蛋白。

（2）限钠和限水：轻度心力衰竭患者，钠摄入量需控制在2~3 g/d，摄水量以1.5~2.0 L为宜，中至重度患者则钠摄入量应＜2 g/d，严格控制摄入水量，应用强效利尿剂限钠不必过严。

（3）休息和适量运动：严重心功能不全患者，需被动运动，防止深静脉血栓。慢性心功能不全患者可适量步行，酌情调整步行时间。

（4）心理和精神治疗：肿瘤患者容易出现抑郁、焦虑等疾病，影响肿瘤的预后及心脏健康，予情感干预如心理疏导等可帮助改善心功能状态，必要时酌情予抗焦虑、抑郁药物。

（三）治疗

（1）心功能不全治疗。

1）右丙亚胺：是 FDA 批准的唯一抗蒽环类药物心脏毒性的保护剂，作为一种细胞内铁螯合剂，可抑制蒽环类诱导的自由基损伤和拓扑异构酶 Ⅱ 介导的 DNA 损伤，但需注意右丙亚胺是预防蒽环类药物心脏毒性，并非用于治疗蒽环类药物导致的心力衰竭和心肌病。ESMC 推荐当阿霉素累计剂量 > 300 mg/m² 时需在第 1 次使用蒽环类药物前联合应用，右丙亚胺与蒽环的剂量比为（10 ~ 20）：1。Meta 分析结果显示右丙亚胺与阿霉素或表阿霉素联合使用可降低临床心脏毒性的发生率（OR 0.21；$P <$ 0.000l）和亚临床心脏毒性（RR 0.33；$P <$ 0.0001）。Asselin 等将 537 名儿童和青少年 T 淋巴细胞白血病、非霍奇金淋巴瘤患者随机分为口服右丙亚胺组及对照组，研究结果为 3 年后使用右丙亚胺组左室功能优于对照组（$P = $ 0.05），但 5 年生存率和继发性恶性肿瘤发生率两组无统计学差异。此外有研究标明右丙亚胺可能会减弱阿霉素的抗肿瘤活性，但 Cochrane 一项综述显示在治疗恶性肿瘤时，使用右丙亚胺的疗效没有差异。

2）延缓心室重构治疗药物：延缓心室重构是慢性心力衰竭长期治疗的基本方法，包括 β 受体阻滞剂、ACEI、ARB 以及醛固酮受体拮抗剂药物。ESC 指南推荐如果 LVEF 降低 > 10% 至低于正常下限的值（LVEF < 50%），则推荐 ACEI（或 ARB）与 β 受体阻滞剂联合使用，如果 LVEF 下降 > 10% 但未低于正常值下限，需反复评估 LVEF。卡维地洛具有抗氧化和螯合铁的能力，CECCY 研究结果表明卡维地洛可降低肌钙蛋白水平和舒张功能障碍。OVERCOME 试验表明联合使用卡维地洛及依那普利可改善 LVEF、降低死亡率。ESMO 指南推荐予蒽环类药物前 1 周给予依那普利，持续至化疗后 1 个月，或者心肌损伤后予依那普利，可保护心功能。有相关基础研究表明螺内酯通过抗氧化作用及抑制凋亡信号减轻心脏毒性，然而缺乏临床研究证实。

3）其他药物：目前除三大基石类药物外，有研究表明其他药物均具有一定心肌保护作用，如洛伐他汀、雷诺嗪、西地那非、他达拉非、硫化氢、n-乙酰半胱氨酸、氨磷汀等，但仍需进一步探索证实。

（2）心律失常治疗。

心房颤动是抗肿瘤治疗中常见的心律失常，但其治疗的最佳策略研究仍有限，控制心室率、转复及维持窦性心律、预防血栓是基本的治疗原则。特发性心房颤动或心功能正常者，可选择非二氢吡啶类药物如维拉帕米控制心室率，心房颤动合并心功能不全可选用洋地黄类药物。阵发性心房颤动患者，可选用胺碘酮药物维持窦性心律，但需关注其甲状腺损害等治疗副作用；也可通过射频消融术治疗。慢性心房颤动需要预防血栓栓塞，对于低危患者可选择阿司匹林口服，但对于高危，CHA2DS2-VASc 评分 ≥ 2 的患者，如果血小板计数 > 50 000/mm³，尤其是既往栓塞、左心房附壁血栓患者，通常可以考虑抗凝华法林治疗，转移性疾病和高出血风险的癌症患者通常避免使用华法林，可选择低分子肝素治疗，需要关注患者凝血功能。

QT 间期延长患者需要纠正诱发因素如电解质异常，尤其是腹泻、呕吐问题。当 QTc > 500 ms 或基线延长 > 60 ms 时，需中断药物治疗。当出现尖端扭转型室性心动过速时，需静脉注射硫酸镁，若持续出现室性心律失常及血流动力学不稳定，需选择非同步除颤。若心电传导功能障碍，需个体化管理，再决定使用抗心律失常药物 M 受体阻断剂阿托品、β 肾上腺素能受体兴奋剂异丙肾上腺素或心脏起搏器治疗，无症状患者可定期随访。

（3）缺血性心脏病治疗。

对心肌性心脏病患者需进行高血压、糖尿病、血脂等危险因素的干预，延缓动脉粥样硬化进展，他汀类药物是有效的预防药物。对于慢性稳定性心肌缺血，无须血运重建，主要目标是控制患者症状。对冠状血管痉挛考虑使用硝酸盐和（或）钙通道阻滞剂进行预处理。然而对急性冠脉综合征患者，则可考虑血管扩张剂、阿司匹林，接受溶栓、经皮冠脉介入术、生物可吸收支架和药物涂层球囊甚至冠状动脉搭桥（CABG）治疗。血管扩张剂如硝酸盐和钙通道阻滞剂是 5-氟尿嘧啶、顺铂、紫杉醇及 VEGF 抑制剂等药物引起的血管痉挛的主要治疗药物。由于化疗可引起血小板下降，在使用溶栓及抗血小板聚集药物时，需关注出血问题，心脏造影协会和介入协会专家共识建议，当恶性肿瘤接受化疗后血小板计数 $< 20 \times 10^9/L$ 时进行经皮冠脉介入术也需在术前输血。如果抗肿瘤治疗导致严重的血小板减少，或者计划行非心脏手术，CABG 也是一种选择，因为与放置洗脱支架或者球囊后仍需双抗治疗相比，其可能会出现更少的问题，可选择肿瘤切除手术与 CABG 同时进行，但对手术操作者要求较高。

（4）心肌炎治疗。

高剂量类固醇是免疫治疗相关心肌炎治疗的基石，Yang 等研究证实糖皮质激素治疗可提高 LVEF，其有多种治疗方案，从 30 mg qd 口服泼尼松治疗心包炎到 1000 mg qd 静脉滴注甲基泼尼松，在治疗爆发性心肌疾病等均有记载，根据指南规定关于治疗可首先根据严重性停止使用心脏毒性药物，予甲泼尼龙琥珀酸钠 500～1000 mg qd 静脉点滴，至临床稳定后予泼尼松 1 mg/kg qd 口服，逐渐根据耐受情况减量停用。其他治疗还包括血浆置换、静脉注射免疫球蛋白、抗胸腺细胞球蛋白、霉酚酸酯、他克莫司和英夫利昔单抗，并予常规心脏疾病治疗。

（5）心脏恶病质治疗。

目前尚无治疗心脏恶病质的特定药物，需要控制心力衰竭症状，减轻液体潴留，减轻心脏负担，并补充营养，有研究报道予饥饿素促进食欲可减轻心脏恶病质，但仍待进一步研究。而相关研究提示运动对心脏恶病质具有积极影响，规律的运动可减少心脏纤维化并延缓肿瘤生长，抑制炎症因子 TNF-α、IL-6、IL-1β 的表达，通过 TWEAK-NF-κB 信号传导调节癌症诱导的心脏重塑，增强 SOD、过氧化氢酶等抗氧化系统酶活性，促进热休克蛋白 60 的表达，达到刺激氧化代谢和胰岛素敏感性的作用，对病理情况下的心脏功能具有有益影响。

第四节 中医诊断及治疗

一、诊断与鉴别诊断

患者具有恶性肿瘤病史，具有在接受蒽环类、靶向药物等高危药物治疗后新出现的，或加重的心系症状，例如心悸、胸痹等，应该高度考虑此病。目前，国内缺乏对该病的中医病名规范和统一的专家共识及指南。主要与合并的基础心脏疾病（心律失常、冠状动脉综合征、心肌炎、心力衰竭等）的单纯发作相鉴别。

二、辨证论治

（一）辨中病深浅

病邪侵犯机体有先后顺序，邪气依次侵犯气络、血络。在气络病邪尚浅，络气郁闭，阳气不能外达，阴气闭塞于里，可见胸闷心慌等，气机不畅，进一步影响血络；络气虚滞，则气化不足，气机紊乱，可见胸闷痛、头晕、目眩等。在血络为病邪深入，邪伤血行和血质，毒邪阻滞，脉络不通，血行不畅，易成瘀滞，此时表现为胸痹心痛显著。病在气络，尚可解郁补虚，恢复气络温煦充养、调节防御的功能，则血络自安。病在血络，需要同时调和气络和血络的功能，恢复气血运行、传导渗灌的功能。

（二）辨病程阶段

毒生络病是该病最重要的病因病机，其发展过程由实至虚，初期以络气失调的表现显著，同时已经暗耗气血，随着周期性药物的积累，毒邪残留血分，中期已经表现出痰瘀互结瘀阻脉络之象，此时如不加干预，由血伤阴，阴损及阳，带来体内阴阳失衡的局面，标志着疾病进入晚期，治疗难度也会上升。

（三）治疗原则

络病理论认为"络以通为用"，络脉不通，阴液不能滋润脏腑及四肢百骸，脏腑受损，脏气虚衰，则无力推动血液运行，日久形成瘀血，而"瘀血不去，新血不生"致使胸痹之病经常反复发作，迁延难愈。因此，在运用络病理论论治胸痹病时，"通络"是第一原则，去邪以通络，有虚证者，补虚以通络。在方药运用上，或活血化瘀药以活血通络，或温阳散寒药以温阳通络，或虫类药以搜风剔络，或补虚药以复脉通络。

扶正清毒，复脉通络：毒邪客络促生络脉耗伤气血，导致络脉空虚，流散于脏腑，造成脏腑亏虚、瘀阻、毒滞。尤其是心肺，肺朝百脉，心主血，心包络替心受邪。因此，治疗中不仅要扶助正气，亦需认识到肿瘤患者久病正气亏虚、毒邪留恋的基本病机和毒邪未清、毒邪内蕴的阶段病机。

活用虫药，解毒通络：本病多由药毒之邪客于心络，导致络脉耗伤，故治疗应着眼于清除或减少邪毒，阻止毒、瘀、虚的恶性循环，减少络脉损伤，改善络脉虚、瘀、滞的病理状态，恢复络脉生理功能。虫类药乃血肉有情之品，其性峻猛、善走窜，根据功效分为活血化瘀通络、攻毒散结通络、搜风解毒通络、补益培本通络四类。初期，正气尚可耐受攻伐，毒邪客络，络脉瘀滞，可选攻毒散结通络的虫类药物，以达到"以毒攻毒"的目的，如壁虎、斑蝥、蟾蜍、全蝎；随着正气耗伤的加重，加之中药攻伐等均加重正气亏虚，络脉气血不足，络脉空虚，邪毒流散，出现疼痛，此时选用搜风解毒通络的虫类药，以清除流散的毒邪，如地龙、蜈蚣；晚期，人体气血不足，无法抵抗毒邪，全身出现多种病症，此时当减少药物攻伐，以扶正为主，解毒通络为辅，选择益气养血药物，同时加入具有滋补作用的虫类药，如蛤蚧、冬虫夏草、桑螵蛸、海马、露蜂房。毒生病络贯穿整个疾病的发生发展过程，络脉虚瘀阻滞是其重要特点，故在无出血等临床治疗禁忌证的情况下应考虑运用活血解毒通络的药物改善络脉虚瘀阻滞的状态，可选用虫、水蛭等。

（四）分证论治

由于目前肿瘤心脏病学研究学说仍相对匮乏，目前尚缺乏统一的专家指南辨证分型，谨根据临床试验文献做以下推荐，临床实践中仍需要个体化处方遣药。

1.毒滞气机证

证候：心胸满闷，隐痛阵发，痛有定处，时欲太息，情志不遂时诱发或加重，或兼有胁肋胀痛、脘腹胀闷，得嗳气或矢气则舒，苔薄或薄腻，脉细弦。

证机概要：患者平素肝气不舒，或因得病后情绪不佳，郁闷不舒而造成机体内气机紊乱，药毒可进一步扰乱气机的通达，加重气滞，在心则胸痹心痛也。

治法：疏肝，行气，止痛。

方药：柴胡疏肝散加减（《医学统旨》）。

陈皮（醋炒 6 g）、柴胡 6 g，川芎 4.5 g，香附 4.5 g，枳壳（麸炒）4.5 g，芍药 4.5 g，甘草（炙）1.5 g。

加减：若胁肋痛甚，酌加郁金、青皮、当归、乌药等以增强其行气活血之力；肝郁化火者，可酌加山栀、黄芩、川楝子以清热泻火。

2. 毒瘀痰结证

证候：可见胸闷不舒或固定刺痛，胸中满痛彻背，背痛彻胸，不能安卧，短气，或痰多黏而白，舌暗、苔厚，脉象弦滑或涩。

证机概要：患者痰湿体质，或由于反复周期性化疗等治疗造成血络受损，瘀血阻络，津液不行，日久生痰生湿，痰瘀互结，更加加重心络受损。

治法：通阳散结，祛痰宽胸。

方药：瓜楼薤白半夏汤加减（《金匮要略》）。

瓜蒌实 12 g，薤白 9 g，半夏 9 g，白酒 70 mL（非现代之白酒，实为黄酒，或用醪糟代之亦可）。

加减：痰湿甚者，加用石菖蒲、远志、皂角、胆南星、竹茹等药；血瘀甚者，加用三七、当归、三棱、莪术、水蛭、蜈蚣等虫类药物，但应注意用量，或者联合血府逐瘀汤活血化瘀、通脉止痛。

3. 气血两虚证

证候：患者面色苍白、神疲乏力、食欲不足、纳少、心悸气短、头晕目眩、失眠健忘、舌淡红、脉细弱。

证机概要：常见于化疗药物后胃肠道反应严重者，呕吐、腹泻等症状长期持续者，中医脾胃为后天之本，气血生化之源，如长期受到药物副反应导致水谷不化，则气血不足，常见患者气血双亏之象。

治法：补益气血，宁心安神。

方药：养心汤加减（《仁斋直指方论》）。

黄芪（炙）、白茯苓、茯神、半夏、当归、川芎各半两（15 g），远志（取肉，姜汁淹焙）、辣桂、柏子仁、酸枣仁（浸，去皮，隔纸炒香）、北五味子、人参各一分（8 g），甘草（炙）四钱（12 g）。

加减：根据患者气血亏虚的偏颇不同，可加重补气或者补血药的剂量。例如，气虚显著患者可重用黄芪、人参、炙甘草，加用白术。血虚显著患者可重用当归，加用白芍、阿胶等。在重用滋补气血之药品时，应注重添加一定剂量的理气活血之品，避免过用补药而造成气血拥塞。

4. 气阴两虚证

证候：明显的心悸易惊、心烦失眠、五心烦热、口干、盗汗，思虑过度则症状加重，伴有耳鸣腰酸、急躁易怒，同时伴有体乏无力、气短等气虚证，舌红少津，苔少或无，脉象细弱者，多属气阴两虚证。

证机概要：抗肿瘤药物多属于热毒，长期间断用药，极其暗耗人体气阴。或见于气阴两虚体质之人。

治法：益气养阴，润肺宁心。

方药：生脉散加减（《医学启源》）。

人参 9 g，麦冬 9 g，五味子 6 g。

加减：重者可增加黄精、山药、黄芪、鹿角胶等，改人参为西洋参等补气补阴药。若唇紫为虚中挟实，血虚停瘀，加苏木、九节菖蒲；五心烦热，喜凉饮为心胃阴虚，加知母、山药、炒枣仁；食少，白带多为心脾两虚，加山药、白术、炒枣仁；伴有精神不正常，为肝郁心脾虚，加九节菖蒲、炙远志、山药、柴胡、青皮。

5. 心阳亏虚证

证候：可见胸痹胸痛、遇寒加重，纳呆食少，腹胀脘闷，大便稀溏，咳喘胸闷，水肿，形寒肢冷，大汗淋漓，甚至脉微欲绝。

证机概要：常见于阳虚体质，尤其是平素心阳不足的患者，遇毒寒化，可见胸痹胸痛、遇寒加重。心阳鼓动血脉，运行全身，故亦有化气行水之功。心阳不足，心脉运行受阻，气不化水，水湿困脾，脾失健运，则纳呆食少，腹胀脘闷，大便稀溏；水气上逆心肺，则咳喘胸闷；水湿外溢肌肤则为水肿；心阳衰微不能温煦四肢，故形寒肢冷；心阳外脱，则大汗淋漓；阴阳之气不相顺接，则脉微欲绝。

治法：温补心阳，回阳救逆。

方药：四逆汤加减（《伤寒论》）。

附子 12 g，干姜 9 g，炙甘草 6 g。

加减：水肿腰腹以下为甚，反复不愈，两足内踝尤剧，阴囊湿冷，怯寒肢重，小溲量少色清，苔白薄，质淡，脉沉细。本方加车前子、肉桂、怀山药、白术、泽泻或合济生肾气丸治之。

6. 阴阳两虚证

证候：可表现为脉结代，心动悸，体虚少气，舌光少苔，或见舌干而瘦小。

证机概要：当心毒性持续进展或急性加重时，可形成阴阳双亏的局势，此时患者气血不足、阴阳双亏。

治法：滋阴养血，益气温阳，复脉定悸。

方药：炙甘草汤加减（《伤寒论》）。

甘草（炙）12 g，生姜（切）9 g，桂枝（去皮）9 g，人参 6 g，生地 50 g，阿胶 6 g，麦门冬（去心）10 g，麻仁 10 g，大枣（擘）10 枚。

加减：可加酸枣仁、柏子仁以增强养心安神定悸之力，或加龙齿、磁石重镇安神；偏于心气不足者，重用炙甘草、人参；偏于阴血虚者重用生地、麦门冬；心阳偏虚者，易桂枝为肉桂，加附子以增强温心阳之力；阴虚而内热较盛者，易人参为南沙参，并减去桂、姜、枣、酒，酌加知母、黄柏，则滋阴液降虚火之力更强。

（五）中医药防治心脏毒性的单味药、注射液、复方及名医经验

1. 单味中药

白花蛇舌草：陈鹊汀等建立 S180 荷瘤鼠模型，共给药 13 天，观察白花蛇舌草对阿霉素化疗小鼠的心脏保护作用。结果提示，白花蛇舌草可提高化疗小鼠的抗氧化酶活性和减少脂质过氧化产物的生成，从而可清除体内自由基，减轻阿霉素化疗对荷瘤小鼠心肌氧化损伤的程度。但目前尚未有关于白花蛇舌草防治蒽环类化疗药物所致心肌损伤的临床试验报道。

红景天：沈伟生等以辅酶 Q10 作为对照，研究红景天防治蒽环类药物心脏毒性的能力。共纳入将要行蒽环类药物化疗患者 100 例，治疗半年，结果显示治疗组化疗后肌钙蛋白、心肌背向散射积分及 LVEF 明显优于对照组（$P < 0.05$）。另一项关于红景天的临床试验则纳入了经含表阿霉素方案化疗 3 个周期后（63 ~ 84 天）出现心胸不适症状而就诊的患者共 42 例，与辅酶 Q10 对照，治疗 1 个月后治疗组心胸不适症状缓解率达 100%，对照组仅为 54.14%（$P < 0.05$）。治疗组 LVEF 由 54%

升至 68%，对照组 LVEF 基本无变化。

黄芪：对心脏毒性有防护作用。有研究纳入阿霉素治疗的肿瘤患者，设置对照组接受维生素 E 与辅酶 Q10，治疗组在前基础上加入黄芪注射液，治疗组异常心电图发生率为 46.7%，心肌酶谱异常发生率为 33.3%，对照组分别为 23.2% 和 56.6%，差异具有统计学意义（$P < 0.05$），可能机制是增加源性活性氧自由基清除系统的功能。

2. 中药注射剂

参附注射液：三项临床随机对照研究分别纳入患者 66 例、96 例、160 例，观察参附注射液防治蒽环类药物所致心脏毒性的疗效，均治疗 6 个月；三项研究结果都显示，治疗组化疗后心肌肌钙蛋白变化均小于对照组（$P < 0.05$）；其中杨邵瑜等发现治疗组 LVEF 由 62.73% 降低至 56.14%，对照组 LVEF 由 61.9% 降低至 45.69%（$P < 0.05$），其保护心功能疗效显著。

参麦注射液：动物实验发现，参麦注射液防治蒽环类药物心脏毒性疗效呈剂量依赖性，中高剂量组疗效明显优于低剂量组。一项临床研究纳入乳腺癌化疗患者 897 例，两组患者全部接受 CAF 化疗方案，同时口服辅酶 Q10、维生素 E，治疗组在此基础上加用参麦注射液，治疗 6 个月后，将两组患者心电图、24 小时动态心电图、心肌肌钙蛋白异常率进行组间对比，发现治疗组异常率明显低于对照组（$P < 0.05$）。在另一项参麦注射液联合右丙亚胺对蒽环类药物心脏毒性的防治临床试验中，联合用药组优于单用右丙亚胺组，单用右丙亚胺组优于单用参麦注射液组，单用参麦注射液组优于对照组（$P < 0.05$）。一项随机对照研究纳入患者 60 例，1∶1 等比分为观察组和对照组，对照组采用吡柔比星或表柔比星方案化疗，观察组在化疗方案的基础上加用丹参注射液，治疗 6 个疗程，差异均具有统计学意义（$P < 0.05$），观察组 LVEF、E/V 水平高于对照组，cTnI、CK-MB 水平明显低于对照组，观察组患者的心脏毒性总发生率为 10.00%（3/30），明显低于对照组的 33.33%（10/30），表明丹参注射液对吡柔比星或表柔比星化疗所致心脏毒性有明确的防治作用，可保护心肌，减轻心肌损伤和改善心功能。

生脉注射液：一项关于生脉注射液防治蒽环类药物所致心脏毒性的 Meta 分析显示共纳入 6 个随机对照临床试验，受试对象共 615 例，治疗组 307 例，对照组 308 例；两组患者均发生了心电图异常，左室射血分数及短轴缩短率均下降，左室舒张末期内径和左室收缩末期内径均有所增加，而治疗组 4 项指标的变化均低于对照组。

参芪扶正注射液：两项随机对照试验均提示参芪扶正注射液可有效改善蒽环类化疗药物所致心脏毒性，LVEF 得到保护。另一项回顾性研究发现，参芪扶正注射液除了可保护蒽环类药物化疗患者心功能外，尚可改善其生活质量。

3. 中药复方

一篇纳入 10 篇随机对照研究的 Meta 分析结果显示化疗基础上加用中药汤剂辅助治疗，患者的心功能、心肌酶谱、心电图、心脏彩超等指标能得到明显改善，涉及的处方多以补气养阴为主，常用基础方有炙甘草汤、三黄抗氧化方、益气养心汤等；而一篇纳入 37 项 RCT，共计 2844 名患者的 Meta 分析再次证明中医药在对肿瘤蒽环类化疗导致心脏毒性方面具有抑制作用，维持左室射血分数和心室直径，控制心肌损伤标志物水平，减轻心脏损伤。孙江波、范颖等通过动物实验探讨人参、附子及小复方参附汤对阿霉素心脏毒性损伤大鼠的影响，发现人参、附子、黄芪、干姜可通过抑制线粒体途径的细胞凋亡，防治阿霉素毒性损伤，进而保护心肌功能。其中，人参组、黄芪组在提升 *Bcl-2* 基因、抑制 *Bax* 基因表达以减轻阿霉素所致心肌细胞过度凋亡方面优于干姜组与附子组。而含有人参的组别数据优于不含有人参的组别，推测人参在阿霉素心脏毒性损伤方面可能具有较好的减毒增效作用；中药附子作用于正常机体时，对心脏有一定的毒性，而用于心脏损伤时则具有治疗作用，由此可见，中药的效用发挥与机体状态有关，其临床疗效有待进一步研究。临床研究中所运用的方剂多为温阳散寒类，以炙甘草汤和四逆汤居多。东汉张仲景《伤寒论》："伤寒脉结代，心动悸者，炙甘草汤主之。"方中炙甘草为君药，取其味至甘以补中，中气充足，则能变化水谷精气而为血，心血充盈，脉道自然通利，即以补促通，辅以桂枝、人参等温补助阳。人参皂苷和甘草酸苷是由人参和皂苷提炼而来，化学结构类似于强心苷类药物如地高辛，可能是本方的起效机制之一。四逆汤是中医传统方药，主要由甘草、干姜和附子组成。研究显示，四逆汤中的有效成分对蒽环类药物造成的细胞毒性有一定保护作用，其中附子可增强心肌收缩力。

由于化疗药物的心脏毒性多为不可逆的，因此预防其心脏毒性的产生十分重要。中医药干预同步化疗对于心脏损伤具有较好的预防作用，也体现了中医治未病的原则。

4. 名医经验

名家的临床经验，是个人长期相关领域实践的总结，具有纵向的特点，适当参考有利于拓展个人的临床施治思维，更有效地治疗疾病，也可以为进一步的研究提供思路。

吴以岭认为胸痹病的病机根本为心气虚乏，以致络脉瘀阻、绌急而痛，主张以长于活血祛瘀、通经剔络、搜邪解痉的虫类药为君，在络病学说的指导下以益气活血、通络解痉止痛为基本治疗原则，运用通心络胶囊治疗胸痹心痛疗效满意。朱良春善用虫类药，结合病络机制，提出虫蚁搜剔通络法，用芪蛭散预防冠心病溶栓后血栓形成，自拟"川芎芪蛭汤"治疗胸痹气虚血瘀证，在临床上常用以下几组药对治疗胸痹：①地龙、地鳖虫；②水蛭、地龙各2份，参三七1份；③五灵脂、蒲黄；④黄芪、川芎；⑤三棱、莪术；⑥人参、苏木等。常用虫类药为蟋蟀、地鳖虫、全蝎、蜈蚣、地龙、露蜂房等。成都中医药大学的郭子光教授认为针对胸痹病基本病机应从虚实两端进行分治，实证应以活血化瘀、通络止痛为治疗原则，虚证则以补益心气、荣养气络为治疗原则，故在王清任补阳还五汤的基础上结合多年临床经验创立郭氏胸痹基础方。李胜涛根据"久病入络""久痛入络"的理论及"络以通为用"的治疗原则指导临床，认为治疗多从心气虚乏下手，在临床诊治老年冠心病时不可急于求成，需根据老年人自身生理功能减退特点，通络时注重补通兼施，以调理气机为先，以补带通，但不可过于滋腻，配以山楂、神曲之类以顾护脾胃，同时调畅气血以活血通络，强调气血不畅贯穿始终，在日常生活中也应注意调畅情志、适当锻炼、饮食有节等来改善病情。福建中医药大学的冯霞教授认为热毒炽盛、郁热伤络是胸痹病的一个基本病理变化，故以滋阴清热、活血通络为基本治法，在辨证基础上加上金银花、生地黄、连翘、栀子、沙参、麦冬、黄芪等品"保护络脉、濡润络脉"。李玉峰教授根据其络风内动理论创立"络衡方"等方药用于临床对胸痹病的治疗，在症状改善、心电图疗效、血流动力学等方向均取得明显疗效。魏栋梁教授依据叶天士在胸痹心痛的医案总结出"血络痹痛"辨治思路，认为胸痹病久，久则气不至，血液瘀滞与络脉，加重胸阳不振，致使疼痛更加剧烈，在治疗上应选用辛润通络之药，但不可太过，以免耗气伤津，治疗上多用延胡索、川楝子、桃仁，配伍顾护脾胃之药。以上络病理论在胸痹中的运用仍然对药毒引发的胸痹有重要意义。

天津中医药大学中西医结合肿瘤专家赵远红教授认为，在化疗药物导致心脏毒性的过程中，有两方面的因素：一方面，肿瘤治疗心脏的实质性损害；另一方面，肿瘤引起的不良情绪使患者处于精神应激状态，其交感神经兴奋性高，体内皮质醇激素和儿茶酚胺增多，这些变化将大大促进心血管并发症的发生、发展。在此基础上，赵远红自创清心扶脾解郁法（黄连、吴茱萸、砂仁、干姜、白蒺藜）结合经方炙甘草汤，在养心的同时兼以清心，疏肝理气通络，既重视心脏症状的治疗，又不忘个体情志的调适。治疗中扶正清心与祛邪通络并存，心脏疾病与情志疾病共调。天津中医药大学第一附属医院贾英杰教授根据自己数十年治疗肿瘤经验，根据四诊资料，将恶性肿瘤患者化疗后的心脏毒性分为心阴虚损、心脾两虚、气阴两虚、心阳不足及气血两虚等证型。根据不同的证型，通过辨证制定出相应的治疗法则，获相得益彰的效果。国家级名老中医李佩文教授擅用补肾类中药，并在"心肾相交"理论指导下，从"肾"角度出发"助心阳祛邪"，选用益气温阳方以提高患者对化疗的耐受性，本方中黄芪补气升阳为君药，肉苁蓉、仙灵脾、补骨脂温肾阳，黄精益肾填精，生地黄、熟地黄、五味子滋补肾阴，可阴中求阳，当归益血活血、扶阳补阴。全方补气血、调阴阳配伍应用，相辅相成，达到振奋阳气之效。肾阳为一身阳气之根，温补肾阳，以资心阳；肾主骨生髓，补益肾精以助精生血；心阳得肾阳资助，心血得肾精滋养，可使心神清明，相火潜藏，气血冲和，阴阳平衡，以达扶正祛邪之效，丰富中医"交通心肾，君安臣守"理论。浙江中医药大学戴金教授主张分阶段论治，抓住虚证，急性心脏毒性期以气阴两虚为主，可选用清热益气养阴之法，而慢性心脏毒性期以心阳受损为主，可选用温补心阳之法加减，选用桂枝甘草龙骨牡蛎汤为基础方进行辨证加减。

5. 临床验案

患者，女，76岁，2018年9月就诊于中日友好医院中西医结合肿瘤内科。主诉：右乳癌术后5年余，发现肝转移3年，心悸1个月。病史：2012年11月7日行右侧乳腺癌改良根治术，术后诊断为右乳浸润性导管癌（pT$_2$N$_2$M$_0$ ⅢA期 Luminal B、HER-2阳性型）。2012年11月—2013年2月行单药紫杉醇术后辅助化疗。化疗后口服阿那曲唑内分泌治疗2年余。2015年5月发现肝转移，再次穿刺病理仍为Luminal B、HER-2阳性型。2015年6—10月行6个周期表柔比星、环磷酰胺联合曲妥珠单抗一线解救治疗。2015年11月—2016年2月行4个周期卡培他滨、曲妥珠单抗维持治疗。2016年2月开始行曲妥珠单抗单药维持治疗。2017年5月腹膜后、肝门淋巴结转移，2017年5月—9月行二线化疗5个周期吉西他滨联合顺铂方案，因消化道不良反应较大，第6周期改为吉西他滨联合曲妥珠单抗二线治疗，复查腹部磁共振见肝内转移灶较前缩小。2017年11月开始行曲妥珠单抗+阿那曲唑维持治疗。近1个月无明显诱因出现心悸，动则加剧，全身无力，纳差，口干喜饮，睡眠可，自汗，夜尿每日5次，大便2～3日一行，右胁肋阵发性疼痛。舌淡红，苔薄白，脉细数。TNI 0.005 ng/mL，BNP 118.0 pg/mL，超声心动图示LEVF 67%。心电图示：窦性心动过速，106次/分，ST-T改变。既往糖尿病病史25年。

中医诊断为"心悸"，证属气阴两虚，兼有血瘀，治以益气养阴、行气活血。处方予七福饮加减：党参15 g，生黄芪30 g，炒白术10 g，生地10 g，当归10 g，丹参10 g，酸枣仁15 g，五味子5 g，醋柴胡10 g，炒枳壳10 g，郁金10 g，白芍15 g，酒女贞子15 g，醋鳖甲（先煎）30 g，陈皮10 g，鸡内金15 g，甘草5 g。14剂，水煎服，日1剂，早晚分服。

复诊：2018年10月24日。服药14剂，心悸症状消失，纳可，睡眠佳，右胁下及手术部位偶有隐痛，夜尿每日3次，大便干，4日一行。舌红，苔薄黄少津，脉细数。上次处方去丹参、陈皮、鸡内金，加预知子10 g，白花蛇舌草30 g。继服14剂。后续门诊复诊多次心悸症状消失，心电图也逐渐恢复正常。

在本病例中，患者右乳浸润性导管癌Luminal B、HER-2阳性型，存在高龄、糖尿病病史，且抗肿瘤治疗时有蒽环类药物与曲妥珠单抗联用史，需要考虑由药毒引起的心悸，患者首诊以心悸为主要表现，中医诊为心悸，证属气阴两虚，兼有血瘀，故立益气养阴、通络复脉之法。方中党参、生黄芪、炒白术、甘草补益心气；生地、当归、白芍、醋鳖甲、酒女贞子滋阴清热；酸枣仁、远志宁心安神；醋柴胡、郁金、枳壳、丹参理气活血；陈皮、鸡内金健脾和胃。二诊心悸、纳差好转，舌脉见热象明显，加用白花蛇舌草、预知子清热解毒，散结抗瘤。后门诊随诊，病情平稳。

李佩文教授认为不同药物及放疗导致的乳腺癌治疗相关心脏毒性的病因病机不同，治疗各异。曲妥珠单抗造成的心脏毒性主要为无形之气的病变，注重补益络气，重视黄芪、人参等益气药的使用；而蒽环类药物造成的心脏毒性主要为有形之血的病变，采用活血通络之法，常用血府逐瘀汤加减，并注重使用丹参、川芎、延胡索等活血化瘀药。左侧胸壁放疗导致的心脏损伤要重视阴液之耗损，运用养阴清热之法，常用生脉散及酸枣仁汤加减，并使用麦冬、石斛、知母等滋阴清热药。李教授行医 50 余年，临床经验丰富，用药灵活变通，为乳腺癌治疗相关心脏毒性的防治提供了宝贵经验，值得临床借鉴与推广。

第四十七章 恶性肿瘤骨转移

我国肿瘤发病率逐年升高，2020 年国家癌症中心发布的数据显示：2020 年全球预计新发癌症病例数 19 292 789 例，世界人口年龄标准化发病率（ASIRW）为 201.0/10 万，预计新发死亡病例数 9 958 133 例，世界人口年龄标准化死亡率（ASMRW）为 100.7/10 万，2020 年报告的 ASIRW 较 2018 年（197.9/10 万）明显升高，ASMRW 则较 2018 年（101.1/10 万）略有降低。随着诊疗技术的进步和发展，肿瘤患者的生存率有所提高，患者取得生存获益的同时，发生骨转移及骨相关事件（SREs）的风险亦随之升高。

恶性肿瘤骨转移是某些原发于骨组织以外的恶性肿瘤经血行转移至骨组织引起的以骨损害、疼痛为主要表现的疾病，按其病变特征可分为溶骨性、成骨性和混合性三类。转移性骨肿瘤是晚期恶性肿瘤的常见并发症，好发于前列腺癌、乳腺癌、肺癌等，在不同类型的肿瘤中的发病率不同：前列腺癌 65%～90%，乳腺癌 65%～75%，多发性骨髓瘤 70%～95%。骨骼受累在其他恶性肿瘤中相对少见，从结直肠癌的 10% 至肺癌的 17%～64%。此外，骨转移癌好发于中老年，40 岁以上发病居多，男女比例约为 3∶1。骨转移癌常为多发，极少见单发，一般由血行播散所致，多见于扁骨，脊柱、骨盆和长骨干骺端是骨转移瘤的好发部位，躯干骨多于四肢骨，下肢多于上肢，膝、肘关节以远各骨少见。骨转移以疼痛为常见临床表现，易诱发病理性骨折、高钙血症、脊髓压迫等骨相关事件发生，严重影响患者生活质量，甚至缩短生存期。如乳腺癌骨转移患者的死亡风险较无骨转移患者增加 3.9 倍；前列腺癌骨转移患者的死亡风险增加 5.6 倍，若发生 SREs，死亡风险将进一步增加。

骨转移属于中医学"骨疽""骨蚀""骨瘤""骨痹""石痈""骨岩"等范畴，此外，受限于古代诊断水平，骨转移瘤记载或可散见于内科杂证之中，如归属"腰痛""痿证"等范畴。早在《黄帝内经》，对该病的症状、病因病机即有较相应的记载，如《灵枢·刺节真邪》说："有所结，深中骨，气因于骨，骨与气并，日以益大，则为骨疽。"又云："虚邪之入于身也深，寒与热相搏，久留而内着，寒胜其热，则骨疼肉枯；热胜其寒，则烂肉腐肌为脓，内伤骨，内伤骨为骨蚀。"《素问·长刺节论》说："病在骨，骨重不可举，骨髓酸痛，寒气至，名曰骨痹。"这些描述与恶性肿瘤骨转移的症状表现极为相似。对病因病机的认识，《素问·六节藏象论》说："肾者，主蛰，封藏之本，精之处也。"《灵枢·经脉》记载："人始生，先成精，精成而脑髓生，骨为干，脉为营，筋为刚，肉为墙，皮肤坚而毛发长，谷入于胃，脉道以通，血气乃行。"《素问·逆调论》云："肾者水也，而生于骨，肾不生，则髓不能满，故寒甚至骨也。"指出肾与骨的相生关系，其理论构成中医"肾-精-髓-骨"轴，为骨病从肾论治奠定了基础，《中西汇通医经精义》对"肾-精-髓-骨"做了更为直观的阐释："肾藏精，精生髓，髓生骨，故骨者，肾之所合也。""髓者，肾精所生，精足则髓足，髓在骨内，髓足者骨强。"当肾精不足时，化髓减少，可导致精髓亏虚，骨失充养而致骨不生、不强、不坚，则骨骼受损，可出现骨痛、病理性骨折、功能障碍甚至瘫痪等。明代《外科枢要》："若劳伤肾水，不能荣骨而为肿瘤……名为骨瘤。""夫瘤者，留也。随气凝滞，皆因脏腑受伤，气血乘违。"阐述了本病的发病机制为肾虚精亏，不能濡养骨骼，气血津液失调，癌邪随气血凝滞于骨发为本病。因此，在理法方药方面，《外科正宗》指出："骨瘤者，形色紫黑，坚硬如石，疙瘩高起，推之不移，昂昂坚贴于骨，治当补肾气，养血行瘀，散肿破坚，利窍调元，肾气丸是也。"《仙传外科集验方》曰："所谓骨疽，皆起肾者，亦以其根于此也……肾实则骨有生气，疽不附骨矣。"

第一节 西医病因病理

一、发病原因

基于 Stephen Paget 提出的"种子与土壤"假说，骨微环境（"土壤"）与转移性肿瘤细胞（"种子"）的相互作用是发生骨转移的重要原因。肿瘤细胞在肿瘤类型、细胞骨拟态和细胞因子表达方面的生物特性决定了部分肿瘤细胞的骨转移倾向，而骨微环境的免疫抑制、缺氧等特点诱导肿瘤细胞定植、存活于骨骼。

（一）肿瘤细胞的生物学特性

不同类型肿瘤具有不同的骨转移倾向，同种肿瘤不同亚型及分化程度亦表现出不同程度的骨转移倾向。如激素受体阳性（HR+）患者出现骨转移的风险明显高于三阴性乳腺癌患者，低分化宫颈癌的骨转移发生率为 2.58%，明显高于高分化癌的 1.08%。另外，乳腺癌细胞、肺癌细胞高表达钙敏感受体和趋化因子受体 4，与骨分泌的钙离子、趋化因子 C-X-C 基序配体 12 等因子相结合，激活多条信号通路以促进肿瘤细胞趋化、锚定于骨组织。而且，研究发现肿瘤细胞迁移至骨微环境后多具有骨拟态的特性。如骨微环境中乳腺癌细胞、前列腺癌细胞均高表达 Runt 相关转录因子（Runx2），而高表达的 Runx2 可诱导骨唾液蛋白、骨桥蛋白、骨保护素的分泌，使肿瘤细胞获得成骨细胞样表型以利于其成活。

（二）骨微环境的特殊性

骨骼是第三大常见的转移灶，与其自身独特的骨微环境有密切关系，如低氧、酸性 pH 值和高钙离子浓度环境均可促进肿瘤细胞增殖。如骨微环境呈现缺氧状态，可诱导 HIF-1 高表达，高表达 HIF-1α 不仅可促进肿瘤细胞转移至骨组织，并且使其优先在高度缺氧的区域进行定植和生长。缺氧以及肿瘤细胞高度糖酵解诱导细胞膜内外钠离子、氢离子等的调节，使骨微环境的 pH 值呈酸性状态，酸中毒可增强破骨细胞活性、抑制成骨细胞的生物功能以打破骨稳态。另外，酸中毒环境激活间充质基质细胞 NF-κB 信号转导通路促进炎症因子、趋化因子和生长因子的分泌，增强肿瘤侵袭性。而且，骨骼对人体免疫系统具有重要调节作用，骨微环境中存在多种免疫相关性细胞（T 细胞、树突状细胞、中性粒细胞等），但乳腺癌、肺癌等恶性肿瘤骨微环境中的免疫相关性细胞具有免疫抑制作用，亦可促进肿瘤细胞骨转移。

（三）血管解剖特征

血行播散是肿瘤细胞转移至骨的主要途径，故除了骨微环境和肿瘤细胞的特性外，血管解剖特征也是恶性肿瘤发生骨转移的原因之一。一是肿瘤多发于扁骨，如脊柱、骨盆和长骨干骺端，盖因其富含具有造血功能的红骨髓，而红骨髓区域血流量高，利于肿瘤细胞转移及生长。二是与脊椎静脉系统相关，脊椎静脉系统位于硬脊膜和脊椎周围，本身无静脉瓣，而且脊椎静脉丛与胸腔静脉丛、腹腔静脉丛、肋间静脉丛等彼此相通，此静脉压力低，当胸腔腹腔压力增加时，一方面静脉丛出现血流缓慢、停滞或逆流，为通过的癌细胞制造停留和繁殖的机会；另一方面静脉内的肿瘤细胞可以不经过肝、肺而直接进入 Batson 脊椎静脉丛，从而转移至脊椎和骨盆。

二、病理机制

恶性肿瘤骨转移按病变特征可分为以下三种类型：溶骨性、成骨性和混合性。成骨性骨转移常见于前列腺癌和膀胱癌，约占骨转移的 10%。溶骨性骨转移占 70%，常见于肺癌和乳腺癌。其中溶骨性骨转移瘤骨质破坏明显，形成虫蛀样或地图状骨质缺损，界限不清楚，边缘不规则，周围无硬化，溶骨区内可见残留骨小梁和骨皮质，无骨膜反应；成骨性骨转移瘤可见斑点状、片状致密影，甚至为象牙质样，局部骨质增生、骨密度高，骨小梁粗糙、紊乱、增厚，受累骨体积可增大；混合性骨转移则兼有成骨和溶骨的病理现象。

恶性肿瘤骨转移是多因素、多步骤、多基因共同作用的复杂生物学过程，包括：①定植，癌细胞突破基底膜侵入周围组织，进入并存活于脉管系统，随血液迁移、转移至骨髓腔；②休眠，癌细胞适应骨微环境并长期保持休眠状态；③再活化和进展，癌细胞从休眠状态转变为活跃的增殖状态；④重建，癌细胞改变了原有的骨骼结构和功能。

（一）肿瘤细胞在骨微环境中的定植

肿瘤细胞从原发肿瘤处逃逸并进入脉管系统成为循环肿瘤细胞是转移的开始，在这一环节中，肿瘤细胞的上皮-间充质转化降低了上皮细胞之间以及上皮细胞与基底膜之间的黏附性并增加血管渗透性，增强肿瘤细胞的迁移和侵袭能力；此外，肿瘤细胞还通过分泌蛋白水解酶如基质金属蛋白酶，溶解细胞外基质以协助突破基膜，侵入细胞外基质和周围正常组织，即局部浸润。随后，局部浸润的肿瘤细胞通过形成新生血管进入脉管系统。肿瘤新生血管的内皮细胞之间无紧密连接，且无广泛的周细胞覆盖，极易使肿瘤细胞进入脉管系统成为循环肿瘤细胞。循环肿瘤细胞可诱导血管基膜发生降解，穿透血管后进入周围实质组织，并成为播散肿瘤细胞（DTCs）。研究表明，骨髓窦状毛细血管的内皮细胞既没有紧密连接，也没有连续的基板，利于肿瘤细胞逸出血管外。肿瘤细胞在定植于骨组织之前，为适应新的微环境，原发灶肿瘤细胞会通过选择性释放多种细胞因子或细胞外囊泡的方式，使骨基质细胞产生趋化因子和细胞因子等，促使骨髓微环境形成适合肿瘤细胞生存的转移前龛位。

（二）肿瘤细胞在骨微环境中的休眠、再活化和进展

为了使 DTCs 适应骨微环境以及逃避免疫系统和抗肿瘤治疗的清除，肿瘤细胞到达骨微环境后多会进入休眠状态，然后在特定条件的刺激下才能重新进入增殖状态并形成临床可检测到的转移克隆灶。肿瘤细胞休眠机制复杂，涉及多种细胞因子及信号通路。不同类型肿瘤的休眠机制亦不相同，研究发现，播散的乳腺癌细胞与转移部位脉管系统有关：休眠的肿瘤细胞常位于转移灶的微血管旁，内皮细胞分泌血小板反应素 1 可作用于肿瘤细胞以维持其休眠状态。并且，微血管旁的自然杀伤细胞可通过免疫监视杀灭重新进入细胞循环的肿瘤细胞。肿瘤细胞休眠再活化的分子机制目前尚不明确，其可能与多种因素相关：如肿瘤细胞可能通过 E-钙黏蛋白和 N-钙黏蛋白与成骨细胞形成细胞间接触，激活其哺乳动物西罗莫司靶蛋白复合物 1 信号通路促进其再增殖。然而成骨细胞并不能完全激活休眠状态的肿瘤细胞。肿瘤细胞需分泌细胞因子再次作用于成骨细胞，成骨细胞进

一步诱导破骨细胞前体细胞分化为成熟的破骨细胞，成熟的破骨细胞降解附近的细胞外基质并释放其包含的大量生长因子，这些生长因子反过来成为肿瘤细胞生长的养料，导致正反馈循环的出现，即溶骨性转移的"恶性循环"。

（三）骨重建

肿瘤细胞通过"恶性循环"机制激活破骨细胞，打破了成骨细胞与破骨细胞之间的动态平衡，从而导致骨破坏，具体如下：肿瘤细胞转移至骨微环境，分泌甲状旁腺激素相关蛋白、白细胞介素-11 以及肿瘤坏死因子 α 促进成骨细胞表达核因子-κB 配体（RANKL），而 RANKL 与破骨细胞前体细胞表面上的核因子-κB 受体活化因子（NF-κB）受体结合而促进其分化为成熟的破骨细胞，可导致破骨细胞的增殖和活化，启动溶骨效应，破坏骨基质并释放原本储存在骨基质中的促进肿瘤细胞生长的细胞因子（胰岛素样生长因子、转化生长因子 β 等），从而形成恶性循环，促进溶骨性骨转移的发生，继而发生破坏性的 SREs。成骨性骨转移以大量病理性成骨为特点，其机制尚未完全清楚，但部分实体瘤（如前列腺癌）可能涉及刺激成骨细胞活性因子的分泌增多，包括骨形态发生蛋白、转化生长因子 β、内皮素-1、成纤维细胞生长因子家族等，促进成骨细胞增殖和活化，活化的成骨细胞以无序的形式进行成骨活动，导致成骨性骨转移的发生。

第二节　中医病因病机

一、病因

恶性肿瘤骨转移是在恶性肿瘤缠绵难愈、病程迁延的基础上发展而来的，故探讨骨转移的病因病机需结合癌病进行，癌病的致病因素为"癌邪"，癌邪是在正气不足及长期不良因素刺激下，如饮食失调、嗜好烟酒、情志不遂等，由精气异常分化恶变而成，是癌症发生发展的独立因素，具有不断增殖、耗伤营养、流窜生长、阻碍气机、破坏脏腑经络等特点，并伴随气滞、血瘀、痰湿热等病理状态，正如"若外邪不断，正气不支，气血败，邪毒陷，经脉败漏，致该处阴阳失于冲和，元气异化异流，癌邪渐生，遂盗劫精元、气血精华为己所用，如人体另生一脏器而渐渐滋长，终成癌邪肿物"。骨转移癌是在癌病日久，肾虚精亏的基础上出现久病入络、流注至骨的病变结果。

（一）肾虚精亏

《外科枢要》曰："若劳伤肾气……不能荣骨而为肿者，其自骨肿起，按之坚硬，名曰骨瘤。"先天禀赋不足，或劳伤久病，导致肾虚精亏，化髓乏源，髓空骨虚，"最虚之处，便是容邪之所"，致使癌邪侵袭，瘀阻络脉，著而不去，聚而成形，而致本病。

（二）六淫邪毒

外感六淫之邪，或烟草雾霾之气、工业废气、放射性物质等邪毒之气入侵，诱发伏藏在里之癌邪的同时耗伤机体正气，则正气无以抗邪，癌毒久羁，入经络流注至筋脉骨骼，阻碍经络气机运行，则津液不能正常输布而留结为痰，血气不能正常运行而停留为瘀，癌毒与痰瘀搏结，则形成肿块而为本病。

（三）情志不遂

情志不遂，气机郁结，久则导致气滞血瘀，或气不布津，久则凝津为痰，血瘀、痰浊互结，阻滞络脉，深入筋骨，或复感外邪不解，内外合邪，羁留胶结与络脉，使得疾病缠绵难愈。即"气血冲和，万病不生，一有怫郁，诸病生焉。故人身诸病多生于郁""初为气结在经，久则血伤入络"。

（四）饮食失调

嗜食酒及辛辣炙煿之品，易损伤脾胃，脾失健运，气血生化乏源，气虚不足以行血，气虚血瘀，或正气亏虚，卫外不固，易招致外邪侵袭或易致客邪久留。此外，脾失健运，升降失调，津液失于输布，则痰湿内生，痰湿阻于脉络，络气郁滞，初病在气，久则入血，逐渐出现络息成积的病理改变，积于筋骨关节，则见肢体、活动不利。

（五）宿有旧疾，缠绵不愈

"积之成者，正气不足，而后邪气踞之"表明正气亏虚是罹患癌病的病理基础。机体脏腑阴阳偏胜偏衰，气血阴阳功能失调，或治不得法或失于调摄，病邪稽留不去，耗伤正气以致正气虚衰于内，愈加无力驱邪外出，从而诱发或加重气、血、痰、瘀、毒等凝结阻滞壅塞局部，形成癌肿。癌邪耗伤机体精微以为己用，正虚失于固摄，加剧癌邪走注流窜之性，而癌邪增殖进一步耗伤正气，形成恶性循环。

二、病机

恶性肿瘤骨转移的形成虽因上述诸多因素，但其基本病理变化为癌病日久，癌毒入络，随血液流注至骨，稽留不去，腐骨络损所致。骨转移的病理演变过程，可随着病情的进展、邪正的消长，分为初期、中期、末期等不同阶段，初期为机体长期受到不良因素刺激，脏腑功能失调，气滞血瘀，精气受内外多种因素诱导化生癌邪，伏藏于内，俟正不胜邪或复感外邪，内外合邪，渐成癌肿，癌邪具有走注流窜之性，从原发灶逐渐向周围侵袭扩散。中期为癌邪入络，以经络为通道，随血液流注至骨。末期为癌邪积聚于髓络与骨微环境中，壅遏局部，产生气滞、血瘀、痰凝、热毒等病理产物，耗伤气血，形成恶性循环。

（一）肾虚精亏是骨转移发病的病理基础

"正气不足，而后邪气踞之"，机体长期受各种不良因素刺激，如六淫邪毒、情志不遂、饮食失调、久病失治等，导致脏腑功能失调，气虚运血无力而致血行瘀滞，受内外多种因素诱导而内生癌邪，癌邪入络，络脉瘀阻，血行涩滞为瘀，津液凝滞为痰，气郁、血瘀、痰饮凝聚蕴结，引起络息成积的病理变化，正如《灵枢·百病始生》记载"虚邪之中与人也，始于皮肤……留而不去，传舍于肠胃之外，募原之间，留着于脉，稽留而不去，息而成积，或着孙脉，或着络脉"。随后，癌邪从原发病灶局部向周围侵袭扩散，耗伤机体水谷精微以为己用，脏腑气血阴阳失调，肾为脏腑之本，肾之精、气、阴、阳与他脏之精、气、阴、阳之间存在互资互用的关系，故有"久病即肾"之说。肾藏精，精能生髓，精髓可充养脊髓、骨骼，促进骨骼生长发育，当肾经不足，化髓乏源，可导致髓亏骨空，癌毒趁虚内侵，羁留骨髓之间，聚而成瘤，腐骨蚀络。

（二）癌邪入骨是骨转移发病的必然过程

《灵枢·脉度》指出："经脉为里，支而横者为络，络之别者为孙。"中医络病学说认为络脉是从经脉纵横交错，遍布全身，广泛分布于脏腑组织间的网络系统，按一定时速与常度，把经脉运行的气血津液输布、弥散、渗灌到脏腑周身，发挥"行气血而营阴阳"的作用。络脉分为经络之络和脉络之络，经络之络运行经气，脉络之络运行血液，其是气血运行的通道，也是癌邪传变的通道。如"其初在经在气，久则入络入血"，癌邪性善走窜流注，以经络为通道，由病变局部入经脉，正如叶天士云"久发、频发之恙，必伤及络，络乃聚血之所，久病病必瘀闭"。癌邪由经脉入气络，影响经气运行，气血津液输布失常，局部血液瘀滞，即由气络入血络，血络延伸至骨髓而为髓络，癌邪由髓络伤骨入髓，影响病灶局部骨微环境。

（三）毒瘀阻络是骨转移发病的直接原因

癌邪积聚于髓络及骨微环境，瘀阻局部，则气血运行不畅、髓络损伤，造成血瘀气滞，津液不能正常输布而津凝成痰，痰瘀互结壅塞脉络。痰瘀之邪，留阻脉络，络中气血阻滞不通，必卒然而痛，《素问·举痛论》言："经脉流行不止，环周不休……泣而不行，客于脉外而血少，客于脉中则气不通，故卒然而痛。"络瘀脉阻，气血运行不畅，"不通则痛"。血瘀络中而新血不生可致络中气血亏虚，不能濡养络脉，络虚不荣，"不荣则痛"。久痛入络，络中阴阳互根互用，后期阴阳互损可致阴阳两虚，更加重瘀血阻络，形成恶性循环，甚至引起络脉完全闭塞不通，即脉络瘀塞。概言之，本病多以肾精亏虚为本，癌邪阻络为标，以致痰凝血瘀，痹阻络脉，流注至骨，腐骨蚀络。

第三节　西医诊断与治疗

一、临床表现

恶性肿瘤骨转移的临床表现因原发肿瘤性质、骨转移部位及骨损害程度而异，早期可无明显临床症状，随着病情的逐渐进展，逐渐出现相应的临床症状和体征，主要包括：①疼痛（50%～90%）；②病理性骨折（5%～40%）；③高钙血症（10%～20%）；④脊柱不稳和脊髓、神经根压迫症状（＜10%）。广泛骨转移患者晚期可出现乏力、消瘦、贫血和低热等全身症状。

（一）疼痛

疼痛是肿瘤骨转移最常见的临床症状，其临床特点是开始较轻，尚有间歇，随着病情进展，呈持续性钝痛，进行性加重，夜间更加显著，伴有间断性的剧烈"爆发痛"，当导致神经损害或脊神经压迫时，可出现复杂的疼痛综合征及神经病理性疼痛。

（二）病理性骨折

病理性骨折是部分肿瘤患者的首诊症状，因肿瘤细胞与成骨细胞、破骨细胞和基质细胞相互作用，侵袭、破坏骨组织，出现溶骨性骨破坏，导致骨肿瘤患者由轻微外伤或无诱因即可出现病理性骨折，好发于溶骨性骨转移瘤，以脊椎压缩性骨折多见。

（三）高钙血症

恶性肿瘤骨转移刺激骨组织周围局部因子的分泌，直接激活破骨细胞引起骨质破坏，从而破坏钙离子的稳态平衡而引起高钙血症。当患者血清钙在 2.7 ~ 3.0 mmol/L 时，无明显临床表现，但当血清钙 > 3.0 mmol/L 时，则可累及中枢神经系统、心血管系统、消化系统等全身多个系统，若未及时纠正，后期还会出现恶病质症状。

（四）脊髓压迫

脊柱骨转移瘤患者易出现脊髓压迫症状，最常见转移部位为胸椎和腰椎，但多数患者会发生椎体多部位转移。临床表现为早期出现感觉和运动功能异常，随着病程进展，最终将出现脊髓功能丧失，受压平面以下运动、反射、感觉、括约肌功能以及皮肤营养障碍，严重影响患者生活和劳动能力。

二、检查检验

早期诊断和治疗可有效降低 SREs 的发生风险，肿瘤患者出现以下指征应高度怀疑骨转移发生可能：骨痛或骨折；脊髓或神经受压症状；血碱性磷酸酶升高；高钙血症。恶性肿瘤骨转移患者主要依据病史、症状、体征及影像学检查进行临床诊断，仅在对临床诊断存疑时方可进行活检。

（一）骨代谢生化指标

骨代谢生化指标可反映骨转移过程中骨吸收和形成的速度，常见的反映溶骨性骨代谢生化指标：Ⅰ型胶原 C 端肽、Ⅰ型胶原 N 端肽（NTX）、Ⅰ型胶原 α_1 肽链碳端肽（CTX）、骨唾液酸糖蛋白等。反映成骨性骨代谢的生化指标有：骨特异性碱性磷酸酶、总碱性磷酸酶、Ⅰ型前胶原 N 端前肽等。研究表明，NTX、CTX 等骨代谢指标对骨转移的诊断及病情监测有一定意义，但尚不能作为诊断和监测骨转移的可靠指标。

（二）影像学检查

1. ECT　恶性肿瘤骨转移的初筛诊断方法，但不作为转移性骨肿瘤的诊断依据。ECT 可在早期发现骨转移病灶，对成骨性转移具有独特的优势，具有灵敏度高、全身骨组织一次成像不易遗漏的优点，但骨转移以外的其他良性骨病亦可出现核素浓聚现象，如退行性病变、骨折等，此时呈现假阳性。ECT 诊断骨转移的灵敏度为 62% ~ 98%，假阴性率为 3% ~ 8%，特异度为 66.7% ~ 70%，假阳性率为 33% ~ 40%。因此，针对骨转移患者应结合 X 线检查、CT 或 MRI 等影像学检查结果进一步确诊。

2. X 线　是检查骨转移的常规方法，可显示骨骼局部全貌。但 X 线平片早期诊断骨转移瘤的敏感性低，仅 44% ~ 50%。因此，X 线平片不作为骨转移的常规筛查方法，而是常用于有临床症状（如疼痛、病理性骨折）的部位或作为其他影像学检查异常的补充检查，此外，当骨皮质破坏达 50% 以上，易发生病理性骨折，故 X 线也可以根据骨质破坏程度评估病理性骨折的风险，尽管 X 线平片用于骨转移诊断的敏感性低，但其具有影像空间分辨率高、费用低廉、辐射较小等优点，故仍是诊断骨转移的主要检查方法。

3. CT　亦是确诊骨转移的诊断方法，其灵敏度高于 X 线平片，可更好地显示骨结构的破坏、破坏区有无肿瘤组织形成及肿瘤对周围组织的侵犯等。同时，CT 可确诊某些 ECT 检查阳性而 X 线平片阴性患者的骨转移病灶，此外，对于需要骨活检的病灶，在 CT 引导下进行穿刺活检，可提高穿刺部位的准确性及操作的安全性。

4. MRI　是目前诊断骨转移灵敏度和特异度均较高的影像学检查方法，分别为 82% ~ 100% 和 73% ~ 100%。MRI 显示骨髓腔内早期转移灶有特殊优势，还可以准确显示骨转移侵犯部位、范围及周围软组织受累状况，包括脊柱转移瘤及椎弓、神经根和脊髓本身的侵犯情况，尤其适用于检测伴有神经症状的脊柱转移。但 MRI 对于四肢长骨，尤其是皮质骨转移的检查有一定限度，具有检查时间长，病痛患者不易配合，或受检查视野的限制，对身体其他部位的转移灶常不能提供更多的诊断信息等缺点。

5. PET/CT　是 PET 与 CT 相结合的影像学检查方法，是功能成像与静态成像的结合，可较灵敏显示骨髓微转移灶，早期诊断骨转移病变，其灵敏度为 62% ~ 100%，特异度为 96% ~ 100%。其中不同显像剂的应用可影响检查结果的灵敏度和特异度，如 18F－FDG 对于溶骨性骨转移有更高的灵敏度和特异度，18F－NaF PET/CT 则对于成骨性骨转移更为敏感。虽然 PET/CT 可同时检查全身器官、淋巴结及软组织，以全面评估肿瘤病变范围，但检查费用昂贵，因此不推荐作为常规检查方法。当患者以骨转移灶症状为首发原因就诊时，PET/CT 是寻找原发灶最简便的方法。

概言之，对于各种影像学检查的选择，ECT 作为初筛检查，X 线、CT 可以明确有无骨质破坏，MRI 可直接确定转移骨肿瘤浸润范围，且有助于了解骨转移灶对周围软组织的影响，以及脊柱稳定性，PET－CT 优于上述检查的价值有待进一步研究。临床上各种诊断方法应该合理应用，必要时应通过骨活检取得病理诊断。

（三）病理学检查

病理学检查是诊断骨转移的金标准，但并非所有的骨转移患者均需要进行骨活检。骨活检的适用对象：肿瘤患者合并单一骨病灶、原发病灶，不便或不能取材确定病理类型及骨病灶的性质对分期及治疗有确定的意义者。骨转移病灶的活检应遵循肌肉骨骼系统肿瘤的活检原则，在影像增强仪下采用穿刺针抽取肿瘤组织，偶尔切开活检，且活检切口需与将来手术切口一致，以利于切除活检的污染伤口或穿刺针道。骨骼在取活检开窗时，尽可能取圆形窗以降低病理性骨折的发生风险。骨活检后填充骨水泥减少出血，术后压迫止血，忌放置引流管，防止造成肿瘤局部扩散。

三、诊断与鉴别诊断

（一）诊断要点

恶性肿瘤骨转移的诊断标准需同时具备以下两项条件。

1. 经组织病理学或者细胞学检查诊断为恶性肿瘤，或骨病灶穿刺活检或细胞学诊断为恶性肿瘤骨转移。

2. 骨病灶经 X 线平片，或 MR 扫描，或 CT，或 PET/CT 检查证实骨破坏，并诊断为恶性肿瘤骨转移。

（二）鉴别诊断

1. 良性骨肿瘤　良性骨肿瘤，如骨软骨瘤，一般生长缓慢，不侵及邻近组织，可通过手术根治，预后较好。且良性骨肿瘤较少引起疼痛，多无肿胀或肿块影，如有肿块，其边界清楚且压痛不甚。影像学检查呈膨胀性骨质破坏，与正常部分界限清晰，边缘锐利，骨皮质变薄、膨胀，但保持连续性，一般无骨膜增生现象。实验室检查一般无明显异常。

2. 多发性骨髓瘤　多发性骨髓瘤是血液科常见疾病，其主要特征是恶性增生的浆细胞侵犯骨髓引起溶骨性病变、贫血和免疫球蛋白异常，以骨骼损害、骨痛为主要症状，常有病理性骨折可能。本病除骨相关病变外，还有贫血、肾功能损害、神经系统损害、高钙血症、感染、淀粉样变性等其他主要临床表现。此外，骨髓中浆细胞异常增生，血清中出现 M 蛋白是多发性骨髓瘤的突出特点。血清 M 蛋白鉴定和骨髓穿刺活检对鉴别转移性骨肿瘤及多发性骨髓瘤有较大的参考价值。

3. 原发性骨肉瘤　骨肉瘤是由能产生骨样组织的间充质细胞所构成的恶性骨肿瘤，恶性程度高，远处转移早。病变可发生于骨骼的任何部位，好发于骨骺生长最活跃的部位，如股骨远端、胫骨近端和肱骨近端等。其临床表现与转移性骨肿瘤相同，X 线检查可见骨膜反应，出现 Codman 三角或日光放射状改变现象。必要时，行病理活检以明确诊断。

四、治疗

恶性肿瘤骨转移以缓解疼痛、恢复功能、提高生活质量、预防或延缓 SREs 的发生及延长生存时间为治疗目标，以明确治疗目标、个体化综合治疗、动态评估病情及调整治疗方案为治疗原则。骨转移的治疗方法包括：化疗、内分泌及分子靶向治疗、双膦酸盐类药物治疗、手术治疗、放疗及镇痛药物治疗等。

（一）外科治疗

1. 骨转移的外科治疗目的　外科治疗以恢复运动系统功能、提高患者生活质量为主要目的，还可明确肿瘤的组织学性质，以利于肿瘤的进一步治疗；获取病灶的组织标本，便于分子病理学及遗传学分析，利于靶向及免疫治疗；缓解骨转移引起的疼痛；减少或避免患者长期卧床所引发的深静脉血栓形成、坠积性肺炎等并发症。

2. 骨转移的外科治疗原则　①预计患者的生存期在 3 个月以上。②全身状况良好，可以耐受麻醉及手术创伤。③预计患者生活质量较术前明显改善，有助于进一步治疗。④预计原发肿瘤治疗后有较长的无瘤期。⑤经全身治疗后，溶骨性病灶趋于局限，骨密度增高。⑥孤立的骨转移病灶。⑦病理性骨折风险高。

3. 骨转移的外科治疗时机　①有癌症病史，影像学检查及组织学检查为单发骨转移患者；②负重骨出现 X 线平片可见的骨破坏者；③保守治疗后，骨破坏仍继续加重者；④保守治疗后，疼痛仍继续加重者；⑤保守治疗后，运动系统功能仍不能恢复者；⑥已经出现病理性骨折者；⑦出现神经压迫症状者；⑧脊柱溶骨性破坏，出现截瘫危险性大者；⑨放、化疗不敏感骨转移灶者。

4. 骨转移的外科治疗适应证

负重长管状骨内固定的适应证：①即将发生骨折；②易发生骨折；③病变直径 > 2.5 cm；④病变 > 50% 皮质；⑤完全溶骨；⑥负重下疼痛；⑦放疗后疼痛。

脊柱转移癌手术的适应证：①神经功能受损；②脊柱不稳定；③即将发生骨折；④疼痛。

骨盆转移癌手术的适应证：①髋臼即将或已发生病理性骨折；②顽固性疼痛；③对侧即将发生骨折而需外科治疗。

5. 骨转移的外科治疗禁忌证　对于下列因素应考虑非手术治疗：①高度恶性侵袭性原发肿瘤；②预计原发肿瘤治疗后无瘤生存期很短；③经全身治疗后，骨转移灶的溶骨破坏未见好转；④全身多发骨破坏；⑤涉及多器官转移；⑥全身一般条件差，有手术禁忌证。

（二）内科治疗

1. 骨改良药物治疗　双膦酸盐（BPs）是防治恶性肿瘤骨转移 SREs 的基础用药，其应用强调早期、长期、规律治疗。BPs 是内生性焦磷酸盐的同分异构体，可被破骨细胞选择性吸收，并选择性抑制破骨细胞活性，诱导破骨细胞凋亡，从而抑制骨吸收，减轻骨疼痛，降低 SREs 的发生风险。BPs 根据其 R_2 侧链是否含有氮原子分为含氮 BPs 和不含氮 BPs，研究显示，部分 BPs 可能通过诱导肿瘤细胞凋亡，抑制肿瘤细胞黏附、浸润和新生血管形成等机制，产生直接或间接抗肿瘤作用。目前有三代 BPs：第一代 BPs 以氯屈膦酸为代表；第二代是含氮的 BPs，以帕米膦酸、阿仑膦酸为代表；第三代包括具有含氮杂环结构的唑来膦酸和含氮不含其他杂环结构的伊班膦酸。地舒单抗是一种特异性靶向 RANKL 的全人源 IgG2 单克隆抗体，可高亲和性及特异性结合 RANKL，从而抑制 RANKL 与破骨细胞前体及破骨细胞表面的 NF-κB 结合，进而抑制破骨细胞分化和其活性，打破骨转移恶性循环，抑制过度骨吸收，减少骨破坏。

（1）适用对象：一旦确诊恶性肿瘤骨转移，无论是否有骨痛等临床症状，均建议开始骨改良药物治疗以延缓或预防 SREs 的发生。

（2）持续时间：目前对于治疗的最佳维持时间缺乏明确的标准，仅建议治疗满 2 年后可停用唑来膦酸，或减少输注频率（如每 12 周 1 次），适用于骨转移不具有侵袭性，且通过系统抗肿瘤治疗获得良好控制的患者。对骨转移进展的肿瘤患者，则推荐持续治疗。

（3）停药指征：BPs 和地舒单抗耐受性良好，常见的不良反应包括急性相反应、肾毒性、低钙血症及颌骨坏死等。若患者出现不可耐受的药物相关不良反应，或预期继续用药不再获益，则建议停药。另外研究表明患者治疗期间出现骨痛加重或 SREs 时，继续接受唑来膦酸治疗，还可以降低再次发生 SREs 的风险，因此在应用双膦酸盐治疗过程中即使发生 SREs 仍建议继续用药。

2. 镇痛药物治疗　骨转移疼痛的镇痛药物治疗应遵循 WHO 癌症疼痛治疗基本原则：口服及无创途径给药，按阶梯给药，按时给药，个体化给药，注意具体细节。常用镇痛药物包括：非甾体抗炎药、阿片类镇痛药及辅助用药三大类，其中非甾体抗炎药及阿片类镇痛药是缓解骨转移疼痛的主要药物，辅助用药包括抗抑郁药、抗惊厥药、糖皮质激素类药物等，常与非甾体抗炎药和（或）阿片类镇痛药联合使用以进一步增强缓解神经病理性疼痛的疗效。骨转移疼痛药物选择和治疗的指导原则：应当根据癌症患者疼痛的性质、程度、正在接受的治疗和伴随疾病等情况，合理地选择止痛药物和辅助镇痛药物，个体化调整用药剂量、给药频率，积极防治不良反应，以期获得最佳止痛效果，且减少不良反应。

（1）轻度疼痛（VAS 评分 1~3 分）：选择非甾体抗炎药，或选择含有阿片类镇痛药和非甾体抗炎药的复方制剂。酌情联合辅助药物。

（2）中度疼痛（VAS 评分 4~6 分）：选择阿片类镇痛药，如可待因、双氢可待因，同时给予非甾体抗炎药，或含阿片类镇痛药及非甾体抗炎药的复方制剂。当非甾体抗炎药用药剂量超过或接近限制剂量时，建议只增加阿片类镇痛药的剂量。酌情联合辅助药物。

（3）重度疼痛（VAS 评分 7~10 分）：选择强阿片类镇痛药，如吗啡即释片、羟考酮缓释片、芬太尼透皮贴剂等。同时予非甾体抗炎药，或含阿片类镇痛药及非甾体抗炎药的复方制剂。酌情联合辅助药物。

（三）放射治疗

放射治疗是骨转移疼痛最有效的治疗方法，可有效缓解疼痛，降低病理性骨折的风险，控制照射区病灶进展。放疗缓解骨转移疼痛的有效率为 59% ~ 88%，但需要注意的是，放疗需要一段时间（约 3 个月）才能显效，因此对于放疗显效前及放疗仍不能完全控制疼痛的患者，仍需根据患者的疼痛程度应用镇痛药物。放疗方式包括体外照射和放射性核素治疗。

1. 体外照射 局部或区域放疗，是骨转移姑息性放疗的首选方法。适应证：①适用于存在骨疼痛症状的骨转移灶，以缓解疼痛及恢复功能。②选择性地用于负重部位（如脊柱或股骨等）骨转移的预防性放疗。③骨寡转移立体定向放射治疗。

2. 放射性核素治疗 全身性内照射放疗，因部分患者放射性核素治疗会出现明显的骨髓抑制且恢复较慢，影响后续抗肿瘤治疗，故其为可供选择而非优先选择的放疗方法。^{89}Sr 是目前最常用于骨转移内照射治疗的放射性核素。适应证：适用于一般情况较好，多发转移但病灶小、广泛，轻中度疼痛患者；选择性地用于有严重骨疼痛的全身广泛性骨转移患者。

（四）介入治疗

目前常用手段主要包括消融治疗（射频消融、微波消融、冷冻消融等）、骨成形术、近距离治疗（放射性粒子植入）等。因其具有操作简便、创伤微小、安全性高、副作用少、恢复快速等优点而为无法耐受或不愿接受其他治疗手段的患者提供了另一种选择。

第四节 中医诊断与治疗

一、诊断

1. 有原发癌相关特异性证候表现 如肺癌患者以顽固性干咳或痰中带血，以及胸痛、气急、发热多见；前列腺癌患者以尿流改变、小便不通、血尿等为主等。且原发灶部位可有坚硬、表面不平的肿块，肿块进行性增大。

2. 以疼痛、局部肿块、功能障碍为主要临床表现 疼痛进行性加重，且昼轻夜重。疾病后期多出现全身衰弱，纳差，形体消瘦，精神萎靡，神疲乏力，并进行性加重。

3. X 线平片、CT、MRI、PET – CT 等影像学检查，以及手术或病灶穿刺活检进行病理组织学检查，可明确诊断。

二、鉴别诊断

1. 痿证 痿证是由邪热伤阴，五脏精血亏损，经脉肌肉失养所致。多表现为双下肢痿弱不用，或四肢肌肉萎缩，痿软无力，一般无疼痛症状，因无力运动影响活动，部分痿证病初即伴有肌肉萎缩。

2. 原发性骨癌 好发于青年，常起病急骤，其病因病机多为先天不足，骨髓空虚，复感邪毒，乘虚而入，附骨而生，聚结成瘤。骨转移瘤多见于癌症晚期患者，好发于中老年，发病虽然迅速，但仍循序渐进，故以久病及肾、病久入络等为主要病因病机。

三、辨证论治

（一）辨证要点

1. 辨标本虚实　本病总属本虚标实之证，辨证首先辨别虚实，分清标本。该病以肾精亏虚为本，气滞、血瘀、痰浊、癌毒等为标，两者互为因果，相互影响，常因病程长短及病情轻重不同而各有侧重，标实应区别气滞、痰浊、瘀血、寒凝、热毒的不同，以及是否兼夹，本虚又应区别阴阳气血亏虚的不同。

2. 辨标本缓急　分清轻重缓急，病因为本，证候为标。本病患者常以疼痛为急切表现，可采用通络止痛法急则治标，再针对病因施治以治其本。此外病程进展过程中，亦会出现多种急症，如病理性骨折、高钙血症等。这些对于本病而言，皆属于标，应按照急则治标或标本兼顾的原则及时处理。

3. 辨病程阶段　明确患者处于早、中、晚期的不同，以选择恰当的治法。病之初期以邪实为主，正虚不明显，中期则正气有所虚损，但邪实更盛，晚期则成正虚邪恋之候，以正虚为主。临床必须明确邪正之虚实，或补虚为主，或祛邪为先，或扶正以祛邪，或祛邪以扶正，或扶正祛邪兼顾。

（二）治疗原则

本病的病机为"肾精亏虚，癌邪阻络"，病位在骨，与脾、肾相关，具有本虚标实的特点。临床辨证应注意正邪盛衰的变化情况，急则治其标，缓则治其本。同时，需结合病史、证候、实验室检查，以及手术或放化疗前后不同阶段等综合分析、辨证论治。病变早期，病变多限于局部，以邪实为主，治疗以祛邪为主，辅之以顾护正气，根据病邪寒热属性，分别予以活血化瘀、软坚散结、温经散寒、清热解毒等；病变中期，正邪交争，应扶正祛邪并重；病变晚期，以正虚为本，当以扶正为主，兼顾祛邪，分别采取益气养血、温补肾阳、滋阴清热等。正如《医宗必读》记载："初者，病邪初起，正气尚强，邪气尚浅，则任受攻；中者，受病渐久，邪气较深，正气较弱，任受且攻且补；末者，病魔经久，邪气侵凌，正气消残，则任受补。"本病病机复杂，需联合西医治疗手段，诸如手术、化疗、放疗等攻邪伤正之类，故应全程注意顾护脾胃，避免因祛邪太过，耗伤正气，并在整体观念的指导下，结合原发灶所在病位及癌邪性质，适当配伍具有抗肿瘤作用的中药，综合治疗。

（三）分证论治

1. 寒毒凝滞，络脉痹阻

证候：局部包块坚硬不移，皮色如常，不红不热，局部酸楚疼痛，痛处较固定而拒按，夜间或阴雨天加重，得温痛减，压痛不著，甚至不痛，伴面色晦暗、形寒肢冷，舌质淡，苔薄白，脉沉弦紧。

病机概要：寒毒流注关节肌肉，络脉痹阻，气血运行不畅，不通则痛，故见肢体酸楚疼痛。寒为阴邪，故见局部肿块，皮色不变，酸痛无热，同气相求，故夜间或阴雨天加重，得温痛减。阴寒凝滞，阳气郁而不达，肌肤失于温煦，故面色晦暗、形寒肢冷。舌淡苔白或腻，脉弦沉紧，皆寒邪为患之象。

治法：温经止痛，散寒通滞。

方药：阳和汤（《外科证治全生集》）加减。

熟地黄 30 g，麻黄 6 g，鹿角胶 6 g，白芥子 10 g，肉桂 5 g，生甘草 10 g，炮姜炭 6 g。

加减：瘀滞重者，酌加乳香、没药、桃仁、红花以活血通络；病在下肢加牛膝、独活，病在腰椎加续断、杜仲，病在上肢加桑枝、桂枝，兼见纳呆加生蒲黄、砂仁，痛甚加制川乌、制草乌。

2. 热毒积聚，络脉痹阻

证候：包块迅速增大，肢体肿胀，皮温升高，皮色光亮或见溃疡，灼痛或刺痛明显，活动受限，兼有发热、口渴、心烦、大便干燥，舌质红、有瘀斑，苔黄腻，脉弦数。

病机概要：本证或见于癌邪凝聚于骨的初期或患者放疗后的状态，热毒积聚侵袭患处，络脉痹阻不畅，故见肢体红肿热痛；热毒壅于经络，痹阻气血经脉，滞留关节筋骨故有活动受限；热毒炽盛，充斥于外，故见发热；热扰心神，故见心烦；热盛伤津，则见口渴、大便干燥；舌脉皆热毒夹瘀之象。

治法：清热凉血，解毒通络。

方药：五味消毒饮（《医宗金鉴》）合犀黄丸（《外科证治全生集》）加减。

金银花 30 g，野菊花 12 g，蒲公英 12 g，紫花地丁 12 g，紫背天葵子 12 g。

加减：发热甚者可合用白虎加桂枝汤（《金匮要略》）；热甚加生石膏以清泄热邪；热盛伤津严重者，加予麦冬、生地清热滋阴生津；瘀象甚者加全蝎、地龙、僵蚕以活血通络；屈伸不利加桑枝、伸筋草、威灵仙以舒经活络；佐以白花蛇舌草、白芷、半枝莲、藤梨根等解毒抗癌。

3. 痰瘀互结，络脉瘀塞

证候：患处肿痛，活动受限，痛处不移，肢体顽麻，关节附近肌肤紫黯，或有肌肉萎缩，面色黧黑，或有皮下结节，舌质黯红或瘀斑瘀点，苔薄白，脉弦涩。

病机概要：痰邪与瘀血互结于患处，络脉痹阻，气血瘀滞，故有患处肿痛，活动受限，痛处不移，肌肤紫黯；肢体失却气血濡养，故见肢体顽麻，甚则肢体失用而见肌肉萎缩；血不养面则面色黧黑，痰凝瘀血结于皮下，则有皮下结节；舌质黯红或瘀斑瘀点，脉弦涩皆瘀血阻滞之表现。

治法：活血祛瘀，化痰通络。

方药：身痛逐瘀汤（《医林改错》）合小活络丹（《太平惠民和剂局方》）加减。

川芎 12 g，桃仁 9 g，红花 9 g，羌活 12 g，没药 9 g，当归 9 g，灵脂 9 g，香附 9 g，牛膝 12 g，地龙 12 g，秦艽 9 g，甘草 10 g。

加减：痰湿重者，加瓜蒌、法半夏等祛痰化湿；四肢可触及水肿者，加莪术、水蛭、泽兰以活血利水；瘀象重者加全蝎、僵蚕、土鳖虫等虫类药以搜剔通络止痛；兼有神疲乏力者，加黄芪、党参以培补元气；辅以皂角刺、生龙骨、生牡蛎等以化痰散结。

4. 气血亏虚，络脉失荣

证候：肢体隐痛，动则加重，皮色如常，或见局部肿块，坚硬不移，不溃不破，伴气短懒言，神疲乏力，日渐消瘦，面色少华，自汗恶风，便溏，舌质淡或有瘀斑瘀点，苔白润，脉细弱。

病机概要：本证多见于肿瘤骨转移后期出现截瘫或偏瘫患者，病之既久，耗伤气血，肌体关节失于滋濡，络脉失于荣养，痰瘀结于关节周围，故见形体消瘦，体倦乏力，肢体隐痛，时轻时重；动则耗伤气血，故见动则加重；气血不能荣养，故面色少华；气虚表卫不固则自汗恶风；中焦不健则食少，脾气不运，精微下趋则便溏；舌质淡或有瘀斑瘀点，苔白润，脉细弱，乃气血亏虚之征。

治法：补气养血，通络宣痹。

方药：黄芪桂枝五物汤（《金匮要略》）合八珍汤（《瑞竹堂经验方》）加减。

黄芪 60 g，当归 10 g，川芎 10 g，熟地黄 20 g，人参 9 g，桂枝 9 g，茯苓 10 g，白术 10 g，白芍 10 g，炙甘草 10 g，生姜 9 g，大枣 12 g。

加减：肾精亏虚者，加予菟丝子、女贞子等以补肾填精；肾偏阳虚者加制附子、补骨脂、淫羊藿、仙茅等以温阳散寒、强筋壮骨；偏阴虚者予石斛、玉竹、麦冬之品以滋阴润燥；伴食欲不振，腹胀食积者予鸡内金、焦三仙、厚朴、枳壳等行气消食，健脾开运；瘀滞重者稍佐全蝎、蜈蚣、土鳖虫以搜剔通络；辅以仙鹤草、红景天、金荞麦以扶正抗癌。

5.肝肾亏虚，瘀血阻络

证候：局部包块，肢体麻木、疼痛，活动不利，形体消瘦，腰膝酸软，活动不利，伴五心烦热、低热，耳鸣健忘，舌红少苔，有瘀斑瘀点，脉细数。

病机概要：肾阴不足，不能濡养腰脊、肌肉，故见腰背疼痛，肌肉瘦削，腰膝酸软；络虚不荣，筋骨失养，故见活动不利；肾阴亏虚，阴不制阳，虚火内生，故见肌肉瘦削、低热、五心烦热；肝主筋，肾主骨，肝肾阴亏，络道涩滞，络脉瘀阻，不通则痛，故见肢体拘挛，麻木疼痛；腰为肾之府，肾阴不足，则腰膝酸软；阴液不足，津不上承则口干咽燥，阴虚生内热则五心烦热；肝肾不足，精气不荣于脑则耳鸣健忘；舌脉也为肝肾亏虚，瘀血内阻的表现。

治法：滋补肝肾，解毒散结。

方药：独活寄生汤（《备急千金要方》）加减。

独活9g，桑寄生12g，杜仲12g，牛膝12g，细辛3g，秦艽12g，茯苓9g，肉桂12g，防风12g，川芎12g，人参12g，生地黄20g，当归12g，芍药20g，甘草10g。

加减：肾阴虚偏重者，加予左归丸（《景岳全书》）加减以滋补肾阴；症见胸脘胁痛、口苦吞酸、咽干口燥者，加予一贯煎（《续名医类案》）加减以滋阴疏肝。

6.脾肾阳虚，寒凝血瘀

证候：局部包块，肿胀疼痛，朝轻暮重，皮色暗红，形体消瘦，肌肉萎缩，步态不稳，伴面色㿠白或晦暗无泽，腰膝酸痛，畏寒肢冷，头晕耳鸣，大便溏薄，舌质淡暗，苔少，脉沉弱。

病机概要：本病多见于疾病的晚期，肾阳亏虚，肢体失于温煦，故见形体消瘦，肌肉萎缩，面色少华；腰为肾府，肾阳亏虚不能温养，故有腰膝酸软无力之症；阳气失于温养则形寒肢冷，病久络脉阻滞，痰凝血瘀结于患处，故见患处肿胀疼痛，朝轻暮重；舌脉皆肾阳亏虚之候。

治法：补肾壮阳，温煦经脉。

方药：右归丸（《景岳全书》）加减。

熟地黄24g，山药12g，山茱萸9g，枸杞子12g，菟丝子12g，鹿角胶12g，杜仲12g，肉桂6g，当归9g，制附子6g。

加减：脾胃虚寒之象偏重者，予补中益气汤（《内伤外辨惑论》）合大建中汤（《金匮要略》）温补中焦；兼痰湿之象者，加予半夏、陈皮燥湿化痰；辅以苦参、白花蛇舌草、蒲公英、生薏苡仁等渗湿解毒抗癌。

（四）转归、预后与预防

骨转移瘤多见于晚期肿瘤患者，预后较差。《素问·四气调神大论》指出："圣人不治已病治未病，不治已乱治未乱……夫病已成而后药之，乱已成而后治之，譬犹渴而穿井，斗而铸锥，不亦晚乎。"故针对癌病的病因，未病先防，采取相应的预防措施，如虚邪贼风，避之有时，起居有常，调畅情志，饮食有节，不妄作劳等。戒烟戒酒，保持心情愉快，对预防本病有重要意义。此外，应加强普查工作，做到早期发现、早期诊断、早期治疗，对本病预后具有积极意义。做好预防对减少发病有重要意义。既病之后，要使患者树立战胜疾病的信心，积极配合治疗，起居有节，情志调畅，饮食清淡易于消化，适当参加锻炼。既病防变，遣方用药需予补肾填精之品以先安未受邪之地，截断癌邪传变之攻势以降低骨转移的发生风险。同时临床用药要"衰其大半而止"，过度放化疗或使用中药攻邪之品常易耗伤正气。一般宜"缓缓图之"，最大限度地延长患者生存期，减少痛苦，提高患者生活质量。

第四十八章 化疗性周围神经病变

由于细胞毒类化疗新药以及靶向治疗药物的出现，中晚期肿瘤患者的生存期有了明显延长，同时提高生存质量也是当前恶性肿瘤治疗领域的热点。化疗致周围神经病变（CIPN）是神经毒性化疗药物引起的最常见的、具有潜在致残性、剂量受限的不良反应之一，其发病率在化疗第 1 个月后的发生率约为 68.1%，3 个月时为 60.0%，6 个月时为 30%，而 20%~30% 的癌症幸存者 CIPN 会持续存在。常见的有奥沙利铂、紫杉类（紫杉醇、多西他赛）、长春花生物碱（长春新碱、长春碱）、沙利度胺和硼替佐米等。CIPN 属药物剂量限制性不良反应，发生率及病情程度与化疗药物的种类、剂量强度、累积剂量、治疗进度、给药持续时间及评价间隔时间、遗传因素、基础疾病等密切相关。

CIPN 通常表现为典型的"手套和袜子"样分布的神经病变，主要感觉症状包括麻木、感觉异常、进行性/自发性疼痛、双侧手足对机械刺激和（或）冷刺激过敏，更严重者因振动感和关节位置感的丧失而影响功能活动。也可能发生自主神经和运动功能障碍。CIPN 也有可能在化疗结束后发生，这种现象被称为"滑行"，即轻度神经病变恶化，或新出现的 CIPN。CIPN 可导致疼痛和（或）致残，显著降低了癌症患者的生存质量，导致患者日常生活活动受影响和跌倒发生率增加。此外，CIPN 的发展可能导致化疗剂量减量、患者依从性降低、抗肿瘤治疗中断或终止，从而可能对肿瘤的预后产生负面影响。

中医典籍中并没有关于 CIPN 相对应的病名记载，化疗诱导性周围神经病变所致四肢末梢出现麻木、肿胀、疼痛、感觉减退和异常等感觉神经障碍以及肢体痉挛、无力、萎缩、活动受限甚至瘫痪等运动神经障碍，可归属于中医"不仁""血痹""痹证""络病"等范畴。

对于"不仁""血痹""痹证""络病"等，在《黄帝内经》中首次提出营卫失和、经络不通是痹痛不仁的病机。如《素问·痹论》曰："痹或痛，或不仁，或寒，或热，或燥，或湿，其故何也？岐伯曰：痛者寒气多也，有寒故痛也。其不痛不仁者，病久入深，荣卫之行涩，经络时疏，故不通。皮肤不营，故为不仁。"《素问·逆调论》曰："荣气虚则不仁，卫气虚则不用，荣卫俱虚则不仁且不用，肉如故也。"《素问·举痛论》言："经脉流行不止，环周不休……泣而不行，客于脉外则血少，客于脉中则气不通，故卒然而痛。"《难经·四十八难》"诊之虚实者，痒者为虚，痛者为实"也提出皮肤痛和痒的病机，痛为络脉不通，痒为络脉不荣。《金匮要略》进一步提出了邪侵袭络脉的病机。《金匮要略·中风历节病脉证并治第五》云："邪在于络，肌肤不仁。"首次提出不仁与邪客络脉的关系。《金匮要略·血痹虚劳病脉证并治第六》："血痹阴阳俱微……外证身体不仁，如风痹状，黄芪桂枝五物汤主之。"言明血痹可遵循益气温经治法。明代《类经》言："寒痹久留不去，则血脉不行，或凝滞而为痛，或皮肤不知痛痒而为不仁。"表明寒客络脉，络道营卫失和，或气血凝滞作痛，或皮肤失养发为不仁。《医门法律》更是在总结前人基础上，结合自身理解，成《络脉论》："十二经生十二络，十二络生一百八十系络，系络生一百八十缠络，缠络生三万四千孙络。自内而生出者，愈多则愈小，稍大者在俞穴肌肉间，营气所主外廓，是出诸皮毛，方为小络，方为卫气所主。故外邪从卫而入，不遽入于营，亦以络脉缠绊之也。至络中邪盛，则入于营矣。故曰：络盛则入于经，以营行经脉之中故也。然风寒六淫外邪，无形易入，络脉不能禁止，而盛则入于经矣。"清代叶天士在《临证指南医案》云："初病气伤，久泄不止，营络亦伤，古谓络虚则痛。""下焦空虚，脉络不宣，所谓络虚则痛是也。""久病在络，气血皆窒。""经几年宿病，病必在络……痰因气滞，气阻血瘀。"《临证指南医案·诸痛》云："积伤入络，气血皆瘀，则流行失司。"说明络病的发生发展，初病络气损伤，后络血亏虚，久病则邪实入络。络病虚实，虚为气虚血虚，实为气滞、血瘀、痰湿。

患者因恶性肿瘤的发生多消耗气血，久之气血亏虚，经脉气血不足则失去充盈，此时络道不充，为络病前期病理状态。经化疗后，化疗药毒因络脉空虚，随着经脉流行而积郁络脉，药毒积络，先伤络气，后伤络血，营卫虚则络脉失养，气血滞则络脉不通，且患者久病，五脏亏虚，虚寒、痰湿流于络脉，导致络脉虚实夹杂，发为络病，表现为CIPN诸症。

第一节　西医病因病理

一、发病原因

CIPN属药物剂量限制性不良反应，发生率及病情程度与化疗药物的种类、剂量强度、累积剂量、治疗进度、给药持续时间及评价间隔时间、遗传因素、基础疾病等密切相关。美国国家癌症研究所一项调查表示，微管蛋白靶向剂和蛋白酶体被确定为CIPN的高危药物，其次为铂类化合物和沙利度胺类似物，年龄、性别、糖尿病病史与CIPN无显著相关。

铂类药物主要包括卡铂、顺铂、奥沙利铂等，其中与引起神经毒性关联最为密切的是奥沙利铂，而引起神经毒性的严重程度依次为顺铂＞奥沙利铂＞卡铂。其中，顺铂引起的周围神经病变为轴索型神经病变，常在累积剂量超过 400 mg/m^2 后出现周围神经毒副作用，奥沙利铂的神经毒性表现为急性神经毒性和迟发型神经毒性，表现为剂量相关的周围神经毒副作用。奥沙利铂累积剂量超过 680 mg/m^2，神经毒副作用迅速增加Ⅱ级或Ⅲ级，神经毒副作用的发生率≤ 680 mg/m^2 时为 $22\% \sim 25\%$，800 mg/m^2 和 1020 mg/m^2 时为 $33\% \sim 63\%$。卡铂在常规剂量下CIPN罕见，大剂量可引起严重神经病变。紫杉烷类药物包括紫杉醇、紫杉醇脂质体和白蛋白结合型紫杉醇以及多西他赛，其引起的周围神经病变主要临床表现为手套-袜子样改变。紫杉醇致病率为 70.8%，多西他赛感觉和运动神经病变发生率比紫杉醇低，总发生率小于 15%，Ⅲ到Ⅳ级神经病变发生率小于 5%。多西他赛 100 mg/m^2 每3周1次时，发生Ⅱ级以上神经毒副作用的累积剂量为 371 mg/m^2。长春新碱的神经毒性为剂量依赖性。通常长春新碱治疗剂量 $4 \sim 10 \text{ mg}$ 即可引起周围神经病变，而累积 $15 \sim 20 \text{ mg}$ 则会引起严重的神经病变。

神经毒性也与遗传性相关。如谷胱甘肽-S-转移酶（GST）的 *GSTP1105* G/C 等位基因可提升神经毒性风险，铜离子转运体泵入蛋白 *CTR1* 基因是介导铂类药物在背根神经节中蓄积的主要原因。参与长春新碱所致CIPN发生的相关基因有三类：细胞膜转运相关基因、靶向接触相关基因、肝胆药物代谢相关基因。细胞膜转运相关基因 *ABCC1*、*ACBB2*、*ABCB1*、*RALBP1* 可诱导并发生CIPN；靶向接触相关基因 *CEP72TT* 基因型（rs924607）可增加神经细胞对长春新碱的敏感性，*ACTG1*（rs1135989）、*CAPG*（rs2229668）增加高级别神经毒性发生的风险；肝胆药物代谢酶 *CYP3A4*、*CYP3A5* 参与长春新碱代谢，*CYP3A4* 基因序列较为固定，*CYP3A5* 基因序列呈多态性，故 *CYP3A5*

低表达者长春新碱代谢慢，CIPN 发生风险高。*ABCA1*（rs363717）、*ICAM1*（rs1799969）、*PPARD*（rs2076169）、*SERPINB2*（rs6103）和 *SLC12A6*（rs7164902）与沙利度胺所致 CIPN 具有相关性。

二、病理机制

目前 CIPN 确切的发病机制及病理生理变化尚不十分清楚，但最终可能是通过药物损伤周围神经引起轴突病变和涉及背根神经节细胞体的神经病变。针对 CIPN 的机制有以下可能：①电压门控离子通道的改变：如背根神经节区域电压门控 Na^+、Ka^+、Ca^{2+} 通道的变化，导致阈值改变和异位放电。②神经传递：如 5–HT 转运体、谷氨酸信号等改变。③瞬时受体电位通道的改变。④细胞内结构的改变：胶质细胞和神经元线粒体的损伤和功能障碍，导致未能合成足够的 ATP 以进行高能量的神经元活动，如动作电位的产生、突触传递和轴突运输，神经细胞无法维持正常细胞活动。其他受损的细胞器包括神经元和施万细胞中的溶酶体和内质网。⑤细胞内信号通路：如 Caspase 信号通路转导导致背根神经节凋亡，Notch 信号通路的激活增强，HMGB–1/TLR4/PI3K/Akt/MMP–9 轴介导的 MMP–9 的激活。⑥表皮内神经纤维损失。⑦胶质细胞功能障碍，如施万细胞、卫星细胞和星形胶质细胞释放 TNF–α 等细胞因子，导致神经纤维减少，损害动作电位、使背根神经节神经元凋亡和神经病理性疼痛。⑧细胞因子与趋化因子结合，导致神经炎症，其特征是免疫细胞的浸润、胶质细胞的活化和神经系统中炎症介质的产生。⑨遗传多态性。

（一）铂类药物

铂类药物与周围神经亲和力较高，易在背根神经节蓄积，与 DNA 络合引起神经毒性。如顺铂蓄积在脊根神经节与神经元 DNA 交联，形成 DNA/铂加合物，引起细胞凋亡。此外，顺铂在神经元抑制线粒体 DNA 的复制和转录，最终导致神经元细胞内线粒体降解。奥沙利铂在背根神经节通过干扰细胞内 RNA 的合成，导致神经元畸形，轴突传导功能受损，从而导致肢体的麻木。离子通道的异常，如 Na^+、K^+、Ca^{2+} 通道，是铂类药物引起 CIPN 的机制之一。刘亚平研究发现，奥沙利铂在背根神经节减少双加氧酶 1 的表达，进而下调电压门控钾离子通道 1.2 的蛋白表达水平，引起神经病理性疼痛。此外，奥沙利铂代谢产物草酸盐通过调节 Ca^{2+} 进而延长 Na^+ 通道开放状态，促进神经细胞离子运转，并且导致能量代谢产生障碍，导致轴浆运输衰竭。

（二）长春新碱

长春新碱作用机制主要为长春碱能结合微管蛋白二聚体，抑制神经纤维中微管的组装，促进微管解体，进而干扰轴突运输。脊髓突触可塑性相关分子 c–FOS、Piccolo 数量增多，A 型和 C 型纤维伤害感受器自发放电显著增加，星形胶质细胞的标志物 GFAP 增多，MAP 激酶、5–HT 以及 Ca^{2+} 的参与。

（三）紫杉类

紫杉类药物包括紫杉醇、紫杉醇脂质体和白蛋白结合型紫杉醇以及多西他赛，其引起的周围神经病变主要临床表现为手套–袜子样改变。其病理变化包括神经纤维变形、胶质细胞增多及线粒体功能障碍等。并且，紫杉类药物可以通过诱导 TLR4 信号的激活和 MCP–1 表达增加，进而诱发免疫应答并引起外周血免疫细胞和细胞因子的异常增多；通过诱导 CC 趋化因子配体 2 并激活小胶质细胞，进而诱发冷性过度伤害感受；通过激活 Nod 样受体蛋白 3 炎性小体诱导坐骨神经巨噬细胞和轴突中的线粒体损伤，引起氧化应激。

同时，紫杉类药物可通过影响信号通路以产生疼痛，如参与慢性疼痛的环腺苷通路、参与神经病理性疼痛的磷脂酰肌醇 3 激酶–蛋白激酶 B–哺乳动物西罗莫司靶蛋白信号通路、参与镇痛效应的大麻素受体 CB1 和 CB2、参与炎症和应激反应的 p38 丝裂原活化蛋白激酶通路、参与中枢致敏和慢性疼痛的 N–甲基–D–天门冬氨酸受体、设定静息膜电位以调控神经元兴奋性的 K2p1.1、参与伤害性信息与即刻早期基因表达的瞬时受体电位香草酸亚型 1。此外，碱性亮氨酸拉链转录因子家族中的核因子红细胞 2 相关因子 2（Nrf2）激活后会与抗氧化反应元件（ARE）结合形成 Nrf2–ARE，紫杉类会损伤结合物并导致氧化和促炎细胞因子信号增强，造成疼痛过敏。

（四）硼替佐米

硼替佐米引起的周围神经病变以感觉性周围神经病变为主，表现为四肢末端的感觉异常，可出现疼痛感，甚至灼烧样和电击样疼痛。硼替佐米可直接损伤背丛神经节细胞的细胞核 DNA，改变神经轴突的 Schwann 细胞及骨架，且增加细胞内微管蛋白的聚合，进一步引起周围神经损害。硼替佐米还会抑制 NF–κB 以降低神经生长因子和脑源性生长因子含量，降低神经元存活率。对线粒体的作用机制则是通过引起线粒体的 Ca^{2+} 内流进而引起胱天蛋白酶活化诱导细胞凋亡、内质网释放 Ca^{2+} 增多启动线粒体诱导的细胞凋亡以及通过引起线粒体功能障碍产生氧化应激并激活瞬时受体电位锚蛋白 1 离子通道进而损伤神经元。炎症反应的机制，主要是硼替佐米可通过上调乙酰肝素酶的表达进而引起硫酸乙酰肝素片段的产生间接或直接上调 TNF–α 表达，而 TNF–α 参与了神经病变的发生和发展。此外，实验发现，硼替佐米激活 NOX2 驱动的 ROS 介导的 mTORC1 通路，引起背根神经节神经元凋亡。

（五）沙利度胺

沙利度胺致 CIPN 的机制目前包括抗血管生成、对 NF–κB 的作用以及遗传因素。沙利度胺具有抗血管生成作用，引起神经纤维的毛细血管损伤和继发性缺氧，对神经元造成损伤。沙利度胺还可通过减少 TNF–α 的分泌降低神经细胞的数量，从而抑制 NF–κB 并加速神经细胞死亡。NF–κB 与 p65 和 p75 受体相关，p65 由 TNF–α 激活，p75 由促神经营养因子激活。沙利度胺通过减少 TNF–α 的分泌，抑制 NF–κB，抑制促神经营养因子，阻断神经营养因子的生长作用。

第二节 中医病因病机

一、病因

正气不足是导致肿瘤发生的重要根源，患者因恶性肿瘤的发生多消耗气血，久之气血亏虚，络脉气血不足。化疗药毒因络脉空虚，随经脉流行而入络脉，又因为络脉生理特点而沉积于此，进而营卫亏虚、气滞血瘀。且患者久病，五脏亏虚，脾虚则生湿，阳虚则内寒，更有情志不畅，肝气郁结，故发为络病，表现为 CIPN 诸症。

（一）外感六淫

经络是人体运行气血、联系脏腑、沟通内外、贯穿上下的径路。其经气流行，循环流注，昼夜不停，对全身所有组织、器官的功能有着动力作用。故而经络将人体的组织器官、四肢百骸联络成有机整体，运行气血阴阳，使机体保持协调与平衡，故而经络通畅。经气流行，则表里交通，脏腑之气血营卫、元精津液以充达四肢百骸、皮肤腠理。《金匮翼·痹症统论》言："《黄帝内经》论痹，又有骨、筋、脉、肌、皮五痹。大率风寒湿所谓三痹之病，又以所遇之时，所客之处而命其名，非此行痹、痛痹、著痹之外，又别有骨痹、筋痹、脉痹、肌痹、皮痹也。风寒湿三气袭人经络，入于骨则重而不举，入于脉则血凝不流，入于筋则屈而不伸，入于肉则不仁，入于皮则寒，久不已则入五脏。"《医门法律·一明络脉治法》："十二经生十二络，十二络生一百八十系络，系络生一百八十缠络，缠络生三万四千孙络。自内而生出者，愈多则愈小，稍大者在俞穴肌肉间，营气所主外廓，繇是出诸皮毛，方为小络，方为卫气所主。故外邪从卫而入，不遽入于营，亦以络脉缠绊之也。至络中邪盛，则入于营矣。故曰：络盛则入于经，以营行经脉之中故也。然风寒六淫外邪，无形易入，络脉不能禁止，而盛则入于经矣。"故而肿瘤内科治疗进行化疗后，复感六淫外邪侵袭肌表，络经相传，停留经络，久蓄不去，滞络阻络，启动系列病络机制，贻害无穷。故见屈伸不利、麻木不仁、温度感觉异常，以致神经病变。

（二）情志失调

情志失调是引起周围神经病变的重要因素之一。恶性肿瘤患者因对疾病本身的发生发展、生活质量的下降以及在治疗过程中化疗副作用的关注，多数忧愁思虑，抑郁惊恐。《灵枢》云"内伤于忧愁则气上逆，气上逆则六俞不通，温气不行，凝血蕴里而不散，津液涩渗，着而不去，而积皆成矣。"《类经》云："形苦志苦，必多忧思，忧则伤肺，思则伤脾，肺脾气伤，则虚而不行，气必滞矣……惊者气乱，恐者气下，数有惊恐，则气血散乱而经络不通，故病不仁。"陈实功《外科正宗》中记载"忧郁伤肝，思虑伤脾，积想在心，所愿不得志者，致经络痞涩。"气者，脉道之所行，行于经脉为经气，行于络脉为络气，络脉者，支而横者为络，络之别者为孙络，是经络系统的分支。《医学真传》记载"络脉之外，又有孙络，孙络与皮肤相连，在通体毛窍之内，而胞中之血，充肤热肉，澹渗皮毛。"营卫从内自外，从经至络，若患者情志不畅，则脏腑经络气机失调，四末与皮肤络气或逆乱或郁滞，脉道不通，营卫无以濡养皮毛，肢体或痛或痒，或发为不仁。

（三）机体亏虚

人体络脉沟通肌表，脉道营卫气血阴阳流经灌注，濡养周身体表。《素问·刺法论》云："正气存内，邪不可干。"《金匮要略·藏府经络先后病脉证第一》云："若五藏元真通畅，人即安和。客气邪风，中人多死。"人若体健，元气充盈，五脏安和，阴平阳秘，则病邪无犯。《诸病源候论》曰："血痹者，由体虚，邪入于阴经故也。血为阴，邪入于血而为痹，故为血痹也"，说明正虚则络道空虚，邪气侵袭。《杂病源流犀烛》曰："麻，气虚是本，风痰是标；木，死血凝滞于内。"《太平圣惠方》曰："风血痹也，急针引阳气，令脉和则愈。"《医学原理》曰："有气虚不能导血荣养筋脉而作麻木者，有因血虚无以荣养筋肉，以致经隧涩而作麻木者"，认为痹证是因为气血亏虚，筋脉肌肉失养、经隧不畅所致。《医林改错》云："元气既虚，必不能达于血管，血虚无气，必停留而瘀。"血脉瘀阻，不能达于四末，筋脉失于濡养则肢体麻木不仁，络脉瘀阻，阳气不能鼓动，则刺痛难忍遇寒加重。《医学衷中参西录》提出："从来治腿疼臂疼者，多责之风寒湿痹，或血瘀、气滞、痰涎凝滞。不知人身之气化壮旺流行，而周身痹者、瘀者、滞者，不治自愈，即偶有不愈，治之亦易为功也……历久调治不愈者，补其元气以流通之，数载沉，亦可随手奏效也。"患者气虚，阳气无以通达四末，血虚阴精不能濡养四肢，故发病。

（四）邪气阻络

《灵枢·百病始生》论述积之形成时言："虚邪之中人也，始于皮肤……留而不去……留着于脉，稽留而不去，息而成积，或着孙脉，或着络脉。"《医门法律》提出病邪自内而生，虽经稽留络脉："若营气自内所生诸病，为血为气，为痰饮，为积聚，种种有形，势不能出于络外。故经盛入络，络盛返经，留连不已。"肿瘤患者治疗过程中，化疗药物在发挥抗肿瘤作用的同时，化疗药毒在经脉随气血走行，沉积络脉，络脉气血流行不畅。此外，《金匮悬解》"外证身体不仁，如风痹之状，以风袭皮毛，营血凝涩，卫气郁遏，渐生麻痹，营卫阻梗，不能煦濡肌肉，久而枯槁无知，遂以不仁"指出络脉瘀血阻滞，使四肢失去滋养，久而枯槁麻木。《血证论·瘀血》"瘀血在经络脏腑之间，则周身作痛，以其堵塞气之往来，故滞碍而痛，所谓痛则不通也……瘀血在腠理，则荣卫不和，发热恶寒，腠理在半表半里之间，为气血往来之路，瘀血在此，伤荣气则恶寒，伤卫气则恶热……"则说明周围神经病变的疼痛和温度感觉异常的症状可由瘀血引起。《奉时旨要》则言明十指疼痛与痰阻络脉的关系："或谓手麻是气虚，十指麻乃湿痰死血，故气不行。""百病多由痰作祟"，痰浊流窜全身闭阻经络，气血津液不得通达，筋脉肌肉失于濡养，不通则痛，造成手足末梢麻木不仁、屈伸不利、感觉运动功能异常等，与本病症状极其相似。

（五）体质

"体质"一词，《黄帝内经》中虽然未有明文记载，但对人的个体差异已有认识和论述。《素问·异法方宜论》言："故东方之域……故其民皆黑色疏理。其病皆为痈疡""其民华食而脂肥，故邪不能伤其形体，其病生于内""其民乐野处而乳食，脏寒生满病""其民嗜酸而食胕，故其民皆致理而赤色，其病挛痹""其民食杂而不劳，故其病多痿厥寒热。"而后对于人体体质，各代医家皆有认识和发展。《神灸经论》记载："生人体质有强弱虚实，皮肉有厚薄坚柔。"《景岳全书·论证》论及"体质虚浊者"先受疫气。《幼幼集成》"小儿体质素怯者，虽有积必不宜下"是以患者体质不同，其易感病不同，治法亦有所不同。CIPN患者虽无中医经典记载，但依据"血痹""不仁""络病"等中医经典描述，归纳其病因，不外乎虚、瘀、毒、湿、痰。故素体亏虚或痰湿、痰瘀内结者，更易患CIPN。据研究表明，CIPN患者偏颇体质中以阳虚质、阴虚质、气虚质为多。恶性肿瘤患者久病伤阳，兼加化疗药物攻伐，耗伤阳气，故易多见阳虚质、气虚质，或恶性肿瘤患者因本身积聚郁结而生内热，日久伤阴，以成阴虚质。阳虚、气虚则难以温煦、推动、气化，则络脉蜷缩，易气血瘀滞、津液停滞而成水湿痰饮瘀血等病理现象。阴虚血亏则络脉空虚，不能荣养四末，较其他体质更易发病。

二、病机

因化疗药毒随经络走行，沉积络脉，致使络道气血流行不畅，络脉不能充盈，营血无以充分濡养四肢，且卫气温煦和抵抗外邪功能受限制，则外邪容易侵入络脉，与气血搏结，阻滞络脉。而络道气血流行减缓，则易气滞血瘀，不通则痛。而患者或阳虚以生内寒，寒邪凝涩血脉，或脾虚无以运化水谷，生化无力气血两虚，痰湿内生走窜经络，或七情内伤气机郁结，因虚致使痰湿血瘀阻滞络脉，气虚、血虚、阳虚、脾虚、气滞、血瘀、痰湿、寒邪、药毒相互搏结络脉，以成络病，功能失常。《医门法律·络脉论》："自内而生出者，愈多则愈小，稍大者在俞穴肌肉间，营气所主外廓，繇是出诸皮毛，方为小络，方为卫气所主。故外邪从卫而入，不遽入于营，亦以络脉缠绊之也。至络中邪盛，则入于营矣。故曰：络盛则入于经，以营行经脉之中故也。然风寒六淫外邪，无形易入，络脉不能禁止，而盛则入于经矣。若营气自内所生诸病，为血为气，为痰饮，为积聚，种种有形，势不能出于络外。故经盛入络，络盛返经，留连不已，是以有取于砭针，以决出其络中之邪。"CIPN 的发生发展、症状表现当属络病范畴。

《黄帝内经》已论述营卫走行经络，《灵枢·卫气》曰："其气内入于五脏，而外络肢节。其浮气之不循经者，为卫气；其精气之行于经者，为营气。阴阳相随，外内相贯，如环之无端。"《灵枢·营卫生会》云："中焦亦并胃中，出上焦之后，此所受气者，泌糟粕，蒸津液，化其精微，上注于肺脉乃化而为血，以奉生身，莫贵于此，故独得行于经隧，命曰营气。"营卫气血的功能，依据《黄帝内经》所述，《灵枢·本脏》："经脉者，所以行血气而营阴阳、濡筋骨，利关节者也；卫气者，所以温分肉，充皮肤，肥腠理，司开阖者也……是故血和则经脉流行，营复阴阳，筋骨劲强，关节清利矣；卫气和则分肉解利，皮肤调柔，腠理致密矣。"《灵枢·邪客》云："营气者，泌其津液，注之于脉，化以为血，以荣四末，内注五脏六腑，以应刻数焉。卫气者，出其悍气之慓疾，而先行于四末分肉皮肤之间，而不休者也。"以上说明了营卫对于四末灌注温煦濡养的作用。所以营行脉中，卫行脉外，卫气营血沿经脉循行，从经脉到络脉，充盈络道，清利关节，强壮筋骨，温煦皮肉，抵御外邪。若气血虚则络脉失养，不荣则痛，血虚则麻木不仁，活动屈伸不利，气虚则络脉空虚，阳虚则生内寒，且卫外不固则外邪侵袭络脉。若气血阻络，运行不畅，不通则痛，则四末疼痛。脾为后天之本，气血生化之源。《素问》："食气入胃，散精于肝，淫气于筋。食气入胃，浊气归心，淫精于脉。脉气流经，经气归于肺，肺朝百脉，输精于皮毛……饮入于胃，游溢精气，上输于脾，脾气散精，上归于肺……"脾胃为水谷运化的场所，生成精微物质运输全身，濡养皮肤周身四末。若脾虚则无以运化水谷而生痰湿。《医宗金鉴》论及痰："痰者，水谷所化之津液不能四布，留于胸中而成者也。多因饮食无节，或乳食过食厚味，脾胃不能运化而生。"痰阻络脉则见肢体麻木、疼痛等症。肿瘤患者忧思抑郁，日久则肝气郁结，肝气失于疏泄，导致气滞血瘀，脉络瘀阻，疼痛较剧。《医碥》记："一有拂郁，当升不升，当降不降，当化不化，或郁于气，或郁于血，病斯作矣。"肝气失于疏泄，导致气滞血瘀，脉络瘀阻，疼痛较剧。

第三节　西医诊断与治疗

一、临床表现

患者的临床表现包括感觉异常或运动异常。感觉异常包括四肢末端的麻木感、刺痛感、不适感及对低温敏感，运动异常包括肌肉关节的疼痛、无力感和身体难以维持平衡。其中，紫杉醇引起 CIPN 主要临床表现为双手和双足的麻木疼痛、灼热感，呈现手套-袜子样改变，振动感下降，严重者可出现四肢远端对称性的感觉丧失、震颤麻痹、局部温度异常和针刺样感觉。顺铂引起 CIPN 表现为亚急性双足和手指麻木，偶尔疼痛可向近端蔓延影响到手臂和腿，触觉减退而针刺觉、温度感觉正常。奥沙利铂的急性末梢神经障碍主要表现为指尖、脚趾、喉咙和头的感觉障碍，触摸冰冷的物品时感到麻刺痛。长春新碱诱导外周神经病变包括肢端乏力和活动受限，如走路、写字困难、爪形手、垂足等，严重者可出现迟缓性瘫痪、浅感觉异常和神经痛，如麻木感、针刺感等。

二、诊断与鉴别诊断

（一）诊断要点

1.神经电生理　神经电生理的发展使 CIPN 的诊断和评估有了更为客观的指标，但是 CIPN 的诊断还需结合患者临床症状、体征和神经电生理结果综合分析。神经电生理评估一般包括神经传导（NCS）和针电极肌电图，其中 NCS 具有更高的诊断价值。NCS 对感觉和运动纤维病变的评估具有无创性、标准化、敏感度高的特点。因此，NCS 是 CIPN 综合诊断中的一种方法。

2.量表评估

（1）基于医生的评估：临床常使用量表对 CIPN 进行评估，最常见的基于临床医生的 CIPN 评估采用美国国家癌症研究所常见不良反应术语评定标准（NCI-CTCAE）（表 48-1）。然而 NCI-CTCAE 尚存在不足之处，包括缺乏对具有临床意义的 CIPN 描述的参考，以及未能给出每个等级区分的具体标准或参数来进行分级。也有学者担心，该量表不能充分记录 CIPN 的某些方面，如 CIPN 相关疼痛。总神经病变评分（TNS）由约翰斯·霍普金斯大学研发（表 48-2），是一项较大范围（0~40 分）的综合评分，该量表将症状评分与感觉缺失和神经电生理参数的客观评分相结合进行评价。

表 48-1　美国国家癌症研究所常见不良反应术语评定标准评估量表

条目	1级	2级	3级	4级	5级
感觉性神经病变	无症状；腱反射消失或感觉异常（包括刺痛觉），不影响机体功能	感觉改变或异常（包括刺痛觉），影响肢体功能但不影响日常生活	感觉改变或异常（包括刺痛觉），影响日常生活	功能丧失	死亡
运动性神经病变	无症状。仅有诊察／检查发现的虚弱无力	影响机体功能但不影响日常生活，有症状的虚弱无力	影响日常生活的虚弱无力；步行时需要辅助（如手杖、步行器）	有生命危险；功能丧失（如麻痹）	死亡

表 48-2　总神经病变评分

条目	0分	1分	2分	3分	4分
感觉神经症状	无	症状局限于手指或脚趾	症状扩展至踝关节或腕关节	症状扩展至膝关节或肘关节	症状扩展至关节或肘关节以上，或影响功能
运动神经症状	无	轻度运动困难	中度运动困难	需要帮助／协助	瘫痪
自主神经症状的次数	无	1	2	3	4或5
针刺觉敏感性	正常	手指和（或）脚趾减弱	手腕和（或）踝关节以下减弱	肘和（或）膝关节以下减弱	肘和（或）膝关节以上减弱
振动觉敏感性	正常	手指和（或）脚趾减弱	手腕和（或）踝关节以下减弱	肘和（或）膝关节以下减弱	肘和（或）膝关节以上减弱

续表

条目	0分	1分	2分	3分	4分
肌力	正常	轻度无力（肌力4级）	中度无力（肌力3级）	重度无力（肌力2级）	瘫痪（肌力0~1级）
腱反射	正常	踝反射减弱	踝反射消失	踝反射消失，其他反射减弱	所有反射均消失
腓肠神经感觉波幅	正常/降低<5% LLN	76%~95% LLN	51%~75% LLN	26%~50% LLN	0~25% LLN
腓总神经波幅	正常/降低<5% LLN	76%~95% LLN	51%~75% LLN	26%~50% LLN	0~25% LLN
振动觉	正常至125% ULN	126%~150% ULN	151%~200% ULN	201%~300% ULN	>300% ULN

注：LLN为正常值下限；ULN为正常值上限。

（2）基于患者的评估：较常用于周围神经病变的患者评估量表包括妇科肿瘤患者神经毒性评估量表（FACT/GOG-Ntx）（表48-3）和患者神经毒性问卷（PNQ）（表48-4）。FACT/GOG-Ntx一般与生活质量评估量表（FACT-G）联合使用。FACT/GOG-Ntx包括11个条目，总分为44分，是专门测量化疗引起神经毒性的工具。PNQ包括2个条目，分别主观描述感觉和运动神经障碍的发生率和严重程度，评分分为A~E，其中得分在D之后，则表明神经毒性症状影响日常生活活动。

表48-3　妇科肿瘤患者神经毒性评估量表子量表（分）

症状	无	轻微	感觉明显	感觉强烈	非常强烈
手有麻木或刺痛感	0	1	2	3	4
脚有麻木或刺痛感	0	1	2	3	4
手感觉不舒服	0	1	2	3	4
脚感觉不舒服	0	1	2	3	4
关节痛或肌肉痛性痉挛	0	1	2	3	4
感觉乏力	0	1	2	3	4
听力困难	0	1	2	3	4
耳鸣	0	1	2	3	4
系纽扣困难	0	1	2	3	4
不能辨别手中小物体的形状	0	1	2	3	4
行走困难	0	1	2	3	4

注：0级为0分；1级为1~4分；2级为5~8分；3级为9~14分。

表 48-4　患者神经毒性问卷

1.请指出下列哪一条描述最适合您?
A. 手足没有麻木、疼痛、刺痛感觉改变。
B. 手足有轻微的麻木、疼痛、刺痛感觉改变,但没有影响我的日常生活。
C. 手中有中度的麻木、疼痛、刺痛感觉,但没有影响我的日常生活。
D. 手足有中度的麻木、疼痛、刺痛感觉,并影响了我的日常生活。
E. 手中有中度的麻木、疼痛、刺痛感觉,并完全妨碍我进行大多数日常活动。
2.请指出下列哪一条描述最适合您?
A. 手中没有虚弱无力。
B. 有轻度手足虚弱无力,但没有影响我的日常生活。
C. 有中度手足虚弱无力,但没有影响我的日常生活。
D. 有中度至重度手足虚弱无力,并影响了我的日常生活。
E. 有重度手足虚弱无力,并完全妨碍我进行大多数日常活动

(二) 鉴别诊断

1.副肿瘤综合征相关感觉神经病变　副肿瘤性感觉神经元病患者通常以亚急性不对称的肢体麻木起病,非长度依赖,逐渐进展为弥漫性感觉缺失,步态不稳,偶有疼痛,查体可见深感觉受累,感觉性共济失调。患者有肿瘤病史(小细胞肺癌最常见);可有副肿瘤相关抗体如抗-Hu 抗体阳性。副肿瘤性慢性感觉运动神经病通常发生于已诊断为恶性肿瘤的患者,通常表现为轻中度远端型对称性感觉运动神经病。CRMP5 抗体阳性的患者一般疾病进展较快。

2.营养缺乏相关神经病变　多种维生素缺乏可导致周围神经病变,其中以维生素 B_{12} 和维生素 B_1 缺乏较为常见。维生素 B_{12} 缺乏的患者有素食或消化道手术等病史,可表现为以下肢为主的肢体远端麻木、无力,疼痛症状不突出,常伴有中枢神经系统受累(病理征阳性、下肢深感觉减退等);部分患者同时有巨细胞贫血,血清学检查可有维生素 B_{12} 水平降低、内因子抗体阳性;早期补充维生素 B_{12} 后症状改善。维生素 B_1 缺乏的患者常有酗酒史、减肥手术史、持续呕吐;患者常表现为远端肢体麻木、无力,疼痛少见,可急性进展,部分患者伴有智力减退、精神行为异常和步态不稳。

3.糖尿病性周围神经病变　患者有糖尿病病史,临床通常表现为慢性远端型感觉性周围神经病,以肢体远端麻木、疼痛为突出特点,常伴有自主神经症状如出汗减少、便秘等;查体可见下肢腱反射减低,针刺觉减退或过敏,音叉觉减退,很少伴有无力或仅为远端轻度无力;患者常同时有糖尿病视网膜病变和肾病。

三、治疗

外周神经病变的症状主要为感觉异常和神经病理性疼痛,对于 CIPN 的预防和治疗,目前研究表明,部分药物可以降低 CIPN 的发生率,减缓 CIPN 的发生进程,对 CIPN 的症状有所缓解。主要包括抗氧化剂和细胞保护剂、神经递质再摄取抑制剂、钙通道阻滞剂、神经营养剂、三环类抗抑郁药、乙酰半胱氨酸等。

(一) 抗氧化剂和细胞保护剂

抗氧化剂谷胱甘肽、硫辛酸和细胞保护剂氨磷汀可以减少化疗药物在背根神经节内的蓄积,并且通过清除游离氧自由基,避免周围神经元及神经纤维受到氧化破坏。对还原型谷胱甘肽预防奥

沙利铂致周围神经毒性的系统评价表明其对奥沙利铂所致慢性神经毒性有明显防治作用，但对奥沙利铂所致急性神经毒性无明显疗效。韩秀华、黄瑞霞等亦发现，在应用沙利度胺、长春新碱前使用谷胱甘肽可有效降低外周神经病变发生率。李响等将60例直肠癌患者分为预防治疗组30例、对照组30例。对照组行mFOLFOX6（L-OHP+CF+5-Fu）方案，预防治疗组在对照组治疗的基础上予α-硫辛酸注射液静脉滴注。结果显示α-硫辛酸可显著提高外周神经传导速度。此外，在紫杉醇之前预防性给予α-硫辛酸可使周围神经的热痛阈下降，痛觉过敏、痛觉超敏减少，脊髓背角星形胶质细胞数量增加，NF-κB异常激活抑制。氨磷汀作为细胞保护剂，拥有强大的清除自由基、抗细胞氧化作用。研究发现，氨磷汀可有效预防CIPN的发生，不会影响顺铂、依托泊苷、丝裂霉素和长春新碱对HO-8910肿瘤细胞的抑制作用，对正常骨髓组织无毒性，但是会加重患者化疗后恶心、呕吐的症状，并易诱发低血压。

（二）神经递质再摄取抑制剂

研究表明，抗抑郁药可通过抑制5-HT和NE再摄取，拮抗NMDA受体等作用起到治疗神经痛的作用。其中，度洛西汀、文拉法辛和西酞普兰可用于CIPN的治疗。研究表明，度洛西汀5周疗程的治疗对降低周围神经病变发生率与安慰剂治疗组相比效果显著。此外，度洛西汀能有效降低多西他赛导致的神经病理性疼痛，减轻机械性痛觉异常、热痛觉过敏和冷痛觉异常，但并没有减少P物质的释放。文拉法辛可明显减少奥沙利铂所致急慢性神经毒性发生，其机制与调高背根神经节μ、κ、δ阿片受体表达有关。郭莉丽将92例奥沙利铂化疗后引起周围神经病变的大肠癌患者分为A组和B组，A组予甲钴胺治疗，B组则给予氢溴酸西酞普兰联合甲钴胺治疗，结果显示B组患者治疗总有效率（84.78%）明显高于A组（65.22%），总有效率有显著性差异（$P < 0.05$），而B组患者药物不良反应未见明显增加（$P > 0.05$）。

（三）钙通道阻滞剂

抗癫痫类药物可选择性调节离子通道，影响神经元能量代谢，减轻化疗药物所致的急性神经毒性。余明金等在临床试验中发现，使用奥沙利铂的同时口服卡马西平，急性神经毒性的发生率为41.94%，比安慰剂组79.31%明显降低。此外，有研究表明，加巴喷丁可促进有神经毒性症状的患者的康复。

（四）钙镁合剂

钙镁合剂通常由葡萄糖酸钙和硫酸镁组成，属离子通道调节剂，可通过调节细胞内离子浓度，引起细胞膜超极化，控制离子通道的转运，影响神经元的营养代谢。王慧等纳入24个RCT、1961例患者进行荟萃分析，对于CIPN，钙镁合剂与空白对照组在总发生率［$RR=0.64$，$95\%CI$（0.53，0.77），$P < 0.00001$］、严重奥沙利铂所致周围神经毒性发生率［$RR=0.66$，$95\%CI$（0.58，0.75），$P < 0.00001$］以及急性发生率［$RR=0.73$，$95\%CI$（0.63，0.84），$P < 0.00001$］方面均有统计学差异，说明钙镁合剂能有效干预CIPN的发生。

（五）神经营养剂

神经营养剂主要包括维生素类和脂肪酸等，保护神经髓鞘的完整从而发挥对神经的保护作用。甲钴胺防治奥沙利铂神经毒性的研究发现，甲钴胺不能明显降低急性神经毒性的发生率，但可防治慢性神经毒性的发生并且减轻奥沙利铂对感觉神经传导速度的影响。王南瑶等对将接受FOLFOX6

方案的患者使用神经节苷脂作为干预措施，结果显示其与单纯化疗组急性神经毒性发生率分别为64.28%、92.59%，差异有统计学意义（$P < 0.05$）。

（六）三环类抗抑郁药

三环类抗抑郁药物可用于治疗神经病理性痛疼痛，主要是通过抑制突触部位的 5-HT 和 NE 再摄取，进而影响中枢递质的数量而产生镇痛及抗抑郁作用。同时它也可以阻断 Na^+、Ca^{2+} 和 NMDA 受体而抑制神经元的过度兴奋性。对于其应用于 CIPN 的治疗，一项研究发现，阿米替林可以抑制体内皮肤隐神经的 C、Aδ 和 Aβ 纤维的放电活性，对于 CIPN 患者，外用 1 g 10% 的阿米替林乳膏，涂抹在 CIPN 患者神经性疼痛的病变区域，每天 2 次，可以有效缓解疼痛。

（七）乙酰半胱氨酸

顾海波等在乙酰半胱氨酸干预奥沙利铂制备小鼠 CIPN 模型的研究中发现，奥沙利铂能够使脊根神经节当中的 MMP-2/9 活力规律性上升，且巨噬细胞特异性趋化因子 MCP-1 表达明显上升，AKT 活力明显上升，通过早期给予小鼠 NAC 灌胃能够剂量依赖性地延缓小鼠疼痛敏化的形成，并且 NAC 灌胃能够明显抑制 MMP-9 的活力。

尽管已有研究结果表明部分药物可以减少 CIPN 的发生率，然而基于缺乏高质量、一致的证据以及对患者获益与副反应的权衡，目前没有明确的药物推荐用于预防 CIPN。而对 CIPN 患者的临床治疗，可以提供度洛西汀。

第四节　中医诊断治疗

一、诊断

（1）化疗后突然或逐渐肢体末端疼痛、麻木、不适，发冷或烧灼感，或乏力、屈伸不利及活动障碍为本病临床特征。

（2）肢体末端刺痛，恶寒；或痛剧，遇寒加重，得热则缓；或灼热疼痛；或肢体皮肤麻木不仁；或活动屈伸不利，行动无力。

（3）本病可发生于任何年龄。

（4）化疗史有助于本病的诊断；肌电图有助于了解具体病变神经；周围神经病变评估量有助于诊断患者周围神经病变分级和生活质量。

二、鉴别诊断

1. 颤证　通常起病较慢，病程较久，以头颈、手足不自主颤动、振摇为主要症状。手足颤抖动作，频率较快，多呈持续性，无项背强硬、角弓反张等症状。

2. 瘛疭　抽搐，多见于急性热病或某些慢性疾病急性发作，抽搐多呈持续性，有时伴短阵性间歇，手足屈伸相引，弛纵交替。

三、辨证论治

（一）辨证要点

CIPN 的病情复杂，本虚标实，虚实夹杂，在不同阶段，临床表现、病机特点均不同，应对证论治，标本兼顾。初期，毒积络脉，营卫失和，以化疗药物沉积络脉为因，根据药物不同，其毒性或热毒伤阴，或寒毒阻滞，进而络脉营卫失和；中期，气血流行不畅，气滞血瘀，与药毒搏结；后期，因实致虚，又因虚致实，气血两虚，痰瘀阻络，络脉功能受限，气血营卫不能濡养，络脉失养。

1. 辨虚实主次　CIPN 患者本为恶性肿瘤消耗自身气血，化疗药毒沉积络脉发为络病所致。本虚标实，虚实夹杂。脏腑亏虚，气血不足，络脉不荣，则表现为麻木不仁、无力等症状，为虚证。痰瘀痹阻络脉，则表现为麻木、剧痛、屈伸不利、时有痒痛、畏寒等，要根据患者舌脉四诊合参来分清虚实。

2. 辨病位、病性　化疗周围神经病变，主要为络脉气血流行失常，病位在络脉，然又与经脉、脏腑息息相关。脾虚则气血生化不足，可见乏力痿软，肝郁气滞则筋骨屈伸不利，肾阳不足则四末不温。同时各种病理产物如瘀血、痰浊等阻塞络脉，表现为本虚标实，而邪正盛衰在疾病整个过程不同时期表现不同，扶正与祛邪应根据实际病情有所侧重。

（二）治疗原则

本病主要由恶性肿瘤耗伤气血，化疗药毒损伤络脉，营卫失和，脾不健运，肝气郁结，痰瘀药毒互结，络脉阻滞所致。虚、毒、痰、瘀为病理基础，故治疗当扶正补虚，化痰祛瘀，通络解毒。

（三）分证论治

1. 气血两虚

证候：以麻木不仁为主症，伴气短，神疲，乏力，汗出，或有虫行皮肤感，舌淡苔薄，脉细无力。

证候分析：络病日久，气血两虚，肢体失于充养，故见神疲、乏力、气短。血虚不充养肢体皮肤，故而麻木不仁，皮肤或有虫行感。气虚则腠理开阖失司，固摄无力，故见汗出。舌淡苔薄，脉细无力为气血两虚之证。

治法：补气养血。

方药：黄芪桂枝五物汤（《金匮要略》）合四物汤（《丹溪心法》）加减。

黄芪 12 g，桂枝 12 g，赤芍 12 g，生姜 25 g，当归尾 12 g，熟地黄 12 g，川芎 12 g。

加减：气虚者重用人参；血虚重者加丹参；痛较剧者加姜黄、元胡等；偏于上肢者加桑枝、羌活；偏于下肢者加独活、牛膝等。

2. 痰瘀阻络

证候：以屈伸不利、肢体痿软为主症，见疲倦乏力、气短、懒言，手足麻木、肢体痿软或肌肉萎缩，甚或步态不稳，纳呆，便溏，舌暗淡苔白腻，边齿痕，脉滑或细。

证候分析：痰瘀搏结于络脉，阻滞气血流行，筋脉失养，故见手足麻木、痿软无力，甚或肌肉萎缩、步态不稳；痰为阴邪，阻遏阳气，可见疲倦乏力、气短、懒言；痰湿困脾，脾虚失运则纳呆、便溏；舌暗淡苔白腻，脉滑或细，均与痰瘀阻滞符合。

治法：化痰祛瘀。

方药：涤痰汤（《景岳全书》）合补阳还五汤（《医林改错》）加减。

橘红9g，茯苓9g，法半夏12g，枳实19g，制南星12g，甘草9g，石菖蒲6g，人参6g，竹茹9g，黄芪15g，当归尾9g，赤芍6g，地龙3g，川芎6g，桃仁6g，红花6g。

加减：恶心呕吐、痞满，加厚朴、砂仁；肢体麻木、蚁行感重者，加白僵蚕等。

3.气滞血瘀

证候：胸胁疼痛，善太息，四肢麻木、刺痛，舌暗红或有瘀斑，脉弦细或弦涩。

证候分析：络脉营卫失和，气滞血瘀，故不荣则麻木、不通则刺痛。肝喜疏泄，肝气郁结则见胸胁疼痛，善太息。舌暗红或有瘀斑，脉弦细或弦涩亦表明气滞血瘀。

治法：理气活血。

方药：柴胡疏肝散（《金匮翼》）合血府逐瘀汤（《医林改错》）加减。

柴胡9g，陈皮9g，川芎9g，白芍9g，枳壳6g，香附12克g，炙甘草6克g，生地黄9g，红花9g，桔梗6g，牛膝9g，当归9g，桃仁12g。

加减：视物模糊加枸杞子、谷精草；胁痛甚者加姜黄、延胡索；四肢发凉加桂枝、木瓜等。

4.络阳不足

证候：以四肢发冷、对冷刺激敏感为主症，手足喜温恶寒、肢体麻木，夜间加重，舌紫黯，舌质有瘀斑，脉沉细涩。

证候分析：阳气虚则生内寒，阳气不能充盈络脉，寒邪客之，则血行凝涩，无以濡养故麻木，阳虚不能温煦，寒邪留于络脉，故对冷刺激敏感，喜温恶寒。舌色紫黯，有瘀斑，脉沉细涩均为阳虚血瘀的表现。

治法：温阳通络。

方药：当归四逆汤（《伤寒论》）加减。

当归15g，桂枝9g，白芍9g，细辛3g，木通9g，炙甘草10g。

加减：恶寒重者加附子；刺痛者加红花、川芎；气虚乏力者加黄芪、党参等。

（四）其他疗法

1.中医外治法　中药外洗方的遣方用药，多从温经、通络、活血、化瘀治则出发。使用频次较高的中药有桂枝、红花、川芎、黄芪、当归、赤芍、鸡血藤、威灵仙、白芍、地龙。韩芸用雪莲通络汤（雪莲、肉苁蓉、桂枝、当归、白芍、姜黄、丹参、红花、鸡血藤、老鹳草）熏洗治疗含奥沙利铂方案所致周围神经病变，结果显示雪莲通络汤可以明显改善患者周围神经病变症状和生活质量，降低神经毒性分级和NTX-12分值，但是对肌电图所测量的神经传导速度并无改变作用。张亚男以温经通络法自拟淫羊藿、桂枝、红花、老鹳草中药泡洗方，进行交叉对照试验后发现，中药浸洗能迅速缓解疼痛且疗效持续时间长，对于疼痛缓解总有效率可达95%左右，对于降低神经毒性分级有效率为85%~86%。王晓燕将中药（桂枝15g，艾叶15g，川芎15g，红花9g，透骨草30g）制成药液，在患者接受奥沙利铂化疗的同时给予每天20分钟的中药涂擦，结果显示对于CIPN起初无感觉和感觉异常迟钝伴功能障碍的缓解效果更为明显。

2.针灸治疗　针灸治疗周围神经病变，依据"治痿独取阳明""阳明多气多血"的理论，多选取阳明经穴。对于CIPN的针刺治疗，虽然感觉异常和运动异常症状均有改善，但在感觉神经的恢复更具优势。王斌等研究显示，电针刺激曲池、合谷、足三里和太冲穴，可改善CIPN患者的生活质量、运动神经及感觉神经症状。贺菊芳艾灸曲池穴、内关穴、外关穴、合谷穴，可以明显改善

CIPN 患者的感觉、温度觉、皮色和疼痛。

（五）转归、预后和预防

《金匮要略·脏腑经络先后病脉》："若人能养慎，不令邪风干忤经络，适中经络，未流传脏腑，即医治之，四肢才觉重滞，即导引、吐纳、针灸、膏摩，勿令九窍闭塞；更能无犯王法、禽兽灾伤，房室勿令竭乏，服食节其冷、热、苦、酸、辛、甘，不遗形体有衰，病则无由入其腠理。"对于 CIPN，应做到"未病先防""既病防变"，对接受化疗还未有神经毒性症状的患者，根据其病因采取预防干预措施，如保持室内温暖，戴手套和袜子避免风寒湿邪，不接触冷水及金属制品等低温物品；改变不良饮食习惯，不吃辛辣之品耗伤气阴，不吃肥甘之品助湿生痰，不吃生冷之品损伤脾阳；调畅情志，保持心情愉快；适度运动锻炼身体，保持机体内气血运行通畅。对于已患 CIPN 的患者，应当积极采取治疗性干预措施，以中药口服、中药熏洗、中药泡洗、针灸、膏摩等平调络脉营卫，驱除络脉病邪，避免进一步加重。

参考文献（上篇）

［1］齐宝芳，邱幸凡，张六通 . 络病与血瘀证之辨析［J］. 湖北中医杂志，2008，30（5）：16.

［2］蔡卫根，曹树琦，陈荷光 .《黄帝内经》望络诊病探析［J］. 中华中医药学刊，2013，31（7）：1595－1597.

［3］王进 . 论络脉［J］. 辽宁中医药大学学报，2007，9（6）：3－5.

［4］邱幸凡 . 络脉理论与临床［M］. 西安：陕西科学技术出版社，1991：1－4.

［5］常富业，王永炎，高颖，等 . 水淫玄府与隐性水肿假说［J］. 山东中医杂志，2004，23（11）：643－645.

［6］常富业，王永炎，高颖，杨宝琴 . 玄府概念诠释（一）玄府相关名词演变轨迹［J］. 北京中医药大学学报，2004，27（6）：1－3.

［7］常富业，王永炎，高颖，杨宝琴 . 玄府概念诠释（二）：腠理的历史演变勾勒与比较［J］. 北京中医药大学学报，2005，28（1）：8－9.

［8］常富业，王永炎，杨宝琴 . 玄府病变诠析［J］. 中医药学刊，2005，23（8）：1389－1392.

［9］王永炎，常富业，高颖，杨宝琴 . 病络与络病的对比研究［J］. 北京中医药大学学报，2005，28（3）：1－6.

［10］常富业，王永炎，高颖，杨宝琴 . 玄府与细胞间隙的比较［J］. 安徽中医学院学报，2005，24（2）：1－3.

［11］常富业，王永炎，高颖，杨宝琴 . 玄府概念诠释（三）：玄府的历史演变轨迹与述评［J］. 北京中医药大学学报，2005，28（2）：5－6.

［12］常富业，王永炎，高颖，杨宝琴 . 玄府概念诠释（四）：关于玄府为气之升降出入道路门户的探讨［J］. 北京中医药大学学报，2005，28（3）：10－12.

［13］常富业，王永炎，高颖，杨宝琴 . 玄府概念诠释（五）：关于玄府流通气液功能的探讨［J］. 北京中医药大学学报，2005，28（4）：13－15.

［14］常富业，王永炎，杨宝琴 . 玄府道论［J］. 现代中西医结合杂志 .2005，14（16）：2114－2115.

［15］常富业，王永炎，高颖，杨宝琴 . 玄府概念诠释（六）：玄府为神机运转之道路门户［J］. 北京中医药大学学报，2005，28（5）：12－13.

［16］王进 . 关于络脉概念的几点认识［J］. 湖北中医学院学报 .2008，10（3）：42－43.

［17］王永炎，常富业，杨宝琴 . 病络与络病对比研究［J］. 北京中医药大学学报，2005，28（3）：1.

［18］吴以岭 . 络病理论体系的构建［J］. 疑难病杂志，2005，4（6）：349.

［19］夏晨笑 . 痰滞气络浅探［J］. 实用中医内科杂志，2006，20（6）：667.

［20］王新苗，代丹，吴浩然，等 . 浅谈气络学说［J］. 中医杂志 .2019，60（14）：1258－1260.

［21］马淑然，刘燕池 . 心主血络论［J］. 中国医药学报 .2000，15（4）：14－16.

［22］吴以岭.络病学（第二版）［M］.北京：中国中医药出版社，2017：21－40.

［23］邱瑞瑾，高永红，商洪才，等.病络理论指导下脑、心、肾一体化中西医结合防治体系的构建［J］.中医杂志，2016，3（57）：361－365，374.

［24］常富业，王永炎，高颖，杨宝琴.络脉概念诠释［J］.中医杂志，2005，46（8）：566－568.

［25］张明泉，温瑞书，王亚利.气络与心血管血流动力学关系的探讨［J］.辽宁中医杂志，2007，34（8）：1050－1051.

［26］贾奎，菅艳萍.从络病学理论探析"脑心同治"［J］.光明中医，2011，11（26）：2184－2185.

［27］张剑，刘创，赵仲雪，等.基于络病理论的冠心病"气络失调，邪伏血络"病因病机探微［J］.辽宁中医杂志，2013，40（11）：2239－2240.

［28］王显，王永炎.对"络脉、病络与络病"的思考与求证［J］.北京中医药大学学报，2015，38（9）：581－586.

［29］吴以岭."血络－血管系统"相关性探讨［J］.中医杂志，2007，48（1）：5～8）

［30］贾振华，魏聪，李红蓉，等.肺络病变证治研究［J］.南京中医药大学学报，2019，35（5）：484－490.

［31］朱慧志，韩明向.慢性阻塞性肺疾病络病病机演变探讨［J］.中国中医基础医学杂志，2005，11（6）：456－459.

［32］王雄文，周岱翰.肺癌发病的病因及藏象经络机制［J］.时珍国医国药，2009，20（10）：2641－2642.

［33］吴以岭.气络论［M］.北京：科学技术出版社，2018：191.

［34］张若宣，吕文良，曹正民，等.姚乃礼以"肝络"理论辨治慢性乙型病毒性肝炎肝纤维化［J］.中医学报，2020，35（261）：304－307.

［35］周晓娟，聂广."毒损肝络"假说及其应用价值［J］.湖北中医学院学报，2010，12（4）：45－49.

［36］马继征，王少丽，白宇宁，等.肝络与肝窦的关系探讨［J］.中西医结合肝病杂志，2015，25（1）：5－7，15.

［37］杨丽，江宇泳.肝窦内皮细胞与肝窦毛细血管化研究进展［J］.传染病信息，2010，23（3）：183－186.

［38］赵京生.针灸关键概念术语考论［M］.北京，人民卫生出版社，2012：110.

［39］张志聪，矫正强，王玉兴，等黄帝内经灵枢集注［M］.北京，中医古籍出版社，2012：135－136.

［40］马仁智.脾之大络循行径路辨析［J］.安徽中医学院学报，1994，01：50.

［41］李鼎.针灸学释难［M］.上海，上海中医药大学出版社，2006：15－16

［42］许建阳，胡黔生，张和媛，等.略论脾之大络：大包.贵阳中医学院学报［J］，1991，2：45－46.

［43］徐春梅.脾与微循环探析［J］.河北中医，2006，28（7）：551－552

［44］刘伍力，江一平.浅谈微循环与络脉的关联［J］.北京中医，1986，（2）：44－45

［45］冯婷，彭家玺，杨娇，等.从脾之大络与脾之络的关系浅析其临床运用［J］.成都中医药大学学报，2017，40（4）：89－91.

［46］邢海涛，曹式丽.论肾络的系统性及肾病从络论治原则［J］.上海中医药杂志，2013，47（2）：8－10.

［47］张琳，从"毒损肾络"学说探讨慢性肾脏病诊疗的研究进展［J］.云南中医中药杂志，2017，38（2）：94－97.

［48］吴以岭，魏聪，贾振华，等.从络病学说论治糖尿病肾病［J］.疑难病杂志，2007，6（6）：350－352.

［49］成庭柱，杜雅婷，李深，饶向荣.基于络病理论辨治IgA肾病血管病变［J］.中国中医药信息杂志，2021，28（7）：121－124.

［50］戴恩来.肾络之病与肾失开阖［J］.甘肃中医学院学报，2014，31（2）：101－102.

［51］常富业，王永炎.络病辨证浅析［J］.北京中医药大学学报，2003，26（6）：9－11.

［52］任月红，樊东哲，于俊生.从络病理论论治慢性肾脏病［J］.江苏中医药，2011，43（4）：9－10.

［53］袁静云，纪智，宋军，等.浅论六腑络［J］.中医杂志，2019，60（17）.

［54］王萍萍，张景凤，傅强.吴瑭应用清胆络法治疗头痛探析［J］.中国中医急症，2015，24（6）：1027－1028.

［55］王红玉.吴鞠通清胆络法应用探析［J］.四川中医，2011，29（8）：35－36.

［56］曹瑞，呼永河.从络病理论论治糖尿病胃轻瘫［J］.中医中药，2018，18（86）：208－209.

［57］丁庞华，赵兴杰，李军祥，等.益气活血法治疗慢性萎缩性胃炎的临床研究进展［J］.中国中西医结合消化杂志，2018，26（10）：883－885，891.

［58］陈金亮，吴相春.从络论治胃脘痛十法述要［J］.中医药学刊，2005，23（1）：32－33.

［59］秦绍林，付国兵，王玉来.叶天士"络虚则痛"证治规律探讨［J］.北京中医药，2010，29（05）：357－359.

［60］燕东，王少丽，白宇宁，等.基于络病理论探析慢性萎缩性胃炎的中医病机［J］.中医杂志，2015，56（15）：1282－1285.

［61］邓舟，赵青，黄育华.浅析清代名医叶天士诊治胁痛的辨证论治特点［J］.中西医结合肝病杂志，2019，29（3）：248－249.

［62］廉艳红，周斌.从脾肾亏虚、胃络瘀阻论治慢性萎缩性胃炎［J］.中华中医药杂志，2017，32（9）：4064－4066

［63］钟梁，李静，呼永河，等.湿入大肠络之刍议［J］.西南国防医药，2013，23（11）：1258－1260.

［64］张浩洋，庞立健，刘创，等.络病理论架构下的慢性复杂性疾病现代中医辨治探究［J］.中华中医药杂志，2018，33（9）：3749－3752.

［65］常成成，魏聪，吴以岭.脉络学说"孙络－微血管"概念及其临床指导意义［J］.中医杂志，2016，57（1）：7－11.

［66］徐文强，姜璐，曹志群.基于络病理论初探溃疡性结肠炎中医病机及治疗［J］.吉林中医药，2019，39（6）：704－706.

［67］吴以岭.络病病机探析［J］.中医杂志，2005，46（4）：243－245.

［68］赵彧，李相阳，郭红梅.望肠络理论与疾病性质关系的理论探讨［J］.中国中医急症，2019，28（1）：162－163，176.

［69］吴以岭.络病基础和临床研究［M］.北京：中国科学技术出版社，2006：109－218.

［70］钟梁，呼永河，李静，等．湿入小肠络理论初探［J］．西南国防医药，2013，23（6）：682－683.

［71］雷燕．络病理论探微［J］北京中医药大学学报，1998，2（12）：18－23.

［72］白宇宁，白兆芝，张润顺，等．试论小肠的气化功能［J］．中医杂志，2006，47（3）：226－228.

［73］陈奕梁，李培武．脏与腑之间的表里关系浅识［J］．光明中医，2004，19（3）：12.

［74］郭文娟，李俊莲，牛春兰．膀胱藏津液、气化出之功能探讨［J］．中国中医基础医学杂志，2014，20（2）：162－163，182.

［75］陈宇，丁娜．浅谈"州都之官"［J］．吉林中医药，2004，24（11）：3.

［76］王艾琳，王俊峰．焦络理论探源［J］．中国中医药现代远程教育，2019，17（18）：34－36.

［77］钟梁，呼永河，周龙甫，等．试论"湿入三焦络"［J］．西南国防医药，2012，22（10）：1146－1147.

［78］刘超，张允岭，陶冶，等．急性脑梗死毒损脑络机制探析［J］．北京中医药大学学报，2008，31（4）：221－224.

［79］韩经丹，王珏，富苏，等．"毒损脑络"与脑缺血－再灌注损伤病机关系探讨［J］．中国中医基础医学杂志，2012，18（8）：823，829.

［80］田卫卫，呼永河，钟梁，等．湿入脑络探析［J］．西南国防医药，2013，23（1）：85－87.

［81］李澎，张占军，王永炎．论脑气络含义及在老年认知障碍疾病中的作用［J］．中国中医基础医学杂志，2016，22（3）：316～319.［6－7］.

［82］吴以岭．气络—NEI网络相关性探析［J］．中医杂志，2005，46（10）：723－726.

［83］吴以岭，魏聪，赵珊珊．气与气络学说探讨［J］．中医杂志，2017，58（21）：1801－1807.

［84］张志慧，康健生，马艳玲．从络探讨老年性痴呆发病机制的现代医学意义［J］．陕西中医，2010，31（3）：327－329.

［85］张允岭，常富业，王永炎，等．论内毒损伤络脉病因与发病学说的意义［J］．北京中医药大学学报，2006，29（8）：514－516.

［86］金硕果，刘福友，杨东东，等．基于胶质淋巴系统探讨"毒损脑络"［J］．中国实验方剂学杂志，2020，26（10）：186－191.

［87］陈丽娟，冯珂．论脾与脑的相关性［J］．山东中医药大学学报，2016，40（1）：11－13.

［88］许杰，王伊龙，王拥军．肠道菌群与缺血性卒中［J］．中国卒中杂志，2017，12（2）：179－182.

［89］徐杨，程绍民，熊英琼．菌群－肠－脑轴结合"毒损脑络"理论在中风治疗中的运用［J］．江西中医药大学学报，2020，32（4）：116－119.

［90］胡波，陈继贵，张六通．邪伏络脉之浅析［J］．湖北中医药大学学报，2018，20（6）：58－60.

［91］李潇，侯丽，田劭丹，等．基于"毒瘀骨髓"理论舒缓化疗骨髓毒性反应［J］．中医学报，2019，34（254）：1382－1385.

［92］Krause DS，Fulzele K，Catic A，et al. Differential regulation of myeloid leukemias by the bone marrow microenvironment［J］. Nat Med，2013，19（11）：1513.

［93］CAMPBELL P J，STEPHENS P J，PLEASANCE E D，et al. Identification of somatically acquired rearrangements in cancer using genome－wide massively parallel paired－end sequencing［J］. Nat Genet，2008，40（6）：722－729.

［94］许吕宏，方建培.骨髓微环境的研究进展［J］.国际输血及血液学杂志，2007，30（1）：23－26.

［95］中华中医药学会内科血液病专业委员会.慢性再生障碍性贫血的中医药治疗及用药经验谈［J］.上海中医药杂志，2002，48（10）：8－9.

［96］彭丽燕钟晓燕陈凤.浅析络病理论指导下再生障碍性贫血的治疗［J］.内蒙古中医药，2021，40（7）：150－152.

［97］过伟峰.从肾虚髓空、痰瘀闭阻脑络论治老年痴呆［J］.江苏中医，2006，27（12）：6－7.

［98］沈惠风，刘华.补肾提督治髓病［J］.上海针灸杂志，1998，17（5）：31－32.

［99］尚德阳.基于"络病"理论的骨质疏松症病机探微［J］.中华中医药学刊，2008，26（2）：344－345.

［100］郭海牛曹春柳董志辉.骨络及其临床意义探讨［J］.河北中医药学报，2000，15（4）：12－14.

［101］刘锐，伍娟娟.从"骨络"探讨骨质疏松症的病因病机［J］.中医研究，2010，23（1）：11－12.

［102］刘锡仪，刘浩宇.下丘脑弓状核在骨质疏松发病机制中的作用［J］.广东医学院学报，2014，32（6）：881－885.

［103］周正，赵长铭，焦凯，等.交感神经系统－肾上腺素能受体对骨改建的调节作用［J］.国际口腔医学杂志，2015，42（3）：348－351.

［104］郭芸.浅谈天癸、子宫、胞脉、胞络的名称定位［J］.湖北中医学院学报，2005，7（1）：35.

［105］李豪英.论胞络瘀阻是妇科病形成的病理基础［J］.光明中医，2007，22（2）：3－5.

［106］辛明蔚，何军琴.从"胞络者系于肾"探讨温肾养血法提高子宫内膜容受性［J］.现代中西医结合杂志，2018，27（20）：2203－2205.

［107］贾静，马小娜，郝秀芳.基于络病学说探讨补肾活血通络法治疗薄型子宫内膜［J］.中医学报，2021，36（5）：964－967.

［108］齐盈颊，肖新春，崔晓萍，等.基于伏邪、络病理论探讨子宫内膜异位症病因病机及治疗［J］.江苏中医，2020，52（9）：4－7.

［109］冯慧，张安玲，丁元庆.从卫气运行理论探讨代谢综合征病机［J］.山东中医药大学学报.2015，39（6）：500－501.

［110］张燕洁，孔海霞，李悦，等.原发性胆汁性胆管炎微观病机探析［J］.天津中医药.2021，38（4）：460－463.

［111］张振千.心脉绌急致胸痹心痛的病机及临床探讨［J］.辽宁中医杂志.2002，29（3）：135－136.

［112］朱鹏.试论张子和治疗积聚疾病的临床经验［J］.环球中医药.2018，11（9）：1384－1385.

［113］徐江雁，许振国.张子和医学全书［M］.北京：中国中医药出版社，2015：51－52.

［114］周仲瑛.中医内科学［M］.北京：中国中医药出版社，2010：273.

［115］于淼，桑希生，狄舒男，等.《黄帝内经》中积聚概念探析［J］.中国中医基础医学杂志，2020，26（8）：1047-1048.

［116］夏晨，陈萍.子宫肌瘤瘀滞下焦络脉病机探析［J］.浙江中医杂志.2006，41（9）：522.

［117］姜良铎，张文生.从毒论治初探［J］.北京中医药大学学报，1998，21（5）：2.

［118］李长香，刘原君，朱文翔，等.络病学说的4次大发展［J］.中医药导报.2014，20（11）：1-3.

［119］王琦，吴海斌，张永生，等."肺络-微型癥瘕"与COPD气道重构的相关性探讨［J］.北京中医药大学学报，2012，35（2）：130.

［120］丁英钧，肖永华，傅强，等.糖尿病肾病"微型癥瘕"病理假说解析［J］.中华中医药杂志，2009，24（1）：27.

［121］樊均明，李飞燕.从"微型癥积"论治慢性肾脏病［J］.中国中西医结合肾病杂志，2020，8 21（8）：659.

［122］吴以岭主编.络病学 第2版［M］.北京：中国中医药出版社.2019.

［123］邓中甲.方剂学［M］.中国中医药出版社.2017.

［124］张筱军，马文龙.吴以岭治疗络病经验介绍［J］.辽宁中医杂志，2005，14（12）：1196.

［125］吴以岭，魏聪.通络药物治疗心脑血管病现状与展望［J］.疑难病杂志.2015，14（1）：1-5.

［126］皇甫海全，于海睿，周亚滨等.络病学研究现状及在心血管系统疾病的应用［J］.四川中医.2019，37（11）：221-223.

［127］吕晓东，于睿主编.络病理论与心脏病治疗［M］.北京：人民卫生出版社.2018.

［128］蒋世伟，庞立健，朱凌云等.慢性阻塞性肺疾病中医"肺虚络瘀"病机理论探析［J］.辽宁中医药大学学报.2013，15（8）：71-73.

［129］吕晓东，庞立健主编.络病理论与肺脏病治疗［M］.北京：人民卫生出版社.2018.

［130］李梢.王永炎院士从"络"辨治痹病学术思想举隅［J］.北京中医药大学学报.2002，（1）：43-51.

［131］吕晓东，马宝东主编.络病理论与痹证治疗［M］.北京：人民卫生出版社.2018.

［132］黎梓旺，马宝兰，刘中勇.《金匮要略》治络方剂浅探［J］.江西中医学院学报.2011，（5）：18-20.

［133］王笈，武养星，乔欣.吴鞠通络病治法研究［J］.山西中医，2011，27（4）：1-3.

［134］宫成军，李晓娟，束沛.叶天士论治络病探析［J］.新中医，2013，45（2）：151-152.

［135］刘绍能，刘为民.络脉病证治探讨［J］.中医药研究.2002，18（4）：2-4.

［136］吴承玉·现代中医内科诊断治疗学［M］·人民卫生出版社·2001.

［137］宋祯艳，王维静，张萌，等.旋覆花汤的临床运用探讨［J］.江西中医药，2018，49（424）：14-16.

［138］郑文利，郑祎，齐元富.大黄䗪虫丸抗肿瘤作用机制及临床应用研究进展［J］.国际中医中药杂志，2020，6：609-611.

［139］蒋锋利，蔡松，张立山.大黄䗪丸对TGF-β1干预后A549细胞增殖的影响［J］.吉林中医药，2021，1：89-93.

［140］王之利，马奎军，何道胜.大黄䗪虫丸治疗急性期脑梗死疗效及对血小板CD62P与细胞因子的影响［J］.现代中西医结合杂志，2021，21：2336-2339.

［141］李静华，李占，刘洋，等．大黄䗪虫丸在络病治疗中的临床应用［J］．承德医学院学报，2021，29（1）：51-53．

［142］王贵娟，司秋菊，王兴华．鳖甲煎丸现代药理研究进展［J］．中成药.2009，3：1（9）：1422-1425．

［143］韩景辉，杨海燕．鳖甲煎丸抗动脉粥样硬化作用研究进展［J］．中医学报，2011，26（152）：126-128．

［144］李栋梁，魏鑫瑶，武书澎，等．升麻鳖甲汤临床应用探讨［J］．中国中医药现代远程教育，2020，18（23）：79-81．

［145］张星，李晓，林海青．基于网络药理学的枳实薤白桂枝汤治疗冠心病的分子机制研究［J］．湖南中医药大学学报，2020，5：571-577．

［146］赵阳，郑景辉，朱梓铭．基于网络药理学方法研究枳实薤白桂枝汤治疗冠心病的作用机制［J］．世界科学技术：中医药现代化，2019，12：2790-2799．

［147］王苇，郭媛媛，连雅君，等．基于网络药理学探讨枳实薤白桂枝汤治疗肺栓塞的作用机制［J］．中国医院用药评价与分析，2021，21（3）：262-268．

［148］苟玉东，徐双，姜晓旭，等．枳实薤白桂枝汤的研究进展［J］．国医论坛，2018，33（5）：68-70．

［149］郭秋岩，毛霞，孟淑琴，等．基于网络药理学研究策略探讨桂枝芍药知母汤抗类风湿性关节炎的作用机制［J］．中国药理学通报，2015，31（suppl）：118-119．

［150］徐建虎，高永波，张琦．桂枝芍药知母汤应用与研究进展［J］．江西中医药，2006，37（279）：50-51．

［151］刘强，朱红霞，于得海，等．温经汤、艾附暖宫丸药理作用的比较研究［J］．中药药理与临床，1995，（3）10-11．

［152］谭雨晴，李军，陈恒文．基于网络药理学研究瓜蒌薤白半夏汤治疗冠心病的作用机制［J］．世界科学技术：中医药现代化，2020，11：3861-3871．

［153］张兰，李洪雷．瓜蒌薤白半夏汤治疗胸痹研究进展［J］．中国中医急症，2019，28（9）：1689-1692．

［154］卞海，王雅娟，黄顺，等．瓜蒌薤白白酒汤对大鼠心肌缺血再灌注损伤的保护作用［J］．中成药，2013，35（11）：2347-2352．

［155］卞海，宋燕，王雅娟，等．瓜蒌薤白白酒汤对硬膜下血肿模型大鼠血清炎症因子影响的实验研究［J］．中成药，2014，36（5）：1051-1053．

［156］张建堂，李国秀．瓜蒌薤白白酒汤的方药药理及临床治验［J］．中国医药指南，2007，09：42-43．

［157］张颖，关皎，刘爽爽，等．黄芪桂枝五物汤的化学成分和药理作用研究进展［J］．吉林医药学院学报，2018，39（4）：295-298．

［158］高艳奎．柳荣，朱向东，等．黄芪桂枝五物汤的临床应用及量效探讨［J］．中医研究，2019，32（8）：74-77．

［159］李文彬，王宇红，谭琥，等．补阳还五汤药理学研究概况［J］．云南中医学院学报，2015，38（5）：93-96．

［160］李东红，胥芷灵，徐翠珊，等．补阳还五汤治疗中风的有效成分及作用机制研究［J］．中医学报，2021，36（278）：1545-1550．

［161］赵国梁，肖福龙，宫丽鸿，等.基于网络药理学探讨补阳还五汤抗动脉粥样硬化的作用机制［J］.湖南中医杂志，2021，4：166-173.

［162］张露丹，王金，张美英，等.补阳还五汤治疗糖尿病周围神经病变的网络药理学分子机制研究［J］.天津中医药，2020，10：1183-1189.

［163］黄贤娜，黄玲，罗洪波.基于TGF-β1/Smads通路研究补阳还五汤对心衰大鼠心肌重塑的干预作用［J］.中药药理与临床，2019（5）：15-20.

［164］田照，庞宇舟，袁德培，等.小活络丹治疗类风湿关节炎的网络药理学及实验机制研究［J］.时珍国医国药，2020（4）：800-805.

［165］郭海蓉.大活络丹的研究概况［J］.中成药，1993.15（4）：35-36.

［166］谢人明，张小丽，陈春梅.大活络丹对家兔血小板聚集性的影响［J］.中药药理与临床［J］.1989，5（6）：11.

［167］朱莉.大活络丹治疗血管神经性头痛30例［J］.药物与临床，2008，17（18）：105.

［168］刘晶.大活络丹治疗糖尿病周围神经病变30例［J］.世界中医药，2011，6（3）：247.

［169］邵培生，邵以德，涂福音.大活络丹与复方丹参注射液治疗冠状动脉粥样硬化性心脏病心绞痛疗效观察［J］.中西医结合实用临床急救，1999，6（1）：35-36.

［170］林建国，姚魁武，王擎擎，等.基于网络药理学和分子对接探讨血府逐瘀汤治疗心肌梗死的作用机制［J］.中国中药杂志，2021（4）：885-893.

［171］杨占达，董桂英，赵文华.血府逐瘀汤药理作用及临床应用研究进展［J］.实用中医药杂志，2017，33（9）：1106-1108.

［172］刘甜甜，姚魁武，段锦龙.血府逐瘀汤治疗心血管病的药理机制研究进展［J］.吉林中医药，2019，39（10）：1937-1400.

［173］赵妍，韩向东，王春丽.活络效灵丹对乳鼠缺氧/复氧损伤心肌细胞的保护作用研究［J］.中药新药与临床药理，2012（2）：156-160.

［174］付通攀，但春梅，郑焱江，等.活络效灵丹抗炎镇痛作用的实验研究［J］.现代生物医学进展，2011，23（23）：4548-4551.

［175］王云彩，嵇淑艳，王嵘.活络效灵丹临床应用举隅［J］.中医药学报，2002，30（2）：53.

［176］窦志强.中药封包配合活络效灵丹加减治疗腰椎间盘突出症96例临床观察［J］.世界最新医学信息文摘，2016，16（36）：197-199.

［177］王兴峰.活络效灵丹的临床应用［J］.山东中医杂志，1986，（6）：22-23.

［178］娄昌贵，黄芳，刘晓华，等.复元活血汤活血化瘀作用的实验研究［J］.中药药理与临床，1998，14（5）：9-11.

［179］程艳刚，谭金燕，荆然，等.复元活血汤临床应用及实验研究进展［J］.辽宁中医药大学学报，2016，18（12）：149-152.

［180］李斌斌，高音来，方坤炎，等.桃核承气汤研究进展［J］.辽宁中医药大学学报，2019，21（11）：109-111.

［181］周冉冉，付春梅，李冉，等.桃核承气汤的临床应用研究进展［J］.现代中医临床，2020，27（1）：71-76.

［182］寇少杰，邓钰杰，宋志超，等.张锡纯补络补管汤实验研究和临床应用现状［J］.现代中医药，2011，31（4）：77-78.

［183］世界中医药学会联合会急症专业委员会，中国医师协会急诊医师分会，中国中西医结合学会重症医学专业委员会，中国中西医结合学会急救医学专业委员会.安宫牛黄丸急重症临床应用专家共识［J］.中国急救医学，2019，39（8）：726-730.

［184］梁伟，陈腾飞，刘清泉.论安宫牛黄丸在重症救治中的应用［J］.中国中医急症，2019，28（3）：483-486.

［185］李丹，李秀明，周宁.安宫牛黄丸的药理作用及临床新应用［J］.海军医学杂志，2007，28（2）：179-181.

［186］刘辉，王姣，马岱朝，等.苏合香丸治疗蛛网膜下腔出血的网络药理学研究［J］.辽宁中医杂志，2020，（7）：131-136.

［187］马岱朝，陈会生，刘辉.基于网络药理学探讨涤痰汤治疗脑梗死作用机制［J］.山东中医药大学学报，2020，44（4）：350-355.

［188］辛国琴.涤痰汤在治疗急重症中的应用［J］.实用中医内科杂志，2008，22（11）：66-67.

［189］杨少军.涤痰汤临床应用举隅［J］.河北中医，2014，36（2）：224-225.

［190］黄丽红.温胆汤临床应用研究进展［J］.内蒙古中医药，2016，（3）：124-125.

［191］徐男，王亮，时海燕，等.基于整合药理学平台探究半夏白术天麻汤治疗高血压的分子机制［J］.中国实验方剂学杂志，2019，（2）：109-117.

［192］闫梦晗，李晓，姜月华.半夏白术天麻汤的临床应用及药理研究进展［J］.中西医结合心脑血管病杂志，2020，18（14）：2265-2268.

［193］邹宇，董妙先.镇肝熄风汤含药血清对6-OHDA诱导PC12细胞损伤保护作用的抗氧化机制分析［J］.中国实验方剂学杂志，2017，（9）：112-116.

［194］吴艳霞，马威，黄浩，等.镇肝熄风汤对自发性高血压大鼠靶器官的影响及机制研究［J］.中国医院药学杂志，2008（11）：900-903，922.

［195］范晓艳.镇肝熄风汤实验与临床研究进展［J］.山东中医杂志，2011，30（2）：138-140.

［196］张琴，陆文亮.逍遥散的现代药理作用研究进展［J］.中南药学，2013，11（7）：530-532.

［197］李炳照等主编.实用中医方剂双解与临床［M］.北京：科学技术文献出版社，2008：92-93.

［198］郑亮，王梦月，陈钟，等.四妙勇安汤研究进展［J］.中成药，2019，41（6）：1365-1370.

［199］薛俊茹，何录文，孙晖，等.四妙勇安汤药理作用及作用机制研究进展［J］.中医药信息，2020，37（5）：113-118.

［200］黄立中，徐琳本，张晓明，等.阳和汤镇痛及抗炎作用的实验研究［J］.湖南中医杂志，2002，18（5）：49-50.

［201］孙世辉，许恒，张金民，等.运用网络药理学与分子对接法探讨阳和汤治疗股骨头坏死的核心作用机制［J］.医学研究与教育，2020，（5）：36-49.

［202］刘丽颖，窦建卫，李高彪，等.阳和汤含药血清对乳腺癌MCF-7细胞iNOS、COX-2及NF-κB表达的影响［J］.国际中医中药杂志，2019，（2）：173-176.

［203］刘艳民，范瑞云，杨和平.阳和汤近十年临床应用进展［J］.天津中医药大学学报，2021，40（3）：402-408.

［204］王玮，邓庚，陈利达，等．大秦艽汤对脑缺血大鼠凝血及血小板黏附、聚集功能的影响［J］．中国中医药科技，2010，（02）：116-117.

［205］赵勤，胡锐，葛明娟，等．大秦艽汤抗炎作用研究［J］．中药药理与临床，2012，（3）：21-22.

［206］李昌勤，张倩，康文艺．大秦艽汤临床应用概述［J］．中成药，2010，32（6）：1029-1032.

［207］张超，姚金彤，马莹莹，等．独活寄生汤药理作用与临床应用研究进展［J］．中国中医药信息杂志，2019，26（5）：141-144.

［208］王健．甘露消毒丹立方本旨探析［J］．中国中医基础医学杂志，2014，20（4）：438-439.

［209］徐春娟，聂羚．甘露消毒丹药理研究进展［J］．光明中医，2010，25（9）：1751-1752.

［210］袁晓鸣．甘露消毒丹及其临床应用［J］．河南中医，2012，32（1）：95-96.

［211］张保国，程铁锋，刘庆芳．清营汤药效及现代临床运用［J］．中成药，2009，31（11）：1741-1744.

［212］隋洪飞，刘斌，李超，等．清营汤近代临床应用［J］．内蒙古中医药，2016，35（5）：147-148.

［213］吴曦．张锡纯十全育真汤治验3则［J］．江苏中医药，2008，40（10）：71-72.

［214］朱云超，詹光杰，袁德培，等．十全育真汤对H22荷瘤小鼠免疫功能的影响［J］．中国应用生理学杂志，2017，33（1）：51-55.

［215］朱云超，詹光杰，袁德培，等．十全育真汤对衰老小鼠学习记忆的影响［J］．中国老年学杂志，2017，37（5）：1054-1056.

［216］郭春雨，宋威，刘芳，等．炙甘草汤抗心律失常的活性成份及药理研究概况［J］．长春中医学院学报，2001，17（2）：63-64.

［217］王雪芳，张晓云，刘艳明．炙甘草汤对低钾诱发豚鼠心律失常的电生理影响［J］．陕西中医，2007，28（2）：233-234.

［218］魏殊豪，周亚滨．炙甘草汤药理研究及临床应用进展［J］．世界最新医学信息文摘，2020，20（89）：63-64，67.

［219］李冀、连建伟主编．方剂学［M］．中国中医药出版社，2016，8，第四版：145.

［220］宫健伟，樊巧玲，叶蕾．地黄饮子在脑血管病治疗中的应用探讨［J］．滨州医学院学报，2012，35（4）：292-295.

［221］张喜武，刘美欣，谢宁，等．地黄饮子现代研究进展［J］．中医药信息，2017，34（5）：124-128.

［222］闫景东，郑旺，周妍妍，等．地黄饮子临床应用进展［J］．中医药学报，2015，43（3）：137-139.

［223］高小霞．益气聪明汤的临床应用研究进展［J］．世界最新医学信息文摘，2020，20（6）：46-47.

［224］黄丹，卢丙辰．益气聪明汤在眼科的应用［J］．生物技术世界，2015（11）：190，193.

［225］覃晓红，林裕华，李婕．益气聪明汤治疗老年痴呆的Meta分析［J］．中医药临床杂志，2019，31（10）：1857-1862.

［226］郑华，苏志恒．当归四逆汤的药理作用和临床应用研究进展［J］．中国民族民间医药，2016，25（1）：40-41，43.

［227］中华中医药学会脑病分会 . 中风回春片治疗脑血管病临床应用专家共识［J］. 中华中医药学刊，2021，39（2）：252-258.

［228］陈霞 . 抗心梗合剂治疗急性心肌梗塞114例［J］. 中国实验方剂学杂志，2005，11（3）：34，39.

［229］陈爱萍，郭四红 . 抗心梗合剂治疗冠心病心绞痛53例［J］. 中医研究，2006，19（3）：32-34.

［230］张湘玲 . 地黄合剂治疗类风湿性关节炎的临床观察［J］. 中国医药导刊，2010，12（8）：1383-1384.

［231］许柏贵 . 通乳散结汤治疗急性乳腺炎疗效观察［J］. 浙江中西医结合杂志，1999，9（4）：244-245.

参考文献（下篇）

［1］李涓.辨证循经取穴治疗原发性高血压的临床疗效评价研究［D］.成都：成都中医药大学，2015.

［2］李雨谿，李涓，任玉兰，等.从阳明论治高血压病的研究概况［J］.辽宁中医杂志，2018，45（5）：1106－1108.

［3］茹海港.论血络重建导致原发性高血压［J］.浙江中医药大学学报，2007，31（1）：33－35.

［4］徐佳，何艳丽，李琪.天麻钩藤饮加减治疗肝阳上亢证型（高血压）临床研究［J］.湖北中医药大学学报，2021，23（3）：15－17.

［5］李英，蔡英剑，王敬斌，等.半夏白术天麻汤联合隔药灸治疗痰湿壅盛证原发性高血压临床研究［J］.陕西中医，2021，42（10）：1385－1388.

［6］李建香.柴胡桂枝干姜汤对原发性高血压病中医证候积分及血管内皮功能的影响［J］.湖南中医杂志，2021，37（7）：46－47.

［7］马博，孙桂波，孙晓波.钩藤降压作用及其作用机制的研究进展［J］.中国医药导报，2011，8（7）：12－14.

［8］林少杰.天麻药理研究进展探析［J］.亚太传统医药，2014，10（2）：50－51.

［9］杨丽丽，张正义.黄芪对两肾一夹高血压大鼠肾脏 Ang Ⅱ 水平及血压的影响［J］.甘肃科技，2014，30（14）：120－121，141.

［10］张留记，张海波，屠万倩，等.怀菊花总黄酮对自发性高血压大鼠的降压作用及机制研究［J］.天然产物研究与开发，2015，27（4）：592－597.

［11］陈磊，杨杰.钩藤碱对自发性高血压大鼠心肌保护作用实验研究［J］.亚太传统医药，2018，14（4）：21－24.

［12］时晓迟，柳威，王娟，等.天麻钩藤饮对自发性高血压大鼠心脏 Bax 及 Caspase－3 蛋白表达的影响［J］.天津中医药，2016，33（6）：354－357.

［13］林忠伟，王卓，喻婵，等.赤芍总苷对高血压大鼠血管重构基质金属蛋白酶9、金属蛋白酶组织抑制因子1和血管壁氧化应激的干预作用［J］.中国动脉硬化杂志，2018，26（8）：774－778.

［14］肖文豪，王卓，李瑞莹，等.赤芍总苷对自发性高血压大鼠血小板 sCD4OL 和炎症因子的干预作用［J］.广东药学院学报，2016，32（4）：481－484.

［15］施伟丽.葛根素对自发性高血压大鼠血压的干预作用及机制研究［D］.北京：中国中医科学院，2017.

［16］冯瑞儿，李博萍，潘竞锵，等.葛根素对代谢综合征－高血压大鼠胰岛素抵抗、高血压的干预作用及机制研究［J］.中国中医药现代远程教育，2010，8（8）：187－189.

［17］杨利.罗布麻血压调节作用及其机制的研究［D］.北京：中国农业大学，2015.

［18］杨利，韩诗雯，车会莲，等.罗布麻茶水提物对自发性高血压大鼠血压的调节作用［J］.中国食品学报，2017，17（7）：55-60.

［19］陈旻湖等.消化病学［M］.北京：人民卫生出版社，2019：255-259.

［20］European Association for the Study of the Liver. EAsl clinical practice guidelines：the diagnosis and management of patients with primary biliary cholangitis. J Hepatol，2017，67（1）：145-172.

［21］陈成伟，成军，窦晓光，等.原发性胆汁性肝硬化（又名原发性胆汁性胆管炎）诊断和治疗共识（2015）［J］.临床肝胆病杂志，2015，31（12）：1980-1988.

［22］贾建平.神经病学析［M］.8版.北京：人民卫生出版社，2018.

［23］吴江.神经病学析［M］.2版.北京：人民卫生出版社，2012.

［24］刘茂才.神经科专病析［M］.北京：人民卫生出版社，2000.

［25］彭英.脑梗死治疗学［M］.北京：人民卫生出版社，2010.

［26］王新陆.血浊论析［M］.北京：中国医药科技出版社，2016.

［27］葛均波，徐永健.内科学［M］.8版.北京：人民卫生出版社，2014.

［28］王永炎.血管性痴呆现代中医临床与研究析［M］.北京：人民卫生出版社，2003.

［29］田德禄.中医内科学析［M］.北京：人民卫生出版社，2002.

［30］武继涛.郑绍周脑病临证经验析［M］.北京：人民军医出版社，2011.

［31］陈生弟.帕金森病临床诊治手册析［M］.北京：人民卫生出版社，2008.

［32］朱步先.朱良春用药经验集析［M］.长沙：湖南科学技术出版社，2000.

［33］吴以岭.血络论［M］.北京：中国科学技术出版社，2010.

［34］庄慧魁.血浊与湿、痰饮、瘀、毒之间的病机关系探讨［J］.天津中医药，2020，37（8）：844-848.

［35］贾敏.天蝎散Ⅰ号方治疗缺血性中风恢复期临床观察［J］.山东中医杂志，2019，38（8）：754-757.

［36］刘燊仡.痿证古今名家验案全析［M］.北京：科学技术文献出版社，2008.

［37］申洪波.中风病古今名家验案全析［M］.北京：科学技术文献出版社，2007.

［38］王永炎，田金洲.阿尔茨海默病的诊断与治疗［M］.北京：人民卫生出版社，2009.

［39］吴以岭.络病学［M］.北京：人民卫生出版社，2004.

［40］林果为，王吉耀，葛均波.实用内科学［M］.北京：人民卫生出版社，2017.

［41］中华医学会糖尿病学分会.中国2型糖尿病防治指南（2020年版）［J］.中华糖尿病杂志，2021，13（4）：315-409.

［42］葛均波，徐永健，王辰.内科学［M］.9版.北京：人民卫生出版社，2018.

［43］RAFFAELLA B，SIMONA Z，ERNESTO M. Adult-onset autoimmune diabetes：current knowledge and implications for management［J］.Nat Rev Endocrinol，2017，13（11）：674-686.

［44］WEIR G C，GAGLIA J，BONNER-WEIR S. Inadequate β-cell mass is essential for the pathogenesis of type 2 diabetes［J］.Lancet Diabetes Endocrinol，2020，8（3）：249-256.

［45］吴以岭.气络论［M］.北京：科学技术文献出版社，2018.

［46］周仲瑛.中医内科学［M］.2版.北京：中国中医药出版社，2007.

［47］方朝晖，仝小林，段俊国，等.糖尿病前期中医药循证临床实践指南［J］.中医杂志，2017，3：268-272.

［48］吴以岭，张运，张伯礼，等.络病学［M］.2版.北京：中国中医药出版社，2019.

［49］王飞．中医老年病学［M］．北京：中国中医药出版社，2017．

［50］祝之明．代谢综合征病因探索与临床实践［M］．北京：人民军医出版社，2005：507-519．

［51］CONLEN P J，DUTTERLY D，ALBERS F，et al. Clinical and pathologic features of familial focal segmental glomerulosclerosis［J］.Am J Kidney Dis，1995，26（1）：34-40．

［52］杨宇峰，陈红谨，石岩．代谢综合征中医病因病机理论框架结构研究［J］．中华中医药杂志，2016，31（1）：259-261．

［53］秘红英，宋红霞，李雅文，等．从"五脏之气"探讨代谢综合征的发病机制［J］．中国实验方剂学杂志，2020，26（18）：175-178．

［54］董静，王琦，王东坡，等．从痰湿体质角度论析代谢综合征［J］．北京中医药大学学报，2006，29（12）：802-803．

［55］李云楚，倪青．代谢综合征的中医辨证治疗研究概述［J］．环球中医药，2015，8（4）：496-499．

［56］仝小林，段军．代谢综合征的中医认识和治疗［J］．中日友好医院学报，2002，16（5/6）：347-350．

［57］刘喜明．代谢综合征的中医研究思路和方法［J］．中华中医药杂志，2010，25（12）：2046-2048．

［58］谷春华，吴以岭．络病理论与代谢综合征的关系及其防治思路和方法［J］．中国中医药信息杂志，2007，14（9）：89．

［59］ZIMMET P，MAGLIANO D，MATSUZAWA Y，et al. The metabolic syndrome：a global public health problem and a new definition［J］.J Atheroscler Thromb，2005，12（6）：295-300．

［60］中华医学会心血管病学分会，中国康复医学会心脏预防与康复专业委员会，中国老年学和老年医学会心脏专业委员会，等．中国心血管病一级预防指南［J］．中华心血管病杂志，2020，48（12）：1000-1038．

［61］徐铁岩，冯占荣，赵乾，等．辟谷疗法与代谢综合征探析［J］．中国中医基础医学杂志，2020，26（2）：200-202．

［62］国家中医药管理局．22个专业95个病种中医临床路径［M］．北京：国家中医药管理局医政司，2010：158-160．

［63］贺菊芳，张桃花，姚晓泉，等．艾灸对奥沙利铂致外周神经毒性的疗效观察［J］．甘肃医药，2018，37（2）：120．

［64］BREINER A，QRIMLI M，EBADI H，et al. Peripheral nerve high-resolution ultrasound in diabetes［J］.Muscle Nerve，2017，55（2）：171-178．

［65］周红艳，张宇虹，苏本利．高频超声评价2型糖尿病周围神经病变患者神经异常改变［J］．中国临床医学影像杂志，2013，24（6）：442-445．

［66］方朝晖，吴以岭，赵进东．糖尿病周围神经病变中医临床诊疗指南（2016年版）［J］．中医杂志，2017，58（7）：625-630．

［67］杨冰．依帕司他治疗糖尿病周围神经病变36例［J］．中国药业，2013，22（21）：72-74．

［68］郭妮．抗氧化应激在糖尿病周围神经病变治疗中的作用研究［J］．右江民族医学院学报，2013，35（5）：678-680．

［69］率红莉，汪津洋．糖尿病周围神经病变治疗药物研究进展［J］．中国药房，2014，25（4）：377-382．

［70］蔡俊，卫菁，张晋萍．大剂量甲钴胺对糖尿病周围神经病变疗效与安全性的 meta 分析［J］．中国现代应用药学，2019，36（13）：1686-1691．

［71］白杨．鼠神经生长因子辅助治疗糖尿病周围神经病变临床疗效观察［J］．实用糖尿病杂志，2020，16（4）：87-88．

［72］周付华．依帕司他联合神经节苷酯治疗糖尿病周围神经病变的疗效观察［J］．实用糖尿病杂志，2015，11（3）：51．

［73］顾崇典．藻酸双酯钠与小剂量阿司匹林联合维生素 E 预防 2 型糖尿病并发症［J］．临床医学，2010，30（10）：43-44．

［74］买凤云．已酮可可碱与依达拉奉联合治疗糖尿病周围神经病变［J］．中国临床实用医学，2010，4（1）：202-203．

［75］WANG N，GUO C，HAN P，et al．Glycated albumin indicates peripheral diabetic neuropathy［J］．Acta Diabetol，2016，53（6）：973-979．

［76］范媛媛，树林一，李宸辉，等．包头市碘营养状况与甲状腺结节的相关研究［J］．中国医刊，2020，55（10）：1111-1113．

［77］罗景梅，冯家钢，詹东，等．甲状腺结节患者临床特征研究［J］．中国全科医学，2018，21（36）：4445-4452，4458．

［78］王东梅，周茜，霍煜廷，等．甲状腺结节的影响因素研究进展［J］．中国普通外科杂志，2018，27（5）：635-641．

［79］崔伟更，张兰．慢性淋巴细胞性甲状腺炎亚临床期病机探析［J］．陕西中医，2021，42（5）：632-634．

［80］肖淑芬，李晓明．慢性侵袭性纤维性甲状腺炎误诊为喉癌 1 例分析并文献复习［J］．中国误诊学杂志，2012，12（16）：4327．

［81］中华医学会内分泌学分会，中华医学会外科学分会内分泌学组，中国抗癌协会头颈肿瘤专业委员会，等．甲状腺结节和分化型甲状腺癌诊治指南［J］．中华内分泌代谢杂志，2012，28（10）：779-797．

［82］赵玉沛，陈孝平．外科学［M］．3 版．北京：人民卫生出版社，2016．

［83］CORESH J，ASTOR B C，GREEN T，et al．Prevalence of chronic kidney disease and decreased kidney function in the adult US population：the National Health and Nutrition ExaminationSurvey［J］．Am J Kidny Dis，2003，41：12．

［84］CHURG J，BEMSTEIN J，CLASSOCK R J．Renal disease classification and atlas of glomerular disease［J］．2nd ed．New York：Ikagu-shoin medical publishers Inc，1995：4．

［85］刘志红，黎磊石．IgA 肾病的分型治疗［J］．肾脏病透析与肾移植杂志，2002，11：43-44．

［86］XU X，WANG G，CHEN N，et al．Long-term exposure to air pollution and increased risk of membranous nephropathy in China［J］．J Am Soc Nephrol，2016，27（12）：3739-3746．

［87］薛雪．慢性原发性肾小球肾炎的中医证候规律研究［D］．南京：南京中医药大学，2012．

［88］刀唐政，季大玺，黎磊石，等．丙丁酚治疗慢性肾功能衰竭大鼠对残余肾单位抗氧化酶的影响［J］．肾脏病与透析肾移植杂志，1995，4（1）：9-13．

［89］唐政，黎磊石．氧自由基及杭氧化酶与慢性肾脏疾病的进展［J］．国外医学泌尿系统分册，1999，19（4）：185-188．

［90］吴升华，杨运昌，王兆铭．活性氧在阿霉素肾病中致病作用的研究［J］．中国病理生理杂志，1991，7（3）：306-309.

［91］FOGO A B. Progression and potential regression of bomeruloscerosis［J］.Kidney Int，2001，59：804-819.

［92］于力，卓美瑛，杨小芬，等．肾病综合征患儿细胞免疫和细胞因子的变化及其意义［J］．中国实用儿科杂志，2001，16（8）：483.

［93］孙良忠，陈述枚．微小病变型肾病综合征发病机制的免疫研究进展［J］．新医学，2004（4）：244-245.

［94］SALWA-ZURAWSKA W，BORTKIEWICZ E，WOZNIAK A，et al. Clinical and morphological（including morphometric）aspects of minimal change disease and mesangial glomerulonephritis with unfavourable course in children［J］.Pol J Pathol，1999，50（3）：163.

［95］HOLERS V M. Complement receptors and the shaping of the natu-ral antibody repertoire［J］.Springer Semin Immunopathol，2005，26（4）：405-423.

［96］邹德平，曹灵．C5b-9 的形成与膜性肾病发病机制的研究进展［J］．中国中西医结合肾病杂志，2007（6）：365-367.

［97］徐明中．膜性肾病的发病机制［J］．肾脏病与透析肾移植杂志，2001（5）：473-477.

［98］张萍，杨丽南，汤锋，等．膜性肾病发病机制研究新进展［J］．航空航天医学杂志，2011，12：1442-1443.

［99］HSU S I，WINN M P，OEMMER J S，et al. Evidence for genetic factors inthedevelopment and progression of IgA nephropathy［J］.Kidney Int，2000，57（5）：1818-1835.

［100］孙立明．现代医学对 IgA 肾病的病因发病机制的研究进展［J］．中华全科医学，2011，1：112-113.

［101］王海燕．肾脏病学［M］．2 版．北京：人民卫生出版社，2008：714.

［102］顾岚，蒋瑾瑾，苏渊，等．红细胞免疫黏附功能在系膜增生性肾小球肾炎发病机制中的作用［J］．实用儿科临床杂志，2005（5）：412-413.

［103］闫梦苗，宣瑞红．慢性原发性肾小球肾炎发病机制研究进展．世界最新医学信息文摘，2018，18（80）：57-60.

［104］曾庆波，全世建，李政木．原发性系膜增殖性肾炎研究综述［J］．中医药通报，2004（6）：48-51.

［105］王斌，陈燕荔，潘玥，等．电针治疗铂类化疗药物诱发周围神经病变的临床疗效初步研究［J］．河北中医，2019，41（9）：1411-1414.

［106］李南云，张泰和．膜增殖性肾小球肾炎Ⅲ型（混合型）（附 6 例病理形态观察）［J］．江苏医药，1986（4）：186-189，231.

［107］钱桐荪．肾脏病学［M］．南京：江苏科技出版社，1981：226-228.

［108］庄永泽．原发性 FSGS 发病机理的研究进展［J］．国外医学：泌尿系统分册，1998（1）：20-23.

［109］MATHIN B J，KIM S H，CALABREASE K，et al. A locus for inherited focal segmental glomerulosclerosis maps to chromosome 19q13［J］.Kidney Int，1998，53（2）：283-286.

［110］朱吉莉．局灶性节段性肾小球硬化发病机制的研究现状［J］．国外医学：泌尿系统分册，2001（5）：224-227.

［111］蔡浔远.潜风扰络与慢性肾炎病机探析［J］.辽宁中医药大学学报，2012，14（1）：13－15.

［112］王暴魁，傅文录.风与肾病论［J］.中国医药学报，2004，19（4）：206－209.

［113］田洪昭.针刺治疗 FOL－FOX4 化疗方案所致周围神经病变的临床研究［D］.哈尔滨：黑龙江中医药大学，2016.

［114］何玉华，梁勇，李飞燕.叶传蕙教授从湿热论治肾炎蛋白尿［J］.四川中医，2005，23（8）：9－10.

［115］李俊彪.原发性肾小球病的中医分型及治疗［J］.新中医，1982（7）：45－48，58.

［116］张亚男.温经通络法外治化疗性周围神经病变的交叉、安慰剂对照临床研究［D］.北京：北京中医药大学，2017.

［117］刘志红，黎磊石.中国肾脏病学［M］.2 版.北京：人民卫生出版社，2008：383，407.

［118］王吉耀.内科学［M］.北京：人民卫生出版社，2012：603－609.

［119］刘宝利，赵进喜，刘玉，等.论膜性肾病的中医概念与中医药治疗［J］.北京中医药，2019，38（3）：195－199.

［120］SUGIYAMA H，YOKOYAMA H，SATO H，et al. Japan renal biopsy registry and japan kidney disease registry：committee report for 2009 and 2010［J］. Clin Exp Nephrol，2013，17（2）：155－173.

［121］PONTICELLI C，PASSERINI P，Management ofidiopathic membranous nephropathy［J］. Expert Opin Pharmacother，2010，11（13）：2163－2175.

［122］丁小强，刘春凤.特发性膜性肾病研究进展［J］.中国实用内科杂志，2011，31（2）：108－112.

［123］GLASSOCK R J. The pathogenesis of idiopathic membranous nephropathy：a 50－year odyssey［J］. Am J Kidney Dis，2010，56（1）：157－167.

［124］BECK L，BOMBACK A S，CHOI M J，et al. KDOQI US commentary on the 2012 KDIGO clinical practice guideline for glomerulonephritis［J］. Am J Kidney Dis，2013，62（3）：403－441.

［125］ALEXOPOULOS E，STANGOU M，PAPAGIANNI A，et al. Factors influencing thecourse and the response to treatment in primary focal segmental glomerulosclerosis［J］. Nephrol Dial Transplant，2000，15（9）：1348－1356.

［126］TROYANOV S，WALL C A，MILLER J A，et al. Focal and segmental glomerulosclerosis：definition and relevance of a partial remission［J］. Am Soc Nephrol，2005，16（4）：1061－1068.

［127］韩芸.中药熏洗治疗含奥沙利铂方案致周围神经病变疗效观察［D］.乌鲁木齐：新疆医科大学，2017.

［128］BAKRIS G L. Recognition，pathogenesis，and treatment of different stages of nephropathy in patients with type 2 diabetes mellitus［J］. Mayo Clin Proc，2011，86（5）：444－456.

［129］WALDMAN M，CREW R J，VALERI A，et al. Adult minimal－change disease：clinical characteristics，treatment，and outcomes［J］. Clin J Am Soc Nephrol，2007，2（3）：445－453.

［130］KORBET S M，SCHWARTZ M M，LEWIS E J. Minimal－change glomerulopathy of adulthood［J］. Am J Nephrol，1988，8（4）：291－297.

［131］陈楠，任红.KDIGO 指南解读：成人微小病变肾病和特发性局灶节段性肾小球硬化治疗［J］.中国实用内科杂志，2012，12（12）：918－920.

［132］罗群，蔡珂丹，高燕红，等.他克莫司联合激素治疗难治性特发性膜性肾病［J］.中华全科医学，2014，12（4）：522－524.

［133］周广宇，郭莹，张力，等 . 他克莫司联合激素治疗特发性膜性肾病疗效及其抗 PLA2R 抗体对治疗的反应［J］. 吉林大学学报（医学版），2016，42（5）：937-941.

［134］阿达莱提，苏建华，汪忠诚 . 雷公藤多疳片治疗 18 例原发性 IgA 肾病综合症的临床随机对照观察［J］. 当代医学，2008，14（1）：12-13.

［135］KDOQI. KDOQI clinical practice guidelines and clinical practice recommendations for diabetes and chronic kidney disease［J］. Am J Kidney Dis，2007，49（2 Suppl 2）：152-154.

［136］胡仁明 . 糖尿病肾病的诊断和防治—中国糖尿病肾病诊断和治疗的专家共识解读［J］. 糖尿病天地：临床，2015，9（9）：447-453.

［137］ZHANG L，LONG J，JIANG W，et al. Trends in chronic kidneydisease in China［J］. N Engl J Med，2016，375（9）：905-906.

［138］THOMAS B. The global burden of diabetic kidney disease：timetrends and gender gaps［J］. Curr Diab R ep，2019，19（4）：18.

［139］MOOYAART A L，VALK E J，VAN ES L A，et al. Genetic associations in diabeticnephropathy：a meta-analysis［J］. Diabetologia，2011，54（3）：544-553.

［140］SHARAVANA G，SJOSEPH G S，BASKARAN V. Lutein attenuates oxidative stress markers and ameliorates glucose homeostasis through polyol pathway in heart and kidney of STZ-induced hyperglycemic rat model［J］. European Journal of Nutrition，2007，56（8）：2475-2485.

［141］夏城东，丁学屏，叶伟成 . 糖尿病肾病与多元醇通路［J］. 中国中西医结合肾病杂志，2001（11）：680-682.

［142］TONNEIJCK L，MUSKIET M H，SMITS M M，et al. Glomerular hyperfiltration in diabetes：mechanisms，clinical significance，and treatment［J］. J Am Soc Nephrol，2007，28（4）：1023-1039.

［143］刘志红，黎磊石 . 中国肾脏病学［M］. 北京：人民军医出版社，2008：626-627.

［144］PANIGRAHY S K，BHATT R，KUMAR A. Reactive oxygen species：sources，consequences and targeted therapy in type 2 diabetes［J］. J Drug Target，2007，25（2）：93-101.

［145］BHATTACHARJEE N，BARMA S，KONWAR N，et al. Mechanistic insight of diabetic nephropathy and its pharmacotherapeutic targets：an update［J］. Eur J Pharmacol，2016，791：8-24.

［146］FAKHRUDDIN S，ALANAZI W，JACKSON K E. Diabetes-induced reactive oxygen species：mechanism of their generation and role in renal injury［J］. J Diabetes Res，2017，8379327.

［147］TANIGUCHI K，XIA L，GOLDBERG H J，et al. Inhibition of src kinaseblocks high glucose-induced EGFR transactivation and collagen syn-thesis in mesangial cells and prevents diabetic nephropathy in mice［J］. Diabetes，2013，62（11）：3874-3886.

［148］CALLE P，HOTTER G. Macrophage phenotype and fibrosis in diabeticnephropathy［J］. Int J Mol Sci，2020，21（8）：2806.

［149］KIM I，RODRIGUEZ-ENRIQUEZ S，LEMASTERS J J. Selective degradation of mitochondria by mitophagy［J］. Archioesof Biochemisty and biophysics，2007，462（2）：245-253.

［150］CHUNG A C，LAN H Y. Chemokines in renal injury［J］. J Am Soc Nephrol，2011，22（5）：802-809.

［151］TAGAWA A，YASUDA M，KUME S，et al. Impaired podocyteautophagy exacerbates proteinuria in diabetic nephropathy［J］. Diabetes，2016，65（3）：755-767.

［152］YOSHIBAYASHI M，KUME S，YASUDA-YAMAHARA M，et al. Protective role of podocyte autophagy against glomerularendothelial dysfunction in diabetes［J］. Biochem Biophys R es Commun，

2020，525（2）：319-325.

［153］GAO C，FAN F，CHEN J，et al. FBW7 regulates the autophagysignal in mesangial cells induced by high glucose［J］. Biomed R es Int，2019：6061594.

［154］SAEED M. Locus and gene-based GWAS meta-analysis identifies new diabetic nephropathy genes［J］. Immunogenetics，2018，70（6）：347-353.

［155］SUN J，WANG Y，CUI W，et al. Role of epigenetic histone modifications in diabetic kidney disease involving renal fibrosis［J］. J Diabetes Res，2017（7）：242-384.

［156］韩利民，张吉. 糖尿病肾病的发病机制、诊断及治疗研究进展［J］. 现代医药卫生，2021，37（3）：404-407.

［157］马玉杰，李灿. 糖尿病肾病发病机制的研究进展［J］. 中西医结合心血管病电子杂志，2020，8（31）：77，81.

［158］邱瑞瑾，高永红，商洪才，等. 病络理论指导下脑、心、肾一体化中西医结合防治体系的构建［J］. 中医杂志，2016，57（5）：361-365.

［159］晁梁，周仲瑛. 周仲瑛辨证论治糖尿病的经验特色［J］. 辽宁中医杂志，2006，33（12）：1536-1537.

［160］张伯臾. 中医内科学［M］. 上海：上海科学技术出版社，1985：250.

［161］MOGENSEN C E. Microalbuminuria，blood pressure and diabetic renal disease：origin and development of ideas［J］. Diabetologia，1999，42（3）：263-285.

［162］HANEDA M，UTSUNOMIYA K，KOYA D，et al. A new classification ofdiabetic nephropathy 2014：a report from Joint Committee on Diabetic Nephropathy［J］. J Diabetes Investig，2015，6（2）：242-246.

［163］黄重铭，彭慧婷，曹洋. 中医药治疗化疗相关周围神经病变用药规律研究［J］. 中医肿瘤学杂志，2020，2（4）：29-33，28.

［164］CHEN C，WANG C，HU C，et al. Normoalbuminuric diabetic kidney disease［J］. Front Med，2017，11（3）：310-318.

［165］HERSHMAN D L，LACCHETTI C，LOPRINZI C L. Prevention and management of chemotherapy-induced peripheral neuropathy in survivors of adult cancers：american society of clinical oncology clinical practice guideline summary［J］. Journal of oncology practice，2014，10（6）：e421-e424.

［166］于海英，焦金菊. 磷酸二酯酶抑制剂对糖尿病大鼠抗氧化作用的实验研究［J］. 解放军医学院学报，2013，34（4）：402-404.

［167］SZYMCZAK M，KUZNIA R J，KLINGE R M，et al. The roleof heparanase in diseases of the glomeruli［J］. ArchImmunol Ther Exp，2010，58（1）：45-56.

［168］HANSSEN N M，RUSSELL N，COOPER M E. Recent advances in glucose-lowering treatment to reduce diabetic kidney disease［J］. Expert Opin Pharmacother，2015，16（9）：1325-1333.

［169］吴以岭. 脉络论［M］. 北京：中国科学技术出版社，2010：921-934.

［170］CHART T M. Treatment of severe lupus nephritis：the new hori-zon［J］. Nat Rev Nephrol，2015，11（1）：46-61.

［171］YUNG S，YAP D Y，CHAN T M. R ecent advances in the understanding of renal inflammation and fibrosis in lupus nephritis［J］. F1000 R es，2017（6）：874.

［172］张阳. 阿米替林外用治疗周围神经病变［J］. 中国康复，2021，36（10）：603.

［173］WAKELAND E K, LIU K, GRAHAM R R, et al. Delineating the genetic basis of systemic lupus erythematosus ［J］. Immunity, 2001, 15（3）：397-408.

［174］MOREL L. Genetics of human lupus nephritis ［J］. SeminNephrol, 2007, 27（1）：2-11.

［175］Pisetsky D S. Systemic lupus erythematosus. A. Epide miology, pathology and pathogenesis. // Klippel JH ed Primer on the rheumatic diseases. I ed. Georgia, USA Arthritis Foundation, 1997：246-251.

［176］SCHUR P H. Genetics of systemic lupus erythematosus ［J］. Lupus, 1995, 4：425-437.

［177］RENAUDINEAU Y, YOUINOU P. Epigenetics and autoimmunity, with special emphasis on methylation ［J］. Keio J Med, 2011, 60（1）：10-16.

［178］王静雯, 赵红如. 神经病理性痛治疗进展 ［J］. 中国疼痛医学杂志, 2013, 19（6）：366-369.

［179］KANDA N, TAMAKI K. Estrogen enhances immunoglobulin produclion by human peripheral blood mononuclear cells ［J］. J Allergy Clin Immunol, 1999, 103：282-288.

［180］RIDER V, FOSTER R T, EVANS M, et al. Gender differences in autoimmune diseases：estrogen increases calcineurin expression in systemic lupus erythematosus ［J］. Clin Imm unol Immunopathol, 1998, 89：171-180.

［181］SANCHEZ-GUERRERO J, KARLSON E W, LIANG M H, et al. Past use of oral contraceptives and the risk of developing sys temic lupus erythematosus ［J］. Arthritis Rheum, 1997, 40：804-808.

［182］CRISPIN J C, MARTINEZ A, ALCOCER-VARELA J. Quantification of regulatory T cells in patients with systemic ludu erythematosus ［J］. J Autoimmun, 2003, 21：273-276.

［183］RAZIUDDIN S, NUR M A, ALWABEL A A. Selective loss of the CD4 inducers of suppresse sor T cell subsets（2H4+）in active systemic lupus erythematosus ［J］. J Rheumatol, 1989, 16：1315-1319.

［184］KAMMER G M, KHAN I U, MALEMUD C J. Deficient type protein kinase A isozyme activity in systemic lupus erythematosus T lymphocytes ［J］. J Clin Invest, 1994, 94：422-430.

［185］BLAESE R M, GRAYSON J, STEINBERG A D. Increased immuno globulin-secreting cells in the blood of patients with active systemic lupus erythematosus ［J］. Am J Med, 1980：345-350.

［186］MUÑOZ L E, LAUBER K, SCHILLER M, et al. The role of defective clearance of apoptotic cells in systemic autoimmunity ［J］. Nat RevRheumatol, 2010, 6（5）：280-289.

［187］LECH M, ANDERS H J. The pathogenesis of lupus nephritis ［J］. J Am Soc Nephrol, 2013, 24（9）：1357-1366.

［188］ANDERS H J, ROVIN B. A pathophysiology-based approach to the diagnosis and treatment of lupus nephritis ［J］. Kidney Int, 2016, 90（3）：493-501.

［189］BRUSCHI M, GALETTI M, SINICO R A, et al. Glomerular Autoimmune Multicomponents of Human Lupus Nephritis In Vivo（2）：Planted Antigens ［J］. Journal of the AmericanSociety of Nephrology：JASN, 2015, 26（8）：1905-1924.

［190］YUNG S, CHEUNG K F, ZHANG Q, et al. Anti-dsDNA antibodies bind to mesangial annexin Ⅱ in lupus nephritis ［J］. Journal of the American Society of Nephrology：JASN, 2010, 21（18）：1912-1927.

［191］YUNG S, TSANG R C, LEUNG J K, et al. Increased mesangial cell hyaluronan expression in lupus nephritis is mediated by anti-DNA antibody-induced IL-1beta ［J］. KidneyInt, 2006, 69（3）：272-280.

［192］YUNG S，ZHANG Q，ZHANG C Z，et al. Anti－DNA antibody induction of protein kinase C phosphorylation and fibronectin synthesis in human and murine lupus andthe effect of murine lupus and the effect of mycophenolic acid［J］. Arthritis Rheum，2009，60（32）：2071－2082.

［193］YUNG S，NG C Y，HO S K，et al. Anti－dsDNA antibody induces soluble fibronectin secretion by proximal renaltubular epithelial cells and downstream increase ofTGF－β1 and collagen synthesis［J］. Journal of autoimmunity，2015，58（1）：111－122.

［194］YUNG S，CHAN T M. Anti－dsDNA antibodies and resident renal cells－Their putative roles in pathogenesis of renal lesions in lupus nephritis［J］. Clinical Immunology，2017，185（1）：40－50.

［195］ZHAO Z，WEINSTEIN E，TUZOVA M，et al. Cross－reactivity ofhuman lupus anti－DNA antibodies with alpha－actininand nephritogenic potential［J］. Arthritis Rheum，2005，52（2）：522－530.

［196］YUNG S，TSANG R C，SUN Y，et al. Effect of human antiDNA antibodies on proximal renal tubular epithelial cellcytokine expression：implications on tubulointerstitial inflammation in lupus nephritis［J］. Journal of the American Society of Nephrology：JASN，2005，16（20）：3281－3294.

［197］Birmingham D J，Hebert L A. The complement system inlupus nephritis［J］. Seminars in Nephrology，2015，35（5）：444－454.

［198］ENGHARD P，LANGNICKEL D，RIEMEKASTEN G. T cell cytokine imbalance towards production of IFN－gamma and IL－10in NZB/WF1 lupus－prone mice is associated with autoantibody levels and nephritis［J］. Scand J Rheumatol，2006，35（3）：209－216.

［199］TUCCI M，LOMBARDI L，RICHARDS H B，et al. Overexpression of interleukin－12 and T helper 1 predominance in lupusnephritis［J］. Clin Exp Immunol，2008，154（2）：247－254.

［200］KOGA T，ICHINOSE K，TSOKOS G C. T cells and IL－17 in lupus nephritis［J］. Clinical immunology，2017，185（1）：95－99.

［201］LU J，KWAN B C，LAI F M，et al. Gene expression of TWEAK/Fn14 and IP－10/CXCR3 in glomerulus and tubulointerstitium of patients with lupus nephritis［J］. Nephrology（Carlton），2011，16（4）：426－432.

［202］CHEN J，WEI L，XIA Y. Roles of tumour necrosis factor－related weak inducer of apoptosis/ fibroblast growth factor－inducible 14 pathway in lupus nephritis［J］. Nephrology（Carlton），2017，22（2）：101－106.

［203］GUO Q，LU X，MIAO L，et al. Analysis of clinical manifestationsand pathology of lupus nephritis：a retrospective review of 82 cases［J］. Clin R heumatol，2010，29（10）：1175－1180.

［204］王南瑶，王琼，费燕华，等. 神经节苷脂预防奥沙利铂致末梢神经毒性 30 例临床研究［J］. 中国药业，2014，23（23）：28－29.

［205］SISÓ A，RAMOS－CASALS M，BOVÉ A，et al. Previous antimalarial therapy in patients diagnosed with lupus nephritis：influence on outcomes and survival［J］. Lupus，2008，17（4）：281－288.

［206］付平，秦伟. KDIGO 指南解读：狼疮性肾炎治疗［J］. 中国实用内科杂志，2012，32（12）：921－924.

［207］吕海琳，高延霞，高兆丽，等. 狼疮性肾炎的诊治进展［J］. 中国医刊，2018，53（9）：962－966.

［208］FLANC R S，ROBERTS M A，STRIPPOLI G F，et al. Treatment ofdifhse proliferative lupus nephritis：a meta-analysis of ran-domized controlled trials［J］. Am J Kidney Dis，2004，43（2）：197-208.

［209］HAHN B H，MCMAHON M A，WILKINSON A，et al. American college of rheumatology guidelines for screening，treatment，and management of lupus nephritis［J］. Arthritis Care Res（Hoboken），2012，64（6）：797-808.

［210］Kidney Disease Improving Global Outcomes Kidney. KDIGO clinical practice guideline for acute kidney injury［J］. Kidney Int，2012，2（Suppl）：221-232.

［211］BERTSIAS G K，TEKTONIDOU M，AMOURA Z，et al. Joint European league against rheumatism and European Renal Association European Dialysis and Transplant Association（EULAR/ERAEDTA）recommendations for the management of adult and paediatric lupus nephritis［J］. Ann Rheum Dis，2012，71（11）：1771-1782.

［212］于峰，赵明辉. 狼疮性肾炎的诊断治疗与研究进展［J］. 中国实用内科杂志，2006，26（12）：956-960.

［213］MORONI G，RAFFIOTTA F，TREZZI B，et al. Rituximab vs mycophenolate and vs cyclophosphamide pulses for induction therapy of active lupus nephritis：a clinical observational study［J］. Rheumatology（Oxford），2014，53（9）：1570-1577.

［214］易亮，罗福漳，邓朝蓬，等. 利妥昔单克隆抗体治疗难治性重症狼疮性肾炎的应用研究［J］. 南京医科大学学报，2014，34（8）：1102-1104.

［215］SJÖWALL C，HJORTH M，ERIKSSON P. Successful treatment of refractory systemic lupus erythematosus using proteasome inhibitor bortezomib followed by belimumab：description of two cases［J］. Lupus，2017，26（12）：961203317691371.

［216］王慧，魏晓晨，朱立勤，等. 钙镁合剂干预奥沙利铂所致周围神经毒性疗效及安全性的荟萃分析［J］. 海峡药学，2020，32（3）：104-109.

［217］王鑫. 甲钴胺防治奥沙利铂神经毒性的临床观察［D］. 青岛：青岛大学，2018.

［218］焦安钦. 慢性肾衰竭脾胃证候与胃泌素、胃动素相关性及大黄降浊冲剂干预的临床与实验研究［J］. 博士论文，2005：18-20.

［219］KAMATA K. Definition，diagnosis，grading and treatment of chronickidney disease（CKD）：an update［J］. Masui，2013，62（11）：1284-1292.

［220］高翔，梅长林（上海慢性肾脏病早发现及规范化诊治与示范项目专家组）. 慢性肾脏病筛查、诊断及防治指南［J］. 中国实用内科杂志，2017（1）：28-34.

［221］National Kidney Foundation. KDOQI Clinical Practice Guideline for Diabetes and CKD：2012，Update［J］. Am J Kidney Dis，2012，60（5）：850-886.

［222］BOSTOM A G，SHEMIN D，VERHOEF P，et al. Elevated fasting total plasma homocysteine levels and cardiovascular disease outcomes in maintenance dialysis patients. A prospective study［J］. Arterioscler Thromb Vasc Biol，1997，17（11）：2554-2558.

［223］程丑夫. 疑难病辨治思路与方法［J］. 湖南中医学院学报，1996，16（2）：1-4.

［224］李学旺. 肾脏病300个怎么办［M］. 北京：中国协和医科大学出版社，1998，204：129-130.

［225］HE Y，LIANG D，LI D，et al. Incidence and mortality of laryngeal cancer in China，2015［J］. Chin J Cancer Res，2020，32（1）：10-17.

［226］BRAY F，FERLAY J，SOERJOMATARAM I，et al. Global cancer statistics 2018：GLOBOCAN estimates of incidence and mortality worldwide for 36 cancers in 185 countries［J］. CA Cancer J Clin，2018，68（6）：394-424.

［227］赫捷，李霓，陈万青，等. 中国肺癌筛查与早诊早治指南（2021，北京）［J］. 中华肿瘤杂志，2021，43（3）：243-268.

［228］BAUDINO T A. Targeted cancer therapy：the next generation of cancer treatment［J］. Curr Drug Discov Technol，2015，12（1）：3-20.

［229］PARANGI S，O'REILLY M，CHRISTOFORI G，et al. Antiangiogenic therapy of transgenic mice impairs de novo tumor growth［J］. Proc Natl Acad Sci U S A，1996，93（5）：2002-2007.

［230］ELLIS L M，HICKLIN D J. VEGF-targeted therapy：mechanisms of anti-tumour activity［J］. Nat Rev Cancer，2008，8（8）：579-591.

［231］WANG L，HE Z，YANG S，et al. The impact of previous therapy strategy on the efficiency of anlotinib hydrochloride as a third-line treatment on patients with advanced non-small cell lung cancer（NSCLC）：a subgroup analysis of ALTER0303 trial［J］. Transl Lung Cancer Res，2019，8（5）：575-583.

［232］WU D，NIE J，HU W，et al. A phase Ⅱ study of anlotinib in 45 patients with relapsed small cell lung cancer［J］. Int J Cancer，2020，147（12）：3453-3460.

［233］MOLINA R，AUGE J M，BOSCH X，et al. Usefulness of serum tumor markers，including progastrin-releasing peptide，in patients with lung cancer：correlation with histology［J］. Tumour Biol，2009，30（3）：121-129.

［234］RECK M，CARBONE D P，GARASSINO M，et al. Targeting KRAS in non-small-cell lung cancer：recent progress and new approaches［J］. Ann Oncol，2021，32（9）：1101-1110.

［235］LAWTON A J，LEE K A，CHEVILLE A L，et al. Assessment and management of patients with metastatic spinal cord compression：a multidisciplinary review［J］. J Clin Oncol，2019，37（1）：61-71.

［236］RAFII S，LYDEN D，BENEZRA R，et al. Vascular and haematopoietic stem cells：novel targets for anti-angiogenesis therapy?［J］. Nat Rev Cancer，2002，2（11）：826-835.

［237］GIMBRONE M J，LEAPMAN S B，COTRAN R S，et al. Tumor angiogenesis：iris neovascularization at a distance from experimental intraocular tumors［J］. J Natl Cancer Inst，1973，50（1）：219-228.

［238］KAPLAN R N，RIBA R D，ZACHAROULIS S，et al. VEGFR1-positive haematopoietic bone marrow progenitors initiate the pre-metastatic niche［J］. Nature，2005，438（7069）：820-827.

［239］SUN C，JAIN R K，MUNN L L. Non-uniform plasma leakage affects local hematocrit and blood flow：implications for inflammation and tumor perfusion［J］. Ann Biomed Eng，2007，35（12）：2121-2129.

［240］ZHOU C，WU Y L，CHEN G，et al. BEYOND：A Randomized，Double-Blind，Placebo-Controlled，Multicenter，Phase Ⅲ Study of First-Line Carboplatin/Paclitaxel Plus Bevacizumab or Placebo in Chinese Patients With Advanced or Recurrent Nonsquamous Non-Small-Cell Lung Cancer［J］. J Clin Oncol，2015，33（19）：2197-2204.

［241］TISEO M，BONI L，AMBROSIO F，et al. Italian，Multicenter，Phase Ⅲ，Randomized Study of Cisplatin Plus Etoposide With or Without Bevacizumab as First-Line Treatment in Extensive-Disease

Small‐Cell Lung Cancer: The GOIRC‐AIFA FARM6PMFJM Trial [J]. J Clin Oncol, 2017, 35 (12): 1281‐1287.

[242] LUCCHI M, MUSSI A, FONTANINI G, et al. Small cell lung carcinoma (SCLC): the angiogenic phenomenon [J]. Eur J Cardiothorac Surg, 2002, 21 (6): 1105‐1110.

[243] STEFANOU D, BATISTATOU A, ARKOUMANI E, et al. Expression of vascular endothelial growth factor (VEGF) and association with microvessel density in small‐cell and non‐small‐cell lung carcinomas [J]. Histol Histopathol, 2004, 19 (1): 37‐42.

[244] READY N E, DUDEK A Z, PANG H H, et al. Cisplatin, irinotecan, and bevacizumab for untreated extensive‐stage small‐cell lung cancer: CALGB 30306, a phase II study [J]. J Clin Oncol, 2011, 29 (33): 4436‐4441.

[245] JIANG S, LIANG H, LIU Z, et al. The impact of anlotinib on brain metastases of non‐small cell lung cancer: post hoc analysis of a phase iii randomized control trial (ALTER0303) [J]. Oncologist, 2020, 25 (5): e870‐e874.

[246] 薛鹏, 李林潞, 徐芃芃, 等. 干蟾皮在治疗小细胞肺癌中的应用 [J]. 中华中医药学刊, 2019, 37 (6): 1356‐1358.

[247] 包文龙, 张永军, 孙燕. 华蟾素注射液联合化疗治疗中晚期肺癌临床研究 [J]. 浙江中医杂志, 2011, 46 (7): 478‐479.

[248] 涂超, 殷俊, 贺洁宇. 华蟾素注射液联合化疗药物治疗中晚期非小细胞肺癌的 Meta 分析 [J]. 肿瘤药学, 2012, 2 (1): 67‐72.

[249] 陈婷, 方灿途, 李陆振, 等. 国医大师周岱翰运用星夏健脾饮治疗肺癌经验 [J]. 陕西中医, 2021, 42 (7): 938‐940.

[250] 张文曦, 刘苓霜, 朱欣佚. 国医大师刘嘉湘从顾护脾胃论治肺癌经验 [J]. 南京中医药大学学报, 2020, 36 (4): 557.

[251] SUNG H, FERLAY J, SIEGEL R L, et al. Global cancer statistics 2020: GLOBOCAN estimates of incidence and mortality worldwide for 36 cancers in 185 countries [J]. CA Cancer J Clin, 2021, 71 (3): 209‐249.

[252] 林洪生. 恶性肿瘤中医诊疗指南 [M]. 北京: 人民卫生出版社, 2014.

[253] BARNARD M E, BOEKE C E, TAMIMI R M. Established breast cancer risk factors and risk of intrinsic tumor subtypes [J]. Biochim Biophys Acta, 2015, 1856 (1): 73‐85.

[254] WINTERS S, MARTIN C, MURPHY D, et al. Breast cancer epidemiology, prevention, and screening [J]. Prog Mol Biol Transl Sci, 2017, 151: 1‐32.

[255] KULKOYLUOGLU‐COTUL E, ARCA A, MADAK‐ERDOGAN Z. Crosstalk between Estrogen Signaling and Breast Cancer Metabolism [J]. Trends Endocrinol Metab, 2019, 30 (1): 25‐38.

[256] SHIELD K D, SOERJOMATARAM I, REHM J. Alcohol use and breast cancer: a critical review [J]. Alcohol Clin Exp Res, 2016, 40 (6): 1166‐1181.

[257] MACACU A, AUTIER P, BONIOL M, et al. Active and passive smoking and risk of breast cancer: a meta‐analysis [J]. Breast Cancer Res Treat, 2015, 154 (2): 213‐224.

[258] YIP C H, RHODES A. Estrogen and progesterone receptors in breast cancer [J]. Future Oncol, 2014, 10 (14): 2293‐2301.

［259］窦建卫，杨小娟，叶凯，等 . 基于络病理论探讨乳腺癌的治法［J］. 山东中医杂志，2018，37（9）：723-724，729.

［260］王翔 . 乳腺钼靶检查在早期乳腺癌筛查中的价值分析［J］. 影像研究与医学应用，2019，3（10）：171-172.

［261］纪俊瑞 . 乳腺 X 线和超声检查对乳腺癌筛查的研究进展［J］. 中国城乡企业卫生，2021，36（4）：57-59.

［262］黄伟华，林梅清，李冠芳，等 . 彩色多普勒超声联合钼靶 X 线检查在社区高危妇女乳腺癌筛查中的价值分析［J］. 中国妇幼卫生杂志，2019，10（1）：57-59.

［263］王婷，赵鑫 . 乳腺癌早期筛查手段的研究进展［J］. 发育医学电子杂志，2021，9（2）：156-160.

［264］MINAMIMOTO R，SENDA M，JINNOUCHI S，et al. The current status of an FDG-PET cancer screening program in Japan，based on a 4-year（2006-2009）nationwide survey［J］. Ann Nucl Med，2013，27（1）：46-57.

［265］黎立喜，马飞 . 乳腺癌筛查和早期诊断的血液生物学标志物［J］. 国际肿瘤学杂志，2021，48（2）：109-112.

［266］赫捷 . 临床肿瘤学［M］. 北京：人民卫生出版社，2016.

［267］中国中西医结合学会肿瘤专业委员会，北京乳腺病防治学会中西医结合专业委员会，北京中西医慢病防治促进会乳腺癌整合防治全国专家委员会 . 乳腺癌中西医结合诊疗共识［J］. 中国医学前沿杂志（电子版），2021，13（7）：44-64.

［268］HURVITZ S A，MARTIN M，SYMMANS W F，et al. Neoadjuvant trastuzumab，pertuzumab，and chemotherapy versus trastuzumab emtansine plus pertuzumab in patients with HER2-positive breast cancer（KRISTINE）：a randomised，open-label，multicentre，phase 3 trial［J］. Lancet Oncol，2018，19（1）：115-126.

［269］VAN RAMSHORST M S，VAN WERKHOVEN E，HONKOOP A H，et al. Toxicity of dual HER2-blockade with pertuzumab added to anthracycline versus non-anthracycline containing chemotherapy as neoadjuvant treatment in HER2-positive breast cancer：the TRAIN-2 study［J］. Breast，2016，29：153-159.

［270］GIANNI L，PIENKOWSKI T，IM Y H，et al. 5-year analysis of neoadjuvant pertuzumab and trastuzumab in patients with locally advanced，inflammatory，or early-stage HER2-positive breast cancer（NeoSphere）：a multicentre，open-label，phase 2 randomised trial［J］. Lancet Oncol，2016，17（6）：791-800.

［271］UNTCH M，JACKISCH C，SCHNEEWEISS A，et al. NAB-Paclitaxel Improves Disease-Free Survival in Early Breast Cancer：GBG 69-GeparSepto［J］. J Clin Oncol，2019，37（25）：2226-2234.

［272］SIKOV W M，BERRY D A，PEROU C M，et al. Impact of the addition of carboplatin and/or bevacizumab to neoadjuvant once-per-week paclitaxel followed by dose-dense doxorubicin and cyclophosphamide on pathologic complete response rates in stage Ⅱ to Ⅲ triple-negative breast cancer：CALGB 40603（Alliance）［J］. J Clin Oncol，2015，33（1）：13-21.

［273］VON MINCKWITZ G，SCHNEEWEISS A，LOIBL S，et al. Neoadjuvant carboplatin in patients with triple-negative and HER2-positive early breast cancer（GeparSixto；GBG 66）：a randomised phase 2 trial［J］. Lancet Oncol，2014，15（7）：747-756.

［274］VON MINCKWITZ G，HUANG C S，MANO M S，et al. Trastuzumab Emtansine for Residual Invasive HER2－Positive Breast Cancer ［J］. N Engl J Med，2019，380（7）：617－628.

［275］VON MINCKWITZ G，PROCTER M，DE AZAMBUJA E，et al. Adjuvant pertuzumab and trastuzumab in early her2－positive breast cancer ［J］. N Engl J Med，2017，377（7）：702.

［276］GOSS P E，INGLE J N，PRITCHARD K I，et al. Extending Aromatase－Inhibitor Adjuvant Therapy to 10 Years ［J］. N Engl J Med，2016，375（3）：209－219.

［277］DAVIES C，PAN H，GODWIN J，et al. Long－term effects of continuing adjuvant tamoxifen to 10 years versus stopping at 5 years after diagnosis of oestrogen receptor－positive breast cancer：ATLAS，a randomised trial ［J］. Lancet，2013，381（9869）：805－816.

［278］MA F，OUYANG Q，LI W，et al. Pyrotinib or lapatinib combined with capecitabine in her2－positive metastatic breast cancer with prior taxanes，anthracyclines，and/or trastuzumab：a randomized，phase Ⅱ study ［J］. J Clin Oncol，2019，37（29）：2610－2619.

［279］CAMERON D，CASEY M，PRESS M，et al. A phase III randomized comparison of lapatinib plus capecitabine versus capecitabine alone in women with advanced breast cancer that has progressed on trastuzumab：updated efficacy and biomarker analyses ［J］. Breast Cancer Res Treat，2008，112（3）：533－543.

［280］VERMA S，MILES D，GIANNI L，et al. Trastuzumab emtansine for HER2－positive advanced breast cancer ［J］. N Engl J Med，2012，367（19）：1783－1791.

［281］SCHMID P，RUGO H S，ADAMS S，et al. Atezolizumab plus nab－paclitaxel as first－line treatment for unresectable，locally advanced or metastatic triple－negative breast cancer（IMpassion130）：updated efficacy results from a randomised，double－blind，placebo－controlled，phase 3 trial ［J］. Lancet Oncol，2020，21（1）：44－59.

［282］ROBSON M，RUDDY K J，IM S A，et al. Patient－reported outcomes in patients with a germline BRCA mutation and HER2－negative metastatic breast cancer receiving olaparib versus chemotherapy in the OlympiAD trial ［J］. Eur J Cancer，2019，120：20－30.

［283］YUAN P，HU X，SUN T，et al. Eribulin mesilate versus vinorelbine in women with locally recurrent or metastatic breast cancer：a randomised clinical trial ［J］. Eur J Cancer，2019，112：57－65.

［284］ZHANG P，SUN T，ZHANG Q，et al. Utidelone plus capecitabine versus capecitabine alone for heavily pretreated metastatic breast cancer refractory to anthracyclines and taxanes：a multicentre，open－label，superiority，phase 3，randomised controlled trial ［J］. Lancet Oncol，2017，18（3）：371－383.

［285］ROBERTSON J F R，BONDARENKO I M，TRISHKINA E，et al. Fulvestrant 500 mg versus anastrozole 1 mg for hormone receptor－positive advanced breast cancer（FALCON）：an international，randomised，double－blind，phase 3 trial ［J］. Lancet，2016，388（10063）：2997－3005.

［286］SLEDGE G W JR，TOI M，NEVEN P，et al. MONARCH 2：abemaciclib in combination with fulvestrant in women with HR+/HER2－ advanced breast cancer who had progressed while receiving endocrine therapy ［J］. J Clin Oncol，2017，35（25）：2875－2884.

［287］JIANG Z，LI W，HU X，et al. Tucidinostat plus exemestane for postmenopausal patients with advanced，hormone receptor－positive breast cancer（ACE）：a randomised，double－blind，placebo－controlled，phase 3 trial ［J］. Lancet Oncol，2019，20（6）：806－815.

［288］李曰庆，何清湖. 中医外科学 ［M］. 北京：中国中医药出版社，2012.

［289］蔡梦梦，高静东. 王明武运用络病理论防治乳腺癌经验探析［J］. 中医药导报，2019，25（13）：47-49.

［290］CHEN W，XIA C，ZHENG R，et al. Disparities by province，age，and sex in site-specific cancer burden attributable to 23 potentially modifiable risk factors in China：a comparative risk assessment［J］. Lancet Glob Health，2019，7（2）：e257-e269.

［291］CHEN W.，ZHENG R，BAADE P D，et al. Cancer statistics in China，2015［J］. CA Cancer J Clin，2016，66（2）：115-132.

［292］BARTON D L，WOS E J，QIN R，et al. A double-blind，placebo-controlled trial of a topical treatment for chemotherapy-induced peripheral neuropathy：NCCTG trial N06CA［J］. Supportive Care in Cancer，2011，19（6）：833-841.

［293］ARNOLD M，SIERRA M S，LAVERSANNE M，et al. Global patterns and trends in colorectal cancer incidence and mortality［J］. Gut，2017，66（4）：683-691.

［294］郑莹，王泽洲. 全球结直肠癌流行数据解读［J］. 中华流行病学杂志，2021，42（1）：149-152.

［295］STRUM W B. Colorectal Adenomas［J］. N Engl J Med，2016，374（11）：1065-1075.

［296］韩书明，张惠平.《灵枢·刺节真邪》"筋溜""肠溜""昔瘤"浅析［J］. 北京中医药大学学报，2011，34（11）：733-734.

［297］MANA M D，HUSSEY A M，TZOUANAS C N，et al. High-fat diet-activated fatty acid oxidation mediates intestinal stemness and tumorigenicity［J］. Cell Rep，2021，35（10）：109212.

［298］OCVIRK S，WILSON A S，APPOLONIA C N，et al. Fiber，fat，and colorectal cancer：new insight into modifiable dietary risk factors［J］. Curr Gastroenterol Rep，2019，21（11）：62.

［299］ROSSI M，JAHANZAIB ANWAR M，USMAN A，et al. Colorectal cancer and alcohol consumption-populations to molecules［J］. Cancers（Basel），2018，10（2）.

［300］LIANG P S，CHEN T Y，GIOVANNUCCI E. Cigarette smoking and colorectal cancer incidence and mortality：systematic review and meta-analysis［J］. Int J Cancer，2009，124（10）：2406-2415.

［301］BOTTERI E，BORRONI E，SLOAN E K，et al. Smoking and colorectal cancer risk，overall and by molecular subtypes：a meta-analysis［J］. Am J Gastroenterol，2020，115（12）：1940-1949.

［302］YANG Z H，DANG Y Q，JI G. Role of epigenetics in transformation of inflammation into colorectal cancer［J］. World J Gastroenterol，2019，25（23）：2863-2877.

［303］中国临床肿瘤学会结直肠癌专家委员会. 结直肠癌分子标志物临床检测中国专家共识［J］. 中华胃肠外科杂志，2021，24（3）：191-197.

［304］SCHMITT M，GRETEN F R. The inflammatory pathogenesis of colorectal cancer［J］. Nat Rev Immunol，2021，21（10）：653-667.

［305］MONTALBAN-ARQUES A，SCHARL M. Intestinal microbiota and colorectal carcinoma：Implications for pathogenesis，diagnosis，and therapy［J］. EBioMedicine，2019，48：648-655.

［306］LIAO Y，ZHAO J，BULEK K，et al. Inflammation mobilizes copper metabolism to promote colon tumorigenesis via an IL-17-STEAP4-XIAP axis［J］. Nat Commun，2020，11（1）：900.

［307］ZIJTA F M，BIPAT S，STOKER J. Magnetic resonance（MR）colonography in the detection of colorectal lesions：a systematic review of prospective studies［J］. Eur Radiol，2010，20（5）：1031-1046.

［308］房静远，时永全，陈萦晅，等. 中国结直肠癌预防共识意见（2016年，上海）［J］.

胃肠病学，2016，21（11）：668-686.

［309］刘宗超，李哲轩，张阳，等．2020 全球癌症统计报告解读［J］．肿瘤综合治疗电子杂志，2021，7（2）：1-14.

［310］D'ORONZO S，ROBERT C，JANET B，et al. Metastatic bone disease：Pathogenesis and therapeutic options：Up-date on bone metastasis management［J］．Journal of Bone Oncology，2019：15100205.

［311］SATHIAKUMAR N，DELZELL E，MORRISEY M A，et al. Mortality following bone metastasis and skeletal-related events among men with prostate cancer：a population-based analysis of US Medicare beneficiaries，1999-2006［J］．Prostate Cancer and Prostatic Diseases，2011，14（2）：177-183.

［312］SATHIAKUMAR N，DELZELL E，MORRISEY M A，et al. Mortality following bone metastasis and skeletal-related events among women with breast cancer：a population-based analysis of U. S. Medicare beneficiaries，1999-2006［J］．Breast Cancer Research and Treatment，2012，131（1）：231-238.

［313］杨琳琳，杨宏英，张红平，等．宫颈癌骨转移 48 例临床分析［J］．现代肿瘤医学，2012，20（5）：1010-1012.

［314］XIAO W K，ZHENG S Q，YANG A L，et al. Breast cancer subtypes and the risk of distant metastasis at initial diagnosis：a population-based study［J］．Cancer management and research，2018：5329-5338.

［315］KOMORI T. Runx2, an inducer of osteoblast and chondrocyte differentiation［J］．Histochem Cell Biol，2018，149（4）：313-323.

［316］SPENCER J A，FERRARO F，ROUSSAKIS E，et al. Direct measurement of local oxygen concentration in the bone marrow of live animals［J］．Nature，2014，508（7495）：269-273.

［317］HIRAGA T. Hypoxic Microenvironment and Metastatic Bone Disease［J］．Int J Mol Sci，2018，19（11）：3523.

［318］AVNET S，POMPO D G，LEMMA S，et al. Cause and effect of microenvironmental acidosis on bone metastases［J］．Cancer Metastasis Rev，2019，38（1/2）：133-147.

［319］AVNET S，POMPO D G，CHANO T，et al. Cancer-associated mesenchymal stroma fosters the stemness of osteosarcoma cells in response to intratumoral acidosis via NF-kappaB activation［J］．Int J Cancer，2017，140（6）：1331-1345.

［320］XIANG L，GILKES DM. The Contribution of the Immune System in Bone Metastasis Pathogenesis［J］．Int J Mol Sci，2019，20（4）：999.

［321］FORNETTI J，WELM A L，STEWART S A. Understanding the Bone in Cancer Metastasis［J］．J Bone Miner Res，2018，33（12）：2099-2113.

［322］CROUCHER P I，MCDONALD M M，MARTIN T J. Bone metastasis：the importance of the neighbourhood［J］．Nature Reviews Cancer，2016，16（6）：373-386.

［323］PARK S A，JEONG M S，HA K T，et al. Structure and function of vascular endothelial growth factor and its receptor system［J］．BMB Rep，2018，51（2）：73-78.

［324］XIE L，SUN Z，HONG Z，et al. Temporal and molecular dynamics of human metastatic breast carcinoma cell adhesive interactions with human bone marrow endothelium analyzed by single-cell force spectroscopy［J］．PLoS One，2018，13（9）：e204418.

［325］BARCELLOS-HOFF M H，LYDEN D，WANG T C. The evolution of the cancer niche during multistage carcinogenesis［J］. Nat Rev Cancer，2013，13（7）：511-518.

［326］GHAJAR C M，HÉCTOR P，HIDETOSHI M，et al. The perivascular niche regulates breast tumour dormancy［J］. Nature Cell Biology，2013，15（7）：807-817.

［327］林明曦，张剑. 乳腺癌骨转移分子机制的研究进展［J］. 肿瘤，2019，39（9）：767-774.

［328］吴孝雄. 癌邪与癌细胞平行对应诠释恶性肿瘤病因病机［J］. 中外医学研究，2018，16（4）：179-181.

［329］中华医学会骨科学分会骨肿瘤学组. 骨转移瘤外科治疗专家共识［J］. 中华骨科杂志，2009，2（2）：65-73.

［330］钟红，邓慧远，周义录，等. 骨靶向药物双膦酸盐和地舒单抗治疗实体瘤骨转移的研究进展［J］. 中南药学，2021，19（10）：2118-2122.

［331］国卫办医函号中华人民共和国国家卫生健康委员会. 癌症疼痛诊疗规范（2018年版）［J］. 临床肿瘤学杂志，2018，23（10）：937-944.

［332］SERETNY M，CURRIE G L，SENA E S，et al. Incidence，prevalence，and predictors of chemotherapy-induced peripheral neuropathy：a systematic review and meta-analysis［J］. Pain，2014，155（12）：2461-2470.

［333］MA J C，KAVELAARS A，DOUGHERTY P M，et al. Beyond symptomatic relief for chemotherapy-induced peripheral neuropathy：targeting the source［J］. Cancer，2018，124（11）：2289-2298.

［334］SCHLOSS J，COLOSIMO M，VITETTA L. New insights into potential prevention and management options for chemotherapy-induced peripheral neuropathy［J］. Asia Pac J Oncol Nurs，2016，3（1）：73-85.

［335］FLATTERS1 S J L，DOUGHERTY P M，COLVIN L A. Clinical and preclinical perspectives on Chemotherapy-Induced Peripheral Neuropathy（CIPN）：a narrative review［J］. British Journal of Anaesthesia，2017，119（4）：737-749.

［336］MARMIROLI P，SCUTERI A，CORNBLATH D R，et al. Pain in chemotherapy-induced peripheral neurotoxicity［J］. J Peripher Nerv Syst，2017，22（3）：156-161.

［337］KISHIMOTO S，OSHIMA N，RINKER M，et al. Identification of high-risk drugs related to chemotherapy-induced peripheral neuropathy in Cancer Therapy Evaluation Program sponsored phase I trials［J］. European Journal of Cancer，115（2019）：111-119.

［338］胡晓雯，刘璐，冉怡雯，等. 基于FAERS的铂类药物不良事件信号挖掘研究［J］. 肿瘤药学，2020，10（5）：608-616.

［339］MCWHINNEY S R，GOLDBERG R M，MCLEOD H L. Platinum neurotoxicity pharmacogenetics［J］. molecular cancer therapeutics，2009，8（1）：10-16.

［340］管梅，陈书长. 化疗和靶向治疗药物的常见神经毒副作用及其对策［J］. 癌症进展，2009，7（1）：12-18.

［341］邓健浩，史道华. 铂类药物神经毒性的药物基因组学研究进展［J］. 中国临床药理学与治疗学，2012，17（4）：458-462.

［342］任晓娟，王玲，张辉，等. 长春新碱所致神经毒性机制的研究进展［J］. 中国小儿血液与肿瘤杂志，2019，24（4）：217-222.

［343］JOHNSON D C，CORTHALS S L，WALKER B A，et al. Genetic factors underlying the risk of thalidomide－related neuropathy in patients with multiple myeloma［J］. J Clin Oncol，2011，29（7）：797－804.

［344］BOYETTE－DAVIS J A，WALTERS E T，DOUGHERTY P M. Mechanisms involved in the development of chemotherapy－induced neuropathy［J］. Pain Manag，2015，5：285－296.

［345］ADDINGTON J，FREIMER M. Chemotherapy－induced peripheral neuropathy：an update on the current understanding［J］. F1000Research，2016，5（F1000 Faculty Rev）：1466.

［346］LEO M，SCHMITT L I，ERKEL M，et al. Cisplatin－induced neuropathic pain is mediated by upregulation of N－type voltage－gated calcium channels in dorsal root ganglion neurons［J］. Experimental Neurology，2017，288：62－74.

［347］MIYANO K，SHIRAISHI S，MINAMI K，et al. Carboplatin enhances the activity of human transient receptor potential ankyrin 1 through the cyclic amp－protein kinase a－a－kinase anchoring protein（AKAP）pathways［J］. Int J Mol Sci，2019，20：3271－3285.

［348］BENNETT G J，DOYLE T，SALVEMINI D. Mitotoxicity in distal symmetrical sensory peripheral neuropathies［J］. Nat Rev Neurol，2014，10：326－336.

［349］QIN B J，LI Y X，LIU X H，et al. Notch activation enhances microglial CX3CR1 /P38 MAPK pathway in rats T model of vincristine－induced peripheral neuropathy［J］. Neuroscience Letters，2020，715：134624.

［350］GU H B，WANG C H，LI J J，et al. High mobility group box－1－toll－like receptor 4－phosphatidylinositol 3－kinase/protein kinase B－mediated generation of matrix metallo－proteinase－9 in the dorsal root ganglion promotes chemotherapy－induced peripheral neuropathy［J］. Int J Cancer，2020，146（10）：2810－2821.

［351］LEES J G，MAKKER P G，TONKIN R S，et al. Immune－mediated processes implicated in chemotherapy－induced peripheral neuropathy［J］. Eur J Cancer，2017，73：22－29.

［352］纪文翔，褚倩. 化疗药物所致神经毒性的机制及治疗进展［J］. 中国肿瘤，2012，21（5）：354－357.

［353］SCHMITT L I，LEO M，KLEINSCHNITZ C，et al. Oxali6platin Modulates the Characteristics of Voltage－Gated Calcium Channels and Action Potentials in Small Dorsal Root Ganglion Neurons of R ats［J］. Mol Neurobiol，2018，55（12）：8842－8855.

［354］MCKEAGE M J，HSU T，SCRENCI D，et al. Nucleolar damage correlates with neurotoxicity induced by different platinum drugs［J］. British Journal of Cancer，2001，85（8）：1219－1225.

［355］RICHARD G W，KEITH L B，RICHARD H W，et al. Oxaliplatin induces hyperexcitability at motor and autonomic neuromuscular junctions through effects on voltage－gated sodium channels［J］. British Journal of Pharmacology，2005，146（7）：1027－1039.

［356］王江栓，李变锋，李磊，等. 钾离子通道在奥沙利铂诱导的周围神经痛中的作用［J］. 解剖学杂志，2018，41（4）：400－403，364.

［357］GROLLEAU F，GAMELIN L，BOISDRONCELLE M，et al. A Possible Explanation for a Neurotoxic Effect of the Anticancer Agent Oxaliplatin on Neuronal Voltage－Gated Sodium Channels［J］. Journal of Neurophysiology，2001，85（5）：2293－2297.

［358］刘亚平. TET1 通过调节 kvl. 2 的表达参与奥沙利铂诱导的神经病理性疼痛［D］. 郑州：郑州大学，2020.

［359］周锋，李泽松．奥沙利铂所致神经毒性及其防治研究进展［J］．中国医药科学，2019，9（22）：31-35．

［360］刘小兰，孙佳红．长春碱类神经毒性机制和防治措施的研究进展［J］．中国煤炭工业医学杂志，2012，15（4）：626-628．

［361］佘明金，马祖胜，李桂芝．卡马西平预防奥沙利铂急性神经毒性的临床观察［J］．武警医学院学报，2008（7）：610-611．

［362］倪锴文，陈亚玲，周林水，等．紫杉醇诱导周围神经病变的作用机制研究进展及中医辨治探讨［J］．浙江中医药大学学报，2020，44（8）：818-824．

［363］陈军，许芳，唐宇凤，等．硼替佐米诱导的周围神经病变相关诊治进展［J］．医学综述，2020，26（11）：2213-2217，2222．

［364］DONG X Q，ZUO Y F，ZHOU M，et al. Bortezomib activation of mTORC1 pathway mediated by NOX2-drived reactive oxygen species results in apoptosis in primary dorsal root ganglion neurons［J］. Experimental Cell Research，2021，400（2）：112494．

［365］徐革，连娜琪，于洋，等．化疗药所致周围神经病变发生机制和治疗的研究进展［J］．医学综述，2020，26（18）：3601-3605，3611．

［366］王敏敏，颜敏超，郭晓珺．硼替佐米和沙利度胺治疗多发性骨髓瘤致相关周围神经病变机制［J］．诊断学理论与实践，2016，15（6）：629-631．

［367］徐芃芃．化疗药物所致周围神经病变患者中医体质特征分析［D］．北京：北京中医药大学，2019．

［368］宋敏，孟宇，任秀花，等．文拉法辛对奥沙利铂诱发神经病理性疼痛的抑制作用及机制［J］．肿瘤防治研究，2013，40（6）：555-559．

［369］郭莉丽，郑婉珍．西酞普兰联合弥可保治疗大肠癌患者奥沙利铂化疗后引起周围神经病变临床疗效和安全性［J］．海峡药学，2013，25（6）：44-45．

［370］马飞，刘明生，王佳妮，等．紫杉类药物相关周围神经病变规范化管理专家共识［J］．中国医学前沿杂志（电子版），2020，12（3）：41-51．

［371］魏晓晨，赵菁，朱立勤，等．谷胱甘肽预防奥沙利铂致周围神经毒性疗效的系统评价［J］．中国药房，2017，28（9）：1216-1220．

［372］韩秀华，赵兰，张飞飞，等．还原型谷胱甘肽预防沙利度胺治疗相关周围神经病变的临床研究［J］．白血病：淋巴瘤，2018，27（6）：340-343．

［373］黄瑞霞，李鑫，孙振昌，等．谷胱甘肽预防恶性淋巴瘤长春新碱化疗所致神经毒性的临床研究［J］．中国肿瘤临床，2011，38（23）：1468-1470．

［374］李响，刘一丹，赵彤，等．α-硫辛酸治疗奥沙利铂神经毒性的疗效观察［J］．中国医药指南，2013，11（27）：426-427．

［375］李君，冯艺，王莹，等．α-硫辛酸对紫杉醇诱发的大鼠外周神经病的治疗作用［J］．中国疼痛医学杂志，2012，18（7）：427-432．

［376］郭海宜．细胞保护剂氨磷汀在恶性肿瘤化疗中的应用［J］．中国现代应用药学，2006，23（S3）：883-887．

［377］王根菊．氨磷汀对化疗药物抗卵巢癌细胞的影响及对正常组织的保护作用［D］．南京：东南大学，2006．

［378］魏晓晨，王慧，朱立勤，等．氨磷汀预防化疗致周围神经毒性疗效与安全性的系统评价［J］．中国药房，2017，28（3）：364-368．

［379］库宝善，俞洁银，潘建春．抗抑郁药用于疼痛治疗的研究进展［J］．中国执业药师，2012，9（4）：26-31.

［380］SMITH E M L, PANG H, CIRRINCIONE C, et al. Effect of duloxetine on pain, function, and quality of life among patients with chemotherapy-induced painful peripheral neuropathy: a randomized clinical trial［J］. Jama the Journal of the American Medical Association, 2013, 309（13）：1359-1367.

［381］彭平，晁腾飞，蒋继宗，等．度洛西汀对多西他赛化疗所致大鼠神经病理性疼痛的影响［J］．肿瘤防治研究，2016，43（9）：758-761.

［382］宋敏，李磊，常志伟，等．文拉法辛预防奥沙利铂所致神经毒性的临床观察［J］．中华肿瘤防治杂志，2013，20（7）：546-549.

［383］顾海波，程志祥．乙酰半胱氨酸（N-Acety-L-Cysteine）对化疗所致周围神经病变的作用及分子机制［C］//中华医学会疼痛学分会．中华医学会疼痛学分会第十二届学术年会论文集．中华医学会疼痛学分会：《中国疼痛医学杂志》编辑部，2016：1.

［384］王晓燕，冯艳．中药涂擦对奥沙利铂神经毒性的干预疗效观察［C］//国际数字医学会、Digital Chinese Medicine. 湖南中医药大学学报2016/专集：国际数字医学会数字中医药分会成立大会暨首届数字中医药学术交流会论文集．国际数字医学会、Digital Chinese Medicine：湖南中医药大学期刊杂志社，2016：2.